CHENG
HUIZHEN（第三版）

# 陈惠祯
## 妇科肿瘤学
FUKE ZHONGLIUXUE

陈惠祯 毛永荣 蔡红兵 廖美焱 陈 红 陈 刚 等◎主编

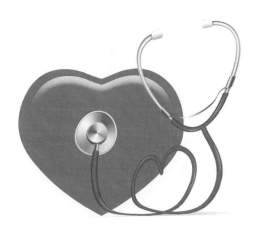

长江出版传媒 Ⓚ 湖北科学技术出版社

**图书在版编目（ＣＩＰ）数据**

陈惠祯妇科肿瘤学/陈惠祯等主编.—3版.—武汉:湖北
科学技术出版社，2021.12
（长江医学文库）
ISBN 978-7-5706-1349-6

Ⅰ．①陈… Ⅱ．①陈… Ⅲ．①妇科学－肿瘤学 Ⅳ.
①R737.3

中国版本图书馆 CIP 数据核字(2021)第 049931 号

策划编辑：兰季平

责任编辑：王小芳　常 宁　李雨点　秦 艺　　　　　　封面设计：胡 博

出版发行：湖北科学技术出版社　　　　　　　　　　　电话：027-87679468

地　　　址：武汉市雄楚大街 268 号　　　　　　　　　邮编：430070
　　　　　　（湖北出版文化城 B 座 13-14 层）

网　　　址：http://www.hbstp.com.cn

印　　　刷：湖北恒泰印务有限公司　　　　　　　　　邮编：430223

889×1194　　　1/16　　　　　　　　　71.75 印张　　1770 千字
2021 年 12 月第 3 版　　　　　　　　　2021 年 12 月第 3 次印刷
　　　　　　　　　　　　　　　　　　　　　　　定价：280.00 元

# 主编简介

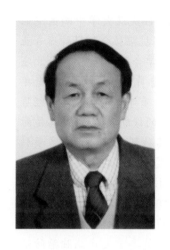

陈惠祯，男，广东肇庆人。现任武汉大学中南医院主任医师、教授，曾任中国抗癌协会妇科肿瘤专业委员会常务理事兼手术组组长、湖北省医学会理事、湖北省抗癌协会常务理事、湖北省抗癌协会妇科肿瘤专业委员会主任委员，获国务院津贴的省管专家，被中国抗癌协会授予"有贡献的妇科肿瘤专家"称号，获中华妇产科学会中国妇产科医师奖。长期从事妇科肿瘤临床、教学和科研工作，有着丰富的临床经验，擅长妇科肿瘤如宫颈癌、宫体癌、卵巢癌、外阴癌等各种根治性手术，特别是在对宫颈癌的防治、晚期卵巢癌的手术方面有独到之处。创新改进多种手术方法，如盆腔腹膜外逆行性子宫切除术、年轻宫颈癌患者腹膜外卵巢移位术、宫颈癌根治术中的输尿管悬吊术以及子宫癌Ⅲ类扩大子宫切除范围及技巧的改进等。取得 18 项研究成果，获湖北省科学技术进步二等奖 7 项、三等奖 5 项。参与湖北省五峰县宫颈癌防治 40 年，取得显著防治效果。编著出版医学专著 31 部，主编 27 部，副主编参编 4 部。其中《现代妇科肿瘤治疗学》《陈惠祯妇科肿瘤手术精选》(DVD)、《陈惠祯妇科肿瘤手术学》(一、二、三版)、《陈惠祯妇科肿瘤学》(一、二、三版)在国内有较大的影响。发表医学论文 140 余篇，指导培养硕士研究生 60 余人。为我国妇科肿瘤事业做出了突出贡献。

# 主编简介

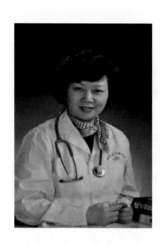

蔡红兵，女，博士，武汉市人。现任武汉大学中南医院妇瘤科主任、主任医师、教授。兼任中国抗癌协会妇科肿瘤专业委员会常委、湖北省医学会妇科肿瘤学会副主任委员、湖北省抗癌协会妇科肿瘤专业委员会主任委员、中国老年学与老年医学会妇科肿瘤分会副主任委员等。有丰富的临床工作经验及熟练的手术操作技巧，对妇科肿瘤的诊断及治疗，尤其是对宫颈癌的早期诊断及手术治疗，有其独到之处。完成多项科研课题，"$I_B$、$II_A$ 期子宫颈癌手术方式及技巧的研究与临床应用""降低宫颈癌根治手术并发症新技术的临床应用""湖北省宫颈癌发病趋势及高危因素分层管理的研究"等，均达到国内领先或国际先进水平，其中两项已获省部级科技成果奖。获国家自然科学基金面上项目、国家卫健委重大疾病肿瘤防治专项。在国内核心期刊上发表专业论文 60 余篇，SCI 收录论文 40 余篇。主编或参编《子宫颈癌》《实用妇科肿瘤手术学》《妇科肿瘤手术精选》《现代妇科肿瘤学》《简明妇科肿瘤学》等 12 部医学专著。

# 主 编 简 介

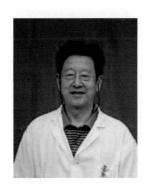

　　毛永荣，男，湖北省肿瘤医院病理科前主任。兼任中国病理医师协会常务委员及专家委员会专家、中国抗癌协会病理专业委员会委员、河北省抗癌协会终身理事、湖北省抗癌协会病理专业委员会主任委员、武汉市病理学会主任委员。2015年荣获中华医学会病理学分会颁发的"中国病理事业突出贡献专家"奖，2016年荣获中华医学会病理学分会颁发的"中国细胞病理学事业突出贡献专家"奖。任《中国组织化学与细胞化学杂志》编委、《肿瘤防治研究》杂志编委、《中华医学杂志》（电子版）等8种杂志的编委。被武汉市第一医院、武汉市第二医院、武汉市第四医院、湖北省中医院、湖北省妇幼保健院、黄冈市中心医院等6家医院聘为客座教授。

　　从事外科病理学50多年，以肿瘤病理学为专长，尤其对细胞吸取细针学更为擅长，在国内较早开展针吸细胞学诊断工作。发表《脊索样肉瘤》《201例甲状腺结节针吸细胞学研究》等70余篇论文，其中在国外杂志发表论文5篇。撰写出版医学专著《现代妇科肿瘤学》《中华外科病理学》等10余部。与同事合作在国内首先研制出免疫病理中间丝结蛋白抗体，获湖北省科学技术进步三等奖，另一项科研成果获省科学技术进步三等奖，两项科研成果获湖北省卫生厅科学技术进步二等奖。多篇论文获省、市优秀论文奖。

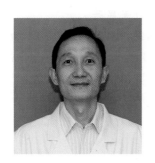

　　廖美焱，男，肿瘤学博士，武汉大学中南医院医学影像科主任医师、副教授，硕士生导师。兼任中国医师协会放射医师分会第四届委员会感染影像专业委员会委员、中国研究型医院学会感染与炎症放射学专业委员会委员、武汉市医学会第十届放射专业委员会副主任委员、北京影像诊疗技术创新联盟常务理事兼副秘书长、中国肺癌防治联盟医学影像专业委员会委员、湖北省医师协会放射医师分会第一届委员会常务委员、湖北省职业病诊断鉴定专家库专家、湖北省医学会介入医学分会第一届委员会委员、湖北省第一届医学鉴定专家库成员、湖北省放射医学质量控制中心专家组成员。主持省部级课题10项，研究成果"顺铂及化疗增敏剂与卵巢癌细胞凋亡的相关性研究""卵巢癌基础及临床研究""肺癌影像及分子病理精准诊断研究与临床应用"达到国内领先或国际领先水平。主编专著1部，副主编专著

4 部,任国家卫生和计划生育委员会"十三五"规划教材《医学影像诊断学》(人民卫生出版社)编委。以第一作者或通信作者发表论文 47 篇,其中 SCI 收录论文 14 篇。

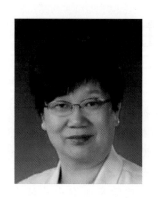

陈红,女,医学博士、硕士生导师、主任医师,武汉大学中南医院妇科主任。兼任中国妇幼保健协会妇幼微创专业委员会宫腔镜微创学组常委、中国医师协会妇产科医师分会微创技术专业委员会宫腔镜工作组委员、中国妇幼保健协会妇女病防治委员会副秘书长兼委员、中国整形美容协会女性生殖整复分会委员、郎景和院士专家工作站第二届驻站专家、中国医师协会湖北省分会妇科专业委员会常委、《中国微创外科杂志》编委等,获省政府科技进步三等奖一项,有三项科研成果通过省级成果鉴定,分别为国际先进水平和国内领先水平。2017 年和 2018 年任中华医学会杂志社和中华妇产科杂志社主办的"宫腔粘连宫腔镜诊治临床培训""宫腔疾病宫腔镜诊治基层医师培训"全国巡讲组讲课专家。编著出版医学专著 21 部,其中主编 4 部,副主编 2 部,参编 15 部,发表医学论文 30 篇。

擅长以宫腔镜、腹腔镜和诺舒微创技术诊治妇科疾病,如月经不调、不孕症、宫腔粘连、环嵌顿或残留等,子宫畸形、生殖道畸形矫正等。熟练开展子宫脱垂、压力性尿失禁、生殖道各种恶性肿瘤,如卵巢癌、子宫内膜癌、宫颈癌的诊治等。

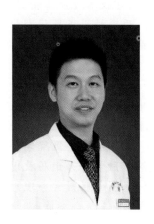

陈刚,男,广东省肇庆市人,医学硕士、主治医师。长期从事肿瘤放化疗临床工作,有丰富的临床经验,热情为患者服务,受到患者的好评。掌握放疗的物理学、生物学和化疗的药理学基本原理及原则,并熟练应用于临床实践,效果显著。

发表 SCI 论文 3 篇,核心期刊 1 篇,统计员期刊 2 篇。参加多项肿瘤药物临床研究,已通过国家药品监督管理局审核。编著出版医学专著 5 部,其中《陈惠祯妇科肿瘤学》三版为主编,一版、二版为副主编,《简明妇科肿瘤学》为编委,《妇科肿瘤临床手册》为译者。

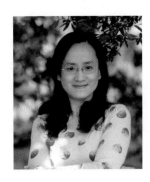

　　黄奕，女，现任湖北省肿瘤医院主任医师、肿瘤科主任。兼任中华医学会放射肿瘤治疗学分会近距离治疗学组委员、中国抗癌协会妇科肿瘤专业委员会委员、中国抗癌协会全国近距离放射治疗协作组第一届委员、湖北省医学会妇科肿瘤专业委员会常委、湖北省抗癌协会妇科肿瘤专业委员会副主任委员等。

　　参加工作20余年，具有丰富的临床经验，能采用手术、放化疗、生物、靶向等手段治疗各种妇科肿瘤。熟练运用开腹及腔镜技术治疗原发、复发以及难治的妇科恶性肿瘤。近年开展精确放疗已取得了良好的治疗效果，有效减少了治疗的副作用。在业内有一定的影响。

　　主持开展过省卫生厅科研项目，发表科研论文15篇，参与编写专业论著7部。

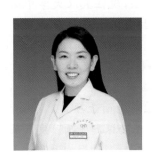

　　邱惠，女，山东省滕州市人，博士，武汉大学中南医院肿瘤放化疗科主任医师、副教授、硕士生导师。现任武汉大学中南医院肿瘤放化疗科副主任、妇科肿瘤病区主任。2005年7月毕业于华中科技大学同济医学院，获医学分子生物学博士学位，同年至武汉大学中南医院，长期从事恶性肿瘤的放化疗工作，尤其擅长妇科肿瘤（宫颈癌、卵巢癌、子宫内膜癌等）的放化疗和分子靶向及免疫治疗。2014—2015年获国家留学基金委资助至美国杜克大学癌症中心作访问学者。先后主持国家自然科学基金项目和湖北省杰出青年基金项目各1项，参与7项国家级和省部级课题研究。以第一作者和通信作者发表论文30余篇，其中有6篇被SCI收录。兼任中华医学会、中国抗癌协会及湖北省抗癌协会多个专业委员会委员。2016年至今为武汉大学中南医院卵巢癌MDT放化疗专业专家。

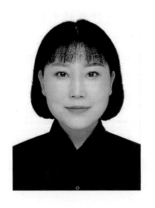

董迪荣,女,2005 年毕业于武汉大学医学部,从事妇产科临床、教学、科研工作近 15 年。于 2015—2017 年在美国耶鲁大学工作学习。现在武汉大学中南医院妇科工作,任副主任医师,兼任湖北省病理生理学会妇科内分泌专业委员会常委、湖北省预防医学会妇科疾病防治专业委员会宫腔镜学组委员。在国际、国内核心期刊上共发表论文 11 篇,副主编书籍 1 部,参编 3 部。参与主办妇科腔镜手把手培训班三届。2017 年 12 月代表武汉队参加首届宫腔镜知识竞赛,获三等奖。2018 年 10 月参加湖北省妇科医生腔镜手术视频比赛,获一等奖。2019 年 5 月在西班牙举行的第二届全球宫腔镜大会上发表主题演讲。主要从事妇科各种常见疾病的诊治工作,具有丰富的临床和腔镜经验。

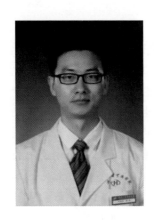

周波,男,1986 年 10 月生于湖北十堰,现任武汉大学中南医院妇瘤科主治医师,兼任湖北省抗癌协会妇科肿瘤分会青年委员。

2016 年毕业于华中科技大学同济医学院,获医学博士学位,主要从事妇科肿瘤的基础研究与临床工作。参与科技部"973"计划项目 1 项,参与国家自然科学基金面上项目 2 项、青年基金项目 2 项,主持武汉大学青年教师基金课题 1 项。发表医学论文 20 篇,其中 SCI 论文 16 篇,第一作者 5 篇,影响因子大于 3 分以上 5 篇,中文核心期刊论文 4 篇,撰写医学专著 2 部,其中主编 1 部,参编 1 部。擅长妇科恶性肿瘤的早期诊断、个体化和规范化治疗以及妇科肿瘤的遗传咨询与生殖健康工作。

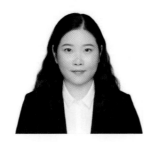

何灿,女,重庆市云阳县人,医学博士,现任武汉大学中南医院妇科肿瘤医师。

2011 年进入武汉大学八年制,主要从事妇科肿瘤的基础研究与临床工作。擅长妇科恶性肿瘤的早期诊断、个体化和规范化治疗以及妇科肿瘤的遗传咨询与生殖健康工作。阅读大量医学文献、书籍,了解当前妇科肿瘤防治的前沿知识,掌握肿瘤基础研究相关的软件操作及实验技术。参与 2 篇 SCI 论文的书写,撰写医学专著 2 部,其中主编 1 部,参编 1 部。

| | |
|---|---|
| 冯 忻 | 广州医科大学肿瘤医院 |
| 冯绣程 | 武汉大学中南医院 |
| 吕琼莹 | 武汉大学中南医院 |
| 朱连菊 | 湖北省黄石市五医院 |
| 向清明 | 武汉大学中南医院 |
| 向群英 | 湖北省五峰县妇幼保健院 |
| 邬东平 | 武汉大学中南医院 |
| 刘少阳 | 武汉大学中南医院 |
| 刘龙阳 | 南方医科大学中西医结合医院 |
| 刘诗权 | 武汉大学中南医院 |
| 刘星煜 | 武汉大学中南医院 |
| 刘梦薇 | 武汉大学中南医院 |
| 刘涵翰 | 湖北省妇幼保健院 |
| 刘植华 | 深圳市妇女儿童医院 |
| 齐御文 | 武汉大学中南医院 |
| 江大琼 | 武汉大学中南医院 |
| 许 艳 | 广东省肇庆市金利博爱医院 |
| 孙文洁 | 湖北生物医药研究院 |
| 孙绍星 | 武汉大学中南医院 |
| 牟 芬 | 武汉大学中南医院 |
| 纪 娜 | 南方医科大学中西医结合医院 |
| 苏 敏 | 武汉大学中南医院 |
| 李 琳 | 湖北省襄阳市中心医院 |
| 李 蓁 | 武汉大学中南医院 |
| 李玉林 | 湖北省黄石市五医院 |
| 李玲玲 | 武汉大学中南医院 |
| 李盼盼 | 武汉大学人民医院 |
| 李冠初 | 湖北省荆门市妇幼保健院 |
| 李晓兰 | 湖北省宜昌市二医院 |
| 李家福 | 武汉大学中南医院 |
| 李著艳 | 湖北省十堰市一医院 |
| 杨 帆 | 湖北省妇幼保健院 |
| 杨 静 | 武汉大学中南医院 |
| 杨 慧 | 武汉大学中南医院 |
| 杨 燕 | 武汉市三医院 |
| 杨庆忆 | 武汉大学中南医院 |
| 杨春旭 | 武汉大学中南医院 |
| 肖凤仪 | 湖北省随州市一医院 |
| 时玉颖 | 武汉大学中南医院 |
| 吴玲敏 | 武汉金域医学检验 |

| | |
|---|---|
| 吴绪峰 | 湖北省妇幼保健院 |
| 岑红兵 | 黄冈市中心医院 |
| 邱　惠 | 武汉大学中南医院 |
| 何　灿 | 武汉大学中南医院 |
| 余雪琛 | 武汉大学中南医院 |
| 邸　石 | 武汉市三医院 |
| 邹积骏 | 武汉市一医院 |
| 闵晓红 | 湖北省妇幼保健院 |
| 汪　洋 | 武汉大学中南医院 |
| 汪国荣 | 武汉大学中南医院 |
| 沈瑞年 | 武汉大学医学部 |
| 宋紫烨 | 武汉大学医学部 |
| 张　弓 | 武汉大学中南医院 |
| 张　帆 | 武汉大学中南医院 |
| 张　蔚 | 武汉大学中南医院 |
| 张明焕 | 湖北省钟祥市人民医院 |
| 张艳丽 | 湖北省妇幼保健院 |
| 张雅星 | 武汉大学中南医院 |
| 张寒菲 | 武汉大学中南医院 |
| 陈　刚 | 武汉大学中南医院 |
| 陈　红 | 武汉大学中南医院 |
| 陈　敏 | 武汉大学中南医院 |
| 陈少娟 | 湖北省荆州市妇幼保健院 |
| 陈华燕 | 广东省肇庆市妇幼保健院 |
| 陈纪伟 | 武汉大学中南医院 |
| 陈惠祯 | 武汉大学中南医院 |
| 陈慧君 | 武汉大学中南医院 |
| 易跃雄 | 武汉大学中南医院 |
| 岳君秋 | 湖北省肿瘤医院 |
| 周　波 | 武汉大学中南医院 |
| 赵卫红 | 湖北省荆州市妇幼保健院 |
| 赵文君 | 浙江省宁波市妇女儿童医院 |
| 胡顺则 | 湖北省妇幼保健院 |
| 胡俊波 | 湖北省妇幼保健院 |
| 胡海燕 | 深圳市妇女儿童医院 |
| 查　莉 | 湖北省肿瘤医院 |
| 柳　洲 | 上海市周浦医院 |
| 袁静萍 | 武汉大学人民医院 |
| 聂玉舒 | 湖北省五峰县医院 |
| 聂道梅 | 湖北省五峰县妇幼保健院 |

| | |
|---|---|
| 桂华伟 | 武汉市四医院 |
| 夏　婷 | 浙江省肿瘤医院 |
| 徐梦菲 | 湖北省肿瘤医院 |
| 徐雅馨 | 武汉大学中南医院 |
| 高　霞 | 湖北省妇幼保健院 |
| 郭　鹏 | 湖北省妇幼保健院 |
| 郭跃文 | 广东省顺德市人民医院 |
| 黄　奕 | 湖北省肿瘤医院 |
| 黄利华 | 武汉市四医院 |
| 梅自洁 | 武汉大学中南医院 |
| 彭　勉 | 武汉大学中南医院 |
| 彭晓庆 | 湖北省荆州市二医院 |
| 葛彩云 | 武汉大学中南医院 |
| 董迪荣 | 武汉大学中南医院 |
| 覃慧敏 | 武汉大学中南医院 |
| 曾朝阳 | 南方医科大学中西医结合医院 |
| 谢长青 | 武汉大学中南医院 |
| 鲍志福 | 湖北省五峰县妇幼保健院 |
| 蔡红兵 | 武汉大学中南医院 |
| 蔡鸿宇 | 湖北省妇幼保健院 |
| 廖美焱 | 武汉大学中南医院 |
| 漆林涛 | 武汉大学中南医院 |
| 谭文福 | 湖北省妇幼保健院 |
| 熊　艳 | 武汉大学中南医院 |
| 熊宇迪 | 武汉大学中南医院 |
| 颜　琳 | 武汉市中心医院 |
| 戴梦源 | 武汉大学中南医院 |
| 魏　艳 | 武汉大学中南医院 |
| 瞿鑫兰 | 武汉大学中南医院 |

绘　图：安　静　　武汉大学医学部
　　　　王丹军　　武汉大学医学部
秘　书：何　灿
　　　　汪　洋

# 序

　　我们看到地东刊《陈素祯的杭州中医方》以出版，这是一部巨著问世，可喜可贺！

　　其实，我们已往论过陈素祯的诊疗部分了，特别是对女性生理这种病部分别为有善福迷。这部也是集其大成、并皆玉臻。

　　这部书与以往的心部部方其兰同以特点，此意之是将中国本土以经验、突出们己的经承、宣践陷序，又专从悟引，将国内与国外、突破与规范与个体相陷合，既有之进化、宝用性和指导性。所以，我愿意为之呼之喊之。

　　我愿将如外到大夫分素为之，版好路石易，无以文武勤务为之，陈自授即是。可说又往武练、招引米寻。于是，诱出是多情授术，义些享为思想。

　　此以作序，和作为序。

　　　　　　　　　　　　　郑景知
　　　　　　　　　　　　二〇一九年春

# 三版前言

《陈惠祯妇科肿瘤学》由陈惠祯、蔡红兵、毛永荣等全体编委经两年的努力，查阅大量相关资料，在本书二版的基础上修订，增加了许多新的内容。本书出版发行，是值得我们庆贺的事情。

本书分为9篇：①总论；②外阴肿瘤；③阴道肿瘤；④子宫颈肿瘤；⑤子宫体肿瘤；⑥卵巢肿瘤；⑦葡萄胎及滋养细胞肿瘤；⑧手术、化疗及放疗并发症的处理；⑨康复、姑息治疗和支持治疗。共48章，180多万字。大部分章节做了修订，部分章节做了整合或重写，新增加了靶向治疗的内容。

本书主要特点：①全面、系统地对女性不同部位常见的、少见的、罕见的肿瘤分别做了叙述；②基础与临床结合，以临床学为重点；③资料丰富，信息量大，实用性和可操作性强；④充分反映了不同专家学者相同的和不同的观点，并结合本书作者的经验与创新，进行了较充分的论述。本书有较高的学术水平和应用价值，可供妇科肿瘤研究人员、妇科肿瘤医生、妇科医务工作者、妇女保健人员、医学院校学生参考借鉴。本书不足之处恳请广大读者批评指正和讨论。

本书的出版首先感谢全体编者付出的辛勤劳动，感谢本书一、二版编者做出的努力，感谢中国工程院院士、北京协和医院郎景和教授为本书三版撰写序言，感谢热心支持的知名专家江森、高永良、孙建衡、李成信、郑英、易为民、汤春生、于世英、马丁、楼洪坤、王世宣、李贵玲教授等，感谢领导的支持，感谢好友王维贤、孙宪洲、张波、何志远等的相助。

编委会

2019年4月

# 二版序言

　　我能为陈惠祯、蔡红兵、毛永荣三位国内知名专家担任主编的《现代妇科肿瘤学》第二版——《陈惠祯妇科肿瘤学》作序，甚感荣幸。这三位教授多年从事医学研究与临床工作，有着深厚的基础知识与丰富的临床经验。同时还邀请了国内许多同道参与编写，再版后的全书内容更加广博、先进。

　　《陈惠祯妇科肿瘤学》系统阐述了各种妇科肿瘤的基础和临床研究，特别是诊断与治疗方面文字详尽，充分展现了当代妇科肿瘤学研究的国内外新进展，尤其适用于妇产科医生及妇科肿瘤专业医生的实际参考应用。该书不愧为临床医生的良师益友。

　　近年来妇科肿瘤学研究有了重要和深刻的变化，在再版的此书中得到了应有的体现。如此的妇科肿瘤学专著在国内并不多见，它的再版一定会成为我国医学发展的重要里程碑。我乐于为再版的此书作序，并祝愿我国的妇科肿瘤学事业取得更大的进步！

孙永良

2011 年 5 月

# 二版前言

　　《现代妇科肿瘤学》第二版——《陈惠祯妇科肿瘤学》历经
2年时间的修订，现在出版了。

　　全国著名妇科肿瘤专家陈惠祯教授为妇科肿瘤事业做出了突
出贡献，策划、组织、参与撰写了这本有较高学术水平的医学专
著。再版之时，编著者推荐采用《陈惠祯妇科肿瘤学》为书名，
我们认为是很合适的。

　　本书由第一版的59章扩增至67章，文字由176万字增至
202万字。新增加了"妇科癌症生物学""癌基因和抑癌基因"
"内分泌学与恶性肿瘤""妇科癌症患者的营养支持""子宫颈腺
鳞癌、黑色素瘤、葡萄状肉瘤、癌肉瘤"等章节，重新编写了
"妇科肿瘤标记物""外阴恶性黑色素瘤""卵巢生殖细胞肿瘤"
"卵巢性索间质肿瘤""滋养细胞肿瘤"以及有关章节的"小细胞
癌"等。对其他大部分章节也做了不同程度的修改，补充了许多
新资料，使本书更全面、更系统地反映现代妇科肿瘤学的全貌和
新进展、新观念，以及编著者的新经验。

　　在本书出版之时，我们特别感谢参加本书编写工作的全国著
名妇科肿瘤专家江森、高永良、孙建衡、李诚信、郑英、易为
民、汤春生、于世英、马丁、王世宣等教授，感谢高永良教授为
本书二版写的序言，感谢参与编写工作的全体人员。

蔡红兵　毛永荣　陈　红　张　帆

2011年5月

# 一版序言

  《现代妇科肿瘤学》由陈惠祯教授、蔡红兵主任医师、毛永荣主任医师主编，得到全国著名妇科肿瘤专家、妇产科专家们的鼎力相助，许多中青年医师积极参与，各级领导大力支持，经过多年的努力，终于出版了。我作为三位主编的老师，表示祝贺，并衷心感谢参与撰写的专家学者和医务工作者。

  三位主编有较高的学术水平，曾主编出版了多部医学专著，受到同道的好评。江森、高永良、孙建衡、李诚信、陈惠祯教授由于他们多年的工作业绩，被中国抗癌协会授予"有贡献的妇科肿瘤专家"称号。他们还获得其他多项荣誉。他们知识渊博，经验丰富，在临床、科研、教学方面卓有成就。特别在妇科肿瘤手术创新方面，做了许多工作，如腹膜外盆腔淋巴结切除术、撕剥式盆腔淋巴结切除术、子宫颈癌根治术、子宫动脉输尿管支保留法、盆腔腹膜外逆行性子宫切除术和部分阴道重建术等等。他们参与该书的撰写工作，会使该书更具特色。还有许多参与撰写的专家、学者、医师，他们多是学科带头人或业务骨干，为该书查阅了大量资料，付出了辛勤的劳动，使该书更具水平。

  妇科肿瘤专业是一门独立的学科，是具有自身特点和范围的学科，经过许多代人的努力，已取得巨大的成就。但它与其他肿瘤学科一样，不论在基础方面还是临床方面，仍存在许多难点和难题，攻克这些难题仍需同道做许许多多的工作。我想，随着现代科学的发展、人们的创造与发明，一定能够攻克妇科癌症。

蒋文俊

2006 年 2 月于武汉

# 一版前言

　　本专著共 12 篇 59 章，176 万字，分总论和各论两大部分。总论部分包括妇科癌症流行病学、分子生物学，妇科肿瘤标志物，妇科癌症的预防、手术治疗、放射治疗、化学治疗、生物治疗的原则，妇科癌症影像学、细胞学、阴道镜、宫腔镜的诊断方法，介入影像学在妇科癌症中的应用，妇科癌症合并妊娠的处理，以及妇科癌症的腹腔镜手术。各论部分主要包括恶性及良性肿瘤病理学、临床特点、诊断方法、治疗方案、手术技巧、治疗并发症的处理、治疗后随访及复发癌的处理，患者生活质量、康复、姑息治疗及临终关怀等。

　　本书收集了国内外大量的相关资料，全面介绍了妇科肿瘤的基础研究、临床实践及其新的进展，并进行了深入的讨论。内容新颖，资料丰富，信息量大，实用性强。特别是在治疗方面，既详尽介绍了前人的成果、经典方法，也介绍了作者的经验与创新，并附有大量图片，力求表达清楚，可操作性强。本书可供肿瘤研究人员和临床工作者、妇产科医生、妇女保健人员及大专院校学生参考借鉴。

　　本书的撰写出版得到各级领导的大力支持，得到多位全国著名妇科肿瘤专家、妇产科专家的热心指导，以及同仁们的热心帮助，在此一并表示衷心的感谢。书中不足之处祈请同道朋友们指正。

陈惠祯　蔡红兵　毛永荣

2006 年 2 月于武汉

# 目　　录

# 附 录

# 第 一 篇
# 总 论

# 1 妇科癌症流行病学

## 前言

疾病起源的内容通常包括流行病学或病因学的章节,如果该书在日常实践中被治疗学家使用而没有对这些因素进行思考,将被认为是敷衍的。对于治疗妇科癌症患者的内科医生来说,情况并非如此,因为这些临床医生经常有机会解释流行病学发现并观察病因的重要性。此外,基于流行病学发现的公共卫生措施可能比任何其他临床学科准则对妇科实践的影响更大。特别是,流行病学数据对预防和治疗子宫颈癌和子宫体癌是至关重要的。

150 年前,从发现修女患子宫颈癌这一非常罕见的事件并进行观察到最近对类型特异性人乳头瘤病毒(human papilloma virus,HPV)感染的随访研究,确定该病的病因、自然史和预防,都集中在性行为和可疑的感染性行为上。基于自然史研究的筛查干预从根本上改变了这种疾病的通常表现,并且随着更多的关于先前感染过程的信息变得可用,使在表现和管理上带来根本的变化成为可能。

雌激素可能是导致子宫内膜癌的病因,这种说法首先由妇科学者提出,再由流行病学家论证。不幸的是,这并没有阻止历史上最大的医源性癌症(比如绝经后雌激素治疗引起的子宫癌)的流行。更年期激素治疗的重新兴起,是因孕激素加入该方案中的影响,以及相关的

风险-利益问题,在可预见的将来,流行病学家和妇科医生将会联系在一起,对该问题进行研究。口服避孕对子宫内膜癌和卵巢癌的医源性化学预防同样将两个学科结合在一起,从基础生物学到风险效益进行评估。

流行病学与妇科肿瘤学结合的悠久传统为预防、筛查和深入了解疾病的基本机制提供了比其他任何癌症有关的附属学科更好的机会。本章旨在阐明流行病学在减少妇科癌症的发病率和死亡率方面的贡献是不可或缺的。

## 1.1 外阴癌

外阴癌(vulvar cancer)是一类少见的女性生殖道恶性肿瘤。全世界范围内,外阴癌占妇科恶性肿瘤 4% 左右。在美国,2009 年到 2013 年间,年龄经过调整后,美国流行病学及最后结果监视计划(SEER)资料表明,平均每年发病率为每 10 万妇女中约有 2.4 人患外阴癌[2]。在 2015 年,美国大约 5 150 位妇女患此疾病,其中 1 080 位患者死于该疾病[1];在我国占女性生殖道恶性肿瘤的 3%~5%[3]。外阴鳞状细胞癌(squamous cell carcinoma,SCCs)最常见(90%),其次为恶性黑色素瘤、前庭大腺癌、基底细胞癌及 Paget's 病等。在其发展为浸润性癌之前,外阴上皮常有一系列上皮内改变称为外阴上皮内瘤样病变(vulvar intraepithelial neoplasia,VIN)。大部分 VIN 患

者经治疗后可消退,极少(约 6%)可进一步发展为原位癌或浸润性癌,且多见于年长妇女(40岁以上)[3],其 5 年存活率为 58.9%～68.9%。

### 1.1.1 流行病学

外阴癌多见于 60 岁以上的老年妇女,35岁以下少见,其发病率在 50 岁后急剧增加。由于外阴癌常与其他女性生殖器官肿瘤如阴道癌、宫颈癌并存(占 10%～15%),加之发病率相对较低,使得流行病学研究存在很大的困难。当多种原发病未能同时确诊时,宫颈癌诊断通常早于外阴癌。许多外阴癌患者合并生殖病变,包括尖锐湿疣和上皮内瘤变混合性病变。其他肛殖区也可能存在相似病变,包括阴道、宫颈和周围组织。我国尚无大规模的外阴癌流行病学调查,目前有关其流行病学资料主要来自美国的一些病例对照研究。

其发生率存在一定的地区差异。在发展中国家如法属波利尼西亚(约 4.4/10 万)、意大利、阿根廷、巴西及秘鲁发病率要高些;中国、日本、韩国及美国的亚裔妇女中发病率偏低[2,4]。在美国,1996—2000 年每年的外阴癌发病率为 2.2/10 万[6]。70～80 岁妇女更容易患外阴癌,70 岁以上的妇女占 66%,40 岁以下患者仅占 15%,外阴浸润癌平均年龄为65～70 岁,非浸润癌平均年龄大约早 20 年。近年来,各国(美国、瑞士、新西兰、奥地利等)都发现外阴癌的发病率有升高的趋势,如美国 1992—1998 年外阴癌的发病率以每年 2.4%的速度增加[6],发病率的增加主要位于年龄小于 50 岁妇女中,即外阴癌的发病有年轻化趋势。分析这一增加趋势可能与人乳头瘤病毒、单纯疱疹病毒感染有关;另外,与老年人免疫抑制、高血压、糖尿病等也有一定的关联。

各种族间发病率也存在一定的差异。美国流行病学及最后结果监视计划(SEER)的统计资料表明,1992—1997 年年龄调整(美国 1970 年标准人口)的发病率白种人最高(2.3/10 万),其次为黑种人(1.5/10 万)、西班牙人(0.8/10 万)、亚洲人或太平洋岛民

(0.7/10 万)及美洲印第安人或阿拉斯加土著人(0.5/10 万)。这一种族差异在最近阶段仍存在,1996—2000 年期间年龄调整(美国 2000 年标准人口)的发病率中白人妇女为 2.4/10 万,黑种人为 1.7/10 万[8]。黑人妇女患外阴癌的年龄(平均 58 岁)比白人妇女(平均 68 岁)早[6]。

外阴癌的死亡率很低,美国 1996—2000年期间外阴癌的年龄调整死亡率约为 0.5/10万[7]。在过去的 25 年内,VIN 的发病率不断增加,而外阴浸润癌的发病率仍然保持稳定[9,10]。在美国,1992—1998 年外阴癌的发病率以每年 2.4%的速度增长[7],发病率的增长主要发生在 50 岁以下的妇女中,这种趋势同样存在于一些发达国家中,包括瑞士、挪威、新西兰和奥地利等[7,9-13]。但外阴癌死亡率的趋势并非始终如一,在 1970 年代中期到 1980年代中期增加,之后保持稳定[7]。如在早期发现,外阴癌的治愈率很高,根据来自 9 个 SEER 地区的数据,美国 1992—1999 年期间外阴癌的总计 5 年相对生存率约为67.9%。瑞士及挪威报道的 5 年生存率与之相同,生存率随年龄、分期、分级、腹股沟淋巴结情况及肿瘤大小增加而降低[13]。此外,基底细胞样肿瘤比角化肿瘤预后差,而 HPV 感染作为病因之一,对总的生存率及缓解率的作用还不确定[15]。

### 1.1.2 危险因素

外阴癌病原学是多样的[15]。近年来,随着宫颈癌流行病学研究取得重大进展,外阴癌的病因学研究也取得了一些进展,其发生主要与病毒特别是人乳头瘤病毒(HPV)感染有关,另外,外阴营养不良、性病以及基因突变等也有一定作用。

(1)病毒感染:人们很早就发现外阴癌与宫颈癌的病因极为相似,除早期发现的性行为、吸烟、性传播感染外,病毒感染特别是HPV 感染不仅是宫颈癌发生的必要病因,也与外阴癌的发生密切相关。有研究[14]显示,外阴癌和 VIN Ⅰ、Ⅱ、Ⅲ组织中 HPV DNA 的

阳性率分别为 20%、50% 和 81%。其中 HPV 16 为主要型别,占所有 HPV 感染的 70% ～ 85%,HPV 18 约占 30%,HPV 31、33、45 较少见,未发现 HPV 6、HPV 11 的感染。不同型别 HPV 感染可以单独发生,也可合并存在。国内也有学者[15]应用聚合酶链反应(polymerase chain reaction,PCR)技术检测了 49 例外阴癌组织的 HPV DNA,结果显示 HPV DNA 的阳性率为 28.6%,以 HPV 16、HPV 18 型最多见,占 92.9%,HPV 6、HPV 11 型仅占 7.1%,HPV 16、HPV 18 型的检出率为 26.5%,说明外阴癌中 HPV 感染的发病率较高;提示 HPV 在外阴癌的发病中可能起了重要的作用。

不同组织类型的外阴癌中 HPV 感染率也存在差异。大部分(75% ～ 100%)基底细胞样或疣状癌为 HPV DNA 阳性,而角化鳞状细胞癌中仅 2% ～ 23%,因此人们提出外阴癌可能存在两类不同的病因途径:由于前两者主要见于年轻妇女中,在病理上与 VIN 相近,其发生与 HPV 相关,可能与宫颈癌有相同的危险因素;而角化鳞状细胞癌常见于老年妇女,与 VIN 不同,且与 HPV 或宫颈癌其他特有的危险因素无相关。Trimble 等[16]研究证实了这一假设,同患角化型癌的妇女相比,患基底细胞样或疣状的妇女常常有 2 个或多个性伴侣(81% 比 43%)为吸烟者(94% 比 29%)及 HPV DNA 阳性(81% 比 63%)。

(2)慢性外阴营养不良:外阴营养不良(dystrophy)为外阴慢性皮肤病,少部分患者可发展为外阴鳞状上皮癌。主要有外阴硬化性苔藓(lichen sclerosis)、外阴增生型营养不良(hyperplastic dystrophy)以及外阴混合性病变。该病变与外阴癌的关系看法不一,但在外阴癌周皮肤常存在有硬化性苔藓,在同一个标本上有时可见到硬化性苔藓或增生型营养不良向原位癌或早期浸润癌的移行变化带。这些慢性皮肤病变发展为癌的概率为 5% ～ 10%。根据 Vilmer 等[17]对 67 例外阴浸润性鳞癌的癌周皮肤的分析,76.1% 伴有硬化性苔藓,且这些患者的鳞癌细胞常有角化,即在病理上多属角化型。连利娟根据报道资料分析,虽然慢性外阴营养不良与外阴癌存在有一定相关关系,但二者间演变规律尚须进行大量长期病例细致研究[18]。

(3)性传播疾病:性传播疾病包括尖锐湿疣、淋病、梅毒、淋巴肉芽肿以及艾滋病等与外阴癌的关系均有报道。外阴癌常起源于生殖道疣,据报道有生殖道疣史的妇女患外阴癌的相对危险为普通妇女的 15 倍[19],尖锐湿疣的癌变率约为 5%[2]。Sherman 等[20]报道在有淋病史的妇女中患外阴癌的相对危险是无淋病患者的 5 倍,而有尖锐湿疣的妇女相对危险性可达 17.3 倍。北京协和医院资料表明,外阴癌患者梅毒阳性率比一般患者要高 5 ～ 6 倍。关于淋巴肉芽肿与外阴癌的关系还有争议。这些妇女的免疫功能低下可能在癌变过程中起一定作用。Conley 研究认为人类免疫缺陷病毒(human immunodeficiency virus,HIV)感染为外阴癌的危险因素。

(4)其他:如性行为、社会经济地位等。性伴侣数与外阴癌之间存在明确的相关。据报道,有 5 个或 5 个以上性伴侣的妇女外阴癌危险升高 2 ～ 3 倍[19]。初次性交年龄早也会增加这一危险。虽然外阴癌可能与社会经济地位有关,但一项样本对照研究结果显示,如果能控制性行为因素,社会地位并不是外阴癌的危险因素。本研究也同样指出未生产与第一胎生产年龄较晚并未增加妇女患外阴癌的风险。此外,肥胖、糖尿病以及高血压等也与外阴癌的发生有关,但由于外阴癌多发于老年妇女,究竟是伴发还是协同因素不能肯定。

总之,外阴癌的发病为多种因素综合作用的结果,其中病毒感染和外阴非特异性慢性炎症起着重要作用;外阴性病、基因突变等与外阴癌的发病亦有一定关系。HPV 感染仍是今后研究的重点。

(方芙蓉 陈 刚 张 蔚)

## 1.2　阴道癌

阴道癌极少见,在女性生殖道癌中所占比例不到3%。它分为原发性和继发性,原发性阴道癌较少,大部分由邻近器官浸润及转移而来,即继发性阴道癌居多,本节中讨论的是原发性阴道癌。鳞癌是阴道恶性肿瘤中最常见类型(90%),其次为透明细胞腺癌和黑色素瘤。在癌变之前,阴道上皮内也有一系列癌前病变即阴道上皮内瘤变(vaginal intraepithelial neoplasia,VAIN),包括阴道鳞状上皮不典型增生和阴道鳞状上皮原位癌。由于这一肿瘤发病率较低,目前的流行病学研究不多,现有研究表明它与外阴癌及宫颈癌在病因上是一致的。

### 1.2.1　流行病学

在2015年,据估计美国有4 070名女性患阴道癌,有910人死于该病[1]。2009—2013年阴道癌的年龄调整发病率平均为0.7/10万[21]。2009—2013年阴道癌的年龄调整(2000年美国标准人口)死亡率是0.4/10万[5],据1992—1999年,美国9个SEER地区统计,阴道癌5年生存率约为45%。我国无发病率的确切数据,根据孙建衡等[22]报道,阴道癌与外阴癌的比例为1：1.63,与宫颈癌之比为1：109.2,估计发病率较国外报道的稍低。

阴道癌的发生也存在年龄及种族差异。这一肿瘤常见于老年妇女,发病率随年龄增加而稳定增长,发病的高峰年龄在60～70岁,其中原位癌的发病率在55～70岁达高峰。我国文献中报道原发性阴道癌的最小年龄为18岁,最大82岁,平均年龄在50～60岁[23-30]。但从20世纪60年代起,出现一类罕见的阴道透明细胞癌,可发生于任何年龄妇女,但以15～22岁最多见。国际癌症研究机构(International Agency for Research on Cancer,IARC)资料还显示,黑种人阴道癌的发病率和死亡率均较白种人高,前者发病率约为后者的3倍,而且前者诊断时的平均年龄也比其他种族人群要小[21]。1996—2000年,黑种人阴道癌的发病率和死亡率为1.0/10万和0.4/10万,均高于白种人0.7/10万和0.2/10万(表1-1)[5]。而且前者诊断时的年龄也比白种人小,平均年龄分别为42岁和70岁,但是目前并没发现种族间有生存率的差异[5]。与宫颈癌、外阴癌类似,阴道癌发生之前,阴道上皮也有一系列癌前病变即阴道上皮内瘤变(VAIN),包括VAINⅠ、VAINⅡ、VAINⅢ[9]。据报道,阴道上皮内瘤变发病率有逐渐增加的趋势,65岁以上妇女阴道浸润癌的发病率增加,而阴道癌总的发病率并没增加[8,9]。

**表1-1　1996—2000年年龄调整发病率、死亡率和5年生存率**

| 种族 | 发病率* | 死亡率* | 生存率 |
| --- | --- | --- | --- |
| 外阴癌 | | | |
| 白种人 | 2.4 | 0.5 | 76.3% |
| 黑种人 | 1.7 | 0.3 | 67.9% |
| 阴道癌 | | | |
| 白种人 | 0.7 | 0.2 | 45.9% |
| 黑种人 | 1.0 | 0.4 | 45.4% |

*年龄相关(2000年美国标准人口)每10万人的发病率和死亡率。

### 1.2.2　危险因素

阴道癌的病因不明确。它常与其他女性生殖道肿瘤特别是宫颈癌等并存。Dodge等[27]报道,65%的VAIN患者合并有宫颈上皮内瘤变(cervical intraepithelial neoplasia,CIN)和免疫抑制性疾病,10%伴有外阴不典型增生,5%的患者有既往放射治疗史。Brinton等[28]研究认为教育程度低、家庭收入低、生殖道疣史、巴氏涂片异常以及子宫切除等均为阴道癌前病变的危险因素。以上研究提示外阴癌、阴道癌及宫颈癌在病因上可能具有一致性。

近年发现阴道癌组织中91%以上有HPV感染的存在,且原位癌中这一比例更高,

HPV 16 是最常见的型别,HPV 16 抗体阳性的妇女比阴性妇女发生阴道癌的危险升高了 3.5~4.3 倍[29,30]。HPV 18 虽然在阴道癌中感染率低,但是有显著的统计学意义(相关危险性 OR=2.0;95%CI:1.3~2.9)[29]。因妇科癌症行子宫切除术或放疗的妇女中,发生 VAIN 者 HPV DNA 阳性的流行程度高达 98%,而无浸润前病变证据的妇女中仅 13%,这一发现进一步支持阴道癌中 HPV 感染的作用[31]。

另外 1971 年在波士顿报道的 8 例阴道透明细胞癌中,有 7 例患者母亲在妊娠早期服用过己烯雌酚(diethylstilbestrol,DES),因而确定阴道透明细胞癌与 DES 有密切关系,随后也有一些类似病例报道。自此许多地区建立了一个阴道和宫颈透明细胞癌的登记措施,并发现了许多这样的病例[32]。当前数据显示大多数患者在 15~22 岁诊断,19 岁是一个高峰。这个相对较狭窄的年龄范围表明,一些因素是青春期的癌症发生的必要条件。随访了 3 位使用了 DES 的年龄相对较大的患者,没有 1 例超过 30 岁[33]。DES 的使用导致了患病风险的相对增加,但是只有一小部分妇女受到影响。这还有待观察当她们到 50 岁或 60 岁时将会出现什么危险。阴道腺癌发病高峰年龄的女性没有使用过 DES。

（周 波 方芙蓉 张 蔚）

# 1.3 子宫颈癌

子宫颈癌是最常见的女性生殖道恶性肿瘤,其发病率居女性恶性肿瘤第四位,仅次于乳腺癌。在 2012—2015 年,全世界范围内约有 527 000 新发病例,死亡人数达 265 000 人[34]。鳞状细胞癌在宫颈癌中占 75%~85%,腺癌和腺鳞癌占 10%~15%[35]。宫颈癌浸润前期是无症状的,但可通过细胞学检测及阴道镜定向活检来确诊[36]。随着基础研究和流行病学研究的发现,HPV 感染确认成为导致宫颈癌的主要因素[37-39],这一发现扩大了宫颈癌的一级预防和二级预防。宫颈癌每年新发病例约占所有癌症新发病例的 5%,其中 80% 发生在发展中国家[40]。我国虽属于低发国家,但由于人口众多,每年新发病例仍达 13.15 万例,占世界宫颈癌新发病例总数的 28.8%,死亡人数约有 5.3 万,约占全部女性恶性肿瘤死亡人数的 18.4%。宫颈癌仍是严重危害妇女健康及生命的主要疾病之一。

目前宫颈癌的病因学研究已取得突破性进展。以往大量的流行病学研究认为初次性交年龄过早(小于 18 岁)、多个性伴侣、多产、宫颈糜烂、包皮垢等因素与宫颈癌的发生有关。近年来,性行为、性传播疾病及病毒与宫颈癌之间的关系是大多数学者研究的热点,特别是 HPV 感染已被确定为宫颈癌发生的必要病因[38,41]。就导致 HPV 病毒自然感染的风险因素效应来说,宫颈癌的流行病学最为明朗。HPV 流行病学感染对临床实践具有重要的影响,HPV 检测可用于明确非典型意义的细胞学诊断并提高原始筛查的可靠性。本节主要讨论宫颈癌流行病学研究概况及其危险因素。

## 1.3.1 流行病学

1)地理分布

宫颈癌广泛存在于世界各地,但其发病率和死亡率存在明显的地理差异,不同国家以及同一国家不同地区其发病率和死亡率相差悬殊。发展中国家的宫颈癌发病率和死亡率明显高于发达国家,80% 宫颈癌的新发病例和死亡病例均发生在发展中国家[42]。20 世纪 70 年代,哥伦比亚是宫颈癌的高发地区,发病率为 247.3/10 万,而以色列的发病率最低,仅为 4.5/10 万,前者为后者的 54.96 倍。近年来资料表明,拉丁美洲和加勒比海、撒哈拉以南的非洲、亚洲南部和东南部发病率最高,而低发地区主要为大部分发达国家、亚洲西部地区和我国[43,44]。

我国尚无大规模的统一的年发病率和死亡率的调查,襄恒县、五峰县、略阳县和靖安县的宫颈癌患病率分别为 1 398. 0/10 万、1 073.34/10 万、1 026.06/10 万、1 020.81/10 万,是全国的宫颈癌高发地区。北京(1989 年)和上海(1990 年)宫颈癌患病率、发病率分别为2.54/10 万、3.80/10 万,为宫颈癌的低发区。我国宫颈癌主要发生在中西部地区,且有明显聚集现象,农村高于城市,山区高于平原。29 个省、市中宫颈癌死亡率居前三位的分别为山西(20.74/10 万)、内蒙古(17.23/10 万)、陕西(16.64/10 万),而居后三位的为广东(4.42/10 万)、广西(4.42/10 万)、西藏(2.95/10 万)[45]。除西藏外,高、低发区呈明显的地理差异,且相互连成一片。地理分布特点反映宫颈癌的发病与经济因素有一定关系。

2)人群分布

(1)职业及经济状况:发展中国家宫颈癌的发病率及死亡率占世界总数的 80%,而在发达国家中社会经济地位低下的妇女发病率较高,提示其发病与社会经济状况密切相关。国外研究显示宫颈癌的发病率随社会经济状况而呈阶梯式变化趋势,随着妇女社会地位的下降,发病率和死亡率上升而生存率下降。根据最近的一项 Meta 分析表明,社会经济地位低的妇女与社会经济地位高的妇女相比,发生宫颈原位癌(carcinoma in situ,CIS)的危险高 1.6倍,而宫颈癌的危险则高 2 倍[46]。社会经济地位可能会影响性行为,增加了 HPV 感染和其他致癌辅助因子的风险。Drain 等研究发现,在宫颈癌发病率高的国家,其卫生指标如一定人口拥有的医生数、儿童麻疹免疫的百分数、婴儿出生体重、妇女预期寿命,以及妇女教育水平等均偏低[47]。尽管在过去的 25 年里,美国宫颈癌的发病率和死亡率均下降,但社会经济地位不平等现象与宫颈癌发生依然有着密切关系。根据天津肿瘤研究所资料,35～65 岁宫颈癌患者的职业中,经济、文化和卫生水平低的农业人员,从事装卸、建筑、制革、皮毛业的女工和城市流动人口明显高于其他人群,同全市同龄妇女相比,宫颈癌的发病

率高十余倍乃至数十倍。

(2)年龄:宫颈癌可发生于任何年龄妇女中,但 20 岁以前罕见。近年来,其发病年龄构成中年轻患者比例出现了升高趋势,应引起重视。

(3)种族:不同种族间宫颈癌的发病率也存在差别。早在 20 世纪 70 年代 Henson 等[48]就总结出美国 9 个地区宫颈癌的发病情况,经年龄调整后的发病率,黑种人中宫颈原位癌为白种人的 2 倍,浸润癌为 2.28 倍,腺癌为 1.5倍。根据美国 SEER 统计表明,西班牙裔美国人发病率最高,其次为黑人和亚洲人,而非西班牙裔白人和印第安人或阿拉斯加土著人的发病率最低[49]。此前,宫颈癌发病率最高的是越南人,其次为拉美裔美国人、阿拉斯加土著人、朝鲜人和黑人女性。美洲印第安人、菲律宾和夏威夷妇女的宫颈癌发病率处于中游水平,最低发病率人群则是非拉美裔美国白人女性和日本女性[50]。分析这一差异主要受社会经济地位的影响,此外,生活方式、不同习俗及遗传因素也有一定的作用。同一种族或民族移居于不同国家或地区后,宫颈癌的发病率与原籍或居住地区也不同,如根据 Steintz 对犹太人的调查表明,宫颈癌的发病率在世界各地不尽相同,在摩洛哥的犹太人与非犹太人的发病率相似。我国 20 世纪 70 年代调查的 8 个民族中,维吾尔族、蒙古族、回族的年龄调整死亡率较高,依次为 17.27/10 万、15.2/10万、12.29/10 万,朝鲜族、苗族、藏族较低,分别为 5.51/10 万、5.16/10 万、4.48/10 万,各民族间死亡率存在差异[45]。陈文彬等[51]对新疆头屯沟 8 505 例已婚妇女普查表明宫颈癌的检出率为 188.12/10 万,其中维吾尔族为494.70/10 万、汉族为 126.94/10 万,两民族比较仍有显著差异。

3)时间分布

过去 50 年,大部分发达国家的宫颈癌发病率和死亡率都呈现出持续下降的趋势,在发展中国家尽管没有明显下降,但也逐步趋于稳定。分析这一现象背后的原因,主要与巴氏涂

片筛查的普及、社会经济水平的提高以及生育方式的改变有关。但近几年,据一些国家和地区报道,宫颈癌的发病率和死亡率有增长趋势,同时各国学者都发现年轻宫颈癌患者的比例在逐渐升高。Ruessell[52]等报道年轻宫颈癌的发病率由20世纪70年代的8.6/10万上升至80年代的16.1/10万。根据章文华等[53]的报道,我国年轻妇女的宫颈癌发病率由20世纪70年代的1.22%上升至90年代的9.88%。同时,自20世纪80年代起,英国、美国、加拿大、芬兰、意大利、新西兰、意大利和西欧一些国家等都发现早期癌的比例升高[44,54,55]。这种升高趋势首先于1985年在白人中发现,随后于1989年在黑人中也发现类似趋势,并且白人的死亡率要高于黑人[56]。90年代起,宫颈癌的发病率和死亡率又出现了稳定下降的趋势[37]。这种现象归因于几种危险因子改变而引起的一种出生队列效应,例如:性行为改变、HPV感染率升高、使用口服避孕药人数增多以及女性吸烟人数增多等。除此之外一些其他因素,例如:医用注册和编码程序的改进、筛查覆盖面的扩大、子宫切除率的增加、不能分类的比例的下降、腺癌和腺鳞癌比例的上升也可能导致这种下降趋势[35,44,55]。同时,TBS(the Bethesda System)分类方法使美国医生提高了对宫颈癌重要性和复杂性的认识[57]。可能与宫颈细胞学普遍应用,使宫颈癌及癌前病变得以早期诊断和治疗有关。

4)生活方式和文化因素

例如吸烟、性行为、宗教以及充分的疾病普查。早期诊断、治疗将影响HPV感染率及宫颈癌的发病率[46],除此之外,医疗保险的不足及其他社会经济因素也影响着宫颈癌的发病率和死亡率。研究表明:在全民医疗保健制度的加拿大,经济地位较低的宫颈癌患者在确诊后的5年存活率比美国同类情况要高出50%[58]。

5)发展因素

发达国家的宫颈癌生存率不同于发展中国家。发达国家患者的5年生存率较高,如美国(71%)、加拿大(72%)及欧洲(59%);而欧洲一些国家,如英国(60%)、丹麦(64%)及法国(67%)则居于中游水平[84];一些发展中国家,如菲律宾(29%)、印度(40%)则居于较低水平[57,84]。SEER调查结果显示早期宫颈癌患者5年生存率(92.2%)要明显高于晚期患者(16.5%)[5]。

（沈瑞年　周　波　张　蔚）

### 1.3.2　危险因素

国内外学者对有关宫颈癌的危险因素进行了大量的研究,表明HPV感染是宫颈癌发生的必要病因。但随着研究的深入,人们发现在宫颈细胞正常的妇女中HPV感染率也较高,这些感染者大部分并未发展为癌[59],因此认为单纯HPV感染并不一定引起癌症的发生,可能有协同因子的存在。目前发现可能的协同因子主要有:性传播病原体的感染、吸烟、营养、免疫抑制、使用口服避孕药等。这些因素与宫颈癌的关系是目前存在争议的热门话题。宫颈癌及癌前病变被认为是一个多因素、多步骤的疾病。根据大量流行病学资料和相关研究认为宫颈癌的危险因素主要包括以下3类。

1)HPV感染

HPV属乳多空病毒科乳头状病毒亚群内的一组DNA病毒,其外形呈20面体对称型,无包膜,外壳有72个衣壳体,直径为45～55nm,分子量为$5 \times 10^6$D。基因组为环状双链DNA,由近8 000个碱基对组成。HPV具有嗜上皮特性,根据核酸杂交分型,目前已被鉴定的同源HPV超过100余型,不同型别HPV与病变及病变类型有关(表1-2)。其中约有40种与生殖期疾病相关,有14种或更多与宫颈癌有关。90%的宫颈癌组织中能检测出HPV DNA[38,60],94%有浸润前癌的妇女中能检测出HPV DNA,多于46%的妇女在普通细胞筛查中所能检测出的[37,61-63]。在世界范围内,宫颈癌中最常见的HPV类型是HPV 16,18,45,31,33,35,52及58,占鳞状细胞癌中的 HPV 病毒类型的 95%[66]。HPV 16 是目前最常见的宫颈癌癌前及癌变过程中能检测到的病毒。特定类型的 HPV(16,18,31,33 及 35)病毒载量增加以及同时感染多种 HPV 都将增加宫颈癌的致癌风险[64-66]。

**表 1-2　HPV 感染与病变类型的关系**

| 疾　病 | HPV 型别 |
| --- | --- |
| 尖锐湿疣 | 6,11,16,30,40,41,42,44,45, 54,55,61 |
| SIL、VIN、VAIN | 6,11,16,18,30,31,33,35,39, 40,42,45 |
| PIN | 51,52,55,59,61,62,64,66,70 |
| 宫颈癌 | 16,18,31,33,35,39,45,51,52, 54,55,56,58,59,66,68 |
| 其他生殖道癌 | 6,11,16,18,30,31,33 |

注:SIL(squamous intraepithelial lesion)为鳞状上皮内病变;VIN 为外阴上皮内瘤变;VAIN 为外阴阴道上皮内瘤变;PIN(penis intraepithelial neoplasia)为阴茎上皮内瘤变。

全世界妇女中每年约有 10%～15% 的新病例。其中以年轻的性活跃妇女 HPV 感染率最高,感染的高峰年龄在 18～28 岁。研究发现,性活跃妇女宫颈感染至少一种 HPV 的终身累积概率非常高,可达 40%。Park[67] 等采用 HPV DNA 芯片进行 HPV 感染的检测,发现在正常组(290 例)、低度鳞状上皮损害(SIL)组(71 例)、高度 SIL 组(68 例)及宫颈癌组(42 例),HPV 检出率分别为 17.6%、73.5%、92.2% 和 95.2%,其中 HPV 16 为所有检测样本中最常见的类型,占 21.8%,其次为 HPV 18 和 HPV 58,多种 HPV 感染流行分别占 37.3%、43.7%、27.7% 和 28.8%。Lee[68] 等发现宫颈癌危险在有家族史、吸烟妇女中及随足月妊娠数增大而升高,在对照组中感染高危 HPV 及多种 HPV 分别为 7.2% 和 0.5%,而 CIN 及宫颈癌中高危 HPV 感染分别有 54.5%、76.5%,多种 HPV 感染达 9.1%。多变量分析显示,感染多种 HPV 者发生宫颈癌的危险为 31.8 倍(95%CI:7.50～134.75),单一 HPV 感染的危险为 19.9 倍(95%CI:10.90～36.18)。

不同地区人群中 HPV 感染率不同,所携带的型别也不同,且与宫颈癌相关的型别也不尽相同[69,70],但 HPV 16 与宫颈癌的发生最为密切。有学者曾对 22 个国家和地区 32 所医院的 1 035 例宫颈癌患者用 PCR 法进行测定,发现 HPV 感染率达 92.9%,其中 HPV 16 阳性率占 51.5%,HPV 18 及 39,45,59,68 阳性率 27.3%。在一项纳入 1 545 例鳞癌的国际多中心研究中 HPV DNA 检测的风险系数 RR 为 83.3(95%CI:154.9～105.3)其中 HPV 16,18,31 及 45 是研究组合对照组中最常见的类型。最近的一项 Meta 分析也表明,所有宫颈癌病例中 HPV 16 感染占 50% 以上,最低为亚洲的 45.9%,最高为北美和澳大利亚的 62.6%[71]。此外,HPV 型别还与宫颈癌的病理类型有关[72],角化鳞癌与 HPV 16 有关,而腺鳞癌与 HPV 18、HPV 45 有关,未角化鳞癌主要携带 HPV 16,18,33,45 和 58,腺癌中主要为 HPV 18。对此一般解释为 HPV 感染了宫颈管内具有双向分化潜能的储备细胞,而特异 HPV 型别对宫颈癌的病理类型可能起导向作用,即感染了 HPV 16 型向鳞癌转化,HPV 18 型则向腺癌转化。

HPV 感染与宫颈癌的发生存在强相关,认为高危 HPV 感染是宫颈癌的主要病因。尽管各个研究中 HPV 感染与宫颈癌的相对危险度或危险度比值比不尽相同,但都为高值(表 1-3)。且高危 HPV 型别感染、病毒载量越大,发生宫颈癌的危险越高。曾转萍等[73]采用杂交捕获 Ⅱ 代技术对高发区阳城县宫颈癌危险因素进行研究,得出宫颈癌中 HPV 的感染率为 99.0%,而正常对照组为 24.0%,OR 值达 307.5,而且宫颈病变越严重,HPV 检出率越高;此外宫颈癌患病率越高的村,HPV 感染的危险度比值也越大。1997—1998 年 IARC 对 7 个国家的研究估计 HPV 与宫颈鳞癌的相关比值比达 158.2(95%CI:113.4～220.6)[69]。这在所有癌症流行病学中是已确定的最强的统计学相关之一,表明了 HPV 感染与宫颈癌的发生高度相关。由于 HPV 感染与宫颈癌的发生符合因果先后顺序,而且宫颈癌组织中 HPV DNA 检测的含量与宫颈病变程度成正相关[40],提示 HPV 感染是宫颈癌发生的必要条件。

大部分妇女 HPV 感染期比较短,一般在 8~10 个月便可自然消失,但仍有 10%~15% 的 35 岁以上的妇女有持续感染的情况。这些 HPV 持续感染的妇女,患宫颈癌的风险更高。随着年龄的增长 HPV 的感染率明显下降,而且这一点并不依赖于妇女性行为方面的因素,可能与免疫功能限制或清除感染有关。HPV 感染上皮细胞后,可以呈游离状态持续存在于染色体外,不引起任何病变,或引起良性病变和癌前病变,如尖锐湿疣或轻度不典型增生等,但癌变则与病毒 DNA 整合入宿主染色体密切相关。当病毒整合发生时,HPV 基因组的 E2 区断裂,导致 E2 功能的丢失,失去对 E6 和 E7 的抑制。激活的 E6 与被称为"分子警察"的抑癌基因 p53 结合,使其失去修复 DNA 和促细胞凋亡的正常功能,并进一步激活原癌基因 c-myc 和 H-ras 等;而 E7 则与抑癌基因 RB 结合后,可激活 P16 蛋白和周期素 E,促使细胞从 $G_1$ 期进入 S 期。近年研究还表明,HPV 基因组整合后可激活端粒酶和 IGF,尤其是 IGF－BP3。所有这些事件均可促使细胞无控制增殖和永生化,最终导致 CIN 和宫颈癌的发生[75-77]。

**表 1-3　各国文献报道 HPV 与宫颈癌的危险度[74]**

| 文献、年代 | 地区 | 病例数(HPV 感染率) | 非病例数(HPV 感染率) | 危险度比值 |
|---|---|---|---|---|
| Eluf-Neto,1984 | 巴西 | 199(84%) | 225(17%) | 37.1 |
| Munoz,1992 | 西班牙 | 142(69%) | 130(5%) | 46.2 |
| Peng,1991 | 中国 | 101(35%) | 146(1%) | 32.9 |
| Lorincz,1990 | 华盛顿 | 199(84%) | 225(17%) | 37.1 |
| Schiffma,1991 | 西雅图 | 142(69%) | 130(5%) | 46.2 |

然而,并非所有的 HPV 感染者均能发展为宫颈上皮内瘤样病变和癌症,主要取决于病毒因素、宿主因素和环境协同因素三个方面。①病毒因素包括 HPV 型别、病毒载量即 HPV DNA 含量水平,以及首次感染的时间;②宿主因素如免疫功能、妊娠、激素和营养状况等;③环境协同因素等见下述。

2)HIV 感染

HIV 携带者易患宫颈癌。美国疾病控制和预防中心于 1992 年公布艾滋病定义的同时,也公布了宫颈癌与艾滋病的相关性。相对于艾滋病检测呈阴性的女性来讲艾滋病阳性者更易宫颈异常,更易患人乳头瘤病毒重型感染和宫颈上皮内瘤变[78]。

在一项横断面研究中,宫颈灌洗液中 63% 的 HIV 阳性患者以及 30% 的高危 HIV 阴性妇女检测出 HPV DNA[79]。外周血 CD4 细胞总数低于 $200/mm^3$ 的患者有感染 HPV 的最高风险,CD4 检测高于该水平,高水平的 HIV 病毒负荷是 HPV DNA 检测的一种额外的危险因素。HIV 阴性和 HIV 阳性患者都具有相似且范围广泛的 HPV 感染,但多数感染发现于 36% 的 HIV 感染患者以及 12% 的 HIV 未感染患者。HIV 阳性妇女中 HPV 检测与终身而不是近期 HPV 暴露相关,这表明与 HIV 阴性妇女相比,HIV 阳性妇女中高的 HPV 流行反映了渐增的 HPV 持续感染而不是获得性感染。来源于高危妇女队列研究的数据支持该观点,24% 的 HIV 阳性妇女以及 4% 的 HIV 阴性患者发现有 HPV 持续感染[80]。在该队列研究中,HIV 阳性患者中经检查有 11% 的具有新的 HPV 感染风险,而 HIV 阴性患者中该风险为 9%。多因素分析结果表明 HIV 感染增加了 HPV 阳性妇女患 CIN 的风险[81]。

在 Mandelblatt 等[81]所做的一项 Meta 分析中得出,HIV 可作为 HPV 致宫颈癌的协同因素,且这一相关还随机体免疫水平而变化。在非洲,La Ruche 等[82]的研究结果也表明 HIV-1 与 HPV 之间存在相互作用,其具体的机制尚不清楚。在 Maiman 报道的 31 例 HIV 阳性者中,25 例宫颈脱落细胞学呈阴性,但经阴道镜活检发现 13 例患有 CIN,同时发现 HIV 阳性的宫颈癌患者,其预后较阴性患者差得多,可能与艾滋病患者机体免疫力低下,导致对异常细胞杀伤和清除能力下降,以及增加 HPV 等致瘤病毒的易感性有关。男性同性恋人群中肛门癌发病率增加可能与 HIV 和 HPV 同时感染有关。单独的沙眼衣原体血清型如 G 型、I 型、D 型具有较高风险性。

3)行为危险因素

(1)婚育因素及性行为紊乱:早在 19 世纪 40 年代,国外就有学者发现,患宫颈癌的妇女大多数为已婚者,而未婚者很少,修女几乎不患宫颈癌,性工作者中宫颈癌则明显升高,因此人们提出宫颈癌可能与婚产及性紊乱有关,随后大量的流行病学研究证实了这一观点。早婚、性生活过早、多产及多个性伴侣、性生活紊乱等均是导致宫颈癌的极为重要的个体危险因素。根据 Kiger[83] 的报道,格陵兰岛 20~39 岁年龄段的妇女,较丹麦同年龄组患病率高 6 倍,其原因为格陵兰岛 85% 妇女 17 岁前有首次性生活,且均有多个性伴侣,其中超过 20 个以上者达 53.2%,而丹麦仅为 3.6%,两者存在显著差异。在我国,北京、山西、湖北五峰县和河南洛阳县的普查资料支持早婚(小于 20 岁)与宫颈癌的发生有关。宫颈鳞状上皮在 20 岁以前还处于发育成熟阶段,对各种物质的刺激较敏感,此期如多次重复出现某些感染、损伤或受到带有核酸的精子刺激,鳞状上皮就有可能产生潜在变异,潜伏多年后有发生癌变的可能。

靖安县 306 对以及全国部分省、市 363 对配对资料表明:性生活紊乱的相对危险度(RR)分别为 4.6、12.84,提示性生活紊乱是致宫颈癌的重要流行病学因素之一[84]。此外,在配偶患阴茎癌、前列腺癌或其前妻患宫颈癌的妇女中,CIN 发病率高于对照组妇女。宫颈癌与阴茎癌在地理分布上有一定的聚集现象[85]。根据杨学志等[86]的研究,在 54 个可

疑因素中,确认宫颈糜烂、性紊乱、性卫生不良(含包皮垢)为宫颈癌的三大危险因素。根据单因素和条件 Logistic 多因素回归分析结果,对有显著意义的三因素进行分析,宫颈糜烂单一因素与宫颈癌联系强度有非常显著意义,当其与性紊乱、性卫生不良等两种或三种因素综合作用时,与宫颈癌的关系更为密切。在三种因素的不同组合中,有 6 种情况的 OR 值超过 11.0,即具有 3 种危险因素的妇女比不存在 3 种因素的妇女患宫颈癌的危险性大 10 倍以上,足以说明在宫颈癌的发生过程中多因素作用的重要性。从而提出了高危综合因素的概念,并进一步阐明了多因素作用之间的内在联系。性紊乱、性卫生不良可将致癌因子(如 HSV-2、HPV、CMV 等)传入宫颈,从而加重宫颈的炎症或糜烂。

在一些病例对照研究中发现,控制 HPV 作用后,多产及活产次数与宫颈癌和高度鳞状上皮损害(HSIL)呈正相关。Schiffman[87]等发现,在有 4 次或更多活产史的妇女中,发生 CIN 的危险是未生育妇女的 3 倍;在哥斯达黎加 10 次以上妊娠的妇女患浸润性宫颈癌的危险升高了 5 倍[88]。足月妊娠次数和宫颈癌之间有明显相关,7 次以上足月妊娠的女性患宫颈癌的危险是普通女性的 3.8 倍,且随着足月妊娠次数的增加危险也随之增加[89]。HPV 血清学阳性的足月妊娠女性患 CIN 和宫颈癌的危险比 HPV 血清学阳性的未生育的妇女高约 4.6 倍。其中,4~5 次妊娠者患宫颈癌的危险最大,但随着怀孕次数的继续增加,患病率出现下降趋势。在 HPV 阳性的约束下分析其他的对照性试验,没有发现经产次数和宫颈癌、CIN 之间的关系[90,91]。其机制可能为生育期间宫颈反复损伤,以及激素、免疫和营养因素等综合作用的结果。

(2)吸烟:吸烟有可能是宫颈癌的发病因素之一。流行病学调查显示吸烟与生殖道鳞状细胞癌有密切关系。多数研究结果表明吸烟妇女中发生宫颈癌的危险升高了约 2 倍,并

与吸烟持续时间和强度存在剂量-反应关系[92-94]。如Brinton等在调查了性伴侣数和初次性交年龄后,发现吸烟与宫颈癌的相对危险度为1.5,且该危险度随着吸烟量和吸烟年数的增加而增加,烟龄在40年以上,吸烟量超过40支/d者,其相对危险度上升到2以上。吸烟与宫颈癌存在联系的机制不是十分清楚,可能与烟草代谢产物——烟碱和烟酸有关。吸烟是HPV感染持续时间的预测因子,吸烟者的平均感染时间要比不吸烟者长2.2个月[95]。在吸烟妇女的宫颈黏液中发现有较高浓度的尼古丁和可替宁,它们可能通过免疫抑制和遗传毒性而加强细胞恶性转化的能力。吸烟的免疫抑制作用可引起早期免疫反应紊乱或通过产生活性氧增加持续性[96]。此外,吸烟可以造成宫颈上皮细胞DNA的损伤以及局部细胞免疫反应的抑制[44],终止吸烟后,宫颈损害可逆转。

(3)口服避孕药:口服激素避孕药的使用可能会增强HPV感染的致癌性,因为HPV DNA的转录调控区含有激素识别元件,而激素可促进体外细胞与病毒DNA间的转化[97]。来自多中心病例对照研究的汇总分析发现,在对其他性病和生殖病史、HPV感染持续时间和筛查病史进行仔细调整后,使用口服避孕药超过5年的HPV阳性妇女发生侵袭性宫颈癌的风险升高[98]。癌症发病前使用5年以上或使用较短的时间,与风险升高无关。有证据表明口服避孕药与宫颈异常有关,这引起了人们对长效类固醇制剂的关注,特别是醋酸甲羟孕酮制剂。虽然这些药物在很多国家被广泛使用,但是评估其疗效的研究(特别是HPV感染的妇女)非常有限[99]。

对4个我国的10项宫颈癌病例对照研究和16项HPV流行调查的综合分析表明,使用宫内节育器(intrauterine contraceptive device,IVD)是发展中国家常见的避孕选择,与降低宫颈癌风险有关,而不管使用期限(几个月至9年)和调整后的筛查状况[100]。这一证据与普遍认为宫内节育器可增加宫颈癌风险

的假设相矛盾,并可能表明它们在宫颈癌发生中作为保护性辅助因子的作用,类似于它们在预防子宫内膜癌中的作用。虽然确切的机制有待于进一步研究,但已经表明局部细胞免疫是在IUD插入过程中或由装置本身触发的。

内源激素与宫颈癌风险之间的关系尚不清楚,这是一个正在进行的研究课题。有结果指出,循环水平的睾酮和雌二醇在调节绝经前妇女[101]宫颈癌风险中的作用。然而,证实这些联系和探索信号传导途径的机制证据表明,子宫颈癌中激素受体的调节可能与其他雌激素依赖性癌症(如乳腺癌)不同[102]。宫颈癌风险和更年期激素治疗的使用以及超重、肥胖(作为绝经后妇女循环雌激素水平的决定因素)之间的关系尚不清楚[103]。

(4)营养因素:近年研究表明,营养因素与宫颈癌的发生也存在间接关系。胡萝卜素、维生素A、维生素C、维生素E以及叶酸等可能对宫颈癌有一定的保护作用,但研究结果不一致[104-108]。维生素A具有恢复支气管上皮的能力,这为与肿瘤相关联提供了生物学基础。维生素C对正常上皮细胞有保护作用,以抵御致癌物质的侵袭。叶酸具有促进单碳化合物合成及氨基酸代谢的作用[109]。体内这些元素的缺乏可能与宫颈癌非典型增生和宫颈癌的发生有关。低叶酸水平和高同型半胱氨酸水平与宫颈癌风险间的关联已经引起人们对单碳物质代谢和DNA修复的标志物的兴趣[110]。

4)宿主因素

宿主因素如遗传易感性、免疫抑制等,可作为宫颈癌发生过程中的协同因子。目前仅有少量研究表明宫颈癌可能存在着家族聚集现象,有肿瘤家族史妇女发生宫颈癌的危险是普通妇女的2.5倍,证明宫颈癌家族史是宫颈癌高发的危险因素之一[110]。但这一倾向是受环境抑或遗传因素的影响尚不明确。遗传易感性还与特异性人类白细胞抗原(human leukocyte antigen,HLA)等位基因和TP53基因的单型与多型等有关。由于技术原因,人

们对 HLA 的研究主要集中于 Ⅱ 类分子,根据 Hildesheim 和 Wang[112] 的报道,DQB1 * 03 等位基因(包括 DQB1 * 0301、DQB1 * 0302 及 DQB1 * 0303)和 DRB1 * 1501 及 DQB1 * 0602 等位基因与疾病危险升高有关;而 DRB1 * 13 和 DQB1 * 0603 等位基因则与疾病危险降低有关。Koushik 及同事[113] 做的一项 Meta 分析报道,与 p53Pro 纯合体及 p53Arg/Pro 结合的杂合体相比,p53Arg 纯合体与宫颈肿瘤危险增加没有相关(OR = 1.1,95%CI:0.9~1.3)。该相关在浸润性病变中有统计学意义,而浸润前病变中却无,对 SCC(OR = 1.5,95%CI:1.2~1.9)及 ADC(OR = 1.7,95%CI:1.0~2.7)危险轻度升高。有报道称肾移植后出现免疫抑制的妇女宫颈 SIL 发生率升高,从而引发生殖系统包括 HPV、HSV-2 等多重感染。免疫抑制在 SIL 向浸润性癌发展过程中究竟起何作用也不甚清楚。一些证据表明体液免疫不是病毒清除的必要途径[114]。HPV 的感染和传播主要通过生殖道。黏膜免疫比全身反应更能清除感染[115]。但是,很少有研究探讨特定部位的体液免疫、病毒感染、流行病学及行为特征之间的关系。一些研究发现了感染、病毒和抗体之间的正相关作用[115-119]。他们发现血清球蛋白反应与 HPV 感染有关,而抗体 IgG 则与宫颈疾病恶化有关,意味着前者可能是 HPV 感染的标志,而后者可能是宫颈癌的标志[115-119]。如同体液免疫一样,HPV 感染和黏膜抗体检测会出现滞后反应,支持了 IgG 是 HPV 感染标志的观点[120]。Nakagawa 及其同事研究显示,对 HPV 16 肽和蛋白质有反应的系统性 T 细胞增殖和毒性 T 淋巴细胞在许多处女以及无宫颈病变的性活跃妇女中可以检测到,但已有宫颈病变的妇女中却检测不到。同样,Tsukui 及其同事[121] 研究显示对 HPV 抗原有反应的辅助性 T 淋巴细胞,尤其是 IL-2 的产物,在细胞学正常的妇女中比那些有不同程度的宫颈不典型增生者更多。而增强细胞潜在免疫的 Th1 细胞因子的产物

(IL-2 和 γ-INF)在 HPV 感染妇女体内存在缺陷,并且发展为 CIN 与 Th1 向 Th2 细胞因子产物的转换相关[122,123]。同样,对特异性 HPV-E6 和 E7 病毒蛋白有反应的淋巴细胞增殖与 HPV 的清除和 CIN 的消退相关[124,125]。此外,对 HPV16 型 E7 肽有反应的 T 细胞增殖与 HPV 持续感染相关,然而抗原特异性 IL-2 产物与病毒的清除以及宫颈病变的进展相关。

5)宫颈腺癌的风险因素

虽然感染致癌性 HPV 是鳞状细胞癌和腺癌的必要原因,但在这两种肿瘤类型中检测到的致癌性 HPV 类型和变体的分布是不同的[126]。多项研究表明,与鳞状细胞癌相比,HPV 18 在腺癌中所占比例相对较高,尽管最近的证据表明 HPV 18 和 HPV 16 的作用越来越相当[127]。随着时间推移,由于临床实践的逐步改进(包括通过器械获得更好的宫颈内取样)、更严格标准的宫颈刮片检查、用于识别原位腺癌的细胞学标准的发展以及最近在新的 Bethesda 系统正式纳入的 AIS 分类,对宫颈腺癌发病率的增加提出了挑战[128]。此外,包括 AIS 细胞学检测没有得到改善的情况下 HPV 感染率增加、HPV 18 感染率特异性增加以及 HPV 与腺癌特异性辅助因子的接触增加,这些上升趋势被提出但未得到证实。

虽然我们对子宫颈腺癌的病因学理解不完整,但是正在出现一种情况,其中腺癌似乎与子宫颈鳞癌(通过性接触获得 HPV)和其他子宫癌(与激素更相关)共享大部分风险因素。虽然腺癌与鳞状细胞癌有很多共同的风险因素,一个重要的例外是吸烟,这似乎并没有增加腺癌的风险。相比之下,体重增加(或相关措施)似乎与宫颈腺癌的风险增加有关[129]。口服避孕药和更年期激素治疗与 AIS 或腺癌风险增加有关。与子宫内膜癌的流行病学相似,宫颈腺癌与肥胖症相关的风险增加,与吸烟相关的风险降低。然而。宫颈腺癌与口服避孕药之间的关系更为类似于鳞状细胞癌的报道结果。

综上所述,宫颈癌的致病因子是复杂的,是多个因素共同作用的结果(表 1-4)。

**表 1-4　各危险因素的相对危险度**

| 危险因素 | 相对危险度(RR) |
| --- | --- |
| 年龄大 | 2 |
| 居住于拉丁美洲、亚洲及非洲的高发区 | 2~6 |
| 教育或经济收入水平低 | 2~3 |
| 黑种人、西班牙或美洲印第安人 | 2 |
| 多产 | 2~4 |
| 初次性交年龄早 | 2~4 |
| 多个性伴侣 | 2~5 |
| 可检测到 HPV 存在 | 4~40 |
| 性传播疾病,特别是生殖道疱疹和疣 | 2~10 |
| 长期吸烟 | 2~4 |
| 长期口服避孕药 | 1.5~2 |
| 饮食中缺乏胡萝卜素、维生素 $C_2$ | 2~3 |

对 HPV 的流行病学的了解以及其在宫颈癌形成中的作用已经成功转化为临床实践[130,131],尤其是降低了鳞癌的发生率。在许多发达国家,新的共识指南鼓励 HPV DNA 与细胞学联合检测以提高筛查效能以及缩短间隔时间,因为一个阴性结果能提供强有力的保证,可以不需要立即进行随访,也能降低患者的焦虑和花费[130]。筛查方法也正在进行研究,以最大限度地利用资源。新的低成本和定点 HPV 检测正在进行中,可能会为低收入国家的宫颈癌筛查提供可靠性和质量。然而,对于 HPV 阳性妇女的管理仍然是一个挑战。最后,预防性 HPV 疫苗的使用有望在未来几年影响宫颈癌前病变的发病率(甚至低收入国家[131],尽管降低癌症发病率需要很长时间。对 HPV 和宫颈癌的流行病学研究仍然是临床实践建议和公共卫生政策制定如提高患者管理、指导以及宫颈癌预防和控制中不可或缺的一部分。

(周　波　张　蔚　方芙蓉)

# 1.4　子宫体癌

子宫体癌(以下简称"子宫癌")是当今美国女性中最常见的侵袭性妇科癌症,也是女性中排第四位的癌症。1/40 的患者在她们的一生中将发展为子宫体癌,据估计,2015 年约有54 870 位患者被诊断为子宫癌[1]。子宫癌以子宫内膜癌为主,肉瘤仅占 3%~7%。因此,大多数与子宫癌相关的流行病学主要是指子宫内膜癌。2012 年,SEER 项目(该项目是一个癌症报告系统,涉及 30% 的美国居民)年龄经过调整后,平均发病率为每十万女性中有27.5 人发病。该病在 45 岁之前很罕见,但是在 40 多岁后期至 60 岁中期间,发病的风险明显增高。

子宫癌预后较好,年龄调整后每十万女性有 4.5 例,5 年生存率接近 83.8%[2]。在 2015年大约有 10 170 名妇女死于子宫癌[1]。

## 1.4.1　流行病学

1)地理分布

子宫癌发病率在北美和北欧最高,在南欧和南美居中,在南亚和东亚(包括日本)以及非洲大多数(除南非外)最低[34]。这可能是由于各种风险因素的相关性不同,包括生产方式和肥胖,尽管解决这些差异影响的具体研究还没有实施。

同一国家不同地区间的差异也很明显,通常城市高于农村。但是地区间差异低于国家间的差异[41]。据世界上 18 个地区的统计资料显示,城市人口子宫内膜癌的发病率高于农村人口,无论是高发地区还是低发区,城市子宫内膜癌的发病率高出农村 20%~40%[132]。地区差异的原因不很清楚,可能与生育行为、社会经济地位、就医的途径等有关。一般而言,经济收入高、社会阶层高及受教育较高的人发病率较文化水平低、经济收入低者明显要高。

2)人群分布

(1)年龄:子宫内膜癌以往多认为是老年妇女的疾病,多发于绝经后妇女,发病高峰在40~65岁,40 岁以下发病者不到 2%,但目前年轻妇女所占的比例有所增加,研究显示育龄期的妇女宫体癌的发生显著增加。妇女绝经后发病率以较缓慢速度增加。国内祁冀等通过对882例内膜癌患者的发病年龄进行相关分析,显示40岁以下的患者比例有不断增加的趋势,65岁以上者变化不是很明显,平均发病年龄为58.9岁[133]。高劲松、郎景和等也通过临床分析发现小于45岁内膜癌患者占内膜癌总数的12.7%,随年龄的增加,发病人数有增加的趋势[134]。年轻的子宫内膜癌患者常与原发不育、月经不规律、多囊卵巢和内膜增生有关[135,136]。

(2)种族:随着时间的推移,在美国子宫癌的发病率有了巨大的变化。在白种人中,发病率显著增加,在1975年达到顶峰,这一趋势与在1960年末期和1970年早期广泛使用绝经期雌激素治疗有关。在黑人中,发病率随着时间的推移也逐渐增加,消除了几十年来一直观察到的种族差异。相比,死亡率在黑人中依旧比白人高。

3)时间分布

近20年来在世界范围内宫体癌的发病差异很大,但总体上呈上升趋势。在美国子宫内膜癌的发病率由1965年的17.5/10万上升到1980年的23.4/10万;1991年美国子宫内膜癌新增加病例数为31 000例,因内膜癌死亡人数为57 000例。1996年新发病例34 000例,高于同期卵巢癌和宫颈癌(26 700例及15 700例)。近10~20年来子宫内膜癌的发病率保持在20世纪70年代早期的2倍。我国目前尚缺乏大范围确切的流行病学资料,但各医院报道的相对发病数明显增加。上海医科大学妇产科医院报道1952—1980年收治的子宫内膜癌的病例由0.6%上升到1.2%。由于子宫颈疾病的早期治疗,宫颈癌的发病率有明显的下降,内膜癌与宫颈癌的发病比例由20世纪50年代的(1:5)~(1:10)变为(1:3)或(1:1.1)~(1:1.5)。在国内,中国医学研究院肿瘤医院1985—1991年内膜癌与宫颈癌的收治比例为1:44;郎景和1994年

报道为1:18.5;彭兰芝1997年报道1955—1991年三阶段中内膜癌与宫颈癌的收治比例分别为1:18、1:6.1、1:1.6[137]。子宫内膜癌发病率的增高原因很多:人类寿命延长使高龄妇女增多即内膜癌高发年龄人群基数增大;医疗保健知识的普及和诊断技术的进步,使内膜癌能早期发现确诊;外源性雌激素的广泛应用等。

### 1.4.2 危险因素

研究证明大量的危险因素与内膜癌的发生有关,但其确切的病因及致病机制尚不清楚。多年实验研究和临床资料表明雌激素对子宫内膜的长期刺激及缺乏有效的孕激素的对抗可能是主要病因之一。近年来关于雌激素、孕激素、雄激素及相应受体在子宫内膜癌中的作用研究进展迅速,但其致病机制有待进一步阐明。此外子宫内膜癌的危险因素尚包括:初潮年龄过早、绝经后延、未产、肥胖、高血压、糖尿病等,并与子宫内膜不典型增生等病理改变密切相关,见表1-5。

1)月经风险因素

初潮早通常被认为与子宫癌风险增高有关。一个大型多中心的前瞻性研究发现相比初潮早的女性,初潮晚的女性风险降低了30%,尤其对于年轻患者。这一关系反映了对卵巢激素或者其他与初潮早相关的物质的暴露程度(包括增加的体重)仍没有解决。

雌激素:多年来文献报道内分泌紊乱可以引起子宫内膜癌,几项关于应用雌激素而不应用其他拮抗药物的研究表明,内外源性雌激素是内膜癌的重要诱因。绝经前妇女很少患内膜癌,但如果其雌激素水平高,如患多囊卵巢综合征(polycystic ovary syndrome,PCOS)或颗粒卵泡膜细胞瘤(granulos－theca celltumors),那么其患病的危险也较大。应用外源性雌激素而不用孕激素拮抗者患内膜癌的危险增加5倍,应用3年后其相对危险度为5.7。危险度与雌激素的使用时间有关,且停用雌激

素后其危险度不降低。在临床上发现子宫内膜癌多发生在以下人群。

**表 1-5　子宫体癌发病的相关因素**

| 危险因素 | 相对危险度（RR） |
|---|---|
| 高龄 | 2.0～3.0 |
| 北美、北欧居住史 | 3.0～18.0 |
| 教育或收入水平较高 | 1.5～2.0 |
| 白种人 | 2.0 |
| 未产妇 | 3.0 |
| 不孕史 | 2.0～3.0 |
| 月经不调 | 1.5 |
| 初潮年龄过早 | 2.0～3.0 |
| 自然绝经延迟 | 1.5～2.0 |
| 长期或大剂量使用雌激素 | 10.0～20.0 |
| 长期口服避孕药 | 0.3～0.5 |
| 他莫昔芬高累积量 | 3.0～7.0 |
| 肥胖 | 2.0～5.0 |
| PCOS 或雌激素的肿瘤 | >5.0 |
| 高血压、糖尿病、胆囊疾病或甲状腺疾病病史 | 1.3～3.0 |
| 中等到高强度体育活动 | 0.5～0.8 |
| 吸烟 | 0.5 |

（1）卵巢功能异常：与卵巢功能异常有关的子宫内膜癌主要见于年轻妇女及绝经前子宫内膜癌患者。多囊卵巢综合征又称施-李氏综合征，表现为月经不规律、闭经、不孕、多毛、肥胖、男性化等。有统计表明 40 岁以下的内膜癌患者中，有 19%～25% 的患者有 PCOS，此类患者卵巢滤泡持续时间长且不排卵，使子宫内膜长期处于雌激素的刺激之下，缺乏黄体的调节和周期性内膜剥脱，导致子宫内膜异常增生和癌变。此外，PCOS 患者体内雄激素水平增高，比一般人高 3～4 倍，而雄激素经芳香化可转化为雌酮，进一步刺激子宫内膜[138]。Creasman[179]指出，患 PCOS 的女孩以后患内膜癌的可能性是正常月经周期同龄女孩的 4倍。排卵性功血如黄体功能不全或黄体萎缩不全的患者，子宫内膜持续受雌激素刺激，无黄体对抗或孕酮不足，子宫内膜缺少正常周期

性变化而长期处于增生状态以至癌变。

（2）初潮早、绝经延迟、不孕及肥胖：子宫内膜癌的多元危险因素包括不孕、肥胖、绝经延迟，见表 1-6。有研究比较，初潮年龄小于 11 岁较大于或等于 15 岁者，发生内膜癌的相对危险度增至 3.9。有资料显示，初潮超过 16岁者内膜癌的危险性减少 50%，其原因可能是初潮年龄延迟可减少雌激素对子宫内膜的持续刺激。

**表 1-6　子宫内膜癌的多元危险因素**

| 不孕<br>超重 15%<br>绝经晚于 52 岁 | 5 倍于 | 生育<br>正常体重 2/3<br>绝经小于 49 岁 |
|---|---|---|

据有关报道[140]绝经年龄超过 52 岁者子宫内膜癌的危险性是 45 岁以前绝经者的1.5～2.5 倍。上海医科大学妇产科医院在 1952—1975 年收治子宫内膜癌共 516 例，其中超过 50 岁尚未绝经者 134 例，占 25.79%；而 50 岁尚未绝经者就有 76 例，占病例总数的 14.73%。Elwood 及其同事认为晚绝经增高子宫内膜癌的发生可能是无排卵性雌激素（孕激素缺乏）对子宫内膜的刺激延长的结果[141]。

无排卵型月经或月经周期延长会显著增加内膜癌的危险。不孕尤其是卵巢不排卵引起的不孕，因缺乏黄体的拮抗或协调，子宫内膜受到雌激素的长期刺激而处于增殖状态。在子宫内膜癌的患者中，有 15%～20% 的患者有不孕不育史[142]，未产妇患内膜癌的危险是一产者的 2 倍、三产者的 3 倍。大多数研究表明，患子宫体癌风险随着分娩次数的增加而降低。几项研究提示最后一胎发生在生育年龄晚期可能会降低这一风险[143,144]。尽管这可能反映了高龄受孕妇女独特的激素形式，但这也表明高龄生育可能提供了机械性清除子宫内膜恶性转化细胞的作用是合理的。

肥胖尤其是绝经以后的肥胖，明显增加子宫内膜癌的危险性。肥胖是子宫内膜癌的公认危险因素，高达 25% 的患者可由这一因素解释。非常肥胖的妇女患病风险有不同程度

的增加。Wynder 等指出，肥胖妇女患子宫内膜癌的危险性随着体重增加而上升，体重超过标准体重9～20kg 者的危险性增加3倍，超过标准体重20kg 者增加10倍。Swanson 等报道体重超过78kg 者患内膜癌的风险为体重小于58kg 者的2.3倍，体重超过96kg 的妇女其相对危险值增至4.3。Blitzer 及其同事发现，青少年肥胖比成年肥胖患子宫内膜癌的风险高。几个研究认为无论在青年还是老年的生活中，肥胖或体重增加是子宫内膜癌最能预测的危险因素[50,85,88]。肾上腺分泌的雄烯二酮可在脂肪组织内经芳香化酶的作用转化为雌酮，脂肪组织越多，转化能力越强，此外含脂肪高者血中孕激素及性激素结合球蛋白（sex hormone binding globulin，SHBG）水平降低，血浆中雌酮水平更高。一般将肥胖-高血压-糖尿病称为子宫内膜癌三联征。北京医科大学第一附属医院于1970—1991年共收治以手术为主要治疗方式的子宫内膜癌患者153例，其中20％伴有肥胖，44.4％患有高血压，11.1％患有糖尿病。高血压、糖尿病及肥胖者子宫内膜癌的发病率增加可能与代谢紊乱导致体内雌激素增高有关。许多研究以及最近的整合分析[147]表明，糖尿病患者患子宫癌的风险很高，但是关于这种效应与肥胖的独立性还有疑问。一些研究表明，当分析仅限于非肥胖妇女或调整体重时，与糖尿病的关系仍然存在。一些研究表明使用二甲双胍可以降低子宫癌的风险，但是，关于这个问题的最新研究尚未证实其有保护作用[148]。

（3）功能性卵巢肿瘤：产生雌激素的卵巢肿瘤主要是卵巢颗粒细胞瘤和卵泡膜细胞瘤，这两种肿瘤患者常合并子宫内膜癌，有报道可达21％。较高水平的雌激素常引起月经不调、绝经后出血及子宫内膜异常增殖，其合并内膜癌的概率为4％（2.5％～27％）。卵泡膜细胞瘤较颗粒细胞瘤有更强的雌激素刺激作用，前者合并内膜癌为后者的4倍[149]。因此凡考虑卵巢颗粒细胞瘤或卵泡膜细胞瘤的患者均应行子宫内膜活检。

（4）外源性雌激素：随着全球老龄化的发展趋势及女性经济地位的改变，越来越多的女性开始接受激素替代疗法（hormone replacement therapy，HRT），以改善进入更年期出现的由于性激素水平下降所致的各种相关疾病。健康绝经妇女使用雌激素替代疗法（estrogen replacement therapy，ERT）较未用者其相对危险度升至3.0，而长期（6年以上）服用则升至12.3（95％CI：2.6～59.8）[150]。大多数资料表明停用外源性雌激素后，其患内膜癌的危险明显降低，但亦有资料显示雌激素停用后其诱导内膜癌的作用仍将持续一段时间[151]。在大多数调查中，至少持续使用雌激素2～3年时，增加致病的风险才显现出来，且用药时间与增加风险成正比[42,59,60,64]。研究发现，若持续用药长达10年以后者，最高相对风险达10～20，但是不清楚用药长达15年者，是否会额外增加患病风险。大多数的资料表明停用外源性雌激素后，其患病风险明显降低。但是一些研究认为，停用雌激素后，其诱发内膜癌的作用可能持续15年[59,60,63,65,152,153]。此外周期性与持续性给药、妊马雌酮与口服合成激素患内膜癌的风险无明显的差异[154]。20世纪70年代HRT应用之初，美国USAF 医疗中心就提出绝经妇女在应用ERT 同时周期性可加用孕激素使子宫内膜剥脱以预防子宫内膜癌的观点。经过30多年的实践，Beresford 报道，使用ERT 的妇女内膜癌 RR 为1.3（95％CI：0.8～2.2），而服用5年以上的RR 为2.5。上述调查有力地支持了USAF 的观点，同时也说明了加用孕激素并不能完全将雌激素的致癌风险降至与非HRT 人群一样。从大量研究中发现，雌激素的作用似乎对那些比较瘦弱、无糖尿病、血压正常和不吸烟者作用更为显著。这些发现提示雌激素在这些女性中的代谢存在差异，或者肥胖、糖尿病、高血压或吸烟女性本身就存在高风险，外源性雌激素只是一些额外效应。

与雌激素有关的子宫内膜癌，往往是分化较好的内膜腺癌，病程发展缓慢，恶性程度较低,预后较好。使用雌激素者在诊断为子宫内膜癌时比未使用者年轻,她们通常还伴有子宫内膜增生或子宫内膜异位症[155,156]。还有一部分子宫内膜癌与雌激素无明显关系。雌激素受体(estrogen receptor,ER)与孕激素受体(progesterone receptor,PR)多阴性,称为非激素依赖性肿瘤,但这部分肿瘤为数不多,约占子宫内膜癌的10%~20%,为一些特殊病例类型的内膜癌,如腺鳞癌、乳头状腺癌、浆液性乳头状腺癌、透明细胞癌,多为恶性,预后较差。

(5)他莫昔芬(tamoxifen,TMX)的应用:TMX是一种合成的非类固醇的抗雌激素制剂,在20世纪70年代引入临床试验,并于1978年被美国食品药品监督管理局(Food and Drug Adimimistration,FDA)批准作为绝经后妇女晚期乳腺癌的治疗药物,现已被广泛应用于乳腺癌的辅助治疗。由于它与ER竞争,故也有刺激卵巢雌激素合成的作用,对子宫内膜癌有微弱雌激素样作用。一些临床试验和病例对照研究显示,用于治疗乳腺癌的他莫昔芬能增加患子宫内膜癌的风险[95,157-159]。他莫昔芬对子宫内膜有雌激素效应,累积达15g或更多时有较高患病风险。一项研究认为,长期使用他莫西芬而患子宫内膜癌者,在诊断时肿瘤往往是分化较差、级别较高的[160],但这一结论是否可以推广到其他人群仍不清楚。自1985年Killackey[161]首次报道3例服用TMX的乳腺癌患者后期导致子宫内膜癌,此后10年内在世界范围内又有250例内膜癌相关报道[162],Fornander[163]等对1 846名乳腺癌的瑞典妇女进行调查的结果表明,用TMX长达2年以上者,与无辅助治疗或用其他治疗者相比,子宫内膜癌的发病率前者是后者的2倍。而应用TMX长达5年者内膜癌的发病率是不用者的6.4倍。美国乳腺及肠国家手术辅助治疗计划署(National Surgical Adjuvant Breast and Bowel Project,NSABP)对2 843例淋巴结阴性而ER阳性浸润性乳腺癌患者随机给予安慰剂(1 424例)和随机接受TMX 20mg/d治疗(1 419例)

8年,另对已给予TMX治疗的患者继续使用TMX 5年,结果安慰剂组平均每年患病风险率为0.2/1 000,随机给予TMX治疗组为1.6/1 000,而先前已接受TMX组继续使用者为1.4/1 000。该计划署的研究同时表明随机给予TMX治疗组较安慰剂组乳腺癌的复发率从227.8/1 000降至123.5/1 000。因此TMX对乳腺癌治疗的好处远远超过后期子宫内膜癌发病的潜在危险。此外,Barakat和Fisher等不同工作组通过研究表明,乳腺癌患者应用TMX与不用者后来发生的内膜癌在分期、病理特征及预后等方面无明显的差异。但多数学者仍认为服用TMX者应每年做一次妇科检查,以便及早发现子宫内膜癌。

(6)口服避孕药:联合使用口服避孕药显示与子宫癌发生风险显著降低有关,在长时间使用者中有更大程度的降低。在最近的荟萃分析中,5年使用的相关风险比例为0.76(95% CI:0.73~0.78)。这种风险降低持续超过30年,没有明显的差别,尽管在早期使用了大剂量的雌激素。

总之,内膜癌的发生与雌激素密切相关。雌激素水平过高的内膜癌患者67%有雌激素受体(ER),而雌激素正常者仅29%存在ER,并且依赖于雌激素的肿瘤趋向于低分级。张振国[164]等报道ER含量与内膜癌的组织学分级有关(P<0.05),见表1-7。高分化ER含量高,低分化ER含量低,表明ER含量在一定程度上反映了癌的分化程度。韩守威[165]等认为子宫内膜癌组织中PR阳性或ER、PR同时阳性时,患者生存时间较PR阴性或ER、PR均为阴性的患者生存时间长。

**表1-7 性激素受体与子宫内膜癌组织学分级的关系**

| 级别 | ER 阳性率/% | PR 阳性率/% |
|---|---|---|
| 1 | 82 | 82 |
| 2 | 72 | 60 |
| 3 | 46 | 59 |

2)子宫内膜增生

内膜增生包括从内膜癌的癌前病变到轻

度内膜癌、高度可逆性增殖等一类不同的病理变化。显微镜下,这些变化呈现连续的形态学表现[166]。早期的病变包括内膜腺的聚集和膨胀,其细胞核与正常增殖的内膜相似;晚期病变的腺体出现背靠背现象,细胞核显著异常,其形态十分接近于高分化的内膜样癌。国际妇科病理学会(International Society of Gynecological Pathologists,ISGP)根据子宫内膜细胞的异型性将子宫内膜增生分为单纯性增生、复合型增生及不典型增生。大多数的内膜增生表现为腺体的无害性增殖,可自然消退,或经过孕激素治疗或重复诊刮后可逆转[167,168]。Kurman[169]等回顾性分析了 170 例子宫内膜增生患者的刮宫标本,并随访了平均 13.4 年,结果 1% 单纯性增生发展为癌,8% 非典型单纯性增生发展为癌,29% 非典型复合增生发展为癌;对非典型增生患者,若手术切除子宫,有 25% 同时伴有分化较好的内膜癌。由此可见,不典型增生的恶变率明显升高。

3)吸烟

据报道吸烟者患子宫内膜癌的风险降低,目前吸烟者患内膜癌的风险大约是不吸烟者的一半[170]。在一些人群中,吸烟与自然绝经年龄提前以及体内雌激素水平降低有关。在已生育的或肥胖患者中,这种降低的风险可能更为明显[171]。目前,吸烟与子宫内膜癌的负相关的生物学机制仍不清楚,尽管可能涉及内源性激素或代谢物的改变[172]。

4)膳食因素

(1)脂肪摄入:虽然早期的研究推测饮食中的脂肪摄入(特别是动物脂肪)可能在子宫体癌的病因学中起重要作用,但最近的研究结论并不一致。妇女健康倡议(Women's Health Initiative,WHI)膳食修订随机控制试验评估了与低脂饮食相关的慢性病风险与子宫体癌发病率没有关系[173]。

(2)水果、素菜和相关微量元素:研究表明,大量摄入水果和素菜可以降低子宫体癌的风险[174]。各种营养物质被认为是子宫体癌发生可能关联的因素,尽管它们相互独立,其

他因素尚未完全解决[174]。

(3)其他膳食因素:鉴于对糖尿病在子宫体癌中作用的认识,大量研究评估了碳水化合物摄入、糖吸收、糖原负载(被认为与胰岛素和雌激素水平增加相关)相关的风险。有研究表明这三种因素有可能与风险相关[175],尽管进一步的研究需要评估出其他独立的风险因素,包括糖尿病、肥胖和体育活动水平。在另外的一项研究中,发现丙烯酰胺(一种可能存在于各种富含经过加热处理的碳水化合物中的人类致癌物)与子宫体癌风险增加相关[176]。然而天然雌激素和 ω-3 脂肪酸似乎具有保护作用[177]。然而,所有这些暴露因素的效应需要进一步研究证实。

(4)酒精和咖啡:虽然早期的研究表明饮酒可能会降低子宫内膜癌的发生风险,但研究结果可能反映了吸烟造成的残余混淆。最近的研究表明,没有关联或只增加了一个微弱的关联[178]。

对饮用咖啡和子宫癌的整合分析显示,每天喝 1 杯或多杯咖啡可以降低患癌症的风险,这与病例对照和队列研究的结果一致[179]。需要进一步的研究来确定是否有某些亚群会特别受益于增加的饮用,并定义相关的生物学机制。

5)宿主因素

在一级亲属中具有子宫癌家族史的妇女自身发生该疾病的风险增加了 1.5~2 倍[180]。结直肠癌的家族史也与风险增加有关,反映了几种确定的癌症综合征。这包括 Lynch 综合征或遗传性非息肉病性结直肠癌(一种与DNA 错位修复基因 MSH2、MLH1 和 MSH6 的突变相关的显性遗传综合征、Cowden 综合征,一种罕见的由肿瘤抑制基因磷酸酶突变引起的遗传性综合征,罕见的与编译 DNA 聚合酶的催化亚基的 POLD1 基因相关)[180]。据估计,Lynch 综合征患者在接下来的 10 年中患上子宫癌的概率为 25%,证实了他们需要积极的早期治疗[181]。

虽然许多研究试图确定子宫癌风险的基因标记物,但全基因组关联研究(genome wide association study,GWAS)只发现了一个与风险相

关的位点,即 *HNF1B*(rs4430796)附近的易感位点,它与2型前列腺癌正相关,与2型糖尿病呈负相关[182]。为了确定是否罕见的变异体可能更具有预测性,也研究了外显子基因组关联,尽管没有获得全球意义性发现的变异体,但表明了需要更强有力地去检测适度相关风险[183]。

6)环境因素

内膜癌发病率有地区差异,如在工业化地区发病率高,提示环境因素会影响内膜癌的危险性。同时越来越多的妇女进入劳动力市场,因而环境与内膜癌的关系引起了广泛的注意。由于雌激素对内膜癌的作用已得到公认,因此应考虑到一些干扰内分泌的因素对内膜癌的作用,如二氯二苯三氯乙烷(Dichlorodiphenyl-trichloroethane,DDT)等。在几项病例对照研究中通过比较血清中二氯二苯二氯乙烯(DDT 的活性代谢产物)发现二者并无区别[184,185]。因能影响血清的激素水平,电磁场也引起了广泛的注意。但最近的研究并没有发现电热毯的应用与内膜癌之间的关系[186]。芬兰的一项相关研究报道,内膜癌的发生与动物毛垢的环境暴露和职业性的久坐有关[85]。盆腔放疗后发生子宫内膜癌的病例早有报道。Storm 综合报道其发生率为0.27%,中国医学科学院肿瘤医院报道,子宫颈癌放疗后子宫内膜癌的发生率为 0.19%,认为可能与宫腔的低剂量放射区内残存的子宫内膜细胞基因改变有关。但此类报道少,盆腔放疗与子宫内膜癌的确切关系尚待肯定。

(周 波 易跃雄 张 蔚)

## 1.5 卵巢癌

卵巢肿瘤由于发现晚、预后差,已经成为威胁广大妇女健康的主要疾病之一。卵巢癌全美发病率约为1.3%,但其死亡率高居妇科恶性肿瘤的第一位,约为45.6%。超过了子宫内膜癌和宫颈癌的总和,为五大癌症死亡原因之一。据报道,2015 年美国的卵巢肿瘤新发病例约 21 290 例,其中 14 180 名死于卵巢癌[1]。我国卵巢肿瘤的发病率缺乏确切的统计,据各地、市住院患者的统计数字,发病率为2.4%~5.6%。近年来,可能由于生活水平的提高、诊疗技术的发展、工业化的普及和致癌因素的增加,卵巢肿瘤的患病人数也逐年增加,但其确切的病因目前尚不清楚,因此,研究卵巢癌的发生和分布规律,对寻找有效的防治对策,从而降低死亡率具有重要的意义。

### 1.5.1 流行病学

1)组织学分类

卵巢肿瘤组织类型繁多,世界范围内85%~90%的卵巢恶性肿瘤是上皮性的,其中浆液性囊腺癌最为常见。在美国,42%是浆液性囊腺癌,12%是黏液性囊腺癌,15%是子宫内膜样腺癌,17%是未分化癌,6%是透明细胞癌[187];加拿大同一时期的卵巢癌中浆液性囊腺癌达 56%[188],黏液性肿瘤次之,占18%,再次是卵巢内膜样癌(16%)和透明细胞癌(6%)。在中国,根据 1980—1989 年 10 年间我国 24 个省、市共 54 所医院的肿瘤登记调查发现,卵巢上皮性癌占54.9%,低于国外的报道,而生殖细胞肿瘤、性索间质肿瘤分别占18.2%和8.5%,约为国外的 6 倍和 3 倍[189]。大多上皮性癌诊断时即为进展期癌,预后差,5 年生存率大约只有 40%。

不同组织学分类与年龄分布也存在一定的关系。恶性生殖细胞肿瘤最常发生于 20 岁以下的青少年,而卵巢上皮癌主要发生在 40 岁以上的妇女。

2)国家、地区分布

卵巢肿瘤的发病率、死亡率在国家和地区之间存在较大的差异。一般而言,除日本外,工业化国家,尤其是北美和北欧发病率高,而发展中国家较低;西方国家发病率高,东方国家发病率低。世界癌症登记处的资料显示:欧洲和美国的白人妇女发病率最高,其中以瑞典为最,发病率为 14.4/10 万~21/10 万,中国上海和日本的发病率最低,分别为 2.61/10 万和 2.2/10 万,东西方国家之间相差 3~7 倍。同一国家的不同地区和人种间也存在较大的差距。在美国,中部和南部的妇女发病率相对其他地区较低[190]。而我国则有研究认为农村高于城市,原因可能在于经济发展水平、医疗卫生条件、对癌症警惕性等方面的差异,使卵巢癌未得到及时的诊治。

由于大多数卵巢癌妇女的最后结局是死亡,故死亡率随发病率的不同而变化。卵巢肿瘤的死亡率以丹麦、瑞典等国家最高,达 11/10 万,日本、西班牙等国最低,为 2/10 万。在欧洲,死亡率与纬度有关,北欧最高,中欧中等,南欧最低,可能与气温变化或文化因素有关。

国内外公认,在恶性卵巢肿瘤中上皮性卵巢癌最为常见,其次是生殖细胞肿瘤,但所占百分比国内和国外资料有所不同。国内上皮性肿瘤统计所占比例是 60% 左右(53.6%～64.6%),较国外低(79.6%～94.6%);生殖细胞瘤高于 15%(15.3%～24.6%),而国外均低于 10%(2.5%～8.0%);转移性肿瘤国内 67% 来自胃肠道癌,国外 50% 以上来自乳腺。差异的原因,除了种族、地域及人文环境因素之外,有无不同的致病因素尚待研究。

3)人群分布

(1)年龄:据 1978 年美国癌症协会统计,一般人群的发病率为 14/10 万～17/10 万,随着年龄的增长,卵巢肿瘤的发病率会增加。小于 40 岁为 15/10 万,45 岁左右为 25/10 万,50 多岁时达到高峰,在此之后将处于稳定水平[191],大于 70 岁可达 50/10 万。但近年来我国的育龄妇女中卵巢癌患者增加,可能与育龄妇女的基数偏大、孕产次数的减少及年轻女性对生殖健康的重视有关。患者年龄不同,病理类型也各异。卵巢生殖细胞肿瘤多见于年轻妇女和儿童,偶尔发生于妊娠期或产褥期的妇女,如无性细胞瘤多见于 20 岁以下的青年和幼女,未成熟畸胎瘤患者的常见年龄为 14～21 岁,73% 的子宫内膜样癌见于 40～59 岁的更年期妇女,浆液性癌、颗粒细胞瘤及黏液性癌则多见于老年妇女等。

(2)种族:卵巢肿瘤的发生率还存在着种族的差异性(表 1-8、表 1-9),欧洲和美国的白人妇女发病率最高,美国黑种人较白种人患卵巢癌少,发病率分别是 10.3/10 万及 13.3/10 万,久居美国的拉丁妇女发病率与其他种族的白人妇女持平。亚洲妇女总体上发病率较低[119],但日本和华裔的美国人的发病率有所提高。

4)时间分布及发展趋势

近年来的国内外资料显示,卵巢肿瘤的发病率有上升趋势,尤其是本来发病率就很高的国家如瑞典和丹麦又有进一步的上升,而原来较低的国家和地区上升更快,如日本和新加坡华人,上升幅度分别达到 64% 和 97%。我国进行系列回顾研究,20 世纪 50 年代宋鸿钊对京、津、沪、豫等九省市的大医院 3 266 例妇科患者进行统计,恶性卵巢肿瘤少于 10%;60—70 年代陈其芳对 1 726 例的分析为 12%;80—90 年代石一复等对浙、川、粤、鲁、辽等六省 16 个县以上医院 14 006 例调查为 24.0%。其原因除生活水平和诊疗技术提高使患者得以及时住院治疗、妇女的平均寿命延长外,可能还与我国工业化的发展、环境污染和致癌因素增加、生育状况改变(妊娠次数减少、排卵率增加)及绝经后雌激素的应用等也有联系。

表 1-8　不同种族和不同年龄间卵巢肿瘤发病率的差别(11 个登记处,1992—1999)

| 年龄/岁 | 所有种族/% | 白种人/% | 黑种人/% | 居住美国的印度人和巴基斯坦人/% | 亚洲人或太平洋诸岛居民/% | 西班牙人/% |
|---|---|---|---|---|---|---|
| 总计 | 17.7 | 18.1 | 12.2 | 8.7 | 12.6 | 13.2 |
| 0～19 | 0.8 | 0.8 | 0.6 | 0.7 | 1.1 | 0.9 |
| 20～29 | 4.0 | 4.1 | 3.2 | 1.1 | 4.2 | 4.4 |
| 30～39 | 7.8 | 8.2 | 4.4 | 3.7 | 8.0 | 5.8 |
| 40～49 | 17.6 | 18.6 | 11.8 | 9.9 | 15.6 | 13.7 |
| 50～59 | 32.6 | 34.7 | 20.8 | 16.8 | 27.7 | 24.6 |
| 60～69 | 46.7 | 50.3 | 33.7 | 16.5 | 30.0 | 37.4 |
| 70～79 | 58.6 | 62.2 | 48.9 | 30.2 | 31.1 | 42.7 |
| 80+ | 57.7 | 60.2 | 45.7 | 42.4 | 30.7 | 42.7 |

表 1-9　不同种族不同年龄间卵巢肿瘤病死率的差别(全美国,1990—1999)

| 年龄/岁 | 所有种族/% | 白种人/% | 黑种人/% | 居住美国的印度人和巴基斯坦人/% | 亚洲人或太平洋诸岛居民/% | 西班牙人/% |
|---|---|---|---|---|---|---|
| 总计 | 9.2 | 9.5 | 7.8 | 4.9 | 4.7 | 5.7 |
| 0～19 | 0.0 | 0.0 | 0.0 | 0.0 | 0.0 | 0.0 |
| 20～29 | 0.2 | 0.2 | 0.3 | 0.4 | 0.2 | 0.3 |
| 30～39 | 1.1 | 1.1 | 1.1 | 0.9 | 0.9 | 0.9 |
| 40～49 | 4.8 | 5.0 | 6.7 | 3.3 | 3.9 | 3.2 |
| 50～59 | 14.3 | 14.9 | 10.8 | 7.3 | 9.6 | 9.2 |
| 60～69 | 28.9 | 29.9 | 24.5 | 15.9 | 14.3 | 17.2 |
| 70～79 | 45.8 | 47.0 | 40.5 | 21.9 | 18.1 | 26.8 |
| 80+ | 55.1 | 56.1 | 48.5 | 29.4 | 23.5 | 34.9 |

## 1.5.2　危险因素

卵巢癌的病因尚无定论,但大多数的学者认为卵巢癌的发生是多种因素综合作用的结果,其中内分泌的变化、遗传因素、环境的影响和生活习惯等最受关注。

1)激素与内分泌

(1)高促性腺激素:动物试验及大量的临床、流行病学资料显示,促性腺激素水平过高会增加卵巢癌的发病危险。Kaplan 等将暴露在化学致癌物后的小鼠卵巢植入卵巢切除后的小鼠体内有肿瘤发生,而如果将这些小鼠的垂体摘除则未见肿瘤形成[192]。Capen 等将双侧卵巢移植入啮齿类动物脾内,发现卵巢癌的发生显著升高[193],原因可能是脾内卵巢分泌的卵巢激素进入门脉循环,在进入循环系统之前被肝脏代谢,降低了外周血中的雌激素浓度,从而促进了垂体促性腺激素的分泌,增加了脾内卵巢恶性转化的危险性[193]。如果通过外源性补充雌激素,保持循环中的雌激素水平,则无肿瘤发生。可能原因是雌激素抑制了促性腺激素的分泌。另有观察发现外源性促性腺激素加速了脾内卵巢的肿瘤发生率。动物实验中长期使用蒇粉可以产生卵巢乳头状瘤和腺瘤。对无排卵和不孕患者长期使用促排卵药氯米芬或(和)人绒毛膜促进腺激素(human chorionic gonadotropin,HCG),发生

卵巢癌的病例也已有临床报道。这些都为促性腺激素假说提供了佐证。同时临床上也发现 60%的卵巢癌发生于更年期和绝经早期,此期妇女卵巢功能紊乱或低下,有体内促性腺激素和雌激素水平的显著增高。促性腺激素刺激卵巢可能直接致癌,也可能间接致癌。Cramer 和 Welch 提出促性腺激素的增加导致卵巢持续分泌雌激素,雌激素通过旁分泌的方式在原位起作用,刺激颗粒细胞增殖和增加其有丝分裂功能,从而导致了卵巢上皮细胞的增殖与转化[194]。

(2)外源性雌激素:雌激素是一种细胞分裂激素,对卵巢癌的发生发展起促进作用。卵巢上皮细胞癌变后,仍保留正常卵巢上皮细胞的部分特征。已知卵巢上皮细胞癌有雌激素受体,对雌激素作用有反应。自从 1981 年 Carmei 报道外源性雌激素能引起卵巢子宫内膜样癌以来,雌激素与卵巢癌发病之间的关系受到普遍的关注,并进行了广泛的研究。美国癌症协会 Ⅱ 期癌预防研究对 211 581 名妇女进行队列研究发现,用过绝经激素治疗(menopausal hormone therapy,MHT)的妇女与未用过的妇女相比,死于卵巢癌的 RR 为 1.2(95%CI:1.1～1.4)。随着雌激素应用时间的延长,危险性也逐渐增加,如:应用雌激素长于 10 年的患者卵巢癌死亡的危险是未曾服用 MHT 女性的 2.2 倍(95%CI:1.5～

3.2)[195]。一份随访研究的资料也显示曾用过 MHT(单用雌激素而没有应用孕激素)者卵巢癌的 RR 为 1.6(95%CI:1.2～2.0),如应用雌激素达 20 年或以上者发生的危险性较未服用者高 3 倍以上(RR=3.2)[196]。这些结果均表明,外源性雌激素可能增加卵巢癌的发病危险。

(3)初潮早、绝经晚、未婚、不孕与持续排卵:持续排卵是卵巢癌发生的高危因素。Fathalla[197]等首次提出了卵巢恶性肿瘤的"排卵假说",他认为每次排卵对卵巢表面的上皮细胞都有损伤作用,之后的修复均伴有上皮细胞的增生,持续的、反复多次的连续排卵损伤和修复过程中,可能出现增生过度或异常上皮,增生的上皮内陷到间质,形成包涵体囊肿。这种包涵体囊肿具有苗勒管上皮的某些特征,有向黏液性、浆液性和内膜样细胞分化的潜能,可能成为肿瘤发生的病理基础。同时,损伤修复过程中给上皮细胞累积遗传变异提供了较多的机会,第一代细胞改变的结果供给它的后一代,后代可获得进一步突变。所以妇女一生中排卵次数越多、排卵年越长,卵巢上皮损伤越严重,发生上皮性癌的危险性就越大。

月经初潮早、绝经晚、未婚或晚婚、不孕或少育、不哺乳、排卵与卵巢癌的发生呈正相关。据美国 10 个城市统计,卵巢癌的发生率单身者为 21.0/10 万,已婚者则为 14.2/10 万,未婚者较已婚者高 60%～70%,这是由于增加排卵次数,进而增加了卵巢癌的发病危险。不育者如使用促排卵药物会增加排卵,同时也使卵巢癌的发病危险性进一步增加[198]。而生育、哺乳及口服避孕药抑制排卵,使卵巢癌的发病危险性下降。Mcgowan[199,200]等报道,卵巢上皮癌患者中患不孕症比例明显高于对照组。与未生育者相比,妊娠一次的妇女相对危险度 RR 为 0.6:0.8,每增加一次妊娠可降低 10%～15%患卵巢癌的风险。足月产次数似乎影响最大,但一些研究也发现风险降低与不全妊娠的次数增多相关[201,202]。大多数对产次校准的研究报道初次生产或末次生产年

龄与患卵巢癌的风险无明显相关[203]。但有些研究者认为生产次数和生产时间均与患卵巢癌的风险相关[204,205]。

(4)多囊卵巢综合征与高雄激素水平:卵巢上皮细胞含有雄激素受体,因而可能会对雄激素信号做出反应[206,207]。体外的组织培养显示雄激素能刺激正常卵巢上皮细胞的生长[208],同时也能刺激卵巢癌细胞系的生长[209]。在此基础上,1998 年,Risch 认为雄激素在卵巢癌的发病中具有重要的作用[210],并在动物实验和流行病学资料中找到了佐证。在豚鼠体内发现雄激素能刺激卵巢上皮细胞的增殖,从而导致囊肿、乳头状瘤和腺癌的发生[211]。病例对照研究也发现卵巢癌患者较对照组的雄激素水平(雄甾烷二酮和脱氢表雄酮)高[212]。绝经后排卵停止,卵巢产生雌激素减少,促性腺激素增加,肾上腺皮质产生雌酮增多,通过外周脂肪组织中的芳香化酶转变为雄激素。另外雄激素水平的升高被认为是多囊卵巢综合征(PCOS)的原因之一。一份大样本的研究发现多囊卵巢综合征与卵巢癌的发生危险性增加有关[213],PCOS 患者黄体生成素(luteinizing hormone,LH)和雌激素水平增高,其卵巢癌的发病危险较正常妇女增高 2.5 倍,尤其是从未用过避孕药和年龄小于 18 岁的多囊卵巢综合征妇女卵巢癌发病率更高。口服避孕药使卵巢癌的发生降低也可能是基于对雄激素水平的抑制[214]。

2)遗传及家族史

在卵巢癌所有有关的发病危险因素中,卵巢癌家族史是最重要的危险因素。曾有一母亲和 4 个女儿皆死于卵巢癌的报道[215]。有无卵巢癌家族史其发生概率之差有 18 倍之多[216]。没有卵巢癌家族史的妇女一生中卵巢癌的危险性为 1/70,具有卵巢癌家族史的一级亲属(包括母女、姐妹)患卵巢癌的危险性较一般人高 50%。同时卵巢癌的危险性随着家族成员中患癌人数的增加而增加。有一个一级亲属患卵巢癌,则 75 岁前患癌的累积危险度为 4.0%;如有两个一级亲属患癌,则危

险度上升到 14%[217]。在特殊的一级亲缘关系中发现相关危险呈梯度变化:卵巢癌患者的母亲患癌的危险性最低(RR 为 1.1,95% CI:0.8~1.6),姐妹较之高(RR 为 3.8,95% CI:2.9~5.1),女儿最高(RR 为 6.0,95% CI:3.0~11.9)。这些情况提示:卵巢癌有家族聚集现象。

为研究遗传与卵巢癌发病的关系,Lynch[218]等将卵巢癌分为散发性、家族性和遗传性三类。遗传性卵巢癌综合征(hereditary ovariancancer syndrome,HOCS)特指家族聚集性卵巢癌,家族中同时有其他相关癌症患者。具有遗传性卵巢癌家族史的家族谱系有三种类型:具有卵巢癌特殊位点的家族、乳腺卵巢癌家族、遗传性非息肉性结肠癌家族。其共同特点是常染色体显性遗传(来自双亲垂直遗传)、卵巢癌发病年龄轻、癌组织分化差、患者预后差。遗传性卵巢癌综合征患者一生中发生卵巢癌的危险性为 50%。约有 10% 的卵巢癌患者有卵巢癌家族史。Narod 等[219]研究发现,在有卵巢癌家族史的家族中,有 2.9%~7% 的家族表现为家族性卵巢癌。确诊的基因携带者,如母亲或女儿患卵巢癌,若本人已患乳腺癌或结肠癌,则理论上该妇女卵巢癌的终生患病风险性接近 100%。

在遗传性卵巢癌综合征家族中,卵巢癌患者的患病年龄也与家族成员的卵巢癌发病危险性密切相关。Houlston[220]等报道,卵巢癌患者家属的卵巢癌患病危险性为 4.5。如果家族中卵巢癌的发病年龄在 55 岁以下,其相对危险性为 7.4。Pouder 等认为遗传性卵巢癌的家族女性成员的患病风险是:40 岁为10%,50 岁为 20%,60 岁为 30%,70 岁为40%。遗传性卵巢癌的高发年龄组为 40~45岁,较普通人的高发年龄组早 10 年左右。据推测,从卵巢细胞变异发展到临床肿瘤至少约需要 5 年时间,故有人提出此类患者在完成生育之后,或 40 岁后切除卵巢,防止癌的发生。但切除卵巢太早,心血管病、骨质疏松等病的发生就会提前。不愿手术者,也应预防性使用口服避孕药,并且至少连续服用 5 年以上。

有遗传家族史的卵巢浆液性囊腺癌或乳头状腺癌占大多数,且分化程度较差,5 年生存率小于 10%。其他综合征如先天性 Puetz-Jeghers综合征易患纤维瘤,性腺发育不良 Turner 综合征易患无性细胞瘤或性腺母细胞瘤。

3)肿瘤基因

基因作为一个重要的内在因素,已受到高度的重视,癌基因的激活或抑癌基因的失活是导致癌变的重要因素。根据近年来的资料,卵巢癌发生发展很多可归因于 BRCA1 或BRCA2 基因的突变。BRCA 是常染色体显性遗传的抑癌基因。BRCA1 较大,存在于 17号染色体长臂上[221]。BRCA1 基因的突变对卵巢癌危险性估计为 40%~60%[222-224],在有些家族中甚至达到 90%[224,225]。位于 13 号染色体上的 BRCA2 基因片段较大,序列中含有多个与疾病相关的突变位点,外显子 11 区的一个区域被认为是卵巢癌决定簇。BRCA2 的突变对卵巢癌患者生命的威胁较 BRCA1 低16%~27%[224]。携带 BRCA2 基因突变的妇女患癌的年龄(57.5 岁)较 BRCA1 晚(51.2岁)。c-erbB2 癌基因是表皮生长因子受体(epidermal growth factor receptor,EGFR)家族中的一员,有报道 26%~32% 的卵巢癌患者有 c-erbB2 的扩增或过度表达。Ki-ras基因和 myc 基因也与卵巢癌的发病有关,大约25% 的卵巢癌患者有 myc 基因的扩增,而在卵巢良性肿瘤和交界性肿瘤中无此发现。p53 基因突变在卵巢癌中占较高比例,为37%~79%。此外 HER-2/neu,其蛋白产物为类表皮生长因子受体,bcl-2 基因抑制卵巢癌的细胞凋亡,c-fms 的表达产物为单核巨细胞集落刺激因子,c-fms 的蛋白产物为 β 和 γ结晶蛋白,BAS 的蛋白产物为 GTP 结合蛋白α 亚单位。同时 Rb 基因、p16 等也在卵巢癌的发病中扮演重要角色。

4)环境因素与致癌物

工业化及环境污染:统计分析提示西方工业发达国家如英国、美国及瑞典的卵巢癌发病率是发展中国家的 3～5 倍,在工业劳作的女工中卵巢癌的发病率较正常人群高 10 倍,城市居民较农村人多。其可能与工业发展带来的致癌因子增加有关,尤其是石棉和滑石粉。研究发现有滑石粉暴露史的妇女卵巢癌的发生有适当的增高(RR 为 1.3,95%CI:1.1～1.5)[226]。滑石粉在实验动物中能引起家兔和豚鼠的卵巢发生瘤样病变,其在卵巢癌的发病中可能起协同致癌作用。此外,其他的工业污染源如苯和放射性物质也可能与卵巢癌的发病有关。1989 年上海的调查中发现与苯接触多及从事油漆工作的人群卵巢癌发病率明显高于对照组,受原子弹爆炸辐射影响的妇女或有盆腔放射治疗史的妇女卵巢癌的发病率高。染发也被视为卵巢癌发病的危险因素,每年染发 4 次以上危险度为 1.74 倍(95%CI:0.91～3.32),每年染发 5 次以上危险度为 2.16倍(95%CI:1.19～3.8)[227]。由于我国年轻女性追求时尚,染发次数增多,国内学者对此进行了大量研究并发现,对于那些染发次数不多的妇女来说,患病危险的增加并不显著,但染发次数大于或等于 10 次的妇女,患上皮性卵巢癌的危险性显著增加[228]。

5)饮食因素及生活习惯

研究表明饮食与卵巢癌的发生有一定关系。高动物脂肪、高蛋白、高热量饮食可增加患卵巢癌的危险性[229]。其作用机制是:动物脂肪的多环碳氢化合物有致癌作用,在肠道细菌的作用下可产生雌激素,改变宿主免疫功能,它可以增加某些脂质过氧化基和氧自由基、激化细胞增殖、提高细胞流动性、允许生长调节因子通过膜结构[230],从而增加癌的危险性。Gramer 等认为食用多量的半乳糖可致卵巢癌。国外的病例对照研究也发现病例组患者食入的半乳糖较多[231]。其原因可能是半乳糖-1-磷酸尿苷酰转移酶不足而使血液中半乳糖浓度过高,后者对生殖内分泌轴有破坏作用,可使性腺功能减退,从而引起促性腺激素产生过多,促进细胞增殖,继之发生肿瘤[232]。另外也有人认为,吸烟和饮酒是卵巢癌发病的

危险因素,对其他因素进行控制后,吸烟可使卵巢癌发病的危险增加 40%[233]。

6)精神因素

多数报道认为,经济收入和社会地位较高的人群卵巢癌发病率较高。Fabio 总结了有关教育程度与卵巢癌发病关系的 10 篇文献,其中有 5 篇认为病例组受教育大于 12 年的人,卵巢癌发病率高于对照组[234]。这可能是由于工作压力、精神紧张、社会竞争等因素使大脑皮层功能紊乱,体内免疫系统和内分泌系统出现异常,从而导致癌变。因此精神创伤、抑郁、焦虑、紧张、性格急躁是卵巢癌发病的危险因素,而温和的性格可以降低卵巢癌发病的危险。

7)健康状况

糖尿病、高血压和甲状腺疾病似乎与该肿瘤风险无关[117,235],与许多临床研究的结果即子宫内膜异位症和卵巢癌同时发生相一致。多项流行病学研究发现患有子宫内膜异位症的妇女其卵巢癌发病率明显升高[236]。Ness 在一篇述评中指出,子宫内膜异位症和卵巢癌在病理生理方面存在许多共同特征,包括雌激素过度、孕激素缺乏、免疫应答和炎症反应[237,238]。

8)病因异质性

目前尚未建立统一的卵巢癌进展模型,越来越多的证据表明,卵巢癌的亚型具有不同的分子、病理和临床特征,提示可能存在几种不同的疾病实体。特别需要注意的是,卵巢癌亚型在分子学和形态学上与其他部位的癌症相似:输卵管(浆液)、子宫内膜(子宫内膜样)、胃肠道(黏液)和未特异的糖化上皮(透明细胞)[239]。

正如前面所讨论的,一些风险因素已经显示出对某些卵巢癌亚型具有独特的作用,但是已经有了不一致的发现,这可能反映在一些罕见亚型研究中的数量较少。更一致的可能的发现之一是子宫内膜异位症倾向于易患透明细胞和子宫内膜样癌[240]。比起其他卵巢亚型,输卵管结扎可能与子宫内膜样癌的减少更为密切相关[241]。黏液性肿瘤也明显地显示了吸烟会使风险增加[242]以及更年期激素的使用会使风险降低[243]。肥胖开始成为某些

癌症,包括子宫内膜样癌[244]的一个特别强的预测因子,这与肥胖和子宫内膜癌的关系是一致的[245]。

显然,有关卵巢癌病因异质性的进一步线索将取决于大量研究或更可能取决于联合工作,这些工作汇集了多项流行病学研究的数据。目前这些工作正在由几个小组进行,并应提供关于这些肿瘤亚型的可能性起源的进一步见解。

综上所述,卵巢上皮细胞损伤及修复过程中形成的包涵体囊肿是癌发生的病理基础,它具有苗勒管上皮的某些特性,有向浆液性、黏液性和内膜样细胞分化的潜能,加上内外促癌因素的作用,可能是引起癌变的机制。而非上皮性卵巢癌包括生殖细胞肿瘤和性索间质肿瘤的发生机制尚不清楚。关于卵巢癌风险的许多临床和流行病学证据都与排卵活性有潜在关联(表 1-10)。例如,与减少排卵有关的情况包括妊娠和口服避孕药都与卵巢癌风险降低有关。结合这些和其他月经因素(排卵年龄或一生排卵周期)将增加卵巢癌风险,也就是说排卵年龄越大或周期数越多将增加卵巢癌风险。在过去 40 余年间卵巢癌的发病率几乎保持不变,并且所有的研究都表明某些因素是卵巢癌的一致性关联,如口服避孕药、产次和家族病史。

**表 1-10 卵巢癌的危险因素**

| 危险因素 | 相对危险度(RR) |
| --- | --- |
| 高龄 | 3 |
| 北美、北欧居住史 | 2.0~5.0 |
| 教育或收入水平较高 | 1.5~2.0 |
| 白种人 | 1.5 |
| 未产妇 | 2.0~3.0 |
| 不孕史 | 2.0~5.0 |
| 初潮年龄过早 | 1.5 |
| 自然绝经延迟 | 1.5~2.0 |
| 子宫切除术史 | 0.5~0.7 |
| 绝经期长期使用雌激素 | 1.0 |
| 口服避孕药 | 0.3~0.5 |
| 会阴使用滑石 | 1.5~2.0 |
| 家族中有卵巢癌患者 | 3.0~4.0 |

卵巢癌的早期诊断困难,治疗效果不佳,死亡率较高,其预防显得尤为重要。因此我们应重视卵巢癌的高危因素,青春期性早熟应引起注意,严密观察其性征的变化;育龄妇女定期体检(包括盆腔妇科检查、B 超探查等),对异常情况及时分析和处理。一般 45 岁以上妇女应每 3~6 个月行盆腔妇科检查或阴道超声检查一次,以期早期发现卵巢癌。口服避孕药的应用、延长哺乳期、在一定程度上鼓励输卵管绝育术等都可能对卵巢癌有积极的意义。另外,对于有家族遗传性卵巢癌的患者,在其完成生育后或 35 岁前后切除卵巢也将有一定的防癌作用。

(徐小霞 周 波 张 蔚)

## 1.6 滋养细胞肿瘤

滋养细胞肿瘤(gestational trophoblastic tumor,GTT)是由胚胎滋养细胞恶变而来的。它由一系列相互关联的疾病组成,包括葡萄胎(hydatiform mole)、侵蚀性葡萄胎(invasive mole)和绒毛膜癌(choriocarcinoma)以及胎盘部位滋养细胞肿瘤(placental site trophoblastic tumor,PSTT)。近 50 年来,有关滋养细胞肿瘤的研究取得了很大的进展,使其成为目前最易于治疗的肿瘤之一。本节着重讨论目前有关流行病学及病因学研究情况。

### 1.6.1 流行病学

全球妊娠滋养细胞肿瘤的地理分布存在显著的差异。该类疾病在亚洲国家,尤其是东南亚各国多见,欧美国家则少见。根据 Palmer 报道,亚洲国家葡萄胎妊娠的发病率比欧美国家报道的发病率要高 7~10 倍[246]。在爱尔兰,完全性葡萄胎和部分性葡萄胎的发病率分别为 1:1 945(妊次)和 1:695(妊次)[247];美国完全性葡萄胎的发病率约为每 1 500 活产中 1 例,而我国台湾则高达每 125 妊次中 1 例。根据宋鸿钊教授等[248]对全国 23 个省、市及自治区的调查,葡萄胎平均发病率为 1:1 290(妊次)。江西(1∶728)、广东(1∶730)等地发病率最高，而山西(1∶3 506)、内蒙古(1∶3 270)最低。总的来说，我国南方发病率较北方高，沿海地区较内陆要高。从客观分析来看，这些数据不能完全反映滋养细胞肿瘤的发病率，因为各个地区收治患者标准存在差异，它们只能反映医院收住率，而不能真正反映当地人群的发病率情况。在欧美发达国家医疗条件相对较好，其数据较为接近人群发病率，而发展中国家医院收治的病情严重的患者偏多，轻症者少，与人群发病率出入较大。

近年来，各国报道葡萄胎的发病率正逐渐下降，以亚洲国家较为显著，如韩国，根据医院发病率(即医院收治滋养细胞肿瘤病例数除以所收孕产妇总数或妊娠总数)以每1 000次分娩计算，已从1971—1975年平均40.2例降至1991—1995年的平均2.3例[249]。同样，在日本，每1 000活产中葡萄胎的发病率也从1974年的2.70降至1993年的1.86例[250]。Cagayan等分析了菲律宾滋养细胞疾病(gestational trophoblastic disease，GTD)的发病率变化：20世纪80年代早期，葡萄胎的发病率为7 0/万次妊娠，1985—1994年为27.0/万次妊娠，1997—2001年为35.0/万次妊娠。而GTT的发病率则较稳定，1990—1994年为5.5/万次妊娠，1997—2001年为5.2/万次妊娠[251]。推测其部分原因在于社会状况的改变，包括早年实行计划生育等。但同时也发现，早期、低危、侵袭性葡萄胎的比率上升[252]。

## 1.6.2  危险因素

关于妊娠滋养细胞肿瘤的确切病因还不甚清楚，根据研究一些学者提出了多种学说，但均只能做出部分解释。目前与其有关的主要危险因素如下。

(1)营养因素：人们早在20世纪60年代就提出食物中动物蛋白质的缺乏会引起滋养细胞肿瘤，70年代有学者提出叶酸的缺乏也可能与滋养细胞肿瘤的发生有关。后来又有

人根据实验动物缺乏叶酸可致胚胎死亡以及吸收，推测母体缺乏叶酸可能与葡萄胎的发生有关。另外，国外学者也证实滋养细胞肿瘤患者血清中叶酸活力很低。Berkowitz[253]在一项病例对照研究中发现，饮食中缺乏动物脂肪和胡萝卜素，则完全性葡萄胎的危险会逐渐升高。胡萝卜素为维生素A的前体，全球完全性葡萄胎的高发地区与维生素A缺乏地区一致[248]；动物实验也证明，维生素A缺乏可造成雄性恒河猴精子发育不良，雌猴自然流产[254]。根据流行病学调查葡萄胎高发于以大米和蔬菜为主的居民中，因食品烹煮过久，破坏和丢失大量蛋白质、维生素和叶酸。营养因素可部分解释滋养细胞肿瘤的地区差异。

(2)种族因素：有学者研究住在同一地区(夏威夷岛)的不同种族妇女中滋养细胞疾病的发病率，发现东方人(日本、中国、菲律宾人占该地区人口的49%)最多，占72%，白种人(占该地区人口的30%)占14%，夏威夷人(占该地区人口不到20%)占9%，因而认为滋养细胞疾病确实存在着种族上的倾向性。在美国一项调查中发现调整年龄及出生分布后，同白种人相比，黑种人患绒毛膜癌的危险高2.1倍，其他非白人种族发生绒毛膜癌的危险高1.8倍[255]。我国对全国300万妇女调查各民族中葡萄胎发病率也似有差别，广西壮族和内蒙古自治区蒙古族葡萄胎发病率高于汉族[248]。但究竟是种族关系还是生活环境等因素造成，有待进一步确定。2项研究发现A型血与绒癌的发生有关[256,257]。母亲是A型血，父亲是O型血，这种组合发生GTDs的风险增加10倍。有一项研究表明A型血和AB型血的人结合，发生葡萄胎的风险升高，但没有其他的研究有相关的报道[258,259]。这些发现支持了遗传因素或免疫因素与母体的组织相容性和滋养细胞的相关性。

(3)病毒感染：不少学者认为葡萄胎与病毒感染有关。1954年R. de Ruyck曾报道从葡萄胎及绒癌组织中分离出一种滤过性病毒，称之"亲绒毛病毒"，并认为这种病毒是引起滋

养细胞疾病的原因。1967 年 Okudaria 等通过电镜在滋养细胞肿瘤的标本中发现一些细胞质内的包涵体,类似实验室白血病中见到的病毒颗粒,因此也怀疑滋养细胞疾病由滤过性病毒引起。还有学者认为滋养细胞疾病与弓形体、肝炎病毒有关,但均未得到更多学者的支持。1994 年石一复等[260]研究发现葡萄胎和绒癌中易检出人乳头状瘤病毒 18 型(HPV 18),关于 HPV 18 在滋养细胞疾病中的作用尚有待进一步研究。

(4)年龄因素:在新加坡,研究发现同 20～39 岁妇女相比,45 岁以上妇女发生滋养细胞肿瘤的危险增加了 24 倍[261]。Parazziai[262]报道,与年轻妇女(21～35 岁)相比,大于 35 岁的妇女葡萄胎的发病率增加 2 倍,超过 40 岁者,其发病风险增加 7.5 倍。宋鸿钊和 Bagshawe 的报道支持上述观点[248,263],提出 45～49 岁者葡萄胎妊娠发病风险增加 26 倍,年龄超过 50 岁时其风险增加 100 倍,小于 15 岁者葡萄胎妊娠的发病风险增加 6 倍,25～29 岁的妇女葡萄胎妊娠的发病率最低。小于 20 岁或大于 40 岁妇女中葡萄胎发病率较高,该年龄组的妇女还易发生自然流产及胎儿畸形,这可能与孕卵本身缺陷有关。孕卵的异常可能由卵子或精子异常所致,这种孕卵虽能着床,但其胚胎部分没有足够的生活力,而滋养细胞却有过盛的生长力,因而发展为葡萄胎。

(5)异常妊娠史:1 次自然流产后,其葡萄胎妊娠可能性为无流产史者的 3 倍;葡萄胎患者在以后的妊娠过程中患滋养细胞疾病的危险显著升高。Acaia 等[264]报道 2 次自然流产史者,其发生葡萄胎的可能性增加了 32 倍。有 1 次葡萄胎妊娠史者,再次葡萄胎风险为 1%;而有 2 次葡萄胎史者其发生葡萄胎的风险上升为 15%～20%[265,266]。Sand[267]报道,有过 2 次妊娠滋养细胞疾病史的妇女,再发危险为 28%。此外,还有学者提出不孕史也为滋养细胞疾病的一个危险因素,但其他研究中没有证实这一点[258,268,269]。

(6)外源性激素:20 世纪 80 年代许多研究发现长期口服避孕药会增加患滋养细胞疾病的危险[257,261,270]。但在 2 项病例对照研究中没有发现两者之间的相关性[258,269]。Morrow[271]等对 149 例葡萄胎患者进行了回顾性分析,同使用非激素类避孕方法的妇女相比,也没有发现清除葡萄胎后使用口服避孕药增加恶变危险。Ho Yuen[272]等比较了 194 例葡萄胎患者使用宫内节育环、屏障法和其他避孕方法 hCG 下降情况,发现与口服避孕药相比也无差别。但 17 例浸润性 GTT 患者中,服用雌激素大于 50μg 的患者比例要高于另 177 例患者。因此认为高雌激素的剂量才会影响葡萄胎的结局。而最近的一次研究评估了妊娠前服用口服避孕药与 GTT 发生风险之间的关系[273]表明,在本次妊娠之前曾服用过口服避孕药妇女发生 GTT 的相对风险为 1.9(95% CI:1.2～3.0),并随着口服避孕药时间的延长,这一危险增加。而在口服避孕药过程中妊娠的妇女发生 GTT 的相对风险则增加至 4.0(95%CI:1.6～10.0)。虽然其机制不清楚,但认为口服避孕药使排卵发生障碍及可能导致卵子的损害是增加 GTT 发生风险的重要原因[273,274]。

(7)其他:还有学者发现吸烟也与滋养细胞肿瘤的发生有一定联系[269]。既往还认为血型与滋养细胞肿瘤有一定关系,世界卫生组织(Word Health Organization,WHO)甚至将其列于预后评分系统中,但近年发现其对预后影响并不大,因而国际妇产科联盟(International Federation of Gynecology and Obstetrics,FIGO)于 2000 年再次将其删除。还有学者报道,我国前次妊娠早期使用中草药的妇女患 GTT 的危险也升高[268]。这些因素尚存在争议,还有待进一步研究证实。

(易跃雄　张　蔚　周　波)

## 1.7　宫体间质肿瘤

宫体间质肿瘤较为罕见,在子宫肿瘤中占 7%～8%[275]。而子宫肉瘤的结局似乎也比其他更为普遍的子宫肿瘤更差,当然,这种结局很大程度上也归咎于肿瘤的组织学特异性。此类肿瘤发源于子宫体的间质部分,亦被称为"子宫肉瘤"。世界卫生组织(WHO)将子宫体的间质肿瘤进行了总结[276]。从中我们可以得知,子宫癌肉瘤已经不能被单纯地定义为子宫肉瘤或者是子宫间质肿瘤,而更应该被定义为子宫化生性癌[277]。子宫癌肉瘤将会在后文叙述,此不赘述。关于子宫肉瘤,最关键的一点就是该肿瘤的异质性,因而在临床上有很多不同的表现,对于治疗有不同的反应及结局。之前的研究几乎都是把所有的子宫肉瘤归类到一起,直到现在,我们才意识到这个问题。

### 1.7.1 流行病学

1)组织学分布

子宫肉瘤的组织病理学标准在最近几年已经发生了极大的改变,组织学分布很可能也发生了变化。许多著作里要么是没有细分肉瘤的亚型,要么是亚型种类不齐全。在结合至少100多例描述包括癌肉瘤在内的子宫肉瘤的著作后,最为普遍的子宫肉瘤是平滑肌肉瘤或癌肉瘤[278-283]。当剔除罹患癌肉瘤的患者后,有超过2/3的患者为平滑肌肉瘤[278-284]。子宫内膜间质肉瘤在所有其他类型的子宫肉瘤中占约25%,在总的子宫肉瘤中占比小于10%[278-284]。现在认为所有子宫内膜间质肉瘤(endometrial stromal sarcomas,ESSs)均为低级别,所有未分化的子宫肉瘤前期几乎都是这种之前被称为"低级别"的ESSs。因而在本章节中,ESSs的相关内容主要是低级别期。Norwegian Cancer Registry的Abeler和其同事收集了目前为止最新和最多的子宫肉瘤病例(n=419),其中也描述了组织学亚型。这项研究中排除了癌肉瘤,在419例子宫肉瘤中,62%均为平滑肌肉瘤,20%为ESSs,18%为其他亚型,包括未分化肉瘤(<6%)、腺肉瘤(5.5%)、其他未另行规定的(4.5%)、横纹肌肉瘤(<1%)、巨大细胞肉瘤(<1%)、血管周

上皮样细胞肿瘤(<1%)[283]。

2)年龄分布

患癌肉瘤和腺肉瘤的患者相较于患平滑肌肉瘤或ESSs的患者年龄更大。在发表的著作中,ESSs患者的中位和平均年龄在42~51岁,平滑肌肉瘤48~57岁[278,279,283,284,290-292],癌肉瘤57~67岁[278,279,283,293,294],腺肉瘤58~66岁[284,295],未分化的肉瘤平均年龄为46岁[285]。另外,癌肉瘤多发生于绝经后的女性,而平滑肌肉瘤、ESSs及未分化肉瘤多发生于绝经前或绝经期。恶行潜能未名的平滑肌肉瘤(smooth muscle tumors of uncertain malignant potential,STUMP)中位发病年龄为43岁,许多患者也可能是处于绝经前期的状态[296],这也暗示了生育力与这些疾病发生相关。另外一些类型的肉瘤由于发病率太低,因而很难统计出发病年龄的分布。

3)人种分布

Zemanowicz等[297]注意到非洲裔美国女性比起ESSs来,更容易罹患癌肉瘤(在453个患者和对照组中,非洲裔比例为28% vs. 4%,P=0.001)。在Mortel[298],Norris[299]等的回顾性研究中,分别有33%和24%的癌肉瘤患者非白人。尤其是在Brooks等[300]的论述报道中,在按年龄调整的发病率中,非洲裔女性罹患子宫肉瘤的概率是对照组的2倍;而对于子宫平滑肌肉瘤,黑人和白人的发病风险分别为1.5/100 000,0.9/1 000 000;癌肉瘤中,黑人和白人的发病风险分别为4.3/1 000 000,1.7/1 000 000。

(王 琴 王志强 周 波)

### 1.7.2 危险因素

1)射线暴露

发病前曾做过盆腔放疗被认为可增加子宫肉瘤的发生风险,尤其是癌肉瘤和未分化肉瘤,而对平滑肌肉瘤和STUMP无明显影响。在Mayo医院的一项大型研究中,208名平滑肌肉瘤患者中只有一位曾做过盆腔放疗(0.6%)[301]。MD Anderson CanCer Center

的 41 名 STUMP 的患者无一人有盆腔放疗史[296]。nrrstopherson 等在 33 个子宫平滑肌肉瘤的患者中发现 2 人有放疗史。

在 Norris 等 1966 年关于癌肉瘤的研究中[299],31 个患者中 9 人(29%)曾在诊断 7～26 年前行过放疗。在 Metedith 等[303]1986 年发表的文章中,1 208 例子宫恶性肿瘤患者中仅有 30 例(2.4%)有盆腔放疗史。在这 30 人中仅有 8 人因为妇科恶性肿瘤而接受射线,其余人是数十年前因为良性诊断而接受了放疗。在接受射线治疗的患者中,仅有 5 人最终发展为癌肉瘤(17%),相关性大约为 11%。ESSs 在接受射线后发生风险又再低 2%。但是据报道,在接受放疗后,癌肉瘤的平均发病年龄提前了[304]。然而,对于老年人来说,恶性肿瘤诊断的潜伏期通常更短[303]。Pothuri 等比较了 23 例有盆腔放疗史的子宫肿瘤患者和 527 例未接受过盆腔放疗的子宫肿瘤患者的临床病理学特征,在这 23 名患者中,癌肉瘤及未分化肉瘤有 9 人(39%),而无放疗病史的患者中仅有 33(8%)名癌肉瘤或未分化肉瘤患者[305]。这似乎也暗示了接受过盆腔放疗的患者预后不良,这也许可归咎于缺乏早期的症状。其他稀有的子宫肉瘤亚型因为病例数的原因而不能总结这方面的影响。

2)激素暴露

有证据表明激素治疗,包括他莫昔芬,可能会增加患子宫肉瘤的风险。Finnish Cancer Registry 评估了雌孕激素疗法与子宫肉瘤的相关性,该项研究几乎囊括了 Finnland 和 Reibursenment Registyr 的所有癌症患者[306]。在 243 857 名接受超过 6 个月雌孕激素治疗的女性中有 76 名患子宫肉瘤。癌肉瘤并未纳入分析。使用雌孕激素疗法与子宫肉瘤发病风险增加 60% 相关(SIR,1.6;95% CI:1.2～1.9)。这种相关性在平滑肌肉瘤中最强(SIR,1.8;95% CI:1.3～2.4),而在 ESSs 中这种相关性不具有统计学意义(SIR,1.4;95% CI:0.9～2.1)。当然,这种显著的相关性在使用雌孕激素疗法 5 年甚至更久的女性身上更明显。尽

管雌孕激素疗法可能增加患子宫肉瘤的风险,但是子宫肉瘤总的发病风险仍旧非常的低,所以这些数据并不能阻止激素在某些必要情况下的使用。

3)他莫昔芬的使用

在乳腺癌患者中,使用他莫昔芬可能也会增加患子宫恶性肿瘤的风险,这当然也包括肉瘤。Lavie 和他的同事,分析了 1987—1988 年来 National Israeli Cancer Registry 的 1 057 名患有乳腺癌的女性患者,发现接受他莫昔芬治疗的患者最终患子宫肿瘤的患者有 17/886(1.9%),对比未使用他莫昔芬的患者 4/621(0.6%)(OR,3.1;95% CI:1～9.1)。[307]这也说明了持续使用他莫昔芬会增加罹患子宫肿瘤的风险。使用他莫昔芬长达 4 年之久的患者其风险率显著升高(OR,6.6;95% CI:2.0～2.1),但是服药短于 2 年时间的患者与子宫肿瘤的发生风险相关性并不显著(OR,2.1;95% CI:0.4～11.6)。整个回顾性研究中最终患子宫肉瘤的患者只有 4 人:2 例癌肉瘤和 2 例横纹肌肉瘤。这 4 人全部接受了他莫昔芬的治疗,表明他莫昔芬的使用和子宫肉瘤的发生风险有潜在的相关性。Hoogendoorn 和他的同事也报道,在诊断患有子宫肿瘤的患者中,子宫肉瘤的占比在曾使用过他莫昔芬的患者中更大(15% vs. 4%)[308]。

4)遗传因素

遗传因素的影响对某些子宫肉瘤来说还并不清楚。据报道在 164 个遗传性非息肉性结直肠癌(hereditary nonpolyposis colorectal cancer,HNPCC)的具有疾病遗传性突变的家族中,各部位的肉瘤在这些来自 Nanish HNPCC Registry 的 1 570 名 HNPCC 的患者中,占比 1%(n=14)[309]。这 14 人中有 3 人患子宫肉瘤:一人为癌肉瘤,是一名 44 岁女性,在其肉瘤组织中缺乏 MSH2 和 MSH6 的表达;另一人也为癌肉瘤,55 岁,缺乏 MSH6 的表达;最后一人患平滑肌肉瘤,44 岁,也缺乏 MSH2 和 MSH6 的表达。近年来,人们也发现子宫平滑肌肉瘤在患有遗传性成视网膜

细胞瘤的女性患者中,发病率升高[310]。除了某些相关的肉瘤以外,这些患有遗传性疾病的患者中,子宫肉瘤总的发病率仍旧很低。但是对于这些来自 HNPCC 家族的女性患者来说,由于其患子宫内膜性肉瘤的风险很高,一旦其完成分娩,强烈建议做预防性根治性切除。但是这种推荐在患有遗传性成视网膜细胞瘤的女性中并不存在,因为这两者的相关性是近期才被提出的。

(周 波 夏 婷)

## 1.8  小结

随着经济的不断进步、环境工业化及城市化、人口构成的老龄化及不良的生活方式和行为习惯,恶性肿瘤的发病率、死亡率呈现逐年增高趋势,对恶性肿瘤的防治已成为世界各国关注的重要课题。但既往从临床角度出发,仅仅依靠医疗措施的改进以及基础生物学研究,对控制恶性肿瘤的发病率和死亡率收效甚微,进而许多肿瘤学家转向预防肿瘤发生以及延迟肿瘤患者的死亡,以最大限度地降低癌相关的死亡率。人们发现只有深入观察不同人群、不同地区各类恶性肿瘤的死亡资料和发病因素,探讨肿瘤的高发因素和低发保护因素,实施三级预防措施,早期诊治,才可有效控制、降低恶性肿瘤的发病率,提高治愈率和存活率。肿瘤防治三级预防措施的目的概括起来为:一级预防减少发病率,防患于未然;二级预防提高三早(早发现、早诊断、早治疗),防患于开端;三级预防提高治愈率,降低死亡率。过去几十年,人们通过三级预防措施,大大降低了某些肿瘤的发病。在妇科肿瘤方面,宫颈癌便是一个成功的范例,90%以上早期宫颈癌可经筛查发现。肿瘤的普查和预防十分重要。它不但能发现和治疗癌前病变,降低癌症的发生率,改善预后,而且普查结果阴性的患者可解除思想负担,免除不必要的医疗花费。

20 世纪后半叶妇科肿瘤的筛查取得了很大的成绩。通过巴氏涂片进行细胞学筛查,各国浸润性宫颈癌的发病率得到显著的降低;通过流行病学调查,人们还确立了以 HPV 感染为中心的多病因模型,使得宫颈癌的防治措施发生重大改变。目前流行病学筛查策略不再是以单独细胞学改变为主,许多发达国家已经将其与 HPV 检测相结合,以预测高危患者。此外,HPV 疫苗,可以预防 HPV 感染,从根本上防患于未然,目前已取得了较大的进展。

对于子宫内膜癌,自发现其与激素替代治疗有关后,通过改变绝经症状的治疗,发病率已显著降低。但对大多数绝经妇女,人们仍倾向于采用雌激素防治骨质疏松症和心血管疾病。对于确实需要雌激素治疗的妇女,绝经症状的治疗仅为一个短暂的阶段,许多学者指出应采用周期性雌、孕激素相结合的方式,长期使用者需定期观察。另外应指出的是,目前年轻妇女普遍使用口服避孕药,当她们到老年时子宫内膜癌的危险是否增加这一点还没有得到很好的研究,这也是今后值得研究的一个问题。此外,对因内源性激素因素而处于高危的人群,今后还须开发出有效的药物干预措施。雌激素与其他激素水平的定量及它们与子宫内膜癌的危险之间的相关性也需要深入研究。一旦这些因子明确,那么具有多囊卵巢综合征、糖尿病、肥胖以及其他易感因素的妇女,其体内不利的激素环境均可得到纠正。

卵巢癌的危险因素虽有了一定的认识,但在所有妇科恶性肿瘤中,这一肿瘤的预防效果最差。尽管许多危险因素显示排卵行为为常见的增加危险的途径,但这一机制还不清楚。甚至一些假说机制证实为正确的(如循环中促性腺激素),但如何进行合理的干预仍不明确。其他保护性因素如子宫切除术等尚无可信的机制。目前最为确切的预防措施可能为饮食因素了,高脂饮食及乳糖消耗会增加其危险,特别是在代谢障碍个体中。

总的来说,我国妇科肿瘤预防和普查方面的工作还很薄弱,迄今为止尚不能够经常性地提供全国性人群恶性肿瘤的流行病学资料,甚至连省一级的较为准确的恶性肿瘤流行病学统计资料的整理也较为困难,加之开展全国性恶性肿瘤的统计调查又受到诸多客观条件的限制,因此与国外先进水平相比还有很大的距离。对今后的发展方向,郎景和教授等提出21世纪应该加大妇科肿瘤流行病学和病因学研究的投入,建立行之有效的流行病学调查网络,引入先进的分子生物学技术和循证医学的观点,充分利用我国资源的优势,有组织、有计划地开展全国范围的大规模研究。因此须调动有志于此项研究的妇科肿瘤专家、流行病学家、统计学家和社会学家共同参与,联合研究。多学科协作,立体作战,势在必行。我国在这方面的工作刚刚起步,并逐步与国际接轨。今后的主要任务是:健全妇科肿瘤的普查机制和体系,成立普查委员会,确定普查人群,施行合理的筛查计划,完善普查方法,及时正规地处理癌前病变。大规模的普查花费巨大,这是发展中国家面临的严重问题。我们在制订筛查计划和决策时,要充分考虑到健康资源的合理应用和卫生经济学等方面的因素。普查应该有的放矢,重点应是癌前病变、浸润前期及早期浸润病变[311]。

(周 波 张 蔚 方芙蓉)

# 参 考 文 献

[1] AMERICAN CANCER SOCIETY. Cancer facts figures, 2015 [EB/OL]. [2015-12-03]. http://www. cancer. org/acs/groups/content/@ editorial/documents/document/acspc044552. pdf.

[2] HOWLADER N, NOONE AM, KRAPCHO M, et al. SEER cancer statistics review, 1975—2012, National Cancer Institute. Bethesda, MD: National Cancer Institute: 2015[B/OL]. [2015-12-03]. http://seer. cancer. gov/csr/1975—2012/, based on November 2014 SEER data submission, posted to the SEER web site, April 2015.

[3] 李孟达,罗焕赖. 外阴及阴道肿瘤的诊治[M]. 沈阳:辽宁科学技术出版社,1997:197-205.

[4] ROTMENSCH J, YAMADA S D. Neoplasms of the vulva and vagina[M]// KUFE D W, POL-LOCK R E, WEICHSELBAUM R R, et al. Cancer Medicine. 6th ed. Hamilton, Ontario: BC Decker, 2003:353-359.

[5] DALING J R, SHERMAN K J. Cancer of the vulva and vagina [M]//SCHOTTENFELD D, SCHOTTENFELD D. Cancer Epidem iology and Prevention. New York: Oxford University Press, 1996:633-651.

[6] RIES L A G, EISNER M P, KOSARY C L, et al. SEER Cancer Statistics Review, 1975—2000[J]. National Cancer Institute, 2003.

[7] HOWE H L, WINGO P A, THUN M J, et al. Annual report to the nation on the status of cancer (1973—1998), featuring cancers with recent increasing trends[J]. J Natl Cancer Inst, 2001, 93: 824-842.

[8] FERLAY J, BRAY F, PISAKIN P, et al. Globocan 2000: Cancer incidence, mortality and prevalence worldwide, IARC cancer Base No. 5[M]. Lyon, France: International Agency for Research on Cancer, 2001:193-199.

[9] STURGEON S R, BRINTON L A, DEVESA S S, et, al. In situ and invasive vulvar cancer incidence trends (1973 to 1987)[J]. Am J Obstet Gynecol, 1992, 166: 1482-1485.

[10] MADELEINE M M, DALING J R, TAMINI H K. Vulva and vagina[M]//FRANCO E L, ROHAN T E. Cancer Precursors: Epidemiology Detection, and Prevention. New York: Springer-Verlag, 2002.

[11] LEVI F, RANDIMBISON L, LA VECCHIA C. Descriptive epidemiology of vulvar and vaginal cancers in Vaud, Switzerland, 1974—1994 [J]. Ann Oncol, 1998, 9: 1229-1232.

[12] IVERSEN T, TRETLI S. Intraepithelial and invasive squamous cell neoplasia of the vulva: Trends in incidence, recurrence, and survival rate in Norway[J]. Obstet Gynecol, 1998, 91: 969-972.

[13] JONES R W, BARANYAI J, STABLES S. Trends in squamous cell carcinoma of the vulva: The influence of vulvar intraepithelial neoplasia [J]. Obstet Gynecol, 1997, 90: 448-452.

[14] IWASAWA A, NIEMINEN P, LEHTINEN M,

et al. Human papillomavirus in squamous cell carcinoma of the vulva by polymerase[J]. Obstet Gynecol,1997,89(1):81.

[15]吴强,孙志华,张颖,等. 外阴癌的 HPV 检测及预后的关系[J]. 徐州医学院学报,1997,17(5):528-530.

[16]TRIMBLE C L,HILDESHEIM A,BRINTON L A, et al. Heterogeneous etiology of aquamous carcinoma of the vulva[J]. Obstet Gynecol,1996, 87:59-64.

[17]VILMER C,CAVCLIER-BALLOY, NOGUES C,et al. Analysis of alterations adjacent to invasive vulvar carcinoma and their relationship with the associated carcinoma:a study of 67cases[J]. Eur J Gynecol Oncol,1998,19(1):25.

[18]连利娟. 外阴恶性肿瘤[M]//林巧稚. 妇科肿瘤学. 2 版. 北京:人民卫生出版社,1996:194-195.

[19]BRINTON L A,NASCA P C,MALLIN K,et al. Case-control study of cancer of the vulva[J]. Obstet Gynecol,1990,75:859.

[20]SHERMAN K J,DALING J R,CHU J,et al. Genital warts,other sexually transmitted diseases and vulvar cancer[J]. Epid emiology,1991,2(4): 257.

[21]FERLAY J,BRAY F,PISAKIN P,et al. Globocan 2000:cancer incidence,mortality and prevalence world-wide,IARC Cancer Base No. 5[M]. Lyon,France:International Agency for Research on Cancer,2001:510-524.

[22]孙建衡,章文华,李爱苓,等. 114 例原发性阴道癌临床报告[J]. 中华肿瘤杂志,1987,9:457.

[23]王莉英,崔金全,成慧君. 原发性阴道癌 44 例临床分析[J]. 中国实用妇科与产科杂志,2000,16(2):96-98.

[24]楼寒梅,楼洪坤. 原发性阴道癌治疗及预后因素的探讨[J]. 肿瘤研究与临床,2003,15(4):248-250.

[25]王少平,甄以惠,岑尧. 原发性阴道癌 28 例临床分析[J]. 内蒙古医学杂志,2003,35(6):517-518.

[26]孔为民,孙建衡. 高剂量近距离放射治疗原发性阴道癌 51 例效果观察[J]. 中华妇产科杂志, 2002,37(2):94-96.

[27]DODGE J A,ELTBBAKH G H,MOUNT S L,et al. Clinical features and risk of recurrence among patients with vaginal intraepithelial neoplasia[J]. Gynecol Oncol,2001,83(2):363.

[28]BRINTON L A,NASCA P C,MALLIN K,et al. Case-control study of in situ and invasive carcinoma of the vagina[J]. Gynecol Oncol, 1990, 38 (1):39.

[29]DALING J R,MADELEINE M M. SCHWARTZ S M,et al. A population-based study of squamous cell vaginal cancer:HPV and cofactors[J]. Gynecol Oncol,2002,84:263-270.

[30]HILDSHESHEIM A,HAN C L,BRINTON L A,et al. Sexually transmitted agents and risk of carcinoma of the vagina[J]. Int J Gynecol Cancer,1997,7:251-255.

[31]BARZON L,PIZZIGHELLA S,CORTI L,et al. Vaginal dysplastic lesions in women with hysterectomy and receiving radiotherapy are linked to high-risk human papillomavirus[J]. J Med Virol, 2002,67:401-405.

[32]HERBST A L,ANDERSON S,HUBBY M M,et al. Risk factors for the development of diethylstilbestrol -associated clear adenocarcinoma:a case-control study [J]. Am J Obstet Gynecol, 1986,154:814.

[33]HATCH E E,PLAMER J R,TITUS-ERNSTOFF L,et al. Cancer risk in women exposed to diethylstilbestrol in utero[J]. JAMA,1998,280(7):630-634.

[34]International Agency for Research on Cancer. GLOBOCAN 2012:Estimated cancer incidence, mortality and prevalence worldwide in 2012[EB/ OL]. [2015-12-03]. http://globocan. iarc. fr.

[35]VIZCAINO A P,MORENO V,BOSCH F X,et al. International trends in incidence of cervical cancer: II. Squamous-cell carcinoma [J]. Int J Cancer,2000,86:429-435.

[36]SOLOMON D,SCHIFFMAN M,TARONE R. ASCUS LSILTriage Study (ALTS) conclusions reaffirmed:Response to a November 2001 commentary[J]. Obstet Gynecol,2002,99:671-674.

[37]IARC WORKING GROUP. Human papillomaviruses. (64). IARC monographs on the evaluation of carcinogenic risks to human[J]. Lyon, France, International Agency for Research on Cancer,1995.

[38]WALBOOMERS J M,JACOBS M V,MANOS M M,et al. Human papillomavirus is a necessary cause of invasive cervical cancer worldwide [J]. J Pathol,1999,189:12-19.

[39]BOSCH F X,DE SANJOSE S. Human papillomavirus and cervical cancer:Burden and assessment of causality [J]. J Natl Cancer Inst Monogr,2003,(31):3-13.

[40]PARKIN D,BRAY F I,FERLAY J,et al. Estimating the world cancer burden:globocan 2000 [J]. Int J Cancer,2001,94:153-156.

[41]BOSCH F X,DE SANJOSE S. Human papllomavirus and cervical cancer:burden and assessment of causality[J]. J Natl Cancer Inst Monogr,2003,(31):3-13.

[42]SANKARANARAYANAN R,BUDUKH A M,RAJKUMAR R. Effectiv screening programmes for cervical cancer in low and middle income developing countries[J]. Bull World Health Organ,2001,79:954-962.

[43]JEMAL A,MURRAY R,SAMUELS A,et al. Cancer statistics,2003[J]. CA Cancer J Clin,2003,53:5-26.

[44]FRANCO E L,DUARTE-FRANCO E,FERENCZY A. Cervical cancer:epidemiology,prevention and the role of human papillomavirus infection[J]. CMAJ,2001,164:1 017-1 025.

[45]卫生部肿瘤防治研究办公室. 中国恶性肿瘤死亡调查研究[M]. 北京:人民卫生出版社,1979:130-147.

[46]PARIKH S,BRENNAN P,BOFFETTA S S. Meta-analysis of social inequality and the risk of cervical cancer[J]. Int J Cancer,2003,105:687-691.

[47]DRAIN P K,HOLMES K K,HUGHES J P,et al. Determinants of cervical cancer rates in developing countries[J]. Int J Cancer,2002,100:199-205.

[48]HENSON D,TARONE R. An epidemiologic study of cancer of the cervix,vagina and vulva based on the Third Wational Cancer Survey in the United States [J]. Am J Obstet Gynecol,1977,129:525.

[49]RIES L A G,EISNER M P,KOSARY C L,et al. SEER cancer statistics review,1975-2000[M]. Bethesda,MD:Natioanal Cancer Institute,2003:266-279.

[50]MILLER B A,KOLONEL L N,KOLONEL L N,et al. Racial/Ethnic Patterns of Cancer in the United States 1988—1992[M]. Bethesda,MD:National Cancer Institute,1996.

[51]陈文彬,黄霞,黄玫. 8 505 例已婚妇女宫颈癌普查分析[J]. 新疆医科大学学报,2001,24(3):252.

[52]RUSSELL J M. Cercical carcinoma:prognosis in young patients[J]. Brmed,1987,195:300-303.

[53]章文华. 重视宫颈癌患者年轻化趋势[J]. 浙江肿瘤,2000,6(2):112.

[54]VIZCAINO A P,MORENO V,BOSCH F X,et al. International trends in incidence of cervical cancer:Ⅱ squamous-cell carcinoma [J]. Int J Cancer,2000,86:429-435.

[55]BERAL V,HERMON C,MUNOZ N,et al. Cervical cancer[J]. Cancer Surv,1994,19-20:265-285.

[56]FRANCO E L,FERANCZY A. Cervix[M]//FRANCO E L,ROHAN T. Cancer Precursors:Epidemiology, detection, and prevention. New York:Springer-Verlag,2002.

[57]FRANCO E L,DUARTE-FRANCO E,ROHAN T E. Evidence-based policy recommendations on cancer screening and prevention [J]. Cancer Detect Prev,2002,26:350-361.

[58]GOREY K M,HOLOWARY E J,FEHRINGER G,et al. An international comparison of cancer survival:Toronto, Ontario, and Detroit, Michigan,metropolitan areas[J]. Am J Public Health,1997,87:1 156-1 163.

[59]KNEBEL D M. New markers for cervical dysplasia to visualize the genomic chaos reated by aberrant oncogenic papillomavirus infections[J]. Eur J Cancer,2002,38(17):2 229-2 242.

[60]BOSCH F X,MANOS M M,MUNOZ N,et al. Prevalence of human papillomavirus in cervical cancer:A worldwide perspective. International Biological Study on Cervical Cancer (IBSCC) Study Group [J]. J Natl Cancer Inst,1995,87:796-802.

[61]KOUTSKY L A,HOLMES K K,CRITCHLOW

C W,et al. Acohort study of the risk of cervical intraepithelial neoplasia grade 2 or 3 in relation to papillomavirus infection[J]. N Engl J Med,1992, 327:1 272-1 278.

[62]MORRISON E A,HO G Y,VERMUND S H,et al. Human papillomavirus infection and other risk factors for cervical neoplasia: A case-control study [J]. Int J Cancer,1991,49:6-13.

[63]CLIFFORD G M,SMITH J S,PLUMMER M,et al. Human papillomavirus types in invasive cervical cancer worldwide: Ameta-analysis [J]. Br J Cancer,2003,88:63-73.

[64]KJAER S K. Risk factors for cervical neoplasia in Denmark[J]. APMIS Suppl,1998,80:1-41.

[65]SWAN D C,TUCKER R A,TORTOLERO-LUNA G,et al. Human papillomavirus (HPV) DNA copy number is dependent on grade of cervical disease and HPV type [J]. J Clin Microbiol, 1999,37:1 030-1 034.

[66]WANG S S,HILDESHEIM A. Viral and host factors in human papillomavirus persistence and progression [J]. J Natl Cancer Inst Monogr, 2003,(31):35-40.

[67]PARK T C,KIM C J,KOH Y M. Human papillomavirus genotyping by the DNA chip in the cervical neo plasia[J]. DNA Cell Biol,2004,23(2):119-125.

[68]LEE S A,KANG D,SEO S S. Multiple HPV infection in cervical cancer screened by HPV DNA chip[J]. Cancer Lett,2003,198(2):187-192.

[69]MUNOZ N,BOSCH F X,SANJOSE S,et al. Epidemiologic classification of human papillomavirus types associated with cervical cancer[J]. N Engl J Med,2003,348(6):518-527.

[70]EINSTEIN M H,GOLDBERG G L. Human papillomavirus and cervical neoplasia[J]. Cancer Invest,2002,20(7-8):1 080-1 085.

[71]BOSCH F X,MUNOZ N. The viral etiology of cervical cancer[J]. Virus Res,2002,89(2):183-190.

[72]赵方辉,乔友林. 宫颈癌病因学研究进展[J]. 癌症进展杂志,2004,1:39-43.

[73]曾转萍,陈凤,刘彬,等. 山西省阳城县宫颈癌危险因素研究[J]. 肿瘤防治研究,2004,31(3):178-181.

[74]ANNA H,BESKOW,ULF B,et al. Host genetic control of HPV 16 titer in carcinoma in situ of the cervix uteri[J]. Int J Cancer,2002,101(6): 526-531.

[75]DOS SANTOS OLIVEIRA LDO H,FERNANDEZ ADE P,XAVIER B L,et al. Analysis of the p53 gene and papillomavirus detection in smears from cervical lesions[J]. Sao Paulo Medical Journal,2002,120(1):20-22.

[76]KOROMILAS A E,LI S,MATLASHEWSKI G. Control of interferon signaling in human papillomavirus infection[J]. Cytokine & Growth Factor Reviews,2001,12(2-3):157-170.

[77]QUADE B J,YANG A,WANG Y,et al. Expression of the p53 homologue p63 in early cervical neoplasia [J]. Gynecologic Oncology,2001,80(1):24-29.

[78]BOYLE D C,SMITH J R. Infection and cervical intraepithelial neoplasia[J]. Int J Gynecol Cancer,1999,9:177-186.

[79]PALEFSKY J M,HOLLY E A. Immunosuppression and co-infection with HIV[J]. J Natl Cancer Inst Monogr,2003,(31):41-46.

[80]SUN X W,KUHN L,ELLERBROCK T V,et al. Human papillomavirus-infection in women infected with the human immunodeficiency virus [J]. N Engl J Med,1997,337(19):1 343-1 349.

[81]MANDELBLATT J S,KANETSKY P,EGGERT L,et al. Is HIV infection a cofactor for cervical squamous cell neoplasia? [J]. Cancer Epidemiol Biomarkers Prev,1999,8(1):97-106.

[82]LA RUCHE G,LEROY V,MENSAH-ADO I,et al. Short-term follow up of cervical squamous intra- epithelial lesions associated with HIV and human papillomavirus infections in Africa[J]. Int J STD AIDS,1999,10:363-368.

[83]KJAER S K,DE VILLIERS E M,DAHL C,et al. Case-control study of risk factors for cervical neoplasia in Denmark I role of the"male factor"in women with one lifetime sexual parter[J]. Int J Cancer,1992,48:39.

[84]廖彩森,张绍基,杨学志. 宫颈癌流行病学因素分析:306 对配对调查[J]. 中华肿瘤杂志,1986,8: 444.

[85]FRANCO E L,FILHO N C,VILLA L L,et al.

Correlation patterns of cancer relative frequencies with some socio- economic and demographic indicators in Brazil:an ecologic study[J]. Int J Cancer,1988,41:24.

[86]杨学志,汤胜蓝,廖彩森,等. 江西靖安县宫颈癌研究[J]. 中华肿瘤杂志,1991,6:409-411.

[87]SCHIFFMAN M H,BAUER H M,HOOVER R N,et al. Epidemiologic evidence showing that human papillo- mavirus infection causes most cervical intraepithelial neoplasia[J]. J Natl Cancer Inst,1993,85:958-964.

[88]HERRERO R,BRINTON L A,REEVES W C, et al. Risk factors for invasive carcinoma of the uterine cervix in Latin America[J]. Bull Pan Am Health Organ,1999,24:263-283.

[89]MUNOZ N,FRANCESCHI S,BOSETTI C,et al. Role of parity and human papillomavirus in cervical cancer:The IARC multicentric case-control study [J]. Lancet,2002,359:1 093-1 101.

[90]CASTELLSAGUE X,MUNOZ N. Cofactors in human papillomavirus carcinogenesis:Role of parity,oral contraceptives,and tobacco smoking [J]. J Natl Cancer Inst Monogr,2003,(31):20-28.

[91]KRUGER-KJAER S,VAN DEN BRULE A J, SVARE E I,et al. Different risk factor patterns for high-grade and low-grade intraepithelial lesions on the cervix among HPV-positive and HPV-negative young women[J]. Int J Cancer, 1998,76:613-619.

[92]SLATTERY M L,ROBINSON L M,SCHUMAN K L,et al. Cigarette smoking and exposure to passive smoke are risk factors for cervical cancer[J]. JAMA,1989,261:1 593.

[93]CERQUEIRA E M,SANTORO C L,DONOZO N F,et al. Genetic damage in exfoliated cells of the uterine cervix:association and interaction between cigarette smoking and progression to malignant transformation? [J]. Acta Cytol,1998, 42:639-649.

[94]CASTELLSAGUE X,MUNOZ N. Cofactors in human papillomavirus carcinogenesis:role of parity,oral contraceptives,and tobacco smoking[J]. J Natl Cancer Inst Monogr,2003,31:125-130.

[95]GIULIANO A R,HARRIS R,SEDJO R L,et al. Incidence, prevalence, and clearance of type-specific human papillomavirus infections:The Young Women's Health Study[J]. J Infect Dis, 2002, 186:462-469.

[96]SIEGEL EM,PATEL N,LU B,et al. Biomarkers of oxidant load and type — specific clearance of prevalent oncogenic human papillomavirus infection:markers of immune response? [J]. Int J Cancer,2012,131(1):219-228.

[97]DE VILLIERS EM. Relationship between steroid hormone contraceptives and cervical intraepithelial neoplasia and cervical carcinoma [J]. Int J Cancer,2003,103(6):705-708.

[98] International Collaboration of Epidemiological Studies of Cervical Cancer Cervical carcinoma and reproductive factors:collaborative reanalysis of individual data on 16,563 women with cervical carcinoma and 33,542 women without cervical carcinoma from 25 epidemiological studies[J]. Int J Cancer,2006,119(5):1108-1124.

[99]HARRIS TG,MILLER L,KULASINGAM SL, et al. Depot — medroxyprogesterone acetate and combined oral contraceptive use and cervical neoplasia among women with oncogenic human papillomavirus infection[J]. Am J Obstet Gynecol, 2009,200(5):489. e481-e488.

[100]ARBYN M,CASTELLSAGUE X,DE SANJOSE S,et al. Worldwide burden of cervical cancer in 2008[J]. Ann Onco, 2011, 22(12):2 675-2 686.

[101]RINALDI S,PLUMMER M,BIESSY C,et al. Endogenous sex steroids and risk of cervical carcinoma:results from the EPIC study[J]. Cancer Epidemiol Biomarkers Pve,2011,20(12):2 532-2 540.

[102]DEN BOON JA,PYEON D,WANG SS,et al. Molecular transitions from papillomavirus infection to cervical precancer and cancer:role of stromal estrogen receptor signaling [J]. Proc Natl Acad Sci USA,2015,112(25):E3 255-3 264.

[103]ROBERTS JN,KINES RC,KATKI HA,et al. Effect of Pap smear collection and carrageenan on cervicovaginal human papillomavirus—16 in-

fection in a rhesus macaque model[J]. J Natl Cancer Inst,2011,103(9):637-743.

[104]BROCK K E,BERRY G,MOCK P A,et al. Nutrients in diet and plasma and risk of in situ cervical cancer[J]. J Natl Cancer Inst,1989,161:121.

[105]HARRIS R W C,FORMAN D,DOLL R,et al. Cancer of the cervix uteri and vitamin A[J]. Br J Cancer,1986,53,653.

[106]PALAN P R,MIKHAIL M S,BASU J,et al. Plasma levels of antioxidant beta-carotene and alpha-tocopherol in uterine cervix dysplasias and cancer[J]. Nutr Cancer,1991,15:13.

[107]POTISCHMAN N, HERRERO R, BRINTON L A,et al. A case-control study of endogenous steroid hormones and endometrial cancer[J]. J Natl Cancer Inst,1991,134:1 347.

[108]VANEENWY K J,DAVIS F G,BOWEN P E. Dietary and serum carotenoids and cervical intraepithelial neoplasia[J]. Int J Cancer, 1991, 48:34.

[109]SCHNEIDER A,SHAH K. The role of vitamins in the etiology of cervical neoplasia:An epidemiological review [J]. Arch Gynecol Obstet 1989,246:1-13.

[110] SAHASRABUDDHE V V, LUHN P. Wentzensen N Human papillomavirus and cervical cancer:biomarkers for improved prevention efforts[J]. Future Microbiol,2011,6(9):1 083-1 098.

[111]戎寿德,陈汶,吴令英,等. 山西省襄垣县宫颈癌危险因素分析[J]. 中华预防医学杂志,2001,36(1):41-43.

[112]HILDESHEIM A,WANG S S. Host and viral genetics and risk of cervical cancer:areview[J]. Virus Res,2002,89:229-240.

[113]KOUSHIK A,FRANCO,PLATT R W. p53 codon 72 polymorphism and cervical neoplasia:a review[J]. Cancer Epidemiol Biomarkers Prev, 1999,57:252-259.

[114]KONYA J,DILLNER J. Immunity to oncogenic human papillomaviruses [J]. Adv Cancer Res, 2001,82:205-238.

[115]TJIONG M Y,OUT T A,TER SCHEGGET J, et al. Epidemiologic and mucosal immunologic aspects of HPV infection and HPV-related cervical neoplasia in the lower female genital tract: A review [J]. Int J Gynecol Cancer,2001,11:9-17.

[116]HAGENSEE M E,KOUTSKY L A,LEE S K, et al. Detection of cervical antibodies to human papillomavirus type 16 (HPV 16) capsid antigens in relation to detection of HPV 16 DNAand cervical lesions[J]. J Infect Dis,2000, 181:1 234-1 239.

[117]WANG Z, HANSSON B G, FORSLUND O,et al. Cervical mucus antibodies against human papillomavirus type 16,18,and 33 capsids in relation to presence of viral DNA[J]. J Clin Microbiol,1996,34:3 056-3 062.

[118]SASAGAWA T,ROSE R C,AZAR K K,et al. Mucosal immunoglobulin － A and -G responses to oncogenic human papilloma virus capsids[J]. Int J Cancer,2003,104:328-335.

[119]ROCHA-ZAVALETA L, PEREIRA-SUAREZ A L, YESCAS G, et al. Mucosal IgG and IgA responses to human papillomavirus type 16 capsid proteins in HPV 16 infected women without visible pathology[J]. Viral Immunol,2003,16:159-168.

[120]CARTER J J,KOUTSKY L A,HUGHES J P, et al. Comparison of human papillomavirus types 16,18,and 6 capsid antibody responses following incident infection [J]. J Infect Dis, 2000, 181:1 911-1 919.

[121]TSUKUI T, HILDESHEIM A, SCHIFFMAN M H,et al. Interleukin 2 production in vitro by peripheral lymphocytes in response to human papillomavirus-derived peptides: Correlation with cervical pathology[J]. Cancer Res, 1996, 56:3 967-3 974.

[122]LEE B N, FOLLEN M, TORTOLERO-LUNA G,et al. Synthesis of IFNgamma by CD8(＋) T cells is preserved in HIV-infected women with HPV-related cervical squamous intraepithelial lesions[J]. Gynecol Oncol,1999,75:379-386.

[123]CLERICI M, MEROLA M, FERRARIO E, et al. Cytokine production patterns in cervical intraepithelial neoplasia:Association with human

papillomavirus infection [J]. J Natl Cancer Inst, 1997,89:245-250.

[124]KDAISH A S,HO G Y,BURK R D,et al. Lymphoproliferative responses to human papillomavirus (HPV) type 16 proteins E6 and E7:Outcome of HPV infection and associated neoplasia [J]. J Natl Cancer Inst,1997,89:1 285-1 293.

[125]KADISH A S,TIMMINS P,WANG Y,et al. Regression of cervical intraepithelial neoplasia and loss of human papillomavirus(HPV) infection is associated with cell-mediated immune responses to an HPV type 16 E7 peptide[J]. Cancer Epidemiol Biomarkers Prev,2002,11: 483-488.

[126]SEOUD M,TALMA WA,RONSSE V. Cervical adenocarcinoma:moving towards better prevention[J]. Vaccine,2011,29(49):9 148-9 158.

[127]LI N,FRANCESCHI S,HOWELL JONES R,et al. Human papillomavirus type distribution in 30, 848 invasive cervical cancers worldwide:variation by geographical region,histological type and year of publication[J]. Int J Cancer,2011,128(4):927-935.

[128]SOLOMON D,DAVEY D,KURMANR,et al. The 2001 Bethesda System:terminoLogy for reporting results of cervical cytology[J]. JAMA, 2002,287(16):2 114-2 119.

[129]LACEY JV JR,SWANSON CA,BRINTON LA,et al. Obesity as a potential risk factor for adenocarcinomas and squamous cell carcinomas of the uterine cervix Cancer[J]. Cancer,2003,98 (4):814-821.

[130]SASLOW D,SOLOMON D,LAWSO HW,et al American Cancer Society,American Society for Colposcopy and Cervical Pathology,and American Society for Clinical Pathology screening guidelines for the plevention and early detection of cetvical cancer[J]. CA Cancer J Clin,2012,62 (3)147-172.

[131]CHEN HC,SCHIFFMAN M,LIN CY,et al Persistence of type一specific human papillomavirus infection and increased long-tetm risk of cervical cancer[J]. J Natl Cancer Inst,2011,103 (18):1 387-1 396.

[132]PARAZZINI F,VECCHIA C A,BOCCIOLONE L,et al. The epidemiology of endometrial cancer[J]. Gynecol Oncol,1991,41:1.

[133]祁冀,高恭兴. 22 年子宫颈癌、子宫内膜癌发病率及发病年龄趋势变化[J]. 中国肿瘤临床, 2001,28(7):519-521.

[134]高劲松,沈铿,郎景和,等. 45 岁以下子宫内膜癌患者的临床分析[J]. 中华妇产科杂志,2004, 39(3):49-51.

[135]WA K,IMAI A,HASHIMOTO M,et al. A case control study of uterine endometrial cancer of pre and post menopausal women[J]. Oncol Rep, 2000,7:89-93.

[136]曹泽毅,李振英,张秀辉. 年轻妇女子宫内膜癌 [J]. 中华妇产科杂志,1990,25:73-76.

[137]曹泽毅. 中华妇产科学[M]. 北京:人民卫生出版社,1999:1 845.

[138]PETTERSSON B,BERGSTROMR,JOHANSSON E D B. Serum estrogens and androgens in women with endometrial cancer [J]. Gynecol Oncol,1986,25:223.

[139]CREASMAN W T,EDDY G L. Adenocarcinoma of the uterine corpus[J]. Gynecol Oncol, 1993:222-236.

[140]MACMAHON B. Risk factors for endometrial cancer[J]. Gynecol Oncol,1974,2:122.

[141]ELWOOD J M,COLE P,ROTHMAN K J,et al. Eidemiology of endometrial cancer[J]. J Natl Cancer Intl,1977,59:1 055-1 060.

[142]KELSEY I L,LIVOLSI V A,HOLFORD T R, et al. A case-control study of cancer the endometrium[J]. Am J Epidemiol. 1982,116:333.

[143]MILLER B A,KOLONEL L N,KOLONEL L N,et al. Racial/Ethnic Patterns of Cancer in the United States 1988—1992[M]. Bethesda,MD: National Cancer Institute,1996.

[144]MUNOZ N,BOSCH F X,DE SANJOSE S,et al. Risk factors for cervical intraepithelial neoplasia grade Ⅲ/carcinoma in situ in Spain and Colombia [J]. Cancer Epidemiol Biomarkers Prev,1993,2:423-431.

[145]ELUF-NETO J. Number of sexual partners and smoking behaviour as risk factors for cervical dysplasia:Comments on the evaluation of inter-

action [J]. Int J Epidemiol,1994,23:1 101-1 104.

[146]YOSHIKAWA H,NAGATA C,NODA K,et al. Human papillomavirus infection and other risk factors for cervical intraepithelial neoplasia in Japan[J]. Br J Cancer,1999,80:621-624.

[147]LIAO C,ZHANG D,MUNGO C,et al. Is diabetes mellitus associated with increased incidence and disease—specific mortality in endometrial cancer? A systematic review and meta analysis of cohort studies[J]. Gynecol Oncol,2014,135 (1):163-171.

[148]KO EM,STURMER T,HONG JL,et al. Metformin and the risk of endometrial cancer:a population—based cohort study [J]. Gynecol Oncol,2015,136(2):341-347.

[149]王德智,石一复. 中国妇产科专家经验文集 [M]. 沈阳:沈阳出版社,1994:502-503.

[150]RUBIN G L,PETERSON H B,LEE N C,et al. Estrogen replacement therapy and their risk of endometrial cancer:remaining controversies[J]. Am J Obetet Gynecol,1990,162:148.

[151]GREEN P K,WEISS N S,MCKNIGHT B,et al. Risk of endometrial cancer following cessation of menopausal hormone use [J]. Cancer Causes Control,1996,7:575.

[152]BOSCH F X,MUNOZ N,DE SANJOSE S,et al. Human papillomavirus and cervical intraepithelial neoplasia grade Ⅲ/carcinoma in situ Acase-control study in Spain and Colombia[J]. Cancer Epidemiol Biomarkers Prev, 1993, 2: 415-422.

[153]HILDESHEIM A,WANG S S. Host and viral genetics and risk of cervical cancer:a review [J]. Virus Res,2002,89:229-240.

[154]HERRINTON L J,WEISS N S. Postmenopausal unopposal estrgens. Characteristics of use in relation to the risk of endometrial carcinoma [J]. Ann Epidemiol,1993,3:308.

[155]POTISCHMAN N,BRINTON L A. Nutrition and cervical neoplasia [J]. Cancer Causes Control,1996,7:113-126.

[156]HO G Y,KADISH A S,BURK R D,et al. HPV 16 and cigarette smoking as risk factors for high-grade cervical intra-epithelial neoplasia[J]. Int J Cancer,1998,78:281-285.

[157]YLITALO N,SORENSEN P,JOSEFSSON A M,et al. Consistent high viral load of human papillomavirus 16 and risk of cervical carcinoma in situ:Anested case-control study [J]. Lancet, 2000,355:2 194-2 198.

[158]ZERBINI M,VENTUROLI S,CRICCA M,et al. Distribution and viral load of type specific HPVs in different cervical lesions as detected by PCR-ELISA[J]. J Clin Pathol, 2001, 54: 377-380.

[159]LORINCZ A T,CASTLE P E,SHERMAN M E,et al. Viral load of human papillomavirus and risk of CIN3 or cervical cancer [J]. Lancet, 2002,360:228-229.

[160]SCHIFFMAN M H,CASTLE P. Epidemiologic studies of a necessary causal risk factor:Human papilllomavirus infection and cervical neoplasia [J]. J Natl Cancer Inst,2003,95:E2.

[161]KILLACKEY M A,HAKES T B,PIERCE V K. Endometrial adenocarcinoma in breast cancer patients receiving antiestrogens [J]. Cancer Treat Rep,1985,69:237

[162]MALFETANO J H. Tamoxifen-associated endometrial carcinoma in postmenopausal breast cancer patients[J]. Gynecol Oncol,1990,39:82.

[163]FORNANDER T,CESEMARK B,MATTSSON A,et al. Adjuvant tamoxifen in early breast cancer:occurrence of new primary cancer [J]. Lancet,1989,21:117.

[164]张振国,徐苗厚,王美清,等. 子宫内膜癌石蜡标本中雌激素受体的免疫组化测定[J]. 中华妇产科杂志,1994,29:667.

[165]韩守威,何斌,唐荣平,等. 女性生殖系统恶性肿瘤组织胞浆雌激素及孕激素受体的研究[J]. 中华妇产科学杂志,1994,29:1.

[166]HUANG S J,AMPARO E G,YAO S F. Endometrial hyperplasia:histologic classification and behavior[J]. Surg Pathol,1988,1:215-229.

[167]TERAKAWA N,KIGAWA J,TAKETANI Y, et al. The behavior of endometrial hyperplasia: aprospective study:Endometrial Hyperplasia Study Group[J]. J Obstet Gynecol Res, 1997,

23:223-230.

[168]TABATA T,YAMAWAKI T,YABANA T,et al. Natural history of endometrial hyperplasia: study of 77 patients,arch[J]. Gynecol Obstet, 2001,265:85-88.

[169]KURMAN R J,KAMINSKI P F,NORRIS H J. The behavior of endometrial hyperplasia: a long-term study of "untreated" hyperplasia in 170 patients[J]. CA Cancer J Clin,1985,56: 403.

[170]YANG HP,BRINTON LA,PLATZ EA,et al. Active and passive cigarette smoking and the risk of endometrial cancer in Poland[J]. Eur J Cancer,2010,46(4):690-696.

[171]POLESEL J,SERRAINO D,ZUCCHETTO A, et al. Cigarette smoking and endometrial cancer risk: the modifying effect of obesity[J]. Eur J Cancer Prev,2009,18(6):476-481.

[172]GU F,CAPORASO NE,SCHAIRER C,et al. Urinary concentrations of estrogens and estrogen metabolites and smoking in Caucasian women[J]. Cancer Epidemiol Biomarkers Prev, 2013,22(1):58-68.

[173]PRENTICE RL,THOMSON CA,CAAN B,et al. Low — fat dietary pattern and cancer incidence in the Women's Health Initiative Dietary Modification Randomized Controlled Trial[J]. J Natl Cancer Inst,2007,99(20):1 534-1 543.

[174]BIEL RK,CSIZMADI I,COOK LS,et al. Risk of endometrial cancer in relation to individual nutrients from diet and supplements[J]. Public Health Nutr,2011,14(11):1 948-1 960.

[175]GALEONE C,AUGUSTIN LS,FILOMENO M,et al. Dietary glycemic index,glycemic load and the risk of endometrial cancer:a case—control study and meta—analysis[J]. Eur J Cancer Prev,2013,22(1):38-45.

[176]WILSON KM,MUCCI LA,ROSNER BA,et al. A prospective study on dietary acrylamide intake and the risk for breast,endometrial,and ovarian cancers[J]. Cancer Epidemiol Biomarkers Prev,2010,19(10):2 503-2 515.

[177]BRASKY TM,RODABOUGH RJ,LIU J,et al. Long—chain omega-3 fatty acid intake and en-

dometrial cancer risk in the Women's Health Initiative[J]. Am J Clin Nutr,2015,101(4): 824-834.

[178]JE Y DE VIVO L. Giovannucci E Long—term alcohol intake and risk of endometrial cancer in the Nurses,Health Study,1980—2010[J]. Br J Cancer,2014,111(1):186-194.

[179]JE Y,GIOVANNUCCI E. Coffee consumption and risk of endometrial cancer:findings from a large up—to—date meta—analysis[J]. Int J Cancer,2012,131(7):1 700-1 710.

[180]SHAI A,SEGEV Y,NAROD SA. Genetics of endometrial cancer[J]. Fam Cancer,2014,13 (3):499-505.

[181]GAUDET MM,YANG HP,BOSQUET JG,et al. No association between FTO or HHEX and endometrial cancer risk[J]. Cancer Epidemiol Biomarkers Prev,2010,19(8):2 106-2 109.

[182]DE VIVO I,PRESCOTT J,SETIAWAN VW, et al. Genome—wide association study of endometrial cancer in E2C2[J]. Hum Genet,2014, 133(2):211-224.

[183]LONG J,ZHENG W,XIANG YB,et al. Genome—wide association study identifies a possible susceptibility locus for endometrial cancer [J]. Cancer Epidemiol Biomarkers Prev,2012, 21(6):980-987.

[184]STURGEON S R,BROCK J W,POTISCHMAN N,et al. Serun concentrations of organochlorine compounds and endometrial cancer risk[J]. Cancer Causes Control,1998,9:417-424.

[185]WEIDERPASS E,ADAMI H O,BARON J A, et al. Organochorines and endometrial cancer risk[J]. Cancer Epidemiol Biomarkers Prev, 2000,9:487-493.

[186]WEIDERPASS E,PUKKALA W,VASAMA-NEUVOMEN K,et al. Occupational exposures and cancers of the endometrium and cervix uteri in Finland[J]. Am J Ind Med,2001,39:572-580.

[187]PARAZZINI F,CHATENOUD L,CHIANTERA V,et al. Population attributable risk for ovarian cancer[J]. Eue J Cancer,2000,36:520.

[188]ZANETTA G,ROTA S,CHIARI S,et al. Behavior of borderline tumors with particular interest to persistence,recurrence,and progression to invasive carcinoma:a prospective study [J]. J Clin Oncol,2001,19:2 658-2 664.

[189]石一复,叶大风,吕卫国,等. 我国 10 288 例卵巢恶性肿瘤的分布及组织学类型[J]. 中华妇产科杂志,2002,37(2):97.

[190]FERLAY J,BRAY F,PISANI P,et al. Globocan 2000:cancer incidengce,mortality and prevalence worldwide:IARC Cancer Baase No. 5 [M]. Lyon:IARC Press,2001:185.

[191]JEMAI A,MURRAY T,SAMUELS A,et al. Cancer statistics,2003[J]. CA Cancer J Clin,2003,53:5-26.

[192]KAPLAN T. 9,10-Dimethyl-1,2-benzantracene induced ovarian tumors in mice[J]. ActaPathol Microbiol Scand,1967,70:241-248.

[193]CAPEN C C,BEAMER W G,TENNENT B J,et al. Mechanisms of hormone-mediated carcinogenesis of the ovary in mice[J]. Mutat Res,1995,333:143-151.

[194]CRAMER D W,WELCH W R. Determinants of ovarian cancer risk:Ⅱ inferences rearding pathogenesis[J]. J Natl Cancer Inst,1983,71:717-721.

[195]RODRIGUEZ C,PATEL A V,CALLE E E,et al. Estrogen replacement therapy and ovarian caner mortality in a large prospective study of US women[J]. JAMA,2001,285:1 460-1 465.

[196]LACEY J V J,MINK P J,LUBIN J H,et al. Menopausal hormone replacement theray and risk of ovarian cancer[J]. JAMA, 2002, 288:334-341.

[197]FATHALLA M F. Incessant ovulation a factor in ovarian neoplasia[J]. Lancet,1971,11:163.

[198]WHITTEMORE A S,HARRIS R,ITNYRE J. Characteristics relating to ovarian cancer risk:collaborative analysis of 12 US case-control studies Ⅱ invasive epithelial ovarian cancers in white women. Collaborative Ovarian Cancer Group[J]. Am J Epidemiol, 1992, 136:1 184-1 203.

[199]MCGOWAN M L. A study of the mortality of the female asbestos workers[J]. Br J Ind Med,1972,29(2):134.

[200]MEGOWAN L. The women at risk for developing cancer[J]. Gynecol Oncol,1979,7(3):325.

[201]CHEN M T,COOK L S,DARLING J R,et al. Incomplete pregnancies and risk of ovarian cancer(Washington,United States)[J]. Cancer Causes Control 1996,7(4):415-420.

[202]GREGGI S,PARAZZINI F,PARATORE M P,et al. Risk factors for ovarian cancer in central Italy[J]. Gynecol Oncol 2000,79(1):50-54.

[203]VOIGT L F,HARLOW B L,WEISS N S. The influence of age at first birth and parity on ovarian cancer risk[J]. Am J Epidemiol 1986,124(3):490-491.

[204]NEGRI E,FRANCESCHI S,TZONOU A,et al. Pooled analysis of 3 European case-control studies:I. Reproductive factors and risk of epithelial ovarian cancer[J]. Int J Cancer 1991,49(1):50-56.

[205]COOPER G S,SCHILDKRAUT J M,WHITTEMORE A S,et al. Pregnancy recency and risk of ovarian cancer[J]. Cancer Causes Control 1999,10(5):397-402.

[206]GALLI M C,DE GIOVANNI C,NICOLETTI G,et al. The Occurrence of multiple steroid hormone receptors in disease-free and neoplastic human ovary[J]. Cancer,1981,47:1 297-1 302.

[207]AL TIMIMI A,BUCKLEY C H,FOX H. An immunohistochemical study of the incidence and significance of sex steroid hormone binding sites in normal and neoplastic human ovrian tissue [J]. Int J Gynecol Pathol,1985,4:24-41.

[208]EDMONDSON R J,MONAGHAN J M,DAVIES B R. The human ovarian surface epithelium is an androgen responsive tissue[J]. Br J Cancer,2002,86:879-885.

[209]AHONEN M H,ZHUANG Y H,AINE R,et al. A ndrogen receptor and vitamin D receptor in human ovarian cancer:growth stimulation and inhibition by ligands[J]. Int J Cancer,2000,86:40-46.

[210]RISCH H A. Hormonal etiology of epithelial ovarian cancer,with a hypothesis concerning the

role of androgens and progesterone[J]. J Natl Cancer Inst,1998,90:1 774-1 786.

[211]SILVA E G,TORNOS C,FRITSCHE H A Jr, et al. The induction of benign epithelial neoplasms of the ovaries of guines pigs by testosterone stimulation:apotential animal model[J]. Mod Pathol,1997,10:879-883.

[212]HELZLSOUER K J,ALBERG A J,GORDON G B,et al. Serum Gonadotropins and sterois hormones and the development of ovarian cancer [J]. JAMA,1995,274:1 926-1 930.

[213]SCHILDKRAUT J M,SCHWING P J,BASTOS E,et al. Epithelial ovarian cancer among women with polycystic ovary syndrome [J]. Obstet Gynecol,1996,88:554-559.

[214]MURPHY A,CROPP C S,SMITH B S,et al. Effect of low-dose oral contraceptive on gonadotropins, androgens, and sex hormone binding globulin in nonhirsute women[J]. Fertil Steril, 1991,53:35-39.

[215]LIBER A F. Ovarian cancer in mother and five daughters[J]. Arch Pathol,1950,49(2):280.

[216]HILDRETH N G. An epidemiologic study of epithelial carcinoma of ovary[J]. Am J Epidemiol,1981,114(3):398.

[217]STRATTON J F,PHAROAH P,SMITH S K, et al. A systematic review and meta-analysis of family history and risk of ovarian cancer[J]. Br J Obstet Gynecol,1998,105:493-499.

[218]LYNCH H T. Genetic risk in ovarian cancer [J]. Gynecol Oncol,1992,46:1-3.

[219]NAROD S A,MADLENSKY L,BRADLEY L, et al. Hereditary and familial ovarian cancer in Southern Ontario[J]. Cancer,1994,74:2 341.

[220]HOULSTON R S,HAMPSON J,COLLINS W P,et al. Correlation in ages at death from familial ovarian cancer among sisters[J]. Gynecol Oncol,1992,47:253-254.

[221]HALL J M,LEE M K,NEWMAN B, et al. Linkage of early-onset familial breast cancer to chromosome 17q21[J]. Science, 1990, 250: 1 684-1 689.

[222]BROSE M S,REBBECK T R,CALZONE K A, et al. Cancer risk estimates for BRCA1 mutation

carries identified in a risk evaluation program [J]. J Natl Cancer Inst,2002,94:1 365-1 372.

[223]ESTON D F, FORD D, BISHOP D T. Breast and ovarian cancer incidence in BRCA1-mutation carries: breast cancer linkage consortium [J]. Am J Hum Genet,1998,62:676-689.

[224]FORD D,EASTON D F,STRATTON M,et al. Genetic heterogeneity and penetrace analysis of the BRCA1 and BRCA2 genes in breast cancer families: the breast cancer linkage consortium [J]. Am J Hum Genet,1998,62:676-689.

[225]FORD D, EASTON D F, BISHOP D T, et al. Risks of cancer in BRCA1-mutation carriers: breast cancer linkage consortium[J]. Lancet, 1994,343:692-695.

[226]GROSS A J,BERG P H. Ameta-analytical approach examining the potential relationship between tale exposure and ovarian cancer[J]. J Exp Anal Environ Epidemiol,1995,5:181-195.

[227]TZONNOU A, POLYCHRONIPOULOU A, HEIEH C C,et al. Hair dyes, analgesics, tranqilizers and perineal tale application as risk factors for ovarian cancer[J]. Int J Cancer,1993, 55:408.

[228]张巧利,尹厚源,范宗华,等. 卵巢恶性肿瘤危险因素的病例对照研究[J]. 现代预防医学,1997, 24(3):291-293.

[229]MARGARE K,MACIEJ S,ROBERT E H,et al. Dietary factors and cancers of breast, endometrium,and ovary:strategies for modifying fat intake in African, American women[J]. Am J Obstet Gynecol,1997,176:255.

[230]WELSH C W. Enhancement of mammary tumorigenesis by dietary fat: review of potential mechanisms[J]. Am J Clin Nurs,1987,45:192.

[231]CRAMER D W, MUTO M G, REICHARDT J K,et al. Characteristics of women with a family history of ovarian cancer,I galactose consumption and metabolism[J]. Cancer, 1994, 74: 1 309.

[232]AMOS C I,STRUEWING J P. Genetic epidemiology of epithelial ovarian cancer[J]. Cancer, 1993,71:566.

[233]BOFFETTA P, ANDERSEN A, LUNGE E, et

al. Employment as hairdresser and risk of ovari-an cancer and non-Hodgkin's lymphomas among women[J]. J Occup Med,1994,36:61.

[234]PARAZZINI F,FRANCESCHI S,CARLO L,et al. The epidemiology of ovarian cancer[J]. Gynecology Oncology,1991,43:9.

[235]HO G Y,STUDENTSOV Y,HALL C B,et al. Risk factors for subsequent cervicovaginal human papillomavirus(HPV) infection and the protective role of antibodies to HPV 16 virus-like particles[J]. J Infect Dis,2002,186:737-742.

[236]GIULIANO A R. The role of nutrients in the prevention of cervical dysplasia and cancer[J]. Nutrition,2000,16:570-573.

[237]NAKAGAWA M,STITES D P,FARHAT S,et al. T-cell proliferative response to human papillomavirus type 16 peptides:Relationship to cervical intraepithelial neoplasia[J]. Clin Diagn Lab Immunol,1996,3:205-210.

[238]BENTON C,SHAHIDULLAH H,HUNTER J A A. Human papillomavirus in the immunosuppressed[J]. Papillomavirus Report,1992,3:23-26.

[239]KURMAN RJ,SHIH IE M. Molecular pathogenesis and extraovarian origin of epithelil ovodian cancer-shifting the pardigm[J]. Hum Pathol,2011,42(7):918-931.

[240] PEARCE CL, TEMPLEMAN C, ROSSING MA,et al. Association between endometriosis and risk of histological subtypes of ovarian cancer:a pooled analysis of case control studies[J]. Lancet Oncol,2012,13(4):385-394.

[241]MERRITT MA,DE PARI M,VITONIS AF,et al. Reproductive characteristics in relation to ovarian cancer risk by histologic pathways[J]. Hum Reprod,2013,28(5):1 406-1 417.

[242]JORDAN SJ,WHITEMAN DC,PURDIE DM, et al. Does smoking increase risk of ovarian cancer? A systematic review[J]. Gynecol Oncol,2006,103(3):1 122-1 129.

[243] YANG HP,TRABERT B,MURPHY MA,et al. Ovarian cancer risk factors by histologic subtypes in the NIH — AARP Diet and Health Study[J]. Int J Cancer,2012,131(4):938-948.

[244]OLSEN CM,NAGLE CM,WHITEMAN DC,et al. Obesity and risk of ovarian cancer subtypes:evidence from the Ovarian Cancer Association Consortium[J]. Endocr Relat Cancer,2013,20(2):251-262.

[245]YANG TY,CAIRNS BJ,ALLEN N,et al. Postmenopausal endometrial cancer risk and body size in early life and middle age:prospective cohort study[J]. Br J Cancer,2012,107(1):169-175.

[246]PALMER J R. Advances in the epidemiology of gestational trophoblastic dieases[J]. J Reprod Med,1994,39:155-162.

[247] SCHORGE J O, GOLDSTEIN D P, BERNSTEIN M R,et al. Recent advances in gestational trophoblastic disease [J]. J Reprod Med, 2000,45(9):693.

[248]宋鸿钊. 滋养细胞肿瘤的诊断及治疗[M]. 2 版. 北京:人民卫生出版社,2004:18-26.

[249]KIM S J,BAE J N,KIM J H,et al. Epidemiology and time trends of gestational trophoblastic disease in Korea[J]. Int J Gynecol Obstet. 1998, 60:S33-S38.

[250]HANDO T,OHNO M,KUROSE T. Recent aspects of gestational trophoblastic disease in Japan[J]. Int J Gynecol Obstet, 1998, 60: S71-S76.

[251]万希润,杨秀玉,向阳. 第 12 届国际妊娠滋养细胞疾病大会纪要[J]. 中国实用妇科与产科杂志,2004,20(5):316-318.

[252]王伊洵,石一复,岳天孚,等. 滋养细胞疾病[J]. 中国实用妇科和产科杂志,2002,18(8):450-452.

[253] BERKOWITZ R S, CRAMER D W, BERNSTEIN M R, et al. Risk factors for complete molar pregnancy from a case-control study[J]. Am J Obstet Gynecol,1985,152:1 016-1 020.

[254]O'TOOLE B A,FRADDKIN R,WERKANG J. Vitamin A deficiency and reproduction in rhesus monkeys[J]. J Nutr,1974,104:1 513-1 516.

[255]BRINTON L A,BRACKEN M B,CONNELLY R R. Choriocarcinoma incidence in the Unites States[J]. Am J Epidemiol,1986,123:1 094.

[256]BASHAWE K D,RAWILINS G,PIKE M C,et al. ABO blood-groups in trophoblastic neoplasia [J]. Lancert,1971,1(7699):533-556.

[257]DAWOOD M Y,TEOH E S,RANTNAM S S. Blood group in trophoblastic disease[J]. J Obster Gynaecol Br Commonw,1971,78(10):918-923.

[258]MESSERLLI M L,LILIENFELD A M,PARMLEY T,et al. Rosenshein NB. Risk factors for gestational trophoblastic neoplasia[J]. Am J Obstet Gynecol,1985,153(3):294-300.

[259]PARAZZINI F,LA VECCHIA C,FRANCESCHI S,et al. ABO blood-groups and the risk of gestational trophoblastic disease[J]. Tumori,1985,71(2):123-126.

[260]王伊洵,杨秀玉.滋养细胞疾病[J].中国实用妇科与产科杂志,2002,18(8):449-487.

[261]TEOH E S,DAWOOD M Y,RATMAN S S. Observations on choriocarcinoma in Singapore [J]. Obstet Gynecol,1972,40:519.

[262]PARAZZINI F,LA V C,PAMPOLIONA S. Parentalage and risk of complete and partial hydatidiform mole[J]. Br J Obstet Gynecol,1986,93:582-585.

[263]BAGSHAWE K D,DENT J,WEBB J. Hydatidiform mole in England and Wales 1973—1983 [J]. Lancet,1986,2(8508):673.

[264]ACAIA B,PARAZZINI F,IA VECCHIA C,et al. Increased frequency of complete hydatidiform mole in women with repeated abortion[J]. Gynecol Oncol,1998,31(2):310.

[265]BERKOWITZ R S,IM S S,BERNSTEIN M R,et al. Gestational trophoblastic disease:subsequent pregnancy outcome,including repeat molar pregnancy[J]. J Reprod Med,1998,43(2):81.

[266]TUNCER I S,BERNSTEIN M R,WANG J,et al. Repeated hydatidiform with different male parters[J]. Gynecol Oncol,1999,75(2):224.

[267]SAND P K,HURAIN J R,BREWER J I. Repeat gestational trophoblastic diease[J]. Obstet Gynecol,1984,63:140.

[268]BRINTON L A,WU B,WANG W,et al. Gestational trophoblastic disease:a case-control study from the People's Repubic of China[J]. Am J Obstet Gynecol,1989,161:121.

[269]LA VECCHIA C,FRANCESCHI S,PARAZZINI F,et al. Risk factors for gestational trophoblastic disease in Italy[J]. Am J Epidemiol,1985,121:457.

[270]PALMER J R,DRISCOLL S G,ROSENBERG L,et al. Oral contraceptive use and risk of gestational tropho blastic tumors[J]. J Natl Cancer Inst,1999,91:635.

[271]MORROW C P. The influence of oral contraceptives on the postmolar human chorinic gonadotropin regression curve[J]. Am J Obstet Gynecol,1985,151:906.

[272]HO YUEN B,BURCH P. Relationship of oral contraceptives and the intrauterine contraceptive devices to the regression of concentrations of the beta-subunit of human chorionic gonadotropins and invasive complications after molar pregnancy[J]. Am J Obstet Gynecol,1983,145:214.

[273]PALMER J R,DRISCOLL S G,ROSENBERG L,et al. Oral contraceptive use and risk of gestational tropho blastic tumors[J]. J Natl Cancer Inst,1999,91:635-640.

[274]BERKOWITZE R S,BERNSTEIN M R,HARLOW B L,et al. Case control study of risk factors for partial molar pregnancy[J]. Am J Obstet Gynecol,1995,173:788-794.

[275]KOSARY CL. Cancer of the corpus uteri[M]// RIES LAG,YOUNG JL,KEEL,ENISER MP,et al. SEER Survival Monograph:Cancer Survival Among Adults:U. S. SEER Program,1988—2001,Patient and Tumor Characteristic. National Cancer Institutes,SEER Program,NIH pub. No. 07-6215. Bethesda,MD,2007:123-132.

[276]Tumors of the uterine corpus[M]//TAVASSOLI FA,DEVILEE PEDS. World Health Organization Classification of Tumors. Pathology and genetics of Tumors of the Breasts and Female Genetics Organs. Lyons,France:IARC Press,2003:217-258.

[277]D'ANGELO E,PRAT J. Uterine sarcomas:a review. Gynecol Oncol,2010,116:131-139.

[278]PARK J,KIM D,SUH D,et al. Prognostic fac-

tors and treatment outcomes of patients with uterine sarcoma:analysis of 127 patients at a single institution,1989—2007[J]. J Cancer Res Clin Oncol,2008,134:1 277-1 287.

[279] KOIVISTO-KORANDER R,BUTZOW R, Koivisto A,et al. Clinica outcome and prognostic factors in 100 cases of uterine sarcoma experience in Helsinki University Central Hospital 1990 2001[J]. Gynecol Oncol,2008,111,74-81.

[280]KAHANPA K,WAHLSTROM T,GROHN P. et al. Sarcomas of the uterus:a clinical-pathologic study of 119 patients[J]. Obstet Gynecol, 1986,67:417-424.

[281]GEORGE M,PEJOVIC MH,KRAMAR A. Uterine sarcomas:prognostic factors and treatment modalities—study on 209 patients[J]. Gynecol Oncol,1986,24:58-67.

[282]OLAH KS,GEE H,BLUNT S,et al. Retrospective analysis of 318 cases of uterine sarcoma [J]. Eur JCancer,1991,27:1 095-1 099.

[283]PAUTIER P,GENESTIE C,REY A,et al. Analysis of clinicopathologic prognostic factors for 157 uterine sarcoma and evaluation of grading score validated for soft tissue sarcoma[J]. Cancer,2000,88:1 425-1 431.

[284]ABELER VM,ROYNE O,THORENSEN S,et al. Uterine sarcomas in Norway. A histopathological and prognostic survey of a total population from 1970 to 2000 including 419 patients [J]. Histopathology,2009,54:355-364.

[285]JIN Y,PAN L,WANG X,et al. Clinical characteristics of endometrial stromal sarcoma from and academic medical hospital in China[J]. Int J Gynecol Cancer,2010,20:1 535-1 539.

[286] VERA AAL. Guadarrama MBR. Endometrial stromal sarcoma:clinicopathologic and immunophenotyped study of 18 cases[J]. Ann Diag Patbol,2011,15:312-317.

[287]CHENG X,YANG G,SCHMELER KM,et al. Recurrence patterns and prognosis of endometrial stromal sarcoma and the potential of tyrosine kinase—inhibiting therapy[J]. Gynecol Oncol,2011,121:323-327.

[288]SHAH LP,BRYANT CS,KUMAR S,et al. Lymphadenectomy and ovarian preservation in low—grade endometrial stromal sarcoma[J]. Obstet Gynecol,2008,112:1 102-1 108.

[289]DOS SANTOS LA,GARG K,DIAZ JP,et al. Incidence of lymph node and adnexal metastasis in endometrial stromal sarcoma[J]. Gynecol Oncol,2011,121:319-322.

[290]GARG G,SHAH JP,LIU R,et al. Validation of tumor size as staging variable in the revised International Federation of Gynecology and Obstetrics stageIleiomyosarcoma: a population—based study[J]. Int J Gynecol Cancer,2010,20:1 201-1 206.

[291]LOIZZI V,CORMIO G,NESTOLA D,et al. Prognostic factors and outcomes in 28 cases of uterine leiomyosarcoma[J]. Oncology,2011,81:91-97.

[292]ZIVANOVIC O,LEITAO MM,IASONOS A,et al. Stage—specific outcomes of patients with uterine leiomyosarcoma:a comparison of the International Federation of Gynecology and Obstetrics and American Joint Committee on Cancer staging systems[J]. J Clin Oncol,2009,27:2 066-2 072.

[293]PARK J,KIM J. The role of pelvic and/or para-aortic lymphadenectomy in surgical management of apparently early carcinosarcoma of uterus [J]. Ann Surg Oncol,2010,17:861-868.

[294]PRADHAN TA,STEVENS EE,ABLAVSKY M,et al. FIGO staging for carcinosarcoma:can the revised staging system predict overall survival? [J]. Gynecol Oncol,2011,23:221-224.

[295]CLEMENT PB,SCULLY RE. Mullerian adenosarcoma of the uterus:aclinicopathologic analysis of 100 cases with a review of the terature [J]. Hum Patbol,1990,21:363-381.

[296]GUNTUPALLI SR,RAMIREZ PT,ANDERSON ML,et al. Uterine smooth muscle tumor of uncertain malignant potential:a retrospective analysis[J]. Gynecol Oncol,2009,113:324-326.

[297]ZEMANOWICZ A,HILDESHEIM A,SHERMAN MA,et al. Evidence for a common etiology for endometrial carcinomas and malignant

mixed mullerian tumors [J]. Gynecol Oncol, 1998,69:253-257.

[298]MORTEL R,NEDWICH A,LEWIS GC,et al. Malignant mixed mfillerian tumors of the uterine corpus[J]. Obstet Gynecol,1970,35:469-480.

[299]NORRIS HJ,ROTH E,TAYLOR HB. Mesenchymal tumors of the uterus[J]. Obstet Gynecol,1966,28:57-63.

[300]BROKKS SE,ZHAN M,COTE T,et al. Survival epidemiology and end results analysis of 267 cases of uterine sarcomas,1989—1999[J]. Gynecol Oncol,2004,93:204-208.

[301]GIUNTOLI Rl. METZINGER DS,DIMARCO CS,et al. Retrospective review of 208 patients with leiomyosarcoma of the uterus:prognostic indicators surgical management, and adjuvant therapy[J]. Gynecol Oncol,2003,89:460-469.

[302] CHRISTOPHERSON WM, WILLIAMSON EQ,GRAY LA. Leiomyosarcoma of the uterus [J]. Cancer,1972,29:1 512-1 517.

[303]MEREDITH RJ,EISERT DR,KAKA Z,et al. An excess of uterine sarcomas after pelvic irradiation[J]. Cancer,1986,58:2 003-2 007.

[304] VARALA-DURAN J,NOCHOMOVITZ LE, PREM KA,et al. Postirradiation mixed mtillerian tumors of the uterus[J]. Cancer,1980,45:1 625-1 631.

[305]POTHURI B,RAMONDETTA L,EIFEL P,et al. Radiation — associated endometrial cancers are prognostically unfavorable tumors:a clinicopathologic comparison with 527 sporadic endometrial cancers[J]. Gynecol Oncol, 2006, 103: 948-951.

[306]JAAKKOLA S,LYYTINEN HK,PUKKALA E,et al. Use of estradiol-progestin therapy associates with increased risk for uterine sarcomas [J]. Gynecol Oncol,2011,122:260-263.

[307]LAVIE O, BARNETT-GRINESS O, NAROD SA,et al. The risk of developi ng uterine sarcoma after tamoxifen use[J]. Int J Gynecol Cancer,2008,18:352-356.

[308] HOOGENDOORN WE, HOLLEMA H, VAN BOVEN HH,et al. Prognosis of uterine corpus cancer after tamoxifen treatment for breast cancer[J]. Breast Cancer Res Treat,2008,112: 99-108.

[309]NILBERT M,THERKILDSEN C,NISSEN A, et al. Sarcomas associated with hereditary nonpolyposis colorectal cancer:broad anatomical and morphological spectrum[J]. Familial Cancer,2009,8:209-213.

[310]FRANCIS JH, KLEINERMAN RA, SEDDON J,et al. Increased risk of secondary uterine leiomyosarcoma in hereditary retinoblastoma [J]. Gynecol Oncol,2012,124:254-259.

[311]沈铿,郎景和.21世纪的妇科肿瘤[J].中国医学科学院学报,2003,25(4):373-376.

# 2　妇科肿瘤分子生物学和肿瘤浸润、血管生成与转移

## 2.1　妇科肿瘤分子生物学

### 2.1.1　概论

早期流行病学研究已经提示人类上皮细胞癌症的发生是一个复杂多步骤的过程。伴随着年龄增长,肿瘤的发生率增加,癌症的发生率与年龄的 $n$ 次幂成比例。这种关系可以解释为一些 $n$ 事件,每一事件都与时间相关,而互不相关,必须在肿瘤形成前发生。有两种模型可解释这些事件是如何发生的。一种模型是单一细胞蓄积了多种基因损害(单一目标,多次打击),另一模型提示多个细胞接受了一次损害(多目标,单一打击)。由于有证据表明多数人类肿瘤是单克隆起源,所以前一种理论得到更多的支持。那些 $n$ 事件是否在一种恶性肿瘤的发生中需要按顺序发生尚不清楚。

现代分子生物学研究表明,细胞癌变过程是一系列癌基因和抑癌基因组学分子事件的多步骤动态过程。运用现代的分子生物学技术进行分析,为这一多步骤假设提供了重要证据。癌基因的发现及对其特性的研究,将恶性肿瘤的致癌子或促进子的模型与激活细胞转化的生化通道联系起来。尽管人类肿瘤类型繁多,但人类肿瘤细胞的形成有五项基本规律[1]。依照这些规律,恶性肿瘤细胞必须具备以下能力:具备引起其自身有丝分裂的信号、对抗外源性的生长抑制的调控、逃避凋亡、无限扩增且能获得血供。另外,晚期肿瘤具有侵蚀及转移能力。

癌基因包括:①逆转录病毒中引起转化的序列;②在基因转化试验中,肿瘤细胞中能转化正常受体细胞的 DNA 片段;③在染色体断裂点的融合基因;④具有同源性的核酸序列。原癌基因是指在细胞增殖过程中具有重要作用的细胞基因。原癌基因的激活可继发于点突变。基因扩增以及调控基因表达的正常控制机制的丧失、过度表达或其蛋白产物的激活将导致正常细胞的转化[2]。原癌基因包括生长因子及其受体、核转录基因及影响信号传导通路的成分[2]。

在妇科肿瘤中,发现了多种激活的癌基因。例如,*c-erbB2* 的过度表达可见于 30% 的上皮性卵巢癌,前者编码一种跨膜的酪氨酸激酶,且与 EGF 受体有 40% 的同源性。*ras* 癌基因家族编码一种具有 ATP 酶活性的蛋白,可经点突变而激活。在子宫内膜癌及卵巢低度恶性潜能(low maligant potential,LMP)肿瘤中可见 *ras* 基因的激活。在许多女性生殖系统癌症中可见核转录基因 *c-myc* 的过度表达。

另外一类在肿瘤发生中起重要作用的癌基因是肿瘤抑制基因,有两种证据已证实他们的存在[2]。当肿瘤细胞及正常细胞进行体细胞杂交后,细胞多表现出正常而非转化的表型。这表明正常细胞携带具有肿瘤抑制能力的因子。另外,对小儿恶性视网膜母细胞瘤的流行病学研究,表明抑制性的癌基因的存在。视网膜母细胞瘤有两种形式,遗传型的发生于生命早期,肿瘤多为双侧,多中心性;而散发型发生较晚,且是单侧性的。Hethcote 等[3]推测这一肿瘤的发生是由于一种主要调控基因的缺失。在遗传型中,一个突变的等位基因被

遗传下来,而当第二个等位基因发生体细胞突变时,肿瘤就发生了。而散发型是由于同一细胞中两个独立的体细胞事件而造成的。对视网膜母细胞瘤进行细胞分析发现,染色体异常发生于 13q14。对这一区域进行分子分析发现了视网膜母细胞瘤抑癌基因,并了解了其特点。后来,其他肿瘤抑制基因被发现,这些基因表现出对细胞增殖的巨大作用,它们的突变、失活导致细胞生长失控。

人类肿瘤中,肿瘤抑制基因 *p53* 的突变是最常见的基因改变,该基因的突变将导致 *p53* 蛋白的过度表达,导致大量人类肿瘤的产生,包括女性生殖道肿瘤。例如,在晚期卵巢癌中,约 50% 的患者存在 *p53* 突变。在某些肿瘤中,通过发现其他非随机的等位基因的缺失,而发现了其他的肿瘤抑制基因。

### 2.1.2　妇科癌症分子发病机制

妇科肿瘤的临床特征如分级、组织学分类、临床分期、治疗反应及生存期等都不同,而这种不均一性是由于潜在的分子改变导致的。一些肿瘤在一组遗传易感基因发生遗传突变时产生,而绝大多数是在缺乏较强的遗传易感性时散发。在不同类型的肿瘤之间以及特定类型的肿瘤中突变基因谱都不相同。在一些情况下,分子特征能够预测临床表型。当我们更加深入地理解妇科肿瘤中不同的遗传改变导致的不同临床特征时,分子表型在预测临床行为和治疗反应时将更有价值。对妇科肿瘤分子发病机制的研究也将为诊断、治疗和预防提供新的途径和机会。

#### 2.1.2.1　子宫内膜癌

流行病学和临床研究显示子宫内膜癌有两种类型[4]。I 型与雌激素刺激相关,常常由子宫内膜增生发展而来,组织学显示高分化子宫内膜样改变,分期早,预后良好,常常存在 *PTEN、K-ras、* β 连环蛋白的突变,以及 DNA 错配修复基因的缺陷。相反,II 型子宫内膜癌分化差,非子宫内膜样组织学改变,恶性程度更高,常常为晚期表现,预后相对较差,多包含

*TP53、Her-2/neu* 的突变,常为非二倍体型。实际上就病因和临床表现来看,子宫内膜癌是连续变化的,不是所有的病例都能够归为 I 型或 II 型。目前已经阐明了子宫内膜癌发生发展中涉及的遗传事件,无论是 I 型还是 II 型常常存在特异性的基因改变,但并不总是存在(表 2-1)。

有 5%～10% 的子宫内膜癌具有很强的遗传倾向,最常见于生殖细胞 DNA 修复基因突变导致的 HNPCC 综合征中。但绝大多数的病例仍是自发产生的。对于子宫内膜癌的发生,尚未完全理解的一个问题就是雌激素的刺激作用,它也是自发性肿瘤中重要的危险因素。目前认为雌激素由促进子宫内膜有丝分裂的作用而促进子宫内膜癌的发生发展,雌激素导致增殖率的增高可能会引起更高频率的自发突变。另外,无论什么原因导致的基因损伤的发生,雌激素的存在都可能会促进克隆扩增。还有观点认为雌激素扮演着"完全致癌物"的角色,通过刺激增殖以及致癌性代谢产物的产生促进肿瘤的发生。

细胞遗传学研究描述了子宫内膜癌中总染色体的改变,包括特异性的染色体数目的改变、缺失和转位[5]。比较基因组杂交(comparative genomic hybridization,CGH)研究在子宫内膜癌和非典型增生中观察到染色体的缺失和扩增[6,7]。染色体扩增最常见的位点是 1q、8q、10p 和 10q[8-9],而染色体的丢失在 CGH 和杂合性丢失(loss of heterozygosity,LOH)的研究中更为常见[10]。CGH 中染色体数目改变越多,临床上的恶性程度就越高[11]。与其他类型的肿瘤相比,CGH 在子宫内膜癌中检测到的染色体改变相对较少。

DNA 倍体分析简单测量了核总 DNA 含量,约 80% 的子宫内膜癌是正常的二倍体 DNA 含量,约 20% 出现非整倍性,多为晚期、分级较差、非子宫内膜样组织学改变、预后较差的病例[12]。子宫内膜癌中非整倍性的发生频率比卵巢癌(约 80%)低。子宫内膜癌和卵巢癌非整倍性发生率的不同与这两种疾病完全不同的结局显著相关。

表 2-1　Ⅰ型和Ⅱ型子宫内膜癌相关遗传改变

| 基因 | 突变类型 | Ⅰ型/% | Ⅱ型/% |
| --- | --- | --- | --- |
| **遗传型** | | | |
| MSH2,MLH1,PMS1,PMS2,MSH6 | 突变 | 5 | 罕见 |
| **散发型** | | | |
| 癌基因 | | | |
| HER-2/neu | 扩增/过表达 | 罕见 | 18～80 |
| K-ras | 突变 | 13～26 | 0～10 |
| PIK3CA | 突变 | 26～36 | 26～36 |
| FGFR2 | 突变 | 12 | 12 |
| β-catenin | 突变 | 25～38 | 0～5 |
| c-myc | 扩增/过表达 | 3～19 | 20～30 |
| bax | 突变 | 48 | 43 |
| c-fms | 过表达 | 罕见 | ? |
| 抑癌基因 | | | |
| p53 | 突变/过表达 | 5～10 | 80～90 |
| PTEN | 突变/缺失/甲基化 | 35～55 | 0～11 |
| MLH1 | 甲基化 | 20～35 | 0～10 |
| CDC2 | 突变/缺失 | 罕见 | 15 |
| P16 | 突变/甲基化/过表达 | 10 | 10～40 |
| bcl-2 | 突变 | 65 | 67 |
| E-cadherin | 突变/甲基化 | 22～43 | 57～75 |

（1）抑癌基因：p53 抑癌基因的失活是子宫内膜癌中发生率最高的遗传事件[13]，约 76% 的子宫内膜癌存在 p53 的突变和蛋白的过表达[14]。它与已知的一些预后因素相关，如分期晚、分级差、非子宫内膜样组织学改变等。约 50% 的卵巢癌和 20% 的子宫内膜癌存在 p53 基因的错义突变，产生抵抗降解的蛋白产物，应用免疫组化可以观察到这些突变的 p53 蛋白大量集聚于细胞核内[12,15]。

Ⅰ～Ⅱ期子宫内膜癌约 10% 发生 p53 过表达，而Ⅲ～Ⅳ期达 40%[15]。大量的研究已经证实 p53 过表达与较差的预后因素以及生存期的降低密切相关[16-22]，其中一些研究显示即使分期一致，p53 的过表达还是会导致更差的预后[23,24]，这些提示 p53 抑癌基因功能的丧失导致显著的恶性表型。虽然我们对子宫肉瘤的分子改变知之甚少，但绝大多数子宫的混合性中胚叶肉瘤（74%）及一些平滑肌肉瘤中都存在突变型 p53 的过表达[25,26]。

p53 蛋白过表达的子宫内膜癌常常包含 5 到 8 外显子的错义突变，导致蛋白的氨基酸置换[15,27-30]，如子宫内膜癌 p53 基因的 248 密码子发生错义突变，CGG 变为 TGG 导致色氨酸转变为精氨酸，这些突变导致 DNA 结合活性的丢失。p53 的突变可能导致低分化和（或）浆液性Ⅱ型子宫内膜癌的进展，浆液性Ⅱ型子宫内膜癌不是通过内膜增生转变而来，与疾病的迅速蔓延相关。浆液性乳头状癌及其前驱病变（子宫内膜原位癌）的研究显示，分别有 90% 和 78% 的病例观察到 p53 的过表达[31]。因为 p53 突变很少发生在子宫内膜增生[27,32]，那么 p53 突变可能代表了Ⅰ型子宫内膜样的子宫内膜癌发展中的晚期事件。

约80%的子宫内膜癌存在位于染色体10q23的抑癌基因 PTEN 的表达缺失,其中30%～50%为突变导致。它代表了目前为止这类肿瘤中发生频率最高的基因改变,该基因第二拷贝的缺失也是常见事件,导致 PTEN 功能的完全丧失。绝大多数的突变是缺失、插入和无意突变,产生截短蛋白产物。只有约15%的突变是错义突变,引起磷酸酶区一个关键氨基酸的改变。PTEN 基因编码与细胞激酶活性相反的磷酸酶。子宫内膜癌中 PTEN 的活性降低或功能缺失性突变,导致多条信号通路的构成性激活,包括 PI3K/AKT 通路,从而影响细胞增殖、凋亡和转移[33,34]。

PTEN 基因变与子宫内膜样病变、分期早及良好的临床行为相关[35],高分化非侵袭性病例的突变频率最高。另外,在20%子宫内膜增生的病例中观察到 PTEN 突变,这提示它是一些I型子宫内膜癌的早期事件[36]。有报道 PTEN 的缺失可能发生在表现正常的子宫内膜腺体中,甚至在增生之前就出现了[37,38]。

有时候在子宫内膜和卵巢同时发生子宫内膜样肿瘤,显微镜下难以区别。一些病例中证实存在完全相同的 PTEN 突变,提示卵巢肿瘤是子宫内膜癌的转移灶[39];另一些病例,只在子宫内膜癌中发现 PTEN 的突变,而卵巢癌中并未发现,提示它们是两个独立的原发肿瘤。约20%的没有子宫内膜癌的子宫内膜样卵巢癌中观察到 PTEN 的突变。与不存在微卫星不稳定性肿瘤相比,存在微卫星不稳定性的肿瘤中发生 PTEN 基因突变的频率更高(60%～86% vs. 24%～35%),这提示 PTEN 是 DNA 修复缺陷环境下的一个突变靶点[40]。

DNA 错配修复基因的遗传性突变在HNPCC 综合征中起重要作用,子宫内膜癌是女性 HNPCC 中第二常见的恶性肿瘤。这些病例中发生的肿瘤,其基因组周围存在多种微卫星重复序列的突变。在20%～30%的散发子宫内膜癌中也观察到微卫星的不稳定性[41,42],存在微卫星不稳定性倾向的子宫内膜癌多为I型。因为在散发的子宫内膜癌患者中观察到了微卫星的不稳定性,这些病例没有携带能引起 HNPCC 综合征的生殖细胞DNA 修复基因的突变体[41],人们还试图鉴别这些基因后天获得性的体细胞突变。DNA 修复基因突变仅仅在少数存在微卫星不稳定性的散发型子宫内膜癌中鉴定出来[43],这些病例中最常见的错配修复基因的缺失是由MLH1 基因启动子甲基化引起基因沉默而导致的[44,45]。子宫内膜癌中偶尔也可见到MLH-2 和 MLH-6 胚系突变的发生。MLH1启动子的甲基化也存在于子宫内膜增生[42,46]和临近肿瘤的正常子宫内膜中,这提示它是这些肿瘤发展的早期事件[47]。相似的,APC 和MGMT 基因的启动子的超甲基化也与I型子宫内膜癌相关。甲基化导致的一系列抑癌基因和 DNA 修复基因表达的降低可能是一些子宫内膜癌的特征,尤其是I型[48,49]。DNA错配修复的缺失有利于与恶性转化相关的微卫星序列突变的积累,可能会加速恶性转化的进程,而这些潜在的微卫星不稳定性中绝大多数是源于 DNA 错配修复基因的遗传失活或沉默,而不是基因突变。

约16%的子宫内膜癌存在细胞周期进展中调控细胞周期蛋白 E 表达的 CDC4 基因的突变[50],并伴随其野生型等位基因的丢失,在预后因素较差,如分期晚、淋巴结转移的病例中更常见。CDC4 可能发挥肿瘤抑制物的作用,抑制促进细胞 $G_1$ 到 S 期进程的细胞周期蛋白 E 的活性。

(2)癌基因:在子宫内膜癌中已经证实了一些癌基因的突变,但发生频率比抑癌基因失活要低(表 2-1)。在10%～15%的子宫内膜癌中发现 HER-2/neu 受体酪氨酸激酶的高表达[51-53],并与晚期和预后不良相关。一些研究的多因素分析显示其高表达是预后不良的独立变量[52],绝大多数浆液性乳头状腺癌出现 HER-2/neu 的过表达,这提示它可能代表着一类有潜力的靶向治疗靶点[54]。但子宫内

膜癌中 *HER-2/neu* 的过表达水平并不如在乳腺癌中那么显著，目前也没有证据显示赫赛汀（抗 HER-2/neu 抗体）对子宫内膜癌有治疗作用。

*fms* 癌基因编码酪氨酸激酶。作为巨噬细胞集落刺激因子（macrophage colony stimulating factor，MCSF）的受体，fms 在子宫内膜癌中的表达证实与分期晚、分级差、子宫肌层浸润深相关[55]。后来又发现 fms 及它的配体 MCSF 在子宫内膜癌中常常存在共表达，提示这对受体-配体可能介导了自分泌生长刺激因子通路[56]。子宫内膜癌患者血清 MCSF 水平增高。MCSF 能够提高 fms 高表达的细胞株的侵袭力，但对于受体表达水平低的细胞株没有作用[57]，这些结果都是这一假设的有力证据。

*ras* 癌基因密码子 12、13、61 的点突变导致许多类型肿瘤的分子激活。最初在 11 种永生化的子宫内膜癌细胞株中发现 *K-ras*、*H-ras* 和 *N-ras* 基因的这些密码子的突变[58]。在 4 种细胞株中发现 *K-ras* 基因密码子 12 的突变，而 *H-ras* 基因的密码子 61 突变发生在三种细胞株中。后来的研究证实19%～46%的子宫内膜癌中存在 *K-ras* 基因的突变，而绝大多数是密码子 12 的突变[59]。这些突变发生频繁，但并无排他性。在Ⅰ型子宫内膜癌中 *K-ras* 的突变也被证实发生在一些子宫内膜增生的病例中[60-62]，这提示它是一些Ⅰ型子宫内膜癌发生发展的相对早期事件，而在浆液性乳头状癌和透明细胞癌中并未见到。24%～36%的子宫内膜癌中发生 3-磷脂酰肌醇激酶（PIK3CA）的突变，其中 14%～26%同时发生 PTEN 的突变。对子宫内膜癌中基因拷贝数和表达的综合分析显示，PIK3CA 的扩增与 PI3K 激活和抑制的基因表达谱相一致，显示 PI3K 可能是潜在的新的治疗靶点[63,64]。

上皮细胞钙黏蛋白 E-cadherin 是一种细胞黏附相关的跨膜糖蛋白，它在肿瘤细胞中的低表达与浸润和转移潜能的增高相关。上皮细胞钙黏蛋白突变很少发生在非子宫内膜样肿瘤中[65]，但钙黏蛋白的表达在没有突变时也可能被下调[66,67]。上皮细胞钙黏蛋白的细胞质尾部与 β 连环蛋白和 APC 基因产物构成大分子复合物，使它与细胞骨架相连。APC 抑癌基因的关键功能是调节 β 连环蛋白第 3 外显子的丝氨酸和苏氨酸残基（密码子 33、37、41、45）的磷酸化，使 β 连环蛋白降解。APC 的突变失活使得 β 连环蛋白聚集，转移到细胞核内，作为转录因子诱导细胞周期蛋白 D1 的表达，还可能诱导细胞周期进展相关的其他基因的表达[67]。生殖细胞 APC 突变引起 APC 综合征，体细胞的突变则在散发的结肠癌中常见，但 APC 的突变并未在子宫内膜癌中得到描述[68,69]。在一些子宫内膜癌中 APC 基因可能由于启动子的甲基化而失活[70]，另外，一些研究显示 β 连环蛋白第 3 外显子的错义突变导致相同的结局，换句话说，APC 诱导 β 连环蛋白降解的功能丧失，会导致转录活性失常。这样看来，β 连环蛋白可以被认为是癌基因[71]。已经在许多类型的肿瘤中观察到 β 连环蛋白的突变，包括肝癌、前列腺癌、子宫内膜癌等。有 10%～15%的子宫内膜癌发生 β 连环蛋白的突变，但其中仅有 1/3 的病例出现 β 连环蛋白的异常集聚，提示这些病例还可能涉及突变以外的其他机制[69,72]。

目前正在研究一些可能与子宫内膜癌相关的原癌基因，如 *c-myc*、*survivin*、*RUNX1*、*ETV5*、*hTERT* 等。在人类肿瘤的发生发展中，刺激增殖的核转录因子中 *myc* 家族成员的扩增是最常见的，已经证实 *c-myc* 在正常子宫内膜中表达，而在增殖期高表达，在 3%～19%的子宫内膜癌中存在 *c-myc* 的扩增和过表达。一项研究还显示 *c-myc* 可能是子宫内膜癌的独立预后因素[73-75]。研究还发现，在 12%的子宫内膜癌中存在另一个酪氨酸激酶-成纤维细胞生长因子 2（FGFR2）的体细胞突变。FGFR2 的突变是致癌性的，具有其突变的细胞中 FGFR2 激酶的活性会被抑制[73,76]。

#### 2.1.2.2　卵巢癌

绝大多数的卵巢癌是散发的,主要由积累遗传损伤导致。卵巢上皮组织获得性遗传改变的原因仍不清楚,外源性致癌物除了可能的滑石外并没有很强的相关性。一些突变可能是自发的,因为修复排卵缺损需要上皮增殖的增加。排卵部位的炎症和修复产生的氧化应激和自由基的形成也可能促进 DNA 损伤的集聚。无论机制如何,减少排卵周期的生殖事件(如怀孕和避孕药)是可预防卵巢癌的[77]。与排卵终止时间的影响相比,这些因素的防护作用更显著:5 年口服避孕药的应用使得风险降低 50% 而排卵总时间仅减少不到 20%。有证据显示,怀孕中孕激素也可能通过增加卵巢上皮细胞的凋亡而预防卵巢癌,因此应该能清除获得遗传损伤的卵巢细胞[78]。其他生殖激素如雌激素、雄激素、促性腺激素也可能促进卵巢癌的发生发展。

有 10%~15% 的卵巢癌发生于存在肿瘤易感基因胚系突变的女性中。大多数与 BRCA 突变相关。研究显示,携带 BRCA 突变基因的女性患卵巢癌的风险为 12%~46%[79]。BRCA1 和 BRCA2 突变属于具有高外显率的主要易感基因的胚系突变。有 5%~15% 的卵巢癌患者有家族史,而其中大多数与 BRCA1 和 BRCA2 的胚系突变相关。

上皮性卵巢肿瘤根据生物学行为(交界性、浸润性)、组织病理学类型(浆液性、黏液性、子宫内膜样、透明细胞瘤)分为不同类型。虽然绝大多数流行病学危险因素如经产次数对所有亚型的发病风险都有影响,但对不同病因和分子改变的影响不同。例如,浆液性卵巢癌起源于卵巢表面或者潜在的囊腔上皮细胞,一些子宫内膜样的和透明细胞肿瘤可能由子宫内膜异位沉着发展而来。同样的,浆液性和子宫内膜样、透明细胞卵巢癌遗传改变的类型也不相同。分子学的研究显示,一些特定的遗传缺陷可能出现在特定的卵巢癌组织学类型中,而并不出现在其他的类型中;而浆液性和子宫内膜样卵巢癌中,低度恶性和高度恶性表现的遗传缺陷也相差甚远。例如,低度恶性浆液性卵巢癌中存在 braf 和 K-ras 基因突变,而高度恶性浆液性卵巢癌则以 TP53 突变和 BRCA1/BRCA2 功能障碍为主;黏液性卵巢癌最常见 K-ras 基因突变;PTEN 和编码 β 连环蛋白的基因 CTNNB1 突变在子宫内膜样卵巢癌中常见;PIK3CA 则是透明细胞卵巢癌突变率最高的基因。

当我们理解了促进肿瘤形成的分子发病机制时,就有可能根据分子标记特征形式的不同将不同的疾病亚型定义为完全不同的实体瘤。由此有学者提出了新的卵巢癌分类方法,将卵巢癌分为两类,第一类包括低度恶性的微乳头浆液性癌、黏液性癌、子宫内膜样癌和透明细胞癌,它们在遗传上是稳定的,包括一系列不同基因的突变,如 K-ras、BRAF、PTEN 和 β 连环蛋白等,表现为生长缓慢,常常仅限于卵巢癌的诊断,由交界性发展而来;另一类主要包括高度恶性浆液性癌、与肉瘤混合的癌以及未分化癌,这一类常常具有很高的遗传不稳定性,以 TP53 基因突变为特征,表现为生长快、高侵袭性,绝大多数起病时或很快发展成为晚期[80]。

(1)基因组改变:浸润性上皮性卵巢肿瘤一般都是单克隆性疾病,来源于卵巢单个转化细胞的同源性扩增[81],然而有证据显示一些浆液性交界性肿瘤[53]以及存在 BRCA1 突变的发生在腹膜上的肿瘤可能是多克隆性的[82]。绝大多数的卵巢癌存在较高程度的基因组和分子水平的遗传损伤,利用 CGH 已经证实了不同段基因组的扩增和丢失[83],同样的,LOH 也证实了一些染色体臂上发生的高频率的特异性基因座的特征性缺失[84]。然而我们并不清楚卵巢癌中广泛的遗传改变是否是恶性转化过程中所必需的还是一般的基因组不稳定的结果。

CGH 和 LOH 的研究都显示分期晚、分化差的肿瘤基因改变的数目高于分期早、低度恶性的病例[85-87]。这可以解释为随着肿瘤早期向晚期的进展,基因改变的数目不断积累,又或者由于特异性的突变和(或)增高的基因组不稳定性,进展期肿瘤即使在早期阶段在本质上可能恶性程度就更高。如果后者理论成立,那么早期和进展期卵巢肿瘤应当被看作是不同疾病而不是进展过程中的不同阶段,这对卵巢癌的早期诊断、治疗和预防有显著意义。

利用寡核苷酸微阵列技术研究基因的表达。通过主成分分析技术,比较各类肿瘤中基因的表达阵谱,对预测各种类型肿瘤的临床表型非常有用。一些研究组提供了卵巢癌的表达阵谱分析结果,其中一些研究比较了正常卵巢上皮细胞和卵巢癌的基因表达,很多基因在恶性转化进程中出现上调或下调[88-90]。另外,微阵列显示了不同组织学类型[91]和早期、晚期病例中基因表达形式的区别[90,92]。

(2)抑癌基因:p53 抑癌基因的改变是目前为止卵巢癌中发生频率最高的遗传事件[93-100](表 2-2)。晚期病例中非野生型 p53 过表达的频率(40%～60%)显著高于早期病例(10%～20%)。早期和晚期病例中组织学类型的分布显著不同,可能是 p53 突变频率不同的原因之一。p53 突变频率在浆液性和子宫内膜样卵巢癌中最高,而在透明细胞癌中并不是主要特征[101,102]。晚期病例中更高频率的 p53 改变,可能表明它是卵巢癌发生过程中的晚期事件,或者可能是 p53 的丢失导致进展更快的侵略性表型。突变型 p53 蛋白过表达可能与晚期卵巢癌略差的生存率相关[94-100,102,103]。虽然 p53 外显子 5 到 8 的错义突变和蛋白的过表达有很高的一致性,而约 20% 的晚期卵巢癌包含产生截短蛋白产物的突变,却常常不存在过表达[93,104],可能这些突变中有一些位于 5 到 8 外显子之外。总的来说,约 70% 的晚期卵巢癌存在 p53 基因的错义突变或截短

突变,绝大多数的错义突变是转变而不是传递[105,106],提示这些突变是自发产生的而不是由外源性致癌物导致的。

表 2-2　卵巢癌中基因突变类型及频率

| 基因 | 突变类型 | 频率/% |
| --- | --- | --- |
| **遗传型** | | |
| BRCA1 | 突变/缺失 | 6 |
| BRCA2 | 突变/缺失 | 3 |
| MSH2/MLH1 | 突变/缺失 | 1 |
| **散发型** | | |
| 癌基因 | | |
| HER-2/neu | 扩增/过表达 | 5～10 |
| K-ras | 突变 | 5 |
| PIK3CA | 突变 | 5～10 |
| AKT2 | 扩增 | 5～10 |
| c-myc | 扩增 | 20～30 |
| EMSY | 扩增 | 17 |
| 抑癌基因 | | |
| p53 | 突变/缺失 | 50～70 |
| p16 | 缺失/甲基化 | 15 |
| p21, p27 | 甲基化 | 10～40 |
| BRCA1 | 甲基化 | 10 |

由于在化疗诱导性研究中 p53 的作用被证实是诱导凋亡,所以假设功能性 p53 的缺失会导致化疗抗拒表型。一些研究已经在体外验证了卵巢癌化疗敏感性和 p53 突变的关系[107-112],也有一些提示 p53 突变和化疗敏感性丧失之间的关系,但是其他的等效关系并未得到验证,而且在有效的研究中并未观察到这种关系,也许 p53 基因的水平仅仅是决定化疗敏感性的众多因素中的一个。

p53 的过表达在 I 期浆液性交界性肿瘤中罕见,但在 20% 的晚期交界性肿瘤病例中存在[113,114]。在一项针对晚期浆液性交界性肿瘤的研究中发现,p53 的过表达与 6 倍的死亡风险相关[114]。一些病例在早期诊断为交界性肿瘤后可能发展为侵袭性浆液性肿瘤,目前观察到在原始的交界性肿瘤和后来的侵袭性肿瘤中 p53 突变水平并不一致[115],这提示侵袭性肿瘤或者独立发生或者是原始肿瘤的

克隆产物。

Rb 抑癌基因的突变虽然不是卵巢癌的常见特征,但最近的证据显示 Rb 的失活会大大增加 p53 突变的卵巢细胞的肿瘤形成[116]。在一个 Rb 和 p53 基因都失活的卵巢上皮鼠模型中,单独 p53 或 Rb 的丢失只会导致很少的肿瘤发生,但当这两个基因都失活时,几乎所有的病例都发生浆液性上皮性卵巢癌。Rb 的突变在卵巢癌中很少发生,那么有可能是 Rb 通路相关的众多基因中的一个失活,与 p53 合作导致转化,Rb 本身的失活可能并不是必需的。卵巢癌的小鼠模型增强了我们对上皮性卵巢癌发生的理解,这个模型值得注意的特征是癌前不典型增生上皮的发展。虽然卵巢不典型增生早就被认为是浆液性卵巢癌的前身[117],也作为早期检测和预防的有力靶点[118],但由于卵巢不易得到,给我们研究其自然病史造成显著障碍。这个新的小鼠模型追踪浸润前和浸润性损伤过程的能力,为我们提供了与人类卵巢癌形成相似的背景下发展化疗预防途径的机会。

CDK 抑制物作为肿瘤抑制剂,抑制细胞周期从 G_1 期向 S 期的进程。一些 CDK 抑制物在某些卵巢癌中表达减少,15% 的卵巢癌出现 p16 的纯合性缺失[119]。有证据显示 p16[120] 和其他一些抑癌基因如 BRCA1 的失活,是启动子的甲基化而不是突变和(或)缺失导致的[121-123]。同样的,尽管不存在失活性突变,在相当一部分卵巢癌中出现 p21 CDK 抑制物的表达降低[124,125],也可能出现 p27 CDK 抑制物的缺失,并与不良预后相关[126-129]。

正常卵巢上皮细胞被生长抑制肽 TGF-β 抑制,而后者对大多数永生化的卵巢癌细胞株无效[130,131]。TGF-β 在直接从患者获得的原代卵巢癌细胞株中的作用很复杂。单层培养的卵巢癌细胞,大多数仍对 TGF-β 的生长抑制作用敏感[131]。相反,当卵巢癌细胞在胶原基质中生长时,对 TGF-β 毫无反应[132]。有一些证据显示突变可能发生在细胞表面 TGF-β 受体或涉及下游信号的 Smad 基因家族[133],

但有其他研究证实这些信号通路是完整的[132]。因此,并没有有说服力的证据证明 TGF-β 通路的紊乱在卵巢癌发生发展过程中的作用。

(3)癌基因:卵巢癌能够产生生长因子和(或)对各种肽生长因子做出反应,如一些卵巢癌能够产生 EGF[134] 和 TGF-α[135],同时这些卵巢癌也能够表达与这些生长因子结合的受体(EGF 受体)[136,137]。一些肿瘤还能产生胰岛素样生长因子(IGF-1)、IGF-1 结合蛋白以及 I 型 IGF 受体[138]。许多类型上皮细胞包括人卵巢癌细胞株都能够表达血小板衍生生长因子(PDGF),但通常这些细胞对 PDGF 都不敏感[130,139,140]。另外,卵巢癌能够产生碱性成纤维细胞生长因子(bFGF)及它的受体,在一些卵巢癌中 bFGF 是促有丝分裂剂[141]。卵巢癌也能产生 MCSF,一些患者血清中 MCSF 水平升高[142]。许多卵巢癌都表达 MCSF 受体(fms),其中一些肿瘤可能包含了自分泌生长刺激途径[143]。卵巢癌患者的腹水中也包含磷脂因子如溶血磷脂酸(LPA),它刺激卵巢癌细胞的增殖和侵袭[144]。内皮分化基因 2 (Edg-2)G 蛋白偶联受体是 LPA 的功能受体,我们发现使 LPA 失效可有效降低增殖,增加凋亡,提示针对这条通路的治疗可能会获得收益[145]。

一些研究证明,正常卵巢上皮细胞跟恶性卵巢上皮细胞一样,也能够产生生长因子并对许多同样的肽生长因子做出反应[137,146-148]。尽管细胞培养的数据显示卵巢癌细胞受肽生长因子自分泌和旁分泌生长调控,我们仍不清楚生长因子表达的改变是否是卵巢癌发展过程中关键的早期事件,又或者生长因子对于恶性转化后的生长和转移可能是必要但不充分的辅助因素。

HER-2/neu 酪氨酸激酶是相关跨膜受体家族(包括 EGF 受体)的成员[149]。约 30% 的乳腺癌由于基因扩增,HER-2/neu 表达增加[150]。HER-2/neu 的过表达与预后不良相关。一部分卵巢癌 HER-2/neu 表达也增加,它与某些病例的预后不良相关[150,151],但不是所有病例[152,153]。与乳腺癌不同,显示 HER-2/neu 过表达的卵巢癌很少存在高水平的基因扩增[154,155]。与 HER-2/neu 相互作用的单克隆抗体能够降低过表达该受体的乳腺癌和卵巢癌细胞株的生长。已经证明抗 HER-2/neu 抗体赫赛汀治疗乳腺癌的有效性,通常给药方式同紫杉醇[156]。妇瘤组的一项研究发现仅 11% 的卵巢癌表现 HER-2/neu 的显著过表达[157],单药赫赛汀治疗的缓解率很低(7.3%),但将来可能会发现联合应用紫杉类或其他细胞毒性药物会有治疗收益。

K-ras 的突变导致信号转导通路的构成性激活、不可调控的增殖及分化受损[158,159]。研究显示 ras 基因的突变在侵袭性浆液性卵巢癌中罕见[160-163],而在约 50% 的黏液性卵巢癌和一些透明细胞瘤病例中证实存在 K-ras 突变,但这些仅仅是上皮性卵巢癌的一小部分。在 20%~50% 的交界性浆液性卵巢癌中常见 K-ras 突变[164,165]。这支持以下假设:交界性肿瘤的分子病理学与侵袭性卵巢癌不同。

细胞质激酶将促有丝分裂信号从细胞膜表面的受体酪氨酸激酶和 G 蛋白传向细胞核。CGH 显示包括 3 磷脂酰肌醇激酶(PIK3CA)的染色体 3p26 区域在一些卵巢癌细胞株中存在扩增[166]。另外,AKT2 丝氨酸/苏氨酸激酶也在一些卵巢癌中存在扩增和过表达[167]。PIK3CA 和 AKT2 激酶的活性与 PTEN 磷酸酶相反,PTEN 突变在卵巢癌中不常见,因为 PIK3CA 或 AKT2 的扩增,在某些情况下等于消除了对该肿瘤抑制基因缺失的需要。上一部分讲到,β 连环蛋白基因的突变是某些子宫内膜癌的特征。相似的是,在约 30% 的子宫内膜样卵巢癌中也存在 β 连环蛋白的突变[168],但是在其他组织学类型的卵巢癌中并未见到。这就为我们提供了进一步的证据证明不同组织学类型卵巢癌的分子异质性。一些存在无突变的 β 连环蛋白异常核集聚的子宫内膜样卵巢癌中,发现调控 β 连环蛋白活性的 APC,AXIN1 或 AXIN2 存在突变[168],这

提示 Wnt 信号通路的改变是子宫内膜样卵巢癌的特征之一,在子宫内膜样卵巢癌中,Wnt 信号通路常常通过 CTNNB1 基因的错义突变而被激活。

核转录因子活性增高也可能增强恶性转化。据报道,一些卵巢癌中存在 c-myc 癌基因的扩增。一些研究提示约 30% 的病例中都存在 c-myc 基因的扩增[169-174]。一项研究观察到 c-myc 的过表达最常见于晚期浆液性肿瘤。尽管有这些基因扩增的报道,但 c-myc 蛋白过表达的证据还缺少说服力。一些卵巢癌中存在细胞周期进程相关的细胞周期蛋白 E 的表达增高[175]。一项晚期卵巢癌研究显示,细胞周期蛋白 E 的高表达与中位生存期减少 6 个月相关[176],但并不是所有的病例中,细胞周期蛋白 E 的扩增都是过表达的根本原因。

研究证实 eEF1A2 位于染色体 20q13.3,它能够转化哺乳动物细胞,同时在多种肿瘤中高表达,如卵巢癌、乳腺癌和肺癌等[177-179]。一项研究发现,eEF1A2 在约 30% 的卵巢癌中存在过表达,其中 50% 的浆液性癌、30% 的子宫内膜样癌、19% 的黏液性癌以及 8% 的透明细胞癌显示 eEF1A2 的高表达[180]。

还发现染色体 11q13.5 区的 EMSY 基因在 17% 的高度恶性卵巢癌中有扩增[181]。EMSY 的过表达是致癌性的,因为它能够与 BRCA2 蛋白结合并使其失去 DNA 修复活性。

### 2.1.2.3　宫颈癌

宫颈癌是世界上最常见的妇科恶性肿瘤,每年新发病例超过 40 万。分子和流行病学的研究证明两性之间人乳头瘤病毒 HPV 感染在几乎所有的宫颈不典型增生和宫颈癌中起重要作用[182-185]。阴道、外阴的不典型增生和肿瘤也涉及 HPV 的感染。女性 HPV 感染的高发时期是 20~30 岁,而宫颈癌的发病率从 20 岁开始上升,40~50 岁达到高峰。虽然 HPV 在绝大多数的宫颈癌的发生发展中起到重要作用,但仅少数感染 HPV 的妇女会发展成为浸润性宫颈癌。这提示致癌型 HPV 感染本身并不足以导致永生化和宿主上皮细胞

的转化,其他的影响细胞周期调控的遗传及获得性的改变,在获得永生化表型以及进一步进展到恶性和浸润性表型的过程中起到重要作用[186],即宫颈肿瘤发生过程中还存在其他的遗传和(或)环境因素。例如,免疫抑制的患者,无论是HIV感染[187]还是免疫抑制药物导致的,在HPV感染后更易发展成为不典型增生和浸润性宫颈癌。而这些逐步积累的改变,在明确的临床分期中得到很好的体现[188]。

20世纪发达国家进行的宫颈筛查显著减少了浸润性宫颈癌的发病率和疾病相关的死亡。报道称HPV疫苗能高效预防HPV感染和不典型增生,这为将来该治疗的潜在效用提供了激动人心的证据[189]。虽然目前在美国和欧洲宫颈癌的死亡率很低,但它仍是不发达国家女性肿瘤死亡的主要原因之一。基于对HPV生物学的理解,21世纪我们有望通过筛查和预防措施完全根除宫颈癌。

(1)人乳头瘤病毒感染:人乳头瘤病毒有超过100种亚型,但不是所有亚型都感染下生殖道。与宫颈癌相关的最常见的亚型是HPV 16和HPV 18,发现超过80%的病例感染HPV 16和HPV 18。HPV 31,33,35,39,45,51,52,56,58,59,68,73,82亚型被认为是高危亚型,而其中HPV 26,53,59,68,73,82亚型被认为很可能具有致癌性[185]。低风险亚型如HPV 6,11,40,42,43,44,54,61,70,72亚型可能会引起下生殖道的不典型增生或湿疣,但很少导致肿瘤的发生。HPV的分型使得我们能够评估患者携带的是高危或低风险亚型,并证实对临床上处理阴道涂片异常患者是有益的。致瘤型病毒并不仅仅诱导宫颈癌的发生,在向浸润性癌发展以及维持恶性表型的过程中,也需要病毒的持续表达。

HPV的DNA序列包含的7 800个核苷酸分成"早期"和"晚期"开放读码框(ORF)。"早期"ORF存在于基因组的前4 200个核苷酸中,编码在病毒复制和细胞转化中的重要蛋白(E1~E8);而"晚期"ORF在序列的后半部分,编码衣壳蛋白(L1和L2)。在细胞转化过程中,致癌亚型如HPV 16、HPV 18的DNA可能整合到宿主基因组中,病毒基因组常常在E1/E2区断开,导致线性插入。断开的位置非常重要,因为E2是E6、E7启动子的抑制剂,E2的断裂会导致E6、E7转化基因的表达上调。在一些宫颈癌中,发现HPV 16的DNA片段,但E6、E7转录未受调控,可能与病毒DNA整合到细胞基因组中是相互独立的有关。

HPV编码蛋白生物学效应的检测,显示了HPV相关的转化机制。E4转录物的表达,导致能使细胞角蛋白集中的中间丝的产生。致癌亚型的E4蛋白破坏细胞质中细胞角蛋白基质,而非致癌亚型并无此作用。在致癌亚型如HPV 16中,它还可以促进HPV病毒颗粒的释放。E5癌基因编码44个氨基酸的蛋白,常常在细胞膜内形成二聚体,E5的转化潜能似乎对细胞膜与EGF受体或PFG受体的结合有增强作用。E6、E7是HPV致癌亚型最主要的转化基因[190],体外感染这些基因导致一些细胞株的转化和永生化。HPV的E7蛋白主要与Rb抑癌基因产物结合并使其失活。E7包含两个区域,一个区域介导与Rb结合,另一个区域是酪蛋白激酶II磷酸化的底物。HPV亚型之间致癌潜能的差异可能与E7和Rb结合效能的不同有关。与低危亚型相比,高危HPV亚型包含的E7癌蛋白与Rb的结合更有亲和力。酪氨酸蛋白激酶分泌时E7的转化活性可能增加,提示它在HPV介导的肿瘤形成中的作用。HPV致癌亚型的E6蛋白与p53癌基因产物结合并使其失活[191,192],不同HPV亚型致瘤性与E6癌蛋白使p53失活的能力之间也存在相互关系。E6/E7导致的Rb和p53失活,不再需要这些重要的生长调控基因突变失活。HPV阴性的宫颈癌很罕见,但是有报道显示其中有突变型p53蛋白的过表达[193],这提示自身突变或HPV的E6导致的p53癌基因失活是宫颈癌发生的必要条件。E6、E7基因产物的最主要功能是使得p53和Rb这两个主要的抑癌基因失活。最近的研究还发现,E6能够激活端粒酶,而 E6、E7 协同作用能够有效永生化人上皮细胞[194]。

(2)基因组改变:CGH 技术已经用来鉴定宫颈癌中染色体拷贝数的增加或减少。在众多研究中,一项有力的证据显示了鳞癌[195-200]和腺癌中染色体 3q 的高频扩增,其他有频繁扩增的染色体还包括 1q 和 11q。研究显示在宫颈癌中 5 号染色体短臂经常出现非随机的改变,同时出现拷贝数的增加和缺失。这些研究提示 5p 上存在宫颈上皮恶性进展过程中重要的增殖调控基因。5p 的异常,被证实是重度癌前病变最常见的遗传改变[195-200]。染色体缺失最常见的区域是 3p 和 2q。大多数情况下,除了染色体 3p 上的 FHIT 基因外,我们并没有证实基因的扩增和缺失会导致恶性转化过程中特定癌基因和抑癌基因的募集。这些染色体的改变可能是致癌性 HPV 感染的常见结果,但在宫颈癌发病过程中并无特殊意义。CGH 发现的浸润性肿瘤中的异常情况,在重度异型增生中也得到证实,提示它是宫颈癌发生过程中的早期事件[196,199,201]。

(3)癌基因和抑癌基因:仅一小部分 HPV 感染的妇女会发展成为宫颈癌,这说明进展为重度异型增生和宫颈癌还需要另外的基因改变,但我们知之甚少。我们已经注意到包含抑癌基因的等位基因的缺失有染色体 3p、11p 等,但是特异性基因改变还未得到证实。另外,也没有发现与其他类型肿瘤相关的抑癌基因的改变。

研究人员检测了宫颈癌中一些癌基因的作用,包括最重要的 ras 和 myc 基因。在体外细胞转化时,ras 基因的突变能够与 HPV 协同作用。一些证据显示 K-ras 或 H-ras 的突变都可能在宫颈癌的一种亚型中起重要作用[193,202-205]。宫颈上皮内瘤变中未观察到 ras 基因的改变,提示 ras 的突变是宫颈癌发生过程中的晚期事件。而 c-myc 扩增和过表达可能是宫颈癌发展过程中的早期事件[206],已经证实在 1/3 的早期浸润癌和一些Ⅲ级宫颈上皮内瘤变的病例中有 c-myc 的过表达,而正常

宫颈上皮或轻度异型增生中并未观察到。还有报道称,c-myc 的过表达可能是由于基因扩增导致的。一些研究显示扩增与早期病例的预后不良相关[207],然而,另一些研究并未确认宫颈癌中存在 c-myc 的扩增。HPV 基因组整合到染色体 8q 接近 c-myc 的位置会导致其表达增加,原因可能是提高基因的转录而不是扩增。需要进一步的研究阐明 ras、c-myc 和其他癌基因在宫颈肿瘤发生中的作用。

FHIT 基因位于人染色体 3p14.2,包括宫颈癌在内的很多肿瘤中经常出现该基因的缺失[208-210],这个有争议的抑癌基因表达的降低是一些宫颈癌的早期事件[210,211]。一项研究显示在 71% 的浸润性肿瘤中 FHIT 蛋白的表达显著减少或缺失,52% 的高度鳞状上皮内病变(HSIL)合并浸润性肿瘤,21% HSIL 不合并浸润性肿瘤[210]。另外,该基因表达减少与晚期宫颈癌预后不良相关[212]。

鉴于在子宫内膜癌和卵巢癌中的情况,启动子超甲基化导致的基因沉默可能也在宫颈癌的发生中起作用[213,214]。RASSF1A 基因位于染色体 3p21.3,这个区域是宫颈癌中常见的缺失位置。它的功能还未完全弄清,但我们认为它与 ras 介导的信号转导通路有关。虽然宫颈癌中并未发生 RASSF1A 的突变,但一部分病例中存在由于启动子甲基化导致的基因失活,尤其在腺癌中[215,216]。也有研究者报道,在宫颈癌中 RASSF1A 的甲基化与 HPV 的感染存在负相关。对应用液态薄层宫颈涂片得到的细胞沉淀物进行分子分析,有利于进一步观察启动子甲基化和其他改变在宫颈癌分子发病机制中的作用[217]。

目前得到的结论是:最主要的致癌性 HPV 的感染能够促进与癌相关的重要基因如 p16、NK4A、RASSF1A 的失活。一些细胞控制途径并不被病毒癌基因阻断,且这些途径中的相关基因如 DAPK、IGSF4、CDH1、PAX1 在宫颈癌形成过程中成为常见的启动子超甲基化靶点,并与组织类型相关;其他的一些细胞控制机制中的相关基因如 FHIT、CDH13、PTEN 在

浸润性宫颈癌中启动子超甲基化显示与临床分期有关，成为可能的预后指标[218]。

（孙文洁 陈 刚 黄 奕）

#### 2.1.2.4 妊娠滋养细胞疾病

近年来，研究者发现了许多与滋养细胞肿瘤的发生、发展以及预后有关的基因，研究较多的包括癌基因、抑癌基因及生长因子等。

$p53$ 肿瘤抑制基因与肿瘤的发生发展密切相关。研究表明在完全性葡萄胎和绒毛膜癌中，常可发现 $p53$ 基因的过度表达，p53 蛋白过度表达可能与滋养细胞肿瘤的侵蚀行为有关。在绒癌和完全性葡萄胎中也观察到 $p21$ 基因过度表达[219]，有人提出 $p53$ 基因对 $p21$ 的下降起调节作用，但未发现 $p21$ 的过度表达与 p53 蛋白的积累有相关性[219,220]。一些生长因子，如表皮生长因子（EGF）、成纤维细胞生长因子（FGF）、TGF-$\alpha$ 和粒细胞集落刺激因子（GM-CSF），也能诱导 $p21$ 在携带有野生型 $p53$ 基因的细胞中表达[219]。MDM2蛋白也可能通过与 Rb 基因产物形成络合物而直接阻断 $p21$ 功能[221]。在滋养细胞肿瘤中 $p21$ 的表达究竟是单独通过 $p53$ 途径，还是其他途径还有待进一步研究明确。

同正常胎盘和部分性葡萄胎相比，完全性葡萄胎和绒癌中多种生长因子均呈现过度表达，包括 c-myc、EGFR、c-erbB2、Rb、MDM2等。滋养层是在一个独特的富含激素和生长因子的环境中发展，多种生长因子之间的相互作用也可能促进肿瘤生成[222]。Bauer 研究发现 40% 的完全性葡萄胎、66.7% 侵蚀性葡萄胎及 100% 绒癌中有 c-erbB2 表达。c-erbB2定位于绒毛外滋养细胞的胞膜上，它可能在细胞增殖和分化中起重要作用，其表达异常可导致细胞恶变。此外，绒癌组织中还有 c-erbB3强表达以及染色明显增强，而正常胎盘及其他GTT 的滋养细胞无明显异常，这与其向恶性发展密切相关。MDM2 蛋白可与 $p53$ 相互作用而调节细胞分裂。

基质金属蛋白酶（MMPs）以及其抑制物（TIMPs）在肿瘤的发生及转移中也有很重要的作用。MMPs 能够破坏局部组织及基底膜而利于肿瘤生长转移，同时改建细胞外基质，促进肿瘤新生血管的形成。TIMPs 通过抑制MMPs 而抑制肿瘤浸润转移。与胎盘、部分性葡萄胎、完全性葡萄胎相比，绒毛膜癌中的MMP1 和 MMP2 表达明显增加，而 TIMPs表达明显少于胎盘、部分性葡萄胎和完全性葡萄胎。绒毛膜癌中 MMP1 和 MMP2 表达增加以及 TIMP1 表达降低可能有助于绒毛膜癌细胞的侵蚀性[223]。

DOC2/h DAB2 在正常滋养细胞的生长和分化中起重要作用。Fulop 在免疫组化以及细胞培养中均发现，正常滋养层细胞中有DOC2/h DAB2 表达水平升高，而体外绒毛膜癌细胞中 DOC2/h DAB2 的转录和其蛋白均下调[224]。在培养中 DOC2/h DAB2 转染的绒毛膜癌细胞生长速率明显降低，表明 DOC2/hDAB2 能抑制体外绒毛膜癌生长。

此外印迹基因的改变与 GTT 的发生及浸润能力也有一定关系。传统的孟德尔规律指出：胚胎从父亲和母亲遗传的两个拷贝即等位基因均有同等的机会表达而与其亲代来源无关。但近年来发现一小部分基因的表达取决于这些基因是源自父亲还是源自母亲，这种等位基因表达取决于亲本来源的现象即为基因印迹。正常妊娠不仅需要染色体数目正常，而且这些染色体必须来自父母亲双方，若父源及母源染色体间不平衡则会导致肿瘤的发生，且父源及母源遗传物质过剩分别决定不同的肿瘤类型（表 2-3）。而在完全性葡萄胎中双亲等位基因均表达。

**表 2-3 胎盘组织侵蚀性与基因组中父系/母系（P/M）的比率关系**

| 组 织 | 基因组中 P/M | 侵蚀性 |
|---|---|---|
| 正常胎盘 | 1P/1M | 正常 |
| 部分性葡萄胎 | 2P/1M | 中等 |
| 完全性葡萄胎 | 2P | 高 |
| 绒毛膜癌 | >2P | 很高 |

（李 雁 孙文洁 奚文裕）

## 2.2 肿瘤浸润、血管生成与转移

与癌症相关的疾病及死亡多是由肿瘤的浸润与转移造成的。从1889年起，人们开始寻找这一过程影响的因素。James Paget先生发现，死于乳腺癌的妇女发生骨及卵巢转移的概率高，他进一步提出，这一过程并非随机，而是代表了"种子"（某种肿瘤细胞）与"土壤"（有利于种子生长的微环境）之间的关系[225]。癌症中能够刺激产生具有浸润及血管生成的表型并将其保持的信号，也能促使肿瘤存活。对于妇科肿瘤播散中血管生长、浸润及肿瘤生存的机制及调控的认识，已经并且仍将改善患者的治疗与预后。

### 2.2.1 临床特点

（1）浸润：癌症患者多死于转移。患者的生存率、复发、局部及全身的治疗效果都与肿瘤的淋巴结的浸润状况及远处转移的情况密切相关。从FIGO分期系统中可以了解到浸润深度对于宫颈及子宫内膜癌的重要性。在某些治疗方式，特别是局部治疗（如放疗及腹腔内治疗）中，可根据浸润情况而区别对待。另外，浸润情况影响预后，如在宫颈癌中，当浸润深度大于5mm时，脉管受侵及远处转移率增加。在早期宫颈癌及其他癌症中，浸润深度是一项重要而又显著的预测无瘤生存的指标。临床上，子宫内膜癌的疗效也受浸润深度的影响。当肌层浸润超过50%时，发生淋巴结转移及治疗失败的机会会增加。除了FIGO分期及肿瘤类型，子宫内膜癌的浸润深度与总的生存率有关。低度恶性潜能的卵巢上皮癌（LMP/交界性）的特点是缺乏向卵巢基质渗透的能力。这类肿瘤很少转移，复发晚，5年生存率达95%以上。妇科肿瘤中出现淋巴结转移是预后不良的表现，浸润可导致分期上升、预后不良、复发率增加。在一项输卵管癌的研究中，无淋巴结转移的患者平均生存期为76个月，而文献报道的有淋巴结转移的患者

的平均生存期为33个月[226]。所以浸润是影响妇科恶性肿瘤的生物学行为及治疗效果的一项重要指标。

（2）血管生成：血管生成是在既有的血管网上形成新的血管的过程。Folkman[227]及Liotta[228]早在20世纪70年代就对其在癌症中的作用进行了描述。目前认为它本身就是一种浸润过程。血管生成在恶性转化的早期就已开始启动，它对肿瘤的存活与进展有重要作用，已经成为治疗的靶点。

在各期子宫颈癌、卵巢癌及子宫内膜癌中，微血管计数的升高与疾病的复发有关。有研究表明，早期的宫颈癌患者在诊断后14个月内复发者，其微血管计数高[229]。Schlenger等[230]在各期宫颈癌中都得到了类似的结果。在子宫内膜癌中，微血管计数的升高与肌层浸润深度、疾病的复发、无进展期及总的生存期相关[231]。血管生成的程度也与卵巢癌的无进展生存期及总生存期相关。Hollingsworth等[232]对晚期卵巢癌的研究发现，CD34是最为有用的鉴别微血管的指标，血管计数与临床分期分别与总生存期及无瘤生存期有关。目前，血管内皮生长因子（VEGF，一种潜在的血管生成刺激因子）的表达与微血管密度一起，作为临床评估血管生成的手段。Paley等[233]首先提出，在早期及LMP卵巢肿瘤中，VEGF的高表达与预后差有关。VEGF阳性的患者平均无瘤生存期明显缩短。无论在单因素还是多因素分析中，妇科恶性肿瘤的新的血管的生成都是使无瘤生存期降低的临床预后指标。然而血管生成尚未被证实是影响总体生存率的一项独立指标。

（3）转移：自分泌及旁分泌信号、生长因子以及细胞因子产物的激活已为浸润做好准备。血管生成在恶性肿瘤浸润前发生，甚至可能发生于恶性转化之前。上述事件一旦被激活，就开始了局部及远处播散的进程。激活并吸纳局部的微环境后可诱导其发生转变，使后者更有利于肿瘤的转移。我们来分析一下妇科癌

症播散的特点。宫颈及宫内膜癌是按照一般腺癌的播散方式,早期局部浸润导致淋巴结受累,晚期远处转移。而上皮性卵巢癌在淋巴结及血行播散以前,即可出现腹腔的广泛播散,肿瘤细胞先脱落,然后黏附于浆膜及腹膜表面,使恶性上皮迁徙。早期扩散的常见部位为肠管及膀胱浆膜面、盆腹腔腹膜。在发现淋巴结受累前,即可发现膈面的病灶(FIGO 分期中的Ⅲc 期与ⅢA 期)。有一项研究证实,对早期的患者进行仔细的手术评估,发现有 1/3 以上的患者分期上升,主要是由于发现了上腹部的微小的浆膜面的病灶[234]。这与其他的妇科肿瘤早期发生淋巴结转移是完全不同的。Matsumoto 等[235]比较了卵巢癌、宫颈癌及子宫内膜癌中的淋巴结受累的情况,也发现在转移的过程中,宫颈癌及子宫内膜癌比起卵巢癌,淋巴结受累发生得更早。转移的行为与播散的方式对于恶性肿瘤的临床表现、手术方式及治疗方案都很重要。卵巢癌中手术减瘤的程度与生存率密切相关。由于卵巢癌存在微小及隐匿的表面扩散,使手术成功切除的难度增加。另外,由于可供表面种植的范围大、腹水中的营养物质丰富及浆膜、腹膜表面的局部微环境有利,使得大量的微小病灶得以生存。有些研究认为仅 1/3 有远处转移的晚期卵巢癌患者能达到满意的肿瘤细胞减灭[236]。这一点对于晚期卵巢的生存率有显著的影响,一旦恶性肿瘤不在手术能达到的范围内,患者很难取得良好的疗效。

### 2.2.2 转移的机制与调控

#### 1)浸润生物学

浸润是指细胞越过组织的边界,穿过宿主的细胞及细胞外基质的屏障而迁移的过程。这一过程在许多生理状况下受到严格的调控,如胚胎的发生、创伤的修复及滋养层细胞的种植等。这些调控机制在恶性肿瘤中受到干扰或改变。浸润是由细胞黏附、蛋白质水解以及迁徙三步骤组成的,后者伴有生存通路的活化。生理状态下的浸润与恶性肿瘤浸润的步骤及发生的事件是相同的。但两种浸润的数量、激活及调控状况则明显不同。首先发生向血管内的渗入,肿瘤细胞必须首先向血管基底膜的间质部分迁徙并黏附于其上,使该部位的基质降解,随后穿过内皮细胞之间受损的基底膜以进入血管。循环中的肿瘤细胞,如果不再经历一次相反的过程是不能造成转移播散的,它们必须在一个合适的远处部位再穿出血管,然后通过刺激局部的血管生成以及增殖,形成转移灶。细胞有能力完成这所有的事件,然而转移的级联反应却是一种效率极低的过程,尽管每天有上百万的肿瘤细胞脱落并进入血液循环,仅少于 0.01% 的脱落细胞能够成功转移。转移的这种异质性提示:不是所有的循环系统内有肿瘤细胞的患者会发生可检测到的转移灶。所以,对这一生物机制的研究有可能发现新的或更好的治疗手段。

在浸润过程中,有许多刺激性及抑制性的因子参与,包括肿瘤及间质来源的细胞因子、趋化因子、生长因子以及基质分子等。细胞因子及趋化因子是很小的分泌肽,能够控制肿瘤及炎性细胞的黏附与穿过血管的迁徙。有证据表明它们在实体瘤中起作用。它们可能参与了浸润肿瘤的白细胞与肿瘤细胞之间或是肿瘤细胞与局部间质间的相互作用而发挥作用。与生长因子及基质分子相似,细胞因子能刺激肿瘤促进因子、血管生成因子及生存因子等的产物的增加,针对这类分子的靶向治疗能够减慢或阻止恶性肿瘤的浸润。

#### 2)黏附生物学

在生理或恶性浸润级联事件中,细胞与细胞之间、细胞与间质之间的相互作用具有重要地位。细胞黏附分子、整合素及钙黏蛋白的连接,使组织的完整性得以维持,提供了生存及活化信号。当这些连接作用缺失时,转移的概率增加了。在播散与转移过程中,细胞的极性与组织性是受到调控的,即整合素家族对细胞与细胞外基质(extracellular matrix,ECM)的相互作用的调控,以及跨膜糖蛋白及钙黏蛋白对其他细胞的调控。这些细胞表面受体的活化可将信号从胞外微环境传递至细胞内环境,从而影响细胞的行为。黏附分子的不同表达与活化,被用于区别正常与恶性的细胞,可在调控转移过程中起重要作用。

(1)钙黏蛋白:钙黏蛋白是一种跨膜糖蛋白,依赖胞外的钙参与细胞间的相互作用。E钙黏蛋白是该家族中研究得最多的。钙黏蛋白可与胞浆蛋白中的连环素形成复合体。钙黏蛋白-连环素复合体通过与α连环素及α肌动蛋白直接接合而连接于细胞骨架上。在一些细胞系中发现E钙黏蛋白是一种转移抑制分子。在子宫内膜癌中,钙黏蛋白的下降与深肌层侵犯、肿瘤分级高有关。在体外胶原浸润试验中,缺乏E钙黏蛋白的子宫内膜细胞与转移性癌细胞的浸润表现是相似的。在另外一项研究中,人MCF-7乳腺癌细胞可在肿瘤细胞与上皮细胞接触的位点,诱导上皮细胞的脱落,这种脱落与E钙黏蛋白的缺失有关。与其他正常上皮不同,正常卵巢表面上皮(ovarina surface epithelium,OSE)很少表达E钙黏蛋白。然而,激活的具有转移性的OSE却能表达E钙黏蛋白。E钙黏蛋白在原发性卵巢癌中常见,但在转移灶中则不足或缺失,这与钙黏蛋白是一种肿瘤转移抑制因子相吻合[237]。当肿瘤分化程度下降及其转移基因上调时,E钙黏蛋白的表达就会丧失。在化生的早期获得E钙黏蛋白的表达可以影响基因转录,转变其表型。因此,由钙黏蛋白-连环素复合物介导的细胞间的黏附对于细胞的结构形态及功能性的分化起着重要作用,对其的改变可使恶性肿瘤更易于浸润。

(2)整合素:整合素是由非共价结合的跨膜糖蛋白的α与β亚基组成的异源二聚体。最初它被认为是细胞黏附分子,目前认为是一种调控分子,可调控凋亡、基因表达、细胞扩

增、浸润、转移、血管生成与生存。许多细胞外基质蛋白可作为配体,包括胶原蛋白、层粘连蛋白、肌腱蛋白、纤维粘连蛋白、玻璃连接蛋白、von Willebrand's因子及血小板反应蛋白。基质的衔接是恶性行为的重要刺激因子,这种衔接是通过整合素连接激酶、位点黏附激酶及磷脂肌醇3激酶(PI3K)进入AKT/蛋白激酶通路完成的。这些蛋白之间是相互依赖的。实验证明在卵巢癌中,AKT2的过表达可导致β1整合素的上调,从而使浸润与转移增加[238]。这些信号及其调控有利于黏附的形成。脱落凋亡一词首先由Frisch提出[239]。定义为失去黏附的细胞走向凋亡。进一步的研究表明,脱落凋亡是丧失了黏附相关的生存信号而造成的。这种凋亡可通过信号持续激活而逆转,包括基因转录及蛋白的活化。例如,在卵巢癌中,PI3K的p110催化亚基的基因扩增,在PI3K蛋白过度活化的过程中,这种信号被保持。这将激活蛋白激酶,使得在缺乏整合素连接的情况下,使细胞不发生脱落凋亡[240]。另外,FAK的表达可使细胞不发生脱落凋亡。整合素还可作为机械感受器将外部的机械信号转化为生化信息,例如使胶原基质收缩。整合素αvβ3在血管生成、浸润及生存中起基础作用。它可介导细胞与玻璃连接蛋白、von Willebrand's因子、纤维蛋白原、纤维连接蛋白及层粘连蛋白的黏附。这种整合素在上皮细胞、内皮细胞、子宫平滑肌细胞及白细胞上表达。它的激活启动了钙依赖的信号通路,导致细胞游动性生存信号的增加。αvβ3整合素在正常的或是静止的血管中很少表达,在活化的血管内皮及肿瘤上皮中表达上调。它在肿瘤的行为及血管生成中起作用。宫颈癌中αvβ3表达上升[241],且在LMP向浸润性卵巢癌发展的过程中,表达呈梯度变化[242]。该整合素在生存信号传递中起着重要作用。其传递方式可为旁分泌及协同作用的方式,后者是指通过整合素将肿瘤细胞分泌的血管生长因子与其酪氨酸激酶受体

形成交联后,将信号转至生存蛋白如 AKT/蛋白激酶 B。抑制整合素的药物已在实验室模型中经过测试,但缺乏临床结果。

3)血管生成的生物学

在肿瘤生长与转移的过程中,血管生成是一个被限速的步骤。由于受到营养需求、肿瘤细胞废物的排出以及肿瘤细胞需具备具有进入脉管才能异地播散的能力的限制,肿瘤的浸润是有限的。因此,在肿瘤发生中,血管的形成是一个重要的步骤。肿瘤实际大小取决于细胞增殖与凋亡之间的平衡关系。当增生率与凋亡率相同时,肿瘤进入休眠期,如 Holmgren 模型[243]。在这一模型中,由于血管生成缺少而限制了生长速度,故使二者达到一种平衡状态。当肿瘤体积大于 $0.125mm^3$ 时,单纯的浸润方式已不能满足其营养需求,肿瘤进一步增大需要宿主的血管向肿瘤的方向芽生。

与浸润过程类似,肿瘤形成新生血管的过程也是由多个独立的步骤构成的。刺激因子对内皮细胞的活化,使内皮细胞表现出浸润前的表型。这些刺激因素包括创伤、感染、肿瘤分泌的促血管细胞因子、生长因子以及基质的重建等。这表现为局部毛细血管基底膜破坏,内皮细胞浸润至周围的基质中,然后内皮细胞向血管刺激的方向迁徙。在迁徙的早期,内皮细胞增生,内皮细胞组建成三维结构而形成新的毛细血管管道。内皮细胞从静止到浸润与增生是受血管刺激及血管生成抑制信号调控的。这些信号包括细胞因子、纤维蛋白、细胞外基质(ECM)分子及片段、整合素等。这一过程的重要因子见表2-4。

这些不同的血管调控过程被用于抑制癌症、感染的治疗以及刺激血管缺乏性疾病与慢性创伤的治疗。由于一些癌症对抗血管生成治疗很敏感,所以治疗前景不错。研究人员发现了一系列参与血管生成的新的分子通道。例如 ephrin[244]、notch[245]、hedgehog[246]、sprouty[247]、roundabouts 及 slits 通路[248]。这可能成为新的

分子靶点,表 2-5 列出了一些生物试剂,其中有的药物可以维持刺激与抑制因子的平衡。

**表 2-4 血管生成因子与信号**

| 血管生成因子 | 功能 |
| --- | --- |
| 基本的成纤维细胞生长因子(FGF) | 诱导肿瘤及内皮细胞增生<br>刺激内皮细胞迁徙<br>诱导蛋白酶分泌<br>诱导形态构建 |
| 血管内皮生长因子(VEGF) | 诱导内皮细胞增生<br>增加血管渗透性<br>诱导内皮细胞产生尿激酶纤溶酶原活化产物<br>诱导淋巴管形成<br>诱导内皮细胞产生 bcl-2 及 A1(生存通道) |
| 白细胞介素-8(IL-8) | 刺激生长及游走的细胞因子<br>促炎症的细胞因子 |
| 血小板衍生生长因子(PDGF) | 刺激内皮细胞增生<br>诱导 bFGF 产物<br>促进细胞游走性<br>增加蛋白酶产物 |
| 肝细胞生长因子/分散因子(HGF/SF) | 增强内皮细胞迁徙<br>增强浸润<br>增加蛋白酶产物<br>增加 PDGF 水平<br>生存通路 |
| 表皮生长因子(EGF) | 增强内皮细胞迁徙<br>增强浸润<br>增加蛋白酶的产物<br>增加 PDGF、VEGF 等水平<br>生存通路 |
| 转化生长因子 α(TGF-α) | 增强内皮细胞迁徙<br>增强浸润<br>增加蛋白酶产物<br>增加 PDGF 水平<br>生存通路 |
| 转化生长因子 β(TGF-β) | 增强内皮细胞迁徙<br>增强浸润<br>增加蛋白酶产物 |

(1)血管内皮生长因子:血管内皮生长因子(VEGF)最初是从卵巢癌异体移植的腹水中提取的,被定义为血管渗透因子。它是血管内皮细胞的有丝分裂原,诱导毛细血管管腔形

成,导致血管渗透性增加,蛋白外渗增加,刺激内皮细胞迁徙,刺激产生强烈的内皮细胞生长信号。在正常的妇科功能中,它起了重要作用,包括内膜周期改变、卵泡成熟及黄体的形成与退化。在妇科疾病中,如子宫内膜异位症及多囊卵巢综合征,亦发挥作用。增殖期子宫内膜表达 VEGF,后者对排卵期输卵管的功能起作用。该因子的表达在多种肿瘤中增高,其中包括所有的妇科肿瘤。在肿瘤细胞、间质支持细胞及内皮细胞中均可见 VEGF 的表达,说明 VEGF 在癌症中是一种旁分泌血管生成介质。在卵巢癌中可见自分泌的 VEGF 刺激生成,在原发及转移性的卵巢癌中,均可见 VEGF 表达。另外,在表达 VEGF 的卵巢癌细胞中,可见 VEGF 的受体 FLt 及 KDR 的存在及发挥作用,这是在非内皮细胞上定位 VEGFR-2/KDR 表达的第一个例子。

表 2-5  血管生成的分子靶点及相应药物

| 靶点 | 药物 |
| --- | --- |
| 血管内皮生长因子(VEGF) | Bevacizumab(贝伐单抗)<br>HuMV833 |
| 血管内皮生长因子受体-1/2(VEGFR-1/2) | Su5416<br>Su6668<br>Su101 |
| 成纤维细胞生长因子受体-1(FGFR-1) | Su6668<br>Gefitinib(吉非替尼) |
| 表皮生长因子受体(EGFR) | BiBx 1382BS<br>OSI-774<br>IMC-C225<br>甲磺酸伊马替尼片 |
| 血小板衍生生长因子受体(PDGFR) | Su6668 |
| 钙内流因子 | 羧胺三唑 |
| 肿瘤坏死因子-α 受体(TNF-αR) | 依那西普 |

循环中 VEGF 的浓度受到多种因素的影响,如激素、细胞因子及缺氧可导致 VEGF 水平增加,VEGF mRNA 的半衰期延长。实验表明,肿瘤血管形成的程度与 VEGF 的表达密切相关[249],在肿瘤进展过程中血浆及尿中的 VEGF 浓度增加。在一项晚期上皮性卵巢癌的研究中,VEGF 水平高的患者的生存期短[250]。对患者血清 VEGF 的检测也可得到类似的结果。VEGF 是肿瘤生长因子信号级联反应的产物。在卵巢癌中可产生 VEGF 并将其分泌至腹水中,通过增加血管渗透性,增加腹水的产生[251]。Hu 等[251]将一种 VEGF 的单抗与紫杉醇一同运用于小鼠体内,从而证实了 VEGF 的作用。经处理后,小鼠的瘤负荷及腹水均减少,其减少量大于单独使用两种药物的累积效果。因此 VEGF 是妇科恶性肿瘤的预后因子及分子靶点。

贝伐单抗是一种重组的人源化的鼠抗人 VEGF 单抗。目前已证实 VEGF 的中和抗体能够阻止 VEGF 诱导的信号传导,导致血管生成的减少及肿瘤生长的下降。I、II 期研究表明,无论是单用还是与化疗药联合使用均可使患者耐受。其在肾细胞癌及直肠癌中也能减少血管生成及荷瘤量。许多的研究表明,该药在多种癌症包括卵巢癌的治疗中,与化疗联合使用可增加疗效。另外,除了直接针对 VEGF 的贝伐单抗,还发现了许多 VEGF 受体的小分子抑制剂,正在临床实验阶段。KDR 是最常见的靶点,研究表明该靶点对于减少内皮细胞的扩增、迁徙、血管生成有效,同时也对一些实体瘤的动物模型有效。许多药物已进行 II、III 期试验,但还没有单药有效的报道。

(2)表皮生长因子:表皮生长因子(EGF)对于许多肿瘤细胞及内皮细胞而言,具有促进有丝分裂及运动的潜力。它是分子靶向治疗的靶点。EGF 在许多肿瘤中与恶性浸润及血管生成有关。这一通路具有选择性和可诱导性。实验表明,产生并分泌 EGF 的肿瘤可使局部血管中 EGFR 的表达上调。当使用 EGFR 抑制剂时产生抗血管及抗肿瘤的效应[252]。而使用一种分子靶向治疗时,可启动其他机制而逃避治疗。正如当 VEGF 下调后,肿瘤分泌的基本的成纤维细胞生长因子(FGF)增加。

在妇科肿瘤中,EGFR 通道也很重要,在上皮性卵巢癌中,EGF 的循环浓度低于 1ng/ml 的患者生存期明显延长。EGF 受体 ErbB1/HER1 及 HER-2/neu 的表达增加可使卵巢癌转移率增加,生存期减少。Nikura 等[253]指出 EGF 相关蛋白的表达与卵巢癌的分期有关。EGFR(Her)家族具有很多受体,针对其的治疗就相对复杂。EGFR(Her)家族之间可形成异源二聚体并激活下游的、调节恶性扩增及浸润行为的通道。Her-2/neu 在妇科肿瘤中并不像在乳腺癌中那样过表达,但仍是一种预后不良因素。实验表明 Her-2/neu 的过表达可对抗抑制 EGFR 激酶的治疗,原因是它可使 EGFR 同源二聚体的平衡发生改变,形成 neu/EGFR 异源二聚体,从而逃避对 EGFR 的抑制[254]。因此,可将它作为评估受体家族的表达及(或)确定配体家族的表达的重要因素,以优化针对这一通路的治疗。最佳的干预手段可能需要联合使用针对不同家族成员为靶点的抑制剂,或是采用多种手段同时抑制配体的竞争与激酶。

(3)血小板衍生生长因子:PDGF 是含有两个由不同基因编码的 A 及 B 链多肽的蛋白二聚体,它通过旁分泌刺激内皮细胞迁徙。在卵巢癌及血管形成过程中,它是一种多功能的自分泌及旁分泌的细胞因子。血小板衍生生长因子(PDGF)的表达可见于上皮性卵巢癌而不是交界性卵巢肿瘤中。PDGF 的三个亚基(AA、AB 及 BB)与两种受体结合,即 PDG-FR β 与 α。实验表明,PDGF 与 PDGFR 具有促进肿瘤血管生成的作用[255]。Wang 等证实,PDGF 能增加转录,使表达 PDGFR β 的内皮分泌 VEGF 增加。在这一效应中,PI3K 的活化很重要,提示血管生成调控是在多水平上进行的[255]。另外一项研究表明,PDGF-BB 可诱导内皮细胞及人血管平滑肌细胞的 VEGF 的表达。另外,PDGF 介导的 VEGF 的分泌可保护 HUVECs 免受因血浆缺乏引起的凋

亡,表明 PDGF 可通过激活生存通道间接支持肿瘤血管生成[256]。PDGF、PDGFβ 及 α 基因在卵巢癌中的表达比正常卵巢上皮及交界瘤高。Henriksen 等[257]用免疫组化的方法检测结果表明,在恶性肿瘤样本中,PDGF 及 PDGFβ 的检出率分别为 73% 及 36%,而在正常的卵巢表面上皮(OSE)及良性肿瘤中不表达。另外,PDGFβ 虽未在正常 OSE 或肿瘤细胞中检出,但可在正常、良性、恶性细胞的间质中检出。在未检出 PDGFRα 与检出 PDGFRβ 的患者中,40 个月的生存率分别为 76% 及 28%。未检测出 PDGFRβ 的患者的生存率与早期卵巢癌相同。间质中 PDGFRβ 的表达证实其在肿瘤生长、浸润相关的血管生成及间质反应中起作用[257]。PDGFR 是伊马替尼的一个分子靶点。研究表明伊马替尼能阻断 PDGFR 激酶,故推测在临床上它能起抗血管生成作用,从而达到抗癌作用。

(4)非生长因子相关的血管生成分子靶点:在妇科肿瘤中,也测试了一些其他与浸润及血管生成相关的分子靶点。除了能通过稳定微管而起细胞毒作用,紫杉醇在异种移植体上表现出了抗血管生成的作用。而作为对照,顺铂对血管生成的作用小。当小剂量、长时间给予(称为小剂量化疗)时,一些化疗药物表现出抗血管生成的能力。这一方法已进入临床实验。

羧胺三唑(CAI)是一种合成物质,能阻止非电压门控的钙内流。其对钙流动依赖的信号的阻断,可抑制增生、黏附,抑制向胞外基质成分的游动,降低肿瘤及内皮细胞的蛋白水解活性。该药可使疾病的稳定期长达 1 年以上,且毒副作用小。在一项 I 期临床实验中,使用 CAI 及紫杉醇可使大部分妇科恶性肿瘤患者获得客观疗效[258]。而在一项 II 期实验中,卵巢癌患者使用 CAI 后,33% 的患者疾病稳定或有客观疗效。

内皮抑制素是 20kD 的胶原蛋白 XVIII 的 C 端片段,被认为是一种天然的抗血管生成因子。在体外试验中,它能使 VEGF 的表达下调。在

其抗血管生成过程中，有多种基因参与，包括 *c-myc*、*c-fos*、*max*、*cdc* 25B、MAPK-1、MAPK-2、前原内皮素-1（preproendothelin-1）、$ET_B$ 受体及 $AT_1$ 受体。已有用内皮抑制素进行治疗的试验。在实验中，药物耐受性好，当单一使用时，临床疗效不明显，其对循环中的生长因子（包括 bFGF 及 VEGF）的水平无显著影响。然而，影像学检查发现血管生成的改变。内皮抑制素与其他药物联合应用正在研究中。另一种来自胶原蛋白ⅩⅤ的抗血管生成多肽——血管抑制素，也正在研究中。尽管两者的来源相类似，这两个分子在血管生成的级联反应中的作用却有所不同。

4）蛋白水解的生物学

在肿瘤及基质成分中均可见局部蛋白水解。渗入及渗出血管的过程依赖于分泌蛋白水解酶的能力，后者被用于降解胞外基质中的屏障。在肿瘤实验微环境中的所有细胞中，均可见这些酶的高表达，对基质膜的降解取决于蛋白水解的活力大小。许多降解酶与肿瘤的侵袭性正相关，包括肝素酶、丝氨酰、硫醇及金属依赖的酶。通过对细胞系之间的比较，如高度恶性的乳腺癌细胞系（Hep-3 及 MDA-231）与低度恶性的、激素受体阳性的乳腺癌细胞系（MCF-7），结果发现，Hep-3 及 MDA-231 细胞系具有血管渗入性而 MCF-7 没有。当比较高度恶性的、激素不敏感的前列腺癌细胞系 PC-3 与低度恶性的、激素敏感细胞系 LNCaP 时，也得出了相似的结论。这些结果提示蛋白水解的行为可作为一种分子靶点来阻断恶性肿瘤的侵袭与转移过程。

（1）基质金属蛋白激酶：基质金属蛋白激酶（MMPs）是一种中性的金属酶家族，作为一种潜伏的原酶分泌，它们需要氨基端的裂解，其活性依赖 $Zn^{2+}$ 及 $Ca^{2+}$ 的存在。根据底物的不同可将其分为 5 类：间质胶原酶、明胶酶、溶基质蛋白、膜型的 MMPs 及弹性蛋白酶。在许多恶性肿瘤中，如妇科、肺、前列腺、乳腺、胰腺的癌症中可见 MMP 活性增加与浸润及转移有关。Fishman 等[259]证实，来源于原发

性卵巢癌的上皮细胞、转移灶及腹水中可见明胶酶 A（MMP-2）及明胶酶 B（MMP-9）的过度表达。在浸润宫颈癌及淋巴转移灶中，膜型-1MMP（MT1-MMP）的表达比非浸润性病变中高。当外阴癌转移至淋巴结时，胶原酶 13（MMP-13）的表达升高，这与肿瘤细胞的 MT1-MMP 及间质细胞的 MMP-2 升高有关。所以 MMPs 既可作为检测病变的标记物，也可作为一种靶向治疗的靶点来减缓肿瘤的进展。

MMPs 的活性受到一个由 5 个蛋白组成的家族调控。后者被称为金属蛋白酶的组织抑制物（TIMPs），TIMP-2 可与 MT1-MMP 一起调控 MMP-2 的活化，也能直接阻断 MMP-2 的功能。活化的 MT-MMPs、MMPs 与游离的 TIMPs 的平衡决定了基质降解及形成的平衡。该平衡的改变将影响浸润表型。TIMP-1、MMPs 及其抑制物在多种宫颈腺癌中存在，不在非肿瘤性的宫颈内口上皮中表达[260]。可利用这一特点来通过免疫组化鉴别宫颈腺癌中的正常与恶性的上皮。MMP-1 的阳性表达程度与预后无关。在子宫内膜癌及卵巢癌中，也存在关于 MMPs 及其抑制物的类似的结果。TIMPs 也具有独立的活性，TIMP-1 与 TIMP-2 在试验中具有抑制肿瘤诱导的血管生成的能力。在淋巴瘤中也有抗凋亡的能力，除了能抑制 MMP 的活性外，TIMP-2 能抑制由 bFGF 诱导的内皮细胞增生。由上所述，可以开发一种新的药物来影响 MMPs 及 TIMPs 的表达与活性。多种合成的 MMPs 抑制剂已在研究中，虽其具有抗肿瘤效果，但尚未成功用于临床。临床上 MMP 抑制剂的效果不令人满意的原因是作用不大或毒副作用大。

（2）丝氨酰蛋白酶：纤溶酶原激活剂（PAs）是一组丝氨酰特异性的蛋白酶，可将非活性的纤溶酶原转化为活性的纤溶酶，是一种胰蛋白酶样的酶，可降解多种蛋白，包括纤维素，纤维连接素、Ⅳ型胶原、钙黏蛋白及层黏蛋白。纤溶酶原激活剂以两种形式存在：组织型纤溶蛋白激活剂（tPA），是一种血浆内主要

的纤溶激活剂；及尿激酶纤溶蛋白激活剂（uPA）。uPA主要参与巨噬细胞浸润中细胞介导的蛋白水解、创伤愈合、胚胎形成及转移。正常卵巢上皮细胞中，uPA的产物比卵巢癌细胞中低17～39倍。卵巢癌中uPA的作用已在实验室得到证实。它的产物受到多种卵巢来源的生长因子的刺激，如溶血磷脂酸等。对于uPA及其相关的调控分子家族的靶向治疗的研究很少，目前有的新药正在研究中，如bikunin，是一种在羊水中找到的蛋白酶抑制剂。

5）迁徙的生物学

肿瘤细胞从原发病灶迁徙，穿过组织屏障，造成原发灶远处转移。这可见于早期卵巢癌的播散：细胞从原发灶移位至间质，而后脱落。或者也可见于活跃浸润时，对组织中的屏障的渗入及蛋白水解。另外，肿瘤细胞必须在血管内转输过程中存活下来，并在远处器官的毛细血管网中停留，并进行第二轮的浸润，称之为渗出，即肿瘤细胞穿过血管壁，进入周围的组织中。所以认为多数刺激迁徙的信号，也可激活细胞生存信号。在血管生成及转移的级联事件中的关键的一步就是内皮细胞和肿瘤细胞的迁徙。

肿瘤受到一系列刺激因子的刺激后游走。这些刺激因子包括宿主来源的生长因子、胞外基质成分及肿瘤产生的自分泌因子。为了能够改变位置，癌细胞必须启动并维持复杂的功能，包括与细胞移位及脱落相应的伪足的扩张及附着。这些刺激因子包括胰岛素样生长因子（IGF-Ⅰ、IGF-Ⅱ）、肝细胞生长因子（HGF也称为离散因子）、FGFs及PDGFs。在人卵巢癌中，IGF-Ⅰ可诱导趋化反应[261]。

HGF是一种旁分泌的游走因子，在极低浓度下，刺激正常的及恶性的上皮细胞以及正常及活化的内皮细胞的游走。在多种生长因子诱导的游走中，均存在ras丝裂原活化蛋白激酶（MAPK）通路以及PI3K通路。除了生长因子外，胞外基质蛋白或片状蛋白也能刺激游走。这说明活跃的浸润过程可产生刺激因子以进一步引导及维持该过程。一些ECM

片段、内皮抑制素及血管抑制素，已被证实具有抑制迁徙的能力。因此，浸润及血管生成中迁徙的动力学过程，是刺激及抑制的调控以及局部环境造成的结果。在生理性浸润中，这一过程一旦达到一定的量就会停止。在恶性肿瘤中，迁徙的调控是异常的，造成转移的进展。对于迁徙中旁分泌及自分泌刺激因子的研究进展，可使新的靶向药物产生。

生长因子的自分泌的概念及作用已广为接受，许多生长因子同时也刺激游走。自分泌的、选择性调控正常及肿瘤细胞迁徙的游走因子已被确定。这一家族中已确定的成员是一种细胞表面相关的胞外酶，即autotaxin（ATX）。它是一种最初从人黑色瘤细胞系的条件培养液中发现并提纯的、具有刺激游走能力的糖蛋白[262]。ATX[或ATX/溶血磷脂酶D（PLD复合物）]在组织中的表达与肿瘤（如乳腺癌）的浸润性有关。ATX/lysoPLD被证实能刺激肿瘤迁徙、内皮细胞迁徙及内皮血管形成。在种植瘤动物体内，它可刺激瘤内的血管生成。ATX的生化特点仍在研究中，有资料表明，ATX参与细胞微环境中溶血磷脂酸（LPA）产物的形成，能够裂解溶血磷脂酰胆碱（LPC）以释放LPA。因此它是LPA调控通路的重要成分，有可能成为新的胞外靶点。

LPA可诱导肿瘤或内皮细胞的增生、迁徙及生存，是一种刺激卵巢癌中PI3K通路的生长及生存驱动因子。ATX产生LPA后，可通过刺激产生其他的生长及血管生成因子如VEGF而进一步扩增LPA信号。在体液中可发现高水平的LPA，尤其是在卵巢癌的腹水中（LPA最初在其中被发现）。基于我们对LPA代谢通路及其克隆表达的、与G蛋白关联的LPA受体的认识，我们已确定了多个治疗靶点包括其主要的下游PI3K信号通路。G蛋白关联的受体是最为成功的药物靶点，目前，有待产生抑制LPA受体的药物。

LPA的形态十分多样，是由于位于SN-1及SN-2的酰基不同。这些不同的同工酶传递重叠或独立的信号。已经发现具有生物活性的 LPA 是如何产生的。ATX 通过移掉胆碱基团，而使 LPC 裂解为 LPA。另外，LPA 也可通过水溶性的磷脂酶 A1(sPLA1) 在 SN-2 位点或是通过磷脂酶 A1(PLA1) 在 SN-1 的位点水解磷脂酸而合成而来。目前认为，血管生成、浸润及转移的方式与 ATX、LPA 的异常表达有关。ATX/lyso PLD 复合物能促进体内及体外的血管生成。目前，尚不明确这一作用是由于 LPA 的形成，还是由于 ATX 直接具备这些特点。有趣的是，在一项卵巢癌细胞的研究中发现[263]，LPA 诱导的迁徙可被阿伦磷酸钠，一种二磷酸盐所抑制，而后者被用于治疗骨质疏松。

### 2.2.3 浸润、血管生成及转移的基因变化

恶性肿瘤具有一组表型不同的细胞群，使得其在侵犯周围组织、诱导血管生成、向远处迁徙的能力上各有不同。因此仅有一小部分肿瘤细胞能够进入血液循环形成转移灶。有多种基因及宿主的因素参与调控浸润及转移。在细胞的转化过程中，调控转移的抑制及促进因素将造成某些功能丧失与获得。目前的研究正致力于找到与转移及肿瘤生成相关的新的基因。

(1)NM23：是最早被发现的转移抑制基因。NM23 位于染色体 17q21 上，编码产生一种核苷二磷酸（NDP）激酶。NM23-H1 及 NM23-H2 的表达与某些实体瘤如转移性黑色素瘤及卵巢癌、宫颈癌、乳腺癌、胃肠道癌、肝脏癌的淋巴结转移呈负相关。Qian 等[264] 发现，有淋巴结转移的卵巢癌中，NM23 低水平表达。这一发现多见于卵巢肿瘤的黏液性亚型。Marone 等[265] 证实在宫颈癌及内膜癌中，NM23 的表达与淋巴结受累情况及肌层浸润情况负相关。NM23 抑制转移的机制可能为 NDPK 能引导 GTP 与 G 蛋白结合，NDPK 向 G 蛋白提供 GTP，激活 G 蛋白影响信号传导，从而抑制癌基因的激活和肿瘤细胞的浸润。

(2)p53：是位于 17q13.1 的肿瘤抑制基因，调控多种细胞功能包括基因转录、DNA 合成及修复、凋亡、血管生成、浸润与转移。p53 的突变见于多种人类癌症包括卵巢癌、子宫内膜癌、宫颈癌。研究认为 p53 通过几种介质参与血管生成。野生型 p53 的缺失可使血小板反应蛋白下调，后者是一种 ECM 蛋白，具有抑制血管生成的能力。具有野生型 p53 的纤维细胞具有高水平的血小板反应蛋白-1 表达，p53 的缺失造成血小板反应蛋白-1 的下降。血小板反应蛋白-1 与血管生成的活性负相关。所以 p53 介导血管生成的一个机制是其对血小板反应蛋白-1 的调控。

VEGF 是许多肿瘤在缺氧状况下产生的，是自分泌生长因子环中的一个副产物。它受到 p53 的调控至少有两种机制。多种介质参与缺氧诱导的 VEGF 表达，如缺氧诱导因子-1 及 v-src。有学者指出：缺氧诱导的、由 v-src 介导的 VEGF 的过表达，可被突变型 p53 进一步增加[266]。野生型 p53 的细胞系与突变的 p53 细胞系相比，VEGF 的表达下降达 80%，而 VEGF 促进子的活力被阻断了 70%。而 v-src 的转染可增加 VEGF 促进子的活力。野生型 p53 有一个区域可作用于 v-src，使得 VEGF 表达下降。突变型 p53 则允许 v-src 介导 VEGF 的表达[265]。p53 对 VEGF 的调控与鼠双微体-2（MDM-2，一种鼠的 p53 类似物）癌基因的表达相关。突变型 p53 还可通过蛋白激酶 C 通道来增加 VEGF 的表达。p53 调控 VEGF 的机制有数种，表明 p53 在调控血管生成方面起着重要作用，可以依照这些调控机制创造治疗靶点。

(3) PIK3CA：PIK3CA 编码 PI3K 的 p110α 催化亚单位。它位于染色体 3p26 的一个扩增子上。在该扩增子上还有 PI3K 的另一亚单位 p110β。它与卵巢癌的形成有关，并与 ras 介导通路一起增加细胞的游走性与转移。在卵巢癌细胞系及患者的样本中，可见基因的拷贝数增加，导致 PIK3CA 转录与翻译增加[267]。蛋白的增加使得 PI3K p85 的调控亚单位磷酸化，使得 PI3K 刺激 AKT/PKB 生存通路蛋白及其他的下游通路。另外，PI3K

具有脂质激酶活性,它在3位点使PIP2(磷脂酰肌醇二磷酸)磷酸化。PIP3是参与黏附与游走的其他通路的调控分子,如PLC-δ(磷脂酶δ)。PLC-γ参与游走中必需的脱落过程,如同Her-2/neu,它扩增的一种蛋白反过来刺激信号的进一步累积,从而进一步促进转移功能。

(4)PTEN/MMAC-1:PTEN(磷酸盐及张力蛋白类似物)也被称为MMAC-1(多种晚期癌中突变基因-1),是一种肿瘤及转移抑制基因。它位于染色体10q23,编码络氨酸酯质磷酸酶。在很多人类肿瘤如胶质母细胞瘤、内膜样子宫内膜癌、卵巢癌、乳腺癌及前列腺癌中,突变的PTEN丧失了催化区。PTEN与局部黏着激酶(FAK)一起阻止细胞的迁徙、播散及局部黏着。Tamura等[268]研究表明,用稳定的野生型PTEN转染的NIH-3T3细胞使细胞的迁徙下降。在PTEN过表达的NIH-3T3细胞中,FAK的络氨酸磷酸化下降了60%,使整合素介导的细胞播散及局部黏着明显下降[268]。在卵巢癌细胞系中,由于PTEN及FAK的表达使细胞浸润、迁徙及生长下降,进一步证实了其转移抑制的表型[269]。通过磷酸酶的失活可以逆转转移的表型[269]。PTEN对于生存通路也是一个重要的调节因子,PTEN的突变可导致类似基因扩增的改变,上调PI3K通路,导致AKT/PKB的上调。PTEN功能的丧失,使磷酸酶的活性不再受抑制,让AKT保持活化状态,驱动浸润前、血管生成前及生存前的通路的启动。在浆液性卵巢癌中PTEN磷酸化酶的活性、AKT的通路的调控状态、其紧邻的下游PI3K癌基因通路、在子宫内膜样子宫内膜癌及卵巢癌中PTEN抑制通路,都可能是转移调控的重要信号。

(5)ras家族:ras家族的癌蛋白可以作为信号传输通路的整合性调控因子,当其家族成员发生突变及过表达时,可诱导有丝分裂的形成或促进浸润。K-ras突变可在50%的黏液性卵巢癌及40%的LMP中发现,但在浆液性卵巢癌中不常见。在10%~30%的子宫内膜癌中可见K-ras突变[270]。H-ras突变见于乳头瘤病毒诱发的宫颈病变中[271]。正常的ras不经常突变及过表达,通过多种方式在浸润及血管生成中起作用。一些ras家族成员能调控血管生成。持续表达K-ras及H-ras突变体的细胞系中的VEGF表达增加。H-ras诱导的VEGF的表达由TGF-β及bFGF介导,后两者均是血管生成因子的前体,且在肿瘤的自分泌环境中产生[272]。针对永久法尼基化的蛋白如RAS的治疗可在体内、体外使VEGF的表达下降[273]。这表明法尼基化转化酶抑制剂在癌症治疗中起着多功能的作用。

(黄 奕 孙文洁)

# 参 考 文 献

[1]AARNIO M,SANKILA R,PUKKALA E,et al. Cancer risk in mutation carriers of DNA-mismatch-repair genes[J]. lnt J Cancer,1999,81:214-218.

[2]IONOV Y,PEINADO M A,MALKHOSYAN S, et al. Ubiquitous somatic mutations in simple repeated sequences reveal a new mechanism for colonic carcinogenesis[J]. Nature, 1993, 363:558-561.

[3]AALTONEN L A,PELTOMAKI P,LEACH F S,et al. Clues to the pathogenesis of familial colorectal cancer[J]. Science,1993,206:812-816.

[4]DELIGDISCH L, HOLINKA C F. Endometrial carcinoma:two diseases? [J]. Cancer Detect Prev, 1987,10:237-246.

[5]SHAH N K,CURRIE J L,ROSENSHEIN N,et al. Cytogenetic and FISH analysis of endometrial carcinoma[J]. Cancer Genet Cytogenet,1994,73:142-146.

[6]BALOGLU H,CANNIZZARO L A,JONES J,et al. Atypical endometrial hyper- plasia shares genomic abnormalities with endometrioid carcinoma by comparative genomic hybridization[J]. Hum Pathol,2001,32:615-622.

[7]KIECHLE M,HINRICHS M,JACOBSEN A,et al. Genetic imbalances in precursor lesions of endometrial

cancer detected by comparative genomic hybridization [J]. Am J Pathol,2000,156:1 827-1 833.

[8]SUZUKI A,FUKUSHIGE S,NAGASE S,et al. Frequent gains on chromosome arms 1q and/or 8q in human endometrial cancer [J]. Hum Genet, 1997,100:629-636.

[9]SONODA G,DU MANOIR S,GODWIN A K,et al. Detection of DNA gains and losses in primary endometrial carcinomas by comparative genomic hybridization [J]. Genes Chromosomes Cancer, 1997,18:115-125.

[10]RISINGER J I, MAXWELL G L, CHAN-DRAMOULI G V,et al. Microarray analy- sis reveals distinct gene expression profiles among different histologic types of endometrial cancer[J]. Cancer Res,2003,63:6-11.

[11]SUEHIRO Y,UMAYAHARA K,OGATA H,et al. Genetic aberrations detected by comparative genomic hybridization predict outcome in patients with endometrioid carcinoma[J]. Genes Chromosomes Cancer,2000,29:75-82.

[12]LUKES A S,KOHLER M F,PIEPER C F,et al. Multivariable analysis of DNA ploidy, p53, and HER-2/neu as prognostic factors in endometrial cancer[J]. Cancer,1994,73:2 380-2 385.

[13]BERCHUCK A,KOHLER M F,MARKS J R,et al. The p53 tumor suppressor gene frequently is altered in gynecologic cancers[J]. Am J Obstet Gynecol,1994,70:246-252.

[14]SOONG R,ROBBINS P D,DIX B R,et al. Concordance between p53 protein overexpression and gene mutation in a large series of common human carcinomas[J]. Hum Pathol, 1996, 27: 1 050-1 055.

[15]KOHLER M F,BERCHUCK A,DAVIDOFF A M et al. Overexpression and mutation of p53 in endometrial carcinoma[J]. Cancer Res,1992,52: 1 622-1 627.

[16] HACHISUGA T, FUKUDA K, UCHIYAMA M,et al. lmmunohistochemical study of p53 expression in endometrial carcinomas: correlation withmarkers of proliferating cells and clinicopathologic features [J]. Int J Gynecol Cancer, 1993,3:363-368.

[17]HAMEL N W,SEBO T J,WILSON T O,et al. Prognostic value of p53 and proliferating cell nuclear antigen expression in endometrial carci noma[J]. Cancer Res,1996,62:192-198.

[18]INOUE M,OKAYAMA A,FUJITA M,et al. Clinicopathological characteristics of p53 overexpression in endometrial cancers[J]. Int J Cancer, 1994,58:14-19.

[19]ITO K,WATANABE K,NASIM S,et al. Prognostic significance of p53 overexpression in endometrial cancer[J]. Cancer Res, 1994, 54:4 667-4 670.

[20]KHALIFA M A,MANNEL R S,HARAWAY S D,et al. Expression of EGFR, HER-2/neu, p53, and PCNA in endometrioid,Serous papillary, and clear cell endometrial adenocarcinomas[J]. Cancer Res,1994,53:84-92.

[21]KOHLBERGER P,GITSCH G,LOESCH A,et al. p53 protein overexpression in early stage endometrial cancer[J]. Cancer Res, 1996, 62: 213-217.

[22]SERVICE R F. Research news:Stalking the start of colon cancer [J]. Science, 1994, 263: 1 559-1 560.

[23]CLIFFORD S L,KAMINETSKY C P,CIRISANO F D,et al. Racial disparity in overexpression of the p53 tumor suppressor gene in stage [endome- trial cancer][J]. Am J Obstet Gynecol,1997, 76:S229-S232.

[24]KOHLER M F,CARNEY P,DODGE R,et al. p53 overexpression in advanced-stage endometrial adcnocarcinoma[J]. Am J Obstet Gynecol,1996, 175:1 246-1 252.

[25]LIU F S,KOHLER M F,MARKS J R,et al. Mutation and overexpression of the p53 tumor suppressor gene frequently occurs in uterine and ovarian sarcomas[J]. Obstet Gynecol, 1994, 83: 118-124.

[26]HALL K L,TENERIELLO M G,TAYLOR R R,et al. Analysis of kras,p53,and MDM2 genes in uterine leiomyomas and leiomyosarcomas[J]. Cancer Res,1997,65:330-335.

[27]ENOMOTO T,FUJITA M,INOUE M,et al. Alterations of the p53 tumor suppressor gene and

its association with activation of the c-K-ras-2 protooncogene in premalignant and malignant lesions of the human uterine endometrium [J]. Cancer Res,1993,53:1 883-1 888.

[28]OKAMOTO A,SAMESHIMA Y,YAMAHA Y,et al. Allelic loss on chromosome l7p and p53 mutations in human endometrial carcinoma of the uterus [J]. Cancer Res,1991,51:5 632-5 636.

[29] RISINGER J I, DENT G A, IGNAR-TROWBRIDGE D, et al. Mutations of the p53 gene in human endometrial carcinoma[J]. Mol Carcinog, 1992,5:250-253.

[30] YAGINUMA Y, WESTPHAL H. Analysis of the p53 gene in human uterine carcinoma cell lines[J]. Cancer Res,1991,51:6 506-6 509.

[31]KOHLER M F,NISHII H,HUMPHREY P A, et al. Mutation of the p53 tumor- suppressor gene is not a feature of endometrial hyperplasias[J]. Am J Obstet Gynecol,1993,169:690-694.

[32] TASHIRO H, ISACSON C, LEVINE R, et al. p53 gene mutations are common in uterine serous carcinoma and occur early in their pathogenesis [J]. Am J Pathol,1997,150:177-185.

[33]J DOWNWARD. PI3-kinase,Akt and cell survival,Semin[J]. Cell Dev Biol,15(2004):177-182.

[34]HILL M M, HEMMINGS B A. Inhibition of protein kinase B/ Akt. Implications for cancertherapy[J]. Pharmacol. Ther,2002,93:243-251.

[35]RISINGER J I, HAYES K, MAXWELL G L, et al. PTEN mutation in endometrial cancers is associated with favorable clinical and pathologic characteristics [J]. Clin Cancer Res, 1998, 4: 3 005-3 010.

[36]MILNER J,PONDER B,HUGHES-DAVIES L, et al. Transcriptional activation functions in BRCA2[J]. Nature,1997,386:772-773.

[37]MUTTER G L,INCE T A,BAAK J P,et al. Molecular identification of latent precancers in histrologically normal endometrium[J]. Cancer Res, 2001,61:4 311-4 314.

[38]MUTTER G L,LIN M C,FITZGERALD J T,et al. Altered PTEN expression as a diagnostic marker for the earliest endometrial precancers [J]. J Natl Cancer Inst,2000,92:924-930.

[39]LIN W M,FORGACS E,WARSHAL D P,et al. Loss of heterozygosity and mutational analysis of the PTEN/MMAC1 gene in synchronous endometrial and ovarian carcinomas [J]. Clin Cancer Res,1998,4:2 577-2 583.

[40]BILBAO C, RODRIGUEZ G, RAMIREZ R, et al. The relationship between microsatellite instability and PTEN gene mutations in endometrial cancer[J]. Int J Cancer,2006,119:563-570.

[41]RISINGER J I,BCRCHUCK A,KOHLER M F, et al. Genetic instability of microsatellites in endometrial carcinoma [J]. Cancer Res, 1993, 53: 5 100-5 103.

[42]FAQUIN W C,FITZGERALD J T,LIN M C,et al. Sporadic microsatellite instability is specific to neoplastic and preneoplastic endometrial tissues [J]. Am J Clin Pathol,2000,113:576-582.

[43]KOWALSKI L D,MUTCH D G,HERZOG T J, et al. Mutational analysis of MLH1 and MSH2 in 25 prospectively-acquired RER + endometrial cancers[J]. Genes Chromosomes Cancer, 1997, 18:219-227.

[44]SIMPKINS S B,BOCKER T,SWISHER E M,et al. MLH1 promoter methylation and gene silencing is the primary cause of microsatellite instability in sporadic endometrial cancers[J]. Hum Mol Genet,1999,8:661-666.

[45]SALVESEN H B,MACDONALD N,RYAN A, et al. Methylatien of hMLH1 in a population-based series of endometrial carcinomas[J]. Clin Cancer Res,2000,6:3 607-3 613.

[46]ESTELLER M,CATASUS L,MATIAS-GUIU X, et al. hMLH1 promoter hyper- methylation is an early event in human endometrial tumorigenesis[J]. Am J Pathol,1999,155:1 767-1 772.

[47]KANAYA T,KYO S,MAIDA Y,et al. Frequent hypermethylation of MLH1 promoter in normal endometrium of patients with endometrial cancers [J]. Oncogene,2003,22:2 352-2 360.

[48]RISINGER J I, MAXWELL G L, BERCHUCK A,et al. Promoter hypermethylation as an epigenetic component in Type I and Type II endometrial cancers[J]. Ann N Y Acad Sci, 2003, 983: 208-212.

[49]MOMPARLER R L. Cancer epigenetics[J]. Oncogene,2003,22:6 479-6 483.

[50]SPRUCK C H,STROHMAIER H,SANGFELT O,et al. hCDC4 gene mutations in endometrial cancer[J]. Cancer Res,2002,62:4 535-4 539.

[51]BERCHUCK A,RODRIGVUEZ G,KINNEY R B,et al. Overexpression of HER-2/neu in endometrial cancer is associated with advanced stage disease[J]. Am J Obstet Gynecol,1991,164.t-21.

[52]HETZEL D J,WILSON T O,KEENEY G L,et al. HER-2/neu expression:A major prognostic factor in endometrial cancer[J]. Cancer Res,1992,47:179-185.

[53]LU K H,BELL D A,WELCH W R,et al. Evidence for the multifocal origin of bilateral and advanced human serous borderline ovarian tumors[J]. Cancer Res,1998,58:2 328-2 330.

[54]SANTIN A D,BELLONE S,GOKDEN M,et al. Overexpression of HER- 2/neu in uterine serous papillary cancer[J]. Clin Cancer Res,2002,8:1 271-1 279.

[55]LEISEROWITZ G S,HARRIS S A,SUBRAMANIAM M,et al. The proto-oncogene c-fms is overexpressed in endometrial cancer[J]. Cancer Res,1993,49:190-196.

[56]KACINSKI B M,CHAMBERS S K,STANLEY E R et al. The cytokine CSF1（M-CSF）.expressed by endometrial carcinomas in vivo and in vitro,may also be a circulating tumor marker of neoplastic disease activity in endometrial carcinoma patients[J]. Int J Radiat Oncol Biol Phys,1990,19:619-626.

[57]FILDERMAN A E,BRUCKNER A,KACINSKI B M,et al. Macrophage colony-stimulating factor (CSF- 1)enhances invasiveness in CSF-1 receptor-positive carcinoma cell lines[J]. Cancer Res,1992,52:3 661-3 666.

[58]BOYD J,RISINGER J I. Analysis of oncogene alterations in human endometrial carcinoma:prevalence of ras mutations[J]. Mol Carcinog,1991,4:189-195.

[59]ESTELLER M,GARCIA A,MARTINEZ-PALONES J M,et al. The clinic opathological signi? cance of K-ras point mutation and gene ampli?

[60]cation in endometrial cancer[J]. Eur J Cancer,1997,33:1 572-1 577.

[60]DUGGAN B D,FELIX J C,MUDERSPACH L I,et al. Early mutational activation of the c-Kras oncogene in endometrial carcinoma[J]. Cancer Res,1994,54:1 604-1 607.

[61]SASAKI H,NISHII H,TADA A,et al. Mutation of the Kras protoonco- gene in human endometrial hyperplasia and carcinoma[J]. Cancer Res,1993,53:1 906-1 910.

[62]ODA K,STOKOE D,TAKETANI Y,et al. High frequency of coexistent mutations of PIK3CA and PTEN genes in endometrial carcinoma[J]. Cancer Res,2005,65:10 669-10 673.

[63]SALVESEN H B,CARTER S L,MANNELQVIST M,et al. Integrated genomic profiling of endometrial carcinoma associates aggressive tumors with indicators of PI3 kinase activation[J]. Proc Natl Acad Sci USA,2009,106:4 834-4 839.

[64]MUTTER G L,WADA H,FAQUIN W C,el al. K-ras mutations appear in the premalignant phase of both microsatellite stable and unstable endometrial carcinogenesis[J]. Mol Pathol,1999,52:257-262.

[65]RISINGER J I,BERCHUCK A,KOHLER M F,et al. Mutations of the E-cadherin gene in human gynecologic cancers[J]. Nat Genet,1994,7:98-102.

[66]FUJIMOTO J,ICHIGO S,HORI M,et al. Expressions of E-cadberin and alpha- and beta-catenin mRNAs in uterine endometrial cancers[J]. Eur J Gynaecol Oncol,1998,19:78-81.

[67]HIROHASHI S. Inactivation of the E-cadherin-mediated cell adhesion system in human cancers[J]. Am J Pathol,1998,153:333-339.

[68]O' SULLIVAN M J,MCCARTHY T V,DOYLE C T. Familial adenomatous polyposis:from bedside to benchside[J]. Am J Clin pathol,1998,109:521-526.

[69]MORENO-BUENO G,HARDISSON D,SANCHEZ C,et al. Abnormalities of the A PC/beta-catenin pathway in endometrial cancer[J]. Oncogene,2002,21:7 981-7 990.

[70]ZYSMAN M,SAKA A,MILLAR A,et al. Methylation of adenomatous polyposis coli in endometrial cancer occurs more frequently in tumors with microsatellite instability phenotype [J]. Cancer Res,2002,62:3 663-3 666.

[71]MITRA A B,MURTY V V,PRATAP M,et al. ERBB2 (HER2/neu) oncogene is frequently amplified in squamous cell carcinoma of the uterine cervix[J]. Cancer Res,1994,54:637-639.

[72]FUKUCHI T,SAKAMOTO M,TSUDA H,et al. Beta-catenin mutation in carcinoma of the uterine endometrium[J]. Cancer Res,1998,58:3 526-3 528.

[73]POLLOCK P M,GARTSIDE M G,DEJEZAL C,et al. Frequent activating FGFR2 mutations in endometrial carcinomas parallel germline mutations associated with craniosynostosis and skeletal dysplasia syndromes[J]. Oncogene,2007,26: 7 158-7 162.

[74]SALVESEN H B,MACDONALD N,RYAN A, et al. PTEN methylationis associated with advanced stage and microsatellite instability in endometrial carcinoma[J]. Int J Cancer,2001,91: 22-26.

[75]SALVESEN H B,STEFANSSON I,KRETZSCHM AR E I,et al. Significance of PTEN alterations in endometrial carcinoma: apopulation-based study of mutations,promoter methylation and PTEN protein expression[J]. Int J Oncol,2004,25:1 615-1 623.

[76]DUTT A,SALVESEN H B,CHEN T H,et al. Drug-sensitive FGFR2 mutations in endometrial carcinoma[J]. Proc Natl Acad Sci USA,2008, 105:8713-8 717.

[77]WHITTEMORE A S, HARRIS R, ITNYRE J. Characteristics relating to ovarian cancer risk. Collaborative analysis of twelve US case-control studies:Ⅳ. The pathogenesis of epithelial ovarian cancer [J]. Am J Epidemiol,1992,136:1 212-1 220.

[78]RODRIGUEZ G C,WALMER D K,CLINE M, et al. Effect of progestin on the ovarian epithelium of macaques:cancer prevention through apoptosis[J]. J Soc Gynecol Invest,1998,5:271-276.

[79]CLAUS E B,SCHILDKRAUT J M,THOMPSON W D,et al. The genetic attributable risk of breast and ovarian cancer[J]. Cancer,1996,77: 2 318-2 324.

[80]ROBERT J. Lessons from morphology and molecular biology and their clinical implications[J]. Pathogenesis of ovarian cancer, 2008, 27: 151-160.

[81]JACOBS U,KOHLER M F,WIREMAN R W,et al. Clonal origin of epithelial ovarian carcinoma: analysis by loss of heterozygosity,p53 mutation, and X-chromosome inactivation[J]. J Natl Cancer inst,1992,84:1 793-1 798.

[82]SCHORGE J O,MUTO M G,WELCH W R,et al. Molecular evidence for multifocal papillary serous carcinoma of the peritoneum in patients with gemline BRCA1 mutations [J]. J Natl Cancer Inst,1998,90:841-845.

[83]KALLIONIEMI A, KALLIONIEMI O P, SUDAR D,et al. Comparative genomic hybridization for molecular cytogenetic analysis of solid tumors [J]. Science,1992,258:818-821.

[84]CLIBY W,RITLAND S,HARTMANN L,et al. Human epithelial ovarian cancer allelotype[J]. Cancer Res,1993,53(Supply):8.

[85]DODSON M K, HARTMANN L C, CLIBY W A, et al. Comparison of loss of heterozygosity patterns in invasive low-grade and high-grade epithelial ovarian carcinomas[J]. Cancer Res,1993, 53:4 456-4 460.

[86]IWABUCHI H,SAKAMOTO M,SAKUNAGA H, et al. Genetic analysis of benign,low-grade, and high-grade ovarian tumors[J]. Cancer Res, 1995,55:6 172-6 180.

[87]SUZUKI S,MOORE D H,GINZINGER D G,et al. An approach to analysis of large-scale correlations between genome changes and clinical endpoints in ovarian cancer[J]. Cancer Res, 2000, 60:5 382-5 385.

[88]WELSH J B,ZARRINKAR P P,SAPINOSO L M,et al. Analysis of gene expression profiles in normal and neoplastic ovarian tissue samples identifies candidate molecular markers of epithelial ovarian cancer[J]. Proc natl Acad Sci USA, 2001,98:1 176-1 181.

[89]ONO K,TANAKA T,TSUNODA T,et al. Iden-

tification by cDNA microarray of genes involved in ovarian carcinogenesis[J]. Cancer Res,2000,60:5 007-5 011.

[90]SCHUMMER M,Ng W V,BUMGARNER R E,et al. Comparative hybridiza- tion of an array of 21,500 ovarian cDNAs for the discovery of genes overexpressed in ovarian carcinomas[J]. Gene,1999,238:375-385.

[91]SCHWARTZ D R,KARDIA S L,SHEDDEN K A,et al. Gcne expression in ovarian cancer reflects both morphology and biological behavior, distinguishing clear cell from other poor-prognosis ovarian carcinomas[J]. Cancer Res,2002,62:4 722-4 729.

[92]SHRIDHAR V,LEE J,PANDITA A,et al. Genetic analysis of early- versus late-stage ovarian tumors[J]. Cancer Res,2001,61:5 895-5 904.

[93]CASEY G,LOPEZ M E,RAMOS J C,et al. DNA sequence analysis of exons 2 through 11 and immunohistochemical staining are required to detect all known p53 alterations in human malignancies[J]. Oncogene,1996,13:1 971-1 981.

[94]BENNETT M. Macdonald K,CHAN S W,et al. Cell surface trafficking of Fas:a rapid mechanism of p53-mediated apoptosis[J]. Science,1998,282:290-293.

[95]ELTABBAKH G H,BELINSON J L,KENNEDY A W,et al. p53 overexpression is not an independent prognostic factor for patients with primary ovarian epithelial cancer[J]. Cancer,1997,80:892-898.

[96]HARTMANN L,PODRATZ K,KEENEY G,et al. Prognostic significance of p53 immunostaining in epithelial ovarian cancer[J]. J Clin Oncol,1994,12:64-69.

[97] HENRIKSEN R,STRANG P,BACKSTROM T,et al. Ki-67 immunostaining and DNA flow cytometry as prognostic factors in epithelial ovarian cancers[J]. Anticancer Res,1994,14:603-608.

[98]KOHLER M F,KERNS B J,HUMPHREY P A,et al. Mutation and overexpres- sion of p53 in early-stage epithelial ovarian cancer[J]. Obstet Gynecol,1993,81:643-650.

[99]MARKS J R,DAVIDOFF A M,KERNS B,et al. Overexpression and mutation of p53 in epithelial ovarian cancer[J]. Cancer Res,1991,51:2 979-2 984.

[100]VAN DER ZEE A G,HOLLEMA H,SUURMEIJER A J,et al. Value of P-glyco- protein, glutathione S-transferase pi, c-erbB-2, and p53 as prognostic factors in ovarian carcinomas[J]. J Clin Oncol,1995,13:70-78.

[101]OKUDA T,OTSUKA J,SEKIZAWA A,et al. p53 mutations and overexpres- sion affect prognosis of ovarian endometrioid cancer but not clear cell cancer[J]. Cancer Res,2003,88:318-325.

[102]HO E S,LAI C R,HSIEH Y T,et al. p53 mutation is infrequent in clear cell carcinoma of the ovary[J]. Cancer Res,2001,80:189-193.

[103]BERN E M,KLIJN J G,VAN P W L,et al. p53 protein accumulation pre- diets poor response to tamoxifen therapy of patients with recurrent breast cancer[J]. J Clin Oncol,1998,16:121-127.

[104]HAVRILESKY L,HAMDAN H,DARCY K,et al. Relationship between p53 mutation, p53 overexpression and survival in advanced ovarian cancers treated on Gynecologic oncology Group studies ♯ 114 and ♯ 132[J]. J Clin Oncol,2003,21:3 814-3 825.

[105]KOHLER M F,MARKS J R,WISERMAN R W,et al. Spectrum of mutation and frequency of allelic deletion of the p53 gene in ovarian cancer[J]. J Natl Cancer Inst,1993,85:1 513-1 519.

[106]KUPRYJANCZYK J,THOR A D,BEAUCHAMP R,et al. p53 mutations and protein accumulation in human ovarian cancer[J]. Proc Natl Acad Sci USA,1993,90:4 961-4 965.

[107]BROWN R,CLUGSTON C,BURNS P,et al. Increased accumulation of p53 protein in cisplatin-resistant ovarian cell lines[J]. lnt J Cancer,1993,55:678-684.

[108]ELIOPOULOS A G,KERR D J,HEROD J,et al. The control of apoptosis and drug resistance in ovarian cancer:influence of p53 and Bcl-2[J]. Oncogene,1995:1 217-1 228.

[109]HEROD J J,ELIOPOULOS A G,WARWICK

J,et al. The prognostic significance of Bcl-2 and p53 expression in ovarian-carcinoma[J]. Cancer Res,1996,56:2 178-2 184.

[110]PEREGO P,GIAROLA M,RIGHETTI S C,et al. Association between cisplatin resistance and mutation of p53 gene and reduced bax expression in ovarian carcinoma cell systems[J]. Cancer Res,1996,56:556-562.

[111]RIGHETTI S C,DELLA T G,PILOTTI S,et al. A comparative study of p53 gene mutations, protein accumulation,and response to cisplatin-based chemotherapy in advanced ovarian carcinoma[J]. Cancer Res,1996,56:689-693.

[112]HAVRILESKY L J,ELBENDARY A,HURTEAU J A,et al. Chemotherapy-induced apoptosis in epithelial ovarian cancers[J]. Obstet Gynecol,1995,85:1 007-1 010.

[113]BERCHUCK A,KOHLER M F,HOPKINS M P. et al. Overexpression of p53 is not a feature of benign and early-stage borderline epithelial ovarian tumors[J]. Cancer Res,1994,52:232-236.

[114]GERSHENSON D M,DEAVERS M,DIAZ S,et al. Prognostic significance of p53 expression in advanced-stage ovarian serous borderline tumors[J]. Clin Cancer Res,1999,5:4 053-4 058.

[115]ORTIZ B H,AILAWADI M,COLITTI C,et al. Second primary or recurrence Comparative patterns of p53 and K-ras mutations suggest that serous borderline ovarian tumors and subsequent serous carcinomas are unrelated tumors [J]. Cancer Res,2001,61:7 264-7 267.

[116]FLESKEN-NIKITIN A,CHOI K C,ENG J P, et al. Induction of carcinogenesis by concurrent inactivation of p53 and Rbl in the mouse ovarian surface epithelium[J]. Cancer Res, 2003, 63:3 459-3 463.

[117]PLAXE S C,DELIGDISCH L,DOTTINO P R, et al. Ovarian intraepithelial neoplasia demonstrated in patients with stage I ovarian carcinoma[J]. Cancer Res,1990,38:367-372.

[118]BREWER M A,JOHNSON K,FOLLEN M,et al. Prevention of ovarian cancer: intraepithelial neoplasia[J]. Clin Cancer Res,2003,9:20-30.

[119]SCHULTZ D C,VANDERVEER L,BUETOW K H,et al. Characterization of chromosome 9 in human ovarian neoplasia identifies frequent genetic imbalance on 9q and rare alterations involving 9p, including CDKN2[J]. Cancer Res, 1995,55:2 150-2 157.

[120]MCCLUSKEY L L,CHEN C,DELGADILLO E,et al. Differences in p16 gene methylation and expression in benign and malignant ovarian tumors[J]. Cancer Res,1999,72:87-92.

[121]ESTELLER M,SILVA J M,DOMINGUEZ G, et al. Promoter hypermenthylation and BRCA1 inactivation in sporadic breast and ovarian tumors[J]. J Natl Cancer Inst, 2000, 92:564-569.

[122]BALDWIN R L,NEMETH E,TRAN H,et al. BRCA 1 promoter region hyper-methylation in ovarian carcinoma: a population-based study[J]. Cancer Res,2000,60:5 329-5 333.

[123]CATTEAU A,HARRIS W H,XU C F,et al. Methylation of the BRCA 1 promoter region in sporadic breast and ovarian cancer: correlation with disease characteristics [J]. Oncogene, 1999,18:1 957-1 965.

[124]SCHMIDER A,GEE C,FRIEDMANN W,et al. p21(WAF1/CIP1) protein expression is associated with prolonged survival but not with p53 expression in epithelial ovarian carcinoma [J]. Cancer Res,2000,77:237-242.

[125]LEVESQUE M A,KATSAROS D,MASSOBRIO M,et al. Evidence for a dose-response effect between p53(but not p21WAF1/Cip1) protein concentrations, survival, and responsiveness in patients with epithelial ovarian cancer treated with platinum-based chemotherapy[J]. Clin Cancer Res,2000,6:3 260-3 270.

[126]MASCIULLO V,Ferrandina G,Pucci B,et al. p27Kip1 expression is associated with clinical outcome in advanced epithelial ovarian cancer: multivariate analysis[J]. Clin Cancer Res,2000, 6:4 816-4 822.

[127]SUI L,DONG Y,OHNO M,et al. Implication of malignancy and prognosis of p27(kipl),cyclic E, and Cdk2 expression in epithelial ovarian

tumors[J]. Cancer Res,2001,83:56-63.

[128]HURTEAU J A, ALLISON B M, BRUT-KJEWICZ S A,et al. Expression and sub- cellular localization of the cyclin-dependent kinase inhibitor p27(Kip1) in epithelial ovarian cancer [J]. Cancer Res,2001,83:292-298.

[129] KORKOLOPOULOU P, VASSILOPOULOS Ⅰ. Konstantinidou A E. et al. The combined evaluation of p27Kip 1 and Ki-67 expression provides independent information on overall survival of ovarian carcinoma patients [J]. Cancer Res,2002,85:404-414.

[130]BERCHUCK A,OLT G J,EVERITT L,et al. The role of peptide growth factors in epithelial ovarian cancer[J]. Obstet Gynecol, 1990, 75: 255-262.

[131]HURTEAU J,WHITAKER R S,RODRIGUEZ G C,et al. Effect of transforming growth factor-B on proliferation of human ovarian cancer cells obtained from ascites[J]. Soc Gynecol Invest, 1993,40:128-128.

[132]BALDWIN R L,TRAN H,KARLAN B Y. Loss of c-myc repression coincides with ovarian cancer resistance to transforming growth factor beta growth arrest independent of transforming growth factor beta/Smad signaling[J]. Cancer Res,2003,63:1 413-1 419.

[133]WANG D,KANUMA T,MIZUNUMA H,et al. Analysis of specific gene mutations in the transforming growth factor-beta signal transduction pathway in human ovarian cancer[J]. Cancer Res,2000,60:4 507-4 512.

[134]BAUKNECHT T,KIECHLE M,BAUER G,et al. Characterization of growth factors in human ovarian carcinomas[J]. Cancer Res, 1986, 46: 2 614-2 618.

[135]KOMMOSS F,WINTZER H O,VON KLEIST S, et al. In situ distribution of transforming growth factor-a in normal human tissues and in malignant tumors of the ovary[J]. J Pathol, 1990,162:223-230.

[136]MORISHIGE K,KURACHI H,AMEMIYA K et al. Evidence for the involvement of transforming growth factor-a and epidermal growth fac-tor receptor autocrine growth mechanism in primary human ovarian cancers in vitro[J]. Cancer Res,1991,51:5 322-5 328.

[137]RODRIGUEZ G C,BERCHUCK A,WHITAKER R S,et al. Epidermal growth factor receptor expression in normal ovarian epithelium and ovarian cancer Ⅱ Relationship between receptor expression and response to epidermal growth factor[J], Am J Obstet Gynecol,1991,164:745-750.

[138]YEE D,MORALES F R,HAMILTON T C,et al. Expression of insulin-like growth factor I,its binding proteins, and its receptor in ovarian cancer[J]. Cancer Res,1991,51:5 107-5 112.

[139]HENRIKSON R,FUNA K,WILANDER E,et al. Expression and prognostic Significance of platelet-derived growth factor and its receptors in epithelial ovarian neoplasms[J]. Cancer Res, 1993,53:4 550-4 554.

[140]SARIBAN E,SITARAS N M,ANTONIADES H N, et al. Expression of platelet- derived growth factor (PDGF)-related transcripts and synthesis of biologically active PDGF-like proteins by human malignant epithelial cell lines [J]. J Clin Invest,1988,82:1 157-1 164.

[141]DI BLASIO A M,CREMONESI L,VIGANO P,et al. Basic fibroblast growth factor and its receptor messenger ribonucleic acids are expressed in human ovarian epithelial neoplasms[J]. Am J Obstet Gynecol,1993,169:1 517-1 523.

[142]KACINSKI B M,STANLEY E R,CARTER D, et al. Circulating levels of CSF. 1 (M-CSF), a lymphohematopoietic cytokine, may be a useful marker of disease status in patients with malignant ovarian neoplasms[J]. Int J Radiat Oncol Biol Phys,1989,17:159-164.

[143]TOY E P,CHAMBERS J T,KACINSKI B M, et al. The activated macrophage colony-stimulating factor (CSF-1) receptor as a predictor of poor out- come in advanced epithelial ovarian carcinoma[J]. Cancer Res,2001,80:194-200.

[144]FURUI T,LAPUSHIN R,MAO M,et al. Over-expression of edg-2/vzg- 1 induces apoptosis and anoikis in ovarian cancer cells in a lysophospha-

tidic acid-independent manner[J]. Clin Cancer Res,1995,5:4 308-4 318.

[145]TANYI J L,MORRIS A J,WOLF J K,et al. The human lipid phosphate phosphatase-3 decreases the growth, survival, and tumorigenesis of ovarian cancer cells: validation of the lysophosphatidic acid signaling cascade as a target for therapy in ovarian cancer[J]. Cancer Res, 2003,63:1 073-1 082.

[146]LIDOR Y J,XU F J,MARTINEZ-MAZA O,et al. Constitutive production of macrophage colony stimulating factor and interleukin-6 by human ovarian surface epithelial cells[J]. Exp Cell Res,1993,207:332-339.

[147]SIEMANS C H,AUERSPERG N. Serial propagation of human ovarian surface epithelium in Culture[J]. J Cell Physiol,1991,134:347-356.

[148]ZILTENER H J, MAINES-BANDIERA S, SCHRADER J W,et al. Secretion of bioactive interleukin-l, interleukin-6 and colony-stimulating factors by human ovarian surface epithelium[J]. Biol Reprod,1993,49:635-641.

[149]TZAHAR E,YARDEN Y. The erbB-2/HER-2 oncogenic receptor of adenocarcinomas: from orphanhood to multiple stromal ligands[J]. Biochim Biophys Acta,1998,1377:M25-M37.

[150]SLAMON D J,GODOLPHIN W,JONES L A, et al. Studies of the HER-2/neu proto-oncogene in human breast and ovarian cancer[J]. Science, 1989,244:707-712.

[151]BERCHUCK A,KAMEL A,WHITAKER R,et al. Overexpression of HER-2/neu is associated with poor survival in advanced epithelial ovarian cancer[J]. Cancer Res,1990,50:4 087-4 091.

[152]KACINSKI B M,MAYER A G,KING B L,et al. Neu protein overexpression in benign. borderline. and malignant ovarian neoplasms [J]. Cancer Res,1992,44:245-253.

[153]RUBIN S C,FINSTAD C L,WONG G Y,et al. Prognostic significance of HER-2/neu expression in advanced ovarian cancer[J]. Am J Obstet Gynecol,1993,168:162-169.

[154]RODRIGUEZ G C, BOENTE M P, BERCHUCK A,et al. The effect of antibodies and

immunotoxins reactive with HER-2/neu on growth of ovarian and breast cancer cell linesc [J]. Am J Obstet Gynecol,1993,168:228-232.

[155]PIETRAS R J,PEGRAM M D,FINN R S,et al. Remission of human breast cancer xenografts on therapy with humanized monoclonal antibody to HER-2 receptor and DNA-reactive drugs[J]. Oncogene,1998,17:2 235-2 249.

[156]PEGRAM M D, LIPTON A, HAYES D F, et al. Phase II study of receptor- enhanced chemosensitivity using recombinant humanized anti-p185 HER-2/neu monoclonal antibody plus cisplatin in patients with HER-2/neuoverexpressing metastatic breast cancer refractory to chemotherapy treatment[J]. J Clin Oncol,1998,16: 2 659-2 671.

[157]BOOKMAN M A, DARCY K M, CLARKE-PEARSON D, et al. Evaluation ofmonoclonal humanized anti-HER-2 antibody, trastuzumab, in patients with recurrent or refractory ovarian or primary peritoneal carcinoma with overexpression of HER 2:a phase II trial of the Gynecologic Oncology Group[J]. J Clin Oncol,2003, 21:283-290.

[158]KELLER J W,HAIGIS K M,FRANKLIN J L, et al. Oncogenic K-ras subverts the antiapoptotic role of N-ras and alters modulation of the N-ras: gelsolin complex [J]. Oncogene, 2007, 26 (21):3 051-3 059.

[159]PATRA S K. Ras regulation of DNA-methylation and cancer[J]. Exp Cell Res,2008,314(6): 1 193-1 201.

[160]BAKER S J,FERAON E R,NIGRO J M,et al. Chromosome deletions and p53 gene mutations in colorectal carcinomas[J]. Science,1989,244: 217-221.

[161]HAAS M,ISAKOV J,HOWELL S B. Evidence against ras activation in human ovarian carcinomas[J]. Mol Biol Med,1987,4:265-275.

[162]FEIG L A,BAST R C,JR. KNAPP R C,et al. Somatic activation of ras K gene in a human ovarian carcinoma [J]. Science, 1984, 223: 698-701.

[163]GEMIGNANI M L, SCHLAERTH A C,

BOGOMOLNIY F, et al. Role of KRAS and BRAF gene mutations in mucinous ovarian carcinoma[J]. Cancer Res,2003,90:378-381.

[164]TENERIELLO M G, EBINA M, LINNOILA RI,et al. p53 and Ki-ras gene mutations in epithelial ovarian neoplasms[J]. Cancer Res,1993,53:3 103-3 108.

[165]MOK S C H,BELL D A,KNAPP R C,et al. Mutation of K-ras protooncogene in human ovarian epithelial tumors of borderline malignancy[J]. Cancer Res,1993,53:1 489-1 492.

[166]SHAYESTEH L,LU Y,KUO W L,et al. PIK3CA is implicated as an oncogene in ovarian cancer[J]. Nat Genet,1999,21:99-102.

[167]CHENG J Q,GODWIN A K,BELLACOSA A, et al. AKT2,a putative oncogene encoding a member of a subfamily of protein-serine/threonine kinases,is amplified in human ovarian carcinomas[J]. Proc Natl Acad Sci USA,1992,89: 9 267-9 271.

[168]WU R,ZHAI Y,FEARON E R,et al. Diverse mechanisms of beta-catenin deregulation in ovarian endometrioid adenocarcinomas[J]. Cancer Res,2001,61:8 247-8 255.

[169]BAKER V V,BORST M P,DIXON D,et al. c-myc amplification in ovarian cancer[J]. Cancer Res,1990,38:340-342.

[170]BERNS E M J J,KLIJN J G M,HENZEN-LOGMANS S C,et al. Receptors for hormones and growth factors (onco)-gene amplification in human ovarian cancer[J]. lnt J Cancer,1992, 52:218-224.

[171]SASANO H,GARRETT C,WILKINSON D,et al. Protooncogenc amplification and tumor ploidy in human ovarian neoplasms[J]. Hum Pathol,1990,21(4):382-391.

[172]SEROVA D M. Amplification of c-myc proto-oncogene in primary tumors, metastases and blood leukocytes of patients with ovarian cancer [J]. Eksp Onkol,1987,9:25-27.

[173]ZHOU D J,GONZALEZ-CADAVID N,AHU-JA H,et al. A unique pattern of proto-ncogene abnormalities in ovarian adenocarcinomas[J]. Cancer,1988,62:1 573-1 576.

[174]TASHIRO H,NIYAZAKI K,OKAMYRA H, et al. c-myc overexpression in human primary ovarian tumors: its relevance to tumor progression[J]. lnt J Cancer,1992,50:828-833.

[175]MARX J. Research news: how cells cycle towards cancer[J]. Science,1994,263:319-321.

[176]FARLEY J,SMITH L M,DARCY K M,et al. Cyclin E expression is a significant predictor of survival in advanced,suboptimally debulked ovarian epithelial cancers:a Gynecologic Oncology Group study[J]. Cancer Res,2003,63:1 235-1 241.

[177]ANAND N. Protein elongation factor EEF1A2 is a putative oncogene in ovarian cancer[J]. Nat Genet,2002,31:301-305.

[178]TOMLINSON V A. Translation elongation factore EF1A2 is a potential oncoprotein that is overexpressed in two-thirds of breasttumors [J]. BMC Cancer,2005,5:113.

[179]LI R. Identification of putative oncogenes in lung adenocarcinoma by a comprehensive functional genomic approach[J]. Oncogene,2006, 25:2 628-2 635.

[180]PINKE D E. The prognostic significance of elongation factore EF1A2 in ovarian cancer[J]. Gynecol Oncol,2008,108:561-568.

[181]HUGHES-DAVIES L,HUNTSMAN D,RUAS M,et al. EMSY links the BRCA2 pathway to sporadic breast and ovarian cancer[J]. Cell, 2003,l15:523-535.

[182]ALANI R M,MUNGER K. Human papillomaviruses and associated malignancies[J]. J Clin Oncol,1998,16:330-337.

[183]ARENDS M J,BUCKLEY C H,WELLS M. Aetiology,pathogenesis and pathology of cervical neoplasia[J]. J Clin Pathol,1998,51:96-103.

[184]LOWY D R,SCHILLER J T. Papillomaviruses and cervical cancer:pathogenesis and vaccine development[J]. J Natl Cancer Inst Monogr, 1998:27-30.

[185]MUNOZ N,BOSCH F X,DE SANJOSE S,et al. Epidemiologic classification of human papillomavirus types associated with cervical cancer

[J]. N Engl J Med,2003,348:518-527.

[186]STEENBERGEN R D,DE WILDE J,WILT-ING S M,et al. HPV-mediated transformation of the anogenital tract[J]. J Clin Virol,2005,32(Suppl. 1):S25-33.

[187]SUN X W,KUHN L,ELLERBROCK T V,et al. Human papillomavirus infection in women infected with the human immunodeficiency virus[J]. N Engl J Med,1997,337:1 343-1 349.

[188]HENKEN F E,WILTING S M,OVERMEER R M,et al. Sequentia lgene promoter methylation during HPV-induced cervical carcinogenesis[J]. Br J Cancer,2007,97:1 457-1 464.

[189]KOUTSKY L A,AULT K A,WHEELER C M,et al. A controlled trial of a human papillomavirus type 16 vaccine[J]. N Engl J Med,2002,347:1 645-1 651.

[190]SCHEFFNER M,WERNESS B A,HUI-BREGTSE J M,et al. The E6 oncoprotein encoded by human papillomavirus types 16 and 18 promotes the degradation of p53[J]. Cell,1990,63:1 129-1 136.

[191]SCHEFFNER M,MUNGER K,BYRNE J C,et al. The state of the p53 and retinoblastoma gene in human cervical carcinoma cell lines[J]. Proc Natl Acad Sci USA,1991,88:5 523-5 527.

[192]WERNESS B A,LEVINE A J,HOWLEY P M. Association of human papillomavirus types 16 and 18 E6 proteins with p53[J]. Science,1990,248:76-79.

[193]PARKER M F,ARROYO G F,GERADTS J,et al. Molecular characterization of adenocarcinoma of the cervix[J]. Cancer Res,1997,64:242-251.

[194]TAKASHI Y. Molecular mechanisms of cervical carcinogenesis by high-risk human papillomaviruses:novel functions of E6 and E7 oncoproteins[J]. Rev Med Virol,2009,19:97-113.

[195]NARAYAN G,PULIDO H A,KOUL S,et al. Genetic analysis identifies putative tumor suppressor sites at 2q35-q36. 1 and 2q36. 3-q37. 1 involved in cervical cancer progression[J]. Oncogene,2003,22:3 489-3 499.

[196]UMAYAHARA K,NUMA F,SUEHIRO Y,et al. Comparative genomic hybridization detects genetic alterations during early stages of cervical cancer progression[J]. Genes Chromosomes Cancer,2002,33:98-102.

[197]MATTHEWS C P,SHERA K A. MCDOUGALL J K. Genomic changes and HPV type in cervical carcinoma[J]. Proc Soc Exp Biol Med,2000,223:316-321.

[198]HIDALGO A,SCHEWE C,PETERSEN S,et al. Human papilloma virus status and chromosomal imbalances in primary cervical carcinomas and tumour cell lines[J]. Eur J Cancer,2000,36:542-548.

[199]KIRCHHOFF M,ROSE H,PETERSEN B L,et al. Comparative genomic hybridization reveals a recurrent pattern of chromosomal aberrations in severe dysplasia/carcinoma in situ of the cervix and in advanced-stage cervical caminoma[J]. Genes Chromosomes Cancer,1999,24:144-150.

[200]HESELMEYER K,MACVILLE M,SCHROCK E,et al. Advanced-stage cervical carcinoma are defined by a recurrent pattern of chromosomal aberrations revealing high genetic instability and a consistent gain of chromosome arm 3q[J]. Genes Chromosomes Cancer,1997,19:233-240.

[201]LIN W M,MICHALOPULOS E A,DHURANDER N,et al. Allelic loss and microsatellite alterations of chromosome 3p14. 2 are more frequent in recurrent cervical dysplasias[J]. Clin Cancer Res,2000,6:1 410-1 414.

[202]GRENDYS E C J,BERNES W A,WEITZEL J,et al. Identification of H. K. and N-ras point mutations in stage $I_B$ cervical carcinoma[J]. Cancer Res,1997,65:343-347.

[203]KOULOS J P,WRIGHT T C,MITCHELL M F,et al. Relationships between cKras mutations,HPV types,and prognostic indicators in invasive endocervical adenocarcinomas[J]. Cancer Res,1993,48:364-369.

[204]RIOU G,BARROIS M,SHENG Z M,et al. Somatic deletions and mutations of c-Ha-ras gene in human cervical cancers[J]. Oncogene,1988,3:329-333.

[205]VAN LE L,STOERKER J,RINEHART C A,

et al. H-ras codon 12 mutation in cervical dysplasia[J]. Cancer Res,1993,49:181-184.

[206]RIOU G,LE M G,FAVRE M,et al. Human papillomavirus-negative status and c-myc gene overexpression: independent prognostic indicators of distant metastasis for early-stage invasive cervical cancers[J]. J Natl Cancer Inst,1992,84:1 525-1 526.

[207]BOURHIS J,LE M G,BARROIS M,et al. Prognostic value of c-myc proto- oncogene overexpression in early invasive carcinoma of the cervix[J]. J Clin Oncol,1990,8:1 789-1 796.

[208]BIRRER M J,HENDRICKS D,FARLEY J,et al. Abnormal Fhit expression in malignant and premalignant lesions of the cervix[J]. Cancer Res,1999,59:5 270-5 274.

[209]HUANG L W,CHAO S L,CHEN T J. Reduced Fhit expression in cervical carcinoma:correlation with tumor progression and poor prognosis[J]. Cancer Res,2003,90:331-337.

[210]CONNOLLY D C,GREENSPAN D L,WU R,et al. Loss of fhit expression in invasive cervical carcinomas and intraepithelial lesions associated with invasive disease[J]. Clin Cancer Res,2000,6:3 505-3 510.

[211]LIU F S,HSIEH Y T,CHEN J T,et al. FHIT (fragile histidine triad) gene analysis in cervical intraepithelial neoplasia[J]. Cancer Res,2001,82:283-290.

[212]KRIVAK T C,MCBROOM J W,SEIDMAN J,et al. Abnormal fragile histidine triad (FHIT) expression in advanced cervical carcinoma: a poor prognostic factor[J]. Cancer Res,2001,61:4 382-4 385.

[213]DONG S M,KIM H S,RHA S H,el al. Promoter hypermethylation of multiple genes in carcinoma of the uterine cervix[J]. Clin Cancer Res,2001,7:1 982-1 986.

[214]VIRMANI A K,MULLER C,RATHI A,et al. Aberrant methylation during cervical carcinogenesis[J]. Clin Cancer Res,2001,7:584-589.

[215]WONG Y F,SELVANAYAGAM Z E,WEI N,et al. Expression genomics of cervical cancer: molecular classification and prediction of radiother- apy response by DNA microarray[J]. Clin Cancer Res,2003,9:5 486-5 492.

[216]KUZMIN I,LIU L,DAMMANN R,et al. Inactivation of RAS association domain family IA gene in cervical carcinomas and the role of human papillomavirus infection[J]. Cancer Res,2003,63:1 888-1 893.

[217]LIN W M,ASHFAQ R,MICHALOPULOS E A,et al. Molecular Papanicolaou tests in the twenty-first century: molecular analyses with fluid-based Papanicolaou technology[J]. Am J Obstet Gynecol,2000,183:39-45.

[218]ANITA S. Epigenetic alterations in cervical carcinogenesis. Review[J]. Seminars in Cancer Biology,2009,19:144-152.

[219]FULOP V,MOK S C,GENEST D R,et al. c-myc,c-erbB2,c-fms and bcl-2 oncoprotein: Expression in normal placenta, partial and complete mole, and choriocarcinoma[J]. J Reprod Med,1998,43(2):101.

[220]XIAO Z X,CHEN J,LEVINE A J,et al. Interaction between the retinoblastoma protein and the oncoprotein MDM2[J]. Nature,1995,375:694-697.

[221]NELSON D M. Apoptotic changes in syncytiotrophoblast of human placental villi where fibrin type fibrinoid is deposited at discontinuities in the villous tropho blast[J]. Placenta,1996,17:387-391.

[222]VEGH G L,TUNCER Z S,FULOP V,et al. Matrix metalloproteinases and their inhibitors in gestational trophoblastic diseases and normal placenta[J]. Gynecol Oncol,1999,75:248-253.

[223]FULOP V,VOLITTI C V,GENEST D,et al. DOC-2/hDAB2, a candidate tumor suppressor gene involves in the development of gestational trophoblastic disease[J]. Oncogene,1998,17:419-424.

[224]胡春秀,李力. 基因印迹与胚胎生长发育[J]. 第三军医大学学报,2000,22(8):810-812.

[225]PAGET S. The distrbution of secondary growths in cancer of the breast[J]. Lancet,1889:571-573.

[226]DI RE E,GROSSO G,RASPAGLIESI F,et al.

Fallopian tube cancer:incidence and role of lymphatic spred[J]. Gynecol Oncol, 1996, 62:199-202.

[227]FOLKMAN J,MERLER E,ABERNATHY C, et al. Isolation of a tumor factor responsible for angiogenesis[J]. J Exp Mde, 1971, 133:275-288.

[228]LIOTTA L A,SAIDEL G M,KLEINERMAN J. Diffusion model of tumor vascularization and growth[J]. Bull Math Biol,1977,39:117-128.

[229]WIGGINS D L,GRANAI C O,STEINHOFF M M, et al. Tumor angiogenesis as a prognostic factor in cervical carcinoma[J]. Gynecol Oncol, 1995,56:353-356.

[230]SCHLENGER K,HOCKEL M,MITZE M, et al. Tumor vascularity-a novel prognistic fator in advanced cervical carcinoma[J]. Gynecol Oncol, 1995,59:57-66.

[231]KAKU T,KAMURA T,KINUKAWA N, et al. Angiogenesis in endometrial carcinoma[J]. Cancer,1997,80:741-747.

[232]HOLLINGSWORTH H C, KOHN E C, STEINBERG S M, et al. Tumor angiogenesis in advanced stage ovarian cancer[J]. Am J Pathol, 1995,147:33-41.

[233]PALEY P J,STASKUS K A,GEBHARD K, et al. Vascular endothelial growth factor expression in early stage ovarian carcinoma[J]. Cancer,1997,80:98-106.

[234]YOUNG R C,DECKER D G,WHARTON J T, et al. Staging laparotomy in early ovarian cancer [J]. JAMA,1983,250:3 072-3 076.

[235]MATSUMOTO K,YOSHIKAWA H,YASUGI T, et al. Distinct lymphatic spread of endometrial carcinoma in comparison with cervical and ovarian caicinomas[J]. Cancer Lett, 2002, 180: 83-89.

[236]AKAHIRA J I,YOSHIKAWA H,SHIMIZU Y, et al. Prognostic factors of stage IV epithelial ovarian cancer:a multicenter retrospective study [J]. Gynecol Oncol,2001,81:398-403.

[237]HASHIMOTO M,NIWA O,NITTA Y, et al. Unstable expression of E-cadherin adhesion molecules in metastatic ovarian tumor cells[J].

Jpn J Cancer Res,1989,80:459-463.

[238]ARBOLEDA M J,LYONS J F,KABBINAVAR F F,et al. Overexpression of AKT2/protein kinase Bbeta leads to up-regulation of beta1 integrins,increased invasion, and metastasis of human breast and ovarian cancer cells[J]. Cancer Res,2003,63:196-206.

[239]FRISCH S M,FRANCIS H. Disruption of epithelial cell-matrix interactions induces apoptosis [J]. J Cell Biol,1994,124:619-626.

[240]SHAYESTEH L, LU Y, KUO W L, et al. PIK3CA is implicated as an oncogene in ovarian cancer[J]. Nat Genet,1999,21:99-102.

[241]CHATTOPADHYAY N, CHATTERJEE A. Studies on the expression of alpha(v)beta3 integrin receptors in non-malignant and malignant human cervical tumor tissues[J]. J Exp Clin Cancer Res,2001,20:269-275.

[242]LIAPIS H,ADLER L M,WICK M R,et al. Expression of alpha(v)beta3 integrin is less frequent in ovarian epithelial tumors of low malignant potential in contrast to ovarian carcinomas [J]. Hum Pathol,1997,28:443-449.

[243]HOLMGREN L,O'REILLY M S,FOLKMAN J. Dormancy of micrometastases:balanced proliferation and apoptosis in the presence of angiogenesis suppression[J]. Nat Med,1995,1:149-153.

[244]PANDEY A, SHAO H, MARKS R M, et al. Role of B61, the ligand for the Eck receptor tyrosine kinase, in TNF-alpha-induced angiogenesis[J]. Science,1995,268:567-569.

[245]LIU Z J,SHIRAKAWA T,LI Y,et al. Regulation of Notch1 and Dll4 by vascular endothelial growth factor in arterial endothelial cells:implications for modulating arteriogenesis and angiogenesis[J]. Mol Cell Biol,2003,23:14-25.

[246]POLA R, LING L E, SILVER M, et al. The morphogen Sonic hedgehog is an indirect angiogenic agent upregulating two families of angiogenic growth factors[J]. Nat Med,2001,7:706-711.

[247]LEE S H,SCHLOSS D J,JARVIS L,et al. Inhibition of angiogenesis by a mouse sprouty pro-

tein[J]. J Biol Chem,2001,276:4 128-4 133.

[248]HUMINIECKI L,GORN M,SUCHTING S,et al. Magic roundabout is a new member of the roundabout receptor family that is endothelial specific and expressed at sites of active angiogenesis[J]. Genomics,2002,79:547-552.

[249]GUIDI A J,ABU-JAWDEH G,BERSE B,et al. Vascular permeability factor (vascular endothelial growth factor) expression and angiogenesis in cervical neoplasia[J]. J Natl Cancer Inst, 1995,87:1 237-1 245.

[250]HARTENBACH E M,OLSON T A,GOSWITZ J J,et al. Vascular endothelial growth factor (VEGF) expression and survival in human epithelial ovarian carcinomas[J]. Cancer lett,1997,121:169-175.

[251]HU L,HOFMANN J,ZALOUDEK C,et al. Vascular endothelial growth factor (VEGF) expression and survival in human epithelial ovarian carcinomas[J]. Am J Pathol, 2002, 161: 1 917-1 924.

[252]MATHUR R S,MATHUR S P,YOUNG R C. Up-regulation of epidermal growth factor-receptors (EGF-R) by nicotine in cervical cancer cell lines:this effect may be mediated by EGF[J]. Am J Reprod Immunol,2000,44:114-120.

[253]NIIKURA H,SASANO H,SATO S,et al. Expression of epidermal growth factor-related proteins and epidermal growth factor receptor in common epithelial ovarian tumors[J]. Int J Gynecol Pathol,1997,16:60-68.

[254]HELLSTROM I,GOODMAN G,PULLMAN J,et al. Overexpression of HER-2 in overarian carcinomas[J]. Cancer,2001,61:2 420-2 423.

[255]WANG D,HUANG H J,KAZLAUSKAS A,et al. Induction of vascular endothelial growth factor expression in endothelial cells by platelet-derived growth factor through the activation of phosphatidylinositol 3-kinase[J]. Cancer Res, 1999,59:1 464-1 472.

[256]REINMUTH N,LIU W,JUNG Y D,et al. Induction of VEGF in perivascular cells defines a potential paracrine mechanism for endothelial cell survival[J]. FASEB J,2001,15:1 239-1 241.

[257]HENRIKSEN R,FUNA K,WILANDER E,et al. Expression and prognostic significance of platelet-derived growth factor and its receptors in epithelial ovarian neoplasms[J]. Cancer Res, 1993,53:4 550-4 554.

[258]KOHN E C,REED E,SAROSY G A,et al. A phase I trial of carboxyamido-triazole and paclitaxel for relapsed solid tumors:potential efficacy of the combination and demonstration of pharmacokinetic interaction [J]. Clin Cancer Res,2001,7:1 600-1 609.

[259]FISHMAN D A,BAFETTI L M,BANIONIS S,et al. Production of extracellular matrix-degrading proteinases by primary cultures of human epithelial ovarian carcinoma cells[J]. Cancer,1997,80:1 457-1 463.

[260]DAVIDSON B,GOLDBERG I,LIOKUMOVICH P,et al. Expression of metalloproteinases and their inhibitors in adenocarcinoma of the uterine cervix[J]. Int J Gynecol Pathol,1998,17 (4):295-301.

[261]KOHN E C,FRANCIS E A,LIOTTA L A,et al. Heterogeneity of the motility responses in malignant tumor cells:a biological basis for the diversity and homing of metastatic cells[J]. Int J Cancer,1990,46:287-292.

[262]STRACKE M L,KRUTZSCH H C,UNSWORTH E J,et al. Identification,purification, and partial sequence analysis of autotaxin,a novel motility-stimulating protein [J]. J Biol Chem,1992,267:2 524-2 529.

[263]SAWADA K,MORISHIGE K,TAHARA M,et al. Alendronate inhibits lysophosphatidic acid-induced migration of human ovarian cancer cells by attenuating the activation of rho[J]. Cancer Res,2002,62:6 015-6 020.

[264]QIAN M,FENG Y,XU L,et al. Expression of antimetastatic gene nm23-H1 in epithelial ovarian cancer[J]. Chin Med J(Engl),1997,110: 142-144.

[265]MARONE M,SCAMBIA G,FERRANDINA G,et al. Nm23 expression in endometrial and cervical cancer:inverse correlation with lymph node involvement and myometrial invasion[J].

Br J Cancer,1996,74:1 063-1 068.

[266]MUKHOPADHYAY D, TSIOKAS L, SUKHATME V P. Wild-type p53 and v-src exert opposing influences on human vascular endothelial growth factor gene expression[J]. Cancer Res,1995,55:6 161-6 165.

[267]SHAYESTEH L, LU Y, KUO W L, et al. PIK3CA is implicated as an oncogene in ovarian cancer[J]. Nat Genet,1999,21:99-102.

[268]TAMURA M,GU J,MATSUMOTO K,et al. Inhibition of cell migration,spreading,and focal adhesions by tumor suppressor PTEN[J]. Science,1998,280:1 614-1 617.

[269]TAMURA M,GU J,TAKINO T,et al. Tumor suppressor PTEN inhibition of cell invasion,migration,and growth:differential involvement of focal adhesion kinase and cas[J]. Cancer Res, 1999,59:442-449.

[270]MATIAS-GUIU X,CATASUS L,BUSSAGLIA E,et al. Molecular pathology of endometrial hyperplasia and carcinoma[J]. Hum Pathol,2001, 32:569-577.

[271]ALONIO L V,PICCONI M A,DALBERT D,et al. Ha-ras oncogene mutation associated to progression of papillomavirus induced lesions of uterine cervix[J]. J Clin Virol,2003,27:263-269.

[272]BREIER G, BLUM S, PELI J, et al. Transforming growth factor-beta and ras regulate the VEGF/VEGF-receptor system during tumor angiogenesis[J]. Int J Cancer, 2002, 97: 142-148.

[273]RAK J, MITSUHASHI Y, BAYKO L, et al. Mutant ras oncogenes upregulate VEGF/VPF expression:implications for induction and inhibition of tumor angiogenesis[J]. Cancer Res, 1995,55:4 575-4 580.

# 3 妇科癌症遗传学

## 3.1 导言[1]

BRCA1 与 BRCA2 分别于 1994 年及 1995 年被确认,这为妇科肿瘤的临床工作添加了一个新的内容。早在 1996 年,基因筛查被用于筛查卵巢癌的易患人群。目前,这一检测已相当成熟,临床上用于筛查卵巢癌的基因有 5 个(BRCA1、BRCA2、MLH1、MLH2 及 MSH6),其中 BRCA1 及 BRCA2 与遗传性乳腺癌-卵巢癌综合征有关。而 MLH1、MLH2 及 MSH6 则与遗传性非息肉性结直肠癌综合征有关。虽然卵巢癌的筛查很普遍,但其效果尚未完全证实。目前卵巢癌的预防措施包括预防性手术切除以及口服避孕药等方式。其他妇科遗传性肿瘤还有子宫内膜癌及妊娠滋养细胞肿瘤等。

## 3.2 遗传性卵巢癌

### 3.2.1 BRCA 相关性卵巢癌的生物学特性

对家族性乳腺癌、卵巢癌的研究最早始于 1966 年,来自法国的医生勃罗卡发现在一个家族中乳腺癌、卵巢癌的发病率远高于其他人群。在该家族内超过 4 代人中,具有血缘关系的 24 个女性中有 10 人死于乳腺癌,同时该家族成员也发现患有较多的胃肠道癌。目前认为遗传性基因突变是卵巢癌发病最重要的危

险因素,其中包括高外显率的突变基因 BRCA1/2 以及与 Lynch 综合征相关的突变基因 MMR。约 15% 的侵袭性上皮性卵巢癌来源于常染色体显性遗传因子的胚系突变,其中 BRCA1 或 BRCA2 基因占 65%～85%,MMR 基因占 10%～15%[2]。

BRCA 基因以常染色体显性遗传方式遗传,意味着突变携带者有 50% 的概率将突变基因传递给子女。BRCA 基因主要起肿瘤抑制的作用,它的等位基因的功能丧失是癌症形成的必要条件。携带者细胞内含有 BRCA 杂合体,随后它们的野生型等位基因在杂合子携带者的乳腺或卵巢上皮细胞中常常缺失,从而导致癌症的发生。由 BRCA 基因编码的 2 种蛋白可以调节细胞周期及相应的蛋白表达。但它们最主要的功能是参与 DNA 修复。在修复过程中当双链 DNA 断裂时,BRCA 基因参与了同源重组修复。由于含有 BRCA1/2 易感基因的细胞缺乏修复双链 DNA 断裂的功能,因而增加了基因组的不稳定性,诱导癌症的发生。携带有 BRCA 突变基因的细胞缺乏修复铂盐所诱导的 DNA 交联的能力,从而解释了该类患者具有更强的化疗敏感性及预后良好的原因。

BRCA1 或 BRCA2 基因在普通人群中的突变概率为 1:800 至 1:300。但是在某些特定人群中,如法裔加拿大人、冰岛人以及德系犹太人,具有较高的突变概率。例如,具有东欧血统的犹太女性中,约有 2%～3% 存在 3 种始祖突变(2 个在 BRCA1 187delAG 和

5382insC，1 个在 BRCA2 6174delT）中的一种。携带有 BRCA1 基因突变的女性患卵巢癌的概率为 39%～54%，而携带有 BRCA2 基因突变的女性为 11%～23%。BRCA2 相关卵巢癌的发病率较低。相比而言，普通人群患卵巢癌的概率仅为 1.4%[3,4]。随着对 BRCA 基因的深入了解，我们将 BRCA1/2 基因改变根据它们的功能分为 2 大类。第一类型的突变存在于 66%BRCA1 基因突变携带者中；第二类型的突变存在于 25%BRCA1 基因突变携带者中，但极少出现在 BRCA2 基因突变携带者中[5]。

BRCA1/2 功能缺失可导致 DNA 损伤后同源重组修复障碍，而同源重组途径以及范可尼贫血通路中的相关蛋白丢失，也可能导致 DNA 损伤修复障碍，与 BRCA 突变引起的同源重组功能丧失相似，这种现象被称为"BRCAness"[6]。因此，数据显示仅 13%～14%卵巢癌患者携带 BRCA 突变，TGCA 分析发现 500 例患者中近一半患者有同源 DNA 修复通路相关蛋白的功能异常[7]。从而使某些没有 BRCA 突变的卵巢癌患者表现出类似 BRCA 突变者的临床特点，将这类卵巢癌与携带 BRCA 突变的卵巢癌统称为"BRCAness"。但是这些分类并没有被临床证实。

### 3.2.2 BRCA 相关卵巢癌的临床特征

一般而言，BRCA 基因突变的卵巢癌患者诊断时年龄较轻，大多为起源于输卵管的高级别浆液性癌，未分化癌及黏液癌较为少见，并且预后较好[2,8]。乳腺癌相关卵巢癌患者中有 37%的具有 BRCA1 基因突变，37%的具有 BRCA2 基因突变[4]。

1996 年 Rubin 等人的回顾性分析研究发现 BRCA1 相关的卵巢癌具有独特的临床、病理特征[9]。在 53 例 BRCA1 相关的卵巢癌患者中，诊断时的平均年龄为 48 岁，主要的病理类型为浆液性腺癌。BRCA1 相关的卵巢癌预后较好，其中位生存率为 77 个月，而对照组仅 29 个月。Boyd 等人对犹太女性卵巢癌（67 例

BRCA1 突变，21 例 BRCA2 突变）的回顾性研究显示[10]，BRCA1 突变患者的平均诊断年龄为 54 岁，BRCA2 突变患者的平均诊断年龄为 62 岁，而犹太女性散在卵巢癌的平均诊断年龄为 63 岁。他们通过研究 88 例 BRCA 相关卵巢癌（其中 0 例黏液癌，2 例透明细胞癌）以及 101 例散发型卵巢癌（其中 5 例黏液癌，7 例透明细胞癌），发现遗传型卵巢癌和散发型卵巢癌的组织学类型、组织学特征及肿瘤细胞减灭术的成功率相似。遗传型卵巢癌首次化疗后的中位无瘤间隔期为 14 个月，而散发型卵巢癌仅为 7 个月（P<0.001）。大部分研究显示 BRCA 相关卵巢癌主要的病理类型为浆液性癌，但一项研究发现 BRCA 相关卵巢癌与散发型卵巢癌具有相似的组织学类型及特征。对 1119 例 BRCA 相关卵巢癌研究发现 67%为浆液癌，12%为子宫内膜样癌，2%为透明细胞癌，1%为黏液癌[5]。该研究同时发现对非浆液癌的患者仍需要行 BRCA 突变检测[11]。另一项关于 BRCA 相关卵巢癌的病理学分析发现[12]，与散发型卵巢癌相比较，220 例 BRCA 突变相关卵巢癌具有显著性高级别、高分期的病理学特征，且黏液癌少见。在基因突变组未发现黏液癌及未分化癌。原发性腹膜癌在基因突变组及非基因突变组中均少见。

进一步研究发现 BRCA 突变相关性卵巢癌预后较好，一项发表与 2012 年底，对 26 个前瞻性研究的汇总分析显示无 BRCA 基因突变患者的 5 年生存率为 36%、BRCA1 突变的患者为 44%、BRCA2 突变的患者为 52%。尽管对年龄、病理类型、组织学特征进行调整，BRCA 突变的患者仍具有较高的生存率，特别是 BRCA2 突变患者的生存率最高[10]。这些研究显示 BRCA 相关性卵巢癌具有特殊的临床特征。BRCA 相关性卵巢癌具有较好预后的原因可能与 BRCA 蛋白功能丧失相关。BRCA 基因突变使 DNA 损伤修复能力下降，尤其是同源重组受损，使得肿瘤细胞对铂类为基础的化疗更为敏感。

*BRCA* 相关性卵巢癌对铂类耐药者仅占 14.9%，而散发型卵巢癌中铂类耐药者占 31.7%。对铂类耐药的 *BRCA* 相关卵巢癌患者复发时仍可选用铂类为基础的二线化疗药物[2]。铂盐诱导的 DNA 交联，可被 DNA 损伤修复系统识别，通过核苷酸切除及同源重组进行修复。*BRCA1/2* 相关的高级别浆液癌细胞同源重组受损导致它对铂类药物更敏感[13]。在 57 例卵巢癌患者中，研究发现降低 *BRCA1* mRNA 水平可延长生存时间[14]。

去除 *BRCA1* 或 *BRCA2* 基因可以抑制 DNA 修复酶的活性[15]。DNA 修复酶是 DNA 单链断裂修复的基本成分。DNA 修复酶抑制剂可以阻碍 DNA 单链断裂的修复，正常细胞可以通过同源重组修复损伤。而 *BRCA* 基因突变的癌细胞因为不能进行同源重组修复，如该细胞遇到 DNA 修复酶抑制剂将导致癌细胞死亡。这种治疗机制被称为"合成致死"[15,16]。目前临床上已研制出多种 DNA 修复酶抑制剂，它们在 *BRCA* 突变卵巢癌患者治疗上显示出选择性单药活性。

### 3.2.3　基因检测与遗传咨询

*BRCA1/2* 基因突变相关的遗传咨询非常重要：①首先可以评估女性携带 *BRCA1/2* 基因突变的风险；②对具有 *BRCA1/2* 基因突变的女性实施相应的预防措施，并对其家族进行遗传咨询；③有利于针对 *BRCA1/2* 相关的浆液性卵巢癌制定治疗方案。临床上发现对携带 *BRCA* 突变基因的女性行输卵管卵巢切除术可以明显降低其患卵巢癌及输卵管癌的风险。目前用紫杉醇/卡铂治疗 *BRCA* 相关卵巢癌的疗效与散发型卵巢癌相似，但加用 DNA 修复酶抑制剂可能提高 *BRCA* 相关性卵巢癌的治疗效果。

有以下危险因素的女性可能有 20%～25% 的概率患遗传性乳腺癌及卵巢癌，妇科肿瘤协会建议进一步筛查[11]：①东欧血统的犹太女性，年龄较轻即被诊断为同时患有乳腺癌及卵巢癌；②具有乳腺癌或卵巢癌家族史（特别是有多个一级亲属，或包括配偶亲属在内的家族成员中有年轻的乳腺癌患者）；③亲属中有 *BRCA1/2* 基因突变的女性。对具有 *BRCA1/2* 突变风险的女性应该进行相应的遗传咨询，这将决定是否进行基因检测，或经基因检测发现突变后，如何进行乳腺癌、卵巢癌的筛查以及预防性手术治疗。并且研究发现 *BRCA* 突变携带者患胰腺癌（3%～4%）及黑色素瘤（5%）的风险也将增加。因此需要有丰富的专业知识和足够的时间对上述女性进行专业辅导。

如果 *BRCA1/2* 突变的女性选择筛查而不是预防性手术，她可定期进行妇科检查、CA125 血清学检测及盆腔 B 超等检查，但这些检查目前并不能确保一定有效。患者还需定期进行乳腺检查、年度钼靶以及乳腺 MRI 检查。*BRCA* 基因突变携带者被推荐行预防性的双侧乳房切除术，患者将被告知有关乳房切除及重建的技术问题以及可能遇到的心理问题。给予预防性输卵管-卵巢切除术前需要对术后引起绝经症状以及晚期浆液性卵巢癌的发病率及高死亡率进行评估。

大部分的研究显示生殖与激素因素不仅影响普通人群也可以影响 *BRCA1/2* 突变的女性患卵巢癌的风险。Narod 等人最先报道 *BRCA* 基因突变携带者服用 6 年以上口服避孕药可降低 60% 患卵巢癌的风险[17]。虽然小样本研究证实了上述现象，但一项来自以色列的大样本研究并未发现口服避孕药降低卵巢癌发病率的证据[18]。因此，在卵巢切除术之前给予口服避孕药以降低 *BRCA* 基因突变携带者患卵巢癌风险的方法仍存在争议。来自多伦多的研究小组经过对 670 例 *BRCA1* 基因突变患者、124 例 *BRCA2* 基因突变患者以及 2 424 例无基因突变的患者进行研究[19]，发现口服避孕药可降低 *BRCA1* 基因突变患者（OR，0.56）和 *BRCA2* 基因突变患者（OR，0.39）得卵巢癌的风险。研究同时发现哺乳可降低 *BRCA1* 基因突变女性（OR，0.74）得卵巢癌的风险，但在影响 *BRCA2* 基因突变女性

(OR,0.74)得卵巢癌的风险方面无统计学意义。虽然多伦多的研究小组以前报道在 BRCA 基因突变及非基因突变女性中输卵管结扎均可以防止卵巢癌,但此次大样本研究发现输卵管结扎并不能防止 BRCA1 基因突变女性(OR,0.8)及 BRCA2 基因突变女性(OR,0.67)患卵巢癌。怀孕可以防止 BRCA1 基因突变女性(OR,0.67)患卵巢癌,但可以增加 BRCA2 基因突变女性(OR,2.74)患卵巢癌的概率[19]。其原因目前尚不清楚。

对卵巢癌患者进行基因检测是非常重要的,因为检测是否存在 BRCA 基因突变对选择治疗方案十分有效。BRCA 基因突变患者对铂类的一、二线用药及 DNA 修复酶抑制剂较为敏感[2]。而没有发病的一级女性亲属中仍有 50% 的概率携带有 BRCA 突变基因,她们也应做基因检测。BRCA 突变阴性的那部分女性患卵巢癌的概率与普通人群一致,而 BRCA 突变阳性的女性则建议行预防性治疗[20]。妇科肿瘤协会的筛查标准通常用于确定高危人群,但仍有遗漏。对 1 342 例未进行筛查的卵巢癌患者行大样本研究发现 13.4% 的患者存在突变[21]。该研究采用多重连接探针扩增技术进行测序,从而发现普通测序技术不能检测到的大量基因删除现象。卵巢癌患者第四代中最高突变率为 24%,意大利人为 43%,犹太人为 30%,印度以及巴基斯坦人为 29%。最重要的是,该研究显示 8% 的女性患者并无家族史。在东欧血统的犹太卵巢癌患者中 29% ~ 40% 与 BRCA 基因突变有关[18,22]。具有 BRCA 基因突变的澳大利亚的卵巢癌患者中 22% 为高级别浆液性癌,44% 患者无家族史[2]。

结合现有大量研究结果[2,6,7,21]、复杂的基因筛查标准[11]、先进的基因检测技术[6]以及相应的选择性治疗方案[2,6],目前认为无论有无家族史,所有非黏液性高级别上皮性癌或浆液性癌均须行 BRCA 基因突变检测。这种治疗策略已在加拿大部分省实施,例如安大略省及不列颠哥伦比亚省。澳大利亚也在考虑实施上述策略。

最后,我们必须意识到需要用立法的方式解决因每个患者的大量基因信息而产生的歧视以及隐私权的问题。遗传信息非歧视法(GINA 2008)阻止医疗保险公司及雇主依据基因信息进行歧视[23]。对患者隐私权的控制条款要求医生不能泄露基因测试结果给其他人员。美国临床肿瘤学会(American Society of Clinical Oncology,ASCO)指南建议如果医生发现患者家族中的其他成员亦有可能患有遗传性癌症综合征,从伦理道德的角度,医生可以建议患者分享相关信息给家族中的其他成员,并对家族中有患病风险的成员进行遗传咨询。

### 3.2.4 预防性输卵管-卵巢切除术在防止 BRCA 相关性卵巢癌中的作用

(1)手术指征

迄今为止,尚无有效的早期筛查卵巢癌的方法。目前应用最广泛的筛查方案(包括体检、CA125、盆腔 B 超)存在低敏感度、特异性的问题[24],特别是对于年轻的育龄期妇女。排卵期妇女常因有功能性卵泡或黄体出血,从而在 B 超下显示可疑性肿块,导致上述筛查的效率减弱。

大量数据显示输卵管-卵巢切除术能有效地治疗早期卵巢癌及预防卵巢癌的发生[25-28]。2002 年,2 项前瞻性研究结果显示输卵管-卵巢切除术能降低 BRCA 基因突变者患苗勒管混合瘤(卵巢、输卵管、腹膜癌)的风险[25,26]。Kauff 等人花费 6 年时间对 170 例具有 BRCA1/2 基因突变的女性进行前瞻性研究(其中 98 例患者实施了输卵管-卵巢切除术,而 72 例患者选择定期随访)。结果显示行输卵管-卵巢切除术的女性患 BRCA 基因突变相关的卵巢癌、乳腺癌的风险明显低于定期随访组。另一项前瞻性研究进一步揭示了预防性输卵管-卵巢切除术对携带不同 BRCA 基因突变的女性疗效的差别。这项包括 1 079 例患者的多中心研究显示,预防性输卵管-卵巢切除术可以降低约 85% BRCA1 基因突变患者患卵巢癌的风险,降低 72% BRCA2 基因突变患者患乳腺癌的风险,同时降低 39% BRCA1 基因突变患者患乳腺癌的风险,但是不能显著性地降低 BRCA2 基因突变患者患卵巢癌的风险(无统计学意义)。其原因可能由于一般 BRCA2 基因突变患者患卵巢癌的平均年龄为 60 岁,而该项研究中的中位年龄仅 46 岁[21,27]。另一项来自 32 个研究中心 1 828 例携带 BRCA1/2 基因突变病例的大样本研究显示,预防性输卵管-卵巢切除术可降低 80% 携带者患苗勒管混合瘤的风险;卵巢切除术后 20 年内携带者患腹膜癌的累计患病率仅 4.3%,并且大部分发生于预防性输卵管-卵巢切除术后 5 年内[28]。

大量的研究数据显示,预防性输卵管-卵巢切除术可降低卵巢癌的发病率。美国国立综合癌症网络(NCCN)、美国妇产科医师协会(ACOG)及美国妇科肿瘤学会(SGO)等组织建议对可能患有卵巢癌的、年龄大于 40 岁且完成生育要求的女性行预防性卵巢切除术[11]。由于 BRCA2 基因突变携带者患卵巢癌的平均年龄为 58 岁,仅 2%~3% 的携带者在 50 岁之前患卵巢癌;而 10%~21% 的 BRCA1 基因突变携带者在 50 岁之前患卵巢癌,因而可以考虑适当推后 BRCA2 基因突变携带者行预防性卵巢切除术的年龄[21]。同时 BRCA2 基因突变携带者在 50 岁之前患乳腺癌的风险有 26%~34%,而研究发现较早行预防性卵巢切除术可以显著降低患乳腺癌的风险[29]。

(2)手术

预防性输卵管-卵巢切除术可大大降低卵巢癌的风险。但术中若存在卵巢残留、输卵管部分性切除、镜下浸润以及手术中未被发现的隐匿性癌,将增加术后患原发性腹膜癌的概率。

针对预防性输卵管-卵巢切除术的知情同意讨论不仅要包括手术本身的风险,同时也需要阐述双侧输卵管-卵巢切除术后的副作用。在输卵管-卵巢切除术中发现隐匿性癌的概率

最可高达 10%[30],但如果不行输卵管的病检则发现隐匿性癌的概率仅 3% 左右[31]。由于目前并无数据显示保留输卵管子宫部将增加患输卵管癌的风险,因此子宫全切术并不是常规预防乳腺癌、卵巢癌的手术方式。但是如果存在子宫其他的病变、异常的宫腔内出血等症状,或降低 Lynch 综合征患者患子宫内膜癌的风险时,也可以考虑行全子宫切除术。

通常可以考虑在门诊行腹腔镜下输卵管-卵巢切除术。偶尔可因盆腹腔粘连行剖腹探查术,包括对上腹部在内的全腹腔探查、腹腔冲洗以及对异常部位的活检。分离输尿管,在离卵巢 2cm 处切断骨盆漏斗韧带血管,以确保切除全部卵巢组织。贴近子宫角部切断输卵管及子宫动脉的上行支。如果术中发现卵巢异常或怀疑有其他肿瘤时可行快速冰冻切片检查。但是对大网膜及腹膜的随机活检并不能提高隐匿性癌的诊断率[30]。部分行输卵管-卵巢切除术的患者之前曾用腹直肌肌皮瓣行乳房重建术,因而她们的肚脐较靠近主动脉分叉处,因此腹腔镜时置镜孔需上移[32]。总体而言,输卵管-卵巢切除术的并发症较少。纪念斯隆-凯特琳癌症中心的报告发现,80 例腹腔镜下输卵管-卵巢切除术仅 4 例出现因粘连或 Trocar 损伤导致的手术并发症[26]。

目前认为高级别的卵巢浆液性癌主要来源于输卵管,因而部分研究人员认为可以仅切除输卵管保留卵巢。但该治疗方案由于缺乏足够的研究数据支持,仍需进一步研究。

(3)手术结果

接受预防性输卵管-卵巢切除术的女性可以提高整体的生活质量。该手术可以显著降低未知的风险,从而减轻焦虑[33]。然而,手术绝经影响患者术后的生活质量[34]。手术绝经不仅影响健康,同时也导致性欲降低、阴道萎缩以及性交痛,影响性功能,引起性欲望降低和性交不适。部分患者有血管舒缩症状,如潮热、盗汗,从而引起睡眠障碍。激素替代治疗可以减轻部分上述症状,但不能完全消除[33]。短期的激素替代治疗(小于 3 年)并不会引起

乳腺癌[35]。Eisen 等人证实在 BRCA 突变基因携带者行预防性输卵管-卵巢切除术后给予激素替代治疗并不增加患乳腺癌的风险[36]。但是由于理论上激素替代治疗可以促进隐匿性乳腺癌的发展,因而对 BRCA 突变基因携带者进行更年期治疗仍存在争议。可考虑使用治疗血管舒缩症的替代药物,如文拉法辛和加巴喷丁。

(4)病理检查

具有卵巢癌家族史和(或)BRCA 突变状态需要告知病理医生。因为在良性妇科疾病中通常输卵管及卵巢仅检查一张玻片[30],而如果病理医生得知有卵巢癌、乳腺癌家族史,该患者的输卵管及卵巢将连续切片检查。全输卵管分段取材病理检查方法应用较为广泛。这涉及对输卵管进行连续切片直至输卵管伞端。纵向切开输卵管伞端最大限度暴露伞端上皮。原位或侵袭性隐匿性癌的病灶通常最大直径小于 1mm。

有 2%～9%的 BRCA 基因突变携带者的输卵管-卵巢切除术后标本检测出镜下隐匿性癌,且病变大多存在于输卵管伞端。一项前瞻性研究发现,在 490 例预防性输卵管-卵巢切除术的标本中发现 7 例卵巢癌、3 例输卵管癌(还有 1 例在腹腔冲洗液中发现癌细胞但未发现原发灶)[28]。Powell 等人发现在 111 例 BRCA 基因突变者中约有 9%存在隐匿性肿瘤病灶。在细胞学标本中,可疑的上皮细胞因与间皮细胞明显不同,可以被识别出来。Colgan 等人在35 例盆腔冲洗液中发现 3 例含有癌细胞。其中 1 例为镜下卵巢癌、1 例为输卵管原位癌,还有 1 例未发现原发灶。22%的标本发现输卵管子宫内膜异位[37]。虽然在输卵管-卵巢切除术的盆腔冲洗液中发现癌细胞,但由于缺乏组织学证据[28],仅有极少数细胞学阳性的病例中发现早期的输卵管癌[30]。

### 3.2.5 Lynch 综合征(遗传性非息肉性结直肠癌综合征)

Ⅱ型 Lynch 综合征(遗传性非息肉性结直肠癌综合征,HNPCC)患者也可以表现为上皮性卵巢癌。在发展为结直肠癌及子宫内膜癌的同时,有 10%～13%的患者患卵巢癌[38]。目前通常根据阿姆斯特丹标准Ⅱ以及贝赛斯达指南对患 Lynch 综合征的风险进行评估,但仍有 28%左右的女性患者漏检。

Lynch 综合征相关的肿瘤常表现为微卫星的不稳定性,从而丧失 DNA 损伤修复的能力。Lynch 综合征主要是由 DNA 错配修复、基因突变引起的,如 MSH2、MLH1 等,其中 MLH1 突变占 Lynch 综合征的 90%,而 MSH2 突变与子宫内膜癌及卵巢癌发生有关。MMR 家族的其他基因,包括 MSH6、PMS1 和 PMS2 占 HNPCC 相关癌症的 10%左右。临床上常用 2 种筛查手段来明确诊断[38]:①微卫星不稳性(micro satellite insta-bility,MSI)分析,从组织标本中提取 DNA 进行扩增;② 免疫组化,可以检测 MSH2、MLH1、MSH6 和 PMS2 蛋白表达。如果发现 MMR 基因编码的蛋白缺失,则可进一步行 DNA 测序。表观遗传的变化及 Lynch 综合征均可导致微卫星不稳定性(MSI)。例如 MLH1 促进超甲基化,以及 BRAF 基因突变均可引起微卫星不稳定性(MSI)。

法国的一项多中心临床研究发现 Lynch 综合征家族中的 537 个女性[39],50 岁时患 Lynch 综合征相关癌症的风险为 19%,70 岁时患 Lynch 综合征相关癌症的风险为 54%,其中 20%有 MLH1 突变,24%有 MSH2 突变,1%有 MSH6 突变。这项研究显示 MSH6 突变明显低于 MLH1 及 MSH2 突变。那么携带有 MSH6 突变基因的女性,特别是其家族中其他成员没有患有癌症,是否需要行预防性手术,目前尚无定论。但是另一项小队列研究并未发现 MSH6 突变基因携带者患卵巢癌的概率低[40],他们的研究显示约 1/3 卵巢癌患者携带有 MSH2 突变基因,并且 Lynch 综合征患者的组织学类型与散在型卵巢癌患者相比有明显差异。研究数据显示 35%的lynch 综合征相关卵巢癌为子宫内膜样癌,

17%为透明细胞癌,二者比例明显高于散在型卵巢癌患者。

与 BRCA 基因突变患者一样,预防性输卵管-卵巢切除术可以有效防止 Lynch 综合征相关卵巢癌的发生。术前患者须完善肠镜检查,子宫内膜诊刮排除子宫内膜癌,以及经阴道超声检测判断是否存在卵巢病变,来决定手术方式(微创或开腹手术)。在一项大样本研究中显示,61 例行预防性全子宫加输卵管-卵巢切除术的患者,无 1 例发生卵巢及子宫肿瘤。而 223 例随访患者中 12 例(5.5%)发展为卵巢癌,33% 发展为子宫内膜癌[41]。与之前的法国研究小组的结果一致[39],发展为卵巢癌的患者中 50% 为 MLH1 突变,另 50% 为 MSH2 突变,无 1 例为 MSH6 突变。因而,预防性全子宫加输卵管-卵巢切除术是一种有效防止 HPNCC 女性患者患妇科肿瘤的治疗方式。

目前的关键问题是针对 Lynch 综合征患者何时行全子宫加输卵管-卵巢切除术。2 项数据研究显示这些患者患子宫内膜癌的中位年龄为 46~48 岁,卵巢癌的为 42~48 岁。并且 21%~42% 的患者在 40 岁之前发展为卵巢癌[40,41]。而法国研究小组的结果显示 Lynch 综合征患者 40 岁之前患卵巢癌的概率不超过 2%~3%。现在通常方法是在 35 岁之后或是一旦完成生育要求后即可行全子宫加输卵管-卵巢切除术。这种早期干预治疗需要经过广泛咨询,评估手术绝经后激素替代治疗的副反应以及避免卵巢癌、子宫内膜癌的优缺点。

迄今为止,并无有效的筛查手段监测不实行预防性手术的 Lynch 综合征患者。根据 NCCN 指南及大多数专家的意见,在患者了解经阴道超声、CA125 并不一定能诊断出早期卵巢癌,且可能由于假阳性而误诊的前提下,经阴道超声、CA125 可用于 Lynch 综合征患者的随访[24]。然而由于子宫内膜样腺癌及透明细胞癌的病理学特性,约 2/3 的 Lynch 综合征相关卵巢癌患者在 I、II 期即可确

诊[40,41]。经阴道超声是对拒绝行预防性手术的患者进行监测的合理方法。

## 3.3 遗传性子宫内膜癌

子宫内膜癌(endometrial carcinoma,EC)是常见的女性生殖系统三大恶性肿瘤之一,发病率仅次于子宫颈癌,占女性全身恶性肿瘤的 7%,其发病率在世界范围内逐年升高,且有年轻化的趋势[42,43]。子宫内膜癌在临床上分为多种类型。除了常见的 I 型激素依赖型和 II 型非激素依赖型子宫内膜癌外,还有一种特殊类型的子宫内膜癌,即遗传相关性子宫内膜癌,属于遗传性非息肉性结直肠癌综合征(HNPCC)相关性子宫内膜癌[44]。虽然研究显示 HNPCC 相关子宫内膜癌终生累积发病率可高达 40%~60%[45,46],然而它仅占全部子宫内膜癌的 3% 左右,容易被临床医生忽视。正确认识该病并识别此类人群对降低患者及其家族的致癌风险具有重要意义。

### 3.3.1 遗传性子宫内膜癌的发病机制

HNPCC 又称为 II 型 Lynch 综合征。1895 年 Warthin 医生发现首个 Lynch 综合征家系(他的女裁缝及家族成员都死于女性生殖系统肿瘤及结直肠癌),并收集了一些有胃癌、大肠癌等癌症聚集、至少累及连续三代人的家系。1966 年 Lynch 等人进一步仔细地描述了 2 个类似家系,以及他们的遗传学和临床特征,并将之称之为癌家族综合征(cancer family syndrome)[47]。1980 年这种症状被正式命名为遗传性非息肉性结直肠癌综合征(HNPCC)。它主要是由 DNA 错配修复(mismatch repair,MMR)系统基因发生种系突变所致,常表现为微卫星的不稳定性,从而导致 DNA 复制不能正常进行或者遗传信息发生错误传递,具有较高的癌症发生倾向,是一种常染色体显性遗传病。通常患者首先遗传了一个 MMR 突变基因,从而获得肿瘤易感性,随后如果另一等位基因后天获得性异常,

则 DNA 复制错误无法恢复进而发生肿瘤[48,49]。在 Lynch 综合征相关子宫内膜癌中,有 4 种常见的 MMR 基因的胚系突变,包括 MLH1、MSH2、MSH6 及 PMS2。绝大多数的 Lynch 综合征患者是由 MSH2 和 MLH1 突变所致,少数由 MSH6 和 PMS2 突变所致。Stoffel E. 等人研究发现在 155 例 Lynch 综合征相关子宫内膜癌中大多数为 MLH1 及 MSH2 突变所致,其中突变率依次为 MSH2 61%、MLH1 32%、MSH6 6.5%[50]。研究发现,虽然 MSH6 发生突变的概率不高,一旦发生突变则更倾向发生子宫内膜癌。临床上由于 PMS2 的突变率最低,相关研究较少,有关子宫内膜癌中 PMS2 的突变率无明确定论。

### 3.3.2 临床特征与组织病理学特征

遗传性子宫内膜癌患者发病年龄相对年轻。Bonadona V. 研究显示遗传性子宫内膜癌患者发病年龄平均为 49 岁(26～87 岁)[39],而 Stoffel E. 的研究显示平均年龄为 47.5 岁(29～73 岁),都明显低于散发型子宫内膜癌患者平均发病年龄 56.3 岁[51]。Lu 等报道在小于 50 岁的子宫内膜癌患者中约 9% 是遗传性子宫内膜癌,明显高于 2.3% 的散在型子宫内膜癌[52]。

Lynch 综合征相关性子宫内膜癌患者在临床上显示与雌激素刺激不存在依赖性关系。无肥胖、糖尿病、多囊卵巢综合征及雌激素过度刺激等表现。但可有异常子宫出血的症状;或无任何症状,仅因超声提示内膜增厚而行诊刮、内膜活检后被发现[53]。

遗传性子宫内膜癌好发于子宫体下段,较容易出现深肌层浸润和脉管癌栓,但通常不累及宫颈内口。Masuda 等研究发现,29% 的 Lynch 综合征相关性子宫内膜癌累及子宫下段,而散发型子宫内膜癌累及子宫体下段者只占 3.0%～6.3%[54]。文献报道,在美国,宫体下段 Lynch 综合征相关性子宫内膜癌患者易发生 MSH2 基因突变,而亚洲患者更易发生 MLH1 基因突变。

遗传性子宫内膜癌的组织病理学改变具有多样性,可表现为子宫内膜样癌、浆液性腺癌、透明细胞癌、未分化癌或癌肉瘤及其他高度恶性的肿瘤。在各种病理学类型中,Lynch 综合征相关子宫内膜癌的最主要病理类型仍是子宫内膜样腺癌,但多表现为低级别、高分级。

Carcangru 等研究了 23 例遗传性子宫内膜癌,发现非子宫内膜样癌占 43.5%,其中最常见的类型是透明细胞癌,达 38%,而在散在型子宫内膜癌中非子宫内膜样癌仅占 4.3%[55]。相比 II 型子宫内膜癌常见的病理类型为浆液性癌,遗传性子宫内膜癌非子宫内膜样腺癌中最常见的类型是透明细胞癌。此外,研究显示遗传性子宫内膜癌中常出现混合型的病理类型。

遗传性子宫内膜癌可出现瘤旁(癌周)淋巴细胞聚集和(或)肿瘤浸润性的淋巴细胞存在等克罗恩样宿主炎性反应。RYAN 等人研究显示 34% 的遗传性子宫内膜癌肿瘤细胞周围有密集的淋巴细胞浸润,其中 29% 的可见浸润肿瘤的淋巴细胞核分裂象 $\geqslant$ 40/10 HPF[56]。其病理上多不存在因雌激素过度刺激产生的内膜增生改变,内膜腺体多萎缩,处静止期,可伴发遗传相关性卵巢癌。

### 3.3.3 分子生物学特点及检测方法

基因测序是 Lynch 综合征最准确的诊断方法,主要包括目标基因芯片或临床全外显子组测序。相对于较传统的 Sanger 测序,新一代基因测序可同时测定多个病例的多个基因序列,检测费用虽然较前缩减,但仍然昂贵,难以用于临床筛查。因此对高危人群采用快捷、价廉的筛查试验是必要的。常用筛查试验包括采用 PCR 进行微卫星不稳定性(MSI)分析,4 种 MMR 蛋白的免疫组织化学检测,以及 MLH1 启动子甲基化序列分析。

MSI 分析是筛查 Lynch 综合征的重要方法。MMR 基因失活可导致微卫星不稳定性(MSI)——微卫星或简单重复 DNA 序列插入或缺失。90%以上的 Lynch 综合征患者均可检测到有不同程度的 MSI[57]。常见 MSI 标志物包括单核苷酸标志物：BAT-25、BAT-26、NR-27、NR-21、NR-24 和五核苷酸标志物 Penta C、Penta D[58,59]。临床上常通过荧光 PCR 扩增以上 5 个常见的单核苷酸标志物进行微卫星序列检测来判断 MSI 程度。判读标准为当肿瘤组织 DNA 的 MSI 标记≥2/5 时，定义为高度微卫星不稳定(MSI-H)；仅 1 个标记显示 MSI 则为低度微卫星不稳定(MSI-L)；标记阴性为微卫星稳定(microsatellite stability，MSS)。由于 MSS 与 MSI-L 具有相似的生物学行为，临床判读上通常将 MSS 和 MSI-L 均归为 MSI 阴性，而将 MSI-H 判定为 MSI 阳性。由于一部分散发型子宫内膜癌细胞内 MLHI 启动子甲基化，导致 MSI 检测为 MSI-H，文献报道，60%左右 MSI-H 病例中存在 MLH1 启动子甲基化[60,61]。因此，对 MSI-H 的病例应进行 DNA 启动子甲基化检测，以排除散发型子宫内膜癌。

免疫组化检测是另一种常用的筛查方法。在试验研究及临床应用中，MSH2、MSH6、MLH1 及 PMS2 等 4 个最易突变的 MMR 相关蛋白组成的免疫组化检测项目最为普遍。IHC 通过抗体标记相关 MMR 基因所表达的蛋白，如无基因发生突变，则抗体可以与正常黏膜及周围间质和淋巴细胞中相应蛋白结合，表现为核阳性；如基因突变则相应蛋白标记缺失，肿瘤组织的核不能着色，提示相应基因发生突变。实验结果出现任一项抗体染色阴性时则判定为 MSI 阳性。为了确保免疫组化的可靠性，内参需要选择正常内膜间质、腺体及淋巴细胞核。只有在内参对比下的癌变区域的组织细胞核表达阴性才能得到有效判读。一般而言，IHC 检测结果与 MSI 分析结果可以达到高度一致。但在费用上和操作性上，免疫组化检测操作更为简单、便宜，并可以明确突变基因。

同时研究显示，蛋白表达缺陷并非都源于基因突变，如非遗传性子宫内膜癌中，MLH1 的缺失可因启动子的甲基化导致，也可因 BRAF 突变使得 MAPK 信号传导途径失活导致 MLH1 表达下调所致。另一方面，错义突变的 MLH1，可能编码出缺乏生物学活性但抗原完整的蛋白质，导致抗体染色阳性，出现假阴性的判读结果。

总之，MSI 及免疫组织化学检测均适合筛查。免疫组织化学方法简便、快速、价廉，可对疑似病例进行初筛，并确定发生突变的基因。而 MSI 分析对 MLH1 及 MSH2 尤为敏感，而对 MSH6 的敏感性较差。因此，免疫组化检测 MSH6 突变更有优势。为避免误判，对于高危人群，必要时仍建议同时进行 MSI 分析及免疫组化的检测。在基因水平上利用 DNA 测序技术检测 MMR 基因是否存在突变仍然是诊断遗传性子宫内膜癌的最可靠方法[62]。

### 3.3.4　遗传性子宫内膜癌诊断

1991 年在阿姆斯特丹首次制定了 Lynch 综合征诊断标准 Amsterdam 标准Ⅰ，它主要适用于典型大家系诊断，并未包括 Lynch 综合征相关的肠外肿瘤[63]。因此，1999 年将其进行修订为 Amsterdam 标准Ⅱ，下：①至少有 3 个亲属患结直肠癌，其中必须有 2 个系一级亲属；②两代或多代成员受累；③至少有 1 例 50 岁之前确诊；④排除家族性腺瘤性息肉病[64]。该标准增加了 Lynch 综合征相关性肠外肿瘤，但是许多 Lynch 综合征患者不能提供详细全面的家族史情况，因此该标准在诊断 Lynch 综合征时仍有局限性。由此，研究者逐渐将基因突变检测纳入诊断标准。

2004 年美国国家癌症院修订了关于 MSI 及 MMR 基因突变的检测标准，标准规定：①发病年龄<50 岁的结直肠癌患者；②同时或异时患有结直肠癌或其他 HNPCC 综合征相关性肿瘤的患者；③高频 MSI(MSI-H)的结直肠癌患者且发病年龄<60 岁；④有 1 位或以上一级亲属患结直肠癌和 HNPCC 综合征相关性肿瘤，其中 1 种肿瘤发病于 50 岁前；⑤有 2 位或以上一级或二级亲属患结直肠癌

和 HNPCC 综合征相关性肿瘤。对满足以上任一标准的患者进行 MSI 分析和 MMR 蛋白免疫组化(IHC)检测,对 MSI-H 或 IHC 检测 MMR 蛋白表达缺失的患者,进一步行 *MMR* 基因突变检测以确定 HNPCC 综合征的诊断[65]。

在中国,2003 年中国抗癌协会大肠癌专业委员会公布了中国人 HNPCC 筛检标准,具体如下:家系中至少有 2 例诊断明确的大肠癌,其中的 2 例为一级或二级亲属的关系。并且符合以下一条:①至少 1 例为多发性大肠癌患者(包括腺瘤);②至少 1 例确诊时为小于 50 岁的大肠癌;③家系中至少 1 人患 HNPCC 相关肠外恶性肿瘤(包括胃癌、子宫内膜癌、小肠癌、输尿管或肾盂癌、卵巢癌、肝胆系统癌)。

临床上可以先依据相关 HNPCC 筛查标准,尽可能从获得的患者完整家族史中筛查识别高危患者。再对高危人群通过 MSI 分析及免疫组化检测进行筛查。筛查阳性的患者建议行 *MMR* 基因的 Sanger 测序进行基因验证[66]。在某些情况下,筛查未获得阳性结果但临床高度怀疑时,患者也应在经过遗传咨询后进行基因检测。

有研究报道,MMR 蛋白表达缺失与年轻患者内膜癌及内膜不典型增生的发生、发展相关,故对于年轻的子宫内膜癌患者需重视进行家族史的咨询,相关筛查方式的选取,以尽可能避免漏诊。另有研究报道,仅仅依据发病年龄、家族史及临床病理特征,并不能高效地筛查出存在高危风险的病例,因而应放宽筛查年龄,甚至将筛查方案遍及所有病例。

### 3.3.5 遗传性子宫内膜癌预防措施

降低 Lynch 综合征女性患者发生子宫内膜癌风险的措施包括定期随访、药物预防和预防性手术。

NCCN 指南建议,Lynch 综合征女性患者如出现绝经后阴道流血、绝经前的月经量增多或不规则阴道流血,即需及时就诊。高危人群建议从 30~35 岁开始每年做 1 次子宫内膜活

组织检查,或者在家系中被诊断为 Lynch 综合征最年轻患者的年龄提前 10 年开始定期随访[67]。此外,经阴道超声可以检测子宫内膜的厚度及形态,虽然在早期子宫内膜癌诊断中有假阴性的风险,但对于拒绝行有创操作的患者仍是有益的检测方式。同时,研究显示肿瘤标记物 CA125、HE4 均有助于早期发现子宫内膜癌,Moore 等发现 Lynch 综合征的高危人群中 HE4 的敏感性高于 CA125[68]。

临床研究发现口服避孕药和醋酸甲羟孕酮可降低遗传性子宫内膜癌的风险。研究数据显示口服避孕药能够降低 50% 的子宫内膜癌发病风险。Lu 等研究也发现,对 51 例 Lynch 综合征患者应用口服避孕药或者 MPA 3 个月,子宫内膜病理证实子宫内膜增生及黄体酮效应的组织学特征均减少。由此说明,短期应用黄体酮、口服避孕药和醋酸甲羟孕酮可用于遗传性子宫内膜癌高危人群的化学药物预防[69]。

NCCN 指南中亦建议对于 HNPCC 家系高危患者可以在完成生育后进行预防性全子宫双附件切除,以预防遗传性子宫内膜癌或卵巢癌的发生。Schmeler 等对 HNPCC 相关基因缺陷的患者进行回顾性的研究,在 315 例患者中,61 例为实验组,分别进行了预防性子宫双附件切除术(47 例),及预防性子宫切除术(14 例),其余 254 例未进行预防性手术者为对照组。结果显示,进行了预防性手术的患者均未发现子宫内膜癌、卵巢癌及原发性腹膜癌,而未行预防性手术的患者中 69 例(33%)发生子宫内膜癌,12 例(5%)发生卵巢癌[41]。说明预防性行子宫全切除和双侧附件切除术是预防 Lynch 综合征患者发生子宫内膜癌和卵巢癌的有效手段。但目前对切除的手术范围及手术时机,仍存在争议。部分研究者建议 35 岁完成生育后即可行预防性手术;而亦有研究者认为大部分人群 40 岁以前发生子宫内膜癌的概率不超过 2%,发生卵巢癌的概率不超过 1%,因此该研究建议预防性手术可以在 40 岁以后进行。

### 3.3.6 总结

综上所述,约 3% 的子宫内膜癌与 Lynch 综合征有关,属于 LynchⅡ综合征或 HNPCC。Lynch 综合征家族中女性发生子宫内膜癌的风险接近甚至超过结肠癌。临床上对于相对发病年龄较轻的患者,应更关注其家族史、相关病史。对于符合筛查标准的患者进行遗传咨询,及时发现 Lynch 综合征家族。针对高危和(或)可疑患者,需要进行分子生物学检测确诊。必要时给予口服药物或预防性手术治疗。

(李 蓁 蔡红兵)

# 参 考 文 献

[1] 黄奕,李雁. 妇科肿瘤的临床遗传学[M]. // 陈惠祯,蔡红兵. 妇科肿瘤临床手册. 北京:科学出版社,2012:47.

[2] ALSOP K. BRCA mutation frequency and patterns of treatment response in BRCA mutation-positive women with ovarian cancer:a report from the Australian Ovarian Cancer Study Group[J]. J Clin Oncol,2012,30(21):2 654-2 663.

[3] CHEN S. Characterization of BRCA1 and BRCA2 mutations in a large United States sample[J]. J Clin Oncol,2006,24(6):863-871.

[4] CHEN S,G. PARMIGIANI. Meta-analysis of BRCA1 and BRCA2 penetrance[J]. J Clin Oncol,2007,25(11):1 329-1 333.

[5] MAVADDAT N. Pathology of breast and ovarian cancers among BRCA1 and BRCA2 mutation carriers:results from the Consortium of Investigators of Modifiers of BRCA1/2 (CIMBA)[J]. Cancer Epidemiol Biomarkers Prev,2012,21(1):134-147.

[6] KONSTANTINOPOULOS P. A. Gene expression profile of BRCAness that correlates with responsiveness to chemotherapy and with outcome in patients with epithelial ovarian cancer[J]. J Clin Oncol,2010,28(22):3 555-3 561.

[7] ANON. Integrated genomic analyses of ovarian carcinoma[J]. Nature,2011,474(7353):609-615.

[8] BOLTON K. L. Association between BRCA1 and BRCA2 mutations and survival in women with invasive epithelial ovarian cancer[J]. JAMA,2012,307(4):382-390.

[9] RUBIN S. C. Clinical and pathological features of ovarian cancer in women with germ-line mutations of BRCA1[J]. N Engl J Med,1996,335(19):1 413-1 416.

[10] BOYD J. Clinicopathologic features of BRCA-linked and sporadic ovarian cancer[J]. JAMA,2000,283(17):2 260-2 265.

[11] ANON. Hereditary breast and ovarian cancer syndrome[J]. Gynecol Oncol,2009,113(1):6-11.

[12] WERNESS B. A. Histopathology,FIGO stage,and BRCA mutation status of ovarian cancers from the Gilda Radner Familial Ovarian Cancer Registry[J]. Int J Gynecol Pathol,2004,23(1):29-34.

[13] LORD C. J,A. Ashworth. The DNA damage response and cancer therapy[J]. Nature,2012,481(7381):287-294.

[14] QUINN J. E. BRCA1 mRNA expression levels predict for overall survival in ovarian cancer after chemotherapy[J]. Clin Cancer Res,2007,13(24):7 413-7 420.

[15] MCCABE N. Deficiency in the repair of DNA damage by homologous recombination and sensitivity to poly(ADP-ribose) polymerase inhibition[J]. Cancer Res,2006,66(16):8 109-8 115.

[16] LUCCHESI J. C. Synthetic lethality and semi-lethality among functionally related mutants of Drosophila melanfgaster[J]. Genetics,1968,59(1):37-44.

[17] NAROD S. A. Oral contraceptives and the risk of hereditary ovarian cancer. Hereditary Ovarian Cancer Clinical Study Group[J]. N Engl J Med,1998,339(7):424-428.

[18] MODAN B. Parity,oral contraceptives,and the risk of ovarian cancer among carriers and noncarriers of a BRCA1 or BRCA2 mutation[J]. N Engl J Med,2001,345(4):235-240.

[19] MCLAUGHLIN J. R. Reproductive risk factors for ovarian cancer in carriers of BRCA1 or BRCA2 mutations:a case-control study[J]. Lan-

cet Oncol,2007,8(1):26-34.

[20]KAUFF N. D. Risk of ovarian cancer in BRCA1 and BRCA2 mutation-negative hereditary breast cancer families[J]. J Natl Cancer Inst,2005,97 (18):1 382-1 384.

[21]ZHANG S. Frequencies of BRCA1 and BRCA2 mutations among 1,342 unselected patients with invasive ovarian cancer[J]. Gynecol Oncol,2011, 121(2):353-357.

[22]STRUEWING J. P. The risk of cancer associated with specific mutations of BRCA1 and BRCA2 among Ashkenazi Jews[J]. N Engl J Med,1997, 336(20):1 401-1 408.

[23]LEIB JR,H. E. ,Haidle JL,et al. The new genetic privacy law commun oncol[J]. 2008:5.

[24]BUYS S. S. Effect of screening on ovarian cancer mortality:the Prostate,Lung,Colorectal and Ovarian (PLCO) Cancer Screening Randomized Controlled Trial[J]. JAMA, 2011, 305 (22): 2 295-2 303.

[25]REBBECK T. R. Prophylactic oophorectomy in carriers of BRCA1 or BRCA2 mutations[J]. N Engl J Med,2002,346(21):1 616-1 622.

[26]KAUFF N. D. Risk-reducing salpingo-oophorectomy in women with a BRCA1 or BRCA2 mutation[J]. N Engl J Med,2002,346(21):1 609-1 615.

[27]KAUFF N. D. Risk-reducing salpingo-oophorectomy for the prevention of BRCA1- and BRCA2-associated breast and gynecologic cancer:a multicenter,prospective study[J]. J Clin Oncol,2008, 26(8):1 331-1 337.

[28]FINCH A. Salpingo-oophorectomy and the risk of ovarian,fallopian tube,and peritoneal cancers in women with a BRCA1 or BRCA2 Mutation [J]. JAMA,2006,296(2):185-192.

[29]EISEN A. Breast cancer risk following bilateral oophorectomy in BRCA1 and BRCA2 mutation carriers:an international case-control study[J]. J Clin Oncol,2005,23(30):7 491-7 496.

[30]POWELL C. B. Risk-reducing salpingo-oophorectomy (RRSO) in BRCA mutation carriers:experience with a consecutive series of 111 patients using a standardized surgical-pathological protocol[J]. Int J Gynecol Cancer,2011,21(5):846-851.

[31]DOMCHEK S. M. Occult ovarian cancers identified at risk-reducing salpingo-oophorectomy in a prospective cohort of BRCA1/2 mutation carriers [J]. Breast Cancer Res Treat,2010,124(1):195-203.

[32]MULLER C. Y. ,R. L. COLEMAN,W. P. ADAMS, Jr. Laparoscopy in patients following transverse rectus abdominis myocutaneous flap reconstruction[J]. Obstet Gynecol,2000,96(1): 132-135.

[33]ELIT L. Quality of life and psychosexual adjustment after prophylactic oophorectomy for a family history of ovarian cancer[J]. Fam Cancer, 2001,1(3-4):149-156.

[34]FINCH A. The impact of prophylactic salpingo-oophorectomy on menopausal symptoms and sexual function in women who carry a BRCA mutation[J]. Gynecol Oncol,2011,121(1):163-168.

[35]REBBECK T. R. Effect of short-term hormone replacement therapy on breast cancer risk reduction after bilateral prophylactic oophorectomy in BRCA1 and BRCA2 mutation carriers:the PROSE Study Group[J]. J Clin Oncol,2005,23 (31):7 804-7 810.

[36]EISEN A. Hormone therapy and the risk of breast cancer in BRCA1 mutation carriers[J]. J Natl Cancer Inst,2008,100(19):1 361-1 367.

[37]COLGAN T. J. Occult carcinoma in prophylactic oophorectomy specimens:prevalence and association with BRCA germline mutation status[J]. Am J Surg Pathol,2001,25(10):1 283-1 289.

[38]LYNCH,H. T,A. DE LA CHAPELLE. Hereditary colorectal cancer[J]. N Engl J Med,2003, 348(10):919-932.

[39]BONADONA V. Cancer risks associated with germline mutations in MLH1,MSH2,and MSH6 genes in Lynch syndrome[J]. JAMA,2011,305 (22):2 304-2 310.

[40]KETABI Z. Ovarian cancer linked to Lynch syndrome typically presents as early-onset, non-serous epithelial tumors[J]. Gynecol Oncol,2011, 121(3):462-465.

[41]SCHMELER K. M. Prophylactic surgery to reduce the risk of gynecologic cancers in the Lynch

syndrome[J]. N Engl J Med,2006,354(3):261-269.

[42]HUSSEIN Y. R,R. A. SOSLOW. Molecular insights into the classification of high-grade endometrial carcinoma[J]. Pathology,2018,50(2):151-161.

[43]LYNCH H. T. Lynch syndrome-associated extracolonic tumors are rare in two extended families with the same EPCAM deletion[J]. Am J Gastroenterol,2011,106(10):1 829-1 836.

[44]ZHOU J. Y. Endometrial carcinoma—related genetic factors:application to research and clinical practice in China[J]. BJOG,2016,123 Suppl 3:90-96.

[45]GARG K,R. A. Soslow. Endometrial carcinoma in women aged 40 years and younger[J]. Arch Pathol Lab Med,2014,138(3):335-342.

[46]LU K. H. Prospective multicenter randomized intermediate biomarker study of oral contraceptive versus depo-provera for prevention of endometrial cancer in women with Lynch syndrome[J]. Cancer Prev Res (Phila),2013,6(8):774-781.

[47]LYNCH H. T. Hereditary factors in cancer. Study of two large midwestern kindreds[J]. Arch Intern Med,1966,117(2):206-212.

[48]PARSONS RHypermutability and mismatch repair deficiency in RER+ tumor cells[J]. Cell,1993,75(6):1 227-1 236.

[49]IONOV Y. Ubiquitous somatic mutations in simple repeated sequences reveal a new mechanism for colonic carcinogenesis[J]. Nature,1993,363(6429):558-561.

[50]STOFFEL E. M,C. WALSH. Chemoprevention of endometrial cancer in Lynch syndrome:a step forward[J]. Cancer Prev Res (Phila),2013,6(8):755-759.

[51]STOFFEL,E. M,S. SYNGAL. Adenomas in young patients:what is the optimal evaluation? [J]. Am J Gastroenterol,2005,100(5):1 150-1 153.

[52]LU K. H,M. DANIELS. Endometrial and ovarian cancer in women with Lynch syndrome:update in screening and prevention[J]. Fam Cancer,2013,12(2):273-277.

[53]BATS A. S. Lynch syndrome and endometrial cancer [J]. Bull Cancer,2017,104(12):1 013-1 021.

[54]MASUDA K. Clinical utility of a self-administered questionnaire for assessment of hereditary gynecologic cancer[J]. Jpn J Clin Oncol,2017,47(5):401-406.

[55]GARG K,R. A. SOSLOW. Lynch syndrome (hereditary non-polyposis colorectal cancer) and endometrial carcinoma[J]. J Clin Pathol,2009,62(8):679-684.

[56]POLYDORIDES A. D. Adenoma-infiltrating lymphocytes (AILs) are a potential marker of hereditary nonpolyposis colorectal cancer[J]. Am J Surg Pathol,2008,32(11):1 661-1 666.

[57]MULLER A. MSI—testing in hereditary nonpolyposis colorectal carcinoma (HNPCC)[J]. Dis Markers,2004,20(4—5):225-236.

[58]SHEMIRANI A. I. Simplified MSI marker panel for diagnosis of colorectal cancer[J]. Asian Pac J Cancer Prev,2011,12(8):2 101-2 104.

[59]TINELLI A. Microsatellite instability (MSI) as genomic markers in endometrial cancer:toward scientific evidences[J]. Mini Rev Med Chem,2010,10(14):1 356-1 365.

[60]WHEELER J. M. The role of hypermethylation of the hMLH1 promoter region in HNPCC versus MSI+ sporadic colorectal cancers[J]. J Med Genet,2000,37(8):588-592.

[61]BATTE B. A. Consequences of universal MSI/IHC in screening ENDOMETRIAL cancer patients for Lynch syndrome[J]. Gynecol Oncol,2014,134(2):319-325.

[62]HENDRIKS Y. Conventional and tissue microarray immunohistochemical expression analysis of mismatch repair in hereditary colorectal tumors [J]. Am J Pathol,2003,162(2):469-477.

[63]VASEN H. F. The International Collaborative Group on Hereditary Non-Polyposis Colorectal Cancer (ICG-HNPCC)[J]. Dis Colon Rectum,1991,34(5):424-425.

[64]VASEN H. F. New clinical criteria for hereditary nonpolyposis colorectal cancer (HNPCC,Lynch syndrome) proposed by the International Collaborative group on HNPCC[J]. Gastroenterology,

1999,116(6):1 453-1 456.

[65]UMAR A. Revised Bethesda Guidelines for hereditary nonpolyposis colorectal cancer (Lynch syndrome) and microsatellite instability[J]. J Natl Cancer Inst,2004,96(4):261-268.

[66]RESNICK K. Lynch syndrome screening strategies among newly diagnosed endometrial cancer patients [J]. Obstet Gynecol,2009,114(3):530-536.

[67]ACOG Practice Bulletin No. 147: Lynch syndrome[J]. Obstet Gynecol,2014,124(5):1 042-1 054.

[68]MOORE R. G. Utility of a novel serum tumor biomarker HE4 in patients with endometrioid adenocarcinoma of the uterus[J]. Gynecol Oncol, 2008,110(2):196-201.

[69]SINGH S,K. E. RESNICK. Lynch Syndrome and Endometrial Cancer[J]. South Med J,2017,110 (4):265-269.

# 4 女性生殖道细胞学检查

女性生殖道细胞包括来自阴道、宫颈、子宫和输卵管的上皮细胞。生殖道脱落细胞包括阴道上段、宫颈阴道部、子宫、输卵管及腹腔的上皮细胞,其中以阴道上段、宫颈阴道部的上皮细胞为主。临床上常通过生殖道脱落细胞检查来反映其生理及病理变化。生殖道上皮细胞受性激素的影响出现周期性变化,因此,检查生殖道脱落细胞可反映体内性激素水平。此外,此项检查还可协助诊断生殖器不同部位的恶性肿瘤及观察其治疗效果,既简便又经济实用。但是,生殖道脱落细胞检查找到恶性细胞只能作为初步筛选,不能定位,还需进一步检查才能确诊。

## 4.1 生殖道细胞学检查取材、制片及相关技术

### 1)涂片种类及标本采集

采集标本前 24 小时内禁止性生活、阴道检查、灌洗及阴道用药,取材用具必须清洁干燥。

(1)阴道涂片:主要目的是了解卵巢或胎盘功能。对已婚妇女,一般在阴道侧壁上 1/3 处用小刮板轻轻刮取浅层细胞(避免将深层细胞混入影响诊断),薄而均匀地涂于玻片上;对未婚阴道分泌物极少的女性,可将卷紧的已消毒棉签先经生理盐水浸湿,然后伸入阴道,在其侧壁上 1/3 处轻轻卷取细胞,取出棉签,在玻片上向一个方向涂片。涂片置固定液内固定后于显微镜下观察。值得注意的是,因棉签接触阴道口可能影响涂片的正确性。

(2)宫颈刮片:是筛查早期宫颈癌的重要方法[1]。早期取材方法为在宫颈外口鳞柱状上皮交接处,以宫颈外口为圆心,以木质铲形小刮板轻轻刮取一周,取出刮板,在玻片上向一个方向涂片,涂片经固定液固定后于显微镜下观察。该取材方法获取细胞数目较少,制片也较粗劣,故目前应用已逐渐减少。

1996 年美国 FDA 批准了改善的制片技术——薄层液基细胞学(liquid-based cytology)技术,以期改善由于传统巴氏涂片上存在着大量的红细胞、白细胞、黏液及脱落坏死组织等而造成的有 50%～60% 假阴性[2-4]。目前有 Thinprep 和 AutoCyte Prep 两种方法,两者原理类似。液基细胞学的操作方法为利用特制小刷子刷取宫颈细胞,标本取出后立即洗入有细胞保存液的小瓶中(图 4-1),通过高精密度过滤膜过滤,将标本中的杂质分离,并使滤后的上皮细胞呈单层均匀地分布在玻片上。这种制片方法几乎保存了取材器上所有的细胞,且去除了标本中杂质的干扰,避免了细胞的过度重叠,使不正常细胞更容易被识

别。利用薄层液基细胞学技术可将识别宫颈高度病变的灵敏度和特异度提高至 85% 和 90% 左右。此外,该技术一次取样可多次重复制片并可供做 HPV DNA 检测和自动阅片。取材时应注意避免损伤组织引起出血而影响检查结果。若白带过多,应先用无菌干棉球轻轻擦净黏液,再刮取标本。

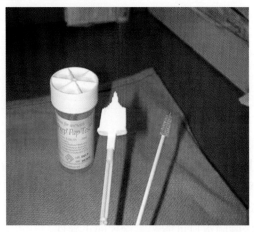

**图 4-1　液基细胞学检查取材用的细胞刷、标本瓶**

(3)宫颈管涂片:疑为宫颈管癌,或绝经后的妇女由于宫颈鳞-柱交接处退缩到宫颈管内,为了解宫颈管情况,可行此项检查。先将宫颈表面分泌物拭净,用小型刮板进入宫颈管内,轻刮一周做涂片。此外,使用特制细胞刷(cytobrush)获取宫颈管上皮细胞的效果更好。将细胞刷置于宫颈管内,达宫颈外口上方 10mm 左右,在宫颈管内旋转 360°取出,旋转细胞刷将附着于其上的细胞均匀地涂于玻片上,立即固定。小刷子取材效果优于棉拭子,而且其刮取的细胞被宫颈管内的黏液所保护,不会因空气干燥造成细胞变性。

(4)宫腔吸片:怀疑宫腔内有恶性病变时,可采用宫腔吸片检查,较阴道涂片及诊刮阳性率高。选择直径 1～5mm 不同型号塑料管,一端连于干燥消毒的注射器,另一端用大镊子送入宫腔内达宫底部,上下左右转动方向,轻轻抽吸注射器,将吸出物涂片、固定、染色。应注意的是,取出吸管时停止抽吸,以免将宫颈管内容物吸入。宫腔吸片标本中可能含有输

卵管、卵巢或盆腹腔上皮细胞成分。另外,还可通过宫腔灌洗获取细胞。用注射器将 10ml 无菌生理盐水注入宫腔,轻轻抽吸洗涤内膜面,然后收集洗涤液,离心后取沉渣涂片。此项检查既简单、取材效果好,且与诊刮相比,患者痛苦小,易于接受,特别适合于绝经后出血妇女。

(5)局部印片:用清洁玻片直接贴按病灶处做印片,经固定、染色、镜检。常用于外阴及阴道的可疑病灶。

2)染色方法[5,6]

细胞学染色方法有多种,如巴氏染色(papanicolaou stain)法、邵氏染色法及其他改良染色法。其中巴氏染色效果最好,它能使核的详细构造显示出来,细胞质及涂片内其他物质呈透明状,颜色鲜明。因此,不但适合于检查癌细胞,还可通过细胞的不同色彩,观察各种良性病变和治疗反应,并可观测雌激素水平。

3)辅助诊断技术

包括免疫细胞化学、原位杂交技术、影像分析、流式细胞测量及自动筛选或人工智能系统等。

(甘莉娟　邬东平)

## 4.2　正常生殖道脱落细胞的形态特征

1)鳞状上皮细胞

阴道及宫颈阴道部被覆的鳞状上皮相仿,均为非角化性的分层鳞状上皮。上皮细胞分为表层、中层及底层,其生长与成熟受雌激素影响,因而女性一生中不同时期及月经周期中不同时间,各层细胞比例均不相同,细胞由底层向表层逐渐成熟。鳞状细胞的成熟过程是:细胞由小逐渐变大;细胞形态由圆形变为舟形、多边形;胞浆染色由蓝染变为粉染;胞浆由厚变薄;胞核由大变小,由疏松变为致密(图 4-2)。

(1)底层细胞:相当于组织学的深棘层,又分为内底层细胞和外底层细胞。

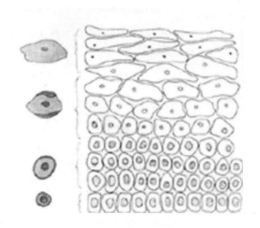

**图4-2 宫颈各层鳞状细胞组织学**

内底层细胞：又称生发层，只含一层基底细胞，是鳞状上皮再生的基础。其细胞学表现为：细胞小，为中性多核白细胞的4～5倍，呈圆形或椭圆形，巴氏染色胞浆蓝染，核大而圆。育龄妇女的阴道细胞学涂片中无内底层细胞。

外底层细胞：细胞3～7层，圆形，比内底层细胞大，为中性多核白细胞的8～10倍，巴氏染色胞浆淡蓝，核为圆形或椭圆形，核浆比例1∶4～1∶2。卵巢功能正常时，涂片中很少出现。

（2）中层细胞：相当于组织学的浅棘层，是鳞状上皮中最厚的一层。根据其脱落的层次不同，形态各异。接近底层者细胞呈舟状，接近表层者细胞大小与形状接近表层细胞，胞浆巴氏染色淡蓝，根据储存的糖原多寡，可有多量的嗜碱性染色或半透明胞浆，核小，呈圆形或卵圆形，淡染，核浆比例低，约1∶10。

（3）表层细胞：相当于组织学的表层。细胞大，为多边形，胞浆薄，透明，胞浆粉染或淡蓝，核小固缩。核固缩是鳞状细胞成熟的最后阶段。表层细胞是育龄妇女宫颈涂片中最常见的细胞。

2）柱状上皮细胞

又分为宫颈黏膜细胞及子宫内膜细胞。

（1）宫颈黏膜细胞：有黏液细胞和带纤毛细胞两种。在宫颈刮片及宫颈管吸取物涂片中均可找到。黏液细胞呈高柱状或立方状，核在底部，呈圆形或卵圆形，染色质分布均匀，胞浆内有空泡，易分解而留下裸核。带纤毛细胞呈立方形或矮柱状，带有纤毛，核为圆形或卵圆形，位于细胞底部，胞浆易退化融合成多核，多见于绝经后。

（2）子宫内膜细胞：较宫颈黏膜细胞小，细胞为低柱状，为中性多核白细胞的1～3倍，核呈圆形，核大小、形状一致，多成堆出现，胞浆少，呈淡灰色或淡红色，边界不清（图4-3）。

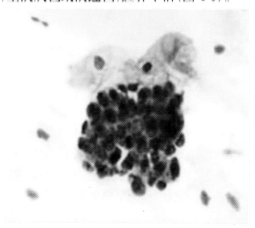

**图4-3 子宫内膜细胞（×400）**

3）非上皮成分

如吞噬细胞、白细胞、淋巴细胞、红细胞等。

（杨婉华　王世萱　邬东平）

## 4.3 生殖道异常上皮细胞形态学改变[7]

### 4.3.1 炎症性改变

女性生殖道炎症是妇科的常见病，在各种炎症时，上皮细胞都可能发生形态改变，其主要表现为细胞核、细胞质、细胞形态和背景的改变。

（1）细胞核的改变（图4-4）：细胞核的改变有如下几种。①核肿胀：表现为细胞核增大，染色变淡，看不清染色质结构。②核崩裂：细胞核碎裂呈数块，分散于细胞质，深染，看不清染色质结构。③核固缩：细胞核明显缩小，有时可见核周晕，染色质凝聚成致密的、结构不清的团块,浓染。④核增生:细胞核数增多,可呈双核或多核,核膜增厚,染色质细而均匀,淡染。

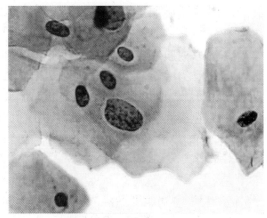

图 4-4 炎症反应性改变,红染,表层细胞核稍大,
染色质均匀,可见核周晕(×400)

(2)细胞质的改变:由于炎症刺激,细胞质向嗜酸性转化,有时底层细胞也可见到胞浆红染,核呈固缩状,称为早熟角化细胞(图 4-5)。

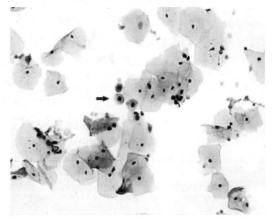

图 4-5 炎症反应性改变,在表层细胞中可见 3 个
底层细胞胞浆变成红染,也称早熟角化或
角化不全细胞。见箭头所指者(×100)

(3)细胞形态的改变(图 4-6):细胞形态的改变有如下两种。①多形性:各层细胞均可失去其原来的外形,特别在鳞状上皮化生时,底层细胞呈多种改变,如蝌蚪状、纤维状、蜘蛛状、梭状等。②裸核:由于炎症刺激,细胞质溶解、破坏,可见大量裸核出现,染色质往往较淡,染色质结构不清晰,由于柱状上皮细胞胞浆特别容易破坏,故柱状上皮细胞裸核更多见。

(4)背景的改变:炎症时涂片背景明显变

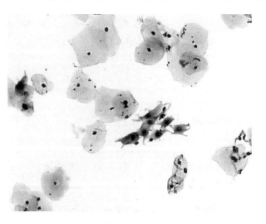

图 4-6 炎症反应性改变,可见一群蓝染的变
形细胞(×100)

深,中性多核细胞大量出现,上皮细胞周围围绕一圈白细胞,或上皮细胞外形消失,代之以成堆的白细胞,此种现象常被称为"蚂蚁啃骨头"。急性滴虫性阴道炎时,上皮细胞大量溶解破坏,涂片上几乎找不到完整的细胞,称为"破坏性涂片"。老年性阴道炎时背景可见大量球菌,呈"沙漠状"改变。年轻宫颈糜烂患者,涂片时在表层细胞中,有时也可见到成堆的底层细胞,一般称其为"糜烂细胞"(图 4-7)。

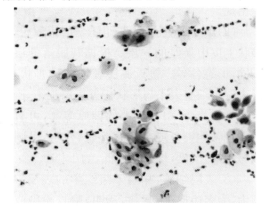

图 4-7 炎症反应时的背景改变,可见大量白
细胞及化生细胞(×100)

### 4.3.2 不典型增生细胞特征

不典型增生细胞是介于炎症细胞和癌细胞之间的一种细胞,从其外形特征看比炎症细胞改变要重,但又达不到癌细胞的程度,是由良性向恶性发展的过渡阶段,表现量变到质变的过程。实质上细胞学诊断的不典型增生细

胞可能包括下列几种情况。

(1)炎症的一部分,细胞变形明显,细胞核增大,但染色质不粗糙,染色淡,细胞学上不能肯定是炎症变形或是真正的不典型增生细胞。

(2)实质上是癌细胞,但由于它们的形态不典型,或细胞蜕变,核内染色质结构不清,或细胞数太少,涂片上不能确诊为癌,此类细胞也归入不典型增生细胞范畴。

(3)真正的不典型增生细胞,细胞核增大,染色质变粗、浓染,细胞变形,但又不足以诊断为癌,属癌前病变。可分为如下3种。

(a)轻度不典型增生(图4-8):轻度不典型增生细胞有如下表现。①细胞核较正常略大,一般增大1~2倍;②可出现双核、多核或轻度核畸形;③染色质淡而均匀,可出现核周空泡;④细胞可有变形,但胞浆丰富。

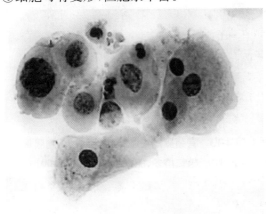

图4-8　轻度不典型增生细胞,细胞核增大,但染色质颗粒尚均匀,胞浆丰富(×400)

(b)中度不典型增生:细胞图像介于轻度和重度不典型增生细胞之间。

(c)重度不典型增生(图4-9):重度不典型增生细胞有如下几种表现。①细胞核增大较明显;②核染色质较浓,可见较粗的颗粒,分布稀疏,不均匀;③核畸形较明显,伴核增生,可见多核;④具备癌细胞外形特征,但核蜕变,染色较淡,或有大量染色淡的大裸核。

当细胞学诊断不典型增生时临床上应给予足够重视,应重复涂片或阴道镜指导下的活体组织检查。

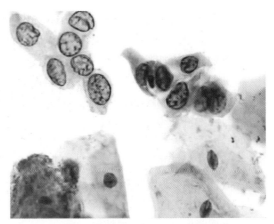

图4-9　重度不典型增生细胞,细胞核明显增大,染色质颗粒变粗,深染,胞浆减少,核浆比例失常(×400)

### 4.3.3　各种癌细胞特征

1)癌细胞的一般形态学特征

尽管各种癌的组织学发生不同,形态学也各异,但癌细胞具有与正常细胞不同的一些共同特征,主要表现为细胞核的改变、细胞改变以及细胞之间关系的改变。

(1)细胞核的改变:①核增大,癌细胞的特征之一为细胞核明显增大,核膜增厚;②核浓染,细胞核染色质明显增多,分布不均匀,颗粒变粗,有时凝结成块,染色深,可见染色较深的粗大颗粒或团块,有时浓缩染成煤块状;③核畸形,细胞核大小悬殊,外形也发生改变,如出现肾形、哑铃型、分叶或梭形等各种不规则的外形;④核仁增多、增大,核内也可出现空泡;⑤核浆比例改变,细胞核明显增大,细胞浆量相对减少,细胞核的直径明显大于核浆幅缘。⑥核分裂,细胞核分裂明显,可出现多核。

(2)细胞的改变:①细胞大小明显不一致,涂片中细胞大小差异很大,可出现巨大的癌细胞,也可见正常大小或很小的癌细胞;②外形改变,其特征为多形性,可出现蝌蚪状、纤维状或胞浆完全蜕变仅剩裸核;③细胞质常有浓缩、角化现象,嗜酸染成橘红色;④胞浆内有空泡,特别在腺癌细胞质内可出现较大的空泡。

(3)涂片背景及细胞间关系的改变:晚期癌,涂片背景很脏,出现蜕变坏死细胞,陈旧性出血形成的含铁血黄素颗粒,破坏的淋巴细胞、红细胞、白细胞碎片和组织细胞。

2)鳞状上皮细胞癌

①圆形癌细胞(图4-10),呈圆形或卵圆形,大小相当于底层细胞,此种癌细胞常见于早期癌的涂片;②纤维状癌细胞(图4-11),较常见,其细胞和核都变成细长纤维状;③蝌蚪形癌细胞(图4-12),细胞变形,呈蝌蚪状,细胞核多位于头部,核增大,染色质粗、深染;④其他,凡不能归入以上类型的癌细胞,外形及大小差异很大,可出现肾形、蜘蛛形、裸核等。

3)腺癌

常成群出现,细胞周界不清,彼此拥挤,细胞核的大小差别很大,多偏向一侧,染色质分布不均匀,核仁增多。胞浆周界模糊,染淡蓝色或粉红色,有时胞浆内出现大空泡,将核挤向一边,呈印戒状(图4-13)。

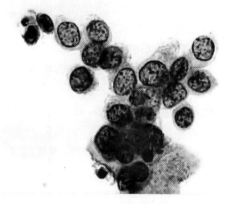

图4-10 一群小圆癌细胞,核深染,染色质颗粒粗大,胞浆明显减少(×400)

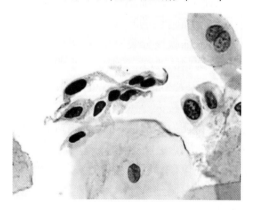

图4-11 一群纤维状癌细胞,核深染如炭块状(×400)

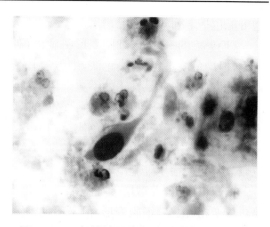

图4-12 1个蝌蚪形癌细胞,核深染,胞浆红染,属角化鳞癌细胞(×400)

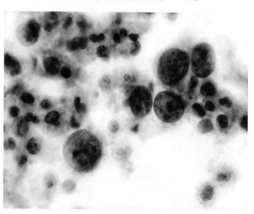

图4-13 宫颈腺癌细胞,细胞核增大,胞膜厚,核仁增多,胞浆呈溶解状(×400)

(郑 英 邬东平 刘玉玲)

## 4.4 宫颈、阴道细胞学诊断的报告形式

主要为分级诊断及描述性诊断两种。目前我国医院仍采用分级诊断,临床常用巴氏五级分类法。

### 4.4.1 巴氏分类法

其阴道细胞学诊断标准如下。

巴氏Ⅰ级:正常。为正常阴道细胞涂片。

巴氏Ⅱ级:炎症。细胞核普遍增大,淡染或有双核,也可见核周晕或胞浆内空泡。一般属良性改变或炎症。临床分为ⅡA及ⅡB。ⅡB是指个别细胞核异质明显,但又不支持恶性;其余为ⅡA。

巴氏Ⅲ级:可疑癌。主要是核异质,表现为核大深染,核形不规则或双核。对不典型细胞,性质尚难肯定。

巴氏Ⅳ级:高度可疑癌。细胞有恶性特征,但在涂片中恶性细胞较少。

巴氏Ⅴ级:癌。具有典型的多量癌细胞。

巴氏分级法的缺点是:①以级别来表示细胞学改变的程度易造成假象,似乎每个级别之间有严格的区别,使临床医生仅根据分类级别来处理患者,实际上Ⅰ、Ⅱ、Ⅲ、Ⅳ级之间的区别并无严格的客观标准,主观因素较多。②对癌前病变也无明确规定,可疑癌是指可疑浸润癌还是CIN不明确,不典型细胞全部作为良性细胞学改变也欠妥,因为偶然也见到CINⅠ伴微小浸润癌的病例。③未能与组织病理学诊断名词相对应,也未包括非癌的诊断。因此,巴氏分级法正逐步被新的分类法所取代。

### 4.4.2 TBS分类法及其描述性诊断内容

为了使妇科生殖道细胞学的诊断报告与组织病理学术语一致,使细胞学报告与临床处理密切结合,1988年美国制定宫颈、阴道细胞学TBS描述性诊断系统[8,9]。现在不少国家采用这种描述性诊断,而在使用中有所改变,因而称为改良TBS。2001年在美国Bethesda城召开包括中国细胞病理学术委员会参加的共42个学术团体协办的研讨会,推出2001年TBS相关术语[10],包括:标本类型分直接涂片或液基制片;标本质量评估分满意和不满意;总分类分阴性和上皮细胞异常;简述细胞自动识别方法和结果;描述诊断;提出有关建议。TBS分类法较传统巴氏分类法有三大改进:①将涂片制作的质量作为细胞学检查结果报告的一部分;②对病变的必要描述;③给予细胞病理学诊断并提出治疗建议。这些改良加强了细胞病理学医生与妇科医生间的沟通。TBS描述性诊断报告主要包括以下内容。

1)标本评估

标本满意,基本满意,不满意。

2)未见癌细胞、癌前病变细胞

宫颈涂片中正常上皮细胞应包括复层鳞状上皮细胞和柱状上皮细胞。

3)感染

原虫:滴虫或阿米巴原虫阴道炎。

细菌:①球杆菌占优势,发现线索细胞,提示细菌性阴道炎;②杆菌形态提示放线菌感染;③衣原体感染形态提示衣原体感染,建议临床进一步证实;④其他。

真菌:①形态提示念珠菌感染;②形态提示纤毛菌(真菌样菌);③其他。

病毒:①形态提示疱疹病毒感染;②形态提示巨细胞病毒感染;③形态提示HPV感染(HPV感染包括鳞状上皮轻度不典型增生,应建议临床进一步证实);④其他。

4)反应性细胞的改变

①细胞对炎症的反应性改变(包括化生细胞);②细胞对损伤(包括活组织检查、激光、冷冻和电灼治疗等)的反应性改变;③放疗和化疗反应性细胞改变;④宫内节育器(IUD)引起上皮细胞的反应性改变;⑤萎缩反应性细胞改变(伴或不伴炎症);⑥激素治疗的反应性改变;⑦其他。前三种情况下亦可出现修复细胞或不典型修复细胞。

5)上皮细胞异常

(1)鳞状上皮细胞异常:①非典型鳞状上皮细胞(atypical squamous cells,ASC),包括无明确诊断意义的非典型鳞状上皮细胞(atypical squamous cells of underterminced significance,ASCUS)(图4-14)和非典型鳞状上皮细胞,不除外高度鳞状上皮内病变(atypical squamous cells-cannot exclude HSIL,ASC-H)(图4-15);②低度鳞状上皮内病变(low-grade squamous intraepithelial lesion,LSIL,与CINⅠ术语符合)(图4-16);③高度鳞状上皮内病变(high-grade squamous intraepithelial lesion,HSIL,与CINⅡ、Ⅲ术语符合)[11](图4-17);④鳞状细胞癌(squamous cell carcinoma)，包括非角化型鳞状细胞癌（nonkera-tinizing squamous cell carcinoma）（图 4-18）、角化型鳞状细胞癌（keratinizing squamous cell carcinoma）（图 4-19）和小细胞型鳞状细胞癌（small cell squamous carcinoma）（图 4-20）。

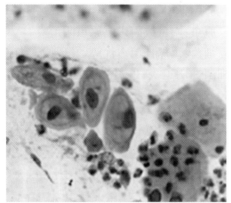

图 4-14　ASCUS 细胞学图片（×400）

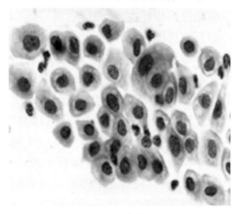

图 4-15　ASC-H 细胞学图片（×400）

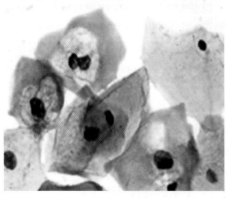

图 4-16　LSIL 细胞学图片（×1 200）

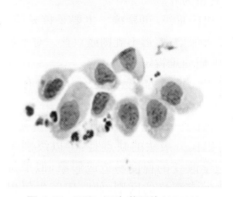

图 4-17　HSIL 细胞学图片（×400）

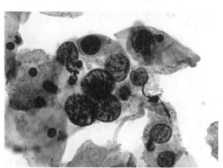

图 4-18　非角化型鳞状细胞癌细胞学
图片（×400）

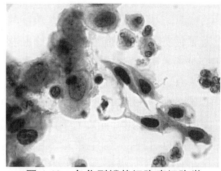

图 4-19　角化型鳞状细胞癌细胞学
图片（×400）

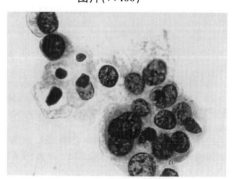

图 4-20　小细胞型鳞状细胞癌细胞学
图片（×400）

（2）腺上皮细胞异常：①宫颈管细胞 AGC（图 4-21）；②宫内膜细胞 AGC（图 4-22）；③腺原位癌（adenocarcinoma in situ，AIS）（图 4-23）；④宫颈腺癌（endocervical adenocarcinoma）（图 4-24）；⑤宫内膜腺癌（endometrial adenocarcinoma）（图 4-25）[12]；⑥宫外腺癌（extrauterine adenocarcinoma）。

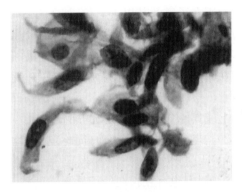

图 4-21 宫颈管细胞 AGC 细胞学图片（×400）

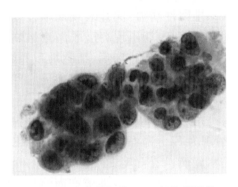

图 4-22 宫内膜细胞 AGC 细胞学图片（×400）

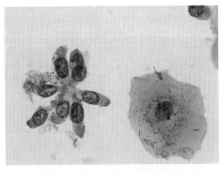

图 4-23 AIS 细胞细胞学图片（×400）

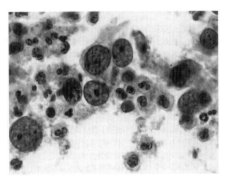

图 4-24 宫颈腺癌细胞学图片（×400）

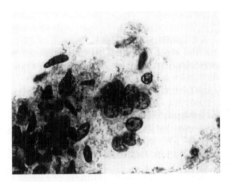

图 4-25 宫内膜癌细胞学图片（×400）

6）癌细胞

不能分类。

7）恶性肿瘤细胞

原发或转移的肉瘤等。

TBS 报告方式中提出了一个重要概念——无明确诊断意义的非典型鳞状上皮细胞（ASCUS），既不能诊断为感染、炎症、反应性改变，也不能诊断为癌前病变和恶变的鳞状上皮细胞。ASCUS 包括不典型化生细胞、不典型修复细胞、与萎缩有关的不典型鳞状上皮细胞、角化不良细胞以及诊断 HPV 证据不足又不除外者。ASCUS 术语因细胞病理学家不同可能标准亦不够一致，但其诊断比例不应超过低度鳞状上皮内病变的 2～3 倍。TBS 报告方式要求诊断 ASCUS，指出可能为炎症等反应性或可能为癌前病变，并同时提出建议。若与炎症、刺激、宫内节育器等反应性有关者，应于 3～6 个月复查；若可能有癌前病变或癌存在，但异常细胞程度不够诊断标准者，应行阴道镜活检。

（郐东平 王世宣）

## 4.5 生殖道脱落细胞在内分泌检查中的应用

阴道鳞状上皮细胞的成熟程度与体内雌激素水平成正比,雌激素水平越高,阴道上皮细胞分化越成熟。因此,阴道鳞状上皮细胞各层细胞的比例可反映体内雌激素水平。临床上常用四种指数代表体内雌激素水平,即成熟指数、致密核细胞指数、嗜伊红细胞指数和角化指数。

(1)成熟指数(maturation index,MI):是阴道细胞学卵巢功能检查最常用的一种。计算方法是在低倍显微镜下观察计算300个鳞状上皮细胞,求得各层细胞的百分率,并按底层/中层/表层顺序写出,如底层5、中层60、表层35,MI应写成5/60/35。若底层细胞百分率高称左移,提示不成熟细胞增多,即雌激素水平下降;若表层细胞百分率高称右移,表示雌激素水平升高。一般有雌激素影响的涂片,基本上无底层细胞;轻度影响者表层细胞小于20%;高度影响者表层细胞大于60%。在卵巢功能低落时则出现底层细胞:轻度低落,底层细胞小于20%;中度低落底,层细胞占20%～40%;高度低落,底层细胞大于40%。

(2)致密核细胞指数(karyopyknotic index,KI):鳞状上皮细胞中表层致密核细胞的百分率。计算方法为从视野中数100个表层细胞及其中致密核细胞数目,从而计算百分率。例如其中有40个致密核细胞,则KI为40%。KI越高,表示上皮越成熟。

(3)嗜伊红细胞指数(eosinophilic index,EI):鳞状上皮细胞中表层红染细胞的百分率。通常红染表层细胞在雌激素影响下出现,所以此指数可以反映雌激素水平,指数越高,提示上皮细胞越成熟。

(4)角化指数(cornification index,CI):是指鳞状上皮细胞中的表层(最成熟的细胞层)嗜伊红性致密核细胞的百分率,用以表示雌激素的水平。

## 4.6 阴道涂片在妇科疾病诊断中的应用

1)闭经

阴道涂片可协助了解卵巢功能状况和雌激素水平。若涂片检查有正常周期性变化,提示闭经原因在子宫及其以下部位,如子宫内膜结核、宫颈或宫腔粘连等;若涂片中中层和底层细胞多,表层细胞极少或无,无周期性变化,提示病变在卵巢,如卵巢早衰;若涂片表现不同程度雌激素低落,或持续雌激素轻度影响,提示垂体或以上或其他全身性疾病引起的闭经。

2)功能失调性子宫出血(简称"功血")

(1)无排卵型功血:涂片表现中至高度雌激素影响,但也有较长期处于低至中度雌激素影响。雌激素水平高时右移显著,雌激素水平下降时,出现阴道流血。

(2)排卵性功血:涂片表现周期性变化,MI明显右移,中期出现高度雌激素影响,EI可达90%左右。但排卵后,细胞堆积和皱褶较差或持续时间短,EI虽有下降但仍偏高。

3)流产

(1)先兆流产:黄体功能不足引起的先兆流产表现为EI于早孕期增高,经治疗后EI下降,提示好转。若再度EI增高,细胞开始分散,流产可能性大。若先兆流产而涂片正常,表明流产非黄体功能不足引起,用孕激素治疗无效。

(2)过期流产:EI升高,出现圆形致密核细胞,细胞分散,舟形细胞少,较大的多边形细胞增多。

4)生殖道感染性疾病

(1)滴虫性阴道炎(trichomonas vaginalis):滴虫呈梨形,15～30μm大小,常常排列在上皮细胞质边缘,在背景中与蜕变的中性粒细胞混掺,亦多因蜕变而难以见到保存完整的鞭毛。其胞浆灰蓝色,有时见到嗜酸性小颗粒并呈模糊状。滴虫的核偏位于胞浆中,梭形,染色质为网状,往往伴随上皮细胞的改变,如胞浆红染和核周晕。滴虫感染同时还可能伴有纤毛菌感染。

（2）外阴阴道念珠菌病：念珠菌芽孢长 $3\sim7\mu m$，假菌丝和菌丝巴氏染色时呈嗜曙红到灰褐色，假菌丝和长形芽孢沿纵轴排列，在中性粒细胞和鳞状上皮细胞堆的背景中呈"发芽树枝"状（菌丝和芽孢或孢子）（图 4-26）。若涂片中仅找到孢子，可能不引起真菌性阴道炎表现。但发现孢子很可能有菌丝存在，或许为取材所致，应提请临床医生追踪。

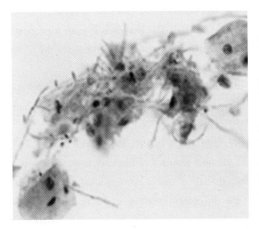

**图 4-26　外阴阴道念珠菌病阴道细胞学图片**
**（×400）**

（3）细菌性阴道病：可见大量鳞状上皮细胞被球杆菌覆盖，尤其沿细胞膜边缘排列，外观似线索状而称为"线索细胞"，小的球杆菌亦充满上皮细胞间的背景中。涂片中线索细胞大于 20% 即可，若大量（60%～70%）线索细胞出现则更可靠。患者白带稀薄并有腥臭味，pH 值大于 4.5 时则可诊断为细菌性阴道病。

（4）单纯疱疹病毒感染：镜下见细胞增大并大小不一致，细胞多核，核相嵌排列并拥挤而几乎不重叠，胞核呈胶质状"毛玻璃"外观，核边缘染色质深染形成似核套，核内可能见到深曙红色包涵体，其周围有晕或透明窄区。核内包涵体虽大小不一，但一般均增大而几乎占据整个核，形状不够规则。

应注意的是：疱疹病毒引起的细胞改变应与颈管成片脱落的柱状上皮细胞鉴别，尤其蜕变后核染色质外观匀质灰淡颇似毛玻璃。另

外应与蜕变多核癌细胞或低分化成堆蜕变癌细胞鉴别。若鉴别有困难时，应用免疫细胞化学方法，胞浆中出现阳性反应为其感染。

（5）人乳头瘤病毒感染：镜下见核周空穴细胞（koilocytosis），鳞状上皮细胞稍增大，单核或双核，核稍大，轻度深染，核周有穴样空泡，边缘厚薄不整齐，胞浆呈蓝色、红色或嗜双色，多为散在分布，亦见成群出现，大小不一，外观似套圈状。此外，还可见单个散在或成堆出现，胞浆红染，胞核稍大并多呈固缩状的角化不良细胞和细胞核正常或稍大，染色质污秽状，核周可能见到窄空晕，位于鳞状上皮外底层的湿疣外底层细胞（图 4-27，图 4-28）。

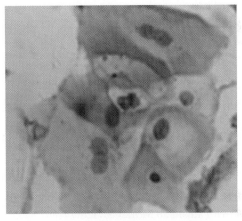

**图 4-27　人乳头瘤病毒感染之宫颈细胞学图片**
**（×1200）**

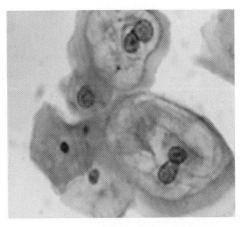

**图 4-28　人乳头瘤病毒感染之宫颈细胞学图片**
**（×1200）**

应说明的是：HPV 感染引起的细胞改变，

TBS 分类在 LSIL,若仅发现角化不良细胞应分类在 ASCUS 中追踪观察;核周空穴细胞亦称挖空细胞或凹空细胞,若大量出现则明确提示 HPV 感染;仅仅出现角化不良细胞或湿疣外底层细胞,应进一步检查是否 HPV 感染。据文献报道非典型湿疣(atypical condiloma)与宫颈癌关系密切。但涂片中往往因胞核增大和深染,空穴窄小易误诊为非典型增生或怀疑癌。

(杨婉华　王世萱)

# 参 考 文 献

[1]WHO. Cytological screening in the control of cervical cancer:technical guidelines[R]. WHO:Geneva,1988.

[2]TAYLOR S,KUHN L,DUPREE W,et al. Direct comparison of liquid-based and conventional cytology in a South African screening trial[J]. Int J Cancer,2005.

[3]SNYDER T M,RENSHAW A A,STYER P E,et al. Altered recognition of reparative changes in ThinPrep specimens in the College of American Pathologists Gynecologic Cytology Program[J]. Arch Pathol Lab Med,2005,129(7):861-865.

[4]BUDGE M, HALFORD J, HARAN M, et al. Comparison of a self-administered tampon Thin-Prep test with conventional pap smears for cervical cytology[J]. Aust N Z J Obstet Gynaecol,2005,45(3):215-219.

[5]刘树范. 临床细胞学[M]. 北京:人民卫生出版社,1990.

[6]IKLE F A. Colour atlas of uterine cancer cytology[J]. Caburn Ltd,1985.

[7]郑英,王春萍,刘玉玲,等. 异常上皮细胞的形态学改变[M]//郑英. 宫颈/阴道液基细胞学图谱. 郑州:河南科学技术出版社,2008:20-27.

[8]MEISELS A. Cytopathology of the uterine cervix[M]. Quebec:ASCP Press Chicago,1991.

[9]KURMAN R J. The Bethesda system for reporting cervical/vaginal cytologic diagnoses[M]. New Yorks:Springer-Verlag Inc,1994.

[10]SOLOMON D. The bethesda system for reporting cervical cytology[M]. 2nd ed. New York:Springer-Verlag,2004.

[11]RENSHAW A A,PREY M U,HODES L,et al. Cytologic features of high-grade squamous intraepithelial lesion in conventional slides:what is the difference between cases that perform well and those that perform poorly? [J]. Arch Pathol Lab Med,2005,129(6):733-735.

[12]SELVAGGI S M. Background features of endometrial carcinoma on ThinPrep cytology[J]. Diagn Cytopathol,2005,33(3):162-165.

# 5 阴道镜检查

## 5.1 阴道镜简介

### 5.1.1 阴道镜的构造与性能

阴道镜的临床应用已有 70 多年的历史,最初是使用放大镜检查宫颈,以后一些光学仪器厂纷纷开始研制阴道镜,最初制造的都比较简单,如配一简单支架的单目阴道镜。随着光学仪器的发展,阴道镜的功能也日臻完善,单目镜变成双目镜,放大倍数可调节。为了方便教学,有些阴道镜旁专门设置了教学镜,可以2 人同时观察一个视野。为了适应保存医学档案的需要,阴道镜上又增添了照相设备,开始时是使用 135 胶卷,拍完后统一冲洗,但不方便临床工作。由于照相器材的进步,有些阴道镜又改装了一次成像型照相机,当时便可取出所摄的彩色照片,大大方便了医生和患者。20 世纪 70 年代郑州光学仪器厂率先将摄像系统应用于阴道镜,生产出了 YSD-Ⅲ型阴道镜,它可将阴道镜图像通过摄录像系统显示在电视机屏幕上,可供多人同时观看。1993 年美国 Welch Allgn 公司首次推出了威龙电子阴道镜,它有别于传统的光学阴道镜,取消了目镜,医生只需借助于大屏幕显示器即可完成对病灶的观察,突破了光学阴道镜只能单人靠目镜观察、操作易疲劳、检查速度慢、图像采集和打印困难、不易于交流等局限,具有操作简便灵活,能对观察的图像进行采集、存储、分析、打印和病例管理等优点。日本奥林巴斯公司生产的 OCS-Ⅱ型阴道镜具有变焦功能,确保了整个变焦范围内图像清晰,并采用了玻璃纤维导光方式,被观察部位不会发热或干燥。镜体设计也很轻便,使操作更为轻松、准确。

1)光学阴道镜的基本结构

目前市场上有数不尽的各种型号的阴道镜,但其基本结构都大同小异,光学阴道镜的基本结构包括放大镜、支架、电源三部分。

(1)放大镜:不同型号的阴道镜其放大倍数也不尽相同,一般有 10×、16×、24× 等可调节的放大倍数。Olympus OCS-Ⅱ型阴道镜的镜头具有变焦功能,在变焦范围内能使不同放大倍数的图像都清晰可见,视野广阔、影像清晰是其特点。阴道镜都配有红、绿两色滤光片,使用绿色滤光片时光线柔和,红色滤光片背景全呈红色,更适合于观察血管的形态及收缩功能。

双目阴道镜目镜距离可以在 50~80mm 之间调节,为了适应观察者双目不同的屈光度,左右目镜均可单独调整屈光度,其调节范围一般为 ±4 个视度。

镜头的俯仰由一个手柄来完成,通过控制手柄使镜头俯仰达到满意的观察角度。镜头侧旁安装有调焦螺旋,转动螺旋可调整焦距,使图像更加清晰。

比较好的阴道镜在镜头的后方或侧旁安装有照相机设备。

(2)支架:不同型号的阴道镜,其支架设计千差万别,老式的阴道镜支架比较笨重,移动不灵活,理想的支架应是结构简单、操作灵活、平衡稳定、移动方便。

新型的阴道镜底座安装有 4 个万向轮,前后左右推动都很方便。支架的纵轴上,利用杠杆原理安装一可上下移动的横臂,横臂一端为镜头,另一端为保持平衡的重锤,操纵者可以很方便地使镜头升高或下降,以适应不同的观察高度。

(3)光源:阴道镜为一放大镜,需要一个理想的光源提供照明亮度,光源的输入电压一般为 220V,输出电压为 8～12V,照明所用的灯泡为 50～100W 的卤灯。老式阴道镜的光源设计在放大镜的后方,由于卤灯工作时产生高温,所以在其后方都安装有微型电风扇,以降低局部温度。新型阴道镜采用了冷光源,光源位置在远离镜头的支架下方,通过光导纤维把光线输送到放大镜,因此被观察部位不发热。

2)电子阴道镜的基本结构

电子阴道镜的基本结构包括镜体、支架、光源、计算机图像处理工作站和彩色图像打印机五个部分。以美国 Welch Allgn 公司的威龙电子阴道镜为例,其结构如下。

(1)镜体:为高清晰度自动聚焦数码 CCD 镜头,放大倍率为 4.5～25 倍,视野范围 66～14mm,景深范围 112～5mm。镜体上除了电源开关外还有 3 个控制键,即 F 键——冻结监视器图像;C 键——捕捉图像;V 键——使监视器恢复到正常视频。

(2)支架:有垂直式和悬臂式两种。具有操作灵活、移动方便等特点。

(3)光源:采用威龙 Solarc 专利光源,其亮度及白度(色温)较传统的卤素光提高 50%,使组织颜色更真实。

(4)计算机图像处理工作站:旋转的滤光片接受灯光的光线,照射到被照物体上,产生的反射光可投影到 CCD,使被照物体影像由光信号转变为电信号等多种处理后,最后变换成标准电视信号后用监视器表达出来,能将病例及彩图进行存储。

(5)彩色图像打印机:能将存储的图像打印出来,便于资料收集、交流和病历管理。

(郑 英 刘玉玲 邬东平)

### 5.1.2 阴道镜检查需用的器械及药品

1)窥器

阴道镜检查时,最常观察的部位是宫颈,由于被检查者年龄、身高、胖瘦的差别很大,因此欲满意地暴露出宫颈,应准备有不同型号的窥器。选用的窥器应符合视野宽阔这一原则,使宫颈能被充分暴露而阴道壁又不向内突出,这样才便于观察、摄像和手术操作。

对一些十分肥胖、阴道壁非常松弛的患者,即使使用宽大的大号窥器也不能满意地暴露出宫颈,需要使用上下侧方都能扩开的四叶拉钩。

有些患者病变在颈管内,可设计一种颈管扩张器,将颈管内病变充分暴露,进行满意的观察和手术操作。至于一些幼女需要进行阴道镜检查时,可借助耳鼻喉科的器械,如鼻镜等。

2)试药

在行阴道镜检查时,为了区分鳞状上皮或柱状上皮,区分正常上皮与炎症或恶变,常常借助于 3% 醋酸溶液和碘溶液。

(1)3% 醋酸溶液:纯冰醋酸 3ml,蒸馏水 97ml。储存于密封性能良好的棕色玻璃瓶内备用。

(2)碘溶液:碘 1g,碘化钾 2g,蒸馏水 100ml。储存于密封良好的棕色玻璃瓶内备用。一般使用 4～6 周后须重新配置。

(3)40% 三氯醋酸溶液:纯三氯醋酸 40ml,蒸馏水 60ml。三氯醋酸主要用于治疗较小的尖锐湿疣病灶,对假性湿疣效果更好。

3)辅助器械及物品

(1)活检钳:主要用于可疑病变部位钳取活体组织送病理检查。活检钳的长度应在 26cm 左右,操作起来比较方便。活检钳刀锋应锐利,以能切取 2～3mm 组织块为度,切取过多易引起过多出血。

(2)宫颈钳:长度应在 26cm 左右,头部呈鼠齿状,主要用于宫颈过硬、韧和光滑的患者,在活检时起牵拉、固定作用。

(3)长弯钳:长度 26cm 左右,用于摘取宫颈息肉或小的黏膜下肌瘤。

（4）阴道脱落细胞检查用品：如刮板、刻有编号的玻片、用于固定标本的玻片缸。

（刘玉玲　郑　英　邬东平）

### 5.1.3 阴道镜检查的适应证及临床价值

1）阴道镜检查的适应证

（1）阴道脱落细胞学涂片检查巴氏三级以上或 TBS 报告为 LSIL、HSIL 或 HPV 感染阳性。

（2）细胞学检查虽然阴性，但肉眼观察疑癌。

（3）长期按宫颈炎治疗，但效果不好者。

（4）肉眼观察难以确定病变的细微外形结构，需在阴道镜下放大倍数观察的病变。

（5）宫颈癌手术前，需在阴道镜下确定病变波及的部位，指导手术应切除的范围。

2）阴道镜检查的临床价值

阴道镜检查目前已成为妇科防癌检查的常用手段，由于操作方便，患者无痛苦，无交叉感染，且可提供可靠的活检部位，并可及时拍摄照片，保存有价值的临床资料，因而决定了它今后仍然有推广应用价值。

阴道镜是一种临床检查方法，其主要功能是将欲观察的病变部位放大 10～30 倍，用来观察病变部位的血管和上皮改变。但由于其放大倍数有限，它不能观察到细胞的细微结构，只能观察由病变引起的局部形态改变。所以它只能提供可疑病变部位，而不能作为确定病变性质的诊断手段。

阴道脱落细胞学检查是一种实验室检查方法，通过对细胞的染色，在显微镜下可观察到细胞的形态学改变，以及细胞质、细胞核的变化，从而判断细胞的病理改变程度，对细胞的性质可做出较准确的判断。由于脱落细胞是从可疑病变区收集到的标本，其所提供的阳性线索有时比点状活检更有参考价值。

阴道脱落细胞学检查和阴道镜检查联合应用具有重要的临床价值，对细胞学阳性患者，阴道镜检查可提供准确的活检部位，从而大大避免活检的盲目性，提高活检阳性率。对细胞学检查阳性、而肉眼观察下点状活检阴性的患者，阴道镜检查更具有重要意义。

（邬东平　郑　英　刘玉玲）

## 5.2 阴道镜检查的操作方法

### 5.2.1 检查前的准备工作

阴道镜为一放大镜，主要用于观察外阴、阴道、宫颈的病变，也可扩大到全身可暴露部位病变的观察，如皮肤病、体表的肿瘤等。

由于阴道镜是观察病变部位的上皮及血管形态的异常变化，所以检查前应尽量减少对检查部位的刺激与干扰，如在对阴道或宫颈进行阴道镜检查前 24 小时内，应避免性交、妇科检查、局部活检或治疗。对合并有急性感染，如滴虫性阴道炎、霉菌性阴道炎等，应首先控制感染，在局部急性炎症治愈后再行阴道镜检查。

阴道镜检查时患者取膀胱截石位卧于妇科检查台上，根据检查台的高度，调整阴道镜支架上的升降旋钮，使两者高度适合观察。目前使用的阴道镜多为双目镜，如观察者双眼屈光度相差甚大，应首先调整目镜，使双眼同时都能观察到清晰的图像。

阴道镜上如带有照相装置，应将相机内装上胶卷，调整好曝光时间，将相机安装在阴道镜的照相部位，并把相机上曝光用的电源线插头插在阴道镜的相应插座上。

接通阴道镜的电源，开启电源开关，如电源进入正常工作状态，便可开始阴道镜检查。

### 5.2.2 操作方法及试药后观察

1）操作步骤

（1）放置窥器：放置窥器时不使用任何润滑剂，如液状石蜡、肥皂水等，如老年人阴道干涩，可在窥器外面涂些生理盐水或少许无刺激性润滑剂。根据患者的年龄、肥瘦，选择不同类型的窥器，如患者高而胖，应选择前后叶长而阔的窥器。如准备照相或有手术操作，最好选择鸟嘴形窥器。它的视野开阔，便于拍照也便于手术操作。如老年人外阴、阴道萎缩，要选用小号、前后两叶短而窄的窥器。

放置窥器时要边进入边不断开启前后叶，逐渐暴露出宫颈，切忌粗暴强行将窥器直接插入，这样容易损伤宫颈造成出血，影响观察。特别是宫颈癌患者，放窥器时更应轻巧。

（2）开启光源：阴道镜的光源开关一般都设置在水平移动臂上或镜头旁，较新型的阴道镜采用的触摸式开关常设置在冷光源上。

光源接通后，根据光斑位置调整镜头的高低，使到达合适的位置。镜头上一般都安装有红绿两种滤光片，最常用的是绿色滤光片。

（3）直接观察：首先调整焦距，先将光斑投照到欲观察的位置，然后前后推动镜头，直至用目镜可观察到比较清晰的图像，然后调整微螺旋，使图像非常清晰，便可开始观察。

如观察宫颈的病变，先用棉球轻轻擦去宫颈表面及阴道内的分泌物，然后再进行观察。观察的内容包括宫颈的大小、有无宫颈黏膜外翻、糜烂面大小、血管上皮有无异常。

（4）拭药后详细观察：为进一步区分宫颈表面的鳞状上皮或柱状上皮，了解血管的收缩反应，判断宫颈表面病变的性质，有时需要在宫颈表面涂一些药物，以期使图像变得更清晰，更有利于明确诊断。常用的方法有以下几种。

（a）3％醋酸溶液试验：3％醋酸溶液是阴道镜检查时最常使用的溶液，宫颈表面涂醋酸后，它的阴道镜图像迅速发生变化，主要有下面几种改变：①涂醋酸后柱状上皮迅速水肿、变白，呈典型的"葡萄串"改变，而鳞状上皮没有这种改变，鳞柱交界变得非常清晰。②涂醋酸后鳞状上皮变白，特别是白斑部位，明显隆起、变白，与周围正常鳞状上皮界线分明。③涂醋酸后血管先收缩，继而扩张，点状血管、螺旋状血管清晰可见，数秒钟后逐渐变模糊。④涂醋酸后腺体开口周围的鳞状上皮变白，呈"火山口"状，使开口更易辨认。⑤涂醋酸后真性糜烂的图像不发生大的改变，而假性糜烂涂醋酸后则易形成"葡萄串"改变。

涂醋酸后应立即进行观察，因涂后发现的图像变化仅能维持短暂的数秒钟，以后虽可再

次涂醋酸观察，但涂后的效果远不如第一次涂后的效果好。

（b）碘溶液试验：以窥器暴露出宫颈后，先以无菌棉球轻轻拭去表面黏液，然后用蘸有碘溶液的小棉球均匀涂抹病变部位及周围黏膜，观察局部着色情况。

观察结果：应注意病灶及其周围组织的着色程度，着色较深，呈棕褐色或呈褐色者为阴性，不着色区称为碘试验阳性。

正常宫颈或阴道的鳞状上皮含有丰富的糖原，表面涂碘溶液后，可被染成棕褐色或黑褐色，其着色的深浅与其所含糖原的多少有关。正常宫颈管柱状上皮或被覆于糜烂面的柱状上皮，一般均不着色。

当鳞状上皮发生病变时，如非典型增生或上皮癌变，其上皮内所含糖原量明显减少或缺乏。因此涂碘液后病变不着色或着色很淡。临床上根据此原理，通过着色程度的不同，判断病变的范围。

除上述情况外，绝经后妇女或幼女因雌激素水平较低、上皮菲薄、细胞内含糖原减少，故涂碘溶液后可不着色或着色很浅。

由上可知，碘试验并非检查癌变的特异性试验，它的临床价值为：①区分正常鳞状上皮或需做活检的不着色上皮。②了解病变的范围，特别是早期浸润癌累及的部位，为手术切除的范围提供必要的参考。

（c）三氯醋酸溶液试验：一般使用浓度为40％～50％，对组织具有较强的腐蚀、固定作用。正常宫颈或阴道黏膜涂三氯醋酸后立即变白、增厚，但表面光滑。假性湿疣（绒毛状小阴唇）涂三氯醋酸后黏膜变白，表面明显的凹凸不平、粗糙。尖锐湿疣涂三氯醋酸后立即呈刺状或棒状突起，与正常黏膜界限清楚，很容易区别。

三氯醋酸对分布于黏膜表面的较早期的尖锐湿疣有很好的治疗作用，涂药后 2～3 天，涂药部位上皮脱落，1 周后可重复使用。

2）操作方法

开机后，将镜头置于距宫颈约 30cm 处，实时显像较清楚时，将图像放至最大，观察中

心部位的毛细血管,调节至最佳清晰度再缩小,因倍数小必定更清楚,必要时使用调焦距的微调及绿色滤镜。检查完毕,详细记录被检查者的病史并描述所观察到的图像,存储并打印报告。

(甘莉娟 郑 英 邹东平)

## 5.3 阴道镜的图像及术语[1,2]

### 5.3.1 阴道镜常用术语

有关阴道镜图像的术语比较多,过去基本参考 Gustav 阴道镜图谱所使用的术语,现简述如下。

1)正常宫颈黏膜

包括两部分,一部分为宫颈鳞状上皮区,表面光滑,色泽均匀,富于弹性,阴道镜下无特殊结构,涂3%醋酸后反应不太明显或略微变白。但哺乳期或绝经后,由于雌激素水平低落,鳞状上皮变得较薄,不均匀,或呈融雪状,可见到分支良好的血管或黏膜下出血斑点。另一部分为柱状上皮区,正常情况下鳞柱交界区有明显的界限,柱状上皮稍呈暗红色,呈小颗粒状,涂3%醋酸后,柱状上皮肿胀,表面变白,呈典型"葡萄串"改变,10～20秒后,上述现象逐渐消退。两者之间在阴道镜下很容易区分(图5-1,图5-2)。

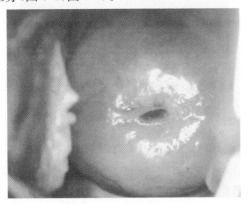

**图 5-1 正常宫颈黏膜(一)**

黏膜光滑呈粉红色,宫口为圆形,属未产型宫颈。黏膜厚而均匀,弹性好,宫口周围的白色片状物,为反光所致

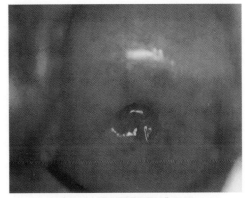

**图 5-2 正常宫颈黏膜(二)**

宫颈黏膜粉红色,宫口四周黏膜稍薄,显露出细微血管。为近绝经期宫颈,由于雌激素水平偏低,黏膜厚度欠均匀。鳞柱交界区退缩至宫口处

2)宫颈真性糜烂

系因鳞状上皮脱落引起,表面光滑,呈橘红色,可见到粗大血管或树枝状血管。涂3%醋酸后局部无变化,碘试验该处不着色(图5-3)。

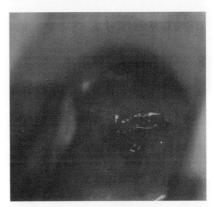

**图 5-3 宫颈真性糜烂**

部分鳞状上皮剥脱,尚未被柱状上皮覆盖。糜烂面呈红色,表面光滑,与周围的正常鳞状上皮有一条清晰的分界线

3)宫颈假性糜烂

多见于生育年龄妇女,此时期雌激素水平较高,再加上分娩时宫颈的撕裂伤,或各种手术创伤,以及阴道内的炎症性刺激,致使宫颈表面鳞状上皮脱落,代之以柱状上皮覆盖,形成所谓的假性糜烂。阴道镜下观察糜烂面呈红色,表面为颗粒状或小乳头状突起,有时伴有增生的粗大血管,组织增生明显者,触之易出血。涂3%醋酸后,糜烂面的柱状上皮水肿、变白,出现典型的"葡萄串"改变(图5-4至图5-6)。

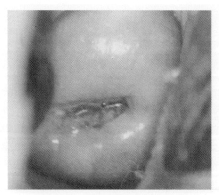

**图 5-4 宫颈假性糜烂（一）**

糜烂面被覆柱状上皮，宫口呈横"一"字形，属经产式宫颈。宫口处可看到一个小气泡，糜烂面的柱状上皮高低不平

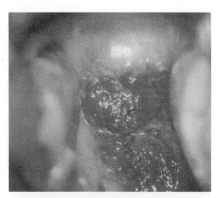

**图 5-5 宫颈假性糜烂（二）**

宫颈糜烂面被覆柱状上皮，可见多个圆形突起，表面反光性好，状如成串的葡萄，故常称之为"葡萄串"，是典型的柱状上皮阴道镜图像

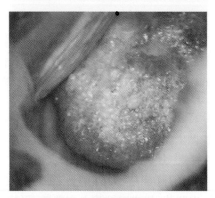

**图 5-6 宫颈假性糜烂（三）**

糜烂面涂 3% 醋酸后，柱状上皮迅速水肿、变白，呈典型"葡萄串"改变。此是鉴别鳞状上皮和柱状上皮的有效方法，鳞状上皮涂 3% 醋酸后无此典型改变

4）宫颈黏膜外翻

宫颈黏膜外翻常见的原因是产时的宫颈撕裂伤，造成宫颈外口松弛，引起颈管黏膜翻出。但也有少数已婚年轻妇女，并无手术或分娩史，可能是由于雌激素水平过高，引起宫颈黏膜过度增生，形成宫颈黏膜外翻。前者宫颈表面可见到陈旧性裂伤，且颈管内膜被暴露出较深的皱襞。后者宫颈外形明显增大，整个宫颈表面全被外翻突出的宫颈黏膜覆盖，几乎见不到宫颈表面的鳞状上皮区（图 5-7，图 5-8）。

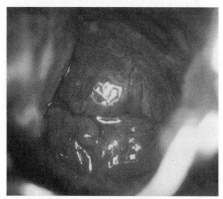

**图 5-7 宫颈黏膜外翻（一）**

宫颈黏膜外翻，黏膜肥厚，可见许多较深的沟回及间隙。这些沟回及间隙是细菌藏匿和繁衍的场所，是宫颈炎长期不易治愈的原因所在

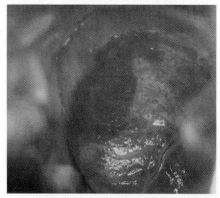

**图 5-8 宫颈黏膜外翻（二）**

上部圆弧形为宫颈前唇，表面为粉红色鳞状上皮，中、下部红色部分为翻出的宫颈黏膜。黏膜表面覆盖上层白色黏液，易和黏膜下肌瘤误诊，但其质软，无蒂

5）鳞柱转换区

鳞柱转换区是指鳞状上皮与柱状上皮相互转化、过渡的区域，鳞状上皮与柱状上皮交界区从形态学方面观察，可分为两种类型。

（1）线型：在幼女及青春期未产妇女为一线型分界，鳞柱两种上皮的分界非常清楚，组织学变化突然,没有明显过渡(图5-9至图5-11)。

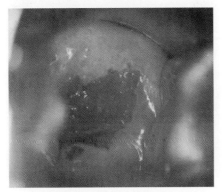

**图5-9 鳞柱交界(一)**

宫颈表面粉红色区为鳞状上皮,宫口上方红色部分为柱状上皮,两者之间界限分明(放大10倍)

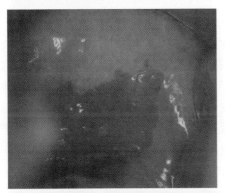

**图5-10 鳞柱交界(二)**

宫口位于下方,宫口上方红色区为糜烂面,与周围的粉红色鳞状上皮有一非常清晰的交界线(放大16倍)

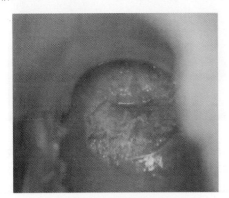

**图5-11 鳞柱交界(三)**

糜烂面涂3%醋酸后,柱状上皮区迅速变白,呈"葡萄串"改变,鳞状上皮区无此改变。鳞状上皮区与柱状上皮之间有一条白色的线,该线为鳞状上皮的边缘,涂3%醋酸后边缘变白,形成白色分界线

(2)转化型:妇女进入生育年龄后,阴道内

环境的改变、各种炎症因素的刺激,以及产伤及手术创伤,都破坏了鳞柱交界线,使两者之间出现一个相当宽的转化区,其宽度为1~10mm,转化区表面被覆的是未成熟的化生鳞状上皮,没有正常鳞状上皮厚,但较致密,属于已成熟但还有营养不良的化生上皮。转化区不是一成不变的,它是一个经常在发生动态变化的区域,是正常"上皮再生"的一个过程。这种化生上皮比较菲薄、脆弱,有时组织切片不太容易看到这些上皮。

严格地讲,以上两种类型从临床角度很难区分,在同一宫颈上可能同时存在不同的两种类型。

在转换区常可见到以下图像。

(1)腺体开口:腺体开口又称宫颈纳氏腺开口,多散在于宫颈鳞状上皮区,个别出现在柱状上皮区。开口呈圆形或椭圆形,开口周围被覆鳞状上皮,形成环状包绕增厚。局部涂3%醋酸后,开口周围的上皮水肿增厚,呈白色嵴状隆起,环形包绕开口,开口处凹陷为黑色小洞,状如火山口。有时在开口内可见透亮的黏液或小气泡。急性炎症感染时,腺体开口常被黄色脓性分泌物阻塞,形成散在的黄色小米粒样突起,称为感染的腺体开口,如开口闭锁,则形成腺体囊肿(图5-12,图5-13)。

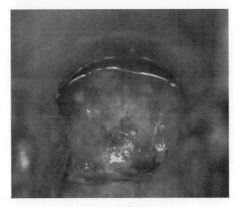

**图5-12 腺体开口(一)**

宫颈前唇可见多个圆形腺体开口,红色开口被稍呈白色的鳞状上皮包绕。腺体开口常出现在转换区,尤于慢性宫颈炎时多见。11点处有一淡黄色区,为一闭锁的腺体开口,尚未形成潴留囊肿

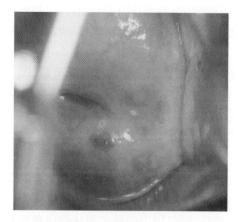

**图 5-13　腺体开口(二)**

宫口右侧及右下方可见 2 个腺体开口,涂 3% 醋酸后开口周围鳞状上皮变白,呈白色崎状隆起,状如火山口

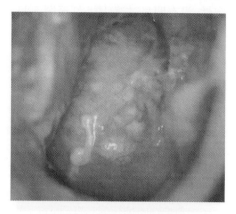

**图 5-15　宫颈多发性腺体囊肿**

左下方一腺体囊肿被刺破后,有灰白色黏液溢出。其他腺体囊肿呈淡黄色,表面有分支良好的树枝状血管

　　(2)宫颈腺体囊肿:宫颈腺体囊肿又称纳氏腺囊肿(Naboth cyst)或纳氏小泡(Naboth follice)。多见于慢性宫颈炎、宫颈肥大的患者。病因是宫颈炎症刺激,增生的鳞状上皮封闭了腺体开口,导致腺体分泌的黏液潴留,压迫周围组织,扩张形成囊肿。阴道镜检查,腺体囊肿呈黄色或灰白色,表面呈穹形隆起,上面分布有分支良好的树枝状血管。若刺激囊壁,有较稠的黏液流出(图 5-14,图 5-15)。

合,糜烂面被完全修复,宫颈变成光滑状。如果在鳞状上皮增生融合,覆盖糜烂面的过程中,有些糜烂面未被鳞状上皮覆盖,结果就形成了在鳞状上皮区域残留一些小片状的柱状上皮,这种图像被称为柱状上皮岛。阴道镜下观察,在鳞状上皮区内,包绕着一些柱状上皮区,涂 3% 醋酸后,该区呈"葡萄串"样改变(图 5-16,图 5-17)。

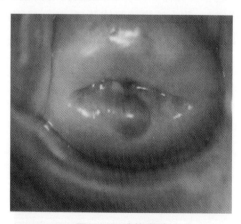

**图 5-14　腺体囊肿**

宫颈后唇有一腺体囊肿突出,内容物呈青灰色。此型囊肿常因囊内有少量出血,后血液被吸收,囊内黏液变浑浊,呈青灰色或紫褐色

　　(3)柱状上皮岛:慢性宫颈炎经治疗后,糜烂面周围的鳞状上皮增生,从糜烂面边缘呈条索状伸入并覆盖糜烂面,这些条索逐渐相互融

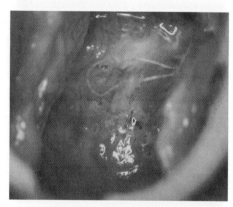

**图 5-16　柱状上皮岛(一)**

宫颈后唇鳞柱交界区可见多个柱状上皮岛,呈圆形或椭圆形,周围被白色鳞状上皮包围,是慢性宫颈炎愈合过程中的一种表现。宫口有一避孕环尾丝,表面覆有多量宫颈黏液

　　(4)血管:慢性宫颈炎,由于上皮的增生、修复,使该区的血管比较丰富,常可见到粗大血管、树枝状血管、网状血管。这些血管属于正常血管,其特点是分叉、走行均良好,涂 3% 醋酸后血管收缩反应明显(图 5-18,图 5-19)。

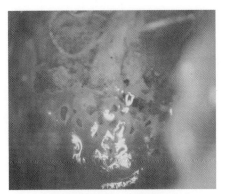

**图 5-17 柱状上皮岛(二)**

宫颈后唇有多处被鳞状上皮包绕的柱状上皮区(柱状上皮岛)。涂 3％醋酸后周围鳞状上皮水肿、变白,使界限更加清晰(放大 16 倍)

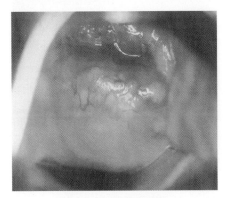

**图 5-18 树枝状血管**

慢性宫颈炎,宫颈后唇血管增生,可见分支良好的树枝状血管,并有多个腺体囊肿,腺体囊肿呈圆形或椭圆形隆起,囊内充满淡色黄色黏液,腺体囊肿表面及四周有细小血管分布

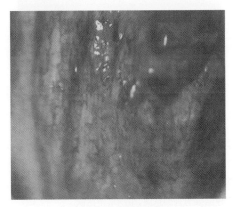

**图 5-19 网状血管**

宫口周围可见网状血管,血管管径细小,呈网状分布。宫颈黏膜变薄,厚薄不均,致使基底血管裸露,常见于雌激素水平低落的老年患者,慢性炎症增生时也可见网状血管

6)宫颈异常上皮

阴道镜下常见的异常上皮有下列几种表现。

(1)宫颈白斑:为鳞状上皮过度增生角化引起的改变,肉眼观为白色,略突起于宫颈表面,涂 3％醋酸后镜下呈境界清楚的白色增厚区,稍有光泽,边缘高出于周围的正常上皮(图 5-20,图 5-21)。

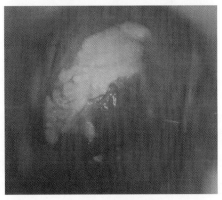

**图 5-20 宫颈白斑**

宫颈前唇可见一片状白斑,周界清晰,高出于宫颈表面,呈珍珠样白色,反光性好,附着牢固,不易擦掉。病理结果为宫颈白斑

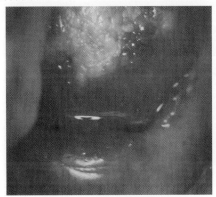

**图 5-21 宫颈前唇块状白斑**

由多个白色片状隆起融合而成,表面不平,白色反光性好,具有珍珠样光泽。病理结果为宫颈白斑

(2)白斑基底:系由于白斑表面的上皮脱落,显露出基底部的血管改变,阴道镜下色泽比白斑淡,突起不明显,周界不如白斑清晰,其表面有均匀分布极小的红色斑点,放大后小红点为极小的螺旋状血管或点状血管,涂 3％醋酸后图像特别清楚。其图像非常类似妇女做针线活时手指上带的"顶针"的图像(图 5-22)。

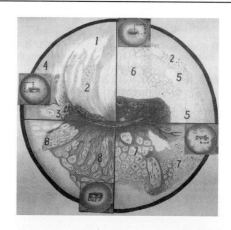

**图 5-22 异常阴道镜版图像模式版图**

1.宫颈白斑 2.白斑基底 3.转换区(内有腺体囊肿及腺体开口) 4.正常宫颈黏膜 5.增厚而高低不平的宫颈白斑 6.白斑镶嵌 7.乳头状基底 8.猪油状突起及奇异血管

(3)镶嵌:镶嵌或称瓦块状堆砌,背景呈白色或淡黄色,被红色网状血管分割成许多方形或多角图案,如无数条红线镶嵌成各种花纹,可呈鱼鳞状、蜂窝状等,表面平坦,有光泽(图 5-23 至图 5-26)。

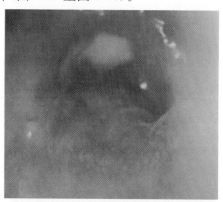

**图 5-23 镶嵌(一)**

宫口下方鳞状上皮区,可见被红色血管分隔成的多角形分格,呈鱼鳞状。宫口处有浑浊的灰黄色分泌物。镶嵌处活检,病理报告为慢性宫颈炎

(4)乳头状基底:系皮迅速增生引起,呈乳头状隆起,均匀散在排列,周界清楚,背景呈淡黄色、透亮玻璃状,乳头的顶端可见螺旋状血管。由于其呈簇状排列,亦称之为"花坛状排列"(图 5-22)。

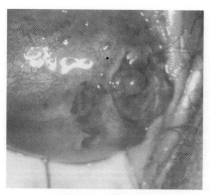

**图 5-24 镶嵌(二)**

鳞状上皮变薄,鳞柱交界向宫口内退缩,在宫口右侧,可见由红色血管分割成的镶嵌阴道镜图像

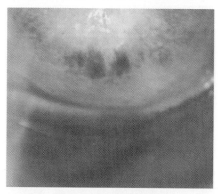

**图 5-25 白斑镶嵌**

此为宫颈后唇的图像,在白斑背景上,被红色血管分隔成多个多角形分格,呈鱼鳞状,也有人称之为砖瓦状堆砌。可见于癌旁组织或慢性宫颈炎

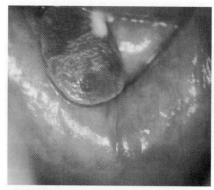

**图 5-26 镶嵌及白斑镶嵌**

宫口有一息肉,息肉上端为镶嵌,中段为白斑镶嵌。病理结果为宫颈息肉,组织增生活跃

(5)无特殊红色区:表面呈暗红色,光滑,周界不清,背景模糊无结构,有时其表面可见粗大血管。组织脆弱,极易出血者有恶性倾向(图 5-27)。

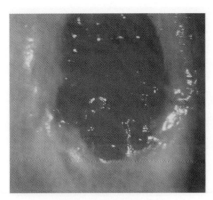

**图 5-27 无特殊红色区**

宫口周围的红色区域色泽均一,看不到上皮及血管的
异常改变,也看不清结构。病理结果为慢性宫颈炎

(6)橘黄色改变:背景为橘黄色,无结构,镜下观组织水肿、质脆,有时有血管,极易出血。背景呈橘黄色的原因是肿瘤组织的增生快于血管的增生,故呈缺血样改变(图 5-28,图 5-29)。

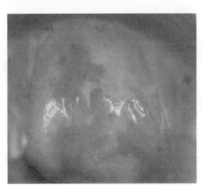

**图 5-28 橘黄色改变**

宫颈前唇见一橘黄色区域,与周围的鳞状上皮有
清晰的分界线,常见于组织增生活跃时。病理结
果为宫颈原位癌

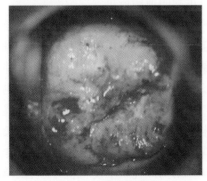

**图 5-29 橘黄色改变**

宫颈表面呈橘黄色改变,看不清结构,系血管增生
速度慢于肿瘤增生,组织缺血引起。病理结果为
宫颈鳞癌

(7)猪油状改变:宫颈表面高低不平,表面被覆灰白色或黄白色浑浊的坏死膜样组织,镜下看不清结构,类似猪油,故名猪油样突起。多见于晚期癌肿,急性宫颈炎表面感染坏死时,也会出现上述改变(图 5-30)。

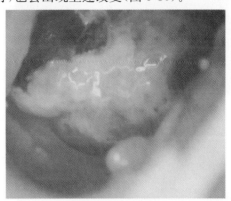

**图 5-30 猪油样改变**

宫颈表面被白色膜状物覆盖,状如猪油,擦掉后易出血,常见
于晚期宫颈癌、宫颈结核或宫颈表面覆盖有一层坏死组织时

7)异常血管

(1)螺旋状血管:血管细小,呈螺旋状盘曲,多散在成丛出现,常见于增生组织或癌组织表面(图 5-31,图 5-32)。

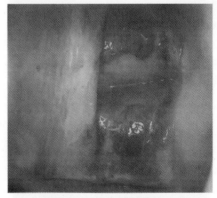

**图 5-31 螺旋状血管(一)**

此为一绝经后老年妇女阴道镜图像。穹隆部狭窄,宫
颈、阴道黏膜变薄,暴露出宫颈表面及左侧穹隆部的螺
旋状血管,管径细小,分布密集

(2)点状血管:呈逗点状或蝌蚪状改变,常散在成丛出现。多见于白斑基底、癌旁组织或癌前病变(图 5-33)。

(3)血管中断:失去血管的正常分支形态,血管走行突然中断,呈棒状或一端扩张呈鼓槌状,多见于慢性炎症时(图 5-34,图 5-35)。

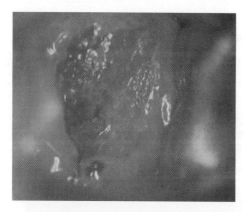

**图 5-32　螺旋状血管(二)**

血管呈螺旋状盘曲,管径均一,常见于慢性宫颈炎组织增生比较活跃的部位,也可见于癌组织表面。病理结果为慢性宫颈炎

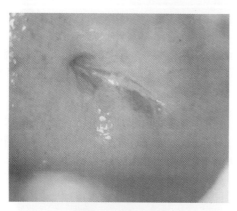

**图 5-33　点状血管**

宫颈表面光滑,被覆粉红色鳞状上皮,后唇处鳞状上皮稍薄,可见散在、分布均匀的红色点状血管

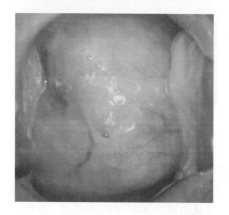

**图 5-34　粗大血管**

左下方有一粗大血管,分支差,血管时隐时现,上下端管径相似,末端无分支而突然中断。多见于慢性宫颈炎及晚期癌症时

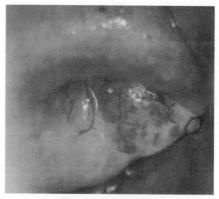

**图 5-35　分支差血管**

宫颈后唇可见数条无分支的血管,血管走行中管径由粗变细不明显,且分支极少,血管的最下端增粗并突然中断

(4)线球状血管:血管细小,盘绕呈线球状,多见于增生比较活跃的组织(图 5-34)。

(5)粗大血管:血管管径明显扩张、增宽,缺少正常血管的分支及吻合支,多见于慢性宫颈炎时(图 5-34)。

(6)血管反应:分化不良的血管反应差,涂3%醋酸后血管收缩不明显或不出现收缩。

(郑　英　刘玉玲　邬东平)

## 5.3.2　阴道镜新术语

鉴于阴道镜图像术语混乱,名称不一,且有些术语不能反映出病变的本质,因而不利于指导临床工作,并可能产生一些误解,1975 年在奥地利的格拉茨召开了关于子宫颈病理及阴道镜的第二次世界会议,会议上采用了新的阴道镜术语,现归纳如下。

1)正常阴道镜所见

(1)原始鳞状上皮:表面光滑,呈粉红色,上皮起源于宫颈及阴道。无残存柱状上皮,如分泌黏液上皮、裂隙开口或宫颈腺体囊肿。

(2)柱状上皮:为单层分泌黏液高柱状上皮,其上端延至子宫内膜,下端为原始鳞状上皮化生上皮。柱状上皮表面不规则,有长的间质乳头和深的裂隙,涂 3%醋酸后呈典型的"葡萄串"结构。柱状上皮可位于颈管、宫颈阴道部或阴道。

(3)转变区:位于原始鳞状上皮和柱状上皮之间,是呈各种不同成熟程度的化生上皮。

正常转变区由柱状上皮岛及周围化生的鳞状上皮、腺体开口和宫颈腺体囊肿组成。在正常转变区无可疑宫颈肿瘤的阴道镜所见。

2）异常阴道镜所见

（1）不典型转变区：阴道镜图像似可疑宫颈肿瘤的转变区。

镶嵌：局限性异常，行阴道镜检查可见病变组织呈镶嵌状。镶嵌区域由红色边界分隔。

基底：毛细血管表现为点状形态的局部异常阴道镜图像。

白色上皮：涂3%醋酸后表现局部异常阴道镜图像。白色上皮系由核致密度增加导致的一种现象。

角化病：是一种过度角化或不全角化引起的局灶性白色隆起斑块，此白色斑块在涂3%醋酸前即已证实，有时角化病可在转换区外侧出现。

不典型血管：是一种异常阴道镜图像，其血管不呈基底、镶嵌或纤细分支状，但不规则，有突然弯曲，如逗点状、螺旋状或通心粉状。

（2）可疑明显浸润癌：阴道镜图像呈明显浸润癌而临床没有明显的表现。

3）不满意阴道镜所见

此名称用于鳞柱交界区不能看到的病变。

4）其他阴道镜所见

（1）炎性改变：呈弥漫性充血，其血管为弥漫性分布，点状形态同基底血管。

（2）萎缩改变：由于雌激素撤退，鳞状上皮变薄，故较容易见到血管形态。

（3）糜烂：由上皮裸露所致，常由外伤引起。

（4）湿疣和乳头状瘤：乃外生性病变，可位于转变区内侧或外侧。

以上术语是1975年第二次世界子宫颈病理及阴道镜会议上提出的，并对每一术语的定义给出了解释。这些规定的优点是使阴道镜的诊断用语和病理术语更加贴近，更能反映出疾病的本质，有利于指导临床工作。缺点是对一些阴道镜检查时发现的上皮或血管的形态学改变，特别是疾病的发展或愈合过程中发生

的形态学改变未做详尽阐述，不能客观反映疾病的动态改变，也即疾病的发展与转归。所以目前还有不少医生习惯或喜欢用Gustav阴道镜图谱所使用的术语。

（郑　英　邬东平　刘玉玲）

## 5.4　外阴、阴道、宫颈常见疾病的阴道镜图像

### 5.4.1　恶性肿瘤的阴道镜图像

（1）外阴鲍文病：病灶多数融合成片，呈丘状隆起，表面高低不平，但不像乳头样瘤有那么多小乳头状分布，表面上皮反光性好，呈棕褐色或黄褐色。看不到血管增生，涂醋酸后色泽无明显变化（图5-36）。

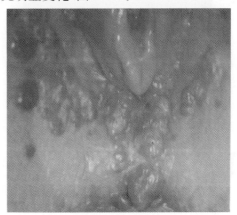

**图 5-36　外阴鲍文病**
外阴可见多个不规则形突起物，棕褐色，表面不平，但没有细密的小乳头，病灶可单独存在，也可互相融合。病理结果为外阴鲍文病

（2）外阴癌：早期的外阴癌或高分化癌，肿瘤表面往往无溃破，周围皮肤常伴有色素减退或过度角化，弹性差。肿瘤表面呈红色，布满点状血管或出现反镶嵌图像。晚期外阴癌表面大多出现溃疡，溃疡边缘皮肤增厚、外翻，肿瘤表面坏死组织较多，阴道镜下成猪油样改变，反光性较强，无组织结构。肿瘤如不伴有感染坏死，则表面有片状出血，及高低不平的菜花样增生物，可见螺旋状血管，溃疡边缘有呈放射状排列的增生血管（图5-37至图5-39）。

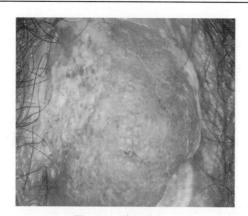

**图 5-37 外阴癌(一)**

肿瘤位于阴蒂部,肿物呈圆形突出,表面尚光滑,病灶左侧上皮角化明显,部分溃破。病理结果为高分化鳞状上皮细胞癌

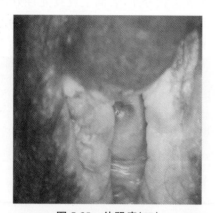

**图 5-38 外阴癌(二)**

位于阴蒂部位,其下方为双侧小阴唇白斑,上皮明显增厚、角化,质硬,弹性消失

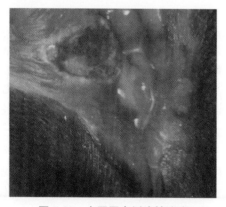

**图 5-39 小阴唇内侧癌性溃疡**

周界清晰,边缘锐利,基底部平坦、色红,伴点状血管增生,表面覆盖一层黄色脓膜。病理结果为外阴鳞状上皮细胞癌

(3)阴道恶性黑色素瘤:阴道黏膜表面出现片状黑色斑块,色泽深黑,大片状周围呈卫星状散在分布黑色小斑点,不突出黏膜表面。如肿瘤继续生长则呈乳头状突出,表面高低不平。晚期阶段发生坏死、溃破、表面被覆褐黑色血性分泌物(图 5-40)。

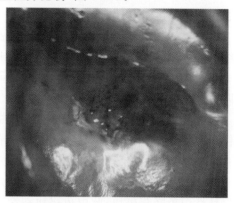

**图 5-40 阴道恶性黑色素瘤**

阴道侧壁及宫颈表面可见大片状黑色素沉着区,周围呈卫星状分布点状黑色素沉着。病理结果为阴道恶性黑色素瘤

(4)宫颈葡萄状肉瘤:可见宫颈向阴道内突出多个透明葡萄状物,多分叶,有蒂互相连接,表面光滑,透明性好,呈浅红色半透明状,表面布有血管(图 5-41)。

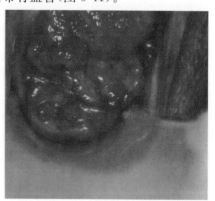

**图 5-41 宫颈葡萄状肉瘤**

宫颈外形消失,突出多分叶葡萄状肿物,有蒂,互相连接,质脆,易出血。肿瘤表面布满点状、螺旋状血管。病理结果为宫颈葡萄状肉瘤

(5)宫颈癌:由于宫颈癌表面有局部组织的明显增生,因而其血管也呈适应性生长,并经常出现异形血管,如逗点状血管、螺旋状血管以及血管排列紊乱等表现(图 5-42)。

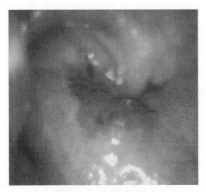

**图 5-42 宫颈原位癌**

宫颈外观呈光滑状,宫颈后唇有一橘黄色区,表面可见点状及螺旋状血管,擦拭后表面有渗血。病理结果为宫颈原位癌

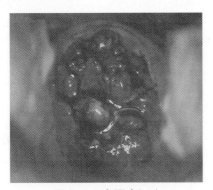

**图 5-43 宫颈癌(一)**

宫颈增大、变形,表面高低不平,淡黄色,组织脆,易出血。病灶四周可见清晰的正常鳞状上皮边缘。病理结果为宫颈腺癌

早期宫颈癌其病变常局限在基底层,肉眼观察宫颈可能呈光滑状。但阴道镜检查可见到局部血管呈基底改变,也可出现镶嵌改变,上皮出现白斑改变(图5-43至图5-48)。

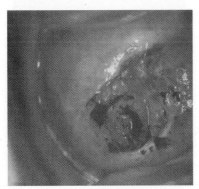

**图 5-44 宫颈癌(二)**

病灶局限在宫颈后唇,菜花状,呈橘黄色改变,触之出血。病理结果为宫颈鳞状上皮细胞癌

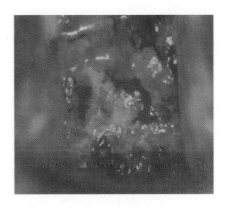

**图 5-45 宫颈癌(三)**

宫颈外形消失,肿瘤呈橘黄色,半透明状,系典型猪油样改变,病灶表面高低不平,下方可见陈旧性出血。病理结果为宫颈鳞状上皮细胞癌

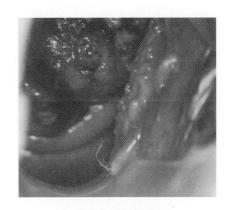

**图 5-46 溃疡型宫颈癌**

癌灶周围有锐利的边缘,癌组织向宫颈深入侵蚀生长,向内凹陷,伴有新鲜出血

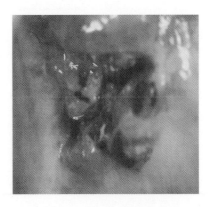

**图 5-47 空洞型宫颈癌(一)**

宫颈严重变形,有一"火山口"样溃疡,伴有感染、坏死,有大量米汤样分泌物,病灶深处覆盖有灰绿色坏死膜状物

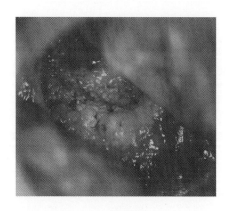

**图 5-48　空洞型宫颈癌(二)**

宫颈完全变形,癌组织呈挖掘状向组织深部破坏性生长,癌组织缺血、水肿,呈透明葡萄状,也称玻璃样变,癌肿周围有陈旧性出血

### 5.4.2　其他疾病的阴道镜图像[1]

其他外阴疾病包括:外阴白色病变、外阴尖锐湿疣、外阴乳头状瘤、外阴血管瘤。其他阴道疾病包括:阴道黏膜急性炎症、阴道黏膜慢性炎症增生、阴道壁息肉、阴道尖锐湿疣、阴道壁囊肿、阴道腺病。其他宫颈疾病包括:急性宫颈炎、慢性宫颈炎、宫颈息肉、宫颈结核、宫颈白斑、宫颈中肾管囊肿、宫颈黏膜下肌瘤、宫颈蓝色斑痣、宫颈血管瘤。

(邬东平　郑　英　刘玉玲)

# 参 考 文 献

[1]郑英,刘玉玲.阴道镜图谱[M].郑州:河南科学技术出版社,1998:13-40.

[2]DISAIA P J,CREASMAN W T. Clinical gynecologic oncology[M]. 5th ed. St Louis:Mosby Inc,1997:17-22.

# 6 妇科肿瘤影像学诊断

## 6.1 引言

妇科肿瘤影像检查目的是显示肿瘤病灶，根据肿瘤的侵犯范围制定治疗计划、监测治疗反应以及检测肿瘤复发。妇科肿瘤影像可结合盆腔超声、胸腹盆腔 CT、盆腔 MRI 以及全身 FDG-PET-CT 来综合实现。影像检查的选择取决于临床问题的需要(表 6-1)。

表 6-1 妇科肿瘤显示、治疗计划制定和随访影像方法选择

| 显示 | CT | MRI | FDG-PET-CT |
|---|---|---|---|
| 宫颈癌:治疗前 | | | |
| 早期显示 | 不足 | 不足 | 不足 |
| 鉴别诊断(良性与恶性) | 不足 | 合适 | 不足 |
| 肿瘤扩散范围 | | | |
| 肿瘤大小 | 不足 | 最佳 | 不足 |
| 宫颈内边缘距离 | 不足 | 最佳 | 不足 |
| 宫旁受累 | 合适 | 最佳 | 合适 |
| 阴道下三分之一受累 | 不足 | 合适 | 不足 |
| 盆腔侧壁侵犯 | 合适 | 合适 | 合适 |
| 肾盂积水 | 合适 | 合适 | 合适 |
| 膀胱黏膜受累 | 不足 | 合适 | 不足 |
| 直肠黏膜受累 | 不足 | 合适 | 不足 |
| 盆腔和主动脉旁淋巴结 | 合适 | 合适 | 最佳 |
| 远处转移(淋巴结、骨) | 合适 | 合适 | 最佳 |
| 远处转移(肝) | 合适 | 最佳 | 合适 |

续表

| 显示 | CT | MRI | FDG-PET-CT |
|---|---|---|---|
| 远处转移(肺) | 最佳 | 不足 | 合适 |
| 子宫内膜癌:治疗前 | | | |
| 早期显示 | 不足 | 不足 | 不足 |
| 鉴别诊断(良性与恶性) | 不足 | 合适 | 合适 |
| 肿瘤扩散范围 | | | |
| 超过子宫肌层一半受累 | 不足 | 最佳 | 合适 |
| 宫颈基质层受累 | 不足 | 最佳 | 合适 |
| 子宫浆膜层或附件受累 | 合适 | 最佳 | 合适 |
| 阴道或宫旁受累 | 合适 | 最佳 | 合适 |
| 盆腔和主动脉旁淋巴结 | 合适 | 合适 | 最佳 |
| 膀胱黏膜受累 | 不足 | 合适 | 不足 |
| 直肠黏膜受累 | 不足 | 合适 | 不足 |
| 远处转移(淋巴结、骨) | 合适 | 合适 | 最佳 |
| 远处转移(肝脏) | 合适 | 最佳 | 合适 |
| 远处转移(肺) | 最佳 | 不足 | 合适 |
| 子宫肉瘤:治疗前 | | | |
| 早期显示 | 不足 | 不足 | 不足 |
| 鉴别诊断(良性与恶性) | 不足 | 合适 | 不足 |
| 肿瘤扩散范围 | | | |
| 肿瘤大小 | 不足 | 最佳 | 合适 |
| 附件受累 | 合适 | 最佳 | 合适 |
| 子宫外盆腔组织受累 | 合适 | 最佳 | 合适 |
| 腹部组织受累 | 合适 | 合适 | 合适 |
| 盆腔和主动脉旁淋巴结 | 合适 | 合适 | 最佳 |
| 膀胱黏膜受累 | 不足 | 合适 | 不足 |
| 直肠黏膜受累 | 不足 | 合适 | 不足 |
| 远处转移(淋巴结、骨) | 合适 | 合适 | 最佳 |
| 远处转移(肝脏) | 合适 | 最佳 | 合适 |

续表

| 显示 | CT | MRI | FDG-PET-CT |
|---|---|---|---|
| 远处转移(肺) | 最佳 | 不足 | 合适 |
| 妊娠滋养细胞疾病:治疗前 | | | |
| 早期显示 | 不足 | 不足 | 不足 |
| 鉴别诊断(良性与恶性) | 不足 | 合适 | 合适 |
| 肿瘤扩散范围 | | | |
| 肿瘤大小 | 不足 | 最佳 | 合适 |
| 子宫外受累 | 合适 | 最佳 | 合适 |
| 远处转移(肺) | 最佳 | 不足 | 合适 |
| 远处转移(其他) | 合适 | 不足 | 最佳 |
| 外阴癌:治疗前 | | | |
| 早期显示 | 不足 | 不足 | 不足 |
| 鉴别诊断(良性与恶性) | 不足 | 合适 | 合适 |
| 肿瘤扩散范围 | | | |
| 肿瘤大小 | 合适 | 最佳 | 合适 |
| 会阴附近脏器受累 | 不足 | 合适 | 不足 |
| 腹股沟淋巴结 | 合适 | 合适 | 最佳 |
| 上尿道黏膜受累 | 合适 | 合适 | 最佳 |
| 上阴道黏膜受累 | 合适 | 合适 | 不足 |
| 膀胱黏膜受累 | 合适 | 合适 | 不足 |
| 直肠黏膜受累 | 合适 | 合适 | 不足 |
| 骨盆组织 | 合适 | 最佳 | 合适 |
| 远处转移(淋巴结、骨) | 合适 | 合适 | 最佳 |
| 远处转移(肝脏) | 合适 | 最佳 | 合适 |
| 远处转移(肺) | 最佳 | 不足 | 合适 |
| 卵巢癌:治疗前 | | | |
| 早期显示 | 不足 | 不足 | 不足 |
| 鉴别诊断(良性与恶性) | 合适 | 最佳 | 不足 |
| 肿瘤扩散范围 | | | |
| 卵巢内 | 不足 | 合适 | 不足 |
| 盆腔内 | 合适 | 合适 | 合适 |
| 腹部受累 | 合适 | 合适 | 合适 |
| 腹膜后淋巴结 | 合适 | 合适 | 最佳 |
| 腹腔积液或胸腔积液 | 合适 | 合适 | 不足 |
| 远处转移(淋巴结、骨) | 合适 | 合适 | 最佳 |
| 远处转移(肝脏) | 合适 | 最佳 | 合适 |
| 远处转移(肺) | 最佳 | 不足 | 合适 |
| 所有肿瘤:首次治疗后 | | | |
| 局部区域 | 合适 | 最佳 | 不足 |
| 肺 | 最佳 | 不足 | 合适 |
| 全身 | 合适 | 不足 | 最佳 |

注:CT 和 MRI 评估需要有静脉注射造影剂增强扫描;
PET-CT 评估时 CT 为常规剂量扫描,可有或无静脉注射造影剂增强扫描。

## 6.2　影像检查方法及技术

### 6.2.1　超声

　　超声成像(ultrasound,US)无电离辐射,是一种广泛运用的成像方法,必要时可以在床边进行。US 可以实时成像,直视靶器官引导操作,提供了最佳的空间和软组织分辨率。但是 US 不能穿透多种组织,对深部脏器和大病变评估能力有限。US 可靠视野通常≤5cm。超声报告因操作者能力不同而存在较大变化。由于不能获得容积成像资料,多数实际操作中仅获得代表性的图像,因此超声资料不能重新评估和检查后回顾性对比分析。

　　经阴道超声(transvaginal ultrasound,TVUS)探头更接近子宫,可以对未扩张子宫的子宫内膜进行良好的显像。子宫超声造影,用液体扩张宫腔时 TVUS 可用于评估局部腔内病变,如息肉、浆膜下肌瘤、粘连。

（毛　军　张寒菲）

### 6.2.2　计算机断层扫描

　　计算机断层扫描(computed tomography,CT)也广泛应用于临床,多数组织(骨、软组织、脂肪和空气)成像空间分辨率和组织分辨率高。CT 扫描速度快,也适用于不配合检查的患者(如反应迟钝、儿科患者)。CT 扫描获得轴位图像,多层 CT 技术可以获得高质量的多平面重建图像。CT 最大的不足是有电离辐射,在对年轻患者和非癌症者进行成像时应充分考虑。虽然未显示诊断 CT 有效辐射剂量与健康风险有关,但接受高剂量腹部 CT 扫描的成人致癌风险增加约1:1000[1],这种风险每次检查是递增的。总体来说,对于有症状特别是诊断为恶性的患者,风险-收益分析建议行 CT 扫描,临床疾病所致的死亡风险比 CT 诱发肿瘤的风险大得多[2]。

　　CT 平扫软组织对比度有限,静脉注射碘对比剂增强扫描可提高软组织对比度。评估妇科盆腔、上腹部器官(如肝脏、肾脏等)和血管,增强扫描是必要的。增强扫描是肿瘤标准的检查方法,除非有禁忌证。碘剂与3%的过敏反应发生相关,绝大多数的过敏反应是轻度的和自限性的(如荨麻疹),0.04%严重过敏反应(如支气管痉挛、全身过敏反应)需要住院治疗[3]。急性肾功能损伤,特别肾功能不全,是静脉对比剂另一个潜在的并发症。肾功能减退通常是暂时性的,静脉注射对比剂后血肌酐值通常在24至48小时达到峰值。常见诱发因素包括年龄70岁以上、糖尿病、充血性心力衰竭和肾毒性药物。

### 6.2.3 磁共振成像

磁共振成像(magnetic resonance imaging,MRI)较其他放射学检查提供了最佳的软组织对比,立体显示脏器肿瘤最佳。MRI可以多方位、多参数扫描成像,所获容积影像数据可以进行多平面高分辨图像重建。MRI无电离辐射,不会给儿童和孕妇增加患癌症的风险。MRI最主要的不足是图像采集时间长,多数检查患者需要躺在封闭的扫描仪中20~40分钟,患者不能平躺或遵从指令会阻碍成功的图像采集。幽闭恐惧症患者可选择更宽孔径的或"开放"的扫描仪。由于扫描时间长,患者运动会影响图像质量。由于使用电磁场,携带起搏器、人工电子耳蜗、某些血管夹、眼金属植入物和神经刺激器的患者禁做MRI。体内植入骨科金属器、手术夹和子宫内节育器的患者扫描前需明确其与高场强磁体的兼容性,扫描视野内的多数金属异物会导致图像的扭曲和质量下降。

MRI较CT有更好的软组织对比,平扫就可以提供诊断信息,使用钆对比剂增强可以更好地评价实质脏器和肿瘤。钆剂过敏反应发生率要比碘剂低得多(0.07% vs. 3%)[4],严重过敏反应罕见。肾功能衰竭患者使用钆剂可引起致命性肾源性系统性纤维化,表现为皮肤、关节、眼睛和器官进行性纤维化。

### 6.2.4 正电子发射断层成像

正电子发射断层成像(positron emission tomography,PET)使用生理活性示踪剂因此能提供功能信息,最常用的示踪剂 2-[$^{18}$F]-脱氧葡萄糖(FDG)是一种葡萄糖类似物。检查前一天患者避免剧烈的运动和活动,在FDG给药前4到6小时保持胰岛素在低水平。如果血清葡萄糖超过200mg/dL,那么获得的图像可能不准确。在FDG给药之前和之后患者要保持温暖,以尽量减少生理性棕色脂肪活动。图像采集通常需要30分钟,需要患者一定程度的配合。FDG-PET的空间分辨率或软组织分辨率低,与同时获得的解剖图像的融合(例如PET-CT)可弥补这一缺陷,准确的示踪定位以减少假阳性和假阴性的发生,同时获得解剖结构清晰的CT图像[5],示踪剂通过腹盆腔蠕动的器官(如泌尿系统或肠道)排出,常常造成定位错误。CT图像质量是PET-CT诊断质量中主要影响因素[6,7]。

FDG-PET的缺点是炎症或感染性疾病、反应性淋巴结增大、慢性炎性疾病和手术、放疗和化疗后的组织反应会出现假阳性结果。PET的空间分辨率有限,也可能导致假阴性。目前PET的分辨率为4mm,对于直径0.7~10mm的小病灶检测不可靠[8]。

(张寒菲 廖美焱 王艳芳)

## 6.3 宫颈癌

### 6.3.1 检出

早期宫颈癌影像学检查价值有限,通常通过涂片或体格检查发现,部分未经检查的异常阴道出血的患者可在TVUS中检测到宫颈癌。

### 6.3.2 治疗计划制定

FIGO宫颈癌分期是以临床检查结果为基础[9],影像检查用于评估盆腔侧壁受累、肾积水和远处转移的情况。对于晚期（超过 $I_B$ 期）患者，淋巴结肿大（尽管不包括在 FIGO 分期中）是制定治疗计划的主要考虑因素。2009 年 FIGO 分期的修订，建议将横断面成像技术纳入宫颈癌患者的评估中[10]。美国国立综合癌症网络（National Comprehensive Cancer Network，NCCN）的宫颈癌检查指南包括胸部 X 线、CT 或 PET-CT 和 MRI[11]。

浸润性宫颈癌两种标准的治疗方案是早期疾病（$I_A$、$I_{B1}$ 和 $II_{A1}$）行根治性子宫切除和淋巴结清扫术，对体积较大的 $I_{B2}$/$II_{A2}$ 疾病（肿瘤大于 4cm）或局部晚期疾病（$II_B$ 期或更高）行联合根治性放疗或以铂类药物为基础的化疗。影像学检查评估患者放化疗疗效，包括肿瘤大小、宫旁累及范围（最好采用 MRI 评估）和淋巴结转移（最好用 PET-CT 评估）（表 6-1）。当这两种检查都包含在治疗前评估中时，可以实现最优治疗方式的选择[12]。

MRI 是显示盆腔中原发肿瘤范围最有效的影像学方法（图 6-1）。MRI 可以确定肿瘤的位置、大小，对宫旁组织、盆腔侧壁及邻近器官的侵犯。美国一项多中心研究显示，在倾向于行根治性子宫切除术的早期肿瘤患者中，MRI 检测出 $II_B$ 或更高分期的敏感性和特异性分别为 53% 和 75%，临床评估的敏感性和特异性分别为 29% 和 99%[13]。对于肿瘤大小的测量，MRI 优于 CT 或临床检查[14]。

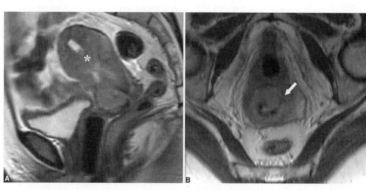

**图 6-1** 宫颈癌治疗前 MRI。55 岁女性宫颈鳞癌患者，矢状位（A）和轴位（B）T2WI 显示宫颈癌累及宫体（星号）及宫旁组织（箭头）

转移性淋巴结是决定治疗计划的关键因素并且是评估预后的最佳指标。对于临床上可见的肿瘤，PET-CT 比 CT 或 MRI 更敏感（图 6-2 与表 6-2）[13,15-17,27]。最近一项 Meta 分析比较 PET 或 PET-CT、MRI 和 CT 在检测宫颈癌淋巴结转移的诊断价值，对全身淋巴结的检出 PET 和 PET-CT 敏感性和特异性最高，分别为 82% 和 95%，CT 分别为 50% 和 92%，MRI 分别为 56% 和 91%。对局部淋巴结的检出 PET 或 PET-CT（54%）和 CT（52%）的敏感性明显高于 MRI（38%），PET 或 PET-CT（97%）和 MRI（97%）的特异性高于 CT（92%）[28]。另一项 Meta 分析也发现，PET 的诊断敏感性和特异性分别为 75% 和 98%，高于 MRI 的 56% 和 93% 以及 CT 的 58% 和 92%[15]。

**表 6-2 不同影像技术对淋巴结的诊断价值**

| 疾病和检查方法 | 敏感性/% | 特异性/% |
| --- | --- | --- |
| 宫颈癌 | | |
| CT[13,15] | 31～57 | 92～97 |
| MRI[13,15] | 37～55 | 93～94 |
| PET-CT[16,17] | 73～100 | 97～99 |
| 子宫内膜癌 | | |
| CT[18] | 45 | 88 |
| MRI[19,20] | 59～72 | 93～97 |
| PET-CT[19,20] | 67～74 | 93～99 |
| 外阴癌 | | |
| CT[21] | 60 | 90 |
| MRI[22,24] | 52～89 | 85～91 |
| PET-CT[25,26] | 50～92 | 91～100 |

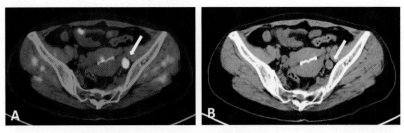

图 6-2  47 岁宫颈鳞癌患者,治疗前检查,周围 PET-CT(A)图像示左侧盆腔侧
壁高代谢病灶(箭头),轴位 CT(B)定位左侧盆腔侧壁淋巴结(箭头)

除了腹股沟淋巴结外,FDG-PET 还可以显示诸如锁骨上淋巴结等远处转移来完善晚期疾病的初始分期。PET 或 PET-CT 改变了大量的晚期疾病患者($\text{II}_B$-$\text{IV}_B$)的治疗管理[29]。PET 和 PET-CT 显示的淋巴结累及范围已被证实是肿瘤生存率的有力预测因子,淋巴结侵犯得越远,复发的风险越高,其危险比分别为盆腔 2.40(95%CI:1.63~3.52)、腹主动脉旁 5.88(95%CI:3.80~9.09)、锁骨上区 30.27(95% CI:16.56~55.34)[30]。

如果要考虑到保留生育能力的根治性宫颈切除术和淋巴结清扫术,那么对较小病变的检出能力就显得尤为重要(图 6-3)。这种手术要求肿瘤内缘到宫颈内口的距离小于 3cm,并且没有淋巴结转移。MRI 评估局部肿瘤的侵犯程度准确性高,常用于患者的筛选[31]。PET-CT 也被用于评估淋巴结情况,但由于在疾病早期,检测敏感性低(32%),它主要是筛选不合适的患者[32]。

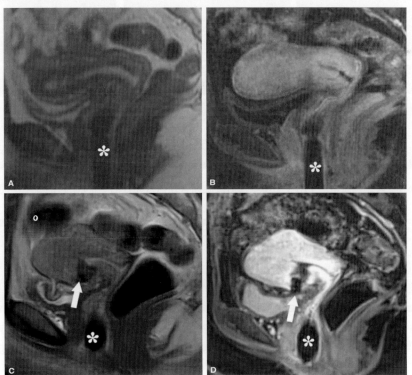

图 6-3  31 岁女性,LEEP 切除 1.2cm 宫颈腺癌,术前及术后盆腔 MRI。矢状位
T2WI(A 和 C)和 T1WI 压脂增强(B 和 D)示,阴道内卫生棉条(星号)
(A 和 B),切口边缘显示缝合线的磁敏感伪影(C 和 D 箭头)

### 6.3.3 疗效监测

宫颈癌复发通常发生在疾病治疗后的早期,有60%～70%的病例复发于开始治疗的2年内[33]。对于是否采用影像监测还没有共识,由于[18]F-FDG-PET的结果已被证实可预测生存率,NCNN指南指出单一的PET-CT检查可以在放化疗后3至6个月进行(图6-4)。治疗后FDG-PET显示残留、复发、或无残留患者的3年无进展生存率分别为0%、33%和78%[34],5年总生存率分别为0%、46%和92%[35]。

如果临床症状或体征提示复发,则通常需要进行影像学检查。根据疑似病变的解剖部位来确定检查方式(表6-1)。检测小的盆腔复发性病变MRI比PET-CT更精确(图6-5)。然而,特别是在放化疗后的前6个月内,MRI不能可靠地鉴别治疗后反应和肿瘤复发[36]。在放疗时间大于1年的患者中,MRI诊断复发的准确性提高,检测复发性宫颈癌的敏感性为86%、特异性为94%[37]。在盆腔脏器切除术前,用PET-CT进行全身成像,以评估隐匿性的远处转移。

在宫颈切除术后,建议6个月、12个月和24个月做盆腔MRI检查以评估是否有复发性肿瘤[38]。考虑到子宫或盆腔侧壁代表了所有宫颈切除术后复发的部位[39,40],所以影像学检查是有必要的。

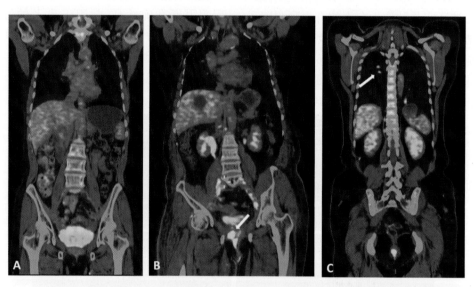

图6-4 宫颈癌质量后PET-CT预测预后。晚期宫颈癌放化疗后3～4个月的3个不同女性的冠状位全身PET-CT图像显示无残留(A)、持续存在的病变(B)和新发病变(C)

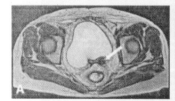
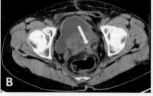
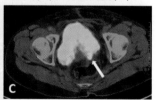

图6-5 在MRI与PET-CT上检测到宫颈癌局部复发。53岁女性患者$I_B$期宫颈癌治疗两年后,轴位T2WI(A)图像显示阴道残端偏左侧结节(箭头),在相应的CT图像(B)上缺乏组织对比度(箭头),而在PET-CT(C)图像上信号被膀胱内聚集的示踪所遮蔽,该结节显示不清。活检证实为复发

(王艳芳　廖美焱　张寒菲)

## 6.4　子宫内膜癌

### 6.4.1　检出

在绝经后阴道异常出血的女性中,使用TVUS来鉴别那些需要进一步进行子宫内膜活检以确定是否为癌症的患者(图6-6)。子宫内膜的表现根据其厚度和形态来评估。一项大样本的 Meta 分析(包括 35 项研究和5 892名女性)结果显示,无论女性是否在进行激素替代治疗,以子宫内膜的厚度≥5 mm 为异常诊断子宫内膜癌的敏感性为95％[41]。女性患子宫内膜癌的概率为10％,而 TVUS 阴性的女性患子宫内膜癌概率仅为1％,TVUS表现出非常高的敏感性,TVUS 的阴性似然比远低于其他侵袭性检测技术[42-44](表 6-3)。TVUS 是一个很好的筛查方法,可以使绝大多数良性病变所致的绝经后出血的女性避免行子宫内膜活检。

表 6-3　绝经后阴道出血女性子宫内膜癌的检查

| 检查方法 | 敏感性(95％CI) | 特异性(95％CI) | 阳性 LR | 阴性 LR |
|---|---|---|---|---|
| 非 HRT 者 TVUS[41] | 96％(94～98) | 92％(90～94) | 11.9 | 0.05 |
| HRT 者 TVUS[41] | 96％(94～98) | 77％(75～79) | 4.0 | 0.12 |
| 非局灶性活检[42] | NA | NA | 66.5 | 0.14 |
| 宫腔镜检查[43] | 86％(84～89) | 99％(99～99) | 60.9 | 0.15 |

注:HRT,激素替代疗法;NA,无数据;LR,似然比。

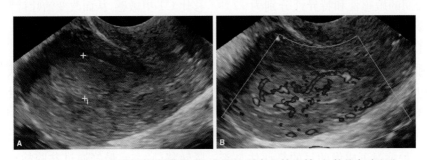

图 6-6　TVUS 发现子宫内膜癌,65 岁绝经后出血的女性,矢状位灰度(A)和能量多普勒(B)成像显示异常增厚的子宫内膜(卡尺),测量为10.9mm 和内部血管弥漫性增多,活检证实为子宫内膜腺癌

TVUS 对绝经后出血的女性进行筛查具有最优的高灵敏性和低中度的特异性,以子宫内膜厚度≥5mm 为诊断阈值的特异性为59％～63％[41,45],尤其在进行激素替代疗法的女性中。绝经后出血未行激素治疗的女性一般子宫内膜厚度在 3～4mm[46]。子宫内膜厚度正常并不能完全排除子宫内膜癌,TVUS大概会漏掉 4％的子宫内膜癌。任何持续性或复发性出血,特别是有癌症临床危险因素女性,都应进一步明确引起症状的原因。

在绝经前有异常出血的女性中,使用TVUS 进行子宫内膜厚度测量对癌症检出的作用不大[47]。MRI 对子宫内膜癌检测的作用有限,仅适用于因宫颈或阴道狭窄而不能行TVUS 或活检的女性。

### 6.4.2　治疗计划制定

子宫内膜癌完整的 FIGO 分期需要进行开腹的子宫切除术(TAH)、双侧输卵管卵巢切除术(BSO)、腹腔灌洗和腹膜后淋巴结清扫[9]。由于淋巴结清扫术可引起围手术期并发症及远期并发症例如淋巴水肿等,一些中心仅在原发肿瘤具有高危特征时选择性地进行手术[48]。影像在手术计划中用于评估淋巴结和远处转移。NCNN 指南特别推荐子宫内膜癌患者行胸部成像,并且对于怀疑有宫外病变的患者考虑 MRI、CT 和 FDG-PET 成像[49]。

由于原发肿瘤的特征可预测淋巴结转移的可能性,通过冰冻切片诊断子宫内膜癌后,通常会选择放弃影像学检查,而根据子宫切除标本决定行术中淋巴结清扫[48]。许多机构会选择术前 MRI 来评估原发肿瘤大小和宫内扩散范围,预测是否需要淋巴结清扫(图 6-7)。一项 Meta 分析显示,在检测深肌层浸润方面,对比增强的 MRI、CT 或 US 要好于其非增强对照组[50]。英国一项包含 775 个病例、历经 12 个月的多中心研究发现,MRI 检查诊断深肌层浸润的敏感性和特异性分别为 77%和 88%,诊断宫颈间质浸润的敏感性和特异性分别为 42%和 97%,诊断盆腔淋巴结浸润的敏感性和特异性分别为和 64%和 96%[51]。

MRI 也用于少数不以子宫切除术为主要治疗手段的子宫内膜癌患者,它被用于筛查低级别的、希望保留生育能力的子宫内膜癌患者[52]。在这种情况下成像的目的是评估是否有子宫肌层浸润,以确定是否行高剂量孕激素治疗。因并发症不能手术或肿瘤侵入膀胱或肠道(IV$_A$ 期)的患者中,MRI 可明确放射治疗的区域。

CT 诊断肿瘤在盆腔软组织中的播散无明显作用,增强 CT 在评估淋巴结(III$_C$)和远处转移(IV$_B$)有价值,结合 FDG-PET-CT 检测的准确率更高。与 MRI 相比检测远处实质性脏器的转移、腹膜种植和恶性腹水(IV$_B$ 期)更准确[53]。

大多数子宫内膜癌 PET-CT 表现为异常高代谢,但低度恶性肿瘤 FDG 摄取率很低或没有[54]。非恶性子宫内膜的情况如月经期或月经的增殖期、感染和良性肿瘤[55],FDG 的摄取增多,这些不应被误诊为癌症。对于淋巴结的检出 PET-CT 比 CT 或 MRI(图 6-8 和表 6-2)更敏感[18-20],可以检出短轴小于 1 cm 的淋巴结转移。分辨率是 PET-CT 灵敏度的限制性因素:结节≤4mm 敏感性为 17%,结节 5～9mm 敏感性为 67%,结节≥10mm 敏感性为 93%[56]。因此,检测到 FDG 高摄取的淋巴结需进行手术治疗,对于高风险的原发性肿瘤,如果没有宫外侵犯的征象,应该行淋巴结清扫,并经组织学证实是否存在微小转移灶。

3%～5%的高级别的肿瘤存在子宫外和腹盆腔淋巴结转移,如胸部或骨转移(IV$_B$ 期)[57]。FDG-PET-CT 检出未被怀疑的远处转移敏感性为 100%、特异性为 94%(图 6-9)[58]。上述发现可使患者避免不必要的侵入性的分期手术[59]。有研究表明 PET-CT 对于检测远处转移比 CT 更敏感,从而改变治疗计划[59]。

### 6.4.3 疗效监测

子宫内膜癌的复发率较低,为 4%～16%[60]。手术后复发中 64%发生在 2 年内、87%在 3 年内。最常见的复发是淋巴结转移(46%),PET-CT 最容易检出;其次是阴道穹隆转移(42%),最好通过盆腔检查[61];较少见的复发灶表现为腹膜癌(28%)或肝、肺或骨的远处转移[61]。虽然存在 20%的临床隐匿性转移[62],但高危患者影像随访监测的作用尚未明确。

影像检查常用于临床疑似复发的患者,MRI 用于盆腔肿瘤再次手术和放疗计划的制定(图 6-10)。全身 PET 或 PET-CT 检测复发的敏感性为 92%～93%,特异性为 93%～100%[63,64]。与联合传统成像方法(准确度 85%)和肿瘤标记物(准确度 83%)相比,FDG-PET 的诊断价值更高(准确性 93%)[64]。因此,如果考虑复发的局部治疗,PET-CT 可用于排除隐匿性的远处转移。

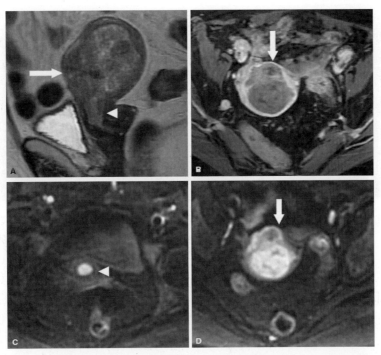

图6-7　子宫内膜癌治疗前MRI。71岁女性,矢状位T2WI(A),轴位增强T1WI(B)和轴位扩散加权成像(C和D)显示一个8cm肿瘤在子宫前肌层的浸润深度>50%(箭头),并累及宫颈(箭头)

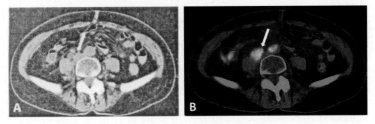

图6-8　治疗前PET-CT检测到子宫内膜癌淋巴结转移。78岁女性,子宫内膜癌,轴位CT平扫(A)和轴位PET(B)图像显示右侧髂血管旁直径小于1cm,但为高代谢淋巴结(箭头),术后证实为转移

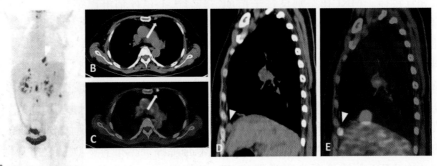

图6-9　卵巢癌伴腹腔外转移。54岁高级别浆液性卵巢癌的女性患者,冠状位PET(A)图显示内乳区淋巴结高代谢(直箭头)和膈上淋巴结高代谢(箭头),同时在轴位胸部CT及PET-CT(B、C)图像上也可显示肿大内乳区淋巴结(直箭头),在矢状位胸部CT及PET-CT(D、E)图像像上也可显示肿大膈上淋巴结

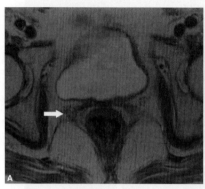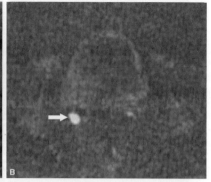

图 6-10　MRI 显示子宫内膜癌的局部复发。3 年前接受治疗的 83 岁 II 期子宫
　　　　内膜癌患者,轴位 T2WI(A)和扩散加权成像(B)显示阴道右侧 1cm 的
　　　　扩散受限结节(箭头),活检证实为肿瘤复发

## 6.5　子宫肉瘤

### 6.5.1　检出

盆腔超声检查不能区分子宫肌瘤或癌所致的子宫扩大,术前假定是良性肌瘤而手术的女性确诊为恶性肿瘤的风险非常低但不可忽视。有报道接受子宫肌瘤手术的女性中肉瘤的发病率为 1/352[65],另有报道平滑肌肉瘤的发病率为 1/7 450[66]。

MRI 是计划行扩大性子宫切除术的推荐检查方法[67,68],它可以评估肿瘤的大小、边界和解剖范围。扩大切除的视野需要探测子宫外肿瘤的生长情况如淋巴结肿大、血管侵犯、腹膜播散和骨转移。MRI 在鉴别良性平滑肌瘤和子宫肌层受限的平滑肌肉瘤方面的准确性较低(图 6-11)。回顾性研究表明 MRI 诊断平滑肌肉瘤的敏感性和特异性分别为 56%～100%、93%～95%[69,70]。根据最好的情况敏感性 100%、特异性 94% 推断,子宫肉瘤的阳性预测值<4%,大多数经 MRI 诊断的局限于子宫内的平滑肌肉瘤仍然会被证实是良性的。当子宫肿块在 MRI 上被诊断为平滑肌肉瘤时,其潜在的恶性肿瘤的可能性增加 15 倍,这在治疗计划中应予以考虑。

FDG-PET 无法鉴别良性和恶性子宫平滑肌瘤,子宫肌瘤中示踪剂的聚集变化很大[71],80 岁以上的女性中子宫肌瘤对示踪剂的高摄取与高级别肉瘤类似[72]。如果所有其他影像学特征与子宫肌瘤一致,FDG 高摄取的子宫肌层肿块很可能是良性平滑肌瘤而非肉瘤(图 6-12)。

### 6.5.2　治疗计划制定

NCCN 指南推荐胸腹部和盆腔的 CT、MRI 或 PET-CT 来评估子宫肉瘤[73]。胸部影像检查是必要的,因为软组织肉瘤包括平滑肌肉瘤容易发生肺转移,有时被假定为子宫肌瘤的平滑肌肉瘤的女性患者最初表现为肺部肿块(图 6-13)。为了明确肿瘤范围,PET-CT 是评估淋巴结和盆腔外转移最准确的方法[74]。

### 6.5.3　疗效监测

子宫平滑肌肉瘤最常见的转移部位是肺,其次是腹腔、骨骼和肝脏[75-77]。尽管胸部、腹部和盆腔 CT 是影像随访常用的方法,但是尚未有足够证据推荐哪项检查可作为影像随访的依据[78]。有小样本治疗经验报道,与 CT 相比,FDG-PET 能够发现膈下盆腔外更多部位的转移灶[79]。

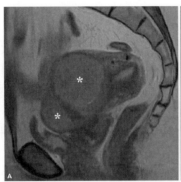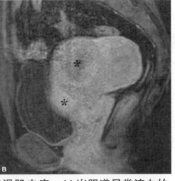

图 6-11 类似于子宫肌瘤的子宫平滑肌肉瘤。44 岁阴道异常流血的女性患者,T2 加权快速自旋回波序列矢状位(A)和 T1 加权增强后矢状位显示两个信号均匀、边界清晰的肿块(星号),强化程度与正常子宫肌层相似。肿块局限于子宫肌层,并且无转移灶。手术病理证实为局限于子宫的平滑肌肉瘤 2 级

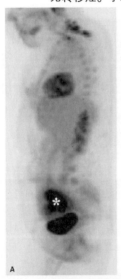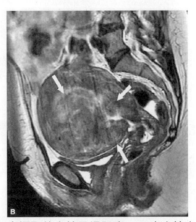

图 6-12 类似于恶性肿瘤 FDG 高摄取的良性平滑肌瘤。41 岁女性患者,矢状位 PET(A)显示高级别癌骨转移,原发灶未知,增大的子宫表现为高代谢(星号)。子宫的 T2 加权快速自旋回波序列矢状位(B)显示多发子宫肌瘤(箭头),但没有诊断恶性肿瘤的依据。子宫切除术后证实为平滑肌瘤而非子宫癌

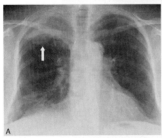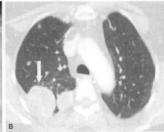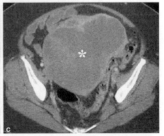

图 6-13 子宫平滑肌肉瘤表现为肺肿块。对一个有子宫肌瘤症状的 62 岁女性患者拟进行子宫切除术,前后位胸片(A)显示 3.5cm 的右上肺肿块(箭头)。胸部 CT(B)显示肿块(箭头)和其他较小的双肺结节。腹盆腔 CT(C)显示增大的 17cm 子宫(星号),内有不均匀强化和坏死区域,但没有宫外侵犯的证据。肺肿块活检为转移性平滑肌肉瘤

## 6.6 妊娠滋养细胞疾病

### 6.6.1 检出

通常在妊娠早期、异位妊娠或妊娠失败后,血清人绒毛膜促性腺激素升高是常见的表现特征,TVUS用于确诊疑似的诊断并排除正常妊娠。

### 6.6.2 治疗计划制定

妊娠滋养细胞疾病(GTD)依据FIGO分类进行解剖学分期[80],WHO预后评分系统需要评估每个患者的肿瘤大小、部位和转移灶的数量;这些是临床预后的主要因素[80]。肺是最常见的转移部位,常规进行胸部X线或CT检查(图6-14A,B),其中CT诊断更准确,因可显示出血,这是这种肿瘤常见的并发症[81]。子宫体积增大时,盆腔MRI可用于评估肿瘤大小和穿孔风险(图6-14C,D)。另外分别用CT或MRI确认躯干或中枢神经系统有无转移灶。

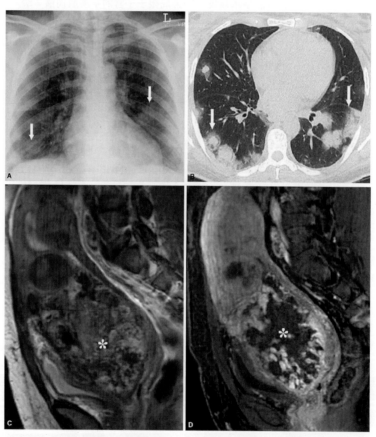

图6-14 绒毛膜癌表现为肺结节。一名43岁女性患者,前后位胸部X线片(A)和CT(B)显示左侧肺门旁及左肺多发结节。矢状位T2自旋回波序列(C)和T1加权增强序列(D)显示宫腔内长径37cm肿块,其内血流丰富(星号)伴中心坏死。活检结果为绒毛膜癌

### 6.6.3 疗效监测

连续定量检测HCG水平用于追踪治疗反应并判断有无缓解。除非肿瘤标志物表明治疗抵抗或复发,否则需不常规进行影像检查。动静脉畸形是肿瘤侵入子宫肌层的并发

症,最好用 TVUS 多普勒诊断(图 6-15)[82], 并可用血管造影栓塞术治疗[83]。

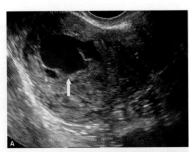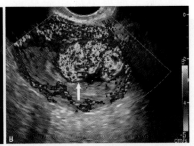

图 6-15　经阴道超声显示子宫动静脉畸形。一位 45 岁女性在接受高危 GTD
　　　　　治疗后,子宫的矢状位灰阶超声(A)和轴位彩色多普勒(B)图像呈
　　　　　现异常出血的囊性灶内出现高速湍流影(箭头)。确诊为子宫动静
　　　　　脉畸形并用血管造影栓塞术治疗

## 6.7　外阴癌

### 6.7.1　检出

外阴癌可通过盆腔检查发现并活检证实,影像学检查价值不大。

### 6.7.2　治疗计划制定

最新修订的外阴癌 FIGO 分期与预后有很好的相关性[9]。影响预后的因素包括肿瘤大小、浸润深度、淋巴结转移和远处转移。由于包含腹股沟淋巴结肿大的根治性手术病例增多,无创的方法如影像,用于评估肿瘤范围变得越来越普遍。CT、MRI 和 PET-CT 用于结节评估均有报道(图 6-16A,B,表 6-2)[21-26]。早期鳞状细胞癌患者(肿瘤直径<4cm,临床上无可疑的腹股沟淋巴结),推荐使用前哨淋巴结清除术[84,85]。对于局部进展期肿瘤患者,PET-CT用于评估Ⅳ期病变(图 6-16C,D)[5]。

### 6.7.3　疗效监测

外阴鳞状细胞癌的复发中 30%～50%发生在 2 年内,其中大部分是局部复发,腹股沟的复发与预后不良有关[86,87]。MRI 可以评估局部复发的范围并指导二次治疗。拟进行局部治疗患者,可用 PET-CT 评估是否有远处转移,这可能会改变治疗方案。

## 6.8　卵巢癌

### 6.8.1　检出

大样本随机试验显示,结合体检、肿瘤抗原125(CA-125)检测和 TVUS 检查进行的卵巢癌筛查不会降低其死亡率[88,89]。这些试验结果显示附件良性病变常见,50 岁以上女性卵巢复杂性囊肿的发生率为 3.2%[90,91];而卵巢癌相对罕见,发生率为 12.1/10 万[92]。普通人群中附件良性病变的高发生率与卵巢癌的低发生率,导致诊断卵巢癌的敏感性为 100%、特异性为 99%,阳性预测值<5%[93]。而使用 US 检出卵巢恶性肿瘤的敏感性和特异性分别为85%～100% 和 52%～100%[94-96]。筛查试验还发现大多数卵巢癌进展很快,在很短的时间内从早期病变迅速扩散到卵巢外(图 6-17)。在一项试验中,在筛查 6 个月间隔期内,所有 10例卵巢癌均进展为Ⅲ或Ⅳ期[97]。鉴于没有足够的证据表明筛查有助于患者受益和发病率的改变,目前不建议进行卵巢癌筛查[98]。

女性 CT 检查中良性附件包块常见,绝经后女性为 5%[99],超过 50 岁的女性为 4%[100]。在美国,女性一生中有 5%～10%的概率因良性附件肿块而行卵巢切除术[101],导致生育力下降和过早绝经[102,103]。偶发附件包块有多种病理类型,包括功能性囊肿,成熟畸胎瘤,子宫内膜异位症,良性、交界性或恶性原发性肿

瘤,卵巢外病变如输卵管积水、腹膜包裹性囊肿和子宫肌瘤[104]。鉴于偶发附件病变的高

发病率,影像检查的作用是明确其良恶性,将不必要的干预降至最低。

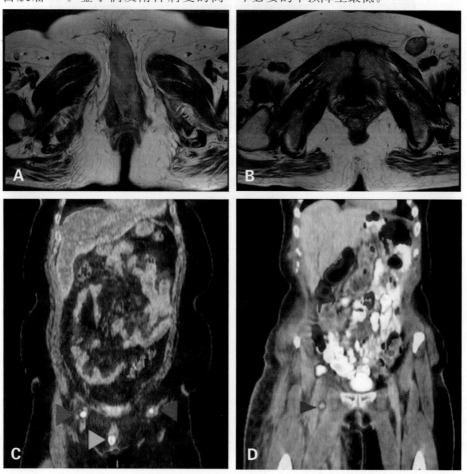

图 6-16　盆底的轴向 T2 加权自旋回波像(A 和 B)显示外阴部肿块,累及阴道孔(箭头)
9.1cm×5.2cm,伴左侧腹股沟淋巴结肿大。冠状位 PET-CT(C、D)上显示外阴
癌伴双侧腹股沟淋巴结转移(箭头)

MRI 是明确偶发附件病变良性特征的最佳检查方式。一项 Meta 分析结果显示,MRI 诊断卵巢癌的价值优于 CT 或超声检查[105]。MRI 可以更好地分辨良性病变的组织特征和定位。一项关于女性疑似附件肿块的前瞻性研究显示,超声多普勒和 MRI 对鉴别恶性病变有高敏感性(US 100%,MRI 96.6%),但 MRI 的特异性明显更高(US 39.5%,MRI 83.7%)。因此,临床上具有低恶性肿瘤风险而超声发现不明性质病变的女性患者,最有可能从 MRI 检查中获益[106]。

(毛　军　张寒菲)

### 6.8.2　治疗计划制定

卵巢癌的 FIGO 分期依手术和病理而定[107],尽管它没有包含影像因素,但它鼓励使用影像来评估重要的预后因素,如病灶的可切除性和淋巴结情况。因此术前影像学检查用于明确肿瘤范围,并辨别手术不可能实现最佳细胞减灭术的患者。NCCN 指南推荐使用腹盆腔 CT 或 MRI 检查[108]。多中心随机对照试验结果显示,影像学有助于对减瘤术、新辅助化疗后患者分类处理[109,110]。

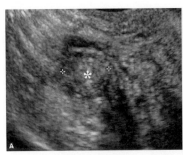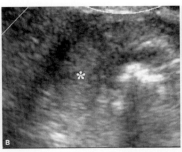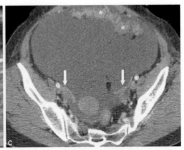

**图6-17**　高级别卵巢癌。一位62岁腹部不适的女性患者,阴道内超声图像显示右侧(A)和左侧(B)卵巢(星号)均正常,没有腹水。5个月后症状加重,盆腔对比增强CT图像(C)显示增大卵巢(箭头)的间隔发育,强化的大网膜软组织密度结节及大量腹水。经手术病理证实为Ⅲ期浆液性卵巢腺癌

CT是评估进展期卵巢癌患者肿瘤扩散范围和制定治疗计划的主要成像方法(图6-18)。支持新辅助化疗的影像学表现有弥漫性腹膜增厚、直径超过2cm的腹膜种植灶、小网膜囊及小肠系膜受侵犯、盆腔侧壁受累、大量腹水和肾上区腹膜后淋巴结肿大[111-113]。但多中心外科医生和机构中报道CT诊断准确率范围变化大。

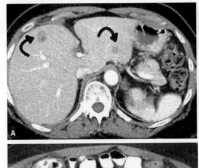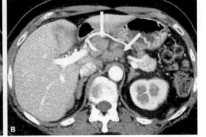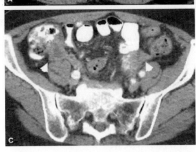

**图6-18**　卵巢癌治疗前CT图像。72岁女性腹盆腔CT增强扫描显示双侧卵巢肿块(箭头)(C)。腹腔肝肿大淋巴结短轴>2cm(箭头)(B)和肝多发转移瘤(弯箭头)(A),代表肿瘤转移,不适合进行最佳细胞减灭术。肝脏病变的活检结果为腺癌,符合原发性苗勒氏肿瘤的转移。手术证实为高级别浆液性卵巢癌。患者为Ⅳ期并进行新辅助化疗

腹膜种植的检出取决于种植灶的大小,对于小于1cm的腹膜种植灶CT检出敏感性为14%～27%,尤其是在没有腹水的情况下[114,115]。CT检出大网膜转移瘤的敏感性较高,为80%～86%[114,115]。卵巢癌最常见的淋巴结转移位于肾门水平的腹主动脉旁和主动脉腔静脉旁。通常以短轴大于1cm来定义淋巴结肿大。卵巢癌血行转移少见,可发生在肝脏、脾脏、肾脏和肾上腺等腹部实质性脏器以及大脑和骨骼中。CT发现肝脏转移敏感性为95%～100%,检出淋巴结转移的敏感性为50%～60%[114,115]。

其他检查方法如MRI或PET-CT也可用于拟行细胞减灭术患者的检查。一项包括280例晚期卵巢癌患者的多中心临床试验表明,CT和MRI诊断腹腔内肿瘤种植的准确性相似(两者的

曲线下面积均为 0.96)[116]。据报道 FDG-PET-CT 的诊断敏感性为 62%～100%，与单用 CT 相比准确性提高 5%～22%，主要是可以发现腹盆外转移(图 6-19)[117-119]。但由于 CT 使用广泛，具有更好的耐受性，可提供高分辨率的解剖信息，因此它是多数机构最常用的检查方法。

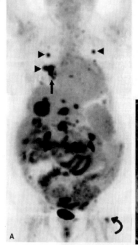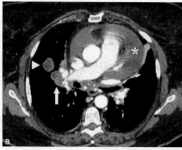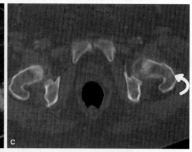

**图 6-19** 卵巢癌伴腹腔外转移。一名 55 岁高级别浆液性卵巢癌的女性患者，冠状位 PET(A)图像显示纵隔淋巴结肿大(直箭头)和肺结节(箭头)，同时在胸部 CT 上也可显示(B)。胸部 CT 显示 PET 上未显示的大量心包积液(星号)。PET 上可见左侧股骨大转子的骨转移(A,弯箭头)，而骨盆 CT 未显示(C,弯箭头)。

### 6.8.3 疗效监测

尽管大多数患者对初始治疗有反应，但 60%～85% 患者最终会复发[120]，并且几乎所有患者都会死于复发。许多机构常结合临床评估和 CA125 定量测定来监测卵巢癌的治疗反应[121]。然而，CA125 虽然有用，但有其局限性，因为 CA125 值正常不能排除复发而其升高不能明确复发范围[122-124]。对于 10% 生化指标不高的患者，影像是评估治疗反应和复发随访的主要方式。

一般采用 CT 和偶尔用 MRI 评估可疑的复发，CA125 水平通常在影像学发现之前的数月升高。CT 诊断的敏感性为 51%～84%、特异性为 81%～93%[125-127]。CT 检出的敏感性与病灶大小成正比。许多研究报道 CT 对于检测肠系膜和腹膜表面的小肿瘤结节有局限性[125,127]，多排螺旋 CT 扫描的矢状位和冠状位重建可提高腹膜种植灶的检出率[128]。

由于 PET-CT 优越的敏感性、特异性和观察者间一致性，已成为检测肿瘤复发和制订治疗计划的首选方式(图 6-20,表 6-4)。在 2 项 Meta 分析中，PET-CT 与单独使用 PET 和 CT、MRI 和 CA125 相比，诊断的敏感性和特异性最高(分别为 91% 和 86%)[130,131]。与单纯解剖影像相比，PET-CT 提高了 55%～64% 患者的肿瘤分期，改变了 34%～59% 患者的临床决策[132-135]。

**表 6-4** 各种影像检查方法检测卵巢癌复发的诊断效能

| 成像方式 | 敏感性<br>(95% CI) | 特异性<br>(95% CI) | 曲线下面积 |
|---|---|---|---|
| CT | 79%(74～84) | 84%(76～90) | 0.885 |
| MRI | 75%(69～80) | 78%(70～85) | 0.796 |
| PET-CT | 91%(88～94) | 88%(81～93) | 0.956 |

### 6.9 总结

影像学在妇科肿瘤治疗的多阶段具有核心作用。在肿瘤检出中，影像(如绝经后出血

US,不能定性的附件肿块 MRI)可作为筛查工具,以明确良性疾病患者并分流其他患者做进一步检查。在肿瘤的初次治疗计划中,体部 CT、盆腔 MRI 或全身 FDG-PET-CT 可以明确肿瘤范围,有助于选择治疗策略,降低患病率并优化预后。在初始治疗后阶段,影像检查用于评估治疗反应、检出复发,并选择再次治疗方案。

(廖美焱　张寒菲　王艳芳)

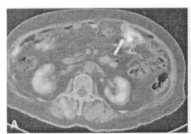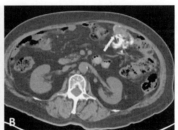

**图 6-20　PET-CT 检测到复发性卵巢癌 79 岁女性,8 年前出现高分化浆液性卵巢癌,PET-CT(A)显示上腹部的代谢增高(箭头),结合轴位 CT(B)定位于被忽略的腹膜结节(箭头)**

# 参 考 文 献

[1] NATIONAL RESEARCH COUNCIL. Health Risks from Exposure to Low Levels ofIonizing Radiation:BEIR Ⅶ Phase 2[M]. Washington DC:The National AcademiesPress,2006.

[2] ZONDERVAN RL,HAHN PF,SADOW CA,et al. Body CT scanning in young adults:examination indications,patient outcomes,and risk of radiation-induced cancer[J]. Radiology,2013,267(2):460-469.

[3] NAMASIVAYAM S,KALRA MK,TORRES WE,et al. Adverse reactions to intravenousiodinated contrast media:a primer for radiologists [J]. Emerg Radiol,2006,12(5):210-215.

[4] DILLMAN JR,ELLIS JH,COHAN RH,et al. Frequency and severity of acute allergiclike reactions to gadolinium-containing i. v. contrast media in children and adults[J]. AJR Am J Roentgenol,2007,189(6):1 533-1 538.

[5] PRABHAKAR HB,KRAEFT JJ,SCHORGE JO,et al. FDG PET-CT of gynecologic cancers:pearls and pitfalls[J]. Abdom Imaging,2015,40(7):2 472-2 485.

[6] AMERICAN COLLEGE of RADIOLOGY. ACR-SPR Practice parameter for performing FDG-PET/CT in oncology 2007. [EB/OL]. [2014-05-08]. http://www. acr. org/~/media/71B746780F934F6D8A1BA5CCA5167EDB. pdf.

[7] GRAHAM MM,BADAWI RD,WAHL RL. Variations in PET/CT methodology foroncologic imaging at U. S. academic medical centers:an imaging responseassessment team survey[J]. J Nucl Med,2011,52(2):311-317.

[8] ERDI YE. Limits of tumor detectability in nuclear medicine and PET[J]. Mol Imaging RadionuclTher,2012,21(1):23-28.

[9] PECORELLI S. Revised FIGO staging for carcinoma of the vulva,cervix,andendometrium[J]. Int J Gynaecol Obstet,2009,105(2):103-104.

[10] PECORELLI S,ZIGLIANI L,ODICINO F. Revised FIGO staging for carcinoma of thecervix [J]. Int J Gynaecol Obstet,2009,105(2):107-108.

[11] KOH WJ,GREER BE,ABU-RUSTUM NR,et al. Cervical cancer[J]. J NatlComprCancNetw,2013,11(3):320-343.

[12] PANDHARIPANDE PV,Choy G,del Carmen MG,et al. MRI and PET/CT for triaging stage IB clinically operable cervical cancer to appropriate therapy:decisionanalysis to assess patient outcomes[J]. AJR Am J Roentgenol,2009,192(3):802-814.

[13]HRICAK H,GATSONIS C,CHI DS,et al. Role of imaging in pretreatment evaluation of early invasive cervical cancer:results of the intergroup study American College ofRadiology Imaging Network 6651-Gynecologic Oncology Group 183 [J]. J ClinOncol,2005,23(36):9 329-9 337.

[14]MITCHELL DG,SNYDER B,COAKLEY F,et al. Early invasive cervical cancer:tumordelineation by magnetic resonance imaging,computed tomography,and clinicalexamination,verified by pathologic results,in the ACRIN 6651/GOG 183Intergroup Study[J]. J ClinOncol,2006,24 (36):5 687-5 694.

[15]SELMAN TJ,MANN C,ZAMORA J,et al. Diagnostic accuracy of tests for lymph nodestatus in primary cervical cancer:a systematic review and meta-analysis[J]. CMAJ,2008,178(7):855-862.

[16]SIRONI S,BUDA A,PICCHIO M,et al. Lymph node metastasis in patients with clinical early-stage cervical cancer:detection with integrated FDG PET/CT[J]. Radiology,2006,238(1):272-279.

[17]LOFT A,BERTHELSEN AK,ROED H,et al. The diagnostic value of PET/CT scanning inpatients with cervical cancer:a prospective study [J]. GynecolOncol,2007,106(1):29-34.

[18]SELMAN TJ,MANN CH,ZAMORA J,et al. A systematic review of tests for lymph nodestatus in primary endometrial cancer[J]. BMC Womens Health,2008,8:8.

[19]ANTONSEN SL,JENSEN LN,LOFT A,et al. MRI,PET/CT and ultrasound in thepreoperative staging of endometrial cancer-a multicenter prospective comparativestudy [J]. GynecolOncol, 2013,128(2):300-308.

[20]SIGNORELLI M,GUERRA L,BUDA A,et al. Role of the integrated FDG PET/CT in thesurgical management of patients with high risk clinical early stage endometrialcancer:detection of pelvic nodal metastases [J]. GynecolOncol,2009,115 (2):231-235.

[21]ANDERSEN K,ZOBBE V,THRANOV IR,et al. Relevance of computerized tomography inthe

preoperative evaluation of patients with vulvar cancer:a prospective study[J]. Cancer Imaging, 2015,15:8.

[22]HAWNAUR JM,REYNOLDS K,WILSON G, et al. Identification of inguinal lymph nodemetastases from vulval carcinoma by magnetic resonance imaging:an initial report[J]. ClinRadiol, 2002,57(11):995-1000.

[23]BIPAT S,FRANSEN GA,SPIJKERBOERAM, et al. Is there a role for magnetic resonanceimaging in the evaluation of inguinal lymph node metastases in patients with vulvacarcinoma? [J]. GynecolOncol,2006,103(3):1001-1006.

[24]KATAOKA MY,SALA E,BALDWIN P,et al. The accuracy of magnetic resonance imagingin staging of vulvar cancer:a retrospective multi-center study[J]. GynecolOncol,2010,117(1):82-87.

[25]KAMRAN MW,O'TOOLE F,MEGHEN K,et al. Whole-body [18F]fluoro-2-deoxyglucose positron emission tomography scan as combined PET-CT stagingprior to planned radical vulvectomy and inguinofemoral lymphadenectomy forsquamous vulvar cancer:a correlation with groin node metastasis[J]. Eur J GynaecolOncol,2014, 35(3):230-235.

[26]LIN G,CHEN CY,LIU FY,et al. Computed tomography,magnetic resonance imagingand FDG positron emission tomography in the management of vulvar malignancies[J]. EurRadiol, 2015,25(5):1 267-1 278.

[27]ATRI M,ZHANG Z,DEHDASHTI F,et al. Utility of PET-CT vs CT alone to evaluateretroperitoneal lymph node metastasis in advanced cervical cancer[J]. J ClinOncol,2015,33(Suppl): 5 585.

[28]CHOI HJ,JU W,MYUNG SK,et al. Diagnostic performance of computer tomography,magnetic resonance imaging,and positron emission tomography or positronemission tomography/computer tomography for detection of metastatic lymph nodesin patients with cervical cancer:meta-analysis[J]. Cancer Sci,2010,101(6):1 471-1 479.

[29]CHAO A,HO KC,WANG CC,et al. Positron emission tomography in evaluating thefeasibility

of curative intent in cervical cancer patients with limited distant lymphnode metastases[J]. GynecolOncol,2008,110(2):172-178.

[30]KIDD EA,SIEGEL BA,DEHDASHTI F,et al. Lymph node staging by positron emission tomography in cervical cancer:relationship to prognosis[J]. J ClinOncol,2010,28(12):2 108-2 113.

[31]LAKHMAN Y,AKIN O,PARK KJ,et al. Stage IB1 cervical cancer:role of preoperative MR imaging in selection of patients for fertility-sparing radical trachelectomy[J]. Radiology,2013,269 (1):149-158.

[32]SIGNORELLI M,GUERRA L,MONTANELLI L,et al. Preoperative staging of cervicalcancer:Is 18-FDG-PET/CT really effective in patients with early stage disease? [J]. GynecolOncol,2011, 123(2):236-240.

[33]BABAR S,ROCKALL A,GOODE A,et al. Magnetic resonance imaging appearances of recurrent cervical carcinoma[J]. Int J Gynecol Cancer, 2007,17(3):637-645.

[34]SCHWARZ JK,SIEGEL BA,DEHDASHTI F, et al. Association of posttherapy positronemission tomography with tumor response and survival in cervical carcinoma[J]. JAMA,2007,298 (19):2 289-2 295.

[35]GRIGSBY PW,SIEGEL BA,DEHDASHTI F,et al. Posttherapy [18F]fluorodeoxyglucosepositron emission tomography in carcinoma of the cervix: response and outcome[J]. J ClinOncol,2004,22 (11):2 167-2 171.

[36]VINCENS E,BALLEYGUIER C,REY A,et al. Accuracy of magnetic resonance imaging inpredicting residual disease in patients treated for stage IB2/II cervical carcinomawith chemoradiation therapy:correlation of radiologic findings withsurgicopathologic results[J]. Cancer,2008, 113(8):2 158-2 165.

[37]WEBER TM,SOSTMAN HD,SPRITZER CE, et al. Cervical carcinoma:determination of recurrent tumor extent versus radiation changes with MR imaging[J]. Radiology,1995,194(1):135-139.

[38]SHEPHERD JH. Uterus-conserving surgery for invasive cervical cancer[J]. Best PractRes ClinObstetGynaecol,2005,19(4):577-590.

[39]HERTEL H,KOHLER C,GRUND D,et al. Radical vaginal trachelectomy (RVT) combined with laparoscopic pelvic lymphadenectomy:prospective multicenterstudy of 100 patients with early cervical cancer[J]. GynecolOncol,2006,103 (2):506-511.

[40]LANOWSKA M,MANGLER M,SPEK A,et al. Radical vaginal trachelectomy (RVT) combined with laparoscopic lymphadenectomy:prospective study of 225 patients with early-stage cervical cancer[J]. Int J Gynecol Cancer,2011,21(8): 1 458-1 464.

[41]SMITH-BINDMAN R,KERLIKOWSKE K, FELDSTEIN VA,et al. Endovaginal ultrasound toexclude endometrial cancer and other endometrial abnormalities[J]. JAMA,1998,280(17): 1 510-1 517.

[42]CLARK TJ,MANN CH,SHAH N,et al. Accuracy of outpatient endometrial biopsy inthe diagnosis of endometrial cancer:a systematic quantitative review[J]. BJOG,2002,109(3):313-321.

[43]CLARK TJ,VOIT D,GUPTA JK,et al. Accuracy of hysteroscopy in the diagnosis ofendometrial cancer and hyperplasia:a systematic quantitative review[J]. JAMA,2002,288(13):1 610-1 621.

[44] DUBINSKY TJ,STROEHLEIN K,ABU-GHAZZEH Y,et al. Prediction of benign andmalignant endometrial disease:hysterosonographic-pathologic correlation[J]. Radiology,1999,210 (2):393-397.

[45]LANGER RD,PIERCE JJ,O'HANLAN KA,et al. Transvaginal ultrasonography comparedwith endometrial biopsy for the detection of endometrial disease. PostmenopausalEstrogen/Progestin Interventions Trial[J]. N Engl J Med,1997,337 (25):1 792-1 798.

[46]PHILLIP H,DACOSTA V,FLETCHER H,et al. Correlation between transvaginalultrasound measured endometrial thickness and histopathological findings in Afro-Caribbean Jamaican women with postmenopausal bleeding[J]. J ObstetGynaecol,2004,24(5):568-572.

[47]SMITH P,BAKOS O,HEIMER G,et al. Transvaginal ultrasound for identifyingendometrial abnormality[J]. ActaObstetGynecol Scand,1991,70(7-8):591-594.

[48]MARIANI A,DOWDY SC,CLIBY WA,et al. Prospective assessment of lymphaticdissemination in endometrial cancer:a paradigm shift in surgical staging[J]. GynecolOncol,2008,109(1):11-18.

[49]KOH WJ,GREER BE,ABU-RUSTUM NR,et al. Uterine neoplasms,version 1. 2014[J]. J NatlComprCancNetw,2014,12(2):248-280.

[50]KINKEL K,KAJI Y,YU KK,et al. Radiologic staging in patients with endometrialcancer:a meta-analysis[J]. Radiology,1999,212(3):711-718.

[51]DUNCAN KA,DRINKWATER KJ,FROST C,et al. Staging cancer of the uterus:a nationalaudit of MRI accuracy[J]. ClinRadiol,2012,67(6):523-530.

[52]USHIJIMA K,YAHATA H,YOSHIKAWA H,et al. Multicenter phase II study of fertilitysparingtreatment with medroxyprogesterone acetate for endometrial carcinoma andatypical hyperplasia in young women[J]. J ClinOncol,2007,25(19):2 798-2 803.

[53]RUSSELL AH,ANDERSON M,WALTER J,et al. The integration of computed tomographyand magnetic resonance imaging in treatment planning for gynecologic cancer[J]. ClinObstet Gynecol,1992,35(1):55-72.

[54]NAKAMURA K,KODAMA J,OKUMURA Y,et al. The SUVmax of 18F-FDG PETcorrelates with histological grade in endometrial cancer[J]. Int J Gynecol Cancer,2010,20(1):110-115.

[55]LIU Y. Benign ovarian and endometrial uptake on FDG PET-CT:patterns andpitfalls[J]. Ann Nucl Med,2009,23(2):107-112.

[56]KITAJIMA K,MURAKAMI K,YAMASAKI E,et al. Accuracy of 18F-FDG PET/CT indetecting pelvic and paraaortic lymph node metastasis in patients with endometrial cancer[J]. AJR Am J Roentgenol,2008,190(6):1 652-1 658.

[57]KEYS HM,ROBERTS JA,BRUNETTO VL,et al. A phase III trial of surgery with orwithout adjunctive external pelvic radiation therapy in intermediate riskendometrial adenocarcinoma:a Gynecologic Oncology Group study[J]. GynecolOncol,2004,92(3):744-751.

[58]PARK JY,KIM EN,KIM DY,et al. Comparison of the validity of magnetic resonanceimaging and positron emission tomography/computed tomography in thepreoperative evaluation of patients with uterine corpus cancer[J]. GynecolOncol,2008,108(3):486-492.

[59]PICCHIO M, MANGILLI G, SAMANESGAJATE AM,et al. High-grade endometrial cancer:value of [(18)F]FDG PET/CT in preoperative staging[J]. Nucl Med Commun,2010,31(6):506-512.

[60]TODO Y,KATO H,KANEUCHI M,et al. Survival effect of para-aorticlymphadenectomy in endometrial cancer (SEPAL study):a retrospective cohortanalysis[J]. Lancet,2010,375(9721):1 165-1 172.

[61]SOHAIB SA,HOUGHTON SL,MERONI R,et al. Recurrent endometrial cancer:patternsof recurrent disease and assessment of prognosis[J]. ClinRadiol,2007,62(1):28-34,discussion 5-6.

[62]BERCHUCK A,ANSPACH C,EVANS AC,et al. Postsurgical surveillance of patientswith FIGO stage I/II endometrial adenocarcinoma[J]. GynecolOncol,1995,59(1):20-24.

[63]KITAJIMA K, MURAKAMI K, YAMASAKI E,et al. Performance of FDG-PET/CT in the diagnosis of recurrent endometrial cancer[J]. Ann Nucl Med,2008,22(2):103-109.

[64]SIRONI S, PICCHIO M, LANDONI C, et al. Post-therapy surveillance of patients withuterine cancers:value of integrated FDG PET/CT in the detection of recurrence[J]. Eur J Nucl Med Mol Imaging,2007,34(4):472-479.

[65]FOOD AND DRUG ADMINISTRATION. Quantitative assessment of the prevalence ofunsuspected uterine sarcoma in women undergoing treatment of uterine fibroids:summary and key findings, 2014[EB/OL][2014-10-12]. http://www. fda. gov/downloads/MedicalDevices/Safe-

ty/AlertsandNotices/UCM393589. pdf

[66]SOCIETY OF INTERVENTIONAL RADIOLO-GY. FDA-2014-N-0736: Comments onlaparo-scopic power morcellation devices,2014[EB/OL][2014-11-05]. http://www. sirweb. org/misc/SIR LetterFDA-2014-N-0736. pdf

[67]KIDO A,TOGASHI K,KOYAMA T,et al. Diffusely enlarged uterus: evaluation withMR imaging[J]. Radiographics,2003,23(6):1 423 1 430.

[68]KHAN AT,SHEHMAR M,GUPTA JK. Uterine fibroids: current perspectives[J]. Int JWomens Health,2014,6:95-114.

[69]CORNFELD D,ISRAEL G,MARTEL M,et al. MRI appearance of mesenchymal tumors of the uterus[J]. Eur J Radiol,2010,74(1):241-249.

[70]GOTO A,TAKEUCHI S,SUGIMURA K,et al. Usefulness of Gd-DTPA contrast-enhanceddynamic MRI and serum determination of LDH and its isozymes in the differentialdiagnosis of leiomyosarcoma from degenerated leiomyoma of the uterus[J]. Int JGynecol Cancer, 2002, 12 (4): 354-361.

[71]CHURA JC,TRUSKINOVSKY AM,JUDSON PL,et al. Positron emission tomography andleiomyomas:clinicopathologic analysis of 3 cases of PET scan-positiveleiomyomas and literature review[J]. GynecolOncol,2007,104(1):247-252.

[72]KITAJIMA K, MURAKAMI K, YAMASAKI E,et al. Standardized uptake values of uterine leiomyoma with 18F-FDG PET/CT: variation with age,size,degeneration,andcontrast enhancement on MRI[J]. Ann Nucl Med,2008,22(6): 505-512.

[73]KOH WJ,GREER BE,ABU-RUSTUM NR,et al. Uterine sarcoma, Version 1. 2016[J]. JNatlComprCancNetw,2015,13(11):1 321-1 331.

[74]HO KC,LAI CH,WU TI,et al. 18F-fluorodeoxyglucose positron emissiontomography in uterine carcinosarcoma[J]. Eur J Nucl Med Mol Imaging,2008,35(3):484-492.

[75] TIRUMANI SH, DEAVER P, SHINAGARE AB, et al. Metastatic pattern of uterineleiomyosarcoma:retrospective analysis of the predictors and outcome in 113patients[J]. J GynecolOncol,

2014,25(4):306-312.

[76]GADDUCCI A,LANDONI F,SARTORI E,et al. Uterine leiomyosarcoma:analysis oftreatment failures and survival[J]. Gynecol Oncol,1996,62(1):25-32.

[77] MAYERHOFER K, OBERMAIR A, WINDBICHLER G,et al. Leiomyosarcoma of the uterus: aclinicopathologic multicenter study of 71 cases[J]. GynecolOncol,1999,74(2):196-201.

[78]NATIONAL COMPREHENSIVE CANCER NETWORK. NCCN Clinical practice guidelines inoncology: uterine neoplasms, 2016 [EB/OL][2016-07-09]. http://www. nccn. org/professionals/physician_gls/pdf/uterine. pdf

[79]SUNG PL,CHEN YJ,LIU RS,et al. Whole-body positron emission tomography with 18F-fluorodeoxyglucose is an effective method to detect extra-pelvic recurrence inuterine sarcomas[J]. Eur J GynaecolOncol,2008,29(3):246-251.

[80]FIGO COMMITTEE ON GYNECOLOGIC ONCOLOGY. Current FIGO staging for cancer of thevagina, fallopian tube, ovary, and gestational trophoblastic neoplasia [J]. Int JGynaecol Obstet,2009,105(1):3-4.

[81]MIYASAKA Y,HACHIYA J,FURUYA Y,et al. CT evaluation of invasive trophoblasticdisease [J]. J Comput Assist Tomogr,1985,9(3):459-462.

[82]O'BRIEN P,NEYASTANI A,BUCKLEY AR,et al. Uterine arteriovenous malformations:from diagnosis to treatment[J]. J Ultrasound Med,2006,25(11):1 387-1 392,quiz 94-95.

[83]LIM AK,AGARWAL R,SECKL MJ,et al. Embolization of bleeding residual uterinevascular malformations in patients with treated gestational trophoblastic tumors[J]. Radiology,2002,222(3):640-644.

[84]VAN DER ZEE AG,OONK MH,DE HULLU JA,et al. Sentinel node dissection is safe in the treatment of early-stage vulvar cancer[J]. J ClinOncol,2008,26(6):884-889.

[85]LEVENBACK C,COLEMAN RL,BURKE TW,et al. Intraoperative lymphatic mapping andsentinel node identification with blue dye in patients

with vulvar cancer[J]. Gynecol Oncol, 2001, 83 (2):276-281.

[86] CORMIO G, LOIZZI V, CARRIERO C, et al. Groin recurrence in carcinoma of the vulva: management and outcome[J]. Eur J Cancer Care (Engl), 2010, 19(3):302-307.

[87] FONSECA-MOUTINHO JA. Recurrent vulvar cancer[J]. Clin Obstet Gynecol, 2005, 48(4): 879-883.

[88] BUYS SS, PARTRIDGE E, BLACK A, et al. Effect of screening on ovarian cancermortality: the Prostate, Lung, Colorectal and Ovarian (PLCO) Cancer Screening Randomized Controlled Trial[J]. JAMA, 2011, 305(22):2 295-2 303.

[89] JACOBS IJ, MENON U, RYAN A, et al. Ovarian cancer screening and mortality in theUK Collaborative Trial of Ovarian Cancer Screening (UKCTOCS): a randomizedcontrolled trial[J]. Lancet, 2016, 387(10022):945-956.

[90] BAILEY CL, UELAND FR, LAND GL, et al. The malignant potential of small cysticovarian tumors in women over 50 years of age[J]. GynecolOncol, 1998, 69(1):3-7.

[91] VAN NAGELL JR Jr, DEPRIEST PD, REEDY MB, et al. The efficacy of transvaginalsonographic screening in asymptomatic women at risk for ovarian cancer[J]. GynecolOncol, 2000, 77(3): 350-356.

[92] NATIONAL CANCER INSTITUTE. SEER Stat Fact Sheets: Ovary Cancer[EB/OL][2015-10-11]. http://seer. cancer. gov/statfacts/html/ovary. html

[93] AMERICAN COLLEGE OF OBSTETRICIANS AND GYNECOLOGISTS. ACOG Committee Opinion: number 280, December 2002. The role of the generalist obstetrician-gynecologistin the early detection of ovarian cancer[J]. Obstet Gynecol, 2002, 100(6):1 413-1 416.

[94] BROWN DL, DOUBILET PM, MILLER FH, et al. Benign and malignant ovarian masses: selection of the most discriminating gray-scale and Doppler sonographic features[J]. Radiology, 1998, 208(1):103-110.

[95] ALCAZAR JL, JURADO M. Using a logistic model to predict malignancy of adnexalmasses based on menopausal status, ultrasound morphology, and color Dopplerfindings[J]. GynecolOncol, 1998, 69(2):146-150.

[96] REHN M, LOHMANN K, REMPEN A. Transvaginal ultrasonography of pelvic masses: evaluation of B-mode technique and Doppler ultrasonography[J]. Am J ObstetGynecol, 1996, 175 (1):97-104.

[97] FISHMAN DA, COHEN L, BLANK SV, et al. The role of ultrasound evaluation in thedetection of early-stage epithelial ovarian cancer[J]. Am J Obstet Gynecol, 2005, 192(4):1 214-1 221, discussion:21-2.

[98] MOYER VA, U. S. PREVENTIVE SERVICES TASK FORCE. Screening for ovarian cancer: U. S. Preventive Services Task Force reaffirmation recommendation statement[J]. AnnIntern Med, 2012, 157(12):900-904.

[99] SLANETZ PJ, HAHN PF, HALL DA, et al. The frequency and significance of adnexallesions incidentally revealed by CT[J]. AJR Am J Roentgenol, 1997, 168(3):647-650.

[100] PICKHARDT PJ, HANSON ME. Incidental adnexal masses detected at low-doseunenhanced CT in asymptomatic women age 50 and older: implications for clinical management and ovarian cancer screening[J]. Radiology, 2010, 257(1): 144-150.

[101] NATIONAL INSTITUTES OF HEALTH CONSENSUS DEVELOPMENT CONFERENCE STATEMENT. Ovarian cancer: screening, treatment, and follow-up[J]. GynecolOncol, 1994, 55(3, pt 2):S4-S14.

[102] LASS A. The fertility potential of women with a single ovary[J]. Hum Reprod Update, 1999, 5 (5):546-550.

[103] SHUSTER LT, GOSTOUT BS, GROSSARDT BR, et al. Prophylactic oophorectomy inpremenopausal women and long-term health[J]. Menopause Int, 2008, 14(3):111-116.

[104] IYER VR, LEE SI. MRI, CT, and PET/CT for ovarian cancer detection and adnexallesion characterization[J]. Am J Roentgenol, 2010, 194

(2):311-321.

[105]KINKEL K,LU Y,MEHDIZADE A,et al. Indeterminate ovarian mass at US:incrementalvalue of second imaging test for characterizationmeta-analysis and Bayesiananalysis[J]. Radiology,2005,236(1):85-94.

[106]SOHAIB SA,MILLS TD,SAHDEV A,et al. The role of magnetic resonance imaging andultrasound in patients with adnexal masses[J]. ClinRadiol,2005,60(3):340-348.

[107]MUTCH DG,PRAT J. 2014 FIGO staging for ovarian,fallopian tube and peritoneal cancer[J]. GynecolOncol,2014,133(3):401-404.

[108] MORGAN RJ JR, ALVAREZ RD, ARMSTRONG DK,et al. Ovarian cancer,version 3. 2012[J]. J Natl Compr Canc Netw, 2012, 10 (11):1 339-1 349.

[109]VAN DER BURG ME,VAN LENT M,BUYSE M,et al. The effect of debulking surgery afterinduction chemotherapy on the prognosis in advanced epithelial ovarian cancer:Gynecological Cancer Cooperative Group of the European Organization for Research and Treatment of Cancer[J]. N Engl J Med,1995,332(10):629-634.

[110]VERGOTE I,TROPE CG,AMANT F,et al. Neoadjuvant chemotherapy or primary surgeryin stage ⅢC or Ⅳ ovarian cancer[J]. N Engl J Med,2010,363(10):943-953.

[111] SUIDAN RS, RAMIREZ PT, SARASOHN DM,et al. A multicenter prospective trialevaluating the ability of preoperative computed tomography scan and serum CA-125 to predict suboptimal cytoreduction at primary debulking surgery for advancedovarian, fallopian tube, and peritoneal cancer[J]. GynecolOncol, 2014, 134 (3):455-461.

[112]BRISTOW RE,DUSKA LR,LAMBROU NC, et al. A model for predicting surgicaloutcome in patients with advanced ovarian carcinoma using computed tomography[J]. Cancer,2000,89(7): 1 532-1 540.

[113]DOWDY SC,MULLANY SA,BRANDT KR,et al. The utility of computed tomographyscans in predicting suboptimal cytoreductive surgery in

women with advancedovarian carcinoma [J]. Cancer,2004,101(2):346-352.

[114]MEYER JI,KENNEDY AW,FRIEDMAN R,et al. Ovarian carcinoma:value of CT inpredicting success of debulking surgery[J]. Am J Roentgenol,1995,165(4):875-878.

[115]FORSTNER R, HRICAK H, OCCHIPINTI KA,et al. Ovarian cancer:staging with CT and MR imaging[J]. Radiology, 1995, 197(3):619-626.

[116]TEMPANY CM,ZOU KH,SILVERMAN SG, et al. Staging of advanced ovarian cancer:comparison of imaging modalities-report from the Radiological DiagnosticOncology Group[J]. Radiology,2000,215(3):761-767.

[117]DIRISAMER A,SCHIMA W,HEINISCH M, et al. Detection of histologically provenperitoneal carcinomatosis with fused 18F-FDG-PET/ MDCT[J]. Eur J Radiol,2009,69(3):536-541.

[118]KITAJIMA K,MURAKAMI K,YAMASAKI E, et al. Diagnostic accuracy of integratedFDG-PET/ contrast-enhanced CT in staging ovarian cancer: comparison withenhanced CT[J]. Eur J Nucl Med Mol Imaging,2008,35(10):1 912-1 920.

[119]YOSHIDA Y,KUROKAWA T,KAWAHARA K,et al. Incremental benefits of FDG positronemission tomography over CT alone for the preoperative staging of ovarian cancer[J]. Am J Roentgenol,2004,182(1):227-233.

[120]BEREK JS,TROPE C,VERGOTE I. Surgery during chemotherapy and at relapse ofovarian cancer[J]. Ann Oncol,1999,10(Suppl 1):3-7.

[121]GADDUCCI A,COSIO S. Surveillance of patients after initial treatment of ovariancancer[J]. Crit Rev OncolHematol,2009,71(1):43-52.

[122]FOLK JJ,BOTSFORD M,MUSA AG. Monitoring cancer antigen 125 levels in inductionchemotherapy for epithelial ovarian carcinoma and predicting outcome of secondlookprocedure[J]. GynecolOncol,1995,57(2):178-182.

[123]PATSNER B,ORR JW JR,MANN WJ JR,et al. Does serum CA-125 level prior tosecond-look laparotomy for invasive ovarian adenocarcinoma predict size ofresidual disease? [J]. GynecolOn-

col,1990,38(3):373-376.

[124]RUBIN SC,HOSKINS WJ,HAKES TB,et al. Serum CA 125 levels and surgicalfindings in patients undergoing secondary operations for epithelial ovarian cancer[J]. Am J Obstet Gynecol, 1989,160(3):667-671.

[125]FUNT SA,HRICAK H,ABU-RUSTUM N,et al. Role of CT in the management ofrecurrent ovarian cancer[J]. AJR Am J Roentgenol,2004, 182(2):393-398.

[126]PRAYER L,KAINZ C,KRAMER J,et al. CT and MR accuracy in the detection of tumorrecurrence in patients treated for ovarian cancer [J]. J Comput Assist Tomogr,1993,17(4):626- 632.

[127]SALA E,KATAOKA M,PANDIT-TASKAR N,et al. Recurrent ovarian cancer:use ofcontrast-enhanced CT and PET/CT to accurately localize tumor recurrence and topredict patients' survival[J]. Radiology,2010,257(1):125-134.

[128]PANNU HK,BRISTOW RE,MONTZ FJ,et al. Multidetector CT of peritonealcarcinomatosis from ovarian cancer[J]. Radiographics,2003,23 (3):687-701.

[129]SEBASTIAN S,LEE SI,HOROWITZ NS,et al. PET-CT vs. CT alone in ovarian cancerrecurrence[J]. Abdom Imaging, 2008, 33(1):112- 118.

[130]GU P,PAN LL,WU SQ,et al. CA 125,PET alone,PET-CT,CT and MRI indiagnosing recurrent ovarian carcinoma:a systematic review and meta-analysis[J]. Eur J Radiol, 2009, 71(1): 164-174.

[131]HAVRILESKY LJ,KULASINGAM SL,MATCHAR DB,et al. FDG-PET for management ofcervical and ovarian cancer[J]. Gynecol Oncol, 2005,97(1):183-191.

[132]FULHAM MJ,CARTER J,BALDEY A,et al. The impact of PET-CT in suspected recurrentovarian cancer:a prospective multi-center study as part of the Australian PETData Collection Project[J]. GynecolOncol, 2009, 112(3):462- 468.

[133]MANGILI G,PICCHIO M,SIRONI S,et al. Integrated PET/CT as a first-line re-staging modality in patients with suspected recurrence of ovarian cancer[J]. Eur J Nucl Med Mol Imaging,2007,34(5):658-666.

[134]SIMCOCK B,NEESHAM D,QUINN M,et al. The impact of PET/CT in the managementof recurrent ovarian cancer [J]. GynecolOncol, 2006,103(1):271-276.

[135]SOUSSAN M,WARTSKI M,CHEREL P,et al. Impact of FDG PET-CT imaging on thedecision making in the biologic suspicion of ovarian carcinoma recurrence[J]. GynecolOncol,2008, 108(1):160-165.

# 7 介入影像学在妇科癌症中的应用

介入放射学是利用能明确显示靶器官和病变的影像学技术,引导微创的血管性或非血管性介入性诊断和治疗的学科,可用于肿瘤的诊断、治疗及姑息治疗。与外科手术相比,介入常常是安全、微创、痛苦小而经济、有效的方法。妇科肿瘤介入主要包括:穿刺活检术和引流术、动脉性介入(灌注化疗、动脉栓塞、球囊扩张血管成形术、支架置入术)和静脉性介入(建立静脉通道、放置下腔静脉过滤器、溶栓术)等。影像技术包括透视、超声(USG)、CT和MRI等。

## 7.1 非血管性介入

非血管性介入放射学是研究在医学影像监导下对非血管部位做介入诊治的学科。主要内容如下。

(1)活检术:抽吸或切割组织或腔内液体做细胞学、组织学或生化、免疫组化检查。

(2)引流术:将脓腔、气腔排空,促使组织恢复新生,避免功能损害。

(3)造瘘术:又称造口术,对受阻的管腔建立与体外相通的瘘口,以便机体暂时得到改道运行排导,避免梗阻造成严重功能损害,但它并不建立正常运行通道,只能暂时性或永久性姑息治疗。

(4)成形术:将因外伤、肿瘤、放射损伤或手术瘢痕等引起的狭窄通道扩大,使之通畅。一般用球囊导管扩张。

(5)支架术:支架通常指金属丝编制成的支撑管,放在狭窄的腔道处时,凭其弹力或记忆力扩张,或被动地由球囊使其扩张,改善狭窄的通道,通常用于球囊扩张无效的病例。对塑料制成的管状支架,通常称内涵管,有时也称支架。

(6)取异物术:通常在影像监导下穿刺插管,建立人工通道,再由内镜将异物取出。

(7)灭能术:通过穿刺针或导管注入无水乙醇,使肿瘤、囊肿或增生组织破坏,或使其功能消失。

(8)再通术:将因病变造成的管腔梗阻处,通过压力(有时配合用球囊)使之再通。

(9)减压术:由于病变压迫附近神经,使肢体麻木、功能障碍,通过摘除或注入溶解酶使压力消除,功能恢复。

(10)转流术:将腹水引流入静脉称为转流术。

(11)堵塞术:将正常或病变通道堵塞。

(12)神经阻滞术:用无水乙醇封闭神经节或神经丛,用以止痛。

(13)定位术:如对微小病变,影像导向下插入定位针,做手术时导向用。

非血管介入操作的基本原则:①无菌原则;②实质脏器穿刺应通过正常脏器后再进入病灶,防止直接穿刺病灶可能带来的并发症如破裂出血、病灶弥散等;③脓腔或囊肿引流尽可能做到"低、直、近",即低位引流、垂直置管与就近引流;④不同介入治疗有不同的技术、术前准备与术后处理,必须逐项区别准备;⑤尽可能避免过多直接的 X 线接触。

### 7.1.1　穿刺活检术

经皮穿刺活检已成为肿瘤诊断最重要的方法之一,几乎所有组织都可以穿刺活检。活检器械包括 11～25G 穿刺针、抽吸活检细针(FNAB针)、特殊活检钳和经血管腔内活检针等,依据病变大小和部位不同选择 CT、USG、透视或 MRI 引导活检。大部分活检可在局麻下体外进行。术前检查出凝血时间和血小板计数,了解凝血功能,术后根据活检病变和部位不同观察1～3小时。活检结果可能存在假阴性。

妇科病变活检常用 CT 或 USG 引导。USG 引导具有实时、省时、经济以及无射线等优点,应用广泛,但 USG 对深部病变、肠管或骨后方的病变显示差,应用有一定的限度。CT 能弥补 USG 的不足,对上述部位病变及周围结构显示清楚,引导穿刺成功率高。

(1)腹部—盆腔—腹膜后:CT 能良好显示腹部、盆腔及腹膜后小病变及淋巴结,经阴道 USG 能引导盆腔深部肠管、膀胱或骨周围病变的活检(图 7-1 至图 7-4)。总体而言,腹部活检术准确性高,并发症小。Welch 等回顾性分析了 1 000 例 CT 引导的腹部活检结果,敏感性和特异性分别为 91.8% 和98.9%[1]。

Kohler 等报道了 29 例妇科恶性肿瘤 CT 引导的 FNAB 术,腹膜后淋巴结活检成功率90%,细胞涂片恶性诊断率为 83%[2]。Michael 等报道 41 例原发性妇科恶性肿瘤腹盆腔及腹膜后小于或等于 3cm 的病变,CT 引导活检成功率为 95%[3],USG 引导活检成功率为 85%～97%[4]。并发症发生率为 1% 或更少,肿瘤种植发生率为0.05%[1,5]。

(2)胸部:透视和 CT 用于引导肺或纵隔活检(图 7-5),USG 对胸膜周围较大病变适用。胸部经皮 FNAB 能鉴别肺部良恶性病变,诊断准确率超过 93%,敏感性超过 95%,并发症主要为气胸(发生率为 16%～44.6%),对直径 3mm 病变可以成功活检[6]。Michael 等报道 61 例直径约 1cm 病灶活检结果,敏感性82.1%,特异性 100%,诊断准确率 87.7%[3]。

### 7.1.2　引流术

经皮置管引流术常在恶性肿瘤患者中应用,引流管放置在梗阻的生殖泌尿道、胆道及胃肠道中,用于脓肿、积脓、胆汁瘤、尿性囊肿、血清肿及淋巴囊肿的引流。在 USG、CT 或 MRI 等引导下采用 Seldinger 技术,置入并固定引流管引流。

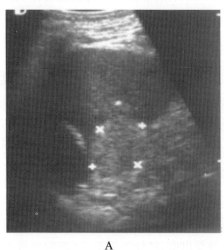 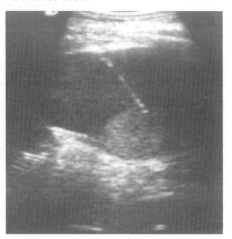

A　　　　　　　　　　　B

**图 7-1　脾脏转移瘤**

**A.** 有黑色素瘤病史,脾脏高回声肿块　**B. USG** 引导下 18G 活检枪活检,证实为黑色素瘤脾转移

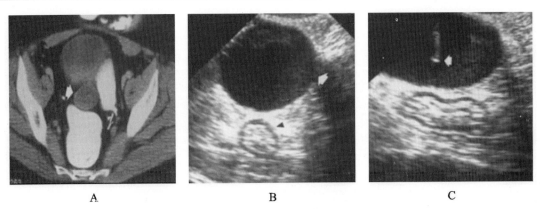

图 7-2 卵巢癌复发

A.CT 阴道断端肿块　　B、C.USG 显示肿块（▲）及引导穿刺

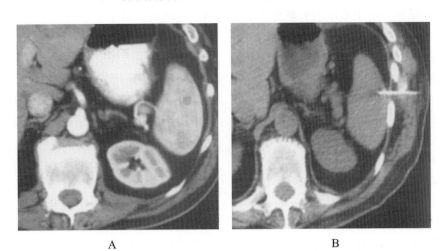

图 7-3 脾脏转移瘤

A.脾脏直径 1.2cm 低密度边缘强化结节　　B.CT 引导 18G 穿刺针活检

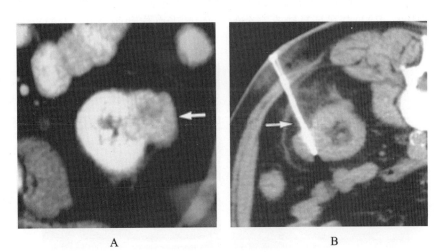

图 7-4 左肾透明细胞癌

A.肿块不均匀强化,轮廓外突　　B.CT 引导穿刺针注入无水乙醇硬化治疗

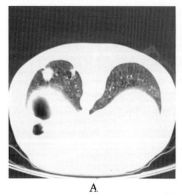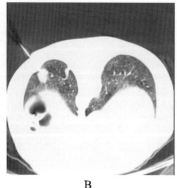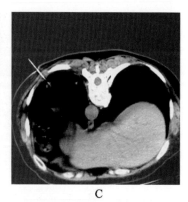

A.           B.           C.

**图 7-5　左下肺腺癌**

左下肺直径约 1.5cm 结节,CT 引导 16G 活检针活检(A、B、C)

（1）经皮脓肿引流（PAD）：腹腔脓肿可危及生命,后果严重。脓肿常由空腔脏器穿孔、肿瘤或术后并发症引起。肾功能、肺功能及心功能衰竭时常伴发败血症,如果不处理,致死率近100%。腹部脓肿 36% 位于腹腔,38% 位于腹膜后腔,26% 位于脏器内[7]。PAD 具有创伤小、适时、经济等优势,近 15～20 年来,PAD 已逐步取代手术引流。CT 或 USG 能很好地诊断和引导引流,进行准确测量和定位,避开重要组织如肠管、器官及血管(图 7-6 至图 7-10)。PAD 引流系统是封闭的,因此护理容易。

对于局限、单囊及流动的积液,PAD 容易成功。对于多囊及坏死物多的积液,特别是手术高风险的患者,PAD 能改善患者状况,为手术引流赢得时间。PAD 禁忌证是缺乏安全的引流途径,但在 CT 用于引导 PAD 时很少出现上述问题。对于盆腔深部积液,腔内 USG 可引导经直肠、经阴道途径引流。PAD 程序中最重要的是选择引流路径,应选择最短和直接的路径,避开相邻的肠管、胸膜及大血管。诊断性抽吸用 18～22G 细针,采用 Seldinger 技术用 10～20G 引流管,依据积液的类型和黏滞度选择引流管大小。

PAD 的成功率依赖于积液的复杂性,单囊或游离的积液成功率近 90%；对复杂的积液(如脓肿与肠管粘连),治愈率为 80%～90%；胰腺积液、肿瘤合并坏死或蜂窝组织炎并坏死时,PAD 治愈率降为 30%～50%[8]。PAD 并发症的发生率为 5% 或更低,一般并发症有感染和少量出血,严重并发症包括大出血、脓毒血症和肠穿孔。PAD 术后复发率近5%,而手术死亡率为 10%～20%。

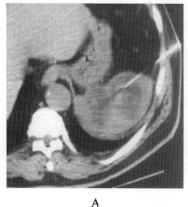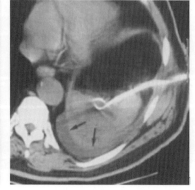

A.           B.

**图 7-6　脾脏脓肿**

**A. CT 引导 18G 细针抽吸活检　B. CT 显示猪尾引流管及脾周积液**

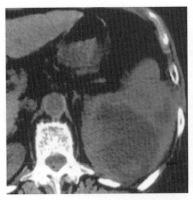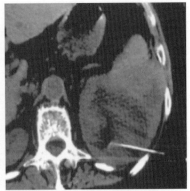

图 7-7  脾脏多房脓肿

A. 低密度病变内可见分隔    B. CT 引导 8F 猪尾导管引流

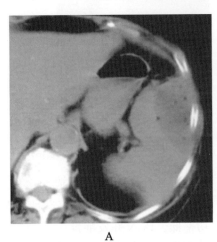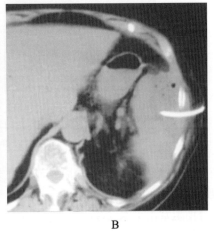

图 7-8  脾脏脓肿

A. 大肠杆菌引起的含气脓肿    B. CT 引导 10F 猪尾导管引流

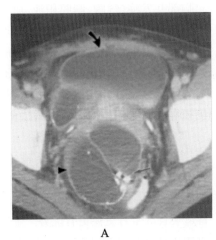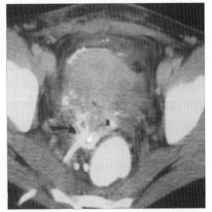

图 7-9  子宫输卵管造影术后盆腔脓肿

A. 输卵管卵巢脓肿(▲),高密度油剂(↑)    B. CT 引导引流

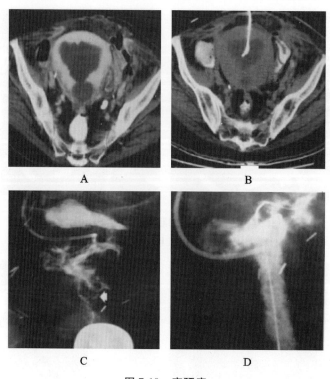

**图 7-10 宫颈癌**

A. 宫腔内积脓　B. CT 引导宫腔内 PAD　C. X 线显示引流管及不规则宫颈　D. 宫颈置入金属支架后经宫颈引流通畅

（2）经皮穿刺肾造瘘术（PCN）：原发或继发性盆腔、腹膜后肿瘤压迫或直接侵犯可造成尿道梗阻，部分梗阻常由手术、放疗或尿道结石引起。PCN 可用于膀胱尿道梗阻、尿瘘和出血性膀胱炎的治疗。尿道梗阻可出现氮血症、败血症，偶尔由于其他原因而发现。多种影像学方法可诊断尿道梗阻，USG 是首选，特别是患者血清肌酐水平升高而怀疑尿道梗阻时。

肾盂积脓或感染性肾积水可导致革兰阴性败血症，表现为发热、肋痛及尿道梗阻症状时，尿道引流是急救措施之一。梗阻引起的感染性积液，经皮引流用于减压。对于有梗阻无感染的患者，尿道引流可保护肾功能，特别是使用经肾排泄或有肾毒性药物的患者。尿瘘患者，PCN 引流有利于治疗。如果瘘管太大，简单分流往往是不够的，瘘管上方栓塞有利于治疗，此时患者需要长时间引流。对于常规局部治疗失败的出血性膀胱炎，经皮尿道引流是一种治疗方法（图 7-11 至图 7-13）。

是否使用 PCN 要考虑患者的生存期及治疗的有效性。PCN 总的成功率超过 98%[9]，没有扩张的瘘口和伴有复杂性结石的患者成功率低。PCN 并发症发生率为 10%，出血发生率为 2.5%。另外一些少见并发症包括感染性休克、肠膨出。假如肾造瘘高于 12 肋，可引起胸部并发症（气胸、胸腔积液、血胸和脓胸）。

（3）输尿管支架术：输尿管支架术也常用于尿道梗阻的治疗，内支架可在膀胱镜下逆行植入或 PCN 后顺行植入，支架术还用于尿路未闭或尿瘘患者。内支架术因不需要外引流包和每日导管护理而易为患者接受。

支架有塑料和金属两种材料，多用塑料支架，特别是双尾设计，一端位于肾盂，一端位于膀胱。对于恶性肿瘤引起的梗阻，内支架术成功率为 83%～95%，最长可使用 6 个月[10]，较肾造瘘管 3 个月更换更有优势。金属支架植入成功率高，但瘘口未闭率高，12 个月未闭率为31%，支架永久性置入而不能移动和更换。新的支架采用生物相容性材料能降低金属支架未闭率。

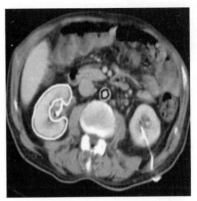

图 7-11　膀胱癌引起双侧输尿管梗阻，
左肾 PCN

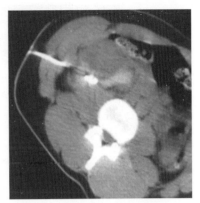

图 7-12　外伤后肾周尿性囊肿，
右肾 PCN

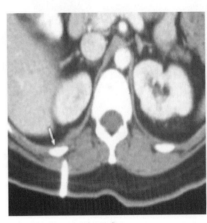

A.

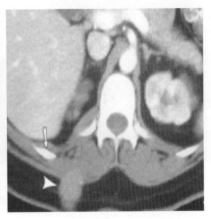
B

图 7-13　宫颈癌右输尿管梗阻
A. 右肾 PCN　B. 5 个月后局部转移灶

（4）经皮胃造瘘术（PCG）：肿瘤无法切除造成的慢性肠梗阻、放疗引起的肠道功能减退以及食管、头颈部肿瘤引起的吞咽困难，可采用 PCG，在透视或内镜引导下，置入胃管，提供营养支持。透视下置入胃管，安全、有效，成功率为 98％ 或更高，并发症发生率为 1％～12％，严重并发症发生率为 1％～6％。

（5）结肠支架术：金属支架用于处理血管、胃肠道、胆管和支气管狭窄。用于胃肠道系统姑息性非手术治疗的食管、十二指肠和结肠梗阻。当手术不易切除，支架置入可延长患者生命。支架还用于急性梗阻患者，赢得手术治疗时间。急性左侧结肠梗阻时结肠支架置入，进行肠道减压，创伤小，快速减轻梗阻症状，为手术治疗创造机会。梗阻时支架置入术成功率 80％～100％，临床成功率（如梗阻减压）文献报道为 80％～92％[11]。

结肠支架术并发症包括肠穿孔、支架移位和再狭窄。穿孔率报道为 0～16％，支架球囊充气扩张常导致穿孔，建议不采用。支架移位发生率为 40％。由于肿瘤生长，再狭窄率在 25％ 左右（图 7-14 至图 7-16）。

（水　华　邱慧玲　廖美焱）

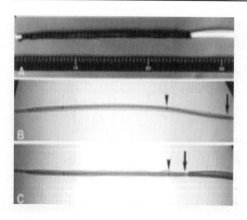

**图 7-14　结肠支架,长 15cm,扩张部位(↓)**

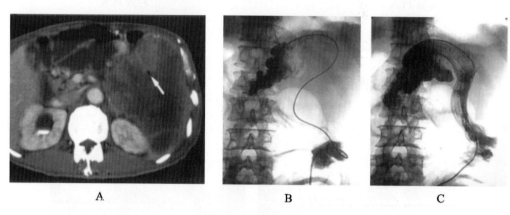

**图 7-15　结肠癌复发**

A. 降结肠周围巨大肿块,肠腔狭窄,右肾盂积水　B. 导管注入水溶性造影剂显示结肠脾曲梗阻长度约 18cm

C. 结肠内置入两支架(18mm 直径 15cm 长,18mm 直径 10cm 长)串联排列

## 7.2　动脉性介入

近 20 年来,介入放射学家关注的重点已从肿瘤的诊断转移到治疗方面,虽然直接经皮穿刺治疗已吸引了大家的注意,但对一些挑战性的病例而言,导管介入仍占主导地位。动脉性介入技术包括:动脉灌注、栓塞和化疗栓塞。熟悉血管解剖,选择合适导管,选择性动脉插管,将治疗药物送到靶器官。随着导管技术的改进,2F 至 4F 微导管较 4F、5F 导管更易进行小血管的介入,同时减少血管的损伤。

肝脏恶性肿瘤的动脉灌注和栓塞可以缩小肿瘤体积,减少术中出血。非肝脏的栓塞用于不能手术患者癌痛的姑息治疗,以及癌源性、医源性和治疗引起的各类出血。动脉性介入治疗需要放射学家、外科专家、肿瘤专家及放疗专家密切配合,以微创治疗求得最大疗效。

### 7.2.1　动脉灌注治疗

目的是通过动脉将高浓度化疗药物送入瘤体动脉内。一些实验和临床研究表明动脉灌注治疗较传统的全身治疗反应高 20%～30%。然而,延长生存期、改善生存质量仍没有足够资料证实,患者治愈率低。这些技术没有取得令人满意的结果,在一些肿瘤治疗中还不能作为一线治疗方法,而其他方法治疗失败或检验新药疗法可用灌注治疗。

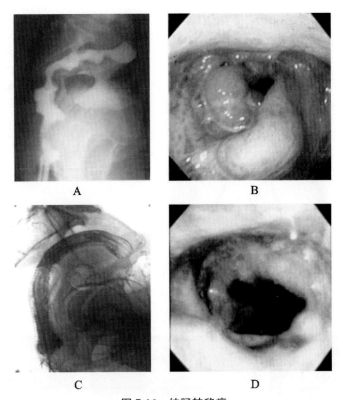

**图 7-16　结肠转移癌**

A.肠腔狭窄约 12cm　B.结肠内窥镜显示管腔不规则狭窄　C.置入 15cm 支架　D.管腔开放

## 7.2.2　动脉栓塞治疗

用栓塞剂经动脉选择性栓塞肿瘤供血动脉,造成局部缺血、肿瘤坏死和阻止肿瘤生长。栓塞剂包括:微粒子、硬化剂和液态栓塞剂等等。血管主干的栓塞效果近似于手术结扎,但同时会建立侧支循环,血管主干栓塞越多,侧支循环建立越丰富。因此肿瘤的栓塞治疗,血管主干栓塞并非是最佳选择,除了侧支循环外,它还限制了经该血管对肿瘤的进一步治疗。栓塞肿瘤供血血管,则侧支循环建立的机会小,既可造成肿瘤的坏死,又避免非靶器官的坏死。微导管技术允许超选择瘤体血管栓塞,避免栓塞非靶组织血管,因血管主干未栓塞,在必要时可再次栓塞治疗。对出血患者的栓塞治疗需要降压、止血才能成功。

靶血管栓塞采用吸收性明胶海绵颗粒(gelfoam)、聚乙烯醇泡沫(ivalon)或不锈钢圈。ivalon 颗粒直径为 $100\sim1\,000\mu m$,可用 2F 或 3F 导管导入。颗粒物理性栓塞血管并产生炎性反应,成纤维细胞侵入并血栓形成。随着时间延长,栓塞血管可以再通。gelfoam 有片状和粉末状两种,海绵粉粒直径 $40\sim60\mu m$,栓塞毛细血管;海绵片栓塞大血管。gelfoam 栓塞是暂时的,2 周内局部反应最明显,$1\sim2$ 个月血管可再通。血管主干栓塞用大的海绵片或不锈钢圈。

栓塞适应证:①控制出血;②术前栓塞,减少术中出血和操作时间;③抑制肿瘤生长;④缩小瘤体积,减痛(图 7-17 至图 7-20)。

并发症包括以下两类:①与导管操作有关(假性动脉瘤、动静脉瘘、切割伤、血栓形成、穿孔等);②瘤体或非靶器官栓塞反应(疼痛、缺血、梗死、脓肿等)。Hemingway 等统计 280 例病例 410 次栓塞的 10 年资料报道,一般并发症发生率 16%,严重并发症 6.6%,死亡率 2%,栓塞后综合征(发热、血象升高、不适)发生率为 42.7%[12]。

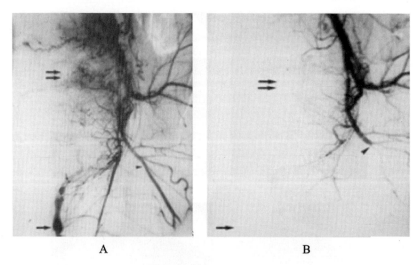

**图 7-17　产后顽固性出血**

A. 选择性髂内动脉造影时阴道内显影,阴道动脉造影剂外渗(↓)及子宫肌层末梢血管异常(↓↓),

同时显示闭孔动脉(▲)　B. 阴道动脉及子宫动脉栓塞后出血停止,闭孔动脉可见栓塞剂(▲)

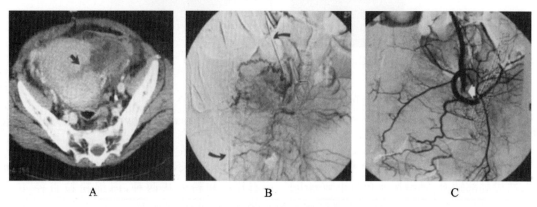

**图 7-18　剖宫产后子宫裂开出血**

A. 子宫裂开并积液　B. 引流静脉(↑)及异常动静脉交通　C. 吸收性明胶海绵栓塞后髂内动脉截断

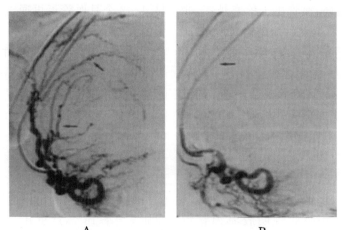

**图 7-19　子宫肌瘤引起月经增多**

A. 栓塞前 DSA 显示特异性的血管扭曲　B. 栓塞后改变

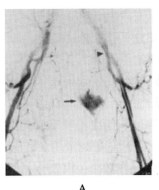
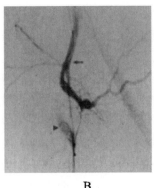
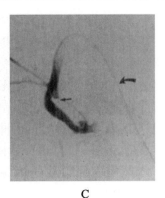

A.　　　　　　　　B.　　　　　　　　C.

**图 7-20　妇科手术后顽固性出血**

A. 左侧髂内动脉(▲)分支血管造影剂外渗(↑)　　B. 损伤血管造影剂外渗(▲)，
导管尖端位于髂血管分叉处(↑)　　C. 螺圈栓塞后(↑)无造影剂外渗

### 7.2.3　动脉性介入的临床应用

（1）宫颈癌：有关动脉性介入治疗用于子宫肌瘤治疗的报道较多，用于恶性肿瘤的治疗较少，主要是针对出血的栓塞治疗。Michael 等报道一组Ⅲ期、Ⅳ期病例行双侧髂内血管灌注化疗：丝裂霉素 $10mg/(m^2 \cdot 24h)$ ＋博来霉素 $20\sim40mg/(m^2 \cdot 24h)$ ＋顺铂 $100mg/(m^2 \cdot 2h)$，同时静脉给予长春新碱 2mg，3～4 周 1 个疗程，患者放疗前评估疗效。44 例病例中，35 例（76%）有效，24 例（52%）部分缓解和 11 例（24%）完全缓解，5 年生存率 30%，中位生存时间 18 个月[3]。Nagata 等报道一组Ⅰ～Ⅳ期 68 例病例双侧髂内血管灌注化疗：顺铂 $60\sim70mg/m^2$ ＋阿霉素 $30\sim40mg/m^2$ ＋丝裂霉素 $15mg/m^2$ ＋5-FU 500mg。58 例（85%）随后行根治术，32/58 例进行了术后放疗，36 鳞癌中 10 例（28%）治愈，22 例腺癌中 1 例治愈。Ⅰ期、Ⅱ期和Ⅲ期总的 5 年生存率分别为 92.3%、62.2% 和 71%，手术病例 5 年生存率分别为 100%、66.3% 和 71.5%。并发症有白细胞减少（75%）、血小板减少（79%）和肠梗阻[13]。Yamada 等报道一组 22 例单侧瘤血管持续给予顺铂 12.5mg/d 灌注化疗，对侧子宫动脉及臀上下动脉栓塞以保证瘤体化疗药物高浓度，有效率为 73%[14]。国内郭彦君等报道 40 例晚期宫颈癌双侧髂内动脉灌注：表柔

比星 50～80mg，顺铂 70～120mg，丝裂霉素 10～30mg，卡铂 400～500mg，5-FU 500～1 000mg，氨甲蝶呤 30～50mg，博来霉素 24～48mg，阿霉素 30～60mg，依托泊苷 200～400mg，长春新碱 1～2mg，以上述 2～3 种药物联合应用，全部药物在 20～30 分钟内灌注完毕，两次介入治疗间隔时间为 4～6 周。髂内动脉灌注化疗 1～3 次后，对于疗效较好的无禁忌证的患者，可进一步行根治性子宫切除术及盆腔淋巴结清扫术。对于髂内动脉灌注化疗疗效不佳或估计切除术有困难的患者，继续施以放射治疗（包括全盆腔照射及腔内后装）及（或）全身化疗。结果显示：介入治疗疗效、生存期与患者年龄、FIGO 分期以及病理类型等因素无明显相关，初治组患者的临床有效率比复发或未控组高，其平均生存时间也较长，有 8 例患者生存 5 年以上，4 例患者存活超过 10 年。他们认为对于晚期宫颈癌患者应尽可能在手术及放射治疗前或在放射治疗同时进行髂内动脉灌注化疗，以提高疗效、延长患者生存期[15]。然而另一些资料显示结果不尽乐观。Onishi 等报道 33 例资料：18 例灌注化疗＋放疗，15 例仅行放疗，前者局部完全缓解率为 94%，放疗组为 67%；2 年和 5 年生存率综合组分别为 54.5% 和 44.4%，放疗组为 74.5% 和 50%，两组无明显差异；综合组并发症严重，预后差[16]。宫颈癌的栓塞治疗效果

尚需要更多资料证实。

（2）阴道癌：在美国阴道癌发病率占女性生殖器肿瘤 4%，全身肿瘤 0.6%。2002 年美国报道 3 800 例阴道癌，800 例死亡。阴道癌 90% 以上是鳞癌，这类癌生长慢，癌前病变时间长，如果发现早治愈率高。无淋巴结转移病例 5 年生存率 90%，有转移则降为 20%～55%。4% 阴道癌为黑色素瘤，腺癌、Paget's 病和肉瘤等少见。

Michael 等选择髂内动脉的阴部内动脉支、髂外动脉或股深动脉的阴部外动脉支灌注化疗药：丝裂霉素 10mg/(m² · 24h)＋博来霉素 20～40mg/(m² · 24h)＋顺铂 100mg/(m² · 2h)，取得了一定的疗效[3]。

（3）生殖泌尿系出血：生殖泌尿系统肿瘤如宫颈、膀胱肿瘤或放疗引起的膀胱炎等可引起出血，栓塞治疗能成功控制此种出血。Pelage 等报道 197 例子宫出血栓塞病例：子宫肌瘤占 67.5%、原发性或继发性产后出血 25%、流产出血 2.5%、术后出血 1%、子宫内膜异位 1.5%、子宫畸形 0.5%、盆腔恶性肿瘤 2%[17]。

肿瘤引起的慢性少量出血通过灌注化疗可完全控制。栓塞控制妇科肿瘤引起的出血，效果有时是暂时的。Kramer 等报道 13 例晚期宫颈癌出血栓塞治疗中，9 例（69%）单侧栓塞后出血立即被控制，1 例（7.7%）出血未控死亡，3 例（23%）出血未控或复发再次栓塞得到控制[18]。

栓塞可以治疗医源性出血。盆腔放疗后 5% 患者出现严重出血性膀胱炎，双侧髂内血管栓塞加上膀胱冲洗、口服药物、高压氧疗、尿路改道等措施可控制出血[19]。

（许　艳　邱慧玲　廖美焱）

# 7.3　静脉性介入

1982 年前，静脉介入主要包括下肢静脉造影诊断深静脉栓塞、肺血管造影诊断肺栓塞。现在除了安放中心静脉导管外，最主要的静脉介入是安放下腔静脉过滤器，目的是防止肺栓塞。主要的静脉介入技术采用动脉介入技术，包括静脉栓塞、血管成形术和支架植入术。上腔静脉综合征、Budd-Chiari 综合征、血液透析失败等引起的血管狭窄和闭塞可采用支架植入术。门脉高压时采用 TIPS 分流术。栓塞用于胃食管静脉曲张以及生殖性腺静脉曲张的治疗。

腔静脉过滤器：静脉栓塞性疾病是严重威胁健康的疾病，肺栓塞致死病例在美国每年有 355 000 例。恶性肿瘤患者较正常人群有更高的栓塞危险性，抗凝治疗是一种选择，但 5% 患者有出血风险。此类患者安放下腔静脉过滤器是一种有效的方法，可减低肺栓塞危险性。

在 X 线透视下安放腔静脉过滤器，多数过滤器外径 8F 至 14F，可从股静脉、颈静脉或肘静脉放入。多数过滤器由非铁磁性物质组成，MRI 检查是安全的；Greenfield 过滤器和 Bird's Nest 过滤器由不锈钢材料组成，可引起 MRI 伪影。虽然 MRI 检查是安全的，但建议 MRI 检查在过滤器置入 6 周后进行。

在活体实验中，Katsamouris 等认为 Bird's Nest 过滤器和 Simon Nitinol 过滤器最有效[20]。Hammer 等报道 Bird's Nest 过滤器有最高的滤过能力[21]。安放过滤器后肺栓塞率为 3.3%～5.6%，致死率为 2.5%[22,23]。目前尚未见抗凝治疗风险与过滤器血栓形成风险随机对照分析文献报道。过滤器自身可形成血栓，但更多的血栓来源于盆腔或下肢（图 7-21 至图 7-24）。

安放过滤器适应证：①抗凝绝对禁忌证。已知的近期中枢神经系统、胃肠道、肺、腹膜后出血，中枢神经系统肿瘤、动脉瘤或血管畸形，抗凝相关的血小板增多凝血综合征，血小板增多症，近期严重创伤或手术。②抗凝引起的出血。③抗凝治疗失败。

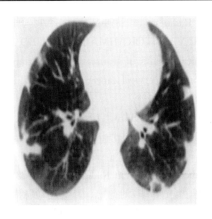

图 7-21 宫颈癌肺栓塞

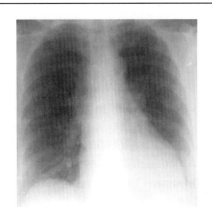

图 7-22 腺癌肺栓塞,心影增大、模糊

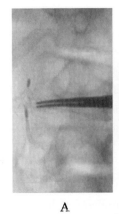

A.

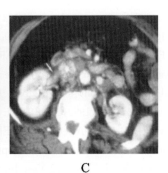

B C

图 7-23 下腔静脉置入 Simon Nitinol 过滤器

A. 下肢深静脉血栓、抗凝治疗禁忌证患者(持续性胃肠道出血)L1、L2 水平置入过滤器

B,C. CT 显示双侧肾静脉

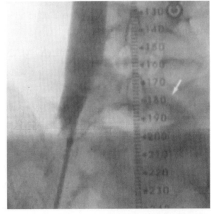

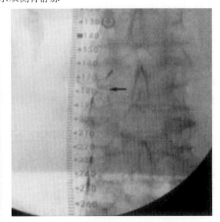

图 7-24 下腔静脉置入 Simon Nitinol 过滤器

急性下肢深静脉栓塞、抗凝治疗引起出血患者置入过滤器,位于髂内外静脉汇合上方

(邱慧玲 水 华 廖美焱)

# 参 考 文 献

[1]WELCH T J,SHEEDY P F,JOHSON C D,et al. CT-guided biopsy:prospective analysis of 1 000 procedures[J]. Radiology,1989,171:493-496.

[2]KOHLER M F,BERCHUCK A,BAKER M E,et al. Computed tomography-guided fine-needle aspiration of retroperitoneal lymph nodes in gynecologic oncology[J]. Obstet Gynecol,1990,76:612-616.

[3]MICHAEL J W. Interventional radiology in management of gynecologiy[J]. Cancer,1998:941-951.

[4]GUPTA S,RAJAK C L,SOOD B P. Sonographically guided fine needle aspiration biopsy of abdominal lymph nodes:experience in 102 patients[J]. J Ultrasound Med,1999,18:135-139.

[5]NOLSOE C,NIELSEN L,TORP-PEDERSEN S, et al. Major complication and deaths due to interventional ultrasonography:a review of 8 000 cases [J]. J Clin Ultrasound,1990,18:179-184.

[6]SWISCHUK J L,CASTAEDA F,PATEL J C,et al. Percutaneous transthoracic needle biopsy of the lung:review of 612 lesions[J]. J Vasc Interv Radiol,1998,9:347-352.

[7] ALTEMEIER W A,CULBERTSON W R, FULLEN W D,et al. Intraabdominal abscesses [J]. Am J Surg,1973,125:70-79.

[8]VANSONNENBERG E,WITTICH G R,GOO-DACRE B W,et al. Percutaneous abscess drainage:update[J]. World J Surg,2001,25:362-369.

[9]RAMCHANDANI P,CARDELLA J F,GRASSI C J,et al. Quality improvement guidelines for percutaneous nephrostomy[J]. J Vasc Interv Radiol, 2001,12:1 247-1 251.

[10]SEYMOUR H,PATEL U. Ureteric stenting:current status[J]. Semin Interv Radiol,2000,17:351-365.

[11]MAURO M A,KOEHLER R E,BARON T H. Advances in gastrointestinal intervention:the treatment of gastroduodenal and colorectal obstructions with metallic stents[J]. Radiology, 2000,215:659-669.

[12]HEMINGWAY A P,ALLISON D J. Complications of embolization:analysis of 410 procedures [J]. Radiology,1988,166:669-672.

[13]NAGATA Y,OKAJIMA K,KOKUBO M,et al. Clinical results of transcatheter arterial infusion for uterine cervical cancer[J]. Am J Clin Oncol, 1999,22:97-102.

[14]YAMADA T,OHSUGI F,IRIE T,et al. Extended intraarterial cisplatin intrapelvic blood flow and implantation of a vascular access device[J]. Cardiovasc Intervent Radiol,1996,19:139-145.

[15]郭彦君,史仲华,刘德忠,等. 盆腔动脉灌注化疗在晚期及复发性宫颈癌治疗中的应用价值[J]. 中华放射学杂志,2002,4:325-329.

[16]ONISHI H,YAMAGICHI M,KURIYAMA K, et al. Effect of concurrent intra-arterial infusion of platinum drugs for patients with stage III or IV uterine cervical cancer treated with radical radiation therapy[J]. Cancer J Sci Am,2000,6:40-45.

[17]PELAGE J P,LE DREF O,SOYER P,et al. Arterial anatomy of the female genital tract:variation and relevance to transcatheter embolization of the uterus[J]. Am J Roentgenol,1999,172: 989-994.

[18]KRAMER S C,GORICH J,RILINGER N,et al. Interventional treatment of hemorrhages in advanced cervical carcinoma[J]. Radiology,1999, 39:795-798.

[19]CREW J P,JEPHCOTT C R,REYNARD J M. Radiation-induced haemorrhagic cystitis[J]. Eur Urol,2001,40:111-123.

[20]KATSAMOURIS A A,WALTMAN A C,DELI-CHATSIOS M A,et al. Inferior vena cava filters: in vitro comparison of clot trapping and flow dynamics[J]. Radiology,1988,166:361-366.

[21]HAMMER F D,ROUSSEAU H P,JOFFRE F G,et al. In vitro evaluation of vena cava filters [J]. J Vasc Interv Radiol,1994,5:869-876.

[22] ATHANASOULIS C A,KAUFMAN J A, HALPERM E F,et al. Inferior vena cava filters: review of a 26-year single-center clinical experience[J]. Radiology,2000,216:54-66.

[23]FERRIS E J,MCCOWAN T C,CARVER D K, et al. Percutaneous inferior vena caval filters:follow-up of seven designs in 320 patients[J]. Radiology,1993,188:851-856.

# 8 妇科肿瘤标志物

肿瘤标志物(tumor marker)是由肿瘤细胞和组织代谢改变所产生的,可提示癌变过程正在进行的蛋白抗原或生物活性物质,可从肿瘤患者的组织、血液或体液及排泄物中检测出,有助于肿瘤的诊断、鉴别诊断及监测。这些年来,妇科肿瘤标志物的研究取得了长足的进步,传统的标志物在临床实践中不断地被扬弃和改进,新的标志物也不断被发现和证实。检查标本从血液、体液、排出物直到组织细胞,结果从定性到定量,检测方式从单一因子到多种标志物的联合,检验技术从生物化学、免疫学到分子生物学水平,新观念不断提出、新技术层出不穷[1]。总的来说,一个理想的肿瘤标志物应具有以下几个功用。①筛查:这意味着要在亚临床或症状前诊断,标志物应有某种癌瘤特异性和高度敏感性及有效的阳性预测值,且检测方法简便、费用经济。更理想的是,标志物不仅表明肿瘤的存在,也能提示其所在的部位。②诊断及鉴别诊断:可解释症状、体征,判断肿瘤的存在,或可除外其他具有类似症状的疾病。③指导治疗方案的选择及预后的预测:有助于手术范围的确定、术后辅助治疗方案等的选择,并可预测患者预后。④病情的监测:治疗过程中可监测治疗效果,定期随访时

检测可有效监测病情,及早发现复发。肿瘤标志物的临床应用中有三个十分重要的概念,即敏感性、特异性和阳性预测值。敏感性(sensitivity,SN)是指肿瘤患者被准确检测出为阳性的百分比;特异性(specificity,SP)是指非肿瘤患者被检测出为阴性的百分比。从理论上讲,理想的肿瘤标志物,其 SN 和 SP 都应该为100%,即人群中每一个肿瘤患者检测结果都是阳性,每一个无瘤者都是阴性。然而,实际上还没有如此好的肿瘤标志物,临床实际工作中,多数标志物都是肿瘤相关的,而非肿瘤特异性的,在有些良性肿瘤、生理条件和胎儿循环中也可升高,故我们更注重阳性预测值(predictive value of a positive test,PVPT)。它是在检测结果为阳性的患者中,真阳性的比率,可显示标志物的实际价值[2]。一般来说对于妇科肿瘤标志物的认识,通常从生物学特性及临床关系两方面进行分析:一是依据肿瘤标志物的来源及特性,如胎儿胎盘蛋白、糖蛋白相关抗原、激素、激素受体、酶及同工酶、癌基因及其产物等;二是依据与何种疾病相关,如滋养细胞肿瘤标志物、卵巢肿瘤标志物等。我们认为将两者结合起来。横向比较、纵向联系,则可以对妇科肿瘤标志物有更全面的了解(表8-1)。

表 8-1　常见妇科肿瘤标志物

| 标志物 | 肿瘤类型 |
| --- | --- |
| 人绒毛膜促性腺激素(human chorionic gonadotropin,HCG) | 滋养细胞肿瘤、某些生殖细胞肿瘤 |
| 甲胎蛋白(alpha-fetoprotein,AFP) | 生殖细胞肿瘤、肝癌 |
| 人附睾蛋白4(human epididymis protein 4,HE4) | 上皮性卵巢癌,子宫内膜癌,乳腺癌 |

续表

| 标志物 | 肿瘤类型 |
| --- | --- |
| 雌激素(estrogen) | 颗粒细胞瘤、卵泡膜细胞瘤 |
| 雌激素受体(estrogen receptor,ER)和孕激素受体(progestin receptor,PR) | 乳腺癌、子宫内膜癌、卵巢癌 |
| 癌抗原125(cancer antigen 125,CA125) | 上皮性卵巢癌、子宫内膜癌 |
| 癌胚抗原(carcino-embryonic antigen,CEA) | 结肠癌、乳腺癌、卵巢黏液性癌 |
| 鳞状细胞癌抗原(squamous cell carcinoma antigen,SCCA) | 宫颈鳞癌、外阴及阴道鳞状上皮细胞癌 |
| 人乳头瘤病毒(human papilloma virus,HPV) | 宫颈癌 |

## 8.1　常见妇科肿瘤标志物简介

### 8.1.1　糖链抗原类标志物

#### 8.1.1.1　癌抗原125(cancer antigen 125, CA125)

(1)概述:CA125 是从卵巢浆液性癌细胞株 OVCA433 得到的抗原,其相应的单抗为 OC125。CA125 是一种大分子多聚糖蛋白。CA125 可在胎儿生长阶段的羊膜和体腔上皮中表达,成人中可在起源于体腔上皮器官的肿瘤中发现。CA125 常在上皮性卵巢癌患者血清中明显增高,在正常卵巢表面上皮中并不表达,可用于鉴别盆腔肿块、监测卵巢癌治疗后病情进展以及判断预后[3]。CA125 在卵巢上皮性交界性肿瘤、宫颈癌、子宫内膜癌中也有升高,另外在子宫内膜炎、子宫肌瘤、卵巢良性疾病、其他系统恶性肿瘤中 CA125 也可有非特异升高。

(2)检测:临床多用放射免疫法(radioimmunoassay,RIA)和酶联免疫法(enzyme linked immunosorbent assay,ELISA)进行检测。目前 ELISA 检测血清浓度以 35IU/ml 作为正常上限,应该注意的是,这样一刀切的划定标准有些片面,一些绝经后或子宫全切术后妇女 CA125 水平较正常人偏低,建议以 2026IU/ml 或 26IU/ml 为标准[4]。

#### 8.1.1.2　人附睾蛋白4(human epididymis protein 4, HE4)

(1)概述:HE4 最早是由 Krich-hoff 在人附睾远端的上皮细胞中发现。HE4 是继 CA125 之后被高度认可的又一上皮性卵巢癌的标志物。其在正常卵巢组织中不表达,而在 50%的透明细胞卵巢癌、93%的浆液性卵巢癌及 100%的子宫内膜样卵巢癌中都高表达,此外乳腺癌、肺腺癌、胰腺癌中其表达水平也偏高。HE4 联合 CA125 检测在卵巢上皮性癌的早期诊断、病情监测和术后复发监测中显示出优越的临床价值。HE4 还对子宫内膜癌的诊断有一定的敏感性,HE4 的测定值还与子宫内膜癌的分期、分化程度等密切相关[5]。

(2)检测:多使用标准试剂盒。正常参考范围为<150pmol/L。同时文献显示[6],HE4 应考虑年龄、绝经与否等多种影响因素。绝经前、绝经后女性 HE4 水平的参考值分别为 68.96pmol/L、114.90pmol/L。

#### 8.1.1.3　糖链抗原19-9(carbohydrate antigen 19-9, CA 19-9)

(1)概述:CA19-9 属胚胎性抗原,是用人结肠癌培养细胞株 BALB/C 并与骨髓瘤进行杂交得到的单克隆抗体所识别的肿瘤相关的糖类抗原。胚胎期主要分布在胎儿消化道,成人常表达于消化道肿瘤,如胰腺癌、结直肠癌、胃癌与肝癌。妇科肿瘤中,卵巢上皮性癌患者常有血清 CA19-9 的增高,达 37%～53%。其中,卵巢黏液性囊腺癌血清异常增高率达

76%，卵巢浆液性囊腺癌为29%，子宫内膜增高为27%，宫颈癌为14%，卵巢良性肿瘤为20%，故可以作为与CA125联合检测的项目[7]。

（2）检测：主要采用单抗或双抗放射免疫测定法（RIA），血清正常值为37IU/ml。

### 8.1.1.4 糖链抗原72-4（carbohydrate antigen 72-4，CA72-4）

（1）概述：CA72-4是从乳腺癌的肝转移灶中得到的一种肿瘤相关糖蛋白，并以其作为单克隆抗体B72-3及CC49识别的糖链抗原。目前普遍认为CA72-4是检测卵巢黏液性囊腺癌较好的肿瘤标志物，在卵巢交界性黏液性囊腺肿瘤中阳性率也较高，与CA125联合检测能提高卵巢癌的初次诊断的敏感性和特异性。

（2）检测：多使用RIA或ELISA进行检测，血清正常值为6U/ml[8]。

### 8.1.1.5 糖链抗原54/61（carbohydrate antigen 54/61，CA54/61）

（1）概述：是用人肺腺癌细胞株免疫制备的单抗MA54和MA61的识别抗原。CA54/61对卵巢癌诊断有意义，与CA125联合检测可提高上皮性卵巢癌的诊断率[9]。

（2）检测：多使用RIA或ELISA进行检测，参考值限定12U/ml为正常。

### 8.1.1.6 鳞状细胞癌抗原（squamous cell carcinoma antigen，SCCA）

（1）概述：SCCA是从宫颈鳞状细胞癌组织中分离出来的，存在于子宫、宫颈、肺等鳞状细胞胞浆内，特别是在非角化大细胞癌中含量丰富。SCCA异常升高见于70%以上宫颈鳞癌，宫颈腺癌相对较低，仅15%左右。SCCA水平还与宫颈鳞癌患者的病情进展及临床分期有关，是宫颈癌有效的肿瘤标志物[10]。SCCA升高也见于外阴及阴道鳞状细胞癌，敏感性为40%～50%，可用于监测上述恶性鳞癌疗效、复发和转移以及预后评价。

（2）检测：可采用RIA或ELISA，也可采用化学发光法，敏感性可大大提高。ELISA法血清中SCCA的正常阈值为1.5μg/L。

## 8.1.2 胚胎及胎盘性标志物

### 8.1.2.1 甲胎蛋白（alpha-fetoprotein，AFP）

（1）概述：AFP是由胚胎的卵黄囊及不成熟肝细胞合成的一种血清糖蛋白，随着胚胎发育成熟AFP的量相应减少，出生后数日或数周即降至成人水平。正常情况下，主要在胎儿组织中存在。肝癌时血清AFP明显升高，生殖腺胚胎性肿瘤中血清AFP水平也升高。AFP是卵巢卵黄囊瘤（内胚窦瘤）的特异性标志物，敏感性达95%以上。卵巢胚胎癌及未成熟畸胎瘤中也可有AFP的升高[11]。

（2）检测：目前多用RIA法、ELISA法，血清正常参考范围为小于20μg/L。

### 8.1.2.2 癌胚抗原（carcinoembryonic antigen，CEA）

（1）概述：CEA是一种肿瘤胚胎抗原，是一种糖蛋白。CEA在胚胎期表达而在出生后显著减弱或消失，但在肿瘤发生、组织增生、修补时又重现，表明CEA在胚胎早期发育和肿瘤发生中起重要作用。CEA是一种广谱肿瘤标志物，在多种恶性肿瘤，如结直肠癌、胃癌、乳腺癌中，CEA均表达阳性。妇科恶性肿瘤中，卵巢黏液性囊腺癌CEA的阳性率最高，其次为Brenner瘤，子宫内膜样癌及透明细胞癌也有表达。血清CEA水平与卵巢肿瘤手术分期、组织学分级、病理学类型及患者预后均呈正相关。CEA也可以作为子宫内膜癌组织分级及早期诊断复发的一项标志物，特别是CEA与CA19-9、CA125联合检测与评价时，对子宫内膜癌诊断、评价患者预后等方面，均有较大意义[12]。

（2）检测：CEA多采用RIA和ELISA测定。血浆正常阈值因测量方法的不同而有出入，一般ELISA检测正常值不超过2.5μg/L，当CEA>5μg/L可视为异常。

### 8.1.2.3 组织多肽抗原（tissue peptide antigen，TPA）

（1）概述：TPA是存在于癌组织细胞质膜

及细胞质小胞体内的单链多肽,是一种与增殖细胞的分裂有关的蛋白质,广泛存在于乳腺、胃肠道、肺和卵巢来源的恶性肿瘤中。但在某些正常情况下 TPA 可能也会升高,如在一些更新较快的体细胞(如肝细胞、泌尿生殖道细胞)中会少量表达。TPA 对提高卵巢癌检出率有一定意义,其在卵巢癌的阳性率为 80%～82%,与 CA125 相比卵巢黏液性囊腺癌阳性率相对高,约为 66%,因此两者结合有助于判断肿瘤来源及性质[13],并有助于判断患者预后。从目前的对 TPA 的研究来看,其含量与肿瘤的大小无关,与其活性有关,肿瘤的活性越强,血清中 TPA 的含量就越高[14]。

(2)检测:常用酶联免疫分析法,正常阈值为 50IU/L。

### 8.1.2.4 人绒毛膜促性腺激素(human chorionic gonadotropin,HCG)

(1)概述:HCG 是胎盘合体滋养细胞分泌的一种糖蛋白激素。HCG 由 α 和 β 两条多肽链组成,其生物学特征主要由 β 链决定,而 α 链与 LH、FSH、TSH 的 α 链结构相似,为避免交叉反应,临床上常用 β 链单克隆抗体检测。国内外公认 β-HCG 是诊断滋养细胞肿瘤、内胚层细胞源性恶性肿瘤的重要辅助诊断指标[15]。绒毛膜癌、葡萄胎、卵巢畸胎瘤时可见 β-HCG 急骤升高,一些非生殖细胞肿瘤也能产生 HCG 及相关分子,主要是一些分化不良的的恶性肿瘤,如上皮性卵巢癌、子宫内膜癌、胃癌、膀胱癌、肾癌和多种肉瘤等。动态观察血清 β-HCG 水平对指导诊断、估计预后有积极意义。一些非妊娠性滋养细胞肿瘤,如卵巢胚胎癌也可产生少量 β-HCG。

(2)检测:多采用血 β-HCG 放射免疫测定,正常值小于 3.1μg/L。

### 8.1.3 激素受体类标志物

(1)概述:雌激素受体(estrogen receptor,ER)和孕激素受体(progestin receptor,PR)主要分布于子宫、宫颈、阴道及乳腺等靶器官的雌孕激素靶细胞表面,能与相应激素特异性结合,进而产生生理或病理效应。临床上常用的雌孕激素受体作为子宫内膜癌、卵巢癌对激素治疗敏感的指标。多种类型的性索间质肿瘤能分泌类固醇激素,如卵巢颗粒细胞瘤、卵泡膜细胞瘤可产生较高水平的雌激素,临床出现内分泌失调的症状,对诊断有一定参考价值。卵巢浆液性、黏液性和勃勒纳瘤有时也分泌一定量的雌激素[16]。

(2)检测:ER 和 PR 多采用单克隆抗体组织化学染色定性测定,如果从细胞或组织匀浆进行测定,则定量参考阈值 ER 为 20pmol/ml、PR 为 50pmol/ml。

### 8.1.4 酶类肿瘤标志物

#### 8.1.4.1 乳酸脱氢酶(1actate dehydrogenase,LDH)

(1)概述:LDH 能可逆地催化乳酸氧化为无氧糖酵解最终产物丙酮酸,此酶广泛存在于机体各组织细胞胞浆中,LDH 特异性不强,可用于卵巢上皮癌和卵巢生殖细胞肿瘤的辅助检测,并可对卵巢无性细胞瘤进行病情监测[17]。

(2)检测:多用乳酸-丙酮酸法检测,血清 LDH 正常(参考)值为 <1.5μmol/L。

#### 8.1.4.2 半乳糖转移酶(galactosyl transferase,GaIT)

(1)概述:GalT 用凝胶电泳能够分出泳速不同的 GalT-Ⅰ 和 GalT-Ⅱ。正常人仅有 GalT-Ⅰ,恶性肿瘤患者的 GalT-Ⅱ 阳性率达 73%～83%。在妇科肿瘤中被认为有助于鉴别卵巢癌与良性妇科疾病,是一个受子宫内膜炎干扰较少的肿瘤标志物。

(2)检测:现多采用 RIA 和 ELISA 法检测,血清 GalT-Ⅱ 正常值为 <16U/ml。

#### 8.1.4.3 碱性磷酸酶(alkaline phosphatase,ALP)

(1)ALP 为一组在碱性环境中能够水解磷脂的正磷酸单酯磷酸水解酶。妇科恶性肿瘤中主要是胎盘型 ALP(PALP)升高。PALP 常作为宫颈癌和子宫内膜癌的肿瘤标志物,卵巢浆液性囊腺癌中阳性率也较高,可达 80%。

故 PLAP 与 CA125 联合测定,能够提高卵巢上皮癌的诊断率[18]。

(2)检测:临床多用单克隆 RIA 法检测,血清 PALP 正常值为<0.38U/L。

### 8.1.5 病毒类标志物

1)概述

人乳头瘤病毒(human papilloma virus,HPV)属嗜上皮性病毒,目前国内外已公认高危型 HPV 感染是导致宫颈癌的主要病因,其中以 HPV 16、HPV 18 型与宫颈癌的关系最为密切,而我国 58 型的感染比率也较高。宫颈鳞癌中以 HPV 16 型感染最为常见,而宫颈腺癌中 HPV 18 型阳性率较高,并多见于年轻妇女。此外,HPV 感染与宫颈上皮内瘤变(CIN)和宫颈浸润癌(CIS)有很强的相关性,随着 CIN 程度的加重,HPV 阳性率显著增加,至 CIS 可达 90% 以上。且 HPV 亚型感染与宫颈癌的转移和预后密切相关,CIS 中 HPV 18 型阳性者较 HPV 16 型阳性者组织学分化差、淋巴转移率高、术后复发率亦显著增高[19]。因此,国内外开始将检测 HPV 感染作为宫颈癌的一种筛查手段。美国已制备出 HPV 疫苗进行宫颈癌的防治,使宫颈癌成为人类目前唯一可以预防的恶性肿瘤[20]。

2)检测

(1)注意事项:月经正常的妇女,在月经来潮后 10~18 天为最佳检查时间。检查前 48 小时内不要做阴道冲洗及阴道上药。检查前 48 小时不要行性生活。

(2)检查方法:目前 HPV 的监测方法有细胞学法、斑点印迹法、荧光原位杂交法、原位杂交法、Southern 杂交法、聚合酶链反应(PCR)法和杂交捕获法(hybrid capture,HC)。其中杂交捕获法是美国 FDA 唯一批准的可在临床使用的 HPV DNA 检测技术,目前应用的第二代技术(hybrid capture Ⅱ,HC-Ⅱ)可同时检测 13 种高危型 HPV(16,18,31,33,35,39,45,51,52,56,58,59 和 68),已得到世界范围的认可[21]。

### 8.1.6 癌基因、抑癌基因

#### 8.1.6.1 *myc* 基因

*myc* 基因属于原癌基因,参与细胞增殖、分化及凋亡的调控,特别是细胞周期 $G_0$ 期过渡到 $G_1$ 期的调控过程,所以认为 *myc* 是细胞周期的正性调节基因。在卵巢恶性肿瘤、宫颈癌和子宫内膜癌等妇科恶性肿瘤中均发现有 *myc* 基因的异常表达,且 *myc* 基因的异常表达意味着患者预后极差[22]。

#### 8.1.6.2 *ras* 基因

*ras* 基因家族(*N-ras*、*K-ras*、*H-ras*)在多种人类恶性肿瘤的发生、发展中起重要作用。宫颈癌患者可发现全部三种 *ras* 基因的异常突变;子宫内膜癌中仅发现 *K-ras* 基因突变;卵巢癌患者可有 *K-ras* 和 *N-ras* 的突变,但至今仍未发现有 *H-ras* 基因突变。宫颈癌中 *ras* 基因异常发生率为 40%~100% 不等,在 *ras* 基因异常的子宫颈癌患者中,70% 患者同时伴有 *myc* 基因的扩增或过度表达。提示这两种基因共同影响子宫颈癌的预后。子宫内膜癌中 *K-ras* 基因的表达与组织学分级及临床分期相关。

#### 8.1.6.3 *c-erbB2* 基因

*c-erbB2* 基因也称 *neu* 或 *HER-2* 基因,编码分子量为 185kD 的膜蛋白,与卵巢癌和子宫内膜癌的发生关系密切,且与不良预后有关。

#### 8.1.6.4 *p53* 基因

*p53* 基因是研究最为广泛的人类肿瘤抑制基因,全长 20kb,位于 17 号染色体短臂,与 DNA 多聚酶结合,可使复制起始复合物失活。此外,p53 蛋白含有一段转录活性氨基酸残基,可激活其他肿瘤抑制基因而产生肿瘤抑制效应。*p53* 基因的突变包括点突变、等位片段丢失、重排及缺乏等,使其丧失与 DNA 多聚酶结合的能力。*p53* 基因突变后,细胞出现 DNA 损伤时,由于 p53 缺陷,使细胞不能从过度复制状态中解脱出来,修复改变,进而导致细胞过度增殖,形成恶性肿瘤。50%~90%

的卵巢恶性肿瘤有 $p53$ 基因的缺陷。20%的子宫内膜癌患者有 $p53$ 的过度表达,且与子宫内膜癌的临床分期、组织分级、肌层浸润深度相关。此外,$p53$ 还与细胞导向凋亡有关,当 $HPVs$ 基因产物如 HPV 16 和 HPV 18 与 p53 蛋白结合后能使后者迅速失活。

### 8.1.6.5 nm23 肿瘤抑制基因

$nm23$ 基因产物为核苷酸二磷酸激酶(NDPK),主要针对肿瘤转移。NDPK 通过信号转导,影响微管的组合和去组合,并且通过影响 G 蛋白信号转导,最终控制细胞增殖和蛋白结合 GDP 的磷酸化过程。$nm23$ 的表达水平与卵巢恶性肿瘤的转移侵袭性呈负相关。$erbB2$ 基因的过度表达可使 $nm23$ 基因失活,$nm23$ 表达受抑制的结果常伴随卵巢癌淋巴转移和远处转移。

### 8.1.6.6 血管内皮生长因子(VEGF)

VEGF 被认为是作用最强、特异性最高的血管调控因子,与肿瘤生长关系密切。VEGF 可作为判断卵巢癌病情的标志物。VEGF 还与卵巢癌患者的无瘤生存期及总生存期明显相关,它的升高可作为一种独立的危险因素。也有报道 VEGF 与宫颈癌的发展相关。贝伐单抗是一种充足人源化单克隆 IgG1 抗体,与 VEGF 靶向结合,阻断 VEGF 通路,阻止新生血管形成,减少肿瘤营养供给,从而抑制肿瘤生长和转移。2013 年版 NCCN 指南不仅在卵巢癌的初始方案,更在复发治疗方案中推荐贝伐单抗与紫杉醇和铂类药物联合治疗。

### 8.1.6.7 DNA 错配修复基因 MMR

$MMR$ 基因缺陷使 DNA 复制过程中的校对纠正功能缺失,出现微卫星不稳定性。微卫星不稳定性可导致癌基因的激活和抑癌基因的失活,从而导致癌变。由 $MMR$ 基因突变引起的对结直肠癌及某些其他(如子宫内膜癌、胃癌)的遗传易感性称为 Lynch 综合征,又称遗传性非息肉性结直肠癌,是一种常染色体显性遗传病。Lynch 综合征患者结直肠癌终身发病率为 40%~80%,子宫内膜癌终身发病率为 40%~60%,卵巢癌为 9%~12%。其中子

宫内膜癌是 Lynch 综合征最常见的肠外肿瘤,这类子宫内膜癌称为 Lynch 综合征相关性子宫内膜癌,占子宫内膜癌患者中的 2%~6%。

### 8.1.6.8 程序性细胞死亡蛋白 PD-1

PD-1 属于免疫球蛋白超家族 B7-CD 协同刺激分子的关键成员,主要表达于活化的 T 细胞和 B 细胞以及巨噬细胞表面,参与自身免疫、肿瘤免疫的调节过程。PD-1 与其配体 PD-L1 结合后可抑制 T 细胞的增殖和分化,并且使 T 细胞处于无功能状态,从而抑制机体抗肿瘤的免疫反应。PD-1/PD-L1 在人卵巢癌组织、子宫内膜癌组织及其他多种类型肿瘤组织(肺癌、结肠癌、黑色素瘤)中大量表达,但在正常组织中不表达。研究表明,子宫内膜癌患者中,PD-1 表达率高达 75.2%,PD-L1 表达 52%。并且有研究表明,PD-L1 的表达与子宫内膜癌组织分化程度具有相关性,组织分化程度越差,子宫内膜癌组织中 PD-L1 的表达水平越高。有证据表明,在多种癌症中,PD-L1 的表达与患者的预后呈负相关。研究认为,PD-1 抑制剂治疗 $MMR$ 基因缺陷型子宫内膜癌很有价值。目前,靶向 PD-1 单隆抗体类药物的研发是肿瘤治疗领域的研究热点。

(王世宣　陈慧君　余雪琛)

## 8.2 常见妇科恶性肿瘤标志物的临床应用

### 8.2.1 卵巢癌和输卵管肿瘤

目前尚无任何一种肿瘤标志物为某一独特肿瘤所专有,但各种类型肿瘤可具有相对较特殊的标志物,用于辅助诊断及病情监测。上皮性卵巢癌占卵巢恶性肿瘤的大部分,很多血清肿瘤标志物已经被用于筛查、诊断、监测治疗和预后,其中以 CA125 最为常用。卵巢生殖细胞肿瘤中,AFP 升高对内胚窦瘤有特异性诊断价值,未成熟畸胎瘤、混合性无性细胞瘤也可有 AFP 的增高;HCG 可用于原发性卵巢绒癌的诊断。卵巢性索间质肿瘤常有内固

醇激素分泌的异常,但激素水平缺乏敏感性及特异性,仅用于辅助诊断。

### 8.2.1.1  CA125

大约 85% 的上皮性卵巢癌患者 CA125 大于 35IU/ml,在 Ⅰ 期患者中有 50% 发现 CA125 超过正常,而较晚期的患者超过 90% 存在该指标异常增高。与浆液性卵巢癌相比,CA125 在黏液性、透明细胞癌和交界性卵巢癌中较少升高[23]。CA125 可对有家族史的高危女性进行卵巢癌早期诊断,但不宜作为正常人群的卵巢癌筛查指标。此外,CA125 升高可能也与其他恶性肿瘤(乳腺、胃肠道、肝脏等来源肿瘤)和某些良性疾病及特殊生理条件有关,包括妊娠、子宫内膜异位症、盆腔炎、卵巢良性囊肿、子宫肌瘤、慢性肝炎、胆囊炎、肺炎等。对于绝经后妇女而言,这些与妇科有关的良性条件都不存在,因此这部分人群中 CA125 的升高具有诊断意义[23]。

(1)筛查:CA125 单独使用时,在卵巢癌筛查中缺乏足够的特异性。然而,已有证据表明,CA125 联合超声在绝经后妇女中可达到 90% 以上的高特异性、26% 的阳性预测值、78% 的敏感性[24]。将上述两种检测手段再结合卵巢癌危险因子(如有卵巢癌家族史),可明显提高卵巢癌的筛查效率[25]。此外,也有学者提出,使用连续的 CA125 水平变化监测卵巢癌的发生风险是有意义的,与固定的 CA125 值相比可明显提高筛查能力。

(2)鉴别诊断:CA125 在良恶性附件包块,尤其是绝经后妇女的卵巢肿瘤的鉴别诊断中具有重要价值。据报道,100 例附件包块的患者中,CA125 术前检测对卵巢恶性肿瘤的敏感性为 78%、特异性为 95%、阳性预测值为 82%[26]。多个研究表明,CA125 与其他肿瘤标志物,如 TAG-72、CA15-3、CA19-9、CA72-4 等,联合检测可明显提高卵巢包块鉴别的敏感性[27]。此外,也有报道结合血清 CA125 值、超声及绝经状况,制定恶性肿瘤风险指数(RMI),可获得较高的附件包块鉴别敏感性(85%)及特异性(97%)[28]。人工神经网络、

备则加权等方法也陆续被研究,用以提高卵巢包块良恶性的鉴别效力。

(3)疗效监测:对于绝大多数术前 CA125 升高的卵巢癌患者,CA125 的变化情况可反映疾病的进展及转归。这使得 CA125 在监测临床进程、判断化疗反应、预测预后中得到广泛应用。近年来,学术界提出 CA125 在疗效监测中的应用需注意以下几个方面:首先,在残余瘤的检测中,CA125 的动态变化与一刀切的标准相比可提供更好的信息。有学者采用 CA125 的衰退指数模型曲线来计算 CA125 的下降率,由此精确预测治疗效果[28],建议 CA125 半衰期大于 20 天,以及第三次化疗周期开始时 CA125 仍大于正常的患者,应考虑更换治疗方案。其次,对于治疗后 CA125 小于 35IU/ml 的患者,也不能完全肿瘤残留或排除疾病活动。研究表明,晚期上皮性卵巢癌经再次剖腹手术发现,CA125 在 20~35IU/ml 间的患者中 93% 存在肿瘤残留,CA125 小于 20IU/ml 患者中有 49% 肿瘤残留。最后,CA125 不能作为判定临床结果和化疗疗效的单一指标,应结合其他肿瘤标志物及影像学检查结果综合评定。

(4)预后判断:有关 CA125 与卵巢癌患者预后的关系已得到广泛研究。有学者报道,治疗前 CA125 水平是卵巢癌的独立预后因素[29]。也有学者认为,化疗 3 周期后的 CA125 水平对预后的预测更有意义[30]。近年来,普遍观点认为,连续监测 CA125 水平的动态变化[31],或者评估初次治疗后 CA125 降至正常的时间[32],将更好地预测上皮性卵巢癌患者预后。此外,也有报道指出,CA125 对指导二次缩瘤术后患者的预后也有一定价值[33]。

(5)监测复发:CA125 是目前临床上唯一被推荐用于监测卵巢癌复发的肿瘤标志物,尤其是对于术前存在 CA125 升高的患者。Rustin 等研究了 255 名卵巢癌患者经一线化疗后 CA125 水平,发现 CA125 值超过正常上线两倍可预测肿瘤的复发,敏感性 84%,假阳性率小于 2%。从其在疾病的发生过程中被检测

出来到出现明显的临床症状,平均需 63～99 天[34]。有学者提出,在卵巢癌患者的随访中,CA125 检测结合薄层 CT 扫描或 PET,再加上仔细的临床病史回顾,可有效替代剖腹探查术。

(6)联合其他标志物:CA125 与其他血清肿瘤标志物联合检测可提高早期诊断卵巢癌的灵敏度。Moore 等[35]研究表明:联合监测血清 CA125 及 HE4 诊断卵巢癌的灵敏度达 76.4%,而单独使用 CA125 的灵敏度仅为 43.3%,特别是对于 Ⅰ 期卵巢癌,联合检测可使诊断灵敏度显著升高。Bertenshaw 等[36]报道,CA125、RP、EGFR、IL-10、IL-8 及 CTGF 联合检测早期诊断卵巢癌具有良好的统计学意义,可发展为多元诊断模式。

### 8.2.1.2　HE4

在现有肿瘤标志物中,HE4 作为单一肿瘤标志物对卵巢癌的检出表现最为灵敏,灵敏度高于 CA125。对于 Ⅰ 期患者,HE4 可以说是在单独检测上最为优秀的肿瘤标志物。且在 Ⅰ、Ⅱ、Ⅲ 期卵巢癌患者中,HE4 均有较好的灵敏度表现。并且 HE4 在鉴别盆腔肿块、良恶性肿瘤中具有重要的诊断价值。在良性盆腔肿块中,HE4 水平有 8% 的升高,而 CA125 有 29% 的升高。同时 HE4 浓度水平可反映疾病发展趋势,用于监测卵巢癌患者手术及化疗效果。2009 年 Moore RG 引入恶性肿瘤危险程度计算公式(ROMA),依据盆腔肿块患者绝经与否以及血清 HE4 和 CA125 双标志物的水平建立的上皮性卵巢癌预测模型,指导卵巢癌风险分层。

### 8.2.1.3　AFP

AFP 是胎儿肝脏、卵黄囊及上消化道产生的一种癌胚糖蛋白,在生殖细胞肿瘤中,可有血清 AFP 值的升高。研究表明,100% 的卵黄囊瘤(内胚窦瘤)、62% 的未成熟畸胎瘤和 12% 的无性细胞瘤患者存在血清 AFP 的升高[37]。卵黄囊瘤细胞可直接产生 AFP,使患者血清 AFP 水平升高,其浓度与肿瘤消长相关,是诊断及治疗监测的重要标志物。AFP

测定对未成熟畸胎瘤、混合性无性细胞瘤含卵黄囊成分者有协助诊断意义[38]。

### 8.2.1.4　HCG

HCG 是孕期由合体滋养细胞分泌的糖蛋白类激素,目前已常规用于妇科肿瘤临床诊断妊娠滋养细胞疾病(葡萄胎、侵蚀性葡萄胎、绒毛膜癌)。在卵巢肿瘤中,原发性卵巢绒毛癌中也有 HCG 的异常升高,血清 HCG 的检测对原发性卵巢绒癌有诊断及鉴别诊断意义,且 HCG 的动态变化与癌瘤病情的好转或恶化是一致的,临床完全缓解的患者其 HCG 轻度升高预示癌瘤的残存或复发,可用于病情的监测[39]。

同时我们要注意,在少数无妊娠、无滋养细胞疾病史的妇女血清中可测到持续低水平的 HCG,而被误诊为绒癌接受了不必要的化疗。该现象称为错觉 HCG 及错觉绒癌综合征。主要原因是人体内能与动物抗体结合的异嗜性抗体的存在,造成 HCG 假阳性反应。

### 8.2.1.5　类固醇激素

有研究表明,颗粒细胞瘤患者常有血清雌激素水平的升高,且随肿瘤的消长波动,但临床上也常常可见很多患者雌激素水平并不增高,而且雌激素本身也缺乏特异性及敏感性,因此并不是理想的颗粒细胞瘤标志物,测定血清雌激素水平仅用于辅助诊断及肿瘤来源的分析。部分卵巢性索间质肿瘤患者还可有血清雄激素水平的升高,但也不足以成为肿瘤标志物。

### 8.2.1.6　抑制素

抑制素是研究颗粒细胞瘤标志物的焦点。抑制素是卵巢颗粒细胞分泌的一种二聚体的蛋白激素,属转好生长因子家族,抑制垂体分泌促卵泡激素。它由一个共同的 a 亚基通过二硫键与 $\beta_A$ 亚基形成抑制素 A($a\beta_A$)或与 $\beta_B$ 亚基形成抑制素 B($a\beta_B$)。1989 年,Burger 等[40]报道了血清免疫活性抑制素浓度在颗粒细胞瘤妇女中升高。随后,很多研究证实,卵巢性索间质肿瘤患者的血清抑制素水平升高,确定了他们在鉴别诊断和病情监测中的地位[41]。

(瞿鑫兰　陈慧君　王世宣)

## 8.2.2 妊娠滋养细胞疾病

(1)葡萄胎:正常妊娠时,滋养细胞于受精卵着床后数日形成并开始分泌 HCG,于孕8～10周达高峰,50～100kU/L,持续1～2周后下降。葡萄胎时滋养细胞高度增生,产生大量的 HCG,血 HCG 多在20万 IU/L 以上,最高可达240万 IU/L,显著高于正常妊娠相应孕周,且在停经8～10周后仍表现持续上升状态,这种差别可用以鉴别诊断。近年来发现,HCG 分子在体内经各种代谢途径生成各种 HCG 相关分子,包括糖基化 HCG、缺刻 HCG、游离β亚基单位、游离缺刻β亚基单位和β核心片段等。在正常妊娠时血液中的主要成分为完整 HCG,尿中为β核心片段,而葡萄胎及滋养细胞肿瘤则产生更多的 HCG 相关分子,因此同时测定血液和尿中完整 HCG 及其相关分子,有助于诊断及鉴别诊断[42]。

(2)滋养细胞肿瘤:对于葡萄胎后滋养细胞肿瘤,HCG 水平是主要诊断依据,凡符合下列标准中的任何一项且排除妊娠物残留或妊娠即可诊断:HCG 测定4次呈平台状态(±10%),并持续3周或更长时间;HCG 测定3次升高(>10%),并至少持续2周或更长时间;HCG 水平持续异常达6个月或更长。对于非葡萄胎后滋养细胞肿瘤,目前尚无明确的 HCG 诊断标准。一般认为,足月产、流产和异位妊娠后 HCG 多在4周左右转为阴性,若超过4周血 HCG 仍持续高水平,或一度下降后又上升,在除外妊娠物残留或再次妊娠后,应考虑滋养细胞肿瘤[42]。

## 8.2.3 子宫内膜癌

子宫内膜癌无特异敏感的肿瘤标志物,常用的标志物有 CA125 和 HE4,在一项关于检测血清 HE4 和 CA125 筛查子宫内膜癌的 Meta 分析中,单纯检测 HE4 和 CA125 的敏感性、特异性、诊断比值比(diagnostic odds ratio, DOR)分别为53%、91%、17.01 和26%、81%、2.61,而同时检测 HE4 和 CA125,

各对应的值分别为58%、92%和21.86。可见,临床检测 HE4 较 CA125 更有价值,而 HE4 和 CA125 联合检测的价值则更优于 HE4。另一项对352例子宫内膜癌及不典型增生患者的研究发现,HE4 和 CA125 都与子宫内膜癌的组织学分级、淋巴结转移、肌层浸润和宫颈累及显著相关。随着基因检测技术深入,研究发现基因突变如 PTEN、K-ras、P53等与子宫内膜癌密切相关。Lynch 综合征相关子宫内膜癌存在 MSH2、MLH1、MSH6 等基因突变。重视对相关基因检测及免疫组化检测对于患者本人及家系成员相关肿瘤的早发现、早干预有重要意义。

(余雪琛 陈慧君 王世宣)

## 8.2.4 宫颈癌

### 8.2.4.1 人乳头瘤病毒(HPV)

90%以上的宫颈癌患者存在 HPV 的感染,并且 HPV DNA 的检出率随着宫颈病变的进展而上升,因此 HPV 高危型的监测对宫颈癌,尤其是宫颈上皮内瘤样变的诊断有意义。

(1)筛查:从20世纪中期开始,宫颈涂片细胞学检查就被用于宫颈癌的筛查,尤其是巴氏分类法被广泛应用于发展中国家直至现在,但该方法存在一定的局限性,如对宫颈腺癌的检出率低、容易受阅片者的主观影响等。近年来,欧美国家陆续将 HPV 的监测纳入宫颈癌的普查项目,该检测指标客观,敏感性高,与细胞学检查联合应用,可明显提高宫颈癌筛查的敏感性与特异性[43]。

(2)对不典型鳞状细胞的分流:对于常规宫颈细胞学检查诊断为不典型鳞状细胞(ASC)或不典型腺细胞(AGC),以及低度宫颈上皮内瘤变者(LSIL),可利用 HPV 检测筛选出高危病例。杨毅等[44]研究发现,薄层液基细胞学(TCT)检测为 ASC 的患者 HPV 感染率为79.3%(69/87);无 HPV 感染者发生高度宫颈癌前病变(CIN Ⅱ-Ⅲ)的比率为5.9%,而 HPV 感染患者发生(CIN Ⅱ-Ⅲ)的比率为38.0%,有显著性差异。使用 HR-

HPV DNA(HC2)筛查,以 CIN Ⅱ 以上为阳性,ASCUS、LSIL 者联合 HPV 检测较单一细胞学检查可提高 25％的敏感性[45]。因此,如果以 HPV DNA 检测对 ASC 进行分类管理,即对 HPV DNA 检测为阳性 ASC 者行阴道镜检查,必要时行宫颈活检;对 HPV DNA 检测为阴性 ASC 者应严密随诊,既可使高度病变得到比较及时的诊治,避免漏诊,又可减少过度诊断和治疗带给患者及临床医生的负担。

(3)宫颈病变治疗后的随访监测:CIN 治疗后约 10％复发,在对 CIN 的预防和治疗中,HPV 的转归非常重要。有研究报道,检测 HR-HPV 在预测及诊断复发方面敏感性高,认为治疗后 HR-HPV 感染持续者是术后复发的高危人群[46]。有研究表明,CIN Ⅲ 病例治疗后,HPV 阴性患者多无病灶残留或复发,而 HPV 阳性者复发率显著增加[47]。因此,术后随诊 HPV 转归情况非常重要,对于治疗后宫颈涂片或 HPV 检测均阴性者,可回纳到常规普查中;而治疗后 HPV 高危型持续阳性者,则应再次阴道镜检查及宫颈活检。

### 8.2.4.2 鳞状细胞癌抗原(SCCA)

宫颈鳞状细胞癌患者血清中常有 SCCA 水平的异常升高,但该标志物在头颈部、消化道和肺的鳞状细胞癌中,以及皮肤疾病如银屑病和湿疹患者中也会升高。因此,SCCA 用于宫颈鳞癌的诊断缺乏特异性,可作为判断鳞状细胞分化程度的指标。研究报道,SCCA 在高分化和中分化宫颈鳞癌中的阳性率(78％,67％),显著高于低分化癌(38％)[48]。此外,还有研究报道,SCCA 治疗前水平与肿瘤分期、体积、淋巴结转移及血管浸润情况有关[49]。目前,也有学者提出 SCCA 可用于了解宫颈鳞癌治疗疗效、监测复发及预测预后。SCCA 治疗后水平降至正常与完全缓解相关,也与高生存率相关。SCCA 对预示复发癌的敏感性可达 65％～85％,而且在影像学方法确定前 3 个月,SCCA 水平就开始持续升高[50-52]。

### 8.2.4.3 其他

其他一些标志物,如 TPA、CEA、CA125、CYFRA 等,陆续被研究用于宫颈癌的诊断、治疗,但到目前为止,尚无切实证据证明常规检测上述血清标志物是有价值的。

近年来 DNA 甲基化成为研究热点,*DAPK1*、*RASSF1A*、*CADM1*、*PAX1* 等宿主基因,以及整合于宿主基因的 HPV DNA 甲基化等,成为提高筛查宫颈病变特异性的有效方法。

### 8.2.5 外阴癌和阴道癌

关于外阴癌和阴道癌标志物的研究较少。TPS 在 80％的外阴癌或阴道癌患者血清中升高,而 SCCA 在 43％的患者中升高。Carter 等报道,尿液 β-HCG 的核心片段用于诊断外阴癌、阴道癌的敏感性仅有 38％,但在生存曲线中有较高意义,该指标升高的患者中有 90％于 24 个月内死亡,而正常患者中仅 32％死亡。

## 8.3 结语

由于绝大多数肿瘤标志物的产生既不限于某种恶性肿瘤细胞,也不限于恶性表型,限制了其在临床中的应用。为提高其检测的敏感度和准确率,很多学者主张把具有不同特点的肿瘤标志物结合起来联合检测以互为补充。已有研究表明联合检测优于单一检测,能提高检测的准确率和检出率,指导术前诊断和手术处理并监测肿瘤的复发及预后。基因组学、蛋白质组学和代谢组学的发展,尤其生物芯片技术的高通量、快速性、并行性的优势,更为联合检测提供了新的契机。需要注意的是:标志物甚多,哪几种标志物的联合检测是最佳选择或者说是最经济实用? 如何进行联合指标的量化界定? 如何评价检查结果? 仍需进一步深入研究探讨。此外,实验设计上的组合和统计学处理上的意义不能完全代表临床实践中的逻辑合理性,而且一些实验结果并不能完全排除其实验偏倚和文章发表偏倚,还需从循证医学水平经过长期的临床验证才能得出确切的结论[1]。

(陈慧君　瞿鑫兰　王世宣)

# 参 考 文 献

[1]李广太. 妇科肿瘤标志物的一些问题[J]. 中华妇产科杂志,2008,43(1):2-4.

[2]郎景和. 妇科肿瘤标志物及其应用[J]. 中国实用妇科与产科杂志,2000,16(6).

[3]MOORE R G,MACLAUGHLAN S. Current clinical use of biomarkers for epithelial ovarian cancer[J]. Curr Opin Oncol,2010,22(5):492-497.

[4]SCHOLLER N,CRAWFORD M,SATO A. Bead-based ELISA for validation of ovarian cancer early detection markers[J]. Clin Cancer Res,2006,12(7 Pt 1):2 117-2 124.

[5]MONTAGNANA M,DANESE E,GIUDICI S,et al. HE4 in ovarian cancer:from discovery to clinical application[J]. Adv Clin Chem,2011,55:1-20.

[6]杜鲁涛,靖旭,段伟丽. 妇科肿瘤标志物应用专家共识[J]. 山东大学学报(医学版),2018,56(10):3-8.

[7]ROSEN D P,WANG L,ATKINSON J N,et al. Potential markers that complement expression of CA125 in epithelial ovarian cancer[J]. Gynecol Oncol,2005,99(2):267-277.

[8]FILELLA X,FRIESE S,ROTH H J,et al. Technical performance of the Elecsys (R) CA72-4 test:Development and field study[J]. Anticacer Res,2000,20:5 229.

[9]SUZUKI M,SEKIGUCHI I,TAMADA T. Clinical evaluation of tumor-associated mucin-type glycoprotein CA 54/61 in ovarian cancers:comparison with CA 125[J]. Obstet Gynecol,1990,76(3 Pt 1):422-427.

[10]BEDKOWSKA G E,SZMITKOWSKI M. Molecular markers of carcinogenesis in the diagnostics of cervical cancer[J]. Postepy Hig Med Dosw,2009,63:99-105.

[11]YAMAMOTO R,OHKOUCHI T,WAKUI Y,et al. A study on the microheterogeneity of alpha-fetoproteins produced by yolk sac and germ cell tumors[J]. Acta Obstet Gynecol Scand,2003,82(9):876-82.

[12]BEREK J S,BAST R C JR. Ovarian cancer screening:The use of serial complementary tumor markers to improve sensitivity and specificity for early detection[J]. Cancer,1995,76(10 Suppl):2 092-2 096.

[13]TUXEN M K,PETERSEN P H,DOMBERNOWSKY P. Interpretation of sequential measurements of cancer antigen 125 (CA 125),carcinoembryonic antigen (CEA),and tissue polypeptide antigen (TPA) based on analytical imprecision and biological variation in the monitoring of ovarian cancer[J]. Clin Chem Lab Med,2001,39(6):531-538.

[14]BORGFELDT C,BENDAHL P O,CASSLÉN B. High preoperative plasma concentration of tissue plasminogen activator (TPA) is an independent marker for shorter overall survival in patients with ovarian cancer[J]. Gynecol Oncol,2003,91(1):112-117.

[15]OLSEN T G,BARNES A A,KING J A. Elevated HCG outside of pregnancy-diagnostic considerations and laboratory evaluation[J]. Obstet Gynecol Surv,2007,62(10):669-674.

[16]CUNAT S,HOFFMANN P,PUJOL P. Estrogens and epithelial ovarian cancer[J]. Gynecol Oncol,2004,94(1):25-32.

[17]KAWAI M,KANO T,KIKKAWA F. Seven tumor markers in benign and malignant germ cell tumors of the ovary[J]. Gynecol Oncol,1992,45(3):248-253.

[18]刘立新,岳瑛,刘亚. 妇科肿瘤标志物的临床研究与应用[J]. 中国妇幼保健,2006,21:2 596-2 599.

[19]MOODY C A,LAIMINS L A. Human papillomavirus oncoproteins:pathways to transformation[J]. Nat Rev Cancer,2010,10(8):550-660.

[20]MARKOWITZ L E,HARIRI S,UNGER E R. Post-licensure monitoring of HPV vaccine in the United States[J]. Vaccine,2010,28(30):4 731-4 737.

[21]KINNEY W,STOLER M H,CASTLE P E. Special commentary:patient safety and the next generation of HPV DNA tests[J]. Am J Clin

Pathol,2010,134(2):193-199.

[22]AUNOBLE B, SANCHES R, DIDIER E, et al. Major oncogenes and tumor suppressor genes involved in epithelial ovarian cancer (review)[J]. Int J Oncol,2000,16(3):567-576.

[23]MOORE R G, MACLAUGHLAN S, BAST R C Jr. Current state of biomarker development for clinical application in epithelial ovarian cancer [J]. Gynecol Oncol,2010,116(2):240-245.

[24]CRAMER D W, VITONIS A F, WELCH W R. Correlates of the preoperative level of CA125 at presentation of ovarian cancer[J]. Gynecol Oncol,2010,119(3):462-468.

[25]VALENTIN L, JURKOVIC D, VAN CALSTER B. Adding a single CA 125 measurement to ultrasound imaging performed by an experienced examiner does not improve preoperative discrimination between benign and malignant adnexal masses[J]. Ultrasound Obstet Gynecol,2009,34(3):345-354.

[26]NILSSON B, EINHORN N. The significance of serum CA 125 elevation in malignant and nonmalignant diseases[J]. Gynecol Oncol,2002,85(1):175-178.

[27]BAST R C JR, KNAUF S, EPENETOS A. Coordinate elevation of serum markers in ovarian cancer but not in benign disease[J]. Cancer,1991,68(8):1 758-1 763.

[28]MOORE R G, JABRE-RAUGHLEY M, BROWN A K. Comparison of a novel multiple marker assay vs the Risk of Malignancy Index for the prediction of epithelial ovarian cancer in patients with a pelvic mass[J]. Am J Obstet Gynecol,2010,203(3):228. e1-6.

[29]ZORN K K, TIAN C, MCGUIRE W P. The prognostic value of pretreatment CA 125 in patients with advanced ovarian carcinoma: a Gynecologic Oncology Group study[J]. Cancer,2009,115(5):1 028-1 035.

[30]VAN DALEN A, FAVIER J, HALLENSLEBEN E. Significance of serum CA125 and TPS antigen levels for determination of overall survival after three chemotherapy courses in ovarian cancer patients during long-term follow-up [J]. Eur J Gynaecol Oncol,2009,30(6):609-615.

[31]GUPTA D, LAMMERSFELD C A, VASHI P G. Longitudinal monitoring of CA125 levels provides additional information about survival in ovarian cancer[J]. J Ovarian Res,2010,3:22.

[32]ROCCONI R P, MATTHEWS K S, KEMPER M K. The timing of normalization of CA125 levels during primary chemotherapy is predictive of survival in patients with epithelial ovarian cancer [J]. Gynecol Oncol,2009,114(2):242-245.

[33]MAHNER S, WOELBER L, JUNG S. Prognostic significance of CA 125 in the management of patients with recurrent epithelial ovarian carcinoma selected for secondary cytoreduction[J]. Anticancer Res,2009,29(7):2 817-2 821.

[34]RUSTIN G J, NELSTROP A E, TUXEN M K, et al. Defining progression of ovarian carcinoma during follow-up according to CA 125: a North Thames Ovary Group Study [J]. Ann Oncol,1996,7(4):361-364.

[35]MOORE R G, BROWN A K, MILLER M C. The use of multiple novel tumor biomarkers for the detection of ovarian carcinoma in patients with a pelvic mass[J]. Gynecol Oncol, 2008, 108(2):402-408.

[36]BERTENSHAW G P, YIP P, SESHAIAH P. Multianalyte profiling of serum antigens and autoimmune and infectious disease molecules to identify biomarkers dysregulated in epithelial ovarian cancer[J]. Cancer Epidemiol Biomarkers Prev,2008,17(10):2 872-2 881.

[37]KAWAI M, KANO T, KIKKAWA F. Seven tumor markers in benign and malignant germ cell tumors of the ovary[J]. Gynecol Oncol,1992,45(3):248.

[38]PATTERSON D M, RUSTIN G J. Controversies in the management of germ cell tumours of the ovary[J]. Curr Opin Oncol,2006,18(5):500-506.

[39]COLE L A. New discoveries on the biology and detection of human chorionic gonadotropin[J]. Reprod Biol Endocrinol,2009,7:8.

[40]BURGER H G, BOUMA J. Inhibin as a marker for granulosa-cell tumors [J]. N Engl J Med,1989,321(12):790-793.

[41]ZHAO C,VINH T N,MCMANUS K. Identification of the most sensitive and robust immunohistochemical markers in different categories of ovarian sex cord-stromal tumors[J]. Am J Surg Pathol,2009,33(3):354-366.

[42]BERKOWITZ R S,GOLDSTEIN D P. Current management of gestational trophoblastic diseases [J]. Gynecol Oncol,2009,112(3):654-662.

[43]DVORÁK V,ONDRUS J. Screening of cervical cancer-update[J]. Ceska Gynekol,2010,75(1): 65-68.

[44]杨毅,王友芳,郎景和.高危型人乳头瘤病毒杂交捕获法Ⅱ评估宫颈上皮内瘤变的临床价值[J].中国医学科学院学报,2006,28(3):395-398.

[45]CUZICK J,CLAVEL C,PETRY K U,et al. Overview of the European and North American studles on HPV testing in primary cervical cancer screening [J]. Int J Cacer,2006,119(4):1 095-1 101.

[46]HOUFFIIN D V,COLLINCT P,VINAFTER D, et al. ValHe of human papillomavirus testing after conizafton by loop electrocurgical excision for high—grade squamous intraepi—thelial lesions [J]. Gynecol Oncol,2008,90(3):587-592.

[47]NAGAI Y,TOMA T,MOROMIZATO H. Persistence of human papillomavirus infection as a predictor for recurrence in carcinoma of the cervix after radiotherapy[J]. Am J Obstet Gynecol, 2004,191(6):1 907-1 913.

[48]OGINO I,NAKAYAMA H,OKAMOTO N. The role of pretreatment squamous cell carcinoma antigen level in locally advanced squamous cell carcinoma of the uterine cervix treated by radiotherapy[J]. Int J Gynecol Cancer,2006,16(3):1 094-1 100.

[49] VAN DE LANDE J, DAVELAAR E M, von Mensdorff Pouilly S. SCC-Ag,lymph node metastases and sentinel node procedure in early stage squamous cell cervical cancer[J]. Gynecol Oncol, 2009,112(1):119-125.

[50]STRAUSS H G,LABAN C. SCCA in the serum as an independent prognostic factor in operable squamous cell carcinoma of the cervix[J]. Eur J Cancer,2002,38(15):1 987-1 991.

[51]FORNI F,FERRANDINA G,DEODATO F. Squamous cell carcinoma antigen in follow-up of cervical cancer treated with radiotherapy:evaluation of cost-effectiveness[J]. Int J Radiat Oncol Biol Phys,2007,69(4):1 145-1 149.

[52]FERRANDINA G,MACCHIA G,LEGGE F. Squamous cell carcinoma antigen in patients with locally advanced cervical carcinoma undergoing preoperative radiochemotherapy:association with pathological response to treatment and clinical outcome[J]. Oncology,2008,74(1-2):42-49.

# 9　妇科癌症预防的对策

众所周知,癌症进展与遗传、生理、环境及生活方式等息息相关,癌症的预防已经愈发成为肿瘤实践中的现实问题。预防癌症的方法多种多样,包括避免接触致癌物质(如戒烟、避免阳光直射、远离石棉)、改变饮食习惯、锻炼身体以及减肥、应用癌症疫苗、预防性手术、化学预防等。许多科学研究表明,癌症是可以避免的,1/3 癌症可以预防;1/3 癌症如能及早诊治,则可以治愈;合理有效的姑息治疗可以使剩余 1/3 癌症患者生存质量得到改善。防癌研究试图找出癌症的发病原因,包括其促进因素与抑制因素,从而对目标人群实施有效的预防策略。

## 9.1　妇科癌症预防的主要方式

自从人们通过分子遗传学等手段认识到妇科肿瘤的发生发展是一个渐进的过程,我们可以从癌症进展的各个环节阻断或实现早期逆转来预防妇科肿瘤。妇科肿瘤预防的概念基于以下认识:妇科癌症相关危险因素,它们在癌症进展中的作用以及避免或者逆转这些危险因素影响后的获益。有 3 种不同的方法用于妇科肿瘤的预防。①风险规避和采用保护性措施:找出高危因素并设法免受其害。具体包括避免内源性暴露(如化学产品、激素和感染源)、改善威胁健康生活的习惯。采取保护性措施包括接种 HPV 疫苗、健康食谱和适当的锻炼,这些措施可以逆转癌前病变。②使用天然的或合成的化学预防药物来逆转癌前病变。

③预防性手术切除患癌高危器官或组织。

除了构建有效的癌症预防体系外,找出最佳目标人群来实施这些预防措施以降低患癌风险也至关重要。对普通风险的人群实施的预防措施必须是高效的、安全的、便宜的以及社会广泛认可的。对高风险人群实施的干预措施可以适当冒险并相对昂贵。与此同时,借助公共教育及专业教育加强人们对癌症预防的认识,建立相应的健康护理体系来评价、改良这些预防措施。通过公共教育及相关社会政策来告知人们避免环境的、职业的以及生活方式相关的危险因素能够预防很多的人类癌症。流行病学给我们提供了大量规避癌症风险的信息及措施,也包括宫颈癌、宫体癌以及卵巢癌。本章节重点讲述这 3 种癌症的预防[1]。

## 9.2　子宫颈癌的预防

### 9.2.1　宫颈癌的筛查

1)子宫颈癌筛查的目的及意义

2006 年随着宫颈癌疫苗的问世,在全球已形成宫颈癌三级预防的完整体系。一级预防,即宫颈癌疫苗接种和健康教育;二级预防,即宫颈癌筛查和癌前病变的治疗;三级预防,即对宫颈癌的治疗。WHO 指出 HPV 疫苗应该用作预防宫颈癌和 HPV 其他疾病综合协调策略的一部分[2]。

宫颈癌筛查的目的在于对癌前病变的检

测以及有效的治疗,减少宫颈癌的发生率和死亡率。有效进行筛查的国家,尤其是北欧的斯堪的纳维亚[3,4]以及英属哥伦比亚[5]。宫颈癌的发病率及死亡率均明显降低。英国卫生部的宫颈癌筛查已使宫颈浸润癌的发病率大大降低,由1986年的16/100 000降低至1997年的9.3/100 000。同时其死亡率也以每年减少7%的频率降低[6]。

在美国20世纪后50年,宫颈癌的发病率明显下降,绝大部分归因于宫颈癌的筛查工作——利用宫颈涂片和细胞学诊断筛查宫颈癌前病变患者。但是在近10年,宫颈癌的发病率保持在相对稳定的水平。不同种族宫颈癌发病率和死亡率存在明显差异,提示重新着手制定宫颈癌的筛查和预防措施是十分必要的。

笔者在五峰县进行了20余年的宫颈癌普查工作,通过筛查及早期干预,宫颈癌的发病率和死亡率皆明显下降,宫颈癌标准化死亡率下降了81%,标准化发病率下降了92%。5年生存率提高了56%。

2)筛查人群的理想年龄段及检查的频率

(1)开始进行筛查的年龄:各个筛查计划中,开始进行宫颈筛查的年龄有着重大的差异。在大部分欧洲国家,开始筛查的年龄介于20~25岁,在尼德兰则为35岁[7]。有证据显示青少年不应进行宫颈筛查,因为青少年中宫颈癌的发病率很低[8],并且数据显示宫颈细胞学筛查并未有效减少20岁以下人群宫颈浸润癌的发病率[9]。此外,有了性行为之后的短暂HPV感染率很高[10,11]。后期的宫颈筛查发现,在这一年龄段进行宫颈筛查发现的低度宫颈疾病可以自愈。这样会导致不必要的阴道镜检查,由此可能增加焦虑以及产生过度治疗的不利后果。

(2)终止筛查的年龄:宫颈筛查对于减少宫颈浸润癌发生的有效性随着年龄的变化而变化。在年轻人群中概率最高,而在70岁以上的人群中概率最低[8]。事实上,有人认为50岁以上人群宫颈浸润癌的死亡率的降低与宫颈筛查无关[12]。对此生物因素可以提供一

些解释,但也可能与筛查符合程度的差异有关。此外,宫颈筛查的检出率(1 000个涂片中检出的宫颈原位癌的数量)既与检测的敏感性相关,也与宫颈上皮内瘤变的患病率相关。同时也证实这一检出率在35岁达到最高峰,在35~50岁显著降低,此后保持低水平[13]。50岁以后CIN的发病率降低可能对此有所影响。

事实上,基于老年女性的CIN发病率较低这一认知,大多数筛查计划中排除筛查的年龄上限是随意的[14]。最近的数据也质疑了对50岁以上的女性进行筛查的有效性,同时建议对已进行了满意筛查的女性,其排除筛查的年龄上限降低至50岁[15,16]。这样可以节省高达25%的专门用于筛查的资源[17]。尽管如此,任何一方面的改变都有可能增加宫颈癌的总发病率,除非采取其他步骤补偿[17]。HPV检测也许是一个有效的辅助方法,已有人认为筛查联合宫颈细胞学检查以及对高危型HPV进行检测可以为这一群体的女性提供更多的保护[18]。但是,各国具体情况不完全相同,特别是许多发展中国家还没有进行定期的筛查。50岁以后宫颈癌发病率比较高。因此不能千篇一律的将终止筛查的年龄上限降低至50岁。

(3)筛查的频率:自最近一次的涂片之后,宫颈筛查的保护作用就会随着间隔时间的延长而减少[19-22]。注意力应集中于筛查的间隔,以期减少癌症的发病率。国际癌症研究机构在一份评论中根据筛查间隔对筛查的效果进行了总结[23],如果未进行过筛查,以平均危险性来说,一个20岁女性在她终生的时间里,患有宫颈浸润癌的概率是250/10 000,而对于每年进行筛查的35~64岁的女性来说,其发病率将会降低93.5%;若每3年进行一次筛查,则患病率将降低90.8%;每5年进行一次筛查,患病率将降低83.6%。在一个数学模型中,每3年筛查一次对宫颈癌发病率的减少可以达到每年进行筛查对宫颈癌发病率的减少的97%,而这一保护作用同时还可以大量减少费用[24]。

因此结论就是,建议有 3 年以上性行为且 20～65 岁的女性每年一次细胞学筛查,连续 2 次正常,可延长至 3 年一次。

3)常用筛查方法的评价

(1)宫颈细胞学检查:在过去 50 多年,宫颈涂片检查一直是发达国家中宫颈癌首要的筛查试验。有文献表明,利用巴氏涂片对基本人群行筛查工作是预防宫颈癌的最成功策略[25]。作为成功的人群健康干预试验,宫颈涂片检查反映了 3 个现象:①从早期宫颈细胞学异常,经过较严重的异常病变,到宫颈原位癌和浸润癌,这个过程一般是缓慢的,有早期发现的时机;②宫颈涂片检查的敏感性和特异性均较高,在高级病变出现前宫颈的良性细胞学异常能够被鉴别;③癌前病变可获得积极的治疗。因此,宫颈鳞状细胞癌是一种可充分预防的疾病。

作为筛查工具,宫颈细胞学检查的有效性可以通过敏感性和特异性这两个指标进行评估。敏感性的定义是患病人群中检测为阳性的比率。特异性的定义是为未患病人群中阴性的比率。敏感性是筛查成功的最好指标,提示这一检查的有效。特异性是检查缺陷的基本指标。低特异性将会导致沉重的经济代价以及假阳性结果带来的不利影响。

这些对宫颈细胞学价值的评估显示出 30%～87%的总敏感性以及 86%～99.4%的总特异性[26]。宫颈轻度或中度异型增生的敏感性(78.1%)略低于重度异型增生(82.3%)[27]。宫颈细胞学检查相对较低的敏感性以及因此造成的假阴性结果成为一直关注的问题,并且由定期重复检查进行弥补。传统的宫颈细胞涂片检查包括刮取宫颈细胞并将标本涂在玻片上。这一检查可能会因为诸如标本在空气中干燥以及血液的混入或是渗出性炎症而使细胞变得模糊。此外,巴氏试验有 3 点局限性:单一试验的敏感性不高、试验的重复性受限以及许多诊断意义不明确的报告结果。

液基细胞学(TCT)因将标本置于液体中并对细胞进行洗涤过滤,再涂于玻片中而有别于巴氏检查技术。这一过程可有效减少不满意涂片的发生率,增加宫颈高度异常的检出率[28,29]。这一技术具有自动化筛查的潜在优势(PAPNET CCT)[30],并可间接提供对HPV 的检测而无须进行第二次检测[31]。其可能的缺点在于增加了宫颈低度异常的检出率,其结果会增加阴道镜的检查率。这一检查技术当然也涉及费用的问题[32,33]。

计算机辅助细胞学检测技术-CCT 主要用于细胞学质控。运用人工智能"脑神经网络模拟"高新技术自动扫描、辨认、筛选、分析、读片程序的计算机化,便于细胞学家的阅读,提高了诊断的敏感性。

与任一筛查方法类似,宫颈细胞学检查也不是完美的。技术上的更新也许可以改善这一筛查计划,但是这一改善将会增加筛查的费用。

(2)人类乳头瘤病毒的检测:宫颈癌的流行病学模式表明性传播感染因素在这一疾病的病因中起了重要的作用。现在普遍认为HPV 是这一疾病的主要感染因素[34]。其特殊亚型尤其是 HPV 16 和 HPV 18 证实是导致大部分宫颈癌及重度癌前病变的病因[34]。在所有的宫颈浸润癌中,有 99.7%的标本可以检出高危型 HPV 病毒 DNA[35]。这一认识对于预防和治疗这一疾病具有潜在的作用[36]。DNA 技术的进展也促进了用于Ⅱ代杂交捕获技术(hybird capture technique,HC-Ⅱ)的商用套件的发展。这一技术具有 95%的敏感性以及正常女性中 2.3%的阳性率[18]。除了进行细胞学检查之外,HPV 的检测可能成为对宫颈细胞初筛具有潜在优势、允许延长筛查间隔的辅助检查[37-39]。目前研究主要集中在以下几个方面。

(a)HPV＋细胞学联合检测:HPV DNA检测是近年使很多人收益的一种新的检测方法。特别是与细胞学联合应用对超过 30 岁的妇女筛查有重要意义,因为可提供了 CINⅡ-Ⅲ级病变更高的敏感性,尽管特异性较低[40]。

(b)对于难以确定的不典型鳞状上皮细胞(ASCUS)和宫颈脱落细胞轻度病变做进一

步的判断:将宫颈上皮内瘤样病变(CIN)从细胞学结果为未明确意义的非典型鳞状细胞/腺细胞(ASCUS/AGCUS)中检出,以减少阴道镜下活检明确宫颈癌前病变的数目,推荐临床上应用 HPV 检测处理可疑涂片。

(c)根据感染的 HPV 类型预测受检者的发病风险度:作为宫颈上皮内高度病变和癌症治疗后的监测手段。

尽管如此,宫颈初筛中加入 HPV 检测伴随而来的就是费用的增加[41],其用于所有女性尚未被广泛接受[42]。选择性地将这一技术用于分流低度细胞学异常的患者行阴道镜检查[43]或者加强治疗后随访[44]也许是一个更适合的运用。

(3)阴道镜检查:尽管阴道镜作为筛查的次选检查在全世界范围内广泛应用,在初筛中作为一种辅助检查。一般认为宫颈涂片显示宫颈浸润癌的女性应行阴道镜检查,因为有报道显示在这种情况下有高达 56% 的患者是宫颈癌[45]。类似的,单一宫颈涂片显示为腺性瘤变的女性有 40%～43% 是宫颈浸润癌[46,47]。对宫颈重度或中度非典型增生的女性应当进行阴道镜检查并取活检。因为重度非典型增生的女性有 80%～90% 是 CIN Ⅱ/Ⅲ级[48,49],中度非典型增生有 74%～77% 是 CIN Ⅱ/Ⅲ级[48,50,51]。而对于宫颈轻度病变以及未明确意义的非典型鳞状细胞或临界核异常(borderline nuclear abnormalities,BNA)者,意见尚不一致。

## 9.2.2 控制 HPV 感染和传播

宫颈癌的预防需要降低 HPV 致癌亚型的感染风险。减少性伴侣个数及使用安全套可降低宫颈癌风险[52]。避免以下致 HPV 持续感染的因素如吸烟和口服避孕药等,也能降低癌变概率。然而口服避孕药是最有效的避孕方式,总体来说,避免使用口服避孕药对公众健康来讲不是明智之举。目前,安全有效的疫苗是宫颈癌预防的最佳选择。早期动物实验证实:HPV 感染后产生的针对病毒衣壳蛋白的中和抗体可在血清中检测出来。20 世纪 90 年代学者们发现重组载体表达的 L1 蛋白,能自我组装成类病毒颗粒(VLPs),该病毒颗粒与野生型病毒有极为相似的抗原性。氧化铝载体装载的 VLPs 能在灵长类动物体内诱发强烈的病毒抗原抗体中和反应[53,54],此后便开始了人类的研究。一系列临床一期试验检测了单抗 VLP 疫苗的免疫原性及安全性,试验证实它们能诱导机体产生远超过自然感染的高滴度的中和抗体,并长期维持。其主要的抗体反应是由免疫球蛋白 IgG1 所介导。在这些早期试验中,针对 HPV 16、HPV 18 及 CIN Ⅱ＋的疫苗 6.4 年的有效性为 100%[55]。

此后逐渐研制出人类的两种疫苗:Gardasil(Merck),一种氧化铝为佐剂的四价疫苗针对 HPV 16,18,6 和 11;Cervarix(GlaxoSmithKline),一种专利佐剂 AS04(含铝和某种细菌脂质)的二价疫苗针对 HPV 16 和 HPV 18。Gardasil 接受了样本量多达 21 000 女性的数项随机试验及安慰剂对照试验的检验。美国一项多中心研究选取 2 391 例 16～25 岁女性随机分为两组,一组在第 0 日、2 月及 6 月时分别肌内注射单价 HPV-16L1 VLP,另一组则相应日期注射安慰剂。主要结局是持续的 HPV 16 感染以及 HPV 16 相关的 CIN Ⅱ 或 CIN Ⅲ。在接下来的 48 个月,给予受试对象三剂 HPV 16 疫苗可降低 94% 的 HPV 持续感染,疫苗对预防 HPV 16 相关的 CIN Ⅱ 或 CIN Ⅲ 能 100% 有效[56]。

2 项主要的三期试验包含了 18 000 例研究对象,结局评价既包括了癌前病变、CIN Ⅱ、CIN Ⅲ、原位腺癌(AIS),也包括受累组织中 HPV 16 或 HPV 18 阳性的宫颈浸润癌、外阴和阴道病变和生殖道疣。先前感染 HPV 或细胞学异常的女性也纳入研究。3 年后,疫苗的有效率达 99%,仅一例接受疫苗注射的妇女发展为 CIN Ⅲ。在以治疗为目的的人群中,包括 HPV 16 或 HPV 18 感染的女性及未定期注射疫苗的女性,CIN Ⅱ/Ⅲ 和 AIS 的发生率减少了 44%[57,58]。疫苗对高级别外阴及阴道病变同样有效[59]。为了评估 Gardasil 在相对年老的妇女人群的有效性,学者们将 3 891 例 24～45 岁妇女随机分为疫苗组和安慰剂组。疫苗对 HPV 持续感染和宫颈病变防治的有效率达 89%[60]。所有研究中疫苗的副反应极小,包括注射部位不适和偶发的低热。截至 2006 年 6 月 Gardasil 获得了 FDA 认可,允许在 9～26 岁女性群体应用,随后欧盟委员会也批准其应用于 9～26 岁女性群体。

总体上,对一群女孩接种有效率近 100% 的 HPV 疫苗大约可降低宫颈癌 76% 的发病率[61]。美国已批准了 Gardasil 和 Cervarix 应用于 11～12 岁女孩,疫苗接种年龄可放宽至 26 岁。这两种疫苗的免疫原性均达 100%[62]。

由于目前的 HPV 疫苗产生的中和抗体是特殊亚型的,我们并不知道是否对其他亚型 HPV 有交叉反应,我们也同样不确定是否所有国家的青少年都能接受疫苗接种。大多数随机试验对象选择的是十八九岁或二十出头的年轻女性,而这些年龄的女性很有可能已经开始了性生活。由于 HPV 疫苗对已感染了 HPV 的人群是无效的,因此疫苗的接种应该在初次性生活以前,或者说更早的时候。大多数女性在初次性生活以后 2～3 年会感染 HPV。鉴于初次性行为之后的社会文化变异,疫苗接种的理想年龄应该是 9～12 岁。

### 9.2.3 化学预防

有几种药物有望用于宫颈癌的化学预防,包括外用维 A 酸、类胡萝卜素、前列腺素、吲哚-3-甲醇、绿茶及免疫调节剂[63,64]。一期和二期试验表明,宫颈局部应用维 A 酸能明显逆转 CIN Ⅱ 病变[65]。然而,所有上述药物均未经过三期临床随机试验的证实。

美国癌症研究化学预防工作组认为口服或局部应用维 A 酸类是目前最有效的化学预防药物之一[66]。在分子学水平,维 A 酸类药物减少 HPV E6、E7 和 EGF-R 的表达,降低端粒酶活性,增加转化生长因子 β(TGF-β)的水平[67-69]。一期和二期试验证实维 A 酸类的

毒性是可耐受的且对 CIN Ⅱ 局部应用的反应率高达 50%[70-72]。随机三期试验证实,安慰剂组和维 A 酸治疗组对 CIN Ⅱ 的逆转率分别为 27% 和 43%[73]。可能是由于与传统维 A 酸类分子机制不同,口服人工合成的维 A 酸类和 4-HPR 治疗 CIN Ⅱ/Ⅲ 没有效果[74]。

流行病学研究已经证实血清胡萝卜素的水平与宫颈瘤变负相关[75-77]。然而,临床试验用胡萝卜素治疗高级别宫颈病变无效[78-80]。这些结果可能表明胡萝卜素的缺乏增加了宫颈瘤变甚至癌变的风险,但是过多地补充胡萝卜素并不能对宫颈提供额外的保护。换句话说,补充饮食量的胡萝卜素可能降低宫颈癌的高发病率。

### 9.2.4 预防性手术

一过性 HPV 感染往往伴随低级别病变(CIN Ⅰ)。当致癌 HPV 亚型持续感染,病毒染色体整合到宿主染色体内,致使宫颈病变继续进展为高级别病变(CIN Ⅱ 及 CIN Ⅲ)[81]。由于阴道镜检较满意的 CIN Ⅰ 的妇女自然消退比率高,其宫颈细胞学筛查间隔可宽至 6～12 个月,致癌亚型的 HPV DNA 每年检测一次即可。也可选择腐蚀(冷冻、微波和激光治疗)或者切除(冷刀锥切或 LEEP)。如果整个鳞柱交界不能完全暴露,则优先选择手术切除。阴道镜检较满意的 CIN Ⅱ/Ⅲ 的处理:应优先手术切除或腐蚀整个转化区,而不仅仅是阴道镜取活检。冷冻、激光和 LEEP 均可选择使用,但目前 LEEP 比较盛行[82]。若阴道镜检不满意,则必须诊断性切除。治疗后定期随访可采取宫颈细胞学(加或不加阴道镜)及 HPV 检测。子宫切除适用于复发或持续存在的活检证实的 CIN Ⅱ/Ⅲ,再次诊断性切除不可行的切缘阳性病例,先前治疗过后持续存在的宫颈原位癌(CIS)或无生育要求的原位癌[83]。但这种预防宫颈癌的方法基于大规模的细胞学筛查规划,不适用于某些缺硬件、资金和公共健康教育的发展中国家。

(聂道梅 王 景 李 伟)

## 9.3 卵巢癌的预防

卵巢癌发病率仅次于子宫颈癌和子宫体癌而列居第三位。但因卵巢癌致死者,却占各类妇科肿瘤的首位,对妇女生命造成严重威胁。据统计,美国2002年死于卵巢癌的妇女约14 000人[84]。卵巢癌的发病率与年龄有关,大多数是在绝经后被诊断。绝经后卵巢癌的发病率大约5/10 000,绝经前则明显较低[85]。因卵巢癌临床早期无症状,鉴别其组织类型及良恶性相当困难,卵巢癌行剖腹探查术中发现肿瘤局限于卵巢的仅占30%,大多数已扩散到子宫双侧附件、大网膜及盆腔各器官。到目前为止,就国内外临床资料统计,其5年生存率仅25%~30%,所以卵巢癌无论在诊断和治疗上确是一大难题。遗憾的是,目前尚无一种有效方法做到早期发现和早期治疗。但已有学者进行了一些有益的探索,如对高危人群的监测、预防性卵巢切除和化学预防等。但至今仍无突破性进展,仍需继续努力。

### 9.3.1 高危人群的监测

(1)卵巢癌高危人群:随着我们对上皮性卵巢癌生物学行为的理解迅速增长,目前我们对卵巢癌危险因素的知识源于流行病学。高龄、生殖因素(尤其是未产妇)和遗传均是卵巢癌的危险因素。大多数卵巢癌的诊断在绝经后。未产妇卵巢癌发病率增加,而生产是卵巢癌的保护性因素。不能生育的女性发生卵巢癌的概率加倍,且这种风险是与促生育药物治疗无关的独立危险因素[86]。慢性炎症因其伴随的细胞增殖和DNA断裂的潜能被公认为许多癌症的前身,卵巢癌也不例外。子宫内膜异位和盆腔炎性疾病均使机体处于慢性炎症状态,与卵巢癌相关[87]。

尽管大多数卵巢癌病例是散发的,仍有5%~10%的卵巢癌符合常染色体显性遗传。流行病学研究证实卵巢癌患者的一级亲属发生卵巢癌的概率增加2~4倍。发现许多基因与相当一部分比例的遗传性卵巢癌相关,这使我们对卵巢癌风险的评估更加准确。自从1994年发现染色体17q上的BRCA1基因,1995年发现染色体13q上的BRCA2基因,许多突变被人们定义,它们导致蛋白质翻译过早中断,进而产生了有缺陷的基因产物。遗传性卵巢癌的定义基于后代中卵巢癌及乳腺癌的多样病例,发病年龄较小以及父系母系双重遗传的证据。BRCA1/2的外显率,即一种突变实际导致卵巢癌发生的可能性,BRCA1突变携带者是36%~46%,BRCA2突变携带者是10%~27%[88]。某些突变可能与卵巢癌相关,如BRCA2的11号外显子突变,它比该基因上的其他突变更容易导致卵巢癌发生。研究发现基因突变的外显率差异很大,这也反映了某种基因突变与其他基因或环境改变等因素相互作用,表明这些基因相当于"门户基因",一旦丢失,则其他基因突变将会不断积累。卵巢癌同样属于最近发现的某基因的表型,该基因是与遗传性非息肉性结肠癌(HNPCC)和Lynch综合征相关的错配修复基因,这两种疾病患卵巢癌的风险约12%,诊断时的平均年龄42.7岁[89]。对卵巢癌相关的遗传综合征的认识有助于我们更好地理解其生物学特性,从而研究出新的预防策略。

(2)监测方法:对于30~35岁以上高危妇女,特别是有家族史的妇女,可将盆腔检查、超声检查与CA125检测结合应用,进行监测。

盆腔检查是一种最简单、经济的检查方法。在发生盆腔播散以前,常规物理检查的方法可能会发现无症状的卵巢癌患者,但无数据表明在无症状妇女发现卵巢癌的概率,亦无数据表明为了发现卵巢癌而对无症状妇女行盆腔检查会改善其发病率及死亡率。尽管盆腔检查在卵巢癌高危妇女筛查中所起的作用须进一步确定,但有学者仍建议对40岁以上妇女定期盆腔检查。

腹部超声检查简单易行,患者容易接受,而且可以避免并发症的发生。1982年,Campbell[90]首次提到了超声检查在临床前期卵巢癌筛查中的潜能,认为经腹超声扫描术(TAS)能准确测量绝经后卵巢体积大小。目前认为绝经前妇女卵巢体积大于或等于 $20cm^3$,绝经后卵巢体积大于或等于 $10cm^3$ 均应视为异常,而且形态学参数及连续监测卵巢体积变化能提高 TAS 的特异度。随着超声技术的发展,现在更多学者认为经阴道超声扫描(TVS)较 TAS 更为优越,成像质量高且无须充盈膀胱。经阴道彩色多普勒检查(TVCDI)是 TVS 的新进展,可以通过测定肿瘤内血管搏动情况来鉴别其良恶性。有资料表明,TVCDI 的灵敏度和特异度、阳性预测值均高于 TVS,是早期诊断卵巢癌较好的方法之一[91]。但目前对 TVCDI 中的血流参数尚未达到统一标准,因此只能作为一项辅助性诊断方法。

CA125 是卵巢癌中研究的最为透彻的生化指标,在卵巢癌诊断方面有明确的价值。因此可将其用于卵巢癌的筛查,但因其灵敏度和特异度均不高而限制了其作为一种独立筛查手段的应用。Ⅰ期和Ⅱ期卵巢癌患者大约一半人血清 CA125 浓度大于 65U/ml,这一结果表明监测 CA125 水平用于早期卵巢癌的诊断具有较高的敏感性[92]。但某些非恶性妇科疾病存在假阳性报道,如胰腺炎、腹膜炎、肾功能衰退和酒精性肝炎[93]。此外,CA125 在卵巢黏液性癌中常不升高,而在某些妇女的生理情况(如妊娠、月经前期)、良性疾病(子宫内膜异位症、子宫内膜炎、盆腔炎),以及其他恶性肿瘤(如乳腺癌、肺癌、胰腺癌等)中也可出现 CA125 水平升高。鉴于诊断结果假阳性率较高,而上皮性卵巢癌的发病率相对较低,因此单一的 CA125 测定对诊断早期卵巢癌价值不大,可联合其他检查来增加其特异性。

### 9.3.2　风险规避和采取保护性措施

降低卵巢癌风险的有效证据均来源于回顾性分析的结果,而不是前瞻性随机试验。回顾性分析是选取合适的对照组对生产、激素、卵巢癌行为学特征等进行病例对照研究。这些研究表明多产与卵巢癌的发生负相关,尤其是第一次生产能降低卵巢癌发生率 35%,随后的产次均可降低 15% 的发病风险。妊娠对卵巢癌发生提供的保护作用与生育史及年龄无关[94],它延长了无排卵的时间,同时使循环中的孕激素持续高水平,可能让处于癌前的细胞停止分化[95,96]。

有证据表明哺乳能降低上皮性卵巢癌风险,但是这种保护作用是微弱且短暂的。部分研究表明哺乳能降低卵巢癌发病风险 10%～20%。但这些研究中,哺乳对卵巢癌发病的抑制作用在哺乳期最初 6 个月最强,而长期哺乳对卵巢癌发病并无明显抑制作用[97,98]。

有学者做了关于激素替代治疗(HRT)与卵巢癌发病风险的研究。然而其中大部分研究仅发现卵巢癌发病风险轻度增高,大多缺乏统计学意义。HRT 最主要是子宫内膜组织学的改变,相对危险度大概为 1.2～5.5[99]。

也有些学者做了关于饮食因素与卵巢癌发病风险的回顾性和前瞻性研究。研究表明蔬菜和水果有一定的保护作用,尤其是维生素 A 和 β 胡萝卜素[100,101]。另外有些病例对照研究发现频繁高强度的锻炼可降低浸润性卵巢癌发病风险,但体育锻炼所提供的保护作用是有限的,且因组织学类型而异[102,103]。

### 9.3.3　化学预防

大多数卵巢癌化学预防的理论模型是基于卵巢癌起源于卵巢表面上皮(OSE)的假想。但后来这种假想逐渐被卵巢癌源于输卵管表面上皮所替代,因此先前的学说不知何解。先前的研究发现了多数类固醇激素超家族受体的成员,包括以下受体:孕激素、维 A 酸、维生素 D 和雄激素。孕激素、维 A 酸和维生素 D 对上皮细胞的生物学改变发挥了一系列作用,包括:炎症诱导、上调转化生长因子 β(TGF-β)、细胞分化和抑制增殖。除了激素类药物之外,越来越多的证据表明非甾体抗炎药(NSAIDs)能预防卵巢癌[104]。现已证实此类药物活跃于输卵管上皮。

迄今为止,仅有口服避孕药(oral contraceptive,OCP)一如既往地被认为能预防卵巢癌。首次报道是在 20 世纪 60 年代的美国。大多数成分包括雌激素、孕激素或二者的混合体。OCP 除了抑制排卵之外,还可抑制垂体分泌促性腺激素,对抗盆腔炎性疾病相关的慢性炎症[105]。除了上述潜在机制之外,一项为期 3 年的灵长类动物试验证实,OCP 中的孕激素成分有效作用于卵巢上皮的细胞凋亡和 TGF-β 信号通路从而激活了孕激素介导的生物学行为,这些可能是 OCP 类药物对抗卵巢癌作用的基础[106]。OCP 能降低卵巢癌发病风险 30%~60%。仅仅口服 3 个月 OCP 即可显著降低卵巢癌发病风险,这种保护作用随着使用 OCP 时间延长而增加,且在停药后仍可维持 10 年。这种保护作用存在于未产妇、经产妇、所有的组织学亚型、低度恶性肿瘤、有卵巢癌家族史的妇女中,没有种族差异,且与使用年龄和是否绝经无关[107,108]。尽管目前还没有随机临床试验证实 OCP 预防卵巢癌的保护作用,对于有家族史的妇女我们还是经验性地给予 OCP 来降低发病风险。

流行病学和实验室证据均表明维 A 酸可预防卵巢癌[109]。维 A 酸类药物是天然的和人工合成的维生素 A 衍生物。它们有预防癌症的巨大潜力是基于一系列重要的上皮细胞生物学效应,包括阻止细胞增殖、促进细胞分化、诱导细胞凋亡、抑制细胞生长以及促进 TGF-β 的生成。支持维 A 酸类药物作为卵巢癌的化学预防药物最有力的证据源于意大利学者的一项化学预防研究,该研究证实 4-HPR 维 A 酸能预防卵巢癌。试验随机将对象分为 4-HPR 组和安慰剂组,目的是研究 4-HPR 对乳腺癌的预防作用,而结果也同时显示 4-HPR 组卵巢癌的发生显著低于对照组[110]。

维生素 D 是一种脂溶性维生素,是调节并维持体内钙平衡的重要化合物。维生素 D 受体和维 A 酸类受体有较强的同源性,且易于形成二聚体,因此维生素 D 和维 A 酸拥有相似的细胞信号通路[111]。研究证实维生素 D

对上皮细胞癌的预防基于不同的生物学效应,包括抑制生长、促进细胞分化、诱导细胞凋亡和上调 TGF-β 受体[112]。据美国长期阳光照射城市的地理分布,最近有学者以群体为基础研究卵巢癌发病率的差异,结果证实区域阳光照射与卵巢癌发病率负相关,表明皮肤接受阳光照射后产生了天然维生素 D[113]。然而,一项关于 20 例生态学病例对照研究的系统回顾却并未找到维生素 D 与卵巢癌发病率和死亡率的相关性[114]。

流行病学研究证实使用 NSAIDs 药物可能降低卵巢癌风险[115]。学者们提出了许多生物学机制来解释 NSAIDs 的化学预防作用包括抑制排卵、抑制 COX、下调前列腺素水平、强化免疫应答及诱导细胞凋亡等[116,117]。类似地,膳食抗氧化剂与卵巢癌负相关[118]。尽管有些实验室数据显示某些药物有化学预防效应,临床研究其降低卵巢癌的作用却受到阻碍。因此卵巢癌相对较低的发病率与不确切病因、缺乏有效的实验室标志物和筛查策略的不足。

### 9.3.4 预防性卵巢切除术

对于具有卵巢癌家族史或者乳腺癌家族史的人群,预防性切除双侧输卵管卵巢可使卵巢上皮癌的发生率降低 80%~95%[119]。一项由 2 485 例 BRCA 基因携带者组成的大样本前瞻性研究发现,其不仅可以降低卵巢癌风险,而且大大降低全因死亡率(HR 0.40,95%CI:0.26~0.61)和卵巢癌个别死亡率(HR 0.21,95%CI:0.06~0.76)。而且经历过双侧输卵管卵巢切除的妇女可以降低乳腺癌 50% 的发病率[120]。2%~10% 的 BRCA1/2 基因突变携带者双侧输卵管卵巢切除术时可以发现隐匿性侵袭与原位癌[121],大部分发生在输卵管末端纤毛[122],因此我们强调在外科手术中切除输卵管与手术标本病理检查的必要性[123]。双侧输卵管卵巢切除后,原发性腹膜癌的发生率为 2%~5%[124]。由于有遗传风险的妇女被诊断为卵巢癌的平均年龄为 50

岁,预防性手术的推荐年龄为完成生育之后,或 35～40 岁。尽管 BRCA1 基因携带者在绝经前卵巢癌的发生率高于 BRCA2 携带者,但我们仍建议在绝经前对以上两组人群均切除卵巢,因其可获得降低乳腺癌风险的额外益处。另外,携带 BRCA 基因的人群 60 岁之后仍有 15% 的卵巢癌风险,因此对于年龄较大的卵巢完好的妇女也可预防性切除卵巢及双侧输卵管[125]。

有 Lynch 综合征相关的基因突变而预防性切除子宫的妇女仍有 10%～12% 的卵巢癌发病率,因此我们也建议切除她们的卵巢[126]。

双侧输卵管卵巢切除不仅可以降低卵巢癌的发病率[127],一些研究还发现其可以显著降低对卵巢癌的担心和焦虑。卵巢切除有潜在的益处但必须权衡其利弊,包括近期及远期手术风险、更年期提前对身体和心理上的影响、与过早雌激素和孕激素消退相关的心血管疾病与骨质疏松症[128]。尽管绝经后妇女联合使用雌激素和孕激素替代治疗后乳腺癌的风险比普通人群高,一项短期随访研究发现,携带 BRCA1/2 基因突变的妇女双侧输卵管卵巢预防性切除后行 HRT 治疗,并未增加乳腺癌的发病风险。Mayo 临床研究数据显示 50 岁以下预防性切除双侧输卵管卵巢的妇女,其乳腺癌的发病率没有升高[129]。有意愿接受预防性卵巢切除的妇女,我们应该告知她们术后可能发生的短期及长期并发症、术后激素替代治疗的利弊及少数患原发性腹膜癌的潜在风险。

许多证据证明卵巢癌发生于输卵管伞端,我们推荐根治性输卵管伞端切除。原理是完全切除双侧输卵管将去除输卵管癌前病变的起源,这可能导致浆液性卵巢癌发生。另外,输卵管的切除会阻止任何子宫内膜组织到达卵巢或腹腔[130,131]。由于这种方法的有效性缺乏前瞻性研究的证实,而确有一部分卵巢癌并不是起源于卵巢囊肿。根治性输卵管切除是目前提倡的一种暂时性手段,其可使携带 BRCA1/2 基因的妇女体内卵巢激素的释放延长,因此推迟过早绝经的发生。

病例对照及队列研究均表明输卵管结扎可降低卵巢癌的风险。护理健康研究表明输卵管结扎与卵巢癌有显著的负相关,在对比年龄、口服避孕药和生产后其相对风险(RR)是 0.33 (95%CI:0.16～0.64)[132]。一项包含 13 个病例对照研究、回顾性分析和前瞻性研究的 Meta 分析表明:输卵管结扎可以使浸润性上皮性卵巢癌的发生率降低 34%(RR 0.66,95% CI:0.60～0.73)[107]。一项对全球 BRCA1/2 基因携带者的队列研究表明,输卵管结扎可以使 BRCA1 基因携带者[133]患卵巢癌的概率降低 52%。可能机制包括局部或循环激素改变、卵巢致癌物质减少、炎症反应的减少。相当一部分的卵巢癌起源于输卵管,而输卵管结扎之所以能降低卵巢癌发生,是因为它能降低输卵管伞端的血供。尽管输卵管结扎的保护效应比较可靠,但是对于有卵巢癌风险的妇女来讲,腹腔镜双侧输卵管卵巢切除术仍是一个相对更好的选择。

由于卵巢癌高危妇女双侧输卵管卵巢切除可以降低卵巢的患病风险,因此提倡对所有良性病变切除子宫的妇女同时常规切除卵巢。然而,对患有子宫良性病变切除子宫的非卵巢高风险妇女同时切除卵巢,并无相关数据支持,且过早手术性绝经对心血管和代谢负面影响超过了它的潜在益处[134,135]。

(李 伟 王 景 冯绣程)

## 9.4 子宫内膜癌的预防

子宫内膜癌是累及女性生殖系统的最常见的恶性肿瘤之一,在我国其发病率仅次于宫颈癌,居第二位。而在美国和欧洲,其发病率高居女性生殖系统癌症的首位。在美国,子宫内膜癌是最常见的妇科癌症。每年超过45 000例新病例被诊断为子宫内膜癌,8 100 名妇女死于子宫内膜癌。与许多癌症不同,子宫内膜癌的发病率与死亡率都在增加,发病风险是 3%,死亡风险为 16%[136,137]。肥胖的流行被认为与子宫内膜癌发病率增加有关[138]。全世界估计每年有 28 7900 人被诊断为子宫内膜癌[139]，相对的低死亡率与早期诊断以及早期治疗有关。Ⅰ型子宫内膜癌（子宫内膜样癌）最主要的危险因素是年龄、未育、初潮年龄过早、绝经年龄过晚、肥胖、长期使用抗雌激素替代治疗、多囊卵巢综合征、他莫昔芬的使用，都被认为通过雌激素诱发子宫内膜增殖导致增生与恶变。与糖尿病、高血压及甲状腺疾病相关的风险，被认为可能与激素增长方式的改变有关。一些和子宫内膜癌相关的遗传综合征也存在。有与 DNA 种系突变基因修复有关的 HNPCC 或 Lynch 综合征的妇女，有 40%～60%患子宫内膜癌的风险，且被诊断为子宫内膜癌的平均年龄接近 50 岁。

Lynch 综合征的基因甲基化所致的基因沉默同样被认为增加了子宫内膜癌的风险[140]。

子宫内膜癌是 Cowden 综合征的一个组成部分，估计 *PTEN* 基因突变约占子宫内膜癌发病风险的 6%，大多发病年龄为 38 岁至 59 岁[115]。2 型浆液性子宫内膜癌不常见，且与雌激素的暴露无关。其预防方法如下[141]。

### 9.4.1　风险规避与保护措施

在发达国家，接近 40%的子宫内膜癌与肥胖相关。保持理想体重、经常锻炼身体、控制一些与子宫内膜癌相关的疾病（肥胖、高血压及甲状腺疾病）是降低疾病风险的做法。身体锻炼可以控制、阻止或逆转体重的增加，提高胰岛素敏感性和降低循环雌激素水平可以使子宫内膜癌风险降低 22%[142]。他莫昔芬的规范性化疗可以使乳腺癌的高发病风险降低。他莫昔芬在乳腺腺上皮中可以对抗雌激素，这种对抗作用同样存在于子宫内膜，增加绝经后妇女的出血、子宫内膜增生、子宫内膜息肉及子宫内膜癌的风险。尽管已经确定的人数较少，但是在国际乳腺外科辅助和肠保护组织、乳腺癌预防试验组织中，他莫昔芬组妇女比使用安慰剂妇女子宫内膜癌的发病风险的相对风险为 2.53（95%CI：1.35～4.97），与

50 岁及以上妇女相比 4.01（95%CI：1.70～10.90）。人们在使用他莫昔芬降低乳腺癌风险的同时，必须考虑它同时可以增加子宫内膜癌的双倍风险[143]。人们在使用他莫昔芬降低乳腺癌风险的时候，应该认真衡量它具有增加子宫内膜癌的双倍风险，然后再做出决定[144]。如果是 40 岁左右的中年妇女，月经多或频，已排除功能性子宫出血，或绝经后阴道出血，则提示有子宫内膜增生或子宫内膜癌的可能，应及时实施分段诊刮，明确诊断。

### 9.4.2　化学预防

激素替代治疗组成成分雌激素中增加黄体激素，可以消除其导致子宫内膜癌增加的风险。黄体激素在增长抑制、组织平衡及对抗雌激素对子宫内膜的效应方面可经多种途径实现，因此可以阻止内膜增生的发展。口服避孕药中雌激素与孕激素的联合应用可以使子宫内膜癌的发病风险减少 50%，尽管这种效果在肥胖妇女中并不清楚[145]。口服孕激素被长时间用于逆转癌前病变的增生及阻止子宫内膜癌的发展[137]。宫内节育器孕激素的释放，说明它在局部可治疗子宫内膜病变，在系统治疗上也有备用的效应，其在早期子宫内膜癌想保留生育功能的妇女及服用他莫昔芬作为乳腺癌的辅助治疗的妇女中作为口服孕激素的替代治疗[141,146]。

### 9.4.3　治疗子宫内膜不典型增生

内膜增生分为以下 4 种：简单增生、复杂增生、简单不典型增生和复杂不典型增生。尽管复杂不典型增生与高分化内膜癌很难鉴别，但是把它们区分对待是很重要的，因为它们有不同的预后。间质浸润是判断癌变最重要的组织学标准。Kurman 及其同事[147]回顾研究了 170 例不同类型的内膜增生，他们至少在 1 年内没有接受任何治疗措施。进展为癌的风险分别为简单增生 1%、复杂增生 3%、简单不典型增生 8%、复杂不典型增生 29%。简单不典型增生和复杂不典型增生进展为癌的风

险差异无统计学意义。细胞的不典型性是进展为癌的重要因素,不伴细胞不典型的增生仅2%进展为癌,而不典型增生有23%进展为癌。不典型增生的程度,上皮受累以及分裂的程度并不直接与进展相关。

由于不典型增生有相对较高的机会进展为癌,因此对于绝经后期和不再需要生育的妇女,子宫切除是首选的处理,同时也消除了与内膜增生相关的阴道出血。而对于年轻的、有生育要求的绝经前妇女,有必要考虑保守处理。对这些妇女首先要借助宫颈扩张及刮宫术(D&C)和对比增强的核磁共振进行综合评估。对不典型增生或Ⅰ级内膜样腺癌局限于内膜且没有淋巴管浸润及宫外疾病的妇女也可考虑保守治疗。尽管有潜在患癌风险,大多数隐性的恶性肿瘤处于早期可治愈且对保守治疗反应良好[148-150]。同样的,不典型增生倾向于持续存在或逆转,即使它们开始向癌进展,通常也是可以治愈的[147]。因此,对于这些有生育要求的妇女,如果她们了解各种潜在风险,会倾向于选择保守治疗,而治愈后她们大多都能正常生育。

不典型增生和早期内膜样腺癌主要涉及孕激素以及其他药物的联合处理,目前有许多预防方案可供选择(表9-1)。应用最广的是醋酸甲地孕酮和醋酸甲羟孕酮。

孕激素治疗内膜不典型增生50%～90% CR,余下的病例则表现为长期维持不典型增生,极少进展为癌[148-151]。Ferenczy 和 Gelfand 报道在初次诊断子宫内膜不典型增生后采取孕激素治疗有25%的风险在2～7年内(平均5.5年)进展为癌[152]。Perez-Medina 报道5年内5%风险进展为癌且都是高分化、预后良好[151]。但是目前大多数长期随访研究都没有发现内膜不典型增生经孕激素治疗以后进展为癌[148]。孕激素最佳治疗方案还没有确定,但较合理的是从目前最常用的药物开始,甲地孕酮每天40mg至少每个月14天,注意其不良反应。每3～6个月内膜取样,结果不清楚时应行D&C。

表 9-1　内膜不典型增生和高分化早期内膜样腺癌的保守治疗方案

| 药物 | 剂量/方案 | 疗程/月 |
| --- | --- | --- |
| 醋酸甲地孕酮 | 单用每天40～400mg,口服,或联合促排卵药,OCPs,MPA | 2～18 |
| 醋酸甲羟孕酮(MPA) | 单用每天10～80mg,口服,每月或10～14天<br>联合促排卵药,他莫昔芬500mg<br>每周肌内注射及曲谱瑞林 | 1.5～24<br>3(MPA) |
| 羟孕酮制剂 | 50～200mg每周肌内注射,每天或500mg每周肌内注射,每周2次 | 6～12 |
| 去乙酰环丙氯地黄体酮 | 50mg口服,每天 | 1 |
| 醋酸炔诺酮 | 1mg口服,每天 | 2～3 |
| 口服避孕药(OCPs) | — | 12 |
| 曲谱瑞林 | 肌内注射,每月联合MPA | 6(曲谱瑞林) |
| 达那唑 | 每天400mg | 3～6 |
| 枸橼酸氯米芬 | 11～18周期后加入IVF少许 | — |
| 溴隐亭 | 10mg肌内注射,每天 | 6 |

(冯绣程　王　景　李　伟)

# 参 考 文 献

[1] MARB, D. Cancer prevention strategies[M]//RICHARD R. B, ANDREW B, MAURIE M. wolters kluwes. 2013:115-128.

[2]魏丽慧.宫颈癌的流行病学及防治策略[M]//魏丽慧,吴绪峰.宫颈病变三阶梯诊断.武汉:湖北

科学技术出版社,2018:2-3.

[3]GUSTAFSSON L,SPAREN P,GUSTAFSSON M,et al. Efficiency of organized and opportunistic cytological screening for cancer in situ of the cervix[J]. Br J Cancer,1995,72:498-505.

[4]LAARA E,DAY N E,HAKAMA M. Trends in mortality from cervical cancer in the Nordic countries:Association with organized screening programmes[J]. Lancet,1987,1:1 247-1 249.

[5]ANDERSON G H,BENEDET J L,LE RICHE J C,et al. Invasive cancer of the cervix in British Columbia:a review of the demography and screening histories of 437 cases seen from 1985—1988[J]. Obstet Gynecol,1992,80:1-4.

[6]PATNICK J. Cervical cancer screening in England [J]. Eur J Cancer,2000,36:2 205-2 208.

[7]ANON. Population screening for cervical cancer in The Netherlands:a report by the evaluation committee[J]. Int J Epidemiol,1989,18:775-781.

[8]SASIENI P,ADAMS J. Effect of screening on cervical cancer mortality in England and Wales:Analysis of trends with an age period cohort model [J]. BMJ,1999,318:1 244-1 245.

[9]WRIGHT V C,RIOPELLE M A. Age at beginning of coitus versus chronologic age as a basis for Papanicolaou smear screening:An analysis of 747 cases of preinvasive disease[J]. Am J Obstet Gynecol,1984,149:824-830.

[10]WOODMAN C B,COLLINS S,WINTER H,et al. Natural history of cervical human papillomavirus infection in young women:a longitudinal cohort study[J]. Lancet,2001,357:1 831-1 836.

[11]COLLINS S,MAZLOOMZADEH S,WINTER H,et al. High incidence of cervical human papillomavirus infection in women during their first sexual relationship [J]. Br J Obstet Gynecol,2002,109:96-98.

[12]QUINN M,BABB P,JONES J,et al. Effect of screening on incidence of and mortality from cancer of cervix in England:Evaluation based on routinely collected statistics[J]. BMJ,1999,318:904-908.

[13]GUSTAFSSON L,SPAREN P,GUSTAFSSON M,et al. Low dfficiency of cytologic screening for cancer in situ of the cervix in older women[J]. Int J Cancer,1995,63:804-809.

[14]ROYAL COLLEGE OF OBSTETRICIANS AND GYNECOLOGISTS. Report of the Intercollegiate Working Party on Cervical Cytology Screening[M]. London:RCOG,1987.

[15]CRUICKSHANK M E. Is cervical screening necessary in older women? [J]. Cytopathology,2001,12:351-353.

[16]VAN WIJNGAARDEN W J,DUNCAN I D. Upper age limit for cervical screening[J]. BMJ,1993,306:1 409-1 410.

[17]SHERLAW-JOHNSON C,GALLIVAN S,Jenkins D. Withdrawing low risk women from cervical screening programmes:Mathematical modellin study[J]. BMJ,1999,318:356-360.

[18]CUZICK J,BEVERLEY E,HO L,et al. HPV testing in primary screening of older women[J]. Br J Cancer,1999,81:554-558.

[19]CLARKE E A,HILDITCH S,ANDERSON T W. Optimal frequency of screening for cervical cancer:A Toronto case-control study[J]. IARC Sci Publ,1986,76:125-131.

[20]MACGREGOR J E,CAMPBELL M K,MANN E M,et al. Screening for cervical intraepithelial neoplasia in north east Scotland shows fall in incidence and mortality from invasive cancer with concomitant rise in preinvasive disease[J]. BMJ,1994,308:1 407-1 411.

[21]SASIENI P D,CUZICK J,LYNCH-FARMERY E. Estimating the efficacy of screening by auditing smear histories of women with and without cervical cancer. The National Co-ordinating Worl for cervical Screening Working Group[J]. Br J Cancer,1996,73:1 001-1 005.

[22]HERBERT A,STEIN K,BRYANT T N,et al. Relation between the incidence of invasive cervical cancer and the screening interval:Is a five year interval too long? [J]. J Med Screen,1996,3:140-145.

[23]HAKAMA M,CHAMBERLAIN J,DAY N E,et al. Evaluation of screening programmes for gynaecological cancer[J]. Br J Cancer,1985,52:669-673.

［24］EDDY D M. The frequency of cervical cancer screening：Comparison of a mathematical model with empirical data［J］. Cancer，1987，60：1 117-1 122.

［25］PAPANICOLAOU G N，TRAUT H F. The diagnostic value of vaginal smear in carcinoma of the uterus［J］. Arch Pathol Lab Med，1997，121：211-224.

［26］NANDA K，MCCRORY D C，MYERS E R，et al. Accuracy of the Papanicolaou test in screening for and follow-up of cervical cytologic abnormalities：A systematic review［J］. Ann Intern Med，2000，132：810-819.

［27］SOOST H J，LANGE H J，LEHMACHER W，et al. The validation of cervical cytology：Sensitivity，specificity and predictive values［J］. Acta Cytol，1991，35：8-14.

［28］HUTCHINSON M L，ZAHNISER D J，SHERMAN M E，et al. Utility of liquid-based cytology for cervical carcinoma screening：Results of a population-based study conducted in a region of Costa Rica with a high incidence of cervical carcinoma［J］. Cancer，1999，87：48-55.

［29］FERRIS D G，HEIDEMANN N L，LITAKER M S，et al. The efficacy of liquid-based cervical cytology using direct-to-vial sample collection［J］. J Fam Pract，2000，49：1 005-1 011.

［30］RICHART R M. Screening：the next century［J］. Cancer，1995，76：1 919-1 927.

［31］WRIGHT T C JR，LORINCZ A，FERRIS D G，et al. Reflex human papillomavirus deoxyribonucleic acid testing in women with abnormal Papanicolaou smears［J］. Am J Obstet Gynecol，1998，178：962-966.

［32］HERBERT P. Brave new technologies issue：clever technology looking for a purpose［J］. BMJ，2000，321：51.

［33］AUSTIN R M. Implementing liquid-based gynecologic cytology：balancing marketing financial，and scientific issues［J］. Cancer，1998，84：193-196.

［34］ZUR HAUSEN H. Papillomaviruses in human cancers［J］. Proc Assoc Am Physicians，1999，111：581-587.

［35］WALBOOMERS J M，JACOBS M V，MANOS M M，et al. Human papillomavirus is a necessary cause of invasive cervical cancer world-wide［J］. J Pathol，1999，189：12-19.

［36］ZUR HAUSEN H. Papillomaviruses and cancer：from basic studies to clinical application［J］. Nat Rev Cancer 2002，2：342-350.

［37］RATNAM S，FRANCO E L，FERENCZY A. Human papillomavirus testing for primary screening of cervical cancer precursors［J］. Cancer Epidemiol Biomarkers Prev，2000，9：945-951.

［38］SCHIFFMAN M，HERRERO R，HILDESHEIM A，et al. HPV DNA testing in cervical cancer screening：results from women in a high-risk province of Costa Rica［J］. JAMA，2000，283：87-93.

［39］WRIGHT T C JR，DENNY L，KUHN L，et al. HPV DNA testing of self-collected vaginal samples compared with cytologic screening to detect cervical cancer［J］. JAMA，2000，283：81-86.

［40］SALOW D，SOLOMEN D，LAWSON HW，et al. American cancer society，American society for colposcopy and cervical pathology，and American society of clinical pathology screening guidelines for the prevention and early detection of cervical cancer［J］. CA Cancer J Clin，2012，62：147-172.

［41］MANDELBLATT J S，LAWRENCE W F，WOMACK S M，et al. Benefits and costs of using HPV testing to screen for cervical cancer［J］. JAMA，2002，287：2 372-2 381.

［42］DUNCAN I. The case against routine HPV testing in cervical screening［J］. Sex Transm Infect，1998，74：457.

［43］FERRIS D G，WRIGHT T C JR，LITAKER M S，et al. Triage of women with ASCUS and LSIL on Pap smear reports：Management by repeat Pap smear，HPV DNA testing，or colposcopy？［J］. J Fam Pract，1998，46：125-134.

［44］NOBBENHUIS M A，MEIJER C J，VAN DEN BRULE A J，et al. Addition of high-risk HPV testing improves the current guidelines on follow-up after treatment for cervical intraepithelial neoplasia［J］. Br J Cancer，2001，84：796-801.

［45］JOHNSON S J，WADEHRA V. How predictive is a cervical smear suggesting invasive squamous cell carcinoma? [J]. Cytopathology, 2001, 12: 144-150.

[46]LEESON S C, INGLIS T C, SALMAN W D. A study to determine the underlying reason for abnormal glandular cytology and the formulation of a management protocol[J]. Cytopathology, 1997, 8:20-26.

[47] CULLIMORE J S J. The abnormal glandular smear: cytologic prediction, colposcopic correlation and clinical management[J]. J Obstet Gynecol, 2000, 20:403-407.

[48]BIGRIGG M A, CODLING B W, PEARSON P, et al. Colposcopic diagnosis and treatment of cervical dysplasia at a single clinic visit: experience of low-voltage diathermy loop in 1 000 patients [J]. Lancet, 1990, 336:229-231.

[49]SOUTTER W P, WISDOM S, BROUGH A K, et al. Should patients with mild atypia in a cervical smear be referred for colposcopy? [J]. Br J Obstet Gynaecol, 1986, 93:70-74.

[50]ANDERSON D J, FLANNELLY G M, KITCHENER H C, et al. Mild and moderate dyskaryosis: can women be selected for colposcopy on the basis of social criteria? [J]. BMJ, 1992, 305:84-87.

[51]SOUTTER W P, WISDON S, BROUGH A K, et al. Should patients with mild atypia in a cervical smear be referred for colposcopy? [J]. Br J Obstet Gynecol, 1986, 93:70-74.

[52]BAILEY J, CYMET TC. Planning for the HPV vaccine and its impact on cervical cancer prevention[J]. Compr Ther. 2006; 32 (2):102-105.

[53]LOWE RS, BROWN DR, BRYAN JT, et al. Human papillomavirus type 11 (HPV-11) neutralizing antibodies in the serum and genital mucosal secretions of African green monkeys immunized with HPV-11 virus-like particles expressed in yeast[J]. J Infect Dis. 1997; 176 (5):1 141-1 145.

[54]PALKER TJ, MONTEIRO JM, MARTIN MM, et al. Antibody, cytokine and cytotoxic T lymphocyte responses in chimpanzees immunized with human papillomavirus virus—like particles [J]. Vaccine, 2001; 19 (27):3 733-3 743.

[55]THE GLAXOSMITHKLINE VACCINE HPV-007 STUDY GROUP. Sustained efficacy and immunogenicity of the human papillomavirus (HPV) -16/18 AS04-adjuvanted vaccine: analysis of a randomized placebo—controlled trial up to 6. 4 years[J]. Lancet, 2009, 374:1 975-1 985.

[56]MAO C, KOUTSKY LA, AULT KA, et al. Efficacy of human papillomavirus — 16 vaccine to prevent cervical intraepithelial neoplasia: a randomized controlled trial [J]. Obstet Gynecol, 2006, 107 (1):18-27.

[57]SHI L, SINGS HL, BRYAN JT, et al. Gardasil: prophylactic human papillomavirus vaccine development—from bench top to bed—side[J]. Clin Pharmacol Ther, 2007, 81 (2):259-264.

[58]FUTURE II STUDY GROUP. Quadrivalent vaccine against human papillomavirus to prevent high—grade cervical lesions[J]. N Engl J Med, 2007, 356 (19):1 915-1 927.

[59]JOURA EA, LEODOLTER S, HERNANDEZ-AVILA M, et al. Efficacy of a quadrivalent prophylactic human papillomavirus (types 6, 11, 16, and18) L1 virus-like-particle vaccine against high— grade vulval and vaginal lesions: a combined analysis of three randomised clinical trials [J]. Lancet, 2007, 369 (9574):1 693-1 702.

[60]CASTELLSAGUE X, MUN N, PITSUT-TITHUM P, et al. End—of study safety, immunogenicity, and efficacy of quadrivalent HPV (types 6, 11, 16, 18) recombinant vaccine in adult women 24-45 years of age[J]. Br J Cancer, 2011, 105:28-37.

[61]KOHLI M, FERKO N, MARTIN A, et al. Estimating the long—term impact of a prophylactic human papillomavirus 16/18 vaccine on the burden of cervical cancer in the UK[J]. Br J Cancer, 2007, 96 (1):143-150.

[62]GRANT LA, DUNNE EF, CHESSON H, et al. Considerations for human papillomavirus (HPV) vaccination of mid—adult women in the United states[J]. Vaccine, 2011, 29:2 365-2 370.

[63]ALBERTS DS, BARAKAT RR, DALY M, et al. Prevention of gynecologic malignancies [M]// GERSHENSON DM, MCGUIRE WP, GORE M, et al. Gynecologic Cancer Controversies in Management. Philadelphia: Elsevier Ltd, 2004:

883-919.

[64]ZOU C,LIU H,FEUGANG JM,et al. Green tea compound in chemoprevention of cervical cancer [J]. Int J Gynecol Cancer,2010,20 (4):617-624.

[65]MEYSKENS FL Jr,SURWIT E,MOON TE,et al. Enhancement of regression of cervical intraepithelial neoplasia II（moderate dysplasia）with topically applied all－trans－retinoic acid:a randomized trial[J]. J Natl Cancer Inst,1994,86 (7):539-543.

[66]ANON. Prevention of cancer in the next millennium: report of the Chemoprevention Working Group to the American Association for Cancer Research[J]. Cancer Res,1999,59:4 743-4 758.

[67]SIZEMORE N,CHOO C K,ECKERT R L,et al. Transcriptional regulation of the EGF receptor promotor by HPV16 and reinoic acid in human ectocervical epithelial cells[J]. Exp Cell Res, 1998,244:349-356.

[68]DING Z,GREEN A G,YANG X,et al. Retinoic acid inhibits telomerase activity and downregulates expression but does not affect splicing of hTERT:Correlation with cell growth rate inhibition in an in vitro cervical carcinogenesis / multidrug resistance model[J]. Exp Cell Res,2002, 272:185-191.

[69]BORGER D R,MI Y,GESLANI G,et al. Retinoic acid resistance at late stages of human papillomavirus type 16-mediated transformation of human keratinocytes arises despite intact retinoid signaling and is due to a loss of sensitivity to transforming growth factor-beta[J]. Virology, 2000,270:397-407.

[70]MEYAKENS F L JR,GRAHAM V,CHVAPIL M,et al. A phase I trial of beta-all-trans-retinoic acid delivered via a collagen sponge and a cervical cap for mild or moderate intraepithelial cervical neoplasia[J]. J Natl Cancer Inst,1983,71:921-925.

[71]SURWIT E A,GRAHAM V,DROEGEMUELLER W,et al. Evaluation of topically applied trans-retinoic acid in the treatment of cervical intraepithelial lesions[J]. Am J Obstet Gynecol, 1982,143:821-823.

[72]WEINER S A,SURWIT E A,GRAHAM V E, et al. A phase I trial of topically applied trans-retinoic acid in cervical dysplasia-clinical efficacy [J]. Invest New Drugs,1986,4:241-244.

[73]MEYSKENS F L JR,SURWIT E,MOON T E, et al. Enhancement of regression of cervical intraepithelial neoplasia II with topically applied all-trans-retinoic acid:a randomized trial[J]. J Natl Cancer Inst,1994,86:539-543.

[74]FOLLEN M,ATKINSON E N,SCHOTTENFELD D,et al. A randomized clinical trial of 4-HPR for high-grade squamous intraepithelial lesions of the cervix[J]. Clin Cancer Res,2001,7: 3 356-3 365.

[75]KANETSKY P A,GAMMON M D,MANDELBLATT J,et al. Dietary intake and blood levels of lycopene:Association with cervical dysplasia among non-Hispanic, black women [J]. Nutr Cancer,1998,31:31-40.

[76]NAGATA C,SHIMIZU H,YOSKIKAMA H,et al. Serum carotenoids and vitamins and risk of cervical dysplasia from a case-control study in Japan[J]. Br J Cancer,1999,81:1 234-1 237.

[77]SCHIFF M A,PATTERSON R E,BAUMGARTNER R N,et al. Serum carotenoids and risk of cervical intraepithelial neoplasia in Southwestern American Indian women[J]. Cancer Epidemiol Biomarkers Prev,2001,10:1 219-1 222.

[78]GRUBBS C J,STEELE V E,CASEBOLT T,et al. Chemoprevention of chemically-induced mammary carcinogenesis by indole-3-carbinol[J]. Anticancer Res,1995,15:709-716.

[79]KEEFE K A,SCHELL M J,BREWER C,et al. A randomized,double blind,phase Ⅲ trial using oral beta-carotene supplementation for women with high-grade cervical intraepithelial neoplasia [J]. Cancer Epidemiol Biomarkers Prev,2001, 10:1 029-1 035.

[80]WEISS G R,LIU P Y,ALBERTS D S,et al. 13-cis-Retinoic acid or all-trans-retinoic acid plus interferon-alpha in recurrent cervical cancer:A Southwest Oncology Group phase Ⅱ randomized trial[J]. Gynecol Oncol,1998,71:386-390.

[81]BROWN AJ,TRIMBLE CL. New technologies or

cervical cancer screening[J]. Best Pract Res Clin Obstet Gynaecol, 2011. doi: 10. 1016/ j. bpobgyn. 2011. 11. 001.

[82]SPITZER M, APGAR BS, BROTZMAN GL. Management of histologic abnormalities of the cervix. Am Fam Physician. 2006; 73 (1): 105-112.

[83]WRIGHT TC Jr, COX JT, MASSAD LS, et al. 2001 Consensus guidelines for the management of women with cervical intraepithelial neoplasia [J]. J Low Genit Tract Dis, 2003, 7 (3): 154-167.

[84]JEMAL A, THOMAS A, MURRAY T, et al. Cancer statistics, 2002[J]. CA Cancer J Clin Oncol, 2002, 52: 23-47.

[85]RIES L A G, EISNER M P, KOSARY C L, et al. SEER Cancer Statistics Review, 1973—1998 [M]. Bethesda: National Cancer Institute, 2001.

[86]HANNA L, ADAMS M. Prevention of ovarian cancer[J]. Best Pract Res Clin Obstet Gynaecol, 2006, 20 (2): 339-362.

[87]NEZHAT F, DATTA MS, HANSON V, et al. The relationship of endometriosis and ovarian malignancy: a review[J]. Fertil Steril, 2008, 90 (5): 1 559-1 570.

[88]REBBECK TR, KAUFF ND, DOMCHEK SM. Meta-analysis of risk reduction estimates associated with risk-reducing salpingo-oophorectomy in BRCA1 or BRCA2 mutation carriers[J]. J Natl Cancer Inst, 2009, 101: 80-87.

[89]CELENTANO V, LUGLIO G, ANTONELLI G, et al. Prophylactic surgery in Lynch syndrome [J]. Tech Coloproctol, 2011, 15: 129-134.

[90]MAEGREGOR J E, CAMPBALL M K, MANN E M, et al. Soreening for cervivcal intraepithelial neoplasia in north east Scotland shows fall in incidena and mortalitg from invasive cancer with concomitant rise in preinvasive diseast[J]. BMJ, 1994, 308: 1 407-1 411.

[91]BOUCHER D, TETU B. Morphologic prognostic factors of malignant mixed mullerian tumors of the ovary a clinicopathologic study of 15 cases [J]. Int J Gynecol Pathol, 1994, 13: 22.

[92]KARLAN B Y, PLATT L D. The current status of ultrasound and color Doppler imaging in screening for ovarian cancer[J]. Gynecol Oncol, 1994, 55: 528.

[93]OLT G J, BERCHUCK A, BAST R C. Gynecologic tumor markers [J]. Semin Sury Oncol, 1990, 6: 305.

[94]WHITEMAN DC, MURPHY MF, COOK LS, et al. Multiple births and risk of epithelial ovarian cancer[J]. J Natl Cancer Inst, 2000, 92 (14): 1 172-1 177.

[95]PIKE MC, PEARCE CL, WU AH. Prevention of cancers of the breast, endometrium and ovary [J]. Oncogene, 2004, 23 (38): 6 379-6 391.

[96]BARNES MN, GRIZZLE WE, GRUBBS CJ, et al. Paradigms for primary prevention of ovarian carcinoma[J]. CA Cancer J Clin, 2002, 52 (4): 216-225.

[97]RISCH HA, MARRETT LD, HOWE GR. Parity, contraception, infertility, and the risk of epithelial ovarian cancer[J]. Am J Epidemiol, 1994, 140 (7): 585-597.

[98]ROSENBLATT KA, THOMAS DB. Lactation and the risk of epithelial ovarian cancer. The WHO collaborative study of neoplasia and steroid contraceptives[J]. Int J Epidemiol, 1993, 22 (2): 192-197.

[99]AURANEN A, HIETANEN S, SALMI T, et al. Hormonal treatments and epithelial ovarian cancer risk[J]. Int J Gynecol Cancer, 2005, 15 (5): 692-700.

[100]TUNG KH, WILKENS LR, WU AH, et al. Association of dietary vitamin A, carotenoids, and other antioxidants with the risk of ovarian cancer[J]. Cancer Epidemiol Biomarkers Prev, 2005, 14 (3): 669-676.

[101]ZHANG M, D'ARCY C, HOLMAN J, et al. Intake of specific carotenoids and the risk of epithelial ovarian cancer[J]. Br J Nutr, 2007, 98: 187-193.

[102]WEIDERPASS MA, MARGOLIS KL, SANDIN S, et al. Prospective study of physical activity in different periods of life and the risk of ovarian cancer[J]. Int J Cancer, 2006, 118 (12): 3 153-3 160.

[103]ROSSING MA, CUSHING-HAUGHER KL, WICKLUND KG, et al. Recreational physical activity and risk of epithelial ovarian cancer[J]. Cancer Causes Control, 2010, 21:485-491.

[104]RODRIGUEZ-BURFORD C, BARNES MN, OELSCHLAGER DK, et al. Effects of nonsteroidal anti-inflammatory agents (NSAIDS)on ovarian carcinoma cell lines: preclinical evaluation of NSAIDS as chemopreventive agents[J]. Clin Cancer Res, 2002, 8 (1):202-209.

[105]SALVADOR S, GILKB, KOBEL M, et al. The fallopian tube: primary site of most pelvic high grade serous carcinomas[J]. Int J Gynecol Cancer, 2009, 19(1):58-64.

[106]RODRIGUEZ GC, NAGARSHETH NP, LEE KL, et al. Progestin-induced apoptosis in the Macaque ovarian epithelium: differential regulation of transforming growth factor-beta[J]. J Natl Cancer Inst, 2002, 94 (1):50-60.

[107]WHITTEMORE AS, BALISE RR, PHAROAH PD, et al. Oral contraceptive use and ovarian cancer risk among carriers of BRCA1 or BRCA2 mutations[J]. Br J Cancer, 2004, 91 (11):1 911-1 915.

[108]ANTONIOU AC, ROOKUS M, ANDRIEU N, et al. Reproductive and hormonal factors, and ovarian cancer risk for BRCA1 and BRCA2 mutation carriers: results from the International BRCA1 / 2 Carrier Cohort Study[J]. Cancer Epidemiolo Biomarkers Prev, 2009, 18 (2 ):601-610.

[109]BREWER MA, JOHNSON K, FOLLEN M, et al. Prevention of ovarian cancer: intraepithelial neoplasia[J]. Clin Cancer Res, 2003, 9 (1):20-30.

[110]DE PALO G, VERONESI U, CAMERINI T, et al. Can fenretinide protect women against ovarian cancer? [J]. J Natl Cancer Inst, 1995, 87 (2):146-147.

[111]CAMPBELL MJ, PARK S, USKOKOVIC MR, et al. Expression of retinoic acid receptor-beta sensitizes prostate cancer cells to growth inhibition mediated by combinations of retinoids and a 19-nor hexafluoride vitamin D3 analog[J]. Endocrinolog, 1998, 139 (4):1 972-1 980.

[112]STUDZINSKI GP, MOORE DC. Sunlight-can it prevent as well as cause cancer? [J]. Cancer Res, 1995, 55 (18):4 014-4 022.

[113]LEFKOWITZ ES, GARLAND CF. Sunlight, vitamin D, and ovarian cancer mortality rates in US women[J]. Int J Epidemiol, 1994, 23 (6): 1 133-1 136.

[114]COOK LS, NEILSON H J, LORENZETTI, DL, et al. A systematic literature review of vitamin D and ovarian cancer[J]. Am J Obstet Gynecol, 2010, 203:70. e1-70 e8.

[115]MOYSICH KB, METTLIN C, PIVER MS, et al. Regular use of analgesic drugs and ovarian cancer risk[J]. Cancer Epidemiol Biomarkers Prev, 2001, 10 (8):903-906.

[116]RODRIGUEZ C, PATEL AV, CALLE EE, et al. Estrogen replacement therapy and ovarian cancer mortality in a large prospective study of US women [J]. JAMA, 2001, 285 (11):1 460-1 465.

[117]AKHMEDKHANOV A, TONIOLO P, ZELENIUCH-JACQUOTE A, et al. Aspirin and epithelial ovarian cancer[J]. Prev Med, 2001, 33 (6):682-687.

[118]GATES MA, TWOROGER SS, HECHT JL, et al. A prospective study of dietary flavonoid intake and incidence of epithelial ovarian cancer [J]. Int J Cancer, 2007, 121:2 225-2 232.

[119]KAUFF ND, DOMCHEK SM. FRIEBEL TM, et al. Risk-reducing salpingo-oophorectomy for the prevention of BRCA1 - and BRCA2-associated breast and gynecologic cancer: a multicenter, prospective study [J]. J Clin Oncol, 2008, 26:1 331-1 337.

[120]DOMCHEK SM, FRIEBEL TM, SINGER CE, et al. Association of risk-reducing surgery in BRCA1 or BRCA2 mutation carriers with cancer risk and mortality[J]. JAMA, 2010, 304 (9): 967-975.

[121]RABBAN JT, BARNES M, CHEN LM, et al. Ovarian pathology in risk-reducing salpingo-oophorectomies from women with BRCA mutations from women with BRCA mutations, emphasizing the differential diagnosis of occult primary and metastatic carcinoma[J]. Am J Surg Pathol, 2009, 33 (8 ):1 125-1 136.

[122]MANCHANDA R，ABDELRAHEIM A，JOHNSON M，et al. Outcome of risk-reducing salpingo-oophorectomy in BRCA carriers and women of unknown mutation status[J]. BJOG Int J Obstet Gynaecol，2011，118（7）：814-824.

[123]HIRST JE，GARD GB，MCILLROY K，et al. High rates of occult fallopian tube cancer diagnosed at prophylactic bilateral salpingo-oophorectomy[J]. Int J Gynecol Cancer，2009，19：826-829.

[124]FINCH A，BEINER M，LUBINSKI J，et al. Salpingo-oophorectomy and the risk of ovarian，fallopian tube，and peritoneal cancers in women with a BRCA1 or BRCA2 Mutation[J]. JAMA，2006，296（2）：185-192.

[125]VAN DER KOLK DM，DE BOCK GH，LEEGTE BK，et al. Penetrance of breast cancer，ovarian cancer and contralateral breast cancer in BRCA1 and BRCA2 families：high cancer Incidence at older age[J]. Breast Cancer Res Treat，2010，124：643-651.

[126]YANG KY，CAUGHEY AB，LITTLE SE，et al. A cost-effectiveness analysis of prophylactic surgery versus gynecologic surveillance for women from hereditary non-polyposis colorectal cancer（HNPCC）families[J]. Fam Cancer，2011，10：535-543.

[127]MICHELSON TM，DORUM A，DAHL AA. A controlled study of mental distress and somatic complaints after risk-reducing salpingo-oophorectomy In women at risk for hereditary breast ovarian cancer[J]. Gynecol Oncol，2009，113：128-133.

[128]FINCH A，METCALFE KA，CHIANG JK，et al. The impact of prophylactic salpingo-oophorectomy on menopausal symptoms and sexual function in women who carry a BRCA mutation[J]. Gynecol Oncol，2011，12：163-168.

[129]OLSON JE，SELLERS TA，ITURRIA SJ，et al. Bilateral oophorectomy and breast cancer risk reduction among women with a family history[J]. Cancer Detect Prev，2004，28（5）：357-360.

[130]LEBLANC E，NARDUCCI F，FARRE I. Radical fimbriectomy：a reasonable temporary risk-reducing surgery for selected women with a germ line mutation of BRCAL or 2 genes？[J]. Rationale and preliminary development. Gynecol Oncol，2011，121：472-476.

[131]GREEN MH，MAI PL，SCHWARTZ PE. Does bilateral salpingectomy with ovarian retention warrant consideration as a temporary bridge to ris-reducing bilateral oophorectomy in BRCA1／2 mutation carriers？[J]. Am J Obstet Gynecol，2011，204：19e1-6.

[132]HANKINSON SE，HUNTER DJ，COLDITZ GA，et al. Tubal ligation，hysterectomy，and risk of ovarian cancer. A prospective study[J]. JAMA，1993，270（23）：2 813-2 818.

[133]CIBULA D，WIDSCHWENDTER M，Majek O，et al. Tubal ligation and the risk of ovarian cancer：review and meta-analysis[J]. Hum Reprod Update，2011，17（1）：55-67.

[134]HICKEY M，AMBEKAR M，HAMMOND I. Should the ovaries be removed or retained at the time of hysterectomy for benign disease[J]. Hum Reprod Update，2010，16（2）：131-141.

[135]BEREK JS，CHALAS E，EEDLSON M，et al. Prophylactic and risk-reducing bilateral salpingo-oophorectomy：recommendations on risk of ovarian cancer[J]. Obstet Gynecol，2010，116（3）：733-743.

[136]LESLIE KK，THIEL KW，YANG S. Endometrial cancer：potential treatment and prevention with progestin-containing intrauterine devices[J]. Obstet Gynecol，2012，118（2）：419-420.

[137]YANG S，THIEL KW，LESLIE KK. Progesterone：the ultimate endometrial tumor suppressor[J]. Trends Endocrinol Metab，2011，22（4）：145-152.

[138]RICE LW. Hormone prevention strategies for breast，endometrial and ovarian cancers[J]. Gynecol Oncol，2010，118：202-207.

[139]JEMAL A，BRAY F，CENTER MM，et al. Global cancer statistics[J]. CA Cancer J Clin，2011，61：69-90.

[140]BACKES FJ，COHN DE. Lynch syndrome[J]. Clin Obstet Gynecol，2011，54（2）：199-214.

[141]BROWN AJ，WESTIN SN，BROADDUS RR，et

al. Progestin intrauterine device in an adolescent with grade 2 endometrial cancer[J]. Obstet Gynecol,2012,119 (2):423-426.

[142]MOORE SC,GIERACH GL,SCHATZKIN A, et al. Physical activity, sedentary behaviours, and the prevention of endometrial cancer[J]. Br J Cancer,2010,103:933-938.

[143]FREEDMAN AN,YU B,GAIL MH. et al. Benefit/risk assessment for breast cancer chemoprevention with raloxifene or tamoxifen for women age 50 years or older[J]. J Clin Oncol, 2011,29:2 327-2 333.

[144]GABRIEL EM,JATOI I. Breast cancer prevention[J]. Expert Rev Anticancer Ther,2012,12 (2):223-228.

[145]SCHMANDT RE,IGLESIAS DA,CO NN,et al. Understanding obesity and endometrial cancer risk:opportunities for prevention[J]. Am J Obstet Gynecol,2011,518-525.

[146]CHIN J,KONJE JC,HICKEY M. Levonorgestrel intrauterine system for endometrial protection in women with breast cancer on adjuvant tamoxifen[J]. Cochrane Database Syst Rev, 2009,(4):CD007245.

[147]KURMAN R J,KAMINSKI P F,NORRIS H J. The behavior of endometrial hyperplasia:a long-term study of"untreated"hyperplasia in 170 patients[J]. Cancer,1985,56:403-412.

[148]RANDALL T C, KURMAN R J. Progestin treatment of atypical hyperplasia and well-differentiated carcinoma of the endometrium in women under age 40[J]. Obstet Gynecol,1997, 90:434-440.

[149]HUNTER J E,TRITZ D E,HOWELL M G,et al. The prognostic and therapeutic implications of cytologic atypia in patients with endometrial hyperplasia[J]. Gynecol Oncol,1994,55:66-71.

[150]JANICEK M F,ROSENSHEIN N B. Invasive endometrial cancer in uteri resected for atypical endometrial hyperplasia [J]. Gynecol Oncol, 1994,52:373-378.

[151]PEREZ-MEDINA T,BAJO J,FOLGUEIRA G, et al. Atypical endometrial hyperplasia treatment with progestogens and gonadotropin-releasing hormone analogues:long-term follow-up [J]. Gynecol Oncol,1999,73:299-304.

[152]FERENCZY A, GELFAND M. The biologic significance of cytologic atypia in progestogen-treated endometrial hyperplasia[J]. Am J Obstet Gynecol,1989,160:126-131.

# 10 妇科肿瘤手术治疗的地位及其基本原则

## 10.1 妇科肿瘤手术治疗的地位[1]

尽管放疗、化疗是妇科癌症治疗过程中有潜力且有效果的治疗手段,但由于生理解剖学和肿瘤病理学特点,对多数恶性肿瘤的治疗仍以手术为主。手术可起到预防、诊断、分期、治疗、姑息治疗和生殖道重建的作用。

(1)早期诊断和预防:女性生殖道肿瘤的早期诊断和预防占有十分重要的地位。对阴道涂片异常的妇女,在阴道镜指示下行传统的宫颈切除、激光手术、冰冻或环形电切术(LEEP),可以保护功能和预防癌症。通过激光或局部切除来诊断和治疗外阴浸润前疾病,就有可能避免进展为浸润性疾病及与之相应的广泛性手术治疗。

恰当地治疗子宫内膜增生可有效地预防子宫内膜癌的发生。治疗方案需根据个体情况而定。绝经前的子宫内膜增生而无非典型增生的患者,可行黄体酮治疗,而绝经后的患者须行子宫切除术。如果是非典型增生患者,都应考虑子宫切除,但年轻且希望保留生育功能者仍可行黄体酮治疗。

至今,没有一项检查或早期症状可准确预示卵巢癌或输卵管癌的发生,亦不可能提前发现哪些部位发生转移,预防这些肿瘤发生的唯一方法是在其发生前切除卵巢和输卵管。这些妇女包括有卵巢癌家族史(特定部位癌瘤)、乳腺癌家族史或遗传性非息肉性结肠癌(Lynch Ⅱ型综合征)家族史的妇女,在生育后(40岁左右)应考虑切除卵巢或输卵管(如为Lynch Ⅱ型家族史妇女还应行子宫切除术),但必须经过严格的评估并考虑个人的意愿。

绝经后妇女,如因良性肿瘤行盆腔探查或子宫切除,应考虑切除卵巢和输卵管,以预防卵巢癌的发生。然而,绝经前的妇女是否同时切除卵巢和输卵管仍存在争议。一般不主张小于40岁的妇女切除输卵管和卵巢,除非有卵巢癌家族史者。45岁以前亦不考虑,45岁以上应建议切除,但要尊重个人的意愿。

(2)诊断与分期:妇科肿瘤的诊断需通过手术活检来确定,用活检钳咬取活体组织行病理检查可确定外阴肿瘤、阴道肿瘤和宫颈肿瘤的诊断,但宫颈微小浸润癌或浸润前癌需行切除活检,以确定肿瘤的严重程度或部位。细针抽吸活检经细胞学分析可确定肿瘤扩散的范围,但不能提供组织细胞学类型和分级。卵巢癌、输卵管癌、子宫内膜癌组织学诊断须行手术探查。

目前,外阴肿瘤、子宫内膜癌、卵巢癌的手术分期已由国际妇产科联盟(FIGO)制定。宫颈癌仍然沿用临床分期,但许多医疗中心也采用手术分期(剖宫术或腹腔镜)来拟定治疗方案。对于输卵管癌和子宫肉瘤的分期,FIGO尚未制定,但临床输卵管癌参照卵巢癌手术分期,子宫肉瘤参照子宫内膜癌的手术分期方法。表10-1列举了目前各种妇科肿瘤的分期方法。

已确定或怀疑为妇科肿瘤的患者应由训练有素的妇瘤科医生做首次手术,因为准确的诊断与分期对患者以后的治疗有显著的影响。MeGowen等发现,妇科医生和普外科医生对卵巢癌患者做的分期手术，与妇瘤科医生比较，常不充分。这些研究还发现，在医学院附属医院接受分期手术的患者有 66% 的人进行了充分的手术，而在社区医院只有大约 50%。Young 等报道早期卵巢癌有很高的生存率，但他们强调这些资料仅针对接受了充分手术分期的患者而言。

表 10-1　FIGO 妇科肿瘤分期方法

| 部位 | 分期 |
|------|------|
| 外阴 | 手术病理分期 |
| 阴道 | 临床分期 |
| 宫颈 | 临床分期 |
| 宫体（子宫内膜癌） | 手术－病理分期 |
| 宫体（肉瘤） | 无（大多数沿用子宫内膜癌分期方法） |
| 输卵管癌 | 无（大多数用卵巢癌手术病理分期） |
| 卵巢 | 手术－病理分期 |
| 妊娠滋养细胞肿瘤 | FIGO 分期（临床分期） |
|  | NIH 分类 |
|  | WHO 分类（根据危险因素） |

注：FIGO：国际妇产科联盟；NIH：国家健康协会；WHO：世界卫生组织。

除了解剖学的位置和疾病的分期之外，大多数的妇科恶性肿瘤的治疗计划还依赖于组织细胞学类型和组织学分级。手术医生的责任是向病理医生和细胞学医生提供完整的病史和他们希望从解剖学标本中获得的信息。病理医生和细胞学医生必须确保手术医生能从每个特殊标本提供的组织学诊断做出相应的处理。不应该由于他们之间交流失误而造成组织学或细胞学检查的错误。

（3）手术作为首次治疗：外阴、阴道和宫颈浸润前病变常选择手术治疗，局部切除既是诊断性的，又是治疗性的。手术切除仅限于肉眼可见的病灶和镜下病灶，而不需要切除大面积的正常组织。对这些器官的微小浸润病灶，广泛局部切除（包括 1～2c 正常组织边缘）是合适的。

局限性病变，如 I～Ⅲ 期外阴癌，I 期阴道癌和 I$_B$ 期、Ⅱ$_A$ 期宫颈癌常选择整块根治性切除原发肿瘤和区域性淋巴结。这样的手术本身是一种有效的治疗，不需辅助治疗，除非有高危因素存在。外阴癌的治疗有保守性倾向。这样可以保留正常组织，以免手术导致外形的改变。其他一些肿瘤，手术是有效的治疗而无须辅助治疗。如早期子宫内膜癌、I$_A$ 期卵巢癌和早期子宫肉瘤。术中的发现可能会决定术后须附加的治疗（通常称辅助治疗），如术中发现有隐匿性扩散（如阳性淋巴结）需行辅助治疗，因为其有高复发风险。

（4）手术联合其他治疗：在许多女性生殖系统肿瘤中，手术治疗是治疗的基础但有时单一应用，疗效并不好。晚期卵巢癌和输卵管癌首次细胞减灭术是重要的，但不予以辅助治疗则疗效差。术后化疗是肿瘤治疗方案的重要组成部分。对于高级别或深肌层浸润的 I 期或 Ⅱ 期子宫内膜癌患者，切除子宫十分重要。但术前或术后必须进行区域放疗，以保证患者得到最佳的治疗。

（5）手术作为补救治疗：有时对其他治疗方法失败的患者，手术切除可能是有效的。这种手术常常是广泛的，而且会导致某些功能损害。其他治疗失败后，根治性手术可能是患者最后的存活机会。属于这种情况最典型的例子是外阴、阴道、宫颈或宫体癌首次手术和放疗失败或单纯放疗失败后，实际上包括所有盆腔组织的盆腔脏器切除术可能是唯一的治愈机会。据报道，盆腔脏器切除术的 5 年生存率为 23%～61%。

盆腔脏器切除术是要付出代价的。切除膀胱和直肠后，需要永久性造口，许多患者出现性功能减退或完全消失。对于这些患者，重建术可能会避免造口和恢复性功能。在过去 30 年里，由于首次手术和放疗的改进，选择标准严格掌握，盆腔脏器切除术已很少采用。目前，大多数患者是远处治疗的失败而不是局部治疗的失败，所以他们不适合做盆腔脏器切除术。

在卵巢癌、输卵管癌以及某些子宫内膜癌，补救性手术有重要意义，对于首次治疗失败的患者，行两次细胞减灭术可能是有益的，是一种合理的补救手术。在这种情况下，手术很少能治愈，补救手术仅适用于小的残留病灶。据报道，腹腔化疗作为卵巢癌的补救治疗是有作用的，但仅适用于残留灶直径小于1cm的患者。

（6）转移灶的手术：经选择的病例，妇科肿瘤远处转移灶手术切除可以是治愈性的，或延长患者的无瘤生存期。Fuller和同事随访了15位有远处转移而进行了肺叶切除的妇科肿瘤患者，5年生存率为36%，10年生存率为26%。一处转移的患者的中位数生存时间为64个月，多处转移的患者中位数生存时间为48个月。Levenback及同事报道[2]，他们为45位子宫肉瘤转移的患者行肺叶切除术。术后5年生存率为41%，10年生存率为35%。从他们的统计发现，这种手术可提高一些患者的生存机会，如首次手术后1年或更长时间发生肺转移的患者。他们还发现结节（一侧肺）的数目、病灶大小、患者年龄、术后是否有辅助治疗等因素对生存率的影响无统计学差异。然而，这项研究中有少数患者没有进行这方面的评估。

切除腹部或盆腔转移灶可以缓解病情，或使放疗、化疗有更大机会消除病灶。切除血供较差的肿瘤而留下血供较丰富的小肿块，更有利于放化疗。切除大块病灶后可增加残余瘤细胞进入增殖周期的数量，而这些细胞对辅助治疗更具有反应性。术中电子束放射或术中近距离治疗等新技术的应用，对远处和区域性病灶的切除更有效果。

越来越多的证据表明，卵巢癌和输卵管癌的补救治疗只对很小的残余灶的患者有效。二次肿瘤细胞减灭术或区域性和远处转移病灶切除对这些患者的治疗起了重要的作用。最近的报道证实，手术切除肝脾实质的孤立转移灶可望有好的效果。

（7）特殊治疗的手术操作：手术放置静脉通道装置可方便患者化疗和营养供给以及血样抽取相对简便、舒适。这些装置通常为半永久性的皮下装置，是安全的，有益于患者健康，使其得到更有效的治疗。

做腔内治疗时，需放置暂时性或半永久性的胸导管许多研究证实，经皮下进入腹腔的导管或血管导管感染率低，功能障碍发生率低。许多研究正在评估放置动脉导管的装置。这种装置是药物通过动脉通道直接到达肿瘤的位置。但这种装置通常需要经腹内手术将其放在血供适当的部位，现在做得最多的是介入治疗。

（8）重建术：在切除癌瘤时有可能要行重建术（同时或延时），或为了纠正术后并发症而进行的治疗。在外阴癌首次手术时常常要做外阴重建术，可采用邻近游离皮瓣或转移皮肤脂肪组织皮瓣，或用大腿、臀部或前腹壁肌皮瓣。阴道重建术常是一种有计划的延期手术。阴道重建术根据缺损的大小和以前是否有过阴道放射治疗来决定用转移性皮瓣或肌皮瓣。

作为并发症的重建术可以修复愈合不良的伤口、放射坏死区、化疗药物外渗的组织坏死缺损。虽然皮瓣可用来修复手术裂开的伤口，或因化疗药物外渗坏死的组织缺损，但放射坏死区需要用肌皮瓣来修复。因为这样的缺损缺乏血供。

（9）姑息性手术：姑息性手术包括切除肿瘤以缓解症状，或部分胃肠道或泌尿道改道或分流以延长患者的生命，减轻患者的痛苦。也可通过阻断感觉神经通路来减轻患者的痛苦。许多权威人士对切除大块肿瘤的姑息治疗失去信心。他们指出，没有有效的辅助治疗，术后肿瘤迅速增大，导致手术失败。虽然某些病例确实存在这种情况，但妇瘤科医生不能全盘否定姑息治疗手术。为了缓解症状而行手术治疗，如果在6～12个月肿块增大了，这样的手术是失败的。尽管化疗有副作用，姑息化疗6～12个月，如果肿块缩小或稳定了，那么其治疗是成功的。作为妇瘤科医生必须记住，手术有一定的风险以及有一定的缓解期，可以像

6～12 个月姑息性化疗或一个疗程姑息性放疗一样得到缓解。最困难的是精确的手术评价,以及患者身体状况和意愿的判断,而做出何时施行姑息性手术。

姑息性手术常用来缓解有一些特殊的功能障碍,如泌尿道或肠道梗阻,通过输尿管膀胱吻合或置入泌尿道导管,以缓解泌尿道梗阻。这需要根据梗阻部位或病灶是局限性或广泛性来选择应用。泌尿道导管可暂时性或永久性缓解患者输尿管瘘、膀胱阴道瘘或尿道阴道瘘的症状,还可以缓解泌尿道梗阻,延长生命以便辅以化疗或放疗。在实施这样的手术时,外科医生的判断和患者的意愿要符合一些基本的要素。患者由于持续的泌尿道瘘而带来的痛苦,或对辅助治疗可能有益,这样就应该行尿路分流。然而,为了延长生命而行尿路分流,这时就应该慎重考虑。对一个生存希望很小的患者或不能控制疼痛的患者,行尿路分流则弊大于利。

妇瘤科医生还必须考虑非手术方式的尿路分流的优点,如放置导管或经皮肾造口。对于许多患者,经皮肾造口优于手术干预。特别是针对辅助化疗或放疗的患者,或患者由于身体状况或其他外科情况考虑,而不适于手术时,这种方法更可取。不幸的是,经皮肾造口无助于有瘘孔的患者,因为肾造口不能完全分流尿液。

通过膀胱镜或顺着皮肾造口放置导管是一种很好很安全的缓解梗阻的方法,它优于尿路分流。目前的技术可数月换一次导管,而且在膀胱镜指导下可通过牵引线容易置换。Rubin 与他的同事评估了 52 位肠梗阻的卵巢癌患者,他们都进行了姑息性的剖腹探查术。83％的患者完成了某些手术,而 17％的患者不可能手术。在 43 位可行手术的患者中,有 79％的人能给予常规饮食或低渣饮食。这 43 人平均生存时间为 6～8 个月,而仅行剖腹探查的 7 名患者,平均生存时间为 1～8 个月。

(张雅星　陈惠祯)

## 10.2　手术的基本原则

### 10.2.1　熟悉盆腹腔解剖,使手术更为安全

手术有大小之分,同类手术的难度不一样。有些医生认为,即使对解剖不够了解,也能成功地完成绝大部分手术,因而不强调手术解剖的重要性。但我们必须知道多数妇科癌症的手术范围较大,难度较高,加之盆腹腔解剖关系较复杂,手术有一定的风险。特别是手术中遇到的人体结构和解剖关系变异、变形,尤其是大的浸润性肿瘤,放射治疗后,有既往手术史、复发性肿瘤、局部脓肿、炎性粘连或瘘孔存在时,手术难度较大或很大,对解剖的了解是必不可少的。清楚了解解剖关系有助于解决这些问题和更安全地实施手术。

作为一位妇科肿瘤医生必须熟悉盆腔、腹部及腹膜后间隙的解剖学,熟悉女性生殖道的淋巴引流。如果缺乏这些知识,就不能真正掌握手术操作,以及妇科癌症的治疗。

手术的要求是松解粘连,恢复解剖关系,分离邻近器官或组织,包括血管、输尿管和神经等,控制肿瘤血供,松动肿瘤,最后按手术切除原则切除肿瘤,有时还包括区域淋巴结。具有良好的解剖学知识和熟悉的手术技巧就容易实施。若解剖关系不清,操作不当,就有可能损伤正常器官或造成出血。

### 10.2.2　严格掌握手术适应证,选择合适的手术方式[1]

各种恶性肿瘤有其各自的发展规律,应当深入了解其生物学特征。要根据病理类型、临床期别,以及患者年龄、全身情况加以考虑,具体分析,严格掌握手术适应证。若宜行手术治疗,则要选择合适的手术方式,既不盲目扩大,也不应该无原则的缩小,应以患者损伤最小、治愈机会最大为原则,针对每个患者治疗的需要选择一种合适的手术方式。因为手术做得

不彻底,可能造成局部复发,甚至转移,但切除过多,会给患者带来不必要的创伤,增加并发症,影响机体的防御功能。如果经全面考虑后认为病灶值得施行治愈性手术,则应毫不犹豫积极地完成必须的和最彻底的手术,甚至包括牺牲正常结构及功能,宁可有某些损坏而得到永久康复,而不贪图眼前的良好美观效果以致早期死亡。不宜行根治性手术者可行姑息性手术,切不可勉强将癌瘤切除,一则手术容易发生危险,二则术后很快会复发,三则可能促使转移。这样既不能达到手术治疗的效果,又增加患者痛苦,甚至缩短生命。无手术适应证者可选择其他疗法。

## 10.2.3 做好术前准备,合理安排手术时间[3]

对发现的肿瘤进行治疗是一件紧急的事,能及时手术者应尽早手术切除,这是无疑的。但是,能手术者立即给予手术治疗,则不一定都是正确的。当出现水肿时,体积/时间比率大时(肿瘤体积/发现时间短),有假性炎症征象时,或有其他原因不宜立即手术时,应劝患者不要立即手术。患者应做术前放射治疗或进行全身或区域化疗,或对于激素依赖性癌瘤,给予激素治疗。经过这样术前准备的患者,手术的疗效似乎比较好,至少术后头3年是如此。

## 10.2.4 充分暴露手术视野,便于手术操作

充分暴露手术视野,包括四个要点。

第一,是合适的体位[4]。在妇科肿瘤手术时,患者的体位十分重要,它决定着是否能充分暴露视野,尤其是肥胖的患者。大多数妇科肿瘤手术是经腹部施行,患者常规取仰卧位,两侧髂嵴应平行超过手术台的上半段,以使患者呈过伸体位,这样可使骨盆展开,后腹部(尤其主动脉淋巴结)靠近切口,同时也展开了上腹部。如患者较胖,在腰骶部放一个海绵垫,或一个长枕头使骨盆后方略高,大腿稍下曲,

使脊柱和骨盆入口平面扩大,脐耻间的距离延长,骨盆底变浅,有利于盆腔深部的操作。另一种体位是头低仰卧位,为腹腔镜提供最佳盆腔暴露。在重力作用下,使大、小肠从盆底移位至上腹部。还有一种体位是膀胱截石位。截石位高、低程度不同,以极高和低截石位最为常用。脚蹬装置容易提高截石位,给手术者和助手带来良好的会阴的暴露。可是,大腿在髋部的屈曲超过90°时可能导致股神经和坐骨神经根的损伤,尤其是这一体位维持超过3～4小时或助手倚靠在患者腿上时。长时间截石位术后,也可引起髂静脉血栓形成[5]。腿部应避免与悬镫的金属撑杆直接接触,脚避免直接接触(应垫柔软纤维布料)。长时间手术应再次检查腿部,以确定脉搏仍存在,腓肠肌或腓神经没有受压迫。

第二,是适当切口。就手术安全性而言,适当的切口是手术操作必需的,这一原则不仅适用于腹部切口,也适用于其他解剖部位的切口。

第三,是修复解剖关系,即松解粘连、恢复手术野中器官和解剖结构的轮廓、松动肿瘤或切除组织。在暴露良好、解剖清楚的情况下,手术就可以顺利地进行,并为进入困难的区域进行手术操作创造条件。

第四,也是最重要的一点,保持手术野干净。在血液模糊的手术野中进行操作,既限制了能见度又易产生疲劳,因而有可能导致手术操作和判断上的失误。

## 10.2.5 熟练的技能,规范的操作

妇科恶性肿瘤手术,特别是首次手术的成败,关系到术后生存质量与生存时间。因此第一次手术须由训练有素的妇科肿瘤专业医生实施。McGowan[6]证实普通妇产科医生及外科医生做卵巢癌分期手术多数情况是不充分的。一些学者还发现在大学附属医院66%的患者手术是成功的,而社区医院只有50%。Young[7]及其同事报道早期卵巢癌生存率很好,但须说明这些数据只适合完成了足够的分

期手术的患者。

所谓训练有素的妇瘤医生,是指经过正规训练的医生,精通妇科肿瘤病理生理学、相关解剖学、诊断学,并具有全面的熟练的治疗技能,能开展妇科肿瘤各种根治性手术,操作娴熟,还必须能够处理妇科肿瘤治疗中常常出现的肠道问题和泌尿道问题,或取得外科医生的合作,还能够处理好各种手术并发症等。此外,作为一位训练有素的妇科肿瘤医生,必须有高度责任感,有耐心,坚忍不拔。这样的医生才能很好地完成妇科肿瘤各种根治性手术,包括制定手术的治疗方案及术后的处理。

技术操作的谨慎,可以减少手术过程中局部、区域和全身扩散的危险,务必要求。

(1)操作要轻巧、准确,切忌按揉或挤压肿瘤。

(2)应采用锐性解剖,少用钝性分离,因后者易使瘤细胞在淋巴流或血流中播散。

(3)术中先阻断静脉回流(先结扎静脉而后处理动脉)和淋巴液回流,先切除肿瘤周围部分,再处理肿瘤邻近部位。

(4)切除范围要足够,切除肿瘤要完整,周边要有一定的正常组织,要整块切除。

(5)创面及切缘须用纱布垫保护,要避免肿瘤破裂,尽量不做肿瘤穿刺,以免造成肿瘤局部种植。若肿瘤已破损,应用塑料布或纱布将其包扎,使其与正常组织或创面隔离。

(6)手术结束时,冲洗创面,放置适当的抗癌药物,然后依次缝合。

### 10.2.6 血管通道通畅,为用药输液提供途径[4]

在多数情况下,静脉(IV)管常规置入周围静脉,由护士来完成。较复杂的病例,则需要中心静脉插管。妇科肿瘤医生必须熟悉完成静脉通道的不同方法、术后护理及相关的并发症。

(1)外周静脉通道:手术及术后的各种治疗需要常规建立静脉通道,对大多数患者,一条静脉通道足以为用药输液提供途径。建立

外周静脉通道操作简单易行,通常的部位在前臂内侧和手背上。现在多为带针芯的聚乙烯套管针。这种导管不易产生静脉穿孔和药液外渗,对局部刺激反应少,不易导致浅表血栓静脉炎,输注时轻微活动不受影响。

对手术来讲,采用 18~20G 的外周静脉导管是合宜的。根据用药和输液的需要,静脉导管可留置 48 小时无须更换部位,若超过 48 小时,会增加局部炎症产生的危险。一旦拔针后炎症常有自限性,可采用热敷治疗。在罕见的情况下,出现浅表静脉的葡萄球菌属细菌感染,产生严重的痛性红斑反应和化脓,对此并发症的治疗是热敷和全身应用抗生素。在免疫功能低下的患者中,若感染和伴随静脉血栓形成持续存在;用化学治疗药物,特别是阿霉素、放线菌素 D 等药物大量外渗可造成局部组织损伤,必要时行手术切除和清创术。

(2)中心静脉通道:如果患者较长时间输液和化疗,最好采用中心静脉通道。可用套管针经皮穿刺锁骨下或颈内静脉放置导管。围手术期的适应证包括预期输注液体、血液制品、中心静脉压(CVP)测量和术后静脉高营养的治疗。一般患者选用单腔管。而多腔导管适应肺动脉压监测和心脏情况监测,如常用 Swan-Ganz 漂浮导管。

根据用途、患者体型、医生对解剖学的熟悉程度及经验,决定通道的选择。一般优先选择锁骨下静脉路径的静脉通路。其优点是导管容易固定,头颈活动不受限制,利于长时间留置,护理方便,缺点是可能穿破胸膜、出血,造成血气胸。因此穿刺前告知患者后签订同意书,方可实施。

中心静脉导管的置入有 2 个重要的晚期并发症:血栓形成和感染。感染率直接取决于导管伤口的护理和置管时是否保持严格的无菌技术,其敷料应 24~48 小时更换一次,保持插管处周围皮肤干净清洁。定期用肝素液冲洗导管,可避免和降低血栓形成。在中心静脉通道中有种半永久性静脉通道,分别为经皮外置式导管和皮下储器埋藏式导管。根据使用

的强度和恶性肿瘤的类型选择导管。对于标准化疗方案治疗的大多数实性肿瘤患者，储器埋藏式导管较外置式导管更适用，它无须用敷料，可减少用肝素冲洗次数（每月1次）且很少感染，可提高患者的生活综合质量，其价格也经济。

半永久性导管插入的基本方法有直刺或经皮穿刺（Seldinger法和皮下剥离置管术）和切开等方法。直刺技术最常用颈内静脉置管。患者取垂头仰卧位（trendelenberg体位），用22G针定位穿刺静脉，然后并行插入14G针，拔出针芯，把导丝插入颈静脉，拔出14G针，保留导丝，在皮肤上划一小口以容纳静脉扩张器，扩张器沿导丝进入颈静脉，然后取出扩张器，保持导丝在恰当的位置，沿导丝插入导管，最后拔出22G针和导丝。

剥离技术的典型应用是锁骨下静脉导管插入，剥离皮鞘覆盖扩张器，导管沿导丝插入静脉，保持皮鞘在恰当位置。若选择植入式导管，应在皮肤下分离出一个皮袋，把储器固定好很重要，储器不至于翻转，否则通道无法使用。

半永久性静脉导管插入方法中，我们更推荐静脉直接切开法，切开部位可选择头静脉或颈外静脉，选择头静脉的优点是可以利用同一切口为储器分离出一个皮下袋，为了暴露头静脉，在胸肌和三角肌之间的沟上做皮肤切口，在脂肪垫下找出头静脉，暴露1.5～2cm，穿过2根3-0 PGA可吸收线，远端结扎，切开静脉，导管插入头静脉，同时松弛近端扣，X线透视导管位置，确定导管尖端位于上腔静脉或右房，安全可靠地结扎近端缝线，以维持导管位置。用肝素液冲洗导管，皮下间隙安置储器，缝合皮肤后，再次胸透证实导管位置，无气胸存在。

（3）中心静脉导管的并发症：大约10%的中心静脉导管因感染或血栓形成而需要拔除。长期存在中性粒细胞减少的情况下，感染概率会增加，与植入式导管比较，外植式导管更易产生感染。如果在导管插入处或储器植入部位出现蜂窝织炎或脓肿，并非预示一定要立即拔除导管，通过合理的抗生素治疗，大多数可持续保留。一旦证明导管是感染的来源，应通过感染的导管输入有效的抗生素，因为导管感染的发生机制可能含有导管内血栓中游离出的细菌。维持导管内适当的液流是很重要的。在应用溶栓剂清理感染的导管之前，必须给予足够剂量的抗生素，因为血栓溶解后有可能释放病源菌进入血液。

如果储器或导管腔内感染出现临床症状，抗生素治疗无效，应拔除导管装置。开放储器植入部位，待其肉芽形成愈合。有必要在对侧开放临时性中心静脉通道继续用抗生素治疗。在长期使用血管通道装置的几乎所有患者中，都有不同程度的导管血栓形成。在多数病例中，导管尖端周围虽然形成纤维蛋白鞘，但并不产生明显的后遗症。在导管中更常见的问题是，通过导管输液毫无困难，但不能产生良好的回血，如果患者不能从其他途径抽血，可输注尿激酶清理中心导管。清理由血栓造成的导管闭塞，导管内应用尿激酶也同样是很有效的。

长期携带导管的患者，要密切观察、随访。通过静脉造影检查发现与导管相关的血栓形成的发生率高达40%，但出现症状的静脉闭塞仅有5%，当确实出现了静脉血栓形成的症状，应给予系统的抗凝剂和合理的纤维蛋白溶解剂治疗。若抗凝剂不能消除症状，应拔除导管。应用小剂量的华法林（苄丙酮香豆素）可降低静脉通道装置血栓形成的发生率。

（卢玉兰　张雅星　陈惠祯）

# 参 考 文 献

[1] JAMES W, QRR JR. Introduction to pelvic surgerypre and post-operative care[M]//GUDBERG S B, SHIN-GLETON, H M, DEPPE G. Female Genital Cancer. New York:Churchill Livingstone, 1988:499-500.

[2] LEVENBACK C, RUBIN S C, MCCORMACK P M, et al. Resec-tion of pulmonary metastases from uterin sarcomas[J]. Gynecol Oncol,1992,45:202.

[3]蔡红兵,卢玉兰,陈惠祯. 手术治疗[M]//陈惠祯. 现代妇科肿瘤治疗学. 2 版. 武汉:湖北科学技术出版社,2001:4.

[4]汤春生,李继俊. 妇科肿瘤手术学[M]. 沈阳:辽宁教育出版社,1999:2-5.

[5]FOWL R J, AKERS D L, KEMPCZINSKI R F. Neuro vascu-lar lower extremity complications of the lithotomy position[J]. Ann Vasc Surg,1992, 6:357.

[6]MCGOWAN L, LESHER L P, NORRIS H J, et al. Misstaging of ovarian cancer[J]. Obstet Gynecol,1985,65:568.

[7]YOUNG R C,WALTON A,ELLENBERG S S,et al. Adjuvant therapy in stage I and stage II epithelial ovarian cancer:results of two prospective randomized trials[J]. N Engl J Med,1990,332:1 021.

# 11　放射治疗的物理学和生物学

肿瘤放射治疗已有百余年历史。1895年伦琴发现X射线,3年后居里夫妇发现镭元素,随后人们发现了放射线产生电离的生物学作用,并将其用于恶性肿瘤和某些非肿瘤性病变治疗。1903年放射性同位素镭首次用于治疗宫颈癌。1914年Forsell创立宫颈癌腔内治疗方法——斯德哥尔摩系统。20世纪20年代Regard和Cowtard等开始用200kV的深部X线治疗喉癌,用放射性同位素镭治疗宫颈癌。1922年在法国巴黎召开的国际肿瘤学术会议上,Coutard和Hautant报道,在无明显放射损伤的情况下成功治疗晚期喉癌。这标志着肿瘤放射治疗学作为临床医学的一门学科正式诞生。

20世纪20—30年代,肿瘤放射治疗学在大量临床放射治疗及病例观察的基础上,迅速积累电离辐射对正常组织和恶性肿瘤组织影响方面的数据资料,提出了分次照射的治疗方法,这为当今放射治疗奠定了基础。50年代哺乳类动物的正常细胞和恶性肿瘤细胞体外和体内培养及检测方法取得进展,人们可以计数检测放射存活的细胞,放射生物学实验研究从此真正开始。在继后的30年间,放射生物学研究突飞猛进。对放射损伤及分次照射方面研究所获得的知识,形成了现代放射生物学的基础。50年代中期,$^{60}$钴($^{60}$Co)治疗机的出现,开辟了现代体外照射治疗的新纪元。从$^{60}$Co治疗机到直线加速器等高能量放射治疗机,从机械控制到微电脑控制,放射治疗机的功能和精确度不断提高,放射治疗技术迅速发展和更新。随着放射治疗设备不断更新,以及放射物理学、放射生物学、肿瘤学及其他学科的发展,促使肿瘤放射治疗学不断发展,放射治疗在肿瘤治疗中的作用和地位也逐渐改变而日益突出。放射治疗已成为恶性肿瘤的主要治疗手段之一,有60%~70%的肿瘤患者在病程的不同时期因不同目的需要进行放射治疗。

放射治疗的医生需要对恶性肿瘤的自然病程、手术、病理、影像解剖、全身治疗的有效性和毒副反应等内容均有充分的理解,才能恰当地运用放射治疗。其中最主要的是放射物理学和放射生物学的学习,在本章,我们将对放射生物学及放射物理学的基本概念进行介绍。

(于世英　邱　惠)

## 11.1　放射治疗物理学基础

### 11.1.1　射线的种类

大体上来讲,辐射可以分为电离辐射和非电离辐射(如可见光)。放射治疗使用的是电离辐射。在放射治疗中使用较多的电离辐射形式是X射线、γ射线、中子线(电磁辐射)、电子线和质子线(微粒辐射),其中X射线和γ射线(也叫光子线或能量包)是应用最多最有效的。其他的射线,如质子、中子和重α粒子则只在特定的情况下被应用。

X射线和γ射线都是电磁辐射的一种形式,与可见光的本质是一样的,但是其波长更短,能量更大。X射线和γ射线的区别在于其产生方式。X射线是由原子的相互作用产生的,最常见的方式就是使用高速电子轰击原子或金属靶。现代放射治疗机,也叫直线加速器或LINACS,就是通过这种方式产生射线的。γ射线是由原子内部的放射性衰变产生的。近距离治疗使用的放射源和 $^{60}$ Co外照射治疗机就是通过这种方式产生射线。此类电磁辐射可以穿透几毫米到几厘米的邻近正常组织。随着γ射线能级的提高,其穿透能力也会升高。γ射线和X射线统称为光子线,光子具有肿瘤放射治疗意义的是光子的能量,而不是产生光子的放射物质。LINACS产生的X射线穿透能力较 $^{60}$ Co更强(得益于其高能量),可被用于治疗远距离的肿瘤,如腹盆腔的深部。放射治疗所使用能级的光子线与组织相互作用的主要过程为康普顿效应(Compton effect)。康普顿效应的第一步是把电子能量转变为光子动能,即当入射光子以"弹性碰撞"效应与电子撞击时,光子的能量就以一种动能的形式传给被激发的电子,而被激发的电子被推进向前,由此产生的百万伏特的光束具有使皮肤受到保护的作用。

电子也是一种微粒辐射,是一种较小的带负电荷的粒子。因为其电荷特性,电子可以与组织中的原子产生更强的相互作用。电子一般情况下只穿透几毫米到几厘米的组织。类似于光子,电子的能量越高,其组织穿透能力越强。电子线被用于治疗皮肤表面的肿瘤,如浅表的腹股沟结节和皮肤肿瘤,包括外阴癌。

与高能光子线相比,质子、其他重带电粒子和中子具有更高的线性能量传递效率,更适宜在组织中进行剂量传递和分布。质子线在前列腺癌、脉络膜黑色素瘤、颅底椎旁肿瘤和儿童肿瘤的治疗中应用越来越广泛。中子线被用于涎腺癌、肉瘤和前列腺癌。质子是带正电的粒子,可以在电场被加速到很高的能量。质子束的主要特点就是Bragg峰。Bragg峰描述的是质子在不同深度的能量分布。在Bragg峰对应的深度之前,只有很少量的质子

能量沉积。Bragg峰深度是由质子的能量决定的,仅覆盖非常窄的一个区域。为了覆盖更多的组织,入射的质子线能量就需要变化。净剂量分布导致较低的入射剂量和很好的深度治疗剂量宽度。这使得质子线在治疗邻近重要器官的肿瘤时具有独特的优势。中子是相对质量较大的不带电粒子,可以通过环形加速器制造出来。其治疗剂量学和剂量分布的劣势限制了中子线的临床应用。

### 11.1.2　照射方法及放疗设备

放射治疗照射的方法分为体外照射和体内照射两种。两种照射方式采用不同的放射治疗设备。

(1)体外照射:又称为远距离放射治疗。这种照射技术是将放射源在距离患者体外一定距离的情况下照射靶区。用于体外照射的放射治疗设备有X线治疗机、 $^{60}$ Co治疗机和加速器放射治疗等。 $^{60}$ Co治疗机和直线加速器一般距人体80~100cm进行照射。

X线治疗机:X线治疗机所产生X线的质与电压有关,接触式表浅治疗的低电压X线10~60kV,浅层治疗X线60~160kV,深部治疗的中电压X线180~400kV。临床上一般用半价层表示X线的能量。半价层表示使入射的X线强度减弱一半所需要用的吸收材料的厚度。通过半价层可以了解射线的穿透能力。半价层越大,射线的穿透能力越强。X线治疗机产生的X射线有从零到最大值的一系列能量,其低能量部分X线毫无治疗价值,相反会产生高的皮肤剂量增加皮肤放射反应。用滤过板对X线的能谱进行改造,滤掉其低能部分,保留较高能量的X线,使其半价层提高。目前,X线治疗机在妇科肿瘤放射治疗中较少使用,X线阴道筒照射已不再使用,其深部X线机配合用于表浅病灶如转移的表浅淋巴结照射。

$^{60}$ Co远距离治疗机:第一台 $^{60}$ Co治疗机1951年在加拿大建成。此后 $^{60}$ Co治疗机迅速在全世界范围内得到广泛应用。由于 $^{60}$ Co治

疗机的放射线能量高，并有益于保护皮肤，疗效令人满意。因此，$^{60}$Co 治疗机在放射治疗发展史上具有极其重要的意义。$^{60}$Co 治疗机用放射性同位素 $^{60}$Co 进行治疗，$^{60}$Co 在衰变过程中放出两种 γ 射线，其能量分别为 1.17MeV 和 1.34 MeV（平均为 1.25MeV），属于超高压能量。与 X 线机相比较：$^{60}$Co 机 γ 射线治疗的穿透力大于深部 X 线机，皮肤剂量低，皮肤反应轻，深部组织剂量较高；γ 射线在骨组织中吸收的量较一般 X 线低，因而骨损伤小。与直线加速器相比较，$^{60}$Co 治疗机经济，维护方便；由于最大剂量建成位于皮下 0.5cm 处，更适于对较表浅病灶的治疗，如腹股沟表浅淋巴结转移的放射治疗。$^{60}$Co 治疗机的不足之处：因 $^{60}$Co 源有一定大小，存在半影较大的问题；放射源 $^{60}$Co 的半衰期为 5.3 年，需定时更换 $^{60}$Co 源。

医用加速器：加速器的种类较多，用于医疗的加速器有电子直线加速器、电子感应加速器、电子回旋加速器、医用回旋加速器、医用中子治疗机、医用质子治疗机。其中用于肿瘤放射治疗最常用的加速器是直线加速器，近年来医用质子加速器也开始受到相当的重视。

医用直线加速器：1953 年英国研制出第一台医用直线加速器，随后美国也制造出技术更进步的直线加速器。近年来，医用直线加速器已逐渐在临床放射治疗中占主导地位。与 $^{60}$Co 治疗机相比较，直线加速器产生的高能 X 线可替代 $^{60}$Co，且操作方便，剂量率高，能量可调控，克服了 $^{60}$Co 治疗机半影大、半衰期短和放射防护方面的缺点。直线加速器的射束边缘比 $^{60}$Co 治疗机的更锐利，剂量更精确。直线加速器可产生能量为 4～25MeV 的 X 线。直线加速器还可以产生 4～35MeV 能量的电子线束，电子束用于治疗身体表浅部位肿瘤有特殊的价值。近年新型的直线加速器在质量方面有较大改善，同一台加速器上还可提供不同的能量 X 线和电子束供临床选择。例如，在进行盆腔体外照射时，可根据体形及腹围大小选择不同穿透能力射线，对于体形肥胖

腹部前后径大于 25cm 的患者，可选择能量为 18～25MeV 的 X 线。由于直线加速器的输出的 X 线和电子线能量足够高，因此射野也可以做得较大，如源皮距 100cm 处射野可达 40cm×40cm。照射野大为妇科的肿瘤全腹照射技术提供了有利条件。直线加速器产生的高能电子线，穿透深度可随能量变化而调整，这使妇科肿瘤术中放射治疗技术得到了新的发展。

体外照射新技术：近年来肿瘤放射治疗设备的另一重要进步是不断发展放射治疗的辅助设备，如模拟定位机、计算机辅助治疗计划系统、立体定向放射治疗系统、多叶光栅、适形调强治疗系统、模室技术、剂量监测系统等。改进放射治疗辅助设备对于提高和保证放射治疗质量十分必要。

立体定向放射治疗系统体外照射是将直线加速器所产生的 X 线束集中聚焦于病灶部位，达到针对肿瘤靶区获得理想剂量分布的适形治疗目的。立体定向放射治疗设备的基本构造由三大部分组成。①立体定向系统：包括全身定位体架及附件。定向系统是保证立体定向放射治疗精度的最基本的构造，主要用于影像定位和治疗摆位。②三维治疗计划系统：重建带有定位标记点的患者 CT 或 MRI 扫描图像，勾画体表轮廓、病变、重要器官及等组织结构的三维立体图像，设计出适形放射治疗射野（包括射野的入射方向、大小、剂量权重、中心位置等）；三维剂量分布计算，计算病变组织、重要组织器官的剂量分布及剂量体积直方图，优化治疗方案；输出治疗方案，包括治疗摆位、适形铅模或多叶光栅尺寸、治疗床角度、机架旋转起止角度、照射剂量等。③直线加速器及准直器系统：立体定向放射治疗要经过定位、治疗计划设计和治疗三个过程。首先，将患者固定于定向体架中，利用 CT 或 MRI 等先进影像设备及三维重建技术，确定病变和邻近重要器官的准确位置和范围（这个过程叫作三维空间定位，也叫立体定向）。然后，利用三维治疗计划系统，制定优化的适形放射治疗方

案。最后，根据计划进行适形放射治疗。

适形调强治疗：适形调强治疗系统是最新发展的放射治疗新技术，该技术使可显著提高三维适形放射治疗的技术精度，以实现临床真正意义上的适形放射治疗。适形调强放射治疗（IMRT）是在三维适形放疗（3D-CRT）的基础上发展起来的，不仅在三维方向上与肿瘤靶区适形，同时又有放射线强度的变化。适形调强放射治疗的剂量分布适形程度及均匀性比常规放疗和标准的 3D-CRT 更好。适形调强放射治疗的计划靶区边缘可以形成非常陡峭的剂量梯度，从而在不增加甚至减少正常组织受照射剂量的前提下增加肿瘤的照射剂量，以提高肿瘤局部控制率，降低正常组织并发症的发生率。另一方面，可以在同一个计划中同时实现大野照射而无须使用电子线，这样在每次照射中正常组织的受量较低而不同靶区有可获得相应需要的剂量。

盆腔适形调强放射治疗是减少盆腔正常组织受量及放射损伤的新方法。盆腔适形调强放射治疗技术，首先对每个患者进行全盆腔及腹腔 CT 增强扫描，范围从第二或第三腰椎椎体到坐骨结节下 4～5cm，由临床医生确定靶区及周围正常组织的范围，根据 ICRU50 号文件建立临床靶区，包括阴道上部、宫颈、全子宫、宫旁组织、髂总、髂内和髂外淋巴结区域、骶前区。临床靶区统一向各方向外扩 1cm，形成计划靶区。根据 CT 扫描图像，勾画直肠和膀胱的位置和形状，直肠的上界在骶岬水平，下界至坐骨结节水平。放射治疗计划需要考虑的重要危险器官还包括小肠，勾画小肠区域的范围定义为第四、第五腰椎水平以下的腹膜腔。在三维扫描图像中确定放射治疗靶区、治疗区、照射区及重要器官后，运用三维逆向计划系统优化射野参数，制定出盆腔适形调强放射治疗计划。

进行 IMRT 治疗时，MLCs 在大野放射区域中制造许多小野放射区域。在某个机头角度下，IMRT 的射野可能做到在避免正常组织的情况下仍能照射到肿瘤。在另一个机头角度下，危及器官可能已离开了照射野，照射剂量会提高以满足治疗要求。这种可变性允许放射治疗师创造和实现非常复杂的治疗区域，提高靶点覆盖范围并试图保护正常组织。IMRT 是常规的三维适形治疗计划上的一种改进。三维适形治疗计划使用更少的野来达到治疗靶区的覆盖。在每一个机头角度下，射线可能会同时照射肿瘤组织和正常组织，也可能不会，因为射野的形状是比较简单的。此时想要实现保护正常组织是不太可能的，特别是临近靶区的。而 IMRT 治疗计划可以进行更精细的射野调节，在患者体内创造一个复杂的剂量分布区域。当正常组织与目标组织相距较远时，与三维适形相比，IMRT 或许没有明显的优势。但当正常组织与目标组织相距较近时，IMRT 可用来提供更有效的治疗计划，以保护正常组织而聚焦于目标组织。已经有国家级别的指南来指导 IMRT 的安全正确使用。对于妇科肿瘤来说 IMRT 更为理想合适。

更为前沿的一种 IMRT 成功应用方式是 IGRT。以前治疗准备工作的确认是用正交验证片，放射野的验证使用射野验证片来进行验证的。现代的直线加速器有在线成像系统，使用 EPID 来记录每一次治疗的放射野。通过将电脑生成的图像与患者实际的图像相比，射野形成的差别和患者体位的差别可以在治疗开始前被纠正。这种在治疗前进行纠偏的方式就是 IGRT 的基础。在过去的几十年里面，在直线加速器中加入 CT 再来进行每次治疗前的三维影像纠偏。在某些直线加速器上，CT 使用的是 MV 级的治疗用光子线。而在其他设备上，则使用的 kV 级的 CT 扫描成像。因为 MV 级 CT（MV 级锥形束 CT）使用的治疗用高能电子线，成像质量是比较差的，软组织的对比度不够。而 kV 级 CBCT 则使用更低能级的电子线（<140keV），其软组织对比度更佳。但容易受到患者体内高密度物体如人工髋关节所产生的伪影影响。不管是哪一种成像方法，治疗时的 CT 图像和相应的等中心位置必须与治疗计划 CT 及其相应的

等中心位置一致。当不一致时,可能会在治疗前对头脚、腹背和左右方向的差异进行适当调整。所以 IGRT 治疗的意义在于保证了每日治疗计划与原始治疗计划的一致性。这样可以缩小照射面积,没有必要在靶区外进行较大的边缘外扩,也就减少了正常组织的受照体积,并可以对靶区进行推量。使用 IGRT 的指南已经由 ASTRO 和 ACR 出版。在线的 MRI 也被添加到直线加速器上(Elekta 公司)或 $^{60}$Co 为基础的直线加速器(ViewRay 公司)上,通过提供更好的软组织分辨率来实现 IGRT。对宫颈癌和阴道癌来说,相对于 kV 级 CBCT,以上方法可实现更好的治疗精度。

弧形容积调强治疗(Volumetric-modulated arc therapy,VMAT)已经被用于调强放射治疗。TomoTherapy 就是一种弧形调强治疗技术。TomoTherapy(AccuRy,Madison,WI)是一种特殊形式的直线加速器和螺旋 CT 的结合。TOMO 治疗机是第一个商业化的 CT(MV)与使用高度复杂的多野光栅进行图像引导的 IMRT 相结合的放疗机。患者每天接受 MVCT 扫描,然后与原始治疗计划进行 3D 融合比较,进而对患者位置进行调整,最后进行 IMRT,这样患者无须更换机器就可以完成以上过程,甚至还可以根据 MVCT 下的影像解剖结构进行照射剂量调整。这使得复杂部位的病变可以得到治疗,如腹主动脉旁靠近肾脏或小肠的肿瘤。采用该治疗方式已经有了很好的临床成果。其他的直线加速器则使用不同的弧形调强技术来进行 IMRT。瓦里安公司(Varian)使用 RapidArc 技术,依科达公司(Elekta)使用 VMAT 技术,都是通过控制机头速度、射野形状和剂量率来实现弧形调强,这是一种容积调强的弧形调强技术(VMAT)。这两种方法均采用了相同的调节方式,即在机头弧形旋转的同时调节射束光圈的大小,这样就可以减少治疗时间和对控制单元的调整,并可以保证剂量分布的适形度。

除了光子束,许多直线加速器还可以使用不同能量的电子束(例如 4~21MeV)治疗患者。与光子束相比,电子束具有不同的深度剂量分布,即使电子束与光子束能量相同,电子束也不能达到光子束在组织中的作用深度。由于电子线的深度剂量有一个最大值,且随着能量的增加而增加,但与光子不同的是,电子能量越高,皮肤表面组织的剂量就越高,也就是说,失去了"皮肤节约"效应。电子已经被用于治疗外阴和其他有腹股沟淋巴结的癌症。当女性患者的 BMI 较高时,此时使用电子要非常小心,因为此时腹股沟淋巴结的深度往往大于 3cm。在 GOG88 研究中,这将增加腹股沟治疗失败的风险。电子线可被用于治疗患者外阴或外阴旁有阳性切缘的部位,或与较高能量的光束结合治疗较低 BMI 患者的腹股沟淋巴结。对腹股沟淋巴结正确的勾画在决定治疗方式时是非常重要的。

医用质子加速器:质子是带有正电荷的粒子,是原子核的组成部分,用于放射治疗的质子来源于氢($H_2$),氢电离后成为质子($H^+$),经同步或回旋加速器加速到接近光速后用于治疗疾病。质子以极高的速度进入人体,由于其速度快,故在体内与正常组织或细胞发生作用的机会极低,当到达癌细胞的特定部位时,速度降低,释放其能量,产生 Bragg 峰,将癌细胞杀死。对于人体深部肿瘤,尤其是对深部重要组织器官包绕的肿瘤照射时,质子束照射有特殊优势。质子束照射可以在肿瘤组织受到最大照射剂量时,使肿瘤前的正常组织只受到 1/3 左右的峰值剂量照射,肿瘤后部的正常组织基本不受照射伤害。质子治疗肿瘤的优点可归纳为:质子电离程度小,速度快,与组织相互作用时间短;旁散射少,半影小,对周围正常组织损伤小;剂量分布好;穿透性能强;局部剂量高;质子治疗后肿瘤组织损伤后再修复的概率小。1946 年 Wilson 提出质子束可用于放射治疗。质子治疗技术的研制发展大致分为 3 个历史阶段:①1946 年到 1985 年间是研制开发阶段。此阶段的质子治疗研究主要集中在下述 6 个研究所:美国加州大学 Berkeley 实验室,美国哈佛大学 HCL 实验室,瑞典 Uppsala 大学的 Gustaf Werner 研究所，苏联莫斯科理论与实验物理研究所，苏联社布纳联合核子所与日本千叶放射科学研究所。1954 年在美国加州大学 Berkeley 实验室进行了世界上第一例质子治疗。②1985 年到 1998 年间是实践与应用阶段，1990 年美国 Loma Linda 建造第一台专用质子治疗装置。③1998 年至今，质子治疗技术进入临床应用市场开发阶段。目前全世界用质子治疗装置治疗癌症患者大于 4 万例，一般治疗效果达到 95% 以上，5 年存活率高达 80%，质子治疗技术将成为 21 世纪放射治疗技术革新的焦点。

负 γ 介子束（negative γ mesons）：是带负电粒子，其能量是电子的 273 倍。若原始粒子能量能足以产生 γ 介子静止质量，则 γ 介子能在任何核反应中产生。具有 40～70MeV 能量的负 γ 介子束可以十分理想用于肿瘤放射治疗，其能量可能在组织内 6～13cm 范围内发生作用，但负 γ 介子束的生成需要昂贵的大型加速器装置。被负 γ 介子束转递到作用为介质的组织剂量，起初此剂量随着组织深度增加十分缓慢，但深度达到上述区域时，负 γ 介子束给出之能量急速增加达到限定范围内的最大值，即与其他带电重粒子共同特性的 Bragg 峰。负 γ 介子束独特的特性是当它们达到射程终了时（处于休止状态时），被所处介质的核捕获，导致这些蜕变或被崩解为射程短而重的离子碎片，此现象称为"星"效应。因此，负 γ 介子束放射治疗具有生物效应高、对细胞氧供依赖性低的特性。

（2）体内照射：又称为近距离放射治疗（brachytherapy）。这种治疗技术是指将放射源置入被治疗的器官腔内或被治疗的组织内进行照射，前者也称为腔内照射，后者称为组织间照射。局部近距离放射治疗的剂量分布符合距离平方反比定律，即贴近放射源的部位的剂量强度高，随着距放射源距离的加大，放射线强度迅速下降。因此，局部近距离放射治疗适合于施源器可置入部位的局限性小体积肿瘤。如果肿瘤体积大，最好采用以体外照射为主的放射治疗。近距离放射治疗在妇科肿瘤放射治疗，尤其是宫颈癌放射治疗中具有举足轻重的地位。

近距离放射治疗和植入式放射源有不同类型。其中临时植入物最常用，分为组织间插植型和腔内型。在组织间插植型近距离放射治疗中，通过空针或空管将放射源直接植入到肿瘤负荷组织；在腔内型近距离放射治疗中，使用市场上有售的空施源器如阴道圆筒或排管式施源器和卵形球体，将放射源植入到身体自然腔内或管腔中，如阴道或子宫。对眼部或皮肤肿瘤进行表面的临时应用放射性物质和对食管、气管和胆管在管腔表面使用放射性物质也是可能可行的方法。永久性的组织间植入是放射性粒子（$^{125}$I、$^{198}$Au、$^{103}$Pd）直接植入肿瘤负荷组织，放射源持续发出辐射直至衰变为无辐射形式。放射性物质可以密封也可以不密封，可以是固体（$^{137}$Cs、$^{192}$Ir）也可以是液体（$^{32}$P）。用于妇科放射治疗的最常见的密封放射源是 $^{192}$Ir 和 $^{137}$Cs。以前未密封的放射性物质如 $^{32}$P 已被用来治疗卵巢癌及整个腹腔。这种放射性物质的缺陷是发射的射线只能穿过 3mm 的距离，只对残留病灶非常薄的患者有效。

在近距离放射治疗中，剂量率也是一个重要的变量。在妇科肿瘤中，传统低剂量率（LDR）照射已经使用了数十年，如 $^{226}$Ra 和 $^{137}$Cs 腔内放疗，低活性的 $^{192}$Ir 组织间插植。在过去的几十年里，高剂量率（HDR）近距离放射治疗已越来越多地被应用，需要使用高放射性（$^{10}$Ci）铱 192。ICRU38 定义低剂量率（LDR）是 0.4～2Gy/h，中剂量率（MDR）是 2～12Gy/h，高剂量率是大于 12Gy/h。更标准的范围是低剂量率（LDR）是 40～100Gy/h，高剂量率（HDR）20～250Gy/min，即 1 200～15 000Gy/h。中剂量率在美国并不常见，另外的一种方式是脉冲剂量率，在欧洲也更常见。脉冲剂量率（PDR）使用 $^{192}$Ir 和后装技术来模拟 $^{137}$Cs 的剂量率。随着 $^{137}$Cs 放射源的减少，脉冲剂量率显得更为重要。高剂量率使用的 $^{137}$Ir 源是高活性的(10Ci),脉冲剂量率使用的是 0.5～1.0Ci 中等强度的$^{192}$Ir,其剂量率达到每小时 3Gy,以脉冲形式每小时提供 10～30 分钟的治疗,而 LDR 技术则连续以 30～100Gy/h 提供治疗剂量。PDR 如 LDR 一样以相同的小时率在相同的总时间内相同的总剂量,但具有高于 LDR 的一个瞬时剂量率,因此兼备 HDR 的近距离放射疗法的等剂量优化特点与 LDR 的生物优势。术语"后装"是指空施源器植入后再植入放射源,该方法是由 Henschke 推广的。几乎所有的现代近距离放射治疗都采用后装治疗。理想的植入式治疗需要选择合适的施源器,然后在装载放射源。这种治疗顺序使得我们可以更仔细更精确的放置施源器,而以前的热装载施源器则不行,该施源器一般是放在手术室中,并提前装好了镭。远程后装治疗可以消除医务人员暴露,仅需要使用电脑控制设备对连接电缆的放射源进行插入和回收。在现代远程后装治疗技术中,由一个单独的电缆驱动的放射源通过在针、塑料管或内体腔的阵列中推进,通过计算机的剂量测定法,在预先选定的位置上停留一段指定的时间,并将指定的剂量传递给一个确定的组织体积。这一剂量可以在很大程度上迅速传递,如 HDR 或 PDR。通常,这些治疗单位被安置在医院的屏蔽室或放射肿瘤科,以进一步消除辐射暴露。

近距离放射治疗最初是使用放射性元素镭作为放射源,主要用于宫颈癌和其他表浅部肿瘤的治疗。20 世纪 20 年代已分别形成了妇科癌症腔内放疗的巴黎系统和斯德哥尔摩系统。30 年代,发展形成妇科癌症放疗的曼彻斯特系统。曼彻斯特系统把处方剂量定义在相应的解剖结构上,即 A-B 点。曼彻斯特系统对施源器也进行了改进。这三大系统为妇科癌症放疗奠定了坚实的基础,曼城系统提出的 A 点概念及施源器被人们广泛采用,并沿用至今。

曼彻斯特系统是由 Tod 和 Meredith 在 1932 年开发的,1953 年在霍尔特雷研究所被

修改。它通过对骨盆的特定点给予预设剂量和剂量率来实现治疗的标准化。A 点和 B 点的选择是基于宫颈旁三角的剂量才是影响正常组织耐受性的因素,而不是膀胱、直肠或阴道的剂量。子宫颈旁三角是一个金字塔形的区域,它的底部位于外侧阴道穹窿上,它的顶端与前倾子宫环绕。A 点定义为距子宫中央管外侧 2cm,与在子宫中轴线上阴道穹窿黏膜向上 2cm 的交叉处。它在解剖上是输尿管与子宫动脉的交叉处,作为评估子宫颈旁区域剂量的平均点。B 点位于在 A 点水平距中线 5cm 且相当于闭孔淋巴结的位置。为达到一致的剂量率,子宫和阴道施源器的关系、位置、镭源活性等一系列内容都有严格规定。镭源的数量会根据卵圆体大小和子宫颈长度而变化,会使相同剂量的射线就会被传递到 A 点,而与患者肿瘤、子宫和阴道的大小及形状无关。曼彻斯特系统是当代腔内技术和剂量规范的基础。结合外照射治疗时,A 点总剂量为 85Gy,B 点为 60Gy。

镭作为放射源在放射防护方面存在 3 大缺点:①镭的能谱复杂,需要厚的防护层;②镭衰变过程中产生氡气,其半衰期长,如果镭管破裂氡气逸出,会污染环境;③镭的半衰期长,进入人体后会长期停留,损伤组织。因此镭逐渐被$^{137}$Cs、$^{60}$Co、$^{152}$Ir 源所替代。

传统的近距离放射治疗采用低剂量率(LDR)腔内近距离放射治疗,其剂量率范围为 0.35～0.85Gy/h。尽管传统近距离放射治疗临床应用数十年,并且曾取得较肯定成绩,但是由于其放射防护及剂量计算等方面的缺点,客观上限制了该技术的发展。现代后装放疗技术的出现和发展使近距离放射治疗获得了新的发展。现代后装机是在无放射源的情况下,把空载的施源器置入患者的体腔内,经精细摆位、固定、定位、制定优化的治疗计划等步骤,然后在有放射防护屏蔽的条件下,按优化的治疗方案远距离遥控将放射源输入施源器中所指定的位置。现代后装放疗技术不仅解决了放射防护问题,而且还因采用微小的高

能量[192]Ir源,患者治疗时间缩短,痛苦减少,临床应用范围拓宽。现代近距离放射治疗多采用高剂量率放疗,即剂量范围为 4～9Gy/h。现代近距离放射治疗也有采用照射剂量介于低剂量率与高剂量率之间的中剂量率放疗。

中子近距离放射治疗:用中子(neutrons)等高 LET 射线治疗肿瘤的最大优点是可以提高乏氧细胞的杀伤能力,降低放射损伤细胞的修复能力,从而获得更好的放射生物学效应。中子在组织内产生间接电离作用,即在组织中释放出能量后产生反冲质子、γ 粒子和其他核粒子。与 X 线相比较,快中子的生物学效应有如下特点:快中子照射使组织 OER(氧增强比)降低,细胞经中子照射后极少甚至无亚致死损伤的修复,细胞周期各时相肿瘤细胞的放射敏感性无明显差异。细胞增殖速度较慢的肿瘤的相对生物学效应(RBE)较高,因此快中子可能对生长较慢的肿瘤疗效较好。肿瘤放射治疗的快中子来源一是粒子回旋加速器,二是 D-T 发生器。粒子回旋加速器一般是重氢核轰击铍靶产生中子。D-T 发生器的重氢氘核束(D)被加速后撞击到超氢核氚(T)靶上,释放出中子和氦,中子携带 14MeV 的能量被辐射出来,形成一个与 [60]Co 的 γ 射线相类似的深度剂量分布。用于近距离放射治疗的快中子的放射性核素[252]锎([252]Cf)为低剂量率照射。近年来,快中子[252]Cf 近距离放射治疗已用于宫颈癌,并已取得较好的治疗效果。宫颈癌用快中子[252]Cf 单次治疗后,局部肿瘤约在 1 周内迅速消失。研究证实中子的杀伤肿瘤细胞的 RBE 是光子治疗的 8 倍。

放射性核素体内照射:利用人体某些器官对某种放射性同位素的选择性吸收作用,将该种放射性同位素用于治疗,如用[32]P 治疗癌性胸水和癌性腹水,这种技术也被称为体内照射。

### 11.1.3 放射治疗剂量单位

放射治疗剂量统一采用国际度量衡单位(SI)中的放射剂量单位。SI 单位与过去相对应的常用放射剂量单位及转换值见表 11-1。组织吸收剂量单位是格瑞(Gray,Gy),即每千克组织吸收 1 焦耳能量(J/kg),1Gy＝100cGy。放射性同位素的放射活度单位用 Bq(Becquerel)表示,放射防护用剂量当量单位 Sv(Sievert)表示。

（魏 艳 邱 惠）

表 11-1 放射剂量单位及转换

| 参数 | 常规单位 | SI 单位 | 转换因素 |
|---|---|---|---|
| 照射剂量 | 伦琴(R) | C/kg | $2.58\times10^{-4}$ C/(kg·R) |
| 吸收剂量 | rad | Gray(Gy) | $10^{-2}$ Gy/rad |
| 剂量当量 | rem | Sievert(Sv) | $10^{-2}$ Sv/rem |
| 放射活性 | 居里(Ci) | Becquerel(Bq) | $3.7\times10^{-10}$ Bq/Ci |

## 11.2 放射治疗生物学基础

### 11.2.1 射线的生物学作用

放射生物学是研究电离辐射对组织器官的作用及影响。Becquerel 于 1901 最早报道放射生物学变化,他发现 200mg 镭放在衣袋内 6 小时,2 周后局部皮肤出现潮红,继后加重出现溃疡,数周后局部皮肤才开始逐步康复。20 世纪上半世纪,肿瘤放射生物学研究尚属初步研究阶段,如观察动物的致死性照射剂量等。放射生物学研究真正起步始于 50 年代,近几十年放射生物学研究取得较大进展。

放射线对受照射组织的选择性破坏是放射治疗的生物学基础。肿瘤细胞较其周围的正常组织细胞更容易受到放射线的损伤。正常组织和癌组织受射线损伤的数量和程度的差值是决定某种肿瘤是否可由放射治疗根治的决定性因素。也就是说肿瘤的放射敏感性是决定放疗效果的重要因素。当然,放射敏感性不是决定放射治疗效果的唯一因素,肿瘤的放射敏感性不等于肿瘤的可治愈性。例如,对于放射线不够敏感的肿瘤,如果癌症病灶局限,而且周围正常组织器官对放射线又具有相当的耐受性,给予足够剂量的放射治疗使局部肿瘤得到杀灭,患者即可能获得治愈。相反,如果患者的肿瘤对放射线敏感,但是其周围正常组织对放射线十分敏感,或癌症病变广泛扩散,放射治疗难以根除肿瘤。宫颈癌是放射治疗较成功的例证。宫颈癌细胞对放射线中度敏感,但子宫、宫颈、阴道等正常组织对放射线相对不敏感,而且近距离放射治疗可以将放射源直接贴近癌症组织进行放射治疗,使宫颈癌组织受到足以致死剂量的照射,而其周围的正常组织所受到的放射剂量控制在可耐受的范围内,从而对宫颈癌根治性放射治疗的效果。

放射线主要是通过直接和间接损伤细胞DNA分子而对癌细胞产生杀伤作用。当一个细胞吸收任何形式的辐射线后,射线都可能直接与细胞内的结构发生作用,引起生物学损伤。在康普顿效应中,外层电子直接被激发,然后介导组织损伤过程,电子直接打击细胞内的靶点,造成损伤,也就是直接效应(direct effect)。然而最主要的还是间接效应(indirect effect),被激发的电子首先与细胞内的水相互作用产生氢氧自由基。氢氧自由基活性非常高,可以通过氧化应激和DNA损伤破坏很多细胞器。由于电子是非常不稳定的,易于发生化学作用,故这些损伤的发生都是在毫秒之内,但是下游的效应则较为持久并最终导致肿瘤细胞死亡和正常组织毒性。细胞内在的生化过程发生在电离辐射后的几分钟到数天内,肿瘤退缩则发生在数周到数月时间内,而放射线诱导的肿瘤则发生在数年以后。这种损伤在高LET射线治疗时明显,用X射线和γ射线等低能LET射线治疗时,间接损伤作用更明显,约1/3的损伤是由直接作用所致,其余2/3损伤是由间接作用所致。

放射线诱导产生的自由基可以造成多种伤害。但是对于传统剂量分割的照射(<10Gy/天),DNA是自由基损伤的主要靶点。已有许多证据表明DNA是辐射的目标之一:①存在于DNA中的放射性氚较存在于细胞质中的氚可以导致更快的细胞死亡;②当DNA中存在卤化吡啶时,其可增加细胞固有的放射敏感性,且与其含量呈比例;③辐射、DNA双链断裂修复以及克隆生存之间的相关性已被观察到;④细胞核内的DNA浓度与放射敏感性呈正相关;⑤微辐照技术已表明细胞核是最敏感的细胞器。自由基对DNA的损伤形式包括:DNA交联、碱基损伤、单链断裂和双链断裂。DNA双链断裂可以形成致命性打击,造成细胞死亡。

一旦DNA双链损伤形成,细胞会尝试进行损伤修复。DNA双链损伤导致的染色体缺陷可以分为致死性和非致死性。染色体缺陷可以通过中期染色体分离被直观发现,也可以使用更先进的荧光原位杂交(fluorescence in situ,FISH)技术展示。非致死性染色体缺陷包括转位和缺失,此两种情况下基因信息会出现丢失,但细胞仍然具有生存和增殖的能力。致死性染色体缺陷包括双着丝粒和环形染色体形成。致死性染色体缺陷的共同特点是无着丝粒染色体片段的形成,这样在有丝分裂期间,其中一个子细胞将完全丢失一条染色体,导致细胞死亡。从机制上来看,细胞进行DNA双链断裂修复的两种主要形式是非同源重组(nonhomologous end joining,NHEJ)和同源重组(homologous recombination,HR)。NHEJ是最简单的修复机制,两个断裂的DNA的末端被连接在一起,不需要未受损DNA作为模板,所以NHEJ是易于出错的,可以通过插入或缺失导致基因突变。而HR则是无误差的DNA双链断裂修复过程,需要一个DNA模板,所以其只能发生在细胞周期的$S/G_2$期,这个时期才有未受损的DNA模板链存在。

随着电离辐射诱导的损伤得到修复,辐射对活体组织的长期效应会逐渐体现出现,被分为确定性效应(deterministic effect)和随机效应(stochastic effect)。确定性效应是有明确的电离辐射导致的染色体缺陷。电离辐射诱导的 DNA 双链断裂可以导致染色缺陷,染色体缺陷可以被分为致死性和非致死性。确定性效应是有明确的电离辐射阈值的。一旦达到阈值,放疗剂量的提高会加重效应发生的严重程度。经典的确定性效应就是白内障形成。当晶体接受低剂量辐射时,发生白内障的概率接近 0,而一旦超过阈值,白内障就会出现。相反,随机效应没有剂量阈值,其严重程度也不随放射剂量提高而加重。最麻烦的随机效应是放射线诱导的肿瘤形成。理论上讲,任何剂量的放射线均有可能导致可产生基因突变的 DNA 损伤,最终产生恶性肿瘤。与确定性效应一样的是,当放疗剂量升高的时候,随机效应的发生率可能提高,因为射线与组织相互作用的次数提高了。确定性效应与随机效应就是孕妇需避免诊断或治疗性 X 线使用的原因,以避免对胎儿产生器官损伤(确定性效应)和肿瘤形成(随机效应)。

放射生物学研究评价肿瘤细胞放射后存活的标准,是细胞是否保留增殖能力。克隆形成分析(clonogenic assay)是金标准的实验技术方法,特别是对有丝分裂灾难(mitotic catastrophe)途径导致的细胞死亡。大致上来讲该方法就是测量经过不同剂量电离辐射后细胞的增殖能力。首先建立一个已知细胞浓度的悬液,然后接种已知数量的细胞于培养基中,进行照射后让其孵育 10～14 天,这样有增殖能力的细胞可以形成子代细胞>50 个的克隆,而出现有丝分裂灾难的细胞则不能形成这样的克隆,形成的克隆数量可以间接反应接种时的细胞增殖能力。使用不同的放射剂量进行照射,得到相应的细胞克隆数,就可以绘制细胞存活曲线。用细胞存活曲线可以反映照射剂量与细胞存活数目之间关系。线性二次方程模式所反映的放射生物学效应,除了考虑照射剂量外,还应考虑到影响细胞存活的其他因素。肿瘤组织和急性反应组织的 $\alpha/\beta$ 值较大,一般在 10Gy 左右,晚反应组织的 $\alpha/\beta$ 值较小,一般在 1.5～4Gy。放射敏感肿瘤的 $\alpha/\beta$ 值高于放射抗拒性肿瘤的 $\alpha/\beta$ 值。$\alpha/\beta$ 值低的肿瘤对分次治疗剂量和剂量率的依赖性高于 $\alpha/\beta$ 值高的肿瘤。

## 11.2.2　肿瘤对放射治疗的反应

在放射生物学中关于放射线与组织相互作用的因素被归纳为"4R",即修复(repair)、再增殖(repopulation)、再分布(reassortment)和再氧合(reoxygenation)。此经典理论是临床分割放射治疗的理论基础。

(1)修复:DNA 是放射治疗的关键靶点,重要的是如何做到选择性损伤肿瘤细胞的 DNA 同时保护周围的正常组织。最简单的解决办法就是将照射剂量分布在肿瘤组织而不是正常组织。目前调强的放射治疗技术和近距离治疗技术使得照射区域与肿瘤组织的适形度更好,从而保护邻近重要正常组织。从放射生物学上来讲,肿瘤组织和正常组织通常具有不同的 DNA 损伤修复能力,从而增加了放射治疗的疗效比。在细胞实验中,受照射细胞的生存曲线通常在低剂量区出现肩峰,因为照射后细胞会尝试进行 DNA 损伤修复,在高剂量照射时,损伤修复的过程难以为继,细胞死亡会以指数形式发生。低剂量辐射造成的 DNA 损伤是可以得到修复的,前提是在下一次照射前给予充足的时间。所以,细胞生存曲线上的肩峰区域代表的是亚致死性损伤修复,此时的照射剂量通常是 $D_0$ 对应的临床剂量。肿瘤组织基因组不稳定性的后果之一就是 DNA 损伤修复能力的下降。从生存曲线的形状上来看,非肿瘤细胞的肩峰范围较肿瘤细胞的要宽。所以临床上常常把放疗剂量分割为更小的剂量在数周内给完,而不是一次性给予大剂量照射。这样分次照射后,肩峰区域所代表的亚致死性损伤修复会不断地重复,正常组织可以通过其损伤修复能力实现放疗耐受,而肿瘤细胞会被更多的杀死。值得注意的是,亚致死性 DNA 损伤修复通常需要数个小时,这也是放射治疗每天一次的原因,给予正常组织充分的时间去恢复。

(2)再增殖:分割放射治疗可以实现正常组织的亚致死性损伤修复,此时需要与肿瘤再增殖的概念进行区分。射线照射后,会出现一种细胞加速增殖的现象。在此过程中,应激反应和部分肿瘤细胞的死亡均可导致剩余肿瘤细胞增殖更加迅速。为应对这种情况,总的放射治疗(外照射+近距离治疗)时间需要尽量的短,应避免由于放化疗的不良反应导致治疗中断,因为这样会出现肿瘤细胞的增殖导致患者治疗疗效下降,与治疗目标是相背离的。宫颈癌相关的临床试验结果也是支持这种观念的,临床研究发现总治疗时间延长会导致治疗疗效下降。

(3)再分布:不同细胞周期的细胞对于放射线的敏感性是不同的。细胞周期是一个有序的过程,最终结果是 DNA 复制和产生子代细胞。S 期代表"synthesis",即合成期,在此时期 DNA 进行复制。M 期代表"mitosis",即有丝分裂期,在此时期细胞分裂为两个子代细胞。两者之间的是 $G_1$ 期和 $G_2$ 期,即"Gap1"和"Gap2"。S 期后期是放疗抵抗最明显的时期,因为 DNA 复制时的合成机制也会进行放射损伤的修复。相反,M 期是放疗最为敏感的时期,因为细胞一旦进入 M 期,就会一直尝试进行分裂而不会出现阻滞。所以,M 期发生的任何 DNA 损伤都可能会遗传到子代细胞中,并可能造成致命的后果。这也是快速分裂细胞放射敏感性高的原因,而分裂较慢的细胞则会呈现出放疗抵抗。虽然 M 期最为敏感的时期,但其时间跨度则是整个细胞周期中最短的。某一时间点时大约仅有 15% 的细胞处于 $G_2$/M 期,也就是说大部分肿瘤细胞是处于相对放疗抗拒的细胞周期时相中。分割放疗,将放疗在多天内完成,就是考虑到每一天会有不同的细胞处于 $G_2$/M 期,这样放疗敏感性就提高了。另外放射线诱导的 DNA 损伤导致细胞周期关卡,特别是 $G_2$/M 期关卡。关卡可使细胞暂时离开细胞周期,为评估和修复损伤

赢得机会。放射线可将肿瘤细胞同步,这样更多的细胞会处于 $G_2$/M 期,增加了放射敏感性。

(4)再氧合:氧气可改变肿瘤细胞的放疗敏感性。在乏氧状态下,肿瘤细胞对放射线会相对更加抵抗。氧增强比(oxygen enhancement ratio,OER)大约是 3,即产生相似水平的细胞杀伤,在乏氧状态下所需的照射剂量是在空气水平下的 3 倍。氧气可以通过形成 DNA 过氧链将放射线诱导的 DNA 损伤固定下来,这被称为氧固定(oxygen fixation)假说。所以在乏氧状态下 DNA 损伤修复将更为有效,也就意味着需要更高的照射剂量才能杀死肿瘤。

肿瘤乏氧可分为急性和慢性。急性乏氧是灌注不足的表现,异形的肿瘤血管和血管痉挛可导致暂时性的血管关闭,从而出现灌注不足。考虑到肿瘤的再分布,肿瘤内急性乏氧的区域会每天变化,处于 $G_2$/M 期的细胞也是每天变化。在某一天,处于急性乏氧区域的肿瘤细胞会在照射后出现血流和氧输送增加。相对于急性乏氧的灌注不足,慢性乏氧则被定义为弥散受限,发生在肿瘤生长区域超过血管蔓延范围的情况下。在组织中,氧气可以在血流外 $70 \sim 100 \mu m$ 的区域弥散,更远处的肿瘤细胞则处于慢性缺氧状态,对放疗相对抵抗。

### 11.2.3　时间、剂量、分次治疗

人们使用每周 5 次照射的标准分次放射治疗,很大程度上是基于 20 世纪 20—30 年代临床放射治疗的经验所定。那时人们发现,X 线治疗在不对皮肤造成明显损伤的情况下,单次照射不能达到治疗作用,然而进行分次治疗,则可在不出现严重皮肤反应的情况下达到治疗作用。今天,人们用放射生物学的试验结果来解释分次治疗的作用。分次照射可以允许分次治疗期亚致死损伤的正常细胞修复和增殖,乏氧的肿瘤细胞可能再氧合,肿瘤细胞周期再分布,从而使正常组织修复,使肿瘤组织的损伤增加。然而这种推论存在许多疑问,分次照

射时肿瘤在再氧合的同时能否避免再增殖及修复等问题尚无法准确评估。在放射治疗中,照射剂量、时间及治疗次数对组织造成的生物学作用相互依赖和相互影响。实际上,临床常用的分次照射方案大多是基于大量临床经验、减轻急性放射反应及工作习惯而设计的,还缺乏令人信服的放射生物学研究依据。研究超分割照射、加速分割照射及少分割照射等不同的剂量、时间及分割照射方案,虽然积累了不少经验,但尚未取得突破性进展。

### 11.2.4 放射增敏剂及放射保护剂

放射敏感性是肿瘤对放射线的反应。此反应可以用肿瘤消退情况和消退所出现的时间长短来衡量。放射敏感性是影响放射治疗效果的主要因素。影响肿瘤放射敏感性的因素包括:肿瘤细胞氧张力及血供能力、肿瘤细胞的细胞周期所处的时相、放射照射野内正常组织对射线的敏感性、肿瘤细胞放射亚致死损伤的修复。可以通过测量细胞受照射后的再生能力来判断肿瘤细胞的放射敏感性。1921年Holthusen指出对于因液氮处理后的乏氧海胆卵射线辐射照射,需要给予大剂量照射才能获得灭活效果。由此,人们认识到组织细胞的氧合作用对放射线反应的重要性。随之,体外试验也很快证明,如果要杀灭同样比例的乏氧细胞,所需要的放射剂量约3倍于氧化组织细胞。有氧与无氧情况下达到相同生物效应所需的照射剂量之比称为氧增强比(OER)。多年来,为提高肿瘤组织对射线的敏感性,降低正常组织对射线的耐受性,人们一直在研究寻找肿瘤放射增效剂和正常组织放射保护剂。

放射增效剂大致分为两大类,一类是细胞毒类化疗药,另一类是非化疗药,见表11-2。探索用于放射增效剂的非化疗药物的主要目的在于提高乏氧肿瘤细胞对射线的敏感性。具有亲电子特性的化学物质可以提高乏氧细胞对电离射线的反应性,例如米索硝唑(MISO)、RO-03-8799等硝基咪唑类药物。体外实验结果显示,该类药物可以使乏氧细胞对放射线的敏感性增加。但是,体内试验结果显示,该类药物对正常组织有一定的毒性作用,尤其是对周围神经组织有损伤作用。因此,尽管从理论上讲该类药是放射增敏药物,而且对该类药物的研究也是放射增敏剂研究的焦点,但迄今为止该类药尚未能广泛地应用于临床。细胞毒类化疗药物,例如顺铂、羟基脲、5-氟尿嘧啶、紫杉醇和吉西他滨,不仅对癌细胞具有直接杀伤作用,而与放射治疗合用还具有一定的协同作用。体外及体内试验研究结果显示,某些细胞毒类化疗药与放射治疗同步治疗,可以改善癌症患者的肿瘤局部控制率和生存率。细胞毒类化疗药物对放射治疗的增效作用机制是抑制放射亚致死损伤及潜在致死损伤细胞的修复;直接杀灭肿瘤,缩小肿瘤体积;肿瘤细胞周期重分布,对放射敏感的$G_2/M$期细胞阻滞肿瘤细胞比例增加;直接损伤乏氧肿瘤细胞。

表 11-2 放射增效剂

| 化疗药物 | 非化疗药物 |
| --- | --- |
| 顺铂 | 乏氧细胞放射增敏剂 |
| 卡铂 | 硝基咪唑类 |
| 5-氟尿嘧啶 | MISO |
| 羟基脲 | RO-03-8799 |
| 紫杉醇 | SR-2508 |
| 吉西他滨 | 生物调节剂 |
| 博来霉素 | 肿瘤坏死因子 |
| 阿霉素 | 抗病毒剂 |
| 6-巯基嘌呤 | 阿昔洛韦 |
| 氨甲蝶呤 | COX-2抑制剂 |
| 长春新碱 | 塞来昔布 |
| 环磷酰胺 | |

这种同步放化疗治疗模式的合理性在于:①可以使治疗时间窗更为完整紧凑;②放疗和化疗通过不同的机制杀伤肿瘤,使治疗抵抗性的肿瘤克隆性细胞的存活更加困难;③部分化疗药物可以增加肿瘤细胞对放射线诱导DNA损伤的敏感性。细胞毒化疗药物,如顺铂、

5-氟尿嘧啶和紫杉醇都可以发挥放疗增敏的作用并被应用于局部晚期的宫颈癌患者中来提高局部控制率。驱动肿瘤发生发展的分子靶点已经被阐明，更多的靶向药物也被应用于放疗增敏。其中一个例子就是表皮生长因子受体（epidermal growth factor receptor，EGFR）。EGFR 是 ErbB 家族的一员，为膜表面的受体分子。有些肿瘤会过表达 EGFR，EGFR 与配体结合会导致细胞内促肿瘤生长和增加放疗抵抗的信号通路的激活。EGFR 的靶向药物有单克隆抗体昔妥西单抗（cetuximab）和小分子抑制剂（erlotinib，gefitinib）。临床前的研究已经证实抑制 EGFR 可以增加放疗敏感性。

除了靶向肿瘤细胞以外，另一个放疗增敏的策略是靶向肿瘤血管形成。当肿瘤生长超过 $70\sim100\mu m$ 时新生血管形成是至关重要的。肿瘤血管的生长依赖于血管内皮生长因子（VEGF）。贝伐珠单抗（Bevacizumab）是以 VEGF-A 为靶点的单克隆抗体，可以阻止 VEGF-A 与内皮细胞上的 VEGF 相结合。临床前的研究已经发现贝伐珠单抗具有放疗增敏的作用。它可以通过 2 种方式与放射线产生相互作用。①通过下调 VEGF 受体信号通路，内皮细胞更容易被射线杀伤；②经贝伐珠单抗治疗后的肿瘤组织会发生"血管正常化"。由于肿瘤血管组织的促血管升高和抗血管生成因子失衡，较正常组织相比，其血管结构更为杂乱。这也造成了肿瘤组织的渗透性和孔隙压力增加，化疗药物和氧气的输送会明显下降。贝伐珠单抗可以恢复促进和抑制肿瘤血管生成因子的平衡。通过提高细胞毒药物和氧气在肿瘤组织中的输送，贝伐珠单抗可以提高肿瘤细胞对放射线的敏感性。

最后，免疫治疗被喻为改变抗肿瘤治疗模式的新兴治疗方法，也可以与放射治疗联用。虽然相关的理论并不是新的，但肿瘤免疫耐受机制的研究帮助我们发现了新的药物治疗靶点。肿瘤进展过程中可以通过免疫检查点的作用下调免疫反应，躲避免疫系统的杀伤。有

2 个免疫检查点抑制剂已经展现了临床疗效。Ipilimumab 是细胞毒 T 淋巴细胞抗体 4（cytotoxic T-lymphocyte antigen 4，CTLA-4）的单克隆抗体。Nivolumab 和 Pembrolizumab 是程序性细胞死亡蛋白－1（programmed cell death protein－1，PD-1）的单克隆抗体。尽管 CTLA-4 和 PD-1 抗体均可以逆转肿瘤免疫抑制状况，两者却是通过不同的机制发挥作用。而放射线可以产生肿瘤免疫反应，表现为异位效应。在动物实验中发现，实验动物荷载多个移植瘤，当照射其中一个部位的肿瘤时，可以出现其他非照射部位肿瘤的缩退（即异位效应）。在多发转移肿瘤患者中进行的临床试验提示，当放疗与免疫激活药物如白介素-2 或免疫检查点抑制剂联用时，可诱发异位效应。异位效应是一种临床现象，表现在多发转移的患者其中一个肿瘤受到局部放疗后可以引起远处非照射部位肿瘤的退缩。尽管这些数据还是非常不成熟的，但它们却实实在在地提示了放射治疗在调节免疫反应中的作用，这与传统意义上的放疗损伤 DNA 实现局部杀伤是截然不同的。随着越来越多的靶向治疗方式从实验室转化到临床试验中，我们可以发现更多个性化的放疗应用方式，目的就是控制肿瘤和减轻正常组织的不良反应。

放射保护剂主要有阿米福汀（氨磷汀，WR2721）、低氧吸入等。理想的放射增敏剂应具有在不增加正常组织毒性反应及放射敏感性的情况下，选择性作用于肿瘤细胞，明显提高其放射敏感性的作用。理想的放射保护剂则应具有在不增加肿瘤对射线抗拒性的前提下，选择性作用于正常组织，明显降低其放射耐受性的作用。

阿米福汀是从近几十年研究的 4 000 余种放射保护剂中筛选出最有效的一种放射保护剂。该药作为放射泛细胞保护剂于 1995 年在德国和美国上市，2002 年在我国上市。之所以被选为肿瘤放射治疗保护剂，是因为阿米福汀只对正常细胞起保护作用，对肿瘤细胞不保护（表 11-3）。阿米福汀对正常组织放射保

护机制表现在如下几方面:正常组织中细胞膜结合碱性磷酸酶含量明显高于肿瘤组织,而阿米福汀需要在碱性磷酸酶的作用下才产生作用;正常组织周围的中性环境较肿瘤组织的中性环境更接近碱性磷酸酶的最适 pH 值,更利于碱性磷酸酶发挥作用;正常组织通过浓度依赖的载体介导扩散方式转运阿米福汀,转运速度快。而肿瘤组织只通过被动扩散转运阿米福汀,速度极慢;正常组织血液供应好,肿瘤组织生长快,中间常常缺血,因此正常组织摄取的阿米福汀多于肿瘤组织。

**表 11-3　阿米福汀对正常细胞的保护作用**

| 保护组织 | 非保护组织 |
| --- | --- |
| 骨髓(2.4～3.0) | 大脑 |
| 免疫系统(1.8～3.4) | 脊髓 |
| 皮肤(2.0～2.4) | |
| 小肠(1.8～2.0) | |
| 结肠(1.8) | |
| 肺(1.2～1.8) | |
| 食管(1.4) | |
| 肾脏(1.5) | |
| 肝脏(2.7) | |
| 唾液腺(2.0) | |
| 口腔黏膜(>1.0) | |
| 睾丸(2.1) | |

注:括弧中的数字为剂量减少因子或保护指数。

(孙绍星　邱　惠)

## 11.3　放射治疗计划

在肿瘤放射治疗时,精心制订放射治疗计划是十分重要的。在制订放射治疗计划时,应考虑多方面因素。在制订放疗计划之前,应明确放射治疗的目标。根治性治疗应尽可能使放疗达到控制肿瘤的目的,尽量减少周围正常组织受量,避免出现严重的放疗并发症。姑息性治疗以减轻患者痛苦及提高生存质量为主要目的。

制订放疗计划时,需要尽可能精确地了解肿瘤的体积及治疗靶区,了解照射范围内有无放射敏感的重要组织器官。对靶区和毗邻重要器官定位是制订放射治疗计划的重要步骤。X 线模拟机是经济实用的定位设备。在条件允许的情况下,采用 CT 等现代影像扫描技术定位及三维重建技术效果更好。妇癌腔内照射定位时,不仅需要标记宫颈、宫腔及阴道等器官,而且还需要标记直肠、膀胱等重要器官。理想治疗体积除考虑原发肿瘤灶外,还要考虑可能浸润转移的亚临床病灶,如宫颈癌体外照射野应包括宫颈、子宫、阴道、宫旁组织、附件及盆腔淋巴结。重要器官受照射情况是影响肿瘤放疗的主要限制性因素。肾脏和脊髓对射线耐受性差。小肠对射线的耐受性也差,但由于小肠蠕动可使其移出照射体积外,因而可减少受照射剂量。接受手术治疗的患者,可出现肠粘连固定,从而使肠道受照射剂量增加。

照射剂量是放射治疗计划中考虑的重要因素。肿瘤控制率与放射治疗剂量水平相关,控制肿瘤所需要的照射剂量与肿瘤病灶大小有关。一般来说,鳞癌和腺癌放射治疗时,亚临床肿瘤病灶(肿瘤细胞数为 $10^6$ 时)照射 45～50Gy,肿瘤控制可达 90% 以上,临床可触及的 $T_1$ 期肿瘤需照射 60Gy,$T_4$ 期肿瘤则需要 75～78Gy。不同体积肿瘤需要不同剂量照射,缩野照射技术就是根据这种概念而设计的。肿瘤周边区瘤细胞数目少,所需剂量较低,针对肿瘤中心区缩小照射野追加剂量照射,可以更好地控制肿瘤,避免周围正常组织接受高剂量照射。近年开展的适形的立体定向放疗技术,用于针对靶区追加剂量照射是较理想的缩野照射技术。正如前面所述,除考虑总剂量外,还要考虑分次剂量和治疗时间问题。

在制订放射治疗计划时,要根据具体情况选择适当种类及能量的射线、机器的治疗床的角度、照射野位置及大小、是否需要用楔形板等。计算剂量分布是制订放疗计划的重要内容。在了解照射剂量分布情况的基础上,可根据患者的具体情况调整并优化其治疗方案,制定个体化治疗方案。

精心设计个体化放射治疗计划,并将计划贯穿整个治疗过程,是提高放射治疗质量的必要保证。近年来,随着大型高速计算机在制订放疗计划方面的开发应用,医用加速器在数字化和高剂量率方面的发展,以及计算机控制的精密的动态多叶准直器的出现,为临床制订精确放射治疗计划及实施精确放射治疗提供了极大的方便。在精确定位和组织器官三维重建的基础上,设计射野、射束入射方式、计算剂量分布,计算肿瘤及重要器官受不同剂量水平照射的体积等一系列复杂的计算工作。对于邻近重要组织器官的局限性肿瘤,采用适形的立体定向放射治疗技术,可以在尽可能减少正常器官受照射剂量的基础上,保证肿瘤靶区得到理想的剂量分布。能使放疗高剂量分布在三维立体方向与肿瘤(靶区)的形状完全一致的全新放疗技术,称为三维适形调强放射治疗,简称"调强放疗"。由于调强放疗产生的放射高剂量分布区与肿瘤靶区的立体形状一致,能最大限度地减少周围正常组织和器官的照射范围,故可导致放疗强度的进一步提高和周围正常组织并发症的减少。适形调强放疗被称为放射肿瘤史上的一次革命,是今后放疗技术发展的主流或方向。调强放疗的基本步骤:①固定,通过使用各种特殊的固定装置,使肿瘤患者的肿瘤部位在放射治疗时处在某一相对静止位置,从而使体内肿瘤在一固定位置不移动。②确定肿瘤位置和范围,通过 CT、核磁共振或 CT-PET 检查,确定肿瘤的位置和范围,即调强放疗的目标靶区;尽可能精准勾画靶区,否则就达不到治愈肿瘤的目的。③确定重点需要保护的组织和器官,如脊髓、腮腺、眼睛、肺组织、肝、肾、肠等,因为这些组织和器官受损伤将会给患者带来严重后果。④验证治疗计划,确保在进行调强放疗时,所有癌细胞都将受到精确足剂量照射,而重点组织和器官同时受到最大限度的保护。⑤质量验证,由于调强放疗是一精度极高的技术,必须要有一完整的质量保证措施以确保调强放疗准确实施。调强放疗用于妇科肿瘤盆腔调强放疗(IMRT),具有减少小肠、直肠和膀胱的照射体积,减少急性反应的优势。Mundt 等报道,

32 例妇科肿瘤患者接受 IMRT,97.9% 的计划靶区体积(PTV)接受 45Gy 的照射,结果显示,在同样剂量的常规照射患者中,80% 有急性反应,需要药物治疗或中断放疗,而接受 IMRT 的患者仅 32% 有急性反应需要药物治疗。在平均随访的 26.4 个月中,除 5 例患者盆腔外复发,无 1 例发生 2 度以上的消化道和泌尿生殖道的不良反应。Selvarirj 比较了妇科肿瘤盆腔照射的三维适形治疗和 IMRT 的疗效,发现 IMRT 能使小肠受照射体积减小 66%,直肠减少 64%,膀胱减少 42%,PTV 相同,急性反应明显减少。IMRT 能减少骨髓的受照射体积和剂量,使造血系统急性反应减少。Lujan 等报告 10 例患者的 IMRT 结果,患者同时做常规放疗和调强放疗两套计划,发现在 45Gy、40.5Gy、31.5Gy、22.5Gy 时,常规放疗的骨髓受照射体积分别是 33%、42.5%、52.8% 和 87%,而调强放疗时分别是 4.5%、12.1%、25.9% 和 43.7%。研究表明,调强放疗使骨髓的受照射体积明显减少,此结果对于宫颈癌放化疗结合保持血象稳定是有意义的。

在妇科肿瘤的放疗中,除了盆腔野照射外,还经常用到延伸野照射,腹股沟区域照射和全腹部照射等。延伸野照射是指照射野包括盆腔和腹主动脉旁淋巴结。常见适应证包括有阳性腹主动脉淋巴结、阳性的盆腔淋巴结或原发病灶体积较大,有显微镜下浸润风险的患者。扩展的范围比盆腔野包括更多的正常器官。故放疗计划中对小肠、肾脏、肝脏、胃和脊髓的剂量限制是非常重要的。IMRT 技术的使用,可以有选择地提高大体肿瘤区域的放疗剂量。一方面提高了局部区域的控制率,同时减少急性和晚期放疗反应[1-3]。对于外阴癌、远端阴道癌、或宫颈癌及子宫内膜癌有远处阴道转移的患者,外照射野必须包括腹股沟淋巴结。这种情况下股骨头坏死或股骨颈骨折的风险将增加。使用 IMRT 治疗外阴癌和阴道癌,已有成功的案例[4]。全腹部放疗是用来照射整个腹腔,适应证主要包括卵巢癌和高风险子宫内膜癌如阳性腹膜冲洗或危及双侧

附件时(ⅢA 期)。因为照射体积大,且野内包含多个重要危及器官,一般要求整个腹部的剂量小于 30Gy,并使用每次 150～170cGy 的较小分割。这样才能减少急性和晚期的毒性反应。IMRT 技术也被用于整个腹部的放射,以减少胃肠道、肝脏、肾脏和骨髓的剂量,而增加腹膜表面和淋巴结的剂量[5,6]。

在进行放射治疗计划时,描述的内容应遵循国际辐射剂量与测量委员会(ICRU)的相关文件建议。ICRU 50 号文建议,体外照射应详细描述和报告:肿瘤体积、临床靶体积、治疗计划体积、治疗体积、照射体积、剂量参考点、处方剂量、靶体积的剂量分布、具体所采用的照射技术、重要危险器官受照射体积及剂量、热点剂量。

当进行根治性治疗时,子宫颈癌患者接受的最佳放射治疗是外照射联合近距离放疗。即使目前使用 IMRT 可以在特定的区域推高剂量,近距离放射治疗仍不能替代[7-9]。这是由近距离放射治疗的特点决定的,放射性物质的植入比单独外照射更能提供一个高的集中辐射,由内向外的照射肿瘤,这有利于提高局部控制和生存。外照射的重要性在于它可以治疗离施源器很远的淋巴结,当外照射一定剂量后,未手术的宫颈和阴道部位的肿瘤逐渐消退至标准施源器可以照射到的范围,可以再行近距离治疗[10]。宫颈癌腔内近距离治疗系统是不断发展的,不断将经验与科学、系统方法相结合。一个剂量体系包括特定的施源器、放射性物质和治疗区域的剂量分布方式[11]。在欧洲有三个系统,即巴黎系统、斯德哥尔摩系统和曼彻斯特系统[12-14]。20 世纪 40 年代弗莱彻系统在美国 MD Anderson 建立[15]。一项回顾性分析显示,MD Anderson 治疗的子宫颈癌患者,A 点外照射和腔内照射平均总剂量为 87Gy,膀胱和直肠的平均剂量为 68Gy 和 70Gy。阴道表面的总剂量限制在 120～140Gy 或者是 A 点剂量的 1.4 到 2.0 倍。A 点总剂量及阴道、膀胱和直肠的剂量是目前决定放射源留置时间和剂量的主要指标。

在此基础上,美国的近距离放射系统(ABS)已经成为妇科肿瘤治疗中的重要指导方针,贯穿 LDR 及 HDR 近距离放射治疗。尤其是针对 HDR 指南,特别强调了图像指导在近距离放射治疗计划中的重要性。CT 对正常的盆腔器官的显示很好,但对发生在子宫颈或阴道内的肿瘤的显示很差。与 CT 相比,MRI 成像在妇科肿瘤成像中的价值在于其多平面能力和优良的软组织分辨率,可以描绘处于宫颈、子宫和阴道内的肿瘤[16,17]。相对于正常的宫颈组织,肿瘤组织会在 T2 加权成像上呈现出中等强度信号,可以更好地定义肿瘤体积。MRI 兼容的近距离治疗施源器可以清楚地显示残留肿瘤与等剂量线分布之间的关系[16-19],也就可以实现最精确的肿瘤剂量分布适形并最大限度降低正常器官的受照剂量。2005 年 GEC-ESTRO 工作组发表了以三维影像为基础的宫颈癌近距离放射治疗指南,介绍了运用 MRI 在近距离放射治疗中定义 GTV 和 CTV 的方法[20,21]。GTV 在近距离放射治疗中被定义为在临床影像学检查中的残余肿瘤或在 T2 加权成像上呈高信号的宫颈或宫颈旁组织区域。高危临床靶区(HRCTV)包括 GTV 以及整个子宫颈和宫颈外肿瘤扩散区域,该区域是局部复发高风险的组织,其类似于传统的 A 点,需要较高剂量的照射。中危 CTV(IR CTV)被定义为高危 CTV 外 5～15mm 的区域及有可能有镜下肿瘤残存的区域,其需要大约 60Gy 的剂量。根据体检及 MRI 检查确定不同的风险区域,然后分别对 GTV、HRCTV、IRCTV 及危及器官(OARs)进行剂量体积参数的限定。对于直肠、乙状结肠和膀胱等危及器官的勾画都给予明确界定。此外,对 $D_{100}$、$D_{90}$ 及 $V_{100}$,以及危及器官的 0.1cc、1cc、2cc 最低辐射体积所要求的剂量都进行规定。并将放射生物学模型等效剂量(EQD2)用于治疗过程中,将外照射和 HDR 剂量加在一起,从而获得累计的生物等效剂量,这样就可以对目标和正常器官在治疗过程中的剂量进行系统评估,以及在各中心之间进行比较。此外,使用剂量-体积直方图分析可以增加对优化局部控制和降低发病率的新认识,从而更好地理解剂量-体积关系的重要性。Potter 等人的数据显示,使用 MRI 成像引导近距离放射疗法治疗宫颈癌,可以减少并发症并增加局部控制率[22,23]。ABS 支持这些准则,并将其纳入最新的指导文件[24]。在 ICRU 38 号报告基础之上推出了 ICRU 58 号报告,将三维近距离放疗计划和剂量限制进行了规范。

(邱 惠 张 弓)

## 11.4 放射治疗在妇科肿瘤中的应用

放射治疗是妇科恶性肿瘤治疗中必不可少的治疗手段之一。放射治疗是宫体癌、外阴癌、阴道癌、卵巢癌等妇科癌症综合性根治疗手段的重要组成部分。在妇科癌症的综合性治疗时,合理选择放射治疗的时机及合理运用放射治疗技术,配合应用手术及化疗,可保证和提高放射治疗的疗效,提高肿瘤控制率。放射治疗在宫颈癌治疗中占有举足轻重的地位。放射治疗是临床 ⅡB 期以上中晚期宫颈癌的主要治疗手段。对于早期宫颈癌患者,放射治疗的效果与根治性手术治疗效果相似。一般而言,放射治疗的适应范围相对较宽,对于部分晚期妇科癌症患者,如果处理恰当,可减轻患者的痛苦,甚至可挽救或延长患者的生命。

### 11.4.1 临床应用及疗效

宫颈癌:放射治疗在宫颈癌治疗中的适应范围较宽,可用于各期宫颈癌治疗。ⅡB 期以上宫颈癌以放射治疗为主。中晚期宫颈癌患者接受放射治疗的效果则明显优于手术治疗的效果。早期宫颈癌,尤其是有手术禁忌证,也可选择根治性放射治疗。早期宫颈癌具体选择何种方法可根据病情及治疗单位的专业条件决定。宫颈原位癌和宫颈浸润癌ⅠA 期,浸润深度小于 3mm、无淋巴管受累可选用单纯腔内放射治疗。放疗与手术的随机对照研究结果发现,原发灶肿瘤大小是影响预后的重要因素。宫颈腺癌局部肿瘤大于 3cm,适于选择放射治疗。肿瘤体积大(大于 6cm)的 ⅡA 期以上的宫颈癌,适当增加照射剂量,可提高局部控制率及生存率。腹主动脉旁淋巴结转移病灶小于 2cm,转移灶限于第三腰椎水平以下,盆腔及腹主动脉旁放射治疗可能获得根治性治疗效果。一项研究结果显示,宫颈局部肿瘤大于 4cm,放射治疗范围包括腹主动脉淋巴结区,可以改善患者的生存率。不过,腹主动脉旁淋巴结放疗的副反应高于单行盆腔放疗,手术后的患者尤其如此。腹膜外手术淋巴结清扫术后放射治疗的肠道并发症明显低于经腹腔行盆腔淋巴结清扫术的患者。放射治疗可用于配合宫颈癌手术治疗,或手术后复发病例的治疗。与手术相结合的辅助性放射治疗和化疗可进一步提高早期宫颈癌的治疗效果。对早期(ⅠB 和 ⅡA 期)宫颈癌的高危患者(肿瘤体积大、分化程度差、血管受累、淋巴受累、宫旁受累、间质受累深度及盆腔淋巴结转移等)手术后应进行放疗或放疗加化疗增敏治疗。ⅠB 期肿瘤巨大者预后不良,可行新辅助化疗,继后行根治性手术或根治性放疗。对于根治手术后盆腔复发的宫颈癌患者,放射治疗与化疗(5-FU＋MMC)联合治疗,可能使 40%～50%的患者获得根治性治疗的效果。体外照射与腔内照射结合治疗,合理配合,是宫颈癌放疗取得人们公认成绩的主要因素。这种治疗模式不仅有利于控制原发肿瘤病灶和亚临床转移灶,而且还可减少膀胱直肠受照射,避免出现严重的放射治疗并发症。早期宫颈癌以腔内放疗为主,体外照射为辅;中晚期宫颈癌则以体外放疗为主,腔内照射为辅。放射治疗与化疗联合治疗可以有效地提高宫颈癌放射治疗的效果。对于肿瘤体积大的早期宫颈癌及 ⅡB 期以上的宫颈癌,采用放射治疗与顺铂或顺铂＋5-Fu 化疗同时进行的治疗方案,以提高局部控制率及生存率。五项最新报道的多中心大样本Ⅲ期临床试验结果显示,以放射治疗为主的 ⅠB～ⅣA 宫颈癌患者,以手术治疗为主的具有不良预后因素的Ⅰ～ⅡA期宫颈癌患者(盆腔淋巴结转移、宫旁转移、手术切缘阳性),接受以顺铂为基础的化疗与放射治疗,可以明显提高宫颈癌患者的生存率,降低死亡率30%～50%。FIGO统计,1973—1975年宫颈癌的5年总生存率55.7%,1976—1978年宫颈癌的5年总生存率为55.0%,1979—1981年宫颈癌的5年总生存率为53.5%,1982—1986年宫颈癌患者治疗后的5年总生存率为59.8%,1987—1989年宫颈癌的5年总生存率为65.0%,1990—1992年宫颈癌的5年总生存率为65.4%。1990—1992年治疗的Ⅰ～Ⅳ期宫颈癌的5年生存率分别是90.0%、64.9%、36%、13.3%。FIGO 2003年报道,全世界93家单位1996—1998年治疗的10 366例宫颈癌患者5年总生存率为69.9%。该期治疗的Ⅰ～Ⅳ期宫颈癌患者5年生存率分别是90.4%、66.8%、41.9%、15.9%。

子宫内膜癌:放射治疗是子宫内膜癌的重要辅助治疗方法。子宫内膜癌Ⅰ期,癌组织分化程度好,病变限于子宫体上2/3,腹腔细胞学阴性,无血管浸润,肌层受累深度小于50%,盆腔淋巴结阴性,可给予单纯手术治疗[25]。除此之外的Ⅰ期及Ⅱ～Ⅲ期子宫内膜癌,均应考虑手术治疗与放疗综合治疗,以减少局部复发,提高生存率。早期和中期宫体癌,手术配合放射治疗可取得更好的治疗效果,对于有手术禁忌证或晚期病例,以放射治疗为主。对于需要接受手术与放射治疗综合性根治治疗的子宫内膜癌的患者,可以给予术前放射治疗或术后放射治疗。术前放射治疗主要用于癌细胞分化程度低、宫腔深度大于8cm、癌肿侵犯宫颈及宫旁组织等情况。术前放射治疗的主要目的是降低癌细胞浸润及增殖能力、缩小肿瘤、减少手术操作促癌转移的危险、降低阴道复发率。术前行腔内放射治疗,子宫、宫旁及阴道的剂量分布较术后放疗剂量分布理想。术前放射治疗是目前推荐的宫体癌综合性治疗方法,Ⅰ期和Ⅱ期宫体癌尤

其适于该方法治疗[26]。术后放射治疗主要用于补充手术的不足,以及肿瘤浸润子宫深肌层、子宫颈、子宫旁、阴道及盆腔淋巴结等。手术切除范围不足等应考虑给予盆腔照射及阴道腔内照射。有手术禁忌证及晚期病例可给予单纯放射治疗。单纯放射治疗的疗效低于手术治疗的效果,单纯放疗一般仅用于有手术禁忌证的患者。Ⅳ期子宫内膜癌可根据病情给予姑息性放疗、内分泌治疗或化疗。

各期子宫内膜癌放射治疗的5年生存率分别为:Ⅰ期91.5%,ⅡA期83.5%,ⅡB期66.5%,ⅢA期45.0%,ⅢB期36.0%,Ⅳ期14.0%。手术治疗后的5年生存率:Ⅰ期86.3%,ⅡA期75.0%[3]。FIGO 1991报道,全世界147家单位1982—1986年子宫内膜癌治疗的效果,其中Ⅰ期子宫内膜癌共7 491例,单纯手术治疗的5年生存率为80.2%,手术配合放射治疗的5年生存率为84.5%;其中组织学分级为Ⅱ级和Ⅲ级的患者,单纯手术治疗后5年生存率分别为80.5%和68.1%;手术配合体外及腔内照射患者的5年生存率分别为95.3%和75.8%。FIGO 2003报道,与单纯手术相比较,手术加辅助性放射治疗对子宫内膜癌ⅠA期和ⅠB期的生存无改善,但对于子宫内膜癌ⅠC期患者可明显提高生存率(单纯手术生存率72%,手术加放射治疗生存率83%)。

子宫肉瘤:手术治疗是子宫肉瘤的主要治疗方法。虽然前瞻性研究尚未肯定辅助性化疗及放疗的作用,但由于子宫肉瘤术后复发率高(5年生存率Ⅰ期50%,其他各期仅0～20%),因此多数仍主张给予辅助性化疗或放疗。GOG非随机研究显示,子宫中胚叶混合瘤Ⅰ、Ⅱ期患者术后盆腔放疗,可显著减少放疗区复发,但生存率无明显改变。另一非随机研究结果显示,混合性苗勒氏管恶性肿瘤术后体外照射加腔内照射可改善患者的生存情况,降低局部复发率。

卵巢恶性肿瘤:近年卵巢恶性肿瘤化疗已取得进展,但放射治疗仍然是卵巢恶性肿瘤综合性治疗的重要手段之一。卵巢无性细胞瘤

和颗粒细胞瘤对放射线敏感,术后放射治疗作用肯定。无性细胞瘤除 $I_A$ 期外,术后放射治疗可以明显提高肿瘤的根治率。卵巢上皮性癌 $I_A$ 和 $I_B$ 期,如果细胞分化程度差,病变区域明显粘连,及卵巢上皮性癌 $I_C$ 期,手术后需要进行辅助性治疗。辅助治疗可选择:全身化疗、全腹及全盆腔放射治疗,或放射性核素 $^{32}P$ 腹腔内放疗。随机研究结果显示,放射性核素 $^{32}P$ 腹腔内放疗治疗后患者的生存率与顺铂化疗后的生存率相似,但 $^{32}P$ 腹腔内放疗的并发症较高。卵巢上皮性癌 $II$ 期患者的术后辅助治疗方法,主要根据残留病灶大小而决定。如果上腹部无肉眼残留病灶,盆腔残留灶小于 0.5cm,可给予全腹及全盆腔放射治疗。卵巢上皮性腺癌对射线中-低度敏感。术后残留灶大小明显影响放射敏感性,肿瘤病灶体积大放射治疗效果差。当残留灶最大直径小于 2cm 时,术后接受放射治疗和化疗的疗效相似。目前,对于手术不能彻底切除的卵巢上皮性癌,术后化疗更为常用。对于部分难治性患者,放射治疗可作为二线治疗方案,即在术后化疗 2~3 个周期后行放射治疗,或对化疗后第二次探查术证实仍有微小残存瘤灶的患者行放射治疗。卵巢恶性肿瘤放射治疗的主要技术是全腹照射,即用腹盆腔联合大野照射技术或移动条照射技术。术后全腹照射的疗效明显优于术后盆腔照射的疗效。盆腔照射或局部小野照射用于配合化疗治疗某些局限性残瘤灶。多中心研究结果显示,根据临床分期、组织分化程度及术后残留病灶大小等因素考虑卵巢癌预后,所有浸润性卵巢癌中约30%预后不良,用全腹盆腔照射后的 5 年生存率可达 75%。

阴道癌:放射治疗是阴道癌治疗的主要方法。阴道原位癌可选择腔内放射治疗。浸润性阴道癌 $I$ 期可以选择放射治疗或手术治疗,两种方法都可以获得相似的治疗效果。手术范围不足或切缘阳性者的患者需要进行术后辅助放疗。阴道癌 $II$~$IV_A$ 期的治疗以放射治疗为主。对于阴道癌 $IV_B$ 期的患者,采用姑息性放射治疗或化疗。浸润性阴道癌放射治疗技术:肿瘤病变局限于阴道上 1/3 的患者,放射治疗方法与宫颈癌相似。病变位于阴道下 2/3 的患者,腔内放疗以阴道内照射为主,体外照射应包括腹股沟淋巴结区。

外阴癌:尽管外阴癌的主要治疗方法是手术治疗,但是,放射治疗在外阴癌治疗中占有重要的地位。外阴癌行放射治疗主要选择下列 3 种情况:①术后用于复发危险性大的患者,如淋巴结转移、手术切除标本切缘找到癌细胞,癌灶邻近尿道或直肠等重要器官,手术切除范围不足;②术前放射治疗,以便施行较保守的手术;③有手术禁忌证或病变范围大切除困难的患者。放射治疗在各期外阴癌治疗中的应用:外阴癌 $I$ 期不宜接受腹股沟淋巴清扫术者,可对腹股沟区进行放疗;外阴癌 $II$ 期患者,手术切缘距肿瘤边缘小于 8mm,血管淋巴管受累,肿瘤浸润深度大于 5mm,淋巴结转移的,需要进行辅助性放射治疗;对不能耐受手术的 $I$ 期及 $II$ 期外阴癌患者,可给予根治性放疗;大多数 $III$~$IV$ 期外阴癌需要进行放射治疗。肿瘤体积大,切除范围不够大,应进行术后放疗。手术切除较困难的患者可给予术前放疗,或术前放射治疗+化疗。不能手术的 $III$~$IV$ 期外阴癌患者,根治性放射治疗与化疗(5-FU 或 5-FU+DDP)同时进行,完全缓解率 53%~89%,中位生存时间 37 个月,无病生存率 47%~84%。

滋养细胞肿瘤:化疗是绒毛膜癌的主要治疗方法。在绒毛膜癌治疗中,放射治疗是重要的辅助治疗手段。例如,发生脑转移的滋养细胞肿瘤患者,接受全脑放射治疗可以获得较好的治疗效果。对于外阴、阴道、宫颈等转移性病灶大出血的患者,局部止血放射治疗效果较好。化疗后残留的瘤灶可补充放射治疗。

女性尿道癌:放射治疗是女性尿道癌的主要治疗手段。放射治疗方法与阴道癌相似,但近距离放射治疗最好采用尿道周围组织插植放疗方法,必要时行尿道内照射。

(邱 惠 于世英)

### 11.4.2　放射性损伤

由放射导致的并发症,发生在放射结束后的 3 个月以内的,称为急性并发症。发生在 3 个月以后的,被称为晚期或慢性并发症。晚期并发症的发生是由于局部毛细血管受损,即血管内皮细胞增生导致氧气在组织中不易扩散,导致纤维化的生成。血管和血液循环的这一变化,导致机体对感染、创伤的抵抗力降低[27,28]。在治疗妇科肿瘤时,骨盆中经常受到照射的正常组织有:直肠、乙状结肠、小肠、膀胱、阴道、骨盆和脊髓。在上腹部,肾脏、肝脏、胃、小肠、大肠和脊髓可能在照射野中。一个组织或器官的放射反应取决于 2 个因素:单个细胞的内在敏感性和细胞作为部分的整体动力学。这些因素解释不同的组织对放射反应的高度特异性。此外,组织接受照射的体积及剂量、剂量率、分割方案也影响急性和迟发型毒性反应。增加化疗药物或其他系统性药物可能影响其毒性,其他伴随疾病,如糖尿病、高血压、胶原病、克罗恩病和溃疡性结肠炎,以及生活习惯如吸烟亦可影响放疗毒性反应。最全面的描述辐射对正常组织影响的数据由 Rubin 和 Casarett 发表,Emani 等人更新[28,29]。他们几乎对所有的组织都定义了耐受剂量(TD)。通常用 TD5/5 及 TD50/5 来描述组织的耐受剂量,TD5/5 即完成放射 5 年内,5%患者发生并发症;TD50/5 即 5 年内 50%患者发生并发症。

(1)皮肤:当用放射线治疗腹盆腔肿瘤时,由于高能量照射束保护皮肤的特性,对深部组织进行照射的同时,仅对皮肤产生较小的副反应。当照射外阴和腹股沟区域时,经常会用到电子线或能量较低的 X 射线,将会产生较明显的皮肤反应。皮肤反应更有可能发生在皮肤皱褶处,如腹股沟皱褶或臀间皱褶。红斑是第一个看得见的皮肤反应,通常在放疗第 3 周看见。其他皮肤反应包括干性脱皮和湿性脱皮,在放疗第 4 周后发生。湿性脱皮发生于短暂的表皮丢失和真皮暴露,浆液经常从暴露和发炎的真皮中渗出[30]。这些效应可能由于放射和一些化疗药物的联合作用而增强,尤其是放线菌 D 和阿霉素[31]。此外,阿霉素或吉西他滨等化疗药物会引起放疗回忆反应(即在最初反应消退后能回忆辐射效应)。辐射诱导的皮肤反应可以使用各种各样的局部药膏,以及坐浴,特别强调清洁会阴处所有的粪便和尿液。此外,如果远端阴道或外阴位于辐射野中,患者很有可能会抱怨排尿困难或排便疼痛,这是由于尿液或粪便对远端阴道、肛周区或外阴的裸露皮肤造成的损害。控制腹泻和使用保护霜来保护皮肤不受粪便和尿液刺激,有助于减少不适,加速皮肤愈合。含磺胺基的面霜可以用来加速愈合。表皮修复需要 10～14 天。放疗的晚期皮肤反应包括褪色、皮下纤维化、干燥、变薄、皮脂腺脱落、头发稀疏或脱落,以及毛细血管扩张。皮肤坏死发生罕见,且通常只发生在超过 60Gy 的高剂量辐射下。

(2)骨髓/骨盆:骨髓细胞中对放射线最敏感的是淋巴细胞。骨髓中各种成熟细胞半衰期如下:红细胞 120 天、粒细胞 6.6 小时、血小板 8～10 天。盆腔受照射可引起短暂的淋巴细胞减少。全腹部或扩大照射野时,骨髓照射范围增加并发症更多见。此时的淋巴细胞减少,被认为是辐射导致通过血管床的淋巴细胞数减少,并不预示着骨髓中储备量的减少。诱导或同步化疗也会导致骨髓毒性增加。骨盆或腹部放疗时,要经常行全血细胞检测。当骨髓照射剂量超过 30Gy,即使只是骨髓中的一小部分受到辐射,也会引起持久的慢性变化。即使是在修复能力良好的患者中,恢复也需要长达 18 个月甚至更长的时间。

骨盆放疗也可以发生不完全骨折[31-33]。最常见的受累部位是骶骨,其次是耻骨,髋臼非常罕见。MRI 是最佳影像手段,可以分辨出水肿和骨折线,并能排除复发。最重要的是不能混淆这些改变与转移性疾病,因为如果误诊为骨转移,进一步的姑息性放疗将会加重对骨骼完整性的损害。随着时间的推移这些骨盆变化症状往往会改善,但也可能出现骨折加重或出现新的骨折。如果患者仍有症状，可使用骶骨成形术。同时，止痛及活动的改变也往往是需要的。股骨颈的并发症包括缺血坏死及骨折。这是腹股沟淋巴结辐照后少见的并发症。解决这个问题需要进行髋关节置换术[34]。

（3）肝脏：当行全腹部或腹主动脉旁照射时，肝脏在照射野中，剂量必须有所限制。放射线会引起的肝脏静脉阻塞性改变，进而血液供应不足导致肝细胞的坏死和萎缩。放疗前后的 CT 扫描可以显示肝脏对应的灌注变化。临床过程和肝脏的变化取决于剂量-分割方案和照射体积，以及是否有化疗及肝脏本身疾病的存在。在放射过程中，肝脏生化酶可能升高，放疗结束后常持续存在。放射性肝炎的迹象可以包括碱性磷酸酶的显著升高（正常值的 3~10 倍），及轻度转氨酶的升高（正常值的 2 倍）[35]。肝脏肿大和不同程度的腹水也可出现。如果照射剂量和体积过大，就会发生肝衰竭。整个肝脏的 TD 5/5 是 30Gy，肝的一小部分可接受高达 70~90Gy 的剂量[36]。

（4）肾脏：肾脏对小剂量的辐射非常敏感，整个肾脏剂量避免超过 18~20Gy。当进行全腹部辐照时，肾脏处于危险之中，必须以可接受的剂量阻断，以防止肾功能衰竭。当进行腹主动脉旁照射时，肾脏不可避免地接受照射。应在治疗规划时行 CT 扫描，进行 TPS 确定哪些照射角度是照射到结节区域，且在一定程度可避免肾脏。此外，化疗和年龄的增加都可降低肾脏对放疗的耐受性。仅照射一个肾脏不一定能降低肾脏并发症的风险[37]。在放疗之前必须进行肾功能检测是非常重要的，对肾功能的异常灌注和排泄进行记录，以确定每个肾脏对肾功能的贡献程度。肾暴露超过 20Gy 可导致肾功能改变，出现肾功能不全的症状和体征，包括高血压、下肢水肿和尿液分析显示低比重蛋白尿。正细胞正色素性贫血也可能出现。肾功能检查最终会显示血液流动和滤过率下降。CT 扫描可能会显示一个小肾脏，如果一个肾脏已经受到照射，则会更倾向于保护另一个肾脏。

（5）卵巢：对绝经前患者进行盆腔照射，可能会累及子宫及卵巢，造成功能衰竭。在辐射过程中，潮热和其他更年期症状会开始形成。激素替代疗法是 50 岁以下女性的重要选择。在治疗宫颈癌时，也可放疗前进行卵巢移位手术，使其置于真骨盆以上，可避免症状发生。卵巢细胞的放射敏感性与年龄相关。一般来说，单次照射 4.0~8.0Gy 或分次照射 12~20Gy（取决于年龄）可使大多数患者产生永久性去势和不育[27,28]。

（6）阴道：放射治疗上 2/3 的阴道很少有明显的急性反应。少数患者可能会出现白色或黄色阴道分泌物，其原因是阴道黏膜炎。而阴道下 1/3，被照射后会发炎疼痛，原因是外阴和尿道受到了照射。研究表明，阴道下段比近侧端的耐受性差，放射剂量的范围分别为 80~90Gy 和 120~150Gy[38]。狭窄和缩短是阴道放疗的晚期并发症，从而影响性功能。近距离放射治疗联合外照射比单一治疗方式导致更多的晚期反应。使用阴道扩张器或性交 2~3 次/周可以帮助阴道保持开放。在性交过程中使用润滑液或激素，可以重建阴道黏膜，也能使性交更舒适[39]。很少会有过量的辐射，导致患者出现阴道坏死。与腔内放疗相比，插植治疗更容易引起阴道坏死。过氧化氢灌洗、抗生素和高压氧治疗可以帮助阴道组织愈合[40,41]。麻醉剂通常被用来治疗相关疼痛，直到愈合。己酮可可碱也可以帮助坏死软组织愈合[42]。此外，坏死也可由复发性肿瘤引起，并且将复发性疾病与坏死区分开来是非常困难的，有时甚至需要手术强制干预。

（7）胃、小肠和大肠：胃黏膜由柱状上皮构成，对放疗较敏感。与小肠和大肠的反应类似，胃受照射后内壁会产生侵蚀、变薄，随后产生水肿和溃疡。症状主要有恶心、呕吐、反流和疼痛。使用预防性止吐药及质子泵抑制剂可以减少急性放射反应。在辐射过程中，胃酸产生会减少，直到放疗结束后的 1~2 年。晚期副反应包括胃炎、胃溃疡及相关的出血。晚期的纤维化会导致胃输出障碍及较罕见的穿孔,这些都依赖于放射的剂量和体积。全胃的耐受剂量是 45~50Gy。

小肠的急性放射反应是由快速分裂的腺窝上皮细胞的固有放射敏感性决定的。这些未分化的干细胞通常会从隐窝处的下半部分转移到肠绒毛的顶端,成熟时,其将与肠绒毛的尖端分开,通过不断的分裂,而为肠黏膜表面持续提供细胞供给。他们的功能主要是吸收,也会分泌大量的蛋白和进行内分泌。未分化隐窝细胞是最易受辐射影响且最先衰竭的细胞,这将导致绒毛表面的成熟细胞置换的缺失。当这些成熟的黏膜细胞不能被替换时,绒毛会缩短,并导致小肠吸收功能的丧失。这种功能的丧失导致了体液和营养的流失、出血及脱水。这一系列的反应称为急性放射性肠炎。幸运的是,由于快速分裂的基底细胞的存在,几天内就会发生重新上皮化。黏膜愈合会发生在放疗结束后的 10~14 天,在大多数患者身上的症状也会得到改善和解决。常见的水样腹泻伴间歇性腹部绞痛从第 2 或第 3 周的腹部或骨盆放疗开始。蠕动增加、吸收机制紊乱也常发生。同步行氟尿嘧啶或吉西他滨化疗常增加小肠毒性。小肠放射晚期毒性是急性反应的延续。有些患者会出现慢性腹泻,这需要在饮食上进行改变。因为某些食物可能引发腹泻,如高纤维或高脂肪食物。辛辣的食物和味精也可能引发腹泻。高剂量区若出现在小肠环或与其比邻,会导致小肠部分梗阻。患者可能会出现腹痛、腹胀、呕吐及肠道运动障碍。大约 5% 的患者,放射后出现小肠梗阻,在一些患者中,甚至需要外科手术来缓解症状。既往手术、阑尾穿孔、盆腔脓肿的病史以及炎症性肠病和化疗均可增加小肠的毒性。高血压、糖尿病也是危险因素。大体积的肠道照射或高剂量小体积的肠道照射都会导致肠梗阻,其中回肠是最常见的。一些患者会产生脂肪、碳水化合物、蛋白质、$B_{12}$ 和乳糖的吸收障碍。小肠的辐射剂量应该限制在 45~50Gy,最大不超过 60Gy。目前关于小肠剂量/体积限制的建议如下:当照射的是独立的肠环时,小肠接受大于 15Gy 的绝对体积不应超过 120cm$^3$;而当辐射的是整个腹膜时,小肠接受大于 45Gy 的体积应该小于 195cm$^3$[43]。

直肠乙状结肠黏膜也是一种类似小肠的快速更新系统。当直肠被包括在照射范围内时,可能出现里急后重、黏液便,有时混合血便。放疗期间痔疮可能会加重。这一系列的症状被称为直肠炎。服用药物来减少大便次数以及抗痉挛剂是很有帮助的。含有类固醇的栓剂或泡沫剂也是有帮助的,可以使用局部的肛门皮肤软膏和乳液。由于频繁的粪便通过发炎的肠道,因此不受控制的放射性肠炎会加重放射性直肠炎的发生。对于晚期反应,如果放射剂量足够大,将会导致临时或永久性的溃疡和毛细血管扩张所致的出血。含可的松的直肠栓剂、泡沫剂及柳氮磺胺吡啶滴剂可以帮助治疗出血和溃疡性直肠黏膜炎,也可以用于氩激光消融毛细血管扩张。

当出血严重时,高压氧治疗可以帮助控制出血。纤维化、狭窄、穿孔及瘘管等的形成较少见。一般来说,剂量超过 60Gy 时,小肠和直肠乙状结肠会出现更多的晚期放射损伤[44]。当有肠道狭窄、坏死及瘘管形成时,进行大便改道是非常有必要的。回顾性分析显示,一定体积的直肠可以耐受大约 75Gy 的照射(包括外照射及近距离放疗)。

(8)膀胱/输尿管/尿道:膀胱和输尿管有快速更新的过渡上皮。由于基底细胞的快速分裂,放疗的早期副反应类似于对皮肤的剥蚀作用。上皮脱落导致了膀胱壁的局灶性溃疡、充血和水肿,其可在膀胱镜检查中发现[45]。大于 30Gy 的照射可以出现急性、短暂的放射性膀胱炎,通常不需要特殊治疗。患者会出现尿频、尿急以及轻微的排尿困难和膀胱容量降低。然而,更高的辐射剂量,将会导致更加严重的膀胱炎症状,如严重的排尿困难和血尿,此时可能需要治疗。如马洛芬这样的药物可以帮助减轻症状。可能还会发生膀胱肌肉的剧烈痉挛,这可能和平滑肌松弛剂的调节有关。在放射治疗的患者中,感染的概率增加了,一部分原因是放疗引起的腹泻及会阴的污染。应在无菌条件下获得尿液和尿培养。放射性膀胱炎的特点是尿液分析时未发现细菌,但存在白细胞和红细胞。

剂量超过 60Gy 时,由于毛细血管扩张,慢性膀胱炎及血尿可以发生[46]。当辐射剂量更高时,更严重的慢性膀胱炎、毛细血管扩张、血尿、纤维化和膀胱容量下降可发生。膀胱颈挛缩及瘘管形成很少发生,如果发生则需要手术干预。如果有肿瘤侵入膀胱壁或进行插植治疗时,瘘管更有可能会发生。此时可能需要做手术来处理这些并发症。高压氧治疗对出血性膀胱炎非常有效,就像药物性戊聚糖多硫酸酯,其已经被用于治疗间质性膀胱炎[47]。输尿管对放射相当抗拒,输尿管狭窄很少报道。组织间插植比腔内放疗更可能引起输尿管狭窄。尿管狭窄也是罕见的,谨慎的扩张有助于保持膀胱流出。

(孙绍星　邱　惠)

# 参 考 文 献

[1]BERIWAL S,GAN GN,HERON DE,et al. Early clinical outcome with concurrent chemotherapy and extended-field,intensity-modulated radiotherapy for cervical cancer[J]. Int J Radiat Oncol Biol phys,2007,68(I):166-171.

[2]AHMED R,KIM R,DUAN J,et al. IMRT dose escalation for positive para-aortic lymph nodes in patients with locally advanced cervical cancer while reducing dose to bone marrow and otherorgans at risk[J]. Int J Radiat Oncol Biol Phys,2004,60(2):505-512.

[3]ESTHAPPAN J,CHUADHARI S,SANTANAM L,et al. Prospective clinical trial of positron emission tomography/computed tomography image-guided intensity-modulated radiation therapy for cervical carcinoma with positive para-aortic lymph nodes[J]. Int J Radiat Oncol Biol Phys,2009,72(4):1 134-1 139.

[4]BERIWAL S,HERON D,KIM H,et al. Jntensity-

modulated radiotherapy for the treatment of vulvar carcinoma:a comparative dosimetric study with early clinical outcome[J]. Int J Radiat Oncol Biol Phys,2006,64(5):1 395-1 400.

[5]HONG L,ALEKTIAR K,CHUI C,et al. IMRT of large field:whole-abdomen irradiation[J]. Int J Radiat Oncol Biol Phys,2002,54(I):278-289.

[6]DUTHOY W,GERSENL W,VERGOTE K,et al. Whole abdominoplevic radiotherapy(WAPRT) using intensity-modulated ARC therapy(IMAT): first clinical experience[J]. Int J Radiat Oncol Biol Phys,2003,57(4):1 019-1 032.

[7]CHEN CC,LIN JC,JAN JS,et al. Definitive intensity-modulated radiation therapy with concurrent chemotherapy for patients with locally advanced cervical cancer[J]. Gvn Oncol,2011,122:9-13.

[8]ALEKTIAR K. Point Can intensity-modulated radiation therapy replace brachytherapy in the management ofcervical cancer? [J]. Brachytherapy,2002,1:191-192.

[9]MUNDT A. Counterpoint Can intensity-modulated radiation therapy replace brachytherapy in themanagement ofcervical cancer? [J]. Brachytherapy,2002,1:192-194.

[10]ERICKSON B,WILSON JF. Clinical indications for brachytherapy[J]. J Surg Oncol,1997,65:218-227.

[11]INTERNATIONAL COMMISSION ON RADIATION UNITS AND MEASUREMENTS. Dose and Volume Specification for Reporting Intracavitary Therapy in Gynecology[M]. ICRU Report 38. Bethesda, MD:International Commission on Radiation Units and Measurements,1985.

[12]HEYMAN J. The so-called Stockhohn method and the results of treatment of uterine cancer at the Radiumhemmet[J]. Acta Radiol, 1935, 16:129-147.

[13]LENZ M. Radiotherapy of caucer of the cervix at the Radium Institute,Paris,France[J]. Am J Roentgenol Rad TherNucl Med,1927,17:335-342.

[14]TOD MC,MEREDITH WJ. A dosage system for use in the treatment of cancer of the uterine cervix[J]. Br J Radiol,1938,11:809-824.

[15]FLETCHER GH,SHALEK RJ,WALL JA,et

al. A physical approach to tile design of applicators in radium therapy of cancer of the cervix uteri[J]. Am J Roentgenol,1952,68:935-949.

[16]DIMOPOULOS J, SCHARD G, BERGER D, et al. Systematic evaluation of MRI findings in different stages of treatment of cervical cancer:potential of MRI on delineation of target,pathoanatomic structures,and organs at risk[J]. Int J Radiat Oncol Biol Phvs,2006,64(5):1 380-1 388.

[17]DIMOPOTDOS JCA,PETROW P,TANDERUP K,et al. Recommendations from Gynaecological (GYN)GEC-ESTRO Working Group (IV):basic principles and parameters for MR imaging within the frame of image based adaptive cervix cancer brachytherapy[J]. Radiother OncoL,2012.

[18]KIRISITS C, POTTER R, LANG S, et al. Dose and volume parameters for MRI－based treatment planning in intracavitary brachytherapy for cervical cancer[J]. Int J Radiat Oncol Biol Phys, 2005,62(3):901-911.

[19]VISWANATHAN A, CORMACK R, HOLLOWAY C, et al. Magnetic resonance-guided interstitial therapy for vaginal recurrence of endometrial cancer[J]. Int J Radiat Oncol Biol Phys, 2006,66(1):91-99.

[20]HAIE-MEDER C,POTTER R,VAN LIMBERGEN E,et al. Recommendations for Gynecological(GYN) GEC-ESTRO Working Group (I): concepts and terms in 3D image-based 3D treatment planning in cervix cancer brachytherapy with emphasis on MRI assessment of GTV and CTV[J]. Radiother Oncol,2005,74:235-245.

[21]POTTER R, HAIE-MEDER C, VAN LIMBERGEN E, et al. Recommendations for Gynecological(GYN) GEC-ESTRO Working Group (II): concepts and terms in 3D image－based treatment planning in cervix cancer brachytherapy 3D volume parameters and aspects of 3D image-based anatomy, radiation physics radiobiology [J]. Radiother Oncol,2006,78:67-77.

[22]POTTER R,DIMOPOULOS J,GEORG P,et al. Clinical impact of MRI assisted dose volume adaption and dose escalation in brachytherapy of locally advanced cervix cancer[J]. Radiother On-

col,2007,83:148-155.

[23]POTTER R,GEORG P,DIMOPOULOS JCA,et al. Clinical outcome of protocol based image (MRI) guided adaptive brachytherapy combined with 3D conformal radiotherapy with or without chemotherapy in patients with locally advanced cervical cancer[J]. Radiother Oncol, 2011, 100 (1):116-123.

[24]VISWANATHAN A, BERIWAL S, DELOSSANTOS J,et al. American Brachytherapy Society consensus guidelines for locally advanced carcinoma of the cervix. Part II: High-dose-rate brachytherapy[J]. Brachtherapy,2012,11:47-52.

[25]NAG S, CARDENES H, CHANG S, et al. Proposed guidelines for image-based intracavitary brachytherapy for cervical carcinoma:report from Image-Guided Brachytherapy Working Group [J]. Int J Radiat Oncol Biol Phys,2004,60(4): 1 160-1 172.

[26]NAKANO T,KATO S,OHNO T,et al. Long-term results of high-dose rate intracavitary bravhytherapy for squamous cell carcinoma of the uterine cervix [J]. Cancer,2005,103(1):92-101.

[27]ROTMAN M,AZIZ H,CHOI K. Radiation damage of normal tissues in the treatment of gynecologic cancers[J]. Front Radiat Ther Oncol,1989, 23:349-366.

[28]RUBIN P,CASARETT G. Clinical Radiation Pathology [M]. Vol. 1-2. Philadelphia, PA: WB Saunders Co. ,1968.

[29]EMANI B,LYMAN J,BROWN, A,et al. Tolerance to therapeutic irradiation[J]. Iny J Radiat Oncol Biol Phys,1991,21:109-122.

[30]COX J, ANG K. Radiation Oncology:Rationale. Technique,Results[M]. 8th ed. St. Louis, MO: Mosby,2003.

[31]GRIGSBY P, PRICE A. Characterizing the phenomenon of radiation recall dermatitis[J]. Int J Radiat Oncol Biol Phys, 1995, 31 (5): 1 289-1 299.

[32]TAI P,HAMMOND A,VAN DYK J,et al. Pelvic fractures following irradiation of endometrial and vaginal cancer-a case series and review of Jectnre[J]. Radiother Oncol,2000,56:23-28.

[33]HUH S,KIM B,KANG M,et al. Pelvic insuffi- ciency fractures aider pelvic irradiation of uterine cercix cancer[J]. Gynecol Oncol, 2002, 86: 264- 268.

[34]GRISBY P, ROBENS H, PEREZ C. Femoral head fracture following groin irradiation[J]. Int J Radiat Oncol Biol Phys,1995,31(1):63-67.

[35]LAWRENCE T, ROBERTSON J, ANSCHER M, et al. Hepatic toxicity resulting from cancer treatment[J]. Int J Radiat Oncol Biol Phys, 1995,31(5):1 237-1 248.

[36]PAN C,KAVANAGH B,DAWSON L,et al. Ra- diation-associated liver injury[J]. Int J Radiat Oncol Biol Phys,2010,76(3):S94-S100.

[37]DAWSON L,KAVANAGH B,PAULINO A,et al,Radiation-associated kidney injury[J]. Int J Radiat Oncol Biol Phys,2010,76(3):S108-S115.

[38]WILLIAMS J,CLARKE D,DENNIS W,et al. The treatment of pelvic soft tissue radiation nec- rosis with hyperbaric oxygen[J]. Am J Obstet Gynecol,1992,167(2):412-416.

[39]AU S,GRISBY P. The irradiation tolerance dose of the proximal vagina[J]. Radiother Oncol, 2003,67:77-85.

[40]FIDAROVA E,BERGER D,SCHUSSLER S,et al. Dose volume parameter D2cc does not correlate with vaginal side effects in individual patients with cervi- cal cancer treated within a defined treatment proto- col with very high brachytherapy doses[J]. Radioth- er Oncol,2010,97:76-79.

[41]PASQUIER D,HOELSCHER T,SCHMUTZ J, et al. Hyperbaric oxygen therapy in the treatment of radio-induced lesions in normal tissues:a liter- ature review[J]. Radiother Oncol,2004,72:1-13.

[42]OKUNIEFF P,AUGUSTINE E,HICKS J,et al. Pentoxifylline in treatment of radiation-induced fi- brosis[J]. J Clin Oncol,2004,22(11):2 207-2 213.

[43]KAVANAGH B,PAN C,DAWSON L,et al. Ra- diation dose-volume effects in the stomach and small bowel[J]. Int J Radiat Oncol Biol Phys, 2010,76(3):S101-S107.

[44]MICHALSKI J,GAY H,JACKSON A,et al. Ra- diation dose-volume effects in radiation-induced rectalinjury[J]. Int J Radiat Oncol Biol Phys, 2010,76(3):S123-S129.

[45]MARKS L,CARROLL P,DUGAN T,et al. The response of the urinary bladder,urethra,and ure- ter to radiation and chemotherapy[J]. Int J Radi- at Oncol Biol Phys,1995,31(5):1 257-1 280.

[46]VISWANATHAN A,YORKE E,MARKS L,et al. Radiation dose—volume effects of the urinary bladder[J]. Int J Radiat Oncol Biol Phys,2010, 76(3):S116-S122.

[47]BEVERS RFM,BAKKER D,KURTH KH. Hy- perbaric oxygen treatment for haemorrhagic radi- ation cystitis[J]. Lancet,1995,346:803-804.

# 12　妇科癌症靶向治疗

## 12.1　癌症的生物学基础

在细胞内部及其周围微环境的复杂的相互作用下,人体细胞才能发挥功能并正常生长。这些相互作用受到精确的内在调控。一旦调控出现偏差,将对细胞大分子和细胞环境产生重要影响。一些内在的纠错机制,例如细胞死亡等等,可以保持体内的平衡与稳态。当这些维稳的机制无法奏效或是异常的细胞躲避了正常的调控时,将会发生癌症。癌症的发生,就是通过调控微环境、入侵免疫系统,造成对染色体、蛋白的独立或群体损害的结果。例如,当一些维持细胞稳定的主要调控基因(如$p53$、$BRCA1/2$、$myc$、$ras$ 或 $src$)出现异常时,会导致明确的下游信号传导通路的异常,其依据有以下三点:

1.细胞死亡的失调将促进癌细胞的生长与转移。

2.细胞信号的改变,使肿瘤特异性的营养发生转换和再分布。

3.对免疫系统的入侵,将导致隐匿的、失控的生长。

癌细胞躲过了上述内在的自我调控机制,表现出多克隆和染色体的异质性,使细胞在时间上和空间上表现出不一致。癌细胞的生长过程中不断发生变化,这些变化无法被实时发现,使得治疗的靶点难以被确定。了解上述因素对癌症发生发展的影响,是靶向治疗或精准治疗的关键。精准阐述各种因素对临床表现、化疗的敏感性或耐药性的影响,是了解癌症靶向治疗的生物学和改进其精准度的关键。本章的重点就是阐述妇科恶性肿瘤中相关的影响因素,以及卵巢癌、子宫内膜癌、宫颈癌治疗中靶向治疗的发展与应用。精准医学的目标,就是使我们进一步精确了解癌症的生物学行为,并利用这些知识来发现一些工具和技术,预测疗效,使治疗的疗效提高,毒性减少。

## 12.2　靶点的定义

Hanahan 等指出了恶性肿瘤的 6 个标志,这些标志不单单是描述了肿瘤的生物学行为(包括促进治疗生长和转移的独特的能力),同时也为靶向治疗提供了针对肿瘤细胞的重要调控/生存机制的靶点[1,2]。

靶点可以进一步分为与预测或预后相关的两类。预后因素是指那些可以客观检测的临床或生物学特征,对于未治疗的患者提供疾病转归的信息(包括肿瘤大小的变化或生存期)[3]。

### 12.2.1　妇科肿瘤的生物学

妇科恶性肿瘤在时空上表现出基因以及

克隆的异质性,导致其临床特点有很大的不同。即便是表面上相似的肿瘤,其病理特征变异也很大。例如,上皮性卵巢癌是由 5 种不同的组织学亚型组成的:高级别浆液性卵巢癌(HGSOC)、低级别浆液性卵巢癌(LGSOC)、黏液性肿瘤、透明细胞肿瘤以及子宫内膜样亚型;而非上皮样肿瘤包括性索间质肿瘤和生殖细胞肿瘤等[4]。子宫内膜癌分为Ⅰ型和Ⅱ型,Ⅰ型是雌激素依赖的、子宫内膜样腺癌;Ⅱ型是非雌激素依赖的、非子宫内膜样腺癌为主,包括浆液性、透明细胞癌、癌肉瘤、黏液腺癌、鳞癌、混合性腺癌。这些组织学亚型表现出不

同的癌变机制和疾病特点。因此,由妇科肿瘤专家来判断这些组织学亚型,不仅能够获得精确的诊断,还能对治疗起到指导性作用。对这些亚型的突变和分子改变的评估,尤其是利用癌症基因组数据库(TCGA)进行的评估,已经为卵巢癌(2011)、子宫内膜癌(2013)、宫颈癌(2014)的基因组的基本信息提供了依据[5-7]。依据可靠的数据,来找出遗传性和非遗传性基因的突变,或是疾病相关的癌基因信号通路上的异常,可以为妇科恶性肿瘤的靶向治疗的研究提供理论依据。表 12-1 归纳了 TCGA 数据库中与妇科恶性肿瘤相关的主要发现。

**表 12-1　TCGA 数据库的卵巢癌、子宫内膜癌的基因组分析**

| TCGA 目标人群 | 主要研究结果 |
| --- | --- |
| HGSOC[5] | 几乎所有肿瘤都存在的 TP53 特异性突变 |
| | 低频的,但是统计上反复出现的 9 种基因的体细胞突变:NF1、BRCA1、BRCA2、RB1、CDK12 |
| | 113 个明显的灶性 DNA 拷贝数异常 |
| | 涉及 168 个基因的促甲基化 |
| | 与生存期相关的 4 个卵巢癌转录亚型、3 个 microRNA 亚型、4 个促甲基化亚型、一个转录标记 |
| | 携带 BRCA1/2 及 CCNE1 异常的肿瘤对生存期的影响 |
| | 一半以上的肿瘤存在同源重组缺陷 |
| | NOTCH 及 FOXM1 信号通路与浆液性卵巢癌的病理生理相关 |
| 子宫内膜癌[6] | 浆液性肿瘤和 25% 的高级别子宫内膜样肿瘤存在大量的拷贝数的异常,DNA 甲基化不常见,低 ER/PR 水平,TP53 突变常见 |
| | 大多数的子宫内膜样肿瘤很少有拷贝数的改变或 TP53 的突变,但 PTEN、CTNNB1、PIK3CA、ARIDIA、K-ras 以及 SWI/SNF 染色质重塑复合体基因 ARID5B 的新型突变很常见 |
| | 子宫内膜样癌的亚型中具有显著增加的转化突变频率以及新发现的 DNA 聚合酶 ε(POLE)的热点突变的一种新的分型系统<br>　POLE 的超突变<br>　微卫星不稳定的超突变<br>　拷贝数低<br>　拷贝数高 |
| | 子宫浆液性癌的基因组的特点与卵巢浆液性癌、基底样乳腺癌相似 |

### 12.2.2 靶点的发现、验证与检测

在可疑靶点的发现、验证时，以及将其作为临床研究和标准治疗的生物标记物时，均需要严格把控操作方法，以保证结论的可靠性。要确定靶点在癌症的发生、生长中的作用，是如何发挥功能的，就要明确其与启动子异常或信使异常的关系。用于指导治疗的标记物必须在受控的条件下检测（CLIA，CAP），并受到质控。生物标记物如何发现和应用不是这里讨论的重点，但是这里涵盖了能够指导发现、验证、运用于临床研究和标准治疗的重要参考[8]。

### 12.2.3 针对靶点的靶向治疗

随着对疾病生物学的认识不断提高，多种潜在的靶点以及生物标记物得以发展，提高了治疗的精准度。靶向治疗利用靶点，可以进行细胞调控，或是直接作用于细胞表面的受体（单抗）、细胞间的大量通路和信号传导（小分子酪氨酸激酶抑制剂）以及与肿瘤血管和乏氧相关的微环境。有些研究报道了利用抗体-药物复合物来治疗妇科恶性肿瘤的结果。利用癌细胞与 T 细胞、NK 细胞的相互作用的动态变化来调控免疫环境，也是研究的热点，包括利用体外扩增的免疫细胞、疫苗、检查点抑制剂开展的细胞治疗。另外，利用纳米技术来改进靶向药物的运输，可以使治疗癌细胞的精准度进一步提高，在杀伤癌细胞的同时，减少对周围的正常组织的毒性[9]。

## 12.3 妇科肿瘤相关的基因

### 12.3.1 TP53

TP53 基因是最重要的肿瘤抑制基因，在人类肿瘤中的突变很常见。一般来说，p53 作为转录因子，它的稳定与激活与多种基因损害信号、细胞张力信号相关。例如 DNA 的损伤、乏氧、癌基因的激活，与导论细胞周期停滞的营养缺乏、凋亡、衰老以及代谢相关[10]。在 HGSOC 和浆液性子宫内膜癌中，TP53 的体系突变是一个早期事件[5,11,12]。p53 可以成为妇科恶性肿瘤的极具吸引力的靶点。现有的针对 p53 的治疗包括保留 p53 功能的基因治疗、阻止 p53 与 MDM2 的相互作用、将突变的 p53 转化为野生型 p53 以及针对 p53 家族的蛋白。然而，以 p53 为靶点的治疗依旧具有挑战性[10]。人们发现了不同的 TP53 的突变，但是这些突变的意义却很复杂[13]。多数的 TP53 的突变是错义突变，导致 p53 的单个氨基酸的替代，因而表达高水平的无功能 p53 蛋白[14]。一些 TP53 的突变被定义为获得或是失去功能的突变。其对于治疗结局以及治疗效果的影响还不明确，需要进一步的研究。

### 12.3.2 细胞周期

细胞周期是涉及多个调控蛋白的复杂的过程，其中细胞周期蛋白依赖激酶（CDK）是最主要的。这些蛋白在不同的细胞周期调节着细胞的发展，其本身受到多种蛋白的调控，包括 p53、p21、p16 及 CDC25。细胞周期蛋白-CDK 复合体的下游靶点包括 pRb 和 E2F[15]。在妇科肿瘤中，由于一些基因的改变，导致了细胞周期的改变，这些基因包括：间接影响细胞周期的癌基因、肿瘤抑制基因以及直接影响细胞周期调控的癌基因，诸如 p53、p16 或病毒感染（包括人类乳头瘤病毒 HPV 相关的宫颈癌与外阴癌）。HPV 病毒的癌基因 E6、E7 对细胞周期有多种影响。肿瘤相关的细胞周期的缺陷通常是由 CDK 活性的转变介导的。失控的 CDKs 诱导非计划的扩增以及基因组、染色体的不稳定。大量的事实表明，肿瘤细胞可能是由于特异性的 CDKs 出现才得以扩增的。对于某些人类肿瘤[16]，选择性的 CDKs 抑制剂可能使治疗获益。因此，近年来，细胞周期成为一个研究热点。任何能够损伤 DNA 的药物或毒素，都可能影响细胞周期的进程。

### 12.3.3 DNA 修复与同源重组通路

在卵巢癌,尤其是 HGSOC 中,DNA 修复通路的重要靶点是乳腺癌基因 1 或 2($BRCA1/BRCA2$)。这些基因的胚系突变的携带者,容易发生乳腺癌、卵巢癌,以及其他的恶性肿瘤。携带 $BRCA1$ 和 $BRCA2$ 的妇女终身的卵巢癌的风险分别为 40%~60% 和 10%~15%[6,17]。所有卵巢癌患者(包括没有乳腺癌和卵巢癌家族史的患者)中,10%~15% 携带这两个基因的突变,在 HGSOC 中,约 20% 携带这两个基因的突变[18]。在我国患者人群中,已报道的突变携带者的比例约为 28%[19]。

大量的数据表明,针对维持 DNA 稳定的靶点的治疗有临床获益(包括 $BRCA1/2$ 信号通路)[20]。携带胚系 $BRCA1/2$ 突变被认为是铂敏感的预测因素[21],同时,也意味着对多聚腺苷二磷酸核糖聚合酶(PARP)抑制剂敏感。$BRCA1/2$ 突变携带者的 DNA 损伤修复能力下降,当另一个重要的 DNA 修复酶——多聚腺苷二磷酸核糖聚合酶(PARP)受到抑制的时候,治疗效果将会增强。PARP 抑制剂通过抑制 PARP 的活性及占据 DNA 断裂的位点,在促进 DNA 双联断裂的同时,能够阻碍 DNA 的损伤修复,基于这样的特点,针对 PARP 抑制剂的研究越来越多[22,23]。正是这一被称为"联合致死"的效应在临床前、临床上被证实,奥拉帕尼才被批准用于 $BRCA1/2$ 突变的 HGSOC 的治疗。携带胚系和体系 $BRCA1/2$ 的突变,是一种预测性的生物标记物,同时能够帮助找出更能从 PARP 抑制剂治疗中获益的 HGSOC 的卵巢癌患者群体,已被获批用于临床。

除了 $BRCA1/2$ 突变外,同源重组修复缺陷的患者表现出 BRCA 样的表观行为。在 Walsh 的研究中[24,25],对 360 例卵巢癌、输卵管癌、腹膜癌的患者,利用高通量的二代测序技术——BROCA panel,检测了包括 $BRCA1/2$ 在内的被认为与遗传性乳腺癌和卵巢癌有关的 21 个基因。结果显示,18% 的患者携带 $BRCA1/2$ 突变,另外 6% 的患者携带 $BRCA1/2$ 的非胚系突变。他们检测了 Fanconi 贫血通路上的每一个基因的突变,包括 $NBN$、$MRE11$、$RAD50$、$RAD51C$、$PALB2$、$BARD1$ 以及 $BRIP1$[25]。除了 $BRCA1/2$ 外,一些具有同源重组通路突变的肿瘤,表现出 BRCA 样的表型,其特征和行为类似于 BRCA 相关的卵巢癌,例如对铂类敏感(DNA 损伤药物)、无病间期(PFS)延长、存活率高、是高级别浆乳癌的组织学类型[26]。具有 BRCA 样特征的基因包括 $RAD51$、$PALB2$、$CHEK2$、$Mre11$ 复合体以及 $BARD1$[26]。在一项针对卢卡帕尼单抗(另一种 PARP 抑制剂)的研究中[27],证实铂敏感复发的 HGSOC 患者中 $BRCA1/2$ 的突变是影响疗效的标记物。另外,还发现基因组的杂合性缺失(LOH),可能是一种 HR 缺陷的替代标记物。文章推测,细胞无法完成 HR,将产生基因组瘢痕以及 LOH,因此可以将高 LOH 作为 HR 缺陷的标记物。

在 Lynch 综合征的子宫内膜癌患者中,也可以发现 DNA 修复的缺陷。这一常染色体显性遗传的、具有癌症易感性的综合征的相关基因包括:$MLH1$、$mutS$ 同系物 2($MSH2$)、$MSH6$、$PMS1$ 同系物 2($PMS2$)、DNA 错配修复(MMR)系统成员等[28]。与 $BRCA1/2$ 相似,家族史不足以找到缺陷的个体,不论是临床还是科研中,都在寻求能够找出具有患癌风险的胚系突变的患者筛查手段。这些手段包括:对所有的大肠癌和子宫内膜癌的患者都用免疫组化的方法观察 MMR 蛋白的状况,对于 $MMR$ 缺失的患者,再进行胚系的检测[28]。与其他的妇科肿瘤一样,体系或表观的改变,可能提供预测性或是预后的信息,仍需进一步验证其可靠性。可以预期到多数中心将 MMR 免疫组化检测用于临床——不需要家系的检测、无须解读、不需要增加费用以及不需要正常组织。越来越多的中心对所有的子宫内膜癌的患者进行 2 至 4 个抗体的 MMR 的免疫组化检测[28-30]。

### 12.3.4 PI3K/AKT/mTOR

磷脂酰肌醇 3-激酶(PI3Ks)/AKT/哺乳动物西罗莫司靶蛋白(mTOR)信号通路在人类肿瘤的恶性转化、生长、增殖、转移中起着重要的作用[31]。PI3K/AKT/mTOR 信号通路调控着肿瘤重要的生物学行为,例如代谢、生长、存活[32]。通过激活酪氨酸激酶受体,PI3K 将磷脂酰肌醇二磷酸 PIP2 磷酸化为 PIP3,导致 AKT 的活化。AKT 利用其靶点,控制下游通路上的效应子 mTOR 的活化,后者激活两个主要底物 4EBP1 和 p70S6K,致使与血管生成(VEGF)以及细胞周期(细胞周期蛋白 D1、cMyc)相关的靶基因的转录增加。PI3K 通路的主要负性调节因子是肿瘤抑制基因 PTEN。PTEN 可以使 PIP3 去磷酸化,逆转 AKT 的活化,阻遏下游的信号传导;而在 PTEN 的抑制缺失的情况下,AKT 发生磷酸化,使 mTOR 激活。这是子宫内膜癌中最常见的通路的改变;在 Ⅰ 型和 Ⅱ 型的患者中的发生率分别为 92% 和 60%。在 TCGA 数据库中,PI3K/AKT 信号通路的突变在子宫内膜癌中最常见[6]。在诸如 PTEN 缺失等机制的作用下,更多的 Ⅰ 型子宫内膜癌的患者出现 PI3K/AKT 信号通路的激活,其中 70% 以上患者出现 PTEN 的失活、36% 的患者出现 PI3K 突变。PTEN 的突变在卵巢透明细胞癌中也很常见(27.3%)[33]。有报道提示在卵巢透明细胞癌患者中 ARIDIA 和 PIK3CA 突变也很常见。AKT/mTOR 通路被认为是卵巢透明细胞癌患者中最重要的通路[34]。在子宫内膜癌的患者中,已发现了 β-连环蛋白(β-catenin)、PTEN 基因、肿瘤抑制基因 PIK3CA、ARIDIA 的突变。有研究认为,K-ras 及 PIK3CA 基因突变在这类肿瘤的发生中起着重要的作用,其对治疗的影响还有待进一步研究[35]。

### 12.3.5 丝裂原活化的蛋白激酶

在低级别浆液性卵巢癌的发生中,丝裂原活化的蛋白激酶(MAPK)通路活化,并可能起着重要的作用[36]。低级别浆液性卵巢癌的患者 20%～40% 的存在 K-ras 的突变,而 BRAF 突变很少(约 5%)。在晚期 LGSOC 中,K-ras 的突变常见。在浆液性交界性肿瘤和早期 LGSOC 中,可见 BRAF、V600E 的突变[37]。V600E 的突变与更好的临床预后相关。MARK 级联反应由配体的结合激活,导致 ERK 的磷酸化。因此,其上游的 MEK 是靶向治疗的一个好靶点,一些 MEK 抑制剂(MEKi)正在研究中[34]。

### 12.3.6 其他

在粒层细胞肿瘤中,可见 FOXL2 的驱动突变以及 PI3K/AKT 通路的失控。在这类肿瘤的肿瘤中,mTOR 抑制剂可能是一个有用的靶点。

## 12.4 妇科恶性肿瘤中免疫系统的角色

### 12.4.1 免疫逃避

在妇科恶性肿瘤中,肿瘤浸润淋巴细胞(TIL)的存在提示预后较好。POLE 超突变和微卫星不稳定(MSI)与高新生抗原负荷、TILs 相关,后者被 PD-1、PD-L1 的高表达制衡。在子宫内膜癌中,子宫内膜样癌的患者 MSI 的发生高于非子宫内膜样癌,在散发患者中的发生率约 30%。

在卵巢癌和子宫内膜癌的患者中,利用免疫检查点抑制剂来调节免疫细胞的前期临床研究中获得了客观缓解和疾病控制的提高。这类药物单独使用或与化疗、靶向药物、单抗、疫苗联合使用的研究正在进行中。

### 12.4.2 病毒对疾病的影响——人类乳头瘤病毒

病毒的感染与妇科恶性肿瘤的发生相关[38]。人类乳头瘤病毒(HPV)在多数宫颈癌、70%以上的外阴鳞癌、60%的阴道鳞癌中发现[39]。在三大洲的 11 个国家的包括 889 例卵巢癌患者的 24 项研究中,发现 HPV 的存在很常见[40]。

由于 HPV 16/18 型是 HPV 相关性癌症的主要致病因素,针对宫颈癌的研究有很多。感染病毒以后,HPV 能感染上皮细胞,产生被称为致癌蛋白的 E6、E7 蛋白,干扰细胞的死亡,促进细胞增殖[41]。

事实表明,宿主的免疫状态以及 HPV 诱导的免疫逃避是 HPV 持续感染、宫颈癌发生的主要原因,因此,免疫治疗引人关注。HPV 整合至宿主细胞的基因组后,持续表达病毒癌基因,促进细胞转化为 HPV 癌细胞,使抑癌基因失活,最终导致细胞生长,肿瘤增殖。HPV 感染借助了调节 T 细胞作用下的细胞免疫反应,参与 HPV 相关肿瘤的免疫抑制[42]。关于免疫治疗在宫颈癌治疗中的地位的研究正在进行中。各种方案正在被评估,许多已进入早期临床研究。美国利用免疫治疗治愈晚期宫颈癌的病例已有报道。

## 12.5  妇科肿瘤的微环境

人们已经认识到,肿瘤的微环境对于肿瘤的生长、进展、转移起着重要作用。恶性肿瘤的生长需要血供提供营养,因此需要在血管生成、抑制的调控下,一系列促血管生成的肽类及生长因子之间进行复杂的相互作用[43]。在 Judah Folkman、Bob Kerbet、Rakesh Jain 的带领下,已经有许多关于肿瘤的血管生成领域的研究。血管内皮生长因子(VEGF)是主要的血管生成的驱动因子,在妇科肿瘤中,已经被认为是与肿瘤生长、存活、转移相关的重要因子。在子宫内膜癌、卵巢癌、宫颈癌中,VEGF 的过表达很常见。VEGF 的过表达可能与晚期卵巢癌的一些表现相关,如大量的 VEGF 导致的毛细血管的渗透性增加引起的腹水[44]。肿瘤与转移灶中,均可见异常生长的血管、细胞的过度生长导致肿瘤内部的乏氧,后者

被认为是对放化疗不敏感的重要影响因素。

已经有研究者利用肿瘤生长的微环境的特征,开展对肿瘤生长的调控。最成功的例子,就是对卵巢癌和宫颈癌中,将 VEGF 的抑制剂——贝伐单抗,与化疗联用进行治疗。除了 VEGF,其他的一些靶点也在研究中,例如血小板相关生长因子、纤维细胞生长因子、血管生成素、EphrinA 型受体 2 等[45]。其他的一些以 VEGF 为靶点的研究也在随机临床研究中看到了阳性结果,但尚未对临床治疗产生影响。

## 12.6  临床中的精准治疗

### 12.6.1  抗血管生成因子——贝伐单抗

在妇科肿瘤中,以肿瘤微环境为靶点,阻断肿瘤相关血管生成的治疗已经取得疗效。贝伐单抗是针对 VEGF 的人源单抗,是北美第一个用于临床的血管生成抑制剂,第一次在卵巢癌患者中显示出单药或联合用药的抗肿瘤活性。在铂耐药的卵巢癌患者中,早期的临床研究显示出其单药或与口服环磷酰胺联用时的临床获益。该药显示出迅速缓解、控制腹水的能力(可能是因为与 VEGF 有关)。然而,严重的并发症的出现,一度使其在卵巢癌中的应用受到质疑。在前期的一项针对晚期巨块肿瘤的复发患者的研究中,贝伐单抗治疗引发的肠穿孔达 11%,可能与之前治疗的线数、肿瘤的大小、肠道受累有关。后期的研究中,对于大肿块、肠道受累的患者更为慎重,肠穿孔的比例明显下降。基于 GOG218 的研究,Burger 等分析,一线治疗中肠穿孔的比例为 3.2%,其危险因素包括肠道感染性疾病史和肠道手术史[46]。

妇瘤小组(GOG,现在的 NSABP,RTOG 以及 GOG-NRG)与英国的 MRC 临床试验小组共同开展了第一个一线治疗的随机对照研究。后来的研究中,化疗同时采取不同剂量和使用时间联合使用贝伐单抗以及使用贝伐单抗维持治疗,对满意及不满意减瘤的卵巢癌患者进行了评估(表 12-2)。

表 12-2　将贝伐单抗用于一线治疗的 GOG218 与 ICON7 的研究总结

| 研究 | GOG218 | ICON7 |
|---|---|---|
| 研究设计 | 双盲、安慰剂对照<br>三个研究组<br>贝伐单抗使用 15 个月<br>贝伐单抗 15mg/kg,3 周重复 | 开放<br>两个研究组<br>贝伐单抗使用 12 个月<br>贝伐单抗 7.5mg/kg,3 周重复 |
| 患者人群 | Ⅲ期(满意,肉眼/触摸)<br>Ⅲ期(不满意手术)<br>Ⅳ期 | Ⅰ或ⅡA(3 级/透明细胞癌)<br>所有的ⅡB～Ⅳ期 |
| 研究终点 | 进展:RECIST 及 CA125<br>OS(在 PFS 的阶段评估)<br>独立影响评估(IRC) | 进展:RECIST<br>最终的 OS(2012 年结束)<br>没有 IRC |
| PFS 分析 | 在对照组的 PFS 事件总和 | 所有研究组的 PFS 事件总和,以及最后 1 例患者随机 1 年后 |
| 评估 PFS 时正在进行治疗的患者数 | Ⅰ、Ⅱ、Ⅲ组分别为 14%、17%、24% | 贝伐单抗组 2 例 |
| 不良事件/患者数 | 783/1248(Ⅰ、Ⅱ组) | 759/1528 |
| 分析方法 | 单向 log-rank<br>非比例风险未研究 | 双向 log-rank<br>展示了非比例风险 |

这两个关键的研究均提示,贝伐单抗在联合使用和维持治疗中均有主要研究终点 PFS 的获益,且并发症可以接受。获益程度可能多来自使用时间而不是剂量。在这两项研究中[47,48],一线治疗联用后,贝伐单抗单药维持 12～15 个月能够显著地使 PFS 稍延长。在 ICON7 中发现,荷瘤量更多的患者(不满意减瘤或Ⅳ期的患者)更能从贝伐单抗的治疗中获益。ICON7 还评估了 OS。总体人群没有从贝伐单抗中获益,但是对于高风险的患者(不满意减瘤或Ⅳ期的患者、未手术的患者)平均 OS 延长达 9.4 个月。因此,在加拿大和许多欧洲国家,进一步批准高危的、不满意减瘤或转移的患者使用贝伐单抗。

由于 PFS 的改善,除了美国,已有超过 50 个的国家批准了贝伐单抗用于一线治疗。为了在治疗前找到获益的患者,人们已经对多种生物标记物进行了研究。然而,到目前为止,人们认为在一线治疗中获益度最高的患者,是具有复发高危风险的患者。在未来的研究中,需要确认是否延长贝伐单抗的给药时间,会带来 PFS 的进一步延长,以明确最佳的维持用药的时间。研究已经证实,贝伐单抗与腹腔化疗、新辅助化疗联用是安全的。

在一项铂敏感复发患者的研究中,Aghajanian 等发现[49],15mg/kg 的贝伐单抗与卡铂 AUC4 加联合吉西他滨 $100mg/m^2$ 联合使用时,PFS 显著提高,风险比为 0.48。在一项铂耐药复发患者的研究中,Aurelia 等发现[50],15mg/kg 的贝伐单抗与紫杉醇周疗/拓扑替康/脂质体阿霉素联用时,PFS 明显延长。在紫杉醇周疗的患者中,获益时间更长,OS 也有改善。

不论是在一线治疗还是铂敏感复发的随机对照研究中,将贝伐单抗与化疗联用,并在化疗后用其维持,都能显著延缓疾病进展。一些亚组最终 OS 也获益。因此,尽管被批准的适应证在不同的国家有所不同,贝伐单抗已被批准成为卵巢癌患者的标准治疗。依据ICON7和GOG218的结果，NCCN指南中，推荐贝伐单抗用于Ⅱ～Ⅳ上皮性卵巢癌、输卵管癌、原发性腹膜癌以及少见的组织学类型的卵巢癌（癌肉瘤、透明细胞癌、黏液性癌、交界性上皮性肿瘤、低级别浆液性肿瘤、子宫内膜样肿瘤）。在最近的宫颈癌NCCN指南中，推荐将顺铂、紫杉醇、贝伐单抗作为复发、转移的一线治疗，而贝伐单抗单药也成为推荐的二线药物[51]。

在一项晚期复发宫颈癌的Ⅲ期研究中，将以血管生成通路为靶点的贝伐单抗加入标准化疗后，客观缓解率由36%升至48%（$P=0.008$），与标准治疗相比，OS的获益表现为由13.3个月升至17个月。研究中贝伐单抗的副作用是可以耐受的。其副作用与上述研究相似，包括：高血压、中性粒细胞减少、血栓栓塞、血凝块的形成。另外，用贝伐单抗治疗后，出现更多的3至4级的出血、血栓、栓塞、消化系统瘘。这项研究的结果，使美国FDA第一次批准抗VEGF的药物——贝伐单抗，用于晚期、持续或复发宫颈癌的治疗。这一贝伐单抗的进步并没有找出疗效相关的标记物，且平均OS仍然较低，只有17个月，提示仍需找到更好的治疗方法[52]。

### 12.6.2　PARP抑制剂

约50%的高级别浆液性的卵巢癌伴有同源重组修复缺陷，15%～20%伴有BRCA1/2的突变。这一基因的改变使DNA修复能力的下降，使患者更能从PARP抑制剂的治疗中获益。在一项JCO的口头报告中指出，PARP抑制剂单药使用也能获得疗效[53]。一项具有划时代意义的国际多中心的随机Ⅱ期的研究中，评估了奥拉帕尼（PARP抑制剂）用于铂敏感的HGSOC患者维持治疗的效果[54]。结果显示PFS得到明显改善。在这项研究中，回顾分析了患者的BRCA1/2的突变状态，发现BRCA突变的患者中，使用奥拉帕尼维持治疗组相比安慰剂组的PFS延长（分别

为11.2和4.3个月；HR 0.18；$P<0.0001$）[55]。PFS的获益还可见于体系BRCA突变的患者。后来的一项在铂敏感复发的HGSOC患者中开展的国际多中心、随机、开放的研究中，也证实奥拉帕尼在维持治疗中的作用[56]。在该Ⅱ期的研究中，奥拉帕尼先与卡铂、紫杉醇化疗一起使用，后作为单药维持。研究结果表明，与单纯化疗相比，奥拉帕尼组的平均PFS显著改善（分别为12.2和9.6个月；HR 0.51；95%CI：0.34～0.77；$P=0.0012$）。在BRCA突变的患者中，有更好的获益。研究强有力地证实，奥拉帕尼的维持治疗，是这组患者PFS改善的主要原因[56]。由于资料表明，HRD基因呈现出BRCA样的行为，更多针对PARP抑制剂和其他同源重组缺陷的基因的研究正在进行中[5]。2014年，欧洲批准奥拉帕尼用于胚系、体系突变的、铂敏感的HGSOC患者，在接受含铂化疗后的维持治疗[55]。在美国，批准用于三线化疗后的胚系突变的HGSOC患者[57]。2016年12月19日，美国FDA批准卢卡帕尼用于治疗BRCA突变的、经过两线以上治疗的晚期卵巢癌患者。

## 12.7　靶向治疗的副作用与处理

### 12.7.1　贝伐单抗

最常见的毒性包括高血压、蛋白尿、鼻出血，也就是其副作用。血栓栓塞的风险增加，罕见胃肠道穿孔[58]。一项研究回顾分析了2006年至2009年中，五家法国中心的156例接受贝伐单抗治疗的复发卵巢癌的毒副作用的资料[59]。结果表明，无论是临床工作中，还是临床研究中以及其他回顾性分析中，曾接受多次治疗的患者中，发生严重或致死的不良事件的概率增加。高血压病史，是接受贝伐单抗治疗时出现重度高血压的独立危险因子。因此，医生在向患者推荐该药物之前，一定要综合考虑可能与贝伐单抗治疗相关的风险因素，包括推荐使用该药的时间、高血压史、以前的

梗阻性的病变。

### 12.7.2 奥拉帕尼

奥拉帕尼的最常见的毒副作用与其他的 PARP 抑制剂相似,包括恶心、呕吐、乏力与骨髓抑制(PMID:26051946)。在临床工作中,这些副作用是可以处理的,需要进行对患者的健康教育。其他的一些可能增加的潜在风险还在研究中,诸如骨髓异常增殖综合征、急性髓性白血病等。

## 12.8 靶向药物的维持治疗

由于妇科恶性肿瘤的复发率高,人们一直试图寻找方法,以在标准治疗完成后,维持疾病的控制。在对 2006 年至 2014 年发表的 13 项随机研究的 Meta 分析表明,相对于对照组而言,采用靶向药物维持治疗的患者的 PFS 及 OS 均有改善(PFS:HR 0.84;95% CI:0.75～0.95;$P=0.001$;OS:HR 0.91;95% CI:0.84～0.98;$P=0.02$),而靶向药物也与乏力、腹泻、恶心、呕吐、高血压的发病率增加有关[60]。重要的是,Mete 分析也表明,腹痛、腹胀、关节痛的概率没有不同。因此,患者使用这一药物时,应像慢性疾病管理那样接受健康教育。

2016 年 10 月,将 PARP 抑制剂尼拉帕尼用于铂敏感复发的卵巢癌患者的维持治疗,取得较好的研究结果的公布[61]。在该研究中,针对有无胚系 BRCA 基因突变,进行了 2 个独立的队列分析;没有突变的患者进一步分为是否存在同源重组修复缺陷(HRD)。所有患者在完成最后一次含铂化疗后 8 周内入组,以 2:1 的比例分入每天口服 300mg 尼拉帕尼组或安慰剂组,28 天一个疗程。

平均随访 17 个月后,相对于安慰剂组,研究组的患者的平均 PFS 均延长,无论是胚系 BRCA 突变者(分别为 21 及 5.5 个月;HR 0.27,95% CI:0.17～0.41)、无胚系 BRCA 突变者但是 HRD 阳性的患者(分别为 13 及 4

个月;HR 0.38,95% CI:0.24～0.59)、无胚系 BRCA 突变、HRD 阴性的患者(分别为 9 及 4 个月;95% CI:0.34～0.61)。文章发表时 OS 尚不成熟。值得注意的是,接受尼拉帕尼的患者中途停药的比例高于安慰剂组(分别为 15.5%于 2%),无研究相关的死亡的出现。尼拉帕尼的主要毒副作用包括:血栓栓塞、贫血、中性粒细胞减少,骨髓异常增殖综合征的发生率为 1.4%。这一研究的结果表明,所有铂敏感的患者中,无论是否携带胚系 BRCA 突变,均能从尼拉帕尼的维持治疗中获益。而胚系 BRCA 突变者及(或)HRD 阳性的患者获益度最高。

2017 年 3 月,FDA 批准尼拉帕尼用于复发性晚期卵巢癌患者治疗后的维持治疗,患者无须检测是否携带 BRCA 突变。

2018 年 10 月,Moore K 等[62]公布了一项 3 期随机对照研究的结果,指出在新诊断的 BRCA 突变的晚期卵巢癌中,采用奥拉帕尼维持治疗,可以使疾病进展或死亡风险降低 70%。这项研究结果,可能使得 PARP 抑制剂获批用于卵巢癌患者的一线维持治疗。

(黄　奕)

# 参 考 文 献

[1] HANAHAN D, WEINBERG RA. The hallmarks of cancer[J]. Cell,2000,100:57-70.

[2] HANAHAN D, WEINBERG RA. Hallmarks of cancer:the next generation[J]. Cell,2011,144:646-674.

[3] ITALIANO A. Prognostic or predictive? It's time to get back to definitions! [J]. Journal of clinical oncology:official journal of the American Society of Clinical Oncology,2011,29:4 718-4 724.

[4] BANERJEE S,KAYE SB. New strategies in the treatment of ovarian cancer:current clinical perspectives and future potential[J]. Clinical cancer research:an official journal of the American Association for Cancer Research,2013,19:961-968.

[5] ANON. Integrated genomic analyses of ovarian

carcinoma[J]. Nature,2011,474:609-615.

[6]KANDOTH C,SCHULTZ N,CHERNIACK AD, et al. Integrated genomic characterization of endometrial carcinoma[J]. Nature,2013,497:67-73.

[7]OJESINA AI, LICHTENSTEIN L, FREEMAN SS,et al. Landscape of genomic alterations in cervical carcinomas[J]. Nature,2014,506:371-375.

[8]DANCEY JE,DOBBIN KK,GROSHEN S, et al. Guidelines for the development and incorporation of biomarker studies in early clinical trials of novel agents[J]. Clinical cancer research: an official journal of the American Association for Cancer Research,2010,16:1 745-1 755.

[9]RAGHAVAN R, BRADY ML, SAMPSON JH. Delivering therapy to target: improving the odds for successful drug development[J]. Therapeutic delivery,2016,7:457-481.

[10]HONG B,VAN DEN HEUVEL AP,Prabhu VV,et al. Targeting tumor suppressor p53 for cancer therapy: strategies, challenges and opportunities[J]. Current drug targets,2014,15:80-89.

[11]VANG R, LEVINE DA, SOSLOW RA, et al. Molecular Alterations of TP53 are a Defining Feature of Ovarian High-Grade Serous Carcinoma: A Rereview of Cases Lacking TP53 Mutations in The Cancer Genome Atlas Ovarian Study [J]. International journal of gynecological pathology: official journal of the International Society of Gynecological Pathologists,2016,35:48-55.

[12]SCHULTHEIS AM, MARTELOTTO LG, DE FILIPPO MR,et al. TP53 Mutational Spectrum in Endometrioid and Serous Endometrial Cancers [J]. International journal of gynecological pathology: official journal of the International Society of Gynecological Pathologists,2016,35:289-300.

[13]SEAGLE BL, YANG CP, ENG KH, et al. TP53 hot spot mutations in ovarian cancer: selective resistance to microtubule stabilizers in vitro and differential survival outcomes from The Cancer Genome Atlas[J]. Gynecologic oncology,2015, 138:159-164.

[14]BYKOV VJ,WIMAN KG. Mutant p53 reactivation by small molecules makes its way to the clinic[J]. FEBS letters,2014,588:2 622-2 627.

[15]SANTO L,SIU KT,RAJE N. Targeting Cyclin-Dependent Kinases and Cell Cycle Progression in Human Cancers[J]. Seminars in oncology,2015, 42:788-800.

[16]MALUMBRES M, BARBACID M. Cell cycle, CDKs and cancer: a changing paradigm[J]. Nature reviews Cancer,2009,9:153-166.

[17] CHEN S, PARMIGIANI G. Meta-analysis of BRCA1 and BRCA2 penetrance[J]. Journal of clinical oncology: official journal of the American Society of Clinical Oncology,2007,25:1 329-1 333.

[18]ALSOP K, FEREDY S, MELDRUM C, et al. BRCA mutation frequency and patterns of treatment response in BRCA mutation-positive women with ovarian cancer: a report from the Australian Ovarian Cancer Study Group[J]. Journal of clinical oncology: official journal of the American Society of Clinical Oncology, 2012, 30: 2 654-2 663.

[19]KARAKASIS K, BURNIER JV, BOWERING V, et al. Ovarian Cancer and BRCA1/2 Testing: Opportunities to Improve Clinical Care and Disease Prevention[J]. Frontiers in oncology,2016, 6:119.

[20]MCCABE N,TURNER NC,LORD CJ,et al. Deficiency in the repair of DNA damage by homologous recombination and sensitivity to poly(ADP-ribose) polymerase inhibition [J]. Cancer research,2006,66:8 109-8 115.

[21]PENNINGTON KP, WALSH T, HARRELL MI,et al. Germline and somatic mutations in homologous recombination genes predict platinum response and survival in ovarian, fallopian tube, and peritoneal carcinomas[J]. Clinical cancer research: an official journal of the American Association for Cancer Research,2014,20:764-775.

[22]ASHWORTH A. A synthetic lethal therapeutic approach: poly(ADP) ribose polymerase inhibitors for the treatment of cancers deficient in DNA double-strand break repair[J]. Journal of clinical oncology: official journal of the American Society of Clinical Oncology,2008,26:3 785-3 790.

[23]FARMER H,MCCABE N,LORD CJ,et al. Targeting the DNA repair defect in BRCA mutant

cells as a therapeutic strategy[J]. Nature,2005, 434:917-921.

[24]WALSH T,LEE MK,CASADEI S,et al. Detection of inherited mutations for breast and ovarian cancer using genomic capture and massively parallel sequencing[J]. Proceedings of the National Academy of Sciences of the United States of America,2010,107:12 629-12 633.

[25]WALSH T,CASADEI S,LEE MK,et al. Mutations in 12 genes for inherited ovarian,fallopian tube,and peritoneal carcinoma identified by massively parallel sequencing[J]. Proceedings of the National Academy of Sciences of the United States of America,2011,108:18 032-18 037.

[26]TOSS A, TOMASELLO C, RAZZABONI E, et al. Hereditary ovarian cancer:not only BRCA 1 and 2 genes[J]. BioMed research international, 2015,2015:341 723.

[27]MCNEISH IA OA,COLEMAN RL. ASCO. Results of ARIEL2:a Phase 2 trial to prospectively identify ovarian cancer patients likely to respond to rucaparib using tumor genetic analysis[J]. 2015 ASCO Annual Meeting (oral presentation).

[28]MCAIPINE JN, TEMKIN SM, MACKAY HJ. Endometrial cancer: Not your grandmother's cancer[J]. Cancer,2016,122:2 787-2 798.

[29]RABBAN JT,CALKINS SM, KARNEZIS AN, et al. Association of tumor morphology with mismatch-repair protein status in older endometrial cancer patients:implications for universal versus selective screening strategies for Lynch syndrome [J]. The American journal of surgical pathology, 2014,38:793-800.

[30]GOODFELLOW PJ, BILLINGSLEY CC, LANKES HA,et al. Combined Microsatellite Instability, MLH1 Methylation Analysis, and Immunohistochemistry for Lynch Syndrome Screening in Endometrial Cancers From GOG210: An NRG Oncology and Gynecologic Oncology Group Study[J]. Journal of clinical oncology: official journal of the American Society of Clinical Oncology,2015,33:4 301-4 308.

[31]MABUCHI S, KURODA H, TAKAHASHI R, et al. The PI3K/AKT/mTOR pathway as a ther-apeutic target in ovarian cancer[J]. Gynecologic oncology,2015,137:173-179.

[32]ENGELMAN JA, LUO J, CANTLEY LC. The evolution of phosphatidylinositol 3-kinases as regulators of growth and metabolism[J]. Nature reviews Genetics,2006,7:606-619.

[33]SATO N, TSUNODA H, NISHIDA M,et al. Loss of heterozygosity on 10q23. 3 and mutation of the tumor suppressor gene PTEN in benign endometrial cyst of the ovary:possible sequence progression from benign endometrial cyst to endometrioid carcinoma and clear cell carcinoma of the ovary[J]. Cancer research,2000,60:7 052-7 056.

[34]FUJIWARA K, MCALPINE JN, LHEUREUX S,et al. Paradigm Shift in the Management Strategy for Epithelial Ovarian Cancer[J]. American Society of Clinical Oncology educational book American Society of Clinical Oncology Annual Meeting,2016,35:e247-257.

[35]WRIGHT AA, HOWITT BE, MYERS AP, et al. Oncogenic mutations in cervical cancer: genomic differences between adenocarcinomas and squamous cell carcinomas of the cervix[J]. Cancer,2013,119:3 776-3 783.

[36]ROMERO I, SUN CC, WONG KK, et al. Low-grade serous carcinoma:new concepts and emerging therapies[J]. Gynecologic oncology, 2013, 130:660-666.

[37]GRISHAM RN, IYER G, GARG K, et al. BRAF mutation is associated with early stage disease and improved outcome in patients with low-grade serous ovarian cancer[J]. Cancer 2013;119:548-54.

[38]BUTKUS ME, PRUNDEANU LB, OLIVER DB. Translocon "pulling" of nascent SecM controls the duration of its translational pause and secretion-responsive secA regulation[J]. Journal of bacteriology,2003,185:6 719-6 722.

[39]GROWDON WB, DEL CARMEN M. Human papillomavirus-related gynecologic neoplasms: screening and prevention[J]. Reviews in obstetrics & gynecology,2008,1:154-161.

[40]ROSA MI, SILVA GD, DE AZEDO SIMOES PW,et al. The prevalence of human papillomavirus in ovarian cancer:a systematic review[J]. In-

ternational journal of gynecological cancer: official journal of the International Gynecological Cancer Society,2013,23:437-441.

[41]BHAT P,MATTAROLLO SR,GOSMANN C, et al. Regulation of immune responses to HPV infection and during HPV-directed immunotherapy[J]. Immunological reviews,2011,239:85-98.

[42]SONG D,LI H,LI H,et al. Effect of human papillomavirus infection on the immune system and its role in the course of cervical cancer[J]. Oncology letters,2015,10:600-606.

[43]NIU G, CHEN X. Vascular endothelial growth factor as an anti-angiogenic target for cancer therapy[J]. Current drug targets,2010,11:1 000-1 017.

[44]GAVALAS NG,LIONTOS M,TRACHANA SP,et al. Angiogenesis-related pathways in the pathogenesis of ovarian cancer[J]. International journal of molecular sciences,2013,14:15 885-15 909.

[45]TOMAO F,PAPA A,ROSSI L,et al. Beyond bevacizumab:investigating new angiogenesis inhibitors in ovarian cancer[J]. Expert opinion on investigational drugs,2014,23:37-53.

[46]LHEUREUX S,OZA AM. Endometrial cancer-targeted therapies myth or reality? Review of current targeted treatments[J]. European journal of cancer (Oxford,England:1990),2016,59:99-108.

[47]BURGER RA,BRADY MF,BOOKMAN MA,et al. Incorporation of bevacizumab in the primary treatment of ovarian cancer[J]. The New England journal of medicine,2011,365:2 473-2 483.

[48]PERREN TJ,SWART AM,PFISTERER J,et al. A phase 3 trial of bevacizumab in ovarian cancer[J]. The New England journal of medicine,2011,365:2 484-2 496.

[49]AGHAJANIAN C, BLANK SV, GOFF BA, et al. OCEANS:a randomized,double-blind,placebo-controlled phase III trial of chemotherapy with or without bevacizumab in patients with platinum-sensitive recurrent epithelial ovarian, primary peritoneal,or fallopian tube cancer[J]. Journal of clinical oncology:official journal of the American Society of Clinical Oncology,2012,30:2 039-2 045.

[50]PUJADE-LAURAINE E,HILPERT F,WEBER B,et al. Bevacizumab combined with chemotherapy for platinum-resistant recurrent ovarian cancer:The AURELIA open-label randomized phase III trial[J]. Journal of clinical oncology:official journal of the American Society of Clinical Oncology,2014,32:1 302-1 308.

[51]KOH WJ, GREER BE, ABU-RUSTUM NR, et al. Cervical Cancer, Version 2. 2015[J]. Journal of the National Comprehensive Cancer Network: JNCCN,2015,13:395-404.

[52]TEWARI KS, SILL MW, LONG HJ, et al. Improved survival with bevacizumab in advanced cervical cancer[J]. The New England journal of medicine,2014,370:734-743.

[53]GELMON KA, TISCHKOWITZ M, MACKAY H,et al. Olaparib in patients with recurrent high-grade serous or poorly differentiated ovarian carcinoma or triple-negative breast cancer:a phase 2, multicentre, open-label, non-randomised study [J]. The Lancet Oncology,2011,12:852-861.

[54]LEDERMANN J,HARTER P,GOURLEY C,et al. Olaparib maintenance therapy in platinum-sensitive relapsed ovarian cancer[J]. The New England journal of medicine,2012,366:1 382-1 392.

[55]LEDERMANN J, HARTER P, GOURLEY C, et al. Olaparib maintenance therapy in patients with platinum-sensitive relapsed serous ovarian cancer:a preplanned retrospective analysis of outcomes by BRCA status in a randomised phase 2 trial[J]. The Lancet Oncology,2014,15:852-861.

[56]OZA AM,CIBULA D,BENZAQUEN AO,et al. Olaparib combined with chemotherapy for recurrent platinum-sensitive ovarian cancer:a randomised phase 2 trial[J]. The Lancet Oncology 2015;16:87-97.

[57]KAUFMAN B, SHAPIRA-FROMMER R, SCHMUTZLER RK,et al. Olaparib monotherapy in patients with advanced cancer and a germline BRCA1/2 mutation[J]. Journal of clinical oncology:official journal of the American Society of Clinical Oncology,2015,33:244-250.

[58]STOCKLER MR,HILPERT F,FRIEDLANDER M,et al. Patient-reported outcome results from

the open-label phase III AURELIA trial evaluating bevacizumab-containing therapy for platinum-resistant ovarian cancer[J]. Journal of clinical oncology:official journal of the American Society of Clinical Oncology,2014,32:1 309-1 316.

[59]STOCKLER MR,HILPER F,FRIEDLANDER M,et al. Patients-reported outcome results from the open-label phase III AURELIA trial evaluating bevacizumab-containing therapy for the platinum-resistant ovarian cancer[J]. J Clin Oncol. 2014;32(13):1 309-1 316.

[60] SELLE F,EMILE G,PAUTIER P,et al. Safety of bevacixumab in clinail practice for reccurent ovarian cancer:a retrospective cohort stufy[J]. Oncol Lett. 2016;11(3):1 859-1 865.

[61] MIRZA MR,MONK BJ,HERRSTEDT,et al. Niraparib maintenance therapy in platinum-sensitive,recurrent ovarian cancer[J]. N Engl J Med, 2016,doi:10. 1056/NEJM oa1611310.

[62] MOORE K,COLOMBO N,SCAMBIA G,et al. Maintenance Olaparib in Patients with Newly Diagnosed Advanced Ovarian Cancer[J]. N Engl J Med, 2018 Oct 21. doi:10. 1056/NEJMoa1810858. [Epub ahead of print]

# 13　化学治疗的原理及一般处理原则

## 13.1　化疗的历史概述

肿瘤内科治疗包括范围较广泛,主要有肿瘤化疗、内分泌治疗、生物治疗等,虽然近十年来靶向治疗迅速发展,但肿瘤化学治疗仍是肿瘤内科治疗的重要组成部分,是目前恶性肿瘤治疗的第三大治疗手段。肿瘤的化疗是随着对肿瘤本质认识不断深入的情况下逐渐发展起来的。

化学治疗这个词的出现应该归功于 Paul Ehrlich,他是 19 和 20 世纪交接之时利用化疗药物治疗癌症第一人。他早期使用啮齿动物发展出移植肿瘤的动物模型,激发了啮齿动物肿瘤的同系繁殖的观念。研究人员致力于在小鼠模型中建立可靠的能预测抗人类肿瘤活性的筛选系统。但是,这些努力大多数没有成功,部分原因是测试新药物的能力有限。

1943 年耶鲁大学的研究人员用氮芥治疗淋巴瘤成为近代肿瘤化疗的开端,芥子毒气的局部发泡的特点在第一次世界大战时引起了极大的关注,许多全身性的不良反应也因此被关注,如白细胞减少症、骨髓再生障碍、黏膜溃疡等,并随后进行了一系列的临床试验。但由于第二次世界大战,许多研究在 1946 年被逼暂停。1948 年 Farber 与 Diamond 的研究发现氨甲蝶呤(抗叶酸药物)可使儿童白血病暂时性的缓解,于是抗代谢药物成了即将被开发

的新一组抗肿瘤药物。1955 年,上述两个发现点燃国际其他研究机构开发和测试抗肿瘤药物的热情。在这之后,肿瘤化疗在争议声中启动并取得重大进步,到 20 世纪 60 年代中期发展出联合化疗治疗儿童白血病和成人晚期霍奇金淋巴瘤。

(董迪荣)

## 13.2　与化学治疗相关的肿瘤生物学

### 13.2.1　细胞增殖周期的基本内容[1,2]

恶性肿瘤细胞增殖动力学是用各种定量的方法研究细胞群体内各部分细胞的生长、增殖、分化、运动、丢失及凋亡等变化规律,研究肿瘤组织与正常组织细胞动力变化关系、药物杀伤细胞的周期特异性动力学。癌组织中的癌细胞基本上可分为如下三大群。

(1)增殖细胞群:是指呈指数分裂增殖的癌细胞占整个癌细胞的比例,称为生长比率(GF)。各种肿瘤的生长比率不同,即使同一肿瘤,早期、晚期生长比率也不同,早期生长比率较大。生长比率大的肿瘤,瘤体增长迅速,对化疗药物的敏感性亦较高。因此,理想的化疗应在肿瘤生长的早期开始。

(2)静止细胞群($G_0$ 期细胞):它是后备细胞,有增殖力但暂不进入细胞周期。当增殖期

的细胞被药物杀灭后,$G_0$ 期细胞即可进入增殖期。$G_0$ 期细胞对药物敏感性低,是癌症治疗中复发的根源。

(3)无增殖能力细胞群:此类细胞已进入老化即将死亡。在癌组织中此类细胞很少,在化学治疗中无意义。

### 13.2.2　细胞周期及细胞周期时间[1,2]

细胞增殖的特征是 DNA 复制、染色体倍增,然后将倍增的染色体平均分配到分裂后的两个子细胞中去。从细胞的上一次分裂结束开始,到下一次分裂结束,这一段时间称为细胞周期时间。癌细胞增殖周期大致可分为以下四个阶段(图 13-1)。

(1)$G_1$ 期:DNA 合成前期或分裂后期,即从上一次细胞分裂完成到 DNA 复制开始这一段时间,又分为 $G_1$ 前期和 $G_1$ 后期。在 $G_1$ 前期主要进行信使核糖核酸(mRNA)和蛋白质的生物合成。处于 $G_1$ 后期的细胞由于获得了复制 DNA 所需的条件,进入并完成 1 次细胞增殖周期。有些处于 $G_1$ 后期的细胞未获得复制 DNA 所需的条件,没有进入增殖状态,它们将在 $G_1$ 期停留长短不等的时间。这种处于非增殖状态的细胞称 $G_0$ 细胞。此期的长短对于不同种类的癌细胞而言差异较大,由数小时至数日。

(2)S 期:DNA 合成期,是进行 DNA 复制的时期,此期结束时 DNA 含量增加 1 倍。除合成 DNA 外,此期继续合成其他一些成分,如组蛋白、非组蛋白以及与核酸合成有关的酶类、RNA 等。如无特殊原因,如药物、放疗等作用的干扰,则将不间断的重复细胞周期。此期细胞占细胞群的比率可代表该肿瘤的增殖情况,此值高的肿瘤一般对周期特异性药物敏感。S 期时间波动在 2~30 小时,多数为 10 多个小时。

(3)$G_2$ 期:DNA 合成后期或分裂前期。此期 DNA 合成已结束,正进行细胞分裂的准备工作,继续合成与癌细胞分裂有关的蛋白质和微管蛋白,所占时间为 2~3 小时。DNA 合成已终止,细胞内遗传物质加倍,由 $G_1$ 期的二倍体 DNA 量转变为本期的四倍体 DNA 量,并且产生有丝分裂所需的细胞器,为 M 期做准备。

(4)M 期:有丝分裂期。每个癌细胞分裂为两个子细胞,此期相当短,所占时间为 1~2 小时。

用 $^3H$ 标记胸腺嘧啶核苷,可测出各期的时间。$G_1+S+G_2+M$ 之和即为细胞周期时间(TC)(图 13-1)。

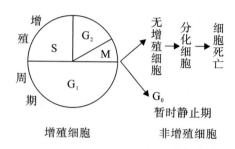

**图 13-1　细胞增殖周期示意图**

### 13.2.3　肿瘤细胞群体的特点[1,2]

由于大多数化学治疗剂会破坏 DNA、RNA 或蛋白质的合成,处于不同细胞周期的肿瘤细胞特点具有重要意义。

肿瘤组织的细胞群中有两大类不同性质的细胞同时存在,一类是增殖性细胞,另一类是非增殖性细胞。

增殖细胞(A)均处于增殖周期中并不断按指数分裂进行增殖,与肿瘤的生长直接有关,对肿瘤的生长、复制、播散和转移起决定性作用,对化学治疗药物较敏感。

非增殖细胞,包括静止细胞(B)及临终细胞(C)。静止细胞又称周期外细胞或 $G_0$ 细胞,细胞暂时停止增殖,在一定条件下静止状态的细胞可再进入增殖周期,进行增殖。肿瘤中存在非增殖细胞群,它们对化学治疗部分不敏感或完全不敏感,是化学治疗上不易取得成功的部分,也是肿瘤复发的根源。临终细胞是指丧失了增殖功能的细胞,此类细胞不再增殖,通过分化、老化而死亡,又称丢失细胞,它们与肿瘤的生长及化疗治疗的效果关系不大。

由于只有 A 能增加肿瘤细胞的总数,故将增殖细胞在细胞总数中所占的组分即 A/(A+B+C),称为生长率或增殖比率,以 GF 表示。生长分数和程序性细胞死亡也影响整体肿瘤生长速度和对治疗的反应。人类肿瘤中的生长分数变化很大,范围从 25% 到 95% 不等。生长迅速的肿瘤的 GF 较大,通常超过 0.7 或接近于 1,此时绝大多数细胞处于增殖状态,因而对化学治疗的药物较敏感,疗效亦较好。相反,生长缓慢的肿瘤 GF 较小,通常在 0.5 以下,因此对化学治疗药物,特别是对 DNA 合成抑制剂较不敏感,所以疗效也较差。但 GF 不是固定不变的,可随病程不同而异。在早期,瘤细胞总数较小,GF 便增大;在晚期,瘤细胞总数较多,GF 便减小。肿瘤细胞增殖与程序性死亡的二者平衡结果决定肿瘤是否增大、缩小或稳定。

增殖细胞是通过有丝分裂增加其细胞数及肿瘤的体积,细胞群体中细胞的数量或肿瘤体积增加 1 倍或减少 1/2 所需要的时间平均值称为倍增时间或倍减时间。临床上以此变化来衡量肿瘤的增长或消退速度,以表示对某种治疗方法的效应。当肿瘤倍增到 30 次时,肿瘤体积约为 $1cm^3$ 大小,重约 1g,其内含细胞总数 10 亿个($1×10^{10}$),可为目前诊断水平所发现;经治疗减到 $1×10^9$ 个细胞时表现为临床缓解;肿瘤细胞总数达 $1×10^{12}$ 则属晚期,简单的测定方法是将肿瘤的两个最大垂直径线相乘而得。单一治疗可能产生 90% 的细胞杀死,但仅使肿瘤群体减少一个对数,如果没有进一步治疗,肿瘤会以恒定速率恢复生长,只有适度的致死延迟,只有当对数细胞杀伤率非常大(>99%)且重复时,化疗才能治愈或能够将残留疾病减少至较低的 $10^4$ 细胞。然而,大多数癌症本质上不太敏感,并且需要多个周期的多药剂化疗以达到临床益处。一般认为,倍增时间长的用烷化剂较好,时间短的则用抗代谢药较好。

如表 13-1 总结所示[3],关于人类在体肿瘤的实际倍增时间信息有限。为了将其纳入此类分析,可通过放射性成像的方式相对局限而连续的策略测量肿瘤,如通常以肺转移灶为测量对象。已经清楚胚胎性肿瘤、淋巴瘤和间质肿瘤的倍增时间比腺癌和鳞癌短。此外,转移癌的倍增时间通常比其原发灶倍增时间短。广泛的来看,所观察到的人体肿瘤平均倍增时间约为 50 天。

对数-杀死理论的一个重要修改是杀死细胞的比例不是独立于肿瘤大小,而与其成反比,称为诺顿-西蒙假说,它提出,可有效杀死快速生长的小肿瘤的剂量,可能对相同肿瘤类型、慢速生长的大肿瘤无效。这个假设是在剂量密集方案的发展的基础上,其中化疗剂量以较短的时间间隔施用以防止癌细胞在剂量施用之间复发。

**表 13-1　人肿瘤的倍增时间**

| 肿瘤史 | 患者 ($n$) | 倍增时间 ($\bar{x}±2S$,天) |
|---|---|---|
| 胚胎肿瘤(肺转移) | 76 | 27±5 |
| 淋巴瘤 | 51 | 29±6 |
| 恶性间质瘤 | 87 | 41±7 |
| 鳞状细胞癌(肺转移) | 51 | 58±9 |
| 鳞状细胞癌(原发癌) | 97 | 82±14 |
| 腺癌(肺转移) | 134 | 83±12 |
| 腺癌(原发瘤) | 34 | 166±48 |

### 13.2.4　主要抗肿瘤药物的作用机制[4]

抗肿瘤药物的作用机制与所影响的细胞周期时相有关,根据其作用机制的不同,可以将它们主要分为以下几类:烷化剂、铂类药、抗代谢药物、抗肿瘤生物素以及植物来源的抗肿瘤药。

1)烷化剂

(1)环磷酰胺(cyclophosphamide):环磷酰胺是一种双功能取代的氮芥,氮芥的 N-甲基部分被环磷酰胺基团取代,产生稳定的无活性化合物。双-(2-氯乙基)基团不能电离,直到环磷酰胺在磷-氮键处打开。环磷酰胺的激活是一个多步骤的过程,它在体外无活性,主要通过肝微粒体 P450 混合功能氧化酶系统水解成醛磷酰胺,再运转到组织中形成磷酰胺氮芥而发挥作用。这些化合物可被肝醛氧化酶进一步氧化成羧基磷酰胺和 4-酮环磷酰胺的无活性代谢物而失活。

(2)异环磷酰胺(ifosfamide):异环磷酰胺是一种代谢活化的烷化剂。与环磷酰胺一样,它必须首先通过微粒体(混合功能氧化酶)酶系统进行羟基化。异环磷酰胺的活化比环磷酰胺的活化更慢,并且用异环磷酰胺定量地更大程度地氧化氯乙基侧链。这导致产生更大量的氯乙醛,而氯乙醛是一种可能的神经毒素。

激活过程产生高活性代谢物,特别是4-羟基呋喃酰胺,它能够被细胞摄取,并最终与蛋白质和 DNA 共价结合。代谢物可以自发地分解以产生具膀胱刺激性的丙烯醛以及活性烷基化部分——帕利伐米。帕利伐米(ifos-foramide mustard)与 DNA 链交联,而丙烯醛则非特异性地与膀胱上皮细胞共价地结合。与环磷酰胺(5 个原子)相比,异环磷酰胺(7 个原子)的 DNA 交联距离更大。此外,氮丙啶形成得更慢,反应性更低。异环磷酰胺也会发生 DNA 的断链和胸苷摄取的抑制。

2)铂类药物

(1)顺铂(cisplatin):顺铂与 DNA 的相互作用是其主要作用方式。顺铂进入细胞后,与DNA 结合并产生链内交联,从而抑制 DNA 复制和转录,导致 DNA 断裂和错码,抑制细胞的有丝分裂,类似于卡铂。顺铂链内结合物可引起 DNA 构象的变化,可以影响 DNA 复制。

(2)卡铂(carboplatin):卡铂与顺铂相似,卡铂产生相同数量的 DNA 链间交联,而非DNA-蛋白质交联,改变了 DNA 的化学结构,从而影响细胞复制,导致相等的病变和生物学效应。效力的差异似乎与水化速率有关,与卡铂相比,顺铂的水化率明显更高。它与 DNA共价结合,优先结合鸟嘌呤和腺嘌呤的 N-7位置。与顺铂一样,卡铂必须首先经历连续的非胺羧酸配体损失。虽然这个过程在顺铂中很容易失去氯化物,但在卡铂中羧酸盐部分的

"离开"或"开放"速度要慢得多。观察到卡铂在产生 DNA 损伤和细胞毒性中的摩尔效力约为体外顺铂的 2% 和体内顺铂的 25%～33%。与顺铂相比,更显著的差异是卡铂的峰值交联明显延迟。对于卡铂,在暴露后 18小时发生最大 DNA 交联,而顺铂则为 6～12小时。

3)抗代谢药物

(1)六甲蜜胺(hexamethylmlelamine,六甲聚腈胺 hexalen):六甲蜜胺的作用机制尚未完全阐明。虽然它与三乙烯三聚氰胺(一种典型的烷化剂)具有相似的化学结构和交叉反应性,但证明六甲蜜胺是烷化剂的证据尚无定论。在啮齿动物肿瘤或人类癌症治疗中使用时,六甲蜜胺并不能一贯论证与典型烷化剂具有交叉耐药性,但其临床抗肿瘤谱与烷化剂相似。

Ruttv 和 Cotnnors 的研究提供了以下明确的证据,即六甲蜜胺必须经代谢活化以达到其细胞毒活性。它在肝酶的作用下,在体内被广泛去甲基化,所产生的 N-羟甲基三聚氰胺衍生物比母体化合物更具细胞毒性。另外的研究表明,在去甲基胺 N-去甲基化过程中形成的活性甲基中间物与组织大分子(包括DNA)共价结合,其对某些体外人体实体瘤细胞的细胞毒性取决于活性中间物或其活性的代谢形成,或取决于是否直接加入细胞培养。

(2)卡培他滨(capecitabine)。卡培他滨本身无活性,但在胃肠道吸收后,被以下三种酶代谢为 5-FU:羧酸酯酶,在肝脏中将卡培他滨转化为 5'-脱氧-5-氟胞苷(5'-DFCR);通过肝脏和肿瘤组织中的胞苷脱氨酶将 5'-DFCR转化为 5'-脱氧-5-氟尿苷(5'-DFUR);胸苷磷酸化酶(dThdPase),在许多情况下该酶在肿瘤中高度表达,完成将 5'-DFIJR 转化为 5-FU 的最后步骤。从理论上讲,卡培他滨疗法对于表达高浓度胸苷磷酸化酶(导致肿瘤中产生更多的 5-FU)和低浓度二氢嘧啶脱氢酶(作用为快速分解 5-FU)的肿瘤患者可能是最有效的。5-FU 作为假嘧啶或抗代谢物,最终抑

制 DNA 特异核苷碱基胸苷的形成。5-FU 的代谢产物,5-氟-21-脱氧尿苷-5'-磷酸(FdUMP)和5-氟尿苷三磷酸(FUTP),抑制胸苷酸合成酶(TS)并插入细胞 RNA 中。通过将 FdUMP 插入细胞 DNA 中,DNA 合成和功能受到抑制。一项针对 105 例患者的卡培他滨药物遗传学研究显示,具 TS 3RG 等位基因纯合子的患者毒性增加,研究中显示,一名 DPD IVS14+1G>A 突变的患者死于毒性作用,这强调了卡培他滨代谢酶的多态性的重要性。

(3)5-氟尿嘧啶和氟尿苷(5-fluorouracil and floxuridine,5-FU):5-FU 充当假嘧啶或抗代谢物以抑制 DNA 特异性核苷碱基胸苷的形成。该药至少有 3 种作用机制:5-氟-21-脱氧尿苷-5'-磷酸(FdUMP)作为 5-FU 的活性代谢物,抑制 TS(胸腺嘧啶合成酶,thymidylate synthetase);将 FUTP(三磷酸氟尿嘧啶)掺入细胞 RNA;并将 FUTP 掺入细胞 DNA。5-FU 是具有细胞周期特异性的药物,可在 S 期最大限度地观察到该药物的细胞毒性作用。

(4)吉西他滨(gemcitabine):吉西他滨是一种新的胞嘧啶核苷衍生物。和阿糖胞苷一样,进入人体内后由脱氧胞嘧啶激酶活化,由胞嘧啶核苷脱氨酶代谢。在细胞内水平通过脱氧胞苷激酶进行多次磷酸化,形成活性二磷酸和三磷酸代谢物。三磷酸盐作为欺诈性碱基对插入 DNA 中。吉西他滨插入后,在复制终止之前,将另外一个脱氧核苷酸添加到 DNA 链的末端。该过程称为"掩蔽链终止"(masked chain termination),以防止外切核酸酶切除欺诈性碱基对(fraudulent base pair)。二磷酸盐抑制核糖核苷酸还原酶,从而耗尽 DNA 合成和修复所必需的脱氧核苷酸池,达到抗肿瘤的作用。吉西他滨主要作用于 $G_1/S$ 期,当药物被胞苷脱氨酶(细胞内和细胞外)代谢形成二氟脱氧尿苷时,吉西他滨则失活。

(5)氨甲蝶呤(methotrexate):游离的细胞内氨甲蝶呤与二氢叶酸还原酶(DHFR)紧密结合,阻止二氢叶酸还原成四氢叶酸,叶酸的活性形式。结果停止了胸苷酸合成酶和需要 1-碳转移反应的从头嘌呤合成的各种步骤。这反过来阻止 DNA,RNA 和蛋白质合成。氨甲蝶呤被归类为细胞周期阶段特异性抗代谢物,其活性主要作用在 S 期。

(6)培美曲塞(pemetrexed):培美曲塞是一种结构上含有核心为吡咯嘧啶基团的抗叶酸制剂,通过破坏细胞内叶酸依赖性的正常代谢过程,抑制细胞复制,从而抑制肿瘤的生长。

培美曲塞可抑制叶酸依赖性酶 TS(胸核苷酸合成酶)、DHFR(二氢叶酸还原酶)和甘氨酰胺核糖核苷酸甲酰转移酶(GARFT)的活性,这些酶都是合成叶酸所必需的酶。参与胸腺嘧啶核苷酸和嘌呤核苷酸的生物再合成过程。培美曲塞通过运载叶酸的载体和细胞膜上的叶酸结合蛋白运输系统进入细胞内。一旦培美曲塞进入细胞内,它就在叶酰多谷氨酸合成酶的作用下转化为多谷氨酸的形式。多谷氨酸存留于细胞内成为胸苷酸合成酶和甘氨酰胺核糖核苷酸甲酰转移酶的抑制剂,多谷氨酸化在肿瘤细胞内呈现时间-浓度依赖性过程,而在正常组织内浓度很低。多谷氨酸化代谢物在肿瘤细胞内的半衰期延长,从而也就延长了药物在肿瘤细胞内的作用时间。

GARFT 的抑制与肿瘤细胞速率的降低直接相关。尽管氨甲蝶呤是 DHFR 的早期但有效的抑制剂,但培美曲塞的抗叶酸活性却大不相同。培美曲塞的 Km 是氨甲蝶呤用于叶酰聚谷氨酸合成酶的 1.0 倍,使得快速和完全阻断 TS 活性成为可能,而氨甲蝶呤在更加渐进和累积的过程中起作用,仅在超过 95% 的酶被抑制时下才能影响细胞增殖。

4)抗肿瘤抗生素

(1)博来霉素(bierloxane):虽然确切的作用机制尚不清楚,但其主要作用途径为抑制胸腺嘧啶核苷掺入 DNA,与 DNA 结合使之破坏。另外,它也能使 DNA 单链断裂,释放部分游离核苷,因此破坏 DNA 模板,阻止 DNA 的复制。当与亚铁离子结合时,博来霉素成为有效的氧化酶,通过氧自由基使 DNA 链断裂。其独特的作用机制依赖于治疗方案计划及细胞周期的 $G_2$ 期。博来霉素-铁络复合物与 DNA 结合产生的氧自由基主要引起单链断裂和较小程度的双链断裂。随后释放所有四种 DNA 碱基的丙烯醛:鸟嘌呤、胸腺嘧啶、腺嘌呤和胞嘧啶。这些修饰后的游离碱基是在脱氧核糖 3'-4' 键处的糖裂解所产生的。在活跃转录的基因中,胸腺嘧啶的释放和富含鸟嘌呤序列的 DNA 结合具有明显的特异性。核小体之间的 DNA 链接区域包含博来霉素特定链切割的重要位点。几种机制推理已被建立来解释博来霉素抗药性的发展。不太重要的机制似乎包括 DNA 修复、膜改变和药物积累减少。主要机制可能涉及通过半胱氨酸蛋白酶家族中的胞质水解酶使博来霉素代谢失活。该酶通过以羟基取代末端胺来灭活博来霉素。博来霉素水解酶的分布似乎解释了正常组织中对博来霉素的一些相对抗药性和敏感性。具有高内在水解酶活性的正常组织,如肝、脾、肠和骨髓,不是博来霉素毒性作用的目标。相反,肺组织和皮肤具有低水平的水解酶活性,并且特别容易易感于博来霉素诱导的毒性作用。然而,似乎在肿瘤细胞中的羟化酶水平与博来霉素诱导的细胞毒性之间没有直接的相关性。肿瘤细胞产生的其他博来霉素代谢方法可能与耐药性的出现有关。

(2)放线菌素 D(dactinomycin):放线菌素 D 能与 DNA 双螺旋结合产生细胞毒性。通过插入锚定在 DNA 中的嘌呤-嘧啶碱基对中或其周围,其肽链部分则沿着螺旋小沟伸展。这样,就使放线菌素 D 与 DNA 结成的复合物很稳定,DNA 依赖性核糖体 RNA 合成和新信使 RNA 合成就受到抑制。肽环允许紧密的药物与 DNA 结合,因为单独的放线菌素(吩恶嗪酮)部分是无活性的。这可以发生在 DNA 中的任何 G-C 对附近。由于肽环与 DNA 双螺旋的每条链的静电相互作用,结合的放线菌素分子从 DNA 非常缓慢地解离。这种稳定插层相互作用的过程对细胞毒性至关重要。

(3)多柔比星(doxorubicin):可通过两种途径发挥作用。一是与 DNA 结合。蒽环类药物,包括多柔比星,可能有几种作用方式。蒽环类药物的分子可通过 P-P 型键嵌入 DNA 螺旋中的堆叠核苷酸对之间。药物也可以在某些碱基对 DNA 周围离子结合(外显)。其总体影响是干扰核酸合成,特别是 DNA 合成的抑制。然而,前核糖体 RNA 合成也受到药物与 DNA 结合的影响,防止 DNA 指导的 RNA 和 DNA 转录。

二是自由基形成。多柔比星可形成含有不成对电子的氧自由基中间体。这可与氧气快速反应形成超过氧化物,与过氧化氢反应,形成高活性的羟基自由基。这些自由基通过过氧化损伤膜脂,通过攻击核糖-磷酸键使 DNA 链断裂,以及直接氧化嘌呤或嘧啶碱基、硫醇和胺。

多柔比星在细胞周期的所有阶段都有活性,尽管在 S 期具有最大程度的细胞毒性,但它不是周期特异性的。当处于 $G_1$ 期的细胞暴露于多柔比星致死浓度时可进入 S 期,但随后常被阻断并死于 $G_2$ 期。较高的浓度也可以产生 S 期阻滞。

(4)脂质体阿霉素(liposomal encapsulated doxorubicin):也叫脂质体多柔比星,其作用机制与多柔比星类似。脂质体是由磷脂双层组成的微囊泡,能够包封活性药物。包封形式的阿霉素的脂质体用表面结合的 MPEG 配制,该过程通常称为聚乙二醇化,以保护脂质体免于被单核吞噬细胞系统检测并增加血液循环时间。

(5)丝裂霉素(mitomycin):丝裂霉素在体内被活化成烷化剂,其交联互补 DNA 链,阻止 DNA 合成。DNA 是丝裂霉素活性的主要位点,尽管在极高浓度下,RNA 合成也可能受到影响。由醌部分还原产生的丝裂霉素的活性代谢产物产生打开的氮丙啶环,暴露 C1 处的伯烷基化位点。C10 的第二烷基化位点暴露于氨基甲酸酯侧链的酶促损失。已经在

DNA 小沟中相邻鸟嘌呤的 N2 和 O6 位置鉴定了 DNA 结合的分子位点。

药物的活化可以通过化学还原剂、微粒体酶或甚至短暂暴露于酸性 pH 来介导。DNA 结合的程度似乎与特定 DNA 的鸟嘌呤和胞嘧啶含量有关。细胞毒性可能直接来自烷基化继发的 DNA 合成抑制。

氧自由基也可能通过产生 DNA 链断裂而促成丝裂霉素的细胞毒性。通过醌部分的环氧化还原反应产生氧自由基。丝裂霉素的细胞毒性作用不是细胞周期阶段特异性的,但如果细胞在晚期 $G_1$ 期和早期 S 期进行治疗,则细胞毒性作用最大化。除了药物的直接细胞毒性作用外,丝裂霉素还会引起染色体畸变(诱变活性),而在实验系统中,它是一种有效的致癌物质和致畸剂。

(6)伊沙匹隆(ixabepilone):伊沙匹隆稳定 $\alpha\beta$-Ⅱ 和 $\alpha\beta$-Ⅲ 微管,导致增殖细胞通过细胞周期的有丝分裂期中的阻断而死亡。伊沙匹隆对外排泵蛋白 MRP1 和 P-糖蛋白具有低亲和力,这是已知的紫杉烷抗性的原因。它还在过度表达微管蛋白同种型或具有赋予紫杉烷抗性的微管蛋白突变的人肿瘤异种移植物中具有活性。此外,它在人肿瘤异种移植模型中具有活性,其对其他常用的抗癌药物如蒽环霉素和长春花生物碱具有抗性。

5)植物来源的抗肿瘤药物

(1)紫杉醇(paclitaxel):紫杉醇为有丝分裂纺锤体毒物。它能促进微管的集合并使它们稳定,从而防止解聚。这种不能解聚微管阻止了细胞复制。紫杉醇可以结合到癌细胞中微管蛋白的特定部位从而起到防止其解聚的作用。这样一来,细胞中就会积累大量的微管蛋白,又由于微管蛋白和微管二聚体之间是可以相互转换的,一方的增加势必会导致另一方的减少,其结果是在细胞分裂过程中,不能由微管蛋白迅速合成纺锤体微管。使细胞的分裂永远停留在 $G_2$ 和 M 期,导致其无法复制,最终导致癌细胞的死亡,从而起到杀死癌细胞的作用。

(2)白蛋白结合型紫杉醇:白蛋白结合型紫杉醇(abraxane,ABI-007)是一测量值约为 130 纳米的蛋白质结合型的紫杉醇。每瓶白蛋白结合型紫杉醇含有 100mg 紫杉醇和 900mg 人白蛋白。传统的紫杉类药物难溶于水,需要特殊的有毒溶剂溶解。而白蛋白结合型紫杉醇利用独特的纳米技术将疏水性紫杉醇与白蛋白结合,紫杉醇是药物活性成分,人血白蛋白作为辅料起分散、稳定微粒和运载主药作用,使紫杉醇更多分布于肿瘤组织,达到更高的肿瘤细胞内浓度。

(3)多西他赛(docetaxel):多烯紫杉醇,作用机制类似于紫杉醇,为 M 期周期特异性药物,促进微管组装并抑制微管蛋白的解聚,从而使小管的数量显著减少,并可破坏微管网状结构。然而,与紫杉醇相比,多烯紫杉醇形成的微管更可逆,并且对 tau 结合位点和微管相关蛋白有不同的影响。多烯紫杉醇诱导的微管稳定化使 M 期细胞分裂停止,从而阻止细胞复制。

(4)艾日布林(eribulin):艾日布林与微管蛋白结合并将其隔离成非生产性聚集体,从而抑制有丝分裂并引起 $G_2/M$ 细胞周期阻滞,抑制癌细胞生长,发挥治疗作用。

(5)依托泊苷(etoposide):依托泊苷细胞杀伤具有显著的时间表依赖性,细胞毒性作用在 $G_2$ 期最大。在 S 期后期还存在一些针对细胞的活性,并且药物可以在 S-$G_2$ 间期阻止细胞周期移动。

依托泊苷通过抑制 DNA TOPO-Ⅱ 酶产生蛋白质连接的 DNA 链断裂。这种正常的哺乳动物酶介导 $G_2$ 期的双链传递活动,以凝聚或去凝固超螺旋 DNA。药物诱导的 TOPO-Ⅱ 抑制是一种能量依赖性过程,受剂量和暴露持续时间的影响。

依托泊苷不直接与 DNA 结合,而是通过稳定 DNA-TOPO-Ⅱ 复合物的过渡形式来发挥作用。单链和双链 DNA 断裂的数量反映了细胞毒性剂量-反应曲线。依托泊苷和插入药物如阿霉素"毒害"TOPO-Ⅱ 酶,通过稳定与 DNA 共价连接的其他瞬时形式的 TOPO-Ⅱ酶.由此阻断正常的 TOPO-Ⅱ链传递活性，并停止细胞从 $G_2$ 期进展。依托泊苷产生的细胞毒性最终可能涉及以姐妹染色单体交换为特征的染色体断裂。

另一种假定的依托泊苷机制涉及微粒体活化成能够产生氧自由基的活性中间体。在高药物浓度下核苷转运也受到抑制，但这是否对抗肿瘤起主要作用尚不清楚。

（6）拓扑替康（topotecan）：与喜树碱的作用方式类似，拓扑替康的细胞毒性来自 TO-PO-Ⅰ的抑制。TOPO-Ⅰ是一种在 DNA 复制过程中诱导可逆单链断裂的酶。喜树碱类似物与瞬时 TOPO-Ⅰ-DNA 复合物结合并稳定，防止单链断裂的再连接。拓扑替康-TOPO-Ⅰ-DNA 复合物与复制酶的相互作用导致双链 DNA 断裂和细胞死亡。

（7）长春瑞滨（vinorelbine）：与其他长春花生物碱一样，长春瑞滨被归类为"纺锤毒药"，因为它与微管蛋白相互作用，导致有丝分裂期间微管组装和细胞分裂受到抑制。长春瑞滨特别在 $G_2$ 和 M 期阻断细胞周期进程。

### 13.2.5 细胞周期特异性药物和细胞周期非特异性药物

化疗药物作用机制复杂，可通过多条途径影响肿瘤细胞。根据化疗药物对细胞周期增殖与各时相的作用可分为细胞周期非特异性药物和细胞周期特异性药物[32-34]。

（1）细胞周期非特异性药物：在细胞周期的所有阶段都有杀灭的能力，一般不依赖细胞增殖的速率，可杀伤增殖及休止细胞。主要包括烷化剂（氮芥、环磷酰胺等）、抗癌生物素（丝裂霉素、阿霉素等）和铂类药物，此外，六甲嘧啶、丙卡巴肼、洛莫司汀等亦属周期非特异性药物。此类药物能与细胞中的 DNA 发生共价结合，阻碍其功能。对 $G_0$ 期和增殖各期细胞均有杀伤能力，作用较强而快，能迅速杀灭癌细胞。但选择性低，其特点是呈剂量依赖性。另外，分子靶向抗肿瘤生物也不依赖细胞周期。

（2）细胞周期特异性药物：在分子水平上通过抑制与 DNA 合成有关的酶而阻碍 S 期的 DNA 合成，影响蛋白质合成，从而杀死癌细胞，作用于 M 期的药物如长春碱类、秋水仙碱、紫杉醇、紫杉特尔等。影响核酸生物合成作用于 S 期的药物如长春碱类、依托泊苷、阿糖胞苷、氨甲蝶呤、氟尿嘧啶、去氧氟尿苷、盐酸拓普替康、CRT-11 等，只杀灭增殖周期中某一期细胞，对 $G_0$ 期细胞不敏感。其特点是作用较慢，呈给药时间依赖性。

（董迪荣　陈　红）

## 13.3　化疗的药理学原理

医生在选择抗癌药物时需考虑到一般的药理学原则，包括作用机制、吸收、分布、代谢和排泄。每一个因素都可能影响化疗的疗效和（或）毒性。

### 13.3.1　吸收

不同给药途径和吸收途径会影响药物的选择。药物可以通过口腔、静脉、肌内、动脉内和腹膜内给药。其中传统口服药受小肠吸收面积和内脏循环血量的影响较大，但一些口服化疗药如卡培他滨等由于其特殊的药代动力学特性改变了传统的观念。卡培他滨是一种新型氟尿嘧啶类药物，能以完整药物形式通过肠黏膜。一般而言，给药方式的选择依赖于药物的溶解度、药物活性的需要量、局部组织的耐受性、单个患者的可行性和肿瘤药物的最佳暴露量。最佳药物暴露量是根据活性代谢产物和药物的浓度时间曲线下面积（AUC）所估算的。任何一种化疗药物的最终效果都依赖于肿瘤关键部位的优化浓度时间曲线。然而，还没有现成的无创伤仪器来测量这些关键部位的活性药物浓度，我们只能从临床前期模式和血浆浓度随时间的变化来推断肿瘤药物暴露量。在磁共振波谱和正电子发射断层显像上有意义的研究将很快为选用的药物提供关于药物分布和肿瘤代谢相关的临床信息。

### 13.3.2 分布和转运

药物与血清蛋白结合的程度以及物理特性如脂溶性、扩散和分子量或是活性细胞膜转运的需要量，都对肿瘤药物的暴露有重要影响。肿瘤药物的摄取和转运至关重要，药物转运不佳可导致药物疗效降低。下列因素也可以影响药物的输送：低氧、局部的氧化还原电位、肿瘤间质高压或血管供应减少。此外，身体的某些部位尤其是脑能主动保护不受药物暴露量的影响，因此被作为是肿瘤药物豁免部位，在此处隐蔽的肿瘤细胞可能会存活下来，否则就会被系统疗法清除。除了完成局部转运，大多数药物必须进入肿瘤细胞从而达到细胞毒性。此外可以通过被动扩散、主动转运、胞饮作用和受体介导的细胞内吞作用来完成药物转运。基于肿瘤相关抗原的表达或特异性受体的存在，分子靶向也被用于增强常规细胞毒性剂向肿瘤的递送。例如，曲妥珠单抗是一种 HER-2 靶向抗体药物偶联物，其与细胞毒性剂连接，所述细胞毒性剂无活性直至内化并在表达 HER-2 的癌细胞内释放。与常规治疗相比，这些策略可提高疗效，降低毒性。

### 13.3.3 生物转化

药物在体内的生物转化可分为两相：第一相主要是对药物分子进行氧化、还原、水解等，这一过程最主要的代谢酶是细胞色素 P450 酶系（CYP450）和 DPD。第二相为极性药物与体内内源性成分结合生成极性更强、水溶性好、药理惰性的化合物，催化该反应的酶主要是 TPMT、UGT1A1、NAT 和 GSTM 等。某些药物如环磷酰胺、异环磷酰胺和卡培他滨等都是以药物前体形式给药，必须在肝脏、肿瘤或其他宿主组织中代谢为活性形式。许多此类药物，腹膜内或是动脉内给药可能是无效的，因为它虽然能达到很高的局部浓度，但失去了在肝脏活化的机会。药物代谢酶的多态性也是产生药物代谢和反应个体差异的重要原因。

### 13.3.4 药物排泄

药物的失活、清除或排泄能显著影响累积暴露量，后者又能显著影响药物抗肿瘤活性和宿主毒性反应。化疗药物的失活和排泄主要在肝脏、肾脏和躯体组织通过代谢进行，较少从粪便中排泄。任何正常肝脏或肾脏功能受损都可能干扰药物代谢和排泄。如果任何一个器官功能受损，临床医生都必须极度小心[19]。常见药物如氨甲蝶呤、卡铂、博来霉素等完全经肾脏排泄，肾功能不全将导致药物毒性增加，已经证实依据肾功能调整化疗药物用量可显著减少血液学毒性[35]。目前已有对肾功能受损患者校正药物剂量的指南[20]，包括透析患者使用单一药物的给药参数。然而，由于新药的快速发展，临床医生需要查阅更新的纲要[22]、药物处方学信息和在线数据库资源。

对有肝脏疾病的患者同样需要调整药物剂量，尤其是紫杉醇、多烯紫杉醇、多柔比星和长春花生物碱类（长春新碱、长春碱和长春瑞滨），这些药物主要是在肝脏内代谢和（或）排泄入胆汁。如紫杉醇主要通过肝脏内的 P450 酶（2C8 与 3A4）转换为无活性的代谢产物，再通过胆汁的 P-糖蛋白（P-gp）运输到小肠，而以原型从肾脏消除是次要的。普遍可以被接受的剂量就会产生过量的毒性，此时就应该参考关于肝功能损害患者的用药指南。

在生理年龄大或是营养状况不好的患者中，许多药物的毒性会增强。在这些情况下，血清肌酐水平低并不能准确反应基础的肾功能，因为与蛋白结合降低，人血白蛋白水平的下降也可能导致有效药物暴露量的增加。目前还没有针对这些情况的药物剂量调整指南，必须仔细监测药物毒性。

（陈　红　董迪荣）

### 13.3.5　用药途径

1）口服

某些药物如 6-巯基嘌呤、米法兰等只能口服，很多分子靶向抗肿瘤药物，如酪氨酸激酶抑制剂都是口服药,还有环磷酰胺、5-氟尿嘧啶及大多数激素类药物也可口服。生物利用度受药物吸收的难易程度及肝脏首过效应影响较大,疗效的个体差异较大。细胞周期特异性的化疗药物的疗效与药物的峰浓度无关,而更和药物的有效浓度持续的时间有关。为减少胃黏膜刺激及减少抗肿瘤药物副作用,在用药前给予镇静止吐剂,为避免胃酸破坏,可同时服碳酸氢钠等碱性药物或者胃黏膜保护剂以及抑酸剂。

2)肌内注射

仅限于刺激性小的并能溶于水的药物,如噻替哌、氨甲蝶呤、博来霉素,一般应选择长针头作深部肌注,避免注于皮下,否则局部形成硬结而影响药物吸收。

3)静脉注射(静注)或静脉滴注(静滴)

静注是指将药物加入适量液体中,缓慢从静脉推入;而静滴是指将药物加入大量液体,根据要求控制滴数,从静脉滴入。

一般应根据化疗药物的性质以及用药时间的长短来选择何种血管穿刺设备。如果是非刺激性药物,首选外周穿刺,根据治疗时间不同,小于7天使用外周静脉导管。时间7天~4周的选择中线型导管。时间4周~1年选用外周型中心静脉导管(PICC)或者是锁骨下静脉穿刺。时间大于1年,可以考虑使用植入式静脉输液系统。

4)动脉插管灌注

(1)插管方法:妇科恶性肿瘤的原发病灶限于盆腔、阴道及外阴,动脉插管主要经髂内动脉、髂外动脉、股动脉分支插入。下面简单介绍几种常用的动脉插管方法:

(a)腹壁下动脉插管:患者仰卧位,局部麻醉。在腹股沟韧带上缘扪到股动脉搏动点,于该点动脉内侧缘向上做一纵形切口,长3~4cm,分层切开皮肤及皮下组织,剪开腹外斜肌腱膜,分离或切断腹内斜肌及腹部横肌,在腹横筋膜后方,腹膜外脂肪中,找到纵行的腹壁下动、静脉,将外侧动脉向近心端游离2cm,靠近心端将其结扎、剪断,将游离段牵向下方,

以减少腹壁下动脉起点与髂外动脉的角度,避免导管进入髂外动脉受阻,或导管向下误入股动脉。紧靠结扎线处将腹壁下动脉剪一小孔,插入1mm内径的塑料管21~23cm,达腹主动脉下段,即髂总动脉分叉以上2cm左右,塑料管内可见回血。若管内注入医用亚甲蓝或淀蓝,则双下肢脚底可显蓝色。以丝线结扎固定导管,推入0.5%枸橼酸钠,同时用止血钳夹住导管尾端。缝合腹壁各层。术中,在离切口内侧方2cm处用方形胶布固定导管于耻骨联合上方,其余导管固定于下腹部。

腹壁下动脉管径较大,位置较固定及表浅,插入深度也易准确控制,一侧插管即可达到全盆腔给药的目的,手术容易成功。注药方法简单,并发症少,近期疗效不比由髂内动脉分支插管化疗低,是一条值得选择的给药途径。

(b)外阴动脉插管:患者仰卧,局部麻醉。在腹股沟韧带下缘扪及股动脉搏动点,于该点向下做一纵形切口,长3~4cm。分层切开皮肤及皮下组织,分开股动脉上方之脂肪组织,暴露好此段股动脉,找出外阴动脉,从起始处游离约2.5cm并切除、结扎,将该动脉游离段牵向下方。其他步骤同腹壁下动脉插管,但导管需插入23~25cm。这种方法可达腹壁下动脉插管化疗的目的,但外阴动脉较细,可供插管部分较短,一般仅2cm左右,因有时会失败,所以一般仅在腹壁下动脉插管失败或已拔管后,仍需同侧重插管化疗时才采用。

(c)股动脉插管:局部消毒及局部麻醉后,术者左手手指、中指分别置于股动脉搏动点内外侧,右手将18号针头的5ml注射器垂直刺向股动脉,见血后将注射器放低,与皮肤呈30°角,针头斜面朝前上方。将针头固定好,去除注射器,迅速将备好的内径1mm的塑料管从针芯插入30cm,拔针时退出6cm,实际插入24cm左右,推入0.5%枸橼酸钠封管,固定导管。

(d)闭孔动脉插管:取腹直肌旁切口,分层切开腹壁达腹膜,将腹膜向内侧推移,在腹膜外暴露髂内动脉。选择此动脉的外侧分支进行插管,一般先选闭孔动脉,如不行则经子宫

动脉或脐动脉插入。选准插管的动脉后,分离约 2cm,插入点尽量在动脉的远端,管的前端插至髂内动脉内 2cm 处为宜。根据患者情况,采用双侧或单侧插管。这种方法能使盆腔软组织、子宫及阴道获得较高浓度的抗癌药,但操作不如前者方便。

(2)注药方法。

(a)药物准备:用 20ml 生理盐水稀释抗癌药,同时备 2% 普鲁卡因 2~4ml 及 0.5% 枸橼酸钠 5ml。

(b)加压阻断股动脉血流:于双大腿上段扎空气加压止血带,充气加压至足背动脉停搏,压力约 80kPa,暂时阻断下肢血循环,或用血压表上的缚带包扎加压。

(c)注药:打开包扎导管末端纱布,分别用碘酒、酒精消毒导管末端。剪去血管钳钳夹部分的导管,这时可见导管有回血,立即注入 2% 普鲁卡因 2~4ml,继而注入稀释好的抗癌药物,最后缓慢注入枸橼酸钠 1ml 左右封管。用消毒纱布将导管末端包扎固定。

(3)治疗期间的观察和处理。

(a)用药记录:详细记录用药日期、药物名称、用量、累积量、血象及特殊反应。及时处理导管回血及堵塞,回血原因很多,如封管不严、导管有断裂漏液、患者咳嗽及大便时腹压增加、一时性血压上升等情况,均可引起血液回流。导管回血时间较长会发生凝固,造成堵管,可使治疗中断。因此,经常观察导管有无回血十分重要,一旦发生回血,要立即用枸橼酸钠或肝素反复冲管,直至通畅。对较大的凝血块应抽出,以防发生栓塞。经处理仍不通时,可将硬膜外导管内的钢丝消毒后通管,可获成功,但需将血凝块抽出后再注药。在疗程间隔期保留导管时,即使导管内无回血,也应每周用生理盐水、枸橼酸钠冲管 1~2 次。

(b)防止脱管和折断:在治疗过程中,患者穿衣、翻身或瘙痒时,如不注意可拉脱导管或使导管折叠。导管折叠后,可引起破损甚至折断,而导致出血。若不及时发现和处理,可造成大量出血。预防脱管的主要措施是把导

管固定好,并告知患者注意事项,要求按导管走向固定,避免成锐角。注药时不朝相反方向牵拉。如发生折管,可将导管拉直,用胶布贴于其外层固定。若以破损或折断,应将导管远端剪去再封管。如发现已脱管,应及时压迫止血。

(c)预防局部感染:因伤口留有导管,又反复灌注,故伤口易被感染,要及时处理。患者如有发热,要查明原因,积极治疗,严防毒血症。

(4)拔管方法:化疗结束后拔管。先剪去固定的丝线,解开固定胶布,沿插管相反方法抽管。开始时应缓慢进行,待管端达筋膜层时,迅速拔出,覆盖纱布,局部加压 5~10 分钟,再用沙袋压迫 3~4 小时,以防出血。如遇拔管困难,不要用暴力强行一次拔出,需要分次进行,以避免导管断裂。

5)介入治疗

(1)原理:介入治疗是以局部治疗为主的一种方法,同时对全身亦有一定的治疗作用。由于治疗是将导管选择性插入靶器官的动脉内注射药物,因此,到达局部的药物浓度为 100%,通过靶器官代谢消耗一部分药物,其余部分经过靶器官静脉回流进入体循环。这时相当于药物从静脉注入,药物以一定的百分比进入病变器官。由于药物进入器官时不断分解排泄,随着不断循环,药物浓度逐渐降低,直到全部清除。以上过程表明:经动脉选择性插管给药与静脉给药的不同点在于,前者药物有一次百分之百进入病变器官,而静脉给药时没有此过程。药物进入病变器官的途径为:药物→周围静脉→右心房→右心室→肺动脉→肺静脉→左心室→主动脉→肾、病变器官和其他部位。而经导管插管的途径为:药物→导管→靶器官(100% 的浓度)→静脉回流→右心房→右心室→肺动脉→肺静脉→左心房→左心室→主动脉→肾、病变器官和其他部位。

(2)适应证:①不能手术的中晚期病例;②术前辅助治疗;③不能控制的出血;④复发性恶性肿瘤。

(3)禁忌证:①严重肝、肾功能不全;②全身极度衰弱的患者;③碘过敏者。

(4)操作方法:采用 Selidinger 氏法从对侧股动脉入路,首先置猪尾导管于第四腰椎平面腹主动脉下端,用 60%泛影葡胺 35 ml,速率每秒 8～10ml,高压注射开始后延时 0.5 秒摄影,以 1 秒 2 张乘 2 秒、1 秒 1 张乘 2 秒、2 秒 1 张乘 2 秒的速度摄影。一般能使盆腔病变显示满意。根据造影所见病变,用 Cobra 导管作髂内动脉插管。可经髂内动脉主干给药和栓塞。

有人主张双侧股动脉同时插管,用"Y"型接头将双侧导管连接于高压注射造影,一次大剂量给药。亦可保留导管分次给药,一般 5～6 天为一疗程。保留导管期间每日应口服 650mg 阿司匹林。这种方法虽然有一定的优点,但增加了损伤性,应尽量采用单侧插管。双侧插管只是在单侧插管困难的情况下的一种选择。

(5)常用药物和栓塞剂:在肿瘤的治疗中,栓塞治疗的作用是很重要的,动脉灌注化疗与肿瘤血管的栓塞相结合疗效得到明显提高。栓塞剂品种较多,较常用的有碘化油如国产 40%碘化油、法国生产的 lipiodol ultra-fliuide、吸收性明胶海绵块,可加工成栓塞颗粒,一般剪成 2m rTIX2mm 大小或吸收性明胶海绵条使用,还有 PVA 微球。在使用微球栓塞时要注意不能异位栓塞,PVA 微球为永久栓塞剂,人体不能吸收。用于盆腔恶性肿瘤的药物主要有 PDD、EPI、VP-16、博来霉素、MMC、5-FU。

(6)并发症及其处理:经动脉灌注化疗的反应比全身化疗轻,并发症同一般血管造影。①髂内动脉栓塞:可能出现臀部麻胀感,5～6 天后消失。②通常有不同程度的恶心、呕吐发热、食欲不振、白细胞降低、脱发、乏力等症状。③栓塞后综合征,动脉栓塞术后会出现一些临床症候群,例如肝癌灌注并栓塞治疗后出现恶心、呕吐、发热、腹痛等,我们把这些临床症状称为栓塞术后综合征,系化疗药物和栓塞及的反应以及肿瘤术后缺血坏死所致。④保留导管可能出现程度不同发热,需对症处理。术后主要是对症处理,常规输液,使用抗生素 3～4 天,肝癌患者加保肝药。

6)腔内注射

癌细胞侵入浆膜腔,如胸、腹腔及心包腔等处可形成癌性积液,此时必须强调腔内用药。近年来腔内用药的疗效已被临床医生充分肯定,对于有腹水的卵巢恶性肿瘤患者,腹腔用药几乎列入常规。卵巢癌的扩散主要在腹、盆腔及横膈下,有 2/3 患者伴有腹水,全身化疗药物受到限制。而腹腔内的生理性液体动力学可以承受稀释药物的渗透及吸收,腹腔是一个大的透析膜。总面积有 2 m² ,有粘连、分泌、吸收三大功能。药物进入腹腔后可增加药物和瘤体的直接接触,且腔内药物浓度高于血浆浓度 10～1 000 倍,且在一般情况下,有效的化疗药物和抗肿瘤活性与浓度相关,腹腔用药有利于药物渗入肿瘤内。因此,行腹腔化疗可产生较大的肿瘤细胞杀伤。目前常用于胸腹腔内的药物有 5-氟尿嘧啶、噻替哌、丝裂霉素、顺铂、卡铂、硝卡芥。给药前先行腹腔穿刺,尽量抽尽腹水,然后将稀释的药液注入腹腔内。如无腹水,先将生理盐水或平衡液 1 500～4 000ml(一般为 2 000ml 左右)注入腹腔内。滴数大于 150 滴/min 或成线性,说明部位正确,再将稀释的药液注入腹腔。患者可转动体位助腹腔药液均匀分布。如胸腔积液,亦应先将积液抽尽,然后将稀释的药液注入。

近年来主张腹壁皮下植入泵装置(化疗泵)。该装置可长期、反复穿刺给药,不会给患者带来痛苦,活动方便。

腹腔化疗以 6 个疗程为宜。

7)鞘内注射

治疗绒毛膜癌及葡萄胎的颅内转移需进行腰椎穿刺。同时行鞘内注射化疗药物。目前常用的化疗药物有氨甲蝶呤、阿糖胞苷。实践证明,此类方法有明显临床效果,对挽救及延长晚期患者的生命是切实可行的。

8)其他途径用药

肿瘤内注射对绒癌及恶性葡萄胎的阴道转移灶的治疗有相当好的疗效,可使肿瘤消失;局部敷贴、瘤体基底注射对外阴部及浅表肿瘤也可达到良好的效果,如宫颈癌等;淋巴管内注射也正在研讨。

(董迪荣　陈　红)

## 13.4 联合化疗的理论依据及药物的选择原则[36]

### 13.4.1 联合化疗的理论依据

（1）防止抗药细胞株克隆的形成：如果 $10^5$ 个细胞中有一个细胞对 A 药耐药，有一个细胞对 B 药耐药，那么在治疗一个肉眼可见的肿瘤时（通常大于 $10^9$ 个细胞），用其中的一种药物治疗，可形成几个抗药细胞株的克隆。假设用 A 药治疗后，一个抗药细胞株克隆生长到肉眼可见程度（假使对 B 药有相同的突变频率），也会出现对 B 药抗药的克隆。然而，如果在治疗一开始就同时使用两种药物或两药的用药时间间隔很短，那么形成对两种药物都耐药的抗药克隆的可能性为 $1/10^{10}$（除外交叉耐药）。因此，联合化疗对防止耐药克隆的形成有一定好处。理论上，联合使用多种作用机制不同且无交叉耐药的药物进行化疗，可以将耐药细胞株克隆形成的可能降到最低程度，同时可以增加肿瘤缓解和治愈的可能性。

（2）对静止期和分裂期细胞都有作用：联合一种细胞周期特异性药物和一种细胞周期非特异性药物，不仅能够杀灭那些分裂较快的细胞，对分裂较慢的细胞同样具有杀灭作用。使用细胞周期非特异性药物也有助于使更多的细胞进入活跃分裂状态，从而使它们对细胞周期特异性药物更敏感。

（3）增效作用：在联合化疗中选择作用于不同生化途径或同一途径的不同步骤的化疗药物，可以起到相互增效作用。一种活性药物和另一种无活性的药物联合应用，可以通过几种机制提高治疗效果：通过增加内流或减少外排（如钙通道阻滞剂与受多药耐药影响的药物合用），从而提高药物或其活性代谢物在细胞内浓度；减少药物的代谢失活（如利用四氢尿苷抑制胞苷脱氨酶，减少阿糖胞苷的失活）；协同抑制一种酶或反应（如叶酸提高 5-氟尿嘧啶对胸苷合成酶的抑制效果）；通过抑制竞争性代谢物而增加药物的疗效。

（4）改善药物分布：利用某一特殊类型药物的可溶性或对特定组织的亲和性，联合用药可使药物达到不易到达的地方。

（5）减轻药物对宿主的毒性：联合化疗可用一种药物减轻另一种药物对宿主的毒性作用，如大剂量氨甲蝶呤后给予叶酸解救。

### 13.4.2 药物的选择原则

选择合适的药物进行联合化疗时，应遵循如下原则。

（1）选择单药应用有效的药物：不要采用一种药物有活性而另一种药物没有活性的联合化疗，除非有肯定的特殊的生物化学或药理学原因。例如，大剂量的 MTX 应用之后用叶酸进行解毒或 5-FU 合用叶酸化疗。需注意的是，这个原则不适用于生物反应调节剂和化疗药物的合用。因为生物反应调节剂与化疗药物的协同作用并不依赖于它们各自的细胞毒性。

（2）尽量选择剂量限制性毒性在发生时间和剂量上不同的药物：由于经常要使用两种或多种都有骨髓毒性的药物，选择每一种药物的安全剂量尤为重要。合用两种药物，在刚开始的时候可给予每种药物单独用药剂量的 2/3。不论什么时候，若要合用一种新药，都要仔细评价预料之中和预料之外的毒性。

（3）选择有生物化学和药理学理论依据的联合用药方案：这种理论依据已在动物肿瘤模型中得到很好的验证。按此依据选择联合用药的效果优于单一用药的效果。

（4）对于现在有比较理想的双药化疗方案，若要加用第三种、第四种和第五种药物以提高其疗效时，应该谨慎。尽管这种方法可能有效，但也可能出现以下两种不利结果：不能耐受的毒性反应，导致严重并发症甚至死亡；抗癌效果未增加甚至降低。尽管联合用药在理论上有优点，但由于很多有效药物的剂量在联合用药时需要降低到其抗癌效应所需水平之下，可能导致抗癌效果降低或不变。因此，在合用一种新药的时候，必须加以仔细考虑，严格遵循联合化疗的原则。进行临床对照试验以比较这一新的方案与标准方案的有效性。

（董迪荣）

## 13.5 化疗药物耐药与增敏[37]

### 13.5.1 化疗药物耐药

化疗是治疗恶性肿瘤的重要手段之一，耐药是影响肿瘤化疗效果的一个瓶颈。抗肿瘤药物的耐药性是指对某一特定药物、某一特定肿瘤和某一特定宿主所表现的综合特征，此时，使用该药物无法有效地控制肿瘤，当然也不会产生严重的毒性反应。一个肿瘤对一种药物产生耐药性是肿瘤和药物相互作用的过程。肿瘤内科医生和药理学家所面临的问题不只是寻找细胞毒性药物，而是要寻找在保护宿主重要细胞及其功能的情况下能够选择性杀灭肿瘤细胞的药物。抗肿瘤药物的耐药现象可以是自然发生的，在化疗前就存在，称原发性耐药或内源性耐药，指肿瘤一开始就对某种药物缺乏反应；也可以是获得性的，由化疗药物反复诱导产生，称获得性耐药，是指在成功治疗之后出现的耐药。肿瘤细胞耐药性按其耐药表型分为原药耐药和多药耐药（multidrug resistance，MDR）两种。前者指肿瘤细胞对某种化疗药物（多为合成的抗代谢药）产生耐药，后者则指肿瘤细胞对一种化疗药物产生抗药性的同时，对结构和机制不同的其他化疗药物产生交叉耐药。化疗耐药包括三种基本类型，即细胞动力学所致的耐药、生化原因所致的耐药和药理学原因所致的耐药。

（1）细胞动力学与耐药性：基于细胞动力学的耐药现象与周期特异性、生长比率以及给药时机等因素有关。许多人类肿瘤共有的一个特殊问题是他们处于生长曲线的平台期，生长比率小，因此，对抗代谢类药物不敏感，对其他许多化疗药物的反应性也较差。克服细胞动力学所致耐药的方法主要有：①通过手术或放疗减少肿瘤负荷；②采用包括作用于休眠期细胞药物的联合化疗；③合理安排给药时间，防止处于某些时相的细胞逃避药物的杀灭作用或使细胞同步化而增加细胞的杀灭。

（2）产生耐药性的生物化学原因：生物化学因素引起耐药性，包括肿瘤组织不能将药物转化为具有活性作用的药物、肿瘤使药物失活、药物不能到达肿瘤部位等。这些可能与药物的摄取减少、外排增加，细胞内靶分子的水平和结构的改变，药物在胞内激活减少、失活增多，以及 DNA 损伤的修复增加等因素有关。

多药耐药（MDR）又称多向性耐药，指肿瘤不仅对相同类别的其他药物耐药，而且对其他无关的一些药物有交叉耐药。通常，多药耐药是由能量依赖的药物外排机制增加引起胞内药物浓度降低所致。对于这种类型的多药耐药，常常可观察到一种称为 P-糖蛋白的膜转运蛋白过度表达。其他多药耐药蛋白还包括多药耐药相关蛋白（MRP）和肺癌耐药相关蛋白（LRP）。这些蛋白质在不同类型的肿瘤中似乎有不同的表达。那些能够有效逆转 P-糖蛋白的药物不能逆转多药耐药相关蛋白，联合化疗可通过药物之间的生化作用或影响药物的跨膜转运而增加细胞内活性药物的浓度来克服生化原因所致的耐药。钙通道阻滞剂、抗心律失常药、环孢素 A 的类似物和已发现的其他一些在体外可调节多药耐药的药物，有些在临床上已获得较好的疗效。最近，小分子酪氨酸激酶抑制剂（例如厄洛替尼、舒尼替尼）、磷酸二酯酶-5 抑制剂（如西地那非）和其他天然存在的化合物已被鉴定为多药耐药相关转运蛋白拮抗剂，而且同时可以避免血液学和黏膜毒性增加。

在化疗的时候，如果用一种药物对正常组织进行解毒治疗，则可以增加另一种药物的用药剂量，这样可以克服由活性代谢物的低生成或高失活所引起的耐药。另一种克服耐药的方法是在行骨髓致死剂量的化疗之后，进行外周血或骨髓干细胞输注。这种实验性技术在治疗淋巴瘤、慢性粒细胞性白血病、乳腺癌以及其他一些肿瘤方面已表现出一定的前景。一种更为广泛应用的技术可能是综合使用大剂量化疗和血细胞生长因子，如粒细胞集落刺激因子(G-CSF)、粒-巨细胞集落刺激因子(GM-CSF)或IL-11。这些以及其他一些骨髓保护因子和骨髓刺激因子在临床上的应用越来越多，可能对提高某些肿瘤的化疗效果有所帮助。

(3)产生耐药性的药理学原因：药物吸收不良或不稳定、排泄或分解代谢增加以及药物的相互作用都可导致血药浓度偏低从而引起肿瘤对化疗的明显耐受。严格意义上说，这种情况并不是已经产生了真正的耐药，而是不能获得满意的血药浓度。患者对最高剂量耐受的个体差异性要求我们对用药剂量进行调整，也就是说，当化疗的毒性反应很小或不存在时，可以增加剂量；相反，当毒性反应很重时，则需要减少剂量。对于那些量-效曲线较为陡峭的药物，这种剂量调整显得尤为重要。根据所预测的药理学行为来选择合适的药物剂量，不仅可以避免出现严重的毒性反应，而且还可以获得理想的治疗效果。

真正的药理学所致的耐药是由于药物不能很好地运转到身体的某些组织或肿瘤细胞。例如，中枢神经系统是很多药物不能很好到达的一个部位。能够较好到达中枢神经系统的药物应具有高脂溶性和低分子量等特点。对于中枢神经系统原发或转移性肿瘤，应选择那些在脑组织中能够达到有效药物浓度和对所要治疗的肿瘤有效的药物。

(4)非选择性和耐药性：非选择性并不是产生耐药性的机制，人们对大多数肿瘤对药物的耐药性和选择性的原因尚未完全弄清楚。假如人们能在一定程度上认识正常细胞与肿瘤细胞之间生物化学上的差异，那么人们就可能在肿瘤化疗方面获得相当程度的成功。随着对肿瘤细胞认识的加深，未来将会找到许多对肿瘤进行靶向治疗的药物，能够很有效地治疗现在无法治疗的人类肿瘤。

### 13.5.2 化疗增敏

至今已发现有许多药物能逆转 MDR，主要包括：①钙通道抑制剂，如维拉帕米、尼莫地平；②钙调节素抑制剂，如三氟拉嗪；③GSH 合成抑制剂，如丁硫氨酸亚砜胺；④谷胱甘肽-S-转移酶抑制剂，如依他尼酸和水杨酸偶氮磺胺嘧啶；⑤环孢素类药物，如环孢菌素 A、环孢菌素 C、环孢菌素 G、B3-243 及 SDZPSC 833；⑥DNA修复抑制剂，如阿菲迪霉素和链佐星；⑦c-fos 和 mdr-1 反义核酸；⑧激素类，如米非司酮、三苯氧胺、醋酸甲地孕酮、克罗米芬、黄体酮等；⑨抗真菌类药，如两性霉素 B 等；⑩单克隆抗体，如 MRK-16；⑪细胞因子，如肿瘤坏死因子、白细胞调节素；⑫抗心律失常药，如奎尼丁；⑬抗疟药，如奎宁。

(陈 红 董迪荣)

## 13.6 化学治疗的一般处理原则

### 13.6.1 化学治疗药物分类

有以下两种分类法[32-34]。

(1)传统上，肿瘤化疗药物根据其来源及作用机制不同进行分类。一般分为五大类，即烷化剂、抗代谢物、抗癌抗生素、植物来源的抗癌药及其他类型抗癌药(包括铂类化合物、激素类、L-门冬酰胺等)。

(2)根据化疗药物抗肿瘤的分子靶点不同分为五类。

主要作用于 DNA 结构的药物：烷化剂(氮芥类、亚硝脲类、甲基磺酸酯类)，铂类化合物。

主要影响核酸合成的药物：抗代谢药物类化疗药多属此类。二氢叶酸还原酶抑制剂(MTX)、胸苷酸合成酶抑制剂(5-FU、FT207)、嘌呤核苷酸合成酶抑制剂(6-MP、6-TG)、核苷酸还原酶抑制剂(HU)、DNA 多聚酶抑制剂(AraC，cyclocytidine)。

主要作用于核酸转录的药物：选择性作用

于 DNA 模板,抑制 DNA 依赖性 RNA 多聚酶,从而影响 RNA 合成的药物。放线菌素 D、阿克拉霉素、光神霉素、柔红霉素、阿霉素、表柔比星等。

主要作用于微管蛋白合成的药物:依托泊苷、长春碱、长春新碱、三尖杉碱、高三尖杉酯碱、紫杉醇、多烯紫杉醇。

其他:L-门冬酰胺酶、维甲类化合物。

### 13.6.2 常用化学药物的用途、用法、剂型及近期毒副作用

常用化学药物的用途、用法、剂型及近期毒副作用[38,39]见表 13-2。

表 13-2　常用化学药物用途、用法、剂型及近期毒副作用

| 药物 | 用途 | 用法 | 剂型 | 近期毒副作用 |
|---|---|---|---|---|
| 烷化剂 | | | | |
| 盐酸氮芥 nitrogen,HN₂ | 绒癌、恶性淋巴瘤、肺癌、慢性白血病等 | 静注 | 注射剂 5mg、10mg | 恶心、呕吐、发热、皮疹、骨髓抑制等 |
| 苯丁酸氮芥 chlorambucil,CB-1348 | 同氮芥类。用于卵巢癌、慢性淋巴细胞白血病、恶性淋巴瘤等 | 口服 | 片剂 2mg | 胃肠道反应较氮芥轻,可导致白细胞减少、肝脏损害等 |
| 美法仑 melphalan,CB-3025,MEL | 作用同氮芥。用于卵巢癌、精原细胞瘤、乳腺癌等 | 口服 静注 动注 | 片剂 2mg、5mg 注射剂 0.1g | 白细胞和血小板减少,恶心、呕吐、慢性淋巴性白血病等 |
| 硝卡芥(消瘤芥)nitrocaphane,AT 1258 | 为氮芥类药物。用于绒癌、恶性葡萄胎、急性白血病、头颈部肿瘤等 | 口服 静注 | 片剂 2mg 肠溶片 10mg 注射剂 20mg、40mg | 恶心、呕吐、白细胞减少等 |
| 环磷酰胺 cyclophosphamide,CTX | 同氮芥。用于卵巢癌、宫颈癌、绒癌、乳腺癌、恶性淋巴瘤等 | 口服 静注 | 片剂 0.05g、0.1g 注射剂 0.2g | 骨髓抑制、脱发、恶心、呕吐、偶见肝脏损害、出血性膀胱炎等 |
| 异环磷酰胺 ifosfamide,IFO | 为环磷酰胺的同分异构体,用于宫颈癌、卵巢癌、睾丸癌、乳腺癌、肺癌等 | 静注 | 注射剂 0.2g、0.5g 1.0g、2.0g | 对造血系统毒性较环磷酰胺低,产生膀胱炎较环磷酰胺多 |
| 达卡巴嗪 dacarbazine,DTIC | 黑色素瘤、女性生殖器官肉瘤、脑瘤、肺癌等 | 静注或静滴 | 注射剂 0.1g、0.2g | 恶心、呕吐、骨髓抑制等 |
| 卡莫司汀 carmaustine,BCNU | 恶性脑瘤、恶性淋巴瘤、肺癌、乳腺癌、黑色素瘤等 | 静滴 | 注射剂 0.125g | 恶心、呕吐、迟发性骨髓抑制、白细胞及血小板减少等 |
| 洛莫司汀 lomustine CCNU | 脑瘤、霍奇金病等 | 口服 | 胶囊 0.04g、0.05 0.1g | 骨髓抑制、恶心、呕吐等,肝损伤、肺纤维化等 |
| 噻替哌 thiotepa,TSPA | 卵巢癌、乳腺癌、黑色素瘤等 | 静注 肌注 腔内 | 注射剂 1mg 5mg、10mg | 白细胞和血小板减少、恶心、呕吐等 |

续表

| 药物 | 用途 | 用法 | 剂型 | 近期毒副作用 |
|---|---|---|---|---|
| 白消安 myleran Busullfan,BUS | 慢性粒细胞白血病、原发性血小板增多症等 | 口服 | 片剂 2mg 注射剂 10,20,30mg | 肾毒性、低钾血症、白细胞和血小板减少、恶心、呕吐等 |
| 铂类化合物 | | | | |
| 顺铂 cisplatin,DDP | 卵巢癌、宫颈癌、睾丸癌、恶性淋巴瘤、头颈鳞癌、乳腺癌、食管癌、恶性黑色素瘤 | 静注 静滴 腔内 | 注射剂 10,20mg | 急性恶心、呕吐、肾毒性、耳及周围的神经毒性,低 $K^+$、$Na^+$、$Cl^-$、$Ca^{2+}$、$Mg^{2+}$ 血症和骨髓抑制等 |
| 卡铂(碳铂)carbo-platin,CBDCA | 用途基本与顺铂同 | 同顺铂 | 注射剂 0.1g | 肾毒性及消化道反应明显低于顺铂,骨髓抑制较顺铂明显 |
| 草酸铂(奥沙利铂)oxaliplatin,L-OHP | 卵巢癌、乳腺癌、大肠癌、头颈部肿瘤 | 静滴 | 冻干粉剂 50mg, 100mg | 神经毒性、感觉迟钝或异常、恶心、呕吐、腹泻、转氨酶升高、皮肤毒性等 |
| 抗代谢药 | | | | |
| 米托蒽醌 mitox-antrone,MIT | 乳腺癌、恶性淋巴瘤、急性白血病、卵巢癌、胃癌等 | 静注 静滴 腔内 | 注射剂 20mg 25mg | 恶心、呕吐、白细胞减少、肾功能受损及心功能不全等 |
| 丙卡巴肼 prpcarba-zine PCZ | 霍奇金病、慢性粒细胞性白血病、肺癌、卵巢癌等 | 口服 | 片剂 50mg | 恶心、呕吐及骨髓抑制 |
| 6-巯基嘌呤 6-mercaptopurme,6-MP | 恶性滋养细胞肿瘤、急性白血病、多发性骨髓瘤等 | 口服 | 片剂 20mg、50mg | 骨髓抑制、高尿酸血症、口腔炎、口腔溃疡、腹泻、恶心、呕吐、肝损伤等 |
| 磺巯嘌呤钠 tisupurine,AT-1438 | 急性白血病、恶性滋养细胞肿瘤等 | 肌注 静注 静滴 | 注射剂 0.2g、0.4g | 恶心、呕吐、白细胞及血小板减少、口腔炎等 |
| 氨甲蝶呤(氨甲蝶呤)methotrerate,MTX | 恶性滋养细胞肿瘤、急性白血病、宫颈癌、乳腺癌、卵巢癌、恶性淋巴瘤等 | 口服 肌注 静注 鞘内 腔内 | 片剂 50mg 注射剂 5mg,10mg 0.1g | 口腔炎、胃炎、恶心、呕吐、白细胞及血小板减少、脱发、中毒性肝炎等 |
| 5-氟尿嘧啶 fluorouracil,5-FU | 乳腺癌、消化道癌、宫颈癌、卵巢癌、恶性滋养细胞瘤等 | 口服 静注 静滴 | 片剂 50mg 注射剂 0.25g、0.5g | 恶心、呕吐、腹泻、白细胞及血小板减少等 |
| 替加氟 fotorafur,MMPR | 为氟尿嘧啶衍生物,作用较氟尿嘧啶持久。用途基本与氟尿嘧啶相同 | 口服 静注 静滴 肠内 | 片剂 0.05g 胶囊 0.1g 注射剂 0.4g | 急性毒性为氟尿嘧啶1/6~1/5 |

续表

| 药物 | 用途 | 用法 | 剂型 | 近期毒副作用 |
|---|---|---|---|---|
| 阿糖胞苷 arabinoside,Ara-C | 急性非淋巴细胞及淋巴细胞白血病、恶性淋巴瘤等 | 静注 静滴 鞘内 | 注射剂 0.05g 0.1g | 恶心、呕吐、口腔炎、脱发、骨髓抑制等 |
| 吉西他滨(双氟胞苷) gemcitabine,dFDC | 肺癌、胰腺癌、卵巢癌、乳腺癌、膀胱癌、宫颈癌、肝癌、胆道癌、鼻咽癌、睾丸肿瘤、淋巴瘤等 | 静滴 | 冻干粉剂 200mg、1 000mg | 骨髓抑制、便秘、腹泻、口腔炎、发热、皮疹、蛋白尿、血尿、肝肾功能异常或呼吸困难 |
| 卡培他滨 capecitabine xeloda | 乳腺癌、大肠癌、胃食管癌 | 口服 | 片剂 500mg | 食欲减退、腹泻、恶心呕吐、口腔炎、手足综合征、麻木、感觉迟钝、针刺感、疼痛 |
| 羟基脲 hudroxyuea,Hu | 急慢性粒细胞白血病、头颈部肿瘤、胃肠道癌、乳腺癌、恶性黑色素瘤等 | 口服 | 片剂 胶囊 0.4g、0.5g | 恶心、呕吐、腹泻、脱发、骨髓抑制等 |
| 六甲蜜胺 hex-amethylmelamine,HMM | 肺癌、卵巢癌、宫颈癌、乳腺癌、食管癌 | 口服 | 片剂 0.1g、0.2g | 恶心、呕吐、骨髓抑制等 |
| 培美曲塞 Pemetrexed | 非小细胞肺癌、恶性胸膜间皮瘤、卵巢癌、宫颈癌等 | 静滴 | 注射剂 500mg | 骨髓抑制、发热、感染、恶心、呕吐、口腔炎、咽炎、皮疹、脱皮 |
| 抗肿瘤抗生素 | | | | |
| 丝裂霉素 C mitomyeinC,MMC | 肠癌、食管癌、胃癌、恶性淋巴瘤、肺癌、卵巢癌、宫颈癌等 | 静注 静滴 腔内 | 注射剂 2mg、4mg 8mg | 骨髓抑制、恶心、呕吐等 |
| 放线菌素 D actinomycinD,DACT | 恶性滋养细胞肿瘤、霍奇金病、横纹肌肉瘤、宫颈癌、卵巢癌等 | 静注 静滴 腔内 | 注射剂 0.2mg | 恶心、呕吐、腹泻、口腔溃疡、骨髓抑制、脱发等 |
| 阿霉素 adriamycin,ADM | 卵巢癌、子宫肉瘤、恶性淋巴瘤、急慢性白血病、乳腺癌等 | 静注 静滴 腔内 | 注射剂 10mg、50mg | 骨髓抑制、心脏毒性、黏膜炎、口腔炎、脱发、恶心、呕吐 |
| 阿霉素脂质体注射 | 卵巢癌 | 静注 | 注射剂 | 骨髓抑制、心脏毒性等 |
| 博来霉素 bleomycin,BLM | 女性生殖器官鳞癌、恶性淋巴瘤、睾丸癌等 | 肌注 静注 | 注射剂 10mg | 发热、脱发、口腔炎、肺纤维化等 |

续表

| 药物 | 用途 | 用法 | 剂型 | 近期毒副作用 |
|---|---|---|---|---|
| 表柔比星 epirubi-cin,EPI | 卵巢癌、恶性黑色素瘤、直肠癌、乳腺癌等 | 静注 | 注射剂 10,50mg | 毒性较阿霉素小。恶心、呕吐、胃炎、腹泻、白细胞及血小板减少,偶见心脏毒性 |
| 伊沙匹隆 ixabepi-lone | 转移性或局部晚期乳腺癌 | 静滴 | 注射剂 15mg 45mg | 骨髓抑制、周围神经病变 |
| **植物来源抗肿瘤药** | | | | |
| 长春碱 vinblastine,VLB | 卵巢癌、宫颈癌、睾丸癌、乳腺癌等 | 静注 | 注射剂 10mg、15mg | 肌痛、麻木、腹痛、恶心、呕吐、腹泻、周围神经炎等 |
| 长春新碱 vincris-tine,VCR | 卵巢癌、宫颈癌、平滑肌肉瘤、乳腺癌、绒癌等 | 静注 | 注射剂 1mg | 四肢麻木、麻痹性肠梗阻、肠绞痛、脑神经麻痹等 |
| 鬼臼乙叉苷 etopo-side,VP-16 | 卵巢癌、绒癌、睾丸癌、小细胞肺癌、恶性淋巴瘤等 | 口服 静滴 静注 | 胶囊 0.1g 注射剂 0.1g | 白细胞和血小板减少、脱发、恶心、呕吐等 |
| 紫杉醇 taxol, TAX; pacli-taxel,PTX | 卵巢癌、乳腺癌、肺癌等 | 静滴 腔内 | 注射剂 30mg | 骨髓抑制、过敏反应、心脏毒性、恶心、呕吐、腹痛等 |
| 多烯紫杉醇(多西他赛) docetaxel, taxotere | 卵巢癌、乳腺癌、非小细胞肺癌、头颈部癌、胃癌黑色素瘤、胰腺癌 | 静滴 | 注射剂 20mg | 骨髓抑制、皮肤毒性、脱发、恶心、呕吐、腹泻、口腔炎、肝损伤等 |
| 白蛋白结合型紫杉醇 abraxane, ABI-007 | 乳腺癌、卵巢癌、肺癌等 | 静滴 | 注射剂 5mg | 骨髓抑制、过敏反应、心脏毒性、恶心、呕吐等 |
| 拓扑特肯(拓普替康)topotecan,TPT | 卵巢癌、大肠癌、食管癌 | 静滴 | 注射剂 2mg、4mg | 骨髓抑制、恶心、呕吐、食欲缺乏、腹泻和便秘、疲乏、脱发、皮疹、嗜睡、黏膜炎及轻度肝转氨酶升高 |
| 伊立替康 irinotecan,CPT-11 | 宫颈癌、卵巢癌、乳腺癌、恶性淋巴瘤、胃癌、胰腺癌、皮肤鳞癌、恶性黑色素瘤 | 静滴 | 水针剂 100mg | 多汗、多泪、视物模糊、痉挛性腹痛、迟发性腹泻、中性粒细胞减少、脱发、口腔黏膜炎等 |
| 去甲长春碱(长春瑞滨) navelbine,NVB | 卵巢癌、恶性淋巴瘤、小细胞肺癌、食管癌、头颈部肿瘤、黑色素瘤、肾癌 | 静滴 静注 | 注射剂 10mg、50mg | 骨髓抑制、腱反射消失、轻微恶心、呕吐、偶尔呼吸困难、支气管痉挛、中等脱发 |

续表

| 药物 | 用途 | 用法 | 剂型 | 近期毒副作用 |
|---|---|---|---|---|
| 甲磺酸艾日布林 erbulin mesylate | 转移型乳腺癌 | 静滴 | 注射剂 1mg | 骨髓抑制、贫血、贫血虚弱、疲劳、脱发、周围神经病变、恶心、便秘 |
| 激素类抗肿瘤药 | | | | |
| 三苯氧胺 tamox-ifen,TAM | 乳腺癌、卵巢癌、宫体癌等 | 口服 | 片剂 10mg | 面部潮红、恶心、呕吐、头痛等 |
| 托瑞米芬 | 晚期对激素敏感的乳腺瘤 | 口服 | 片剂 60mg | 消化道反应、面部潮红、阴道出血、失眠 |
| 安宫黄体酮(甲羟孕酮)provera,MPA | 宫体癌、子宫内膜异位症等 | 口服 | 片剂 2mg、5mg、10mg | 子宫出血、乳房增大等 |
| 甲地孕酮(去氢甲孕)megescin,MA | 与甲羟孕酮相似 | 口服 | 片剂 2mg、4mg、500mg | 恶心、呕吐、子宫出血,少数有 GPT 升高 |
| 诺雷德(垂体释放激素激动剂/拮抗剂)zaladex | 前列腺癌、乳腺癌、子宫内膜异位症 | 肌注 | 注射剂 3mg、6mg | 男性性欲低下,女性多汗、头痛、性欲低下 |
| 来曲唑(芳香化酶抑制剂)letrozole,femara | 绝经后 ER、PR 阳性的晚期乳腺癌 | 口服 | 片剂 2.5mg | 恶心、头痛、胃痛、便秘、腹泻、皮疹、高血压、心律不齐、血栓形成、呼吸困难、阴道出血 |
| 阿那曲唑(芳香化酶抑制剂)anastro-zole, | 绝经后晚期乳腺癌 | 口服 | 片剂 1mg、10mg | 乏力、恶心、呕吐、头痛、潮热、腹泻等 |
| 依西美坦(类固醇芳香化酶灭活剂)exemestane,aroma-sin | 绝经后乳腺癌特别是三苯氧胺治疗失败者 | 口服 | 片剂 25mg | 多汗、疲乏、潮热、肌肉疼痛、高血压、精神抑郁、厌食、恶心、气促、咳嗽等 |
| 丙酸睾酮 testote-rone propionate | 子宫肌瘤、功能性子宫出血等 | 肌注 | 注射剂 10mg、25mg、50mg | 久服有男性化作用、肝损害、阴蒂增大等 |
| 甲睾酮 methylteslerone | 同丙酸睾酮 | 口服 舌下 | 含片剂 5mg | 同丙酸睾酮 |
| 福美坦(4-羟雄烯二酮,兰他隆)formestane, lant-aron | 绝经后对激素敏感的晚期乳腺癌 | 肌注 | 注射剂 250mg | 恶心、皮疹、头痛、嗜睡 |

### 13.6.3　肿瘤化学治疗方案的设计原则[40,41]

目前常见的抗肿瘤药物疗效还不够满意，且绝大多数药物的毒性较大。根据不同药物的作用原理和细胞动力学知识，设计联合给药方案，可以提高疗效，降低毒性及延缓耐药性的产生。一般可从如下几方面考虑。

1）细胞动力学是合理化疗的基础

（1）数量概念：化疗的效果与肿瘤细胞的数量成正比，化疗药物杀灭癌细胞遵循一级动力学（first order kinetics）规律，即一定剂量的药物可杀灭一定比率的癌细胞，而非一定数目的癌细胞。肿瘤的化疗开始越早越好。手术后的微小病灶虽细胞数少，但生长比率较高，对化疗药物较敏感，故应在术后尽早开始辅助化疗。而在化疗后，如能配合应用 0 级动力学（即一定剂量的药物可杀灭一定数量的细胞）的免疫治疗则可进一步提高疗效。

（2）募集作用：对增长缓慢（GF 不高）的实体瘤，$G_0$ 期细胞较多，可先用细胞周期非特异性药物（如环磷酰胺等）杀灭增殖期及部分 $G_0$ 期细胞，使瘤体缩小，驱动 $G_0$ 期细胞进入增殖周期。继而用细胞周期特异性药物（如氨甲蝶呤等）杀灭之。如此反复数个疗程，有可能达到根治。

（3）对生长快（GF 较高）的肿瘤，处于增殖周期的细胞较多，宜先用周期特异性药物（作用于 S 期或 M 期的药物），使大量处于增殖周期的瘤细胞被杀灭，以后再用周期非特异性药物杀伤其他各期细胞。待 $G_0$ 期细胞进入周期时，再重复上述疗法。如同时应用作用于不同时期的抗肿瘤药物，对各期细胞同时打击，也可获得较好效果。

（4）同步化疗：先用一种细胞周期特异性药物将肿瘤细胞阻滞于某一周期，待药物作用消失后，肿瘤细胞即同步进入下一周期，再用作用于后一周期的药物，即可较多杀死肿瘤细胞而较少损伤正常细胞。联合应用几种化疗药物则治疗作用相加，机体又能耐受。

2）从药物作用原理考虑

根据肿瘤性质及增殖动力学及倍增时间等特点，联合、序贯作用于不同环节的抗肿瘤药物，可使疗效提高，如烷化剂加抗代谢药物等。

3）从药物的毒性考虑

不同毒性的药物联合应用，可望降低毒性，提高疗效。例如，大多数抗肿瘤药物对骨髓有抑制作用，而泼尼松、长春新碱、博来霉素等较少抑制骨髓，将它们与其他药物合用可减少对骨髓的毒性。

4）从药物抗癌谱考虑

如属卵巢上皮性肿瘤，则考虑顺铂、阿霉素、环磷酰胺、噻替哌、氨甲蝶呤、硝卡芥、氟尿嘧啶等；如属宫颈鳞癌，宜用博来霉素、硝卡芥；如属肉瘤，宜用顺铂、环磷酰胺、阿霉素、达卡巴嗪等。

5）增强免疫功能，提高机体抵抗力

这些年来，免疫型药物的应用，已成为肿瘤综合治疗中不可缺少的手段之一，此类药物有卡介苗、短小棒状杆菌、干扰素、云芝多糖、左旋咪唑等，中药有黄芪、党参、白术、灵芝等。微生物制剂如卡氏菌细胞壁骨架（NCMS）有促进单抗吞噬细胞杀瘤活性、降低化学致癌发生率及增强宿主抗移植肿瘤的作用。

6）热化疗

肿瘤热疗（hyperthermia）是用人工加热的方法治疗肿瘤，即利用各种物理能量在人体组织中所产生的热效应使细胞温度升至 40℃以上并维持一定时间，达到杀死癌细胞并避免正常细胞遭受损伤的目的，方法有全身涂热蜡、热水毯、红外辐射仓、热水浴、温水辐射法、吸入热气法、股静脉体外循环加热以及微波（MV）、射频（RF）和超声波（US）等，其中微波、射频及超声波是目前较为成熟和规范的热疗方法。

单纯热疗需达到较高温度并维持较长时间才能有效杀灭肿瘤细胞，临床疗效欠佳而较少应用，具体应用时需根据肿瘤类型、部位、大小、期别和手术效果等因素综合考虑，采取热放疗、热化疗、热放化疗以及热放化疗结合手术治疗等多种方式，从而充分发挥各自优势及相互协同作用，达到最理想的综合治疗效果。

热疗能提高肿瘤内化疗药物的浓度,增强药效,还能降低化疗药物对未加热正常组织的毒性,并有助于防止和推迟耐药性的产生,对多数化疗药物而言,中等程度热疗(40.5~43℃)可最大限度促进其疗效,临床应用时可以采取热化疗同步进行或先热疗后化疗。对于接受肿瘤细胞减灭术的女性,腹腔热灌化疗(HIPEC)常常被纳入手术操作步骤中。可在60~120分钟治疗时间内发挥最大细胞毒性作用的药物是最常被选择作为术中使用的药物。这些化学药物需通过约42℃的中等热量来增强,并通过使用高温泵以维持药物在腹腔内的恒温。

7)其他

抑制肿瘤转移、促使肿瘤细胞逆转、对抗致癌因子、直接破坏瘤细胞等种种方法正在实践及探讨中,在设计治疗方案时可以根据新的信息及动态,加以调整。

### 13.6.4 化疗毒副作用及化疗药物剂量调整

#### 13.6.4.1 化疗毒副作用及处理

见本书46章"化学治疗并发症的处理"。

#### 13.6.4.2 化疗药物剂量调整[42]

(1)原理:药物的最佳剂量和方案是指在毒性反应可耐受的情况下达到最佳治疗效果。大多数化疗药物的剂量-效益曲线较陡峭。一般来说,如果不出现毒性反应,化疗药物用药剂量越高,治疗的效果就越好。然而,如果毒性反应严重,患者的生命就会受到威胁。此外,患者还会认为治疗本身比癌症更可怕,因此拒绝继续治疗。患者和医生愿意承担多少毒性反应的风险,取决于多大剂量可能达到最大的治疗效果(如根治性或非根治性),也取决于患者身体和心理对药物不良反应的耐受性。

毒性反应分级如下:0级指无毒性反应,1级指轻度毒性反应,2级指中度毒性反应,3级指重度毒性反应,4级指威胁生命的毒性反应。

(2)指南。

非血液系统毒性反应:①急性毒性反应。化疗药物的急性毒性反应指化疗1~2天发生,而且无蓄积的毒性反应。急性毒性反应一般不作为调整用药剂量的原因。但是,如果出现3级或4级毒性反应则除外。美国国立癌症中心制定的常见不良反应分级标准可通过http://ctep.cancer.gov/reporting/ctc.html查阅。少数情况下,对于可能引起严重恶心、呕吐或体温高于40℃的用药剂量,仍然可以继续用药。但是如果是其他类型的3或4级毒性反应,则应该减低用药量的25%~50%。如果急性毒性反应(严重的感觉异常或肝肾功能异常)持续48小时以上,则应该减低剂量的35%~50%。减量用药后再次出现3或4级不良反应,提示应该再减量25%~50%或中断用药。如果毒性反应与用药剂量无关,如过敏反应,提示应该中断用药。程度不严重的过敏反应常常可以通过增加保护性药物(如地塞米松或苯海拉明)的用药剂量,或减缓化疗药输入速度而减轻或避免。对于一些生物调节剂,如Herceptin(HER-2/neu单克隆抗体),过敏反应等全身反应主要发生于第一次或第二次用药时,随着用药的继续进行,该不良反应就会逐渐减轻。②慢性不良反应。博来霉素引起的肺功能改变、多柔比星引起的心功能减退等慢性或蓄积性毒性反应。这些毒性反应几乎都提示应该中断使用该化疗药。长春新碱、顺铂、紫杉醇等化疗药引起慢性或蓄积性神经毒性反应,应根据神经毒性反应的严重程度及患者的耐受程度决定是否维持原用药剂量,或减量或中断用药。

血液系统毒性反应:化疗引起骨髓抑制的严重程度,导致合并感染及出血的危险程度与癌症的类型、治疗的目的及患者的一般情况有关。此外,还必须权衡考虑一般治疗与积极治疗可能获得的利益。一种方便的化疗剂量的调整方法见表13-3。有了这种方法,第二周期及以后的化疗剂量就需要根据化疗过程中出现的毒性分级、毒性持续时间和毒性出现的时间来调整。为了保证身体恢复,治疗可以延长1~2周,尽量通过调整化疗剂量和使用血细胞生长因子避免治疗延长2周以上。

表 13-3　药物剂量调整推荐

| 项目(时间) | 分类 | CTCAE 分级 | 剂量或时间调整 |
|---|---|---|---|
| 粒细胞(治疗天数) | >1 500/mm³ | 0 或 1 | 所有药物都用全量延迟给药直到恢复 |
| | <1 500/mm³ | 2,3 或 4 | 如果已经延迟给药,减少药物剂量一个档次或者用 G-CSF |
| 血小板(治疗天数) | WNL | 0 | 所有药物都用全量延迟给药直到恢复 |
| | 75 000/mm³~LLN | 1 | 延迟给药直到恢复 |
| | <75 000/mm³ | 2 | 如果已经延迟给药,减少药物剂量一个档次 |
| 粒细胞(周期最低点) | >1 000/mm³ | 0,1 或 2 | 所有药物都用全量,减少药物剂量一个档次。如果已经减量需要加用 G-CSF |
| | <500/mm³ 持续 7 天以上 | 4 | |
| | <1 000/mm³ 伴发热 | 3 或 4 | 减少药物剂量一个档次。如果已经减量需要加用 G-CSF |
| 血小板(周期最低点) | ≥50 000/mm³ | 3 | 所有药物都用全量 |
| | <50 000/mm³ 伴出血 | 3 或 4 | 减少药物剂量一个档次 |
| | <25 000/mm3 | 4 | 减少药物剂量一个档次 |

注:CTCAE,不良事件毒性标准;G-CSF,粒细胞刺激因子;LLN,正常值的下限以下;WNL,最小正常值。

(董迪荣　陈　刚　陈　红)

## 13.6.5　疗效标准及功能状态标准[43]

1)疗效标准(WHO 标准)

(1)完全反应(CR):所有可测病变完全消失至少 4 周。

(2)部分反应(PR):肿瘤直径缩小 50% 以上,至少 4 周。

(3)无变化(SD):肿瘤直径缩小不足 50% 或直径增加在 25% 以内,至少 4 周。

(4)疾病进展(PD):肿瘤直径增加 25% 以上,伴或不伴有新的病变。

2)功能状态标准

(1)欧洲协作组标准。

0 级:能进行正常活动。

1 级:肿瘤的症状可以忍受,因而能在家生活。

2 级:失去行动能力,但卧床时间不到 1 年。

3 级:严重失去行动能力,大半时间卧床,但能站立。

4 级:病情重,卧床不起。

5 级:死亡。

(2)美东地区肿瘤协作组标准。

0 级:活动自如,能无约束地进行发病前全部活动。

1 级:体力活动受影响,但不用卧床,并能进行较轻或坐着做的工作,如轻的家务、办公室工作。

2 级:不用卧床,生活亦能自理,但不能进行任何工作,白天过半时间仍可行走坐立。

3 级:生活能部分自理,白天过半时间要卧床或坐椅。

4 级:完全失去活动能力,完全不能自理,强迫卧床或坐椅。

5 级:死亡。

(3)卡劳夫斯基(Karnofsky)评分指标。

100:一切正常,无不适或病症。

90:能进行正常活动,有轻微病症。

80:勉强可进行正常活动,有一些症状或体征。

70:生活自理,但不能维持正常活动或积

极工作。

60：生活偶需帮助，但能照顾大部分私人的需求。

50：需要颇多的帮助及经常的医疗护理。

40：失去活动能力，需要特别照顾和帮助。

30：严重失去活动能力，要住院，但暂未有死亡威胁。

20：病重，需住院及积极支持治疗。

10：垂危。

0：死亡。

（董迪荣）

# 参 考 文 献

[1]李振. 恶性肿瘤的化学治疗与免疫治疗[M]. 北京：人民卫生出版社，1989：35-47.

[2]张志义，孙燕. 恶性肿瘤化学治疗学[M]. 北京：人民卫生出版社，1989：138-141.

[3]BOHLIUS J，WILSON J，SEIDENFELD J，et al. Recombinant human erythropoietins and cancer patients：Updated meta-analysis of 57 studies including 9353 patients[J]. Journal of the National Cancer Institute，2006，98(10)：708-714.

[4]PEGG A E. Repair of O-6-alkylguanine by alkyltransferases[J]. Mutation Research-Reviews in Mutation Research，2000，462(2-3)：83-100.

[5]DAVID S. ALBERTS，HILARY CALVERE，MARIALLURIA-PREVATT，et al. Principles and Practice of Gynecologic Oncology[M]. phladetphia，Baltimone，New York，London：Wolters kluwer，Lippincott Williams & wilkins.

[6]GERSON S L. MGMT：Its role in cancer aetiology and cancer therapeutics[J]. Nature Reviews Cancer，2004，4(4)：296-307.

[7]DRABLOS F，Feyzi E，Aas P A，et al. Alkylation damage in DNA and RNA - repair mechanisms and medical significance[J]. DNA Repair，2004，3(11)：1 389-1 407.

[8]ROOS W P，KAIAN B. DNA damage-induced cell death by apoptosis[J]. Trends in Molecular Medicine，2006，12(9)：440-450.

[9]PAI V B，NAHATA M C. Cardiotoxicity of chemotherapeutic agents - Incidence，treatment and prevention[J]. Drug Safety，2000，22(4)：263-302.

[10]GERSON S L. Clinical relevance of MGMT in the treatment of cancer[J]. Journal of Clinical Oncology，2002，20(9)：2 388-2 399.

[11]DENNY W A. DNA minor groove alkylating agents[J]. Current Medicinal Chemistry，2001，8(5)：533-544.

[12]CHABNER B A，ROBERTS T G. Timeline - Chemotherapy and the war on cancer[J]. Nature Reviews Cancer，2005，5(1)：65-72.

[13]VECHT C J，WAGNER G L，WILMS E B. Interactions between antiepileptic and chemotherapeutic drugs[J]. Lancet Neurology，2003，2(7)：404-409.

[14]SERRONE L，ZEULI M，SEGA F M，et al. Dacarbazine-based chemotherapy for metastatic melanoma：Thirty-year experience overview[J]. Journal of Experimental & Clinical Cancer Research，2000，19(1)：21-34.

[15]SIDDIK Z H. Cisplatin：mode of cytotoxic action and molecular basis of resistance[J]. Oncogene，2003，22(47)：7 265-7 279.

[16]KELAND L. The resurgence of platinum-based cancer chemotherapy[J]. Nature Reviews Cancer，2007，7(8)：573-584.

[17]GALMARINI C M，MACKEY J R，DUMONTET C. Nucleoside analogues and nucleobases in cancer treatment[J]. Lancet Oncology，2002，3(7)：415-424.

[18]AMUNDSON S A，MYERS T G，SCUDIERO D，et al. An informatics approach identifying markers of chemosensitivity in human cancer cell lines[J]. Cancer Research，2000，60(21)：6 101-6 110.

[19]SCOTT J D，WILLIAMS R M. Chemistry and biology of the tetrahydroisoquinoline antitumor antibiotics[J]. Chemical Reviews，2002，102(5)：1 669-1 730.

[20]HECHT S M. Bleomycin：New perspectives on the mechanism of action[J]. Journal of Natural Products，2000，63(1)：158-168.

[21]MONNERET C. Recent developments in the field of antitumour anthracyclines[J]. European Journal of Medicinal Chemistry，2001，36(6)：483-493.

[22] MINOTTI G, MENNA P, SALVATORELLI E, et al. Anthracyclines: Molecular advances and pharmacologic developments in antitumor activity and cardiotoxicity [J]. Pharmacological Reviews, 2004, 56(2): 185-229.

[23] TEN TIJE A J, VERWEIJ J, LOOS W J, et al. Pharmacological effects of formulation vehicles - Implications for cancer chemotherapy [J]. Clinical Pharmacokinetics, 2003, 42(7): 665-685.

[24] FELIX C A. Leukemias related to treatment with DNA topoisomerase Ⅱ inhibitors [J]. Medical and Pediatric Oncology, 2001, 36(5): 525-535.

[25] JORDAN M A, WILSON L. Microtubules as a target for anticancer drugs [J]. Nature Reviews Cancer, 2004, 4(4): 253-265.

[26] GIGANT B, WANG C G, RAVELLI R B G, et al. Structural basis for the regulation of tubulin by vinblastine [J]. Nature, 2005, 435(7041): 519-522.

[27] MALINGRE M M, BEIJNEN J H, SCHELLENS J H M. Oral delivery of taxanes [J]. Investigational New Drugs, 2001, 19(2): 155-162.

[28] GIANNAKAKOU P, GUSSIO R, NOGALES E, et al. A common pharmacophore for epothilone and taxanes: Molecular basis for drug resistance conferred by tubulin mutations in human cancer cells [J]. Proceedings of the National Academy of Sciences of the United States of America, 2000, 97(6): 2 904-2 909.

[29] CROWN J, O'LEARY M. The taxanes: an update [J]. Lancet, 2000, 355(9210): 1 176-1 178.

[30] KUSHNER B H, KRAMER K, MODAK S, et al. Camptothecin analogs (irinotecan or topotecan) plus high-dose cyclophosphamide as preparative regimens for antibody-based immunotherapy in resistant neuroblastoma [J]. Clinical Cancer Research, 2004, 10(1): 84-87.

[31] KEHRER D F S, SOEPENBERG O, LOOS W J, et al. Modulation of camptothecin analogs in the treatment of cancer: a review [J]. Anti-Cancer Drugs, 2001, 12(2): 89-105.

[32] BOMGAARS L, BERG S L, BLANEY S M. The development of camptothecin analogs in childhood cancers [J]. Oncologist, 2001, 6(6): 506-516.

[33] 孙燕, 周际昌. 临床肿瘤内科手册 [M]. 4 版. 北京: 人民卫生出版社, 2004: 64-66.

[34] 陈惠祯. 现代妇科肿瘤学新进展 [M]. 武汉: 湖北科学技术出版社, 1995: 82-85.

[35] 张爱如. 实用药物手册 [M]. 上海: 上海科学技术出版社, 1994: 562-645.

[36] TARUN W, LITCHTMAN S. Clinical pharmacology issues relevant to the dosing and toxicity of chemotherapy drugs in the elderly [J]. Oncologist, 2005, 10(8): 602-604.

[37] 欧阳艳琼, 江依群. 生物学及药理学基础 [M]. // 陈惠祯, 蔡红兵, 汪兰萍. 简明妇科肿瘤学. 武汉: 湖北科学技术出版社, 2008: 348-354.

[38] 陈惠祯, 谭道彩, 吴绪峰. 现代妇科肿瘤治疗学 [M]. 2 版. 武汉: 湖北科学技术出版社, 2001: 24-26.

[39] 孙燕, 周际昌. 临床肿瘤内科手册 [M]. 4 版. 北京: 人民卫生出版社, 2004: 563-614.

[40] 马丁, 邢辉. 细胞动力学和化疗方案的设计 [J]. 中国实用妇科与产科杂志, 2004, 20(3): 149-151.

[41] SHERR C J. The Pezcoller lecture: cancer cell cycle revisited [J]. CancerRes, 2000, 60(14): 3 689-3 695.

[42] 欧阳艳琼, 陈红, 肖国宏. 化疗用药途径、疗效标准、毒性及剂量调整 [M] // 陈惠祯, 蔡红兵, 汪兰萍. 简明妇科肿瘤学. 武汉: 湖北科学技术出版社, 2008: 360-362.

[43] 张惜阴. 临床妇科肿瘤学 [M]. 上海: 上海医科大学出版社, 1992: 328-330.

[44] 陈刚. 妇科肿瘤的化疗原则 [M] // 陈惠祯, 蔡红兵, 妇科肿瘤临床手册. 北京: 科学出版社, 2012: 1-21.

# 14　妇科恶性肿瘤的免疫治疗

卵巢癌患者特别适合参与评估基于免疫治疗策略的研究,部分原因是这种疾病的自然病史。历史数据表明,70%的晚期疾病患者在初始细胞减灭手术和铂类和紫杉烷为基础的初始化疗后处于完全临床缓解[1]。然而,只有30%的达到最佳减瘤术的 III 期患者将保持疾病无进展,并且存在大约 24 个月的中位无进展间隔时间[2]。尽管复发率很高,许多患者在完成附加化疗后恢复到完全或部分临床缓解,但是反应间隔不断缩短[3]。尽管这种慢性病程复发和对治疗有反应。在评估腹腔内治疗(IP)作为初始治疗一部分的研究中,最佳减瘤患者的中位生存期超过 60 个月[4]。高剂量、长时间计划以及非交叉耐药巩固化疗都没有提供额外的益处。因此,具有最小疾病负担的卵巢癌患者是评估基于免疫治疗的临床试验的适当候选者。

关于其他妇科恶性肿瘤,在宫颈癌感染人乳头瘤病毒的患者中,有相当一部分免疫策略正在被评估[5]。基于免疫治疗的方法评价子宫内膜癌是有限的,但是对于该疾病的兴趣正在不断增加。靶点,如人滋养层细胞表面标志物(TROP-2)[6]。Wilms 肿瘤基因(WT-1)和各种癌症睾丸(CT)抗原在子宫内膜癌中均有表达。这促使早期试验用树突状细胞(DC)疫苗和过继细胞治疗作为两个例子[7,8]。此外,现代研究数据显示 PD-1 阻滞剂在具有错配修复缺陷的肿瘤患者中增强疗效,这包括在子宫内膜样子宫癌中[9]。

## 14.1　肿瘤免疫学概述

免疫系统的进化是为了对抗外来入侵者,如细菌、病毒和寄生虫。然而,有力的证据表明,它也在控制或抵抗早期癌症中起着关键作用。William B. Coley[10] 早在 1893 年就首次观察到患有"意外丹毒"的肉瘤患者的肿瘤消退现象。因为具有良好免疫系统的患者仍然会发展成癌症,并且肿瘤的自发缓解是罕见的。几十年来对免疫系统控制有效性的热情起伏不定。事实上,具有各种免疫学缺陷的动物模型不断发展成癌症,使得免疫监视的概念得以维持和发展[11,12]。对卵巢癌患者的观察有力地支持了免疫系统参与患者预后的作用。例如,上皮性卵巢癌 5 年总生存率(OS)与肿瘤浸润性淋巴细胞(TL)存在与否(38% 比 4.5%,$P<0.001$)相关[13]。第二项研究显示增加上皮内 CD8$^+$ TIL(55 比 26 个月;HR = 0.33;95%CI:0.18～0.60;$P=0003$)患者存活率提高[14]。最后,数据显示卵巢高级别浆液性癌细胞瘤中的癌细胞和 TILs 显示程序性细胞死亡(Pd-1)和 Pd-1 配体(PDL-1)的表达可能对预后有影响,尤其是当这一特征在较高水平表达时[15]。相比之下,免疫抑制性 CD4$^+$ CD25HI 调节性 T 细胞(Tregs)数量减少的患者存活率降低[15]。当我们认识到免疫系统不仅可以保护宿主免抵抗肿瘤发展时,这个过程就变得更加复杂,而且人们还认为选择免疫原性较低的癌细胞可以逃避早期免疫,因为基因表达的改变。这实际上导致具有逃避识别的能力的肿瘤生长,这个过程被称为免疫编辑[16]。免疫编辑或"免疫雕塑"过程,因此,负责形成最终肿瘤的免疫原性。在这两个过程的背景下考虑免疫系统的效应,对于开发具有最大成功可能的免疫靶向治疗是重要的[17,18]。

肿瘤逃避免疫监视的机制是复杂的[19]。几乎所有已知的免疫激活所需的效应器的改变都被认为是对免疫逃避负责。在某些情况下,抗原呈递下调,或基因缺失或重排可导致主要组织相容性(MHC I)复合物表达减少,从而防止 T 淋巴细胞活化[20,21]。肿瘤还可以分泌抑制细胞效应器作用或促进具有抑制免疫功能的调节性 T 细胞发育的蛋白质[22]。已

经表明,某些黑色素瘤实际上可以重塑其基质微环境,来模仿淋巴组织,招募调节性细胞以促进耐受和允许肿瘤进展[23]。其他机制包括细胞内黏附分子的下调[24]、凋亡信号传导分子的改变[25],或外周耐受的发展[26]。由于具有使免疫逃逸的假定活动的交互机制的数量不断增加,可能需要针对多个机制的方法来清除免疫耐受的肿瘤细胞[27]。

## 14.2 先天免疫、适应性免疫、体液免疫和细胞免疫

(1)免疫系统大致分为两类:先天性免疫和获得性免疫,但它们之间有多个相互通信的例子。例如,最新数据表明中性粒细胞的存活受 T 细胞反应的影响[28]。先天免疫在出生时就存在,不需要适应来对微生物或肿瘤做出反应。先天免疫包括物理屏障(黏膜、皮肤)、化学成分(补体、水解酶)和多种其他细胞成分。自然杀伤细胞是被编程来识别和破坏在压力下改变的组织淋巴细胞,例如,通过病毒或恶性转化[29]。它们没有抗原特异性受体,而是有抑制受体,可以识别正常细胞的 MHCI 类分子,这阻止了它们的激活[30]。MHCI 类分子在许多病毒上和肿瘤感染的细胞上表达异常或缺失[31]。另一个组成部分包括巨噬细胞,它在免疫和炎症中发挥许多作用,包括产生许多可溶性分泌的前炎症蛋白,这些蛋白作为免疫系统中的其他细胞的生长因子,用于新生血管以及癌细胞。生长因子包括细胞因子和趋化因子,它们支持免疫和炎症细胞的生长、运动和生存。巨噬细胞在创伤愈合过程中的组织重塑、介导炎症反应、通过内化从环境中摄取分子以及呈递抗原以刺激 T 细胞等方面起着重要作用。巨噬细胞也可以通过产生促进肿瘤生长和血管生成的分子而发挥反作用(如血管内皮生长因子 VEGF 和基本成纤维细胞生长因子 FGF)[32]。巨噬细胞还可以通过产生细胞因子和其他能下调免疫力的小分子来抑制免疫抑制物,如前列腺素 E2、精氨

酸酶 I、转化生长因子 β。因此,肿瘤中巨噬细胞的功能是复杂的,并提供了传统上被忽视的先天免疫效应和后天免疫效应之间通信的附加手段[33]。DCs 具有一些与巨噬细胞相似的特性,包括产生细胞因子和从环境中摄取分子。最重要的是,DCs 是先天免疫系统与获得性免疫系统之间通过抗原[专业抗原呈递细胞(APC)]的呈递来启动 T 细胞的关键环节。

(2)适应性免疫:适应性免疫的特征是对感染性病原体(或潜在癌症)抗原的适应。免疫系统的这个臂并不成熟或在出生时起作用,而是通过成熟来适应病原体的抗原,它的特征是由免疫球蛋白(Ig)基因家族编码的受体。这些受体具有重新排列的能力,产生巨大的多样性($>10^{11-12}$ 种不同的受体)。这提供了一个系统,产生巨大的特异性,识别和响应范围广泛的包括以前没有报道的抗原。

获得性免疫的两种主要细胞类型是 T 淋巴细胞(T 细胞)和 B 淋巴细胞(B 细胞)。T 细胞具有识别细胞内不同组分抗原的能力,例如,识别由病毒感染引起的在细胞质或细胞核中产生的抗原[34]。T 细胞识别抗原为短肽,长度为 8～16 个氨基酸。这些肽必须与特定的抗原呈递分子混合并呈递。MHC 分子,到 T 细胞受体(TCRs)。在人类,MHC 分子是人白细胞抗原(HLAs),几乎表达在人体内的每个细胞上。另一方面,B 细胞产生能识别可溶性蛋白和细胞表面分子的分泌性抗体。T 细胞和 B 细胞最初都具有有限的免疫识别受体范围。然而,对于由专业 APC 提供的抗原(例如,来自病毒或癌细胞),T 细胞或 B 细胞对抗原自身具有最佳匹配受体(针对 B 细胞)或抗原 MHC 复合物(针对 T 细胞)的受体刺激增殖,这个亚群也迅速扩大[35]。

(3)体液免疫:B 细胞通常以它们的自然形态识别抗原[34]。单个宿主具有能够产生针对环境中遇到的各种病原体的抗体的 B 细胞库。为此,B 淋巴细胞总数表达多种免疫球蛋白。每个 B 细胞表达针对单个抗原决定簇的免疫球蛋白。免疫球蛋白在 B 细胞的细胞表面表达,在 B 细胞的细胞表面它作为特异性受体来传导信号以响应该抗原[36]。一旦激活,B 细胞产生一个单独的单克隆抗体(mAb)。免疫球蛋白基因的重排产生了不同 B 淋巴细胞的特异性差异,并且新的抗体特异性继续产生以响应新的抗原[37]。在发育过程中,具有抗普遍存在的自身抗原的高亲和力免疫球蛋白的 B 细胞被消除。B 细胞与自身抗原反应不是绝对的,因为人类血液中发现了大量抗自身抗原的抗体。外周血 B 细胞由幼稚和相对短暂的 B 细胞组成。长寿的记忆 B 细胞由于抗原刺激的成熟而产生,少数 B 细胞表达未发生重排的生殖系免疫球蛋白(见 $CD5^+$ B 细胞群)[14]。

B 细胞是可移动的,在骨髓中发育之后,它们通过外周血迁移到淋巴器官中富含 B 细胞的区域。例如,淋巴结、脾脏和胃肠道的滤泡。许多 B 细胞继续在血液中循环。如果在淋巴器官中遇到同源抗原,则 B 淋巴细胞迁移到富含 T 细胞的区域,以便通过免疫球蛋白基因重排促进增加的抗体多样性和增强亲和力[38]。这种 T 细胞辅助不必由相同的抗原诱导。抗体识别抗原与高度免疫原性细菌或异种蛋白化学结合,或者,在细菌或病毒载体中表达抗原,是一种广泛使用的方法,以确保疫苗中充分的 T 细胞辅助。T 细胞辅助的结果是产生血浆细胞,这是 B 细胞最成熟的形式,具有最强的抗体产生能力。此外,T 细胞有助于促进淋巴器官中生殖中心的形成。其中免疫球蛋白基因和类别及亚类发生超突变,从而产生具有较高亲和力的抗原抗体。在免疫应答过程中抗体类别的变化,首先,出现 IgM 类抗体,其次,是 IgG 类抗体(不同的 IgG 抗体亚基具有不同的血液半衰期和对效应器功能的不同能力,如补体固定或结合 Fc 受体)。其结果是随着免疫应答逐渐成熟,血浆细胞分泌越来越高的亲和力 IgG 抗体[39]。此外,一些通常识别非蛋白抗原的 B 细胞,例如,在没有 T 细胞帮助的情况下,可以刺激碳水化合物或糖脂抗原来增殖。免疫球蛋白可变区(称为 Fv 区)确定抗体特异性,位于免疫球蛋白的 Fab 区。这个区域介导与抗原的有效结合。但是,恒定区域(Fc),在确定抗体类别和亚基的情况下,同样是关键的。抗体与抗原的结合导致 Fc 部分的构象改变,导致包括补体激活在内的几种效应机制的激活(下文讨论)。lgM 抗体在应答中最早合成。如果 T 细胞的帮辅助是有效的,抗体应答通过免疫球蛋白基因重排进入高亲和力 IgG 类中成熟。它们能够改善与抗原以及骨髓来源细胞上 Fc 结构域的受体的结合,扩展潜在的效应器功能。对大多数非蛋白抗原的反应是 lgM 类,通常对 IgG 反应不成熟。lgM 五聚体结构被专门用于增加与多聚体抗原结合的亲和力,并有效地激活效应器功能,如补体[40]。补体的激活,包括具有不同酶学性质的血液成分,导致调理作用(由补体成分包被病原体),由补体受体识别巨噬细胞、单核细胞、中性粒细胞和 DCs,随后激活这些细胞导致吞噬和(或)消灭。此外,补体可形成膜攻击复合物,在病原体和癌细胞的膜上产生空洞。产生补体依赖性细胞毒性(CDC)[41,42]。随着 B 细胞对 T 细胞辅助的反应而成熟,随着免疫球蛋白基因重排,在 Fc 结构域中产生许多 IgG 抗体。lgG 抗体通常具有较高的亲和力,可在细胞外空间和血液中发现。在人类中,IgG1 和 IgG3 抗体在激活补体方面特别有效,通过 NK 细胞、巨噬细胞和其他细胞以及补体受体和免疫球蛋白 Fc 受体对致敏病原体捕杀方面也特别有效[43]。

吞噬细胞摄取和破坏可通过补体激活而发生,但也可直接由于 Fc 受体与吞噬细胞结合而发生。与抗原结合的抗体与 Fc 受体结合,通过激活 Fc 受体(如 FcRIII),但是激活可以通过与抑制性 Fc 受体结合的 IgG 来抵消。Fc 受体,它们被 IgG1 和人类抗体的 IgG3 亚基结合,在单核细胞、巨噬细胞、NK 细胞、中性粒细胞、肥大细胞和其他细胞上表达。Fc 受体的交联导致细胞的激活,在某些情况下,通过 NK 细胞产生细胞毒分子,如穿孔素和颗粒酶,巨噬细胞产生反应性分子物

种[44-46],导致肿瘤细胞的抗体依赖性细胞介导的细胞毒性(ADCC)。单克隆抗体常用于癌症治疗。举例来说,抗肿瘤作用可以部分地通过抗体与肿瘤细胞表面的关键分子结合来介导。通过抑制肿瘤细胞的附着或生长受体。然而,一般来说,除非 Fc 受体介导的效应机制也被激活,否则抗体与细胞抗原的相互作用并不十分有效。

(4)细胞免疫:T 淋巴细胞识别在 APCs 中与 MHC 分子复合的加工(消化)分子。然后将抗原、MHC 分子运输到细胞表面以供 TCRs 识别,TCRs 由免疫球蛋白家族的基因编码。与抗体的产生类似,CRS 的多样性是由这些免疫球蛋白家族基因的重排产生的。每个单克隆 TCR 必须与 APCs 表面的同源抗原 MHC 复合物结合(CD4 细胞与 MHC 类分子结合,CD8 细胞与 MHC I 类分子结合)[47,48]。抗原 MHC 复合物结合后 TCR 发出的信号不足以激活 T 细胞。需要附加信号(共刺激信号或"信号 2")。T 细胞最重要的共刺激信号来自 T 细胞表面分子 CD28,与 APCs 上的 B7 分子(CD80 和 CD86)结合[49-51]。TCR 参与通过抗原 MHC 结合 CD28 和 B7 足以激活原始 T 细胞。在 T 细胞激活后的几天内,第二个分子 CTLA-4 出现在 T 细胞表面,为 T 细胞反应提供刹车。CTLA-4 也结合 B7 分子,但是具有更高的亲和力,因此取代 CD28 激活信号。CTLA-4 导致 T 细胞反应的下调。CTLA-4 活性的调控已被证明具有治疗作用。初始数据显示黑色素瘤患者的肿瘤反应[52,53]。其他研究已经显示各种肿瘤类型的反应,包括妇科癌症[54]。PD-1 是一种共抑制性免疫信号受体,在铂耐药性卵巢癌患者中也显示出良好的活性[55]。许多其他的共刺激分子在活化的 T 细胞表面被上调,如 OX40 和 4-1BB(CD137),它们促进 T 细胞的存活,并帮助产生长寿命的 T 细胞记忆反应[56,57]。一旦 T 细胞被专业 APCs(主要是 DCs)激活。它们具有多种效应器功能,包括产生细胞因子和细胞毒分子,导致靶细胞死亡。

## 14.3 抗原呈递细胞、辅助和调节性 T 细胞

（1）抗原呈递细胞：树突状细胞是专业 APCs 的原型，是先天免疫和后天免疫的关键环节。这些是位于表皮表面的吞噬细胞，包括皮肤和黏膜，不断采样环境以寻找感染性病原体。尽管 DCs 不断地从环境中摄取分子，但是抗原的摄取不足以激活 DCs。相反，DCs 有一组受体，尤其是 toll 样受体（TLRs），它可以识别含脂分子和富含 CpG 的 DNA 以及微生物特异性产生的多 U RNA 序列。TLR 信号参与 DC 的激活，增加 MHC 和 B7 分子的表达，以及带有捕获抗原的细胞移动至引流淋巴结。正是在引流淋巴结中，DCs 激活适当的 T 细胞，识别 MHC 分子呈现的特异性抗原。随后，活化的 T 细胞可以从引流淋巴结传播到感染或肿瘤部位，执行效应器功能。肿瘤免疫学的中心问题之一是 DCs 可以摄取和处理肿瘤抗原，但是没有通过 TLRs 或其他受体的激活，DCs 仍然不能利用共刺激分子如 B7 的表达不足来激活 T 细胞，并且不能移动到引流淋巴结，事实上，没有充分激活的 DCs 可诱导无能，一种免疫耐受形式，其中 T 细胞瘫痪，不能对同源抗原作出反应，这是用来维持自身免疫耐受的机制之一。预防自身免疫，但也是癌症免疫的主要障碍。癌细胞没有任何明显的机制来激活 DCs，尽管有几个自身分子，包括热休克蛋白、透明质酸和尿酸晶体，已被建议引起活化。

（2）辅助和调节性 T 细胞：DCs 可激活多种类型的 T 细胞，其类型受 MHC 类抗原是否呈递的影响或 APCs 上的 MHCI 或者 II 类分子。与抗原复合的 MHC I 类分子刺激具有细胞毒性的 $CD8^+$ T 细胞，并杀死靶细胞（感染细胞或肿瘤细胞）。II 类 MHC 分子呈现的抗原刺激 $CD4^+$ 辅助性 T 细胞。辅助性 T 细胞产生化学素和细胞因子，以帮助募集和整理免疫系统的其他组成部分。辅助性 T 细胞有几种类型，不同的细胞因子决定了 T 细胞的产生。每种类型的辅助性 T 细胞介导具有不同特征、不同类型的免疫应答。T 细胞产生干扰素-γ（IFN-γ）来激活细胞毒性 T 细胞和巨噬细胞用于细胞免疫应答。另一方面，Th2 辅助性 T 细胞产生白细胞介素-4（IL-4）和其他有利于抗体应答或体液免疫的细胞因子。新发现的 Th17 $CD4^+$ T 细胞产生 IL-17 以介导诸如关节炎、结肠炎和脑炎等自身免疫性疾病，并可能通过促进癌症进展或破坏肿瘤在癌症发病机制中发挥作用。另一种受 MHC II 类表达限制的 $CD4^+$ T 细胞负向调节免疫响应。这些是调节性 T 细胞或 Tregs。Tregs 识别自身抗原，依赖 IL-2，并产生抑制分子，如 IL-10 和转化生长因子-β。Th1 细胞免疫在攻击组织中肿瘤方面可能特别有效，而体液免疫在控制循环肿瘤细胞方面可能具有优势。Tregs 细胞浸润卵巢癌和其他癌症与较差的预后相关[52,58]。

## 14.4 癌症免疫与免疫治疗

过去 30 年的研究表明，免疫系统可以识别和摧毁癌症，但这通常涉及免疫系统的多个臂之间的相互作用。例如，T 细胞、抗体或 NK 细胞的简单识别通常不足以排斥癌症，细胞毒性 T 细胞和 NK 细胞产生可溶性分子和细胞表面分子，诱导靶向肿瘤细胞死亡。辅助性 T 细胞可以产生细胞因子和趋化因子，这些细胞因子和趋化因子不仅招募细胞毒性 T 细胞或 B 细胞来制造抗体，而且还招募炎症细胞来介导组织破坏。检查点负责执行效应器的维护。抗体可以激活 NK 细胞、巨噬细胞或其他具有抗体 Fc 结构域受体的细胞，导致募集细胞的激活，这种机制与单克隆抗体疗法的抗肿瘤作用有关。抗体还可以激活血液中能够直接杀死肿瘤细胞和激活肿瘤部位炎症细胞的补体蛋白。

不断发展和扩大的数据证实，免疫系统可以识别肿瘤细胞上的抗原，并且免疫可能足以

破坏肿瘤,这为开发新的免疫治疗策略提供了策略。这些方法可以大致分为三组。①免疫调节使用更广泛的方法来治疗癌症。传统的例子包括细胞因子,如 IL-2、IL-12 或 IFNs,以及最近更有针对性的方法,如 CTLA-4 或 PD-1 的干扰方法[53]。②被动治疗是指特定成分从获得性免疫系统转移到宿主体内。最好的例子是针对癌细胞表面表达的抗原的单克隆抗体,例如针对 CD20 抗原的利妥昔单抗或针对乳腺癌中 HER2 受体的曲妥珠单抗。应当指出,尽管曲妥珠单抗的抗肿瘤效应可能部分涉及 HER2 酪氨酸激酶癌基因抑制信号传导,有证据强烈支持利妥昔单抗和曲妥珠单抗对 Fc 受体阳性细胞免疫激活的主要作用[59]。被动免疫疗法的另一个例子是过继细胞疗法,其中来自血液或骨髓供者的细胞被纯化、培养,或在体外操作并再次输注到同一患者(自体)或不同患者(同种异体)。细胞疗法特别关注 T 细胞,最近更关注 NK 细胞。③主动免疫是指触发免疫应答的疫苗。被动免疫和主动免疫治疗都必须针对癌细胞上的特定抗原,并且集成有抗体和 T 淋巴细胞以及免疫调节的某些成分的效应物的免疫抑制酶的概念正日益成为免疫治疗策略的目标[60]。

关于潜在的靶点,利用包括重组 cDNA 表达文库(SEREX)的血清学分析[61,62]、生物信息的强力应用[63]和血清组学分析技术[64]等新技术的进展使得在多个肿瘤中肿瘤相关抗原的进一步特点研究成为可能。有超过 2.00 个候选的肿瘤相关抗原,它们一般分类为[65]:①分化抗原[66];②突变抗原[67](是蛋白质的改变形式);③扩增抗原[68];④剪接变异抗原[69];⑤糖脂抗原[70];⑥病毒抗原[71];⑦CT 抗原[72]。

除了选择合适的目标之外,选择免疫治疗策略是必要的。已经考虑过多种方法,如从直接给予效应细胞到包括单独给予或与佐剂一起给予的各种类型的抗原,施用修饰或未修饰的肿瘤细胞裂解物(自体或异体)。引发 DCs 有多种分子,用 APCs 制造杂交瘤,或单独或

重组给药 DNA。

任何免疫方法的关键组成部分是考虑免疫逃逸。肿瘤通过各种活跃的调节机制逃避免疫系统的破坏。这些包括 MHC 的下调和肿瘤抗原的丢失[73]。抑制性受体对 T 细胞如 CTLA-4[74]、PD-1、LAG-3[75] 的刺激,肿瘤过度生成的吲哚胺 2,3-双加氧酶(IDO)[76],通过调节性 CD4$^+$ CD25$^+$ CD25$^+$ T 细胞(T$_{regs}$)诱导肿瘤浸润增加[77],以及某些类型的抑制肿瘤免疫破坏的自然杀伤性 T(NKT)细胞[78]。克服这些机制是免疫调节的目标。

## 14.5 免疫调节、树突状细胞活化和效应 T 细胞激活

(1)免疫调节:在开发新的免疫治疗方法方面还有许多潜在的困难,包括癌细胞对 DCs 的激活不足、Treg 细胞对反应的抑制作用,以及下调 T 细胞内在和外在机制,例如,通过 CTLA-4 传递信号。这些检查点都参与抑制癌症的免疫反应。通过激活效应细胞、消耗 Tregs 或激活专业 APCs 来调节免疫检查点可显著提高疫苗或过继转移 T 细胞的治疗效果。功能性抗体的发展使得有效的免疫调节成为可能。单克隆抗体或过继性细胞治疗的被动治疗可能被证明能够避开某些检查点。

(2)树突状细胞活化:CD40 配体刺激免疫的主要机制是激活 DCs 从而提高存活率,共刺激分子的上调和关键细胞因子的分泌对 T 细胞启动如 IL-12 的影响,这促进 CD4$^+$ 和 CD8$^+$ 效应 T 细胞的抗原呈递、启动和交叉启动[79]。然而,激动剂如 CD40 抗体最好与疫苗或 toll 样受体激动剂联合使用[79,80],因为它能促进肿瘤特异性细胞毒性淋巴细胞的缺失[81]。CD40 配体的附加价值在于卵巢癌和许多肿瘤一样,表达 CD40 受体[82-85],并对 CD40 激动剂做出反应,在体外和体内具有凋亡和生长抑制作用[86]。

(3)效应性 T 细胞激活:T 细胞活化是通过 TCR 识别与 MHC 复合的同源抗原而触发

的。这种激活是由下游 CD28 家族免疫受体的复杂信号，包括共刺激性受体（CD28 和 ICOS）和抑制性受体（CTLA-4、PD-L 和 BT-LA）调节。PD-1 和 CTLA-4 在 T 细胞上随 TCR 信号诱导，导致细胞周期阻滞和 T 细胞活化终止。阻断 CTLA-4 或 PD-1 抗体的使用维持肿瘤特异性 T 细胞的活化和增殖，防止无能或衰竭，从而允许开发有效的肿瘤特异性免疫应答。

## 14.6 CTLA-4 封闭、PD-1 封闭和调节性 T 细胞耗竭

（1）CTLA-4 封闭：CTLA-4 是抑制性 B7 受体的特征。与 CD28 一样，CTLA-4 也结合 APCs 表达的 CD80 和 CD86，通过负反馈回路作为 T 细胞的抑制信号。CTLA-4 基因敲除小鼠产生早期致死性不受控制的淋巴细胞增殖。此外，在多种小鼠模型中，使用 CTLA-4 阻断剂以及包括疫苗、TLR 激动剂、化疗和放射治疗在内的各种治疗组合可显著增强抗肿瘤免疫。尽管 Treg 组成性表达 CTLA-4，CTLA-4 阻断对癌症患者 Treg 的数量和功能没有影响，但 CTLA-4 阻断通过去除增殖和功能的抑制性检查点来激活 CD4[+] 和 CD8[+] T 效应细胞[87,88]。直接增强 Teff 细胞功能和抑制 Treg 活性的结合对介导抗 CLTA-4 抗体在肿瘤免疫治疗中的最佳疗效具有重要意义[89]。

基于这些数据，已经进行了多项临床研究，以评估 CTLA-4 拮抗剂在人类癌症中的有效性。最初的临床资料来源于对黑色素瘤患者的研究[90]。Ⅲ期随机试验显示，在黑色素瘤患者中，与常规化疗相比，伊比利单抗 Ipilmumab显示具有总生存期 OS 优势，2011 年获得 FDA 批准[53,91]。在黑色素瘤患者中，最常见的 3～4 级不良反应是结肠炎（腹泻、大便频率增加）、皮炎和垂体炎。在标准化治疗方法中的常见独特不良事件的治疗方法方面已取得重大进展[9,92]。

Ipilmumab 已用于妇科癌症患者，尽管经验仍然有限。例如，先前用 GM-CSF 修饰的照射自体肿瘤细胞（GAX）接种的卵巢癌患者接受伊比利莫单抗（GVAX 后 1 月至 3 年）。在少数患者中观察到显著的抗肿瘤作用。一名患者在首次服用伊比利莫单抗几个月后，CA125 水平急剧下降。另外 9 次注射抗 CTLA-4 抗体，间隔 3～5 个月，持续近 4 年，将疾病控制等级 l 的皮疹作为唯一的不良反应[93]。与黑色素瘤队列相反。在 9 例卵巢癌患者中，单剂量 3mg/kg 的 ipilimumab 引起 2 例 3 级胃肠道炎症，并伴有明显的腹泻。内镜活检显示黏膜损伤与丰富的粒细胞、巨噬细胞、CD4[+] 和 CD8[+] T 细胞以及 Foxp3Treg 有关。其余 7 名患者仅显示轻微的炎症毒性，包括丘疹或先前接种部位的荨麻疹样反应[93]。这些患者的肿瘤消退与 CD8[+]/Treg 比值相关，提示其他形式的治疗靶向性。当结合肿瘤疫苗和 CTLA-4 抗体方法时，Treg 耗尽可提供有效的治疗[93]。伊比利单抗治疗复发性铂敏感卵巢癌的 II 期临床试验正在进行中（NCT01611558）。

（2）PD-1 封闭：程序性死亡受体 1 是细胞活化的负性调节因子，主要表达在 B 淋巴细胞和 T 淋巴细胞上，与 PD-L1 和 PD-L2 配体结合。PD-L2 仅限于专业 APCs，而 PD-L1 在许多组织中表达，在维持外周耐受中起关键作用[94]。多种上皮性癌表达 PD-L1[95-97]，包括卵巢癌细胞、肿瘤浸润耐受性 DCs 和髓系抑制细胞（MDSCs）[98,99]。此外，表达水平与病程相关。虽然 PD-1 信号转导可在非常低的受体表达水平发生，但功能意义最近被归因于 PD-L1 水平的升高。在具有慢性抗原持久性（例如慢性病毒感染）特征的情况下，表达高水平 PD-1 的抗原特异性效应 T 细胞呈现功能衰竭，即不能增殖、分泌 IL-2 或杀死靶细胞[100]。与在健康患者的外周血 CD4[+] 和 CD8[+] 细胞相比，已有研究表明 TILs 在转移性黑色素瘤和其他肿瘤中表达较高的 PD-1 水平，并表现出衰竭 T 细胞的表型和功能特

征。这些发现提示肿瘤微环境可导致 PD-1 对肿瘤反应性 T 细胞的上调,并导致抗肿瘤免疫应答受损[101]。由肿瘤诱导的 PD-L1 的构成性或诱导性表达使小鼠对免疫治疗产生耐药性。这与抗原特异性 CDs 细胞毒性 T 淋巴细胞(CTLs)破坏肿瘤细胞而不损害 CTL 功能有关[102]。

根据肿瘤微环境中通过基因治疗途径阻断 PD-1 可激活抗肿瘤免疫的证据[103],发现阻断 PD-1 或 PD-L1 的抗体可增强免疫治疗的有效性[102,104]。PD-1/PD-L1 拮抗剂的临床疗效在包括黑色素瘤、肾细胞癌、非小细胞肺癌和膀胱癌在内的多种肿瘤类型的批准中得到证实其临床疗效。PD-L1 抑制剂在妇科癌症中的数据虽然是有限的,但是正在增加,并且这仍然是一个活跃的研究领域。在铂耐药的卵巢癌患者中进行的 I 期临床试验显示,尼伐单抗的总体有效率为 15%,总体疾病控制率为 45%[55]。第二阶段 Ib 研究评估了 pembrolizumab 在 26 例先前治疗的 PD-L1 阳性的癌患者中的疗效,结果显示 1 例完全缓解(CR),2 例部分缓解(PR)[105]。最后,对 PDL-1 拮抗剂 avelumab 的研究显示其总的应答率为 10.7% 和 54.7% 的疾病控制率[106]。

尽管 CTLA-4 和 PD-1 有相似之处,但它们的调节作用是不同的。例如,CTLA-4 配体不抑制 PI3K 激酶信号传导途径,而 PD-1 参与可阻断 PI3K 活性的诱导。PD-1 介导的信号传导阻断 T 细胞活化比 CTLA-4 介导的信号传导更有效。此外,PD-1 信号转导可能与 T 细胞凋亡有关。而 CTLA-4、CD80 和 CD86 的配体主要在成熟的 APCS、PD-L1(在肿瘤细胞或髓系细胞上)上表达,PD-1(效应 T 细胞)在肿瘤微环境中显著上调。因此,PD-1 阻滞剂在肿瘤中的作用比在外周更为明显。因此,鉴于不同的但潜在的协同机制,PD-1 和 CTLA-4 阻滞的联合治疗已经在评估,并且最近证明对黑色素瘤患者是有益的[107]。一项针对卵巢癌患者的临床试验(NCT01772004)正在进行[108]。

(3)调节性 T 细胞耗竭:CD4+ CD25+ Fox3+ T 调节细胞通过抑制 T 细胞活性而负责维持外周耐受。许多 Treg 缺失方法在研究[109,113]。一个例子是使用小剂量口服或静脉注射环磷酰胺[114,115]。其他的减少 Treg 的策略是通过靶向 IL-2 受体 α 链,也称为 CD25。在小鼠模型中,在接种前应用抗 CD25 单克隆抗体,可使肿瘤完全排斥,建立持久的肿瘤免疫,无自身免疫并发症[116,117]。在转移性黑色素瘤患者中,与强效促炎毒素相关的抗 CD25 抗体的给药显示 CD4+ CD25+ Treg 细胞显著而短暂地减少[118]。另一种临床靶向 CD25 的方法是通过 Denileukin 的 Diftitox,一种 IL-2 和白喉毒素的融合蛋白,靶向 CD25 表达细胞,用于黑色素瘤、卵巢癌和肾细胞癌[119-122]。虽然这些结合物在短期输液中有效,但它们具有很强的免疫原性,并诱导产生中性抗体,这妨碍了它们的长期应用。另一剂是 Dacliumab,它是 FDA 批准的人源化 IgG-kappa mAb,与 CD25 特异性结合[123]。它已用于自身免疫性疾病[124,125]、急性移植物抗宿主病[126]以及 CD25+ 的 T 细胞恶性肿瘤患者[127,128]。

已经提出了一个替代策略,即通过使用一种抗 CCR4 抗体,该抗体选择性地从人体内耗尽调节性 T 细胞[129,130]。目前在实体瘤患者中对抗 CCR4 抗体 mogamulizumab 的若干 I 期研究正在进行中。NCT01929486 试验正在评估 mogamulizumab;NCT02301130 和 NCT02705105 试验正在检查 mogamulizumab 联合免疫检查点抑制剂,如 tremelimumab、durvalumab、nivolumab;NCT02444793 试验正在评价 mogamulizumab 与 4-1BB 激动剂 PF-05082566 的联合作用。

## 14.7 细胞因子、干扰素、白细胞介素-2 和白细胞介素-12

(1)细胞因子:细胞因子在免疫调节中起着重要作用。许多细胞因子,包括 IL-2、IL-3、

Ⅱ-4、IL-6、IL-10、IL-12、肿瘤坏死因子-α（TNF-α）。巨噬细胞集落刺激因子和 IFNs，在肿瘤治疗中的作用已被研究。一些细胞因子（IL-2 和 TNF-α）已经被美国食品和药物管理局（FDA）批准用于治疗黑色素瘤和肾细胞癌，由于全身毒性原因，使用热情已经有所减退[131,132]。卵巢癌腹水具有丰富的细胞因子表达，研究腹水有助于我们更好地了解肿瘤与宿主的复杂免疫相互作用。分析表明，腹水富含促炎细胞因子 IL-6、IL-8 和免疫抑制细胞因子 IL-10、CCL22 和 TGF-β。有趣的是，高表达 IL-6 可预测肿瘤减灭术后的残余疾病，并且在复发时升高[133]。

（2）干扰素：尽管 IFN 在卵巢癌患者中的作用尚不清楚，也提出了几种机制：①刺激 NK 细胞和巨噬细胞，它们都已知具有抗肿瘤特性[21]；②抗血管生成作用；③抑制失调癌基因（如 HER2/neu）的表达，从而提高顺铂耐药细胞的反应性[134]。妇科肿瘤学小组研究评估了给晚期卵巢癌患者应用全身干扰素-α，其中患有可测量疾病的患者显示出低反应率约 10%[135]。静脉注射干扰素-α 作为初始手术切除和化疗后的维持治疗，也在随机三期研究中进行了评估，显示没有效果[136]。系统 IFN-α 还与频繁的剂量限制性毒性有关。由于全身给药的应答率低和毒性频繁，进一步的研究集中在应用 IFN-α 的腹腔注射。多中心临床试验与 IFN-α 腹腔注射治疗进行，在 Ⅲ 期卵巢癌患者中在初次手术和化疗后进行辅助 IFN-α 治疗，一个随机试验（由西南肿瘤学组进行）没有显示疾病的迹象[137]。试验在早期结束，但是在无疾病进展生存方面，研究组之间没有差异（P=0.56）。在宫颈癌中，单独应用 IFN-α 治疗的活性最低[138]。评估人乳头瘤病毒（HPV）相关疾病（宫颈癌和外阴癌）病灶内 IFN 的研究已经减少，因为针对该病毒的直接免疫学途径已经出现。尽管如此，利用病变内 IFN-α2b 治疗高级别宫颈上皮内瘤变的研究显示出 60% 的缓解率。接受治疗的患者也表达更多的 Th1（IFN-γ、TIFN-α，IL-2）细胞因子，显著降低高危 HPV 病毒载量（P=0.0313[139]）。

（3）白细胞介素-2：IL-2 是一种在免疫系统中起中心作用的 T 细胞生长因子，有资料显示 IL-2 诱导的 CD4$^+$ T 细胞在 HIV 感染[136]患者中高表达，在肾细胞癌和恶性黑色素瘤中也有临床反应，因此 FDA 批准 IL-2 治疗这些肿瘤[140,141]。由于静脉注射 IL-2 的毒性，它已被证明能激活肿瘤相关巨噬细胞，上调 IFN 刺激基因[142]。卵巢癌的研究主要集中在 IP 给药方面。二、三期研究显示卵巢癌患者在剖腹手术后以铂类为基础的 6 个人疗程化疗后持续或复发，腹腔注射 IL-2 的总体反应率为 25.7%，5 年生存率为 13.9%[143]。一项研究表明，在卵巢癌患者中给予 IL-2 可增加 CD4$^+$CD25 高 T 细胞，这些高 T 细胞高度表达 FOXP3，并抑制 Treg 细胞。这表明 IL-2 在维持 Treg 池以及增强 Treg 细胞方面具有关键作用，并可能引起对其他针对不同免疫检查点的药物的联合研究[144,145]。经常静脉注射大剂量 IL-2 的缺点是出现剂量限制性副作用。因此，IL-2 从表达质粒的递送已经被评估用于卵巢癌的治疗。用 IL-2 表达质粒治疗卵巢肿瘤导致局部 IL-2 水平升高，肿瘤腹水的细胞因子谱的改变，以及在小鼠模型中的显著抗肿瘤作用[146]。一项关于大肠癌的体外研究显示表达小鼠 IL-2 的质粒能增强病毒载体免疫抗癌黏膜抗原的能力，显示质粒来源的 IL-2 产生与其他免疫治疗策略以及白细胞介素结合的耐受性和可能性[147]。

（4）白细胞介素-12：IL-12 是一种主要由活化的单核细胞、组织巨噬细胞和 B 细胞产生的细胞因子。它能够诱导 IFN-γ，并与 IL-2 一起成为 CTLs 和 NK 细胞[148,149]的强效激活剂。而 IL-4 和 IL-10 介导 Th2 型免疫的发育，IL-12 启动向 Th1 这一表型的分化。此外，IL-12 的产生可被细胞因子负或正调控。例如，IL-10 和 IL-4 可以抑制 IL-12 的产生而 IL-2 和 IFN-α 则促进其产生[150]。此外，IL-12 在一些小鼠肿瘤模型中，以及腹水 IL-12 已被证明是卵巢癌不利预后的独立预后因素[151]，尽管后来统计缺陷对这一发现存在不确定性[152]。静脉注射重组人 IL-12 治疗复发性或难治性卵巢癌的二期 GOG 临床试验[153]，主要不良反应为骨髓毒性和毛细血管渗漏综合征。部分缓解率为 3.8%，没有完全的应答者。最近的焦点已经转移到评估IL-12表达 DNA 的管理上。两项研究对恶性黑色素瘤患者进行了评估，12 例接受瘤内注射的患者中有 5 例显示出超过 30% 的反应，接受编码 IL-12 质粒电穿孔治疗的 19 例患者中有 2 例出现 CR，19 例患者中有 8 例出现 PR 或稳定疾病(SD)[154,155]。

## 14.8　肿瘤的抗体治疗

抗体是从血液中消除感染性病原体的主要机制。最常用的抗感染性病原体疫苗的效果被认为是主要由于抗体诱导，随后补体介导的炎症反应和细胞毒性[142]。此外，实体瘤患者血清中还发现肿瘤抗原特异性自身抗体，一般随着肿瘤负担的增加而增加[156,157]。举个例子，41.7% 的浆液性癌患者检测到的 p53 自身抗体表达，检测到的 p53 抗体与 OS 的改善有关($P=0.04$；HR，0.57；95% CI；0.33～0.97)[158]。目前尚不清楚这一发现是否能代表预后的生物标志物，或抗体是否发挥肿瘤的免疫控制作用。另一个例子是在副肿瘤综合征中存在天然抗体(例如，在接种疫苗或给药之前)。在 100 例小细胞肺癌患者中，引起 Lambert-Eaton 肌无力综合征的自身抗体组生存期(19.6 个月)比抗体阴性组(8、9 个月)明显提高[159]。在铂类耐药的卵巢癌患者，另一项研究显抗 MUC1IgM 抗体与早期 OS($P=0.052$)和晚期($P=0.009$)时间点相关[160]。这些结果提供了功能性有效抗体具有生存优势的可能性。更好结果的生物标志物的可能性也不能从这些数据中排除。在动物实验模型中，抗体介导抗肿瘤复发的能力也被提出[161]。EL4 淋巴瘤(表达 GD2)攻击后给予

抗 GD2 的单抗 3F8 或接种 GD2 抗体诱导的小鼠存活时间延长($P<0.004$)或接种($P<0.008$)[161]。妇科癌症试验包括给予小鼠或人源化抗体可吸引靶向肿瘤相关抗原，间接途径使用抗碘抗体或与放射性核素结合的抗体，细胞因子或其他免疫毒素。迄今为止，在抗体介导的癌症治疗中，最大的成功来自一系列表达在癌细胞表面的单克隆抗体，在晚期疾病和佐剂中具有临床疗效。单克隆抗体由杂交瘤细胞产生，它们由简单的小鼠衍生而来，通过重组工程技术，现在可以产生各种各样的单克隆抗体、构型、价态和靶向效应器功能[162]。它们的药物种类持续增长，包括不断增加的单抗如利妥单抗、伊布曲单抗和妥斯妥单抗，用于 B 细胞淋巴瘤；gemtuzumab 用于急性髓细胞白血病；alemtuzumab 用于慢性淋巴细胞白血病；西妥单抗用于结直肠癌和头颈部鳞状细胞癌；曲妥单抗用于乳腺癌[162,163]。已经证实了一些作用机制：①单克隆抗体可以通过在诸如 CTLA-4 等途径中具有激活或抑制功能来介导效应细胞[53]；②它们可以靶向肿瘤支持分子，如针对 VEGF 的贝伐单抗[164]；③它们可以识别肿瘤特异性受体，通过结合可以激活或抑制信号通路。临床前研究表明抗体在佐剂环境中可能具有最大的疗效。由于许多妇科癌症患者在初诊后通过外科手术和(或)化学方法最初摆脱了可检测的疾病，因此作为疗效方案的一部分，有效单克隆抗体或疫苗的给药将具有广泛的适用性。有许多用于妇科癌症抗体的潜在抗原。传统上用于此目的的筛选限于表面抗原，因为抗体主要识别细胞表面的抗原。先前的研究筛选了一系列针对 25 种常见抗原的 40 个单克隆抗体，这些抗原是抗体介导的免疫治疗的潜在靶点[70,165,166]。卵巢癌和子宫内膜癌表达的抗原相似，和那些由黑色素瘤表达的肿瘤大不相同，并且与前列腺癌表达的肿瘤相似，但不相同。18 个排除的抗原(包括 CEA 和 HER2/neu)在 5 个样本中的一个或零个样本中表达。这些抗原在正常组织上的表达基本上局限于管腔边缘的顶端

上皮细胞,免疫系统似乎无法进入这个部位。此外,这些过表达的肿瘤相关抗原,其他靶点包括过表达的生长因子受体(例如 HER2/neu、erbB2)、表皮生长因子受体(EGFR、VEGF)和突变的抑癌基因(例如 $P^{53}$ 和 BRCA1)。单克隆抗体与这些抗原的结合可能通过多种可能的机制产生抗肿瘤作用,包括:①抗体介导的人效应机制在原位中的募集,ADCC 抗肿瘤细胞;②肿瘤特异性 CTLs 的发展;③补体系统的激活;④对癌细胞具有细胞毒性的粒细胞的刺激;⑤诱导可引起主动免疫的抗独特型抗体。

自 20 世纪 80 年代初以来,已有文献报道 CA125 广泛表达于 80% 以上的浆液性和子宫内膜样卵巢癌中[167]。继成功克隆 CA125 并将其鉴定为一种复杂的黏蛋白后,将其命名为 MUC-16[168,169]。作为免疫治疗的合理靶点,针对 MUC-16 的多项研究正在进行中。

## 14.9 抗体轭合物、放射性核素、免疫毒素、药物和细胞因子

(1)抗体轭合物:为了增加未结合抗体的效力,通过与放射性核素、毒素、细胞毒性药物,或第二抗体结合来优化其抗肿瘤活性。结合物和特异性抗体的选择受抗原内化、溶酶体降解脱落和表达的异质性等特征的影响。对某些人来说,这种机制可能很复杂,因为内化是一种特权,即细胞内化为岩石,而在其他细胞内。由于细胞内的分解代谢,它可能导致疗效降低和宿主毒性增加[170]。

(2)放射性核素:各种放射性核素已与抗体结合用于影像学和治疗。肿瘤治疗的最佳核素依赖于许多因素[171]。与 β(即[131]I 和[90]Y)和 α(即[21]At 和[212]Bi)发射器相关的放射性结合物被建议用于系膜种植的区域治疗[172]。剂量学估计表明,适当的治疗(即 20Gy),使用[211]At,可深入 $300\mu g$ 肿瘤,使用[131]I,当使用[90]Y 与抗体偶联时,可达 1cm。相对较低的辐射剂量使得 IP 传输路径在卵巢癌的应用中

具有吸引力,在卵巢癌的病例中可将源靠近肿瘤种植部位。有效辐射剂量的传递受肿瘤结合程度、肿瘤浸透深度、分解代谢、肿瘤与正常组织的相对分布影响较大。针对非霍奇金淋巴瘤的抗体-放射性核苷酸内酯偶联物已经成功开发,其结果是 CD20 靶向药物获得批准[173]。卵巢癌的随机临床资料很少,已有两项较大的研究报告。对 251 例 $I_a$、$I_b$ 期(G3 级)、$I_c$(G2 级)卵巢癌患者而无肉眼残留病变进行随机试验,随机分为 IP 放射性磷酸铬($^{32}$P)与顺铂和环磷酰胺组化疗。10 年累积复发率为 35%(95%CI:0.27~0.45)与 28%(95% CI:0.21~0.38),相比 $^{32}$P 毒性谱较差[174],更倾向于化疗($P$=ns)。

SMART 研究是一项大型随机试验,评估了经过手术确定完全缓解后卵巢癌患者的 IP yttrium-90 标记的 HMFG1 小鼠单克隆抗体。以 $^{90}$Y-muHMFG1 为靶点的 MUC 1 抗原作为免疫治疗靶点已得到广泛应用,在 90% 的腺癌(包括卵巢癌)中均有过表达。支持首次缓解患者腹腔注射 $^{90}$Y-muHMFG1 的二期数据是有希望的,Cox 模型估计 10 年生存率为 70%,而病例匹配对照组的生存率为 32%($P$=0.003)[175]。患者采用第二次手术评估进行分层,因为疾病状态在第二次观察中仍然是最终疾病无进展和 OS 的强大预测因子[176]。尽管有大量的临床前和临床数据支持这种方法,但是平均随访 3.5 年,98 例复发,104 例复发($P$=ns)。虽然目前尚无随机证据支持放射性偶联物在妇科恶性肿瘤中的疗效,但是值得验证的候选物的数目在继续增加。

(3)免疫毒素、药物和细胞因子:药物、毒素和与抗体结合的细胞因子已在许多癌症中得到评估。免疫毒素包括一个抗体结合域和一个由化学交联剂肽连接的毒素,或二硫键。单克隆抗体提供的靶向性和毒素部分的相对效力具有潜在的治疗优势。早期的结合,它们通常不是成功的,而是与标准抗癌药物如阿霉素或长春新碱相关的抗体。在这种方法中,通

常不可能提供与静脉给药水平相当的细胞毒性药物。这一领域的进展是用人性化的版本取代小鼠抗体和低剂量特异性和功能性的偶联剂[57,177]。目前正在对多种药物进行评估,但没有一种被证明对妇科肿瘤有效。

## 14.10 卵巢癌患者的单克隆抗体、宫颈癌和子宫内膜癌患者的单克隆抗体

(1)针对卵巢癌患者的单克隆抗体:CA125 是一种肿瘤特异性抗原,在 97% 的晚期卵巢癌患者中发现。Bast 等[167]首次发现在上皮性卵巢癌患者血清中升高的抗原。CA125 被克隆并鉴定为黏蛋白 MUC-16[178]。研究表明,MUC-16 具有多种功能,有助于卵巢癌细胞的生长、存活和侵袭[179]。近期数据显示,其表达可扩展至消化道腺癌,适度表达与不良预后相关($P < 0.001$)[180]。MUC-16 复合物的巨大分子量使得选择合适的序列用于接种疫苗变得困难,而且最初的研究集中在可以提高 CA125 的抗体上。除了针对卵巢癌患者的 CA125 的抗体外,其他抗体如 EGF、Her2/neu 和 VEGF 也被靶向。

(2)宫颈癌和子宫内膜癌患者的单克隆抗体:目前还没有针对宫颈癌或子宫内膜癌抗原的抗体策略。靶向 VEGF 的方法正在宫颈癌和子宫内膜癌患者中进行,这些方法将在适当的章节中讨论。针对宫颈癌患者的 EGFR 靶向治疗方法也得到了评估。85% 的浸润性宫颈癌患者 EGFR 过表达[181]。西妥昔单抗是一种嵌合 IgGl 单抗,可拮抗正常配体受体相互作用。妇科肿瘤组的一项二期试验评估了38 例患者的单药西妥昔单抗,未发现临床反应[182]。西妥昔单抗联合顺铂化疗 76 例患者及单纯化疗 76 例患者的疗效观察,反应率分别为 9% 和 16%,没有证据表明西妥昔单抗优于顺铂[183]。

## 14.11 癌症疫苗、产生抗体反应的疫苗、产生细胞或综合反应的疫苗、整个肿瘤疫苗和新抗原疫苗

(1)癌症疫苗:疫苗仍被评价为免疫治疗的一种方法[184-188]。与其他免疫原性肿瘤相似[189],疫苗在晚期复发性疾病患者中作为单一治疗已显示出有限的疗效。目前改进疫苗的努力主要是:①优化抗原的选择;②改进疫苗供应系统,最大限度地提高抗体和 T 细胞反应的数量和质量(表型和极化);③开发与过继 T 细胞或免疫调节治疗相结合的方法,以最大限度地激活和发挥疫苗为主的效应细胞在体内的功能。

(2)产生抗体反应的疫苗:目前大多数疫苗寻求产生细胞反应(通常伴随着体液反应或综合反应)。然而,基于细胞表面靶抗原的选择过程适合于抗体识别的描述和碳水化合物的化学和酶法合成的进步和糖肽抗原和佐剂最优化的使用,探索多种合成抗原疫苗和抗体生产作为一个终极目标现在正在实施。举一个例子,七价疫苗-KLH 偶联物(GM2、GLOBO-H、LeY Tn-MUC1、Tn(c)、sTn 和 TF)联合 QS-21 的初步试验在治疗上皮性卵巢癌、输卵管癌或腹膜癌,在随后缓解期内进行评估[187]。荧光活化细胞分类(FACS)和 CDC 分析结果显示,9 例患者中 7 例对 MCF7 细胞的反应性增强,在所有患者中都有所增加。这导致了妇科肿瘤学组试验 255(NCT00693342),这是一项对卵巢癌患者的随机试验,无论是单独使用佐剂(OPT-821)还是使用多价抗原构建＋OPT-821,均可获得完全的二次或三次临床缓解。终点是 12 个月无疾病进展的患者比例(35% vs.50%)。171 例患者被纳入并随机化。联合疫苗＋OPT-821 与 OPT-821 对照组的 PFS 的估计危险比为 0.98(95% CI:0.71～1.36)。在目前 34 个月的随访中,OPT-821 的中位 OS 为 47 个月,尚未达到联合疫苗＋OPT-821

的中位 OS。因此,该研究没有达到其主要的
PFS 终点,而次要的 OS 终点需要在缺乏活性
的基础上进行进一步的随访[190],在缺乏活性
的基础上,额外的要寻求产生细胞或综合反应
的疫苗开发。

(3)产生细胞或综合反应的疫苗:增强
T 细胞免疫抗原靶点的免疫原性有多种选择,
这仍然是肿瘤免疫治疗的首要目标[191,192]。
这包括对 T 细胞本身进行基因修饰的可能
性,以表达肿瘤相关抗原和 DC 活化分子[192]。
对于抗原,选择包括①全部蛋白质或 MHC 限
制性多肽,这些蛋白质或多肽由氨基酸取代物
修饰以增强免疫原性;②这些蛋白质或多肽作
为 DNA 疫苗的基因或小基因;③在病毒或细
菌载体中表达的基因。共同刺激分子、细胞因
子,或分子靶向抗原的特殊处理隔间可以吸纳
到这些疫苗中。DNA 疫苗在这方面很有吸引
力,因为易于生产,具有通用性,以及对这些组
合的适应性[193]。这些方法中的大多数也可
以应用于在 APCs 中表达这些抗原,如 DCs,
然后用于这些患者的疫苗接种。此外,由于
T 细胞在实验动物中检测到的许多肿瘤排斥
抗原是个体独特的(突变的),因此正在测试各
种个体化疫苗。全细胞疫苗可以从特定的患
者身上制备(如果可获得肿瘤),免疫原性可以
通过免疫佐剂的使用或细胞因子或共刺激分
子的转导,或使用二硝基苯(DNP)等半抗原
治疗来提高[194]。其他试图增加独特的免疫
原性和共享抗原的方法包括使用热休克蛋白
携带从较小的活检标本中可能获得的癌症多
肽和 DNA 或信使 RNA 疫苗[195]。

(4)整个肿瘤疫苗:一些研究小组已经使
用病毒来提高肿瘤细胞的免疫原性,以实现整
个肿瘤细胞的疫苗化。一种有效递送肿瘤抗
原的方法是使用 DCs。虽然全肿瘤疫苗有许
多优点,但也有一些缺点值得考虑。在许多患
者中,外科手术获得大量自体肿瘤细胞可能是
不可能的。这种局限是存在的,包括使用同种
异体细胞系或肿瘤 mRNA。DCs 的 RNA 电
穿孔是一种制备有效肿瘤疫苗的简便方

法[194]。对整个肿瘤疫苗接种的另一个关注
涉及包含大量"自身"抗原。这可能会引发致
敏反应。也就是说,扩大 Treg 而不是细胞毒
性淋巴细胞的反应。其他研究表明,DCs 可以
通过使用 1FNs、TLR 激动剂或 p38 有丝分裂
原活化蛋白激酶抑制剂在体内极化,从而驱动
细胞毒性淋巴细胞和 Th17 效应细胞,以 Treg
活性为代价[196]。另一方面,如果免疫接种成
功,人们可能会更加关注打破对"自身"抗原的
依赖,导致免疫病理反应。到目前为止,关于
全肿瘤疫苗的初步研究还没有报道卵巢癌患
者自身免疫缺陷。

(5)新抗原疫苗:新一代测序技术和表位
预测技术的进步,使突变肿瘤新抗原的快速鉴
定成为可能。这导致人们努力利用这些突变
肿瘤新抗原来使癌症免疫疗法个性化。间接
支持该方法的研究表明:①注射自体体外扩增
TILs 可诱导转移性黑色素瘤的客观临床反
应[197];②治疗前 CD8+ T 细胞浸润与黑色素
瘤检查点阻滞反应之间的关系[198]。深度测
序技术可以很容易地识别单个肿瘤基因组(外
显子组)蛋白质编码部分中存在的突变,可以
预测潜在的新抗原。一些临床前和临床研究
已经证实了根据癌症外显子组数据识别新抗
原的可能性[199-202]。虽然在单个活检中探测
肿瘤的突变谱有局限性[203,204]。很明显,绝大
多数新抗原发生在体内外显子序列,不会导致
形成的新抗原被自身 T 细胞识别[204,205]。因
此,一个健全的数据库过滤癌症外显子组数据
至关重要。新抗原的表观识别的 MHCI 类分
子或许可以使用先前建立预测算法,分析关键
特征,如蛋白酶体的处理,转运至内质网,与相
关 MHCI 类分子等位基因的亲和。预测表位
丰度,基因和(或)蛋白表达水平也可以整合到
分析中。因此,使用两种可能的方法来刺激癌
症患者的新抗原特异性 T 细胞反应似乎是有
用的。第一种是合成长肽疫苗,该疫苗编码一
组预测的新抗原。第二种方法是识别和扩展
现有的新抗原特异性 T 细胞群,以创建大量
新抗原特异性 T 细胞产品或 TCR 工程,T 细

胞用于过继治疗。

## 14.12 过继细胞治疗

有效的肿瘤免疫治疗依赖于大量抗肿瘤淋巴细胞的存在,这些淋巴细胞具有适当的归巢和效应功能,使它们能够在体内寻找和破坏癌细胞。体外扩增肿瘤反应 T 细胞的讨继病毒转移具有在短时间内实现这一条件的潜力。过去实施的自发性或诱导性单克隆或多克隆 T 细胞的临床试验为进一步优化方案提供了重要的经验教训。体外扩张 TILs 的应用已经取得了迄今为止最好的临床疗效。基于 TIL 的过继治疗的优点包括存在自发产生的 T 细胞,对逃逸胸腺缺失的肿瘤有天然的抵抗力;使用多克隆 T 细胞可以限制肿瘤的免疫逃逸;患者的肿瘤微环境的自然选择已经有利于 T 细胞归巢。在 1980 年代末和 1990 年代初,最开始使用 TILs 治疗黑色素瘤的研究显示了客观的抗肿瘤反应,但这些都是短暂的。基于动物研究表明,在 T 细胞转移前,宿主的淋巴细胞耗竭增强了 T 细胞的持久性和抗肿瘤反应,一种通过大剂量非清髓化疗和全身辐射增加淋巴细胞耗竭的方案进行了测试。输注细胞寿命长,穿透力强,转移瘤体积消退明显。近期报告显示,在最大淋巴耗竭和放射治疗下,输注细胞的完全反应率可达 16%,总体目标反应率可达 72%。T 细胞持久性与长期反应相关[112,189]。虽然这些是第一阶段的研究,积累了高度筛选的转移性黑色素瘤患者队列,与先前存在的抗肿瘤免疫,该肿瘤产生肿瘤活性 TILs,结果清楚的显示过继免疫治疗的力量和消除免疫治疗只能控制小肿瘤的假设[206]。有趣的是,CD8 克隆的过继转移在体外大量扩展,并在淋巴细胞耗损后转移,但并未导致黑色素瘤中肿瘤的客观反应,这表明多克隆 T 细胞、记忆和效应细胞的失调以及 CD4 细胞是肿瘤排斥反应所必需的[207]。

尽管基于 TIL 的过继疗法在黑色素瘤或血液恶性肿瘤中得到了广泛的应用,但有证据表明它在卵巢癌中也有重要的应用前景。在 20 世纪 90 年代早期,发现在体外进行 IL-2 培养后,卵巢癌会产生反应性的 TILs,这种 TlLs 可能适合于过继转移[208,209]。此外,肿瘤源性淋巴细胞过继转移体外扩增和 IL-2 介导,跟随手术减负和一线化疗的初步临床试验显示出明显的生存优势[210,211]。Ⅲ期 EOC 患者在完成顺铂一线化疗后合并过继扩增 TILs 治疗(n=13),其 3 年 OS 生存率为 100%,而对照组(n=10)仅接受化疗的 3 年 OS 生存率为 67.5%(P<0.01)。患者在 TIL 中 3 年无病生存率和对照组中分别为 82.1% 和 54.5%。虽然这些结果可能受到缺乏随机化的限制,但它们支持卵巢癌过继治疗的可行性[210]。

优化过继 TIL 治疗是一个值得深入研究的问题。目前的研究方向是:①优化肿瘤反应 TIL 的选择方法,并在最佳共刺激条件下进行扩增,使特定的 T 细胞表型能够优先扩增;②优化宿主和(或)肿瘤条件。如在黑色素瘤试验中显示,注入的细胞具有效应表型(CD27⁻ CD28⁻ CD45RA⁻ CD62L⁻ CCR7⁻),与肿瘤消退相关的持续 2 个月的 TILs 具有分化程度较低的表型(CD27⁺ CD28⁺ CD45RA⁺ 但 CD62L⁻ CCL7⁻)和较长的端粒[212-216]。这些结果表明,使用记忆细胞比使用效应细胞对过继转移更有效更方便[217],这一点已被小鼠模型证实[218]。因为 TILs 包含大量的肿瘤反应效应细胞,扩展记忆表型的培养条件的识别是优先的。近年来,随着表达不同共刺激分子和细胞因子的人 T. APCs(aAPCs)的发展,技术的进步为提供所需的共刺激分子和细胞因子来对 TILs 进行再修饰,提高其体内效价和功能。最近的工作已经描述了下一代基于 K562 的 aAPC 表达多基因插入的平台开发,包括 HLA-A2、CD64(高亲和力 Fc 受体)、CD80、CD83、CD86、CD137L(4-1BBL)和 CD252(Ox40L)以及大量 T 细胞支持细胞因子[219]。细胞型 aAPC 被证明在激活和扩增 CD8⁺CD28⁻ T 细胞方面更有效,与抗原特异性 T

细胞相比,基于磁珠的 APC 具有明显的优势[219]。

一种克服大量肿瘤反应 T 细胞这一艰巨任务的策略是通过改造 T 细胞来重新定向它们的特异性。这可以通过转导淋巴细胞表达对肿瘤相关表位具有高亲和力的克隆 TCR 来实现。在这种情况下,克隆异二聚体 TCR 并与来源于患者外周血 T 细胞进行混合,创造大量的双特异性 T 细胞,考虑到他们的原始细胞,这些是多克隆,但对克隆 TCR 来说,潜在的是单克隆的(如果与内源性细胞重组是最小化的)[220]。合适的情况下,T 细胞可以用嵌合免疫感受器进行转导。

在晚期宫颈癌的情况下。过继 T 细胞疗法似乎是一个有前途的选择。在 Stevanovie 等人[221]的一项研究中,将 TILs 产生的 HPV 癌蛋白反应性 T 细胞培养后,再输给患者。9 名接受治疗的妇女中有 3 名获得了客观的肿瘤反应,2 名患者得到了持久的缓解。

另一种具有重定向特异性的 T 细胞工程策略是通过基因修饰,通过嵌合抗原受体(CAR)以 MHC 不受限制的方式识别抗原。融合基因编码一个胞外结构域,这个胞外结构域通过单链可变片段(scFv)抗体与介导 T 细胞活化的细胞内信号模块相连接[57,220,222,223]。肿瘤结合功能的 CAR 通常通过包含单链可变片段(scFv)抗体来完成。含有 $V_H$ 和 $V_L$ 链,由长度约为 15 个残基的肽链连接。主要可以构建通用的靶向载体,因为 scFv 与原生细胞表面表位结合,绕过 MHC 的限制[224,225]。因此,与 TCRs 相比,CARs 具有两大优势:①HLA 非依赖的识别抗原,无论受试者的 HLA 和肿瘤细胞上的 HLA 表达水平如何,均具有广泛的适用性;②信号转导,重新定向 T 细胞毒性,允许重复暴露抗原后 T 细胞增殖和存活。如果 scFv 是非人类的,则其潜在的缺陷源于其潜在的免疫缺陷,这可以通过使用人类 scFv 来避免。

许多针对不同肿瘤的 CARs 已经被开发出来(这在其他地方进行了综述)[220,226],并

且初始测试主要在血液学恶性肿瘤中进行。在部分卵巢肿瘤抗原和 CARs 体内体外研究中的 T 淋巴细胞为 FBP[227,228]、MUC1[229]、HER2 和间皮素[230]。首次报道了卵巢癌中 CAR-T 细胞过继转移的安全性研究[231],但临床未见明显肿瘤反应。这可能是由于转基因 CAR 的低表达,以及转移的 T 细胞的持久性较差[231]。通过使用人类 scFv 和向 CARs 的胞质内区域添加共刺激信号能力,持久性可以显著提高[232]。CARs 必须解决的一个问题是,通过通常的 scFv-TCRz 单链结构的胞质区域发送信号并不能完全复制多链 TCR 信号复合物。这是通过在嵌合受体的细胞质域中加入额外的信号模块来解决的。高效的慢病毒和组织培养技术现在也支持初级 T 细胞的高效转导[233]。其他临床前研究中,T 细胞被设计成表达 MUC-16 特异性 CAR,与完全根除原位卵巢异种移植相关[232]。针对叶酸受体、间皮素和 NY-ESO-1 等卵巢癌相关靶点的 T 细胞靶向研究正在进行。

报告还表明,T 细胞在体外扩增以维持更多的干细胞样 T 细胞群,即众所周知的 T 干细胞记忆(Tscm)细胞,能够通过补充效应因子而产生更持久的反应[234]。移植较不成熟的、更多的干细胞的明显好处可能是由于增加的持久性和这些细胞在活体内的补充能力。下一代自体 CAR-T 细胞(ACT)协议的重点是①使用不太成熟的细胞,包括造血干细胞,提供由 TCR 基因产生的对抗肿瘤抗原的效应 T 细胞的长期、潜在的终生效应;②将自杀基因纳入可增加额外安全水平的基因改造中;③将开关受体纳入可识别多个抗原目标的基因改造中;④抑制信号转换(例如通过 PD-1 受体)成一个激活信号,通过修改 CAR-T 细胞对配体的共刺激域;⑤遗传标记和生物荧光成像和正电子发射断层扫描报告基因允许转基因 T 细胞对进入肿瘤与抗肿瘤及其相关反应实现实时可视化[235]。

为 ACT 做准备,患者通常接受淋巴耗竭条件的化疗,在 T 细胞扩增转移后给予低剂

量或高剂量的 IL2。随着 ACT 变得越来越普
遍，所有中心都熟悉可能发生的潜在不良事件
和它的管理，这已经变得非常重要。细胞因子
释放综合征，通常发生在注射后第 2 天到第
10 天之间，表现为发热、低血压、呼吸衰竭，这
可以通过托珠单抗来控制。托珠单抗是一种
IL-6 受体拮抗剂，在重症监护病房中提供一
般支持性治疗。高剂量类固醇用于治疗危及
生命的病例。过去经历过多次化疗周期的患
者可能最终会出现持续的全血细胞减少，因
此，建议减少条件化疗和冷冻干细胞备用
剂量。

## 14.13　先天免疫受体激动剂和 toll 样受体激动剂

（1）先天免疫受体激动剂：除了疫苗之外，
在卵巢癌中还探索了几种通过先天免疫系统
识别癌症的策略。这些策略包括前面讨论的
I 型 IFN、TLR 激动剂和溶瘤病毒和细菌等微
生物制剂。

（2）toll 样受体激动剂：TLRs 识别各种病
原体广泛共享的特征分子，导致I 型 ITN 的产
生和 APCs 的成熟。TLR 配体作为卵巢癌的抗
癌药物正在被探索[236]。VTX-2337（motoli-
mod）是 TLR8 的一种小分子激动剂，已与脂质
体阿霉素联合应用于晚期卵巢癌I 期研究。本
研究具有安全性和免疫活化作用，具有临床疗
效[237]。motolimod 联合脂质体多柔比星的第
二阶段研究正在进行（NCTO0166444），另外一
项研究目前正在评估 motolimod、脂质体多柔比
星和 PD-LI 靶向抗体度伐单抗的三种组合
（NCT0243 1559）。

## 14.14　溶瘤病毒和 L. isteria

（1）溶瘤病毒：溶瘤病毒是这样一种病毒，
与正常组织相比，它具有在癌细胞中复制的固
有偏好。这些病毒除了具有肿瘤减瘤特性外，
还通过提供 TLR 激动剂、释放肿瘤抗原和危

险信号以及产生 I 型 IFN，充当先天免疫的强
激活剂。已经在晚期卵巢癌患者中进行了几
次腹腔注射溶瘤病毒的试验。大多数研究表
明，一些患者具有良好的耐受性和疾病持久的
稳定性[238-244]。这些研究表明，IP 溶瘤病毒在
卵巢癌中提供了一种可行的治疗策略，为了获
得最佳疗效，它们与其他方法的联合应用（如
化疗，其他免疫疗法）可能是有保证的。

（2）L. isteria：基于单核细胞李斯特菌（Lm）
的减毒活疫苗使用了这种细菌的一种转基因形
式。有几项研究探讨了在晚期宫颈癌中编码
HPV 16 E7 蛋白的 Lm 疫苗。在印度进行的一
项前瞻性二期研究旨在评估该载体（ADXS11
001）在晚期宫颈癌患者中伴有顺铂化疗与否的
安全性和有效性。该结果在 ASCO 2014 年会
议上发表，研究显示 12 个月的生存率为 36%、
反应率为 11%，提示 ADXS11-001 是复发性宫
颈癌的一种活性药物[245]。一项 GOG II期试验
（265 方案）正在评估 ADXS 11-001 在持续或复
发的宫颈鳞状胸细胞癌或非鳞状细胞癌治疗中
的应用[246]。

## 14.15　结论

许多宫颈癌、子宫内膜癌或卵巢癌患者经
手术治疗、放射治疗、化疗后可在一定时期内
无临床表现，但最终发展为无法治愈的疾病。
这种情景是针对循环肿瘤细胞或微转移，而不
是大块疾病，是基于免疫干预的理想治疗。近
十年来，肿瘤免疫治疗领域取得了重大进展。
同样重要的是识别具有免疫原性潜力的肿瘤
抗原，特别是应用多种方法增强抗肿瘤反应。
采用免疫调节策略，如检查点阻滞。虽然有明
确的证据表明，在孤立的患者群体中长期受
益，但仍有许多方面需要改进和提高，以继续
改善患者的预后：①必须开发相应的生物标志
物，如预测基因组标记的表征；②以 Ox40、
ICOS 等为靶点，通过检查点阻滞扩大早期的
成功率；③考虑与放疗、化疗或冷冻治疗等其
他方式联合使用，以增强抗原表达；④考虑溶

瘤病毒的使用;⑤与多种靶向药物联合,利用靶向药物的免疫调节效应;⑥评价靶向其他免疫抑制机制的靶向药物,如调节性 T 细胞、IDO、MDSCs 等。

我们必须以临床试验的形式推进以发现为导向的转化研究,以快速评估替代疫苗策略、免疫调节方法、联合策略、免疫监测方法以及肿瘤逃逸机制。成功的关键将取决于有组织的多学科小组的持续发展,采用标准化的患者群体(如第二或第三缓解期),以及标准化监测,以便比较单个变量,如抗原(蛋白肽、病毒载体或 DNA)的构成、抗原传递的频率和强度、不同佐剂的作用及影响因素的特点。同时,旨在实现综合反应(抗体和 T 细胞效应器)的策略组合以及免疫调节方法最有可能在未来提供有意义的临床效益。

(周　波　蔡红兵)

# 参 考 文 献

[1] MCGUIRE WP, HOSKINS WJ, BRADY MF, et al. Cyclophosphamide and cisplatin compared with paclitaxel and cisplatin in patients with stage III and stage IV ovarian cancer[J]. N Engl J Med, 1996,334:1-6.

[2] MUGGIA FM, BRALY PS, BRADY MF, et al. Phase III randomized study of cisplatin versus paclitaxel versus cisplatin and paclitaxel in patients with suboptimal stage III or IV ovarian cancer: a Gynecologic Oncology Group study[J]. J Clin Oncol,2000,18(1):106-115.

[3] MARKMAN M, MARKMAN J, WEBSTER K, et al. Duration of response to second-line, platinum-based chemotherapy for ovarian cancer: implications for patient management and clinical trial design[J]. J Clin Oncol,2004,22(15):3 120-3 125.

[4] ARMSTRONG DK, BUNDY B, WENZEL L, et al. Intraperitoneal cisplatin and paclitaxel in ovarian cancer[J]. N Engl J Med,2006,354(1):34-43.

[5] KOUTSKY LA, AULT KA, WHEELER CM, et al. A controlled trial of a human papillomavirus type 16 vaccine[J]. N Engl J Med,2002,347(21): 1 645-1 651.

[6] BROOKS N, POUNIOTIS DS. Immunomodulation in endometrial cancer[J]. Int J Gynecol Cancer, 2009,19(4):734-740.

[7] COOSEMANS, A, W M, BERNEMAN ZN, et al. Immunological response after therapeutic vaccination with WT1 mRNA-loaded dendritic cells in end-stage endometrial carcinoma[J]. Anticancer Res,2010,30(9):3 709-3 714.

[8] BIGNOTTI E, RAVAGGI A, ROMANI C, et al. Trop-2 overexpression in poorly differentiated endometrial endometrioid carcinoma: implications for immunotherapy with hRS7, a humanized anti-trop-2 monoclonal antibody[J]. Int J Gynecol Cancer, 2011,21(9):1 613-1 621.

[9] CHAMPIAT S, LAMBOTTE O, BARREAU E, et al. Management of immune checkpoint blockade dysimmune toxicities: a collaborative position paper[J]. Ann Oncol,2016,27(4):559-574.

[10] COLEY WB. V. Sarcoma of the clavicle: end-results following total excision[J]. Ann Surg, 1910,52(6):776-796.

[11] DUNN GP, BRUCE AT, IKEDA H, et al. Cancer immunoediting: from immunosurveillance to tumor escape[J]. Nat Immunol,2002,3(11):991-998.

[12] BUI JD, SCHREIBER RD. Cancer immunosurveillance, immunoediting and inflammation: independent or interdependent processes? [J]. Curr Opin Immunol,2007,19(2):203-208.

[13] ZHANG L, CONEJO-GARCIA JR, KATSAROS D, et al. Intratumoral T cells, recurrence, and survival in epithelial ovarian cancer[J]. N Engl J Med,2003,348(3):203-213.

[14] CURIEL TJ, COUKOS G, ZOU L, et al. Specific recruitment of regulatory T cells in ovarian carcinoma fosters immune privilege and predicts reduced survival[J]. Nat Med, 2004, 10(9):942-949.

[15] DIETL J, ENGEL JB, WISCHHUSEN J. The role of regulatory T cells in ovarian cancer[J]. Int J Gynecol Cancer,2007,17(4):764-770.

[16] SHANKARAN V, IKEDA H, BRUCE AT, et al. IFNgamma and lymphocytes prevent primary

tumour development and shape tumour immunogenicity[J]. Nature,2001,410(6832):1 107-1 111.

[17]SMYTH MJ, DUNN GP, SCHREIBER RD. Cancer immunosurveillance and immunoediting: the roles of immunity in suppressing tumor development and shaping tumor immunogenicity [J]. Adv Immunol,2006,90:1-50.

[18]KOEBEL CM,VERMI W,SWANN JB,et al. Adaptive immunity maintains occult cancer in an equilibrium state[J]. Nature, 2007, 450 (7171): 903-907.

[19]MUENST S,LUBLI H,SOYSAL SD,et al. The immune system and cancer evasion strategies: therapeutic concepts[J]. J Intern Med,2016,279 (6):541-562.

[20]MEISSNER M, REICHERT TE, KUNKEL M, et al. Defects in the human leukocyte antigen class I antigen processing machinery in head and neck squamous cell carcinoma: association with clinical outcome[J]. Clin Cancer Res, 2005, 11 (7):2 552-2 560.

[21] HICKLIN DJ, MARINCOLA FM, FERRONE S. HLA class I antigen downregulation in human cancers: T-cell immunotherapy revives an old story[J]. Mol Med Today,1999,5(4):178-186.

[22]SHEVACH EM. Fatal attraction: tumors beckon regulatory T cells[J]. Nat Med,2004,10(9):900-901.

[23]SHIELDS JD,KOURTIS IC,TOMEI AA,et al. Induction of lymphoidlike stroma and immune escape by tumors that express the chemokine CCL21[J]. Science,2010,328(5979):749-752.

[24]LIU Z,GUO B,LOPEZ RD. Expression of intercellular adhesion molecule (ICAM)-1 or ICAM-2 is critical in determining sensitivity of pancreatic cancer cells to cytolysis by human gammadelta-T cells:implications in the design of gammadelta-T-cell-based immunotherapies for pancreatic cancer [J]. J Gastroenterol Hepatol, 2009, 24 (5): 900-911.

[25]IGNEY FH,KRAMMER PH. Immune escape of tumors:apoptosis resistance and tumor counterattack[J]. J Leukoc Biol,2002,71(6):907-920.

[26] STAVELEY-O' CARROLL K, SOTOMAYOR E,MONTGOMERY J, et al. Induction of antigen-specific T cell anergy: an early event in the course of tumor progression[J]. Proc Natl Acad Sci U S A,1998,95(3):1 178-1 183.

[27]YIGIT R,MASSUGER LF,FIGDOR CG,et al. Ovarian cancer creates a suppressive microenvironment to escape immune elimination[J]. Gynecol Oncol,2010,117(2):366-372.

[28]PELLETIER M, MICHELETTI A, CASSATELLA MA. Modulation of human neutrophil survival and antigen expression by activated CD4 + and CD8+ T cells[J]. J Leukoc Biol, 2010, 117(2):366-372.

[29]COOLEY S,WEISDORF DS. Natural killer cells and tumor control[J]. Curr Opin Hematol,2010, 17(6):514-521.

[30]JONCKER NT,SHIFRIN N,DELEBECQUE F, et al. Mature natural killer cells reset their responsiveness when exposed to an altered MHC environment[J]. J Exp Med, 2010, 207 (10): 2 065-2 072.

[31]GARRIDO C,ALGARRA I,MALENO I,et al. Alterations of HLA class I expression in human melanoma xenografts in immunodeficient mice occur frequently and are associated with higher tumorigenicity[J]. Cancer Immunol Immunother, 2010,59(1):13-26.

[32]VEILLAT V,CARLI C,METZ CN,et al. Macrophage migration inhibitory factor elicits an angiogenic phenotype in human ectopic endometrial cells and triggers the production of major angiogenic factors via CD44,CD74,and MAPK signaling pathways [J]. J Clin Endocrinol Metab, 2010,95(12):E403-E412.

[33]QUALLS JE,MURRAY PJ. A double agent in cancer: stopping macrophages wounds tumors [J]. Nat Med,2010,16(8):863-864.

[34]DAVIES DR,COHEN GH. Interactions of protein antigens with antibodies[J]. Proc Natl Acad Sci U S A,1996,93(1):7-12.

[35]MAURO C,FU H,MARELLI-BERG F. T cell trafficking and metabolism: novel mechanisms and targets for immunomodulation[J]. Curr Opin Pharmacol,2012,12(4):452-457.

[36]CHAN TD,GARDAM S,GATTO D,et al. In vivo control of B-cell survival and antigen-specific B-cell responses[J]. Immunol Rev,2010,237(1):90-103.

[37]BOYD SD,GATA BA,JACKSON KJ,et al. Individual variation in the germline Ig gene repertoire inferred from variable region gene rearrangements[J]. J Immunol,2010,184(12):6 986-6 992.

[38]VINUESA CG,SZE DM,COOK MC,et al. Recirculating and germinal center B cells differentiate into cells responsive to polysaccharide antigens[J]. Eur J Immunol,2003,33(2):297-305.

[39]PONE EJ,ZHANG J,MAI T,et al. BCR-signalling synergizes with TLR-signalling for induction of AID and immunoglobulin class-switching through the non-canonical NF-kappaB pathway [J]. Nat Commun,2012,3:767.

[40]WANG SY,WEINER G. Complement and cellular cytotoxicity in antibody therapy of cancer[J]. Expert Opin Biol Ther,2008,8(6):759-768.

[41]WALPORT MJ. Complement. First of two parts [J]. N Engl J Med,2001,344(14):1 058-1 066.

[42]WALPORT MJ. Complement. Second of two parts [J]. N Engl J Med,2001,344(15):1 140-1 144.

[43]AZEREDO DA SILVEIRA S,KIKUCHI S, FOSSATI-JIMACK L,et al. Complement activation selectively potentiates the pathogenicity of the IgG2b and IgG3 isotypes of a high affinity anti-erythrocyte autoantibody[J]. J Exp Med, 2002,195(6):665-672.

[44]CHAN AC,CARTER PJ. Therapeutic antibodies for autoimmunity and inflammation[J]. Nat Rev Immunol,2010,10(5):301-316.

[45]LV M,LIN Z,QIAO C,et al. Novel anti-CD20 antibody TGLA with enhanced antibody-dependent cell-mediated cytotoxicity mediates potent anti-lymphoma activity[J]. Cancer Lett,2010,294 (1):66-73.

[46]NATSUME A,NIWA R,SATOH M. Improving effector functions of antibodies for cancer treatment:enhancing ADCC and CDC[J]. Drug Des Devel Ther,2009,3:7-16.

[47]COICO R,SUNSHINE G. Immunology:A Short Course[M]. Hoboken,NJ:John Wiley and Sons,

2009:391.

[48]BJORKMAN PJ,SAPER MA,SAMRAOUI B,et al. Structure of the human class I histocompatibility antigen,HLA-A2[J]. J Immunol,2005,174 (1):6-19.

[49]TROMBETTA ES,MELLMAN I. Cell biology of antigen processing in vitro and in vivo[J]. Annu Rev Immunol,2005,23:975-1 028.

[50]COHN M. Does the signal for the activation of T cells originate from the antigen-presenting cell or the effector T-helper? [J]. Cell Immunol,2006, 241(1):1-6.

[51]SMITH-GARVIN JE,KORETZKY GA,JORDAN MS. T cell activation[J]. Annu Rev Immunol,2009,27:591-619.

[52]HONG H,GU Y,ZHANG H,et al. Depletion of CD4+CD25+ regulatory T cells enhances natural killer T cell-mediated anti-tumour immunity in a murine mammary breast cancer model[J]. Clin Exp Immunol,2010,159(1):93-99.

[53]HODI FS,O'DAY SJ,MCDERMOTT DF,et al. Improved survival with ipilimumab in patients with metastatic melanoma[J]. N Engl J Med, 2010,363(8):711-723.

[54]BOURLA AB,ZAMARIN D. Immunotherapy: new strategies for the treatment of gynecologic malignancies [J]. Oncology (Williston Park), 2016,30(1):59-66,69.

[55]HAMANISHI J,MANDAI M,IKEDA T,et al. Safety and antitumor activity of Anti-PD-1. antibody,nivolumab,in patients with platinum-resistant ovarian cancer [J]. J Clin Oncol, 2015, 33 (34):4 015-4 022.

[56]SHARMA RK,SCHABOWSKY RH,SRIVASTAVA AK,et al. 4-1 BB ligand as an effective multifunctional immunomodulator and antigen delivery vehicle for the development of therapeutic cancer vaccines[J]. Cancer Res,2010,70(10): 3 945-3 954.

[57]MORAN AE, KOVACSOVICS-BANKOWSKI M,Weinberg AD. The TNFRs OX40, 4-1[BB, and CD40 as targets for cancer immunotherapy [J]. Curr Opin Immunol,2013,25(2):230-237.

[58]LI Y,LIU S,MARGOLIN K,et al. Summary of the

primer on tumor immunology and the biological therapy of cancer[J]. J Transl Med,2009,7:11.

[59]CLYNES RA,TOWERS TL,PRESTA LG,et al. Inhibitory Fc receptors modulate in vivo cytotoxicity against tumor targets [J]. Nat Med, 2000,6(4):443-446.

[60]TOPALIAN SL,WEINER GJ,PARDOLL DM. Cancer immunotherapy comes of age[J]. J Clin Oncol,2011,29(36):4 828-4 836.

[61]KOHLER ME,JOHNSON BD,PALEN K,et al. Tumor antigen analysis in neuroblastoma by serological interrogation of bioinformatic data[J]. Cancer Sci,2010,101(11):2 316-2 324.

[62]SAHIN U,TÜRECI O,SCHMITT H,et al. Human neoplasms elicit multiple specific immune responses in the autologous host[J]. Proc Natl Acad Sci U S A. 1995,92(25):11 810-11 813.

[63] CHATTERJEE M, WOJCIECHOWSKI J, TAINSKY MA. Discovery of antibody biomarkers using protein microarrays of tumor antigens cloned in high throughput[J]. Methods Mol Biol, 2009,520:21-38.

[64]GNJATIC S,RITTER E,BÜCHLER MW,et al. Seromic profiling of ovarian and pancreatic cancer [J]. Proc Natl Acad Sci U S A,2010,107(11): 5 088-5 093.

[65]PIURA B,PIURA E. Autoantibodies to tumorassociated antigens in epithelial ovarian carcinoma[J]. J Oncol,2009,2009:581 939.

[66]BRICHARD V,VAN PEL A,WLFEL T,et al. The tyrosinase gene codes for an antigen recognized by autologous cytolytic T lymphocytes on HLA-A2 melanomas[J]. J Exp Med,1993,178 (2):489 495.

[67]WOLFEL T,HAUER M,SCHNEIDER J,et al. A p16INK4a-insensitive CDK4 mutant targeted by cytolytic T lymphocytes in a human melanoma [J]. Science,1995,269(5228):1 281-1 284.

[68]CHEEVER MA,DISIS ML,BERNHARD H,et al. Immunity to oncogenic proteins[J]. Immunol Rev,1995,145:33-59.

[69]SCANLAN MJ,CHEN YT,WILLIAMSON B, et al. Characterization of human colon cancer antigens recognized by autologous antibodies[J].

Int J Cancer,1998,76(5):652-658.

[70]ZHANG S,CORDON-CARDO C,ZHANG HS, et al. Selection of carbohydrate tumor antigens as targets for immune attack using immunotherapy. I. Focus on gangliosides[J]. Int J Cancer,1997, 73:42-49.

[71]TINDLE RW. Human papillomavirus vaccines for cervical cancer[J]. Curr Opin Immunol,1996, 8(5),643-650.

[72]BOON T, VAN DER BRUGGEN P. Human tumor antigens recognized by T lymphocytes[J]. J Exp Med,1996,183(3):725-729.

[73]DUDLEY ME,WUNDERLICH JR,YANG JC, et al. A phase I study of nonmyeloablative chemotherapy and adoptive transfer of autologous tumor antigen-specific T lymphocytes in patients with metastatic melanoma [J]. J Immunother, 2002,25(3):243-251.

[74]HURWITZ AA,YU TF,LEACH DR,et al. CTLA-4 blockade synergizes with tumor-derived granulocyte-macrophage colony-stimulating factor for treatment of an experimental mammary carcinoma[J]. Proc Natl Acad Sci U S A,1998, 95(17):10 067-10 071.

[75]MATSUZAKI J, GNJATIC S, MHAWECHFAUCEGLIA P, et al. Tumor-infiltrating NYESO-1-specific CD8+ T cells are negatively regulated by LAG-3 and PD-1 in human ovarian cancer[J]. Proc Natl Acad Sci U S A,2010,107 (17):7 875-7 880.

[76]UYTTENHOVE C,PILOTTE L,THÉATE I,et al. Evidence for a tumoral immune resistance mechanism based on tryptophan degradation by indoleamine 2,3-dioxygenase[J]. Nat Med,2003, 9(10):1 269-1 274.

[77]FUJII S, FUJIMOTO K, SHIMIZU K, et al. Presentation of tumor antigens by phagocytic dendritic cell clusters generated from human CD34+ hematopoietic progenitor cells:induction of autologous cytotoxic T lymphocytes against leukemic cells in acute myelogenous leukemia patients[J]. Cancer Res,1999,59(9):2 150-2 158.

[78]TERABE M, MATSUI S, NOBEN-TRAUTH N,et al. NKT cell-mediated repression of tumor

immunosurveillance by IL-13 and the IL-4R-STAT6 pathway[J]. Nat Immunol,2000,1(6): 515-520.

[79]ELGUETA R,BENSON MJ,DE VRIES VC,et al. Molecular mechanism and function of CD40/ CD40L engagement in the immune system[J]. Immunol Rev,2009,229(1):152-172.

[80]SCARLETT UK, CUBILLOS-RUIZ JR, NES-BETH YC,et al. In situ stimulation of CD40 and toll-like receptor 3 transforms ovarian cancer-infiltrating dendritic cells from immunosuppressive to immunostimulatory cells [J]. Cancer Res, 2009,69(18):7 329-7 337.

[81]KEDL RM, JORDAN M, POTTER T, et al. CD40 stimulation accelerates deletion of tumor-specific CD8(+) T cells in the absence of tumor-antigen vaccination[J]. Proc Natl Acad Sci U S A,2001,98(19):10 811-10 816.

[82]MELICHAR B,PATENIA R,GALLARDO S,et al. Expression of CD40 and growth-inhibitory activity of CD40 ligand in ovarian cancer cell lines [J]. Gynecol Oncol,2007,104(3):707-713.

[83]HAKKARAINEN T,HEMMINKI A,PEREBO-EV AV,et al. CD40 is expressed on ovarian cancer cells and can be utilized for targeting adenoviruses[J]. Clin Cancer Res,2003,9(2):619-624.

[84]GALLAGHER NJ, ELIOPOULOS AG, AG-ATHANGELO A,et al. CD40 activation in epithelial ovarian carcinoma cells modulates growth, apoptosis,and cytokine secretion[J]. Mol Pathol, 2002,55(2):110-120.

[85]CIARAVINO G, BHAT M, MANBEIAN CA,et al. Differential expression of CD40 and CD95 in ovarian carcinoma[J]. Eur J Gynaecol Oncol, 2004,25(1):27-32.

[86]TOUTIRAIS O, GERVAIS A, CABILLIC F, et al. Effects of CD40 binding on ovarian carcinoma cell growth and cytokine production in vitro[J]. Clin Exp Immunol,2007,149(2):372-377.

[87]QURESHI OS,ZHENG Y,NAKAMURA K,et al. Trans-endocytosis of CD80 and CD86:a molecular basis for the cell-extrinsic function of CT-LA-4[J]. Science,2011,332(6029):600-603.

[88] KORMAN AJ, PEGGS KS, ALLISON JP. Checkpoint blockade in cancer immunotherapy [J]. Adv Immunol,2006,90:297-339.

[89]PEGGS KS, QUEZADA SA,CHAMBERS CA, et al. Blockade of CTLA-4 on both effector and regulatory T cell compartments contributes to the antitumor activity of anti-CTLA-4 antibodies [J]. J Exp Med,2009,206(8):1 717-1 725.

[90]FONG L,SMALL EJ. Anti-cytotoxic T-lymphocyte antigen-4 antibody:the first in an emerging class of immunomodulatory antibodies for cancer treatment [J]. J Clin Oncol,2008,26(32):5 275-5 283.

[91]ROBERT C, THOMAS L, BONDARENKO I,et al. Ipilimumab plus dacarbazine for previously untreated metastatic melanoma [J]. N Engl J Med,2011,364(26):2 517-2 526.

[92]MICHOT JM,BIGENWALD C,CHAMPIAT S, et al. Immune-related adverse events with immune checkpoint blockade:a comprehensive review[J]. Eur J Cancer,2016,54:139-148.

[93]HODI FS. Immunologic and clinical effects of antibody blockade of cytotoxic T lymphocyte-associated antigen 4 in previously vaccinated cancer patients[J]. Proc Natl Acad Sci U S A,2008,105 (8):3 005-3 010.

[94]IWAI Y, ISHIDA M, TANAKA Y, et al. Involvement of PD-L1 on tumor cells in the escape from host immune system and tumor immunotherapy by PD-L1 blockade[J]. Proc Natl Acad Sci U S A,2002,99(19):12 293-12 297.

[95]NAKANISHI J,WADA Y,MATSUMOTO K,et al. Overexpression of B7-H1 (PD-L1) significantly associates with tumor grade and postoperative prognosis in human urothelial cancers[J]. Cancer Immunol Immunother, 2007, 56 (8): 1 173-1 182.

[96]THOMPSON RH,DONG H,LOHSE CM,et al. PD-1 is expressed by tumor-infiltrating immune cells and is associated with poor outcome for patients with renal cell carcinoma[J]. Clin Cancer Res,2007,13(6):1 757-1 761.

[97]GAO Q, WANG XY, QIU SJ, et al. Overexpression of PD-L1 significantly associates with tumor aggressiveness and postoperative recurrence in human hepatocellular carcinoma[J]. Clin Cancer

Res,2009,15(3):971-979.

[98]CURIEL TJ,WEI S,DANG H,et al. Blockade of B7-H1 improves myeloid dendritic cell-mediated antitumor immunity[J]. Nat Med,2003,9(5):562-567.

[99]JAVEED A,ZHANG B,QU Y,et al. The significantly enhanced frequency of functional CD4+CD25+Foxp3+ T regulatory cells in therapeutic dose aspirin-treated mice[J]. Transpl Immunol,2009,20(4):253-260.

[100]KAUFMANN DE, WALKER BD. PD-1 and CTLA-4 inhibitory cosignaling pathways in HIV infection and the potential for therapeutic intervention[J]. J Immunol, 2009, 182 (10):5 891-5 897.

[101]BLANK C,MACKENSEN A. Contribution of the PD-L1/PD-1 pathway to T-cell exhaustion:an update on implications for chronic infections and tumor evasion[J]. Cancer Immunol Immunother,2007,56(5):739-745.

[102]HIRANO F,KAMEKO K,TAMURA H,et al. Blockade of B7-H1 and PD-1 by monoclonal antibodies potentiates cancer therapeutic immunity[J]. Cancer Res,2005,65(3):1 089-1 096.

[103]HE YF,ZHANG GM,WANG XH,et al. Blocking programmed death-1 ligand-PD-1 interactions by local gene therapy results in enhancement of antitumor effect of secondary lymphoid tissue chemokine[J]. J Immunol,2004,173(8):4 919-4 928.

[104]BLANK C, KUBALL J, VOELKL S, et al. Blockade of PD-L1 (B7-H1) augments human tumor-specific T cell responses in vitro[J]. Int J Cancer,2006,119(2):317-327.

[105]VARGA A,PIHA-PAUL SA,OTT PA,et al. Antitumor activity and safety of pembrolizumab in patients with PDL-1 positive advanced ovarian cancer:intermim results of a phase Ib study[J]. J Clin Oncol,2015,33(15):5 510.

[106]DISIS ML, PATEL MR, PANT S. Avelumab, an anti PDL-1 antibody in patients with previously treated,recurrent or refractory ovarian cnacer,a phase Ib open label expansion trial [J]. J Clin Oncol,2015,33(15):5 509.

[107]LARKIN J, HODI FS, WOLCHOK JD. Combined nivolumab and ipilimumab or monotherapy in untreated melanoma[J]. N Engl J Med,2015,373(13):1 270-1 271.

[108]BERGER R,ROTEM-YEHUDAR R,SLAMA G,et al. Phase I safety and pharmacokinetic study of CT-011,a humanized antibody interacting with PD-1,in patients with advanced hematologic malignancies[J]. Clin Cancer Res,2008,14(10):3 044-3 051.

[109]BERD D, SATO T, MAGUIRE HC Jr, et al. Immunopharmacologic analysis of an autologous,hapten-modified human melanoma vaccine [J]. J Clin Oncol,2004,22(3):403-415.

[110]DUDLEY ME, WUNDERLICH JR, ROBBINS PF,et al. Cancer regression and autoimmunity in patients after clonal repopulation with antitumor lymphocytes [J]. Science, 2002, 298 (5594):850-854.

[111]MACHIELS JP, REILLY RT, EMENS LA, et al. Cyclophosphamide, doxorubicin, and paclitaxel enhance the antitumor immune response of granulocyte/macrophage-colony stimulating factor-secreting whole-cell vaccines in HER-2/neu tolerized mice[J]. Cancer Res, 2001, 61(9):3 689-3 697.

[112]DUDLEY ME,WUNDERLICH JR,YANG JC, et al. Adoptive cell transfer therapy following non-myeloablative but lymphodepleting chemotherapy for the treatment of patients with refractory metastatic melanoma[J]. J Clin Oncol,2005,23(10):2 346-2 357.

[113]KLEBANOFF CA,WUNDERLICH JR,YANG JC, et al. Sinks, suppressors and antigen presenters:how lymphodepletion enhances T cell-mediated tumor immunotherapy[J]. Trends Immunol,2005,26(2):111-117.

[114]BERD D,MAGUIRE HC Jr,MASTRANGELO MJ. Induction of cell-mediated immunity to autologous melanoma cells and regression of metastases after treatment with a melanoma cell vaccine preceded by cyclophosphamide [J]. Cancer Res,1986,46(5):2 572-2 577.

[115]MACLEAN GD, REDDISH MA, KOGANTY

RR, et al. Antibodies against mucin-associated sialyl-Tn epitopes correlate with survival of metastatic adenocarcinoma patients undergoing active specific immunotherapy with synthetic STn vaccine[J]. J Immunother Emphasis Tumor Immunol, 1996, 19(1): 59-68.

[116] BENENCIA F, COUKOS G, REGULATORY Cell T. Depletion can boost DC-based vaccines [J]. Cancer Biol Ther, 2005, 4(6): 628-630.

[117] PRASAD SJ, FARRAND KJ, MATTHEWS SA, et al. Dendritic cells loaded with stressed tumor cells elicit long-lasting protective tumor immunity in mice depleted of CD4 + CD25 + regulatory T cells[J]. J Immunol, 2005, 174(1): 90-98.

[118] POWELL DJ JR, ATTIA P, GHETIE V, et al. Partial reduction of human FOXP3 + CD4 T cells in vivo after CD25-directed recombinant immunotoxin administration[J]. J Immunother, 2008, 31(2): 189-198.

[119] DANNULL J, SU Z, RIZZIERI D, et al. Enhancement of vaccine-mediated antitumor immunity in cancer patients after depletion of regulatory T cells[J]. J Clin Invest, 2005, 115(12): 3 623-3 633.

[120] BARNETT B, KRYCZEK I, CHENG P, et al. Regulatory T cells in ovarian cancer: biology and therapeutic potential[J]. Am J Reprod Immunol, 2005, 54(6): 369-377.

[121] MAHNKE K, SCHNFELD K, FONDEL S, et al. Depletion of CD4+CD25+ human regulatory T cells in vivo: kinetics of Treg depletion and alterations in immune functions in vivo and in vitro[J]. Int J Cancer, 2007, 120(12): 2 723-2 733.

[122] RASKU MA, CLEM AL, TELANG S, et al. Transient T cell depletion causes regression of melanoma metastases[J]. J Transl Med, 2008, 6: 12.

[123] WALDMANN TA. Daclizumab (anti-Tac, Zenapax) in the treatment of leukemia/lymphoma [J]. Oncogene, 2007, 26(25): 3 699-3 703.

[124] KREIJVELD E, KOENEN HJ, KLASEN IS, et al. Following anti-CD25 treatment, a functional CD4+CD25+ regulatory T-cell pool is present in renal transplant recipients[J]. Am J Transplant, 2007, 7(1): 249-255.

[125] NUSSENBLATT RB, FORTIN E, SCHIFFMAN R, et al. Treatment of noninfectious intermediate and posterior uveitis with the humanized anti-Tac mAb: a phase I/II clinical trial[J]. Proc Natl Acad Sci U S A, 1999, 96(13): 7 462-7 466.

[126] PRZEPIORKA D, KERNAN NA, IPPOLITI C, et al. Daclizumab, a humanized anti-interleukin-2 receptor alpha chain antibody, for treatment of acute graft-versus-host disease[J]. Blood, 2000, 95(1): 83-89.

[127] LEHKY TJ, LEVIN MC, KUBOTA R, et al. Reduction in HTLV-I proviral load and spontaneous lymphoproliferation in HTLV-I-associated myelopathy/tropical spastic paraparesis patients treated with humanized anti-Tac[J]. Ann Neurol, 1998, 44(6): 942-947.

[128] VINCENTI F, NASHAN B, LIGHT S. Daclizumab: outcome of phase III trials and mechanism of action. Double Therapy and the Triple Therapy Study Groups[J]. Transplant Proc, 1998, 30(5): 2 155-2 158.

[129] SUGIYAMA D, NISHIKAWA H, MAEDA Y, et al. Anti-CCR4 mAb selectively depletes effector-type FoxP3+CD4+ regulatory T cells, evoking antitumor immune responses in humans [J]. Proc Natl Acad Sci U S A, 2013, 110(44): 17 945-17 950.

[130] OGURA MI, ISHIDA T, HATAKE K, et al. Multicenter phase II study of mogamulizumab (KW-0761), a defucosylated anti-cc chemokine receptor 4 antibody, in patients with relapsed peripheral T-cell lymphoma and cutaneous T-cell lymphoma[J]. J Clin Oncol, 2014, 32(11): 1 157-1 163.

[131] FYFE GA, FISHER RI, ROSENBERG SA, et al. Long-term response data for 255 patients with metastatic renal cell carcinoma treated with high-dose recombinant interleukin-2 therapy[J]. J Clin Oncol, 1996, 14(8): 2 410-2 411.

[132] CHANG E, ROSENBERG SA. Patients with

melanoma metastases at cutaneous and subcutaneous sites are highly susceptible to interleukin-2-based therapy[J]. J Immunother, 2001, 24 (1):88-90.

[133]YIGIT R, FIGDOR CG, ZUSTERZEEL PL, et al. Cytokine analysis as a tool to understand tumour-host interaction in ovarian cancer[J]. Eur J Cancer,2011,47(12):1 883-1 889.

[134]MARTH C, WINDBICHLER GH, HAUSMANUNGER H, et al. Interferon-gamma in combination with carboplatin and paclitaxel as a safe and effective first-line treatment option for advanced ovarian cancer:results of a phase I/II study[J]. Int J Gynecol Cancer,2006,16(4):1 522-1 528.

[135]ABDULHAY G, DISAIA PJ, BLESSING JA, et al. Human lymphoblastoid interferon in the treatment of advanced epithelial ovarian malignancies:a Gynecologic Oncology Group study[J]. Am J Obstet Gynecol,1985,152(4):418-423.

[136]SERETI I, ANTHONY KB, MARTINEZ-WILSON H, et al. IL-2-induced CD4 + T-cell expansion in HIV-infected patients is associated with long-term decreases in T-cell proliferation [J]. Blood,2004,104(3):775-780.

[137]ALBERTS DS, HANNIGAN EV, LIU PY, et al. Randomized trial of adjuvant intraperitoneal alpha-interferon in stage III ovarian cancer patients who have no evidence of disease after primary surgery and chemotherapy:an intergroup study[J]. Gynecol Oncol, 2006, 100 (1): 133-138.

[138]WADLER S, BURK RD, NEUBERG D, et al. Lack of efficacy of interferon-alpha therapy in recurrent,advanced cervical cancer[J]. J Interferon Cytokine Res,1995,15(12):1 011-1 016.

[139]RAMOS MC, MARDEGAN MC, PEGHINI BC, et al. Expression of cytokines in cervical stroma in patients with high-grade cervical intraepithelial neoplasia after treatment with intralesional interferon alpha-2b[J]. Eur J Gynaecol Oncol,2010,31(5):522-529.

[140]FISHER RI, ROSENBERG SA, FYFE G. Long-term survival update for high-dose recombinant

interleukin-2 in patients with renal cell carcinoma[J]. Cancer J Sci Am,2000,6(Suppl 1):S55-S57.

[141]CHANG X, ZHENG P, LIU Y. Selective elimination of autoreactive T cells in vivo by the regulatory T cells[J]. Clin Immunol,2009,130(1): 61-73.

[142]WEISS GR, GROSH WW, CHIANSES-BULLOCK KA, et al. Molecular insights on the peripheral and intratumoral effects of systemic high-dose rIL-2 (aldesleukin) administration for the treatment of metastatic melanoma[J]. Clin Cancer Res,2011,17(23):7 440-7 450.

[143]EDWARDS RP, GOODING W, LEMBERSKY BC, et al. Comparison of toxicity and survival following intraperitoneal recombinant interleukin-2 for persistent ovarian cancer after platinum: twenty-four-hour versus 7-day infusion [J]. J Clin Oncol,1997,15(11):3 399-3 407.

[144]WEI S, KRYCZEK I, EDWARDS RP, et al. Interleukin-2 administration alters the CD4 + FOXP3+ T-cell pool and tumor trafficking in patients with ovarian carcinoma [J]. Cancer Res,2007,67(15):7 487-7 494.

[145]PENG DJ, LIU R, ZOU W. Regulatory T cells in human ovarian cancer [J]. J Oncol, 2012, 2012:345 164.

[146]HORTON HM, DORIGO O, HERNANDEZ P, et al. IL-2 plasmid therapy of murine ovarian carcinoma inhibits the growth of tumor ascites and alters its cytokine profile[J]. J Immunol, 1999,163(12):6 378-6 385.

[147]SNOOK AE, HUANG L, SCHULZ S, et al. Cytokine adjuvanation of therapeutic anti-tumor immunity targeted to cancer mucosa antigens [J]. Clin Transl Sci,2008,1(3):263-264.

[148]RAFF HV, BRADLEY C, BRADY W, et al. Comparison of functional activities between IgG1 and IgM class-switched human monoclonal antibodies reactive with group B streptococci or Escherichia coli K1[J]. J Infect Dis, 1991, 163 (2):346-354.

[149]TRINCHIERI G. Interleukin-12:a cytokine produced by antigen-presenting cells with immuno-

regulatory functions in the generation of T-helper cells type 1 and cytotoxic lymphocytes [J]. Blood,1994,84(12):4 008-4 027.

[150]NASH MA, LENZI R, EDWARDS CL, et al. Differential expression of cytokine transcripts in human epithelial ovarian carcinoma by solid tumour specimens,peritoneal exudate cells containing tumour, tumour-infiltrating lymphocyte (TIL)-derived T cell lines and established tumour cell lines[J]. Clin Exp Immunol,1998, 112(2):172-180.

[151]ZEIMET AG, WIDSCHWENDTER M, KNABBE C, et al. Ascitic interleukin-12 is an independent prognostic factor in ovarian cancer [J]. J Clin Oncol,1998,16(5):1 861-1 868.

[152]KUDELKA AP, LENZI R, ATKINSON EN, et al. Is ascitic fluid interleukin-12 an independent prognostic factor in ovarian cancer: The necessity of correction milligram P values for multiple comparisons[J]. J Clin Oncol, 1998, 16 (9): 3 208-3 209.

[153]HURTEAU JA, BLESSING JA, DECESARE SL,et al. Evaluation of recombinant human interleukin-12 in patients with recurrent or refractory ovarian cancer: a Gynecologic Oncology Group study[J]. Gynecol Oncol,2001,82(1):7- 10.

[154]MAHVI DM, HENRY MB, ALBERTINI MR, et al. Intratumoral injection of IL-12 plasmid DNA-results of a phase I/IB clinical trial[J]. Cancer Gene Ther,2007,14(8):717-723.

[155]DAUD AI, DECONTI RC, ANDREWS S, et al. Phase I trial of interleukin-12 plasmid electroporation in patients with metastatic melanoma [J]. J Clin Oncol,2008,26(36):5 896-5 903.

[156]CHAPMAN C, MURRAY A, CHAKRABARTI J,et al. Autoantibodies in breast cancer: their use as an aid to early diagnosis[J]. Ann Oncol, 2007,18(5):868-873.

[157]CHATTERJEE M, MOHAPATRA S, IONAN A, et al. Diagnostic markers of ovarian cancer by high-throughput antigen cloning and detection on arrays[J]. Cancer Res,2006,66(2):1 181-1 190.

[158]ANDERSON KS,WONG J,VITONIS A,et al. p53 autoantibodies as potential detection and prognostic biomarkers in serous ovarian cancer [J]. Cancer Epidemiol Biomarkers Prev,2010, 19(3):859-868.

[159]MADDISON P, LANG B. Paraneoplastic neurological autoimmunity and survival in small-cell lung cancer [J]. J Neuroimmunol, 2008, 201- 202:159-162.

[160]BUDIU RA, MANTIA-SMALDONE G, EL-ISHAEV E, et al. Soluble MUC1 and serum MUC1-specific antibodies are potential prognostic biomarkers for platinum-resistant ovarian cancer[J]. Cancer Immunol Immunother,2011, 60(7):975-984.

[161]ZHANG H, ZHANG S, CHEUNG NK, et al. Antibodies can eradicate cancer micrometastasis [J]. Cancer Res,1998,58:2 844-2 899.

[162]BELLATI F, NAPOLETANO C, GASPARRI ML,et al. Monoclonal antibodies in gynecological cancer:a critical point of view[J]. Clin Dev Immunol,2011,2011:890 758.

[163]REICHERT JM,DHIMOLEA E. The future of antibodies as cancer drugs[J]. Drug Discov Today,2012,17(17-18):954-963.

[164]BURGER RA, BRADY MF, BOOKMAN MA, et al. Phase III trial of bevacizumab in the primary treatment of advanced epithelial ovarian cancer, primary peritoneal cancer, or fallopian tube cancer: a Gynecology Oncology Group study[J]. J Clin Oncol,2010,28(18s):946s.

[165]ZHANG S,ZHANG HS,CORDON-CARDO C, et al. Selection of tumor antigens as targets for immune attack using immunohistochemistry: protein antigens[J]. Clin Cancer Res, 1998, 4: 2 669-2 676.

[166]ZHANG S,ZHANG HS,CORDON-CARDO C, et al. Selection of tumor antigens as targets for immune attack using immunohistochemistry:II. Blood group related antigens[J]. Int J Cancer, 1997,73:50-56.

[167]BAST RC JR, FEENEY M, LAZARUS H, et al. Reactivity of a monoclonal antibody with human ovarian carcinoma[J]. J Clin Invest,1981,

68(5):1 331-1 337.

[168]YIN BW,DNISTRIAN A,LLOYD KO. Ovarian cancer antigen CA125 is encoded by the MUC16 mucin gene[J]. Int J Cancer,2002,98(5):737-740.

[169]O'BRIEN TJ,BEARD JB,UNDERWOOD LJ, et al. The CA 125 gene:an extracellular super-structure dominated by repeat sequences[J]. Tumour Biol,2001,22(6):348-366.

[170]TEICHER BA. Antibody-drug conjugate targets [J]. Curr Cancer Drug Targets,2009,9(8):982-1 004.

[171]TEICHER BA,CHARI RV. Antibody conjugate therapeutics:challenges and potential[J]. Clin Cancer Res,2011,17(20):6 389-6 397.

[172]MEREDITH RF, BUCHSBAUM DJ, AL-VAREZ RD,et al. Brief overview of preclinical and clinical studies in the development of intraperitoneal radioimmunotherapy for ovarian cancer[J]. Clin Cancer Res,2007,13(18 pt 2):5 643s-5 645s.

[173]MALONEY D, MORSCHHAUSER F, LIN-DEN O, et al. Diversity in antibody-based approaches to non-Hodgkin lymphoma[J]. Leuk Lymphoma,2010,51(Suppl 1):20-27.

[174]YOUNG RC,BRADY MF,NIEBERG RK,et al. Adjuvant treatment for early ovarian cancer: a randomized phase III trial of intraperitoneal 32P or intravenous cyclophosphamide and cisplatin-a Gynecologic Oncology Group study[J]. J Clin Oncol,2003,21(23):4 350-4 355.

[175]NICHOLSON S,GOODEN CS,HIRD V,et al. Radioimmunotherapy after chemotherapy compared to chemotherapy alone in the treatment of advanced ovarian cancer:a matched analysis[J]. Oncol Rep,1998,5(1):223-226.

[176]BARAKAT RR, SABBATINI P, BHASKA-RAN D,et al. Intraperitoneal chemotherapy for ovarian carcinoma:results of long-term follow-up[J]. J Clin Oncol,2002,20(3):694-698.

[177]CHARI RV. Targeted delivery of chemotherapeutics:tumor-activated prodrug therapy[J]. Adv Drug Deliv Rev,1998,31(1-2):89-104.

[178]YIN BW,LLOYD KO. Molecular cloning of the ca125 ovarian cancer antigen:identification as a new mucin,muc 16[J]. J Biol Chem,2001,276 (29):27 371-27 375.

[179]BAFNA S,KAUR S,BATRA SK. Membrane-bound mucins:the mechanistic basis for alterations in the growth and survival of cancer cells [J]. Oncogene,2010,29(20):2 893-2 904.

[180]STREPPEL MM,VINCENT A,MUKHERJEE R,et al. Mucin 16 (cancer antigen 125)expression in human tissues and cell lines and correlation with clinical outcome in adenocarcinomas of the pancreas, esophagus, stomach, and colon [J]. Hum Pathol,2012,43(10):1 755-1 763.

[181]KIM GE, KIM YB, CHO NH, et al. Synchronous coexpression of epidermal growth factor receptor and cyclooxygenase-2 in carcinomas of the uterine cervix:a potential predictor of poor survival[J]. Clin Cancer Res, 2004, 10 (4): 1 366-1 374.

[182]SANTIN AD, SILL MW, MCMEEKIN DS, et al. Phase II trial of cetuximab in the treatment of persistent or recurrent squamous or non-squamous cell carcinoma of the cervix:a Gynecologic Oncology Group study[J]. Gynecol Oncol,2011,122(3):495-500.

[183]FARLEY J,SILL MW,BIRRER M,et al. Phase II study of cisplatin plus cetuximab in advanced, recurrent,and previously treated cancers of the cervix and evaluation of epidermal growth factor receptor immunohistochemical expression: a Gynecologic Oncology Group study[J]. Gynecol Oncol, 2011, 121(2):303-308.

[184]LEFFERS N, DAEMEN T, HELFRICH W, et al. Antigen-specific active immunotherapy for ovarian cancer[J]. Cochrane Database Syst Rev, 2014;(9): CD007287. doi: 10. 1002/14651858. CD007287. pub3.

[185]CHU CS,KIM SH,JUNE CH,et al. Immunotherapy opportunities in ovarian cancer[J]. Expert Rev Anticancer Ther,2008,8(2):243-257.

[186]ODUNSI K,SABBATINI P. Harnessing the immune system for ovarian cancer therapy[J]. Am J Reprod Immunol,2008,59(1):62-74.

[197]SABBATINI P, ODUNSI K. Immunologic ap-

proaches to ovarian cancer treatment[J]. J Clin Oncol,2007,25(20):2 884-2 893.

[188]HUNG CF,WU TC,MONIE A,et al. Antigen-specific immunotherapy of cervical and ovarian cancer[J]. Immunol Rev,2008,222:43-69.

[189]ROSENBERG SA,YANG JC,RESTIFO NP. Cancer immunotherapy:moving beyond current vaccines[J]. Nat Med,2004,10(9):909-915.

[190]SABBATINI P,CHEN L,LUCCI JA,et al. A phase II randomized,double-blind trial of a polyvalent vaccine-KLH conjugate (NSC 748933 IND# 14384) + OPT-821 versus OPT-821 in patients with epithelial ovarian (EOC),fallopian tube,or peritoneal cancer who are in second or third complete remission [J]. J Clin Oncol, 2016,34(15Suppl):5 517.

[191]TRUMPFHELLER C,LONGHI MP,CASKEY M,et al. Dendritic cell-targeted protein vaccines:a novel approach to induce T-cell immunity[J]. J Intern Med,2012,271(2):183-192.

[192]BEAR AS,CRUZ CR,FOSTER AE. T cells as vehicles for cancer vaccination[J]. J Biomed Biotechnol,2011,2011:417 403.

[193]BEREK J,TAYLOR P,MCGUIRE W,et al. Oregovomab maintenance monoimmunotherapy does not improve outcomes in advanced ovarian cancer[J]. J Clin Oncol,2009,27(3):418-425.

[194]BENENCIA F,COURREGES MC,COUKOS G. Whole tumor antigen vaccination using dendritic cells:comparison of RNA electroporation and pulsing with UV-irradiated tumor cells[J]. J Transl Med,2008,6:21.

[195]MURSHID A,GONG J,STEVENSON MA,et al. Heat shock proteins and cancer vaccines:developments in the past decade and chaperoning in the decade to come[J]. Expert Rev Vaccines, 2011,10(11):1 553-1 568.

[196]CANNON MJ,O'BRIEN TJ. Cellular immunotherapy for ovarian cancer[J]. Expert Opin Biol Ther,2009,9(6):677-688.

[197] DUDLEY ME, GROSS CA, SOMERVILLE RP,et al. Randomized selection design trial evaluating CD8 +-enriched versus unselected tumor-infiltrating lymphocytes for adoptive cell therapy for patients with melanoma[J]. J Clin Oncol,2013,31(17):2 152-2 159.

[198]TUMEH PC,HARVIEW CL,YEARLEY JH, et al. PD-1 blockade induces responses by inhibiting adaptive immune resistance[J]. Nature, 2014,515(7528):568-571.

[199]CASTLE JC,KREITER S,DIEKMANN J,et al. Exploiting the mutanome for tumor vaccination[J]. Cancer Res,2012,72(5):1 081-1 091.

[200]GUBIN MM,ZHANG X,SCHUSTER H,et al. Checkpoint blockade cancer immunotherapy targets tumour-specific mutant antigens[J]. Nature,2014,515(7528):577-581.

[201]WICK DA,WEBB JR,NIELSEN JS,et al. Surveillance of the tumor mutanome by T cells during progression from primary to recurrent ovarian cancer[J]. Clin Cancer Res,2014,20(5):1 125-1 134.

[202]RIZVI NA,HELLMANN MD,SNYDER A,et al. Cancer immunology. Mutational landscape determines sensitivity to PD-1 blockade in non-small cell lung cancer[J]. Science, 2015, 348 (6230):124-128.

[203]GERLINGER M,ROWAN AJ,HORSWELL S,et al. Intratumor heterogeneity and branched evolution revealed by multiregion sequencing [J]. N Engl J Med, 2012, 366 (10): 883-892. doi:10. 1056/NEJMoa1113205.

[204]LINNEMANN C,VAN BUUREN MM,BIES L,et al. High-throughput epitope discovery reveals frequent recognition of neo-antigens by CD4 + T cells in human melanoma [J]. Nat Med,2015,21(1):81-85.

[205]LU YC,YAO X,CRYSTAL JS,et al. Efficient identification of mutated cancer antigens recognized by T cells associated with durable tumor regressions[J]. Clin Cancer Res,2014,20(13):3 401-3 410.

[206]ROSENBERG SA,DUDLEY ME. Adoptive cell therapy for the treatment of patients with metastatic melanoma[J]. Curr Opin Immunol,2009, 21(2):233-240.

[207]YEE C,THOMPSON JA,BYRD D,et al. Adoptive T cell therapy using antigen-specific

CD8+ T cell clones for the treatment of patients with metastatic melanoma; in vivo persistence, migration, and antitumor effect of transferred T cells[J]. Proc Natl Acad Sci U S A, 2002,99(25):16 168-16 173.

[208]FREEDMAN RS, EDWARDS CL, KAVANAGH JJ, et al. Intraperitoneal adoptive immunotherapy of ovarian carcinoma with tumor-infiltrating lymphocytes and low-dose recombinant interleukin-2, a pilot trial[J]. J Immunother Emphasis Tumor Immunol,1994,16(3):198-210.

[209]IOANNIDES CG, DEN OTTER W. Concepts in immunotherapy of cancer; introduction[J]. In Vivo,1991,5(6):551-552.

[210]FUJITA K, IKARASHI H, TAKAKUWA K, et al. Prolonged disease-free period in patients with advanced epithelial ovarian cancer after adoptive transfer of tumor-infiltrating lymphocytes[J]. Clin Cancer Res,1995,1(5):501-507.

[211]AOKI Y, TAKAKUWA K, KODAMA S, et al. Use of adoptive transfer of tumor-infiltrating lymphocytes alone or in combination with cisplatin-containing chemotherapy in patients with epithelial ovarian cancer[J]. Cancer Res,1991, 51(7):1 934-1 939.

[212]GATTINONI L, FINKELSTEIN SE, KLEBANOFF CA, et al. Removal of homeostatic cytokine sinks by lymphodepletion enhances the efficacy of adoptively transferred tumor-specific CD8+ T cells[J]. J Exp Med,2005,202(7): 907-912.

[213] HUANG J, KERSTANN KW, AHMADZADEH M, et al. Modulation by IL-2 of CD70 and CD27 expression on CD8+ T cells; importance for the therapeutic effectiveness of cell transfer immunotherapy[J]. J Immunol,2006,176(12): 7 726-7 735.

[214]POWELL DJ JR, DUDLEY ME, Robbins PF, et al. Transition of late-stage effector T cells to CD27+ CD28+ tumor-reactive effector memory T cells in humans after adoptive cell transfer therapy[J]. Blood,2005,105(1):241-250.

[215]SHEN X, ZHOU J, HATHCOCK KS, et al. Persistence of tumor infiltrating lymphocytes in adoptive immunotherapy correlates with telomere length[J]. J Immunother,2007,30(1): 123-129.

[216]ZHOU J, SHEN X, HUANG J, et al. Telomere length of transferred lymphocytes correlates with in vivo persistence and tumor regression in melanoma patients receiving cell transfer therapy[J]. J Immunol,2005,175(10):7 046-7 052.

[217]PERRET R, RONCHESE F. Memory T cells in cancer immunotherapy; which CD8 T-cell population provides the best protection against tumours? [J]. Tissue Antigens,2008,72(3):187-194.

[218]HINRICHS CS, BORMAN ZA, CASSARD L, et al. Adoptively transferred effector cells derived from naive rather than central memory CD8+ T cells mediate superior antitumor immunity[J]. Proc Natl Acad Sci U S A,2009,106 (41):17 469-17 474.

[219]SUHOSKI MM, GOLOVINA TN, AQUI NA, et al. Engineering artificial antigen-presenting cells to express a diverse array of co-stimulatory molecules [J]. Mol Ther,2007,15(5):981-988.

[220]SADELAIN M, RIVIERE I, BEENTJENS R. Targeting tumours with genetically enhanced T lymphocytes[J]. Nat Rev Cancer,2003,3(1): 35-45.

[221] STEVANOVIE S, DRAPER LM, LANGHAN MM, et al. Complete regression of metastatic cervical cancer after treatment with human papillomavirus-targeted tumor- infiltrating T cells[J]. J Clin Oncol,2015,33(14):1 543-1 550.

[222]WALKER RE, BECHTEL CM, NATARAJAN V, et al. Long-term in vivo survival of receptor-modified syngeneic T cells in patients with human immunodeficiency virus infection [ J ]. Blood,2000,96(2):467-474.

[223] BROCKER T, KARJALAINEN K. Adoptive tumor immunity mediated by lymphocytes bearing modified antigen-specific receptors[J]. Adv Immunol,1998,68:257-269.

[224]GROSS G, WAKS T, ESHHAR Z. Expression of immunoglobulin-T-cell receptor chimeric molecules as functional receptors with antibody-type specificity[J]. Proc Natl Acad Sci U S A,

1989,86(24):10 024-10 028.

[225]PINTHUS JH,WAKS T,KAUFMAN-FRAN-CIS K,et al. Immuno-gene therapy of established prostate tumors using chimeric receptor-redirected human lymphocytes[J]. Cancer Res, 2003,63(10):2 470-2 476.

[226]SADELAIN M,BRENTJENS R,RIVIERE I. The promise and potential pitfalls of chimeric antigen receptors [J]. Curr Opin Immunol, 2009,21(2):215-223.

[227]WANG G,CHOPRA RK,ROYAL RE,et al. A T cell-independent antitumor response in mice with bone marrow cells retrovirally transduced with an antibody/Fc-gamma chain chimeric receptor gene recognizing a human ovarian cancer antigen[J]. Nat Med,1998,4(2):168-172.

[228]PARKER LL,DO MT,WESTWOOD JA,et al. Expansion and characterization of T cells transduced with a chimeric receptor against ovarian cancer[J]. Hum Gene Ther, 2000, 11 (17): 2 377-2 387.

[229]WILKIE S,PICCO G,FOSTER J,et al. Retargeting of human T cells to tumor-associated MUC1: the evolution of a chimeric antigen receptor[J]. J Immunol,2008,180(7):4 901-4 909.

[230]CARPENITO C,MILONE MC,HASSAN R,et al. Control of large, established tumor xenografts with genetically retargeted human T cells containing CD28 and CD137 domains[J]. Proc Natl Acad Sci U S A, 2009, 106 (9): 3 360-3 365.

[231]KERSHAW MH,WESTWOOD JA,PARKER LL,et al. A phase I study on adoptive immunotherapy using gene-modified T cells for ovarian cancer[J]. Clin Cancer Res,2006,12(20 pt 1):6 106-6 115.

[232]KONERU M,O'CEARBHAILL R,PENDHARKAR S,et al. A phase I clinical trial of adoptive T cell therapy using IL-12 secreting MUC-16(ecto) directed chimeric antigen receptors for recurrent ovarian cancer [J]. J Transl Med, 2015,13:102.

[233]JUNE CH,BLAZAR BR,RILEY JL. Engineering lymphocyte subsets:tools,trials and tribulations[J]. Nat Rev Immunol,2009,9(10):704-716.

[234]GATTINONI L,LUGLI E,JI Y,et al. A human memory T cell subset with stem cell-like properties[J]. Nat Med,2011,17(10):1 290-1 297.

[235]KIMURA T,KOYA RC,ANSELMI L,et al. Lentiviral vectors with CMV or MHCII promoters administered in vivo:immune reactivity versus persistence of expression[J]. Mol Ther, 2007,15(7):1 390-1 399.

[236]MUCCIOLI M,BENENCIA F. Toll-like receptors in ovarian cancer as targets for immunotherapies[J]. Front Immunol,2014,5:341. doi: 10. 3389/fimmu. 2014. 00341.

[237]MONK BJ,BRADY WE,LANKES HA,et al. VTX-2337,a TLR8 agonist,plus chemotherapy in recurrent ovarian cancer:preclinical and phase I data by the Gynecologic Oncology Group. 2013 ASCO Annual Meeting[J]. J Clin Oncol,2013, 31:3 077.

[238]KIM KH,DMITRIEV IP,SADDEKNI S,et al. A phase I clinical trial of Ad5/3-Δ24,a novel serotype-chimeric, infectivity-enhanced, conditionally-replicative adenovirus (CRAd), in patients with recurrent ovarian cancer[J]. Gynecol Oncol,2013,130(3):518-524. doi:10. 1016/j. ygyno. 2013. 06. 003.

[239]KIM KH,DMITRIEV I,O'MALLEY JP,et al. A phase I clinical trial of Ad5. SSTR/TK. RGD,a novel infectivity-enhanced bicistronic adenovirus, in patients with recurrent gynecologic cancer[J]. Clin Cancer Res,2012,18(12):3 440-3 451.

[240]KIMBALL KJ,PREUSS MA,BARNES MN,et al. A phase I study of a tropism-modified conditionally replicative adenovirus for recurrent malignant gynecologic diseases [J]. Clin Cancer Res,2010,16(21):5 277-5 287.

[241]GALANIS E,HARTMANN LC,CLIBY WA,et al. Phase I trial of intraperitoneal administration of an oncolytic measles virus strain engineered to express carcinoembryonic antigen for recurrent ovarian cancer[J]. Cancer Res,2010,70(3):875-882.

[242]VASEY PA,SHULMAN LN,CAMPOS S,et al. Phase I trial of intraperitoneal injection of the

E1B-55-kd-gene-deleted adenovirus ONYX-015 (dl1520) given on days 1 through 5 every 3 weeks in patients with recurrent/refractory epithelial ovarian cancer[J]. J Clin Oncol,2002,20 (6):1 562-1 569.

[243]HASENBURG A,FISCHER DC,TONG XW, et al. Adenovirus-mediated thymidine kinase gene therapy for recurrent ovarian cancer: expression of coxsackie adenovirus receptor and integrins alphavbeta3 and alphavbeta5[J]. J Soc Gynecol Invest,2002,9(3):174-180.

[244]HASENBURG A,TONG XW,FISCHER DC,et al. Adenovirus-mediated thymidine kinase gene therapy in combination with topotecan for patients with recurrent ovarian cancer:2.5-year follow-up [J]. Gynecol Oncol,2001,83(3):549-554.

[245]BASU P,MEHTA AO,JAIN MM,et al. ADXS11-001 immunotherapy targeting HPV-E7:final results from a phase 2 study in Indian women with recurrent cervical cancer. 2014 ASCO Annual Meeting[J]. J Clin Oncol,2014,32 (5,Suppl):5 610.

[246]HUH WK,DIZON DS,POWELL MA,et al. ADXS11-001 immunotherapy in squamous or nonsquamous persistent/recurrent metastatic cervical cancer:results from stage I of the phase II GOG/ NRG0265 study. 2016 ASCO Annual Meeting[J]. J Clin Oncol,2016,34:5 516.

# 15 妇科癌症患者的营养支持

妇科肿瘤,尤其是恶性肿瘤,常出现不同程度的营养不良。其原因一是消耗增加(如肿瘤本身的消耗、腹水的丢失等);二是摄入不足(如围手术期禁食,放化疗期间并发厌食、恶心、呕吐及消化功能障碍等)。大手术创伤、放化疗及严重感染导致的应激代谢,也是此类患者营养不良的重要原因。营养支持疗法指应用人工营养制剂,提供全部营养底物,以满足不同营养和代谢需求的治疗方法。营养支持有肠内营养和肠外营养(parenteral nutrition)两条途径,后者系通过静脉输入营养物质。若以静脉输注为唯一营养支持途径,则为全肠外营养(total parenteral nutrition,TPN)。

## 15.1 营养需求估计[1-4]

机体需要的营养物质包括碳水化合物、脂肪、氨基酸、维生素、矿物质和微量元素,以及水分等。碳水化合物和脂肪主要用于分解供能,氨基酸则用于蛋白质的合成。实施营养支持治疗时主要对患者的能量和氮需求进行合理估计。

### 15.1.1 能量需求

(1)简易估计法:一般患者每日能量需求为 $84 \sim 105 kJ/kg(20 \sim 25 kcal/kg)$。应激状态时,如有手术创伤或感染,热量消耗增加,能量需求增加到每日 $125 \sim 146 kJ/kg(30 \sim 35 kcal/kg)$。

(2)公式计算法:先用 Harris-Benedict 公式求得基础能量消耗(BEE),再经校正求得总能量需求。

Harris-Benedict 公式(女性):BEE(kcal)＝$[655.1+9.563W+1.85H-4.676A]$

其中,W＝体重(kg),H＝身高(cm),A＝年龄(岁)。

临床校正系数:BEE 代表正常基础能量需求,需根据不同临床情况予以校正(表 15-1)。

**表 15-1 能量需求的临床校正系数**

| 因素 | 增加量 |
|---|---|
| 体温升高(>37℃) | 每升高 1℃,增加 0.12 |
| 严重感染或败血症 | 1.2～1.3 |
| 中等手术(近期) | 1.10 |
| 大手术(近期) | 1.10～1.20 |

总能量消耗＝BEE×校正系数。

肿瘤患者的能量需求:每日应额外增加 $630 \sim 1260 kJ(150 \sim 300 kcal)$ 热量。

一般按每日 $105 \sim 125 kJ/kg(25 \sim 30 kcal/kg)$ 计算。接受损伤更大的治疗措施(手术或放化疗)时,每日供给的热量应达到 $150 \sim 170 kJ/kg(35 \sim 40 kcal/kg)$[2]。

### 15.1.2 氮需求

不同蛋白质的含氮量均为 16%,每补充 1g 氮相当于补充 6.25g 蛋白质。营养支持治疗应给予充足的氮源,以免出现严重的负氮平衡。基础氮需要量为每日 0.1～0.2g/kg,应激代谢时蛋白质分解加强,氮需要量增加至 0.3～0.4g/kg 以上。

## 15.2 营养状况评估

营养状况评估应是妇科肿瘤患者完整病史和体检的一部分。患者主观整体评估（patient-generated subjective global assessment，PG-SGA）是专门为肿瘤患者设计的营养状况评估方法[5,6]，可较好地评估妇科肿瘤患者的营养状况（表 15-2）。PG-SGA 由患者自我评估和医务人员评估两部分组成，具体内容包括：体重的改变、食物摄取、胃肠道症状、系统功能、疾病与营养需求的关系、代谢需要、体格检查等七个方面，前四个方面由患者自己评估，后三个方面由医务人员评估。总体评估包括定量评估和定性评估两种。

（1）定量评估：总分在 0～1 分时无须干预，治疗期间保持常规随诊及定期评价；2～3 分进行患者及患者家属教育，必要时行药物干预；4～8 分由营养师进行干预，并根据症状的严重程度，与医务人员联合进行营养干预；9 分急需进行症状改善，同时进行营养干预。

（2）定性评估：可将患者分为三类：营养良好患者、可疑或中度营养不良患者、重度营养不良患者[7]。

**表 15-2　PG-SGA 定性评估**

| 总评价 | 营养良好 | 可疑或中度营养不良 | 重度营养不良 |
| --- | --- | --- | --- |
| 体重改变 | 无丢失或无水肿或近期明显改善 | 1月内丢失不超过 5%或 6月内丢失不超过 10%或体重持续下降 | 1月内丢失超过 5%或 6月内丢失超过 10%或体重持续下降 |
| 食物摄取 | 无缺乏或近期显著改善 | 明显减少 | 明显降低 |
| 胃肠道症状 | 没有或近期显著改善 | 存在相关症状 | 存在明显症状 |
| 系统功能 | 无缺陷或近期明显改善 | 中度功能缺陷或近期加重 | 重度缺陷或显著进行性加重 |
| 体格检查 | 无缺陷或慢性缺陷但近期有临床改善 | 轻/中度的体脂、肌肉丢失 | 显著的营养不良指针（包括水肿） |

## 15.3　肠外营养[8-13]

已经存在或可能发生营养不良，而无法从胃肠道吸收营养的患者，均可进行肠外营养。妇科肿瘤患者主要应用于围手术期或化疗放疗期间，妇科肿瘤患者 TPN 适应证见表 15-3。

**表 15-3　妇科肿瘤患者 TPN 适应证**

| 时期 | 适用情况 |
| --- | --- |
| 围手术期 | 1. 术前 7～10 天无法进食的营养不良患者<br>2. 术后并发症导致术后 10 天以上无法进食者<br>3. 肠瘘患者 |
| 放疗或化疗期间 | 1. 无法进食的营养不良患者治疗前全身状况极差<br>2. 严重的、持续的（超过 7～10 天）腹泻，肠梗阻或呕吐 |
| 其他 | 由于其他原因 7～10 天无法进食的患者 |

### 15.3.1　肠外营养制剂

即静脉营养制剂，目前市售的主要有以下几类。

（1）碳水化合物制剂：当前临床上常见的肠外营养制剂主要类型为碳水化合物制剂，也是最为有效的肠外营养制剂，能够提供患者身体所需能量的一半左右，而其中最常见的能量来源为葡萄糖（表 15-4），每克葡萄糖可氧化供能 16.72kJ（4kcal）。短期（24 小时以内）饥饿给以葡萄糖可减少蛋白质分解，即具有"省氮作用"，每输入 100g 葡萄糖可减少 50g 蛋白质分解。应激反应时出现胰岛素抵抗现象，一般需同时补充外源性胰岛素，用量可按胰岛素和糖之比为（1：4）～（1：8）的比例计算。在当前的研究中显示，对严重感染和烧伤患者使用葡萄糖会产生不利影响,因此在临床上已经开始将葡萄糖、木糖醇和果糖进行混合,通过这种方式可在保证营养效果的前提下降低对患者身体的危害,可取得更好的治疗效果。

**表 15-4 常用葡萄糖溶液和脂肪乳剂**

| 品种 | 浓度/% | 容量/(ml·瓶$^{-1}$) | 供能/(kcal·瓶$^{-1}$) | 说明 |
|---|---|---|---|---|
| 葡萄糖溶液<br>(glucose) | 5 | 500 | 100 | |
| | 10 | 500 | 200 | |
| | 500 | 500 | | |
| 英脱利匹特<br>(intralipid) | 10 | 250 | 275 | 长链脂肪乳剂 |
| | 20 | 250 | 500 | |
| | 30 | 250 | 750 | |
| 力保防宁<br>(lipofundin) | 20 | 250 | 500 | 中长链脂肪乳剂 |
| 力能 | 10 | 250 | 250 | 中长链脂肪乳剂 |

(2)脂肪乳剂(表 15-4):用作能源底物并提供必需脂肪酸,与葡萄糖一起组成静脉营养的双重能源系统,提供全部非蛋白热卡,对细胞结构和脂肪组织的稳定也能够起到较好效果。1g 脂肪氧化供能 38.88kJ(9.3kcal)。糖脂热卡比一般为 7:3~6:4。应激反应时葡萄糖的利用受限,宜增加脂肪的供能,糖脂热卡比可达 4:6 甚至 3:7。多数脂肪乳剂为长链甘油三酯(LCT),也有 LCT 和中链甘油三酯(MCT)的 1:1 混合制剂,适用于肝功能不良者。

(3)氨基酸:氨基酸有着利用率 100%、可直接参与蛋白质合成以及调节配比量等特点,因此在实际的肠外营养治疗中取得了较广泛的使用。静脉营养的氮源为复方氨基酸溶液,提供蛋白质合成的原料。每克蛋白质氧化后也可产生 4kcal 热量,但营养支持时均不将氨基酸制剂作为能量底物使用(表 15-5)。在近些年来的研究中,在氨基酸制剂加入精氨酸和甲硫氨酸等物质,能够抑制住肿瘤细胞的生长,对肿瘤患者实施临床治疗时能够起到明显更好的效果。

(4)维生素:6 周以上的肠外营养若不补充维生素可能出现维生素缺乏症。人体需要的维生素有水溶性和脂溶性两类。常用的维生素添加剂有两种:①水乐维他(soluvit),含 9 种水溶性维生素,成人用量为每日 1 支;②维他利匹特(vitalipid),含 4 种脂溶性维生素,成人每日一支(10ml)。

(5)矿物质和微量元素:微量元素是肠外营养支持方案的必要组成部分,是机体有效利用葡萄糖、脂肪供能及合成蛋白质的基础,因此,肠外营养支持方案中应常规添加静脉用多种微量元素制剂。欧洲、美国、澳大利亚的肠外肠内营养学会分别于 2004 年、2012 年和 2014 年发表了关于成人肠外营养多种微量元素日需要量推荐建议(表 15-4)。多项流行病学研究结果显示,微量元素与多种恶性肿瘤的发病有密切关系,消化道肿瘤、肺癌、肝癌、乳腺癌等常见恶性肿瘤患者的血硒、锌水平低于健康人群。此外,在癌症治疗过程中,机体微量元素的水平与放化疗效果、耐药及药物不良反应也有密切联系。放疗患者补充锌、硒,能有效降低放疗相关的不良反应。硒能通过激活细胞氧自由基清除系统,发挥一定的抗肿瘤作用[10]。因此对于接受肠外营养的肿瘤患者,应常规补充复合微量元素,对于肿瘤放化疗患者推荐给予复合微量元素以预防缺乏。

普通电解质溶液:10%氯化钾、0.9%或 10%氯化钠、10%葡萄糖酸钙或氯化钙,以及 20%硫酸镁等。

格利福斯(glycophos):甘油磷酸钠溶液,

为有机磷添加剂。成人一般每日一支（10ml），长期静脉营养者需根据血磷和血钙浓度调整用量。

安达美（addamel）：微量元素添加剂，含9种微量元素。成人用量每日一支（10ml）。

**表 15-5　国际各营养学会肠外营养微量元素补充的推荐剂量**

| 学会 | 年份 | 锌/(mg·d$^{-1}$) | 铜/(mg·d$^{-1}$) | 锰/(mg·d$^{-1}$) | 硒/(μg·d$^{-1}$) | 氟/(mg·d$^{-1}$) | 碘/(μg·d$^{-1}$) | 铬/(μg·d$^{-1}$) | 铁/(mg·d$^{-1}$) | 钼/(μg·d$^{-1}$) |
|---|---|---|---|---|---|---|---|---|---|---|
| ESPEN | 2004 | 2.5~6.5 | 0.3~1.5 | 0.165~0.300 | 20~72 | 1 | 1.2~130 | 10~15 | 1.0~1.2 | 19.5~25.5 |
| ASPEN | 2012 | 3~4 | 0.3~0.5 | 0.055 | 60~100 | — | | 0.14~0.87 | | |
| AuSPEN | 2014 | 3.2~6.5 | 0.3~0.5 | 0.055 | 60~100 | — | 130（仅限于长期肠外营养） | 10~15 | 1.1（仅限于长期肠外营养） | 19（仅限于长期肠外营养） |

注：ESPEN 为欧洲肠外与肠内营养学会，ASPEN 为美国肠外与肠内营养学会，AuSPEN 为澳大利亚肠外与肠内营养学会；—示无数据。

### 15.3.2　静脉营养液配方的制定

应根据不同的营养需求，制定"个体化"的营养液配方。

1）配方制定步骤

（1）病情评估：判断患者的营养状况和应激状态。

（2）计算每日热卡和氮需要量。

（3）决定当日液体摄入总量。

（4）选择供热物质。

（5）选择氮源物质。

（6）选择其他营养添加剂（如维生素、矿物质、微量元素和胰岛素等）。

（7）配方小结，验算总热量、含氮量、糖脂热卡比及总液体量。

2）举例

卵巢癌患者，50 岁，身高 165cm，体重60kg；卵巢癌缩瘤术后行化疗，剧烈呕吐和厌食；肝肾功能、血脂和血糖正常。

（1）能量需求：根据 Harris-Benedict 公式计算。

$$BEE(kcal) = [655.1 + 9.563W + 1.85H - 4.676A]$$

$$= [655.1 + 9.563 \times 60 + 1.85 \times 165 - 4.676 \times 50]$$

$$= 1\ 300(kcal)$$

（2）氮需求：按每日 0.2~0.3g/kg 计算，为 12~18g。

（3）确定每日液体摄入量约为 2 500ml。

（4）营养液基本配方。

| | |
|---|---|
| 10%葡萄糖 | 500ml |
| 10%糖盐水 | 500ml |
| 50%葡萄糖 | 200ml |
| 30%脂肪乳剂 | 250ml |
| 8.5%乐凡命 | 1 000ml |
| 水乐维他 | 10ml |
| 维他利匹特 | 10ml |
| 安达美 | 10ml |
| 格利福斯 | 10ml |
| 10%氯化钾 | 30ml |
| 20%硫酸镁 | 5ml |
| 胰岛素 | 25U |

（5）配方总结。

| | |
|---|---|
| 非蛋白热卡总量 | 1 550kcal |
| 每千克体重供热 | 26kcal/kg |
| 葡萄糖总量 | 200g |

| 糖脂热卡比 | 52：48 |
| --- | --- |
| 氮量 | 14g |
| 热氮比 | 111：1 |
| 胰岛素：葡萄糖 | 1：8 |
| 氯化钠 | 4.5g |
| 氯化钾 | 3.0g |
| 总液体量 | 2 526ml |

### 15.3.3 肠外营养并发症

肠外营养并发症主要包括三方面：导管相关并发症、代谢性并发症和感染性并发症。导管相关并发症多发生于放置中心静脉导管过程中，包括：气胸、血胸、动脉损伤、心律失常、血栓和血肿等。Cobb 等[11] 的研究显示导管相关并发症的发生率约为 3%。代谢紊乱是 TPN 的常见并发症，常表现为高血糖、低血钾和低血磷[12]。感染往往是 TPN 的严重并发症，美国营养学会的一项 Meta 分析的结果显示：同时接受化疗和 TPN 的患者感染的概率是单纯接受化疗患者的 4 倍[13]。感染性并发症与中心静脉导管的置入及其他因素（如伤口感染、脓肿、肺炎等）有关[11]。

### 15.3.4 肠外营养治疗注意事项

（1）输注途径：短期（15 日以内）肠外营养可经外周静脉输注；需长期治疗者宜经中心静脉输入，多取锁骨下静脉穿刺置管于上腔静脉。

（2）营养液混合方式：以采用"全合一"（all in one，AIO）混合液最佳，即将全天的所有营养制剂，按一定顺序混合装入一个 3L 的聚氯乙烯袋中。无条件采用 AIO 技术时，可将两路液体经 Y 型三通接头混合经同一静脉输入，或者采用双静脉通路输入。

（3）营养液输注量：开始实施肠外营养治疗时一般给基本营养配方的半量（或更少），酌情逐渐增加到全量。

（4）输注速率：全量应在 20～24 小时内以恒定速率输入。葡萄糖的输注速率不超过每分钟 5～6mg/kg。

（5）肠外营养支持期间的监测。

基本生命体征：体温、呼吸、脉搏和血压等。

体液平衡：液体出入量，必要时监测中心静脉压。

血清电解质：开始时 1～3 日检查一次，之后可 1 周 1 次。

血糖和尿糖：尿糖测定可一日多次，血糖测定一般每周 2 次。糖尿病患者增加检测次数。

血脂：每周查血脂 1 或 2 次，或做脂肪廓清试验，即输脂肪乳剂前，或输注 6 小时后采血离心，血样呈乳状或不透明者为阳性。有高甘油三酯血症或脂肪廓清试验阳性者，当及时减少脂肪乳剂输注量或减慢输注速率。

肝胆功能：每周至少检查一次。配方不当可增加肝脏负担，导致肝功能异常。必要时行胆囊 B 超检查，结合其他相关指标判断有无肝胆系统损害和淤胆情况。

感染征象监测：为防止中心静脉导管引起的导管性败血症，应密切观察体温和血常规变化，必要时做病原学检查，例如进行血液、导管尖端或营养液残液的细菌培养等。

其他：酌情检查肾功能、血清蛋白、血气分析、血清渗透压、血清微量元素等。

（彭　勉　王佳宇）

## 15.4 肠内营养[14]

在肠道有功能且能安全使用时，优先使用它。其优点是：①可改善和维持肠道黏膜细胞结构与功能的完整性，保持胃肠道固有菌群的正常生长，降低细菌移位的发生率；②刺激消化液和胃肠道激素的分泌，促进胆囊收缩、胃肠蠕动，减少肝胆并发症的发生；③与肠外营养相比，肠内营养可提高患者免疫力，减弱全身炎症和分解代谢反应，降低肠通透性及高血糖发生率；④在同样热量和氮水平的治疗下，应用肠内营养患者体质量的增长和氮潴留均优于应用肠外营养者；⑤技术操作与监测简单，并发症少，费用低。

### 15.4.1　适应证和禁忌证

(1)适应证:至少有 100cm 空肠或 150cm 回肠并带有回盲瓣的小肠具备正常的消化吸收功能,方可实施肠内营养。经口摄食不能满足营养要求的 90% 时即可采用。妇科肿瘤患者主要应用于围手术期、放化疗治疗前后,以及严重营养不良的纠正。

(2)禁忌证:胃肠道功能衰竭、完全性小肠梗阻和严重腹腔内感染。

### 15.4.2　肠内营养配方和制剂

(1)混合奶:天然食物混合加工而成,经济实用。配方为牛奶和豆浆各 1 000ml、鸡蛋 160g、白糖 150g、奶糕 50g 和植物油 150g。每 100ml 含热量 400kJ(93kcal)和蛋白 4.4g,成人每日输入 2 000~2 500ml 即可满足能量和蛋白质需求。

(2)要素饮食(elemental diet):含各种营养素的人工营养制剂。所含营养成分均"预消化"到可直接或接近直接吸收的程度。有营养型和特殊型两种,后者专为满足某些特殊需要(如肝或肾功能不全)而设计,表 15-6 所列为常用的几种营养型要素饮食制剂,成人每日需要量为 2 000~2 500ml。

**表 15-6　常用的要素饮食制剂**

| 名称 | 剂型 | 热量<br>/(kcal·L⁻¹) | 含氮量<br>/(g·L⁻¹) | 包装 |
|---|---|---|---|---|
| 能全素<br>(nutrison) | 粉 | 1 000 | 6.0 | 430g/听 |
| 能全力<br>(nutrison Fibre) | 水 | 1 000 | 6.0 | 500ml/瓶 |
| 百素普<br>(pepti-2000 variant) | 粉 | 992 | 5.8 | 504g/听 |
| 安素<br>(ensure) | 粉 | 1 000 | 5.6 | 400g/听 |

### 15.4.3　输注途径、方式和速率

置管途径的选择取决于患者的疾病类型、身体状况、喂养时间长短、胃肠功能以及实施肠内营养支持的风险等。临床常见的途径有:口服、鼻胃管、鼻肠管、口胃管、经皮内镜下胃造口(PEG)、空肠造口等多种途径。肠内营养输注方法有顿服、间歇性灌注(200ml/次,每天 6~8 次)、周期性重力滴注和连续性经泵滴注(每小时 100~125ml,持续 12~23 小时)四种方式。一般初始剂量为每日 1 000ml(约半量),2~3 日内逐渐增加至全量。置鼻胃管者可检查胃内残留量,大于 100~200ml 时,当减慢或停止输注。

### 15.4.4　常见并发症

肠内营养常见的并发症有恶心、呕吐、腹泻、便秘、胃潴留等胃肠道并发症,吸入性肺炎、营养液污染、输液管道污染等感染并发症,水、电解质及糖代谢紊乱,压疮、咽喉及食管黏膜损伤,管道堵塞以及患者比较容易出现焦虑等心理精神并发症。

(王佳宇　彭　勉)

## 参 考 文 献

[1]FISHER J E. Metabolism in surgical patients: Protein, carbohydrate and fat utilization by oral and parenteral routes[M]//Textbook of Surger-

y：the biological basis of modern surgical practice. Philadephia：WB Sanders Company, 1991：103-140.

[2]FEURER J D, MULLEN J L. Measurement of energy expenditures[M]//Parenteral Nutrition. Philadephia：WB Sanders Company, 1986：224-236.

[3]邓高月. 营养支持在胃中患者中的应用[J]. 中国临床营养杂志, 1996, 4(4)：145-155.

[4]ELLIS L M. Copeland E M, Souba WW. Perioperative Nutritional Support[J]. Surgical Clinics of North America, 1991, 71(3)：493-507.

[5]ARENDS J, BACHMANN P, BARACOS V. ESPEN guidelines on nutrition in cancer patients [J]. Clinical Nutrition, 2017, 36(1)：11-48.

[6]MAURÍCIO S F, XIAO J, PRADO C M. Different nutritional assessment tools as predictors of postoperative complications in patients undergoing colorectal cancer resection[J]. Clinical Nutrition, 2018, 37(5)：1 505-1 511.

[7]石英英. PG-SGA 操作标准介绍[J]. 中华肿瘤防治杂志, 2013, 20(22)：1 779-1 782.

[8]DRISCOLL D F, BLACKBURN G L. Total parenteral nutrition 1990. A review of its current status in hospitalized patients, and the need for patient-specific feeding[J]. Drugs, 1990, 40：346-350.

[9]耶莉娜. 肠外营养制剂的发展及临床研究[J]. 中西医结合心血管病电子杂志, 2018(14)：15-16.

[10]中华医学会肠外肠内营养学分会. 多种微量元素制剂临床应用专家共识[J]. 中华外科杂志, 2018(3)：168-176.

[11]COBB D K, HIGH K P, SAWYER R G, et al. A controlled trial of scheduled replacement of central venous and pulmonary artery catheters[J]. N Engl J Med, 1992, 327：1 062.

[12]SOLOMON S M, KIRBY D F. The refeeding syndrome：a review[J]. JPEN J Parenter Enteral Nutr, 1990, 14：90.

[13]ANON. American College of Physicians Position Paper. Parenteral nutrition in patients receiving cancer chemotherapy [J]. Ann Inter Med, 1989, 110：734.

[14]熊胜. 肠内营养的临床研究进展[J]. 临床消化病杂志, 2017(6).

# 16 妇科肿瘤合并妊娠

妊娠是一个充满期待与欣喜的过程,在此期间发现肿瘤,对孕妇来说无疑是一个重大打击。据统计,每1 000~1 500例活产中就有1例合并有母体恶性肿瘤[1,2],虽然恶性肿瘤是导致育龄期妇女死亡的第二位因素[3],但它却很少导致母体死亡[4,5]。随着妇女生育年龄的延迟,妊娠期患癌症的概率可能增加,而妊娠会影响及改变恶性肿瘤的治疗方法。妊娠期最常见恶性肿瘤包括乳腺癌、恶性黑色素瘤、子宫颈癌、血液系统恶性肿瘤。妊娠合并肿瘤可分为盆腔内肿瘤合并妊娠和盆腔外肿瘤合并妊娠。前者主要包括外阴癌、阴道癌、宫颈癌、子宫内膜癌、输卵管癌、卵巢癌、直肠癌、膀胱癌及妇科良性肿瘤。本节主要讨论与妇科肿瘤合并妊娠有关的问题。

## 16.1 妊娠与妇科肿瘤的关系

### 16.1.1 妊娠对肿瘤的影响

(1)妊娠对恶性肿瘤的影响:妊娠对恶性肿瘤的影响,目前存在几种不同观点[6-10]。主要问题是妊娠是否影响肿瘤的生长或扩散,这是多年来争论的问题。最初人们认为妊娠能促进癌细胞生长,其理由是妊娠期间雌激素水平增高,新陈代谢旺盛,盆腔充血,淋巴循环增加,特别是盆腔内肿瘤体积逐渐增大,漏斗韧带变软、延长及松弛,容易发生扭转,分娩时由于肿瘤位置改变及受压迫,囊壁容易破裂,从而导致种植。曾有报道妊娠早期发现的外阴癌未进行治疗,产后进展为Ⅳ期。宫颈癌在分娩时,胎儿对宫颈的挤压和宫颈撕裂,均可促进癌瘤的生长和恶化,加速其扩散及转移。但有的临床观察结果表明[11],妊娠不但不加速肿瘤的生长,反而抑制其生长。妊娠时黄体素能抑制雌激素,或妊娠时有一种内分泌因素能阻止癌的生长。动物实验表明,癌症在妊娠后半期的移植率甚低,哺乳期的移植癌发育更迟缓。妊娠对卵巢肿瘤有影响,由于卵巢肿瘤症状不明显,如腹胀、胃肠道不适等非特异性症状与妊娠期生理变化引起的症状相同,故诊断往往被延迟。妊娠期子宫增大,从盆腔进入腹腔,卵巢肿瘤多牵拉而改变位置,易发生蒂扭转;产后子宫体积突然变小,卵巢肿瘤在盆腹腔内活动范围增大,亦易发生蒂扭转。妊娠子宫对卵巢肿瘤可造成压迫,使之破裂、出血。妊娠期盆腔血液丰富,为卵巢肿瘤生长发展创造条件,但迄今为止尚无充分证据说明妊娠会加速肿瘤生长和扩散。近来,较多学者对临床资料做了大量分析研究,认为同龄妊娠妇女与非妊娠妇女宫颈癌发病率无差异[12-13]。但妊娠期妇女与非孕期的女性相比,更容易感染人乳头瘤病毒(HPV),且以高危型感染为主,这可能与妊娠期母体本身的生理变化相关,妊娠期盆腔、外生殖器血供增多;体内雌孕激素变化,内分泌可能发生紊乱,全身的内环境变化和机体免疫功能下降,细胞免疫功能受到部分抑制,局部的皮肤及黏膜屏障降低,相比非孕期女性,更易感染 HPV,且感染后引起的病变进程更快。若不加以干预,产后则为宫颈癌高危人群。妊娠本身并不改变恶性肿瘤的病理过程,甚至受激素影响的肿瘤,如乳腺癌,其病理过程也不会因妊娠而改变。患者的预后与妊娠无关,其预后差是由诊断和治疗上的延误[14],以及组织细胞分化差造成的。但妊娠晚期及产后才发现的宫颈癌预后较差。

(2)妊娠对良性肿瘤的影响:妇科良性肿瘤合并妊娠主要见于子宫肌瘤合并妊娠和卵巢肿瘤合并妊娠,前者发生率为 0.3%~7.2%,后者为 0.56%。在合并妊娠的卵巢良性肿瘤中,有近 90% 为卵巢囊性畸胎瘤和卵巢浆/黏液性囊腺瘤。妇科良性肿瘤合并妊娠,其相互之间是否产生影响和影响大小,主要取决于肿瘤大小、位置、类型、有无并发症和妊娠时间等诸多因素。

妊娠期间,由于盆腔充血,血流丰富,雌孕激素分泌增多,子宫肌瘤组织水肿,平滑肌细胞肥大,故肌瘤常相应增大。浆膜下子宫肌瘤在妊娠期易发生蒂扭转、红色变性、囊性变或坏死等,各种变性中,75% 见于妊娠中晚期。巨大子宫肌瘤,其直径超过 10cm 时,由于中央供血不足,亦发生红色变性。有统计,妊娠期子宫肌瘤变性率达 40%[15]。胎盘分泌的HCG 可促进卵巢男性化肿瘤分泌雄激素,这些肿瘤包括黄体瘤、卵泡膜黄体细胞增生等。妊娠期卵巢肿物,尤其是大小如鸭蛋大到手拳大,一边实性一边囊性包块,在妊娠子宫将其顶出真骨盆或产后随子宫回复到骨盆腔过程中,特别容易发生蒂扭转。妊娠子宫压迫肿瘤,使其易破裂、出血和继发感染等。

## 16.1.2 肿瘤对妊娠的影响

(1)恶性肿瘤对妊娠的影响:多数恶性肿瘤对妊娠的直接影响不大。少数功能性肿瘤因能产生大量内分泌激素而抑制排卵,即使排卵也多因子宫内膜失去周期性改变而影响着床,或者肿瘤的压迫影响正常孕卵的运行[16]。外阴癌在妊娠期对胎儿的直接影响不大,但手术、放疗、化疗对胎儿可能存在影响。分娩期若外阴癌病灶较小,不影响阴道分娩;若病灶较大或外阴癌手术治疗后形成瘢痕,局部组织弹性差,阴道分娩可能导致外阴撕裂、出血。产褥期因肿瘤分泌物及继发感染,可能引起上行性感染。宫颈癌对妊娠无直接作用和影响,但是妊娠期宫颈癌的治疗方式及治疗时间的选择直接影响胎儿的命运。晚期宫颈癌者的阴道酸碱度改变可影响受孕。早、中孕期诊断宫颈浸润癌时,需行治疗性流产或剖宫取胎术,使胎儿丢失。孕晚期可影响胚胎生长发育,容易引起流产或早产,增加围产儿的危险;分娩时可能引起难产及产时、产后大出血。有文献报道,妊娠合并宫颈癌的新生儿出生体重明显低于同胎龄正常孕妇的新生儿。对妊娠合并宫颈癌患者的胎盘行病理检查未发现胎盘转移,也未发现新生儿转移。子宫内膜癌病灶较大时,不利于胚胎的发育。卵巢肿瘤对妊娠的影响主要取决于肿瘤的性质及大小。卵巢肿瘤患者受孕后,肿瘤本身对胎儿的生长发育一般无直接的不良影响,但较大的肿瘤可影响胎位并造成分娩时产道梗阻,导致滞产、难产的发生。卵巢癌本身虽对胎儿无直接影响,但采用的手术或化疗却对胎儿有一定危险。在孕早期行卵巢肿瘤切除手术可导致流产,而在孕晚期可引起早产。有文献报道,妊娠期患无性细胞瘤者,由于无性细胞瘤生长迅速,可导致卵巢蒂扭转、嵌顿,其产科并发症发生率为47%~50%[17]。有研究报道,妊娠期性索间质肿瘤的难产发生率为 14%(5/36 例)。胎儿的死亡率为 0~24%[17]。Zemlickis 等[18] 报道,排除化疗因素后,患恶性肿瘤的妊娠妇女的死胎风险率是正常妊娠妇女的 4.23 倍。

特别重要的是,当妊娠合并肿瘤时,分娩时机的选择是极其重要的,必须衡量延迟治疗对胎儿成熟的好处及对治疗成功的影响。文献报道,治疗时机的选择应以"胎儿活力"为标准,一个来自新生儿重症监护室(NICU)对600名无先天畸形的新生儿调查中显示[19],26～27周出生的新生儿与34～35周出生的新生儿相比,死亡率由32.8%降至2.7%,呼吸窘迫综合征(RDS)的风险由86.9%降至12.7%,支气管肺发育障碍(BPD)的发生率由5.0%降至1.3%,合并心室内出血的发生率由32.7%降至1.3%。

34～35周的低发病率及死亡率大部分是肺成熟尤其是肺表面活性物质生成的表现。前瞻性研究已经表明,对早产儿使用外源性肺表面活性物质能降低RDS的发病率及死亡率[20]。出生前单独使用类固醇激素已经表明能够降低RDS的发病率,并且与肺表面活性物质合用时具有协同作用。

前述只是早产儿的相关数据,同样重要的是低出生体重儿在发育过程中出现的后遗症。一个对于出生体重<1 500g的婴儿长达7年的研究报道显示[21],低出生体重儿在智力、视力、阅读能力方面有缺陷,约54%的低出生体重儿在7岁时需要特殊教育或帮助,仅有26%的低出生体重儿的能力能够在学龄前期有理想的发展。

分娩方式通常由病变类型、期别、妊娠周期等综合决定。此外,由于大部分恶性肿瘤,如妊娠合并子宫颈癌多为早产儿,常有宫内生长受限、低出生体重,新生儿死亡风险高,新生儿科的处理水平也是决定分娩时机的重要因素。对妊娠合并子宫颈癌的一项研究表明,子宫颈癌孕妇的剖宫产率为一般孕妇的2倍,但其产后病死率并不增加,子宫颈癌孕妇早产风险为正常孕妇2倍,但新生儿死亡风险是其7倍。所以分娩方式应综合考虑孕妇及胎儿的各种生理状况进行评估选择。

(2)良性肿瘤对妊娠的影响:妊娠早期可致流产,胎儿宫内发育迟缓;妊娠晚期可致早产,胎位不正;分娩期可致宫缩乏力,若肌瘤位于子宫下段或宫颈且较大,压迫软产道,可致分娩梗阻,增加难产机会;产褥期可使恶露增多延长,影响子宫复旧,增加感染机会。

(徐雅馨 段 洁 刘梦薇)

## 16.2 治疗对妊娠及胎儿的影响

### 16.2.1 妊娠期化疗

化疗药物对胎儿的不良作用与用药时的孕周、用药的种类及剂量、单一用药还是联合用药有关。据Doll报道[22],单一用药组16%胎儿出现功能障碍,联合用药组则为17%。早孕期间用药致畸的发生率为14%,而到中晚期降至4%。与胎儿致畸率增高有关的因素包括叶酸拮抗剂在内的抗代谢药物及早期烷化剂的使用,而抗成形药、紫杉醇和铂类似物在人类妊娠时使用所产生的作用尚不确切。另外母亲的某些因素[23],如低蛋白血症、肥胖、血容量改变均可影响化疗药物的有效浓度。化疗药物的主要不良作用包括近期作用和远期作用[24]。近期作用有流产、致畸、早产、低体重、宫内发育迟缓、器官毒性等。远期作用有对子代淋巴细胞致突变的致癌作用,染色体突变引起下一代畸形、不育等。化疗对胎儿的毒性作用在早孕期间影响比较大,而在中晚期主要表现为低体重儿、宫内发育迟缓及早产,故对肿瘤进行化疗时,应尽量选择在妊娠中晚期。此外,近足月时进行化疗可能由于胎盘排泄的消失、新生儿肝肾对药物的吸收作用等因素使药物在新生儿体内蓄积,为避免化疗药物对胎儿产生骨髓抑制作用以及降低新生儿体内药物的残留,在分娩之前三周应当尽量避免化疗药物的使用。美国国家癌症研究所回顾调查210例妊娠期卵巢癌患者的化疗后结局,29例畸形儿中,27例患者于妊娠早期接触过细胞毒药物[25]。另有报道,妊娠中、晚期接受化疗的患者中,1.3%发生畸形,畸形率并不高于一般人群。细胞毒性药物在妊娠中晚期的致畸率与普通人群并无差别(1%～3%)。Zemlickis等[18]报道,妊娠中、晚期化疗,一般不会引起畸形,但可增加非畸形病率,如胎儿生长受限(FGR)、早产,有可能会影响胎儿的中枢神经系统。妊娠期应用化疗辅助药物,如恩丹西酮等,尚未见有不良结局的报道[18]。因此,对于确需化疗的患者,妊娠早期宜终止妊娠,及时化疗,以期达到最好的治疗效果;妊娠中、晚期可酌情尝试妊娠期化疗。但要强调,化疗前必须取得患者及其亲属的知情同意。化疗药物、方案与非妊娠期相同,卵巢癌用顺铂联合化疗的效果较好。国外已有妊娠中、晚期卵巢生殖细胞肿瘤患者接受顺铂、博来霉素与依托泊苷或长春新碱联合化疗并分娩正常新生儿的病例报告[26]。有关研究也证实,妊娠中、晚期采用博来霉素和顺铂化疗,无不良影响。依托泊苷是近年开始使用的化疗药物,目前仅有 4 例妊娠中、晚期患者接受依托泊苷化疗且胎儿结局良好的个案报告[26]。有研究报道,对妊娠中期的浸润性上皮癌患者采用顺铂或卡铂和环磷酰胺化疗,结果患者反应良好且分娩的新生儿正常[27,28]。目前尚无紫杉醇在孕期使用的安全性报道,但动物试验证明,其对胎鼠无致畸或生长抑制作用[29]。总之,关于孕期化疗对胎儿的安全性存在争议,但大多数学者认为在妊娠中晚期使用化疗对胎儿是安全的,对孕妇是有效的[30,31]。

### 16.2.2 妊娠期放疗

放射线对妊娠结局的影响可以根据母体放射时间分为两个时期:①妊娠期放射,可能导致不育和对将来妊娠的遗传学影响;②妊娠前放射,可能影响胚胎或胎儿发育。以下讨论的是后者。

放射线对宫内妊娠所产生的影响与胎儿发育期的不同有关,不同时期的胚胎组织对放射线的敏感性不同,从而产生的生物学作用也不同。宫内妊娠期可大致分为三个时期:植入前期与植入早期、器官发生期、胎儿期[32-34]。

(1)植入前期与植入早期:植入前期与植入早期大致相当于人类受孕后的前 10 天,是对离子射线最为敏感的时期。小鼠试验中,仅需 10cGy 的剂量即可增加出生前死亡与胚胎

吸收的概率,从而导致产仔数目的减少[32,34]。然而,在此期接受放射的妊娠动物试验中,几乎所有幸存动物在妊娠后期并未出现先天畸形。可能由于此期的胚胎仍在分裂,是没有分化、全能的细胞,如果放射线充分杀死了细胞的大部分,胚胎将会无法生存而被吸收,另一方面,如果只有一部分细胞丢失,胚胎仍能保持生存力,剩余细胞可克服射线引起的损害而进行分化与器官发生,此即全或无现象。

(2)器官发生期:器官发生期约相当于受孕后 10 天到 7 周,为宫内辐射对组织结构畸形影响最大的时期。在人类,主要的器官发生是在 12～14 周,此时中枢神经系统(CNS)进行实质性的发展直到足月。此期仅 10cGy 或更少的剂量即可引起很低的或者无法观察到的先天畸形或发育迟缓,

100cGy 将可导致近 100% 的出生时肉眼可见的形态学畸形。由于人类 CNS 的发育贯穿整个妊娠过程,因此此期直到妊娠 25 周,都可观察到放射线对 CNS 的影响[32,35]。

(3)胎儿期:胎儿期约相当于受孕后 8 周到足月的时期,人类此期与器官发生期有一定的重叠,但与早期妊娠期放射对 CNS 的影响相比,此期所产生的小头畸形、智力缺陷等较为轻微[32,35]。此期超过 50cGy 的放射线可引起发育迟缓[35],几百厘戈瑞的放射线可能会导致胎死宫内。因化疗药物的潜在致畸作用,应尽量避免在孕期应用。

(段　洁　陈　红　刘梦薇)

## 16.3 外阴癌合并妊娠

外阴癌比较少见,占所有恶性肿瘤的 1%[36],占生殖系统恶性肿瘤的 4%～5%,其中 85%～90% 为鳞状细胞癌,其次为外阴黑色素瘤、肉瘤和腺鳞癌。由于外阴癌少见,并且 85% 患者多发生在 60 岁以后的绝经后妇女,只有 15% 外阴癌可发生在 40 岁或 40 岁以下妇女。因此,外阴癌合并妊娠极为少见,外阴癌合并妊娠患者较年轻,多见于 25～35 岁患

者,最年轻的患者为 17 岁[37,38]。随着性传播疾病的增加,尤其是 HPV 感染率上升,外阴癌有年轻化趋势,特别是外阴上皮内瘤样病变(VIN)多发生在年轻妇女,外阴癌合并妊娠在将来可能较现在常见。

### 16.3.1　诊断

妊娠期外阴癌容易漏诊而延误诊断。妊娠期外阴癌因外阴瘙痒或分泌物增多,易与外阴炎症混淆而延误治疗。因此,对妊娠期有外阴刺激症状者,应做认真仔细的妇科检查。若发现外阴裂伤、凸起、溃疡等可疑病灶,应取活组织检查明确诊断。

### 16.3.2　治疗

根据妊娠时间以及肿瘤大小、部位、分期不同而选择个体化治疗方案。妊娠期的治疗原则及手术基本同非妊娠期,即采取手术治疗为主,放疗、化疗为辅。早期行手术治疗,晚期行手术、放疗、化疗的综合治疗原则。对是否终止妊娠应参考妊娠时间、肿瘤分期、治疗手段对胎儿有无影响以及患者要求等综合考虑。一般原则是在妊娠早、中期,以治疗母亲病变为主,妊娠晚期则以保婴为主。

1)外阴上皮内瘤样病变(VIN)及原位癌

外阴上皮内瘤样病变采用保守性治疗,密切追踪,随访至产后,做局部广泛切除,术前应在局麻下做活检。

原位癌患者可考虑应用激光手术治疗,特别是对多病灶、多中心小面积外阴癌,不需做大面积切除。激光治疗后可考虑从阴道分娩。

2)浸润癌

具体治疗原则如下。

(1)早期妊娠

(a)病变为 $I_A$ 期(肿瘤最大直径小于或等于 2cm,间质浸润小于或等于 1mm),行局部广泛切除术,切除组织边缘应距病灶 2cm以上,不需要行腹股沟淋巴结切除术。术后不需放疗或化疗,对胎儿的影响不大,可根据患者要求继续妊娠。

(b)病变为 $I_B$ 期或 II 期,肿瘤部位不同治疗方法也不同。若病灶为侧位型,行广泛局部切除术以及同侧腹股沟淋巴结切除术;若为中位型,行广泛外阴切除术以及双侧腹股沟淋巴结切除术。术后若腹股沟淋巴结有转移,需行腹股沟或盆腔放疗。对于盆腔淋巴结,大多观点认为不需要常规清扫盆腔淋巴结,而需视腹股沟淋巴结是否受累而定,而当腹股沟淋巴结受累,尤其是股管淋巴结受累时,需将受累侧的盆腔淋巴结进行切除。也有部分观点认为,阴蒂癌、前庭大腺癌,或其他已经侵犯到尿道或者阴道的外阴恶性肿瘤需要行盆腔淋巴结切除。对 $I_B$ 期或 II 期患者若仅行手术治疗,可继续妊娠。

(c)III、IV 期的晚期患者,因手术范围大,且常需要术前或术后放疗、化疗,不宜继续妊娠。可先终止妊娠,2～3 周后按非妊娠期肿瘤处理,终止妊娠的方式可行人工流产;或放疗的同时终止妊娠。

(2)中期妊娠:对 $I_A$、$I_B$ 以及 II 期的处理同早期妊娠,若仅行手术治疗,不做放疗,可以继续妊娠。对部分需行腹股沟淋巴结切除的患者,由于子宫增大和腹围增大,给手术带来一定难度,而且盆腔高度充血,血管怒张,难以止血。如果手术不能足够完整切除淋巴结,手术可根据情况分两步进行,即先行外阴广泛切除术,分娩后 2～4 周再行腹股沟淋巴结切除术。对 III、IV 期的晚期患者或需行放疗者,可先行中期妊娠引产后再进行治疗。

(3)晚期妊娠:由于妊娠晚期外阴及盆腔血管充盈,外阴广泛切除及腹股沟淋巴结切除术有大出血的危险,因此,不考虑手术治疗。应等待胎儿成熟,终止妊娠 2～4 周后进行外阴癌治疗。关于分娩方式的选择,可根据病灶大小,以及外阴瘢痕是否影响阴道分娩而定。若病灶较小,或虽在妊娠早期做过手术,但瘢痕不明显,仍可经阴道分娩;若病灶较大,或手术瘢痕明显,阴道分娩有可能造成外阴撕裂大出血者,应行剖宫产结束分娩。产后手术方式同非妊娠外阴癌患者。对晚期病变估计需行腹股沟或盆腔淋巴结放疗的患者,可在剖宫产同时行卵巢悬吊术,以利术后放疗。

### 16.3.3 外阴癌患者将来的妊娠问题

若年轻妇女外阴癌治疗成功,对将来妊娠无影响。已有数例外阴癌行广泛性外阴切除术后成功妊娠的报道。

### 16.3.4 预后

外阴癌合并妊娠发病率较低,随访困难,国内外文献报道较少。一般认为外阴癌合并妊娠患者预后不良,且复发率较高。[39]

（陈　红　段　洁　徐雅馨）

## 16.4 阴道癌合并妊娠

原发性阴道癌极为少见,发病率不到生殖器肿瘤的 1%[36],多继发于外阴癌、宫颈癌。80%～90%的阴道癌为鳞状上皮细胞癌,其他主要有透明细胞癌。因鳞状上皮细胞癌多发生在 60 岁以上的老年妇女,故阴道癌合并妊娠更为罕见。阴道透明细胞癌虽可发生在生育年龄妇女,但因其本身罕见,故合并妊娠也极为罕见。

### 16.4.1 诊断

由于阴道恶性肿瘤多为继发性,在诊断原发性阴道癌时应排除转移性阴道癌。对于妊娠期有较多量阴道分泌物及血性分泌物者,妇科检查应仔细,尤其注意阴道前后壁有无病变,以免漏诊。若为浸润癌,因癌灶明显易于发现,而原位癌及早期浸润癌则体征不典型,对可疑癌灶应在阴道镜下取活检确诊,并同时行宫颈管搔刮及子宫内膜活检,排除原发宫颈癌及子宫内膜癌。对阴道癌患者应做三合诊检查,有助于确定分期。

### 16.4.2 治疗[36,37]

阴道癌合并妊娠的处理主要根据肿瘤的分期、肿瘤的大小、肿瘤的部位、浸润扩散的范围及孕周来确定[36]。但总的来说,因病例极少,尚无成熟的治疗经验及规范化的治疗方法。对阴道上皮内瘤样病变可根据情况,局部治疗或随访观察至产后处理。浸润癌的治疗方法参照非妊娠期。阴道浸润癌的治疗方法主要为放疗,但对位于阴道上 1/3 或下 1/3 的早期病变可手术治疗。关于是否终止妊娠,应视分期、病变部位、妊娠时间而定。

(1)早、中期妊娠:早、中期妊娠胎儿不易存活可先终止妊娠,或放疗使胎儿流产或手术时一并切除。放疗一般行体外放射,随后做腔内镭疗或铯治疗。经外照射治疗后的患者,一般 4～6 周即会自然流产,不发生流产的极少见。若未能自然流产,在做腔内治疗前,必须清宫。对Ⅰ、Ⅱ期病变位于阴道上 1/3 者,可行广泛性全子宫切除、部分阴道切除及盆腔淋巴结切除术;对Ⅰ、Ⅱ期病变位于阴道下 1/3,尤其近阴道口者,可行外阴广泛切除、部分阴道切除及腹股沟淋巴结切除术。对Ⅰ、Ⅱ期病变位于阴道中 1/3 者,或任何部位的Ⅲ、Ⅳ期患者均应行根治性放疗,包括腔内放疗及体外照射。

(2)晚期妊娠:等待胎儿能够存活先做古典式剖宫产术结束分娩,产后根据肿瘤的大小、位置、浸润情况,同非妊娠患者一样做根治性手术或放射治疗。根据分期情况采取不同治疗措施。

有关阴道透明细胞癌合并妊娠的治疗参考阴道鳞状细胞癌,采用以放疗为主的治疗方法。阴道黑色素瘤较早发生远处转移,可参考阴道鳞状细胞癌的治疗方法。肉瘤的治疗主要为手术。

### 16.4.3 预后

阴道透明细胞癌合并妊娠,其 5 年和 10 年总生存率与非孕期比较无明显差别[38]。原发鳞状上皮阴道癌合并妊娠只见个别报道,随诊发现预后差[39]。

（杨　慧　陈　红　徐雅馨）

# 16.5 宫颈癌合并妊娠和合并艾滋病的处理

## 16.5.1 宫颈癌合并妊娠

在所有宫颈癌的患者中,约1%患者为孕妇。许多患宫颈癌的患者伴有细胞学改变或异常阴道出血。在孕妇当中细胞学异常的发生率约5%。在发达国家中,妊娠期间宫颈细胞学检查的普及,提供了诊断早期宫颈病变的机会,这也导致了妊娠期I期宫颈癌的发病率(1/3)比非孕期高。在怀孕期间,不管常规还是液基细胞学检查都是有效的。使用宫颈刷是安全的,可以提高最佳涂片的比率。由于颈管搔刮术易于导致胎膜早破和出血,故不推荐使用。

Hopkins和Morley发表了妊娠期间宫颈癌和非妊娠期的对比研究[40],当控制年龄和分期等混杂因素时,他们发现了相似的存活率。

### 16.5.1.1 诊断[44,45]

(1)症状及体征:临床症状取决于诊断的时间和病灶的大小。患者的临床表现基本与非妊娠期宫颈癌相同。早期病变多无症状,有30%～50%的患者因宫颈细胞学异常进而检查发现宫颈癌,在有症状的孕妇中,最常见的症状是妊娠期异常阴道出血,占首发症状的40%～60%,其次是妊娠期异常阴道排液、接触性阴道出血,个别患者以下腹痛为首发症状。阴道出血量与肿瘤体积有关,从接触性出血至大出血不等。由于出血发生于妊娠期,易误诊为先兆流产、前置胎盘、胎盘早剥、早产或宫颈扩张等,且妊娠期常因害怕流产而拒绝阴道检查或宫颈细胞学检查,导致延误诊断。

主要体征与一般宫颈癌相同。早期病变表现为宫颈光滑或轻度糜烂如一般慢性炎症表现,应与妊娠常见的慢性宫颈炎、宫颈糜烂和良性乳头状瘤鉴别。晚期病变随生长发展、类型不同,局部体征也不同,与一般宫颈癌体

征基本相同。

(2)辅助检查:所有妊娠期间的异常宫颈病变都需要病理学检查,妊娠期间阴道镜检查用于排除侵袭性疾病。阴道镜检查和活检在产前检查中是安全的。Economos等人报告的一组612例妊娠期间宫颈细胞检查异常的妇女,449例经行了阴道镜的检查[41]。因为孕期鳞柱状上皮移行带(SCJ)外翻,所以孕20周孕妇的阴道镜检查均满意,阴道镜检查和活检的符合率达95%。并且阴道镜检查没有特别的并发症。在妊娠期间MRI检查可以安全地用于评估疾病和淋巴结的转移扩散。有报道称,在妊娠中期腹腔镜下的淋巴结活检为调整治疗方案的重要方法,但这种检查手段也存在潜在的风险,所以医生需要仔细考虑诊治决策[42]。

(3)孕期宫颈锥切:Averette等人报道了180例早孕期的宫颈锥切术中胎儿的流产率为24%[43],中孕期胎儿的流产率小于10%。Hannigan等人报道,早孕期的13例宫颈锥切孕妇中,并没有发生流产。大出血的发生率为9%[44]。Goldberg等人在一个17人的研究中报道了新的宫颈锥切方法。在宫颈注射垂体后叶素,宫颈锥型切除后用止血缝合线和环扎线。行锥切治疗的平均孕龄为18.8周(10～32周)。没有出现大出血或其他并发症,没有发生中孕期流产[45]。有一种反对使用环扎线的观点是,大多数宫颈锥切术后一段时间发生胎儿死亡,可能是由于绒毛膜羊膜炎,而不一定是宫颈功能不全。环扎线可能也导致感染。Robinson等报道了20例孕8～34周的患者在妊娠期间行环形电切术(LEEP)[46]。他们发现,57%的患者在LEEP术后受益,47%患者在LEEP术后出现了残留。其中有3例发生了早产,2例需要输血,1例LEEP术后4周内胎儿死亡(尸检发现绒毛膜羊膜炎)。他们得出结论是:怀孕期间的LEEP治疗效果不明显,并且有较高并发症发生率。如果在怀孕期间需要锥切,则冷刀技术可能是优选的方法。最佳时间是在孕中期的某个时间。

### 16.5.1.2　处理

1)不典型增生的处理

根据大多数资料显示,从妊娠期不典型增生进展为产后的更高级别不典型增生的发生率较低,不超过10%。根据以上数据,我们可以借鉴非孕期的治疗指南管理妊娠期异常的细胞学。依据不典型增生的进展率低,阴道镜的可靠性和安全性高,对妊娠期妇女推荐使用保守治疗方法。通过阴道镜及活检诊断的不典型增生的孕妇,每8周需要进行一次随访行阴道镜检查,并且在产后接受治疗。

2)原位腺癌和微小浸润癌的处理

妊娠期因为宫颈腺体增生、蜕膜反应和腺体细胞可能表现出良性的阿斯反应(Arias-Stella reaction),导致腺体异常的诊断可能很困难,对正常孕妇来说容易被误诊。关于管理妊娠期宫颈原位腺癌的病例很少。Lacour等报道了5例妊娠中期宫颈原位腺癌锥切的安全性。所有患者在足月时分娩,并且在分娩后仅有1例需要RH治疗IB期宫颈癌[47]。大量数据表明,微小浸润癌与宫颈原位腺癌的结果无显著差异。很难知道如何在怀孕期间最好地治疗这些病变。建议采用与非妊娠患者相似的指南。大多数妊娠中期患有微小浸润癌的患者即使边缘有非典型增生(非浸润性)也可以观察。对于镜下宫颈癌的女性,阴道分娩应该是安全的,并且可以安全延迟到产后。

3)浸润癌

(1)手术治疗。

(a)患者的选择。

①超过70%的妊娠期宫颈癌为Ⅰ期,具有良好的生存率,肿瘤的分期、大小、淋巴结是否受累、孕龄和患者是否想要维持妊娠是做出治疗决定的关键因素。治疗方案的选择以20周孕龄为界。在孕龄小于20周的怀孕患者中诊断出的侵入性宫颈癌通常应立即选择人工终止妊娠,并进行治疗。

②大多数报告延迟治疗病例均为Ⅰ期病变,治疗延迟3至32周。于分娩后安全地选择外科治疗,包括术后放疗。一些数据表明,推迟治疗的Ⅰ期患者与未孕患者或选择人工终止妊娠的患者相比,失血量、术后发热和伤口感染可能会增加。

③有部分病例报告显示单纯使用顺铂或与紫杉醇联合治疗局部晚期宫颈癌,然后在分娩后进行根治性手术,结果良好[48]。若患者在诊断明确情况下仍有极强的继续妊娠要求,在与孕妇与其家人进行沟通之后,可以考虑选择NACT治疗,在妊娠早期怀孕期间使用这些药物似乎是安全地,但必须小心谨慎的采用多学科方法判断。

(b)手术的方式。

对于Ⅰ期疾病,传统的根治性子宫切除术(RH)和盆腔淋巴结清扫术(PL),可在孕20周前将胎儿与子宫一起切除或在孕晚期胎儿肺成熟行剖宫产后再行手术,通常可获得优异的治疗效果。剖宫产根治性子宫切除起始于切开子宫分娩出婴儿后,继而行根治性子宫切除和盆腔淋巴结切除。与非妊娠期患者相比较,剖宫产根治性子宫切除有较高的失血率和输血率[49-51]。因此,有些人提倡在剖宫产根治性子宫切除时切断宫体,以减少失血量。在这些研究中,尽管失血率和输血率更高,总的并发症包括术后发热和伤口感染,与非妊娠根治性子宫切除的患者是相同的。

Ⅰ期且<2cm,并且期望保留妊娠以及生育能力的宫颈癌患者,可采用经阴道或经腹腔宫颈切除术和宫颈环扎术以及腹腔镜下盆腔淋巴结清扫术[52]。Ungar等报告了5例ⅠB期患者,其中经上述治疗后2例患者产下健康足月婴儿[53]。胎龄13周到18周时,术后第1天和第16天有流产出现。随访时间为10～54个月,5例患者均未复发。最近有2例在妊娠16周时分别行经腹部和经阴道宫颈切除术,成功治疗ⅠB期子宫颈癌,并完成足月分娩[54,55]。必须指出的是,这些病例是由高水平的多学科小组联合选择出的代表性个案。

(2)放射治疗:大多数报告中关于宫颈癌合并妊娠进行放化疗的患者均为晚期患者,NCCN指南建议患有早期宫颈癌患者进行化疗和相关淋巴结清扫而并非放疗,以避免放射性纤维化以及尽量保留卵巢功能[56]。Benhaim 等人报告了 2 例妊娠合并宫颈癌患者进行放化疗[57]。第一例患者在妊娠 12 周时被诊断为 IV$_A$ 期鳞状细胞癌,接受放疗和每周一次顺铂治疗方案,在 40Gy 左右时发生自发流产,这与其他报道是相一致的,该患者在治疗后 20 个月死于宫颈癌的转移。第二位患者在孕 12 周时被诊断为 II$_B$ 期鳞状细胞癌,并接受同样的治疗方案。在进行放疗三周后发生自然流产,该患者在随访 29 月后仍未复发,Ostrom 等人报告了两份在孕 15 周时诊断为 I$_{B2}$ 期宫颈癌病例,在放疗开始 3~4 周后发生流产,这两名患者在完成治疗后 12 个月未复发[58]。虽然在妊娠期进行放疗的经验有限,但似乎是可行和安全的。如果在产后治疗中需要使用化疗手段,则应尽量在子宫复旧后 3 周内开始。

(3)妊娠新辅助化疗(NACT):子宫颈癌妊娠期妇女的 NACT 治疗以孕龄、是否要求继续妊娠、疾病的分期、淋巴结的受累情况和病理学为指导[59-61]。尽管罕见的组织学亚型,例如小细胞癌和腺鳞癌,可以在不终止妊娠的情况下根据分期和淋巴结受累情况而治疗[59]。2009 年,一个法国医疗团队和欧洲国际共识会议分别发表了载有具体管理宫颈癌的指南[60,61],这些指南略有不同。但是,他们都同意对于那些希望保持妊娠的子宫颈癌妇女,在治疗指前对淋巴结受累情况进行正确的分期是非常有必要的。I$_A$ 期且无淋巴结受累的女性可有良好的预后,可以延迟治疗到胎儿成熟。患有 I$_{B1}$ 期病且无淋巴结受累的妇女可在妊娠三个月后开始接受放疗或 NACT 治疗,并持续至胎儿成熟[59]。据报告,随访 8 个月至 80 个月不等时间,并无婴儿出现异常,有趣的是,Marnita 等人评估了 7 名宫颈癌患者的母体和胎儿胎盘中的顺铂浓度,注意到顺铂在脐带血和羊水中的浓度明显低于母血,表明可以安全地给予 NACT。虽然文献有限且缺乏长期随访,但宫颈癌孕妇的新辅助铂类化

疗似乎对母婴都是可行且安全的。

### 16.5.1.3 预后

关于妊娠是否影响宫颈癌的发展和预后,目前尚有争论。从理论上讲,妊娠对宫颈癌有不良影响。子宫血液循环增加、盆腔充血、淋巴循环增加以及临产时子宫颈的扩张均可引起癌栓的扩散,加速宫颈癌的发展。且有研究结果表明妊娠期宫颈浸润癌各期疗效均低于非妊娠期宫颈癌,而且妊娠期宫颈癌发现越晚,疗效越差,预后也越差。产后患者预后更差。但多数学者认为,妊娠对宫颈癌及癌前病变的疗效和预后无明显影响,不会加速宫颈癌的扩散。妊娠妇女本身并不改变恶性肿瘤的病理过程,患者的预后与妊娠无关[12],子宫颈癌合并妊娠与非妊娠患者预后基本相同[62]。临床分期是影响预后的重要因素。分期相同的宫颈癌妊娠妇女与非妊娠妇女的生存率无明显差异,国外统计资料显示,妊娠对于宫颈癌病变的发展、临床特征及生存情况无明显影响[63]。

至于分娩方式对其疗效的影响,一般认为 I 期宫颈癌,阴道分娩与剖宫产 5 年生存率没有差异[62]。Hacker 报道[64] I$_B$ 期及 II 期宫颈癌患者行剖宫产 5 年生存率为 56%,阴道分娩者为 30%,流产或引产者 5 年生存率为 69%。III、IV 期患者阴道分娩及剖宫产 5 年生存率分别为 31.7% 和 1.1%。但这些资料均是回顾性调查,有一定的局限性。综合文献报道,多因素分析发现阴道分娩是最重要的复发危险因素。

Sood 等研究了妊娠期间或分娩后 6 个月内被诊断有宫颈癌的妇女的预后。剖宫产的 7 名妇女中有 1 名发生局部和远处转移,而 17 名阴道分娩的妇女中有 10 名(59%)发生局部和远处转移。在多变量分析中,阴道分娩是引起复发的最大因素。他们得出结论,宫颈癌的孕妇最佳选择是剖宫产分娩[65]。除了 I$_{A1}$ 期可以合理地经阴道分娩外,其他分期的宫颈癌患者应选择剖宫产,且应该通过传统的子宫切口进行,以避免切及子宫下段或子宫颈。此

外,剖宫产术后可以进行放疗作为确定性治疗手段,同时也允许术中探查明确癌灶侵犯程度。手术中行卵巢移位固定术可以有助于在后续的盆腔放疗中保留卵巢功能。有报告称延迟治疗直至胎儿成熟不会对母亲或胎儿造成伤害。

(郭跃文　陈　红　殷　洁)

### 16.5.2　子宫颈癌合并艾滋病(HIV)

#### 16.5.2.1　患病率

在北美,约有 210 万人携带 HIV,其中美国约 120 万人。异性性传播占所有病例的34%,超过 50% 的 HIV 阳性女性同时也有HPV 感染。1993 年,疾病预防控制中心(Centers for Disease Control,CDC)认为高级别不典型增生是 HIV 早期感染的标志,并将宫颈癌视为诱发艾滋病的疾病之一[66]。据Ahidieh 等[67]人的报道,HIV 感染率在 HPV阳性女性中高达 60%,而在 HPV 阴性的女性中则为 30%。在携带 HIV/罹患艾滋病的患者中,HPV 相关性癌症的相对风险值明显提高,已超过 5%。HIV 阳性个体中 HPV 的清除率与 CD4 计数直接相关。在 CD4 计数范围处于 0～500 时,HPV DNA 检出率高达85%;而 CD4 计数高于 500 时 HPV DNA 检出率则为 70%。即便 CD4 计数正常,HIV 阳性女性的 HPV 发生率仍为 HIV 阴性的 2倍[68]。大多数 HIV 阳性女性都感染了多种高危型 HPV,包括 11,16,18,33,51,52,53,58 和 61 型。Clifford 等[68]发现,HPV 16 在HIV 阳性女性中是最常见的 HPV 亚型,然而HIV 阴性女性中,16 型的感染率较低而 18 型是更为普遍的一型。与 HIV 阴性女性相比,HIV 阳性者更多表现为包括 16 型在内的多种 HPV 类型的感染。

#### 16.5.2.2　病理生理学

感染 HIV 的女性发生 CIN 的概率要明显高于 HIV 阴性的女性(20%：5%)。CD4计数是预测 HIV 阳性女性是否发生 CIN 的最佳指标[69]。HIV 阳性者通过性行为感染

HPV 的概率是 HIV 阴性女性的 1～2 倍。HIV 阳性女性的 HPV 持续感染检测率要远高于 HIV 阴性者[70-72]。在免疫功能正常感染HPV 的女性,其 HPV 在 2～4 年内的清除率为 80%～90%。但这一清除率受多种因素影响,如吸烟、多次 HPV 病毒感染、长期口服避孕药,以及其他性传播感染(例如沙眼衣原体、单纯疱疹病毒)。即使 HIV 阳性患者的 CD4计数正常,但与 HIV 阴性患者比较,后者的HPV 清除率是前者的 2 倍[70,72,73]。HIV 感染时,阴道内朗格汉斯细胞(LC)增多可抵御HIV 引起的全身感染。朗格汉斯细胞对HPV 感染起着重要的局部防御作用。当艾滋病患者的朗格汉斯细胞数目明显降低时,对HPV 的免疫反应亦降低。

#### 16.5.2.3　筛查

尽管在文献报道中,使用宫颈涂片作为HIV 感染患者 CIN 筛查工具的可靠性存在争议,但宫颈涂片在初步筛查中仍然是一种重要的手段。在一项对 189 名 HIV 感染女性和95 名正常女性的对照研究中,Anderon 等[74]人发现 HIV 感染的女性,取其宫颈组织活检,结果证实其 CIN 的发生率较正常女性更高(14.3%：1.2%,P<0.01)。另有研究表明,在 HIV 感染女性中,细胞学刷片有 95% 异常(主要是 ASCUS),12 个月后其活检证实为CIN。即使针对宫颈非典增生进行治疗后,40% 患者仍会有持续性细胞异常,这其中大多数都是低级别的 CIN1。作者认为,不必对所有 HIV 感染女性常规行阴道镜检查,但下列情况需要行阴道镜检查:包括 ASCUS 在内的LSIL,特别是 CD4 计数低的 HIV 感染女性。在宫颈涂片检查时,HIV 阳性女性比 HIV 阴性女性 ASCUS 的检出率更高。在 HIV 感染组中,检出 ASCUS 的患者发展为 CIN 的概率要远高于正常对照组(60%：25%)[75]。美国预防服务工作组(USPSTF)建议,感染 HIV的女性在确诊后的 12 个月内应进行半年一次的宫颈防癌筛查,如果结果正常,以后则改为一年一次;如果检测结果有异常,则需要进行

密切随访和阴道镜检查。

感染 HIV 的女性是否常规行 HPV 检测,其价值仍不明确。在诊断为 HIV 后的第一年里,前两次细胞学检查的同时行 HPV 检测,其检测结果有助于调整以后细胞学筛查的间隔时间。同时发现,CD4 计数大于 500 且细胞学正常的 HIV 患者感染 HPV 的风险与 HIV 阴性的女性相同。由于 HPV 的检测尚未达成共识,建议最好根据患者的具体情况个体化对待。

### 16.5.2.4 治疗

1)艾滋病合并 CIN 的治疗

(1) HIV 阳性合并低级别 CIN 的患者可以进行保守治疗。这些患者(特别是 CD4 的计数超过 500)进展为高级别 CIN 的发生率比较低。Delmas 等[76]对 HIV 阳性妇女中 CIN 的自然进程做了大量研究,结果表明几乎 30% 的低级别 CIN 病变会消退。每隔 4 个月行细胞学或阴道镜随访,能够有助于观察其病情变化。高效抗反转录病毒治疗,有助于低级别 CIN 的消退。

(2)对于高级别的 CIN,行烧灼、宫颈冷刀锥切术、冷冻、激光汽化治疗都是可行的。虽然这些技术治疗 HIV 阳性的 CIN 患者有效,但是与 HIV 阴性的 CIN 患者相比,前者复发率仍较高。Wright 等[77]发现,HIV 阳性的患者经 LEEP 刀治疗后复发率为 56%,而 HIV 阴性患者的复发率为 10%。LEEP 刀电切的范围是关键,所有感染 HIV 的患者 LEEP 术后组织病检发现切缘均为阳性,而 HIV 阴性患者切缘阳性率仅为 32%。但即便 LEEP 术后病检切缘为阴性,HIV 阳性患者的复发率仍较高。以上情况表明,其他危险因素也可导致疾病的复发,如 CD4 的计数。Maiman 等[78]认为 5-氟尿嘧啶(5-FU)可作为 HIV 阳性的高级别不典型增生患者的维持治疗。实验组接受 1 周 2 次的 5-FU(2g)治疗,对照组无后续治疗。结果表明,实验组的复发率为 28%,而对照组达 47%。CD4 计数小于 200 的患者复发率为 46%,而 CD4 计数大于 200

的患者复发率为 33%,且不会出现明显的毒性反应。

2)艾滋病合并浸润性宫颈癌的治疗

感染 HIV 女性患宫颈癌的平均年龄为 15 岁,较 HIV 阴性患宫颈癌的平均年龄早。Lomalisa P 等[79]发现,CD4 计数小于 200 是浸润性宫颈癌的独立危险因素。HIV 阳性浸润性宫颈癌的治疗与 HIV 阴性的浸润性宫颈癌差别不大。Gichangi 等[80]评估了有无 HIV 感染对宫颈癌死亡率的影响及盆腔放疗后对盆腔肿瘤的控制情况。他们发现,53% 的患者会出现放疗相关的毒性反应。HIV 感染有 70% 会出现多系统毒性反应,这是治疗中断的主要原因,并且有 60% 的患者在治疗 4~7 个月之后出现残余癌灶。Mugambe 和 Kavuma[81]比较了 HIV 阳性的宫颈癌患者放疗后的治疗结局,结果发现 HIV 阳性的宫颈癌患者的 4 年生存率较 HIV 阴性的宫颈癌患者明显降低。Simonds 等[82]比较了 59 例 HIV 阳性与 423 例阴性的 I$_B$~II$_B$ 期宫颈癌患者行放化疗后的情况,他们发现,HIV 阳性组中仅有 53% 完成治疗,而 HIV 阴性组达 74% 完成了治疗。对于 HIV 阳性的宫颈癌患者的放化疗治疗方法有待进一步研究。

### 16.5.2.5 术后阴道脱落细胞学检查

对 HIV 阳性女性的阴道细胞学筛查的意义缺乏详细的数据。Paramsothy 等[83]对 102 名行子宫切除术的 HIV 阳性女性的不同指标进行了评估。在接受子宫切除术之前就有 CIN 病史的患者中,63% 在之后的随访中出现了阴道上皮内瘤变(VAIN)。CD4 计数低于 200 且 HIV 病毒载量大于 10 000 拷贝/ml,高度提示日后将出现 VAIN。在 102 名女性中,有 16% 在随访中发生 VAIN。所以,对于行子宫切除术的 HIV 阳性女性,特别是那些有严重免疫缺陷和 CIN 病史的患者来说,有必要密切随访并接受阴道脱落细胞学检查。Massad 等[84]最近对 335 名 HIV 阳性和 75 名 HIV 阴性患者进行了研究,研究对象均患有宫颈非典型增生,在子宫切除术后进行了阴道细胞学检查。在超过 5～6 年的时间里，29% 的 HIV 阳性患者细胞学检查异常，而在对照组仅有 4% 发生细胞学异常。最常见的是 ASCUS 和 LSIL。在 HIV 阳性人群中，2 级或以上的 VAIN 发生率为 0.2%，而在对照组，2 级或以上的 VAIN 发生率为 0.01%。2 例罹患阴道癌的 HIV 阳性患者成功接受了放射治疗。阴道不典型增生的严重程度与 CD4 计数相关。

（陈　红　乐芳舒　牟　芬）

## 16.6　子宫内膜癌合并妊娠

子宫内膜癌虽是妇科常见恶性肿瘤，居第二位，但由于子宫内膜癌的平均发病年龄为 60 岁，40 岁以下年轻妇女仅占 10%，并且年轻妇女的子宫内膜癌多合并无排卵型功血、不孕、多囊卵巢综合征，因此子宫内膜癌合并妊娠极少见，目前文献报道 27 例。合并妊娠的子宫内膜癌多为高分化、无肌层浸润或仅有表浅肌层浸润，预后好。文献报道的 27 例中，仅 1 例为中分化，肌层浸润大于 1/2。其余均为高分化[37]。

### 16.6.1　诊断

子宫内膜癌合并妊娠无特征性表现，往往是意外发现，容易被临床医生误诊。文献报道的 27 例，其主要表现为孕期不规则阴道出血或产后大出血，对妊娠期不规则阴道出血患者，在排除产科疾病、宫颈癌后，还应想到子宫内膜癌的可能。另外，对于产后出血，流产后大出血，在排除了不全流产、胎盘部分残留、胎盘植入及绒癌之外，也应想到子宫内膜癌，并给予相应处理，避免漏诊。通常在妊娠早期（多在 12 周以内）发现合并子宫内膜癌。27 例中有 6 例于足月妊娠或早产后发现子宫内膜癌，见到活胎儿。其中 1 例足月妊娠剖宫产术后 1 个月内 3 次大出血，切除子宫术后发现子宫内膜癌[85,86]，1 例为足月妊娠剖宫产术后 4 个月内不规则阴道出血诊刮时发现子宫内

膜癌[87]。2 例为早产后阴道出血诊刮或宫腔镜活检发现子宫内膜癌。1 例为诊刮时发现子宫内膜癌，但患者拒绝治疗，3 个月后宫内妊娠至足月分娩。1 例产后 7 个月发现子宫内膜癌。

由于主要表现为阴道不规则出血，诊刮和病检仍然是主要诊断方法。若足月产后或早产后出现不能解释的阴道出血应想到合并子宫内膜癌的可能性，应进行分段诊断和病检。

### 16.6.2　处理

孕期有不规则出血者，经各种产科检查和各种辅助检查排除了产科疾病，疑为子宫内膜癌合并妊娠时，应终止妊娠，行引产、流产或剖宫产，同时行子宫内膜快速切片检查，明确诊断后行全子宫切除加双侧附件切除。根据情况术后适当补充放疗。处理原则基本与非妊娠患者相同。对于强烈要求生育者，可根据病情严密观察下保守治疗。对于已经完全了解疾病进展的风险，仍欲保留生育力的患者，可实验性的进行黄体酮疗法治疗。据报道[88]，有 1 例合并 Ⅰ 期子宫内膜癌的 28 岁妇女，在使用高剂量黄体酮治疗 1 年后，在诊刮显示有一些良性样本的条件下，使用克罗米芬促排卵后成功怀孕。产后通过宫腔镜检查与子宫内膜诊刮发现一些不典型细胞，针对非浸润型 Ⅰ 期子宫内膜癌，最后施行了子宫切除术。

### 16.6.3　预后

子宫内膜癌合并妊娠罕见，未见关于预后的统计资料。但有报道 9 例患者中 8 例长期存活[89]。

（杨　红　陈　红　段　洁）

## 16.7　妊娠期附件包块

据有关医院的数据分析，0.2%～2% 的孕妇会并有附件包块，其中 1%～6% 的包块是恶性的[90-93]。在一篇文献收集的 1958 年到 2007 年 41 例妊娠期卵巢癌的分析中[94]，平均

发病年龄 32.6 岁(23～46 岁),能诊断分期者 39 例,FIGO Ⅰ 期 59%,FIGO Ⅱ 期 5%,FIGO Ⅲ 期 26%,FIGO Ⅳ 期 10%。在另一篇医院从 1992—1997 年已分娩记录的所有妊娠女性诊断为恶性肿瘤中,卵巢癌排在第五位,前四位分别是乳腺癌、甲状腺癌、宫颈癌和霍奇金淋巴瘤[92,95]。妊娠期 9 375 例卵巢包块中,有 87 例诊断为卵巢癌,恶性率为 0.93%,每 1 000 例分娩的产妇中有 0.018 例卵巢癌[90]。同时也报道大部分肿瘤为低度恶性,大部分为早期肿瘤及母婴结局良好。

本章将讨论妊娠期附件包块的处理,重点在怀疑恶性肿瘤的处理。

### 16.7.1　肿块的类型

在一篇回顾性文献报道中,557 名女性的 563 个附件包块,48% 为单纯型,52% 为复合型。在单纯型包块中 1% 为恶性,而复合型中 9% 为恶性[93]。再另一篇 151 例剖宫产加附件手术的妇女的回顾性文献中,148 例为良性。组织病理学分析为皮样囊肿(24%)、良性卵巢冠囊肿或卵巢旁囊肿(19%)、单纯浆液性囊肿(15%)、黏液性囊腺瘤(11%)、浆液性囊腺瘤(7%)、黄体囊肿(5%)、子宫内膜样肿瘤(5%)和纤维瘤(5%)[96],8 例恶性肿瘤,包括 2 例颗粒细胞瘤及 1 例黏液性癌。

大部分妊娠期发现的附件包块为直径小于 5cm 的良性单纯性囊肿,大部分为功能性的卵泡囊肿或黄体囊肿,认为是卵巢的正常生理功能表现。大约 70% 在孕早期发现的附件囊性包块在孕中期会自然缩小或消失,与功能性囊肿的自然进程一致[97]。部分持续存在直径 5cm 或以上的附件包块为成熟性畸胎瘤。

在妊娠期卵巢恶性肿瘤中,上皮性卵巢肿瘤大约占 1/2,生殖细胞肿瘤大约占 1/3,剩下的为间质细胞肿瘤及其他肿瘤(像肉瘤、转移性肿瘤)。

大约 50% 妊娠期发现的上皮性卵巢癌为低度恶性(以前称为"交界性"),另外 50% 为恶性。

妊娠期生殖细胞恶性肿瘤大约 3/4 为无性细胞瘤。其他为内胚窦瘤、未成熟畸胎瘤和混合型生殖细胞肿瘤[98]。大部分生殖细胞肿瘤局限于一侧附件,但可以转移到盆腔或主动脉旁淋巴结,在无性细胞瘤中常见[99]。有 10%～15% 的无性细胞瘤病例为双侧,其他生殖细胞肿瘤基本都为单侧。

与妊娠相关的性索间质肿瘤大约 1/2 为颗粒细胞瘤,1/3 为支持细胞-间质细胞瘤,其他为未分类间质细胞瘤[100]。大部分肿瘤在诊断时局限于一侧卵巢。10%～15% 间质细胞瘤分泌雄激素产生女性男性化表现。尽管雌激素分泌也会出现,高雌激素刺激的症状会被妊娠相关的高雌激素分泌掩盖。

卵巢黄素化囊肿(也称黄素囊肿、高反应黄体)是因高 HCG 水平的过度刺激或对 HCG 的过度敏感形成的黄素化卵巢囊肿。妊娠期滋养细胞疾病、多胎妊娠、排卵反应或妊娠合并胎儿水肿可能出现双侧多房性附件包块,多半为卵巢黄素化囊肿。

黄体瘤是比较少见的妊娠期特有的实性良性病变。它是妊娠期非肿瘤性的刺激卵巢产生临床上或大或小的改变。当附件实性包块同时有母体多毛症或女性男性化时需怀疑黄体瘤可能。

和普通的子宫肌瘤相比,单纯的有蒂的平滑肌瘤通常是低回声,但出现坏死或变性时可能表现复杂。

(陈　红　郭跃文　宋紫烨)

### 16.7.2　诊断

(1)非特异性症状:卵巢癌的临床表现包括腹部或背部疼痛、便秘、腹胀及泌尿系统症状[101,102]。但这些症状在正常妊娠女性中也可以出现,因此,需结合综合检查才能做出判断。

(2)可触摸包块:在部分孕妇中有一些可疑的表现,像可触及包块、后穹窿包块或结节,可能在常规产前检查及随后的超声检查中发现。

（3）急性腹痛：在部分病例中，附件包块的急性扭转导致急性腹痛，在附件包块（良性或恶性）的妊娠妇女中，大约 5% 发生附件扭转[91]。有一篇文献报道直径 6～8cm 的附件包块（22%）比直径小一点或大一点的包块更容易发生扭转[103]。60% 的扭转出现在孕 10～17 周，在孕 20 周后只有 6% 发生。

此外，腹痛时需考虑异位妊娠以及子宫肌瘤变性。

（4）妇科检查：妊娠早期常规妇科检查是诊断妊娠合并卵巢肿瘤最简单有效的方法，检查前应先做必要的解释工作，消除患者的顾虑，检查时动作轻柔，并仔细查看双侧附件情况，孕妇的积极配合是成功妇科检查的前提。有报道[104]，妊娠早期盆腔检查可发现 70% 卵巢肿瘤。而遗憾的是，有超过 50% 的早孕妇女未接受常规的妇科检查。

（5）影像学检查。

B 型超声：是诊断妊娠合并卵巢肿瘤极为重要的辅助手段，不仅如此，B 超对辨别良恶性肿瘤亦有一定的参考作用。

超声检查无复杂性特征表现的附件良性包块一般为生理性或功能性囊肿（例如卵泡囊肿），但也可能为单房的浆液性、黏液性囊腺瘤或输卵管积水。

复杂超声表现的良性包块包括黄体囊肿、成熟性畸胎瘤、有隔膜的输卵管积水、卵巢黄素化囊肿、卵巢子宫内膜样肿瘤、多房性囊腺瘤以及异位妊娠[105]。

高分辨力的超声仪可区别良性或恶性肿瘤。混合型包块是可疑恶性肿瘤的超声声像图。然而 B 超声像图来辨包块良恶性是有限度的，B 超不能确切判断附件包块来源。

MRI 检查：对大多数病例来说，超声检查就可以提供足够的信息决定是否外科手术或保守治疗，但偶尔也需要进一步的放射性检查。MRI 对软组织有良好的分辨率也不会对母胎有电离辐射。因此，MRI 在鉴别卵巢癌与有蒂的平滑肌瘤、平滑肌瘤红色变性、子宫内膜样肿瘤、蜕膜化子宫内膜样肿瘤和巨大的水肿卵巢方面特别有用[106,107]。因对胎儿的安全性不能肯定，避免妊娠期放射性钆对照检查。

如果其他影像学检查可以提供需要的信息，避免妊娠期妇女作计算机断层扫描（CT）。一次 CT 盆腔检查对胎儿的电离辐射剂量为 0.035Gy。尽管小于 0.05Gy 的胎儿辐射暴露不会增加流产、先天异常、生长受限或围生期死亡风险，但是仍然认为增加了儿童期癌症风险[108,109]。此外，应用 CT 增强对照剂扫描检查可能对胎儿甲状腺有短暂抑制的危险。

（6）肿瘤标记物检测：尽管在非妊娠女性的盆腔包块计划探查术前常规进行血清肿瘤标志物检查，但在妊娠妇女中不建议做。妊娠期盆腔包块恶性罕见，随着孕周不同及妊娠的影响，肿瘤标志物的数据多种多样。如果证实为恶性肿瘤，建议术后立即检查合适的肿瘤标志物。

在非妊娠妇女的上皮性及非上皮性卵巢癌中检测几种肿瘤标志物，在妊娠期难于解释检查结果。例如 AFP、HCG、CEA、CA125，参与了有关胎儿的生长、器官分化、成熟的生物作用。随着妊娠及妊娠年龄的变化，这些标志物会升高及波动。或者因为胎盘异常或胎儿异常（例如子痫前期、唐氏综合征、开放性神经管缺陷）而异常升高[110]。

血清 CA125：在大多数上皮性卵巢癌（EOC）病例中血清 CA125 水平是升高的。正常组织像子宫内膜也可以产生 CA125，在孕早期可能升高，分娩后迅速下降[110]。但是，CA125 在孕 15 周及产后可以作为 EOC 的有帮助的肿瘤标志物，因为 CA125 的血清水平在该时期不可能仅因为妊娠出现显著的升高。它的水平在 1 000～10 000 可能（非必然）与癌症有关。但如果在 75～150 范围内可能与妊娠有关或该卵巢癌未分泌大量 CA125。

甲胎蛋白：在妊娠期间母体血清甲胎蛋白（MSAFP）会升高，它的血清水平会常规检测，用于胎儿神经管缺陷及唐氏综合征的筛查。高 MSAFP 水平会见于一些卵巢生殖细胞肿瘤（例如内胚窦瘤、胚胎癌和混合性肿瘤）。它的水平通常＞1 000ng/ml，尤其是单纯的内胚窦瘤（卵黄囊瘤），它最高可以＞10 000ng/ml[111,112]。相对来讲，如合并胎儿神经管缺陷，MSAFP通常＜500ng/ml。

在妊娠期间，AFP结果在每一孕周的中位数的倍数（MOM）比较有代表性，因为这些数值容易获得，比较稳定和允许实验室间的差异。MSAFP在2～2.5倍MOMS时考虑异常。卵巢癌的AFP水平比神经管缺陷的MOM更高。在一个病例报道中，MSAFP水平达26 300ng/ml，是24倍MOM[113]；另外一例，MSAFP水平为477.8μ/ml（370ng/ml）是12.5倍MOM[114]。一些作者建议MSAFP水平为9倍MOM以上时如果没有胎儿腹壁缺损或无脑儿时需马上考虑为性腺或非性腺来源的生殖细胞肿瘤[113]。

乳酸脱氢酶：卵巢无性细胞瘤的妇女血清乳酸脱氢酶（LDH）是升高的，也是一个妊娠妇女患这类肿瘤的可靠诊断及随访标志物[115]。在正常妊娠中LDH不升高，虽然在某些妊娠并发症像子痫前期和HELLP（溶血、肝酶升高、血小板减少）综合征时会升高[116]。

抑制素A：抑制素A在非妊娠妇女的卵巢颗粒细胞瘤的治疗中是比较有用的随访肿瘤标志物，在生长的胎盘中产生，血清水平在早孕期升高[117,118]。这就限制了抑制素A在妊娠期作为肿瘤标志物的价值。和AFP一样，抑制素A水平可以用于唐氏综合征的筛查。合并唐氏综合征时的抑制素A浓度平均为正常妊娠的二倍。

人绒毛膜促性腺激素：β-HCG是某些生殖细胞肿瘤的有用的肿瘤标志物（尤其是绒癌）。但是它不能作为妊娠期的肿瘤标志物，因为妊娠后该激素会大量升高。

人附睾蛋白4（HE4）：人附睾蛋白4（HE4）是WFDA 2基因产生的，在卵巢癌中异常升高。卵巢癌HE4水平的评估用于监测病情的复发或进展，但不是用于筛查。在一篇67例没有卵巢癌的妊娠妇女的血清学检查的文献中，

HE4的平均值明显低于健康、非妊娠及绝经前期的妇女（30.5pmol/L vs. 46.6pmol/L）[119]。在早、中、晚期妊娠妇女的HE4的95%区间分别为49.6、35.1、50.2 pmol/L，采用富士诊断公司的酶联免疫分析（EIA）方法检测。在另外一篇文献中，HE4的血清学水平妊娠妇女比非妊娠妇女高，但没有统计学意义。因此有作者认为HE4血清生物标志物不受妊娠影响[120]，可以用于评估妊娠期盆腔包块。

（陈　红　宋紫烨　郭跃文）

### 16.7.3　处理

1）期待处理

如果超声表现可以确定肿物为卵泡囊肿或黄体囊肿、卵巢子宫内膜样肿瘤或成熟性畸胎瘤，采取期待处理是合适的。卵巢子宫内膜样肿瘤是否需要手术取决于患者是否有症状。大部分成熟性畸胎瘤为良性肿瘤，为预防扭转，可以产后手术。

2）进一步评估

因为妊娠期持续存在的附件包块有10%以上是恶性肿瘤[90,121,122]。相当一部分是低度恶性上皮肿瘤或生殖细胞肿瘤，这两种肿瘤通常比较典型，容易得到满意诊断。

3）选择手术

手术指征：如果符合如下两种情况建议手术切除：①直径大于10cm；②实性或实性囊性混合、乳头状肿块或有分隔[90,91,103,123-126]。

（1）有以上两种情况提示可能诊断为恶性。

如果妊娠早期已存在以上情况，在妊娠期切除大的附件包块（良性或恶性），可以减少像附件扭转、破裂或分娩梗阻等并发症风险。在妊娠期处理扭转或破裂的附件包块的急诊手术不常见（＜5%病例）[91,127]，可能导致早产。

（2）手术时机：妊娠期卵巢肿块的手术切除时间是孕3个月后，基于以下几点原因。

这段时间几乎所有功能性囊肿已经消失。

胎儿器官形成已基本完成，可以尽可能减少药物导致的胎儿畸形。

黄体的激素功能作用已被胎盘取代,不会因卵巢切除或囊肿切除减少了黄体酮分泌而导致流产。

(3)手术切口的选择及手术探查:如果考虑为恶性肿瘤,避免选择腹部皮肤的 Pfannenstiel 切口,该切口不能充分暴露。选择正中竖切口是合适,它可以在暴露附件包块时尽量减少对妊娠子宫的操作。如果是低度恶性,在妊娠各个时期作相对保守的手术是比较明智的[128]。

进入腹腔后,马上进行腹腔冲洗并对冲洗物检测,如果冰冻切片病检证实包块为恶性,须进行完整的肿瘤分期。单侧附件包块手术时对侧附件也应仔细检查及触摸,如果对侧卵巢显示有病变,推荐做对侧卵巢病理检查,如果对侧卵巢没有病变,不推荐常规活检或楔形切除。

(4)手术方式。

(a)囊肿切除术并患侧附件切除术:手术中最常见的是持续性功能性黄体囊肿、良性的皮样囊肿和浆液性或黏液性囊腺瘤。如果术前影像学检查和术中所见都一致,考虑良性诊断,建议尝试做囊肿切除而不是输卵管卵巢切除。当包块直径大于 10cm 时,做卵巢囊肿切除术不一定可行。当包块为实性、表面有病变且合并腹水,或者其他提示恶性的特征,单侧的输卵管卵巢切除是合适的。妊娠期切除的包块必须送冰冻切片及病理检查。对侧卵巢一般不做手术,除非确定双侧病变。必须等待冰冻结果后做决定。所有怀疑的病变必须做活检。

需注意的是,孕 8 周前禁止切除黄体,因为黄体是黄体酮产生的根本决定因素和能在该时期维持妊娠[129]。如果黄体在孕 8 周前切除,必须每 8～12 小时给予一次 50～100mg 的黄体酮阴道栓剂或者每天一次肌肉注射 1ml(50mg)的黄体酮油剂。8 周后,黄体酮的分泌逐渐由卵巢替换到胎盘(称之为黄体-胎盘替换)[130]。孕 10 周后,黄体酮主要由胎盘产生,就不再推荐补充黄体。

剖宫产时,发现附件包块怀疑是恶性时,并经冰冻切片检查为恶性,行患侧附件切除,要完整切除肿瘤。如果希望继续妊娠,不做子宫切除。于产后 2 周内行再分期和子宫切除。

(b)其他手术方式:如果冰冻切片病检证实是卵巢恶性肿瘤,必须进行完整的手术分期,并根据手术探查结果、手术分期、年龄及对生育的要求,参照非妊娠患者选择合适的手术方式。

如果卵巢癌已确定转移,应该尝试细胞减灭术。外科细胞减灭术的范围取决于个体判断及评估手术范围可能带来的预期益处。在第一次手术中做最大范围的细胞减灭术而将妊娠子宫切除非常罕见,如果可能或者需要的情况下,建议化疗或成功完成分娩后再进行第二次细胞减灭术。这种处理策略不认为对生存率有不良影响,尽管总的来讲,那些晚期肿瘤妇女的生存率要差一些。

对那些分娩前已诊断的晚期卵巢癌女性,为去除持续存在的病灶,在产后进行子宫切除和二次细胞减灭术是合适的。这类手术可以在阴道分娩后或剖宫产时同时进行。几名作者采用这类处理方法治疗妊娠晚期卵巢上皮癌(EOC)[131-134]。在一个 4 例的病例报道中,2 例病例附件有病灶[131,132],2 例侵犯肠道[132,133],1 例同时侵犯盆腔腹膜、网膜和阑尾[132]。

(乐芳舒  陈 红)

4)继续妊娠或终止妊娠

当在孕早期诊断卵巢癌后是否继续妊娠或终止妊娠需个体化处理,需医生充分知情告知孕妇再决定。早期终止妊娠不能改善卵巢癌的预后。除了一些常见的终止妊娠的原因,以下几点因素卵巢癌妇女需考虑。

(1)她是否愿意承担在妊娠期间卵巢癌化疗可能的胎儿毒性或并发症。

(2)她的预后及抚养后代的能力。

(3)卵巢癌治疗以后对生育的要求。

以下一些资料值得参考与推荐。

根据医院统计资料,0.2%～2%的妊娠妇女合并附件包块,其中 1%～6%的包块为恶性。

绝大部分妊娠期女性的附件包块是良性的和无症状的,在产科超声检查或剖宫产时附带发现。卵巢癌的症状及体征包括腹部或背部疼痛、便秘、腹胀和泌尿系统症状,这些症状几乎同时也存在于正常妊娠中。

在做神经管缺陷或唐氏综合征筛查时,某些血清分析物(甲胎蛋白、抑制素 A)无法解释的异常升高,可能是卵巢生殖细胞肿瘤的信号。

大部分在妊娠期发现的附件包块为直径小于5cm的单纯性良性囊肿。大部分为功能性的卵泡囊肿或黄体囊肿,它们起到部分卵巢正常生理功能。大约70%在早孕期发现的附件包块在中孕早期会自然缩小或消失,和功能性囊肿的自然进程一致。直径 5cm 或以上的持续存在的附件包块大部分是皮样囊肿。多达10%的妊娠期持续存在的附件包块是恶性的。

上皮性卵巢肿瘤在所有妊娠期妇女恶性卵巢肿瘤中大约占 1/2,生殖细胞瘤卵巢恶性肿瘤占 1/3。

确诊卵巢肿瘤只能是手术切除后病理检查。但是某些良性卵巢包块,包括卵泡或黄体囊肿、子宫内膜异位囊肿和成熟性畸胎瘤(皮样囊肿),有特异性的超声表现,可以不进行手术探查,做出合理诊断。

专家建议对那些过了孕早期直径大于10cm(2C级证据)或实性、实性囊性混合、乳头状及分隔的(2B级证据)的无症状附件包块手术切除而不是期待治疗。这些表现增加了恶性可能,在早期如果存在,可考虑诊断为恶性。此外,切除较大的附件包块可以减少像扭转、破裂及产程梗阻等并发症风险。但是,如果基于超声特征妊娠期诊断的无症状的黄体囊肿、子宫内膜异位囊肿和成熟性畸胎瘤(皮样囊肿),我们建议期待治疗。

如果术前影像学检查及术中肉眼观察一直虑良性诊断时,建议囊肿切除而不是输卵管卵巢切除(2C级证据)。如果包块大于10cm,做卵巢囊肿切除可能技术上不适宜。如果包块实性、表面有病变,合并有腹水或其他提示恶性的特征,适合做同侧的输卵管卵巢切除,

包块应该做冰冻切片。对侧的卵巢不应该切除,除非已证明有双侧病变。所有怀疑的病变都应该送病检。

对Ⅰ期癌症来讲,适当的手术分期比较重要,因为大多数该类病例只需要手术就已得到合适的治疗。术后是否需要辅助化疗取决于肿瘤的组织类型。在晚期肿瘤(如Ⅲ$_{B/c}$ 期)中,手术分期不是非常重要,因为这些肿瘤(除外低度潜在恶性)需要化疗。

(陈　红　郭跃文　宋紫烨)

5)妊娠期卵巢癌化疗

在妊娠期中给予细胞毒性化疗令人心存忧虑,因为化疗会优先杀死快速增殖的细胞,而胎儿正是一个快速增殖的细胞群。所有用于治疗上皮性及非上皮性卵巢癌的化疗药物都是妊娠 D 类药物,这意味妊娠期使用此类药物使胎儿期出现不良事件,包括宫内生长受限、早产和低出生体重等[135]。化疗也可导致类似母体毒性反应的胎儿毒性反应,如骨髓抑制等。

(1)化疗时机。

目前认为妊娠期化疗的影响主要取决于给予化疗的时机。

(a)胚胎在妊娠的头 4 周(受孕后的头 2 周)里尚未分化。胎儿在这一时期暴露于细胞毒、性药物会出现"全或无"现象:要么妊娠丢失,要么妊娠继续且无明显不良影响[135,136]。

(b)胎儿于妊娠的第5~10周进行器官发生。在此期间给予细胞毒性药物会增加胎儿畸形的风险,尤其是抗代谢药物(如 5-氟尿嘧啶和氨甲蝶呤)以及烷化剂(如苯丁酸氮芥、环磷酰胺)。一篇文献回顾发现,在早期、中期和晚期妊娠中单用及联用抗肿瘤药物的不良妊娠结局(adverse pregnancy outcome,APO)发生率分别为33%、27%和25%。APO中先天性畸形的发生率为早期妊娠16%、中期妊娠8%、晚期妊娠 6%[137]。发生死产以及染色体异常或先天异常的婴儿大多在早期妊娠中暴露于化疗。

(c)母亲在中期妊娠及晚期妊娠中进行化

疗时,胎儿畸形的风险较低。早期妊娠化疗对胎儿造成的风险较大且更持久。在预产期前3周内或妊娠35周以后给予化疗时,治疗对骨髓储备的不良影响可能会引起新生儿骨髓抑制及伴并发症,包括出血、脓毒症及死亡等潜在并发症。另外,围生期给予化疗可能会增加新生儿毒性反应,因为胎盘的药物清除效率一般高于新生儿的肝脏和(或)肾脏[138]。

(2)用药方案。

(a)上皮性卵巢癌

适应证:存在以下任一高危因素的早期EOC患者。①ⅠA/ⅠB期,2/3级;Ⅰc或Ⅱ期(任何组织学类型);浆液性或透明细胞癌(ⅠA、ⅠB、Ⅰc或Ⅱ期)。②Ⅲ期或Ⅳ期EOC患者。

方案:与非妊娠女性一样,专家推荐妊娠期的EOC患者使用铂类药物(联合或不联合紫杉醇类),因为总的来说,该联合化疗方案的生存结局最好。对于妊娠期确诊的女性,我们优选卡铂而不是顺铂,因为前者更好耐受。可用于指导在妊娠期使用紫杉醇类药物的资料很少,不过它们也用于治疗妊娠期乳腺癌,且未出现明显的不良事件[139-141]。然而使用紫杉醇类药物时,我们优选紫杉醇而不是多西他赛,因为前者的骨髓毒性通常较小。

(b)生殖细胞肿瘤:除了ⅠA期无性细胞瘤或Ⅰ期1级未成熟畸胎瘤患者,专家仍推荐大部分完全切除卵巢生殖细胞恶性肿瘤的患者进行辅助化疗。若需要化疗,则至少应在完成早期妊娠后才开始治疗[142-144]。最常用的化疗方案为博来霉素、依托泊苷及顺铂(BEP)。

(c)恶性潜能低的肿瘤(上皮性交界肿瘤):恶性潜能低的肿瘤预后极好,其治疗方法与非妊娠患者相同[145]。一般情况下行手术治疗,大部分患者无须辅助化疗。

(d)性索间质肿瘤:大部分此类肿瘤都局限于一侧卵巢且恶性潜能低和(或)进展缓慢。对于ⅠB期到Ⅳ期疾病患者,术后化疗的获益尚不清楚,具体操作也存在差异。因此,我们建议在妊娠期诊断出此类肿瘤的患者仅行卵巢切除术。如果决定进行化疗,则可推迟到产褥期进行。

(3)总结与推荐。

(a)妊娠期极少发生妇科癌症,发生率低于1‰。

(b)妊娠期化疗的风险取决于具体使用了什么药物及胎儿的胎龄。

(c)如果胎儿胎龄大于等于34周和(或)可证实胎肺已成熟,则可通过提前分娩来避免胎儿的化疗暴露。这种情况下,早产风险相对较低。早产可能和认知发育受损有关,因此应尽量避免医源性早产。

(d)需要化疗时,我们推荐在妊娠期给以铂类为基础的化疗而不是将治疗推迟到分娩以后。我们推荐至少在进入中期妊娠后再开始化疗,以尽量减少伤害胎儿的可能。

(e)对存在上皮性卵巢癌(EOC)的妊娠女性,我们推荐给予以铂类为基础的化疗。应告知患者,很少有研究报道与铂类和(或)紫杉烷类药物治疗有关的母胎结局。

(f)对于大多数生殖细胞肿瘤女性,我们推荐辅以铂类为基础的多药辅助化疗。然而,ⅠA期无性细胞瘤或Ⅰ期1级未成熟畸胎瘤患者的预后良好。我们推荐不对这些患者实施化疗。

(g)对于在妊娠期发现的低度恶性潜能肿瘤及性索间质肿瘤,卵巢切除是标准的治疗方法。此类患者不应在妊娠期接受化疗。

(李家福　张　帆　郭跃文)

## 16.8　绒毛膜癌合并妊娠[146-149]

妊娠合并绒癌十分罕见,其确切的发生率不清楚。妊娠合并绒癌可分为宫内妊娠合并绒癌和宫外妊娠合并绒癌。一般所指的妊娠合并绒癌,均是指宫内妊娠合并绒癌。宫内妊娠合并绒癌又有两个含义:①正常妊娠时胎盘某一部分的绒毛恶变为绒癌,即原发于正常胎盘的绒癌,也称原位绒癌或称宫内妊娠始发绒癌;②双胎中一个胎盘正常,而另一个胎盘为绒癌,此称妊娠合并绒癌。两者含义稍有不同,但症状、体征与处理基本相同。通常在临床上也混称妊娠合并绒癌,在查明其原因时才给予细分。

## 16.8.1 分类

妊娠合并绒癌可分为:直接绒癌、妊娠合并绒癌、产后绒癌、胎盘绒癌、胎儿绒癌和新生儿绒癌。

(1)直接绒癌:妊娠开始就是绒癌,中间无间隔期,亦无前次妊娠史。

(2)妊娠合并绒癌:即绒癌与妊娠同时存在。分为如下两类。

正常妊娠与绒癌并存:子宫内有胎儿和胎盘,在子宫或胎盘,或两者在某区域有绒癌病变。可能是双卵双胎中一胎患葡萄胎后演变为绒癌,也可能是单胎妊娠在胎盘形成后有葡萄胎样变化,以后继发绒癌。故除有正常胎儿外,子宫或胎盘或两者均有绒癌病理所见。

生殖道外绒癌:子宫原发灶消失,子宫切除或尸检发现子宫均正常,而子宫外可见转移病灶。其原发灶消失的可能原因是:①本身发生退化溶解而被吸收;②在正常妊娠时滋养细胞于子宫血管以外的血管中潜伏,呈静止状态,因内分泌因素刺激,引起静止的细胞复生,发生恶性变的结果;③正常妊娠时某些绒毛细胞可能发育上的缺陷已呈恶性变或潜在恶性变的特征,随血液循环转移到其他器官,遂在该器官发展为绒癌;④对子宫可疑处做病理检查而胎盘可能因外观正常而未做病理检查;⑤若妊娠合并绒癌在胎儿娩出前及时应用化疗,也可因化疗药物作用使原发灶消失。

(3)产后绒癌:部分病例胎儿娩出后发现阴道、肺转移,一般诊断为产后绒癌,其实其中有部分中期或晚期妊娠时已合并绒癌,延误诊断,直至产后才发现而归入产后绒癌之列。

(4)胎盘绒癌:成熟的胎盘中有一小块区域为绒毛膜癌,这可能是正常分娩后发生绒毛膜癌的来源。此类绒癌是分娩后对胎盘进行大体观检查发现有异常,胎盘送病理检查后才

确诊。若大体检查不仔细或对可疑病灶警惕性不高,不做胎盘病理检查可漏诊。此类患者的胎儿常在数周或数月后发现有新生儿肺、肝转移,预后不良。若母体子宫原发病灶消失,其他部位又无转移灶,新生儿产后夭折后又未做尸检,也可漏诊。

(5)胎儿绒癌:胎儿也可发生绒癌,其转移途径是通过脐静脉。一方面经肝门静脉而至肝,形成肝转移;另一方面,经脐静脉直接进入下腔静脉而回送入右心,此时由于房间隔卵圆孔尚未闭合,癌细胞即由右心房直接进入左心房,经左心室到主动脉扩散至全身其他器官,形成各部位的转移。由于此时血流很少进入肺部,故肺部转移很少见,此为胎儿绒癌与成人绒癌不同之处。胎儿绒癌也可由于胎盘被侵蚀,通过脐带血流交通而发生绒癌,其转移途径是通过脐静脉、肝门静脉而至肝脏,形成胎儿转移。

(6)新生儿绒癌:新生儿绒癌是胎儿绒癌的发展和延续,绒癌可致胎死宫内,也可为活胎而在新生儿期死亡,新生儿存活者临床上有先发现了新生儿患绒癌,进一步检查母亲,才发现母亲患绒癌。

## 16.8.2 诊断

妊娠合并绒癌早期无症状,临床上多数是由于转移症状就医才被发现。其中最多见是阴道转移,出现不规则出血,有时可大出血,并出现休克;肺转移可出现咳嗽、咯血、腹痛;少数有脑转移,出现头痛、抽搐、偏瘫等。

临床上对育龄妇女妊娠后出现不规则阴道出血多、羊水过多、妊娠期高血压疾病、胎心音消失、妊娠中晚期阴道出血或出现各种转移症状应引起重视,并尽快予以鉴别做出正确诊断。

## 16.8.3 处理

于早、中期发现妊娠合并绒癌者可先化疗一疗程再终止妊娠,已有子女者可连同子宫一并切除。希望保留生育功能者则行人工流产

或剖宫产终止妊娠或手术后均应分别化疗。妊娠晚期合并绒癌者,若已有小孩,劝其做子宫切除和化疗;若胎儿接近足月,又不愿终止妊娠则可化疗,此时化疗已不至于致畸影响胎儿脏器功能。化疗若在孕早期,胎儿器官形成之时,即发育的关键时刻,此时用药可致畸或形成死胎,故孕早期合并绒癌不应考虑保留胎儿,而应终止妊娠。妊娠合并绒癌即使不终止妊娠,其分娩的新生儿仍有可能因绒癌而死亡。需要强调的是,引产或刮宫等终止妊娠的方法有可能诱发绒癌转移,不宜采用。

### 16.8.4 预后

国内外有关妊娠合并绒癌的报道均甚少,1970 年前国外文献报道 18 例,死亡 13 例,2 例经化疗挽救生命。胎儿预后 18 例中有 10 例存活,但 3 例孕 7 周至孕 7 个月胎儿死亡。1949—1975 年北京协和医院 429 例绒癌中发现 4 例妊娠合并绒癌,有报道 2 例妊娠合并绒癌,均为孕 28 周余出现阴道出血,胎动、胎心音消失入院,后发现阴道转移结节、肺转移和脑转移,经 HCG 检测、肺部 X 线和阴道结节挖出术后病理检查而确诊,胎儿均自然分娩。

妊娠合并绒癌在临床上和病理上罕见,现今由于有敏感的 HCG 测定、B 型超声和 X 线等协助诊断,对可疑病例、不规则阴道出血或其他转移症状者,已不难做出诊断。临床上和影像学上对发现胎盘有异常者也应引起重视,分娩后除大体检查外,对可疑处应做病理检查,以协助本病的诊断。

(乐芳舒 陈 红 段 洁)

# 参 考 文 献

[1]ATRASH H K,KOONIN L M,LAWSON H W,et al. Maternal mortality in the United States,1979—1986[J]. Obstet Gynecol,1990,76:1 055-1 060.

[2]DONEGAN W L. Cancer and pregnancy[J]. CA Cancer J Clin,1983,33:194-214.

[3]CENTERS FOR DISEASE CONTROL AND PRE-VENTION. Maternal mortality-United States,1982—1996[J]. JAMA,1998,280:1 042-1 043.

[4]LANDIS S H,MURRAY T,BOLDEN S,et al. Cancer statistics,1998[J]. CA Cancer J Clin,1998,48:6-29.

[5]LANDIS S H,MURRAY T,BOLDEN S,et al. Cancer statistics,1999[J]. CA Cancer J Clin,1999,49:8-31.

[6]BENEDET J L,BOYES D A,NICHOL T M,et al. Colposcopic evaluation of pregnancy patients with abnormal cervical smears[J]. Br J Obstet Gynecol,1977,84:517.

[7]APPLEWHIT R R,SMITH L R,DIVINCENTI F. Carcinoma of the breast assoeiated with pregnancy and 1actation[J]. Am Surg,1973,39:101.

[8]NUGENT P O,CONNELL T X. Breast cancer and pregnancy[J]. Arch Sufg,1985,120:1 221.

[9]RIBEIR G G G,PALMER M K. Breast carcinoma associated with pregnancy:a clinician's dilemma[J]. Br Med J,1977,2:1 524.

[10]FISHER R I,NEIFELD J P,LIIPMAN M E. Estrogen receptor in human malignant melanoma[J]. Lancet,1976,2:337.

[11]白永秀. 子宫颈癌[M]. 北京:人民卫生出版社,1982:213-400.

[12]SABLINSKA R,TARLOWSKA L. Invasive carcinoma of the cervix assoiated with pregnancy[J]. Gynecol Oncol,1977,5:363.

[13]LEE R B,NEGLIA W,PACK R C. Cervical carcinoma in pregnancy[J]. Obstet Gynecol,1981,58:584.

[14]高菊珍. 宫颈癌合并妊娠 458 例分析[J]. 中华肿瘤杂志,1985,7(5):366.

[15]曹泽毅. 妇科肿瘤学(下册)[M]. 北京:北京出版社,2000:1 179-1 184.

[16]张惜阴. 妊娠合并妇科肿瘤的相互彰响[J]. 中国实用妇科与产科杂志,1993,9(3):132.

[17]BAKRI Y N,EZZAT A,AKHTAR,et al. Malignant germ cell tumors of the ovary:pregnancy considerations[J]. Eur J Obstet Gynecol Reprod Biol,2000,90:87-91.

[18]ZEMLICKIS D,LISHNER M,DEGNDORFER P,et al. Fetal outcome after in utero exposure to cancer chemotherapy[J]. Arch Intern Med,1992,

152:573-576.

[19]GREER B E,EASTERLING T R,MCLENNAN D A,et al. Fetal and maternal considerations in the management of stage I$_B$ cervical cancer during pregnancy[J]. Gynecol Oncol,1989,34:61-65.

[20]JOBE A H, MITCHELL B R,GUNKEL J H. Beneficial effects of the combined use of prenatal corticosteroids and postnatal surfactant on preterm infants[J]. Am J Obstet Gynecol,1993, 168:508-513.

[21]VOHR B R,GARCIA Coll C T. Neurodevelopmental and school performance of very low-birthweight infants: a seven-year longitudinal study [J]. Pediatrics,1985,76:345-350.

[22]DOLL D C,RINGENBERG Q S,YARBRO J W. Antineoplastic agent and pregnancy[J]. Semin Oncol,1989,16:337.

[23]GOFF B A. Cancer in the pregnancy patient [M]//HASKINS W. Principles and practice of gynecologic oncology. 3th ed. Lippincott: Williams and Wilkins,2000:501-511.

[24]重庆市科学技术协会编译组. 药物对孕产妇、胎儿及新生儿的影响[M]. 重庆:重庆科学技术文献出版社,1984:19.

[25]RANDALL T. National registry seeks scarce data on pregnancy outcomes during chemotherapy [J]. JAMA,1993,269:323.

[26]ELIT L,BOCKING A,KENYON C,et al. An endodermal sinus tumor diagnosed in pregnancy: case report and review of the literature[J]. Gynecol Oncol,1999,72:123-127.

[27]BOULAY R,PODEZASKI E. Ovarian cancer complicating pregnancy[J]. Obstet Gyneeol Clin North Am,1998,25:385-399.

[28]ZANOTTI K M,BELINSON J L,KENNEDY A W. Treatment of gynecologiccancers in pregnancy [J]. Semin Oncol,2000,27:686-698.

[29]KAI S,KOHMURA H. Reproductive and developmental toxicity study of paclitaxel (Ⅱ)-intravenous administration to rats during the fetal organogensis[J]. J Toxicol Sci,1994,19:69.

[30]BULLER R F. Conservative surgical management of dysgerminoma concomitant with pregnancy [J]. Obstet Gynecol,1992,79:887.

[31]CHRISTMAN J E. Delivery of a normal infant following cisplatin, vinblastine and bleomycin (PVB) chemotherapy for malignant teratoma of the ovary during pregnancy[J]. Gynecol Oncol, 1990,37:292.

[32]STOVALL M,BLACKWELL C R,CUNDIFF J, et al. Fetal dose from radiotherapy with photon beams: report of AAPM Radiation Therapy Committee Task Group No. 36[J]. Med Phys,1995, 22:63-82.

[33]BRENT R L. The effect of embryonic and fetal exposure to x-ray, microwaves, and ultrasound: counseling the pregnant and nonpregnant patient about these risks[J]. Semin Oncol,1989,16:347-368.

[34]HALL E J. Effects of radiation on the embryo and fetus[M]//HALL E J. Radiobiology for the radiologist. Philadelphia:JB Lippincott Co,1994: 363.

[35]DEKABAN AS. Abnormalities in children exposed to x-radiation during various stages of gestation: tentative timetable of radiation injury to the human fetus I[J]. J Nucl Med,1968,9:471.

[36]BERBER H R K. Malignant disease in the pregnancy woman[M]//COPPLESON M. Gynecologic Oncology Fundamental Principles and Clinical Practice. London Melbourne and New York: Churchill Livingstone,1981:796-806.

[37]薛凤霞. 其他罕见生殖系统恶性肿瘤合并妊娠 [J]. 实用妇产科杂志,2001,174:193-194.

[38]DISAIA P J,GREASMAN W T. Clinical Gynecologic Oncology[M]. 6th ed. St Louis:Mosby Inc,2002:439.

[39]COLLINS C G,BARCLAY D L. Cancer of the vulva and cancer of the vagina in pregnacy[J]. Clin Obstet Gynecol,1973,6:927.

[40]HOPKINS MP,MORLEY GW. The prognosis and management of cervical cancer associated with pregnancy[J]. Obstet Gynecol,1992;80:9-13.

[41]ECONOMOS K,PEREZ VERIDIANO N, DELKE I,et al. Abnormal cervical cytology in pregancy: a 17-year experience[J]. Obstet Gynecol,1993:81:915-918.

[42]MARNITZ S. SCHMITTEL A,BOLBRINKER

J，et al. The therapeutic management of a twin pregnais Complicated by the presence of cervical cancer，following laparoscopic staging and chemotherany，with an emphasis on cisplatin concentrations in the fetomaternal compartments amnion fluid，umbilical cord，and maternal serum[J]. Fertil Steril，2009，92：1748. e1-e4.

[43]AVERETTE HE，NASSER N，YANKOW SL，et al. Cervical conization in pregnancy：analysis of 180 operations[J]. AmJ Obstet Gynecol，1970，106：543-549.

[44]HANNIGAN EV，WHITEHOUSE HH 3rd，ATKINSON WD，et al. Cone biopsy during pregnancy[J]. Obstet Gynecol，1982，60：450-455.

[45]GOLDBERG GL，ALTARAS MM，BLOCK B. Cone cerclage in pregnancy[J]. Obstet Gynecol，1991，77：315-317.

[46]ROBINSON WR，WEBB S，TIRPACK J，et al. Management of cervical intraepithelial neoplasia during pregnancy with LOOP excision[J]. Gynecol Oncol，1997，64：153-155.

[47]LACOUR RA，GARNER EI，MOLPUS KL，et al. Management of cervical adenocarcinoma in situduring pregnancy[J]. Am J Obstet Gynecol，2005，192：1 449-1 451.

[48]MARNITZ S，KHLER C，OPPELT P，et al. Cisplatin application in pregnancy：first in vivo analysis of 7 patients[J]. Oncology，2010，79：72-77.

[49]SIVANESARATNAM V，JAYALAKSHMI P，LOO C. Surgical management of early invasive cancer of the cervix associated with pregnancy [J]. Gynecol Oncol，1993，48：68-75.

[50]SOOD AK，SOROSKY JI，KROGMAN S，et al. Surgical management of cervical cancer complicating pregnancy：a case-control study[J]. Gynecol Oncol，1996，63：294-298.

[51]LEATH CA，3RD，BEVIS KS，NUMNUM TM，et al. Comparison of operative risks associated with radical hysterectomy in pregnant and nonpregnant women[J]. J Reprod Med，2013，58：279-284.

[52]PLANTE M，RENAUD MC，HOSKINS IA，et al. Vaginal radical trachelectomy：a valuable fertility-preserving option in the management of early-stage cervical cancer. A series of 50 pregnancies and review of the literature[J]. Gynecol Oncol，2005，98：3-10.

[53]UNGAR L，PALFALVI L，HOGG R，et al. Abdominal radical trachelectomy：a fertility-preserving option for women with early cervical cancer [J]. BrJObstet Gynecol，2005，112：366-369.

[54]ABU-RUSTUM NR，TAL MN，DELAIR D，et al. Radical abdominal trachelectomy for stage IB1 cervical cancer at 15-week gestation[J]. Gynecol Oncol，2010，116：151-152.

[55]VAN DE NIEUWENHOF HP，VAN HAM MA，LOTGERING FK，et al. First case of vaginal radical trachelectomy in a pregnant patient [J]. Int J Gynecol Cancer，2008，18：1 381-1 385.

[56]National Comprehensive Cancer Network. Cervical Cancer，Version 1. 2012[EB/OL]. http：//www. nccn. org/professionals/physician _ gls/PDF/cervical. pdf. 102

[57]BENHAIM Y，HAIE-MEDER C，LHOMME C，et al. Chemoradiation therapy in pregnant patients treated for advanced-stage cervical carcinoma during the first trimester of pregnancy：report of two cases[J]. Int J Gynecol Cancer，2007，17：270-274.

[58]OSTROM K，BEN-ARIE A，EDWARDS C，et al. Uterine evacuation with misoprostol during radiotherapy for cervical cancer in pregnancy[J]. Int J Gynecol Cancer，2003，13：340-343.

[59]MORICE P，UZAN C，GOUY S，et al. Gynaecological cancers in pregnancy[J]. Lancet，2012，3379：558-569.

[60]AMANT F，VAN CALSTEREN K，HALASKA MI，et al. Gvnecologic cancers in pregnancy：guidelines of an internatronal consensus meeting [J]. Int J Gynecol Cancer，2009，19：51-S12,

[61]MORICE P，NARDUCCI F，MATHEVET P，et al. On the Behalf of the French Working Group on Gvnecological Cancers in Pregnancy，Sociéte Francaise d'Oncologie Gynecologique（SFOG），Societe Fran? aise de Chirurgie Pelvienne（SFCP），and the College National des Gynccologues Ohstetriciens Français（CNGOF）. Int[J]. Gynecol Camcer，2009，19：1 638-1 641.

[62]LEE R B,NEGLIA W,PACK R C,et al. Cervical carcinoma of the cervix associated with pregnancy[J]. Gynecol Oncol,1977,5:363.

[63] WOODROW N, PERMEZEL M, BUTTERFIELD L,et al. A cervical cytology in pregnancy: experience of 811 cases[J]. Aust. N. Z. J. Obstet Gynaecol,1998,38:161-165.

[64]HACKER N F,BEREK J S,LAGASSE L D,et al. Carcinoma of the cervix associated with pregnancy[J]. Obstet Gynecol,1982,59:735-746.

[65]SOOD AK,SOROSKY JI,MAYR N,et al. Cervical cancer diagnosed shortly after pregnancy: prognostic variables and delivery routes[J]. Obstet Gynecol,2000,95:832-838.

[66]MAIMAN M,FRUCHTER R G,CLARK M,et al. Cervical cancer as an AIDS-defining illness [J]. Obstet Gynecol,1997,89(1):76-80.

[67]AHIDIEH L,KLEIN R S,BURK R,et al. Prevalence,incidence,and type-specific persistence of human papillomavirus in human immunodeficiency virus ( HIV )-positive and HIV-negative women[J]. J Infect Dis,2001,184(6):682-690.

[68]CLIFFORD GM,GONCALVES M A,FRANCESCHI S. Human papillomavirus types among women infected with HIV: a meta-analysis[J], AIDS,2006,20( 18):2 337-2 344.

[69]HARRIS TG,BURK R D,PALEFSKY J M,et al. Incidence of cervical squamous intraepithelial lesions associated with HIV serostatus,CD4 cell counts, and human papillomavirus test results [J]. JAMA,2005,293(12):1 471-1 476.

[70] KOSHIOL JE, SCHROEDER JC, JAMIESON DJ,et al. Time to clearance of human papillomavir? us infection by type and human immunodeficiency virus serostatus [J]. Int J Cancer,2006, 119(7):1 623-1 629.

[71] VISCIDI RP, SCHIFFMAN M, HILDESHEIM A,et al. Seroreactivity to human papillomavirus (HPV) types 16,18,or 31 and risk of subsequent HPV infection: results from a population based study in Costa Rica [J ]. Cancer Epidemiol Biomarkers Prev,2004,13(2):324-327.

[72] VISCIDI R P, SNYDER B, CU-UVIN S, et al. Human papillomavirus capsid antibody response to natural infection and risk of subsequent HPV infection in HIV-positive and HIV-negative women[J]. Cancer Epidemiol Bionaekers Prev, 2005,14(1):283-288

[73]STRICKLER HD, BURK RD, FAZZARI M, et al. Natural history, and possible reactivation of human papillomavirus in human immunodeficiency varus-positive women[J]. J Natl Cancer Inst, 2005,97(8):577-586.

[74]J ANDERSON J R,PARAMSOTHY P,HEILIG C, et al. Accuracv of Papanicolaou test among HIV-infected women[J]. Clin Infect Dis,2006,42 (4):562-568.

[75]DUERR A, PARAMSOTHY P, JAMIESON D J,et al. Effect of HIV infection on atypical squamous cells of undetermined significance[J]. Clin Infect Dis,2006,42(6):855-861.

[76]DELMAS MC, VAN BENTHEM B. Cervical squamous intraepithelial lesions, In HIV-infected women:prevalence,incidence and regression-European study group on natural history of HIV infection in women [J]. AIDS,2000,14(12):1 775-1 784

[77]JF WRIGHT TC,KOULOS J,SCHNOLL F,et al,Cervical intraepithelial neoplasia in women infected with the human immunodeficiency viru: outcome after loop electrosurgical exci-sion [J]. Gynecol Oncol,1994,55(2):253-258.

[78]MAIMAN M,WATTS D H,ANDERSEN J,et al. Vaginal 5-fluorourcil for high-grade cervical dysplasia in human immunodeficiency virus infection: a randomized trial [J]. Obstet Gynecol, 1999,94(6):954-961.

[79]LOMALISA P,SMITH T,GUIDOZZI F,et al. Human immunodeficiency virus infection and invasive cervical cancer in South Africa[J]. Gynecol Oncol,2000177(3):460-463.

[80]GICHANGI P,BWAYO J,ESTAMBALE B,et al. HIV impact on acute morbidity and pelvic tumor control following radiotherapy for cervical cancer [J]. Gynecol Oncol,2006,100(2):405-411

[81]MUGAMBE J B,KAVUMA A. Effect of HIV serological status on outcome in patients with cancer of cervix treated with radiotherapy[J]. East Afr Med J,2006,83(8):416-423.

[82]SIMONDS H M,WRIGHT J D,DU TOIT N,et al. Completion of and early response to chemo-radiation among human immunodeficiency virus (HIV)-positiveand HIV-negative patients with locally advanced cervical carcinoma in South Africa[J]. Cancer,2012,118(11):2 971-2 979.

[83]PARAMSOTHY P,DUERR A,HEILIG C M,et al. Abnormal vaginal cytology in HIV-infected and at- risk women after hysteretomy[J]. J Acquir Immune Defic Syndr,2004,35(5):484-491.

[84]MASSAD L S,XIE X,GREENBLATT R M,et al. Effet of human immunodeficiency virus infection on the prevalence and incidence of vaginal intraepithelial neoplasia [J]. Obstet Gynecol,2012,119(3):582-589.

[85]SUZUKL A. Adenocarcinoma of the endometrium associated with intrauterine pregnancy[J]. Gynecol Oncol,1984,18:261.

[86]张范兰.子宫内膜癌合并足月妊娠1例[J].中华妇产科杂志,1992,27:3.

[87]VACCARELLO L,APTE S M,COPELAND L J,et al. Endometrial carcinoma associated with pregnancy:a report of three cases and review of the literature[J]. Gynecol Oncol 1999,74:118-122.

[88]MITSUSHITA J,TOKI T,KATO K,et al. Endometrial carcinoma remaining after term pregnancy following conservative treatment with medroxyprogesterone acetate[J]. Gynecol Oncol,2000,79:129-132.

[89]DISAIA P J,GREASMAN W T. Clinical Gynecologic Oncology[M]. 6th ed. St Louis:Mosby Inc,2002:445-446.

[90]LELSEROWITZ GS,XING G. Adncxal masscs in pregnancy:how often are they malignant[J]. Gynecol Oncol,2006,101:315.

[91] SCHMELER KM, MAYO-SMITH WW, PEIPCRT JF,et al. Adnexal masses in prcgnancy:surgery compared with observation[J]. Obstet Gynecol,2005,105:1098.

[92]SMITH LH,DALRYMPLE JL,LEISEROWITZ GS,et al. Obstetrical deliveries associated with maternal malignancy in California,1992 through 1997[J]. Am J Obstet Gynecol,2001,184:1 504.

[93]WEBB KE,SAKHEL K,CHAUHAN SP,et al. Adnexal mass during pregnancy:a review[J]. Am J Perinatol,2015,32:1 010.

[94]PALMER J,VATISH M,TIDY J. Epithelial ovarian cancer in pregnancy:a review of the literature[J]. BJOG,2009,116:480.

[95]SHIM MH,MOK CW,CHANG KH,et al. Clinical characteristics and Outcome of cancer diagnosed during pregnancy[J]. Obstet Gynecol Sci,2016,59:1.

[96]BASER E,ERKILINC S,ESIN S,et al. Adnexal masses encountered during cesarean delivery[J]. Int H Gynecol Obstet,2013,123:124.

[97]GIUNTOLI RL 2ND, VANG RS, BRISTOW RE. Evaluation and management of adnexal masses during pregnancy[J]. Clin Obstet Gynecol,2006,49:492.

[98]BAKRI YN,EZZAT A. Malignant germ cell tumors of the ovary. Pregnancy considerations[J]. Eur J Obstet Gynecol Reprod Biol,2000,90:87.

[99]KUMAR S,SHAH JP,BRYANT CS,et al. The prevalence and prognostic impact of lymph node metastasis in malignant germ cell tumors of the ovary[J]. Gynecol Oncol,2008,110:125.

[100] YOUNG RH, DUDLEY AG, SCULLY RE. Graulosa cell,Stertoli-Leydig cell,and unclassified sex cord-stromal tumors associated with pregnancy: a clinicopathological analysis of thirty-six cases[J]. Gynecol Oncol,1984,18:181.

[101]GOFF BA,MANDEL LS,MELANCON CH,et al. Frequency of symptoms of ovarian cancer in women presenring to primary care clinics[J]. JAMA,2004,291:2 705.

[102]GOFF BA,MANDEL LS,DRESCHER CW,et al. Development of an ovarian cancer symptom index: possibilities for earlier detection [J]. Cancer,2007,109:221.

[103]YEN CF,LIN SL,MURK W,et al. Risk analysis of torsion and malignancy for adnexal masses during pregnancy[J]. Fertil Steril, 2009, 91: 1 895.

[104]唐文菡.卵巢良性肿瘤合并妊娠[J].实用妇产科杂志,2001,17(4):189-191.

[105] CHIANG G, LEVINE D. Imaging of adnexal masses in pregnancy[J]. J Ultrasound Med, 2004,23:805.

[106] BIRCHARD KR, BROWN MA, HYSLOP WB, et al. MRI of acute abdominal and pelvic pain in pregnancy patients[J]. AJR Am J Roentgenol, 2005,184:452.

[107] TELISCHAK NA, YEH BM, JOE BN, et al. MRI of adnexal masses in pregnancy[J]. MR Am J Roentgenol,2008,191:364.

[108] ACOG COMMITTEE ON OBSTETRIC PRACTICE. ACOG Committee Opinion. Number 299, September 2004(replaces No. 158, September 1995). Guidelines for diagnostic imaging during pregnancy[J]. Obstet Gynecol, 2004, 104:647.

[109] HARVEY EB, BOICE JD JR, HONEYMAN M, et al. Prenatal X-ray exposure and childhood cancer in twins[J]. N Engl J Med, 1985, 312: 541.

[110] SARANDAKOU A, PROTONOTARIOU E, RIMS D. Tumor markers in biological fluids associated with pregnancy[J]. Crit Rev Clin Lab Sci,2007,44:151.

[111] FREDERIKSEN MC, CASANOVA L, SCHINK JC. An elevated maternal serum alpha-fetoprotein leading to the diagnosis of an immature teratoma[J]. Int J Gynaecol Obstet, 1991, 35:343.

[112] NAWA A, OBATA N, KIKKAWA F, et al. Prognostic factors of patients with yolk sac tumors of the ovary[J]. Am J Obstet Gynecol, 2001,184:1 182.

[113] ELIT L, BOCKING A, KENYON C, et al. An endodermal sinus tumor diagnosed in pregnancy: case report and review of the literature[J]. Gynecol Oncol,1999,72:123.

[114] HORBELT D, DELMORE J. Meisel R Mixed germ cell malignancy of the ovary concurrent with pregnancy[J]. Obstet Gynecol, 1994, 84: 662.

[115] BULLER RE, DARROW V, MANETTA A, et al. Conservative surgical management of dysgerminoma concomitant with pregnancy[J]. Obstet Gynecol,1992,79:887.

[116] DEMIR SC, EVRUKE C, OZGUNEN FT, et al. Factors that influence morbidity and mortality in severe preeclampsia, eelampsia and hemolysis, elevated liver enzynles, and low platelet count syndrome[J]. Saudi Med J,2006,27:1 015.

[117] SCHUMER ST, CANNISTRA SA. Granulosa cell tumor of the ovary[J]. J Clin Oncol,2003, 21:1 180.

[118] LUISI S, FLORIO P, REIS FM, et al. Inhibins in female and male reproductive physiology: role in gametogenesis, conception, implantation and early pregnancy[J]. Hum Reprod Update,2005, 11:123.

[119] MOORE RG, MILLER MC, EKLUND EE, et al. Serum levels of the ovarian cancer biomarker HE4 are decreased in pregnancy and increase with age[J]. Am J Obstet Gynecol,2012,206: 349. el.

[120] GUCER F, KIRAN G, GANAZ E, et al. Serum human epididymis protein 4 can be a useful tumor marker in the differential diagnosis of adnexal masses during pregnancy: a pilot study [J]. Eur J Gynaecol Oncol,2015,36:406.

[121] HOFFMAN MS, SAYER RA. Adnexal masses in pregnancy[J]. OBG Management, 2007, 19: 27.

[122] HOFFMAN MS. Primary ovarian carcinoma during pregnancy[J]. Clin Consul Obstet Gynecol,1995,7:237.

[123] WANG PH, CHAO HY, YUAN CC, et al. Ovarian tumors complicating pregnancy. Emergency and elective surgery[J]. J Reprod Med, 1994,44:279.

[124] LEE GS, HUR SY, SHIN JC, et al. Eletive vs. conservative management of ovarian tumors in pregnancy[J]. Int J Gynaecol Obstet,2004,85: 250.

[125] LEISEROWITZ GS. Managing ovarian masses during pregnancy[J]. Obstet Gynecol Surv, 2006,61:463.

[126] BERNHARD LM, KIEBBA PK, GRAY DL, et al. Predictors of persistence of adnexal masses in pregnancy[J]. Obstet Gynecol,1999,93:585.

[127]WHITECAR MP, TURNER S, HIGBY MK. Adnexal masses in pregnancy：a review of 130 cases undergoing surgical management[J]. Am J Obstet Gynecol,1999,181:19.

[128]EICHELBERGER KY,CANTRELL LA,BALTHAZAR U,et al. Robotic resection of adnexal masses during pregnancy[J]. Am J Perinat01, 2013,30:371.

[129]CSAPO AI, PULKKINEN MO, RUTTNER B, et al. The significance of the human corpus tuteum in pregnancy maintenance. I Preliminary studies[J]. Am J Obstet Gynecol,1972,112:1 061.

[130]CSAPO AI, PULKKINEN MO, WIEST WG. Effects of luteeetomy and progesterone replacement therapy in early pregnant patients[J]. Am J Obstet Gynecol,1973,115:759.

[131]MNDEZ LE, MUELLER A, SALOM E, et al. Paclitaxel and carboplatin chemotherapy administered during pregnancy for advanced epithelial ovarian cancer[J]. Obstet Gynecol,2003,102:1 200.

[132]PICONE O, LHOMM6 C, TOURNAIRE M, et al. Preservation of pregnancy in a patient with a stage 111 B ovarian epithelial carcinoma diagnosed at 22 weeks of gestation and treated with initial chemotherapy：case report and literature review[J]. Gynecol Oncol,2004,94:600.

[133]SOOD AK,SHAHIN MS,SOROSKY JI. Paclitaxel and platinum chemotherapy for ovarian carcinoma during pregnancy[J]. Gynecol Oneol, 2001,83:599.

[134]FERRANDINA G, DISTEFANO M, TESTA A, et al. Management of an advanced ovarian cancer at 15 weeks of gestation：case report and literature review[J]. Gyneeol Oncol, 2005, 97: 693.

[135]CARDONICK E. lacobucci A Use of chemotherapy during human pregnancy[J]. Lancet Oncol, 2004,5:283.

[136]LESLIE KK, KOIL C, RAYBURN WF. Chemotherapeutic drugs in pregnancy[J]. Obstet Gynecol Clin North Am,2005,32:627.

[137]SELIG BP. FURR JR,HUEY RW,et al. Cancer chemotherapeutic agents as human teratogens [J]. Birth Defects Res A Clin Mol Termol, 2012,94:626.

[138]BOULAY R, PODCZASKI E. Ovarian cancer complicating pregnancy[J]. Obstet Gynecol Clin North Am,1998,25:385.

[139]ZAGOURI F, SERGENTANIS TN, CHRYSIKOS D. et al. Taxanes for ovarian cancer during pregnancy：a systematic review[J]. Oncology, 2012,83:234.

[140]MIR O,BERVEILLER P,GOFFINET F,et al. Taxanes for breast cancer during pregnancy：a systematic review[J]. Anil 0ncol,2010,21:425.

[141]CARDONICK E. BHAT A, GILMANDYAR D,et al. Maternal and fetal outcomes of taxane chemotherapy in breast and ovarian cancer during pregnancy：case series and review of the Iiterature[J]. Ann Oncol,2012,23:3 016.

[142]HUBALEK M, SMEKAL-SCHINDELWIG C, ZEIMET AG,et al. Chemotherapeutic treatment of a pregnant patient with pvarian dysgerminoma[J]. Arch Gynecol Obstet,2007,276:179.

[143]ELIT L,BOCKING A,KENYON C,et al. An cndodermal sinus tumor diagnosed in pregnancy：case report and review of the literature[J]. Gynecol Oncol,1999,72:123.

[144]ROBOVA H,ROB L,HREHORCAK M,et al. Endodermal sinus tumor diagnosed in pregnancy：a case report[J]. Int J Gynecol Cancer, 2007,17:914.

[145]MORICE P,UZAN C,G-OUY S,et al. Gynecological Cancers in pregnancy[J]. Lancet,2012, 379:558.

[146]石一复. 滋养细胞肿瘤合并妊娠[J]. 中国实用妇科与产科杂志,1993,9(3):138.

[147]张惜阴,朱人烈. 临床妇科肿瘤学[M]. 上海：上海医科大出版社,1993:293.

[148]连利娟,林巧稚. 妇科肿瘤学[M]. 3 版. 北京：人民卫生出版社,2000:642.

[149]石一复. 妊娠合并绒癌[J]. 实用妇产科杂志, 2001,17(4):192-193.

# 第二篇

## 外阴肿瘤

# 17　外阴鳞状上皮内瘤变及非鳞状上皮内瘤变

## 17.1　外阴鳞状上皮内瘤变

外阴鳞状上皮内瘤变(vulvar squarous intraepithelial neoplasia，VIN)是外阴癌的前期病变[1]。根据国际外阴阴道疾病协会建议，将外阴浸润前疾病命名为外阴上皮内瘤变(VIN)。它既包括鳞状上皮病变，也包括非鳞状上皮病变。前者占绝大多数。其中VIN这一名称替代了以往用过的外阴非典型增生、异常增生、Bowen样丘疹、Bowen病和Queyrat增殖性红斑等多种旧病名[2]。

在病因方面VIN和外阴癌有相近之处，与多种因素的作用有关，但确切病因尚未完全明了。VIN的发生在性生活活跃的年轻妇女中渐趋增加，尤易发生在宿主免疫状态受损的情况下，例如罹患淋巴瘤、艾滋病、慢性淋巴细胞白血病或长期服用免疫抑制剂(甾体激素和组织移植抑制剂)治疗者。VIN发病与病毒感染、外阴慢性皮肤病、性传播疾病、免疫功能低下及吸烟有关。研究表明HPV感染对VIN的形成起一定作用[3,4]。其中VIN与性传播性疾病特别是尖锐湿疣关系密切。70%～80%的上皮内病变能找到HPV DNA[5]。此外，Kaufiman以及同仁在一组外阴原位癌妇女血清中证实存在HSV-1[6]，但是他们不能分离整个病毒抗原，仅能表明外阴原位癌与性传播感染有联系而不能证实它们之间的直接因果关系。

### 17.1.1　病理[7,8]

1)病理类型及病理特点

根据增生程度不同可分为低级别鳞状上皮内病变和高级别鳞状上皮内病变。

(1)低级别鳞状上皮内病变。

(a)定义：低度鳞状上皮内病变(LSIL)是由HPV感染导致的，在临床和形态学上表现为鳞状上皮内病变，它们复发和转化为恶性的风险很低。详见宫颈LSIL。

(b)同义词：外阴上皮内瘤变Ⅰ级(VIN Ⅰ)、普通型VINⅠ级、轻度鳞状上皮异型增生、扁平湿疣、非典型挖空细胞、挖空细胞形成。

(c)组织病理学：上皮增生、核大小形态不一、角化不全、过度角化和各种非典型挖空细胞均可见到(图17-1)。一些病变类似脂溢性角化病，其他表现出凋亡。有些表达p16，染色只有呈连续线性水平而不是垂直累及基底细胞层，也称为"大块阳性"，才判读为阳性。单个细胞微弱或斑片状染色应视为阴性。详见宫颈LSIL。

(2)高度鳞状上皮内病变。

(a)定义：高度鳞状上皮内病变(HSIL)本质上是克隆性增生，如果不予治疗，具有显著发展为浸润性癌的风险。详见宫颈HSIL。

(b)同义词：外阴上皮内瘤变Ⅱ级(VIN Ⅱ)、外阴上皮内瘤变Ⅲ级(VINⅢ)、普通型VINⅡ、普通型VINⅢ、中度鳞状上皮异型增生、重度鳞状上皮异型增生、原位癌、Bowen

病、鲍温样异型增生。

（c）组织病理学：可见 HPV 感染导致的各种细胞病变，如上皮细胞核深染、拥挤、核形态大小不一、形成棘皮症、出现角化不全及角化过度。病变的 1/3 累及皮肤钉突，类似浸润。根据成熟程度分级，基底样型及湿疣型均为高级别。图 17-2 示异型增生的细胞位于上皮层下 2/3，图 17-3 示异常增生的细胞充满上皮全层。p16 呈大块阳性，即弥漫性表达。

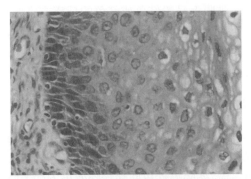

图 17-1　LSIL 级示异型增生的细胞位于上皮层下 1/3

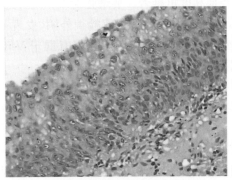

图 17-2　HSIL 级示异型增生的细胞位于上皮层下 2/3

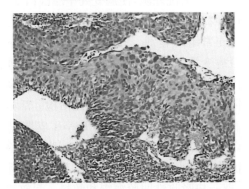

图 17-3　HSIL 级示异型增生的细胞充满上皮全层

2）VIN 的发展与逆转

VIN 病变的自然发展进程的研究较宫颈很少，部分原因是对此研究甚少，VIN 和外阴浸润鳞癌的关系和 CIN 与宫颈浸润鳞癌的关系相比好像直接的关系不明显。不像宫颈，大部分宫颈癌和 CIN 病变联系在一起，外阴浸润鳞癌中仅 1/3 和 VINⅢ病变共存[9]。许多资料陈述大部分 VIN 患者没有随后进展为浸润鳞癌。有一项 6 个公开的随访研究中报道 330 个 VIN 患者中仅 16 个（4.8%）进展为浸润鳞癌[10]。绝经后妇女中孤立的病变有向高危进展的可能，虽然一些权威文献报道有 VINⅢ的年轻患者进展为浸润癌，但生育年龄妇女中多中心的病变很少进展为浸润鳞癌。Hording 等报道在随访中（平均随访时间为 5 年）73 例 VINⅢ患者中仅 4% 发展为浸润癌[11]。

在随访研究中大多数 VIN 患者都经过了治疗或随访，时间很短，这也部分解释了 VIN 进展为鳞癌的低发生率。比如，在最近一项未经手术治疗的 VIN 患者的随访研究中，Herod 等观察到 VIN 的低进展率[12]。在这项研究中，随访了 19 例未经手术处理的 VIN 患者（8 例 VINⅠ、5 例 VINⅡ、6 例 VINⅢ），没有 1 例在随访中进展为浸润癌，但是平均随访时间仅为 30 个月。在一项长期的 VIN 患者随访研究中，Jones 和 Roland 发现 105 例经处理的 VIN 患者中仅 3% 进展为外阴浸润癌。相反，8 例未经进一步处理的活检证实年龄在 28~72 岁的 VINⅢ患者，8 年的随访中 7 例进展为外阴浸润性鳞状细胞癌[13]。

经治疗后的 VIN 进展为外阴浸润癌的发生率是 3%~7%[14]。相反，有报道组织学证实高度 VIN 的患者可以自然消退，尤其在外阴多中心病灶的妊娠妇女中[15]。更让人疑惑的是，许多外阴浸润癌的发生和皮肤疾病有关，而不是和 VIN 相关，比如外阴萎缩性硬化性苔藓[16]。20 世纪 70 年代到 90 年代的美国和挪威资料，发现有 2~3 倍增加的原位癌患者[17]。但没有发现浸润癌的发生率增高。这种差异导致了几种可能的假说：①感染的妇女未达到浸润性损害的年龄;②浸润前针对性的治疗阻止其进展为浸润癌;③原位癌和浸润癌的因素没有太大的相关性[17]。因此,VIN确切的自然发展进程很难评估。部分VIN可以逆转,很多病灶可以自然消退,但可以发展为原位癌,即使为原位癌,亦有约10%的病例能自然消退,自然消退的病例多见于年轻合并妊娠多病灶的患者[18]。关于VIN自然消退和逆转的资料甚少,更难以评估。

(邹积骏 毛永荣 吴玲敏)

### 17.1.2 临床特征

(1)发病年龄:VIN的发病率较低,约为0.2/10万,多见于40～60岁妇女,大约有半数的患者小于40岁。近年来年轻患者的发病率逐年上升[19,20],可能与HPV感染有关[21,22]。

(2)发生部位:年轻妇女常常为多发病灶,老年女性多为单发病变,具有进展为癌的高危险性。VIN可累及外阴的任何部位(图17-4)。主要累及大、小阴唇,其次是会阴和阴蒂,少数可累及肛周皮肤和肛门黏膜。有些VIN伴发CIN,伴发会阴部、肛周的上皮内瘤变的VIN被称之为多灶性上皮内瘤变,约占所有患者的64%。

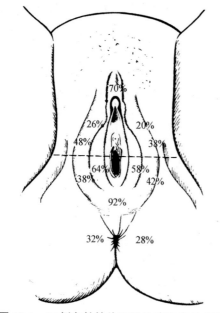

图17-4 36例多灶性外阴原位癌患者的病变
位置的分布

(3)症状:VIN患者大多无临床症状,或有外阴瘙痒、灼热感等非特异性症状,也有阴道分泌物过多的主诉。手术前外阴瘙痒症状中位时间为2年。

(4)体征:常见色素沉着和白斑,略隆起于皮肤、黏膜表面。肉眼观皮肤表面呈白色、灰色、深棕色、赤褐色,这取决于患者的年龄、种族和肤色。病变边缘经常是不规则的,病变大小不一,从几毫米到大至汇合成整个外阴区域等。黏膜上呈粉红色或红色的丘疹或斑点,病变明显者可呈斑块状和疣状、息肉状改变,单个或多发,分散或融合。少数患者可有皮肤黏膜破溃,并可见溃疡形成。

### 17.1.3 诊断

临床对外阴的症状要重视,要仔细全面地观察外阴,对有临床症状及局部病变表现、外阴瘙痒、外阴慢性皮肤病治疗效果不好者应提高警惕。那些合并下生殖道多中心性肿瘤的患者是高度可疑者。要增强对VIN的诊断意识,鼓励并指导患者自我检查外阴,发现可疑病变后必须及早做活检,这将有助于VIN和外阴癌的早期发现[23-25]。

对VIN的诊断目前仍必须依靠活组织检查才能明确。为了提高活检诊断率,可先用生理盐水清洗外阴部,待其稍干后用1%甲苯胺蓝溶液涂抹,2～3分钟后用1%～2%醋酸溶液洗脱,正常皮肤很少或不染色,可疑病灶呈紫蓝色,在紫蓝色部位取活检;也用4%～5%的醋酸清洗外阴,使病变处呈醋酸白变化,表面粗糙,有粒状感,比正常部位缺少光滑感。能与正常组织鉴别。此时在阴道镜引导下取可疑病变组织(包含全层外阴上皮)做病理检查。对那些治疗无效或局部有隆起或溃疡的外阴病变,应做多处深部取材送活检。活检最好在局麻下采用腭牙钳或Keyes皮肤钻进行,以便获取足够的组织标本。而普通活检钳只能达到浅表上皮,最好不用。获取活检标本后,取一块吸收性明胶海绵和敷料一起放置在皮肤缺损处至少24小时。临床使用阴道镜或放大镜有助于发现 VIN 病变。Sideri 等[25]借助阴道镜检查，使可疑 VIN 病变的检出率达 73%，但确诊需做活检。

另有资料提示，有 20%～30% 外阴原位癌患者可合并宫颈或阴道的原位癌，甚至浸润性鳞癌。因此，必须密切观察患者的外阴、宫颈及阴道是否有其他部位癌并存[18]。

（聂玉舒 欧阳艳琼）

### 17.1.4 治疗原则

首先治疗前应对整个外阴部进行仔细检查，包括外阴和肛周，尤其是对多灶性病变者治疗前先行多点活检确诊，否则极易造成遗漏和复发。必须强调，VIN 为癌前病变，一经诊断 VIN，则治疗不应无限期地延长，尽管某些情况下仍可进行随访观察[26]，尤其对年轻的低级别上皮内病变患者，做定期复查，暂不予治疗是可行的。手术切除是主要的治疗手段，其治疗应完整地切除病灶。常用的治疗方法为单纯外阴切除、外阴皮肤广泛局部切除或激光治疗或药物治疗。治疗中必须注意保护外阴形态，保留外阴解剖结构，预防术后可能出现的性功能障碍，但必须牢记，更重要的是要防止漏诊和误诊早期浸润癌[23,25]。治疗方式的选择取决于病变的范围、病变的程度、病灶的位置和患者的个人意愿，虽有多种不同的治疗方法可做选择，但到目前为止，尚未确定哪一种方法的效果最好，现有的任何一种治疗措施都存在着一定数量的复发病例。对低级别 VIN 可采用药物、激光治疗或局部切除；对高级别的 VIN 患者可外阴单纯切除，年轻患者行扩大局部切除。切除边缘超过肿物外 0.5～1.0cm，切除范围广泛时行植皮或皮瓣移植做外阴修复或重建术。

### 17.1.5 手术治疗

VIN 的治疗以手术为主，主要应用于高级别 VIN 患者。手术治疗的第一个优点是有利于完整的组织学诊断，并有可能发现早期浸润癌。Florida 大学对 69 例外阴原位癌患者进行了常规的单纯外阴切除术，术后手术标本发现 13 例（19%）是浸润癌[27]。手术治疗的第二个优点是能保持外阴皮肤和黏膜的弹性、美观和功能，即使进行了植皮，但仍然保留了外阴皮下组织，从而保留了理想的外观和功能。有报道[27]，至今已有超过 100 例患者接受了单纯外阴切除术，没有 1 例患者主诉性交疼痛或性功能障碍。但是，不管是广泛性局部切除或单纯性外阴切除术，还是皮瓣移植修复均可引起某些会阴部解剖学变形，如小阴唇和阴蒂包皮缺乏、性反应减退、阴道口狭窄等。无论患者年龄如何，都应考虑术后的美观和性功能问题。

（1）局部切除：局部切除适用于单个或局灶性病变的年轻患者。目前普遍采用皮肤广泛切除术，由于高级别 VIN 患者隐性侵袭癌检出率较高，对两侧多发性病变需行部分外阴切除[23]。切除范围应包括整个病变并应包括病变边缘外 3～4mm 的正常外阴皮肤或黏膜，深度为皮肤或黏膜全层。切除标本应送病理检查，有条件时应做术中冷冻切片，以排除隐性侵袭癌和切缘 VIN 残留[24]。位于阴道前庭的 VIN 其内切缘可用复方碘液试验或醋酸试验及阴道镜观察确定病变界限。注意保留外阴基本的解剖形态。由于阴道极少受累，故一般都能保留阴蒂及其正常功能，这对于年轻妇女尤为重要。阴蒂头上的病变可用刀刃刮除。阴蒂头上的上皮可以再生而不丧失感觉。局部切除后用 1 号丝线缝合创面皮下和黏膜下组织。黏膜边缘用合成线间断缝合，皮肤边缘用 1 号丝线间断缝合，用消毒纱布覆盖切口 3 天，术后 6 天拆线。

（2）外阴单纯切除术：适于 VIN 范围较广泛和不切除病变组织不能排除浸润癌者。切除范围包括外阴病变部位的皮肤和黏膜全层，以及病变边缘外 5～6mm 的正常皮肤和黏膜[26]，保留皮下组织和深层结构。如病变范围较广泛或为多灶性病变,可做外阴上皮的全层切除,但尽量保留阴蒂。对病灶切除广泛时为保留器官功能可行植皮术或行皮瓣移植(取自外阴邻近部位的正常皮肤)外阴重建术[28]。

术后患者卧床休息 5 天,保留尿管 3 天;半月内不宜剧烈运动,以免新生毛细血管断裂和血肿形成;预防性应用抗生素 4~5 天;每日用活力碘液擦洗外阴伤口 2 次,保持外阴清洁干燥。如有移植皮瓣脱落或缝合边缘坏死,可修整或清创。切口创面直接缝合者 7 天后拆线,移植皮瓣缝合者 10~14 天后拆线。外阴单纯切除并发症较少见,可能有泌尿系感染、移植皮片轻度脱落和破损,偶见阴道口狭窄。供皮区可发生感染、延期愈合、瘢痕增生和瘙痒,但不多见。

### 17.1.6　激光治疗

包括 $CO_2$ 激光汽化和 $CO_2$ 激光切除,前者的缺点是不能获取活组织做病理检查,如缺损范围较大,会导致肉芽组织增生;后者为利用 $CO_2$ 激光(刀)切除异常的上皮,但效果并不比用普通手术刀切除为好。激光治疗可在门诊施行;可同时对会阴体前部和后部病变进行治疗;能较好地控制治疗深度(尤其是在阴道镜指导下),组织损伤小,有效地保持皮肤附件和上皮再生能力,创面恢复快,瘢痕轻微,创面恢复接近于正常,产生满意的美容和功能效果;即使病灶复发再施以激光治疗仍不破坏原有组织结构和功能。主要缺点是技术操作相对困难,比宫颈激光治疗要有更多的专业技术,必须控制破坏的深度,伤口太深会导致溃疡,需要很长时间才能愈合;有些患者治疗后出现不同程度的疼痛,少量出血、感染和溃疡,延缓伤口的愈合。此外,激光治疗有掩盖浸润癌的可能。因此,治疗前必须对患者进行仔细评估,对所有可疑病灶进行活检以排除浸润癌[24]。

局部 VIN 病灶尤其是多灶性病变的患者适于采用激光汽化治疗,对手术切除后可能会影响外括约肌功能的区域尤其有效,但对于病变广泛者则不适宜。会阴部用 3%~5% 醋酸涂抹,用肉眼或阴道镜观察病变范围。激光功率强度为 450~700W/cm² 。在无毛发生长的病变部位激光破坏深度为 1~2mm,而有毛发生长的部位破坏深度则应达 2~2.5mm。激光束对准治疗区连续移动,从左到右,由上到下,治疗深度与治疗时间成正比。对于黏膜病灶应适当地进行第二次汽化,使治疗创面呈现类似麋鹿皮黄色。对于大阴唇、阴阜和肛门周围的有毛发生长的病灶应进行 3~4 次激光汽化,经 3 次激光汽化的创面经阴道镜观察可见灰白色纤维样组织,其深度为激光治疗最大深度,可彻底治愈病变且可获得快速愈合。经第 4 次激光汽化后组织创面经阴道镜观察呈沙粒状改变,此即为皮下网状层的毛囊和皮脂腺组织,该深度创面愈合较慢并可形成较明显的瘢痕[26,29]。

治疗结束后,用湿纱布拭去碳化颗粒,涂上消炎软膏或皮质类固醇软膏,以防止创面干裂。疼痛是激光治疗后的主要不适,可予以镇静止痛药,会阴不适可用 50% 硫酸镁溶液外敷。保持外阴清洁干燥也很重要。每次排便后应清洁外阴,不穿紧身衣裤,禁止性交直至创面完全愈合。

### 17.1.7　其他治疗

(1)药物治疗[30]:5-FU 软膏涂于外阴病灶或用 5% 咪喹莫特(imiquimod)软膏涂于外阴部。药物治疗的优点在于其是对因治疗,有效保持了外阴结构的完整性及其功能。

(2)光化学疗法(photodynamic therapy,PDT)[30]:用 10% ALA 凝胶涂于 VIN 表面,2~4小时后给予 635nm 波长、80~125J/cm² 的激光来进行治疗,研究表明 PDT 治疗后局部不留瘢痕而且愈合时间短,能保持外阴外观等优点。

(3)咪喹莫特(imiquimod)和光力学(photodynamic)治疗[30]：用 5％咪喹莫特局部外用，第 1 周 1 次，第 2 周 2 次，随后的 6 周共 3 次。于 12 周和 16 周用光力学治疗，共 2 次。先在皮肤病变部位涂抹乙酰甲胺约 1mm 厚，并用无吸收性敷料覆盖 3 小时，随后用 Aktilite 128（photocure ASA），50J/cm² 红光照射。26 周后重复，共 52 周。

（4）HPV 疫苗：采用 HPV 衍生疫苗的方法作为治疗 VIN 的策略正在研究中[31]。但是这种方法的疗效仍待证实。

### 17.1.8 治疗后的副作用

Hillemanns 等[32]报道了 93 例用不同方

法治疗的患者的副作用。其中激光汽化治疗后，有 7 例患者伤口延迟愈合，主要在阴唇系带后部。伤口延长疼痛 5 例。表 17-1 显示经激光治疗的患者有 6 例外阴瘢痕和（或）皮肤形态改变。经光力学治疗的患者，治疗区无皮肤坏死或溃疡，无皮肤形态改变。经局部切除的患者中，有 5 例外阴形态改变，伤口疼痛延长 1 例。单纯外阴切除的患者，有 1 例伤口乙级愈合，1 例伤口疼痛延长，7 例（100％）见外阴瘢痕和（或）皮肤形态改变，另有 1 例 40 岁患者性功能严重受影响。

**表 17-1　VIN 治疗后的副作用（VIN）（$n=93$）**

| 治疗方法 | $n$ | 外阴解剖形态改变或瘢痕/% | $P^*$ |
|---|---|---|---|
| 激光汽化 | 47 | 6(12.8%) | 0.08 |
| 光力学 | 27 | 0(0.0%) | |
| 局部切除 | 12 | 5(41.6%) | 0.006 |
| 外阴单纯切除 | 7 | 7(100%) | <0.001 |

＊运用 Fisher 精确试验对比光力学与其他疗法的副作用。

### 17.1.9 预后及预后因素

低度鳞状上皮内病变通常可逆转进展为癌的危险性极低，高度鳞状上皮内病变的年老患者和那些病变范围较大，临床症状明显的，与伴发癌的风险增加（20％）甚至进展为浸润性癌。Bruchim 等[33]报道 50 例 VIN 患者采用多种方式治疗，经一年随访，包括没有接受治疗的（5 例）所有患者总反应率（完全和部分）为 64％。手术（13 例）、LEEP（14 例）、激光（9 例）、咪喹莫特（9 例）总反应率分别为 92.3％、71.4％、55.6％、55.5％，未治疗的患者病变为持续不变或扩大。手术组复发率为 9.1％，LEEP 为 70％，激光治疗仅 1 例复发，而咪喹莫特组无 1 例复发。

Penna 等[34]报道 63 例 VIN 患者，其中

VIN Ⅲ 39 例、VIN Ⅱ 11 例、VIN Ⅰ 9 例。在阴道镜指示下采用局麻行激光切除或汽化治疗。27 例行激光汽化，37 例 VIN Ⅲ 患者行激光切除或切除与汽化相结合的技术。经激光汽化治疗的有 76.9％治愈，激光切除的有 78.4％治愈。在随访中有 7 例 VIN 复发和 2 例进展为外阴浸润癌。对所有复发 VIN 的患者行第二次激光治疗，经两次激光治疗后总的治愈率达 96.8％。

Hillemanns 等[32]报道 93 例 VIN 采用 $CO_2$ 激光汽化、光力学治疗、手术局部切除外阴切除，患者平均年龄 45 岁，平均随访时间 53.7 个月（24～128 个月）。93 例患者中，19 例（40.4％）激光治疗后复发，13 例（48.1％）光力学治疗后复发，5 例（41.7％）局部切除后复发，外阴切除无 1 例复发（表 17-2）。

表 17-2　$CO_2$ 激光汽化、光力学、局部切除和外阴切除治疗 VIN 的对比

| 治疗方式 | $n$ | 平均年龄/岁 | VIN I | VIN II | VIN III | 多焦点/% | 复发/% | $P^*$ |
|---|---|---|---|---|---|---|---|---|
| 激光汽化 | 47 | 41.9 | 4 | 4 | 39 | 35(74.5%) | 19(40.4%) | 0.04 |
| 光力学 | 27 | 42.6 | 4 | 1 | 22 | 16(59.3%) | 13(48.1%) | 0.03 |
| 局部切除 | 12 | 53.7 | 0 | 3 | 9 | 3(25%) | 5(41.7%) | 0.11 |
| 外阴切除 | 7 | 59.7 | 0 | 0 | 7 | 7(100%) | 0(0.0%) | |
| 总计 | 93 | 45.5 | 8 | 8 | 77 | 61(63%) | 37(39.8%) | |

* 运用 Fisher 精确试验对光力学与其他疗法的复发率比较。

根据统计数据显示复发的风险是高危 HPV 感染（$P<0.01$），多焦点病变（$P<0.05$）和多中心上皮内瘤变的患者明显增加。复发与年龄、VIN 级别、吸烟、生殖器疣、其他癌症史、免疫功能和激素治疗在统计学上没有明显关联。

Kaufman 等[24] 使用 $CO_2$ 激光切除治疗单发性病变，切除范围包括整个病变及其周边 5mm 宽的正常皮肤或黏膜，切除深度为 1～3mm，治疗效果好，但对多发性病变则效果差。于是他们采用 $CO_2$ 激光加病变局部切除治疗获得成功，尤其适用于治疗阴蒂的 VIN。Sideri 等[25] 对 52 例 VIN 行 $CO_2$ 激光汽化或 $CO_2$ 激光切除治疗，一个疗程治愈率分别为 75% 和 87%。两种疗法相比，$CO_2$ 激光汽化对 VIN III 级治愈率较低，而且病变组织被破坏不能做病理检查。而 $CO_2$ 激光切除吸取了手术切除和 $CO_2$ 激光汽化的优点，治愈率较高，可较好地保护外阴形态，并能获取手术标本做病理检查，有利于早期发现侵袭癌。

### 17.1.10　治疗后随访

对 VIN 的成功处理有赖于处理方法的选择和适当的随访检查。即使作了病变的局部切除，仍有复发的可能。VIN 治疗后的复发率为 10%～20%，且多发生在未经治疗的部位。Hording 等[35] 对 73 例 VIN III 级行局部切除或部分外阴切除治疗，随访 5 年，经病理检查证实 26 例（36%）复发，其中 5 例在诊断为 VIN 后 2 年或 3 年发生侵袭癌。12 例伴微侵袭癌，其中 2 例于术后 2 年多次复发和转移，分别于诊断为 VIN III 级后 20 年和 6 年死于外阴癌转移；1 例于术后 3 年发生转移，经治疗后已生存 6 年无复发。导致复发率较高的主要因素是手术切缘有病变残留、多灶性病变和合并下生殖道肿瘤等[24,35]。Modesitt 等[36] 发现 VIN II、III 级患者如果手术切缘阳性，复发率将提高 3 倍。在排除了浸润癌后，可重复采用激光或手术切除复发病灶。药物加激光、手术加药物、手术加激光等综合治疗对保留器官功能、预防复发有一定效果，并且是治疗复发的方法。在甲苯胺蓝染色或阴道镜引导下行药物、激光、手术治疗可减少复发。

对所有治疗的患者须进行长期随访和监测，观察外阴、阴道、宫颈和肛周有无上皮内瘤变复发、新发，有无浸润癌的发生。一般于治疗后 3 个月和 6 个月各检查一次，此后每 6 个月检查一次，至少随访 5 年。每次随访时，应仔细地检查下生殖道并做阴道细胞学检查，还可配合阴道镜检查和 HPV 病毒检测。

（聂玉舒　陈惠祯）

## 17.2　外阴非鳞状上皮内瘤变：Paget 病

外阴 Paget 病（vulvar Paget's disease，VP）又称外阴湿疹样癌，是一种罕见的进展缓慢的外阴恶性肿瘤，占外阴恶性肿瘤的 1%～7%[37-39]。许多临床医生对此病认识不足，常误诊为外阴湿疹或接触性皮炎。因此，极易被临床医生忽视而没有及时地做外阴活检以明

确诊断,延误了治疗[38,40,41]。本病症状无特异性,也使得患者自出现症状至去医院就诊的时间间隔很长,诊断延误的原因可能与患者忽视或讳疾忌医有关[41]。我国 Paget 病患者普遍存在诊断的延误,这可能与患者绝大多数来自农村、受教育水平低,以及基层医疗单位缺乏对该病的认识有关[38,42]。

Wilkinson 和 Brown 提出将生殖道 Paget 病划分为两种类型:源自皮肤的 Paget 病和非源自皮肤的 Paget 病[43](表 17-3)。前者是最常见的。

**表 17-3 生殖道 Paget 病组织学分类**

原发性上皮 Paget 病
 皮肤上皮内 Paget 病
 与浸润有关的皮肤上皮内 Paget 病
 皮肤附件潜在腺癌或外阴腺体起源的 Paget 病
非源自皮肤的 Paget 病
 继发于肛门直肠腺癌的 Paget 病
 继发于尿路上皮内瘤变的 Paget 病
 Paget 样上皮内瘤变(PUIN)
 起源于尿路上皮内瘤变的 PUIN
 类似尿路上皮癌表现的 PUIN
 类似其他非皮肤癌表现的 Paget 病(如:宫颈内腺癌、子宫内膜腺癌、卵巢癌)

## 17.2.1 病理

Paget 病的组织病理学表现具有特征性,典型特征是累及的上皮内发现有 Paget 细胞。Paget 细胞是大的,含有丰富、细小的颗粒性细胞质,细胞质从嗜双色性至透明。细胞核大,圆至卵圆形,常偏心位。染色质常空泡性,核仁显著,常见到分裂象。这些细胞基本上是成群或单个地存在于上皮的基底层内(图 17-5,图 17-6)。散在的 Paget 细胞亦可存在于不同的上皮层及其下面的附件之内。Paget 细胞对癌胚抗原(CEA)、细胞角蛋白和上皮膜抗原出现阳性反应,对 CEA 的免疫反应见于正常外分泌腺和顶分泌腺。但对于鳞状上皮细胞、毛囊和皮脂腺无反应。Paget 病需要与某

些黑色素瘤病例中见到 Paget 细胞生长相鉴别。Paget 病变可能含有少许粗黑素颗粒的细胞。黑色素瘤细胞对 S-100、HMB-45 和其他特异性黑色素瘤相关抗原有免疫活性,而 Paget 细胞没有。黑色素瘤细胞对 CEA 没有免疫活性。

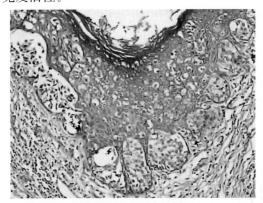

**图 17-5 Paget 细胞巢**

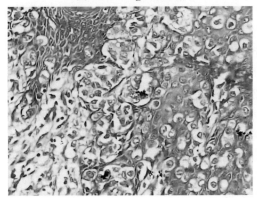

**图 17-6 图 17-5 的局部放大,示典型的 Paget 细胞**

对 Paget 细胞的来源尚有不同意见。曾有人提出 Paget 细胞来自胚胎发芽层的全能细胞(totipotent cell),此种细胞预定成为顶分泌系统的一部分[44]。电子显微镜研究和免疫细胞化学发现,Paget 细胞同顶分泌腺细胞排列是相同的,这一发现支持上述观点。局部皮肤环境在引起基底上皮细胞分化 Paget 细胞上可发挥作用。Paget 病在单纯性外阴切除后植皮皮瓣上复发支持了这种观点。

外阴 Paget 病有两种变异型。最常见病变开始保持上皮内病变,一系列病变切除后,若干年后复发是其特征,这种复发并不伴随转移。第二种变异型更为少见,它包括上皮内 Paget

病发展成浸润性病变的那些病例,或表现为来自表面上皮或来自皮肤附件的浸润性病变。上皮内累及皮肤附件不要错误地说成是浸润。浸润性 Paget 病的细胞以柱状、巢状、片状浸润真皮,皮肤附件内开始和较早浸润的新生物,在表面上皮被累及之前常常已形成转移,转移可类似伴有"Paget 细胞"的鳞状细胞癌。15%～20% 的上皮内 Paget 病患者被发现有汗腺癌。另外,约 30% 有外阴 Paget 病的患者在身体其他部位也有一个癌,如乳房、直肠、膀胱、尿道、宫颈或卵巢。所以,一个患有外阴 Paget 病的患者应该被认为有并存新生物的可能性。

（邹积骏　毛永荣　欧阳艳琼）

## 17.2.2　临床特征

多见于 60 岁以上的妇女,国外报道最年轻的患者为 33 岁[45,46]。外阴 Paget 病的病变部位一般局限。经常局限于大阴唇、会阴体、阴蒂区域或其他部位。但也可以广泛,累及大部分外阴及肛门周围和阴道黏膜。极少数病例可累及臀部和大腿中上部。本病病程长,有慢性外阴瘙痒史,以较长时间的外阴瘙痒或伴有外阴局部出现湿疹样皮疹为主要的临床表现,也可表现为外阴皮肤发展缓慢的溃疡,经久不愈。

Paget 病常见体征为外阴潮红或褐红色皮损,潮湿,边界清晰。也可表现为外阴皮肤发展缓慢的溃疡或红斑样病变。病灶一般局限于表皮内,生长缓慢,可以限于上皮、皮肤附件如汗腺等,也可以演变成皮肤浸润性 Paget 病。

外阴 Paget 病在外貌上与乳房 Paget 病是相同的,病变有轻度隆起的边缘和砖红色背景,有不同数目白色上皮性小岛。乳房 Paget 病常常伴有下面的导管内腺癌,也可能有浸润性导管癌。相反,外阴 Paget 病的大多数病例,腺内没有发现其病变,亦没有相关的浸润性疾病。

源自皮肤的 Paget 病和非源自皮肤的 Paget 病可以通过它们之间的临床表现的不同鉴别出来。原发性皮肤早期外阴 Paget 病经常累及大阴唇。在更多的晚期病例,病变可能延伸至外阴前庭或连续累及肛门周围区的皮肤。源自尿路上皮的 Paget 病主要累及尿道前区域以及可能延及外阴前庭或阴道。而外阴皮肤受累仅见于晚期病例。早期原发性肛门直肠 Paget 病主要累及肛门周围区域。

皮肤上皮内 Paget 病是最常见的。在 10%～20% 的病例中,皮肤上皮内 Paget 病发现有浸润性 Paget 细胞。皮肤 Paget 病和潜在的皮肤附件或外阴腺癌有关,比如巴氏腺癌,但相对来说比较少见。肛门周围 Paget 病公认与肛门直肠腺癌有关。有报道 Paget 病与膀胱或尿路移行上皮细胞癌的发生有关,但不常见[43,47]。

## 17.2.3　诊断

Paget 病的诊断主要是病变部位活检,但仍有可能误诊为外阴鳞癌。因此,活检时采取的组织要有足够的深度和宽度,必要时应多次、多点活检以明确诊断并确定病变范围,否则易造成漏诊和误诊[48]。当 Paget 病与腺癌并存时,则病情较重,易发生淋巴结及远处转移。因此,在诊断时必须明确有无腺癌并存。研究发现病变累及肛周者腺癌发生率高,Tebes 等[49]报道腺癌发生率为 26%,且均与肛周受累无关。

## 17.2.4　治疗

（1）手术治疗:外阴 Paget 病首选手术治疗,手术治疗对 Paget 病疗效良好,外阴切除术是术后复发率最低的治疗方法。手术范围根据肿瘤的局部情况及局部复发和淋巴转移的可能性确定。对单纯外阴 Paget 病患者,若为单发病灶,可行局部广泛切除;对多中心的或广泛病灶者,可行单纯外阴切除或广泛外阴切除或半侧外阴广泛切除。其中单纯外阴切除或广泛外阴切除是首选的方法。有研究[42]表明局部广泛切除与外阴广泛切除的疗效相近,但是鉴于外阴 Paget 病局部病变常累及多个解剖部位,且经局部广泛切除者具有较高的复发可能[45],所以对于病变广泛、高龄、随诊条件差的病例,选择外阴广泛切除术更符合我国国情[42]。

值得注意的是,Paget病病变的扩散程度常超过肉眼所见,所以切除常呈阳性,复发也常发生。为防止复发,不论采取何种方式,切口应距离病灶边缘3cm以上,深达皮肤下脂肪层1cm,并包括所有毛发附件组织。手术中必须做快速冰冻切片,观察切缘有无残存的癌细胞,以便于确定手术范围,预防术后复发。但由于Paget病常呈多中心、斑块状分布,异常的上皮组织不相连,导致术中冷冻切片假阴性率较高[49]。因此,必须多点、多部位取材送检。如有皮下浸润、伴有外阴汗腺癌、发现附近内脏器官的癌瘤时,主张做根治性外阴切除和双侧腹股沟淋巴结切除术。外阴Paget病合并腺癌的患者,应按照外阴侵袭性恶性肿瘤进行治疗,通常予以根治性外阴切除和腹股沟淋巴结切除术。

(2)非手术治疗:Paget病非手术治疗不如手术治疗好。放疗、化疗、物理等非手术治疗适用于:①年龄较大或并发其他严重疾病而不能胜任手术或有手术禁忌证者;②经多次手术切除后仍有复发、伴有远处转移者;③癌灶较浅且病变范围较小但患者拒绝手术者;④临床怀疑或病检证实切缘阳性者[50]。放射治疗一般用作术后和(或)复发的辅助治疗手段,或用于难以手术的患者。对于浸润性Paget病和伴淋巴结转移患者,放射治疗部分有效[42]。对肿瘤转移或伴腺癌的患者可以化疗,但疗效不肯定[40,51]。有学者使用激光、冷冻等治疗外阴Paget病的报道,虽可使外阴的解剖形态与功能得以保留,但复发率远比手术治疗高[52]。

国外有使用酮戊酸(aminolevulinic acid,ALA)和$CO_2$激光联合治疗外阴Paget病,有一定疗效[53]。

Sendagorta等[54]报道使用咪喹莫特(imiquimod)治疗外阴Paget病。其方法为前3周每天使用,然后每隔1天使用3周。这种方法较有效,而且副作用最小。8例患者成功治愈,1例部分反应。

另有报道[55],用5-酮戊酸(5-aminolevulinic acid, 5-ALA)、甲基酯(methyester, MAL)和光力学治疗(photodynamic therapy, PDT)复发Paget病。每3周使用1次MAL-PDT治疗,共3次。具体方法是:用0.9%的生理盐水冲洗病变区,再用保存于2～8℃的10%的酮戊酸霜涂于病变皮肤、黏膜及病变周围1～2cm处。然后用黏性敷料覆盖封闭3小时。期间患者严格卧床。多余的霜剂用0.9%生理盐水冲掉。治疗前患者口服苯二氮卓以及非甾体类抗炎药物以减少不适感。局部感到不适者,用0.9%的生理盐水喷洗。然后将病变区暴露于波长620nm、剂量$37J/cm^2$二级灯管下红光照射,共10分钟。治疗后的3～4天局部涂抗生素软膏。

### 17.2.5  预后、预后因素及随访

外阴Paget病有复发率高的特性。以术后6个月再次出现外阴病灶作为复发,6个月以内视作未控。有报道复发率为11.1%～38.0%[46,56],还有文献报道高达62%[57]。文献[56]报道切缘阳性者术后复发的平均时间为54个月,切缘阴性的2例复发于术后122个月和142个月。因此外阴Paget病患者需长期随访。许多学者认为手术切缘阴性也不能排除复发可能,因此需长期随访监测,并反复切除复发病灶。

外阴切除术是术后复发率最低的治疗方法。由于Paget病累及的范围常超过肉眼所见,因此,手术不易将病灶切除干净,手术切缘阳性是术后复发的重要因素之一[50,58]。文献报道[58],切缘阳性的复发率为40%,而切缘阴性的复发率为20%。有学者认为[46],复发者多为病灶切缘有癌灶者,若在术前取多点活检和术时的冰冻切片可指导手术范围,可降低切缘阳性率并减少术后复发。因此主张对病灶切缘阳性者,扩大手术范围直至切缘阴性为

止,并尽量保留阴蒂、尿道和肛门的生理功能。影响复发的另一个因素是病变的浸润程度。Paget 病的病灶局限于上皮内或微灶浸润者,通常预后良好,虽有复发的危险,经手术治疗及辅以其他治疗后,仍有较长的存活期,若为浸润性病变或伴癌变则预后差[48]。因 Paget 病患者多为老年妇女,常伴发各种老年性疾病及其他恶性肿瘤,故患者是否确实死于 Paget 病,难以准确统计。

但也有学者认为复发与手术切缘无关[59],而与手术方式(局部广泛切除)有关,且浸润性病变、伴腺癌的病例倾向于较早复发[45]。此外,Paget 细胞沿淋巴管或血管逆向播散或某些未知因素影响真皮细胞向 Paget 样细胞分化[57],以及 DNA 非二倍体的 Paget 细胞的存在[58],均可能为复发的危险因素。Paget 细胞中的 DNA 为非二倍体者,无论其切缘如何,复发的危险性明显提高[58]。

近年有采用药物咪喹莫特或酮戊酸联合光力学治疗的报道,取得较好的疗效[53-55]。但须更多病例观察随访。

对于手术未控或术后复发者,仍以再次手术切除为首选,也可采用激光、光力学或局部药物等治疗,均能获得较好疗效。上皮内 Paget 病以及微小浸润型 Paget 病极少见淋巴结转移,出现淋巴结转移者多伴有腺癌[46]。若外阴 Paget 病呈浸润性生长,合并腺癌时,需行广泛外阴切除及双侧腹股沟淋巴结清扫术,术后密切随访,如有复发,应再次手术切除。

病理分类是影响外阴 Paget 病预后的重要因素。上皮内 Paget 病预后良好,外阴 Paget 的死亡率很低,除非存在浸润性腺癌。Paget 病伴腺癌可能是侵袭性的,可以转移到区域淋巴结或远距离播散,因而预后较差,多数患者在术后 10 个月左右复发或出现远处转移[42]。因此,可通过术前活检或术中冷冻切片了解是否存在浸润性病灶,以确定手术方式。但浸润性与非浸润性 Paget 病的临床表现无明显差异,也有人认为浸润性病变是否与预后相关,仍存在争议[45,46,48]。

外阴 Paget 病预后还可能与病变位置(阴蒂)有关[45]。流行病学研究发现,外阴 Paget 病多与乳腺癌、基底细胞癌、直肠癌、泌尿生殖系统肿瘤和宫颈癌相关。Tebes 等[49]和 Fanning 等[46]报道 22% 的外阴 Paget 病患者合并其他脏器恶性肿瘤,包括乳腺癌和膀胱癌,且均在外阴 Paget 病之前即已确诊。因此,对外阴 Paget 病患者需行结肠镜、乳房 X 线、阴道宫颈脱落细胞检查,以排除其他脏器的肿瘤,发现任何有关的可疑症状均应做进一步的检查[50]。笔者认为,只要对外阴 Paget 病的临床症状与体征有充分的认识,及时地行外阴活检以尽早明确诊断而予以手术治疗,预后是较好的。

(朱连菊　聂玉舒　欧阳艳琼)

# 参 考 文 献

[1] PLATZ C E,BENDA J A. Female genital tract cancer[J]. Cancer,1995,75:270.

[2] 王益夫,王炜.外阴癌前病变[J].中国实用妇科与产科杂志,1996,12(5):313-314.

[3] 李艳芳,李孟达.外阴上皮内瘤变与外阴癌的病因学研究进展[J].中国实用妇科与产科杂志,2001,17(11):647.

[4] ROSENTHAL A N,RYAN A,HOPSTER D,et al. High frequency of loss of heterozygosity in vulvar intraepithelial neoplasia(VIN) is associated with invasive vulval squamous cell carcinoma (VSCC)[J]. Int Cancer,2001,94(6):896.

[5] HORDING U,JUNGE J,DAUGAARD S,et al. Vulvar squamous cell carcinoma and papillomavirus:indications for two different etiologies[J]. Gynecol Oncol,1994,52:241.

[6] KAUFMAN R H,DREESMAN G R,BURKE J,et al. Herpes－virus－induced antigens in squamous－cell carcinoma in situ of the vulva[J]. N Engl J Med,1981,305:483.

[7] 陈惠祯.妇科肿瘤临床手册[M].武汉:湖北科学技术出版社,1999:167-168.

[8] 刘伯宁.外阴白色病变的病理变化[J].实用妇产科杂志,2003,19(1):3-5.

[9]BUSCEMA J,STERN J,WOODRUFF J D. The significance of the histological alterations adjacent to invasive vulvar carcinoma[J]. Am J Obstet Gynecol,1987,156:212.

[10]ROY M. VIN:latest management approaches[J]. Contemp OB/GYN,1998,32:170.

[11]HORDING U,JUNGE J,POULSEN H,et al. Vulvar intraepithelial neoplasia. Ⅲ A viral disease of undertermined progressive potential[J]. Gynecol Oncol,1995,56:276.

[12]HEROD J J,SHAFI M I,ROLLASON TP,et al. Vulvar intraepithelial neoplasia:long term follow up of treated and untreated women[J]. Br J Obstet Gynaecol,1996,103:446.

[13]JONES R W,ROLAND D M. Vulvar intraepithelial neoplasia. Ⅲ A clinical study of the outcome in 113 cases with relation to the later development of invasive vulvar carcinoma[J]. Obstet Gynecol,1994,84:741.

[14]HEROD J J,SHAFI M I,ROLLASON T P,et al. Vulvar intraepithelial neoplasia with superficially invasive carcinoma of the vulva[J]. Br J Obstet Gynaecol,1996,103:453-456.

[15]JONES R W,ROWAN D M. Spontaneous regression of vulvar intraepithelial neoplasia 2-3[J]. Obstet Gynecol,2000,96:470-472.

[16]CRUM C P,MCLACHLIN C M,TATE J E,et al. Pathobiology of vulvar squamous neoplasia [J]. Curr Opin Obstet Gynecol,1997,9:63-69.

[17]STEHMAN F,BUNDY B,THOMAS G,et al. Groin dissection versus groin radiation in carcinoma of the vulva:a Gynecologic Oncology Group study [J]. Int J Radiat Oncol Biol Phys,1992,24:39.

[18]徐健.外阴鳞状上皮瘤样病变[M]//石一复.外阴阴道疾病.北京:人民卫生出版社,2005:84-90.

[19]MC NALLY O M,MULVANY N J,PAGANO R,et al. VIN Ⅲ:a clinicopathologic review[J]. Int J Gynecol Cancer,2002,12(5):490.

[20]AYHAN A,TUNCER Z S,DOGAN L,et al. Skinning vulvectomy for the treatment of vulvar intraepithelial neoplasia:a study of 21 cases[J]. Eur J Gynaecol Oncol,1998,19(5):508.

[21]JOURA E A. Epidemiology,diagnosis and treatment of vulvar intraepithelial neoplasia[J]. Curr Opin Obstet Gynecol,2002,14(1):39.

[22]JOBSON V W. Cryotherapy and laser treatment for intraepithelial neoplasia of the cervix, vagina, and vulva[J]. Oncology(Huntingt),1991,5(8):69.

[23]HUSSEINZADEH N,RECINTO C. Frequency of invasive cancer in surgically excised vulvar lesions with intraepithelial neoplasia(VIN Ⅲ)[J]. Gynecol Oncol,1999,73(1):119-120.

[24]KAUFMAN R H. Intraepithelial neoplasia of the vulvar[J]. Gynecol Oncol,1995,56(1):8-21.

[25]SIDERI M,SPINACI L,SPOLTI N,et al. Evalution of $CO_2$ laser excision or vaporization for the treatment of vulvar intraepithelial neoplasia[J]. Gynecol Oncol,1999,75(2):277-281.

[26]汤春生,李继俊.妇科肿瘤手术学[M].沈阳:辽宁教育出版社,1999:304-309.

[27]DISAIA P J,CREASMAN W T. Clinical Gynecologic Oncology[M]. 6th ed. USA Louis:Mosby Inc,2002:47-50.

[28]THOMAS S S,CHENOY R,FIELDING J W,et al. Vulvoperineal reconstruction after excision of anogenital multifocal intraepithelial neoplasia ("MIN")[J]. Br J Plas Surg,1996,49(8):539.

[29]陈惠祯.妇科肿瘤手术图谱[M].武汉:湖北科学技术出版社,1999:29-31.

[30]U WINTERS,S DAAYANA,J T LEAR,et al. Clinical and Immunologic Results of a Phase Ⅱ Trial of Sequential Imiquimod and Photodynamic Therapy for Vulvar Intraepithelial Neoplasia[J]. Clin Cancer Res,2008,14(16),2008:292-297.

[31]STERN P L,BROWN M,STACEY S N,et al. Natural HPV immunity and vaccination strategies[J]. J Clin Virol,2000,19:57-66.

[32]HILLEMANNS,XIULI WANG,S STAEHLE, et al. Evaluation of different treatment modalities for vulvar intraepithelial neoplasia(VIN):$CO_2$ laser vaporization. photodynamic therapy, excison and vulvectomy[J]. Gynecologic Oncology,2006, 100:271-275.

[33]BRUCHIM,W H GOTLIEB,S MAHMUD,et al. HPV—related vulvar intraepithelial neoplasia: Outcome of different management modalities[J]. International Journal of Gynecology and Obstetrics,2007,99:23-27.

[34]PENNA C,FALLANI M G,FAMBRINI M,et al. CO₂ laser surgery for vulvar intraepithelial neoplasia. Excisional,destructive and combined techniques[J]. J Reprod Med,2002,47(11):913-918.

[35]HORDING U,JUNGE J,POULSEN H,et al. Vulvar intraepithelial neoplasia Ⅲ:a viral disease of undetermined progressive potential[J]. Gynecol Oncol,1995,56(2):276-279.

[36]MODESITT S C,WATERS A B,WALTON L,et al. Vulvar intraepithelial neoplasia Ⅲ:occult cancer and the impact of margin status on recurrence[J]. Obstet Gynecol,1998,92:962-964.

[37]BILLINGS S D,ROTH L M. Pseudoinvasive,nodular extramanmary Paget's disease of the vulva[J]. Arch Pathol Lab Med,1998,122:471-474.

[38]陆惠娟,朱关珍,陆洪芬,等. 外阴 Paget's 病的临床病理及免疫组织化学特征[J]. 中华妇产科杂志,1999,34(3):156-158.

[39]PIURA B,RABINOVICH A,DGANI R. Extramammary Paget's disease of the vulva:report of five cases and review of the literature[J]. Eur J Gynaecol Oncol,1999,20:98-101.

[40]熊樱,梁立治,颜笑健,等. 外阴 Paget's 病 8 例临床分析[J]. 癌症,2004,23(2):201-203.

[41]YU B K,LAI C R,YEN M S,et al. Extramammary Paget's disease found by abnormal vulvar brush sampling[J]. Eur J Gynaecol Oncol,2002,23(1):35-36.

[42]FARRELL A M,CHARNOCK F M,MILLARD P R,et al. Paget's disease of the vulva associated with local adenocarcinoma and previous brest adenocarcinoma:report of two cases[J]. Br J Dermatol,1999,141(1):146-149.

[43]WILKINSON E J,BROWN H M. Vulvar Paget disease of urothelial origin:a report of three cases and a proposed classification of vulvar Paget disease[J]. Hum Pathol,2002,33:549.

[44]金福明,朱关珍. 外阴派杰病的临床病理研究[J]. 上海医学,2003,26(7):476-477.

[45]PARKER L P,PARKER J R,BODURKA-BEVERS D,et al. Paget's disease of the vulva:pathology,pattern of involvement,and prognosis[J]. Gynecol Oncol,2000,77:183-189.

[46]FANNING J,LAMBERT H C,HALE T M,et al. Paget's disease of the vulva:prevalence of associated vulvar adenocarcinoma,invasive Paget's disease,and recurrence after surgical excision[J]. Am J Obstet Gynecol,1999,180:24-27.

[47]POWELL F C,BJORNSSON J,DOYLE J A,et al. Genital Paget's disease and urinary tract malignancy[J]. J Am Acad Dermatol,1985,13:84.

[48]KODAMA S,KANEKO T,SAITO M,et al. A clinicopathologic study of 30 patients with Paget's disease of the vulva[J]. Gynecol Oncol,1995,56:63-70.

[49]TEBES S,CARDOSI R,HOFFMAN M. Paget's disease of the vulva[J]. Am J Obstet Gynecol,2002,187:281-284.

[50]吴绪峰,彭小庆. 外阴湿疹样癌的治疗[M]// 陈惠祯. 现代妇科肿瘤治疗学. 武汉:湖北科学技术出版社,2001:109-110.

[51]ONISHI I,KAMATA T,HAYASHI H,et al. A case of vulval extramammary Paget's disease of the vulva associated with pancreatic cancer that was successfuliy treated with chemotherapy[J]. Gan To Kagaku Ryoho,2002,29(11):1 973-1 976.

[52]LOUIS-SYLVESTRE C,HADDAD B,Paniel B L. Paget's disease of the vulva:results of different conservative treatments[J]. Eur J Obstet Gynecol Reprod Biol,2001,99(2):253-255.

[53]FUKUI T,WATANABE D,TAMADA Y,et al. Photodynamic therapy following carbon dioxide laser enhances efficacy in the treatment of extramammary Paget's disease[J]. Acta Derm Venereal,2009,89(2):150-154.

[54]SENDAGORTA,P HERRANZ,M FEITO,et al. Successful treatment of three cases of primary extramammary Paget's disease of the vulva with Imiquimod— proposal of a theraprutic schedule[J]. Journal compilation European Academy of Dermatology and Venereology,2009:1-3.

[55]F RASPAGLIESI,R FONTANCLLI,G ROSSI,et al. Photodynamic therapy using a methyl ester of 5 — aminolevulinic acid in recurrent Paget's disease of the vulva:a pilot study[J]. Gynecologic Oncology,2006,103:581-586.

[56]DISAIA P J,DORION G E,CAPPUCCINI F,et

al. A report of two cases of recurrent Paget's disease of the vulva in a split—thickniss graft and its possible pathogenesis—labeled"retrodissemination"[J]. Gynecol Oncol,1995,57:109-112.

[57]PRETI M,MICHELETTI L,GHIRINGHELLO B,et al. Vulvar Paget's diseases:clinicopathologic review of the literature[J]. Minerva Ginecol, 2000,52(5):203-211.

[58]SCHEISTROEN M,TROPE C,KERN J,et al. DNA ploidy and expression of p53 and c—erbB2 in extramammary Paget's disease of the vulva. Gynecol Oncol[J],1997,64:88-92.

[59]BENGEN S,DISAIA P J,LIAO S Y,et al. Conservative management of extramammary Paget's disease of the vulva[J]. Gynecol Oncol,1989,33: 151-156.

# 18　外阴浅表性浸润癌

外阴浅表浸润癌(superficial invasive carcinoma of vulva)占外阴癌的 9%～17%[1,2]。其诊断有赖于病理,以手术治疗为主要的治疗方法,预后良好。

## 18.1　诊断标准

"外阴浅表浸润癌"这一术语虽然已应用多年,但目前尚无统一的定义,其原因是临床上没有统一的诊断标准及其病灶浸润深度的测量方法。最常用的诊断标准是病灶直径及浸润深度。1971 年,Franklin 和 Rutledge[2]首次提出将病灶直径小于或等于 2cm、间质浸润深度小于或等于 5mm 作为外阴浅表浸润癌的诊断标准。但有些学者发现浸润深度小于或等于 5mm 者,仍有相当病例有淋巴结转移(表 18-1),故对此标准提出异议。浸润深度小于或等于 3mm 的患者淋巴结转移率低

(表 18-2),因此有人提议以浸润深度小于或等于 2mm 或 3mm 为标准。近来较多学者对间质浸润深度小于或等于 1mm 患者的淋巴结转移情况进行了研究,发现其淋巴结转移率为 0[3,4]。因此,人们认为间质浸润深度小于或等于 1mm 是唯一安全水平,建议以此作为划分的界线。有些学者认为除肿瘤浸润深度外,还应考虑肿瘤的大小及体积。也有人认为[5],除考虑肿瘤大小及浸润深度外,还应考虑肿瘤的病理分化程度、淋巴间隙是否有癌瘤扩散、病灶是否为融合型等不良预后因素。国际外阴疾病研究协会(ISSVD)提议将外阴单个鳞癌病灶直径小于或等于 2cm、间质浸润深度(从邻近上皮间质交界处最表面的真皮乳头到浸润的最深点)小于或等于 1mm、临床无淋巴结转移作为浅表性外阴癌的诊断标准。这一标准已为大多数人所接受,逐渐成为外阴浅表浸润癌统一的诊断标准。

**表 18-1　浸润深度≤5mm 的外阴浅表浸润癌患者的淋巴结转移率**

| 作者 | 总例数 | 淋巴结切除的例数 | 淋巴结转移 | 总的淋巴结转移率/% |
| --- | --- | --- | --- | --- |
| Parker,等 | 58 | 37 | 3 | 5.2 |
| DiPaolo,等 | 12 | 11 | 4 | 33.3 |
| Magrina,等 | 96 | 71 | 9 | 9.4 |
| Disaia,等 | 19 | 19 | 1 | 5.3 |
| Barnes,等 | 18 | 7 | 2 | 11.1 |
| Donaldson,等 | 38 | 38 | 11 | 28.9 |
| Fu,等 | 13 | 12 | 2 | 15.4 |

续表

| 作者 | 总例数 | 淋巴结切除的例数 | 淋巴结转移 | 总的淋巴结转移率/% |
|---|---|---|---|---|
| Buscema,等 | 58 | 40 | 6 | 10.3 |
| Wilkinson,等 | 30 | 27 | 2 | 6.7 |
| Kneale,等 | 92 | 61 | 6 | 6.5 |
| Hoffman,等 | 75 | 46 | 10 | 13.3 |
| Sedlis,等 | 187 | 187 | 33 | 18.0 |

表 18-2　浸润深度≤3mm 的外阴浅表浸润癌患者的淋巴结转移率

| 作者 | 总例数 | 淋巴结切除的例数 | 淋巴结转移 | 总的淋巴结转移率/% |
|---|---|---|---|---|
| Ivensen,等 | 48 | 48 | 2 | 4.2 |
| Chu,等 | 26 | 13 | 0 | 0 |
| Buscema,等 | 19 | 19 | 1 | 5.3 |
| Wilkinson,等 | 29 | 25 | 2 | 6.8 |
| Kneale,等 | 68 | 未报道 | 4 | 5.8 |
| Hoffman,等 | 60 | 未报道 | 2 | 3.3 |
| Berman,等 | 31 | 31 | 1 | 3.2 |

## 18.2　临床特征

（1）发病年龄：外阴浅表浸润癌好发于 50～60 岁妇女，也可发生在 20 多岁。发病年龄呈降低趋势。发病的年轻化与种族及尖锐湿疣等性病的增加有关。

（2）发生部位：外阴浅表浸润癌可发生在外阴、会阴和肛周的任何部位。多位于大阴唇，右侧大于左侧，其次为小阴唇、阴蒂、阴唇系带、会阴和尿道。20%～30%的患者有多处病损，最多者在一侧外阴有 5 处独立的病变。

（3）症状：外阴瘙痒是最常见的症状，发生率约为 80%，50%的患者有 5～20 年甚至更长的外阴瘙痒史。外阴肿块或结节、肿胀及疼痛也可能是患者的主诉。值得注意的是，大约 10%的外阴浅表浸润癌患者无症状，而在常规妇科检查时才发现。

（4）体征：外阴浅表浸润癌多无典型的特征性外观。在外阴的任何部位（会阴或肛周）可出现小的白色、灰色、粉红色、浅红色或棕色丘疹、隆起或粗糙，有不同程度的色素沉着，皮肤表面出现裂口或溃疡。与扁平湿疣、尖锐湿疣或脂溢性皮炎颇为相似。外阴皮肤也可能正常。

（鲍志福　余景芬　周友珍）

## 18.3　淋巴转移率及相关因素

（1）淋巴轻移率：Wilkinson 总结 946 例浸润深度小于或等于 5mm 的外阴浅表浸润癌患者中有 108 例有淋巴结转移，淋巴结转移率为 12.2%（表 18-1）。Disaia[6] 发现 333 例浸润深度小于或等于 3mm 的外阴浅表浸润癌患者中仍然有 16 例淋巴结转移，淋巴结转移率为 4.8%（表 18-2），而浸润深度小于或等于 1mm 患者的淋巴结转移率为 0[3,4]。

（2）与淋巴结转移相关的因素：病灶部位与淋巴结转移有一定关系。Sedlis[7] 报道病灶位于阴蒂或会阴者，其淋巴结转移率为 24.7%；而病灶位于大小阴唇者，其淋巴结转移率为 19.3%。Euiott[8] 报道病灶位于阴蒂及尿道者，其淋巴结转移率为 20%；而病灶位于其他部位者，其淋巴结转移率为 6%。因此，Euiott 认为位于阴蒂或中线部位者，淋巴结转移率比病灶位于其他部位者要高。

癌灶的大小并非影响淋巴结转移的主要

因素。Sedlis[7]认为癌灶的大小与淋巴结转移率的关系不是很明确。

癌组织的分化差，则淋巴结转移率高。Sedlis[7]采用组织学4级分级标准，发现1~4级外阴浅表浸润癌患者中，淋巴结转移率分别为0、8%、24.6%及47.7%。Euiott[8]报道259例外阴浅表浸润癌患者中，分化好者（G_1）与分化不好者（G_2、G_3）淋巴结转移率分别为6%及19%。因此，癌瘤分化越差，淋巴结转移率越高。

大量临床资料表明，浸润深度小于或等于1mm患者的淋巴结转移率为0[3,4]。如果浸润深度超过1mm，则淋巴结转移率随着浸润深度的增加而增加（表18-1，表18-2）。

Euiott[8]报道外阴浅表浸润癌患者中有8.7%的病例有脉管间隙弥散现象。脉管间隙有癌细胞弥散者，其淋巴结转移率可高达40%~65%；而没有脉管间隙弥散现象者，其淋巴结转移率仅为5%~17.5%。

## 18.4　浸润深度测量方法

病理学家对肿瘤浸润深度有不同的测量方法。测量最远点均在浸润最深处，测量方法的主要差别在病变以上部位从何处量起。根据病灶起点测量部位不同，分为五种测量法（图18-1）。A法（又称为Wilkinson法）：从邻近肿瘤真皮乳头最表浅的基底膜到浸润最深处。B法：测量肿瘤厚度，即从病灶表面到浸润最深处。C法：从最深网嵴顶点基底膜到浸润最深处。D法：从颗粒细胞层开始测量。E法：从邻近肿瘤未受累的最深网嵴顶点开始测量。目前较为常用的是A、B两种测量法，尤以A法测量优点较多。在多数病例中，邻近肿瘤最表层的真皮乳头基底膜容易看见，既不受表皮溃疡或过度角化的影响，也不受网嵴深度不同的影响。B法虽然临床上应用也较多，但有些网嵴可能达1mm深，并可能被肿瘤累及。当过度角化存在时，上皮厚度（即从皮肤表面到真皮乳头基底膜的厚度）可达1.2mm。因

此，国际妇科病理协会推荐A测量法。

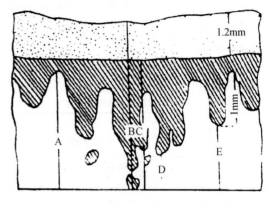

**图18-1　外阴浅表浸润癌浸润深度的测量方法**

（王兰兰　喻　强）

## 18.5　治疗

外阴浅表性浸润癌都应施行手术切除。

外阴癌的传统治疗方法是广泛外阴切除和腹股沟淋巴结切除。但近年来，人们发现外阴浅表性浸润癌未做淋巴结切除者，绝大多数能存活，无复发现象；或者虽然做了淋巴结切除，但实际上绝大多数并无淋巴结转移，而且根治性手术会带来一定的并发症[9]。随着人们认识的逐渐深入，外阴癌根治术的概念也随之进一步发展，即在不降低生存率的同时，尽量缩小手术范围，而不是传统概念的将外阴器官完全切除。大量临床实践证明原发病灶小于2cm，侵犯深度小于1mm，转移至腹股沟淋巴结的可能性很小，因而没有必要行腹股沟淋巴结切除术[10-13]。

笔者认为，浅表性浸润癌与浸润癌有不同之处，处理上应该有所不同，治疗必须个体化，选择手术方式除根据局部病灶大小及浸润深度外，还须考虑分化程度和脉管侵犯情况，在保证治疗效果的前提下，采用最保守的手术范围。其术式如下。

（1）单侧外阴根治性切除术或局部根治性切除术：大量临床资料表明，病灶直径小于或等于2cm，间质浸润深度小于或等于1mm，无淋巴结转移、细胞分化好的单侧病变，仅做单侧外阴

切除或局部根治性切除即可。如果病变完全位
于外阴的一侧，且不伴有弥漫性外阴萎缩，可以
行局部根治性切除；如伴有严重的外阴萎缩的
患者，可行单侧外阴根治性切除术。

手术范围视肿瘤部位而定。若肿瘤局限
于一侧大小阴唇（外侧病变），切除会阴体大部
分，保留阴蒂，不需切除对侧外阴；若病灶局限
于外阴后部，切除会阴后部和前庭大腺，不需
切除阴蒂、小阴唇及对侧组织；若病灶局限于
外阴前部，切除大阴唇前部，包括小阴唇、阴蒂
和部分阴阜组织，保留外阴后部。

手术时，首先根据病变部位，画出切口线。
图 18-2 虚线表示外阴外侧病变局部根治性切
除的切口线。图 18-3 虚线表示外阴后部病变
局部根治性切除的切口线。图 18-4 虚线表示
外阴前部病变局部根治性切除的切口线。外
阴外侧病变或后部病变也可做单侧外阴根治
性切除保留阴蒂（图 18-5）。

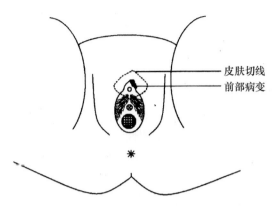

图 18-4　根治性局部外阴切除，前部病变

手术至少要切除癌灶外 2cm 正常组织，
分离内外侧皮瓣 1～2cm，深度 2～3cm。为了
外形美观，须做患侧外阴重建。

（2）单侧外阴根治性切除加同侧腹股沟淋
巴结切除术：单侧外阴根治性切除术范围同前
述（图 18-5）。但同时切除同侧腹股沟淋巴结
（图 18-6）。

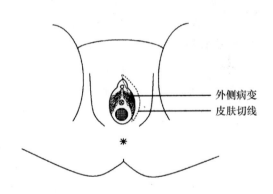

图 18-2　根治性局部外阴切除，外侧病变

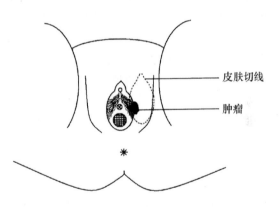

图 18-5　单侧外阴根治性切除术

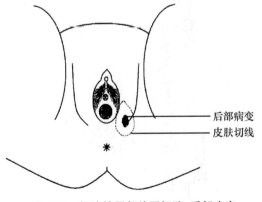

图 18-3　根治性局部外阴切除，后部病变

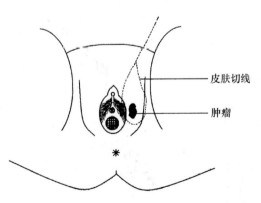

图 18-6　单侧外阴根治性切除术及同侧腹股沟
淋巴结切除术

病理诊断符合 ISSVD 提出的标准,但有血管、淋巴管受累或细胞分化差者,除做患侧外阴切除外,仍应做同侧腹股沟淋巴结切除。

对位于一侧(距阴蒂、阴道口或会阴大于1cm)的肿块,如果同侧腹股沟淋巴结为阴性,可以行同侧腹股沟淋巴结切除术[10-14]。因为同侧腹股沟淋巴结为阴性,对侧淋巴结阳性的概率小于 1%。但是同侧为阳性,双侧转移的概率达 15%,这时必须清扫双侧腹股沟淋巴结[10]。位于中线及累及小阴唇前部的肿瘤应行双侧腹股沟淋巴结切除术。

Parker[15]认为淋巴结转移与脉管受累及细胞分化程度有明显关系,故提出先行患侧外阴切除,如果有脉管受累或细胞分化不良,再作区域淋巴结清扫。反之,只做外阴切除即可。但有些学者注意到,有少数患者仅做外阴广泛切除,而未做淋巴结清扫,以后发现了腹股沟淋巴结转移,个别还出现盆腔淋巴结转移。因此,有人提出根治性外阴切除加腹股沟淋巴结切除术应作为外阴浅表性浸润癌的标准治疗方式。但须指出的是,由于以前诊断标准并不统一,而且上述病例多超出了 ISSVD 提出的关于病灶大小及间质浸润深度的诊断标准,所以可发生腹股沟淋巴结转移。如果符合 ISSVD 的诊断标准,且细胞分化好的患者是不会发生腹股沟淋巴结转移的,即使有也是极罕见的。而且还存在诊断是否准确的问题。因此,无须因个别患者而将所有患者的手术范围予以扩大。实际上,外阴浅表性浸润癌患者不做腹股沟淋巴结切除对预后影响很小。

目前,前哨淋巴结活检技术受到国内外妇科肿瘤专家的关注。前哨淋巴结活检技术(sentinel lymph node biopsy, SLNB)是一种相对敏感、易行的方法。Sideri 等[16]报道 13例腹股沟有转移的患者,前哨淋巴结都呈阳性;而 31 例前哨淋巴结阴性的患者,腹股沟均无转移。Decesare 等[17]和 Sliutz 等[18]也得出了同样的结论,未发现假阴性和假阳性病例。

腹股沟淋巴结转移是外阴癌转移的主要途径,其受累与否对肿瘤的手术方式和与预后具有重要意义。Disaia[6]提出,以腹股沟淋巴结作为前哨淋巴结,根据前哨淋巴结有无转移,再决定切除外阴及淋巴结的范围。如果前哨淋巴结病理检查结果阳性,则行广泛外阴切除及腹股沟淋巴结或和患侧盆腔淋巴结切除术;如前哨淋巴结阴性,手术不再扩大,仅做局部广泛切除或单侧根治性外阴切除,切除范围包括病变周围 3cm 的正常组织。

## 18.6 疗效

Podratz 等[19]报道外阴浅表性浸润癌患者的 5 年生存率和 10 年生存率与手术的程度无关。因此,人们发现在不影响治愈率的前提下可以有更多的治疗选择。Manavi[20]发现单纯外阴根治术的 5 年生存率是 91.4%,与文献报道的外阴根治术+腹股沟淋巴结清扫术的 5 年生存率(83%~96%)相似。近 20 年,为了减少外阴癌术后并发症,提高生存质量,保守性的手术逐步用于选择性患者。外阴切除的范围决定着术后切口愈合情况。手术越大,术后切口裂开、感染及不愈合的概率越大,住院时间越长。因此,外阴病灶的处理应根据病情如组织学分化、浸润深度、是否局限一侧来决定。

## 18.7 治疗后随访

研究表明边缘切除干净与否是外阴癌局部复发最佳的预后因素,所有的复发病例常为切缘距肿瘤小于 8mm[21]。外阴浅表浸润癌患者术后均应给予密切的定期随访,尽可能早地发现复发,一般可在治疗后第 1~2 年每 3月随访 1 次,3~5 年每半年随访 1 次,5 年以后每年随访 1 次。

(朱连菊 欧阳艳琼 陈惠祯)

# 参 考 文 献

[1]KRUPP P J. Invasive tumors of vulva: clinical fea-

tures and management[M]// COPPLESON M. Gynecologic Oncology. New York:Churchill Livingstore,1981:329-339.

[2]FRANKLIN E W. Prognostic factors in epidermoid carcinoma of the vulva[J]. Obstet Gynecol, 1971,37:892.

[3]DISAIA P J. Management of superficially invasive vulvar carcinoma[J]. Clin Obstet Gynecol, 1985, 28:196.

[4]HOFFMAN J S. Microinvasive squamous carcinoma of the vulva:search for a definition[J]. Obstet Gynecol,1983,61:615-618.

[5]SEDLIS A. Positive groin lymph nodes in vulva cancer with superficial tumor penetration[J]. Society of Gynecologic Oncology,1984:7-9.

[6]DISAIA P J,CREASMAN W T. Clinical Gynecologic Oncology[M]. 6th ed. USA Louis:Mosby Inc,2002:216.

[7]SEDLIS A,HOMESLEY H,BUNDY B N,et al. Positive groin lymph nodes in superficial squamous cell vulva carcinoma[J]. Am J Obstet Gynecol, 1987,156:1 159-1 164.

[8]EUIOTT P W. Early invasive carcinoma of vulva [M]//COPPLESON M. Gynecological Oncology. Edinburgh, London, Melbourne, New York and Tokyo:Churchill Livingstone,1992:465-477.

[9]蔡红兵,黄若玲,漆林涛. 外阴浅表浸润癌的手术治疗[M]// 陈惠祯,谭道彩,吴绪峰. 现代妇科肿瘤治疗学. 武汉:湖北科学技术出版社,2001:42-43.

[10]GHURANI G B,PENALVER M A. An update on vulvar cancer[J]. Am J Obstet Gynecol,2001, 185:294-299.

[11]SCHEISTROEN M,NESLAND J M,TROPE C. Have patients eith early squamous carcinoma of the vulva been overtreatedin the past? The Norwegian experience 1977—1991[J]. Eur J Gynaecol Oncol,2002,23:93-103.

[12]ODA T,FUJIWARA K,SUZUKI S,et al. Treatment of vulvar cancer updated information[J]. Gan To Kagaku Ryoho,2002,29:1 383-1 388.

[13]ANSINK A,VAN DER VELDEN J. Surgical interventions for early squamous cell carcinoma of the vulva[J]. Cochrane Database Syst Rev,2000, 2:2 036.

[14]NASH J D,CURRY S. Vulvar cancer[J]. Surg Oncol Clin N Am,1998,7:335-346.

[15]PARKER R T. Operative management of early invasive epidermoid carcinoma of the vulva[J]. Am J Obstet Gynecol,1975,123:349.

[16]SIDERI M,DE CICCO C,MAGGIONI A,et al. Detection of sentinel nodes by lymphoscintigraphy and gamma probe guided surgery in vulvar neoplasia[J]. Tumori,2000,86:359-363.

[17]DECESARE S L,FIORICA J V,ROBERTS W S, et al. A pilot study utilizing intraoperative lymphoscintigraphy for identification of the sentinel lymph nodes in vulvar cancer[J]. Gynecol Oncol,1997,66:425-428.

[18]SLIUTZ G,REINTHALLER A,LANTZSCH T,et al. Lymphatic mapping of sentinel nodes in early vulvar cancer[J]. Gynecol Oncol,2002,84: 449-452.

[19]PODRATZ K C,SYMMONDS R E,TAYLOR W F. Carcinoma of the vulva:analysis of treatment failures[J]. Am J Obstet Gynecol, 1982, 143:340-351.

[20]MANAVI M,BERGER A,KUCERA E,et al. Does $T_1$,No-1 vulvar cancer treated by vulvectomy but not lymphadenectomy need inguinofemoral radiation? [J] Int J Radiat Oncol Biol Phys, 1997,38:749-753.

[21]管睿,崔英. 外阴癌手术治疗的研究进展[J]. 现代妇产科进展,2003,12(3):214-218.

# 19　外阴鳞状细胞癌

外阴是一个非常特殊的器官,占人体体表面积的1%,它可发生多种恶性肿瘤,占所有妇科恶性肿瘤的3%~5%,患病率在女性生殖器癌症中居第四位,仅次于宫颈癌、卵巢癌、宫体癌。外阴癌是特殊部位的表皮癌,绝大多数起源于鳞状细胞。86%的原发性外阴癌为鳞状细胞癌,此外还有恶性黑色素瘤、腺癌、基底细胞癌、肉瘤、巴氏腺癌、非特异性腺癌等[1](表19-1)。另外有资料统计[2],外阴鳞状上皮癌占81%(表19-2)。

**表 19-1　不同组织学类型的外阴肿瘤的发病率**

| 肿瘤类型 | 发病率/% |
|---|---|
| 上皮类 | 86.2 |
| 恶性黑色素瘤 | 4.8 |
| 肉瘤 | 2.2 |
| 基底细胞癌 | 1.4 |
| 巴氏腺 | |
| 　鳞癌 | 0.4 ⎫ 1.0 |
| 　腺癌 | 0.6 ⎭ |
| 腺癌 | 0.6 |
| 未分化的 | 3.9 |

**表 19-2　外阴恶性肿瘤发病率**

| 发生部位 | 组织学类型 | 百分率/% |
|---|---|---|
| 外阴皮肤 | 鳞状细胞癌 | 81.0 |

续表

| 发生部位 | 组织学类型 | 百分率/% |
|---|---|---|
| | 恶性黑色素瘤 | 4.5 |
| | 基底细胞癌 | 2.5 |
| | Paget 病 | 2.5 |
| | 腺癌 | 2.5 |
| 巴氏腺 | 腺癌 | 2.0 |
| | 上皮样癌 | 3.0 |
| 尿道 | 移行细胞癌 | 0.5 |
| | 腺癌 | 1.0 |
| 上皮下 | 肉瘤 | 2.0 |
| 其他 | | 0.5 |

外阴鳞癌为体表肿瘤,易发现,易检查,易诊断,多数患者都能得到早期诊断和治疗。但由于该病早期症状不典型,比如外阴不适、瘙痒、疼痛或者不会消退的肿块,患者忽视或试图自己医治或医务人员的警惕性不高,没有经过体检检查和组织活检证实而应用经验性的局部治疗,延误了病情的早期诊断与治疗,造成不良后果。这种情况时有发生,应引以为戒。

传统的治疗外阴癌的方法是原发肿瘤根治性手术加上腹股沟淋巴结切除。经验表明术后放射治疗对有高危因素的患者的生存率有所改善。近年来,对晚期(Ⅲ、Ⅳ期)外阴癌采用联合治疗模式,提高了疗效。新的外科技术,包括前哨淋巴结活检,对早期外阴癌的患者提供了更好的效果。现在对外阴癌患者的个体化处理,包括采用多种方案,努力控制疾病,取得更好的美容效果和性功能。

## 19.1　病理

### 19.1.1　病理特征

外阴鳞状细胞癌是由不同分化程度的鳞状细胞构成的浸润性癌,WHO 依据组织形态可分为如下亚型:角化型、非角化型、基底细胞样、湿疣状、疣状、棘皮样,及伴有巨细胞等亚型。另外,有的文献还分为腺样鳞状细胞癌、梭形鳞状细胞癌等。

鳞状细胞癌大体观表现为红斑或白色斑块、溃疡、结节,或蕈样乳头状瘤样生长。在一项对 100 例鳞状细胞癌的研究中,7% 是疣状型,28% 是基底细胞样型,65% 是角化型。镜下疣状型癌有湿疣的表现,因为在肿瘤基底参差不齐的鳞状上皮细胞巢上方有乳头状的表面。细胞具有明显的核的多形性和类似于挖空细胞的特征,也有见于普通鳞状细胞癌的角化珠。基底细胞样癌有小的、不成熟的鳞状细胞片块或条索,伴有核深染和核/浆比例增高。几乎没有鳞状细胞成熟,但偶有明显的角化珠形成。非特异性的普通的鳞状细胞癌,表现出明显的角化珠和单个细胞角化(图 19-1、图 19-2)。在 83% 的角化性癌的附近都可见到鳞状上皮异型增生,而在 77% 的浸润性疣状或基底细胞样癌附近可见基底细胞样或疣状型 VIN。角化性癌较多发生于老年妇女,而基底细胞样和疣状型癌则主要出现在较年轻妇女。老年妇女所患的普通的鳞状细胞癌较少与病毒有关。在一项对基底细胞样或疣状型癌的研究中,84% 的病例用 PCR 方法证实有 16 型或 33 型 HPV 感染,而仅有 4% 角化性鳞状细胞癌有病毒存在的证据。有一些证据表明,缺乏 HPV 感染的外阴癌提示预后较差。某些感染 HPV 且患有外阴癌的妇女是

宫颈和阴道异型增生和浸润癌的高危人群。患有外阴角化性鳞状细胞癌的妇女中仅有 2% 发生宫颈肿瘤,而患有基底细胞样或疣状型外阴癌的妇女有 40% 患有宫颈异型增生或癌。

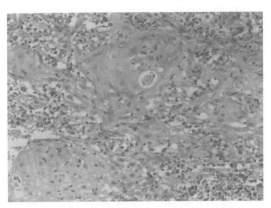

**图 19-1　角化性鳞状细胞癌示癌巢中角化珠形成(×100)**

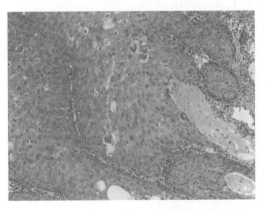

**图 19-2　非角化性鳞状细胞癌示癌细胞鳞片状排列,偶见单个细胞角化(×100)**

腺样鳞状细胞癌由被覆假腺泡的单层鳞状细胞组成,内含角化不全和棘层松解细胞。鳞状细胞癌的腺样改变可以是局灶的或是以腺样为主。腺样成分突出的肿瘤分化不好,且预后也差,这样的患者 5 年存活率只有 6%,而普通鳞状细胞癌患者为 77%。超微结构检查显示,某些腺样鳞癌具有提示腺体分化的特征。对于这些病例,称为腺鳞癌(可能为皮肤附属器来源)似乎更好。

梭形细胞癌是少见的有侵袭性的外阴鳞状细胞癌的一种变型。大体上,肿瘤常常为息肉样。它由梭形细胞组成,有时为高度多形性

的肉瘤样细胞。溃疡、出血、坏死和大量核分裂象为典型所见。梭形细胞癌一定要与黑色素瘤和肉瘤相鉴别。当发现有普通鳞状细胞癌灶或在其上方有上皮内瘤变时,可以肯定梭形细胞癌的诊断。在组织学诊断困难的病例,超微结构检查发现有张力细丝和桥粒可最后确定鳞癌的诊断。免疫组织化学角蛋白阳性也有帮助,但是不能排除某些肉瘤,如上皮样肉瘤和滑膜肉瘤。很少见的伴有骨肉瘤分化的外阴鳞状细胞癌和淋巴上皮瘤样癌的病例也有报告。

外阴鳞状细胞癌的重要病理学预后因素包括肿瘤大小、间质浸润的范围或深度、肿瘤分级、浸润方式、血管浸润、神经周围浸润、多灶性生长、切缘和淋巴结状况。

### 19.1.2 病理分级

在某些情况下,单个肿瘤可能具有紧凑型和手指状生长模式。在我们的经验中,在侵袭性外阴癌中混合生长更常见,而在浅表生长的肿瘤比较少见。GOG 认为紧凑型肿瘤属于分化较好的,而手指状的属于分化较差的类型。根据这种定义,GOG 提出了外阴鳞癌的分级系统:

Ⅰ级肿瘤是由分化良好的肿瘤组成的,没有任何低分化成分。

Ⅱ级肿瘤包含 2 种成分,低分化的肿瘤部分占 1/3 或更少。

Ⅲ级肿瘤同时含 2 种成分,低分化部分占 1/3 以上,但小于 1/2。

Ⅳ级肿瘤有 1/2 或更多的肿瘤,主要由低分化成分组成。

(邹积骏 郭 鹏)

## 19.2 扩散方式及分期

### 19.2.1 扩散方式

外阴鳞癌扩散以直接蔓延和淋巴道转移为主,血道转移很少见。

1)局部生长和蔓延

许多资料表明,外阴癌局部病变有弥散性和多中心发生的特点。Green[3]等报告 238 例外阴癌,发现 20%的患者有多个单独的病灶。Rultedge[4]发现 10%～20%的外阴癌患者中有 2 个以上的病灶,而实际的发病率可能更高。Green[3]等注意到,在一些晚期患者中,整个外阴可以被累及,因此不能判断其是否为多中心性病灶。因此推测,约有 1/5 的外阴癌为多发病灶。

外阴癌除浸润外阴外,还可直接向邻近组织器官侵犯,如阴道、尿道、肛门、直肠等处。

2)外阴淋巴引流及区域淋巴结转移

(1)外阴淋巴引流(图 19-3):外阴部淋巴引流已经清楚。大小阴唇、阴蒂及会阴部的淋巴引流,首先进入浅腹股沟淋巴结,然后进入深腹股沟淋巴结,再引流到盆腔淋巴结。阴蒂部淋巴结还有两条通路:一是从耻骨联合进入髂外淋巴结,另一条是经阴蒂背部静脉进入闭孔淋巴结。另外,吕玉峰[5]的研究表明,阴蒂部的一部分集合淋巴管,可不经过腹股沟浅淋巴结,而直入腹股沟深淋巴结(Cloquet's 结)。阴唇系带淋巴引流途径,其引流方式与阴唇一

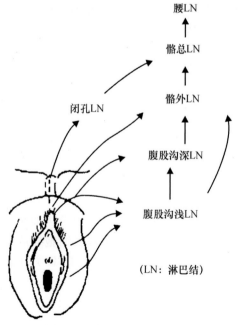

(LN:淋巴结)

**图 19-3 外阴淋巴引流示意图**

样。外阴部左右两侧淋巴管,主要是交叉引流到同侧,但彼此间有互相吻合交通支,所以少数淋巴管可通向对侧,或因年龄、创伤、疾病等原因导致正常淋巴引流功能丧失,使其改变了外阴典型的淋巴通道而引流到对侧[6]。处在中线部位的阴蒂及会阴体的癌瘤,其淋巴引流能通向两侧。

(2)外阴癌淋巴结转移:淋巴道转移是外阴癌的主要转移方式,腹股沟浅淋巴结是淋巴结转移最常见部位。一般为渐进的过程,先转移到腹股沟浅淋巴结,后转移到腹股沟深淋巴结,再转移到髂外淋巴结及闭孔淋巴结。先累及同侧,后累及对侧。如果没有同侧腹股沟淋巴结转移,转移到对侧腹股沟或深部盆腔淋巴结是不常见的。

腹股沟浅淋巴结位于腹股沟韧带下方阔筋膜上面,包括位于腹股沟韧带下方的上组和大隐静脉末端周围的下组(图19-4)。

腹股沟深淋巴结位于阔筋膜深侧的髂耻窝股管内,多是沿股动、静脉的内侧或前面排列,一部分沿其外侧或后面分布。根据所在位置可分为上组(位于股环附近以及髂耻窝的上部及中部)和下组(位于股深动脉及旋股内、外侧动脉起始部附近)(图19-5)。其中位于股环附近、腹股沟韧带与旋髂深静脉交叉的三角区内侧的股管深淋巴结(Cloquet's node)有重

要的临床意义。外阴部的淋巴在注入盆腔淋巴结之前多经过此淋巴结。在外阴癌的患者中,Cloquet's 淋巴结有无转移是盆腔淋巴结有无转移的可靠指征。只有在很少的情况下,外阴癌的淋巴转移不通过腹股沟深淋巴结而直接转移到盆腔淋巴结。这种情况是:①由于阴蒂有到盆腔淋巴结的通路,该处病变可直接转移到闭孔和髂外淋巴结,因此缘故,其盆腔淋巴结转移率高于阴唇;②当外阴癌累及邻近的阴道、膀胱或直肠时,因这些部位的淋巴引流可直接进入盆腔淋巴结,其淋巴结转移亦可直接进入盆腔淋巴结。

盆腔淋巴结转移率远低于腹股沟淋巴结转移率,其中多见于闭孔淋巴结,其次是髂外、髂内及髂总淋巴结。

影响淋巴结转移的因素有癌灶的大小(病变直径≥2 cm)、癌组织分化程度低、间质浸润的深度、癌灶的部位以及脉管间隙的浸润等。

(3)血道转移:很少见,可转移到肝、肺等器官。

超出腹股沟淋巴结转移被认为是远处转移(IVB 期),这种远处转移的发生可能是由于连续淋巴扩散和第三系的淋巴结群或者是由血性播散到远处部位,例如骨、肺或肝的远处转移,在起初的表现中是不常见的,通常在复发性疾病中可见。

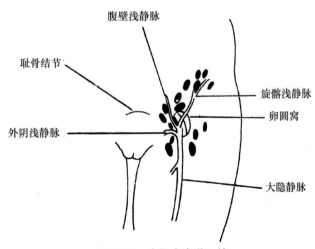

图 19-4  腹股沟浅淋巴结

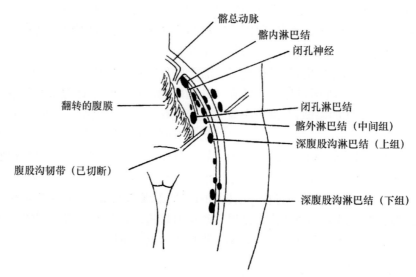

**图 19-5　腹股沟深淋巴结**

## 19.2.2　FIGO 分期及 TNM 分期

1)1994 年 FIGO 及 TNM 分期(表 19-3)

**表 19-3　外阴浸润癌的 FIGO 及 TNM 分期(1994 年)**

| 0 期 | Tis | 原位癌,上皮内癌 |
|---|---|---|
| Ⅰ 期 | $T_1N_0M_0$ | 肿瘤局限于外阴或会阴,最大径线≤2cm,无淋巴结转移 |
| Ⅰ_A 期 | | 病变≤2cm,局限于外阴或会阴,间质浸润≤1.0mm*,无淋巴结转移 |
| Ⅰ_B 期 | | 病变≤2cm,局限于外阴或会阴,间质浸润≥1.0mm*,无淋巴结转移 |
| Ⅱ 期 | $T_2N_0M_0$ | 肿瘤局限于外阴或会阴,最大径线>2cm,无淋巴结转移 |
| Ⅲ 期 | | 任何大小的肿瘤: |
| | $T_3N_0M_0$ | (1)侵及下段尿道或(和)阴道或肛门 |
| | $T_3N_1M_0$ | (2)单侧腹股沟淋巴结转移 |
| | $T_1N_1M_0$ | |
| | $T_2N_1M_0$ | |
| Ⅳ 期 | | |
| Ⅳ_A 期 | | 肿瘤侵及下列任何部位:上段尿道、膀胱黏膜、直肠黏膜、骨盆,和(或)双侧腹股沟淋巴结转移 |
| | $T_1N_2M_0$ | |
| | $T_2N_2M_0$ | |
| | $T_3N_2M_0$ | |
| | $T_4$ 任何 $NM_0$ | |
| Ⅳ_B 期 | | 任何 T、任何 N、$M_1$ 任何远隔部位的转移,包括盆腔淋巴结 |

＊ 浸润深度定义为:测量肿瘤从最表浅的表皮乳头的上皮-间质交界处到浸润最深处的距离。

2)2009 年 FIGO 分期(表 19-4)

2009 年新分期变化有以下几点。

(1)Ⅰ期被定义为淋巴结阴性,不再限定为病灶小于 2cm。不论外阴原发肿瘤的大小,只要病灶局限于外阴,无淋巴结转移,不论病灶大小都归为Ⅰ期。而ⅠA 和ⅠB 期的区别不仅有浸润深度的不同(1.0mm 为界),还有肿瘤大小的区别,肿瘤≤2cm 和浸润深度≤1.0mm 为ⅠA 期,肿瘤>2cm 或浸润深度>1.0mm 为ⅠB 期。

(2)Ⅱ期的标准也要求淋巴结阴性,不论肿瘤大小,如果侵犯了邻近会阴组织,包括下 1/3 尿道、下 1/3 阴道或肛门就属于Ⅱ期,而这种情况在旧分期中原本属于Ⅲ期。

(3)Ⅲ期最基本的诊断标准是有阳性的腹股沟淋巴结,即只要有腹股沟淋巴结转移,不论肿瘤大小和有无邻近会阴结构受累都属于Ⅲ期。并且,根据淋巴结转移的数量和转移灶的大小,以及有无囊外扩散,Ⅲ期分出 A、B、C 三个亚分期。但不再考虑单侧或双侧淋巴结转移。

(4)ⅣA 期增加了"上 2/3 阴道受侵"的情况。此外,除依据肿瘤是否侵犯上尿道黏膜、上阴道黏膜、膀胱黏膜、直肠黏膜及是否与骨盆固定外,重要的改变是依据转移淋巴结的状态(如固定或溃疡形成),而不再是依据侧别(双侧淋巴结转移)。

(5)ⅣB 期无改变。

**表 19-4　外阴浸润癌的 FIGO 分期(2009 年)**

| | |
|---|---|
| Ⅰ期 | 肿瘤局限于外阴,淋巴结未转移 |
| ⅠA | 肿瘤局限于外阴或会阴,最大径线≤2cm,间质浸润≤1.0mm* |
| ⅠB | 肿瘤最大径线>2cm 或局限于外阴或会阴,间质浸润>1.0mm* |
| Ⅱ期 | 肿瘤侵犯下列任何部位:下 1/3 尿道、下 1/3 阴道、肛门,淋巴结未转移 |
| Ⅲ期 | 肿瘤有或无侵犯下列任何部位:下 1/3 尿道、下 1/3 阴道、肛门,有腹股沟-股淋巴结转移 |
| ⅢA | (1)1 个淋巴结转移(≥5mm)<br>(2)1~2 个淋巴结转移(<5mm) |
| ⅢB | (1)≥2 个淋巴结转移(≥5mm)<br>(2)≥3 个淋巴结转移(<5mm) |
| ⅢC | 阳性淋巴结伴囊外扩散 |
| Ⅳ期 | 肿瘤侵犯其他区域(上 2/3 尿道、上 2/3 阴道)或远处转移 |
| ⅣA | (1)肿瘤侵犯下列任何部位:上尿道和(或)阴道黏膜、膀胱黏膜、直肠黏膜或固定在骨盆壁<br>(2)腹股沟-股淋巴结出现固定或溃疡形成 |
| ⅣB | 任何部位(包括盆腔淋巴结)的远处转移 |

\* 浸润深度指肿瘤从接近最表浅真皮乳头上皮-间质连接处至最深浸润点的距离。

(蔡红兵　陈惠祯)

# 19.3　临床特征

## 19.3.1　发病年龄

虽然近年报道外阴癌趋向年轻化,但大多数发生于绝经后妇女[7,8],发生率随着年龄的增长而增加,尤以 60~70 岁的妇女多见。

## 19.3.2　发生部位

发生部位以大阴唇最多见,其次为小阴唇和阴蒂,前庭部少见,偶见于会阴。

### 19.3.3 症状及体征

50%以上的外阴浸润癌患者表现为外阴的长期瘙痒或结节状肿块[2]（表19-5）。多数患者在发生肿瘤前，有长时间的外阴瘙痒史，轻微疼痛也可为早期症状。当肿瘤溃疡并继发感染时，则出现疼痛、出血、分泌物增多并伴有臭味。肿瘤晚期邻近部位器官受累可引起相应症状，侵犯尿道时，可引起排尿困难。不幸的是，一些患者在2～12个月的症状期中没有引起注意，或者治疗外阴的病变已经很久却没有做病理活检以明确诊断，因而延迟了诊断和治疗。Jones和Joura[9]评估了临床病例的经过，发现88%的患者在确诊为外阴癌前的症状持续超过6个月。31%的患者在诊断为外阴癌前有3次或更多的就诊史。27%的患者使用过雌激素或类固醇激素治疗史。少数外阴癌患者可并发身体其他部位的原发癌因而可同时表现出该部位原发癌的症状。其中以生殖道癌尤其是宫颈癌为多见。

患者可有消瘦、贫血等全身症状。妇科检查外阴肿块可呈结节状、乳头状、菜花状或溃疡状等各种形态，肿块质地较硬。晚期肿瘤破溃形成溃疡，触之疼痛，易出血。有时可扪及一侧或双侧腹股沟淋巴结肿大，质硬，活动或固定。

表 19-5 外阴癌的症状和体征

| 症状和体征 | 发病率/% |
| --- | --- |
| 瘙痒 | 45.0 |
| 肿块 | 45.0 |
| 疼痛 | 23.0 |
| 出血 | 14.0 |
| 溃疡 | 14.0 |
| 排尿困难 | 10.0 |
| 分泌物 | 8.0 |
| 腹股沟肿块 | 2.5 |

（蔡红兵 欧阳艳琼 刘龙阳）

## 19.4 诊断及鉴别诊断

### 19.4.1 病史和体征

最初的诊断应当包括详细的体检，考虑临床病变的范围，扩展到邻近黏膜或骨组织的评估和腹股沟淋巴结侵犯的可能，并考虑共存的其他疾病。

首先要详细询问病史，了解有无长期外阴瘙痒、糜烂及皮肤色素变化等慢性病史，注意询问肿块出现时间和增长情况。必须排除来自生殖器官或生殖器外的外阴部继发肿瘤。

常规体检重点是外阴、阴道、尿道、肛门的检查，应详细检查并记录肿瘤发生部位、大小、形态、病灶周围皮肤情况，并注意仔细检查邻近器官如尿道、阴道和肛门有无肿瘤侵犯。注意不要遗漏全身浅表淋巴结检查，尤其是了解双侧腹股沟和锁骨上淋巴结有无肿大。了解患者有无消瘦、贫血、全身水肿及恶病质。

### 19.4.2 细胞学及阴道镜检查

因为女性生殖道肿瘤的形成通常是多灶性的，因而须同时评估宫颈和阴道的情况，包括宫颈细胞学检查和阴道镜检查。

### 19.4.3 影像学检查

外阴癌确诊后还应行下腹部B超、CT、MRI、PET等检查，进一步了解腹腔、盆腔和腹膜后淋巴结情况，了解病灶与周围器官的关系，以便为分期和制订治疗方案提供依据。

### 19.4.4 膀胱镜和直肠乙状结肠镜检查

大病灶或可疑转移的患者需要额外的内窥镜检查，包括直肠乙状结肠镜检查、膀胱尿道镜检查。

### 19.4.5 病理学检查

临床上处理外阴癌最大缺陷之一是诊断的延迟。门诊患者外阴组织活检的目的是提供准确而肯定的诊断，同时避免耽误合适的治疗计划。但国内外研究均表明许多外阴癌患者被延误诊断和治疗，除患者自身疏忽这一原因之外，与临床医生对外阴癌的认识不够有关，因此，当发现外阴部可疑病灶如疣状物、糜烂、溃疡等，应及时取活组织病理检查，以早期发现和及时治疗。有明显癌灶的患者可直接取材活检，应尽量取新鲜的病灶组织；疑为恶性黑色素瘤者，应先做肿块切除，尽量将肿块完整性地切除，行快速冰冻切片病检，确诊后再手术；如肉眼未见明显癌变，可在可疑病变区域先用1%甲苯胺蓝染色后再用1%乳酸脱色，经荧光诊断仪、放大镜或显微镜协助取材，送活组织病理检查明确诊断。

大多数外阴恶性肿瘤起源于鳞状上皮。尽管外阴没有像宫颈一样有明显的转化区，外阴瘤变大多数出现在阴唇、阴蒂、会阴体或阴唇的内侧。大多数外阴鳞癌出现在上皮细胞异常的上皮细胞区域内。大约60%的病例有邻近的HSIL（VIN3）。在外阴侵袭性鳞状上皮癌的病例中，邻近的HSIL（VIN3）的频率接近85%[10]Lichen硬化症，通常伴有相关的高度可塑性的特征和或HSIL（VIN3），在外阴鳞癌旁组织中出现的概率达15%～40%[11,12]。肉芽肿病也与外阴鳞癌有关，然而，这种病在美国并不常见。因此，外阴鳞癌的癌前病变可以分为不同的几组：与人乳头瘤病毒HPV相关的，通常认为是VIN；与HPV不相关的，如慢性肉芽肿性病。

### 19.4.6 鉴别诊断

外阴癌需要与外阴白色病变、外阴溃疡、乳头状瘤、扁平湿疣、营养不良性溃疡等疾病鉴别。鉴别方法主要是局部活组织病理检查。

（彭晓庆 蔡红兵 陈惠祯）

## 19.5 治疗原则及治疗方案的选择

### 19.5.1 治疗原则

外阴浸润性鳞癌以手术为主，其次是放射治疗，化疗和免疫疗法尚处于试用阶段。

传统的手术方法是根治性的外阴切除及双侧腹股沟淋巴结切除。有的还附加盆腔淋巴结切除。手术效果比其他疗法好。但这种手术范围对患者创伤较大，并发症较多。术后外阴皮下脂肪缺乏，瘢痕形成，下肢淋巴结水肿等对术后生存质量，特别是对性心理及性生活影响较大。这也是妇科专家所要致力解决的问题。

外阴癌对放射线有一定的敏感性，单纯放射治疗能治愈少数患者。但至今，5年生存率远低于手术治疗，而且外阴解剖形态特殊，照射剂量不易均匀。同时瘤床是不宜照射的靶组织，外阴皮肤易潮湿加易受摩擦，对放射耐受量低，易造成放射损伤，包括严重的外阴炎、坏死、瘘管、尿道梗阻等。因此，不易达到根治剂量，复发率高。所以放射主要作为综合治疗的一种手段与手术联合应用，行术前或术后照射或应用于老年不能接受手术的患者。

化疗对外阴癌有一定效果，但单纯化疗尚不能治愈患者，可作为术前、放疗前及高危患者综合治疗的一种手段。

近年已有报道[13]，对局部晚期（$T_3$、$T_4$）外阴癌患者行同步放化疗，部分患者有完全反应，有部分反应者经手术治疗，疗效显著提高。

### 19.5.2 治疗方案的选择

1）Ⅰ、Ⅱ期外阴癌

Ⅰ、Ⅱ期外阴癌传统的治疗方法是根治性外阴切除术加双侧腹股沟淋巴结切除术。手术切除外阴原发病灶及充分的正常皮肤边缘。可使大约90%的患者获得长期生存和局部控制[14,15]。根治手术的缺点包括可使正常外阴形态的改变和性功能障碍，50%可能发生伤口裂开，30%可能发生腹股沟并发症（坏死、淋巴囊肿、淋巴管炎），10%～15%可能发生下肢淋巴水肿[16,17]。10%～20%的淋巴结阳性的患者须给予手术后辅助治疗，例如放疗[18]。

为了降低并发症和增强患者的心理康复，一些学者支持对小外阴癌患者给予更小范围的手术治疗[19,20]。尽管一些$T_2$期的患者采取了这种治疗方法,但这样的保守性手术大多数仅限于 $T_1$ 期患者。Disaia 等人[21]首次成功报道了对 20 例(外阴癌直径小于 1cm,浸润深度小于 5mm)患者中的 18 例采取了保守切除术。另有报告更大的病灶和更明显浸润的患者进行保守性手术(表 19-6)[22-24]。最常推荐的一种治疗方法就是切除原发病灶以及距离原发灶 1～2cm 处的正常边缘组织,并且切除外阴深筋膜。

**表 19-6　采取保守外科切除术的标准**

| 作者 | 肿瘤直径 /cm | 浸润深度 /mm | 腹股沟淋巴结切除 |
|---|---|---|---|
| Wharton,等[25] | <2 | <5 | 无 |
| Disaia,等[21] | <1 | <5 | 表浅 |
| Berman,等[22] | <2 | <5 | 表浅 |
| Burke,等[26] | 可切除的 | 任何 | 表浅 |
| Stehman,等[27] | <2 | <5 | 表浅 |

有学者提出可对原发肿瘤有限范围的切除并行更为保守的腹股沟区手术,并将腹股沟淋巴结作为淋巴转移的"前哨"[21,28,24]。侧位病变(距离中线大于或等于 1cm)对侧腹股沟淋巴结很少受累,仅行同侧腹股沟淋巴结切除即可。对肿瘤浸润了中线组织结构(阴蒂或会阴体)者采取切除双侧腹股沟浅表淋巴结[23]。腹股沟浅表淋巴结阴性者没有必要进一步手术。腹股沟浅表淋巴结阳性的患者还应切除腹股沟深层淋巴结加对侧腹股沟淋巴结切除术,或者术后给予放疗,或者两者同时应用。腹股沟慢性并发症及淋巴水肿的危险性与腹股沟切除的范围有关[26]。表浅淋巴结和深层淋巴结切除后采用放疗的患者,发生上述并发症的可能性最大。

Ⅰ期患者采取根治性外阴切除术生存率可以达到 90% 或更高,并且可以在大多数患者中保持外阴形状和功能。保守的外科手术方案存在一些潜在的危险,如保留的外阴皮肤的复发、腹股沟淋巴结评估不充分,伴淋巴扩散患者的手术治疗不彻底,以及转移皮瓣的潜在危险。腹股沟淋巴结选择性切除的经验表明,浅表淋巴结阴性的患者未预料到的同侧腹股沟淋巴结转移者占 3%～5%(表 19-7)。

由于未曾进行大量的随机试验,无法比较根治性外阴切除术和扩大根治性外阴切除术。

**表 19-7　表浅淋巴结阴性的外阴癌患者腹股沟淋巴结的转移率**

| 作者 | 例数 | 转移率/% |
|---|---|---|
| Burke,等[23] | 4/76 | 5.2 |
| Berman,等[22] | 0/50 | 0 |
| Stehman,等[24] | 6/121 | 5.0 |
| 总数 | 10/247 | 4.1 |

试图减少外阴癌并发症,从而提供更全面的淋巴结取样方案,一些学者建议对经典的根治性手术进行修改,包括"三切口"的应用。采用"三切口"技术可以将外阴切除术的切口同腹股沟淋巴结切除术的切口区分开来,并且可以用于深层腹股沟淋巴结的切除[29]。

最近有学者主张用皮肤定位图来评估确定真正的前哨腹股沟淋巴结的潜在性[30]。前哨淋巴结被定义为肿瘤第一个转移的淋巴结。前哨淋巴结是由淋巴造影识别。这是一种由表面皮肤淋巴管吸收并输送到 SLN 的一种注射液。一种重要的蓝色或者放射胶体可以被使用,而 SLN 可以通过手持设备或者成像系统进行直接显示或识别(图 19-6)。术中淋巴染色和放射性同位素注射方法在相关的临床经验中证实 SLN 总是在腹股沟,可以在大多数外阴癌患者中识别[31,32]。早期的经验支持淋巴结转移的评估最终可能会减少到一个或两个可识别节点的活检。

2008 年在 GROINSS-V-I 中心[33],对外阴癌的前哨淋巴结进行最大的验证实验,纳入 377 例外阴鳞状细胞癌患者($T_1$< 4cm)进行前哨淋巴结检测,并且只有在前哨淋巴结有转移的情况下实施腹股沟淋巴结清扫术。随访至 2015 年 3 月。其结果显示中位随访时间为 105 个月(0～179 个月)。首次手术后,5 年和 10 年总的局部复发率分别为 27.2% 和 39.5%;然而对于前哨淋巴结阴性的患者,这一数值分别为 24.6% 和 36.4%;对于前哨淋巴结阳性的患者,分别为 33.2% 和 46.4%($P$=0.03)。39/253(15.4%)的前哨淋巴结

阴性的患者由于局部复发,实施了腹股沟淋巴结清扫。5年随访中,前哨淋巴结阴性的患者中,孤立的腹股沟复发率占2.5%,而前哨淋巴结阳性的占8.0%。前哨淋巴结阴性的10年生存率为91%,而前哨淋巴结阳性的10年生存率为65%(P<0.000 1)。10年疾病特异性生存率从90%因局部复发降至69%(P<0.000 1)。结论是对干前哨淋巴结阴性的患者预后是不错的,但是仍然有36%前哨淋巴结阴性和46%前哨淋巴结阳性的患者会有局部复发情况。虽然局部复发有治疗价值,但是对于这些患者疾病特异性生存率显著降低。

GOG173采用了验证的方法。所有患者进行了SLNB后,再进行单侧或双侧腹股沟淋巴结切除术。515名妇女入选,418名纳入分析。如果肿瘤超过中线2cm以上,行单侧SLNB和腹股沟淋巴结切除术。如果肿瘤在中线2cm以内或者涉及中线,则进行双侧腹股沟淋巴结切除术。假阴性率8.3%,假阴性预测值(FNPV)。当SLN阴性并且没有进行淋巴结切除时,FNPV是可以预测非前哨淋巴结阳性的一种选择。在GOG173临床试验中,FNVP为2.7%;对于肿瘤小于4cm的患者,其值是2.0%。这意味着对于一个肿瘤小于4cm的患者来说,没有明显的淋巴结和SLNB阴性的患者只有2%概率复发[34]。这些研究结果表明,对于那些有经验的外科医生精心挑选的女性来说,在阴性的SLNB中,腹股沟复发的风险是2%~3%。这与GOG报道的腹股沟浅淋巴结切除非常吻合[35]。SLNB有望在减少淋巴结阴性妇女中避免不必要的淋巴结切除,同时确定可能受益于辅助治疗的其他妇女。局部外阴切除和SLNB联合对许多外阴癌妇女改善预后提供了希望。保留性功能和身体形象,降低淋巴水肿的风险,更有效的应用辅助治疗都提供了可能性。

对Ⅰ、Ⅱ期外阴癌的治疗方案必需根据患者和肿瘤情况采用个体化治疗。根治性外阴切除术虽然可以有效控制病灶和获得长期生存,但是有明显的并发症和性功能缺陷。对

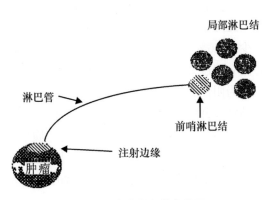

**图 19-6 术中淋巴管定位图**

经肿瘤边缘注入 isosuffan 蓝染料,染料经肿瘤边缘引流,由特别的淋巴管吸收。前哨淋巴结为肉眼识别,并与腹股沟组其他淋巴结分开。为此,通过前哨淋巴结活检可以发现转移的淋巴结

Ⅰ期外阴癌患者采取较为保守的治疗方法看似安全可行,也适用于某些Ⅱ期的患者。对表浅腹股沟淋巴结的精确评价,或前哨淋巴结术中定位用于评估判断淋巴结的扩散情况。如果这些证实有效可行,更广泛的腹股沟淋巴结切除术可以放弃。

2)Ⅲ、Ⅳ期外阴癌

定义上说Ⅲ期外阴癌已经累及邻近的黏膜或腹股沟淋巴结。这样外阴癌有些患者通过根治性手术能够有效地切除,如根治性外阴切除术或改良的盆腔脏器切除术加外阴切除术。然而,最近已注重联合治疗方案,即较小的根治性手术联合放射治疗或同步放化疗。目前这种治疗仅在少数患者中开展,是小样本的,是起步工作。不过,足够的证据证明外阴癌患者对放疗是敏感的,同步放化疗效果更好,一些接受了联合治疗的晚期外阴癌患者采取功能修复术是可行的。也有报道对ⅣA期巨块型外阴癌患者采取类似的治疗,对部分患者也可选择盆腔脏器切除术。

尽管手术治疗、放射治疗和化疗的联合治疗偶尔可治愈某些患者,但是大多数ⅣB期外阴癌患者接受联合治疗后仅得到了缓解。

3)腹股沟淋巴结肿大及淋巴结阳性

(1)腹股沟淋巴结明显肿大患者:治疗前

临床上可触及的腹股沟淋巴结转移是不常见的。此外,临床评估腹股沟浅淋巴结不准确。至少有 20% 明显正常的淋巴结有肿瘤转移,并且有超过 20% 明显肿大的淋巴结经组织学证实为阴性[36-43]。不管怎样,当临床上出现肿大的转移淋巴结时,必须积极处理,因为通常剂量的外照射不足以控制大的病变。腹股沟病变治疗失败能使患者逐渐衰弱甚至致死。如果在初始检查时发现有明显异常的淋巴结,我们采用针刺活检来确诊。

放化疗治疗前,只要有可能,Koh 等[44]都尝试切除肿大转移的腹股沟淋巴结。这种方法能最大限度地减小肿瘤的负荷,而且通过识别无法切除的病灶的位置和大小来制定更好的治疗计划。银夹可以用来标记肿瘤的位置或残存病灶的部位。同样也可以确定肿瘤治疗的深度靶点。在标准化疗方案实行的同时再进行额外的高剂量的外照射。手术的目的是消除肿瘤负荷使得以后的治疗能杀灭邻近少量残存或镜下转移的淋巴结。

(2)淋巴结阳性患者:对淋巴结阳性患者目前还没有统一的最佳治疗方案。对区域性病灶的处理主要采用以下两种措施:放射治疗对控制或根治小体积淋巴结病灶有明显效果,手术切除巨块的淋巴结病灶同样可以提高局部病灶控制或提高放疗治愈的机会。

首次治疗中,发现腹股沟淋巴结阳性者,特别是一个以上淋巴结阳性者,术后给予腹股沟或盆腔放疗似乎是有益的[18]。对盆腔淋巴结一个以上阳性的患者采用放射治疗优于手术治疗。表浅和深部腹股沟淋巴结切除术联合放射治疗的并发症是存在的,慢性腹股沟病变和下肢并发症发病率较高,主要是淋巴水肿。

通过保守治疗行表浅淋巴结切除术予以手术分期,发现淋巴结阳性者,有几种处理方法可供选择:不进一步手术;同侧深部淋巴结切除,对侧腹股沟淋巴结切除或二者均行切除,这种方法是根治性外阴切除术加双侧腹股沟淋巴结切除的倒转;或者是术后给予放疗作为手术的辅助治疗。除非存在较大的阳性淋巴结病灶,我们倾向于仅切除同侧表浅的淋巴结,术后给予放射治疗,其范围包括双侧腹股沟、外阴和盆腔。此种患者中采用该方法治疗者,已取得良好的效果且并发症很低[23]。

(陈惠祯 向清明 冯忻)

## 19.6 手术治疗

### 19.6.1 手术适应证

(1)患者无严重的器质性病变。
(2)耻骨未受侵犯。
(3)腹股沟淋巴结虽有转移,但未固定。
(4)无远处转移。

### 19.6.2 手术方式、手术范围及适应证

(1)同侧根治性外阴切除及同侧腹股沟淋巴结切除(保守性外阴癌手术)(ipsilateral radical vulvectomy and Ipsilateral inguinofemoral lymphodenectomy, conservative vulvectomy):该术式适用于侧位病变距中线大于或等于 1cm 的 I 期外阴癌患者。手术范围包括切除原发病灶以及距原发灶 1～2cm 处的正常边缘组织,并且切除外阴深筋膜,同时切除同侧腹股沟浅表淋巴结。Iversen 等[45]报道了 117 例 I 期外阴癌,仅发现 1 例有双侧腹股沟淋巴结转移并有血管内皮间隙侵犯。因此,他们认为 I 期患者(肿瘤直径小于或等于 2cm)一般只做单侧根治性外阴切除及同侧淋巴结切除(图 19-7)。此术式称保守性外阴癌手术或称改良性根治性外阴切除术。在 I 期患者中,如果肿瘤局限在一侧大、小阴唇,可以保留阴蒂,不需切除对侧组织(图 19-7),甚至可以尽量减少切除腹股沟部位皮肤组织。如果肿瘤位于阴蒂或会阴,须行双侧腹股沟淋巴结切除。若病灶仅限于会阴,不需切除阴蒂。

已有资料表明，Ⅰ期外阴癌患者行改良根治性外阴切除的效果并不比传统的全外阴根治性切除差[46,47]。但要特别强调的是，对Ⅰ期患者行保守性手术决不能依靠于局部活检，必须行肿瘤整块切除做病理组织学检查（切除活检），对肿瘤的大小和淋巴管、血管侵犯的可能性做出全面评价。若血管或淋巴管间隙受侵犯，应行外阴根治加双侧腹股沟淋巴结切除。如果采取了这样的预防措施，保守性手术是没有危险的。

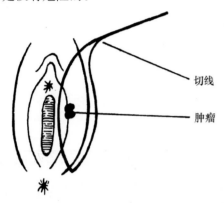

**图 19-7  Ⅰ期外阴癌患者切线**
切除活检显示没有淋巴管、血管间隙侵犯

（2）广泛根治性外阴切除及双侧腹股沟淋巴结切除术（extended radical vulvectomy and bilateral inguinofemoral lymphadenectomy）：该术式称传统性或标准性外阴癌手术，其基本方法适用于Ⅱ、Ⅲ、Ⅳ期原发性外阴鳞癌以及伴有血管、淋巴管受侵犯的Ⅰ期患者。

（a）根治性外阴切除（radical vulvectomy）：因为外阴癌局部病变有弥散性和多中心复发的特点[48,49]。因此，充分切除外阴是治愈外阴浸润癌的关键，故要求整个外阴全切除，以减少术后局部复发。手术切口向侧方扩展到生殖股褶（genitocrural fold，大阴唇和大腿间沟），向前达阴蒂上方 3.5cm，向后包括 3/4 的会阴（有时包括肛周区域）。必须采用向后的更广泛的切口。若病灶累及阴阜，相应的采取向前的更广泛的切口。要更广泛切除外阴皮肤皮下脂肪组织，深达耻骨外或肌肉外的深筋膜。

（b）双侧腹股沟淋巴结切除术（bilateral inguinofemoral lymphadenectomy）：外阴癌有淋巴结转移的倾向，尤其易于转移至腹股沟淋巴结（表 19-8）。不但常累及同侧，而且能累及对侧，故须常规切除双侧腹股沟淋巴结。Krupp[50]报道 195 例外阴癌，40 例有淋巴结转移，占 21%，而且无论何时出现淋巴结转移，腹股沟淋巴结几乎难以幸免。40 例有淋巴结转移的患者中，27 例属单侧外阴病变（左侧或右侧），其中同侧腹股沟淋巴结转移者占 84.6%，其余的仅对侧腹股沟淋巴结受累，31% 的患者同侧与对侧淋巴结同时受累。因此，总的对侧淋巴结受累率为 46%。一侧阴唇病变者，29% 有双侧腹股沟淋巴结受累，双侧阴唇和阴蒂病变者分别有 60% 和 37.5% 双侧腹股沟淋巴结转移。通常外阴病灶越大，淋巴结转移率越高，双侧淋巴结转移的机会越多。当外阴病变累及尿道、阴道及肛管时，淋巴结转移率同样增加。Green 等[48]发现，在淋巴结阳性的患者中，有 53% 双侧腹股沟淋巴结受累，仅 7% 转移到对侧腹股沟淋巴结。因此，他们强调须常规切除双侧腹股沟淋巴结。Collins 等[51]报道，如原发病灶限于一侧外阴，除非该侧腹股沟淋巴结受累，否则没有对侧淋巴结转移。Way[52]等报道，在有转移的患者中，8% 转移至对侧。因此，对浸润癌患者，若病灶直径大于 2 cm，应做双侧腹股沟淋巴结切除。

腹股沟淋巴结切除分浅淋巴结切除和深淋巴结切除。

腹股沟浅淋巴结切除术：腹股沟浅淋巴结切除包括切除位于筛筋膜表面围绕大隐静脉分支的 8～10 个淋巴结。这比淋巴活检要更小心，而且要切除更多的淋巴组织。腹股沟浅淋巴结的解剖分界为腹股沟韧带的上方、缝匠肌的侧缘、长内收肌边缘。前方为皮下表浅筋膜（Camper 筋膜），后方为位于股动脉、静脉和深淋巴结上方的筛筋膜。

表 19-8　淋巴结阳性率

| 作者 | 例数 | 腹股沟及盆腔淋巴结阳性百分率/% | 盆腔淋巴结阳性百分率/% |
|---|---|---|---|
| Taussig(1938) | 65 | 46.2 | 7.7 |
| Cherry 和 Glucksman(1955) | 95 | 44.2 | — |
| Green,等(1958) | 238 | 58.8 | — |
| Stening 和 Elliot(1959) | 50 | 40.0 | 12.0 |
| Way(1960) | 143 | 42.0 | 16.1 |
| Macafee(1962) | 82 | 40.0 | — |
| Collins,等(1963) | 71 | 31.0 | 8.5 |
| Rutledge,等(1970) | 101 | 47.6 | 11.1 |
| Fraukbeudal(1973) | 55 | 22.0 | — |
| Morley(1976) | 374 | 37.0 | — |
| Krupp and Bahm(1978) | 195 | 21.0 | 4.6 |
| Curry,等(1988) | 191 | 30.0 | 4.7 |
| 张志毅(1988) | 80 | 26.3* | 3.8 |

＊病理检查结果为阳性的腹股沟淋巴结。

腹股沟皮肤切口为平行于腹股沟韧带大约从长内收肌侧上方至髂前上棘下方的切口。通过切除 Camper 筋膜以下的组织与基底部淋巴结组织分离。向下沿着缝匠肌和长内收肌边缘继续切除组织来获得标本,随着手术的进行,到了筛筋膜标本就可以移动了。应小心识别以及结扎穿出筛筋膜的血管。隐静脉即位于切口的中下缘。只要有可能都应当保留以最大限度地降低术后淋巴水肿的风险。切除的标本送病检。皮肤切口可以采用钉或可吸收缝合线缝合。放置密闭引流,当每天引流量小于 25ml 时即拔除。

腹股沟深淋巴结切除术:腹股沟深淋巴结位于筛筋膜下方与大隐静脉中间。该间隙包含了 3~5 个淋巴结,该淋巴通道经过腹股沟韧带下方以及在盆腔内部延续形成了髂外淋巴结链。最上方的深淋巴结被称为 Cloquet 淋巴结。

手术切除腹股沟深淋巴结是腹股沟浅淋巴结切除术的扩充,而不是独立的。常用的方法是在腹股沟浅淋巴结切除的同时沿缝匠肌打开筛筋膜。筛筋膜切除也成为手术标本的中间部分。一旦识别和暴露股血管上方组织时,就将深部淋巴结连同浅表淋巴结一并切除。一些外科医生在近髂前上棘处切断缝匠肌,然后将缝匠肌游离缘缝合于腹股沟韧带上来覆盖暴露的股血管。

因为所有的腹股沟深淋巴结位于股血管中间,所以一些外科医生推荐取消整个筛筋膜的切除[53]。他们建议在股血管中间部位打开筋膜且仅切除邻近的淋巴结。这种改良的深淋巴结切除术可能可以降低急性并发症,同时提供了一种更确定的淋巴结切除术。在一项回顾性分析中,194 例患者实行不同的改良腹股沟淋巴结切除术,Rouzier 等的资料显示了保留筛筋膜和大隐静脉的改良淋巴结切除术能够降低术后并发症的风险而没有害处[54]。

（3）盆腔淋巴结切除（pelvic lymphade-nectomy）:以往大多数妇科学家把盆腔淋巴结清除作为外阴浸润癌根治术的组成部分。不管外阴病灶的大小,腹股沟淋巴结是否转移,都常规切除盆腔淋巴结。Collins[51]认为,只清除腹股沟淋巴结,势必有 10% 的病例有残留癌灶于盆腔。Green[48] 认为,对有盆腔淋巴结转移者施行盆腔淋巴清扫,大概有 12.5% 可获治愈。

近年,多数学者认为不需要常规切除盆腔淋巴结,而要视腹股沟淋巴结是否受累而定,主要理由如下。

(a)盆腔淋巴结转移率低:盆腔淋巴结转移率远低于腹股沟淋巴结转移率。盆腔总的转移率为 3.8%~16.1%。当腹股沟淋巴结阳性时,盆腔淋巴结转移率为 25% 左右。腹股沟淋巴结阴性时,盆腔淋巴结几乎不会受累[48],即使有转移,一般也不会超过 3%[55]。

Curry[56] 等报道 191 例,只有 9 例(4.7%)盆腔淋巴结阳性,且 9 例患者均有股管淋巴结转移。

Krupp[50] 报道 40 例有淋巴结转移者,盆腔淋巴结受累 9 例,其中盆腔闭孔淋巴结受累占首位(8 例),其他依次为髂外淋巴结、髂内淋巴结、髂总淋巴结。9 例患者均有腹股沟淋巴结转移,但有 3 例同侧腹股沟淋巴结阴性。

(b)常规切除盆腔淋巴结并不能提高疗效:外阴癌患者盆腔淋巴结总的转移率较低。当腹股沟浅、深淋巴结均未转移时,其盆腔淋巴结即使有转移,亦极少见。因此腹股沟淋巴结阴性的患者,同时清除盆腔淋巴结,势必有 95% 以上的患者遭受不必要的扩大性手术,而且若有癌转移,即使做了盆腔淋巴结清除术,也不一定能改善预后。Krupp[50] 认为,如常规切除盆腔淋巴结,只能提高 5% 的治愈率。Merrill 认为,常规清除盆腔淋巴结,理论上可提高治愈率 4%,但实际上提高不到 2%。然而手术范围扩大了,术后并发症亦随之增加。因此,多数学者认为,只有在腹股沟淋巴结有转移时,清除盆腔淋巴结才有意义。盆腔淋巴结阳性患者经淋巴结清除后,有 20% 生存 5 年及 5 年以上。也有学者主张,对病灶大的晚期癌,病变部位在阴蒂或前庭,有邻近器官受

侵犯者,要争取做盆腔淋巴结清扫。Ⅳ期癌患者,很难切净局部癌灶,尤其是骨受累较多时,即使做了盆腔淋巴结清扫,术后不久也会发生远处转移及骨受累。因此,Ⅳ期病例一般不宜做盆腔淋巴结清扫。有不少学者认为,外阴癌盆腔淋巴结转移率并不低,且做盆腔淋巴结清扫也不很困难,因此可常规做盆腔淋巴结清扫。不过多数学者不同意此观点。

关于要不要清除对侧盆腔淋巴结的问题,多数学者认为,如有腹股沟淋巴结(尤其是股管淋巴结)受累,只做受累侧盆腔淋巴结切除。笔者认为这样处理是合理的。此外,有些同仁认为阴蒂癌、前庭大腺癌以及累及尿道和(或)阴道的外阴癌需同时做双侧盆腔淋巴结清除。

为了在术中决定是否要做盆腔淋巴结清除术,有学者建议检查腹股沟深的 Cloquet 淋巴结,认为该淋巴结阳性意味着其他淋巴结可能有转移。此检查可以决定是否进一步做盆腔淋巴结切除。为此,可在术中经快速冰冻切片病理检查确诊。在术前,临床检查如发现腹股沟淋巴结增大、质硬,考虑转移。这与术后组织学诊断比较,其符合率为 75%。故有人认为,临床判断腹股沟淋巴结肿大的性质,有其实用价值。某些学者,如 Taussigg、Way、Mckelvey 等认为,临床估计肿大的淋巴结的性质,可靠性很小,无实用价值。笔者认为,不能进行快速冰冻切片病理检查的时候,术前临床检查结合术中所见,可作为是否作盆腔淋巴结切除的参考,以避免做二期手术。

对盆腔淋巴结清除的时间和途径问题,有两种意见。一种意见是先行双侧腹股沟淋巴结清除,术中取肿大淋巴结做快速冰冻切片病理检查,若为阳性,随即经腹膜外行同侧盆腔淋巴结清扫;另一种意见是先行双侧腹股沟淋巴结清除术及外阴广泛切除术,术后对腹股沟淋巴结仔细做病理检查,如为阳性,术后 2 个月经腹膜内行盆腔同侧淋巴结清除术。这样能有充分的时间详细地检查腹股沟淋巴结,甚

至可做连续切片检查，以避免遗漏阳性淋巴结。同时，经腹膜内操作，有利于直接检查腹主动脉旁淋巴结。笔者认为，由于麻醉技术的不断完善，加上有较好的术中监护及有效的输血、输液处理，只要在术中能做出组织学诊断就应采取一期手术，行腹膜外盆腔淋巴结清除术，以避免二期手术增加患者痛苦和加重其经济负担。但在术中不能行快速病理检查，或不能确定腹股沟淋巴结有否转移时，可经术后常规病理检查确诊后再行二期手术，经腹膜内清除患侧盆腔淋巴结。

（4）扩大外阴广泛切除术（radical wide vulvectomy）：阴阜、阴蒂包皮及系带和（或）阴蒂体、小阴唇的前半部分、前庭和（或）尿道的受累需要切除适当长度的尿道。如外阴癌浸润尿道2~3cm的患者，行外阴广泛切除术的同时做全尿道切除，保留膀胱内括约肌，再做膀胱肌瓣尿道成形术，以保留排尿功能。对浸润尿道3cm以上，难以保留膀胱内括约肌者，做全尿道及部分膀胱颈切除及腹壁人工尿道术。

（5）盆腔脏器切除术：外阴复发癌累及阴道、邻近的尿道，或肛门时，仍有可能采用手术切除。这种复发方式的患者采用盆腔脏器切除后可以获得长期的生存率。手术方法应个体化，根据复发肿瘤的大小和位置、之前的治疗、年龄以及患者的总体健康状况而定。患者行盆腔脏器切除术之前应进行整个的术前评估，以排除区域和（或）远处转移。扩大的外阴前方或后方脏器切除能提供良好的切缘，同时可以保留一个主要的排泄系统。盆腔脏器切除术同样也应用于复发宫颈癌患者的治疗。根据盆腔脏器切除行单侧股薄肌翼修补可以填补手术后的缺陷。

（6）外阴重建：创面组织经仔细修整和充分的松动，大多数外阴缺口采用可吸收线能一次缝合。当大部分外阴组织被切除，组织松动困难或之前采用了放疗，此时可能达不到首次闭合的效果。对这些困难的患者必须考虑采

用替代的组织。常应用的组织源为菱形皮瓣和肌皮瓣。

（a）菱形皮瓣：菱形皮瓣是一块血供源自皮肤血管网的局部组织。这些皮瓣可以移到外阴的任何部位。孤立或联合瓣可以设计成覆盖广泛或多种类型的外阴缺口。最大的实用皮瓣大小约为4cm²。菱形瓣特别适用于阴蒂或会阴体肿瘤的根治性广泛切除术后大的中线缺口的修补[57-59]。

菱形皮瓣要在需要覆盖修补的组织邻近设计一种V型标志的切口。瓣的尺寸应符合缺口的大小（图19-8）。皮瓣切口附带1.0~1.5cm的皮下组织。然后连同皮下组织一同切除皮瓣，将皮瓣转到缺口部位缝合覆盖其上。图19-9菱形皮瓣可以提供全层无张力修补覆盖缺口。

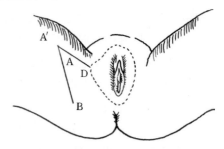

**图 19-8　虚线表示外阴切除范围**
A、B、D 表示转位皮瓣区域

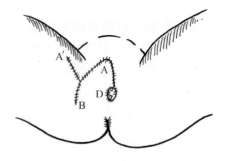

**图 19-9　按设计图进行皮瓣转位**
A、B、D 表示转位皮瓣区域

（b）肌皮瓣：肌皮瓣有以下几种类型：股薄肌皮瓣、臀肌皮瓣、张肌筋膜皮瓣、腹直肌。这些都可以用来修补和重建大的外阴和腹股沟缺陷[60-64]。肌皮瓣，不像局部组织皮

瓣,包括一段肌肉以及血供和保持活力的神经血管蒂。这是大而厚的组织源,最适合较大缺陷的重建。虽然每种肌皮瓣有各自特殊的优点,但报道应用最广泛的是股薄肌皮瓣。股薄肌皮瓣具有能设计成覆盖任何外阴缺口的优点(图 19-10)。股薄肌是位于大腿中间浅表部的宽而扁的肌肉。它是一块薄弱的内收肌。瓣的设计方法是先从耻骨结节到股骨结节中间画一条线。股薄肌即位于该线之下。瓣的大小应限于(6~8)cm×(10~12)cm。较小的皮瓣与较低的伤口裂开和坏死发生率相关[65]。皮瓣切口一直延至股薄肌筋膜。识别肌肉末梢并横切超出皮瓣边缘 2~3cm 的组织。然后将最邻近的切口缝合起来就获得了一块肌皮瓣。主要的脉管位于耻骨结节以下大约 7cm 处。如果可以,该脉管蒂应当保留;但是,如果需要更好的活动性,这个脉管蒂也应当切除。皮瓣通过源自更多邻近的血管分支组成的血液供应而存活。皮瓣经修整即可通过皮下隧道移到会阴或腹股沟,并将其缝于缺口部位。

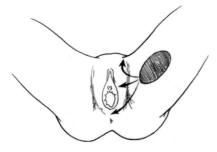

**图 19-10  设计切取股薄肌皮瓣覆盖外阴或腹股沟区缺损**

## 19.6.3  根治术的死亡率和并发症

(1)死亡率:医学文献报道中的手术死亡率见表 19-9。报道结果有差异的原因不十分清楚,原因之一可能是计算手术死亡的时间和方法不同。Way[55] 在计算手术死亡时,包括手术期间死亡和患者住院期间死亡者。手术死亡率通常指在手术 28 天内死亡。因为外阴癌患者多是老年妇女,这是住院期间死亡率高的原因。Green 等[48]对外阴癌根治术加腹股沟和盆腔淋巴结切除一次完成与分两次完成做了比较,其手术死亡率(6%)没有增加。20年后,Green 等[68]统计的手术死亡率 3.5%,通常因心脏病或肺栓塞而死亡。Morley[69]报道手术总死亡率为3.9%,手术期间死亡率为1.8%,住院期间死亡率为 2.1%。

(2)并发症:根治性外阴切除及腹股沟淋巴结切除的并发症包括近期并发症和迟发并发症。根据 Podratz 等[70]报道,伤口裂开、感染和坏死的发生率为85%(表 19-10),有近一半伤口不同程度的裂开。Way[55]报道,约 1/2患者腹股沟切口一期愈合,而所有外阴伤口有不同程度的感染。根据 1927—1950 年资料,Green[48]和同仁发现约 80%患者需做二期缝合或植皮,这与广泛分离皮瓣有关。1962 年以后,由于手术技巧的改进,皮瓣分离较局限,需做二期缝合或植皮者为 13%。

外阴根治术后,血栓性病变是潜在的严重并发症,占 9%。Green 报道为 7%[68],其他学者也有类似的报道。

表 19-9  手术死亡率

| 作者 | 例数 | 手术死亡数 | 百分率/% |
|---|---|---|---|
| Way[55] | 146 | 28 | 19.1 |
| Collins,等[66] | 78 | 8 | 10.2 |
| Mckelvey 和 Adcock[67] | 16 | 6 | 5.1 |
| Green,等[48] | 131 | 8 | 6.0 |
| Green[68] | 142 | 5 | 3.5 |

表 19-10　外阴根治及腹股沟淋巴结切除并发症(175 例)

| 期别 | 并发症 | 百分率/% |
|---|---|---|
| 早期 | 伤口裂开、感染、坏死 | 85 |
| | 泌尿道感染 | 18 |
| | 血栓性疾病 | 9 |
| | 耻骨联合部分坏死 | <1 |
| | 股动脉出血 | <1 |
| 晚期 | 下肢水肿 | 69 |
| | 淋巴管炎、静脉炎、蜂窝组织炎 | 13 |
| | 阴道狭窄 | 13 |
| | 盆腔松弛 | 11 |
| | 压力性尿失禁 | 11 |
| | 疝 | 5 |
| | 尿道狭窄、脱垂 | 2 |
| | 瘘 | 2 |
| | 直肠功能不全、脱垂 | 1 |

晚期并发症最常见的是下肢水肿、压力性尿失禁等,在所有文献中均报告有某种程度的下肢水肿。Green 等[48]报道 14%为一过性水肿,7%为中等持续性水肿,5%为重度持续性水肿。Mckelvey 和 Adcock[67]报道,根治术后常发生持续性水肿,中等水肿常发生在术后3~4个月,2 年后淋巴管再生,水肿可消退。

压力性尿失禁特别容易发生在切除尿道2cm 以上的患者,这种并发症要考虑到年龄因素。因此,常常被看成与肥胖和年龄有关的问题。

（陈惠祯　蔡红兵　欧阳艳琼）

## 19.7　放射治疗

### 19.7.1　放射治疗在外阴癌治疗中的作用

外阴癌对放射线有中度敏感性,但由于外阴不暴露在外、潮湿、脂肪较多,且外阴肿瘤往往继发感染以致外阴部组织对放射线耐受性差。一般情况下外阴皮肤受量超过 30~40Gy/3~4 周,即可出现明显放疗反应。此时,外阴充血、水肿,甚至出现外阴皮肤糜烂、渗出、剧痛。而此剂量又达不到外阴癌的根治量。过去经验认为放射治疗不宜用于外阴癌的治疗。所以外阴癌的治疗主要是手术治疗。

近几年来由于放射设备更新,照射技术改进,采用高能 X 线及电子线照射,情况有所改变,尤其是高能电子束,它的剂量由其能量及肿瘤在体表下深度确定。适当选择能量让高剂量区集中在肿瘤处,使肿瘤上的皮肤与下面的正常组织损伤较小。已经明确的证实了相对高的放射剂量的安全性。因而放射治疗对外阴癌治疗的效果有所改善,受到重视。对局部晚期外阴癌采用放疗加手术综合治疗或放化疗加手术综合治疗代替部分盆腔脏器切除加外阴根治切除。有许多作者报道一些不宜手术的晚期病例,经放疗后得到根治,避免了创伤性手术,收到了较好的效果。在一些经选择的病例中,外阴和(或)区域淋巴结放射治疗提高了局部区域控制率和生存率,甚至会降低总体治疗并发症。放疗现在已成为广为人们接受的外阴局部晚期疾病多种治疗方法的一个重要组成部分。

## 19.7.2　放射治疗适应证

（1）患者由于心肝肾功能不全，不宜做根治性手术者。

（2）外阴病灶较广泛，要求保留器官功能，拒绝手术治疗者。

（3）局部晚期外阴癌，病灶较大，浸润较深，病变累及尿道口或肛门口及邻近组织，为达到缩小手术范围，减少癌细胞播散，施行术前放疗或同步放化疗可使病变缩小，增加病变边缘部位手术的彻底性，并有可能保留尿道或（和）肛门。

（4）手术不彻底或标本切缘阳性，脉管内有癌栓及深肌层浸润者。

（5）外阴癌手术治疗后局部复发或腹股沟淋巴结转移。

（6）姑息性放射治疗，减少患者痛苦，提高生活质量，延长生命。

## 19.7.3　放射治疗方法

外阴癌的放射治疗以体外放射为主，必要时可加用腔内放疗或组织间放疗。为了解肿瘤病灶范围及评估腹股沟淋巴结有否转移，治疗前应做 CT 或 MRI 检查。

（1）原发灶放射治疗：外阴鳞癌是放射敏感性肿瘤，但所在部位的外阴如前所述，放射耐受性差，限制了放疗的应用，放射剂量取决于治疗目的。放射野应包括全部肿瘤及肿瘤边缘外 2cm，根据病灶部位大小、范围、厚度而设计治疗方案。原发灶放疗现常采用高能电子束或 X 线，外阴部垂直照射，照射面积根据病灶大小决定，可采用 5cm×7cm 或 6cm×8cm，照射野要避开肛门。若采用电子束照射，可按肿瘤浸润深度，采用不同能量的电子线，让高剂量区集中在肿瘤处，使肿瘤上方的皮肤与肿瘤下面的正常组织剂量最少。亦可以先用 X 线照射，待肿瘤变小变薄后再给电子线照射。每日照射 150Gy，每周 5 次，或隔日照射一次，每次 300Gy，每周 3 次。照射总

量为 60Gy，6 周左右。如照射 30～40Gy 时有明显皮肤反应，可休息 2～3 周后继续进行照射，再给 20～30Gy，2～3 周。在休息期间可用化疗来提高疗效。放射治疗期间要尽量保持外阴皮肤干燥以减少放射治疗反应。对局部病灶外突较大者，可以采用切线照射。照射时注意摆好体位，应将肿瘤基底切入，注意不要包括太多的外阴组织，以减少外阴反应。

（2）区域淋巴结放射治疗：对一些淋巴结清扫的患者术后病理检查浅淋巴结有转移者给予浅淋巴引流区照射。采用左右两个腹股沟野，野中轴相当于腹股沟韧带，上下界平行于该韧带，内侧达耻骨结节，野大小为（8～10）cm×（10～12）cm。两野每日照射，每次150～200cGy，每周照射 5 次，照射总量为 40～50Gy，照射总时间 4～5 周。最好先用直线加速器 X 线照射，继以电子束照射。

术后病理检查有深层腹股沟淋巴结转移和（或）盆腔淋巴结转移者，施行盆腔腹股沟区的放射治疗，照射野上界为耻骨联合上缘上8～10cm，相当于第五腰椎上缘，下界为耻骨联合上缘下 4～5cm，相当于闭孔膜处，外界为股骨头中线，内界为脐耻连线外 2cm。整个放射野为7cm×15cm，左右前后四野。

（3）复发灶放射治疗：术后复发病灶放疗，于局部病灶处给予 50～60Gy，5～6 周为妥。如果局部皮肤有明显反应，可照射至 30～40Gy 后休息 2～3 周，再继续完成照射计划。如局部病灶放疗未愈，可缩野适当增加剂量。亦可植入组织间治疗作为体外照射的补充。

（4）组织间植入放射治疗：将放射源针$^{60}$Co、$^{192}$Ir、$^{225}$Ra、$^{137}$Cs 植入癌病灶组织内进行放射治疗。一般用于外照射后残留病灶，病灶不大，较表浅。可作为放疗后补充治疗，能获得较好疗效。植入组织间放疗应按组织间植入放疗原则布源、计算，通常行后装治疗。

（5）阴道模型治疗：对于有阴道受累的患者，可采用阴道圆柱形容器（阴道塞子）进行后装治疗，阴道受累部基底术前、术后均可给予20Gy，分 3 次照射，2 周内完成。

### 19.7.4  疗效

有关放射治疗外阴癌的疗效,至今无大宗病例报道。各学者施用治疗方法各异,各种治疗方法结果简介如下。

(1)据上海学者报道,20 例外阴癌,其中初治 8 例,局部照射 DT 60～65Gy,5～6 周,腹股沟区照射 DT 40Gy,4～5 周。术后复发 7 例,局部照射 DT 60～65Gy,5～6 周。术后肿瘤残留补充放疗 5 例,局部照射 DT 30～40Gy,3～4 周。照射后肿瘤全部消退占 73.33%,3 年生存率 61.5%。作者认为有手术禁忌证者、较表浅的肿瘤、术后切缘阳性、术后复发者均可采用放疗,如同时予以顺铂化疗可提高疗效[71]。

(2)Busch 等报道 170 例外阴癌,采用电子束照射和 $^{60}$Co 照射腹股沟淋巴结。结果 5 年存活率为 $T_1$ 52%,$T_2$ 25%,$T_3$ 10%,$T_4$ 0;$N_0$ 39%,$N_2$ 13%。表明外阴癌单纯放疗可获长期疗效[72]。

(3)北京学者报道:临床治疗外阴癌 309 例。结果:Ⅱ期外阴根治性切除＋腹股沟清扫术生存率($P<0.05$),腹股沟淋巴结阳性者手术失败率低于放疗者($P<0.05$),腹股沟淋巴结阴性者,两种治疗方法疗效差异无显著性,腹股沟预防性照射剂量 Dm 达 60Gy 者失败率低于 Dm<60Gy 者。作者认为:①早期外阴癌行外阴根治术加预防性腹股沟淋巴结清扫或腹股沟区足量放疗;②中晚期争取切除原发灶及腹股沟淋巴结清扫并辅加术前术后放疗;③可疑腹股沟淋巴结转移者以手术治疗为主,腹股沟区预防性照射,且应足量照射才能达到预防复发的目的[73]。

(4)Akl 等[74]报道:外阴癌 12 例,鳞癌,$T_1$—$T_3$ 期,给予放射治疗同步化学治疗。低能电子线或 6MV X 线 3～3.5 周,30～36Gy;5-FU 1 000mg/m$^2$,24 小时静滴,第 1～4 天与第 29～32 天;MMC 15mg/m$^2$,第 1 天。4～6 周后对外阴和腹股沟淋巴结进行活检。5 年无瘤存活率为 43%,3 年无瘤存活率为 84%。资料显示放射治疗同步化疗是治疗外阴鳞癌的有效治疗方法。

(5)Han[75]等报道,54 例局部晚期外阴癌分为两组。一组 20 例接受放射治疗同期化疗,化疗为 5-FU 1 000mg/m$^2$,MMC 10mg/m$^2$,第 1 周、第 5 周各 1 次,或用 DDP 100mg/m$^2$,1 天。另一组 34 例施行单纯放射治疗。随访结果放化疗组存活率、无瘤存活率均高于单纯放疗组($P<0.05$)。

(楼洪坤　向清明　陈惠祯)

### 19.7.5  放射治疗并发症

(1)急性并发症,放疗的急性反应迅速,35～45Gy 放射剂量常常会导致融合性皮肤脱皮,如给予适当的局部护理,这种反应可在 3～5 周愈合。坐浴、使用类固醇类乳膏以及治疗真菌性感染,可减少放疗后不适感。如果患者伸屈自如,在治疗时可取蛙腿式体位来减轻股内侧皮肤反应,但必须注意保证外阴处皮肤的剂量。尽管大多数患者治疗 4 周后会出现融合性黏膜炎,但只要治疗前告知并会随着治疗结束后消除,多数患者是可以耐受的。虽然偶尔需要暂时中断治疗,但应将耽误的时间降到最低,以防肿瘤细胞再次增殖。

(2)晚期并发症。许多因素会导致外阴癌放疗晚期并发症。局部晚期患者往往需接受根治性手术后辅以放疗,手术范围包括腹股沟区甚至是盆腔淋巴结的广泛切除。术后可能出现大范围溃疡性皮肤病损,常导致较重感染。这种患者大多数年龄较大,常合并内科疾病,如糖尿病、手术史和骨质疏松等。同步化疗是否影响局部并发症的发病率尚不可知,但可能会增加肠道及骨的并发症[76,77]。

腹股沟区放疗引起的下肢水肿是可以忽略的[78,79]。GOG 随机研究发现,放疗易导致淋巴结根治性手术后患者的周围组织水肿,但在放疗(16%)和盆腔淋巴结清扫术后(22%)的差异不明显[80]。有报道行腹股沟淋巴结放疗的患者出现股骨头骨折[81,82]。保证股骨头的剂量低于 35Gy 可降低此种并发症的风险。

目前尚不清楚,严重的骨质疏松是否会导致股骨头并发症。总之,无论此前是行选择性淋巴结切除术还是辅助性淋巴结切除术,随着治疗计划的仔细制定,术后区域淋巴结放疗的主要并发症会显著降低[78]。有建议提示同步化疗可能增加并发症的风险,但仍有待充分证实[83,76]。

放疗对外阴结构及功能的影响,我们知之甚少。尽管放疗或同步放化疗及手术切除逐渐成为一种容易接受的治疗方式,其主要并发症的发生率也可被接受,但关于其远期效果的报道却微乎其微。晚期效应为剂量相关性的。只有治疗医生记录和报道这种治疗方式的晚期结构和功能的数据,我们才能获得更有意义的信息[83,84]。

(向清明 楼洪坤 蔡红兵)

## 19.8 化学治疗

### 19.8.1 化学治疗的地位

过去由于抗癌药物对外阴癌疗效不够理想,一般认为化疗对外阴癌无效。因此化疗在外阴癌治疗中一直处于辅助地位。但近些年来,基于含顺铂的方案对其他肿瘤的疗效,一些学者也不断尝试外阴癌的化学治疗,近年来有学者提出将化疗用于高危患者的辅助治疗,主要用于局部晚期或复发外阴癌综合治疗时,配合手术及放疗,可缩小手术范围或提高放射治疗效果,有利于提高手术切除率和争取保留邻近器官的功能,在获得与常规治疗方案相似的疗效的同时,减轻因广泛手术切除造成的组织伤残,以改善生存质量。常用药物有铂类、阿霉素、博来霉素,给药途径常采用静脉注射或局部动脉灌注。外阴癌的化疗报道较少。1979 年 Deppe[85] 用博来霉素、氨甲蝶呤治疗外阴癌取得了较好的反应。其后 Kalra[86] 在放疗前对 2 例外阴癌患者用丝裂霉素、5-FU 化疗,也取得了较好的治疗效果。

### 19.8.2 化疗方案[87]

(1)单一化疗方案:[87] ①阿霉素,45mg/$m^2$,IV,3 周重复。②博来霉素,15mg/$m^2$,IM,每周 2 次。③顺铂,50mg/$m^2$,IV,3 周重复。④哌嗪二酮,9mg/$m^2$,IV,3 周重复。⑤米托蒽醌,12mg/$m^2$,IV,3 周重复。⑥依泊托苷,100mg/$m^2$,IV,1、3、5 天,3 周重复。

(2)联合治疗方案:①BOMP 方案:BLM 3.3U/$m^2$,静滴,第 1~6 天;VCR 0.67mg/$m^2$,静注,第 6 天;MMC 0.7mg/$m^2$,静注,第 6 天;DDP 66.7mg/$m^2$,静滴,第 6 天。4 周重复 1 次。②PBM 方案:DDP 100mg/$m^2$,静滴,第 1 天;BLM 15mg,静注,第 1 天、第 8 天;MTX 300mg/$m^2$,静滴,第 8 天;从用 MTX 算起 24 小时后用 CF 解毒,每 6 小时 1 次,15mg/次,连续 5 次。3 周后重复。③PF 方案:DDP 100mg/$m^2$,静滴,第 1 天;5-FU 1 000mg/$m^2$,静滴,第 4 天、第 5 天。3 周重复 1 次。可作为放射增敏剂,用 2 个疗程后再放疗。④FM 方案:5-FU 750mg/$m^2$,静滴 24 小时,第 1~5 天;MMC 15mg/$m^2$ 静注,第 1 天。3 周重复 1 次。此方案可用于手术加放疗加化疗的综合治疗。

### 19.8.3 疗效评价

关于化疗治疗外阴恶性肿瘤的数据有限,外阴癌发生率低,且大多数患者通过手术加术后放疗或不放疗而治愈,因而化疗主要用于挽救性治疗。此外,外阴复发癌常发生于广泛手术和(或)放疗后,使得细胞毒药物治疗的耐受性差。

几种药物已经历了外阴鳞癌的 II 期临床试验[88-92]。其中阿霉素和博来霉素单独治疗有明显的临床效果活性。虽然曾称氨甲蝶呤有活性,但证实的数据不充分。顺铂在多数妇科肿瘤中有广泛的活性,是作为难控肿瘤的唯一治疗基础。由于最近有以顺铂为基础的化疗同步放疗在宫颈局部晚期鳞癌治疗中的良好结果,因而人们考虑一种与之类似的方法来治疗外阴局部晚期鳞癌。

几种药物联合治疗也已经用于外阴鳞癌中。这些联合主要由Ⅱ期研究中无确切单独活性药物组成。不过这些药物联合方案的评估起初用于那些不宜手术治疗的患者。有明显反应的患者可以进行手术干预。Belinson等[93]采用 BOMP 方案治疗 22 例患者,完全反应的有 2 例,部分反应的有 4 例;Durrant等[94]采用 BMC(BLM 5mg,肌注,1～5 天;MTX 15mg,口服,第 1 天、第 4 天;CCNU 40mg,口服,5～7 天)方案治疗 28 例患者,3例有完全反应,15 例有部分反应。首次化疗应考虑在Ⅲ、Ⅳ期外阴癌患者中使用。据报道这些患者可以耐受药物毒性。在一项实验报道中,64%的患者有黏膜炎(重度 21%),35%的感染或发烧[94]。1 例因博来霉素导致的肺部疾病而死亡。应当挑选有最低化疗相关风险的患者(如无并存其他疾病、器官功能正常、年轻患者)。

关于细胞毒药物治疗与放疗的联合使用常作为晚期和不宜手术的患者首次治疗的报道不断增加。基于最近几项大的随机试验证实放化疗联合治疗宫颈局部晚期鳞癌比单独放疗的效果更好的报道[95-98],这种联合方法得到了极大的推广。最大的研究是最近 GOG 报道的,对 73 例外阴 $T_3$ 或 $T_4$ 患者采取分次放疗同步化疗(顺铂,75mg/m²,1 天,以及 5-FU,每天 1 000mg/m²,1～5 天)。原发肿瘤分次放疗后行残存肿瘤切除和腹股沟淋巴结切除。那些腹股沟淋巴结不可切除的患者接受原发肿瘤和受累淋巴结的放化疗治疗。7 例因不同原因不能行手术治疗。放化疗后,46%的患者无明显肿瘤存在。54%的患者有明显残存肿瘤,仅 5 例切缘阳性。完成了放化疗计划的患者中有 3%不能切除残余病灶。这些研究的生存数据仍不完整,但证实了这种方法具有可接受的毒性,并减少根治性手术[99]。Landoni 等对 58 例晚期原发肿瘤和 17 例复发疾病采取每次放疗前应用 5-FU(每天 750mg/m²,1～5 天)和丝裂霉素

(15mg/m²,第 1 天)治疗(间隔 2 周,共 2 疗程)同时放疗,总剂量为 54Gy。首次放化疗后采取广泛根治性外阴切除加腹股沟淋巴结清扫。总共有 89%的患者完成了放化疗计划,有 72%的患者进行了手术治疗,反应率达 80%。原发肿瘤和淋巴结的完全病理反应达 31%[100]。Whalen 等对 19 例临床Ⅲ/Ⅳ期外阴癌和淋巴结阴性患者行(总量 45～50Gy)放疗以及 5-FU(每天 1 000mg/m² 持续静脉内输注 96 小时,第 1 周,第 5 周)和丝裂霉素(10mg/m²,第 1 天)。发现有 90%的反应率及 74%的局部控制率,没有报道生存率[101]。Cunningham 等[102]对 14 例未先行根治性外阴切除术的患者采用顺铂(50mg/m²)和 5-FU(1 000mg/m²,96 小时)以及联合外阴和双侧腹股沟区 50～65Gy、盆腔 45～50Gy 的放疗。对完全反应的患者未行手术。平均随访 36 个月,发现有 64%的完全反应率,仅 1 例复发。所有的部分反应患者均死于该病。毒性适中,5 例患者由于有脱皮反应需要治疗延迟以及 1 例有迟发肠道并发症。决定化疗在这些患者中的作用是不可能的,但是却显示了未行根治性手术的联合式的治疗有长期控制疾病的潜在性[103]。

(向清明　楼洪坤　欧阳艳琼)

## 19.9　综合治疗

### 19.9.1　放疗与手术综合治疗

1)术前放疗

患者病灶较大,浸润较深,活动度不好,估计手术时不能完全切除或切缘可能阳性,或病变累及尿道口或肛门口以及其他邻近组织时,应给予手术前放疗。目的使肿瘤缩小,活动度增加,使原来不能切除的肿瘤变为可以切除。增加肿瘤边缘手术的彻底性,保留邻近器官与功能。照射剂量一般在 3 周内给予 25～30Gy。照射时要注意保持外阴清洁和干燥,抗感染治疗,待休息 2～3 周后,反应消退或减

轻,再施行手术。

在那些局部晚期的患者中,可选择术前放疗。理论上将这种方法应用于局部晚期外阴癌的治疗有以下几个优点。

(1)外阴癌术前放疗能够使外阴更小的根治性切除,也可以达到充分控制局部肿瘤的效果。

(2)放疗中肿瘤组织消退能够使医生获得充足的手术切缘而不用破坏重要组织结构比如尿道、肛门和阴蒂。

(3)当腹股沟淋巴结正常时单独放疗可能足够清除镜下区域病变,并且可以解除固定粘连的淋巴结,有利于进一步的手术治疗。

虽然关于术前单一形式放疗的研究少,但是有几位研究者报道晚期肿瘤局部切除后相对适量的放疗有良好的反应和高的局部控制率[104-108]。这些报道提供了新的依据,即放疗能显著控制局部病变且可以允许更保守的手术治疗而又不使得局部病变失控。

2)术后放疗

手术者认为手术不彻底,如标本切缘阳性、癌组织离切缘很近(<1cm)、脉管内有癌栓、深肌层浸润者。术后应该给予外阴区外照射,剂量为40~50Gy,4~5周。虽然目前还没有外阴癌术后放疗的前瞻性研究结果,但是对那些切缘附近或其他高危因素的患者实行原发肿瘤术后辅助放疗可能会提高局部控制效果[109]。如果有腹股沟淋巴结或盆腔淋巴结转移者,应追加盆腔后野照射,补充盆腔淋巴结的照射剂量。多采用X线和电子线相结合的照射技术,每周照射5次。

## 19.9.2　放疗与化疗综合治疗

临床局部晚期外阴癌($T_3$、$T_4$),一般外阴根治术常常难以达到治愈。行超根治术或盆腔清扫手术,手术后将有可能损害大小便功能。即使勉强切除肿瘤,癌块切缘或切缘附近仍可能有癌组织,这种病例常常由于治疗不彻底,复发率高,生存率低。对于这种大手术,老年妇女并发症多,有一定危险性。近年来由于放射技术与化疗的进展,采用放疗化疗综合治疗取得一定疗效,而且疗效逐渐提高,尤其同步放化疗,疗效最好。常用药物有顺铂(DDP)、5-氟尿嘧啶(5-FU)、博来霉素(BLM)、丝裂霉素(MMC)等。给药方法有静脉化疗或介入化疗。

近年更多地采用术前同步放化疗,取得良好的效果。

## 19.9.3　外阴局部晚期病变综合治疗

局部手术切除前行同步放化疗治疗是有益[99,100,102,110-117]。典型方案包括放疗和同步5-FU加顺铂或丝裂霉素C化疗。大部分研究者观察到较大的病变在放化疗后明显缩小,甚至奇迹般的消退,表明联合治疗比单独放疗的疗效更好。放疗同步进行化疗能改善局部晚期外阴癌的局部控制与生存率。但是,大多数研究者发现晚期病变奇迹般的消退,这表明治疗效果比单独放疗预期的效果更好。研究证实放疗联合顺铂同步化疗治疗宫颈癌能够提高局部控制率和生存率,表明这种方法可能对女性下生殖道其他的局部晚期赘生物也有效[95-97]。

最引人注目的数据支持同步放化疗治疗局部晚期病变的疗效是由妇科肿瘤组(GOG协议101)[118]实施的Ⅱ期大样本的临床试验。在这项研究中,71例公认不能通过标准外阴癌根治性切除术的$T_3$或$T_4$局部晚期原发性外阴肿瘤患者施行同步放化疗治疗。化疗包括2个周期的5-FU和顺铂。放疗分次进行,剂量为47.6Gy。在病变获得完全反应研究中,患者同步放化疗治疗4~8周后再行外阴残存肿瘤切除或原发肿瘤部位取活检。在71例患者中有31例(47%)获得完全临床反应。外阴切除或活检后,22例(31%)患者标本病理检查无肿瘤残存。在71例中仅2例(3%)同步放化疗后有不能切除的病变,且仅3例不能保留泌尿器和(或)胃与肠的连续性。平均随访时间间隔50个月。11例(60%)进展为局部外阴复发癌[99]。考虑到低剂量放疗治疗这些局部大的晚期肿瘤的因素,这些研究结果具有显著的意义。

Landoni 等[119]报道了手术、放疗与化疗综合治疗的效果。他们对 41 例初治晚期外阴癌和 17 例复发癌给予术前外照射,总剂量 54Gy,分 2 个疗程进行,间隔 2 周,每疗程开始时同时予以化疗 CFM 方案,初治患者于放疗后平均 20 天接受外阴切除及腹股沟淋巴切除,复发患者行广泛局部切除或根治性外阴切除及腹股沟淋巴结切除。放、化疗后外阴肿块及腹股沟淋巴结转移的客观缓解率分别为 80% 和 79%,手术证实 13 例患者外阴及腹股沟淋巴结完全缓解。放疗后手术与未手术患者的生存率分别为 62% 和 12%。

1996 年 Lupi[120]对 31 例晚期外阴鳞癌患者予以术前 5-FU+MMC 化疗和腹股沟、盆腔淋巴结及外阴的照射,2 周后接受根治性手术。结果初治者缓解率为 91.6%,复发者 100% 缓解,腹股沟淋巴结转移的患者中有 55% 术后标本中无残留。Lupi[120]认为手术、放疗与化疗综合治疗是晚期外阴鳞癌的有效治疗手段。

Moore[121]报道 73 例 Ⅲ~Ⅳ 期可评价的外阴鳞癌患者,同期 DDP+5-FU 化疗+放疗,再行残余病灶切除。结果同期放、化疗后 46.5% 的患者未见外阴病灶,53.5% 在手术时仍有残余肿瘤。Moore[121]认为术前放化疗可减少根治性手术。

放疗总剂量一般为 40~50Gy。为了尝试进一步提高临床和病理的完全反应进而最终提高局部病变控制率,妇科肿瘤组开始了另一项 Ⅱ 期临床前瞻性试验(GOG 协议 205)[122],采用每天分部位放疗联合周期性化疗方案。按照预定的治疗计划和先进技术对整个局部瘤体给予 57.6Gy 的放疗总剂量(比 GOG 协议 101[122]使用的剂量增加了 20%)。

常用同步化疗方案可选用:① DDP 40mg/m$^2$,5-FU 250mg/m$^2$,每周 1 次,静滴。②DDP 30~40mg/m$^2$,每周 1 次,静滴。③DDP 20mg/m$^2$,静滴,1~5 天;5-FU 500mg/m$^2$,静滴,1~5 天,3~4 周重复。④DDP 50mg/m$^2$,

1~2 天,静滴或 DDP 100mg/m$^2$,第 1 天或第 2 天,静滴;5-FU 每天 1 000mg/m$^2$,连续滴注 4~5 天。间隔 28 天,共 2 周期。

上述研究表明,术前放化疗再施行适当范围的外阴切除及腹股沟淋巴结切除是有效可行的,治疗毒性是可耐受的。笔者建议对分期较晚、浸润较深、有淋巴结转移、局部肿块较大、分化较差的外阴癌患者,尽量采用手术、放疗、化疗等综合治疗以提高疗效和生存率。对达到完全反应的患者行原发肿瘤部位活检。对放化疗后有病变残存的患者,根据残存肿瘤的范围和部位采取个体化的手术切除。

(陈惠祯　楼洪坤　向清明)

### 19.9.4　外阴区域性病变综合治疗

尽管根治性腹股沟淋巴结清扫术是浸润性外阴癌的传统治疗方式,许多回顾性研究表明,局部预防性放疗能将腹股沟复发率降到最低[78,123]。由 Katz 等完成的一项大的单中心回顾性研究显示,腹股沟预防性放疗与腹股沟淋巴结清扫术患者的腹股沟淋巴结复发率没有区别[82]。Leiserowitz 等发现,在 23 个局部晚期淋巴结分期 N0 的外阴癌患者进行腹股沟预防性同步放化疗后没有出现腹股沟复发[123]。

妇科肿瘤学组(GOG)试图确定临床腹股沟淋巴结阴性外阴癌患者的最佳治疗方式,在切除原发肿瘤后,他们随机对患者行腹股沟淋巴结放疗或根治性淋巴结清扫术(对淋巴结阳性的患者给予腹股沟盆腔放疗)[124]。这项研究在入组 58 例患者后关闭,因为似乎显示放射治疗组腹股沟复发率较高。然而,这项研究的不足之处在于它不是以 CT 为基础,它推荐光子和电子联合,剂量深度仅达 3~4cm,这对腹股沟淋巴结认为是一个不适当的剂量[125-126]。尽管对不能切除高危腹股沟淋巴结的预防性放疗的作用仍有争议,但强有力的证据仍支持辅助性放疗可提高腹股沟淋巴结转移患者的肿瘤的局控及总生存。回顾性研究显示,在根治性术后发现多个淋巴结转移或结外扩散的患者腹股沟淋巴结复发风险增加，因此推测可从放疗获益[79,127]。然而，直到1986年，Homensley等发表了有关腹股沟淋巴结转移的GOG前瞻性实验结果后，人们才认识到放疗的重要性[128]。在该项研究中所有的患者已做过根治性外阴切除术和腹股沟淋巴结清扫术。术后腹股沟淋巴结阳性的患者随机接受盆腔淋巴结切除术或盆腔和腹股沟淋巴结放疗。该实验在完成设计目标之前就终止了，因为在中期分析中发现，放疗组的总生存明显高于手术组，且差异有显著统计学意义（$P=0.03$）。放疗组和盆腔淋巴结清扫组的2年生存率的差异是最显著的，临床淋巴结阳性患者分别是59%和31%，2个以上腹股沟淋巴结转移分别是63%和37%，而更长期的研究显示6年生存没有太大差异（放疗组为51%，盆腔淋巴结清扫组为41%）[129]。而盆腔淋巴结清扫组的癌症相关死亡率明显高于放疗组（$HR=0.49$，95% CI：$0.28\sim0.87$）[129]。此外，单个淋巴结镜下阳性患者的总生存差异不明显，尽管作者强调这一组患者的数量较少不足以提高高质量可信证据。长期随访研究发现单个淋巴结阳性的患者并不能通过放疗提高总生存率[129]。两个治疗组复发类型的显著差异是单纯手术组的腹股沟高复发。在该研究中没有涉及外阴肿瘤本身的病理危险因素，两个治疗组有近8%的患者在统计分析时已有原发部位的复发，这向我们提出一个问题即选择性外阴放疗是否可降低局部复发。值得重申的是亚组分析显示临床淋巴结阳性或2个以上病理淋巴结阳性患者均可从辅助性放疗中获益[80,128]，该试验提前关闭，因为在亚组分析前已经显示出明显有意义的总生存率。辅助放疗在单个淋巴结阳性患者中作用仍未确定[129]。有关外阴癌单个腹股沟淋巴结阳性的回顾性综述提示，如果淋巴结清扫范围不够或同侧腹股沟淋巴结阳性率＞20%，辅助放疗可能会提高治疗疗效[129,130]。源自GROINSS-V的研究数据显示，放疗对单个腹股沟淋巴结阳性患者是有用

的[131]。单个阳性前哨淋巴结直径＞2mm患者的疾病特异生存率（69.5%）显著小于直径≤2mm的患者（94.4%，$P=0.001$）。

GOG101研究评估了术前放疗对较大、不能手术切除的腹股沟肿大淋巴结的作用。42例$N_2$或$N_3$淋巴结阳性的不能手术的局部晚期外阴癌患者，接受47.6Gy的分段放疗及2周期的5-FU和顺铂同步化疗，3~8周后，完成腹股沟清扫。仅有2例（5%）仍然不能切除，15例（36%）手术标本组织学检查显示淋巴结病变已清除。随访78个月，完成全部术前放疗及双侧腹股沟淋巴结清扫术的37例患者中，仅有1例（3%）出现腹股沟复发[132]。这项研究虽然是非随机的，但是进一步提供了同步放化疗在处理局部晚期外阴癌和明显肿大的区域淋巴结有效性的根据。考虑到淋巴结阳性尤其是其直径≥2mm的外阴癌出现远处转移的风险高[129]，似乎对这类患者行辅助放化疗也合情合理，这告诉我们需谨慎制定这类患者的治疗计划并注意其副作用。

（向清明　陈惠祯）

## 19.10　预后及预后因素

外阴鳞癌总体治疗结果良好的。大约2/3的患者为早期肿瘤。一般报道Ⅰ期和Ⅱ期校正的5年生存率达80%~90%[133]，不分期别的外阴癌校正的5年生存率通常达75%左右。Parker[134]报道外阴癌患者5年生存率和校正的5年生存率分别为69%和87.9%。外阴癌预期生存率低，Ⅲ期为60%，Ⅳ期为15%。

外阴癌的预后与肿瘤大小、部位、浸润范围、分化程度、有无淋巴结转移及治疗方式有关。与其他恶性肿瘤一样，外阴癌的生存与最初诊断和开始治疗时的疾病严重程度有关。如能在早期得到诊断，正规治疗可以获得满意的结果。Perez[135]研究外阴癌的预后因素发现其预后与肿瘤大小、有无淋巴结转移有关，$T_1N_0$患者5年生存率为87%，$T_{2\sim3}N_0$患者5年生存率为62%，$T_{1\sim3}N_1$患者为30%，$T_4$

$N_{2\sim3}$患者则为 0。

其预后主要取决于淋巴结受累的情况,外阴癌的淋巴结转移率为 27%～46%。许多文献报道淋巴结阳性者 5 年生存率为 21%～66%,而淋巴结阴性者 5 年生存率为 69%～100%(表 19-11),无论期别如何,超过 90% 的患者存活 5 年以上(校正生存)。原发肿瘤大小相同,有淋巴结播散的患者生存率是无淋巴结播散者的 50%。对于可手术的外阴癌患者,Hacker 等[136]报道 I 期患者的 5 年生存率为 98%,II 期为 90%,不论期别如何,如果不伴有淋巴结受累,总的 5 年生存率可达 96%;如出现淋巴结受累,总的 5 年生存率仅为 66%。如果仅有一个腹股沟淋巴结受累,总的 5 年生存率可达 94%;如出现 2 个淋巴结受累,总的 5 年生存率则下降到 80%,这与无淋巴结转移的患者的 5 年生存率基本相似;但如果有 3 个或 3 个以上淋巴结受累的患者,5 年生存率仅为 12%。而且研究表明,预后不仅与阳性淋巴结的数目有关,也与双侧腹股沟淋巴结受累的程度有关。Green 等[137]报道单侧腹股沟淋巴结转移的患者 5 年生存率达 86%,这与无淋巴结转移的患者的 5 年生存率基本相似,而双侧腹股沟淋巴结受累者 5 年生存率为 60%。Curry 等[138]注意到单侧腹股沟淋巴结受累不超过 3 个者,5 年生存率为 68%,然而 5 例受累淋巴结超过 3 个的患者均在 5 年内死亡。如果 4 个以上淋巴结受累,发生深部盆腔淋巴结转移的可能性为 50% 左右;如果双侧腹股沟淋巴结受累,发生深部盆腔淋巴结转移的可能性为 26% 左右。而许多研究都发现深部盆腔淋巴结转移者预后很差,5 年生存率仅为 20% 左右[139]。Green 等[137]发现盆腔淋巴结转移的患者预后差,单侧转移的患者 5 年生存率为 60%,而双侧均有转移的患者 5 年生存率仅为 12.5%。

淋巴结的处理也很重要。影响外阴癌患者预后的最重要因素是区域淋巴结的转移[140]。Way[141]回顾了 20 年手术治疗的经验(仅为单纯外阴切除术或肿瘤局部切除术),结果发现只有不到 1/4 的病例治愈,多死于局部复发。他认为外阴切除范围不够和清除淋巴结不足是治疗失败的主要原因。目前,在外阴癌术前需要确定有无腹股沟淋巴结、盆腔淋巴结转移以及肿瘤局部浸润深度情况。临床体检或影像学检查无法可靠地判断腹股沟或(和)盆腔淋巴结有无受累,更不能诊断镜下微转移。由于外阴癌肿块极易感染,周围组织以及淋巴结常有炎性增生反应,临床上对淋巴结转移估计的准确率一般为 70%～80%。因此,临床上治疗外阴癌通常同时进行腹股沟淋巴结的系统清扫切除和外阴病灶的广泛切除。近年来,国外学者将前哨淋巴结活检技术引入早期外阴癌的治疗,目前,有学者采用核素检测技术,在肿瘤部位注射亚甲蓝,类似于乳腺癌前哨淋巴结探测方法来确定肿瘤局部浸润及淋巴结转移情况来指示手术范围,认为对前哨淋巴结阴性的早期外阴癌患者可不必行腹股沟等区域淋巴结清扫术,从而缩小了手术范围[142]。

表 19-11 外阴癌淋巴结转移与生存率

| 作者 | 病例数 | 淋巴结阳性患者 | | 淋巴结阴性患者 | |
|---|---|---|---|---|---|
| | | 例数 | 5 年生存率/% | 例数 | 5 年生存率/% |
| Way(1960) | 81 | 45 | 42 | 36 | 77 |
| Macafee(1962) | 82 | 33 | 33 | 49 | 70 |
| Collins(1963) | 51 | 19 | 21 | 32 | 69 |
| Franklin(1971) | 86 | 33 | 39 | 53 | 100 |
| Morley(1976) | 194 | 64 | 39 | 130 | 92 |

续表

| 作者 | 病例数 | 淋巴结阳性患者 | | 淋巴结阴性患者 | |
|---|---|---|---|---|---|
| | | 例数 | 5年生存率/% | 例数 | 5年生存率/% |
| Krupp(1978) | 194 | 40 | 36 | 154 | 91 |
| Green(1978) | 107 | 46 | 33 | 61 | 78 |
| Benedet(1979) | 120 | 34 | 53 | 86 | 81 |
| Hacker(1983) | 113 | 31 | 66 | 82 | 96 |

肿瘤大小及其发生部位决定其临床期别及局部浸润范围。原发灶大、病理分化不好者其淋巴结转移率亦高[143]。中线部位的肿瘤发展较快,更容易发生转移,预后差。Collins等[144]发现肿瘤大小是决定预后的重要因素。Way[141]也认为肿瘤大小与预后之间存在相关性。俞高志[145]提供的资料表明局部病变为$T_1$者(病灶直径小于2cm)淋巴结转移率为20.7%,局部病变为$T_2$者(病灶直径大于2cm,但局限于外阴)淋巴结转移率为44.8%。Rutledge等[146]报道151例外阴癌患者手术治疗后的5年生存率为55.7%,肿瘤小于或等于2cm者5年生存率为90%,肿瘤大于2cm者5年生存率为80%。他们认为局部病灶的大小与淋巴结转移率呈正相关,病灶直径小于1cm者极少有淋巴结转移(淋巴结转移率为6%);病灶直径大于2cm者淋巴结转移明显增加;病灶直径大于8cm者淋巴结转移率则高达50%;累及尿道、阴道、肛门时淋巴结转移率增至43%。但Green等[137]却不支持这种观点,认为肿瘤大小与淋巴结转移率之间没有相关性,因而肿瘤大小与预后之间没有相关性。

浸润范围对预后有重要意义。外阴癌的局部扩散主要为尿道、阴道、肛门,再深可至盆腔各脏器如子宫、膀胱等。侵及阴道、子宫及直肠黏膜者5年生存率为70%,侵及膀胱者5年生存率仅25%[146]。Mckelvey和Adeok[147]报道,无论肿瘤大小,只要肿瘤未侵犯尿道、阴道、肛门者,5年生存率为62.6%,当上述任何一个部位被累及时,5年生存率仅为22.7%。Green等[137]和Boutselis[143]也发现当尿道、阴道、肛门被累及时,5年生存率明显下降。因此许多学

者首次治疗即采用根治性外阴切除及盆腔脏器切除和腹股沟淋巴结切除术。

治疗手段对预后至关重要。总的来说,单纯手术比单纯放疗效果好,而单纯化疗效果最差。综合治疗比单一治疗效果显著,特别是对局部晚期的患者是如此。目前外阴癌的治疗以手术为主,发现病灶后尽早手术往往可收到很满意的疗效,但手术范围的确无疑影响其预后。如范围过小、术后复发其再次手术的机会甚少,治疗上非常棘手,范围过大、患者术后功能恢复及生存质量的下降亦会对生存率造成负面影响。Thornton和Flangan[148]对12例外阴癌累及阴道、子宫及直肠者,首次治疗即采用根治性外阴切除及盆腔脏器切除和腹股沟淋巴结切除术,结果1/3的患者生存时间超过5年。Daily等[149]也有相似的结论。显然,在首次治疗中行去脏术对某些患者是有重要意义的。

外阴癌多为鳞癌,对放疗敏感,但外阴解剖形态特殊,皮肤又对射线耐受低,且邻近尿道、肛门等原因,以致放疗常常未达到疗效就已引起了让患者不能忍受的放射损伤而终止疗程。单纯化疗至今仍不能治愈外阴癌。而对局部晚期患者,术前同步放化疗,疗效十分明显。Rogers等[13]报道50例晚期外阴癌患者,经同步放化疗,14例(28%)有完全反应,其生存率显著提高。29例(58%)有部分反应,经手术与未手术的患者比较,有显著的生存差异($P=0.0064$)。Berek等[150]报道8例Ⅲ期和4例Ⅳ期外阴癌患者,采用静滴DDP 50mg/m²(第1天和第2天),以及连续输5-FU每天1 000mg/m²,4～5天。间隔28天,

同时行外照射。对原发肿瘤、腹股沟和髂血管给予 4 300～5 400cGy 剂量。12 例患者中有 8 例达完全反应（67%），其中Ⅲ期 6 例（75%），Ⅳ期 2 例（50%），3 例有部分反应，1 例病变持续不变。同步放化疗后 3 例患者行根治性外阴切除术或单纯切除术，1 例行后盆腔脏器切除术。平均随访 37 个月（7～60 个月），10 例无瘤生存。2 例在 12 个月和 15 个月死亡。没有与治疗相关的死亡，无 4 度毒性。Patricia 等[151] 报道延长连续输注 DDP 和 5-FU 治疗局部晚期外阴癌 12 例。患者接受每周 96 小时输注 DDP（每天 4mg/m²）和 5-FU（每天 250mg/m²），共 4 周。顺铂总量 64mg/m²，5-FU 总量 4g/m²。11 例同步给予盆腔下部、外阴和腹股沟淋巴结照射，每日 2Gy，总量 40～50Gy。12 例患者中 2 年生存率 58%，治疗后 17～37 个月有 6 例患者无复发征象。1 例为外阴和区域病变 19 个月复发。5 例治疗后于 6～10 月死于进展或复发。

（李晓兰　欧阳艳琼）

## 19.11　治疗后随访及复发癌的处理

（1）随访：外阴癌患者术后应该给予密切的定期随访，尽可能早地发现复发。一般可在治疗后第 1 年内每月随访 1 次，2 年内每 3 个月随访 1 次，3～5 年每半年随访 1 次，5 年以后每年随访 1 次。

（2）复发率及复发部位：外阴癌的复发率为 11.7%～30.3% 不等[152]。Piura 等[153] 报道 376 例外阴鳞癌中 73 例复发，复发率为 19.4%。Podralz 等[154] 报道外阴癌术后复发率较高，为 20%～30%。外阴癌复发部位以外阴复发多见。吴令英等[152] 同时收集各地近 10 篇文献发现复发的外阴鳞癌中，外阴复发占 69.5%。复发与否与发病年龄无直接关系，而与临床期别关系密切。复发病例中，以晚期（Ⅲ、Ⅳ）病例为主。外阴癌复发有两种情况：一种情况多为初次治疗后 2 年内复发，可能是由于首次手术未将癌灶切净而复发，被认

为是真正的肿瘤复发，其生物学行为较差，发展较快；另一种情况是远期复发，多发生在术后 3～13 年，且复发灶往往远离原发灶部位，离首次手术时间较长，像是新生的另一种肿瘤，被称为再发，其预后较前者为好。因此，必须根据不同的病情，确定不同的治疗方案[152]。

即使做了局部广泛切除，总的复发率仍可高达 25%，其中半数以上是靠近原发病灶的局部复发。M. D. Anderson 医院的研究表明局部复发是常见的，即使手术标本切缘无癌也是如此。要使局部复发率降低，就要求在切除原发病灶时，切缘与肿瘤间应有足够的距离[2]。外阴癌患者手术后复发者 80% 发生在初次治疗后 2 年内，近半数发生于术后 1 年内。首次手术时有大的原发灶和（或）有转移者，复发更为常见。除白斑原因之外，肿瘤接近尿道口，即切缘接近肿瘤，也是造成术后复发的原因。Heaps 和 Donaldson[155,156] 指出，如果切缘离肿瘤少于 1cm，则局部复发的可能性极大。为了预防术后外阴局部复发，切缘应尽可能离肿瘤 2～3cm 以上，如果伴白斑应一并切除。如果肿瘤接近尿道口、肛门口等保留尿道或保肛手术均应辅以术前或术后放疗。一般术前采用 4～8MeV β 线外阴病灶照射 20～30Gy，休息 2 周后手术，如术后可疑切缘不净病例应进行辅助放疗。

多中心病灶存在是外阴癌复发的一个特点。Tilman 和 Ross[157,158] 报道 22%～25% 外阴癌病例存在多中心病灶。如果局部复发生于初次治疗 2 年以后，通常将放射治疗与手术结合起来，也可以获得 50% 以上的 5 年生存率。单纯外阴复发预后较好[159]，复发后经手术、放疗或手术加放疗等治疗，可获得较好疗效。外阴癌腹股沟淋巴结复发患者总的预后极差，主要是由于腹股沟淋巴结复发对放疗不敏感。Stehman 等[160] 报道 12 例腹股沟淋巴结转移仅生存 1 例。Tilman 等[157] 报道 12 例腹股沟淋巴结转移生存 2 例。

（3）复发癌的处理：复发性外阴癌应该采取以下措施。

对于那些局部复发的病例,可行扩大局部切除,也可并用放疗;外阴癌根治术和盆腔脏器切除术也是可供选择的治疗方法。有报道多达75%的局限于外阴复发的患者可以通过外阴根治性广泛切除或肿瘤的再切除进行救治[161-163]。外阴复发肿瘤的手术原则与原发肿瘤相同。广泛切除连同至少2cm。同时也要特别注意切取干净深部边缘。首次外阴手术的缺陷使得之后的手术更为困难。因此可能需要采取更复杂的重建来恢复组织的完整性。外阴复发癌累及阴道,邻近的尿道,或肛门时,仍有可能采用手术切除。采用盆腔脏器切除后可以获得长期的生存率[164-167]。手术方法应个体化,根据复发肿瘤的大小和位置、之前的治疗、年龄以及患者的总体健康状况而定。患者行盆腔脏器切除术之前应进行整个的术前评估,以排除区域和(或)远处转移。前盆或后盆脏器切除能提供良好的边缘,同时可以保留一个主要的排泄系统。根据盆腔脏器切除行单侧股薄肌皮瓣修补术可以填补手术后的缺陷[65]。

不宜再次手术或拒绝手术者,放、化疗几乎是唯一可选择的治疗手段,放疗与化疗同步进行[142]。

如果先前腹股沟区已放疗的患者,再次复发后不主张腹股沟区手术治疗,因并发症发生率高,可给予姑息性放疗或放、化疗等综合治疗,之前未行放疗的腹股沟区复发患者应考虑手术切除联合术前或术后放疗。手术切除限于适当范围内明显肿大的肿块。手术目的是切除复发灶以便肿瘤缩小,以便于之后放疗,达到区域控制的效果。切除位于深部间隙或血管周围复发的肿瘤特别困难,要格外小心。

盆腔或远距离的复发则治疗较为困难,是不可治愈的,生存率低,尤其是存在骨转移时。Simonsen[168]对局部复发和远距离转移者均采用手术与放疗综合治疗后,局部复发者5年生存率为40%,而远距离转移者5年生存率仅为8%。Prempree 和 Amornmarn[169]单独应用放疗治疗,结果相似。采用以顺铂为主的化疗治疗远处复发的患者,亦可获得30%的总反应率。

(蔡红兵　陈惠祯　欧阳艳琼)

# 参 考 文 献

[1]DISAIA P J,CREASMAN W T. Clinical Gynecologic Oncology[M]. 6th ed. USA Louis:Mosby Inc,2002:212.

[2]KRUPP P J. Invasive tumors of vulva[M]//COPPLESON M. Gynecologic Oncology. Edinburgh,London:Melbourne,1992:479-491.

[3]GREEN T H. Epidermoid carcinoma of the vulva:an analysis of 238 cases part therapy and end result[J]. Am J Obstet Gynecol,1958,75:848.

[4]RULTEDGE F N. Cancer of the vulva and vagina[J]. Clin Obstet Gynecol,1965,8:1 051.

[5]吕玉峰. 外阴的淋巴流向及外阴癌根治术的探讨[J]. 中华妇产科杂志,1981,16:42.

[6]KRUPP P J. Invasive tumors of vulva[M]// COPPLESON M. Gynecologic Oncology. Edinburgh,London, Melbourne, New York and Tokyo:Churchill Livingstone,1992:479-491.

[7]CARTER J,CARLSON J,FOWLER J,et al. Invasive vulvar tumors in young women:a disease of the immunosuppressed? [J]. Gynecol Oncol,1993,51:307.

[8]MESSING M J,GALLUP D G. Carcinoma of the vulva in young women[J]. Obstet Gynecol,1995,86:51.

[9]JONES R W,JOURA E A. Analyzing prior clinical events at presentation in 102 women with vulvar carcinoma:evidence of diagnostic delays[J]. J Reprod Med,1999,44:766.

[10]DVORETSKY PM,BONFIGLIO TA,HELMKAMP F,et al. The pathology of superficially invasive thin vulvar squamous cell carcinoma[J]. Int J Gynecol Pathol,1984,3:331-334.

[11]JONES RW,SADLER L,GRANT S,et al. Clinically identitying women with vulvar lichen sclerosus at increased risk of squamous cell carcinoma:a case control study[J]. J Reprod Med,2004,49:808-813.

[12] KURMAN RJ,RONNETT I,SHERMAN ME, et al. Tumors of the cervix, vagina, and vulva [M]//KOSAL. Atlas of Tumor Pathology, Fascicle 3rd series. Armed Forces Institute of Pathology, Washington, American Registry of Pathology:District of Columbia,2010:44.

[13] ROGERS L J,HOWARD B,VAN WIJK L, et al. Chemoradiation in advanced vulval carcinoma [J]. Int J Gynecol Cancer,2009,19(4):745-51.

[14] MORLEY G W. Infiltrative carcinoma of the vulva:results of surgical treatment[J]. Am J Obstet Gynecol,1976,124:874.

[15] PODRATZ K C,SYMMONDS R E,TAYLOR W F, et al. Carcinoma of the vulva:analysis of treatment and survival [J]. Obstet Gynecol, 1983:61-63.

[16] FIGGE C D,GAUDENZ R. Invasive carcinoma of the vulva[J]. Am J Obstet Gynecol,1974,119: 382.

[17] RUTLEDGE F,SMITH J P,FRANKLIN E W. Carcinoma of the vulva[J]. Am J Obstet Gynecol,1970,106:1 117.

[18] HOMESLEY H D,BUNDY B N,SELIS A, et al. Radiationtherapy versus pelvic node resection for carcinoma of the vulva with positive groin nodes[J]. Obstet Gynecol,1986,68:733.

[19] HACKER N F,VAN DER VELDEN J. Conservative management of early vulvar cancer[J]. Cancer,1993,71:1 673.

[20] IVERSEN T,ABELER V,AALDERS J. Individualized treatment of stage carcinoma of the vulva [J]. Obstet Gynecol,1981,57:85.

[21] DISAIA P J,CREASMAN W T,RICH W M. An alternative approach to early cancer of the vulva [J]. Am J Obstet Gynecol,1979,133:825.

[22] BERMAN M L,SOPER J T,CREASMAN W T, et al. Conservative surgical management of superficially invasive stage vulvar carcinoma [J]. Gynecol Oncol,1989,35:352.

[23] BURKE T W,LEVENBACK C,COLEMAN R C, et al. Surgical therapy of T$_1$ and T$_2$ vulvar carcinoma:further experience with radical wide excision and selective inguinal lymphadenectomy [J]. Gynecol Oncol,1995,57:215.

[24] STEHMAN F B,BUNDY B N,DVORETSKY P M, et al. Early stage carcinoma of the vulva treated with ipsilateral superficial inguinal lymphadenectomy and modified radical hemivulvectomy:a prospective study of the Gynecologic Oncology Group[J]. Gynecol Oncol,1992,79:490.

[25] WHARTON J T,GALLAGER S,RUTLEDGE R N. Microinvasive carcinoma of the vulva[J]. Am J Obstet Gynecol,1974,118:159.

[26] BURKE T W,STRINGER C A,GERSHENSON D M, et al. Radical wide excision and selective inguinal node dissection for squamous cell carcinoma of the vulva[J]. Gyencol Oncol, 1990, 38: 328.

[27] STEHMAN F,BUNDY B,THOMAS G, et al. Groin dissection versus groin radiation in carcinoma of the vulva[J]. Int J Radiat Oncol Biol Phys,1992,24:39.

[28] MORRIS J M. A formula for selective lymphadenectomy[J]. Obstet Gynecol,1977,50:152.

[29] HACKERN F,LEUCHTER R S,BEREK J S, et al. Radical vulvectomy and bilateral inguinal lymphadenectomy through separate groin incisions[J]. Obstet Gynecol,1981,58:574.

[30] LEVENBACK C,BURKE T W,GERSHENSON D M, et al. Intraoperative lymphatic mapping for vulva cancer[J]. Obstet Gynecol,1994,84:163.

[31] LEVENBACK C,BURKE TW,MORRIS M, et al. Potential applications of intraoperative lymphatic mapping In vulvar cancer[J]. Gynecol Oncol,1995,59:216-220.

[32] BARTON DPJ,BERMAN C,CAVANAGH D, et al. Lymphoscintigraphy In vulvar cancer:a pilot study[J]. Gynecol Oncol,1992,46:341-347.

[33] N. C. TE GROOTENHUIS, A. G. J. VAN DER H. C. VAN DOORN, et al. Sentinel nodes in vuluar cancer:Long-term follow-up of the Groningen international study on sentinel nodes in vulvar concer (GROINSS-V) I[J]. Gynecologic Onoclogy,2016,140:8-14.

[34] LEVENBACK CE,ALI S,COLEMAN RL, et al. Lymphatic mapping and sentinel lymph node biopsy in women with squamous cell carcinoma of the vulva:a gynecologic oncology group study

[J]. Clin Oncol,2012,30（31）:3 786-3 791.

[35] STEHMAN FB,ALI S,DISAIA PJ. Node count and groin recurrence in early vulvar cancer:a Gynecologic Oncology Group study[J]. Gynecol Oncol,2009,113（1）:52-56.

[36] BINDER S W,HUANG I,FU Y S,et al. Risk factors for the development of lymph node metastasis in vulvar squamous carcinoma[J]. Gynecol Oncol,1990,37:9-16.

[37] CURRY S L,WHARTON J T,RUTLEDGE F. Positive lymph nodes in vulvar squamous carcinoma[J]. Gynecol Oncol,1980,9:63-67.

[38] GOPLERUD D R,KEETTEL W C. Carcinoma of the vulva:a review of 156 cases from the University of Iowa Hospitals[J]. Am J Obstet Gynecol,1968,100:550-553.

[39] HOMESLEY H D,BUNDY B N,SEDLIS A,et al. Prognostic factors for groin node metastasis in squamous cell carcinoma of the vulva(a Gynecologic Oncology group study)[J]. Gynecol Oncol,1993,49:279-283.

[40] IVERSEN T,AALDERS J G,CHRISTENSEN A,et al. Squamous cell carcinoma of the vulva:A review of 424 patients,1956—1974[J]. Gynecol Oncol,1980,9:271-279.

[41] MORLEY G W. Infiltrative carcinoma of the vulva:results of surgical treatment[J]. Am J Obstet Gynecol,1976,124:874-888.

[42] MORRIS J M. A formula for selective lymphadenectomy:its application to cancer of the vulva [J]. Obstet Gynecol,1977,50:152-158.

[43] WAY S. Carcinoma of the vulvar[J]. Am J Obstet Gynecol,1960,79:692-697.

[44] KOH W J,CHIU M,STELZER K J,et al. Femoral vessel depth and the implications for groin node radiation[J]. Int J Radiat Oncol Biol Phys,1993,27:969.

[45] IVERSEN T. Individualized treatment of stage carcinoma of the vulva[J]. Obstet Gynecol,1981,57:85.

[46] RUTLEDE F N. Prognostic indicators for invasive carcinoma of the vulva[J]. Gynecol Oncol,1991,42:239.

[47] HOFFMA M S. A comparative study of radical vulvectomy and modified radical vulvectomy for the treatment of invasive squamous cell carcinoma of the vulva[J]. Gynecol Oncol,1992,45:192.

[48] GREEN T H. Epidermoid carcinoma of the vulva,an analysis of 238 cases part therapy and end result[J]. Am J Obstet Gynecol,1958,75:848.

[49] RULTEDGE F N. Cancer of the vulva and vagina [J] Clin Obstet Gynecol,1965,8:1 051.

[50] KRUPP P J. Lymph gland metastases in invasive squamous cell cancer of the vulva[J]. Am J Obstet Gynecol,1978,130:943.

[51] COLLINS J H. Operative management of early invasive epidermoid carcinoma of the vulva[J]. Am J Obstet Gynecol,1975,123:349.

[52] WAY S. The anatomy of the lymphatic drainage of the vulva and its influence on the radical operation for carcinoma[J]. Am R Coll Surg Engl,1948,3:187.

[53] BORGNO G,MICHELETTI L,BARBERO M,et al. Topographic distribution of groin lymph nodes:a study of 50 female cadavers[J]. J Reprod Med,1990,35:1 127.

[54] ROUZIER R,HADDAD B,DUBERNARD G,et al. Inguinofemoral dissection for carcinoma of the vulva:effect of modifications of extent and technique on morbidity and survival[J]. J Am Coll Surg,2003,196:442.

[55] WAY S. Carcinoma of the vulva[J]. Am J Obstet Gynecol,1960,79:692.

[56] CURRY S L. Positive lymph node in vulva squamous carcinomas[J]. Gynecol Oncology,1980,9:63.

[57] BURKE T W,MORRIS M,LEVENBACK C,et al. Closure of complex vulvar defects using local rhomboid flaps[J]. Obstet Gynecol,1994,84:1 043.

[58] BARNHILL D R,HOSKINS W J,METZ P. Use of the rhomboid flap after partial vulvectomy[J]. Obstet Gynecol,1983,62:444.

[59] HELM C W,HATCH K D,PARTRIDGE E E,et al. The rhomboid flap for repair of the perineal defect afrrrrrrter radical vulvar surgery[J]. Gynecol Oncol,1993,50:164.

[60] ACHAUER B M,BRALY P,BERMAN M L,et

al. Innediate vadinal reconstruction following re-section for malignancy using the gluteal thigh flap[J]. Gynecol Oncol,1984,19:79.

[61]BALLON S C,DONALDSON R C,ROBERTS J A. Reconstruction of the vulva using a myocuta-neous graft[J]. Gynecol Oncol,1979,7:123.

[62]CHAFE W,FOWLER W C,WALTON L A,et al. Radical vulvectomy with use of tensor fascia lata myocutaneous flap[J]. Am J Obstet Gyne-col,1983,145:207.

[63]PATSNER B,HETZLER P. Postradical vulvectomy reconstruction using the inferiorly based transcerse rectus abdominis(TRAM)flap:a preliminary experi-ence[J]. Gynecol Oncol,1994,55:78.

[64]POTKUL R K,BARNES W A,BARTER J F,et al. Vulvar reconstruction using a mons pubis pedicle flap. Gynecol Oncol,1994,55:21.

[65]BURKE T W,MORRIS M,ROH M S,et al. Per-ineal reconstruction using single gracilis myocu-taneous flaps[J]. Gynecol Oncol,1995,57:221.

[66]COLLINS C G. Cancer involving the vulva:a re-port on 109 consecutive cases[J]. Am J Obstet Gynecol,1963,87:62.

[67]MCKDVEY J L,ADCOCK L L. Cancer of the vulva[J]. Obstet Gynecol,1965,26:455.

[68]GREEN T H. Carcinoma of the vulva:a reassess-ment[J]. Obstet Gynecol,1978,52:462.

[69]MORLEY G W. Infiltrative carcinoma of the vul-va:results of surgical treatment[J]. Am J Obstet Gynecol,1976,124:874.

[70]PODRATZ K C. Carcinoma of the vulva:analysis of treatment and survival[J]. Obstet Gynecol,1983,61:63.

[71]丁亚琴,翁练斌. 20 例外阴癌电子束照射[J]. 中国癌症杂志,1999,9:197-199.

[72]BUSCH M,WAGENER B,DUHMHC E,et al. Long — term results of radiotherapy alone for carcinoma of the vulva[J]. Int J Radiat Oncol Bi-ol Phys,2000,48(1):213-218.

[73]王淑珍,孙建衡. 外阴癌临床治疗 309 例报告[J]. 中华肿瘤杂志,2000,22:170-173.

[74]AKL A,AKL M,BOLKE G,et al. Preliminary results of chemoradiation as a primary treatment for vulvar carcinoma[J]. Int J Radiat Oncol Biol Phys,2000,48(2):415-420.

[75]HAN S C,KIN D H,HIGGINS S A,et al. Chemo-radiation as primary or adjuvant treatment for local-ly advanced carcinoma of the vulva[J]. Int J Radiat Oncol Biol Phys,2000,47(5):1 235-1 240.

[76]DEFOE SG,BERIWAL S,JONES H,et al. Con-current chemotherapy and intensity-modulated radiation therapy for anal carcinoma - clinical outcomes in large national cancer Institute-des ignated integrated cancer centre network [J]. ClinOncol (R Coll Radiol),2011,24:424-431.

[77]BAZAN JG,HARA W,HSU A,et al. Intensity-modu -lated radiation therapy versus convention-al radi - ation therapy for squamous cell carcino-ma of the anal canal[J]. Cancer,2011,117 (15):3 342-3 351.

[78]KATZ A,EIFEL PJ,JHINGRAN A,et al. The role of radiation therapy in preventing regional recur rences of invasive squamous cell carcinoma of the vulva[J]. Int J Radiat Oncol Biol Phys,2003,57,409-413.

[79]SIMONSEN E,NORDBERG UB,JOHNSSON JE,et al Radiation therapy and surgery in the treatment of regional lymph nodes in squamous cell carcinoma of the vulva[J]. Acta Radiol On-co,1984,23:433-437.

[80]HACKER NF,VAN DER VELDEN J. Conser-vative management of early vulvar cancer[J]. Cancer,1993,71:1 673-1 678.

[81]HACKER NE,BEREK JS,JULLIARD GJF,et al. Preop erative radiation therapy for locally advanced vulvar cancer[J]. Cancer,1984,54:2 056-2 064.

[82]THOMAS G,DEMBO A,DEPETRILLO A,et al. Concurrent radiation and chemotherapy in vulvar carcinoma[J]. Gynecol Oncol, 1989, 34:263-267.

[83]CUMMINGS B. Anal canal carcinomas[M]//MEYER JL,VAETH JM. Frontiers in Radi-ationOncology. Vol 26. Basel,Switzerland:Karg-er,1992:131-135.

[84]BARTON DPJ. The prevention and management of treatment related morbidity in vulva cancer[J]. Best Pract Res Clin Obstet Gynecol,2003,17:683-701.

[85]DEPPE G,COHEN C J,BRUCKNER H W,et al. Chemotherapy of squamous cell carcinoma of the vulva[J]. Gynecol Oncol,1979,7:345.

[86]KALRA J R,GROSSMANN A M,KRUM-HOLZ B,et al. Preoperative chemoradiotherapy for carcinoma of the vulva[J]. Gynecol Oncol,1981,12:256.

[87]RICHARD R,BARAKAT A B,MAURIE M,et al. Principles and Practice of Gynecologic Oncology sixth edition [M]. S4Carlisle Publishing Services,2013:550.

[88]TROPE C,JOHNSSON J E,LARSSON G,et al. Bleomycin alone or combined with mitomycin C in treatment of advances or recurrent squamous cell carcinoma of the vulva[J]. Cancer Treat Rep,1980,64:639.

[89]DEPPE G,BRUCKNER H W,COHEN C J. Adriamycin treatment of advanced vulvar carcinoma[J]. Obstet Gynecol,1977,50:13.

[90]THIGPEN J T,BLESSING J A,HOMESLEY H D,et al. Phase II trials of cisplatin and piperzine-dione in advanced or recurrent squamous cell carcinomas of the vulva: a Gynecologic Oncology Group study[J]. Gynecol Oncol,1986,23:358.

[91]MUSS H B,BUNDY B N,CHRISTOPHERSON W A. Mitoxantrone in the treatment of advanced vulvar and vaginal carcinoma[J]. Am J Clin Oncol,1989,12:142.

[92]SLAYTON R E,BLESSING J A,BEECHAM J, et al. Phase II trial of etoposide in the management of advanced or recurrent squamous cell carcinoma of the vulva and carcinoma of the vagina: a Gynecologic Oncology Group study[J]. Cancer Treat Rep,1987,71:869.

[93]BELINSON J L,STEWART J A,RICHARDS A,et al. Bleomycin,vincristine,mitomycin C,and cisplatin in the management of gynecologic squamous cell cancer[J]. Gynecol Oncol,1985,20:387.

[94]DURRANT K R,MANGINOE C,LACAVE A J,et al. Bleomycin,methotrexate,and CCNU in advanced inoperable squamous cell carcinoma of the vulva: a Phase II study of the EORTC Gynaecological Cancer Cooperative Group (GC-CG)[J]. Gynecol Oncol,1990,37:359.

[95]KEYS H M,BUNDY B N,STEHMAN F B,et al. Cisplatin,radiation,and adjuvant hysterectomy compared with radiation and adjuvant hysterectomy for bulky stage I B cervical carcinoma [J]. N Engl J Med,1999,340:1 154.

[96]PETERS W A,LIU P Y,BARRETT R J,et al. Concurrent chemotherapy and pelvic radiation therapy compared with pelvic radiation therapy alone as adjuvant therapy after radical surgery in high−risk early−stage cancer of the cervix[J]. J Clin Oncol,2000,18:1 606.

[97]ROSE P G,BUNDY B N,WATLINS E B,et al. Concurrent cisplatin − based radiotherapy and chemotherapy for locally advanced cervical cancer [J]. N Engl J Med,1999,340:1 144.

[98]MORRIS M,EIFEL PJ,LU J,et al. Pelvic radiation with concurrent chemotherapy compared with pelvic and paraaortic radiation for high − risk cervical cancer[J]. N Eng J Med,1999,340: 1 137.

[99]MOORE D H,THOMAS G M,MONTANA G S,et al. Preoperative chemoradiation for advanced vulvar cancer:a phase II study of the Gynecologic Oncology Group[J]. Int J Radiat Oncol Biol Phys,1998,42:1 317.

[100]LANDONI F,MANEO A,ZANETTA G,et al. Concurrent preoperative chemotherapy with 5-fluorourracil and mitomycin C and radiotherapy (FUMIR)followed by limited surgery in locally advanced and recurrent vulvar carcinoma[J]. Gynecol Oncol,1996,61:321.

[101]WHALEN S A,SLATER J D,WAGNER R J,et al. Concurrent radiation therapy and chemotherapy in the treatment of primary squamous cell cancer of the vulva[J]. Cancer,1995,75:2 289.

[102]CUNNINGHAM M J,GOYER R P,GIBBONS S K,et al. Primary radiation,cisplatin,and 5-fluorouracil for advanced squamous carcinoma of the vulva[J]. Gynecol Oncol,1997,66:258.

[103]THOMAS G,DEMBO A,DEPETRILLO A,et al. Concurrent radiation and chemotherapy in vulvar carcinoma[J]. Gynecol Oncol,1989,34: 263.

[104]ACOSTA A A,GIVEN F T,FRAZIER A B,et

al. Preoperative radiation therapy in the management of squamous cell carcinoma of the vulva: preliminary report[J]. Am J Obstet Gynecol, 1978,132:198.

[105]BORONNOW R C,HICKMAN B T,REAGAN M T,et al. Combined therapy as an alternative to exenteration for locally advanced vulvovaginal cancer: II. Results, complications and surgical considerations[J]. Am J Clin Oncol,1987;10:171.

[106]FAIREY R N,MACKAY P A,BENEDET J L, et al. Radiation treatment of carcinoma of the vulva,1950－1980[J]. Am J Obstet Gynecol, 1985,151:591.

[107]HACKER N F,BEREK J S,JULLIARD G J F,et al. Preoperative radiation therapy for locally advanced vulvar cancer[J]. Cancer,1984,54:2 056.

[108]JAFARI K,MAGALOTTI M. Radiation therapy in carcinoma of the vulva[J]. Cancer,1981, 47:686.

[109]FAUL C M,MIRMOW D,HUANG Q, et al. Adjuvant radiation for vulvar carcinoma: improved local control[J]. Int J Radiat Oncol Biol Phys,1997,38:381.

[110]RUSSELL A H,MESIC J B,SCUDDER S A,et al. Synchronous radiation and cytotoxic chemotherapy for locally advanced or recurrent squamous cancer of the vulva[J]. Gynecol Oncol, 1992,47:14.

[111]LEVIN W,GOLDBERG G,ALTARAS M,et al. The use of concomitant chemotherapy and radiotherapy prior to surgery in advanced stage carcinoma of the vulva[J]. Gynecol Oncol, 1986,25:20.

[112]BEREK J S,HEAPS J M,FU Y S,et al. Concurrent cisplatin and 5-fluorouracil chemotherapy and radiation therapy for advanced－stage squamous carcinoma of the vulva[J]. Gynecol Oncol,1991,42:197.

[113]EIFEL P J,MORRIS M,BURKE T W, et al. Preoperative continuous infusion cisplatinum and 5-fluorouracil with radiation for locally advanced or recurrent carcinoma of the vulva[J]. Gynecol Oncol,1995,59:51.

[114]EVANS L S,KERSH C R,CONSTABLE W C,

et al. Concomitant 5－fluorouracil, mitomycin C, and radiotherapy for advanced gynecologic malignancies[J]. Int J Radiat Oncol Biol Phys, 1988,15:901.

[115]IVERSEN T. Irradiation and bleomycin in the treatment of inoperable culcar carcinoma[J]. Acta Obstet Gynecol Scand,1982,61:195.

[116]KALRA J K,GROSSMAN A M,KRUMHOLZ B A, et al. Preoperative chemoradiotherapy for carcinoma of the vulva[J]. Gynecol Oncol, 1981;12:256.

[117]KOH WJ,WALLACE H J,GREER B E,et al. Combined radiotherapy and chemotherapy in the management of local－regionally advanced vulvar cancer[J]. Int J Radiat Oncol Biol Phys, 1993,26:809.

[118]PERRONE T,SWANSON P E,TWIGGS L,et al. Malignant rhabdoid tumor of the vulva: is distinction from epithelioid sarcoma possible? [J]Am J Surg Pathol,1989,13:848.

[119]LANDONI F,NANEO A,ZANETTA R,et al. Concurrent preoperative chemotherapy with 5-fluoouracil and mitomycin－C and radiotherapy (FuMIR) followed by limited surgery in locally advanced and recurrent vulva carcinoma[J]. Gynecol Oncol,1996,61(3):321-327.

[120]LUPI G,RASPAGLIESE F,ZUCALI R,et al. Combined preoperative chemoradiotherapy followed by radical surgery in locally advanced vulvar carcinoma:a pilot study[J]. Cancer,1999,77 (8):1 472-1 478.

[121]MOORE D H,THOMAS G M,MONTANA G S, et al. Preoperative chemoradiation for advanced vulvar cancer: a phase II study of the Gynecologic Oncology Group[J]. Int J Radiat Oncol Biol Phys,1998,42(1):79-85.

[122]WHALEN S A,SLATER J D,WAGNER R J,et al. Concurrent radiation therapy and chemotherapy in the treatment of primary squamous cell cancer of the vulva[J]. Cancer,1995,75:2 289.

[123]LEISEROWITZ GS,RUSSELL AH,KINNEY WK,et al. Prophylactic chemoradiation of inguinofemoral lymph nodes in patients with locally extensive vulvar cancer[J]. Gynecol On-

col,1997,66(3):509-514.

[124]STEHMAN FB,BUNDY BN,THOMAS G,et al. Groin dissection versus groin radiation in carcinoma of the vulva: a Gynecologic Oncology Group study[J]. Int J Radiat Oncol Biol Phys, 1992,24(2):389-396.

[125]EIFEL PJ. Vulvar carcinoma: radiotherapy or surgery for the lymphatics? [J]. Front Radiat Ther Oncol,1994,28:218-225.

[126]KOH WJ,CHIU M,STELZER KJ,et al. Femoral vessel depth and the implications for groin node radiation[J]. Int J Radiat Oncol Biol Phys, 1993,27(4):969-974.

[127]ORIGONI M, SIDERI M, GARSIA S, et al. Prognostic value of pathological patterns of lymph node positivity in squamous cell carcinoma of the vulva stage III and IVA FIGO[J]. Gynecol Oncol,1992,45(3):313-316.

[128]HOMESLEY HD,BUNDY BN,SEDLIS A,et al. Radiation therapy versus pelvic node resection for carcinoma of the vulva with positive groin nodes [J]. Obstet Gynecol,1986,68:733-739.

[129]KUNOS C,SIMKINS F,GIBBONS H,et al. Radiation therapy compared with pelvic node resection for node-positive vulvar cancer: a randomized controlled trial[J]. Obstet Gynecol, 2009,114(3):537-546.

[130]PARTHASARATHY A,CHEUNG MK,OSANN K,et al. The benefit of adjuvant radiation therapy in single-node-positive squamous cell vulvar carcinoma[J]. Gynecol Oncol,2006,103 (3):1 095-1 099.

[131]OONK MH, VAN HEMEL BM, HOLLEMA H,et al. Size of sentinel-node metastasis and chances of non-sentinel-node involvement and survival in early stage vulvar cancer: results from GROINSS-V, a multicentre observational study[J]. Lancet Oncol,2010,11(7):646-652.

[132]BERIWAL S,HERON DE,KIM H,et al. Intensity-modulated radiotherapy for the treatment of vulvar carcinoma: a comparative dosimetric study with early clinical outcome[J]. Int J Radiat Oncol Biol Phys,2006,64(5):1 395-1 400.

[133]KOSARY C L. Figo stage, histology, histologic grade, age and race as prognostic factors in determining survival for cancers og the female gynecological system: an analysis of 1973－1987 SEER cases of cancers of the endometrium,cervix,ovary,vulva and vagina[J]. Semin Surg Oncol,1994,10:31.

[134]PARKER R. Operative management of early invasive epidermoid carcinoma of the vulva[J]. Am J Obstet Gynecol,1975,123,349

[135]PEREZ C A,GRIGSBY P W,CHAO C,et al. Irradiation in carcinoma of the vulva:factors affecting outcome[J]. Int J Radiat Oncol Biol Phys,1998,42(2):335-344.

[136]HACKER N F. Individualization of stage Ⅰ squamous cell vulvar carcinoma[J]. Obstet Gynecol,1984,63:155.

[137]GREEN T H. Epidermoid carcinoma of the vulva:an analysis of 238 cases part Ⅱ therapy and end result[J]. Am J Obstet Gynecol,1958,75: 848.

[138]CURRY S L. Positive lymph node in vulva squamous carcinoma[J]. Gynecol Oncol,1980, 9:63.

[139]CAVANAGH D. Vulvar cancer:continuing evolution in management[J]. Gynecol Oncol,1997, 66:362-367.

[140]BELLER U,SIDERI M,MAISONNEUVE P,et al. Carcinoma of the vulva[J]. J Epidemiol Biostat,2001,6(1):155-173.

[141]WAY S. Carcinoma of the vulva[J]. Am J Obstet Gynecol,1960,79:692.

[142]李孟达. 外阴浸润癌的治疗[J]. 中国医学科学院学报,2003,25(4):492-493.

[143]BOUTSELIS J. Radical vulvectomy for invasive squamous cell carcinoma of the vulva[J]. Am J Obstet Gynecol,1972,39:827.

[144]COLLINS C. Invasive carcinoma of the vulva with lymph node metastasis[J]. Am J Obstet Gynecol,1971,109:446.

[145]俞高志. 外阴癌[M]//谷铣之. 肿瘤放射治疗学. 北京:北京医科大学中国协和医科大学联合出版社,1993:652-655.

[146]RUTLEDGE F N,MITCHELL M F,MNSELL M F. Prognostic indicators for invasive carcino-

ma of the vulva[J]. Gynecol Oncol,1991,42:239-244.

[147] MCKELVEY J L,ADEOK L. Cancer of the vulva[J]. Obstet Gynecol,1965,26:455.

[148] THORNTON W N,FLANGAN W C. Pelvic exenteration in the treatment of advanced malignancy of the vulva[J]. Am J Obstet Gynecol,1973,117:774.

[149] DAILY L J. Exenteration for advanced carcinoma of the vulva[J]. Obstet Gynecol,1970,36:845.

[150] BEREK J S S,HEAPS J M,FU Y S,et al. Concurrent cisplatin and 5—fluorouracil chemotherapy and radiation therapy for advanced—stage squamous carcinoma of the vulva[J]. Gynecol Oncol,1991,42(3):197-201.

[151] PATRICIA J E,MITCHELL MORRIS,THOMAS W B,et al. Prolonged continuous infusion cisplatin and 5-Fluorouracil with radiation for locally advanced carcinoma of the vulva[J]. Gynecologic Oncology,1995,51-56.

[152] 吴令英,俞高志,张蓉,等. 外阴癌复发:附55例临床分析[J]. 中国肿瘤临床,2004,30(9):634-637.

[153] PIURA B,MOSOLINA A,MURDOCH J,et al. Recurrent squamous cell carcinoma of vulva:a study of 73 cases[J]. Gynecol Oncol,1993;48(2):189-195.

[154] PODRALZ K C,SYMMONDS R E,TAYLOR W F. Carcinoma of the vulva:analysis of treatment failures[J]. Am J Obstet Gynecol,1982,143(3):340-351.

[155] HEAPS J M,FU Y S,MONTZ F J,et al. Surgical pathologic variables predictive of local recurrent in squamous cell carcinoma of the vulva[J]. Gynecol Oncol,1990,38(3):309-314.

[156] DONALDSON E S,POWELL D E,HANSON M B,et al. Prognostic parameters in invasive vulvar cancer[J]. Gynecol Oncol,1981,11(2):184-190.

[157] TILMAN A S,SUTTON G P,LOOK Y,et al. Recurrent squamous carcinoma of the vulva[J]. Am J Obstet Gynecol,1992,167(5):1 383-1 389.

[158] ROSS M J,EHRMANN R L. Histologic prognosticators in stage I squamous cell carcinoma of the vulva[J]. Obstet Gynecol,1987,70(5):774-784.

[159] SALOM E M,PENALVER M. Recurrent vulvar cancer[J]. Curr Treat Options Oncol,2002,3(2):143-153.

[160] STEHMAN F B,BUNDY B N,BALL H,et al. Sites of failure and times to failure in carcinoma of the vulva treated conservatively[J]. Am J Obstet Gynecol,1996,174(4):1 128-1 133.

[161] PODRATZ K C,SYMMONDS R E,TAYLOR W F. Carcinoma of the vulva:analysis of treatment failures[J]. Am J Obstet Gynecol,1982,143:340.

[162] HOPKINS M P,REID G C,MORLEY G W. The surgical management of recurrent squamous cell carcinoma of the vulva[J]. Obstet Gynecol,1990,75:1 001.

[163] PIURA B,MASOTINA A,MURDOCH J,et al. Recurrent squamous cell carcinoma of the vulva:a study of 73 cases[J]. Gynecol Oncol,1993,48:189.

[164] CAVANAGH D,SHEPHERD J H. The place of pelvic exenteration in the primary management of advanced carcinoma of the vulva[J]. Gynecol Oncol,1982,13:318.

[165] MILLER B,MORRIS M,LEVENBACK C,et al. Pelvic exenteration for primary and recurrent vulvar cancer[J]. Gynecol Oncol,1995,58:189.

[166] PHILLIPS B,BUCHSBAUM J H,LIFSHITZ S. Pelvic exenteration for vulvovaginal carcinoma[J]. Am J Obstet Gynecol,1981,141:1 038.

[167] THORNTON W N,FLANAGAN W L JR. Pelvic exenteration in the treatment of advanced malignancy of the vulva[J]. Am J Obstet Gynecol,1973,117:774.

[168] SIMONSEN E. Treatment of recurrent squamous cell carcinoma of the vulva[J]. Acta Radiol Onocol,1984,23:345.

[169] PREMPREE T,AMORNMARN R. Radiation treatment of recurrent carcinoma of the vulva[J]. Cancer,1984,54:1 943.

# 20 外阴恶性黑色素瘤

外阴恶性黑色素瘤(vulvar malignant melanoma,VMM)是发病率低、恶性度高、预后较差的肿瘤,起自来源于神经嵴的表皮基底层黑色素细胞,也可由皮肤交界痣、复合痣等恶变而成。MM约93%发生在皮肤,5.2%发生在眼睛,0.4%发生在口鼻[1]。其中女性生殖系统黑色素瘤约占全身MM的3%,主要位于外阴部[2]。就全身MM而言,VMM约占女性MM的8.3%,占女阴恶性肿瘤的2%~3%[3]。

MM是所有恶性肿瘤中发病率增长最快的肿瘤,年增长率为3%~5%[4]。澳大利亚昆士兰和美国的南亚利桑那州为MM的高发地区,发病率分别为40/10万、30/10万[5]。白种人发病率高于其他肤色人种。虽然中国、日本等亚洲国家发病率低,但调查发现其增长迅猛。北京市八城区统计资料显示2000年恶性黑色素瘤发病率为0.2/10万[6],2004年其发病例率已达1/10万。

多数学者认为MM的发生可能与间歇性强烈阳光照射、免疫功能低下、免疫缺陷、职业、遗传因素、表型特征、细胞色素痣及发育不良痣相关。还有研究显示:有恶性黑色素瘤家族史者,发生MM的概率为无家族史的2倍[7],有家族史的患者发病多有多发病灶和拥有良好预后的特点。在众多因素中,日光(紫外线辐射)被认为是MM病因中最主要的环境因素。有学者认为MM发病率的上升并不是因为诊断方法的改进,而很可能是阳光晒的结果。美国的一项资料表明,臭氧层每减少1%,发病率增加2%,死亡率升高0.3%~2%[8],也支持这一观点。

VMM多由色素痣恶变而来,慢性刺激、外伤(电灼、腐蚀、不完整切除、激光和冷冻等)是其恶变的诱因。Rohwedder等[9]报道2例VMM,在应用PCR对病变组织及其周围的皮肤的检测中均检测到有多种类型的HPVDNA表达,其中包括高危HPV 16型及其他HPV亚型(alb-1、alb-2、alb-7和alb-10)等,显示VMM的发生可能和人乳头瘤病毒感染有关。

## 20.1 病理

VMM肉眼观呈蓝黑、深蓝、棕黑或淡棕色或无色素性(大约有10%的黑色素瘤为无色素黑色素瘤),病变界限不清,病灶可为扁平、凸起或息肉状,可有溃疡、肿胀或皮肤卫星转移结节等形成。镜下观可见瘤细胞由上皮样细胞、痣细胞和梭形细胞等组成,位于表皮、真皮交界处,多成巢状或弥散分布,形态多变,可呈圆形、多边形、梭形或多形性的混合型。细胞核大、浓染,常有核分裂象,有时可见核内空泡。细胞内黑色素分布不均匀。在病理上，早期 MM 指黑色素瘤细胞在表皮基底膜上浸润表皮(图 20-1)，几乎无转移，随着向深层发展，依次浸润真皮乳头层、网状层与皮下，其转移率也逐步升高。

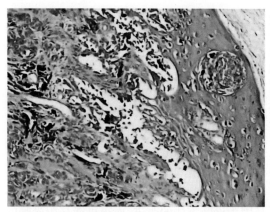

**图 20-1　黑色素瘤,示黑色素瘤细胞浸润表皮**
**(×200)**

按外阴 MM 的生长方式,可将其分为以下类型:①结节型,常由女阴色素痣恶变而来,恶变初期多见色素痣迅速增大,色素加深,在其周围出现卫星状色素小点及红斑,继而可发生表皮溃烂,逐渐形成隆起的结节状、乳头状或菜花状肿块。当肿块含色素多时呈明显的黑色,如煤炭样,含色素少时呈蓝黑色或浅棕色不等。此种类型侵袭性强,预后较差。②浅表扩散型,外观呈棕色,其特点是沿真皮界面呈水平放射状扩散,此型生长较缓慢,肉眼形态与 Paget 病相似。该型病变在侵犯基质之前有一个范围较大的放射状生长阶段,一旦进入向基质垂直生长浸润阶段,疾病进展较快。此型占外阴黑色素瘤的 25%～50%。③恶性雀斑型(LMM),即原位 MM,表现为慢性扩展,边缘不规则,该型 MM 有 5% 的非侵袭行为,而垂直生长的部分色泽更深并有溃疡。④未分型 MM,如辐射生长、息肉样生长及少色素或无黑色素的 MM。

目前 MM 的免疫学研究也已有一定的进展。通过对病变进行免疫学的检测,有助于对无黑色素性 MM 进行诊断,并且可与分化差的鳞状细胞癌、腺癌及纤维肉瘤较难进行鉴别诊断的疾病进行确诊(表 20-1)。

(邹积骏　郭鹏　陈慧君)

**表 20-1　MM 的免疫表型**

| 标志物类型 | 标志物 |
| --- | --- |
| 分化标志 | Tyrosinase,TRP-1,AIM-1,Mitf,Gp100(HMB45),TRP-2,S100,HMW-MAA,Melan-A/MART-1,MC1R |
| 进展标志 | |
| 增生 | Cyclin A↑,Cyclin B1↑,Cyclin D1/D3↑,Cyclin E↑,Cdk2↑,P21↑,PCNA↑,P15↓,P27↓,P16↓,Mdm-2↑,Ki-67↑,端粒酶↑ |
| 信号 | c-kit↓,N-ras↑,EGFR↑,PTEN↓,c-Myc↑,α-catenin↓,转铁蛋白受体↑ |
| 黏附 | E-Cadherin↓,N-Cadherin↑,ICAM-1↑,ALCAM↑,MCAM↑,VCAM-1↓,CD44v6↑,αvβ3↑,α4β1↑ |
| 蛋白酶 | MMP-1↑,MMP-2↑,MMP-9↑,MMP-13↑,MT1-MMP↑,TIMP-1↑,TIMP-3↑,PA-system↑,EMMPRIN↑,Cathepsin B,D,H,L↑ |
| 其他标志 | ME491/CD63↓,HLA class Ⅰ↓,Osteonectin↑,Fas/Fas ligant↑,HLA class Ⅱ↑,CATs↑ |

摘自《中国黑色素瘤诊断治疗共识》。

## 20.2 临床特征

### 20.2.1 发病年龄

VMM 可发生于任何年龄,发病率随年龄的增加而上升,青春期前 MM 特别少见。Guaberg 认为外阴 MM 最常见于 60~70 岁年龄组,平均年龄 55 岁[10]。Weinstock 通过研究认为外阴黑色素瘤的平均年龄为 60 岁,而 Creasman 研究发现其发病的平均年龄在 66 岁左右(年龄范围 7~97 岁)[11-12]。

### 20.2.2 发生部位

VMM 常位于无毛发分布区域,大约 60%的外阴黑色素瘤发生于小阴唇和阴蒂,40%发生于大阴唇,也有发生于会阴者。

### 20.2.3 症状

VMM 的早期症状主要是外阴肿块及瘙痒感,而疼痛、出血、渗出、溃疡则在病情较重时出现。疾病晚期腹股沟可因肿瘤转移发生肿胀。大多数外阴黑色素瘤有扁平状或结节状的棕色或黑色色素沉着。经由 Ragnarsson-Olding[11]报道的 198 例 VMM 患者,38.4%出现外阴出血,28.3%有外阴包块史,15.2%和13.6%的患者分别感到瘙痒和烧灼刺激感,排尿不适和阴道排液分别占 12.1%和 10.6%,溃疡、疼痛、局部病变黑等不超过 5%。

### 20.2.4 体征

AJCC 将 MM 早期征象归纳为 ABCD 4个特点:A(asymmetry)为不对称病变;B(bregularity)为边缘不规则;C(color variegation)为颜色多样;D(diameter enlarging)为直径增大。对于 VMM 来说,可于妇科检查时发现局部呈褐色结节状肿块,可有溃疡及出血,如有继发感染则分泌物增多且有臭味。晚期患者还可扪及肿大的腹股沟淋巴结。

## 20.3 诊断标准及诊断方法

尽管通过病史、症状及体征,对典型黑色素瘤的临床诊断并不困难,但据报道[13],临床医生依靠临床诊断 MM 的正确率仅 5%左右,常常容易和其他色素沉着性疾病相混淆。因此,治疗前必须采取合适的组织学标本,提供满意的病理学诊断。

早期理论认为临床一旦怀疑 MM,切忌在病灶局部咬取活检,以免加速肿瘤扩散,应将整个病灶连同周围 0.5~1cm 的正常皮肤及皮下脂肪整块切除后切除送病检,但 Bong 等[14]大样本对照研究结果表明,MM 的切取活检与切除活检的复发率及病死率无明显差异,切取活检并不影响患者的预后。有些患者易出现转移是由于肿瘤本身的生物学特性所致,并非活检影响。《中国黑色素瘤诊断治疗共识》(2008 版)仍建议发现痣或色素斑有恶变倾向时,应立即完整切除可疑病灶送病理切片(切缘一般 1~3mm)。病理报告一定要包括以下信息:亚型、浸润深度、最大厚度、溃疡情况、部位、有无脉管侵犯、分化程度、有无淋巴细胞浸润和免疫组化结果等。

由于原发 VMM 误诊率较高,易误诊为低分化癌或纤维肉瘤,VMM 在进行一般组织病理检同时,需结合 M-F 染色及 S-100 蛋白、HMB245 等免疫组化检查协助诊断。目前,广泛应用 S-100 蛋白和 HMB-45 标志物检测黑色素瘤。几乎所有的黑色素瘤均表达S-100 蛋白阳性,但肉瘤、神经鞘肿瘤及部分其他癌肿亦可表达 S-100 蛋白;HMB-45 对黑色素瘤的特异性更高,有文献报道 HMB-45 在 MM 中的表达率为 90.6%,但在某些转移性黑色素瘤中也会呈阴性,所以两者综合应用对于黑色素瘤的诊断很有意义。

对 HMB-45 表达阴性的色素性黑色素瘤若行电镜检查,则可发现肿瘤细胞中的前黑素小体和一些黑色素瘤的超微结构特点。无色素黑色素瘤可行组织培养产生黑色素,也可用来鉴别。

（柳　洲　陈慧君　侯汉英）

# 20.4　扩散方式与分期

## 20.4.1　扩散方式

恶性黑色素瘤的转移扩散极为常见包括直接浸润、淋巴转移和血行转移。常先发生淋巴道转移，以致发生局部淋巴结转移。血流扩散出现较晚，一旦发现，则易发生广泛转移。如已出现转移则预后不良。

（1）直接浸润：癌灶逐渐增大，沿皮肤、黏膜向内侵及阴道和尿道，晚期可累及肛门、直肠和膀胱等。若向深部组织扩散，可侵及肌肉及骨骼。

（2）淋巴转移：淋巴转移是 VMM 的主要转移方式。早期癌灶多发生同侧腹股沟浅淋巴结转移，在转至腹股沟深淋巴结，后转移至髂外淋巴结及闭孔淋巴结，最后转移至腹主动脉旁淋巴结。中线部位的肿瘤可绕过腹股沟淋巴结直接转移至盆腔淋巴结，或通过闭孔进入髂淋巴结。因外阴淋巴管两侧交通形成淋巴网，早期癌灶发生对侧淋巴结转移也不少见。

（3）血行转移：晚期外阴癌可侵犯血管，通过血行播散转移至肝、肺、骨等器官，但很少见。

## 20.4.2　分期

### 20.4.2.1　临床分期

关于女性 VMM 的临床分期目前仍没达成共识。国际妇产科联盟（FIGO）建议采用外阴癌的分期方法（表 20-2），而美国癌症联合会（AJCC）建议将 MM 按 TNM 分期（表 20-3）。妇科肿瘤组织（GOG）发现：AJCC 对外阴 MM 的分期在生存率的相关方面要优于FIGO。

表 20-2　外阴癌的 FIGO 分期

| 期别 | 定义 |
| --- | --- |
| 0 期 | 原位癌，上皮内瘤变Ⅲ级 |
| Ⅰ 期 | 病变≤2cm，局限在外阴或会阴部，没有淋巴结转移 |
| Ⅰ A | 间质浸润<1.0cm |
| Ⅰ B | 间质浸润>1.0cm |
| Ⅱ 期 | 病变>2cm，局限于外阴或会阴部，没有淋巴结转移 |
| Ⅲ 期 | 肿瘤大小不限，累及低位尿道和（或）阴道，或累及肛门，和（或）单侧区域淋巴结转移 |
| Ⅳ A | 肿瘤累及以下任一部位：高位尿道、膀胱黏膜、直肠黏膜、髋骨，和（或）双侧区域淋巴结转移 |
| Ⅳ B | 任何的远处转移，包括盆腔淋巴结转移 |

表 20-3　黑色素瘤 TNM 分期（AJCC，第 6 次修订）

| 临床分期组 | | | | 病理分期组 | | | |
| --- | --- | --- | --- | --- | --- | --- | --- |
| 0 期 | Tis | $N_0$ | $M_0$ | 0 期 | Tis | $N_0$ | $M_0$ |
| Ⅰ A 期 | $T_{1A}$ | $N_0$ | $M_0$ | Ⅰ A 期 | $T_{1A}$ | $N_0$ | $M_0$ |
| Ⅰ B 期 | $T_{1B}$ | $N_0$ | $M_0$ | Ⅰ B 期 | $T_{1B}$ | $N_0$ | $M_0$ |
| | $T_{2A}$ | $N_0$ | $M_0$ | | $T_{2A}$ | $N_0$ | $M_0$ |
| Ⅱ A 期 | $T_{2B}$ | $N_0$ | $M_0$ | Ⅱ A 期 | $T_{2B}$ | $N_0$ | $M_0$ |
| | $T_{3A}$ | $N_0$ | $M_0$ | | $T_{3A}$ | $N_0$ | $M_0$ |
| Ⅱ B 期 | $T_{3B}$ | $N_0$ | $M_0$ | Ⅱ B 期 | $T_{3B}$ | $N_0$ | $M_0$ |
| | | | | | $T_{4A}$ | $N_0$ | $M_0$ |

续表

| 临床分期组 | | | | 病理分期组 | | | |
|---|---|---|---|---|---|---|---|
| | | | | II$_C$ 期 | T$_{3B}$ | N$_0$ | M$_0$ |
| III 期 | 任意 T | N$_1$ | M$_0$ | III$_B$ 期 | T$_{1-4B}$ | N$_{1A}$ | M$_0$ |
| | 任意 T | N$_2$ | M$_0$ | | T$_{1-4B}$ | N$_{2A}$ | M$_0$ |
| | 任意 T | N$_3$ | M$_0$ | | T$_{1-4A}$ | N$_{1B}$ | M$_0$ |
| | | | | | T$_{1-4A}$ | N$_{2B}$ | M$_0$ |
| | | | | | T$_{1-4A/B}$ | N$_{2C}$ | M$_0$ |
| | | | | III$_C$ 期 | T$_{1-4B}$ | N$_{1B}$ | M$_0$ |
| | | | | | T$_{1-4A}$ | N$_{2B}$ | M$_0$ |
| | | | | | 任意 T | N$_3$ | M$_0$ |
| IV 期 | 任意 T | 任意 N | M$_1$ | IV 期 | 任意 T | 任意 N | M$_1$ |

原发肿瘤大小(T)

TX 原发肿瘤无法评估

T$_0$ 没有原发肿瘤的证据

Tis 原位癌

T$_1$　黑色素瘤的厚度≤1mm 伴或不伴溃疡形成

　T$_{1A}$黑色素瘤的厚度≤1mm 的 Clark II 级或 III 级病变,无溃疡形成

　T$_{1B}$黑色素瘤的厚度≤1mm 的 Clark IV 级或 IV 级病变或伴溃疡形成

T$_2$　黑色素瘤的厚度 1.01~2mm 伴或不伴溃疡形成

　T$_{2A}$黑色素瘤的厚度 1.01~2mm,无溃疡形成

　T$_{2B}$黑色素瘤的厚度 1.01~2mm,有溃疡形成

T$_3$ 黑色素瘤的厚度 2.01~4mm 伴或不伴溃疡形成

　T$_{3A}$黑色素瘤的厚度 2.01~4mm,无溃疡形成

　T$_{3B}$黑色素瘤的厚度 2.01~4mm,有溃疡形成

T$_4$ 黑色素瘤的厚度>4mm 伴或不伴溃疡形成

　T$_{4A}$黑色素瘤的厚度>4mm,无溃疡形成

　T$_{4B}$黑色素瘤的厚度>4mm,有溃疡形成

区域淋巴结(N)

NX 区域淋巴结无法评估

N$_0$区域淋巴结无转移

N$_1$有 1 个淋巴结转移

　N$_{1A}$临床上隐匿(仅显微镜下可见)的转移

　N$_{1B}$临床上可见(肉眼可见)的转移

N$_2$　2 或 3 个淋巴结转移或淋巴管内转移,无淋巴结转移

　N$_{2A}$临床上隐匿(仅显微镜下可见)的转移

　N$_{2B}$临床上可见(肉眼可见)的转移

　N$_{2C}$伴行静脉转移或过境转移,没有淋巴结转移

　N$_3$　4 个或以上淋巴结转移,或暗淡的转移瘤或过境转移或伴行静脉及区域淋巴结转移

远处转移(M)

MX 远处转移无法评估

M$_0$无远处转移

M$_1$远处转移

　M$_{1A}$皮肤、表皮下组织或远距离淋巴结转移

　M$_{1B}$肺转移

M$_{1C}$其他内脏的转移,任意部位的远距离转移伴血清乳酸脱氢酶水平增高

#### 20.4.2.2 镜下分期

黑色素瘤有多种镜下分期方法,包括 Breslow、Chung、Clark 等分期方法(表 20-4)。

虽然 Clark[15]分期法能简明的表示大部分 MM 对皮肤的浸润深度,但有学者提出肿瘤的厚度才是判断预后的一个更重要指标。鉴于此,Breslow[16]提出应以显微镜的光学测微计测量从上皮颗粒细胞层顶点至肿瘤浸润最深点的厚度来分类。但 Chung[17]等通过分析认为外阴上皮较为缺乏,而乳头真皮层易于确定,故认为 Clark 所提出的标准不适合外阴黑色素瘤的详细分期。因此系统地修改了 Clark 所定的 Ⅰ、Ⅲ 和 Ⅳ 期的分期标准,采用肿瘤厚度分期法。上述分期方法中 Breslow's 肿瘤厚度评价已证实对预后有意义。

表 20-4　外阴黑色素瘤的显微镜下分期

| 水平 | Clark 分期(浸润) | Breslow 分期病变的厚度/mm | Chung 分期(浸润) |
| --- | --- | --- | --- |
| Ⅰ | 上皮内瘤变 | <0.75 | 上皮内瘤变 |
| Ⅱ | 乳头向真皮扩展 | 0.76～1.5 | 浸润真皮组织或黏膜固有层的深度<1mm |
| Ⅲ | 真皮层充满乳头 | 1.5～2.5 | 浸润皮下组织的深度达 1.0～2.0mm |
| Ⅳ | 浸润至真皮网状胶原 | 2.26～3.0 | 结缔组织的浸润>2cm |
| Ⅴ | 真皮下脂肪 | >3.0 | 真皮下脂肪 |

(柳　洲　陈惠祯)

## 20.5　治疗原则

手术对于 MM 的治疗来说仍具意义重大,不管是对早期 MM,还是局部进展期,甚至远处转移患者来说,如通过手术有可能完全切除所有病灶的患者都应该尽量手术,并根据术后患者的危险度决定辅助治疗。但如果手术不能达到无瘤状态,则不宜行手术,而应行全身治疗。推荐的一二线治疗方案包括临床试验,达卡巴嗪(DTIC),替莫佐胺(TMZ),高剂量 IL-2,DTIC 或替莫佐胺为基础的联合化疗/生物化疗(包括顺铂和长春碱加或不加 IL-2、α-IFN),紫杉醇(或联合顺铂、卡铂)和最好的支持治疗。目前,晚期黑色素瘤的治疗应为多学科的综合治疗为主,个体化治疗是未来的治疗趋势。

MM 的复发是一个危险的信号。虽然复发率较低,只有 2%～3%,但一旦复发,病死率高达 80%。局部复发不同于区域性复发(卫星病灶、过渡性转移)。前者是指在切除原发病灶后、2cm 范围内的复发病灶。与复发病灶见于手术边缘者相比,复发病变与原发灶不连续者预后不佳。对此,在再次手术时,应切除现有病灶边缘外 1～3cm 的正常皮肤。

## 20.6　手术治疗

MM 手术治疗争议的焦点仍然是集中在外阴局部手术范围和区域淋巴结切除的问题。

### 20.6.1　外阴 MM 的局部手术范围

外阴黑色素瘤的手术范围应根据肿瘤的分期、浸润深度来决定。过去认为,外阴恶黑的标准术式为外阴广泛性切除加双侧腹股沟淋巴结清扫术。Trimble[18]等总结了 78 例外阴黑色素瘤病例,59 例行广泛性外阴切除术,10 例行阴道部分切除术,9 例行局部广泛性切除术,其中 56 例同时行双侧腹股沟淋巴结切除,平均生存时间 63 个月。根据肿瘤厚度评价 10 年生存率分别为:≤0.75mm,48%;0.75～1.5mm,68%;1.51～3.0mm,

44%;>3.0mm,22%。Cox 回归分析结果表明患者的预后和肿瘤厚度及有无腹股沟淋巴结转移等因素有关(P 均<0.001),腹股沟淋巴结转移率与肿瘤浸润深度成正比,而外阴广泛性切除并不能改善预后,因此作者认为外阴恶性黑色素瘤(简称"恶黑")可行外阴局部广泛性切除,对于有深度浸润者应同时行双侧腹股沟淋巴结切除。

Verschraegen 等[19]的报道也表明扩大外阴切除范围不能提高生存率。其原因可能是 MM 早期远处转移发生率较高,对机体创伤大的广泛性切除术促进了这一过程,并且早期的血行播撒无有效的临床和病理检测方法。对早期(Ⅰ、Ⅱ期)外阴恶黑,可行外阴局部广泛切除术,对晚期患者则强调综合治疗,扩大手术范围并不能改善预后。故目前推荐采用扩大的外阴切除术取代外阴广泛性切除。

扩大切除术的范围是指根据病理报告中肿瘤的最大厚度而决定的。根据 NCCN 指南和循证医学证据,病灶最大厚度≤1.0mm 时,扩大切除范围为切缘 1cm;厚度在 1.01~2mm 时,切缘应当为 2cm;厚度在>2mm 时,切缘应大于 2cm。当厚度>4mm 时,许多学者认为切缘应至少 3cm,但就这一点尚未达成共识[20]。在切除时,切除深度的最低限度为 1cm,并且要经皮下脂肪层深达肌肉筋膜层。

### 20.6.2 区域淋巴结切除

(1)前哨淋巴结活检(SLNB):目前虽然提倡进行前哨淋巴结活检(SLNB)或应用浅表淋巴结 B 超结果来替代前哨淋巴结活检(须有经验的超声医生判断淋巴结有无转移),但前哨淋巴结活组织检查在女性生殖系统黑色素瘤治疗中的作用仍不清楚。理论上,如果检测到前哨淋巴结发生病变,则应考虑行局限性淋巴结切除术;而对未发现病变的患者行局限性淋巴结切除术是多余的。该理论推论的前提是:局限性淋巴结切除术可以延长患者生存期,或者能够证实有效的辅助治疗可以减少疾病的复发风险。

NCCN 指南建议Ⅰ期和Ⅱ期 MM 患者可考虑行 SLNB。很多临床试验评价了 SLNB 的意义,其中规模最大的为 MSLT[21]。该试验历时 10 年(1994—2003 年)在欧美和澳大利亚等多个中心共入组 1 347 例患者,可评价 1 327 例。所有患者原发病灶厚度均在 1.2~3.5mm,原发灶切除后分成两组,一组行 SLNB,如果活检阳性行区域淋巴结清扫;一组观察。观察终点为 DFS 和 OS。结果显示 SLNB 安全,并未增加相关死亡率,与观察组相比,5 年 DFS 明显延长(78% vs. 73%,P=0.009),但 5 年 OS 无差别;SLNB 阳性组的死亡率明显高于阴性组(26.2% vs. 9.7%,P<0.001)。SLNB 阳性中立即行淋巴结清扫的 5 年生存率明显高于延时清扫者(72% vs. 52%,P<0.001)。

对于前哨淋巴结活组织检查在外阴黑色素瘤的治疗中的作用,目前尚没有前瞻性临床试验对其进行验证,但通过对皮肤 MM 的研究可知:对于那些瘤体厚度在 1~4mm 的患者,考虑进行前哨淋巴结活组织检查这种做法是合理的。故鉴于在目前缺乏女性外阴黑色素瘤的前瞻性研究的情况下,像对待皮肤黑色素瘤一样,推荐瘤体厚度在 1~4mm 的女性黑色素瘤患者行前哨淋巴结活组织检查的做法也是合理的。同样,考虑对发现有局限淋巴结转移的患者行局限性淋巴结切除术也应该是合理的。

SLNB 一般在扩大切除术前实施,在原发病灶周围注射放射性物质或亚甲蓝等可以确定前哨淋巴结。将活性蓝染料 1% 的 isosulfan blue 注射于原发病灶周围的皮内,稍后,在第一个淋巴结引流区做皮肤小切口,将"蓝色"的淋巴结切取送病理检查。

(2)区域淋巴结处理:黑色素瘤的手术治疗中,选择性淋巴切除的作用长期以来都存在争议。对选择性淋巴切除持有怀疑意见的人,其结论源于两种前瞻性试验。在这两组试验中,患者(四肢的 MM)被随机分为两组,一组行单纯广泛切除,一组行广泛切除+区域淋巴切除。在缺乏临床淋巴结转移的这两组病例中，未能显示选择性淋巴切除有统计学上的明显的益处。Slingluff等人[22]对91 111例MM病例进行回顾性分析以后，对选择性淋巴切除的治疗价值持怀疑态度。他们发现淋巴结转移的危险性在中等厚度的黑色素瘤病例并不比远处转移的危险性大，给予选择性淋巴切除对生存率没有明显的影响。

而支持选择性淋巴切除的理论基础是基于如下的假设，即黑色素瘤最终会发生转移，首先转移到区域淋巴结，然后到远处部位。另一种假设是除了切除原发病灶以外，使全身肿瘤负荷小，且宿主－肿瘤关系对宿主有利时，区域淋巴切除可以切除远处转移的潜在来源。因此，在缺乏有效的化疗药物的情况下，等到临床上出现可触及的转移淋巴结才予以切除时，将使患者失去治愈的机会。Sim和Verones[23]的一项研究结果支持了切除区域淋巴结的观点，他们对Ⅰ期皮肤MM的病例进行了分组对比研究，一组先行局部切除，区域性淋巴切除术待到临床上出现淋巴结转移的证据后进行，另一组是局部切除与区域性淋巴结切除同时进行。两组比较，后者预后好，经统计学分析有显著差异。

在大规模的皮肤黑色素瘤研究中发现皮肤病灶深度<0.76mm者淋巴转移的危险性十分低，将不能从淋巴结切除术中获益；而病变浸润深度>4.0mm者将有十分高的淋巴转移和复发危险性，同样也几乎不能从淋巴结切除术中获益；对于原发灶深度为0.76～4.0mm的患者可能从选择性淋巴结切除术中获益。并不是所有外阴黑色素瘤患者均行选择性淋巴结切除术，Chung认为ChungⅡ级（肿瘤厚度≤1mm）不必行淋巴结切除术。Trimple[18]等建议病灶厚度>0.76mm（ClarkⅢ级）的患者受益于预防性淋巴结切除术，因为淋巴结阳性的患者可获得长期存活。对于淋巴结微转移的患者预防性淋巴结切除和外阴根治术可使患者10年生存率达31%。来自Phillips[24]等的一份前瞻性有关外阴黑色素瘤淋巴结切

除术及切除类型的治疗研究，与未行淋巴结切除术者相比，阳性的淋巴结切除术或阴性的淋巴结切除术均能显示出淋巴结切除术治疗的优点。综上所述，对浸润深度>0.76mm（ClarkⅢ级）的外阴黑色素瘤患者，侧旁病灶应考虑行同侧的淋巴结切除术，中心病灶者行双侧淋巴结切除术。去除临床受累的淋巴结总是有益于外阴黑色素瘤患者。

在2008年第一版《中国黑色素瘤诊断治疗共识》中则充分肯定了区域淋巴结清扫的重要作用，其指出：前哨淋巴结活检（SLNB）或浅表淋巴结B超证实有淋巴结转移的患者均应行区域淋巴结清扫。且腹股沟淋巴结清扫数应该不少于10个；腋窝淋巴结清扫数不少于15个；颈部淋巴结清扫数不少于15个；如腹股沟区转移性淋巴结≥3个，应选择性行髂骨和闭孔肌淋巴结清扫。如果盆腔CT提示或Cloquet淋巴结阳性也应行髂骨和闭孔肌淋巴结清扫[25-26]。

外阴黑色素瘤的处理要达到既能控制局部疾病，又能减少复发率，并不是手术范围越大越好。Verschraegen[27]和他的同事在2001年总结了他们在1970－1997年间收治的51例外阴黑色素瘤的治疗情况，结果发现手术技术本身并未改变患者的预后。多个中心临床研究也没证实广泛性手术优于切缘2cm的局部切除术。因此，外阴MM的手术治疗建议采取局部切除术，若有腹股沟淋巴结转移临床证据，则加上腹股沟淋巴结切除术。对于外阴的巨块病灶或广泛局部复发者应考虑行根治手术。

（陈慧君　陈惠祯）

## 20.7　化疗[28]

既往认为MM对化疗和放疗耐受，近年来的资料显示化疗和放疗对晚期患者有效。常用的化疗药物为达卡巴嗪（DTIC）、洛莫司汀（CCNU）、顺铂（DDP）、长春碱（VLB）、长春新碱（VCR）等。治疗黑色素瘤最有效的化疗

药物为 DTIC,反应率为 15%～25%,仅有 1%～2%接受 DTIC 的患者获得长期完全缓解。由于单药化疗的有效率有限,有人提出了联合化疗方案,如 CVD 近年提出的 PC 方案等。虽然有多个 Ⅱ 期临床研究显示了联合方案在有效率甚至是生存方面的优势,但经过多中心随机对照的 Ⅲ 期临床研究验证后却显示,与 DTIC 单药相比,这些方案增毒不增效,更无生存优势。常用的化疗方案有 PC 方案、DVP 方案(DTIC、VCR、DDP)、CPD(CCNU、丙卡巴肼、放线菌素 D)方案、BDPT(BCNU、DDP、DTIC、他莫昔芬)、Dartmouth 方案及 VCD 方案。

BDPT 方案:BCNU 150mg/m²,静脉滴注,第 1 天,6～8 周 1 次;DTIC 200～220mg/m²,静脉滴注,1～3 天,3～4 周 1 次;DDP 25mg/m²,静脉滴注,1～3 天,3～4 周 1 次;他莫昔芬 10mg,每日 2 次,口服。

DVP 方案:DDP 20mg/m²,静脉滴注,1～4 天;VLB 1.5mg/m²,静脉滴注,1～4 天;DTIC 200mg/m²,静脉滴注,1～4 天,或 800mg/m²,静脉滴注,第 1 天。3～4 周为 1 疗程。

TC 方案:TAX 175mg/m²,CBP AUC 7.5,每 3 周重复。

CVD 方案:Legha 在 1993 年报道了 CVD 方案(DDP＋Vinblastin＋DTIC)与 DTIC 比较结果,共入组 150 例晚期患者,有效率无明显差异,分别为 19% 和 14%;总生存也无明显差异,分别为 27 周和 24 周[29]。

Dartmouth 方案:Dartmouth 方案(DDP＋DTIC＋Carmostine＋TAM)在 Ⅱ 期研究中 ORR 报道最高达 50%。1999 年 Chapman PB 等报道了 Dartmouth 与 DTIC 比较的多中心随机对照的 Ⅲ 期研究结果,共入组 240 例晚期 MM 患者,应用 DTIC 220mg/m²,1～3 天,DDP 25mg/m²,1～3,Carmustine 150mg/m² 第 1 天和 TAM 10mg 每天 2 次,结果显示有效率为 18.5%,DTIC 单药组为 10.2%,两者无明显差异(P＝0.09),中位生存均为 7 个月[30]。

亦有文献报道化疗联合 IL-2 和(或)IFN 有效率 20%～40%,高于常规化疗,但是并未获得生存优势。总结 1997－2001 年的 5 个 Ⅲ 期临床研究,显示有效率为 20%～48%,高于单纯化疗,但是 TTP 和 OS 均未获益。2007 年 ASCO 会上 Ives 等[31] 报告 18 个临床研究 2 500 例患者的 Meta 分析结果,其中 11 个为化疗＋IFN 的对照研究,8 个为化疗＋IL-2＋IFN 的对照研究,结果显示 CR、PR 和 ORR 明显高于单纯化疗组,但均未延长 OS。

(尹　青　简群英　柳　洲)

## 20.8　放疗

外阴局部和腹股沟区可采用体外照射,肿瘤累及阴道或阴道复发可采用阴道后装治疗,放疗剂量为 4 000～5 000cGy,对高危患者主要提高局部控制。对远处转移的骨、脑及内脏的转移也可采用放疗,起到缓解治疗的作用。不管是常规应用还是作为缓解治疗的手段,放疗仅可以缓解晚期患者的外阴黑色素瘤症状,不能治愈该病。

## 20.9　免疫治疗

MM 辅助治疗中有前途的方法是免疫治疗[32],早在 20 世纪 70 年代就有报道在 MM 中注射卡介苗,使部分患者病灶消退,但也有报道指出其效果不佳。近些年,随着随机性对照研究证实卡介苗应用于高危患者并未能明显改善生存率,故应用减少。目前应用的免疫疗法包括以下 4 类。

(1)干扰素:东方合作肿瘤组(Eastern Cooperative Oncology Group,ECOG)评价 280 个患Ⅱ_B 期或Ⅲ期或有区域淋巴结转移的黑色素瘤患者,137 例为对照,143 例采用干扰素治疗,用法:每天 20MU/m²,静脉给药,每周 5 次,后改为每天 10MU/m²,皮下注射,每周 3 次,共 48 周。结果:随访 6～9 年干扰素组的无复发和总生存率明显延长,无肿瘤残存患者的比例也从 20% 提高至 37%。干扰素治疗的受益者是那些淋巴结受累的患者。ECOG 进一步的深入研究发现,高剂量的干扰素对那些具有高危黑色素瘤术后患者,可显著延长其无瘤生存期和总生存期。

一个大样本的多中心研究再次证实了上述结果[33]。它比较了高剂量 IFN-α2b 和采用 GM2 共轭血清蛋白疫苗接种治疗,880 例患者随机分组,由于中期分析接种疫苗组的效果比 IFN-α2b 的效果差,所以结束了实验。

尽管大剂量干扰素会造成明显的并发症,但有学者还是认为在能耐受干扰素的剂量的前提下,其是所有高危黑色素瘤的标准治疗[34]。

也有学者认为有关 20 世纪 90 年代有报道的应用高剂量的干扰素作为辅助治疗可使 MM 的生存其明显延长的研究与近年的研究相比,其评价方法及结果确认都缺乏严谨性。有关 IFN-α 联合单药或多药化疗药物的早期研究表明其优于 IFN-α 单药治疗,但其后的随机试验却并未能发现这种优势。因此,除了可能将其应用于含 IL-2 的生物化疗,IFN-α 通常不被推荐作为进展期黑色素瘤的单药或与化疗联合治疗。

随着对黑色素瘤生物学、免疫学以及肿瘤微环境的了解,IFN-α 治疗的剂量以及时间顺序有可能出现新的调整,使 IFN-α 的应用更加合理。黑色素瘤治疗最有价值的含 IFN-α 的联合方案,很可能是与其他免疫治疗,如多肽疫苗等,按合理次序联合用于辅助治疗。

(2)高剂量白介素-2(IL-2):大多数公开发表的有关高剂量 IL-2 临床试验(600 000～720 000IU/kg,静脉,每 8 小时 1 次,共 14 次,休息 9 天后重复)的研究数据[35],均报道其在治疗期间具有较大的毒副作用,需要住院治疗。按照这样的剂量强度水平治疗后,客观有效率可以达到 20%,同时约半数的有效患者能够持续完全缓解最长达 5 年。虽然高剂量 IL-2 治疗得到的持续完全缓解率要高于其他单药或者联合方案,但由于其毒副作用较高,

如何在高剂量 IL-2 治疗之前能够预测是哪些患者有可能从这一治疗中获益是研究方向。

由于低剂量 IL-2 方案治疗黑色素瘤患者的临床试验未能证明其能够使患者获益,因而,不适宜推荐低剂量 IL-2 方案作为 IV 期黑色素患者的治疗。

(3)树突状细胞(DC):疫苗可尝试,黑色素瘤是最易产生免疫原性的肿瘤,因此黑色素瘤被作为肿瘤疫苗研究的主要模式。树突状细胞疫苗能够将黑色素瘤抗原递呈给初始型 T 细胞,从而激活患者的特异性抗肿瘤免疫反应。一项 I/IIA 临床试验回顾了 1999 年 3 月至 2005 年 2 月入组的 70 例晚期黑色素瘤患者连续 DC 治疗的生存资料,结果显示 DC 疫苗安全性良好。Banchereau 等在 1999—2000 年用肿瘤多肽负载的树突状细胞治疗了 18 例 IV 期黑色素瘤的患者,长期生存分析发现,树突状细胞疫苗治疗明显延长了患者的中位总生存期[36]。2005 年 2 月 FDA 批准了树突状细胞疫苗 DC－MelVac 疫苗用于 IV 期黑色素瘤患者的治疗。

(4)靶向治疗是未来研究的主要方向:随着分子生物学研究的深入,发现黑色素瘤细胞存在 B-raf、N-ras 和 C-Kit 等基因变异,针对其表达产物的各类单抗、反义核酸和多靶点激酶抑制剂已经开始应用于临床治疗。早期临床研究结果显示,靶向药物单药治疗晚期 MM 疗效不理想,联合化疗后疗效增高。目前靶向治疗的研究尚未清楚,是未来研究的主要方向。

## 20.10 预后及预后因素[28]

外阴黑色素瘤的预后较差,外阴黑色素瘤的 5 年生存率为 8%～56%,平均为 36%,10 年生存率为 20%。Figge 等发现 20% 的外阴黑色素瘤的复发时间为 5 年或 5 年后,这部分复发者无 1 例长期生存,这类患者的长期生存率要比 5 年生存率低得多,可能对外阴黑色素瘤的 5 年生存率造成误解,因此,对生存率超过 5 年

的患者仍要进行随访,及时发现及治疗复发。

外阴黑色素瘤的复发率为 51%～93%,经常复发的部位为外阴、阴道,其次为腹股沟。3%～40%出现远处转移,最常见的转移部位为肺、骨、肝、脑。复发患者 29%出现多发灶,复发的平均时间为 1 年,患者多死于远处转移,复发后预后差,5 年生存率低。

与外阴黑色素瘤预后有关的因素包括:肿瘤侵犯深度、有无表面溃疡形成、细胞类型、肿瘤生长方式、肿瘤部位、有丝分裂率、炎症反应、淋巴和血管表面受累、肿瘤大小、DNA 倍体、年龄、淋巴结转移、FIOG 分期、AJCC 分期。

(1)年龄外阴黑色素瘤患者生存有意义的是独立危险因子,年龄大者预后差。GOG 的前瞻性研究发现年龄显著想增加疾病的复发危险。平均年龄 76 岁以上者极易出现血管的浸润、表面溃疡、染色体非正倍体及肿瘤厚度>5mm。

(2)中心部位肿瘤的预后显著低于两侧部位。

(3)预后逐渐变坏的生长方式为:浅表蔓延型、混合型、雀斑型、结节型、未分类型。预后逐渐变坏的细胞类型为索型、上皮型、混合型、多形性型。

(4)有丝分裂率越高预后越差。

(5)淋巴转移者预后差。淋巴后转移与肿瘤表面的血管浸润、表面溃疡形成、非正倍体、肿瘤厚度>5mm、年龄>76 岁有关。

(6)溃疡形成代表肿瘤进展迅速,是疾病无瘤生存、长期生存和复发的重要预后指标,有溃疡形成者 5 年生存率为 14.3%～40.5%,无溃疡形成者 5 年生存率为 20%～62.7%。

(7)GOG 认为 AJCC 分期系统对疾病的复发时间有关,AJCC 分期系统对疾病的结局的预测比 FIGO 准确,AJCC 分期可以决定预后和选择治疗,建议外阴黑色素瘤采用 AJCC 分期。

(8)肿瘤厚度代表肿瘤的浸润程度,Breslow 分级代表肿瘤的厚度,多位学者的临床研究都不同程度地证明这 3 种显微分期系统都与肿瘤的预后有关。Chung 和 Breslow 分级较 Clarck 分级对疾病的预后预测准确。Trimble 应用 Chung 和 Breslow 显微分级系统分析了 65 例外阴黑色素瘤患者,符合 Chung 分期的有 47 例,其中 Chung Ⅰ期 1 例,Ⅱ期 12 例,Ⅲ期 8 例,Ⅳ期 20 例,Ⅴ期 6 例,各期的 5 年生存率为 100%、81%、87%、4%、17 %,各期 10 年生存率为 100%、81%、87%、11%、33%。符合 Breslow 分期的有 65 例,Ⅰ期 12 例,Ⅱ期 10 例,Ⅲ期、Ⅳ期共 9 例,Ⅴ期 34 例。5 年生存率分别为 48%、79%、56%、44%。因此作者认为 Chung 的显微分期系统较 Breslow 显微系统能更好地反映外阴黑色素瘤的生存、淋巴结转移。而 GOG 认为 AJCC 系统是最好的反映外阴黑色素瘤结局的系统,在缺乏 ACJJ 分期的情况下 Breslow 分级将是最好的分级系统。

## 20.11　随访[37,38]

0 期和原位癌患者推荐(至少)每年行皮肤检查,检查频率应根据个人危险因素决定,如皮肤类型、有无家族史、有无痣发育不良、有无非黑色素瘤皮肤肿瘤病史。

ⅠA 期恶性黑色素瘤患者,应根据临床情况每 3～12 个月询问病史和查体(重点检查区域淋巴结和皮肤),根据患者危险因素(至少)每年行皮肤检查,教育患者何时并如何检查皮肤和淋巴结(每月)。

ⅠB 和Ⅲ期患者前 3 年每 3～6 个月询问病史和查体(重点检查区域淋巴结和皮肤),后 2 年每 4～12 个月,以后至少每年 1 次。根据患者危险因素(至少)每年行皮肤检查,教育患者何时并如何检查皮肤和淋巴结(每月)。ⅡA～Ⅲ期患者推荐胸腹部 CT、浅表淋巴结 B 超、LDH、肝功和血常规每 4～6 个月复查 1 次。脑 CT(或 MRI)以及骨扫描每 12 个月复查 1 次。Ⅳ期无病生存的患者,不管任何类型,随访原则与Ⅲ期相似。

(柳　洲　陈慧君　吴绪峰)

# 参 考 文 献

[1]DENNIS J,BUCHANAN M D,JOHN SCHLAC-ERTH M D, et al. Primary vaginal melanoma Thirteen-year disease－free survival after wide lode excision and review of recent literature ［J］. Am Obstet Gynecol,1998,178:1 177.

[2]高永良.女性生殖道恶性肿瘤的诊治进展［J］.国外医学妇产科分册,1997,24(4):195.

[3]刘家骝.妇科病理诊断(增订本)［M］.贵阳:贵州人民出版社,1987:36-37.

[4]GIBLIN A V,THOMAS J M. Incidence,mortality and survival in cutaneous melanoma ［J］. Plast Reconstr Aesthet Surg,2007,60(1):32-40.

[5]LEITER U,GARBE C. Epidemiology of melanoma and nonmelanoma skin cancer-the role of sunlight［J］. Adv Exp Med Biol,2008,624:89-103.

[6]ARC. GLOBOCAN 2000. Cancer Incidence,Mortality and Prevalence Worldwide (2000 estimates)［Z］. 2002.

[7]李荟元.恶性黑素瘤的最新动态［J］.中国美容医学,2008,17(1):135-137.

[8]陈黎.恶性黑色素瘤治疗进展［J］.国外医学肿瘤学分册,1990,4:209.

[9]ROHWEDDER A,PHILIPS B,MALFETANO J,et al. Vulvar malignant melanoma associated with human papillomavirus DNA:report of two cases and review of literature ［J］. Am J Dermatopathol,2002,24(3):230.

[10]GUSBERG S B,SHINGLCTON H M,DEPPC,et al. Female Genital Cancer ［J］. USA:Churchill livingstone Inc,1988:267-268.

[11]RAGNARSSON-OLDING B,JOHANSSON H,RUTQVIST L E,et al. Maglignant melanoma of the vulva and vagina:Trends in incidence, age distribution, and long-term survival among 245consecutive cases in Sweden 1960—1984［J］. Cancer,1993,71:1 893-1 897.

[12]CREASMAN W T,PHILLIPS J L,MENTCK H R. A survey of hospital man-agement practices for vulvar melanoma［J］. Am Coll Surg, 1999, 188:670-675.

[13]朱耀德.关于恶性黑色素瘤的病理诊断问题［J］.肿瘤防治研究,1979,3:56.

[14]BONG J L,HERD R M,HUNTER J A,et al. Incisional biopsy andmelanoma prognosis ［J］. J Am Acad Dermatol,2002,46:690-694.

[15]CLARK W H,FROM L,BERNADION E A,et al. The histogenesis and biologic behavior of primary human malignant melanoma of the skin ［J］. Cancer Res,1969,29:705-726.

[16]BRELOW A. Thickness, cross-sectional areas, and depth of invasion in the prognosis of cutaneous ［J］. Ann Surg,1970,172:902-908.

[17]CHUNG A F,WOODRUFF J M,LEWIS J L. Malignant melanoma of the vulva:a report of 44 cases［J］. Obstet Gynecol,1975,45:638-646.

[18]TRIMBLE E L,LEWIS J L,WILLIAMS L L,et al. Management of vulvar melanoma ［J］. Gynecol Oneol,1992,45:254.

[19]VERSCHRAEGEN C F,BENJAPIBAL M,SUPAKARAPONGKUL W, et al. Vulvar melanoma:at the MD Anderson Cancer Center:25 Years later ［J］. Gynecol Cancer,2001,11:359-364.

[20]ANGELA JACK,CHRISTOPHER BOYES,NEBIL AYDIN, et al. The treatment of melanoma with an emphasis on immunotherapeutic strategies ［J］. Surgical Oncology,2006,15:13-24.

[21]MORTON D L,THOMPSON J F,COCHRAN A J,et al. Sentinel-node biopsy or nodal observation in melanoma ［J］. N Engl J Med,2006,355:1 307-1 317.

[22]SLINGHFF C L,SLIDHANM K R,RICEJ W M,et al. Surgieal management of regional lymph nodes in patient With mclanoma ［J］. Ann Surg,1994,219(2):120.

[23]SIM H. A prospective randmized study of the efficacy of rountine selective lymphadenectomy in management of mallgnant melanoma［J］. Cancer,1978,41:948.

[24]PHILLIPS G L,BUNDY B N,OKAGAKI T,et al. Malignant melanoma of the valva treated by radical hemivulvectomy. A prospective study of the Gynecologic Oncology Group ［J］. Cancer,1994,73(10):2 626-2 632.

[25]SHEN P,CONFORTI A M. Essner ft et a-ils the node of Coquet the sentind node for the diacfotk-

flor node group [J]. Cancer,2000,6:97.

[26]COIT D G. Extent I groan dissection for mean-orma[J]. Surg Cmicoi Cii N Am,1992,1:271-280.

[27]VERSCHRAEGEN C F,BENJAPIBAL M,SU-PAKARAPONGKUL W,et al. Vulvar melanoma at the M. D. Anderson Cancer Certer:25 years later [J]. Gynecol Cancer,2001,11(5):359-364.

[28]石一复. 外阴阴道疾病[M]. 北京:人民卫生出版社,2004:123-129.

[29]LEGHA S S,RING S,ETON O,et al. Development of a biochemotherapy regimen with concurrent administration of cisplatin,vinblastine,dacarbazine,interferon alfa,and interleukin-2 for patients with metastatic melanoma [J]. Clin Oncol,1993,16(5):1 752-1 759.

[30]CHAPMAN P B,EINHORN L H,MEYERS M L,et al. Phase Ⅲ multicenter randomized trial of the Dartmouth regimen versus dacarbazine in patients with metastatic melanoma[J]. Clin Oncol,1999,17(9):2 745-2 751.

[31]IVES N J,STOWE R L,LORIGAN P,et al. Chemotherapy compared with biochemotherapy for the treatment of metastatic melanoma:a meta-analysis of 18 trials involving 2 621 patients [J]. Clin Oncol,2007,25(34):5 426-5 434.

[32]江大琼,陈惠祯,杨红玉. 外阴阴道恶性黑色素瘤 19 例分析[J]. 中国实用妇科与产科杂志,1998,14(3):148.

[33]KIRKWOOD J M,IBRAHIM J G,SOSMAN J A,et al. High-dose interferon alfa-2b significantly prolongs relapse-free and overall survival amared with the GM2-KLH/QS-2/ vaccine in patuents with resected stage Ⅱ b-Ⅲ melanoma:results of the intergroup trial E1694/S9512/C509801[J]. Clin Oncol,2001,19:2 370-2 380.

[34]GRAY R J,POCKAJ B A,KRIKWOOD J M. An update on adjuvant interferon for melanoma [J]. Cancer Control,2002,9:16-21.

[35]GEERTSEN P F,GORE M E,NEGRIER S,et al. Safety and efficacy of subcutaneous and continuous intravenous infusion rIL-2 in patients with metastatic renal cell carcinoma [J]. Br J Cancer,2004,90:1 156-1 162.

[36]BANCHEREAU J,UENO H,DHODAPKAR M,et al. Immune and clinical outcomes in patients with stage Ⅳ melanoma vaccinated with peptide-pulsed dendritic cells derived from CD34$^+$ progenitors and activated with type I interferon [J]. Immunother,2005,28(5):505-516.

[37]BASSERES N,GROB J J,RICHARD M A,et al. Cost-effectiveness of surveilaance &. stage melanoma[J]. Dermatology,1995,191:199-203.

[38]WEISS M,LOPRINZI C L,GREAGAN E T,et al. Utility of follow-up tests for detecting Recurrent disease In patients with malignan melanoma [J]. JAMA,1995,274:1 703-1 705.

# 21 外阴疣状癌、基底细胞癌、腺癌、肉瘤、小细胞癌

## 21.1 外阴疣状癌

外阴疣状癌(verucous carcinoma of the vulva)是发生于外阴的一种低度恶性的肿瘤,属鳞状细胞癌的特殊亚型。临床少见,至今报道不过几十例。

### 21.1.1 病理

外阴疣状癌的大体特点是肿瘤呈外生性乳头状或菜花状赘生物,1/3 的病例中有溃疡形成。镜下可见明显的棘层增厚,角化过度和角化不全。宽而长的乳头状突起一般没有形成较好的纤维血管轴心。圆钝的表皮钉突边界清晰,向深部推挤下方的组织。角化性微小囊肿有时出现在增厚的棘皮突的中心。轻微多形性的细胞局限于下层,而上面的复层鳞状上皮成熟。分裂象很少见,主要局限于基底层(图 21-1)。疣状癌镜下诊断常常很困难,必须有适当的临床资料。事实上,小而浅表的标本不可能进行诊断。通常必须进行包括其下间质的深部活检。与湿疣和鳞状细胞癌的鉴别常常是一个挑战。但是后者细胞常常有较明显的核多形性,较多的核分裂象,以及不规则的浸润边缘。虽然疣状癌表面可能有空泡细胞,但是乳头没有湿疣的特征性中心纤维血管轴。与湿疣的乳头相比,疣状癌的乳头结构能穿透更深到达上皮下组织。关于所谓的巨大湿疣一直存在着争议。它是非典型性湿疣、

疣状癌,还是湿疣型癌一直都有争论。多数人认为是疣状癌。疣状癌与 HPV 感染有关。一项研究显示,有一半的疣状癌患者 3~10 年以前患有外阴湿疣。HPV DNA(常为 6 或 11 型)在疣状癌中已有发现。湿疣型鳞状细胞癌的上部分细胞成分分化好,而下面的间质有细胞小巢和条索不规则地穿入间质,应该与疣状癌相区别,因为前者是更具有侵袭性的转移性病变。与疣状癌不同,湿疣型鳞状细胞癌在浸润灶内有角化珠和更明显的多形性核。疣状癌,尤其是大块状的,易于复发,而且由于直接扩散至重要脏器而可能致死。腹股沟和盆腔淋巴结可能增大,但常常无转移。

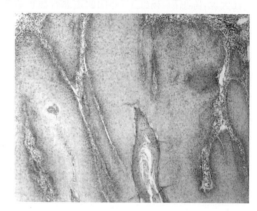

**图 21-1 疣状癌:示鳞状细胞分化较成熟,基底圆钝(×100)**

(毛永荣 袁静萍)

### 21.1.2 临床特征

文献报道,本病好发年龄为 54~56 岁,绝

经后妇女占 70%，年龄最小 20 岁，最大 89 岁[1]。临床表现多为外阴瘙痒及疼痛，晚期可因溃疡出现继发感染，局部有异常分泌物或出血，也可与外阴上皮内瘤变或原位癌、浸润癌同时存在。半数患者有 3~10 年的病史，腹股沟淋巴结因有反应性增生而肿大[2]。本病从临床上看属于恶性，是因为其病灶范围广而且常呈窦状扩散，但是病理组织上易误为良性病变。

### 21.1.3 诊断

临床上对于年龄大于 40 岁、有久治不愈的外阴肿物和合并难治性溃疡的患者，应警惕外阴疣状癌的发生。本病的诊断必须根据病理所见，并与湿疣相区别。

### 21.1.4 治疗

外阴疣状癌的治疗首选手术，目前不主张行根治术，一般采用局部广泛切除，因容易局部复发，故切除基底部要够深，同时应切除同侧腹股沟淋巴结或进行淋巴结活检。肿瘤对放疗及化疗均不敏感，物理治疗如局部冷冻、电凝等效果也不显著，但也有单用放射治疗治愈的报道。尽管有研究者指出，放射治疗可使一些疣状癌发生退行性转变，但其他的研究人员均未观察到类似的结果[3,4]。多数学者认为局部放疗和化疗常可导致复发，如复发仍以手术治疗为主。现有报道试用生物疗法，如应用干扰素（interferon，IFN），但疗效不肯定[5]。

### 21.1.5 预后

由于外阴疣状癌细胞分化好，呈局部浸润生长，临床少见远处转移，故患者预后较好，优于一般的鳞状细胞癌。但疣状癌易局部复发，并有报道复发病灶有向组织学恶性发展趋势，因此对疣状癌应做较长期的随诊。

（夏 婷）

## 21.2 外阴基底细胞癌

外阴基底细胞癌（basal cell carcinoma of the vulva）为来源于外阴上皮基底细胞的恶性肿瘤，是一种缓慢进展的恶性肿瘤，恶性度较低，比较少见，占外阴恶性肿瘤的 2%~13%[5-7]，一般为 2%~3%[2]。好发于大阴唇。

### 21.2.1 病理

外阴基底细胞癌的病理组织学特征与皮肤其他部位的基底细胞癌相同。大体上可分为两种类型，即表浅斑块型和侵蚀溃疡型。表浅斑块型，表面粗糙，带有黑色素或微红色，质地较硬。侵蚀溃疡型呈局限性硬结，边缘隆起呈围堤状，中心有浅表溃疡。镜下见瘤组织自表皮的基底层长出，其特征为：瘤组织边缘部总有一层栅状排列的基底状细胞。伴有腺样成分的基底细胞癌必须与腺样囊性癌相区别。前者来源于上皮的基底层，以匍匐行方式生长，局部呈筛状和腺样结构，而且癌细胞巢周围的细胞呈栅栏状排列。在腺样基底细胞癌还可见到鳞状分化和实性病灶。

（邹积骏 郭 鹏）

### 21.2.2 临床特征

外阴基底细胞癌好发于绝经后的老年妇女，平均发病年龄为 58~59 岁。临床症状无特殊，可有局部瘙痒、烧灼感，也可无症状。有溃疡形成可出现疼痛或有出血、渗出，并有血性臭味分泌物。常表现为小的病灶，有三种基本类型即结节溃疡型、扁平型、息肉型。外阴基底细胞癌以局部浸润为其特点，肿瘤能向深部浸润，甚至达耻骨，但很少有远处转移。约有 20% 的患者伴有其他癌瘤，如外阴鳞状细胞癌、恶性黑色素瘤、宫颈癌及皮肤癌等。本病可为多源性，约 20% 的病例可能有复发或出现新的病灶。

### 21.2.3 诊断

根据临床表现和检查，诊断一般无困难，但需作组织病理学检查以确诊。诊断时需与鳞状细胞浸润癌、乳头状瘤等鉴别。

### 21.2.4 治疗

基底细胞癌恶性程度低,罕见转移,因此治疗的重点在局部病灶的处理上。常见的方法有手术、放疗、电凝、冷冻、化疗等,以手术治疗为主。手术原则是做较广泛的局部切除,一般不需做外阴根治术及腹股沟淋巴结清扫术。对手术切除的标本边缘应做详细的病理检查,以证实手术是否已切净肿瘤。约20%的患者单纯局部切除后,可见局部复发,需再次手术。对较广泛的病灶,应做外阴广泛切除。凡累及尿道或阴道、肛门时,应做相应部分的切除。基底细胞癌对放疗敏感。但由于外阴部正常皮肤对放射线耐受性差,故仅适用于早期单纯的外阴基底细胞癌。化疗对外阴基底细胞癌的治疗效果不佳,但对较晚期患者可作为综合治疗的一种补充手段。

### 21.2.5 预后

基底细胞癌恶性程度低,预后较好,罕见由于单纯基底细胞癌死亡者,5年生存率为80%~90%[8]。如处理不当,可有10%~20%的复发率[9]。患者的预后取决于肿瘤的类型、大小、有无侵袭性、治疗是否及时等。复发病灶应再次切除,预后依然良好。

(陈慧君)

## 21.3 外阴腺癌

外阴腺癌(adenocarcinoma of the vulva)非常少见,系包括前庭大腺癌、尿道旁腺癌及汗腺癌等在内的一组疾病的总称。由于临床罕见,很难估计其确切的发病情况。

### 21.3.1 前庭大腺癌

前庭大腺癌较少见,约占外阴恶性肿瘤的5%。病因不明,部分患者有前庭大腺炎的病史。

(1)病理:大约40%的前庭大腺癌是腺癌(图21-2),鳞状细胞癌的数量也相似,其余的病例大多数是腺样囊性癌(图21-3),未分化

癌,或既有鳞状细胞又有腺体特征的癌。所报告的移行细胞癌镜下描述不是很明确,其中多数可能是非角化性鳞状细胞癌。已有1例前庭大腺小细胞未分化癌的报告。如果考虑前庭大腺的原发肿瘤,那么肿瘤必须定位于正确的解剖位置,而且患者其他部位一定没有组织学相似的肿瘤。完整的被覆鳞状上皮和邻近肿瘤有残留的正常腺泡,有助于确定肿瘤来源于前庭大腺。导管或腺泡有原位鳞状细胞癌或腺癌也有帮助,但对于诊断不是必须的条件。在适当解剖部位的一个大的、溃疡性肿瘤可能是前庭大腺癌,尤其是如果临近的皮肤和肛门无上皮内瘤变时。但是,要确定广泛的、深部浸润的病变的确切来源,可能是办不到的。镜下大部分腺癌产生黏液,呈高—中等分化。大约10%是腺样囊性癌,其组织学表现与涎腺和其他部位的对应肿瘤相同。它们有向神经周围浸润、复发和远处转移的倾向。

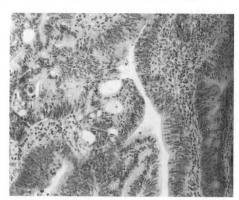

**图 21-2** 前庭大腺癌:示腺管异型改变,部分呈筛孔状(×100)

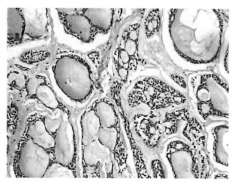

**图 21-3** 前庭大腺腺样囊性癌:示较多筛孔状结构(×100)

(2)临床特征:前庭大腺癌多见于40～70岁的妇女,最常见的症状为阴道疼痛和肿胀。小阴唇内侧深部可触及实性硬块,癌肿表面上皮常常完好。随着肿瘤发展,浸润阴道或会阴。中晚期患者,前庭大腺肿物破溃出现溃疡,合并感染可出现渗血或流血。前庭大腺癌在临床上常被误诊为前庭大腺囊肿或脓肿,往往经治疗后经久不愈才考虑到癌的可能。前庭大腺癌可发生淋巴结转移,其途径与阴道下1/3的癌相同,除腹股沟淋巴结外,也可直接转移到盆腔淋巴结。

(3)诊断:发生于前庭大腺的癌的诊断通常并不困难,肿瘤位于阴唇深部的前庭大腺位置,皮肤可完整,也可有溃疡,应考虑本病。确诊依赖于病理学检查。其他检查参照外阴鳞状细胞癌的检查。

(4)治疗:传统的治疗方法是外阴根治术、腹股沟淋巴结清除术。前庭大腺癌可不经腹股沟淋巴结而转移到盆腔深部淋巴结,因此可考虑常规做同侧腹股沟、盆腔淋巴结清扫术。对中、晚期病例应综合放化疗。化疗的有效药物有顺铂、卡铂、环磷酰胺。有研究发现,术后给予放射治疗可降低局部的复发率。

(5)预后:前庭大腺癌总的5年生存率为8%～75%[10,11]。若切除不彻底常会局部复发。由于位置深在,且易出现淋巴结转移,因此在诊断时常比其他外阴部位癌瘤期别较晚,预后也较差[12]。

### 21.3.2　尿道旁腺癌

肿瘤来自尿道旁腺,位于黏膜下,早期常呈暗红色息肉状突出于尿道口,以后围绕尿道口生长。显微镜下显示肿瘤为黏液分泌细胞组成。

(1)临床特征:非常罕见,主要症状为排尿困难、尿道出血和尿道口肿物。随着病程的进展,癌肿增大,可阻塞尿道并侵及外阴前庭、尿道,肿瘤表面溃疡、出血,伴疼痛。可发生腹股沟、盆腔淋巴结的转移。

(2)诊断:根据典型症状和体征可初步诊断,经行尿道口肿物活组织检查为腺癌时可确诊。

(3)治疗:尿道旁腺癌与尿道癌治疗方法相同。放疗为较理想的治疗方法。由于尿道组织能耐受较高放射剂量射线照射,故该处的癌灶可达到足够的治疗剂量。外阴广泛切除及部分前庭、尿道切除术适用于早期患者,有淋巴结转移者应做相应的腹股沟和盆腔淋巴结清扫术。中、晚期病例视病变范围定手术方式。

(4)预后:放射治疗总的5年生存率为30%,早期可达60%,手术治疗效果与放疗效果相似[13]。

(夏　婷　陈慧君)

## 21.4　外阴肉瘤

外阴肉瘤(vulval sarcoma)少见,约占外阴恶性肿瘤的1.1%～3%。包括平滑肌肉瘤、脂肪肉瘤、横纹肌肉瘤、纤维肉瘤、神经纤维肉瘤、血管肉瘤等多种病理类型。

### 21.4.1　病理

(1)平滑肌肉瘤:为外阴肉瘤最常见的病理类型,一般来自大阴唇或前庭大腺区域。肉瘤直径通常大于5cm,实性,切面可呈鱼肉样、淡红、灰白或暗红色。显微镜检查可见到梭形细胞,偶尔并有上皮样形态。存在浸润性边缘,核不典型性和多形性。在良性外貌的图像中,做出平滑肌肉瘤的诊断必须是每10个高倍镜视野10个或以上的分裂象,细胞免疫化学研究显示,对结蛋白(desmin)及SMA呈阳性反应。

(2)横纹肌肉瘤:是儿童期最常见的软组织肿瘤,病变累及盆腔或泌尿生殖系统。当生殖道被累及时,阴道内病变比宫颈病变更加常见。外阴部更加罕见。横纹肌肉瘤的瘤细胞,随分化程度的不同而具有不同数量的核分裂象,在细胞质中采用磷钨酸-苏木素染色能找到清晰的横纹。

（3）纤维肉瘤：少见，瘤细胞呈梭形，有异常核分裂象，呈不规则的交错束状排列，或鱼骨样排列并有数量不等的胶原纤维。

（郭　鹏　邹积骏）

### 21.4.2　临床特征[2]

（1）平滑肌肉瘤：年龄 14～84 岁，中位年龄 54 岁，高峰为 40～60 岁。大多见于前庭大腺周围的深部软组织、阴唇系带，偶发生于阴蒂、阴阜和会阴。常常表现为缓慢生长无痛性块物，部分症状不明显，因自己无意中摸及肿瘤而就诊。也可数年内无变化，近期快速生长，可伴有疼痛。体检时可触及皮下圆形或不规则形的实性结节状肿块。肿块大小 2～16cm 不等，通常为 5～10cm。

（2）横纹肌肉瘤：年龄 8 个月至 44 岁，中位发病年龄 12 岁。约 60％的患者＞10 岁，40％的患者＞15 岁。通常表现为外阴肿块或进行性增大的块物，部分呈息肉状或菜花状外观，可伴出血并形成溃疡。大多见于大阴唇，偶有见于阴蒂、会阴及肛周，可伴局部疼痛、不规则阴道出血和排液。同时可有食欲减退、体重下降等全身症状。通常伴有腹股沟淋巴结肿大，可触及。

（3）纤维肉瘤：年龄 28～40 岁，中位年龄 31 岁。好发于大阴唇或阴蒂，有或无痛性肿块，边界清楚，硬度不等，纤维组织多而恶性程度低则质坚硬，反之则质较软。大小为 1.5cm×1.5cm 至 10cm×8cm。肿块小时活动，长大后多粘连固定。肿块局部温度可较高，表面可见毛细血管扩张。可伴发区域淋巴结转移肿大，并可通过血行播散转移至肺、肝和肋骨等。

### 21.4.3　诊断

对发展较快的外阴皮下肿块，特别是质地较实者应引起警惕，最终的诊断需要病理学检查。

### 21.4.4　治疗

一般采用外阴根治术及双侧腹股沟淋巴结清除术。原发灶的切除范围必须足够，否则易出现复发。若已有远处转移，则根治性手术失去意义。放疗效果不肯定，病期较晚、组织学上核分裂象活跃的肉瘤，手术前后辅助化疗可改善预后，常用的化疗药物有长春新碱、阿霉素、达卡巴嗪、环磷酰胺。

### 21.4.5　预后

本病属高度恶性肿瘤，5 年生存率约 25％。由于较早出现淋巴道和血道转移，预后较差，其中以横纹肌肉瘤预后最差。

（陈慧君　吴绪峰）

## 21.5　外阴小细胞癌

原发性外阴小细胞癌（small cell carcinoma of the vulva，SCCV），十分少见。Gil-Moreno（1997）收集文献加本人 1 例，共报道 9 例[14]。国内未发表资料报告 1 例[15]，共计 10 例。西班牙巴塞罗那 Universitario Materno — infantile Vall dHebron 医院，1977—1994 年，治疗外阴癌 176 例，其中 1 例小细胞癌（0.5％）[16]。

### 21.5.1　病理

（1）组织起源：组织起源不清楚，多数人认为 Merkel 细胞癌来源于皮肤的 Merkel 细胞。该细胞在表皮、真皮和毛囊中发现。对皮肤感觉神经系统起到重要作用。Merkel 细胞可能来源于表皮细胞，这种家系关系依据是皮肤细胞出现共同具有角质细胞和 Merkel 细胞特征的所谓变形细胞（So—called Transitional cell）。Heenan 支持 Merkel 肿瘤细胞是起源于原始的皮肤附件组织且有多种作用的干细胞。依据：①Merkel 肿瘤可与其他类型皮肤癌同时发生；②Merkel 肿瘤与皮肤癌流行病学特征相似；③Merkel 肿瘤伴有鳞状上皮分化或腺上皮分化异质性，几乎一定在真皮。

（2）病理组织学与免疫组化：病理组织具有小细胞癌共同具有的形态，如细胞小、圆或立方形或梭形。细胞排列呈细长小柱状,有些玫瑰形态。核圆或卵圆形,细胞核大、胞浆小、有分裂象。免疫组化 HBM45 和 Vimentil(波状蛋白阴性,NSE、Leu7 细胞蛋白阳性),TIF-10(thyroid transeription factor 10)阳性。

### 21.5.2　诊断与鉴别诊断

必须根据病理形态与免疫组化确诊。外阴 Merkel 细胞癌(MCC)与外阴小细胞癌(SCNC),临床表现相似,恶性程度高,病情发展快,预后差。超微结构显示二者镜下细胞内可见神经内分泌颗粒,诊断上二者易混淆。免疫组化检测有助鉴别。外阴 Merkel 细胞癌,90%以上 CK20 阳性;而外阴小细胞癌 CK20 阳性率低。外阴小细胞癌 TIF10 阳性(thyroid transeription factor 10),Merkel 细胞癌阴性[17]。

哥伦比亚学者认为文献报告病例多数为外阴 Merkel 细胞癌,误诊为外阴小细胞癌。有的病例组织形态与免疫资料很少,难以决定[17]。

诊断时需要同下列肿瘤鉴别:恶性淋巴瘤、神经内分泌癌转移、原发性小细胞鳞状细胞癌、小细胞黑色素瘤。

### 21.5.3　治疗

本病恶性程度高,早期转移,治疗前要做盆腔、腹部、胸部与骨骼 CT 扫描检查,评估肿瘤范围,决定治疗方案,采用手术、化疗、放疗综合治疗[18]。

(1)手术治疗:外阴或半外阴根治性切除加双侧或病侧腹股沟淋巴结清扫术,有人主张病灶<2cm,可做局部扩大切除。

(2)化学治疗:早期发生淋巴结转移,术后可加化学治疗提高疗效。治疗方案常借鉴肺小细胞癌经验。目前常用方案为 VP16＋DDP 或 VAC 方案。

(3)放射治疗:对腹股沟淋巴结有转移或局部复发者,施行放射治疗可以提高疗效。

### 21.5.4　预后

本病恶性程度高,已报告病例随访至今均有远处转移,全部病例在 11 天至 3 年 6 个月是因为广泛转移而死亡。

预后相关因素有:肿瘤大小、浸润深度、组织分化程度、淋巴结转移,这些因素不仅影响预后,而且是选择治疗方法的参数。

(楼寒梅　楼洪坤)

# 参 考 文 献

[1] VALNTE P T, HURT M A, JELEN I. Human papilloma virus-associated vulvar verrucous carcinoma in a 20-year old with and intact hymen: a case report[J]. J Reprod Med,1991,36(3):213.

[2] 李娟清,陈炳锦,朱雪琼. 外阴恶性肿瘤[M]//石一复. 外阴阴道疾病. 北京:人民卫生出版社,2006:96-119.

[3] DEMIAN S D E, BUSHKIN F L, ECHEVARRIA R A. Perineural invasion and anaplasitc transformation of verrucous carcinoma[J]. Cancer,1973,32:395.

[4] PROFFITT S D, SPOONER T R, KOSEK J C. Origin of undifferentiated neoplasm from verrucous carcinoma of the oral cavity following irradiation[J]. Cancer,1970,26:389.

[5] CRUZ JIMENEZ P R, ABELL M R. Cutaneous basal cell carcinoma of the vulva[J]. Cancer,1975,36:1 860.

[6] PALLADINO V S, DUFFY J L, BRUE G J. Basal cell carcinoma of the vulva[J]. Cancer,1969,24:460.

[7] SCHUELLER E. Basal cell cancer of the vulva[J]. Am J Obstet Gynecol,1965,93:199.

[8] RISSE L, NEGRIER P, DANG P M, et al. Treatment of verrucous carcinoma with recombinant alfainterferon[J]. Dermatolgy,1995,190(2):142.

[9] MCCORMACK C J, KELLY J W, DOREVITCH A P. Differences in age and body site distribution of the histological subtypes of basal cell carcinoma: a possible indicator of differing causes[J]. Arch Dermatol,1997,133:593-596.

[10]MASTERSON J G. Carcinoma of the Bartholin's gland:review of the literatue and report of new case in an elderly patient treated by operation [J]. Am J Obstet Gynecol,1955,69:1 323.

[11] SACKETT N B. Primary carcinoma in Bartholin's gland:case report[J]. Am J Obstet Gynecol,1958,75:183.

[12]LEUCHTER R S,HACKER N F,VOET R L,et al. Primary carcinoma of Bartholin's gland:a report of 14 cases and review of literature[J]. Obstet Gynecol,1982,60:361.

[13] SHERMAN A J. Cancer of the Female Reproductive Organs[M]. St. Louis:Mosby,1963:255.

[14] GIL-MORENO A, GARCIA-JIMENEZ A, GON-

TALET-BOSGUET J,et al. Merkel cell carcinoma of the vulva[J]. Gynecol Oncol,1997,64:526-532.

[15]楼洪坤. 外阴小细胞癌文献复习:附一例报告[G].

[16]CHEN K. Merkel's cell(Neuroendo cancer)carcinoma of the vulva[J]. Cancer,1994,73:2 180-2 191.

[17]CROWDER S,TULLER E. Small cell carcinoma of the female genital tract [J]. Semin Oncol,2007,34:57-63.

[18]CLIBY W,SOISSON A P,BERCHUCK A,et al. Stage I small cell carcinoma of the vulva:treated with vulvectomy, Lymphadenectomy and Adjuvant chemo therapy[J]. Cancer,1991,67:2 415-2 417.

# 第三篇

## 阴道肿瘤

# 22　阴道上皮内瘤变

发生于阴道的鳞状上皮内瘤变(vaginal intraepithelial neoplasia,VIN),与CIN、VIN相比很少见,仅占妇女下生殖道瘤样病变的0.5%[1],概率仅为子宫颈上皮内瘤变的1%~3%,且大部分阴道上皮内瘤变的患者已患有子宫颈上皮内瘤变[2]。Petrilli 等[3]报道50例阴道上皮内瘤变中,40%患者有子宫颈上皮内瘤变,15%同时存在子宫颈和外阴上皮内瘤变。也就是说,VIN 可以单独存在,也可以与VIN 或 CIN 同时存在,也可先后发生。Ireland 和 Monaghan[4]报道了子宫切除术后的32例,平均年龄为50岁,2/3的患者之所以切除子宫完全是因为患有CIN或浸润性子宫颈癌。因良性指征而手术者距诊断VIN的时间平均为11年。而占40%的CIN组距VIN的诊断时间不到1年。但是,也有子宫颈上皮内瘤变手术后距VIN的发现长达15年者。Townsend[5]也发现,因CIN行全宫切除术后,有发生VIN的显著危险性,甚至因宫颈的良性病变行全宫切除后10~15年也有发生VIN者。还有报道宫颈癌放疗后10~15年发生了VIN[6,7]。因此,作者认为,下生殖道的鳞状上皮在相似的致癌因素作用下,可多位点受累。

阴道上皮内瘤变其发病机制尚不清楚,据认为,VIN 的主要病因是人乳头瘤病毒(HPV),此病毒可导致外阴、子宫颈和阴道上皮非典型增生。某些学者证实VIN可检测到HPV DNA[8-10],其中75%为HPV 16 DNA。

此外,VIN 可能与放疗、全身免疫机制抑制、吸烟、生殖道疮、化学生物多种因素有关。

VIN 可能进展为浸润癌,但VIN 准确的发病率及进展为浸润癌的概率并不确切[11,12]。

## 22.1　病理

1)低度鳞状上皮内病变

(1)定义:一种鳞状上皮内病变(SIL),为复制性 HPV 感染所引起的一种形态学表现。低级别提示同时或将来发展为癌的风险低。见"宫颈低度鳞状上皮内病变(LSIL)"对LSIL 的进一步的讨论。

(2)同义词:阴道鳞状上皮内瘤变1级(VaINⅠ)、轻度鳞状上皮异型增生、扁平湿疣、挖空细胞异型增生、挖空细胞病。

(3)组织病理学:使用两级分类系统,与宫颈相似,分别为 LSIL 和 HSIL,再加上相应的修饰语。VaINⅠ为低度病变,VaINⅡ/Ⅲ为高度病变。诊断标准与宫颈相同。

2)高度鳞状上皮内病变

(1)定义:一种鳞状上皮内病变,如果不治疗则具有显著的进展为浸润性癌的临床风险。见"宫颈高度鳞状上皮内病变(HSIL)"。

(2)同义词:阴道鳞状上皮内瘤变2级(VaINⅡ)、VaINⅢ、鳞状上皮中度异型增生、重度鳞状上皮异型增生、鳞状上皮原位癌。

(3)组织病理学:与宫颈的对应病变相比,HSIL(VaINⅡ)和 HSIL(VaINⅢ)显示相同的细胞学改变、p16 免疫组织化学特点。

（吴玲敏　毛永荣）

## 22.2　临床特征

VIN 多见于 60 岁以上的妇女。近年来发现年轻妇女 VIN 发病率增加,认为与 HPV 感染增多有关[13]。VIN 患者通常是无症状的,尽管许多 VIN 患者主诉有阴道排液,但通常无特异症状。阴道排液可能同时存在感染,并不是 VIN 直接导致的结果。少数患者偶见性交后少量阴道出血。妇检时阴道黏膜可正常,或者表现为糜烂、稍微隆起的白斑。其病灶常为多发性,分布于阴道上 1/3 者(如同浸润性病变一样)约占 80%[14],部分原因是与常见的宫颈病变有关。

## 22.3　诊断

由于 VIN 无症状或很轻微,体征多不明显。妇检除常规做宫颈涂片外需做阴道涂片细胞学检查。阴道细胞学异常者需进一步做阴道镜检查。有条件同时做 HPV 检测。视病变改变或解剖学改变程度对凸起上皮或糜烂状上皮在阴道镜下做活检,标本送病理检查确诊。病灶明显者可直接取活体组织送病检。妇检时除检查宫颈、阴道外尚需检查肛门、外阴,除外同时存在相同病灶。

## 22.4　治疗

阴道上皮内瘤变具有双向分化可能,部分可逆转或恢复正常,部分可持续不变,部分进展为原位癌或浸润癌。随诊 3 年发现 78% 病变退化,13% 病变不变,9% 病变进展为癌。

对无症状年轻妇女、病变局限、HPV 检测为非 16、18 型可观察或 5-FU 软膏局部涂抹或用干扰素栓剂,促进向正常方向转化。定期随访,阴道细胞学与阴道镜检查。病变加重或 6～12 个月后,仍无好转,应进一步治疗。

Ⅱ～Ⅲ级应根据病变部位、范围、年龄采用手术、激光、冷冻、5-FU 等治疗。

(1)手术治疗:要考虑病灶切除彻底又要重视阴道结构及功能恢复,对年轻妇女应慎重。

局部切除:适合于阴道单个、局限病灶者沿病灶边缘外 0.5cm 切除阴道黏膜。

部分阴道切除:适用于多个病灶,切除阴道上 1/3 者行阴道吻合,切除阴道上 1/2 行阴道植皮。

全阴道切除:适合于老年妇女、病变广泛或保守治疗失败者。同时行子宫切除、阴道重建。

(2)物理治疗:优点是操作简单、疗效好、并发症少、适应证广、可门诊治疗。物理治疗常用有激光、微波、冷冻。激光与 5-FU 软膏疗效相仿。冷冻治疗相对疗效差,且可能导致膀胱阴道瘘和直肠阴道瘘,目前已少用。物理治疗适用于年轻妇女及年老体弱者。

(3)5-FU 局部治疗:优点是方法简单、可门诊治疗,不损伤阴道功能,更适合阴道上 1/3 病灶者。方法:睡前用 5-FU 涂药器,插入阴道,由上至下顺时针转移 3～4 转至阴道中段或下段(有病变),将药液留置阴道内。每周 1 次,连续 10 周。治疗时要保护外阴皮肤。治疗后阴道口置一塞子防止 5-FU 流出。治疗当晚禁性生活。晨起冲洗阴道。亦可用 5-FU 霜或软膏涂抹局部。治疗前必须排除浸润性病变。

(4)放射治疗:适用于其他方法不能破坏或达不到隐匿在穹隆部位或阴道角部病变者。一般给阴道黏膜表面剂量为 35～60Gy。少数患者可出现阴道狭窄或粘连,严重者少见。

## 22.5　预后及预后因素

LSIL 通常可以自愈,但也可能进展为 HSIL(VIN Ⅱ/Ⅲ),尤其是 HPV 感染者。阴道 HSIL(VIN Ⅲ)进展为浸润癌的风险大约为 5%,明显低于宫颈 HSIL(CIN Ⅲ)。

VIN 经激光、手术等治疗,缓解率可达

80%。由于阴道解剖毗邻直肠、宫颈、膀胱,使得治疗上存在一定困难,仍有 20%患者复发。

Yalcin 分析了 $CO_2$ 激光治疗 VIN 的疗效及下列各因素的关系[15],发现病变的分级、部位、病灶多少、年龄、绝经与否、激光治疗持续时间、有无存在外阴或宫颈病变等与治疗的预后均无明显相关性,同时指出 $CO_2$ 激光治疗 VIN 后复发率达 20%,可无法确定相关因素,认为所有患者均需严密监视。

Diakomanolis 报道 102 例 VIN,分析后认为激光和部分阴道切除后复发达 21%[14],单个微小病灶预后最好,多灶性病变及年轻妇女复发率相对较高,建议对后者进行长期随诊。

Sillman 等采用手术、5-FU 软膏、激光等不同方法治疗 394 例 VIN 患者[16],经严密随访,仍有 5%发展为浸润癌。

## 22.6 治疗后随访

随访的主要内容是阴道是否变短或变窄、是否有浸润癌的出现和 VIN 的复发情况[4]。首次随访为治疗结束后 3 个月,进行妇科和细胞学检查,以后每 6 个月 1 次。治疗结束后最初几周和几个月应加强随访,以监测疾病是否治愈,有无发生阴道粘连和评价阴道功能。必要时使用阴道扩张器以维持其容积直到恢复性生活。在整个恢复期,须维持足够的雌激素效应。对于进行阴道重建的患者不应忽视阴道细胞学检查。随访过程中,有 VIN 复发和发展为浸润癌的报道。

(刘少阳　楼洪坤　冯　忻)

# 参 考 文 献

[1]CARDOSI R J,BOMALASKI J J,HOFFMAN M S. Diagnosis and management of vulvav intrae—pithelial neoplasia[J]. Obstet Crynecol Clin North Am,2001,28(4):685-702.

[2]汤春生,李继俊. 妇科肿瘤手术学[M]. 沈阳:辽宁教育出版社,1999:579-583.

[3]PETRILLI E S,TOWNSEND D E,MORROW C P,et al. Vaginal intraepithelial neoplasia:biological aspects and treatment withtopical 5-fluorouracil and the cabon dioxide laser[J]. Am J Obstet Gynecol,1985,153:505.

[4]IRELAND D,MONAGHAN J M. The mangement of the patient with abnormal vaginalcytology following hysterectomy[J]. Br J Obstet Gynecol,1988,95:973.

[5]TOWNSEND D E. Intraepithelial neoplasia of vagina[M]//Coppleson M. Gynecologic Oncology. New Youk:Churchill Livingstone,1981:399-344.

[6]NOVAK E R,WOODRUFF J D. Postirradiation malignancies of the pelvic organs[J]. Am J Obstet Gynecol,1959,77:667.

[7]RUTLEDGE F. Cancer of the vagina[J]. Am J Obstet Gynecol,1967,97:635.

[8]OKAGAKI T,TWIGGS L B,ZACHOW K R,et al. Identification of human papillomavirus DNA in cervical and vaginal intraepithelial neoplasia with molecularly cloned virus — specific DNA probes [J]. Int J Gynecol Pathol,1983,2:153.

[9]STANBRIDGE C M,GUTLER E B. Human papillomavirus infection in the lower female genital tract:association with multicentric neoplasia[J]. Int J Gynecol Pathol,1983,2:264.

[10]WRIGHT V C,CHAPMAN W. Intraepithelial neoplasia of the lower female genital tract:etiology,investigation,and management[J]. Semin Surg Oncol,1992,8:180.

[11]BRITON L A,NASCA P C,MALLIN K,et al. Case—control study of in situ and invasive carcinoma of the vagina[J]. Gynecol Oncol,1975,182:572.

[12]EDDY G L,SINGH K P,GANSLER T S. Superficially invasive carcinomar of the vigina following treatment for cervical cancer:a report of six cases [J]. Gynecol Oncol,1990,36:376.

[13]GONG M C,LATOUCHE J B,KRASUSE A,et al. Epidemiological aspects of vaginal intraepithelial neoplasia[J]. Clin Exp Obstet Gynecol,1995,22(1):33-42.

[14]DIAKOMANOLIS E,STEFANIDIS K,RODOLAKIS A,et al. Vaginal intraepithelial neoplasia:repoet

102 cases[J]. Eur J Gynecol Oncol,2003,23(5):457-459.

[15] YALCIN O T, RUTHERFORD T J, CHAMBERS S K,et al. Vaginal intraepithelial neoplasia: treatment by carbon dioxide laser and risk factors of failure[J]. Euo J obstet Gynecol Reprod Biol,2003,10,106 (1):64-68.

[16] SILLMAN F H,FRUCHTER R G,CHEN Y S, et al. Vaginal intraepithelial neoplasia: risk factors for persistence, recurrence, and ivvasion and its management[J]. Am J Obstet Gynecol,1997,176: 93.

# 23  阴道鳞状细胞癌

原发性阴道恶性肿瘤较少见,占女性生殖道恶性肿瘤的 1%～3%[1](表 23-1),一般不超过 2%,发病率在妇女中不超过1/100 000。北京学者报道阴道癌与外阴癌之比为1:63,与子宫颈癌之比为 1:109.2[2]。组织类型上原发阴道癌多为鳞状上皮癌(85%),其他类型有恶性黑色素瘤、肉瘤、内胚窦瘤、腺癌(均少见,表 23-2)[1]。由于胎儿在母体宫内(胚胎期)应用己烯雌酚(diothylstilbestrol,DES)可导致阴道透明细胞癌。

表 23-1  阴道癌发生率

| 作者 | 生殖道恶性肿瘤病例数 | 阴道癌/% |
| --- | --- | --- |
| Smith(1955) | 8 199 | 1.5 |
| Ries 和 Ludwig(1964) | 14 785 | 2.1 |
| Smith(1964) | 6 050 | 1.8 |
| Wolff 和 Douyon(1964) | 4 665 | 1.8 |
| Rutledge(1967) | 5 715 | 1.2 |
| Palumbo,等(1969) | 23 051 | |
| Daw(1971) | 564 | 1.9 |
| Gallup,等(1987) | 未提供 | 3.1 |
| Manetta(1988) | 2 149 | 1.3 |
| Eddy(1991) | 2 929 | 3.1 |

表 23-2  原发阴道癌组织类型分布

| 组织学类型 | 百分率/% |
| --- | --- |
| 鳞癌 | 85 |
| 腺癌 | 6 |
| 黑色素瘤 | 3 |
| 肉瘤 | 3 |
| 混合肿瘤 | 3 |

浸润癌的症状和体征与宫颈癌相似。诊断方法也与宫颈癌相似。至今阴道癌治疗进展不大,主要治疗方法仍然是放疗、手术或放疗与手术综合治疗。化疗有一定的疗效。总的来说,阴道鳞癌的疗效有所提高。

## 23.1 病理

阴道原发鳞状细胞癌较外阴及宫颈少,主要见于年长的妇女。HPV 感染是主要的致病因素,是因为它在镜下类似于宫颈和外阴的肿瘤。由于大多数累及阴道的癌是宫颈直接扩散的结果,故只有当宫颈无肿瘤病变时,阴道肿瘤才被视作是原发的。如果两部分均受累的肿瘤应视为有阴道扩散的宫颈癌,不考虑受累的相对比例如何。

大多数原发的阴道鳞状细胞癌,大体呈结节或溃疡型,肿瘤半数为溃疡型,1/3 为外生性,阴道的上 1/3、前壁或侧壁是肿瘤的最好发病部位,少数肿瘤可以发生于外科重建阴道。

镜下大约 95% 以上的阴道癌是鳞状细胞癌。与宫颈的鳞状细胞癌的形态学特征极为相似,有不同程度的分化,组织学上分为角化型和非角化型(分化程度从高到低)以及高分化的疣状癌。

(1)角化型鳞癌:癌细胞角化明显,可见细胞间桥和角化珠,细胞核大、深染、多形、呈不规则条索和巢状,可见到病理性核分裂(图 23-1)。

(2)非角化型鳞癌:癌组织呈大小不等的实性巢,外形稍整齐,界限清楚,细胞大小较一致,核大、圆或卵圆、核仁明显,胞浆淡染或嗜双色或空泡状,细胞界限清楚,偶见单个细胞角化而提示鳞状细胞癌(图 23-2)。

(3)疣状癌(verrucous carcinoma):是鳞状细胞癌的一种分化非常好的亚型,光镜下,构成癌的上皮向外及向结缔组织深部同时生长,全层细胞分化良好,核分裂少见,在表面增

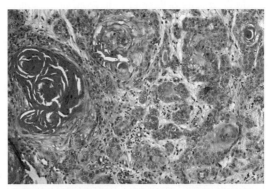

图 23-1　角化型鳞癌,见角化珠、散在癌细胞巢(×100)

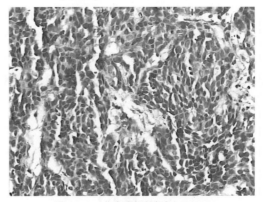

图 23-2　非角化型鳞癌(×200)

生的上皮折叠形成裂隙或小囊,其内充有不全角化物,深部上皮钉突膨大,钝圆,全部钉突几乎以同一方向、同一水平向间质内压迫生长,这种独特的"推进式"生长是疣状的特点,结缔组织内有多量慢性炎性细胞浸润。它往往会局部浸润但几乎无淋巴结转移,局部扩散的范围可能非常广泛,可侵及直肠和尾骨。

(桂华伟　黄利华)

## 23.2 扩散方式及分期

### 23.2.1 阴道癌的扩散、转移

主要有直接浸润和淋巴道转移,偶尔可发生血道转移。

(1)直接浸润:阴道是一个特殊的肌性器官,由于它管壁薄、血供丰富及周围组织疏松等,故癌灶生长较快,向周围组织直接扩散较

早,很容易浸润邻近器官。根据癌瘤生长部位的不同,肿瘤向前可浸润膀胱和尿道,向后累及直肠,向上蔓延到宫颈,向下扩散到外阴,向两侧扩散浸润阴道旁组织。

(2)淋巴道转移(图23-3):阴道癌的淋巴道转移较复杂、淋巴转移的途径与癌瘤位置有关。位于阴道上1/3的肿瘤,转移途径基本上与子宫颈癌相同,上端前方沿宫颈途径至髂间和宫旁淋巴结。上段后方引流至臀下、骶前、直肠前淋巴结。阴道下1/3的肿瘤转移途径基本上与外阴癌相同,引流至腹股沟和股管淋巴结。阴道中1/3的肿瘤则可经上述两条途径引流,而且因为淋巴结管于阴道动脉终末支接近阴道壁,甚至于阴道下1/3的病变,髂外淋巴结仍具有较高的风险。阴道癌复杂的淋巴转移途径给治疗带来了困难。

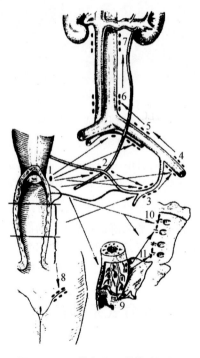

**图23-3 阴道癌淋巴道转移途径**
1.宫颈、阴道旁淋巴结 2.输尿管旁淋巴结 3.髂内淋巴结 4.髂外淋巴结 5.髂总淋巴结 6.下腰旁淋巴结 7.上腰旁淋巴结 8.腹股沟淋巴结 9.直肠、肛门周围淋巴结 10.上髂前淋巴结 11.下髂前淋巴结

### 23.2.2 分期

阴道癌的临床分期主要是采用国际妇产科联盟(FIGO)的分期法及国际抗癌联盟(UICC)的 TNM 分期方法,具体内容见表23-3。

FIGO 对Ⅱ期的分期指的是肿瘤侵犯到阴道黏膜下组织但是没有达到盆壁。Perez等人[3]提议对Ⅱ期的定义进行修改,将ⅡA 期定义为肿瘤浸润阴道组织但未累及阴道旁组织。将ⅡB 期定义为肿瘤侵犯阴道旁组织但未到达骨盆壁。许多研究者都使用这个亚分期。

## 23.3 临床特征

(1)发病年龄:1980—2003 年,国内放射治疗原发性阴道癌1 033 例,发病年龄7～82岁,以老年妇女居多[4]。同美国 NCDB(the National Cancer Data Base)资料相似[5]。

(2)发生部位:岑氏荟萃分析国内1980 年至2003 年发表21 篇文献,放射治疗原发性阴道癌1 033 例,其发生部位见表23-4[4]。

从表23-4 可见阴道癌多见于阴道中段,阴道上段次之,下段最少。发生在后壁最多。而楼氏收集资料显示最多见于阴道上1/3[6]。

(3)症状:常见症状与子宫颈癌症状相似。如阴道接触性出血、不规则流血,或绝经后阴道出血,是许多患者最早出现的症状。癌组织继发感染时白带异常有臭味。晚期有下腹疼痛、腰痛、排尿异常、大便障碍、不同程度贫血及继发症状。

(4)体征:早期阴道光滑局部充血或糜烂。随病程发展局部呈浅溃疡灶或结节状,弹性较差。阴道内有一个不规则形状病灶,浸润阴道旁组织可增厚。晚期可扪及双侧腹股沟肿大淋巴结或盆腔淋巴结,阴道癌瘤继发感染可致发热。

(刘星煜 李著艳 杨 慧)

表 23-3　FIGO 和 TNM 分期

| FIGO 分期 | UICC 的 TNM 分期 | | |
|---|---|---|---|
| | T | N | M |
| Ⅰ期:癌瘤限于阴道壁 | $T_1$ | $N_0$ | $M_0$ |
| Ⅱ期:癌瘤已累及阴道黏膜下组织,但没有扩散到盆壁 | $T_2$ | $N_0$ | $M_0$ |
| Ⅲ期:癌瘤已扩展到盆壁 | $T_1$ | $N_1$ | $M_0$ |
| | $T_2$ | $N_1$ | $M_0$ |
| | $T_3$ | $N_1$ | $M_0$ |
| | $T_3$ | $N_0$ | $M_0$ |
| Ⅳ期:癌已超出真性骨盆,或已累及膀胱、直肠黏膜,但大疱性水肿不能划入Ⅳ期 | | | |
| ⅣA期:癌播散到邻近器官 | $T_4$ | 任何 N | $M_0$ |
| ⅣB期:癌播散到远处器官 | 任何 T | 任何 N | $M_1$ |

注:T——原发灶;N——淋巴结;M——远处转移。

表 23-4　原发性阴道癌初发部位

| 部　位 | 例　数 | 可统计总数 | 百分率/% |
|---|---|---|---|
| 阴道上段 | 252 | 740 | 34.05 |
| 阴道中段 | 274 | 640 | 42.81 |
| 阴道下段 | 151 | 729 | 20.71 |
| 阴道中上段 | 55 | 820 | 6.71 |
| 全阴道 | 31 | 840 | 3.69 |
| 前壁 | 148 | 535 | 27.64 |
| 后壁 | 367 | 647 | 57.03 |

## 23.4　诊断

阴道的转移癌是很常见的。所有的阴道肿瘤患者应该接受仔细的病史询问和体格检查来评估是原发或继发肿瘤的可能。确诊原发性阴道癌要符合下列原则。

(1)肿瘤原发部位位于阴道,排除生殖器官或生殖器官以外的肿瘤转移。

(2)肿瘤累及宫颈阴道部,子宫颈外口有肿瘤应归于子宫颈癌。

(3)肿瘤局限于尿道者应诊断尿道癌。

阴道癌的患者常表现为阴道流血,泌尿道症状较宫颈癌常见。而且阴道比较容易暴露,又可以用于触摸,故诊断不困难。无明显新生物而有异常表现者如阴道糜烂、充血、结节,弹性不佳者应做阴道涂片送细胞学检查及阴道镜检查。原发的阴道病变和在阴道、外阴、宫颈的任何可疑病变都应该进行活检,记录病灶位置、大小、形态及浸润情况等。也应该用诊断性的影像学方法去评估淋巴结转移,远处转移,肾功能的状态和输尿管的位置,有无肾盂及输尿管积水。

值得注意的是,阴道癌诊断常常被延误,究

其原因有两方面,一则因为许多患者为老年,性生活少,所以不可能有定期的阴道检查;二则该病少见,医生认识不足,常常直到出现晚期症状时才被发现。要强调的是原发性阴道癌必须与继发性阴道癌区别。后者多见,特别是腺癌,多来自女性生殖系统、泌尿系统、消化道。

## 23.5　治疗原则及治疗方案的选择

治疗方法主要根据病变的范围和分期而具体制定。早期使用外科治疗或放疗,晚期使用放疗。化疗与放疗同步治疗晚期患者。其中放射治疗是最常用的治疗方法。

对于Ⅰ期和少数ⅡA期的患者,可行手术治疗或单纯腔内放射或腔内治疗加体外照射;Ⅱ～Ⅳ期行单纯放射治疗(腔内治疗加体外照射),或放化疗综合治疗;放疗未控及复发癌可选择手术治疗。治疗要强调个体化。要考虑患者年龄、病变范围、是局灶性或多中心性。

由于解剖学上的原因,阴道与膀胱或直肠间隔为 0.5cm。癌组织易浸润周围的组织器官。行根治术,往往要切除邻近器官、改道、患者难以接受,疗效亦不满意,所以绝大多数患者采用放射治疗。美国 NCDB(the National Cancer Data Base)资料,1985—1994 年治疗 3 244例浸润性阴道癌,74%采用放射治疗[5]。国内北京、上海、浙江 3 家肿瘤医院 244 例,除 16 例手术治疗外,其余病例行放射治疗[7]。放射治疗优点为安全,掌握得好不但并发症较少,还能保全脏器功能,保证了大多数患者治疗后的生活质量,患者易接受。

由于应用放射治疗阴道癌存在一些困难,特别是阴道下 1/3 的肿瘤,使得一些妇瘤专家(Wertherm 和 Brunschwig 等)提倡根治性手术为首选治疗。有几个经适当选择的手术系列得到良好的结局,Ⅰ期根治术后生存率为 75%～100%[8-11]。对早期病变,特别是阴道上 1/3 的肿瘤,根治性外科手术也许是较合适的选择[2]。阴道下 1/3 癌瘤者,亦可选择根治性手术,类似外阴癌根治性手术。可以保留年轻

患者卵巢功能,保持阴道弹性,晚期并发症低。

## 23.6　放射治疗

### 23.6.1　放射治疗方式及并发症

阴道癌是一种好发于老年妇女的恶性肿瘤。解剖上阴道与膀胱或直肠间隔为 0.5cm。癌瘤易浸润周围组织器官。行根治术往往要切除邻近器官,并改道。患者难以接受,疗效亦不满意,故绝大多数患者采用放射治疗。国内 1980—2003 年,放射治疗原发性阴道癌 1 033例,其中 81.9%病例采用单纯放射治疗[4]。其优点为适应证广泛,适用于各期和各种情况,而且安全,掌握得好不但并发症较少,还能保存脏器功能,保证了大多数患者治疗后的生活质量,患者易接受。

放射治疗包括体外照射与腔内治疗两部分。

(1)体外照射:主要补充阴道旁组织及淋巴结转移的剂量。①阴道上 1/3 肿瘤,治疗方法同宫颈癌,全盆等中心照射,照射 30Gy 后中间挡铅照射,盆腔正中平面剂量达 40～45Gy。②阴道中 1/3 肿瘤,治疗包括真骨盆外 1.5～2cm,上界至腰 4～5 间隙或腰 5 至骶 1,包括盆腔淋巴结至髂总血管,下界到肿瘤下缘下 2～3cm 或包括全阴道,照射野中心剂量 40～45Gy(30Gy 后中央挡铅照射),继以常规腹股沟照射[(7～8)×(10～12)]cm²,电子束照射 15～20Gy。而后野照射同常规宫颈癌盆腔外照射。③阴道下 1/3 肿瘤,根据 CT 检查决定腹股沟淋巴结深度。设腹股沟野[(7～8)×(10～12)]cm²,高能 X 线(6～10MV)照射 40Gy,而后选择电子束照射 20Gy。CT 检查盆腔淋巴结转移可疑,追加两个矩形后野[(6～8)×(13～15)]cm² 盆腔正中平面 20Gy[12]。有盆腔淋巴结转移采用三维适形(3-DCRT)或调强技术以增加盆腔淋巴剂量,减少靶区周围正常组织受量[12]。需要加两侧野照射者,侧野向前延伸包括髂外淋巴结,前

面包括耻骨联合,后面至骶2～3联合处[12-14]。

(2)腔内治疗:放射容器置入宫腔或阴道,接近肿瘤,使肿瘤区达到较高剂量,提高肿瘤局部控制率。常用容器有宫腔管、阴道卵圆体、阴道盒、中心圆柱体(阴道塞子)、插针。

原位癌或早期浸润癌:采用单纯腔内治疗,给肿瘤基底部每6周60～70Gy。病灶厚超过0.5cm,行组织间植入治疗,剂量同前。

阴道浸润癌:阴道上1/3肿瘤,按子宫颈癌放射治疗方式;病灶位于阴道中、下1/3者,先给局部模敷贴,肿瘤体积大者行组织间植入治疗,分次进行,根据肿瘤消退情况,调整腔内剂量,给肿瘤基底部剂量为每3～4周30～40Gy。由于阴道壁其他部位往往有亚临床病灶存在,完成上述治疗后,采用中心线源阴道圆柱形或阴道塞子,选择合适有效长度做阴道照射,给肿瘤基底部剂量每2～3周20～30Gy。晚期病灶,肿瘤侵犯多处阴道壁,病变广泛,致阴道壁狭窄者。腔内治疗有困难,行等中心全盆照射每4周40Gy,继以盆腔四野照射或加两侧野,肿瘤量15Gy。根据肿瘤消退情况,补充腔内治疗。

强调要体外照射加腔内治疗相结合。除早期病例外,单一方法治疗效果不佳,肿瘤剂量要达到70Gy。

晚期肿瘤体积大,腔内治疗难以适当给量者,有人推荐Syed模板或Syed—Nebleff模板做支架,在超声指导下,针源可以正确植入组织行放射治疗[15]。

进入20世纪80年代以来,后装放射治疗发展迅速。高强度、微型[192]Ir源和带有电脑控制治疗计划系统。一方面使放射剂量分布更为精确、合理,另一方面使操作更为简便。各单位陆续开展高剂量率后装治疗阴道癌。Kucera报道一组190例原发性阴道癌,其中110例低剂量率腔内治疗,80例高剂量率腔内治疗。两组结果比较,认为高剂量率腔内治疗原发性阴道癌,可取得与传统低剂量率相同效果[16]。

(3)组织间近距离放射治疗(ITB):ITB是晚期原发性阴道癌治疗方法中的一个重要组成部分,通常结合EBRT和(或)ICB治疗。作为一般的规则,临时性植入物的主要优势是可较好地控制放射源的位置以及更方便调节剂量分布。持续性植入物的主要优势是相对安全、简易,易应用,性价比高,在大多数情况下,此操作在局部麻醉下就可以完成。一般来说,临时性植入物广泛应用于大体积妇科恶性肿瘤的治疗,然而持续性植入物通常在较小体积病灶中使用。

放射源的数量和强度及其在目标体积内的预期分布是预先确定的,利用可用的指导方法如算图、表和计算机辅助优化技术。然后对目标体积制定近似剂量率,这需要放射源的精确定位和三维照射剂量分布的计算机评估。最后,根据治疗体积、肿瘤敏感性、剂量率、先前治疗方案和正常周围组织的耐受性确定放射剂量方案[17]。

在应用组织间近距离放射治疗时,常先用手控的植入片或模板系统用来帮助指引插针安全的位于目标体积内。常用的模板包括Syed-Neblett设备(SNIT)[18]、改良的Syed-Neblett[19]和"MUPIT"[20]。这些都需要依靠骨盆检查来帮助指导放置插针的位置和深度。这些模板一般包含会阴模板、阴道充填体和17个可通过不同长度的针孔,[192]Ir放射源置于其中。阴道闭孔是中央钻的,这样它就可以让一个串联的位置上有[137]Cs放射源。这使得组织间和腔内照射可以同时相结合进行。这些系统的主要优点在于根据肿瘤体积和关键结构,通过模板提供的确定的几何形状,可较好地控制放射源的位置。此外,在计划和进行过程中,通过计算机辅助优化放射源的位置和强度来改善剂量率的分布情况。

由于盆腔检查的不准确,直肠和膀胱靠近目标体积,因而存在严重的风险,可能导致目标体积的剂量不够或膀胱和直肠的疾病发生。为了提高目标定位和插针位置的准确性,一些研究者已经在探索经直肠超声(TRUS)[21]、CT、MRI引导下进行ITB,植入则可通过内镜[22]、剖腹手术及腹腔镜手术来完成[19-21]。然而剖腹手术过程中,在通过使用纤维或组织扩张器和(或)肠粘连溶解的方式来促进肠的位移时,会导致一定程度的并发症发生,如肠梗阻、出血、手术时间延长。腹腔镜是一种较短和侵入性较低的手术。一种开放耻骨后的方法可以使膀胱和尿道在前阴道肿瘤和耻骨联合的间隙中看到。

Tewari 等人[23]描述了 71 位接受了 ITB 的患者的结果,其中 61 位患者接受了 EBRT,10 位患者没有接受 EBRT。患者包括 I 期(10 位)、Perez 修改版 IIA 期(14 位)、IIB 期(25 位)、III 期(15 位)、IV 期(7 位)。每一种植入物和 RBRT 联合应用使总的肿瘤剂量达到 80Gy。有 53 位患者(75%)达到了局部控制。在 66 个月的随访中,5 年和 10 年的无病生存率都是 58%。从肿瘤分期来看,5 年无病生存率包括 I 期,100%;IIA 期,60%;IIB 期,61%;III 期,30%;IV 期,0%。分期和原发性损伤大小都是单独影响生存率的因素。有 9 例患者(13%)出现明显并发症,包括坏死(4 例)、瘘管(4 例)和小肠阻塞(1 例)[23]。

Stryker[24]治疗了 40 位患有阴道癌的患者,14 位有子宫切除的病史。将这些患者分成 4 个治疗组:EBRT 和腔内近距离照射治疗组(分组 WPIC,15 位)、EBRT 和组织间近距离照射治疗组(分组 WPIS,10 位)、单独 EBRT 治疗组(分组 WP,7 位)、单独近距离放射治疗组(分组 BA,2 位)。5 年特异性疾病生存率分别是:有 SCC 的 28 位患者的是 68%,有腺癌的 6 位患者的是 50%。根据肿瘤分期的 5 年生存率分别是:I 期,78%;II 期,63%;III 期,33%;IV 期,50%($P=0.2$)。局部失败的发生有 WPIC 组的 2 位患者(13%),WPIS 组的 2 位患者(20%),WP 组的 3 位患者(43%)和 BA 组的 1 位患者(50%)。9 位患者(26%)发生晚期小肠、大肠或膀胱的并发症。15 位患者(44%)产生阴道并发症[24]。

(4)放射治疗并发症:由于放射治疗阴道癌并发症没有统一标准。各作者理解亦不一致,使文献报道并发症差异很大,2%~34%,多数在 10%左右。其发生与多个因素有关,如剂量、放置容器位置、治疗中容器是否移动、医生经验。常见有放射性直肠炎或膀胱炎、放射性直肠阴道瘘或膀胱阴道瘘、阴道或直肠狭窄。

我国 1980—2003 年放射治疗原发性阴道癌 1 033 例,其放射并发症见表 23-5[4]。

表 23-5　1 033 例放射治疗原发性阴道癌并发症

| 类型 | 发生例数 | 可统计总数 | 百分率/% |
| --- | --- | --- | --- |
| 放射性膀胱炎 | 64 | 553 | 11.57 |
| 放射性直肠炎 | 120 | 650 | 18.46 |
| 膀胱阴道瘘 | 2 | 75 | 2.67 |
| 阴道纤维化狭窄、闭锁 | 22 | 237 | 9.28 |

## 23.6.2　放射治疗技术与效果

(1)I 期患者,当病灶浸润深度为 0.5~1.0cm 时,通常累及 1 处或多处阴道壁,采用个体化放疗技术以达到最佳的功能效果是重要的。单纯采用后装阴道施源器(低剂量率)腔内放射治疗(ICB)或组织间近距离放疗(ITB)足以治疗表浅 I 期阴道病变,其局部控

制率达到 95%~100%[25-27]。

浸润深度不足 3mm 的浅表病变,可仅通过阴道施源器行 ICB(腔内放射治疗)。通常整个阴道黏膜给予 60Gy 剂量,肿瘤侵犯部位补充黏膜 20~30Gy 剂量[28]。根据阴道施源器直径的不同,阴道黏膜表面剂量通常达到 80~100Gy,在浸润深度小于 0.5cm 时,计划在肿瘤区域给予 65~70Gy 的剂量[28]。对于

深度大于 0.5cm 的病变,给予 ICB 联合单一平面组织间近距离放疗(ITB)来追加深部剂量和减少正常阴道黏膜接受过多的照射。整个阴道黏膜用低剂量率 ICB 治疗后受量达 60～65Gy,除了阴道黏膜下 0.5cm 接受来自 ICB 的辐射剂量外,同时在植入平面外 0.5cm 的深度追加 ITB 以提供 15～20Gy 额外的剂量。这样肿瘤基底部接受 65～70Gy 剂量,受侵的阴道黏膜剂量总计达到 80～100Gy。邻近及远处的阴道黏膜接受剂量分别限制在 140Gy 及 98Gy 范围内[28]。

对于 Ⅰ 期患者来说,外照射并没有严格的标准。Perez 等人研究发现[25,29],放疗技术的使用与局部或淋巴结复发并没有直接相关性,可能放射治疗方式的选择是依据肿块等相关性因素决定的。一般认为体外放疗(EBRT)适用于病变体积更大、侵袭性更强、组织分化差、具有更高淋巴结转移风险的患者。全盆腔放疗给予 10～20Gy,采用中线挡铅板(5 个半价层(HVL))追加宫旁组织和盆腔侧壁的总剂量至 40～50Gy[25,29]。Chyle 等[9]推荐 Ⅰ 期患者除近距离放疗外补充外照射以覆盖阴道旁淋巴结,病灶较大时需覆盖髂内外淋巴结区。Ⅰ 期患者采用腔内放疗和组织间放疗技术,可使肿瘤的局部控制率达到 95%～100%,而单纯外照射治疗,其 5 年生存率自 70%～95% 不等[25,26,30]。

(2)Ⅱ 期 Ⅱ_A 期患者通常伴有阴道旁扩散而无广泛宫旁浸润,对此,应给予体外放疗,辅以 ICB 和(或)ITB。Perez 等人[29]报道 Ⅱ_A 患者外照射放疗联合经阴道近距离治疗局部控制率可达 70%(37/53),单纯外照射或近距离治疗局部控制率仅 40%(4/10)。总的来说,全盆先给予 45Gy,再通过 LDR-ICB 或 LDR-ITB 使超过肿瘤边缘 0.5cm 外的组织追加最少 30～35Gy 剂量,加上盆腔外照射剂量,整个肿瘤组织的剂量达到 75～80Gy。对于更广泛的病灶需要使用双面或体积植入。ERBT 和近距离放疗联合治疗在对比单项疗法上的优越性在一些文献中都得到了很好的阐述[9,30]。

对于宫旁浸润更广泛的 IIB 期患者,全盆接受 40～50Gy 剂量,宫旁接受 55～60Gy(正中保护)。LDR 腔内和组织间后装治疗以追加 30～35Gy,这样使整个肿瘤组织达到 75～80Gy 剂量[9,29,31]。对于有宫旁浸润的患者,无论通过外照射联合组织间插植治疗或单纯组织间插植治疗,都应追加肿瘤总剂量至少达到 70～75Gy 或宫旁剂量 55～60Gy。盆壁最终剂量应低于 60Gy(包括内外照射剂量)[29]。病灶位于阴道上 1/3 的患者可以使用宫腔管或阴道内置卵圆体或柱状管治疗。在 Perez 等[32]的研究中,使用该方法的 II_B 期患者局部控制率联合放疗组亦高于单一疗法(61% vs. 50%)。

Ⅱ_A 期患者单纯放疗的 5 年生存率在 35%～70% 之间,而 II_B 期仅 35%～60%[9,29,30]。不同文献报道阴道癌不同治疗方式在 I～Ⅱ期患者的疗效结果[8,9,33]。

(3)Ⅲ 期和 Ⅳ_A 期:总的来说,Ⅲ～Ⅳ_A 期患者应接受盆腔 ERBT 45～50Gy。在某些病例中,使用了中央挡板的宫旁追加剂量可使盆腔侧壁剂量达到 60Gy。理想状态下如果技术可行,进行 ITB 近距离放疗,肿瘤病灶的最小剂量为 75～80Gy。如果近距离放疗不可行,则可应用三维适形技术来确定放射野,后行缩野放疗,使放射剂量达到 65～70Gy。另一种方法则是调强适形放疗(IMRT),通过不同强度的射线增强对目标组织的照射,而减少周围正常组织,尤其是膀胱、直肠、小肠等的照射[32,34]。

Boronow 等[35]人推荐阴道癌累及外阴的另外一种治疗方式代替了局部切除术:应用放射治疗治疗盆腔病变联合根治性外阴切除术加双侧腹股沟淋巴结清扫术。其盆腔和腹股沟淋巴结外照射剂量达到 45～50Gy,联合低剂量率近距离腔内放疗的剂量使阴道黏膜的剂量达到 80～85Gy。Ⅲ 期患者的治愈率达到 30%～50%。

Ⅳ_A 期患者合并直肠或膀胱黏膜受累,更多的情况下伴有腹股沟淋巴结阳性。尽管某些 Ⅳ_A 期患者可以治愈,但是很多这样的患者仅采用 EBRT 等姑息治疗手段。盆腔脏器切除对某些高选择小体积的中心型 $IV_A$ 期患者是可以治愈的[8,9,33,36]。

（杨 慧 邱 惠）

## 23.7 手术治疗

### 23.7.1 手术适应证及手术方式

手术适用于 0 期、I 期、少数 II 期（早）、III 期及 IV 期放射治疗后局部未控或中心型复发者，年龄在 70 岁以下，无严重内科疾病。病灶位于阴道顶端和阴道后壁上 1/3 的 I、II 期患者可以首选手术治疗。

根据临床期别，病变部位及患者全身情况决定手术范围。

0 期：根据病灶的部位和范围可行局部切除或部分阴道切除。病变位于阴道上 1/3 并累及宫颈或可疑累及宫颈行全子宫+部分阴道切除。病变累及或可疑累及外阴行部分外阴切除+部分阴道切除。

I 期：病变位于阴道上 1/3 者，行阴道上段切除加子宫广切除+盆腔淋巴结清扫。病变位于阴道下 1/3 者行阴道下段切除加外阴切除加同侧腹股沟淋巴结清扫或双侧腹股沟淋巴结清扫。病灶位于中 1/3 者，首选放射治疗。

II 期：癌瘤浸润黏膜下者（$II_A$ 期）行手术治疗，手术方式参照 I 期，其他 II 期者，行放射治疗。

III 期：放射治疗。少数放射治疗未控或复发者，如盆腔组织较软，可行手术治疗。

IV 期：病变仅累及膀胱或直肠，未达盆壁者行前半盆或后半盆切除术或全盆腔脏器加阴道切除术。根据病灶部位决定淋巴结清扫范围。病灶超出真骨盆者，行放射治疗。

### 23.7.2 手术治疗的疗效

一般来说，阴道鳞状细胞癌选择放疗。然而，有些研究报道对于某些经选择的病例行手术治疗取得了很好的疗效。Ball 和 Berman[33] 等研究中纳入了 58 例患者，其中 I 期 27 例，II 期 18 例。与 Perez 等报道的放疗相比，27 例首选手术治疗，5 年生存率总计 78%，其中 I 期 84%、II 期 63%[25,29]。Rubin 等[11] 报道了 75 例阴道癌患者，I 期 14 人、II 期 35 人。这项研究中主要治疗方式为放疗，但 8 名患者（I 期 5 人、II 期 3 人）经首次得以治愈，其中 6 名患者生存时间超过 5 年。I 期患者局部控制率为 80%，而 II 期患者中仅 1 人获得了长期生存。Davis 等[10] 报道：在 89 例阴道癌患者中，有 52 例患者仅行手术治疗。在这项非随机对照研究中，I 期患者 5 年生存率在手术组与放疗组分别为 85%、65%；II 期患者 45 例，手术组的 5 年生存率为 49%，放疗组 50%，术后放疗组 69%。

Peters 等研究[27] 纳入 86 名阴道癌患者，大多数患者采用放射治疗，其总生存率为 56%。12 例经严格筛选后的患者行手术治疗，她们的 5 年生存率达到 75%。研究者建议：阴道切除并根治性子宫切除，如果保留子宫，应该限于表浅的病变。因为膀胱和直肠在其邻近，所以限制了真正的根治术。Gallup 等[37] 报道了 28 例患者，其中 I、II 期的患者占 57%（II 期患者仅 3 人），生存率为 83%。该项研究中大部分患者采用放疗。仅 3 例 I 期患者通过手术治疗，均存活，但手术范围及中位随访时间均未提及。

Stock 等报道，在最大的一项单中心研究中，100 例阴道癌患者（85 例为鳞状细胞癌）中，5 年生存率为 47%。在该研究中，单纯手术组 40 例，单纯放疗组 47 例，联合放化疗组 13 例。5 年总生存率 47%，I 期患者中手术组 5 年生存率 56% 对比放疗组 80%，在 II 期患者中，手术组 68% 对比手术联合放疗组 31%[30]。研究者承认在 II 期患者中手术组患者预后有明显优势，而对放疗者有选择偏倚，单纯放疗组的患者似乎更多为 $II_B$ 期合并广泛阴道受累，而较少阴道受累的患者更倾向于手术治疗。Stock[30] 建议 II 期合并广泛阴道受累的患者应行放射治疗。最后，Stock[30] 等人得出：Ⅰ期患者病灶位于阴道上 1/3,因考虑到需扩大局部切除病灶,故推荐使用根治性子宫切除加盆腔淋巴结清扫术联合上段阴道切除术,术后有阴道旁小病灶患者应加用术后辅助放疗。放射治疗应作为广泛阴道旁受侵患者的首选治疗方式,但在经严格筛选的患者中,也可行手术治疗。

Tjalma 等人报道了 55 例阴道鳞状细胞癌,其中Ⅰ期患者 27 例、Ⅱ期患者 12 例,中位随访时间 45 个月[38]。在Ⅰ期患者中,26 例行手术治疗,4 例患者接受了术后不同形式的放射治疗。Ⅰ期患者 5 年生存率是 91%。手术是Ⅱ期(12 例)患者主要治疗方式的一部分,其中 6 名患者接受了手术治疗。在多因素分析中,年龄、病灶的大小是影响预后的主要因素。Tjalma 等得出结论:手术被看作是Ⅰ期患者及小部分Ⅱ期患者的治疗手段之一。然而,Stock 等[30]以及后来的 Creasman 等[8]和 Tjalma[38]等研究一致认为手术组存在二次选择偏倚,例如患者一般状况好及小病灶患者更容易推荐行手术治疗;而年龄较大合并多种基础疾病的患者在大型研究中,不论Ⅰ或Ⅱ期患者均行放射治疗。

一些研究系列报道了进展期Ⅲ～Ⅳ期阴道鳞状细胞癌患者的首次手术方式,包括病灶局部切除术,经过严格选择的手术患者的生存率可达 50%[30,33,37],但是无论在任何一个单中心研究中,病例数都很少,对晚期病变初始脏器切除术不应予以推荐。因此,晚期患者应首选根治性放疗,或联合同步化疗。尽管联合治疗的效果目前尚不明确。

(陈惠祯 杨 慧)

## 23.8 综合治疗

根据患者具体情况、病理类型、病变范围,把各种治疗方法的优点同病情合理结合,发挥其优点,争取最大效应,提高生存率,提高生活质量。综合治疗方式有放疗(或化疗)+手术,同步放化疗。

(1)术前放疗:局部肿瘤大影响手术,术前放疗使肿瘤缩小,有利于手术切除,或使原来不能手术的病例转变成可行手术。另一目的为降低癌细胞活力,减少术后复发、转移。常用方法为近距离腔内治疗。

(2)术后放疗:目的是治疗局部残余病灶,清除亚临床病灶,以期提高生存率,常用方法为体外放疗或腔内治疗。适用于手术切除边缘仍有癌瘤、阴道断端阳性、盆腔淋巴结阳性、脉管内有癌栓、阴道切除范围不够者。

(3)新辅助化疗和同步放化疗:借鉴新辅助化疗后手术或同步放化疗治疗局部晚期宫颈癌经验,有人探索用于治疗原发性阴道癌取得良好效果,认为:①新辅助化疗后手术提高患者生活质量,尤其保持年轻妇女性功能[39,40];②一般情况良好,肿瘤>4cm、Ⅲ～Ⅳ期、病理分化差者适合同步放化疗[41,42]。但病例少,尚需积累更多病例。

在盆腔中,Ⅲ～Ⅳ期患者放射控制率相对较低,尽管采用了高剂量的外照射和近距离放射治疗,仍有 70%～80% 的患者盆腔有持续病变或复发。局部晚期患者的远处复发率约为 25%～30%,远低于盆腔复发。因此,需要更好的方法来治疗晚期疾病,如同时使用放化疗。一些药物如 5-FU、丝裂霉素 C 和顺铂与放疗联合应用显示了良好的疗效,其完全缓解率高达 60%～85%[43,44],但长期治疗结果尚待观察。许多患者在开始联合用药治疗时患有晚期(Ⅲ期)疾病,可能是因为缺乏长期的疾病控制。

Evans 等人[43]在 RT 和 5-FU 加丝裂霉素 C(25 名患者中有 12 名患者)达到完全缓解的患者中,没有发现局部复发,中位随访期为 28 个月,这表明局部控制可能通过联合治疗得到改善。而在大体积盆腔疾病中,单纯放疗局部失败是常见的,整个人群的生存率为 56%(原发性阴道癌患者为 66%)。仅有 2 名患者有严重的并发症,尽管研究者认识到可能需要较长的随访来评估真实晚期效应的发生率。

(杨 慧 陈惠祯)

## 23.9 预后及预后因素

(1)5年生存率:放射治疗原发性阴道癌预后较好,总的5年生存率在60%左右。1980—2003年,我国放射治疗原发性阴道癌1033例,其5年生存率见表23-6[4]。

(2)影响疗效因素:多种因素影响疗效,如临床分期、病理类型、肿瘤组织分化程度、肿瘤大小、放射剂量。

分期与5年生存率:1980—2003年,放射治疗原发性阴道癌,5年生存率:0期100%,I期74.42%,II期60%,III期46.94%,IV期9.29%,分期越早疗效越好[4]。

病理类型与5年生存率:上述同组病例1 033例,5年生存率,鳞癌与腺癌各为59.10%与29.03%,鳞癌好于腺癌,$P<0.01$[4]。

肿瘤大小与5年生率:美国Stanford大学,1959—2005年,放射治疗原发性浸润性阴道癌,5年生存率:肿瘤<4cm和肿瘤>4cm各为84%与54%,$P=0.004$[45]。

血色素高低与5年生存率:上述同组病例,血色素<12.5g/dl和≥12.5g/dl,5年生存率各为55%与76%,$P<0.005$[45]。

表 23-6　1 033 例放射治疗原发性阴道癌 5 年生存率

| 分期 | 可统计总数 | 5 年存活例数 | 5 年生存率/% |
|---|---|---|---|
| 0 | 5 | 5 | 100 |
| I | 129 | 96 | 74.42 |
| II | 384 | 234 | 60.94 |
| III | 410 | 192 | 46.83 |
| IV | 65 | 6 | 9.29 |
| 合计 | 993 | 533 | 53.68 |

$X^2=682.19, P<0.01$。

## 23.10 治疗后随访及复发癌的处理

### 23.10.1 治疗后随访

患者治疗出院后必须定期复查,观察治疗后有无并发症,局部有无复发和远处转移,以便及时发现、治疗。随访时常规妇检,发现异常要做必要的检查,包括阴道涂片、阴道镜检查、局部活检。根据症状与体征做相应辅助检查,如B超、CT、淋巴结活检。

随访几年后进行总结,调整治疗方案,提高治疗效率,改善患者生活质量。这是临床科研中不可缺少的一部分。一般治疗后1个月随访;以后3年内,每3个月随访1次;第4年至第5年,半年复查1次;5年后,每年复查1次。

### 23.10.2 复发癌的处理

阴道癌治疗后约有50%左右复发,以局部复发多见,80%以上为盆腔复发。大部分在2年内复发,远处转移发生较晚且很少见[46]。临床处理一般较为困难。

放射后持续性或局部复发的患者优先选择手术切除包括脏器切除术,可取得明显疗效。如果患者既往已行根治性手术和辅助放疗,出现中心复发后则通常只能选择再行根治性手术。在一部分病灶较小的患者中,使用组织间插植和高度适形3D外照射进行二次放疗也是可以考虑的。对晚期及转移病灶,可行姑息性放疗或化疗或两者联合应用。对阴道或盆腔小的复发灶再放射,主要应用于间质放射,其效果良好[47-49]。

很少有关于复发性或转移性阴道癌化疗

的报道,大多数关于化疗的报道是回顾性的,而且与晚期或复发性宫颈癌化疗一起报道,其治疗方案对两者均有效。Thigpen 等[50]报道顺铂Ⅱ期试验,以 $50mg/m^2$ 治疗 26 例晚期或复发性阴道癌患者,每 3 周重复 1 次,有 16 例鳞癌患者能做出评估,1 例患者有完全反应(6.2%)。大多数患者先前做过手术和放射。Muss 等[51]用盐酸米托蒽醌 $12mg/m^2$,每 3 周重复,可评估的 19 个患者无反应,阴道癌患者中位生存时间为 2.7 个月。Long 等[52]回顾性报道用氨甲蝶呤、长春新碱、阿霉素和顺铂(MVAP)治疗晚期宫颈癌和阴道癌(3 例),所有患者获得短期的完全反应。

有关治疗复发或转移性阴道癌的报道大多数是回顾性的,其反应率不高。

复发性或转移性阴道癌其治疗原则、方法与复发性转移性宫颈癌基本相同。具体治疗方法见子宫颈浸润性鳞状细胞癌"治疗后随访及复发癌的处理"。

（杨　慧　楼洪坤　冯　忻）

# 参 考 文 献

[1]DISAIA P H T. Clinic Gynecology Oncology[M]. 6th ed. St. Louis: Mosby Inc, 2002: 241-242.

[2]孙建衡. 妇科恶性肿瘤放射学[M]. 北京: 中国协和医科大学出版社, 2002: 96.

[3]PEREZ C A, ARNESON A N, GALAKATOS A, et al. Malignant tumors of the vagina[J]. Cancer, 1973, 31: 36-44.

[4]岑尧, 王少平, 任明姬. 国内原发性阴道癌 1 033 例荟萃分析[J]. 内蒙古医学杂志, 2005, 37: 122-124.

[5]CREASMAN W T, PHILLIPS J L, MENCK H R. The National Cancer Data Base Report on cancer of the vagina[J]. Cancer, 1998, 83: 1033-1040.

[6]楼洪坤, 居敬秀, 刘国芳. 阴道鳞状细胞癌[M]// 陈惠祯, 蔡红兵, 毛永荣. 现代妇科肿瘤学. 武汉: 湖北科学技术出版社, 2006: 359-372.

[7]楼洪坤, 孔为民. 原发性阴道癌[M]//孙建衡. 妇科恶性肿瘤放射治疗. 北京: 协和医科大学出版社, 2002: 95-107.

[8]CREASMAN WT, PHILLIPS JL, MENCK HR. The National Cancer Data Base report on cancer of the vagina[J]. Cancer, 1998, 83(5): 1 033-1 040.

[9]CHYLE V, ZAGARS GK, WHEELER JA, et al. Definitive radiotherapy for carcinoma of the vagina: outcome and prognostic factors[J]. Int Radiat Oncol Biol phys, 1996, 35(5): 891-905.

[10]DAVIS KP, STANHOPE CR, GARTON GR, et al. Invasive vaginal carcinoma: analysis of early-stage disease[J]. Gynecol Oncol, 1991, 42(2): 131-136.

[11]RUBIN SC, YOUNG J, MIKUTA JJ. Squamous carcinoma of the vagina: treatment, complications and long-term follow-up[J]. Gynecol Oncol, 1985, 20(3)346-353.

[12]CARDENES H R, ROTH L M, MCGUIRE W P, et al. Chapter 21[M]. Vagina, 2006: 715-718.

[13]SINHA I S, STEHMAN F, SCHILDER J. et al. Indiana University Experience in the management of vaginal cancer[J]. Int J Gynecol Cancer, 2009, 19: 686-693.

[14]HEGMANN S, LELLE R. Long-term results of radiotherapy in preimary carcinoma of the vagina[J]. Strahlenther Onkol, 2009, 185: 184-189.

[15]PALEY P C, KOH W J, STELTER K J, et al. A New techningue for Performing Syed template imterstial implants for anterior vaginal tumors using an open retropubic approach[J]. Gynecol Oncol, 1999, 73: 121-125

[16]KUCERA H, NOCK U, KNOCKE T H, et al. Radiotherapy alone for invasive vaginal cancer outcome with intracavitary high dose rate brachytherapy versus conventional low dose rate brachytherapy[J]. Acta Obstet Gynecol Scand, 2001, 80: 355-360.

[17]OGINO I, KITAMURA T, OKAJIMA H, et al. High-dose-rate intracavitary brachytherapy in the management of cervical and vaginal in traepithelial neoplasia[J]. Int Radiat Oncol Biol Phys, 1998, 40(4): 881-887.

[18]SYED AMN, PUTHAWALA AA, NEBLETT D, et al. Transperineal interstitial-intracavitary " Syed Neblett" applicator in the treatment of carcinoma of the uterine cervix[J]. Endocuriethe

Hypertherm Oncol,1986,2:1-13.

[19]DISAIA PJ,SYED N,PUTHWALA. AA Malignant neoplasia of the upper vagina[J]. Endocuriethex Hypertherm Oncol,1990,6:251-256.

[20]MARTINEZ A,COX RS,EDMUNDSON GK. A multiple-site perineal applicator (MUPIT) for treatment of prostatic,anorectal,and gynecologic malignancies[J]. Int J Radiat Oncol Biol Phys, 1984,10(2):297-305.

[21]STOCK K RG,CHAN K,TERK M,et al. A new technique for performing Syed-Neblett template interstitial implants for gynecologic malignancles using transrectal-ultrasound guidance[J]. Int Radiat Oncol Biol Phys,1997,37(4)819-825.

[22]MORRIS M,EIFEL PJ,LU J,et al. Pelvic radiation with concurrent chemotherapy compared with pelvic and para-aortic radiation for high-risk cervical cancer[J]. N Engl J Med, 1999, 340 (15):1 137-1 143.

[23]TEWARI KS. CAPPUCCINI F. Puthawala AA, et al. Primary invasive carcinoma of the vagina: treatment with interstitial brachytherapy[J]. Cancer,2001,91(4):758-770.

[24]STRYKER JA. Radiotherapy for vaginal carcinoma a 23-year review[J]. Br J Radiol, 2000, 73 (875)1 200-1 205.

[25]PEREZ CA,CAMEL HM,GALAKATOS AE,et al. Definitive irradiation in carcinoma of the vagina:long-term evaluation and results[J]. Int J Radiat Onco Biol phys,1988,15(1283-1290):1 283.

[26]LEUNG S,SEXTON M. Radical radiation therapy for carcinoma of the vagina-impact of treatment modalities on outcome: Peter MacCallum Cancer Institute experience 1970-1990[J]. Int J Radiat Oncol Biol phys,1993,25(3):413-418.

[27]PETERS WA 3RD, KUMAR NB, MORLEY GW. Carcinoma of the le vagina. Factors influencing treatment outcome[J]. Cancer,1985,55(4): 892-897.

[28]PEREZ CA,KORBA A,SHARMA S. Dosimetric considerations in irradiation of carcinoma of the vagina[J]. Int J Radiat Oncol Biol Phys,1977,2 (7-8):639-649.

[29]PEREZ CA,GRIGSBY PW,GARIPAGAOGLU M,et al. Factors affecting long-term outcome of irradiation in carcinoma of the vagina[J]. Int Radiat Oncol Biol Phys,1999,44(1):37-45.

[30]STOCK RG,CHEN AS,SESKI J. A 30-year experience in the management of primary carcinoma of the vagina:analysis of prognostic factors and treatment modalities[J]. Gynecol Oncol,1995,56 (1):45-52.

[31]URBANSKI K, KOIS Z, REINFUSS M, et al. Primary Invasive vaginal carcinoma treated with radio-therapy:analysis of prognostic factors[J]. GynecolOncol,1996,60(1):16-21.

[32]MUNDT AJ,LUJAN AE,ROTMENSCH J,et al. Intensity-modulated whole pelvic radiotherapy in women with gynecologic malignancies[J]. Int Radiat Oncol Biol Phys,2002,52(5):1 330-1 337.

[33]BALL HG, BERMAN ML. Management of primary vaginal carcinoma[J]. Gynecol Oncol, 1982,14(2):154-163.

[34]MUNDT AJ,MELL LK,ROESKE JC. Preliminary analysis of chronic gastrointestinal toxicity In gynecology patients treated with intensity modulated whole pelvic radiation therapy[J]. Int J Radiat Oncol Biol Phys,2003,56(5):1 354-1 360.

[35]BORONOW RC, NICKMAN BT, RECGIN MT, et al. Combined therapy as an alternative to excurteratin for Locally advaned Vulvovaginal cancer Ⅱ[J]. Cancer. 1982,49(6),1 085-1 091.

[36]PREMPREE T, AMORNMARN R. Radiation treatment of primary carcinoma of the vagina. Patterns of failures after definitive therapy[J]. Acta Radiol Oncol,1985,24(1):51-56.

[37]GALLUP DG,TALLEDO OE,SHAH KJ,et al. Invasive squamous cell carcinoma of the vagina:a 14-year study[J]. Obstet Gynecol, 1987,69(5): 782-785.

[38]TJALMA WA,MONAGHAN JM,DE BARROS LOPES A,et al. The role of surgery in invasive sqnamous carcinoma of the vagina[J]. Gynecol Oncol,2001,81(3):360-365.

[39]PIERLUIG B P, FILIPPO B, FRANCESCOP, et al. Neoadjuvant chemotherapy followed by radicul surgery in patients affected by vaginal carcinoma[J]. Gynecol Oncol,2008,111:307-311.

[40]BENEDETTI—PANICI P,GREGGI S,COLOM-
BO A,et al. Neoadjuvant chemotherapy and ra-
dicul surgery versus exclusive radiotherapy in lo-
cally advanced squamous cell cervical cancer：re-
sults from the Italian multicenter randomlted
study[J]. J Clin Oncol,2002,20：179-188.

[41]NASHIRO T,YAGIC,HIRAKAWA M,et al.
Concurrent chemoradiation for locally advanced
squamous cell carcinoma of the Vagina：case se-
ries and literature review[J]. Int J clin Oncol,
2008,13：335-339.

[42]DALRYMPLE J L,RUSSELL A H,LEE S W,
et al. Chemoradiation for primary invasive squa-
mous carcinoma of the vagina[J]. Int J Gynecol
Cancer,2004,14：110-117.

[43]EVANS LS,KERSH CR,CONSTABLE WC,et
al. Concomitant 5-fluorouracil,mitomycin-C,and
radiotherapy for advanced gynecologic malignan-
cies[J]. Int Radiat Oncol Biol Phys,1988,15(4)：
901-906.

[44]ROBERTS US,HOFFMAN MS,KAVANAGH
JJ,et al. Further expervence with radiation thera-
py and concornicant intraccnow chemotherapy in
advanced carcinoma of the lower female genital
tract[J].

[45]TRAN P T,SUT,LEE P,et al. Prognostic factors
for outcomes and complication for primary squamous
cell carcinoma of the vagina treated with radiation
[J]. Gynecol Oncol,2007,105：641-649.

[46] DISAIA Ph J. Clinical Gynecology Oncology
[M]. 6th ed. St Louis：Mosby Inc,2002：248.

[47]RANDALL M E,EVANS L,GREVEN K M,et al.
Interstitial reirradiation for recurrent gynecological
malignancies；results and analysis of prognostic fac-
tors[J]. Genecol Oncol,1993,48：23-31.

[48]WANG X,CAI S,DING Y,et al. Treatment of
late recurrent vaginal malignancy after initial ra-
diotherapy for carcinoma of the cervix：an analy-
sis of 73 cases[J]. Gynecol Oncol,1998,69：125-
129.

[49]GUPTA A K,VICINI F A,FRAZIER A J,et al.
Iridium—192 transperineal interstitial brachythe-
rapy for locally advanced or recurrent gynecolog-
ical malignancies[J]. Int J Radiat Oncol Biol
Phys,1999,43：1 055-1 060.

[50]THIGPEN J T,BLESSING J A,HOMESLEY H
D,et al. Phase Ⅱ trial of cisplatin in advanced or
recurrent cancer of the vagina[J]. Gynecol On-
col,1986,23：101-104.

[51]MUSS H B,BUNDY B N,CHRISTOPHERON
W A. Mitoxantrone in the treatment of advanced
vulvar and vaginal carcinoma[J]. Am J Clin On-
col,1989,12：142-144.

[52]LONG H J,CROSS W G,WIEAND H S,et al.
Phase Ⅱ trial of methotrexate,vinblastine,doxo-
rubicin,and cisplatin in advanced /recurrent car-
cinoma of the uterine cervix and vagina[J]. Gy-
necol Oncol,1995,57：235-239.

# 24 阴道透明细胞癌、肉瘤、内胚窦瘤、恶性黑色素瘤、小细胞癌

## 24.1　阴道透明细胞癌

阴道透明细胞癌(clear cell adenocaroinoma,CCA)是一种少见的阴道恶性肿瘤,又称为中肾样(腺)癌,占阴道恶性肿瘤的5%～10%[1,2]。极少发生于30岁以上人群。

### 24.1.1　病因

病因不清,有人认为该病与母亲怀孕时服用乙蔗酚(DES)有关。DES干扰苗勒管上皮分化和退化过程,苗勒细胞残留可能形成以后致癌基础[3]。子宫内接触己烯雌酚后发展为阴道透明细胞癌危险性1/1 000[4]。胚胎期未接触过DES者,其发病机制不明,可能与染色体畸形或子宫阴道畸形或使用化疗药物有关[3]。

### 24.1.2　病理

大体上,较大的肿瘤可侵及大部分阴道,大多数肿瘤呈息肉状和结节状,部分呈扁平型或溃疡型,表面有硬结或呈颗粒状。

镜下,肿瘤呈腺管状和囊性,被覆透明细胞,核分裂数目不等,但通常较少。肿瘤细胞胞浆丰富透明,含有糖原,有时还有脂肪,胞浆内的黏液较少或无,鞋钉样细胞常突出于腺腔中。镜下的鉴别诊断首先是微小腺体增生,此病可发生于阴道腺病、妊娠或服用孕激素类药

有关的Arias-Stella反应的区域,腺病的病灶中黏液染色常为强阳性,但透明的细胞癌的细胞黏液染色却为阴性(图24-1,图24-2)。

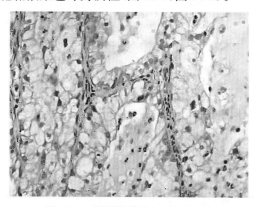

图24-1　透明细胞癌(一)(×400)

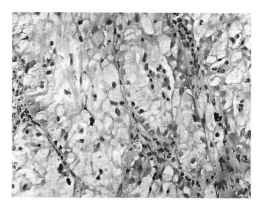

图24-2　透明细胞癌(二)(×400)

### 24.1.3　扩散方式及分期

显微镜下早期病灶似原位癌,中晚期似浸润腺癌。癌细胞较表浅,局限于固有层或经阴

道壁蔓延至宫颈。转移途径同原发性阴道癌。Ⅰ期有 1/6 患者发现有局部淋巴结（盆腔）转移。阴道透明细胞癌有晚期复发及转移的特点，远处转移最常见的部位是肺及锁骨上淋巴结。也可通过血道转移到肝、腹腔、大网膜、卵巢[1,2]。

临床分期与原发性阴道癌相同。

（曾　委　刘春玲）

### 24.1.4　临床特征

母亲在妊娠期服用过雌激素（DES）的患阴道透明细胞癌的女性多数为年轻妇女，15～27 岁[1]。16％～25％患者无临床表现[2]。

病灶可发生在阴道任何部位，但大多数位于阴道上 2/3，尤其阴道前壁，形状似息肉样，菜花样，质硬而脆，肿瘤大小不一[2,5]。20％患者早期无任何自觉症状，是因为其他原因行妇科检查时发现。多数患者最初症状是不正常阴道流血、血性分泌物，肿瘤感染时有臭味分泌物。

### 24.1.5　诊断与鉴别诊断

阴道腺癌常位于黏膜下而阴道涂片细胞学检查常常阴性，得不到早期诊断。但有文献报道 41％患者阴道涂片检查阳性，提供诊断依据[6]。最后诊断依靠活检即病理学诊断。

患者必须做双合诊检查和直肠检查，排除消化道、宫颈、子宫内膜、卵巢、肺转移的腺癌。还需要同结核、子宫内膜异位、阴道腺病、尿道癌鉴别。

### 24.1.6　治疗

根据病变部位、临床期别及年龄决定治疗方案。主要采用手术、放射治疗或综合治疗。Disaia 提出下列治疗方案（表 24-1），可供参考。

表 24-1　阴道透明细胞癌治疗方案

| 分期 | 手术治疗 | 放射治疗 |
| --- | --- | --- |
| Ⅰ（阴道上 1/3） | 根治性全宫切除＋双侧盆腔淋巴结切除＋上段阴道切除 | 盆腔淋巴结阳性者全盆照射 5 000cGy |
| Ⅰ（阴道下 2/3） | 根治性全宫切除＋双侧盆腔淋巴结切除＋全阴道切除＋阴道重建 | 全盆腔体外照射 5 000cGy，阴道腔内治疗或植入放射治疗 |
| Ⅱ | 放射治疗失败者行盆腔脏器切除 | 全盆照射 5 000cGy，植入放射治疗 |
| Ⅲ | 放射治疗失败者行盆腔脏器切除 | 全盆照射 6 000cGy，植入放射治疗 |
| Ⅳ | 个别对待 | |

阴道透明细胞癌趋向表浅生长。年龄较轻者，病灶小于 2cm，保留生育功能，局部切除加阴道腔内放疗。肿瘤＜2cm，囊管状、浸润深度＜3mm 者，肿瘤离宫颈有一定距离，能适当切除肿瘤，后做腹膜后淋巴结评估是否有淋巴结转移。淋巴结阴性者，可做局部切除加局部腔内放疗[1]。较大肿瘤行全盆外照射加腔内治疗。不能行单纯做局部切除，是因为容易复发[1]。盆腔脏器切除术只限于放疗后中心型复发者[1]。

抗癌药物对阴道透明细胞癌有一定疗效，常用药物：CTX、DDP、ADM、KSM、5-FU、Tax、CBP 等联合化疗[1]。

### 24.1.7　预后与影响预后因素

总的 5 年生存率，Ⅰ期为 87％，Ⅱ期为 76％，Ⅲ期为 37％，Ⅳ期为 0。影响预后因素：①临床分期，Ⅰ、Ⅱ期治疗效果好，Ⅲ、Ⅳ期预后差；②病理类型与分级，束管型较团块、乳头型预后好，分化差者预后不良；③有无 DES 史，阳性与阴性者，5 年生存率分别为 84％与 67％[7]。

（陈慧君　刘春玲）

## 24.2 阴道肉瘤

阴道肉瘤少见,成人的阴道肉瘤占妇科恶性肿瘤1%,占阴道恶性肿瘤2%。可发生在任何年龄妇女。发生于儿童最常见的是葡萄状横纹肌肉瘤,发生于成年的主要是平滑肌肉瘤。恶性纤维组织细胞瘤、恶性血管外皮细胞瘤、恶性神经鞘瘤、子宫内膜间质肉瘤、纤维肉瘤、腺泡状软组织肉瘤、血管肉瘤等均有报道。

### 24.2.1 阴道胚胎性横纹肌肉瘤

1)病理

葡萄状横纹肌肉瘤(sarcoma botryoides)是一种少见的呈"葡萄状"的息肉样浸润性肿瘤,为起源于苗勒管上皮间中的幼稚原始间叶细胞的高度恶性肿瘤,少见。大体上,肿瘤由多个质软的息肉状物聚集而成,像一串串葡萄。

光镜下,肿瘤由胚胎性横纹肌母细胞组成,胞浆稀少的小圆形或梭性细胞位于黏液样间质中,其中一些细胞具有明显的嗜酸性颗粒性胞浆,提示有横纹肌母细胞分化,横纹可有可无,尤其具有诊断意义的特征是血管周围肿瘤细胞密集,在鳞状上皮下形成一种独特的上皮下致密层(nicholson,"新生层")。肿瘤也可侵犯被覆的上皮。另外,还可有数量不等的星状细胞或胞浆细长的嗜酸性细胞,有些细胞可见横纹。葡萄状肉瘤(图24-3,图24-4)可能是胚胎性横纹肌肉瘤 RMS 的一种变型,是

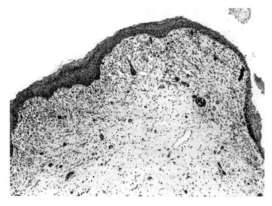

图24-3 葡萄状肉瘤:黏膜下见带状新生层(×100)

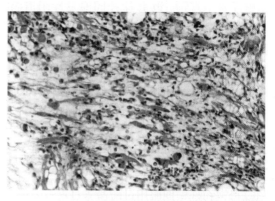

图24-4 葡萄状肉瘤:黏液基质中见圆形、带状横纹肌母细胞(×200)

肿瘤紧贴着上皮下生长和扩展的结果。致死原因主要是通过直接扩散而非远处转移。组织化学及免疫组织化学可辅助诊断。

2)扩散方式

阴道横纹肌肉瘤可直接浸润累及周围邻近器官,是造成患者死亡的最常见原因,其次是经淋巴转移。据报道淋巴结转移率达19%,高于其他部位的横纹肌肉瘤(2%)。晚期经血道转移,常见部位有肺、肝、骨等。

3)临床特征

90%发生在5岁以下女婴、幼儿,平均年龄2～3岁。20岁以上罕见。横纹肌肉瘤主要见于阴道前壁,多中心。在较年长的儿童或青少年,则倾向于发生在阴道上端、宫颈或子宫体。开始时肿瘤常是小的息肉样肿块,逐渐增大,形成有蒂或无蒂的息肉组织,白色发亮、半透明,形如成串葡萄状物在阴道内生长,填塞整个阴道,直至向外阴突出[8]。

阴道出血和阴道内肿块是主要症状。女婴、幼儿有阴道流血、流液,成年妇女月经不规则或绝经后流血,侵犯邻近器官,相应有不同症状。

4)诊断与鉴别诊断

根据临床症状与体征,结合年龄,应想到本病可能。在窥器帮助下检查,必要时麻醉下检查。近几年有报道采用阴道镜检查了解肿瘤部位与范围获得良好效果[9]。对新生物要做活检病理检查确定。要同下列疾病鉴别:表

浅的间质反应、阴道息肉、良性横纹肌瘤、阴道内胚窦瘤。免疫组化染色可帮助诊断,阴道RMS Vimentin 和 Myoglobin 阳性[8]。

5)治疗

治疗方法有手术、化疗、放疗。选择治疗方法要适合病情。

(1)手术治疗:20 世纪 70 年代前期主要采用前、后盆腔脏器切除加盆腔淋巴结清扫术或全盆腔脏器切除术,结果表明效果不佳。70 年代后期,根据患者年龄与病变范围决定手术方式,包括局部切除,部分阴道切除,全子宫切除加全阴道切除及阴道重建,前、后盆腔脏器切除术。年幼者要保护阴道正常发育,尤其是内分泌和女性性征发育,年轻者要保留生育功能[9]。

肺泡型 RMS 均应行全子宫、全阴道、部分外阴切除加盆腔淋巴结清扫。手术后化疗加或不加放疗。

(2)化疗:阴道 RMS 对化疗敏感。常用方案有 VA(长春新碱+放线菌素 D),VAC(长春新碱+放线菌素 D+环磷酰胺)。IRS(Intergroup Rhabdomyosarcoma study)推荐方案:Ⅰ期 VA 方案化疗,Ⅱ、Ⅲ期 VAC 方案化疗,Ⅳ期 IE(异环磷酰胺加依托泊苷)化疗后行VAC 方案化疗[8]。术前化疗使肿瘤缩小便于手术,术后化疗消灭残余癌瘤,治疗远处转移。

IRS(美国横纹肌肉瘤研究组)证明对年轻者局部扩大切除加联合化疗加或不加放疗能避免盆腔脏器切除、保持生活质量[10]。

最近报道 CBP+VP16+ADM+VCR+ACD 作为二线化疗加局部放疗治疗复发或转移者取得良好效果[11]。

(3)放射治疗:适用于术后有淋巴结转移或切缘阳性、有少量残留者。

(4)化、放疗综合治疗:横纹肌瘤主张采用化、放疗联合治疗方案(表 24-2),效果较好。

**表 24-2　横纹肌肉瘤化疗及放疗方案***

| 时间 | 药物 | 用法 |
| --- | --- | --- |
| 第 1 周 | VCR | 1.5mg/m²(最大剂量 2mg),静注 |
| | ACD | 0.015mg/(kg·d),静注,每天 1 次,5 天(最大剂量 0.5mg/d) |
| | CTX | 10mg/(kg·d),静注,每天 1 次,3 天 |
| 第 2 周 | VCR | 1.5mg/m²,静注 |
| 第 3 周 | VCR | 1.5mg/m²,静注 |
| 第 4 周 | VCR | 1.5mg/m²,静注 |
| | CTX | 20mg/kg,第 1 天,静注 |
| 第 5 周 | VCR | 1.5mg/m²,静注 |
| 第 6 周 | VCR | 1.5mg/m²,静注 |
| 第 7 周 | VCR | 1.5mg/m²,静注 |
| | CTX | 20mg/kg,第 1 天,静注 |
| 第 8 周 | VCR | 1.5mg/m²,静注 |
| 第 9 周 | VCR | 1.5mg/m²,静注 |
| 第 10 周 | VCR | 1.5mg/m²,静注 |
| | CTX | 20mg/kg,第 1 天,静注 |
| 第 11 周 | VCR | 1.5mg/m²,静注 |
| 第 12 周 | VCR | 1.5mg/m²,静注 |
| 第 13 周 | 用药及用法同第 1 周 | |
| 第 14 周 | 休息 | |
| 第 15 周 | 休息 | |
| 第 16 周 | 休息 | |

* 化疗每 4 个月 1 个疗程,直到 108 周(共 2 年);第 7~12 周加放射治疗,总剂量 4 500~5 500cGy。

6)预后及预后因素

阴道横纹肌肉瘤预后良好,10 年生存率可达 90%。预后与下列因素有关:①诊断时年龄,1~9 岁患者较<1 岁和>9 岁患者好;②肿瘤大小,肿瘤越大越差;③肿瘤生长方式,外生型比内生型好;④淋巴结转移,有淋巴结转移预后差;⑤远处转移,有远处转移者预后差。

### 24.2.2 阴道平滑肌肉瘤

阴道平滑肌肉瘤(leiomyosarcoma of the vagina,LMS)来源于中胚叶的平滑肌,少见,约占阴道恶性肿瘤 2%[12,13]。发病原因不明。

1)病理

平滑肌肉瘤是成人阴道最常见的肉瘤,常发生于阴道的前后壁。肉眼见局部隆起,有溃疡。直径一般大于 4cm。镜下,绝大多数组织学图像与其他部位的平滑肌肉瘤类似。常常伴有坏死。阴道平滑肌肉瘤的诊断标准:细胞至少有中度的异型,每 10 个高倍视野要有 5 个或 5 个以上的核分裂象。特别是出现浸润时,要考虑为恶性。免疫组化表达 Vimentin、actin、desmin、SMA。

阴道还可原发恶性纤维组织细胞瘤、恶性血管外皮细胞瘤、恶性神经鞘瘤、子宫内膜间质肉瘤、纤维肉瘤、腺泡状软组织肉瘤、血管肉瘤等。

2)转移和扩散

LMS 特点早期血性转移、局部复发。转移与年龄及病理分级有关系,年轻妇女分级低,局部蔓延,而老年妇女病理分级高,一般早期有血性转移和淋巴转移[14,15]。

3)临床特征

本病为成年妇女的肉瘤,50% 病例发生在 20~49 岁,35% 病例在 70 岁或以上妇女[16]。Ahram 收集 1963—2006 年文献共报告 137 例加上本人报告 1 例共 138 例,是成年妇女最常见阴道肉瘤[14]。发生年龄(据 Ahram 收集病例)为 22~86 岁,平均年龄(47.2±12.9)岁,1/3 病例(35%)在 40~49 岁[14]。肿瘤常发生在阴道后壁,Ahram 报道 45% 的肿瘤在后壁,21% 在前壁,34% 在侧壁[14]。35% 患者无症状。常见症状是无疼痛性阴道出血,另有阴道排液。早期无疼痛,晚期盆腔疼痛、排尿困难,肿瘤破损后可伴阴道出血,继发感染者溢液增多,伴臭味,肿块堵塞阴道影响性生活。多为结节样实性肿块,大小不等,直径为 1~10cm,无包膜呈浸润性生长,局部扩张。

4)诊断与鉴别诊断

主要依据阴道内新生物做活检病理检查。如阴道黏膜尚光滑可做穿刺活检或切除活检。临床上易误诊为阴道脓肿、囊肿或纤维瘤。除此还需与下列疾病鉴别:神经纤维瘤,平滑肌瘤,横纹肌瘤,原发性阴道恶性肿瘤如鳞癌、腺癌、横纹肌肉瘤、黑色素瘤、小细胞癌、混合性苗勒氏管肉瘤、转移性恶性肿瘤[14]。

辅助检查:除常规检查外,还要超声波、CT、MRT 检查,评估病变范围,决定治疗方法[12]。免疫组化染色检查,Ben Amara 报道 LMC 免疫组化染色检查,Vimentin ⊕,HHF35 ⊕,Actine muscle lisse ⊕,有利于鉴别诊断[15]。LMS 分期同 FIGO 制订阴道癌分期法。

5)治疗

治疗方法有手术、化疗、放疗、综合治疗。

(1)手术治疗:手术是主要方法,包括肿瘤局部广泛切除,广泛全宫加阴道切除,部分外阴切除。手术范围视肿瘤生长情况、部位、病变范围、分期而定。手术范围存在争论,有人认为局部扩大手术切除,术后辅助放疗可提高生存率。鉴于阴道肉瘤早期多为局部膨胀性生长,直肠、膀胱未受侵,首次治疗时扩大局部肿瘤切除,尽量不损伤直肠、膀胱,这是值得推荐的手术方法。盆腔脏器切除手术范围大,并发症多,术后患者生活质量下降,精神上难以承受[14]。

(2)放射治疗:适用于病理分级高、切缘阳性、术后有残余癌瘤、盆腔淋巴结阳性。术后盆腔体外放疗能减少局部复发,但不能提高生存率。放射治疗根据肿瘤部位相应使用,阴道腔内放疗或盆腔外照射。

(3)化学治疗:化疗是常用辅助治疗,术后辅助化疗可以提高疗效。常用化疗方案有:

APD（ADM＋DDP＋DTIC），API（ADM＋DDP＋IFO），VAC（VCR＋KSM＋CTX），PAD（DDP＋DTIC），AID（ADM＋TFO＋DTIC）。

6）预后及预后因素

预后差，Amara 报道Ⅰ和Ⅱ期5年生存率为55％和44％，Ⅲ和Ⅳ期25％生存18个月，36个月生存接近零[15]。预后因素包括年龄、组织学分级、FIGO 分期和治疗方式。

（楼洪坤　王　玲）

## 24.3　阴道内胚窦瘤

儿童恶性生殖细胞肿瘤罕见，约占儿童恶性肿瘤的3％[17]。原发性阴道内胚窦瘤是其亚型，十分罕见。Lacy 收集至2006年英文文献共报告69例，加本人报告1例共70例[18]。

### 24.3.1　病理

内胚窦瘤（endodermal sinus tomor，EST），又名卵黄囊瘤，主要发生在3岁以下的婴幼儿，常发生于阴道后壁或穹隆部。

大体观，肿瘤无蒂或呈息肉样，伴有溃疡区。切面肿瘤柔软，易碎，棕褐色、白色相间，伴有出血和坏死区。阴道内胚窦瘤镜下与卵巢和睾丸的单纯性内胚窦瘤相同，最主要的鉴别诊断是透明细胞癌。免疫组化染色，内胚窦瘤 AFP 阳性，而透明细胞癌阴性。（图24-5，图24-6）

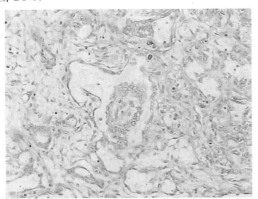

**图24-5　内胚窦瘤（一）（×200）**

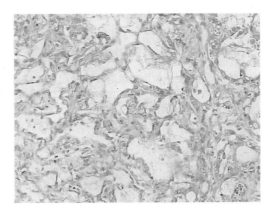

**图24-6　内胚窦瘤（二）（×200）**

### 24.3.2　临床特征

EST 主要发生在3岁以下幼女。早期无症状，当肿瘤发展到一定程度时出现无疼痛性阴道流血，或血性分泌物，伴感染时有臭味。检查可见阴道后壁或穹隆部位大小不等息肉样物，质脆，呈红色或粉红色，有时向阴道突出[19]。

### 24.3.3　诊断及鉴别诊断

（1）诊断：在麻醉下用窥器协助或阴道镜下检查，可见肿瘤部位来自阴道或宫颈，大小不一、形态各异。取活检病理检查，最后确定。

B超检查可见阴道肿块、大小、形态，但阳性率不高。CT、MRI 检查提供肿瘤部位、大小。MRI 提供图像比 CT 和 B 超更精确、更全面，能了解肿瘤部位、大小、淋巴结转移及远处转移，评估病变范围决定治疗方法[17]。

免疫组化染色检查：AFP 阳性、AIAT（alpha-I-antitrypsin）阳性。

血清 AFP 测定：AFP 是测定肝癌和 EST 可靠的肿瘤标记。测定血清 AFP 可以评估治疗效果及监测治疗后复发[17]。

（2）鉴别诊断：幼女阴道恶性肿瘤需与以下相鉴别，阴道横纹肌肉瘤，尤其是葡萄状，恶性生殖肿瘤，透明细胞癌[18]。

### 24.3.4　临床分期

国际上无统一的分期法，临床上时常采用

Brodeur 建立的生殖细胞肿瘤分期。该分期根据原发肿瘤的可切除性、区域淋巴结转移和是否有远处转移。Brodeur 分期系统见表 24-3。

**表 24-3　Brodeur 的生殖细胞肿瘤分期系统**

分期

Ⅰ 期　局部病灶,切除边缘阴性,无区域淋巴结转移

Ⅱ 期　有显微镜下残余病灶,肿瘤侵犯包膜或镜下有淋巴结转移

Ⅲ 期　肉眼可见残余肿瘤,肉眼可见淋巴结转移(>2cm)或在腹水或胸水中发现肿瘤细胞

Ⅳ 期　病灶远处转移到肺、肝、骨骼、脑、远处淋巴结或其他部位

引自 Arora. Pediatr Surg Int,2002,18:689.

### 24.3.5　治疗

病例罕见,无统一成熟治疗经验。1965 年以前,局部治疗、手术和(或)放疗是常用方法,结果造成大部分病例治疗失败。根治性手术导致性功能丧失,失去生育能力,部分患者失去膀胱或直肠。长期放疗致不育、股骨头坏死、骨盆不正常发育[18,20]。Lacy 首先推荐 EST 采用化学药物治疗[18,20]。到 20 世纪 70 年代化疗已成为 EST 治疗的重要组成部分。首先应用 VAC 方案,以后逐渐演变为 BEP 方案,为绝大多数人接受[18,20]。

大多数人推荐部分阴道切除加联合化疗(BEP 方案)为 EST 一线治疗。能提高生存率,并发症可接受,保留生育功能[18,20]。

### 24.3.6　预后

EST 恶性程度很高,如不治疗一般诊断后 2～4 个月死亡。根据文献收集 32 例 EST,根治术后生存率 56%。从 20 世纪 80 年代,以顺铂为主联合化疗治疗恶性生殖细胞肿瘤后 2 年生存率增至 70%[21]。

（王静雯　楼洪坤　桂华伟）

## 24.4　阴道恶性黑色素瘤

阴道恶性黑色素瘤(malignant melanoma of the vagina,MMV)简称"恶黑",是一种恶性程度高、较早发生远处转移、预后差的妇科恶性肿瘤。Gungor 和 Baloglu 各自报道,复习世界文献至 2009 年不到 300 例[22,23]。

### 24.4.1　病因

本病病因不明,可能与 3 种来源有关:①黑痣的恶变,尤其交界痣的恶变;②恶性前期病变(恶性雀斑);③正常皮肤在某些因素作用下恶变。可能因素有阳光照射、种族易感性、家庭遗传、免疫功能低下或免疫缺陷。

### 24.4.2　病理

阴道恶性黑色素瘤最常发生于绝经后妇女阴道下 1/3 的前侧壁,表现为溃疡状、蓝色或黑色的息肉样结节。镜下,肿瘤的形态与皮肤的恶性黑色素瘤相似,但其间病变程度和多形性更加显著。组织学上主要有两型,上皮样细胞型和梭形细胞型。以上皮样细胞型多见,排列成小泡状。梭形细胞排列成束状,核分裂常见,可有奇异单核或多核瘤巨细胞。梭形细胞型,细胞呈梭形,核大呈卵圆形,核仁大而圆,瘤细胞互相分离不呈巢状而呈束状排列。以上两型均可见色素,也有的病例肿瘤内无色素,称为无色素性恶性黑色素瘤(图 24-7)。

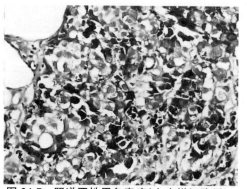

**图 24-7　阴道恶性黑色素瘤(上皮样细胞型)**
**(×400)**

除光镜特点外,免疫组化染色 S-100 阳性、NSE 阳性、HMB-45 阳性,可辅助诊断。

### 24.4.3 扩散方式及临床分期

阴道恶性黑色素瘤转移途径有:①局部蔓延,浸润;②淋巴转移;③血行播散至肺、肝。临床分期根据 FIGO 的阴道癌分期法。

### 24.4.4 临床特征

原发性阴道黑色素瘤占所有阴道恶性肿瘤的3%左右,占所有黑色素瘤的 0.3%～0.8%[23]。发生年龄38～90岁,多数为60～70岁,几乎所有患者为绝经妇女[23]。

阴道恶黑早期可无任何症状,妇检时才发现。主要表现为阴道不规则流血、阴道排液、肿块、肿块溃烂时流液呈柏油样,合并感染者有臭味、脓血样分泌物。妇检见阴道病灶,表面黑色或黑灰色肿块,单个或数个,大小不等。病灶多数在阴道下 1/3,且好发于前壁。晚期出现疼痛、外阴与下肢水肿等压迫症状[22]。

### 24.4.5 诊断及鉴别诊断

阴道内任何色素病变应引起高度警惕,特别是结节形成或色素加深都应迅速取得组织学诊断。应将整个色素区包括周边 1～2mm 切除活检。较大病变亦可先活检,标本送病理检查。由于恶性黑色素瘤细胞类型多种,且部分为少色素或无色素,易误诊。阴道涂片细胞学检查有助于诊断,涂片可见非上皮性的恶性肿瘤细胞,借助免疫组织化学方法协助诊断。常用的有 S-100 蛋白、抗黑色素瘤特异性抗体(HMB-45),其特异性比黑色素颗粒染色(Masson-Fontane 特殊染色)高,两者结合应用可提高恶黑诊断的准确率[24]。

本病需要同下列疾病鉴别:无色素的阴道黑色素瘤易与阴道鳞癌、阴道腺癌、肉瘤混淆。要同色素性神经纤维瘤、恶性神经鞘膜瘤区别。

确诊后做 B 超、CT、MRI 检查了解病变范围,决定治疗方法。

### 24.4.6 治疗

根据病变部位、肿瘤大小、浸润深度及患者耐受力决定治疗手段。

(1)手术治疗:常用方式如下。①全阴道切除＋外阴切除＋腹股沟淋巴结切除,适用于病灶位于阴道下 1/3 者;②阴道切除＋子宫切除＋盆腔淋巴结切除,适用于病灶位于阴道上 1/3 者;③全阴道切除＋腹股沟淋巴结切除＋盆腔淋巴结切除,适用于病灶位于阴道中1/3;④病灶局部扩大切除。应该采用什么术式、淋巴结切除是否有意义,各位学者意见不一。鉴于根治性手术不能提高生存率,多数作者认为局部扩大切除,有 1～2cm 的手术切缘是较为合理的选择。

(2)放射治疗:以往常规分割放射治疗阴道恶黑,疗效不佳。后改大剂量分割照射疗效改善。Irvine 报道阴道恶黑局部扩大切除,切后阴道腔内大剂量分割照射,每次 400～800 cGy,提高局部控制率[25]。

(3)化疗及免疫治疗:阴道恶黑对化疗不敏感,疗效差。常用联合化疗方案:①DTIC＋BCNU(卡莫司汀);②DTIC＋BCNU＋VCR;③DDP＋DTIC。

有人认为30%恶黑细胞存在雌激素受体,三苯氧胺用于常用药物治疗失败者可能有效。

免疫治疗仅作为晚期和复发的辅助治疗。东方合作肿瘤组(ECOG)的 Kirkwood 证明 α-干扰素能延长无瘤生存率和总生存率[22,26]。

### 24.4.7 预后及预后因素

由于阴道淋巴和血管丰富,导致阴道恶黑早期转移,预后差。Irvine 报道 115 例阴道黑色素瘤,5 年生存率为 8.4%[25]。影响预后因素有:①肿瘤大小,肿瘤＞3cm 比＜3cm 疗效差($P=0.024$);②肿瘤厚度,肿瘤＜2mm 比＞2mm 疗效好[25];③分期,FIGO 分期越早效果越好。

(漆林涛　左　帆)

## 24.5 阴道小细胞癌

女性生殖系统发生小细胞癌少见。发生率依次为宫颈、卵巢、子宫内膜。阴道居第四位。Coleman 收集 1984—2006 年资料共 25 例[27]。

### 24.5.1 组织起源及病理形态

原发性阴道小细胞癌(primary small cell carcinoma of the vagina,SCCV),罕见,其真正起源不清楚,以往认为来源于神经外胚层,目前有人认为来源于生殖道潜在(multipotential)上皮干细胞。

组织形态与免疫组化与其他女性生殖器官小细胞癌相同。

### 24.5.2 临床特征

Kaminski 收集至 2003 年英文文献报道 SCCV 22 例,其中 20 例有临床资料。年龄 32~78 岁,平均年龄 59 岁,绝大多数为中老年妇女,60 岁以上妇女 9 例[28]。

常见症状有阴道接触性出血、绝经后阴道流血、阴道滴点状流血、分泌物增多、阴道疼痛。有报告合并库欣(Cushing's)综合征和抗利尿激素异常分泌引起症状[29]。妇科检查可见阴道内外生性包块。肿瘤可发生在阴道任何部位,多见于阴道后壁上 1/3,或下 1/3,而中 1/3 较少见。肿块呈菜花样、结节样、团块状向外突出生长,触之易出血。晚期向阴道周围或宫旁浸润。

### 24.5.3 诊断与鉴别诊断

妇科检查发现阴道有新生物要取活检,送病理检查,怀疑小细胞癌者要加免疫组化染色检查才能确诊,有条件单位可做电镜检查。临床检查还要注意是否并存阴道鳞癌或腺癌。排除肺和生殖道转移性小细胞癌。

本病尚需与下列肿瘤鉴别:低分化间质肉瘤、原发性神经外胚层肿瘤、颗粒细胞瘤、非霍奇金淋巴瘤[28]。

除常规检查之外,需做盆腔、腹部、肝、肺、骨 CT 扫描,评估肿瘤范围,了解是否有区域或远处转移,决定治疗方法。

### 24.5.4 治疗

本病少见,无统一治疗方案,常借鉴肺小细胞癌治疗经验。应根据临床期别选择适宜的治疗方式。

(1)手术治疗:常用于早期患者,病灶小,位于阴道上 1/3 者,行子宫广泛切除加盆腔淋巴结切除;肿瘤位于阴道下 1/3 者,行阴道部分切除加双侧腹股沟淋巴结清扫,术后辅助化疗加(或)不加放疗;肿瘤位于中 1/3 者行放疗加化疗。放化疗后如局部未控或复发,阴道旁组织软,无远处转移,酌情可行前或后半盆腔脏器切除术。

(2)放射治疗:放射治疗方法与原发性阴道鳞癌相同,体外照射加腔内治疗。可仿照同步放化疗治疗宫颈癌经验。有人采用 DDP+VP16 化疗后放射治疗或同步放化疗[30]。Mirhashemi 报道 DDP+VP16 化疗 2~3 个疗程后全盆腔外照射[31]。

(3)化学药物治疗:多数采用联合化疗,常用方案为 DDP+VP16 或加 5-FU。Hayash 报告一例采用联合化疗,5 个疗程后肿瘤完全消退,存活 41 个月[32]。

### 24.5.5 预后

预后差。Kaminski 收集原发性阴道小细胞癌 22 例,除 2 例无生存时间记录外,其余病例存活 5~41 个月。最长 1 例生存 41 个月,16 例(80%)2 年内死亡,生存 2 年以上 4 例(20%)。大多数死于肝、肺、骨骼转移[28]。

(楼洪坤 桂华伟 岑红兵)

## 参 考 文 献

[1] MAHDAVI A,SHAMSHIRSAZ A A,PEIRETTI M,et al. Laparoscopic management of Vaginal clear

cell adenocarcinoma arising in Pelvic endometriosis: Case report and literature review[J]. Journal of minimally Invasive Gynecol,2006,13:237-241.

[2]LIN, L M, SCIUBBA D M, GALLIA G L, et al. Diethylstilbestrol (DES)—induced Clear Cell adenocarcinoma of he Vagina metastasiting to the brain[J]. Gynecol Oncol,2007,105:273-276.

[3]TANAK H, YANASE T H. Clear cell adenocarcinoma of the vagina in a young female treated by conbination chemotherapy complicated with chromosama abnormality[J]. Gynecol Oneol,1994. 55: 259-264.

[4]TIMBE E L, RUBINS TEIN L V, MENCK, et al. Vagina clear cell adenocarcinoma in the United States[J]. Gynecol Oncol,1996,61:113-115.

[5]SHAH C, PIZER E, VELJOVICH D S, et al. Clear cell adenocarcinoma of the Vagina in a Patient with vaginal endometriosis [J]. Gynecol Oncol, 2006,103:1 130-1 132.

[6]HANSELAAR A G, BOSS E A, MASSUGER L F, et al. Gytologic examination to detect clear cell adenocarcinoma of the vagina or cervix[J]. Gynecol Oncol,1999,75(3):338-344.

[7]WAGGONER S E, MITTENDORE R, BINEY N. Influence of the prognosis and biologic behavior of vaginal clear — cell adenocarcinoma [J]. Gynecol Oncol,1994,55:238-244.

[8]SHY, S W, LEE W H, CHEN D, et al. Rhabdomyosarcoma of the vagina in a postmenopusal woman:report of a case and review of the literature[J]. Gynecol Oncol,1995,58:395-399.

[9]SOLOMON L A, TURAWIN P K, Edward C L. Vaginoscopic resection for rhabdomyosarcoma of the vagina:a case report and reciew of the literature[J]. J Pediatr Gynecol,2003,16:139-142.

[10]CARDENES H R, ROTH L M, MCGUIRE W P, et al. Chapter 21[J]. Vagina,2006,726-727.

[11]SCHIAVETTI A, FOCO M, CHIRIACO D, et al. Late Relapase of Botryoid Embryonal Rhabdomyarcoma of the vagina in PrePubertal Age [J]. J Pediatr Hematol Oncol,2009,31:380-381.

[12]YANG D M, KIM H C, JIN W, et al. Leiomyosarcoma of the vagina:MR findings[J]. Clinical Imaging,2009,33:482-484.

[13]MOLLER K, MATHES G L, FOWLER W. Primary Leiomyosarcoma of the vagina:a case report involving a TVT allograft[J]. Gynecol Oncol,2004,94:840-842.

[14]AHRAM J, LEMUS R, SCHIAVEELLO H J. Leiomyosarcoma of the vagina:case report and literature review[J]. Int J Gynecol Cancer,2006, 16:884-943.

[15]AMARA F B, JAOUADI M, JOUIN H, et al. Primary Leiomyosarcoma of the vagina[J]. LA Tunisie Medicale,2007,85:68-70.

[16]DISAIA P J, CREASMAN W T. Clinical Gynecology Oncolog[M]. 6th ed. New York:Mosby— Year Book Inc,2002.

[17]HANDEL L N, SCOTT S M, GILLER R H, et al. New perspectives on therapy for vaginal endodermal sinus tumors[J]. The Jouranal of Urology,2002,168:687-689.

[18]LACY J, CAPRA M, ALLEN L. Endodermal sinus tumor of the infant vagina treated exclusively with chemotherapy[J]. J Pediatr Hematol Oncol,2006,28:768-771.

[19]TERENZIANI M, SPREAFICO F, COLLINI P, et al. Endodermal sinus tumor of the vagina pediatr blood[J]. Cancer,2007,48:577-578.

[20]ARORA M, SHRIVASTA R K, JAIPRAKASH M P. A rare germ—cell tumor[J]. Pediatr Surg Int,2002,18:521-523.

[21]YOUNG R H, SCULLY R E. Endodermal sinus tumor of the vaginal:a report of nine cases and review of the literature[J]. Gynecol Oncol,1984, 18:380.

[22]GUNGOR T, ALTINKAY S O, OTAT M, et al. Primary malignant melanoma of the female genital tract[J]. TaiWan J Obstet Gynecol,2009,48: 169-175.

[23]BALOGLU A, BEZIRCIOGLU I, CETINKAYA, et al. Primary malignant melanoma of the vagina[J]. Arch Gynecol Obstet,2009,280:819-822.

[24]SHPANDE A H, MUNSHI M M. Primary malignant melanoma of the uterine cervix:report of a case diagnosed by cervical scrape cytology and review of the literature[J]. Diagno Cytopathol, 2001,25(2):108-110.

[25]IRVINE W P,BLISS S A,RICE L W,et al. Malignant melanoma of the vagina and locoregional control:radical surgery revisited[J]. Gynecol Oncol,1998,71:476-480.

[26] KIRKWOOD J M, STRAWDERMAN M H, EMSTOFF M S,et al. Interferon alfa—2 b adjuvant therapy of high — risk resected Cutaneous melanoma:the Eastern Cooperative Oncology Group Frial Est 1684[J]. J Clin Oncol,1996,14:7-17.

[27]COLEMAN N M,SMITH—ZAGONE M J,TANYI J,et al. Primary neuroendocrine carcinoma of the vagina with merkel cell carcinoma phenotype[J]. Amjsurg Parhol,2006,30:405-410.

[28]KAMINSKI J M,ANDERSON P R,HAN A C, et al. Primary small cell carcinoma of the vagina [J]. Gynecol Oncol,2003,88:451-455.

[29]COLLERON K M,BURGER M R,CROOK L A,et al. Small cell carcinoma of the vagina causing Cushing'syndrone by ectopic production and secretion of ACTH:a case report[J]. Gynecol Oncol,1997,65:526-529.

[30]ELSALEH H,BYDDER S,CASSIDY B,et al. Small cell carcinoma of the vagina[J]. Australasian Radiology,2000,44:336-337.

[31]MIRHASHEMI R,KRAT A,WEIR M M,et al. Vagina small cell carcinoma mimiking a Bartholin's gland abscess:a case report[J]. Gynecol Oncol,1998,68:297-300.

[32]HAYASHI M,MORI Y,TAKAG Y,et al. Primary small cell neuroendocrine carcinoma of the vagina,marked effect of combination chemotherapy:a case report[J]. Oncology,2000,58:300-304.

# 第四篇

## 子宫颈肿瘤

# 25　子宫颈上皮内瘤变

子宫颈上皮内瘤变( cervical intraepithelial neoplasia,CIN)亦称上皮内肿瘤,是一组与子宫颈浸润癌密切相关的癌前病变。1968年 Richart[1]首先提出 CIN 是一组从子宫颈上皮非典型增生发展到原位癌乃至浸润癌的连续过程。20世纪80年代,我国学者杨大望教授建议将 CIN 译为"宫颈上皮内瘤变",由于能反映该病变的连续过程,被国内学者接受。

从20世纪70年代后期发现子宫颈癌与 HPV 引起的生殖道湿疣有形态学的相似性以后[2],对 HPV 与宫颈癌的关系进行了大量的研究,已证实 HPV 感染对人体有致癌作用[3-6]。其中高危型 HPV 16 和 HPV 18 是宫颈癌的主要病因。分子流行病学证据表明, HPV 感染—宫颈上皮内瘤变—宫颈癌三者相关性。细胞涂片证明在 CIN 病变有 HPV 结构蛋白存在,在 CIN 病变发现 HPV 16 和 HPV 18 DNA 序列整合于宿主细胞 DNA,最终发展为原位癌和浸润癌[7]。

## 25.1　病理

### 25.1.1　术语和演变

早在1886年,John Willianms 在《子宫癌症》一书中提出,在宫颈浸润性鳞状细胞癌临近部位存在非浸润性鳞状上皮异常[8]。20世纪30年代,Broders 引入 Schottlander 和 Kermauner 最早提及的"原位癌"术语,用于描述宫颈上皮内病变[9]。随后多人先后报道了原位癌和浸润癌之间的时间关系,并提出一种假说并得到长期随访研究证实,原位癌是浸润性鳞状细胞癌的前驱病变[9]。

20世纪60年代以前,人们将宫颈非浸润性病变区分为两组,即鳞状上皮非典型增生(轻度、中度和重度)和原位癌。当时在很多医院,非典型增生被认为是潜在可逆性病变,因此,常予以忽略或随访或按照其他临床因素而处理;原位癌则被视为是非常严重的病变,通常采取子宫切除术[10]。

在20世纪60年代后期,大量研究发现,非典型增生与原位癌的细胞学改变在性质上相似,并且在整个组织学谱系中保持恒定。非典型增生与原位癌均为异常鳞状上皮的单克隆性增生,并且细胞核 DNA 为非整倍体[11]。根据这些生物学研究的描述,Richart 提出一种新概念,认为宫颈鳞状细胞癌前驱病变的所有类型属于一种病变,称为宫颈上皮内瘤变(CIN)[12]。

在20世纪70—80年代,CIN 命名法成为最广泛使用的宫颈癌前驱病变的组织学术语。多年来,国内大多数医院对于宫颈鳞状细胞癌前驱病变的病理学诊断术语,仍然采用的是《第三版世界卫生组织女性生殖系统肿瘤分类WHO分类(2003)》名称,称宫颈上皮内瘤变(CIN),并且将其分为3级,即CIN Ⅰ、Ⅱ、Ⅲ级。CIN Ⅰ级对应于轻度非典型增生,CIN Ⅱ级对应于中度非典型增生,CIN Ⅲ级包括重度非典型增生和原位癌(CIS)。

2014年5月,世界卫生组织(WHO)颁布出版了《第四版世界卫生组织女性生殖系统肿瘤分类》分为:低级别鳞状上皮内病变(LSIL)与高级别鳞状上皮内病变(HSIL)[13]。

(1)低级别鳞状上皮内病变(LSIL),LSIL的同义词包括:CIN Ⅰ、轻度非典型性增生、扁平湿疣及挖空细胞病等,指由HPV感染引起临床及病理形态改变的一种SIL,这一病变发生癌变的风险较低。

(2)高级别鳞状上皮内病变(HSIL),HSIL的同义词包括:CIN Ⅱ、CIN Ⅲ、中度非典型性增生、重度非典型性增生及鳞状上皮原位癌(CIS)。若不治疗,有明显进展为浸润性癌的风险。

随着HPV分型检测技术的进步,已明确约80%的HSIL由高危型HPV(HPV 16、HPV 18型为主)感染所致,LSIL患者为低危型HPV(HPV 6、HPV 11型为主)感染所致。而且多数LSIL患者表现为一过性感染,多数病变可在1年内消失,而>90% HSIL则是由高危型HPV引起的。

《第四版WHO分类(2014)》关于宫颈鳞状细胞癌前驱病变分类及命名(表25-1)具有的优势,宫颈SIL的2级分类方案简便、实用,尽可能将具有同样性质并且类似转归,但以前命名不同的病变统一进行分类命名,使病理学诊断的重复性提高,亦使本类病变的组织学分级与细胞学分级相互对应。更为重要的是,该分类方案较好地反映了HPV感染相关病变的生物学过程,可更好地指导临床对此类病变进行治疗及预后判断。

表 25-1　宫颈鳞状细胞癌前驱病变的命名

| 旧分类 | WHO分类(2003版) | WHO分类(2014版) | Bethesda系统命名 |
| --- | --- | --- | --- |
| 轻度非典型性增生 | CIN Ⅰ | 低级别鳞状上皮内病变(LSIL) | 低级别鳞状上皮内病变(LSIL) |
| 中度非典型性增生 | CIN Ⅱ | 高级别鳞状上皮内病变(HSIL) | 高级别鳞状上皮内病变(HSIL) |
| 重度非典型性增生/原位癌 | CIN Ⅲ | 高级别鳞状上皮内病变(HSIL) | 高级别鳞状上皮内病变(HSIL) |

## 25.1.2　LSIL的诊断[14]

HPV导致的细胞学及组织学改变是LSIL(CIN Ⅰ)最具特征性的改变。LSIL包含以下病变:CIN Ⅰ(图25-1)、扁平湿疣、轻度异型增生、外生性湿疣、不成熟性湿疣、移行细胞乳头状瘤、乳头状不成熟化生、扁平不成熟性LSIL(罕见)等。典型的低级别鳞状上皮内病变的诊断要求表面细胞核出现非典型性。非典型性与HPV病毒的存在密切相关是支持诊断的一种形态学标准。

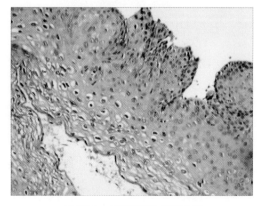

图 25-1　扁平湿疣 4×10 倍

镜下表现:低倍镜下,上皮结构与周围上皮明显不同,可以根据上皮增厚伴明显的表层细胞显著核深染而识别。高倍镜下,细胞大小应大于正常同层细胞的3倍,伴有核染色的变化。但上皮层下1/3的细胞通常仅有轻微核异型性。主要标准:上皮中、上部细胞的密度、大小和核染色深度的改变。次要标准:①双核,90%的LSIL和湿疣有双核细胞,典型的双核细胞核大而深染,但双核小而深染也有诊断意义;②不规则的核周空晕,伴有不明显的细胞间桥,在表层上皮内形成一种交织的网状或蓝网结构。

LSIL的结构异常是由于感染上皮的基底层细胞和旁基底层细胞增生,可引起病变组织与邻近上皮的结构明显不同。LSIL表面常有角化不全或角化过度,伴颗粒层增厚。HPV引起细胞增生的形态学变化多样,最常见的是乳头状瘤病及棘层肥厚。棘层肥厚较常见表现为上皮中度增厚,表现呈波浪形,略高于表面。

LSIL的亚型:

尖锐湿疣:与HPV 6和HPV 11明显相关,表现为棘层增厚、疣状生长方式和挖空细胞非典型性。典型的疣状生长方式表现为钝的乳头(图25-2),与不成熟湿疣细长的丝状乳头不同。

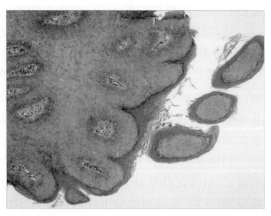

图25-2 钝性乳头状生长 4×10倍

扁平湿疣:特征类似于尖锐湿疣,但是缺乏外生性或乳头状生长方式(图25-3A、B)。上皮下1/3核轻度深染及多样性,上皮成熟和挖空细胞形成的程度可不同。常与中危险型和高危险型HPV有关。

不成熟湿疣:常常由HPV 6或HPV 11感染移行区上皮细胞所致,表现为丝状乳头状结构(图25-4A)。不成熟性湿疣的非典型性通常见于湿疣的不成熟细胞层,且很轻(图25-4B)。镜下表现为:非常类似鳞状上皮化生,伴有核浆比轻度增加,核仁、核密度轻度增加及无角化细胞成熟,细小的丝状乳头结构,表面的柱状细胞层常常保留。

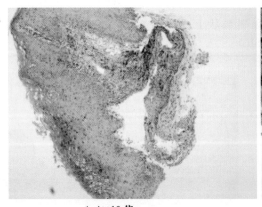

A 4×10倍

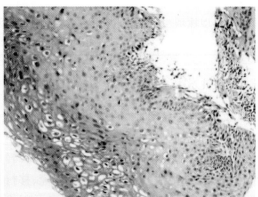

B 10×10倍

图25-3 扁平湿疣,无乳头状生长

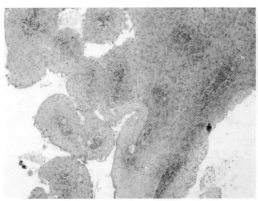
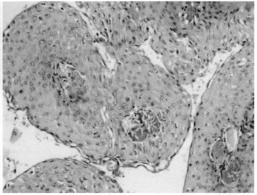

A 4×10 倍　　　　　　　　　　　　　B 10×10 倍

**图 25-4　不成熟湿疣,呈丝状乳头状结构**

### 25.1.3　HSIL 的诊断

组织学标准:HSIL 指基底层和旁基底层具有显著核异性及病理性核分裂象,不成熟基底层细胞占据上皮的下 2/3 层以上(图 25-5A、B)。其表现包括:核拥挤、核多形性、核浆比增高及细胞极性紊乱。最初 HSIL 分类按照未分化异性细胞占上皮细胞层的比例分为两类:CIN Ⅱ、CIN Ⅲ。CIN Ⅱ 的病变表现为上皮成熟常伴有奇异核的形成或异常角化,不成熟基底样细胞占上皮层的下 2/3,核分裂象也出现在上皮下 1/3 层。CIN Ⅲ(包括原位癌)不成熟基底样细胞达上皮层上 1/3,含有全层核的非典型性,全层可见核分裂象。

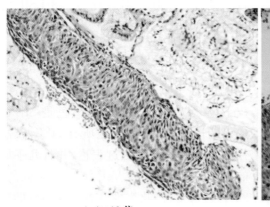
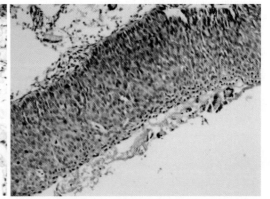

A 4×10 倍　　　　　　　　　　　　　B 10×10 倍

**图 25-5　不成熟细胞占据上皮全层**

HSIL 可表现为以下几种形式。

(1)成熟性或挖空细胞形成性 HSIL:挖空细胞形成与副基底层细胞非典型性共存,上皮层上 2/3 出现核分裂象和异常核分裂象(图 25-6A、B)。

(2)角化性 HSIL:以明显的表面异常角化为特征,伴有细胞核密度增高和深染。

(3)伴有不成熟性化生性表型的 HSIL:需与反应性化生性改变鉴别。鉴别诊断特征包括:上皮细胞核密度不减少,上层细胞核表现为合胞体,及细胞核深染。偶见表面可能有完整的柱状黏膜覆盖(图 25-7)。

(4)伴有柱状细胞分化的复层上皮内病变。

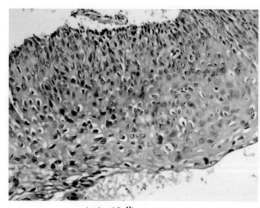

A 4×10 倍　　　　　　　　B 10×10 倍

图 25-6　不成熟细胞占上皮 2/3

Reeves[15] 报道了一项宫颈癌对照研究，发现 759 例宫颈癌患者中 62% 有 HPV 16、HPV 18 型感染，而仅 17% 有 HPV 6、HPV 11 型感染。除了 HPV 感染与宫颈癌的发生有密切关系之外，人们还发现人类免疫缺陷病毒（HIV）感染与宫颈癌的发生有一定关系。婚姻及性行为（性生活过早、多个性伴侣、性混乱）是子宫颈癌发生的重要协同因素。多孕多产能增加子宫颈癌的患病风险。吸烟是一个独立的危险因素，维生素缺乏可能在宫颈癌的发生中也起一定作用[15]。

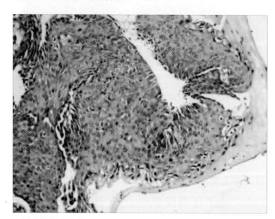

图 25-7　伴不成熟化生的 HSIL 4×10 倍

## 25.1.4　免疫组化在鳞状上皮内病变（SIL）中的应用

P16 和 Ki-67 联合应用，有助于鉴别 SIL 与其他病变。P16 是一种细胞周期依赖蛋白

激酶抑制剂，几乎表达于所有 HSIL 和浸润性鳞状细胞癌[16-18]。其在宫颈病变中的过表达与 HPV 癌基因 E7 的持续表达有直接关系，而且，P16 的过表达不依赖于病变相关的高危型 HPV 的分型。研究表明 P16 在正常鳞状上皮或良性炎症/修复性病变中不表达（图 25-8）[19]。因此，P16 染色有利于鉴别不成熟鳞状上皮化生和反应性修复性病变与高危型 HPV 相关的 SIL。但只有约 2/3 LSIL 病变与高危型 HPV 有关，因此 1/3～1/2 的 LSIL 病变中基底层呈弥漫强阳性着色，而另外 1/3 病变只显示局灶性着色（图 25-9）[20,21]。由此可见，P16 阴性并不能排除 LSIL，但上皮下 1/2 层出现弥漫强阳性着色是 SIL 很好的诊断指征。P16 几乎在所有 HSIL 及浸润性鳞状细胞癌中都有过表达，并且几乎所有的 HSIL 都显示上皮呈弥漫强阳性染色（图 25-10），修复性、化生性及萎缩性病变的上皮不表达 P16。

Ki-67 是细胞增殖指数，上皮上 2/3 着色时也有助于证实 SIL（图 25-11），而正常鳞状上皮仅限于旁底层着色[22]。与 P16 不同，Ki-67 在 HPV 阴性的鳞状上皮化生和反应性修复性病变中也呈阳性。故而，二者需要联合应用，才能发挥最大的鉴别价值。需要注意的是，免疫组化染色只能作为辅助诊断，仍需要结合形态学特点得出最终的病理诊断。

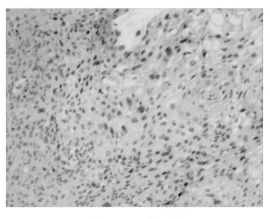

图 25-8　4×10 倍

修复性病变中 P16 阴性

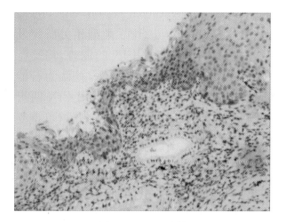

图 25-9　4×10 倍

HSIL 中的 1/3 层细胞 P16 阳性

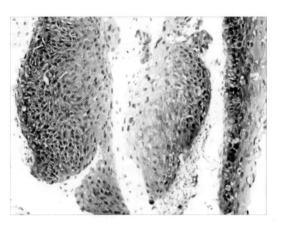

图 25-10　4×10 倍

HSIL 中全层上皮 P16 阳性

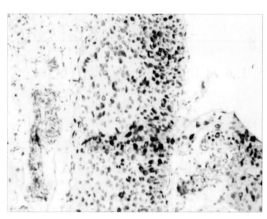

图 25-11　4×10 倍

HSIL 中 Ki-67 上皮 2/3 阴性表达

### 25.1.5　宫颈腺体的上皮内肿瘤（cervical glandular intraepithelial neoplasia，CGIN）

又称为"腺体的非典型性增生"和"原位腺癌"，也发生于宫颈上皮的移行区，其发病年龄组与 CIN 相同，但非常少见，仅占 CIN 的 1%。同样，在较年轻的妇女往往发生于子宫颈阴道部，而较年长的妇女则位于子宫颈管内。在同一区域常与宫颈鳞状上皮的上皮内肿瘤同时并存。

镜下观，表面被覆上皮及其下方的腺体均可受累。典型病变上皮呈多层，胞浆内的黏液减少，核浆比例增高，细胞核呈多形性，染色质增多，呈不同程度的深染，可见核仁。异常上皮和邻近的正常上皮之间的连接总是非常"骤然"。可见腺体的拥挤现象。腺体形态的异常，包括复杂的折叠、突起或出芽、包进、突入腺腔内的乳头状突起和上皮桥的形成等。

CGIN 的分级标准不像 CIN 的分级标准那么完善，尤其是 CGIN Ⅲ 与原位癌，而 CGIN Ⅰ 和 CGIN Ⅱ 的腺体和细胞形态的异型性较低。

用此种命名系统，符合现代生物学对癌肿发生的认识，也避免了对重度非典型增生患者的治疗不足，因此被广泛地接受，并用于临床及病理实践。但对 CIN Ⅰ 与反应性非肿瘤性病变缺乏组织学区分之标准，因而使得病理诊断差异大，各病理学家对此诊断缺乏一致性和可重复性。因此提出了将 CIN 应分为二级而不是三级的看法，并提出了鳞状上皮内病变

(squamous intraepithelial lesion，SIL）的概念。近代有关 CIN 与 HPV 类型相关研究及流行病学和临床的有关 CIN 的调查，均支持或倾向于 CIN 分为两级的看法，并认为若能确定合适的形态学诊断标准，应用 CIN 两级分类将会提高诊断的准确性及一致性（可重复性），更能反映 CIN 病变的生物学转归和指导

临床处理。CIN 两级分类具体命名为：①低级别宫颈上皮内瘤变或鳞状上皮内病变（low grade CIN/SIL），包括由 HPV 引起的疣状病变及 CIN Ⅰ；②高级别宫颈上皮内瘤样变或鳞状上皮内病变（high grade CIN/SIL），包括 CIN Ⅱ、CIN Ⅲ（表 25-2）。

**表 25-2　宫颈鳞状上皮癌前病变**

| 宫颈上皮内瘤变命名系统 | 不典型增生－原位癌命名系统 |
| --- | --- |
| CIN 二级分类 | CIN 三级分类 |
| 　低级别 CIN/SIL（包括上皮疣样病变） | 　CIN Ⅰ　轻度不典型增生 |
| 　高级别 CIN/SIL | 　CIN Ⅱ　中度不典型增生 |
| | 　CIN Ⅲ　重度不典型增生 |
| | 　　　　　原位癌 |

### 25.1.6　CIN 的发展与逆转

宫颈癌的发生与发展是逐步、区域性、阶段性的，即由宫颈上皮非典型增生（轻－中－重）—原位癌—早期浸润癌—浸润癌的病理变化，CIN 是宫颈上皮从正常逐渐发展为浸润癌的一个中间环节。其发展过程有三种倾向：①消退或逆转；②持续不变；③进展为更高一级的 CIN 乃至浸润癌。大多数 CIN 发生和发展缓慢，并不是 CIN 必然发展为浸润癌，也并不是所有的浸润癌患者都经由 CIN Ⅲ（原位癌）转变而来，也有从 CIN Ⅰ 或 CIN Ⅱ 直接转变而来[23-26]。

很多研究评估了宫颈不典型增生的自然史。Holowaty 等[27] 评价了 17 000 位轻度、中度和重度不典型增生。报道在 2 至 5 年从轻度不典型增生的风险为 2% 至 6%。当然在 2 至 5 年从中度到重度不典型增生的风险从 16% 增加至 25%。而诊断为不典型增生两年后，从重度不典型增生进展到原位癌和浸润癌的风险分别为 4.2 和 2.5。多数原始异型增生（CINI）在两年内重新恢复正常。

表 25-3 提供了不同研究结果的摘要[28]。病变等级越高，越有可能持续并且越少可能逆转。总的来说，约有 57% 的未予治疗的 CIN

Ⅰ 将自发的逆转，32% 的持续不变，11% 的进展为原位癌。CIN Ⅱ、CIN Ⅲ 持续不变和进展的比率更大。43% 的 CIN Ⅱ 逆转，35% 的持续不变，22% 的进展为原位癌。CIN Ⅲ 病变逆转的占 32%，持续不变的占 56%，进展为原位癌的占 12%。总的来说，在已发表的观察性研究中所有级别的 CIN 进展为浸润癌的为 1.7%。CIN 进展的比率看起来相对比较慢。根据生存表数据分析的前瞻性研究中，Barron 和 Richart 推测从非常轻度的异常增生进展为原位癌的平均转变时间为 85 个月，轻度的异常增生转为原位癌的平均时间为 58 个月，中等异常增生转变为原位癌的平均时间为 38 个月，重度异常增生转变为原位癌的平均时间为仅 12 个月[29]。

**表 25-3　CIN 的自然发展过程取决于病变级别**

| 类别 | 逆转 /% | 持续不变 /% | 进展为原位癌 /% |
| --- | --- | --- | --- |
| CIN Ⅰ | 57 | 32 | 11 |
| CIN Ⅱ | 43 | 35 | 22 |
| CIN Ⅲ | 32 | 56 | 12 |

另有资料表明[30]，更晚级别的病变（CIN Ⅲ）比 CIN Ⅰ 更可能持续不变或进展，即使病变到了 CIN Ⅲ级以后，患者也可以在 CIN 阶段持续很长一段时间[31]。尽管这些病变无明

显症状和特异性体征,但现有的方法(细胞学、阴道镜、组织学)可以在疾病的不同阶段发现它们,并及时予以治疗,从而可以降低宫颈癌的发病率和死亡率。最广泛引用的随访研究是来自 Holowaty 等[32]发表的回顾系列研究。根据安大略湖癌症登记表的数据以及精确的方法进行计算,推测 CIN 逆转和进展的比率,发现轻度和中度异常逆转比进展都更有可能发生。轻度异常进展为重度异常或更差的风险大约是每年 1%。相比中度异常 2 年进展的比率为 16%,5 年为 25%(表 25-4)。大多数轻度和中度异常都会自发的消除且多数消除在诊断后的 2 年之内发生。

**表 25-4　异常病变的自然历程——Holowaty 的回顾性队列研究**

| 进展 | 发生率/% | | |
| --- | --- | --- | --- |
| | 2 年 | 5 年 | 10 年 |
| 轻度到中度或更差 | 11 | 20 | 29 |
| 轻度到重度或更差 | 2 | 6 | 9 |
| 中度到重度或更差 | 16 | 25 | 32 |
| 逆转 | | | |
| 轻度到正常(×1) | 44 | 74 | 88 |
| 轻度到正常(×2) | — | 39 | 62 |
| 中度到正常(×1) | 33 | 63 | 83 |
| 中度到正常(×2) | — | 29 | 54 |

(张艳丽　岳君秋　毛永荣　吴玲敏)

## 25.2　临床特征

### 25.2.1　发病年龄

CIN 可发生于青春期后的任何年龄,但以 20～40 岁为发病高峰期。有资料显示宫颈不典型增生平均年龄 34 岁。异常程度不同,平均年龄不同。原位癌平均年龄 42 岁,浸润癌平均年龄 48 岁[33]。

### 25.2.2　发生部位

CIN 常发生于鳞柱上皮交界处(移行带)(图 25-12)。其起源于三种潜在的细胞:表皮的成熟鳞状上皮基底细胞、鳞状化生的基底细胞和宫颈管内的储备细胞。虽然大多数 CIN 发生在转化区边缘到鳞柱交界处,但大多数 CIN 起源的细胞表现为鳞状化生的基底细胞。经阴道镜检查,Coppleson 提出 CIN 来自多个细胞,并通过多病灶的合并或通过转化区邻近细胞进行扩大[34]。其他的研究表明 CIN 起源于单个细胞或单个病灶。在 CIN 中葡萄糖-6-磷酸酶的分布支持 CIN 起源于单细胞。病灶可向周围蔓延,向上可累及宫颈管,向下可累及穹隆和阴道。有时可能伴发 VIN。

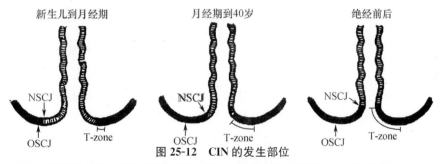

**图 25-12　CIN 的发生部位**

**OSCJ**:原始鳞柱交界。**NSCJ**:新鳞柱交界。**T-zone**:原始鳞柱和新鳞柱交界之间的区域。

蔡红兵[35]报道 25 例宫颈原位癌手术标本,经亚切片发现 1～12 点均可见原位癌,以 12 点、6 点发现病灶的病例最多,分别为 60% 和 56%,2 点、3 点、10 点及 11 点均占 48%,其余各点亦有一定比例(表 25-5)。根据癌上皮与交界处的关系,其癌上皮均位于鳞柱上皮交界处及其周围,以鳞柱上皮交界内侧多见,占 62.33%。单发病灶可以被活检去除,故称为"一钳癌"或"一点癌"。这些患者手术切除的宫颈标本可以查不出癌。

表 25-5　25 例原位癌病灶在宫颈的分布

| 分布部位 | 原位癌 | | | 分布部位 | 原位癌 | | |
|---|---|---|---|---|---|---|---|
| | 数目 | 百分比/% | 位次 | | 数目 | 百分比/% | 位次 |
| 1 点 | 8/25 | 32 | 6 | 7 点 | 9/25 | 36 | 5 |
| 2 点 | 12/25 | 48 | 3 | 8 点 | 8/25 | 32 | 6 |
| 3 点 | 12/25 | 48 | 3 | 9 点 | 14/25 | 56 | 2 |
| 4 点 | 10/25 | 42 | 4 | 10 点 | 12/25 | 48 | 3 |
| 5 点 | 8/25 | 32 | 6 | 11 点 | 12/25 | 48 | 3 |
| 6 点 | 14/25 | 56 | 2 | 12 点 | 15/25 | 60 | 1 |

### 25.2.3　症状

CIN 患者一般无明显症状。有些患者主诉有接触性出血，发生在性生活或妇科检查（双合诊或三合诊）后。部分患者有白带增多，伴或不伴有臭味。偶尔有患者可出现阴道不规则出血等。但这些症状无特异性，应及时进行检查。

### 25.2.4　体征

妇检时也可能宫颈外观正常（占 10%～50%），或呈宫颈肥大、充血、糜烂、息肉等慢性宫颈炎的表现，但这些发现对诊断无提示意义，必须应用细胞学、阴道镜、组织活检才能最终明确诊断。

（刘龙阳　欧阳艳琼）

## 25.3　诊断

由于 CIN 常缺乏典型的临床症状和体征，故单凭临床检查难以确诊，目前趋势是借助多种辅助诊断方法联合使用。当前发现 CIN 的方法主要是定期筛查，其次是对有可疑症状的妇女及时进行检查。诊断方法主要包括细胞学检查、HPV 检测、阴道镜检查和宫颈活检等。诊断最重要的是要遵循"三阶梯"模式，即按照"宫颈细胞学筛查和 HPV 检测（必要时）—阴道镜检查—宫颈活检、颈管搔刮术

（ECC）"的步骤进行诊断。但最后诊断需靠病理，一些辅助检查有助于提高病理学诊断的准确性。近几年，宫颈锥切术在宫颈病变特别是 CIN 的诊断中的作用引起重视，特别是宫颈环形电切术 LEEP 的应用，无论作为宫颈病变的诊断方法还是在治疗上，都具有重要作用。

近年已将液基细胞学技术（TCT）引入宫颈筛查，提高了宫颈癌筛查的灵敏度和特异度。同时在有条件的地区将 HPV DNA 检测新技术（HC－Ⅱ）用于宫颈癌的筛查，对宫颈高度病变（≥CIN Ⅱ）的敏感性达 95% 以上，宫颈癌几乎 100% HPV DNA 阳性，阴性预测 99.9%，即 HPV 阴性几乎不发生宫颈癌[36]。联合 HPV 检测可明显提高筛查的效果。

### 25.3.1　宫颈/阴道脱落细胞学检查

50 多年的实践证明细胞学检查（筛查）是发现宫颈上皮内瘤变的主要手段，治疗宫颈上皮内瘤变是降低宫颈发病率和死亡率的重要措施。其方法简便易行、经济有效而且可多次重复的诊断方法，从巴氏涂片（Pap smear）分级到 TBS 分类法，细胞学检查的准确性逐步提高，且有利于病理医生与临床医生的交流和沟通。

1）标本采集

见本书"4 女性生殖道细胞学检查"。但需强调的是宫颈上皮内瘤变无临床特征，但宫

颈上皮内瘤变常发生在宫颈管的柱状上皮和宫颈阴道部鳞状上皮交界处,也是癌瘤好发部位。因此,宫颈刮片或特制毛刷收集标本时要包括宫颈口和全部糜烂区以及颈管的下段。

2)宫颈上皮细胞学异常 TBS 分类

每类有其诊断标准[37]。

3)宫颈上皮细胞学异常的处理

(1)非典型鳞状上皮细胞(atypical squamous cells,ASC)。

(a)未明确诊断意义的不典型鳞状上皮细胞(ASC-US):广泛使用于有不典型鳞状上皮细胞患者的处理有三种方法,即阴道镜检查、HPV-DNA 检测和重复宫颈细胞学检查。HPV-DNA 检测比单纯的重复细胞学检查能发现更多的 CIN Ⅱ、CIN Ⅲ级患者,经液基标本或常规的细胞学检查诊断为 ASC-US 的患者应该进行 HPV DNA 检测并阴道镜或重复细胞学检查[38]。其中,检测高危的 HPV DNA 能更好地处理 ASC-US 患者[39]。

图 25-13 提供了处理 ASC-US 的推荐方法。这种处理 ASC-US 患者的方法是恰当的。

来源于 ALTS 的数据表明 CIN Ⅱ、CIN Ⅲ级的 HPV DNA 检测的灵敏度在所有组中是相似的。年龄大的患者行阴道镜检的灵敏度(占 29 岁及以上患者的 31%)远小于年龄小的患者(占 29 岁以下患者中的 65%)[40]。

(b)不除外上皮内高度病变的 ASC-H:活检证实为 CIN Ⅱ、CIN Ⅲ者表明 ASC-H 宫颈细胞学的评估比 ASC-US 的评估更高。ASC-US 24% 的 CIN Ⅱ、CIN Ⅲ对比 ASC-H 94% 的 CIN Ⅱ、CIN Ⅲ[27]。因为这种高危因素,推荐所有 ASC-H 的患者使用阴道镜评估。如果不能证实为 CIN,那么应该完整复习初次细胞学检查和活检。如果诊断不成立,患者应该采取 6 个月和 12 个月的重复细胞学或 12 个月的高危 HPV DNA 检测进行随访(图 25-14)。

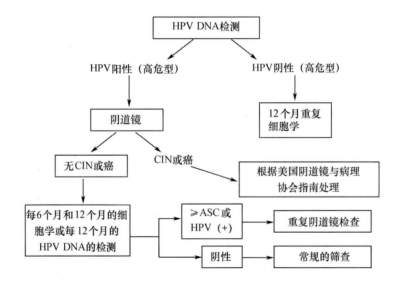

**图 25-13 未明确诊断意义的不典型鳞状上皮细胞的处理**

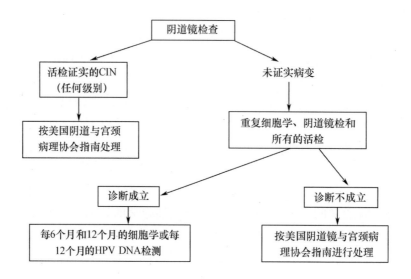

**图 25-14 不除外上皮内高度病变的 ASC-H**

（2）低度鳞状上皮内病变（LSIL）：随着 ASC 的应用，报道 LSIL 的发生率在人群和实验室里有相当大的变化。1996 年，来自美国病理大学的调查，LSIL 的平均发生率为 1.6%，但来自实验室的高危人群的发生率高达 7.7%[41,42]。尽管 LSIL 患者通过阴道镜检查对 CIN 分级没有意义，但通过阴道镜检查有 15%～30% 证实为 CIN Ⅱ、CIN Ⅲ 级[43,44]。因此 2001 年舆论指导协会推荐所有细胞学结果为 LSIL 的妇女应该采用阴道镜评估（图 25-15）[45]，有利于对高度病变患者进行更早的诊断和治疗。这比采用细胞学监测费用更低。当 LSIL 的患者阴道镜检查不满意时，诊断性的切除或消融是不需要的，但可行颈管刮术。

LSIL 患者经阴道镜检查，活检病检证实为 CIN 者，按后面介绍的方案处理。若活检未见 CIN 者，12 个月行 HPV 检测或 6 个月，12 个月分别复查细胞学。若 HPV 阴性或连续两次细胞学阴性，则回到常规筛查方案。

用 LSIL 细胞学结果在绝经后萎缩的妇女中是不准确的，在随访的初期不需行阴道镜检查，可通过复习细胞学检查于阴道内应用雌激素。在青春期浸润性宫颈癌的发生是不常见的，反之细胞学检查为 LSIL 是常见的。因此青春期 LSIL 的患者在随访初期不需行阴道镜检查。

（3）高度鳞状上皮内病变（HSIL）：细胞学结果为 HSIL 是不常见的，大约占所有宫颈细胞学结果的 0.5%，但存在 CIN Ⅱ、CIN Ⅲ 和浸润癌相关的风险[41,45]。细胞学结果为 HSIL 者 70%～75% 有 CIN Ⅱ、CIN Ⅲ 的风险，以及 1%～2% 有浸润癌的风险[46]。因此，细胞学结果为 HSIL 者都应采取阴道镜评估。随后的处理取决于 CIN 的级别、患者是否需要妊娠、阴道镜检查是否满意。病理检查未见 CIN Ⅱ、CIN Ⅲ，且阴道镜检查满意者，间隔 6 个月行阴道镜检查，随访观察 1 年即可。随访中 HSIL 诊断不变，行诊断性切除[39]。细胞学诊断为 HSIL 者，阴道镜检查不满意，除孕妇以外，行诊断性切除。

（4）非典型腺细胞（ASC）：诊断为 ASC 的患者，须做阴道镜检查和宫颈搔刮。35 岁或 35 岁以上的患者需加做子宫内膜活检。不明原因阴道流血 35 岁以下患者也须加做子宫内膜活检。

（杨庆忆　刘龙阳）

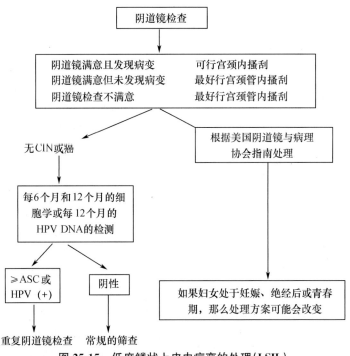

图 25-15  低度鳞状上皮内病变的处理(LSIL)

## 25.3.2  HPV DNA 检测

HPV DNA 检测是近些年来使很多人受益的一种新的检测方法。特别是与细胞学联合应用对超过 30 岁的妇女筛查有重要意义,因为可提供了 CIN Ⅱ、CIN Ⅲ 级病变更高的敏感性,尽管特异性较低[47]。HPV 检测方法有杂交捕获Ⅱ法和多聚酶链式反应。这两种方法的灵敏性和特异性相似,但是前者更有优势,尤其是进行一个较大的筛查项目时。Sherman 等研究了超过 20 000 位女性,评估传统 Pap 涂片和 HPV 检测来判断进展为 CIN Ⅲ 级的风险[48]。在这个研究中,近 45 个月的随访中,72% 有异常细胞学者进展为 CIN Ⅲ,HPV 阳性发展为 CIN Ⅲ 或浸润癌的为 4.5%。相对而言,宫颈涂片和 HPV 检测阴性进展为 CIN Ⅲ 的风险为 0.16%。细胞学和 HPV 检测的联合应用对是否会进展为 CIN Ⅰ、CIN Ⅱ 或浸润癌有较高的预测价值,超过 95%,给予风险较低的妇女以信心并延长了人群的筛查时间间隔。

Clavel 等研究了 HPV 检测在 8 000 位妇女中作为首选筛查方法的意义[49]。他们报道 HPV 检测在高级别不典型增生的灵敏度为 100%,相比于传统宫颈涂片法(68%)和液基细胞学(87%)。年龄高于 30 岁的妇女中,HPV 检测特异性为 93%,相对地,传统和液基细胞学技术为 86% 和 95%。总的来说,在发现高级别病变时,HPV 检测要比传统细胞学方法更灵敏,但特异性较低。年龄小于 30 岁的女性没有必要进行 HPV 筛查,因为很多 HPV 感染是短暂的且多数女性 HPV 感染后不会发展为不典型增生。在 LSIL 患者中,超过 85% 的被检测为 HPV 阳性。因此不鼓励进行 HPV 检测。CIN Ⅱ 和 CIN Ⅲ 需要尽快进行阴道镜诊断。两年内 ASCUS 和 LSIL 发展为 CIN Ⅱ 和 CIN Ⅲ 级的累计风险很相似(27.6% 和 26.7%)。作者建议诊断为 ASCUS 和 LSIL 伴 HPV 阳性后 12 个月复查 HPV 可达到最大灵敏度和最小的阴道镜检查率。细胞学复查和 HPV 检测不能显著提高灵敏度和增加阴道镜检查率。HPV 检测对

ASCUS 分类有重要作用,可能降低阴道镜检查将近 50%[50,51]。HPV 16 和 HPV 18 亚型检测对 CIN Ⅲ级和有进展为浸润性癌风险者更有意义。所有宫颈癌中有 55% 至 60% 发现 HPV 16 阳性。HPV 16 阳性的妇女有很高的风险发展为 CIN Ⅲ 或更严重的病变,若 HPV 16 感染近 2 年,风险将近 30%。过去 30 年来,CIN Ⅲ 有 30% 的可能进展为侵袭性宫颈癌,而治疗后的 CIN Ⅲ级 可能性小于 1%。CIN Ⅲ 是发展为宫颈癌的一个最大的预言者[47]。

根据上述资料,显示细胞学检查与 HPV DNA 检测联合应用在子宫颈筛查中有重要的意义。有条件的地方和单位对 30 岁以上的女性的筛查应予以推广应用。条件不够成熟的地区可根据细胞学检查,发现有不典型鳞状上皮细胞的患者,根据不同的情况行 HPV DNA 检测:①经液基标本或常规细胞学检查为 ASC-US 的患者应进行 HPV DNA 检测或重复细胞学检查;②细胞学诊断为 ASC-H 的患者活检病检未见 CIN Ⅱ、CIN Ⅲ者,12 个月复查 HPV DNA;③细胞学诊断为 LSIL 或活检证实为 CIN Ⅰ 的患者,定期随访,6 个月和 12 个月重复细胞学检查或 12 个月 HPV DNA 检测;④对细胞学诊断为 HSIL 或宫颈活检证实为 CIN Ⅱ、CIN Ⅲ 的患者是否进行 HPV DNA 检测尚无一致意见,但可作为 CIN Ⅱ、Ⅲ治疗后随访的指标。有条件的也可在治疗前检查。

### 25.3.3　阴道镜检查

因 CIN 患者的病史及临床发现无特殊,如不做阴道镜检查(colposcopy)将有许多的患者漏诊;传统巴氏涂片或薄层液基细胞涂片法(thinprep cytologic test,TCT)均不能确定病变部位和程度;行阴道镜检查,观察宫颈的上皮、血管等微小变化,对病变进行准确定位,容易确定子宫颈病变,并可多点活检行病理检查,提高活检的准确率。因此,宫颈细胞学涂片与阴道镜检查等其他方法联用,阴道镜下

活检成为确诊的重要手段,凡细胞学异常或临床可疑者均为阴道镜检查的指征[52]。

阴道镜对 CIN 具有诊断价值,但有其局限性,阴道镜检查结果不能做最后诊断,阴道镜与细胞病理学结合提高诊断准确性。细胞学与阴道镜是互补的两种检查方法。细胞学为实验室诊断法,通过对宫颈脱落细胞的形态学观察以评估病变的发生和发展;阴道镜是临床诊断方法,直接观察宫颈表面血管和形态以评估病变。Gullotta 等[53] 报道对 190 例 CIN 患者同时做细胞学、阴道镜和病理活检,对照结果显示细胞学的敏感性是 70%,其中诊断低度病变比高度病变的敏感性低,分别是 61% 和 88.5%;而阴道镜对 CIN 诊断敏感性是 92%,提示单独细胞学筛查宫颈病变是不够的。Pete 等[54] 回顾分析 1 504 例 CIN 患者细胞学、阴道镜结果并与组织学对照,细胞学诊断敏感性和特异性分别是 47% 和 77%,阴道镜分别是 87% 和 15%,细胞学和阴道镜结合则是 96% 和 14%。阴道镜作为筛查工具可明显减少细胞学的假阴性,阴道镜在细小病灶易漏诊,漏诊与病灶的大小和部位有关。另有部分宫颈癌在宫颈管向内生长,而阴道镜不能观察颈管内病变,应将细胞学涂片检查和阴道镜检查结果联合进行诊断,可显著提高 CIN 和宫颈癌的早诊率。宫颈管病灶难以观察,应使用宫颈管扩张器暴露宫颈管观察,必要时行宫颈管搔刮术。

阴道镜具体应用及异常阴道镜图像详见本书"5 阴道镜检查"。

### 25.3.4　活体组织检查

确诊 CIN 必须依据宫颈活体组织的病理学检查。此项检查定位准确,是确诊 CIN 最可靠和不可缺少的方法,但不能覆盖宫颈全貌。常规的宫颈四点活检有一定的盲目性,准确率仅有 50%,容易造成漏诊误诊。最好在碘染或阴道镜下进行多点活检。Srisomboon[55] 报道阴道镜下多点活检的准确性为 66%～84%。通过阴道镜观察宫颈的形态结构,可对其病变

性质进行区分,镜下定位使活检目标更具准确性,可明显提高活检的阳性率,避免不必要的活检和宫颈锥切术,减少过度治疗。如无明显病灶,可选择子宫颈移行带区约 3、6、9、12 点处活检,或在碘试验(schiller test)阳性区取材。对临床或细胞学可疑而首次活检为阴性或仅为可疑时应重复活检或切取活检,提高诊断准确率。章文华等[56]认为术前阴道镜下活检诊断的假阴性率为 9.5%(9/95),与最后病理诊断的符合率(包括相差一级以下)达 91.6%(87/95)。宫颈活检时应注意以下几点:①子宫颈活组织检查应在阴道镜下进行,如果无阴道镜检查条件,应行碘试验识别宫颈病变的区域,选择活检取材部位,分别标记送病理检查;②取材应多点,应有一定深度,包括病变及周围组织(包括移行带及宫颈管组织);③临床或细胞学高度可疑而活检阴性或不能确诊者应重复取活检,必要时采用切取活检。

## 25.3.5 宫颈管诊刮

宫颈管诊刮(endocervical curretage,ECC)也称颈管搔刮术,主要是刮取宫颈黏膜组织送病理检查,用于评估宫颈管内看不到的区域,有助于明确颈管内有无病变和 CIN 以及癌灶是否累及颈管。ECC 通常不作为常规操作。如细胞学检查多次阳性或可疑而阴道镜检查阴性或不满意,或阴道镜下宫颈活检为阴性,应作 ECC;宫颈细胞学检查为未明确诊断意义的不典型腺上皮细胞(AGCUS)或怀疑腺癌时,也应作 ECC;对宫颈光滑或萎缩的绝经前后的妇女应警惕颈管内病变。

某些学者认为满意的阴道镜检查可不必做 ECC,也有学者主张不论阴道镜检查如何均应行 ECC。为评估锥切术前、术后应用 ECC 的价值,Fine[57]对 1990—1996 年行锥切手术的 391 例患者进行回顾性分析,其中 297 例术前行 ECC。术前 ECC 分级与宫颈锥切结果相比,二者有明显相关性。36.7%病例 ECC 标本的病理分级与锥切结果完全相符;60.4%的病例二者病理分级相差一级。ECC

结果阴性或轻中度不典型增生者无 1 例锥切结果为浸润癌。在宫颈锥切术诊断为浸润癌的 27 例患者中,17 例术前行 ECC 检查,其病理结果均为异常,其中 14 例为 CIN,2 例为浸润癌。113 例术前 ECC 检查阴性者,无 1 例锥切标本为浸润癌。作者认为术前 ECC 能较好预测锥切结果。

有研究表明[58,59],细胞学联合阴道镜检及 ECC 是诊断 CIN 的可靠方法。由于阴道镜检查不能完全反映宫颈管病变情况,所以对于宫颈涂片异常者锥切术前应常规行 ECC 检查;而对于锥切边缘阳性的患者,术后 ECC 不能作为常规随诊检查。

## 25.3.6 诊断性宫颈锥形切除

诊断性宫颈锥形切除(diagnostic conization)[60]简称"诊断性宫颈锥切术",是 CIN 传统可靠的诊断方法,是阴道镜初诊为 CIN 后,进一步明确诊断 CIN 的重要手段,能够明确病变程度、有无浸润及浸润范围,从而决定下一步处理方式。其手术方式也在不断更新和发展,如传统的冷刀宫颈锥切术即冷刀锥切(cold knife conization,CKC)、20 世纪 70 年代的激光锥切术(laser conization)以及近年流行的宫颈环形电切术(loop electrosurgical excisional procedure,LEEP)。

宫颈锥切术在诊断方面的指征为:①宫颈细胞学、阴道镜检查与宫颈活检结果不符或不能解释其原因;②细胞学、阴道镜和活组织检查为 CIN Ⅲ、CIS 者;③宫颈活检、宫颈管刮取活检为不典型腺上皮、腺原位癌、可疑腺癌者、刮取活检不满意者;④不满意的阴道镜检查(阴道镜无法看到病变的边界部位,阴道镜未见到鳞柱交界部位的病变,病变位于宫颈管内)或延及颈管;⑤宫颈活检为微小浸润癌或浸润癌可疑者;⑥宫颈细胞学检查阳性而阴道镜检查阴性或不满意且已排除了宫腔及输卵管卵巢的恶性肿瘤者。只要有以上其一,都应做宫颈锥切术以进一步明确诊断。

阴道镜下多点活检能否代替宫颈锥切术?

有关这一问题的争论已有多年。有人认为阴道镜加宫颈管诊刮术可代替诊断性锥切术。在阴道镜检查应用于临床之前,绝大部分宫颈细胞学涂片异常的患者,都需要进行宫颈锥切术来明确诊断。锥切术的优点是不仅能明确诊断宫颈早期病变的深度及范围,避免盲目直接开腹造成的手术范围不当,且在保留生育功能的情况下,可达到对 CIN 治愈的目的。但操作较为复杂,出血、感染及宫颈硬化等并发症多,文献报道累计发生率达 15%~30%;而且术后存在着病变残存及复发的风险,文献报道锥切治疗的 CIN 患者术后发生浸润癌的可能性是正常人群的 4~5 倍,平均发生年限为 8 年,故应对锥切治疗后的 CIN 患者进行长达 10 年的随访。随着阴道镜的普遍使用,在 CIN 与宫颈浸润癌的诊断方面,多点活检与宫颈锥切结果已无明显差异,因此,宫颈锥切术用于诊断已大为减少,宫颈锥切率显著下降,有报告降至 5.6% 或更低。

但随着研究的深入,人们逐渐认识到阴道镜下多点活检和宫颈锥切术各有其不同的重要作用,不能相互取代,宫颈活检不能完全代替宫颈锥切术。由于诸多原因,宫颈锥切术在宫颈病变的诊断中仍居重要地位。首先,与宫颈锥切术相比,阴道镜检查虽具有简单、经济、手术时间短、术中出血少、患者痛苦小和术后并发症少等优点,但它无法取得宫颈管内病变组织,对颈管刮术阴性的颈管病变仍需行宫颈锥切加以确诊。其次,CIN 尤其是宫颈原位癌常为多中心发生,CIN 的多中心性以及各中心的不同步性决定了宫颈活检的局限性,是因为阴道镜检查取材有限,易造成漏诊,多点活检取材常较局限且表浅,无法准确判断间质有无浸润、累及腺体深度以及颈管受累情况。最后,阴道镜下取活检也难以覆盖整个宫颈,所取到的不一定就是病变的最高级别,容易漏诊,如果漏掉了高级别的病变无疑将延误治疗。阴道镜的准确性不够高,文献报道阴道镜的准确性可随手术方式和病例选择的不同而不同,为 66.0%~88.4%,它可以造成对宫颈病变过高或过低的诊断,尤其是对宫颈浸润癌易造成过低诊断而延误治疗。如果单靠阴道镜下多点活检进行诊断,就会造成对部分 CIN 的过低诊断,有部分浸润癌可能会被遗漏[61]。张玉勤等[62]报道 315 例宫颈上皮内瘤变的患者,均经阴道镜下或直视下宫颈活检证实。其中 232 例接受宫颈锥切术。术后病理阴性 22 例,级别升高 36 例。其中浸润癌 20 例。说明宫颈锥切术是一种能准确诊断宫颈病变的方法。除此之外,宫颈锥切术还具有治疗的价值,这也是阴道镜下多点活检无法取代的。许多学者试图以宫颈细胞学检查加阴道镜下多点活检加宫颈管诊刮取代锥切,但省略锥切可能漏诊浸润癌,如 Duggan 等[63]总结的 108 例锥切患者于锥切术前经上述方法进行初步诊断,在 12 例微浸润癌中有 10 例漏诊,故认为宫颈细胞学检查加阴道镜下多点活检加颈管搔刮术不能完全取代锥切。有上述锥切指征者应该施行宫颈锥形切除术。根据锥切后病理检查结果及患者对保留生育功能的要求再决定进一步的处理方案。

## 25.3.7 宫颈环形电切术

1989 年 Prendiville 等提出了宫颈环形电切法术。它采用高频电刀,通过金属丝传导高频交流电(3.8MHz),迅速加热细胞内水分,形成蒸汽波,快速切割组织,而不影响切口边缘组织的病理学检查,术者可通过圆、方、三角形等多种形状而调整所切组织的大小。这种诊断方法与宫颈冷刀锥切比较,具有操作简便、安全有效、廉价、并发症少等优点。

近年来国内外较多报道采用 LEEP 诊治 CIN。术前碘试验确定病变范围,用三角形电极顺时针方向旋转切除宫颈管组织 1~1.5cm,用圆形电极切除宫颈组织 0.5~1cm,如病变范围较大,可再扩大切除范围,在病变范围边缘外 0.5~1cm 处进出电极。手术标本送病检。

诊断性 LEEP 术的指征尚不明确。我们仅对宫颈活检诊断为Ⅲ级的患者计划行子宫切除者,先行 LEEP 术切除病检,排除浸润癌,再决定手术范围。

### 25.3.8 光动力学诊断[64]

经阴道镜和细胞学检查为 CIN 患者,于宫颈表面涂抹 3‰ 的 5-酮戊酸(5-delta-aminolevulinic acid,5-ALA)的感光物质,然后将宫颈感光物质最高聚集部位暴露于波长为 405nm 的灯光下激发荧光,确定宫颈瘤样病变的部位,取活检。结果显示:①光动力学诊断发现宫颈上皮内瘤变的敏感性比阴道镜检要高,特异性比细胞学诊断要高;②荧光可以显示宫颈瘤样病变的精确定位以及病变的范围,边缘或多焦点性质;③宫颈瘤样病变通过荧光指示可以更容易选择直接活检部位及治疗范围。

总之,在 CIN 的诊断过程中,虽然采用了对治疗更有指导意义的 TBS 报告系统,但细胞学检查有一定的假阴性率和假阳性率。对可疑病例,应在碘不着色区、在阴道镜指导下取材,进行组织病理学检查,尤其是临床可疑癌而细胞学阴性者;对于多次细胞学阳性,而活检又未能证实的,应行宫颈锥切[65];对 ASCUS、疑诊宫颈腺癌的病例也必须以宫颈锥切来明确诊断,以提高宫颈癌的早期诊断率。阴道镜下活检作为 CIN 第二步诊断的价值无可置疑,但由于受到其诊断 CIN 的分级的精确度的限制,作为 CIN 治疗前的最终诊断,有可能导致漏诊浸润癌或过度治疗,因此,兼有治疗作用的第三步诊断 CIN 的方法——锥切还不能被省略。LEEP 以其经济、副作用少等优势已广泛用于临床,有望作为 CIN 的治疗前最终诊断方法,但能否完全替代传统锥切尚不确定。

(刘龙阳　欧阳艳琼)

## 25.4 治疗原则

无论采用何种治疗方法都应遵循个体化原则,CIN 治疗方法的选择应根据 CIN 级别、病变范围、患者年龄、生育愿望和健康状况、医疗条件和技术水平以及随诊等因素综合分析,做到治疗个体化,以避免治疗不足或治疗过度。对小病变、组织学为 ASCUS 和 LGSIL 者,经患者本人同意,可密切随访观察。CIN 的治疗主要有两类:保守治疗和手术治疗。保守治疗包括随访观察、电烙、冷冻、激光、放射治疗等。手术治疗包括宫颈锥切术、LEEP 及子宫全切除术。治疗 CIN 最保守的方法是随访观察,最积极的方法是子宫全切。

近年对 CIN 的治疗趋向于保守,绝大多数的 CIN 病变局限,保守治疗的一次性治愈率高。无论从宫颈癌自然发展的病理特点,还是从提高生存质量的现代观点出发,CIN 虽是一组与宫颈浸润癌密切相关的癌前期病变,除 CIN Ⅲ 中的宫颈原位癌外,绝大多数 CIN 是癌前病变而不是癌,故在 CIN 的处理中应防止治疗过度,即不能采取过分积极的治疗手段。然而从宫颈癌防治角度出发,对 CIN 及时、合理的治疗是癌前阻断治疗的有力措施,关键在于选择合理有效的治疗方法。

(1)CIN Ⅰ:近年认为 CIN Ⅰ 是一种不稳定状态,有高度可变性 CIN Ⅰ 患者中有 20% 病例的病变持续不变,65% 逆转,仅 15% 进展,可采取随诊观察,不予治疗。另有资料表明阴道镜直接活检仅仅代表所取样本的病变,并不能排除存在 CIN Ⅱ、CIN Ⅲ 的可能性。阴道镜活检诊断为 CIN Ⅰ 的患者经 LEEP 术后病检诊断为 CIN Ⅱ、CIN Ⅲ 的达 55% 之多[66]。因此,宫颈活检诊断为 CIN Ⅰ 不一定表明个别妇女确实不存在 CIN Ⅱ、CIN Ⅲ。在随访研究中发现大多数的 CIN Ⅰ 的患者自发的消退,但是有 11% 的进展为原位癌[14]。因此应该定期随访。章文华等[67]认为对与 HPV 16、HPV 18 等高危型病毒有关的 CIN Ⅰ 级、病变范围大又无随诊条件或拒绝观察者应给予积极治疗,采取激光治疗等物理疗法或宫颈锥切;病灶局限、宫颈管检查阴性的 CIN Ⅰ 的患者,可随诊观察;对范围小、局限的病灶可采用冷冻治疗。

（2）CIN Ⅱ：CIN Ⅱ的病变的逆转率虽然较高，但有 40.6% 的患者病变进展，故主张给予治疗。根据临床症状及患者要求，选择物理治疗或者 LEEP 治疗，一般采用物理治疗。文献报道采用冷冻、激光、电凝等方法治疗 CIN Ⅱ的治愈率可达 90%～97%，缺点是不能保留组织标本。LEEP 也可以用于 CIN Ⅱ的治疗，效果同前，但能够保留组织标本行病理检查，不会漏掉未发现的宫颈原位癌或微小浸润癌。

（3）CIN Ⅲ：CIN Ⅲ进展至癌的机会明显增多，65%以上的重度不典型增生可发展成原位癌，18%～36%的原位癌进展为浸润癌，且 CIN Ⅲ常与早期浸润癌并存，因此，其基本治疗原则是尽可能切除病灶而又最大限度地减少对年轻患者将来生殖功能的影响。FIGO 建议应根据 CIN Ⅲ的患者年龄、有无生育要求选择行 LEEP、CKC 或全子宫切除术。

（4）CIN 合并妊娠：75%的孕期 CIN 可在产后半年消退，故更主张保守观察。因妊娠期宫颈细胞学变化可于产后 6 周恢复正常，因此，对于 CIN Ⅰ、CIN Ⅱ，可在严密观察下至足月分娩，观察至产后 6 周，若仍为 CIN Ⅰ或 CIN Ⅱ，按非孕期处理。对 CIN Ⅲ的患者，应根据妊娠周数、患者对胎儿要求的迫切程度来决定，可参照 CIN Ⅰ、CIN Ⅱ的处理方法，也可先终止妊娠，行宫颈局部手术治疗。

（胡海燕　欧阳艳琼　蔡红兵）

## 25.5　手术治疗

### 25.5.1　宫颈切除术[68-71]

最初，CIN 的治疗采用全子宫切除术的方法。但是人们逐渐发现，CIN 大部分逆转或持续存在，因此，采用全子宫切除术的方法治疗 CIN 就显得过于激进了。于是，将宫颈外口部分作为圆锥的底面，并将子宫颈管及子宫颈组织作锥形切除的宫颈锥切术开始在子宫颈病变的治疗中发挥重要的作用。目前，随着 CIN 的发病率逐年增多和宫颈癌患者的年轻化，宫颈锥切术的治疗作用越来越显示出重要性，其手术方式也在不断更新和发展，如 CKC、激光锥切以及 20 世纪 80 年代末兴起的 LEEP 及其后的大环状宫颈移形带切除术（large loop excision of transformation，LLETZ）的开展。

1）冷刀宫颈锥形切除术（cold knife cervical conization）

（1）手术范围：做多大范围的锥切术应因人而异。为了避免病变的残留，应根据病变的大小及累及的部位选择适当大小的锥切尺寸，锥切的范围还应综合考虑患者年龄、阴道镜检查宫颈鳞柱交界的情况、组织学类型以及术前碘试验，依年龄、生育要求、病变范围、级别及随诊条件等，做到个体化。由于鳞柱交界的柱状上皮细胞化生为鳞状上皮细胞时需从未成熟化生转为成熟化生，易受致癌因素的影响而发生癌变，所以，宫颈锥切术时要切除整个转化区、全部鳞柱交界及颈管下段，切除范围必须包括病变周围一定范围的正常组织。如患者病变部位在宫颈外口以下，锥切形状宽而浅（图 25-16A、B）；如病变部位向颈管内延伸超过阴道镜观察的限度，应行全部宫颈管切除（图 25-16C）；偶有个别细胞学检查结果阳性的患者，阴道镜检查又没有发现宫颈或下段颈管病变，且异常细胞源于鳞状上皮，此时也行颈管切除（图 25-16D）；有些病变累及阴道上段，此时应行宫颈锥切加穹隆和部分阴道切除（图 25-16E）。对于 CIN Ⅲ，特别是原位癌患者，锥切时要切除一定深度的腺体和一定长度的颈管。Anderson[72] 指出，破坏腺体的最小深度至少应达 4mm。吴绪峰等[73] 发现 25 例原位癌患者累及颈管纵轴的长度为 0～16.9mm 不等，累及腺体的最小深度为 1.77mm，最大值为 4.95mm，因此，锥切时破坏颈管纵轴的长度不应少于 20mm。破坏腺体的深度不应少于 5mm。妊娠妇女的鳞柱交界外移，宫颈锥切术时可浅；老年妇女的鳞柱交界向宫颈管内移动，宫颈锥切术时应深。病灶浅表局限时，切除范围不宜过宽过深。应警惕术中或术后出血。

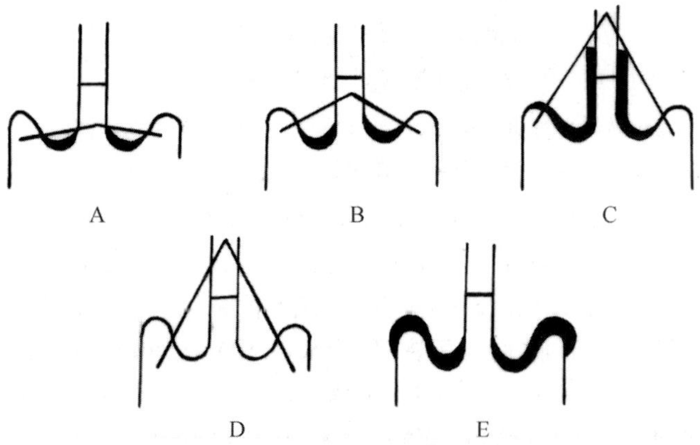

**图 25-16 宫颈 CIN 的锥切范围**

(2)适应证：由于传统的宫颈锥形切除术具有诊断和治疗的双重作用，年轻妇女中 CIN 和早期宫颈癌发病增多，可以推测传统的宫颈锥形切除术在 CIN 的治疗中仍有一定地位。但由于锥切术后残存病变和复发率较高，又有一定的并发症，因此应严格掌握锥切的指征。传统的宫颈锥形切除术的适应证为[74]：①细胞学多次阳性或高度可疑，阴道镜下定位活检阴性或阴道镜检病变延及颈管而颈管刮术阴性者；②宫颈活检（碘染或阴道镜下）疑有早期浸润而未获明确诊断者；③年轻妇女要求保留生育功能，特别是 CIN Ⅲ级患者，但宜慎重选择，完成生育后，仍要严密随诊；④宫颈原位鳞癌；⑤宫颈原位腺癌；⑥病灶局限、拒绝或不能耐受剖腹手术的 CIN Ⅲ级患者；⑦可疑浸润癌为传统的宫颈锥形切除术的禁忌证，但在初诊为 CIN Ⅲ级并可疑浸润癌的情况下，传统的宫颈锥形切除术可起诊断作用。

(3)手术并发症：传统宫颈锥形切除术操作较为复杂，并发症较多，文献报道累计发生率达 15%～30%。术中并发症主要是出血和邻近脏器的损伤，术中仔细操作可避免并发症的发生，一旦发生，应立即修补或采取其他相应措施处理。术后并发症主要是出血（也是最严重的并发症之一），如不及时发现和处理，可引起大出血和出血性休克。因此，除要求手术中仔细缝合创面外，术后要用纱布或纱条填塞阴道，压迫宫颈残端，并注意观察，一旦发现出

血，要及时更换阴道纱布或纱条，塞紧各穹隆及阴道上段多能止血。偶有 48 小时后至 2 周内出血者，多因伤口愈合不良所致，仍可填塞压迫止血。Luesley 等[75]报道 788 例锥切术患者，其中 101 例（12.82%）术后有不同程度的出血，其中 44 例（5.3%）发生于术后 24 小时内，55 例（6.98%）发生于术后 24 小时至 12 天内。多认为术后出血与锥切底部的宽度和锥切的深度有关。为了有效地预防术中或术后出血，可于术前宫颈注射肾上腺素，手术日期尽量避开月经期。锥切术后宫颈管狭窄约有 3%～31% 的发生率，Luesley 等[75]认为与患者年龄较大及锥切过深有关，如果锥切的深度小于或等于 25mm，宫颈管狭窄的发生率为 12.8%；当锥切的深度大于 25mm 时，发生率为 24.2%。可采用子宫颈扩张器扩张宫颈。症状严重或者经扩管后宫颈管狭窄仍不能解除者，可用激光切除狭窄部位或者全宫切除。感染也是并发症之一，手术前后应用抗生素可防治之。

2)激光锥形切除术（laser conization）

激光锥切于 20 世纪 80 年代在北美出现，利用激光对生物组织的热效应产生凝固性坏死，达到破坏病变细胞的目的。此方法具有操作简单、治疗精确、组织愈合快及并发症少等优点。与激光汽化相比，功率密度要求更高，达 6 万～8 万 W/cm²，光斑要更小，直径为 0.20～0.24mm，激光功率调到 25～27W。

（1）手术范围：根据宫颈的形状和病变的部位的不同，锥形切除可深可浅（图 25-17），只需稍改变激光的角度即可。激光锥切首先在阴道镜下找到病变部位，以 Schiller's 碘试验确定切除范围（包括病变外 5～6mm 正常上皮）。再注射 1：250 的肾上腺素盐水（心血管疾病患者忌用），使整个宫颈呈白色。用 0 号合成吸收线在侧穹隆紧靠宫颈各深缝一针，以结扎宫颈两侧下行血管，锥切时用宫颈钳夹住宫颈作牵引，脚踏开关，对准需切除范围的外缘间断冲击几个点，以点的连线做锥形切除，根据宫颈的形状和病变部位的不同，锥形切除可深可浅，只需改变激光的角度即可，切除至颈管黏膜 4～6mm 时，为保证术后病检的准确性，可改用手术刀切除。术中如有出血可用压迫或烧灼止血，较大的出血须缝扎止血，对残余颈管应常规诊刮，刮出物送病检，以确定病变切除是否彻底。锥切后可用缝合的方式重建宫颈，也可不缝合，用消毒灭菌的凡士林纱布压迫止血，促其愈合即可。

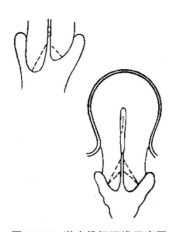

图 25-17　激光锥切深浅示意图

（2）适应证：①阴道镜下全部移行带和病变区充分可见；②细胞学或活检无浸润癌可疑，颈管诊刮阴性；③细胞学和阴道镜检查无异常的柱状上皮；④移行带宽度不超过 2cm；⑤能保证进行细胞学和阴道镜随访；⑥希望保留生育功能的患者。激光锥切花费高（常需全身麻醉）。

（3）手术并发症：激光锥切手术并发症很

少。主要为出血，多发生在术后 7～14 天。但出血多不严重。另外，偶见宫颈狭窄、宫颈粘连等并发症。

3）宫颈环形切除术

是 20 世纪末继 $CO_2$ 激光之后才兴起的一种新技术，既可用于诊断，又能达到治疗的目的。其优点是创伤小，患者痛苦少，只需局部麻醉，费用低，简便易行，患者在门诊即可治疗，标本可整块切除送病检，因而易为患者所接受。主要缺点是治疗不足和治疗过度问题，其次是热损伤影响切除边缘组织。

仪器为一台高频（＞100 000Hz）低电压交流电源控制装置，输出轴功率大小自由可调，输出电流由电缆与切除环的 T 形绝缘柄相连，开关可脚踏或手控。其切除原理类似于激光，即局部释放出大量的能量，使细胞、组织间水分快速汽化蒸发，细胞和组织焦化破坏，因而同时具有切割和电凝功能。

（1）操作步骤：患者取截石位，在阴道镜下找到病变部位，以 Schiller's 碘试验确定切除范围，同时还包括整个移行带和病变外 5～6mm 正常上皮。可用龙胆紫做一个环形标记。常规清洁消毒后即进行局部阻滞麻醉。然后根据宫颈的形状和病变的大小不同选择不同型号的切除环，可进行一次性切除，也可分次进行切除。具体可根据情况和自身经验而定，如必须进行分次切除，规范的操作程序是首先切除含有移行带的宫颈中央和颈管部分，随后切除必须切除的残留部分，包括产后形成的宫颈裂隙。切忌过多的切除宫颈组织，以免出血多或术后形成宫颈狭窄、功能不全和不孕。切除从什么方位开始可根据操作者的习惯而定，切除环的移动应缓慢而轻柔，这样的切除效果才会最好，创面也很干净，出血也少。如果移动过快或强拉硬拽则难以取得满意的效果，有时可能使宫颈组织或切除标本受到更大的损伤，甚至使切除环嵌入宫颈组织难以切割或根本不能向前移动。此时可从原路退回后从另一方向开始，或者清洁切除环再进行。出现这种情况可能是由于切除环不干净，阻碍了热能的传导,或者是由于电压偏低,还有可能就是切除的组织过大,切除环与之不相匹配(指功率),经过相应的处理和调整就可以了。切除后宫颈创面还有出血时可点状电凝止血。必要时可缝扎止血。创面涂以消炎软膏,填塞消毒纱布,每日更换一次,直到没有明显出血时涂上消炎软膏而不再用纱布填塞。切除标本做好方位标志后送病检。

(2)适应证:①CIN Ⅱ、CIN Ⅲ;②持续CIN Ⅰ或随访不便的 CIN Ⅰ;③细胞学 ASC-H;④对 CIN Ⅲ中的宫颈原位癌是否适宜尚有争议。

LEEP 操作简单,手术时间短,平均 5 分钟左右,患者无痛苦,不需要麻醉,可在门诊进行;电切同时电凝止血,不需缝合,术中出血少,平均不到 10ml;术后并发症少,很少继发大出血和感染;修复后的宫颈外观规整,新的鳞柱交界清楚,便于细胞学及阴道镜追踪随访。

(3)手术并发症:LEEP 的常见并发症有出血、感染、宫颈管狭窄。近期并发症主要为局部出血,发生率为 $1\% \sim 8\%$[68,76-78],但出血量都不多,不需输液、输血等特别处理,仅需局部填塞压迫即可。术中发生出血可通过电凝止血,且最好用点状电凝而不提倡完全烧灼创面,以免造成大片脱痂时的大出血和日后宫颈狭窄。晚期并发症主要为宫颈口狭窄、闭锁。宫颈狭窄的发生率为 1% 左右,与患者年龄较大和锥切偏深有关,术后感染也是造成狭窄的原因。宫颈切除不应过深,掌握手术范围和深度是预防子宫颈管狭窄的有效措施。术后应加强抗感染,预防性应用抗生素,扩张宫颈管可防止宫颈口粘连和狭窄。一旦发生,应尽早进行多次扩宫以防止宫颈管狭窄,必要时可用 $CO_2$ 激光切除狭窄环。

4)宫颈切除边缘阳性患者的处理[79]

宫颈锥切边缘存在非典型增生病变的患者,具有长期存在非典型增生病变的高危性。如颈管诊刮也为非典型增生则罹患浸润癌的危险性明显增加。如为生育后期妇女,宫颈锥切标本边缘存在非典型增生病灶者,则应行子宫切除术。如患者存在手术禁忌证,或希望保留子宫者,也可进行严密地阴道细胞学和颈管内膜细胞学监测随访。仅有 1/3 的患者非典型增生病变持续存在。颈管诊刮仍存在非典型增生病变者应重复宫颈锥切以排除肿瘤,并根据第二次锥切病理确定进一步治疗,而不考虑患者希望生育与否。重复锥切边缘阴性可予以保守治疗。临床实践中,由于宫颈局部解剖学和年龄因素的限制,重复宫颈锥切并不实际。据此,50 岁以上的老年妇女可行筋膜外子宫切除术。

## 25.5.2 全子宫切除术

子宫切除术是 CIN Ⅲ的主要治疗方法,是宫颈原位癌最常用而彻底的治疗方法。子宫切除术包括:筋膜内子宫切除术(intrafascial hysterectomy)、标准性(保守性)子宫切除术(standard hysterectomy)、筋膜外子宫切除术(extrafascial hysterectomy)和阴式子宫切除术(vaginal hysterectomy)。

1)手术范围

筋膜内子宫切除术与保守性(标准性)子宫切除术都包括全子宫和附件切除,年轻患者保留一侧附件或一侧卵巢。两种手术方式区别不大,但前者于子宫颈峡部以下操作,在宫颈筋膜内进行,保留宫颈全部或大部分筋膜(图 25-18),有时保留了外侧方少量肌组织。推开膀胱至宫颈中段即可,不需分离直肠。而后者仅保留宫颈旁及其邻近的部分宫颈筋膜(图 25-19),有时保留了部分肌组织。术时须推开膀胱至阴道前穹隆部,根据阴道切除长度可分离或不分离直肠。

筋膜外子宫切除术又称Ⅰ型(Ⅰ类)扩大子宫切除术(extended hysterectomy type Ⅰ,class Ⅰ),目的在于保证切除全部宫颈。筋膜外子宫切除术由 Telinde 改良,手术范围超过了保守的或标准的全宫切除范围。术时须暴露宫骶韧带外侧方输尿管,但不分离输尿管床,将输尿管偏向侧方,让术者钳夹宫旁组织而不切及宫颈组织,在宫颈筋膜外断扎宫颈膀胱韧带、骶骨韧带、主韧带(图25-20),同时切除阴道1～2cm。因该术式对膀胱三角区和输尿管的影响降低至最低限度,从而减少了泌尿系统并发症的发生。该术式优于筋膜内子宫切除术、保守性子宫切除术和阴式子宫切除术,应用较广泛。

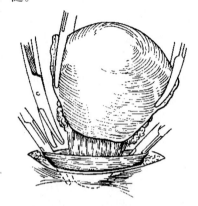

图25-18 筋膜内子宫切除术

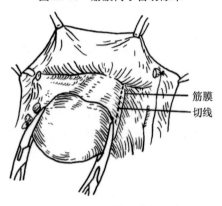

筋膜
切线

图25-19 保守性子宫切除术

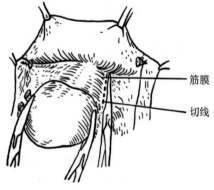

筋膜
切线

图25-20 筋膜外子宫切除术示意图

阴式子宫切除术经阴道进行,为避免邻近器官损伤,特别是膀胱及输尿管损伤,手术较为保守。手术范围介于筋膜内子宫切除术和保守性子宫切除术之间。切除阴道上段的长短应根据阴道镜检查或碘试验所示的病变区以下0.5～0.6cm,一般切除阴道1～2cm已足够。

2)适应证

对高级别的CIN病例来说,子宫切除不失为治疗CIN的合理方式,而对大部分低级别的CIN,子宫切除术是一种过分的治疗。因此,其适应证为:①宫颈原位癌。②不能区分是重度非典型增生或原位癌者。③无生育要求或中老年CIN Ⅲ患者。CIN Ⅲ级虽仍属于癌前病变,但已与CIN Ⅰ、CIN Ⅱ有明显的不同,临床上应作为原位癌来处理[79]。④CIN Ⅱ或CIN Ⅲ同时累及阴道上段或合并其他妇科疾患如子宫肌瘤、卵巢肿瘤、功血及子宫脱垂等。⑤无随访追踪条件或宫颈狭窄导致细胞学检查不能进行而使随访观察无结果的病例。⑥如阴道镜检发现病变延及阴道或怀疑腺癌可能时,宜施行扩大子宫切除术,年轻患者(45岁以下)可保留一侧卵巢。⑦经宫颈锥切而切缘有残留病变者。⑧锥切后宫颈狭窄导致严重痛经者也需要做子宫切除,即使原位癌已经控制也是如此。

子宫切除适应于CIN Ⅲ,特别是宫颈原位癌患者。考虑到宫颈原位癌行宫颈锥切后,有可能存在残余癌或遗漏浸润癌,很多学者认为子宫切除才是彻底治疗宫颈原位癌的方法,而宫颈锥切标本的检查结果不能作为是否彻底切除了病变的判断指标,因而主张凡已有孩子的妇女,或超过生育年龄,或不希望有小孩的妇女,都应该行子宫切除,术后复发率低,这已成为美国标准的处理方法。作者认为,宫颈原位癌患者,凡不需要保留生育功能又无手术禁忌者,应做子宫切除术,并切除阴道壁1～2cm,以最大限度减少复发的危险。当然,原位癌行子宫切除及部分阴道切除后,仍有产生复发性阴道原位癌的可能,甚至会发展为浸润癌,但毕竟是极少数,只要做好随访工作,仍可以及时发现复发病灶而进行治疗,效果也是好的,不可与其他癌复发的严重恶果相提并论,更不能因此扩大手术范围。

若 CIN Ⅲ 合并阴道前后壁膨出或子宫脱垂时可采用阴式子宫切除术[80]。

3）手术并发症

（1）输尿管损伤：输尿管损伤是妇科手术中较严重的并发症，常见输尿管损伤原因有误切割、误结扎、钳夹压挫、缝扎周边组织造成输尿管屈曲成角等机械性损伤，还有剥离不当破坏输尿管血供致输尿管局部缺血坏死。输尿管损伤的好发部位为输尿管与子宫动脉交叉处、输尿管末端、输尿管与宫骶骨韧带并行段以及输尿管与骨盆漏斗韧带交叉处。

（2）膀胱损伤：妇科手术造成膀胱损伤者并非少见，常见膀胱损伤原因有膀胱黏膜挫伤、膀胱肌壁损伤，术后可发生膀胱瘘。

（3）肠道损伤：妇科手术造成肠道损伤者并不少见，常见肠道损伤原因是严重粘连。

（4）术后阴道残端出血：残端出血是子宫切除术后常见的并发症，尤其在宫旁与阴道两侧壁之间形成血肿。早期出血多系阴道残端的活动出血处未予结扎，或结扎不够牢固所致；中期出血多因阴道残端缝合不严密；晚期出血则与过早房事、局部感染、炎症、阴道残端愈合不良、息肉形成甚至创面裂开等有关。

（5）其他并发症：其他并发症有血管损伤、泌尿道感染等。

（曾朝阳　刘龙阳　欧阳艳琼）

## 25.6　物理治疗

常用方法有电烙、冷冻、激光治疗等，主要用于 CIN Ⅰ 及 CIN Ⅱ 患者。

### 25.6.1　$CO_2$ 激光汽化治疗

在妇科开展 $CO_2$ 激光治疗（$CO_2$ laser therapy）的历史还很短，但它却是最有发展前途的治疗方法之一。它的优点是能量大，通过反射和透镜系统可以聚焦到 $0.2 \sim 1.8$mm 大小的光斑。在这个焦点中激光连续释放出大量的能量，局部温度可高达 $200 \sim 1\ 000$ ℃，足以使任何组织瞬间汽化、蒸发和炭化，被破坏组织周围的

血管、淋巴管热变性凝固封闭。激光破坏的深度依赖于两个参数，即功率密度（W/cm²）和时间。功率密度可通过调节 $CO_2$ 激光器的功率和光斑半径而获得（功率密度＝所使用激光器的功率/π×光斑半径的平方），时间则由术者掌握的开关控制。这种技术操作简单，任何一个有经验的阴道镜学家能在很短的时间内学会使用这种仪器。汽化治疗时，大多数患者仅有轻微不适。这种不适被形容为热感、钳夹感或针刺感，因而无须任何麻醉。仅有极个别对疼痛特别敏感的患者需要宫旁阻滞麻醉或全身麻醉。

（1）操作步骤：$CO_2$ 激光汽化治疗首先检查仪器是否完好和出光情况。先打开电源开关，如冷却水循环良好，脚踏开关，将激光治疗头对准一块 5mm 厚的硬纸块，调节聚焦点，当焦点调到 $1.7 \sim 1.8$mm 时，硬纸块瞬间被烧穿，表明激光器完好可用。一般在 $CO_2$ 激光器的功率调到 26W 左右，其功率密度可达到 $1\ 000$W/cm²。

$CO_2$ 的汽化治疗是以阴道镜检查确定病变部位和范围，然后以 Schiller's 碘试验的不着色病变区作为治疗区（包括病变区周围 $5 \sim 6$mm 的正常上皮），鉴于病变的多中心性，因此整个移行带亦需烧灼汽化治疗。汽化治疗深度要求达到 $5 \sim 7$mm，汽化治疗过程以连续性汽化为好，如遇出血，可用干棉球压迫止血，如压迫不能止血可扩大光斑烧灼止血。非治疗区以湿盐水纱布遮盖，以防误伤。治疗过程中有烟雾产生，可用吸引器吸去，以防烟雾挡住视野影响治疗操作。治疗结束后可涂以消炎药膏和消毒纱布填塞，以消炎和止血，促进愈合。

（2）并发症及其处理：大多数患者只觉得有些不适，如很轻微的热、钳夹或针刺样感觉，都能忍受。只有极个别患者对疼痛特别敏感，进行汽化治疗时须进行宫旁阻滞或全身麻醉。

另一个问题是出血。激光治疗的特征之一是汽化过程中闭塞了毛细血管，而对于一些较大的血管主要是焦痂或周围组织收缩压迫

而止血，但若是小动脉和较大的静脉尚需纱布、纱条填塞压迫或缝扎止血。Wright[81] 用 $CO_2$ 激光治疗了 429 例患者，30 例发生出血，其中 23 例门诊处理即可止血，7 例住院治疗。Caglar[82] 报道 156 例患者发生于术中出血，占 8%，治疗后 6～14 天出血的占 4%，且出血多发生于用 800～1 000W/cm² 、破坏深度为 3～10mm 的那些患者。Baggish[83] 报道了 624 例激光汽化治疗患者的并发症中 63 例发生出血，大多数都是治疗后第 4 天开始有较严重的阴道出血，且都发生在病变较大、程度较重、治疗较深的患者。一般用止血剂及局部压迫可以止血，个别患者动脉血管出血需局麻下缝扎止血。

另外，宫颈狭窄在激光汽化治疗和锥切中均有发生，但发生率极低，仅 1%～2%，经扩宫处理可以治愈。

### 25.6.2 冷冻治疗

冷冻治疗（cryosurgery）的优点是使治疗区域内的神经末梢变性，因而对局部有麻醉镇痛作用，患者无疼痛，或仅有轻微不适感觉。治疗区域内的血管栓塞，微循环停止而无出血。所以易为患者所接受。冷冻治疗应在月经干净后 1 周内进行，这样能避免治疗早期妊娠的患者。同时，允许最活跃的上皮再生期发生在下次月经之前。

（1）操作步骤：首先接通冷冻治疗装置，并检查性能是否完好。然后用窥阴器充分暴露宫颈，常规清洁消毒，用 3% 冰醋酸清除黏液和细胞碎片。阴道镜确定病变部位。Schiller's 碘试验确定治疗范围。根据病变大小选择冷冻探头或冷冻枪并连接于性能完好的冷冻治疗装置上。将已接好的冷冻探头（冷冻枪）放在病变部位上，并用力按压，使其接触紧密，注意不要触到阴道壁，以免不必要的冻伤。然后打开开关，冷冻治疗即开始。10～15 秒钟即可看到冰晶在冷冻探头上出现。此后探头上的冰帽逐渐扩大，为 2～3 分钟，冰帽的厚度为 5～6mm，组织的冷冻深度为 4～5mm，此时关上

开关，让其自融，待融完后再重复冻一次。其冷冻的时间和要求与前一次相同。如病变范围比探头大，那么病变区域应分为几块分次冻融。值得注意的是，冰帽边缘须达到阴道镜下显示的正常上皮为 5～6mm。一旦病变区域得到满意的自然，探头即可经解冻后取出。

（2）并发症及其处理：治疗时患者无明显不适，治疗后 24 小时内局部明显水肿，大量渗液使阴道分泌物增多，患者可有全身乏力，必要时可输液或补钾。冷冻治疗后 2～4 周有大量的水样分泌物，前 2 周分泌物较稀薄，2 周后分泌物较黏稠，此为坏死物逐渐溶解脱落的缘故。一般在 5 周内逐渐消失。如分泌物持续 8 周以上，并伴有恶臭味的，证明有感染发生，可全身或局部应用抗生素。此期间应劝告患者不能性交或阴道填塞棉球。

冷冻治疗恢复期的鳞状上皮再生有时被认为是异常细胞，而实质上是修复过程的拟态细胞。要区别它即使是有经验的病理学家也很困难。治疗成功的标准是冷冻治疗后有 3 次以上的正常细胞学涂片。

### 25.6.3 冷凝治疗

"冷凝"（cryotherapy）这个术语是 1966 年由"SeMM 冷凝"治疗仪的发明者 SeMM 提出的。冷凝并非冷冻，而是迅速加热至 100℃，维持 20 秒钟，然后取下治疗探头，使局部组织在高湿—冷却凝集的作用下达到破坏病灶的目的，其实称之为热凝似乎更为恰当。

治疗仪器是由小而便于携带的电流监视器和治疗探头组成，最新式的治疗仪器的温度范围在 50～120℃，自由可调，治疗探头由聚四氟乙烯包被，易于消毒。消毒时，按下消毒按钮，治疗探头立刻升温至 140℃，维持数分钟即达消毒目的。工作温度预先选择，工作时的维持温度由温差电偶控制。

（1）操作步骤：以窥阴器充分暴露宫颈，常规清洁消毒，在阴道镜下确定病变部位，以 Schiller's 碘试验确定治疗范围。然后用 SeMM 冷凝治疗探头对准病变部位，稍用力

压以保证其与组织充分接触,按下开关达100℃时持续20秒钟,根据病变大小可多区分次治疗,每个治疗区应相互重叠,并包括病变周围5～6mm的正常上皮。

(2)并发症及其处理:少数患者可有轻微渗血,一般不需特殊处理。大多数患者治疗时有热感或轻微疼痛,一般可忍受,个别患者需要宫颈旁阻滞麻醉。一旦治疗结束,上述症状即消失。

(3)术后处理:术后用消炎软膏塞入阴道,每晚1次,连用2周。

## 25.6.4　电凝透热治疗

电凝透热(electric coagulation)对治疗CIN是最可靠、最有效的方法。这种方法简单、安全而不需特殊的或昂贵的仪器,只需一台电压控制器、几根针形电极和一根球形电极即可,这种物理破坏性治疗方法,在治疗更大面积和更深的宫颈病变时比冷冻或$CO_2$激光更有效。不利之处是治疗时患者需要麻醉。治疗范围应包括全部移行带和鳞柱交界区,下段颈管以及累及深达3～4mm腺体的全部病变。治疗时由于热刺激而有黏液产生。这些黏液有隔热的特性,因而要治疗到没有黏液产生时才能达到所要求的深度。治疗后一般在6周内可完全愈合,如阴道中应用酸性软膏。可促进愈合过程,缩短愈合期。

(1)操作步骤:用窥阴器充分暴露宫颈,常规清洁消毒。阴道镜确定病变部位和范围,必要时可再次取活检或颈管诊刮,用6号或7号扩宫器扩宫。针形电极插入宫颈组织,插入的方向是沿着宫颈的长轴,一般插入1～1.5cm,根据宫颈的大小和病变的范围插入15～20根针,以破坏宫颈的全部移行带和鳞柱交界区,以及累及深达腺体的病变为目的。针形电极插入后,开启电源,球形电极插入颈管并沿着颈管的方向上下移动,其电凝透热的过程就在两个电极之间进行,每次进行电凝透热治疗的

时间至少2秒钟,但不超过4秒钟。随着时间的延长,电凝透热破坏的程度加重。电流可采用连续性的或周期性的,但每一凝集过程的时间为2～3秒钟。球形电极移动时产生火花和电灼,较慢的移动可产生更深的凝集效果。治疗时,应包括病变周围5～6mm的正常上皮。治疗过程中应随时清除球形电极上的焦痂和脏物,以免影响治疗效果,清除脏物时应关闭电源,以防伤及操作者。

(2)并发症及其处理:治疗后3～4周,阴道可有少许血性分泌物,或较明显的出血,但应注意与月经血鉴别。出血较多时,可对症处理,如用止血药、局部填塞压迫止血,失血多时可输血。并发感染者少见,多与慢性炎症和止血处理不当有关。当并发感染时,除局部治疗外,应全身应用广谱抗生素。另一种并发症是宫颈狭窄,引起严重痛经和经期延长,可在术后第一次复查时常规扩宫一次,能减少宫颈狭窄的发生,一旦发生,可多次扩宫,或用激光切除狭窄部位,或行全宫切除。

(3)术后处理:一般不需特殊处理。术后常规应用消炎软膏,每晚1次,连用2周。

## 25.6.5　电熨治疗

电熨治疗(electric ironing therapy)技术操作更简单、易行,可用于治疗门诊患者。但因这种方法破坏组织深度一般在2～3mm,不如$CO_2$激光、冷冻、冷凝和电凝透热治疗那样有效。所以仅能用于治疗病变面积小的 CIN Ⅰ 、CIN Ⅱ 和 CIN Ⅲ 的患者。

为避免治疗后出血与月经出血相混淆,治疗时间应选在月经干净后3～7天进行。

(1)操作步骤:以窥阴器充分暴露宫颈,轻轻除去分泌物,并常规消毒,阴道镜检查确定病变部位和范围,用 Schiller's 碘试验确定治疗区,将接好电极的铝板装入湿布袋中,置于患者臀下,手持球形电熨器以其球形头部与病变面相接触,均匀缓慢移动,从左至右,从上向下。

所熨范围应包括病变边缘外 5～6mm 的正常上皮。熨至组织呈黄色焦痂为止。如病变区域内有腺体囊肿应先刺破，清除囊内黏液后再电熨。凸凹不平的地方应增加电熨时间。

治疗过程中，患者有局部温热感，少数患者较敏感，有下腹酸胀或局部痉挛性疼痛感觉，多可忍受。如治疗时烧灼过深，患者疼痛加重，须应用局部阻滞麻醉。

（2）并发症及其处理：一般没有并发症。少数患者可有术中出血，可延长电熨时间止血，必要时可填塞压迫止血，术后亦有个别患者会发生出血，可用前述方法处理。术后 2 周内阴道可有少量黄色或血性分泌物，以后分泌物逐渐减少。创面完全愈合需 5～6 周。宫颈狭窄者少见，必要时可行扩宫。

（3）术后处理：术后阴道可用消炎软膏或栓剂，每晚一次，连用 1 周，可防止感染，加速愈合。

## 25.7 放射治疗[84]

凡有手术禁忌证或拒绝手术的原位癌患者，采用放射治疗。采用单纯腔内放疗即可。对累及阴道较广的原位癌更为适宜。腔内照射剂量：参照点 A 点剂量为常规腔内 A 点剂量的 2/3，每周 1 次，每次 6～7Gy，全程共 4～5 次，若阴道波及较多，加用阴道塞子治疗。

（刘诗权 聂道梅 欧阳艳琼）

## 25.8 药物治疗[85-87]

（1）Diindolylmethane(DIM)：应用于 CIN Ⅱ、Ⅲ 的患者（经 LEEP 活检证实）。方法：每天 DIM 2mg/kg 口服，共 12 周。未见全身毒性反应。

（2）β 干扰素（beta-interferon）：应用于 CIN Ⅰ、CIN Ⅱ（经组织学证实）合并 HPV 感染者。方法：β 干扰素 27 000 000IU/次，肌注。

（3）西多福韦(cidofovir)：应用于 CIN Ⅱ、CIN Ⅲ（经活检证实）。方法：西多福韦 3ml 装入宫颈盖内，涂在宫颈表面，4 小时后移去。第 2 天和第 4 天重复，共 6 周。

## 25.9 治疗效果

CIN 有不同的组织学分级，治疗方法多样，其疗效难以准确估计。以下资料供参考。

（1）宫颈锥切、子宫全切：从表 25-6 可见，宫颈原位癌患者以子宫切除术的效果最好，其次是宫颈锥切术。根据上述材料，如果是 CIN Ⅱ、CIN Ⅲ（重度非典型增生）采用子宫切除术或宫颈锥切术均可。但须根据患者年龄、生育要求、本人意愿选择手术方法。

20 世纪 90 年代 Anderson 等[72]采用激光锥切治疗 473 例，随诊 5 年以上治愈率为 96.6%，复发率仅 3.4%，单次治疗的治愈率为 76%～98%。

（2）LEEP 术：由于 LEEP 可一次性完成诊断和治疗，因此一问世即受到广大妇科学家的关注，尤其受到欧美医生的青睐。LEEP 治疗 CIN 的治愈率 89.4%～98.0%，失败率大约 10%[24]。很多资料表明其疗效与冷冻治疗、激光汽化比较无显著性差异（表 25-7，表 25-8）。Wright[88]比较了大直径的环与小直径的环切除的治疗效果，治愈率分别为 132/141（94%）和 220/275（80%）。Prendiville[89]用 LEEP 刀治疗了 111 例，除 9 例失访外，其余 102 例随访了 12～36 个月，平均 18 个月，治愈 97/102（95.1%）。

LEEP 术与 CKC 比较，LEEP 术（n＝73）术后经全子宫切除标本残存病灶为 37.0%，而 CKC（n＝43）为 28.9%[24]。冷刀锥切术治疗宫颈原位腺癌的复发率（6%）低于 LEEP 术（29%）。认为宫颈原位腺癌若不采用子宫切除术尤其是年轻患者，主张采用冷刀锥切为宜[24]。

表 25-6　3 657 例宫颈鳞状上皮原位癌随访结果

| 治疗方法 | 治疗总数 | 原位癌 | | | 原位癌伴微灶浸润 | | 隐性浸润癌 | | 临床浸润癌 | | |
|---|---|---|---|---|---|---|---|---|---|---|---|
| | | 复发 | 宫颈 | 阴道 | 宫颈 | 阴道 | 宫颈 | 阴道 | 宫颈 | 阴道 | 其他 |
| 锥切 | 808 | 31 | 28[①] | 0 | 0 | 0 | 1 | 0 | 1 | 1 | 0 |
| 子宫全切 | 2 849 | 24 | 0 | 19[②] | 0 | 0 | 0 | 2 | 0 | 1 | 2[③] |
| | 3 657 | 55 | 28 | 19 | 0 | 0 | 1 | 2 | 1 | 2 | 2 |

注:①1 例累及宫颈、阴道;②1 例累及阴唇;③1 例已转移至淋巴结,1 例于肛门附近有新的病灶(引自陈惠祯,谭道彩,吴绪峰. 现代妇科肿瘤学[M]. 2 版. 武汉:湖北科学技术出版社,2001:138)。

表 25-7　不同级别 CIN 的治疗效果

| 治疗方法 | CIN Ⅰ | | CIN Ⅱ | | CIN Ⅲ | |
|---|---|---|---|---|---|---|
| | 病例数 | 治愈率/% | 病例数 | 治愈率/% | 病例数 | 治愈率/% |
| 冷冻 | 156 | 93 | 275 | 88 | 475 | 87 |
| $CO_2$ 激光 | 312 | 96 | 472 | 91 | 773 | 91 |
| LEEP | 158 | 90 | 103 | 89 | 243 | 90 |

表 25-8　CIN 的不同治疗方法治愈率比较

| $CO_2$ 激光 | | | 冷冻 | | | LEEP | | |
|---|---|---|---|---|---|---|---|---|
| CIN | 病例数 | 治愈率/% | CIN | 病例数 | 治愈率/% | CIN | 病例数 | 治愈率/% |
| Ⅰ | 87 | 97 | Ⅰ | 89 | 98 | Ⅰ | 0 | 0 |
| Ⅱ | 154 | 91 | Ⅱ | 153 | 93 | Ⅱ | 0 | 0 |
| Ⅲ | 109 | 91 | Ⅲ | 106 | 84 | Ⅲ | 0 | 0 |
| Ⅰ | 54 | 83 | Ⅰ | 0 | 0 | Ⅰ | 43 | 67 |
| Ⅱ | 96 | 78 | Ⅱ | 0 | 0 | Ⅱ | 96 | 95 |
| Ⅲ | 74 | 86 | Ⅲ | 0 | 0 | Ⅲ | 77 | 77 |

(3)$CO_2$ 激光:第一次 $CO_2$ 激光汽化治疗后,关于 CIN 的残留或复发各家报道不尽相同(3.1%～27%),Masterson[90] 报告堪萨斯大学用 $CO_2$ 激光治疗随访超过了 5 年的 230 例患者,第一次治疗后 18% 复发,其中 97% 发生于最初病变部位。Popkin[91] 报告 138 个患者 13 例在治疗后 7 个月内有异常细胞存在。Wright[92] 报告 429 例经 $CO_2$ 激光治疗的患者,经第一次治疗后,92 例 CIN Ⅰ 的患者中 2 例失败,137 例 CIN Ⅱ 的患者中 7 例失败,200 例 CIN Ⅲ 的患者中 11 例失败。总失败率为 4.7%,20 例第一次治疗失败后,18 例再用激光治疗,2 例全宫切除。最后激光治愈率 100%。

$CO_2$ 激光汽化治疗的成功率与治疗深度有关(表 25-9)。病变残留是由于激光汽化没有破坏到腺体病变(表 25-10)。因此,伯明翰和密德兰芝妇科医院提出单用 $CO_2$ 激光汽化治疗深度达到 5～7mm,治愈率可达到 91.4%。

(4)冷冻:当冷冻治疗后 3 次复查结果与冷冻治疗前相同或进展,则表示冷冻治疗失败。对于治疗失败的病例,可考虑再次保守治疗,或行其他治疗,应根据具体情况而定。

表 25-9　CIN 的激光汽化治疗深度与治愈率的关系

| 汽化深度/mm | CIN Ⅰ | | CIN Ⅱ | | CIN Ⅲ | | CIN | |
| --- | --- | --- | --- | --- | --- | --- | --- | --- |
| | 治愈数 | 治愈率/% | 治愈数 | 治愈率/% | 治愈数 | 治愈率/% | 治愈数 | 治愈率/% |
| 1～2 | 3/6 | 50 | 1/7 | 14.3 | 4/26 | 15.4 | 8/39 | 20.5 |
| 2～4 | 17/27 | 63 | 11/18 | 61 | 20/60 | 33.3 | 48/105 | 45.7 |
| 4～5 | 4/5 | 80 | 5/5 | 100 | 14/20 | 70 | 23/30 | 77 |
| 5～7 | 33/36 | 91.7 | 45/45 | 100 | 114/129 | 88.4 | 192/210 | 91.4 |

表 25-10　CIN 累及腺体深度

单位:mm

| 受累情况 | 平均深度 | 最大深度 | 平均±1.96SD(95%) | 平均±3SD(99.7%) |
| --- | --- | --- | --- | --- |
| 未受累 | 3.38 | 7.83 | 5.25 | 6.30 |
| 受累 | 1.24 | 5.22 | 2.92 | 3.80 |

Townsend[93]用冷冻治疗了 1 000 例患者,CIN Ⅰ、CIN Ⅱ、CIN Ⅲ的患者各占 1/3,结果,第一次治疗后总的成功率为 88%,大多数第一次治疗失败的患者进行了第二次冷冻治疗,使总的治愈率增加到 95% 以上。通过分析这些成功资料发现,CIN Ⅰ 的患者比 CIN Ⅲ 的患者更易治愈,其失败率分别为 7% 和 16%。然而,当根据病变的大小分析这些资料时发现,不管其组织学诊断如何,病变小于 1cm 时,成功率达 95%,而病变累及宫颈表面大部分时,第一次治疗的失败率接近 50%。Hemmingson[94]用冷冻治疗 170 例 CIN 患者,随访 5～8 年,总的失败率为 16%。根据年龄分析,年龄小于 30 岁者失败率为 12%,而大于 30 岁者失败率是 23%,几乎是前者的 2 倍。Ostergard[95]用冷冻治疗 354 例 CIN 患者,随访 8 年,发现 298 例 CIN Ⅰ、CIN Ⅱ 的患者的失败率为 6.2%,CIN Ⅲ 的患者的失败率为 39%。因而认为,冷冻治疗用于治疗 CIN Ⅰ、CIN Ⅱ 的患者是可取的,但不宜用于治疗 CIN Ⅲ 级患者。Javaherl[96]观察 605 例用 4 种方法(冷冻、电灼、锥切、全宫切除)治疗不同级别的 CIN 的结果,发现接受冷冻治疗的 255 例 CIN Ⅰ、CIN Ⅱ 的患者的失败率为 5.5%,60 例 CIN Ⅲ 的患者的失败率为 15.5%;而锥切的 CIN Ⅲ 的患者的失败率为

12.5%。因而认为冷冻治疗用于治疗 CIN Ⅲ 的患者几乎与锥切一样成功,而且费用低得多(表 25-8)。Benedet[97]随访观察 1 675 例冷冻治疗结果后发现,随着时间的延长,复发率逐渐增加,治疗后第 1 年为 5.7%,第 5 年为 10.6%,第 10 年为 14.6%。其他作者报道的失败率亦在 4%～20%。同时,还有冷冻治疗后发生浸润癌的报道。鉴于上述事实,冷冻治疗后必须严密随访观察,一旦发现残存或复发患者,必须及时治疗。

(5)冷凝治疗:Duncan[98]用 SeMM 冷凝治疗了 403 例 CIN 患者,其中 CIN Ⅲ 的患者 283 例,CIN Ⅱ 的患者 73 例,CIN Ⅰ 的患者 47 例,术后 6 个月时总的失败率为 2.5%(10/403),1 年为 2%(6/267),1 年半为 1%(2/174)。而 CIN Ⅰ、CIN Ⅱ、CIN Ⅲ 的患者之间治愈率无显著差异。18 例治疗失败的患者,10 例再度冷凝治疗,5 例治愈,5 例结果不详,7 例全宫切除治愈,1 例锥切治愈。1978 年 Staland[99]用 SeMM 冷凝治疗 371 例 CIN 患者,39 例患者随访已超过 3 年。治疗后仅遇到 2 例细胞学异常的患者,一个患者阴道镜和锥切活检都没有发现 CIN,以后细胞学恢复正常,另一个细胞学异常的患者重复出现了 6 个月,冷冻治疗后恢复正常。Fergusson[100]比较了冷冻和 SeMM 冷凝治疗宫颈

糜烂,他们结论是 SeMM 冷凝治疗比冷冻治疗后排液少。而且治疗时间短,具有无噪音、无烟、无味等优越性。

(6)电凝透热:残存病变可能是由于经验不足或技术上的原因,如不适当的电流或者是病变太广泛,以致没有彻底治疗。多数情况下,残存病变可再次电凝透热治愈。若残存病变太小,可以用钳夹活检治愈。Chanen[101]分析了 2 504 例患者后发现,各种级别的 CIN 适合于电凝透热治疗,治愈率为 98.3%,并认为用电凝透热治疗 CIN 患者,不管范围及严重程度如何,它都是安全和有效的治疗手段。经治疗的患者事实上排除了继发浸润癌的危险。Hollyock 等[102]用电凝透热治疗 450 例 CIN 患者,一次治愈率为 93.6%,28 例失败的患者经第二次治疗,治愈 8 例,总的治愈率为 95.4%。13 例发生并发症,其中 9 例出血、4 例宫颈狭窄。Chanen 等[103]用锥切和电凝透热相比较,162 例锥切的治愈率为 86%,224 例电凝透热的治愈率为 90%,锥切组 28 例(17.3%)发生并发症,4 例出血,行全宫切除,17 例继发出血,3 例盆腔感染,4 例宫颈粘连;电凝透热组 8 例(3.6%)发生并发症,5 例继发出血,3 例宫颈粘连。1980 年,Chanen[104]报道了 812 例 CIN Ⅰ、CIN Ⅱ、CIN Ⅲ的患者的电凝透热治疗结果,一次治愈率达 95%,仅 5%的患者失败。Woodman[105]单用电凝透热治疗 140 例 CIN 患者,123 例平均随访 3 年,未见复发或残存病变。Giles[106]用电凝透热治疗 361 例 CIN 患者,245 例随访超过 1 年,第一次治疗成功率为 93.9%(230/245),残存或复发的占6.1%(15/245)。

(7)电熨治疗:根据文献报道,电熨治疗后的残存病变为 14%~30%。1984 年,Schuurmans[107]用电熨方法治疗了 426 例 CIN Ⅰ、CIN Ⅱ和 CIN Ⅲ的患者,其中 413 人随访了 3~6 个月,第一次治愈率达 85.95%,对残存患者进行第二次治疗,总的治愈率达96.6%。Richart 和 Sciarra[108]用电熨治疗了 182 例 CIN 患者,其中 170 人随访了 12~16 个月,

151 例(89%)第一次治愈,有残存病灶的 19 例(11%)中,13 例经第二次电熨治愈。Ortig[109]报道用电熨治疗了 96 例 CIN 患者,其中 60 例 CIN Ⅰ、CIN Ⅱ的患者的治疗成功率达 100%,随访 30 例 CIN Ⅲ的患者,发现 4 例有残存病变,同时还发现电熨治疗重度非典型增生的失败率与原位癌无关,可能与腺体受累有关。

(曾朝阳　刘诗权　刘龙阳)

## 25.10　治疗后随访及复发病变的处理

### 25.10.1　治疗后随访

任何方法治疗 CIN 都可以获得良好的效果,但仍有少许患者复发或再发,而且增加发生宫颈癌的风险。其原因更可能是持续病变处理不当的进展。

Cecchini 等[110]收集 1 667 例 CIN 患者(718 例 CIN Ⅱ以及 949 例 CIN Ⅲ:平均年龄 37 岁)。733 例患者采用冷刀锥切,900 例采用 LEEP 术,34 例采用局部破坏性治疗(透热化或激光汽化)。CIN Ⅱ、CIN Ⅲ保守治疗后宫颈浸润癌发生率比巴氏涂片阴性者要高,第 1 个 5 年随访比 6~10 年随访宫颈癌发生率高。他们确信 CIN Ⅱ、CIN Ⅲ保守治疗后比普通人群或巴氏涂片阴性者有更高的宫颈浸润癌进展风险,这项研究发现支持这些患者需要长期深入的监测。Bjorn 等[111]收集从 1958—2002 年 132 493 例诊断为宫颈原位癌或重度发育异常(相当于 CIN Ⅲ)。有 881 例 CIN Ⅲ治疗后 1 年以上诊断为宫颈浸润癌患者。对比普通妇女人群有显著增加发生宫颈浸润癌的风险,标准发生率为 2.34(95% CI:2.15~2.46)。881 例宫颈上皮癌中有 746 例为宫颈鳞状上皮癌(85%),131 例为宫颈腺癌或腺鳞癌(15%),4 例为其他诊断。统计学结果表明 CIN Ⅲ治疗后有进展为宫颈浸润癌和阴道癌的风险。从 60 年代开始风险在增加,

尤其在年龄超过 50 岁的患者。治疗后的 25 年风险仍在增加。因此,CIN 治疗后都应进行细胞学检查随访。其随访指南包括强化的筛查计划。目的在于使持续病变早期发现,以及使低危女性在较低强度的监测后回到常规筛查。对于高危人群应随访 10 年以上,尤其是治疗后 2 年,因为大部分复发在这段时间。建议治疗后第 1 年每 3 个月进行一次宫颈细胞学检查。如宫颈涂片均正常,以后每年一次细胞学检查。报道 LEEP 术后采用 HPV DNA 检测和巴氏试验随访在发现残存或复发病灶中起很大的作用[100],因此高危 HPV 检测至少在治疗后 6 个月进行。标本切缘证实为 CIN 时,最好每 4～6 个月一次阴道镜检和宫颈管刮术[112-114],直至 2 次均正常,以后每年一次细胞学检查。

## 25.10.2 复发因素

手术切缘阴性复发的风险很低,而切缘阳性风险很高[115-120],尤其当宫颈管内切缘阳性时[118,120]。治疗时年龄在 40 岁以上的女性复发的风险增高[118,121]。治疗时年龄超过 40 岁且切缘存在重度病变患者复发风险非常高。有报道[118]对 3 560 例接受过宫颈大环状电切术(LLETZ)治疗的患者中,有 93 例属于复发高危组。在其后的随访中所有诊断为宫颈癌的患者均出自这一组。

Lu 等[122]为了评估与 CIN 宫颈锥切切缘阳性相关的高危因素。从 2000 年 1 月至 2008 年 2 月对 1 699 例 CIN 行锥切术后切缘阳性与临床预后因素之间的关系进行回顾性分析。包括患者的年龄、病变级别、病变大小、切除方法和绝经。其结果提示 1 699 例患者的切缘阳性率为 14.01%(238/1 699)。切缘阳性患者的平均年龄为 39 岁±9 岁。阴性切缘患者的平均年龄为 39 岁±8 岁且无统计学上显著差异($P = 0.05$)。冷刀锥切(CKC)的切缘阳性率为 8.63%,LEEP 的切缘阳性率为18.66%。有统计学显著差异($P = 0.01$)。在这 1699 例患者中,90 例为 CIN Ⅰ,339 例为 CIN Ⅱ,1 113 例为 CIN Ⅲ,87 例为宫颈癌 Ⅰ_A1 期,70 例为宫颈癌 Ⅰ_A2 或更晚期。其切缘阳性率分别为 1.11%(1/90)、3.83%(13/339)、10.70%(104/972)、26.24%(37/141)、35.63%(31/87) 和 74.29%(52/70)。除了 CIN Ⅰ 和 CIN Ⅱ 外其他都有统计学显著差异。CIN Ⅰ 和 CIN Ⅱ 与 CIN Ⅲ、宫颈癌 Ⅰ_A1 和 Ⅰ_A2 期进行比较同样有显著差异($P <$ 0.05)。绝经后患者切缘阳性率为 21.54%(28/130),这显著高于绝经前患者的阳性率 13.38%(210/1 569)($P = 0.010$)。回归分析显示了切除方式、病变级别、病变大小、病变范围和绝经是切缘阳性的高危因素。危险率分别是 5.147、3.048、1.271、1.905 和 1.860。其结论是高级别、CIN 的范围、LEEP 术和绝经是锥切切缘阳性的高危因素。对这些患者行锥切时应当谨慎。

## 25.10.3 复发病变的处理

关于 CIN 初次治疗后复发或再发的处理报道甚少。对首次切缘阳性者应及时处理。治疗时年龄在 40 岁以上即使切缘阴性者应严密随访;治疗时年龄超过 40 岁且切缘阳性者应立即处理。处理方式应根据 CIN 级别、年龄、对生育要求以及首次治疗方式而定。复发病变为 CIN Ⅰ 级者可继续随访或物理治疗,对 CIN Ⅱ、CIN Ⅲ 级者可采取冷刀锥切、LEEP 术或全子宫切除术。子宫切除后阴道复发或 VIN 者按 VIN 处理。

Rodolakis 等[123]研究 333 例患者,发现 80 例(24%)有残存病变以及 253 例(76%)复发病变患者。组织学结果为 127 例 CIN Ⅱ、CIN Ⅲ 以及 206 例 CIN Ⅰ。240 例患者采用 $CO_2$ 激光锥切,10 例采用激光消融,31 例采用两者联合治疗,而对剩下的 52 例患者进行定期随访。37 例患者切缘受累,但仅当宫颈管边缘受累与复发率有明显相关。故认为 $CO_2$ 激光是治疗 CIN 复发的安全有效方法。

(郭耀文 欧阳艳琼 刘诗权)

# 参 考 文 献

[1]RICHART R M. Natural history of cervical intra-epithelial neoplasia[J]. Clin Obstet Gynecol,1968,10:748.

[2]ZUR HAUSEN H. Human papillomaviruses and their possible role in squamous cell carcinoma[J]. Curr Top Microbiol Immunol,1977,78:1.

[3]WRIGHT T C,RICHART R M. Role of human papillomaviruses in the pathogenesis of genital tract warts and cancer[J]. Gynecol Oncol,1990,37:151.

[4]ZUR HAUSEN H. Papillomaviruses in human cancer[J]. Cancer,1987,59:1 962.

[5]PFISTER H. Papillomaviruses:general description,taxonomy,and classification[M]. New York:Plenum,1987:1-20.

[6]RICHART R M,WRIGHT T C. Controversies in the management of low－grade cervical intraepi-thelial neoplasia[J]. Cancer,1993,71:1 413.

[7]REEVES W C,BRINTON L A,GARCIA M,et al. Human papillomaviruses infection and cervical cancer in Latin America[J]. N Engl J Med,1989,320:1 437.

[8]WILLIAMS J. Cancer of the uterus:Harveian lec-tures for[M]. Lewis:London,1888.

[9]BRODERS AC. Carcinoma in situ contrasted with benign penetrating epithelium[J]. JAMA,1998,99:1 670-1 674.

[10]BURCHELL AN,WINER RL,DE SANJOSE S et al. Chapter6:Epidermiology and transmission dynamics of genital HPV infection[J]. Vaccine,2006,24(Suppl 3):S52-S61.

[11]FU YS,REAGAN JW,RICHART RM. Precur-sors of cervix,vagina,and vulva[M]. WB Saun-ders:Philadelphia,2001.

[12]RICHART RM. Cervical intraepithelial neopla-sia:a review[J]. Pathol Ann,1998,8:301-328.

[13]KURMAN RJ,RONNETT BM,SHERMAN ME,et al. Tumors of the cervix,vagina and vul-va. American Registry of Pathology in conjunc-tion with Armed Forces Institute of Pathology [M]. Washington,DC,1998.

[14]ASCUS-LSIL TRAIGE STUDY（ALTS）GROUP. A randomized trial on the management of low-grade squamous intraepithelial lesion cy-tology inter Pretations[J]. Am J Obstet Gynecol,2003,188(6):1 393-1 440.

[15]REEVES W C,RAWLS W E,BRINTON L A. Epidemiology of genital papillomaviruses and cer-vical cancer[J]. Rev Infect Dis,1989,11:426.

[16]KEATING JT,CVIKO A,RIETHDORF S,et al. Ki-67,cyclin E and P16INK4 are complimen-tary surrogate biomarkers for human papilloma virus-related cervical neoplasia[J]. Am J Surg Pathol,2001,25(7):884-891.

[17]KLAES R,FRIEDRICH T,SPITKOVSKY D,et al. overexpression of p16(INK4A)as a specific markers for dysplastic and neoplastic epithelial cells of the cervix uteri[J]. Int J Cancer,2001,92(2):276-284.

[18]TSOUMPOU I,ARBYN M,KYRGIOU M,et al. p16(INK4a)immunostaining in cytological and histological specimens from the uterine cervix:a systematic review and metanalysis[J]. Cancer Treat Rev,2009,35(3):210-220.

[19]QUEIROZ C,SILVA TC,ALVES VA,et al. p16(INK4a)expression as a potential prognostic marker in cervical preneoplastic and neoplastic le-sions[J]. Pathol Res Pract,2006,202(2):77-83.

[20]HARIRI J,OSTER A. The negative predictive value of p16INK4a to assess the outcome of cer-vical intraepithelial neoplasia 1 in the uterine cer-vix[J]. Int J Gynecol Pathol,2007,26(3):223-228.

[21]WANG SS,TRUNK M,SCHIFFMAN M,et al. Validation of p16INK4a as a marker of oncogenic human papillomavirus infection in cervical biop-sies from a population-based cohort in Costa Rica [J]. Cancer Epidemiol Biomarkers Prev,2004,13(8):1 355-1 360.

[22]ISACSON C,KESSIS TD,HEDRICK L,et al. Both cell proliferation and apoptosis increase with lesion grade in cervical neoplasia but do not correlate with human type[J]. Cancer Res,1996,56(4):669-674.

[23]上海第一医学院妇产医院. 宫颈鳞状上皮不典型

增生的随访与回顾性分析[G].上海市 1977 年度妇产科年会论文汇编,1978:208-209.

[24]刘诗权,陈惠祯.宫颈癌癌前病变阻断治疗[J].湖北医科大学学报,1998,12(3):265.

[25]丁爱华.宫颈非典型增生的转化问题[J].中华妇产科杂志,1986,21:96.

[26]HALL J E. Dysplasia of the cervix[J]. Am J Obstet Gynecol,1968,100:662.

[27]HOLOWATY P,MILLER A B,ROHAN T,et al. Natural history of dysplasia of the uterine cervix.[J]. J Natl Cancer Inst,1999,91(3):252-258.

[28]MITCHELL M F,TORTOLERO—LUNA G,COOK T,et al. A randomized clinical trial of cryotherapy,laser vaporization,and loop electrosurgical excision for treatment of squamous intraepithelial lesions of the cervix[J]. Obstet Gynecol,1998,92:737.

[29]BARRON B A. RICHART R M. A statistical model of the natural history of cervical carcinoma. Ⅱ. Estimates of the transition from dysplasia to carcinoma in situ[J]. J Natl Cancer Inst,1970,45:1 025.

[30]MURPHY W M,COLEMAN S A. The long—term course of carcinoma in situ of the uterine cervix[J]. Cancer,1976,38:957.

[31]PETERSON O. Spontaneous course of cervical precancerous conditions[J]. Am J Obstet Gynecol,1956,72:1 063.

[32]HOLOWARTY P. Milier A B,Rohan T. Natural history of dysplasia of the uterine cervix[J]. J Natl Cancer Inst,1999,91:252.

[33]REAGAN J W,HICKS D J,SCOTT R B. Atypical hyperplasia of uterine cervix[J]. Cancer,1955,8:42.

[34]COPPLESON M. The origin and nature of premalignant lesions of the cervix uteri[J]. Int J Gynecol Obst,1970,8:539.

[35]蔡红兵,刘诗权,杨庆忆,等.应用四步检查法普查子宫颈癌:附 134 例报告[J].肿瘤,1999,19(4):248-250.

[36]章文华.子宫颈上皮内瘤变[M]//孙建衡.妇科恶性肿瘤继续教育教程.北京:中国协和医科大学出版社,2007:154-171.

[37]郑英,王春萍,刘玉玲,等.诊断方法和诊断标准的演变[M]//郑英.宫颈/阴道液基细胞学图谱.郑州:河南科学技术出版社,2008:46-58.

[38]KIM J J,WRIGHT T C,GOLDIE S J. Cost—effectiveness of alternative triage strategies for atypical squamous cells of undertermined significance[J]. JAMA,2002,287:2 382.

[39]WRIGHT T C JR,COX J T,MASSAD L S,et al. 2001 Consensus Guidelines for the Management of Women with Cervical Cytological Abnormalities[J]. JAMA,2002,287:2 120.

[40]SHERMAN M E,SCHIFFMAN M,Cox J T,et al. Effects of age and HPV load on colposcopyic triage:data from the ASCUS LSIL triage study(ALTS)[J]. J Natl Cancer Inst,2002,94:102.

[41]JONES B A,DAVEY D D. Quality management in genecologic cytology using interlaboratory comparison[J]. Arch Pathol Lab Med,2000,124:672.

[42]TAKEZAWA K,BENNETT B B,WILKINSON E J,et al. Squamous intraepithelial lesions of the cervix in a high—risk population[J]. J Lower Gen Tract Dis,1998,2:136.

[43]MIKUTA J J,CELEBRE JA. Adenocarcinoma of the cervix[J]. Obstet Gynecol,1969,33:753.

[44]LONKY N M,SADEGHI M,TSADIK G W,et al. The clinical significance of the poor correlation of cervical dysplasia and cervical malignancy with referral cytologic results[J]. Am J Obstet Gynecol,1999,181:560.

[45]WRIGHT T C JR,COX J T,MASSAD L S,et al. 2001 consensus guidelines for the management of women with cervical intraepithelial neoplasia[J]. Am J Obstet Gynecol,2003,189:295.

[46]JONES B A,NOVIS D A. Follow-up of abnormal gynecologic cytology:a College of American Pathologists Q-probes study of 16 132 cases from 306 laboratories[J]. Arch Pathol Lab Med,2000,124:665.

[47]SASLOW D,SOLOMON D,LAWSON H W,et al. American Cancer Society, American Society for Colposcopy and Cervical Pathology, and American Society for Clinical Pathology Screening Guidelines for the Prevention and Early Detection

of Cervical Cancer[J]. Ca A Cancer Journal for Clinicians,2012,62(3):516-542.

[48]SHERMAN M E,LORINCZ A T,SCOTT D R, et al. Baseline cytology, human papillomavirus testing,and risk for cervical neoplasia:a 10-year cohort analysis. [J]. Jnci Journal of the National Cancer Institute,2003,95(1):46-52.

[49]CLAVEL C. Value of cervical screening by HPV DNA testing. It is legitimate to type HPV for the primary screening of cervix neoplasms[J]. Gynecol Obstet Fertil,2002,30(11):896-898.

[50]SOLOMON D,DAVEY D,KURMAN R,et al. The 2001 Bethesda System: terminology for reporting results of cervical cytology. [J]. Jama the Journal of the American Medical Association, 2002,287(16):2 114-2 119.

[51]HARRIS J E. Re:Comparison of three management strategies for patients with atypical squamous cells of undetermined significance:baseline results from a randomized trial[J]. Journal of the National Cancer Institute,2001,93(4):293.

[52]BALDAUF J J. An analysis of the factors involved in the diagnostic accuracy of colposcopically directed biopsy[J]. Acta Obstet Gynecol Scand,1997,76(5):468.

[53]GULLOTTA G,MARGARITI P A,RABITTI C,et al. Cytology, histology, and colposcopy in the diagnosis of neoplastic non—invasive epithelial lesions of the cervix[J]. Eur J Gynaecol Oncol,1997,18(1):36.

[54]PETE I,TOTH V,BOSZE P. The value of colposcopy in screening cervical carcinoma[J]. Eur J Gynaecol Oncol,1998,19(2):120.

[55]SRISOMBOON J,TANGCHARITRONG C A, BHUSAWANG Y,et al. Evaluation of colposcopic accuracy in diagnosis of cervical neoplasia[J]. J Med Assoc Thai,1996,79:423-428.

[56]章文华. 宫颈上皮内瘤变的诊治及进展(一)[J]. 中国煤炭工业医学杂志,1999,2(1):1-2.

[57]FINE B A,FEINSTEIN G I,SABELLA V. The preoperative and postoperative value of endocervical curettage in the detection of cervical cervical intraepithelial neoplasia and invasive cervical cancer[J]. Gynecol Oncol,1998,71:46-49.

[58]CARTA G,DISTEFANO L,CATELLANI P A, et al. Colposcopy, cytology and histology in the diagnosis of squamous intraepithelial lesions of the cervix[J]. Clin Exp Obstet Gynecol,1999,26 (2):60.

[59]BALAUF J J,DREYFUS M,RITTER J,et al. Cytology and colposcopy after loop electro—surgical excision:implications for follow[J]. Obstet Gynecol,1998,92(1):124.

[60]QDOWD M J,PLTILIPP E E. Treatment of CIN [M]. New York: The Parthencn Publishing Group,2000:533.

[61]HUANG L W,HUANG J L. A comparison between loop electrosurgical excision procedure and cold knife conization for treatment of cervical dysplasia:residual disease in a subsequent hysterectomy specimen[J]. Gynecol Oncol, 1999, 73: 12-15.

[62]张玉勤,杨慧娟,盛伟琪,等. 宫颈上皮内瘤变315 例手术前后病理分析[J]. 中国癌症杂志,2008, 18(1):51-54.

[63]DUGGAN B D,FELIX J C,MUDERSOACH L I,et al. Cold knife conization versus conization by the loop electrosurgical excision procedure:a randomized,prospective study[J]. Am J Obstet Gynecol,1999,180:176-182.

[64]D. A,K. W,S. A,et al. Comparison of sensitivity and specificity of PDD, colposcopy and cytology in the detection of cervical neoplasic lesions[J]. Ginekol Pol,2009,80(8):602-608.

[65]BLASS J D. The use of electro—surgical techniques in the management of premalignant diseases of vulva,vagina,and cervix:an excision rather than an alterlative approach[J]. Am J Obstet Gynecol,1993,169(5):1 081-1 087.

[66]MASSAD L S,HALPERIN C J,BITTERMAN P. Correlation between colposcopically directed biopsy and cervical loop and cervical loop excision [J]. Gynecol Oncol,1996,60:400.

[67]章文华. 宫颈上皮内瘤变的诊治及进展(二)[J]. 中国煤炭工业医学杂志,1999,2(2):97-98.

[68]钱德英,岑坚敏,黄志宏,等. 子宫颈电环切除术 对203例宫颈上皮内瘤变的疗效研究[J]. 中国 实用妇科与产科杂志,2003,19(8):473-475.

[69] FORSMO S, BUHAUG H, SKJELDESTAD F E, et al. Treatment of pre－invasive conditions during opportunistic screening and its effectiveness on cervical cancer incidence in one norwegian country[J]. Int J Cancer, 1997, 71: 4-8.

[70] OSTER A G. Natural history of cervical intraepithelial neoplasia: a critical review[J]. Int J Gynecol Pathol, 1993, 12: 186.

[71] BURGHARDT E. Cold knife conization[M]// BURGHARDT E. Surgical Gynecological Oncology. New York: Thieme Medical, 1993: 269-274.

[72] ANDERSON E S, NIELSEN K, PEDERSEN B. The reliability of preconization diagnostic evaluation in patients with cervical intraepithelial neoplasia and microinvasive carcinoma[J]. Gynecol Oncol, 1995, 59: 143-147.

[73] 吴绪峰, 陈惠祯. 宫颈上皮内瘤Ⅲ级的病变范围[J]. 肿瘤学防治研究, 1999, 1: 15-21.

[74] 沈铿, 郎景和, 黄惠芳, 等. 子宫颈锥切术在子宫颈上皮内瘤变诊断和治疗中的价值[J]. 中华妇产科杂志, 2001, 36(5): 264-266.

[75] LUESLEY D, CUZICK J, SZAREWSKI A, et al. Management of women who test positive for high－risk types of human papillomavirus: the HART study[J]. Lancet, 2003, 6, 362(9399): 1 871-1 876.

[76] FERENCZY A. Management of patients with high－grade squamous intraepithelial lesion[J]. Cancer, 1995, 76: 1 928-1 993.

[77] CRUICKSHANK M E, FLANNELLY G, CAMPBELL D M, et al. Fertility and pregnancy outcome following large loop excision of the cervical transformation zone[J]. Br J Obstet Gynecol, 1995, 10(6): 467-470.

[78] SANTOS C, GALODOS R, ALVAREZ M, et al. One session management of cervical intraepithelial neoplasia: a solution for developing countries [J]. Gynecol Oncol, 1996, 61: 11-15.

[79] 李隆玉, 邓克华. 宫颈锥切对宫颈上皮内瘤样病变及早期浸润癌诊断价值的探讨[J]. 实用癌症杂志, 2000, 5(3): 316-317.

[80] TAY S K, YONG T T. High long－term cure rate justifies routine treatment of cervical intraepithelial neoplasia grade I[J]. Aust N Z J Obstet Gynecol, 1995, 35: 192-195.

[81] WRIGHT T C. Treatment of cervical intraepithelial neoplasia Using the loop electrosurgical excision procedure[J]. Obstet Gynecol, 1992, 79: 173.

[82] CAGLAR H. $CO_2$ laser Therapy for cervical intraepithelial neoplasia[J]. Gynecol Oncol, 1985, 22: 46.

[83] BAGGISH M S. Complications associated with carbon dioxide laser surgery in gynecology[J]. Am J Obstet Gynecol, 1981, 139: 568.

[84] 章文华. 子宫颈癌分期和治疗对策[J]. 中国煤炭工业医学杂志, 2003, 6(8): 686-688.

[85] DEL P G, GUDIPUDI D K, MONTEMARANO N, et al. Oral diindolylmethane(DIM): Pilot evaluation of a nonsurgical treatment for cervical dysplasia[J]. Gynecol Oncol, 2009, 23: 8-11.

[86] CAZORLA E, URGAL A, CORDOBA J, et al. Immunomodulatory treatment with beta-interferon in patients with cervical intraepithelial neoplasia and human papillomavirus infection: long-term follow-up[J]. Rev Esp Quimioter, 2005, 18(1): 26-31.

[87] VAN PACHTERBEKE C, D BUCELLA, S ROZENBERG, et al. Topic treatment of CIN2＋ by cidofovir: Results of a phase Ⅱ, double－blind, prospective, placebo－controlled study[J]. Gynecologic Oncology, 2009, 115: 269-274.

[88] WRIGHT V C. The Conservative management of cervical intraepithelial neoplasia: the use of cryosurgical and the carbon dioxide laser[J]. Br J Obstet Gynecol, 1981, 88: 663.

[89] PRENDIVILLE W, CULLIMORE J, NORMAN S. Large loop excision of the transformation zone (LLETZ). A new method of management for women with cervical intraepithelial neoplasia[J]. Br J Obstet Gynecol, 1998, 96: 1 054.

[90] MASTERSON B J. The carbon dioxide laser in cervical intraepithelial neoplasia: a five year experience in treating 230 patients[J]. Am J Obstet Gynecol, 1981, 139: 565.

[91] POPKIN D R. Treatment of cervical intraepithelial neoplasia with the carbon dioxide laser[J]. Am J Obstet Gynecol, 1983, 145: 177.

[92] WRIGHT T C. Treatment of cervical intraepithe-

lial neoplasia Using the loop electrosurgical excision procedure[J]. Obstet Gynecol, 1992, 79: 173.

[93]TOWNSEND D E. Cryosurgery[M]//Coppleson M. Gynecologic Oncology. New York: Churchill Livingstone, 1981:809.

[94] HEMMINGSON E. Cryosurgical treatment of cervical intraepithelial neoplasia with follow up of five to eight years[J]. Am J Obstet Gynecol, 1981, 139:144.

[95]OSTERGARD D R. Cryosurgical treatment of cervical intraepithelial neioplasia[J]. Obstet Gynecol, 1980, 56:231.

[96]JAVAHERL G. Role of Cryosurgery in the treatment of intraepithelial neoplasia of the uterine cervix[J]. Obstet Gynecol, 1981, 58:83.

[97]BENEDET J L. The results of cryosurgical treatment of cervical intraepithelial neoplasia at one, five and ten years[J]. Am J Obstet Gynecol, 1987, 157:268.

[98]DUNCAN I. Destruction of cervical intraepithelial neoplasia at 100℃ with SeMM coagulator [M]//APM HEINTG. Surgery in Gynecological oncology. Boston: Martinus Nijhoff publishers, 1984:71.

[99]STALAND B. Treatment of premalignant lesious of the uterine cervix by means of moderate heat thermosurgery using the SeMM coagulator[J]. Amm Chir Gynecol, 1978, 67:112.

[100]FERGUSSON I L C, CRAFT J L. A new "cold coagulator" for use in the outpatient treatment of cervical erosion[J]. J Obstet Gynecol Br Commw, 1974, 81:324.

[101]CHANEN W, ROME R M. Electrocoagulation diathermy for cervical dysplasia and carcinoma in situ: a 15 year surgery[J]. Gynecol Oncol, 1983, 61:673.

[102] HOLLYOCK V E. Electrocoagulation diathermy for the treatment of cervical dysplasia and carcinoma in situ[J]. Obstet Gynecol, 1976, 47:196.

[103] CHANEN W. Radical electrocoagulation diathermy [M]//COPPLESON M. Gynecologic Oncology. New York: Churchill Livingstone, 1981:821.

[104] CHANEN W, HOLLYOCK VE. Colposcopy and the conservative management of cervical dysplasia and carcinoma in situ[J]. Gynecol Oncol, 1974, 43:527.

[105]SWOODMAN C B J. The management of cervical intraepithelial neoplasia by coagulation electrodiathermy[J]. Br J Obstet Gynecol, 1985, 92: 751.

[106]GILES J A. Treatment of cervical intraepithelial neoplasia by radical electrocoagulation Diathermy:5 years experience[J]. Br J Obstet Gynecol, 1987, 94:1 089.

[107] SCHUURMANS S N, CARMICHAEL J A. Treatment of cervical intraepithelial neoplasia with electrocautery: report of 426 cases[J]. Am J Obstet Gynecol, 1984, 148:544.

[108]RICHART R M, SCIARRA J J. Treatment of cervical dysplasia by outpatient electrocauterization[J]. Am J Obstet Gynecol, 1968, 101:200.

[109]ORTIG R. Electrocautery treatment of cervical intraepithelial neoplasia [J]. Obstet Gynecol, 1973, 41:113.

[110]CECCHINI S, CIATTO S, IOSSA A, et al. Re: Cervical intraepithelial neoplasia outcomes after treatment: long-term follow-up from the British Columbia Cohort Study [J]. JNCI, 2009, 101 (20):1 429-1 430.

[111]BJORN STRANDER, AGNETA A E, Lan Milsom, et al. Long term risk of invasive cancer after treatment for cervical intraepithelial neoplasia grade 3: population based cohort study[J]. BMJ, 2007, (9):1-6.

[112]BALOGLU A, UYSAL D, BEZIRCIOGLU I, et al. Residual and recurrent disease rates following LEEP teartment in high—grade cervical intraepithelial lesions[J]. Arch Gynecol Obstet, 2009:26.

[113] VEDEL P, JAKOBSEN H, KRYGER—BAGGESEN N, et al. Five—year follow—up of patients with cervical intra—epithelial neoplasia in the cone margins after conization[J]. Eur J Obstet Gynaecol Reprod Biol, 1993, 50:71.

[114]MOORE B C, HIGGINS R V, LAURENT S L, et al. Predictive factors from cold knife coniza-

tion for residual cervical intraepithelial neoplasia in subsequent hysterectomy[J]. Am J Obstet Gynecol,1995,173:361.

[115]CHANG D Y,CHENG W F,TORNG P L,et al. Prediction of residual neoplasia based on histopathology and margin status of conization specimens[J]. Gynecol Oncol,1996,63:53-56.

[116]DOBBS S P,ASMUSSEN T,NUNNS D,et al. Does histological incomplete excision of cervical intraepithelial neoplasia following large loop excision of transformation zone increase recurrence rates? A six year cytological follow up[J]. Br J Obstet Gynecol,2000,107:1 298-1 301.

[117]FLANNELLY G,LANGHAN H,JANDIAL L,et al. A study of treatment failures following large loop excision of the transformation zone for the treatment of cervical intraepithelial neoplasia[J]. Br J Obstet Gynaecol,1997,104:718-722.

[118]FLANNELLY G,BOLGER B,FAWZI H,et al. Follow up after LLETZ: Could schedules be modified according to risk of recurrence? [J]Br J Obstet Gynaecol,2001,108:1 025-1 030.

[119]LOPES A,MORGAN P,MURDOCH J,et al. The case for conservative management of "incomplete excision"of CIN after laser conization [J]. Gynecol Oncol,1993,49:247-249.

[120]MURDOCH J B,MORGAN P R,LOPES A,et al. Histological incomplete excision of CIN after large loop excision of the transformation zone (LLETZ)merits careful follow up. not retreatment[J]. Br J Obstet Gynaecol, 1992, 99: 990-993.

[121] PARASKEVAIDIS E, LOLIS E D, KOLIOPOULOS G, et al. Cervical intraepithelial neoplasia outcomes after large loop excision with clear margins[J]. Obstet Gynecol,2000,95:828-831.

[122]LU H X,CHEN Y X,NI J,et al. Study on high risk factors associated with positive margin of cervix conization in patient with cervical intraepithelial neoplasia[J]. Zhonghua Fu Chan Ke Za Zhi,2009,44(3):200-203.

[123] RODOLAKIS A, THOMAKOS N, HAIDOPOULOS D. et al. Management of relapsing cervical intraepithelial neoplasia[J]. J Reprod Med,2009,54(8):499-505.

# 26 子宫颈早期浸润癌

子宫颈早期浸润癌(early invasive carcinoma of uterine cervix)是介于原位癌和浸润癌之间的一种亚临床癌。过去诊断标准不一,名称繁多,如宫颈早期间质浸润癌;微小浸润癌、$I_A$ 期、微小癌、镜下浸润癌、针状浸润癌、很小的癌、极小的间质浸润癌等十多种。子宫颈癌诊治规范中称子宫颈早期浸润癌。

近年来随着宫颈癌筛查的普及,早期宫颈癌占全部宫颈癌患者的比例由 2%~8%上升到 25%左右[1]。宫颈早期浸润癌因其肿瘤细胞已突破基底膜发生间质浸润而有别于宫颈原位癌,但由于其浸润深度有限,也很少发生脉管浸润、淋巴结转移,预后好,故又不同于一般意义上的浸润癌。宫颈早期浸润癌作为原位癌与浸润癌之间的过渡阶段,因其临床、病理、治疗及转归等的特殊性,也因其在 40 岁以下的年轻妇女中发病率有增高趋势而备受关注。

## 26.1 病理

### 26.1.1 病理学特征

早期浸润癌几乎总是发生于 CIN 的部位,大多数位于宫颈前唇,肉眼无特殊异常,临床可无症状,又称亚临床癌。镜下细胞常出现多形性分化,核仁显著,核分裂象易见。

罕有单个细胞角化。如果在 CIN 中发现上述图像,则要仔细寻找早期浸润癌。在浸润的部位,基底膜已被破坏(可用网染、免疫组化Ⅳ型胶原、层粘连蛋白或纤维粘连蛋白来证实)(图 26-1),癌组织向间质内浸润。

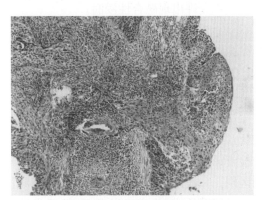

图 26-1 微小浸润癌:此为原位癌累及腺体,图的下方见小团早期浸润现象(×100)

### 26.1.2 诊断标准

Mestwerd[2]于 1974 年首次提出宫颈微小浸润癌,至今已有 40 余年历史。自 1961 年起 FIGO 修改宫颈早期浸润癌定义至少 5~6 次。当今有关诊断标准仍有争论。

1985 年 FIGO 对 $I_A$ 期宫颈癌做了新修订,其含义如下:

$I_A$ 期:临床前宫颈癌,只有显微镜下才能诊断的微小癌。

I$_{A1}$期:只有显微镜下才能观察到的最小的间质浸润。

I$_{A2}$期:只有显微镜下才能观察到的最小癌,但可测量,癌浸润深度不超过 5mm(从上皮基底层或从癌发生的宫颈内膜表面或腺体量起),横向扩展不超过 7mm。

2018 年 FIGO 对于宫颈癌的分期做了修改[3],I$_A$ 期宫颈癌诊断标准如下。

I$_A$ 期:临床前宫颈癌,只有显微镜下才能诊断的微小癌,间质浸润深度不超过 5mm。

I$_{A1}$期:间质浸润小于或等于 3mm。

I$_{A2}$:间质浸润大于 3mm,但小于 5mm。

国际妇科肿瘤医师协会(SGO)定义为微小浸润性癌,浸润间质深度≤3mm,浸润宽度不限定,淋巴管血管间隙侵犯不允许出现,生长方式不允许出现融合性浸润。

(刘涵瀚　岳君秋　胡俊波)

# 26.2　临床特征

宫颈早期浸润癌常无自觉症状,也无明显体征,往往是因为常规宫颈刮片阳性,经进一步检查证实为癌,其治疗、预后都与浸润癌有所区别。一般来说,宫颈早期浸润癌是指只能在显微镜下检出,临床难以发现,但通常能通过手术治愈的临床前宫颈癌。

## 26.2.1　发病年龄

20 世纪 80 年代以前一些作者报道宫颈早期浸润癌的发病年龄在 38~50 岁,近年来由于普查工作的不断开展,普查人群年龄构成比的变化及与 HPV 等病毒有关的生殖道湿疣发病率急剧上升,以致宫颈早期浸润癌发病有年轻化和发病率向前推移的趋势。Coppleson(1992)[4]收集文献报道早期浸润癌的高峰年龄为 30~39 岁(以前为 44~48 岁)。

## 26.2.2　症状

宫颈早期浸润癌常无任何症状,或症状轻微,对于绝经前的妇女来说,一些暗示早期宫颈癌的症状往往未能引起注意。常见症状有:①阴道出血,可表现为经期延长、性交后出血、经间期点滴出血、不规则阴道流血等;②白带增多;③疼痛。少数患者可有腰骶部轻微酸痛。

## 26.2.3　体征

宫颈早期浸润癌可无明显体征,尤其是宫颈表面光滑、大小质地正常时,多在妇科普查做细胞学检查时发现,临床上易漏诊。部分患者可表现为慢性宫颈炎、宫颈糜烂、息肉、宫颈外翻、白斑或可疑癌体征。

# 26.3　诊断方法

准确地诊断宫颈早期浸润癌是早期治疗以及制定恰当、个体化治疗方案的关键。目前国内外较普遍采用细胞学加宫颈多点活检(碘染或阴道镜下)加颈管刮术的联合早期诊断方法。根据子宫颈癌诊疗常规分期规则的规定,早期宫颈浸润癌诊断必须根据包括全部宫颈病变在内的宫颈切除或宫颈锥切、全子宫切标本的切片显微镜检查[5]。

(1)宫颈刮片细胞学检查:是发现宫颈早期浸润癌的重要方法,可作为大面积防癌普查的筛选。细胞学检查有一定的假阴性率,Kolstad[6]报道为 8%,实际可能更高。当临床怀疑有早期浸润而细胞学检查阴性时,应重复涂片或做进一步检查。目前,在国内外已普遍采用液基薄层细胞制作技术(TCT)及 TBS 分类法。

(2)阴道镜检查:细胞学涂片巴氏Ⅲ级或以上,或者细胞学检查阴性但肉眼观察可疑癌者应行阴道镜检,并选择可疑部位活检。在阴道镜下,宫颈表面形态被放大 20~40 倍,可以清楚地观察其上皮、血管、腺体等的不同程度形态变化,但该法不能观察细胞的细微结构,故只能提供可疑部位,而不能作为确定病变性质的诊断手段。此外,该法不能发现宫颈管内的病变,尤其是对绝经后妇女,由于鳞柱交界上移,可导致阴道镜检效果的不满意。

(3)宫颈和宫颈管活组织检查:宫颈活检是诊断宫颈早期浸润癌必不可少的重要方法。临床应用较多的有:①四点活检。即从宫颈鳞柱交界的3、6、9、12点处取组织病检。②阴道镜下活检。在阴道镜直视下从可疑病变区直接取材。也可在碘试验、肿瘤固有荧光检测的可疑部位取组织活检。所取组织应包括鳞柱上皮及足够的间质组织。若宫颈刮片为Ⅲ级或以上,宫颈活检为阴性时,应用小刮匙搔刮宫颈管,刮出组织送病检。

四点活检的实际价值与可靠性是学术界争论的焦点。有学者认为四点活检取材部位局限,漏诊率高,因此反对盲目取点活检。与其相比,阴道镜下活检通过对病变部位的放大形态及血管变化的观察可以提供可靠的活检部位,大大避免了活检的盲目性。韩秋峪等[7]回顾性分析了36例早期宫颈癌患者的阴道镜检查及镜下活检的结果,并将其与术后病理诊断进行了比较,结果表明阴道镜下活检的诊断符合率高达91.67%。也有学者提出不同意见,楼洪坤等的研究表明四点活检与锥切的诊断正确率各为97.2%与97.8%,无显著差异(P>0.01),因此多数病例做多点活检,能得到正确诊断。作者认为根据我国的国情,阴道镜价格较高,观察者要有一定的经验,又费时,尚未普及,而患者多,不可能每个患者都在阴道镜下活检,取点活检仍为诊断早期宫颈癌的可靠方法。但有条件的地区,对巴氏Ⅲ级或Ⅲ级以上者,应在阴道镜指示下取活体组织送病检。

(4)宫颈锥切:宫颈锥切为宫颈早期浸润癌传统而可靠的诊断方法,锥切标本可全面准确反映病变的深度、范围,避免了其他检查法

中漏诊的可能,是最有价值及说服力的诊断。阴道细胞学检查为阳性,而宫颈、宫颈管活检未能确定诊断,活检为原位癌不能排除浸润癌时应做宫颈锥切,并将切下的标本做亚连续或连续切片病检。

有国内外不少作者已对不同的取材方法的准确性进行了比较,其中盲目性活检的漏诊率为12%～26%,阴道镜下活检与锥切活检相比较,两种方法结果相当,与手术标本的最后诊断对照,阴道镜下定位的符合率较高[2]。作者认为为了避免宫颈刮片的假阴性、阴道镜检的假阳性、宫颈活检的盲目性,在有条件的机构,宫颈刮片细胞学检查、阴道镜检查及镜下活检病理学检查应成为早期诊查宫颈癌的三结合步骤,或称三阶梯诊断法。许多学者主张,为了避免浸润癌的漏诊和治疗不足,凡经上述检查为早期浸润癌者,在治疗前须行宫颈锥切及亚连续切片,以排除浸润癌。对CINⅢ的处理也应如此。对这些患者在术前未做锥切病检直接手术而导致浸润癌漏诊者时有发生,而造成治疗不足。

## 26.4　淋巴结转移及相关因素

文献报道宫颈早期浸润癌淋巴结转移率为0～7%[8,9]。Morgan等[10]收集32篇文献1 210例,淋巴结转移13例。近几年文献报道见表26-1。多数作者认为淋巴结转移与浸润深度有关,但也有学者认为两者无关(表26-2)。

关于脉管浸润与淋巴结转移的关系,Morgan[10]收集32篇文献,1 453例患者中561例做了盆腔淋巴结清扫术,其中180例有脉管受侵,6例有淋巴结转移。有报道说明脉管受侵与浸润深度有直接关系。Kolstad[11]和Tsukamoto等[12]各自报道浸润深度小于或等于3mm者,5/232例和5/103例有脉管受侵;浸润深度3.1～5mm者,66/411例和3/15例有脉管受侵。

表 26-1 宫颈早期浸润癌盆腔淋巴结转移

| 作者 | 年代 | 病例数 | 盆腔淋巴结转移病例数 |
| --- | --- | --- | --- |
| Creasman[13] | 1985 | 24 | 0 |
| Maiman[14] | 1988 | 65 | 1 |
| Korstad[11] | 1989 | 68 | 1 |
| Tsukamoto[12] | 1989 | 74 | 1 |
| Burghardt[15] | 1991 | 29 | 0 |
| 李子庭[16] | 1991 | 117 | 0 |
| Himmelman[17] | 1992 | 13 | 0 |
| Veki[18] | 1994 | 160 | 0 |

表 26-2 不同浸润深度 I$_A$ 期宫颈浸润癌淋巴结转移率

| 作者 | 年代 | 浸润深度≤3mm | 浸润深度 3.1~5mm |
| --- | --- | --- | --- |
| Hasumi[19] | 1980 | 1/106(0.9%) | 4/29(13.8%) |
| Van Nagell[20] | 1983 | 0/52(0) | 3/32(9.3%) |
| Creasman[21] | 1985 | 0/24(0) | 0/8(0) |
| Simon[22] | 1986 | 0/23(0) | 1/26(3.9%) |

融合浸润与淋巴结转移的关系，Morgan[10]报道病变融合者其发生率为 17%～61%，随着浸润深度而增加。融合浸润和脉管浸润是否会增加盆腔淋巴结转移和增加复发的问题，有资料表明二者有关系，亦有作者认为二者无关系。

（纪　娜　陈慧君）

# 26.5 治疗原则及治疗方案的选择

多数学者认为，宫颈早期浸润癌是一种局限性病灶，一般不会发生转移播散，治疗上不同于浸润癌，可以采取较为保守的治疗方法。治疗原则上以手术为主，其他治疗方法一般只作为辅助治疗或不宜手术时选择。20 世纪 70 年代以前多采用根治性手术，但手术死亡率高，并发症多。经国内外学者的长期观察和探索证明较保守的手术既可达到不低于根治的效果，又能减少手术死亡率和并发症，故目前主张缩小手术范围。笔者认为，对早期宫颈浸润癌的治疗应根据间质浸润深度、病灶范围、有无脉管受累、有无融合生长、病理类型及全身情况来选择治疗方案。

（1）间质浸润深度小于 3mm，无脉管浸润的鳞癌患者，单纯性全子宫切除被认为足够有效[23,24]。腹式的、阴式的或腹腔镜全子宫切除手术均可获得良好效果[20]，同时切除阴道 1～2cm，有手术禁忌者行放疗。许多资料（表 26-3）表明，这类患者不会发生淋巴结转移，复发、死亡率低，扩大手术是不必要的。

Creasman[13]指出间质浸润深度在 3mm 以内的宫颈早期浸润癌可行全子宫切除，保留卵巢。Scki[25]提倡因人而异的处理原则，对浸润深度 3mm 以内，没有累及淋巴管或血管者，仅采用全宫切除。Benedet[26]指出间质浸润深度小于 3mm，无脉管浸润者，淋巴结转移及复发死亡的风险极低，此类患者可行保守手术治疗。

对于迫切要求保留生育功能的患者，当切缘阴性、活检标本切除范围足够时，宫颈锥切是一个安全的选择,并且越来越多的报道数据支持这一方案(表 26-4)。要注意的是细致的随访是至关重要的。Tseng[27]对 12 例 I$_{A1}$期鳞癌患者,在阴道镜指示下行宫颈锥切,切除组织送病理检查,同时行宫颈内膜诊刮,如病变切除不完全或诊刮阳性,再行筋膜外子宫切除或单纯性子宫切除。12 例术后平均随访 6

年和 7 年均生存良好无复发,其中 4 例足月妊娠并经阴道分娩,新生儿均存活。尽管很多人提倡仅行宫颈锥切的患者应在完成生育后再行全子宫切除,但少有数据支持这一建议。尽管需要为期较长的研究工作,但由于对患者的监督相对容易,且疾病的复发率很低,故工作还是可以顺利开展的。

表 26-3　微小浸润癌淋巴结转移发生的频率及复发/死亡情况(间质浸润深度 1～2.9mm)

| 作者 | 年份 | 病例数 | 行淋巴结切除例数 | 淋巴受累 | 复发/死亡例数 |
|---|---|---|---|---|---|
| Creasman[13] | 1985 | 74 | 24 | 0 | 0 |
| Simon[22] | 1986 | 43 | 43 | 1 | 0/0 |
| Maiman[14] | 1988 | 47 | 47 | 1 | 0 |
| kolstad[11] | 1989 | 224 | 33 | 1 | 8/1 |
| Tsukamoto[12] | 1989 | 66 | | 1 | 1/0 |
| Copeland[28] | 1992 | 59 | 43 | 0 | 0 |
| Sevin[29] | 1992 | 54 | 54 | 0 | 0/0 |

表 26-4　I$_A$期宫颈鳞状细胞癌仅行宫颈锥切的报道

| 研究报道 | 例数 | 复发 | | 成功妊娠 | 随访/年 |
| | | CIN | 浸润 | | |
|---|---|---|---|---|---|
| Kolstad(1989)* [11] | 41 | 0 | 4$^O$ | NS | 3～17 |
| Burghardt(1991)* [15] | 9 | NS | 1$^Φ$ | NS | NS |
| Morris(1993)* [30] | 14 | 1 | 0 | 3 | 0.1～14 |
| Andersen(1993)# [31] | 31 | 1 | 0 | NS | NS |
| Ostor&Rome(1994)* [32] | 2 | 0 | 1$^P$ | NS | 0～15 |
| Tseng(1997)- [27] | 12 | 1 | 0 | 4 | 6.7 |
| Andersen(1998)# [33] | 41 | 1 | 0 | 6 | 5～12 |

*冷凝刀锥切;♯联合激光锥切;-LEEP 刀;O 所有病例均为原位局部复发;Φ 宫颈锥切且切缘阴性术后 12 年复发;P 宫颈局部癌变于锥切术后 7 年明显。

(2)间质浸润深度为 3～5mm 或不论其浸润深度如何而伴有脉管侵犯或病灶融合者,行子宫次广泛切除及盆腔淋巴结切除术,或行筋膜外子宫切除术及盆腔淋巴结切除术,亦可行根治性宫颈切除术及盆腔淋巴结切除术。

多项研究资料表明(表 26-3,表 26-5),随着浸润深度的增加,淋巴结转移、复发、死亡的风险也随之显著增加,因此这部分患者的手术

范围应比间质浸润深度小于 3mm 者广泛些。一些研究对脉管浸润与间质浸润深度小于等于 3mm 肿瘤及间质浸润深度为 3～5mm 肿瘤的盆腔淋巴结受累情况和复发风险分别进行了检测,各文献的综合结果表明(表 26-6,表 26-7),脉管浸润是一个不利的预后因素,它与淋巴结转移的增加及浸润癌的复发有关。即使是间质浸润深度小于等于 3mm 的肿瘤

脉管浸润也与盆腔淋巴结转移和复发风险的显著增高有关。对于间质浸润深度为 3～5mm 且同时伴有脉管浸润的肿瘤,其盆腔淋巴结转移复发风险的增加更为显著,且具有更高的统计学意义。如果没有脉管浸润,复发风险非常低(小于 1％),且完全依赖于间质浸润的深度。因此认为血管淋巴管中肿瘤细胞的出现是预后不良的因素,这些患者必须行更彻底的治疗。此外,还有研究表明脉管侵犯的发生与间质浸润深度有关,间质浸润越深脉管侵犯的发生也显著增加[22]。

表 26-5 淋巴结转移发生的频率及复发/死亡情况(间质浸润深度 3～5mm)

| 作者 | 年份 | 病例数 | 行淋巴结切除例数 | 淋巴受累 | 复发/死亡例数 |
|---|---|---|---|---|---|
| Simon[22] | 1986 | 26 | 26 | 1 | 0/0 |
| Maiman[14] | 1988 | 34 | 30 | 4 | 0 |
| kolstad[11] | 1989 | 187 | 30 | 2 | 8/3 |
| Tsukamoto[12] | 1989 | 15 | 7 | 0 | 0 |
| Copeland[28] | 1992 | 42 | 28 | 1 | 2/0 |
| Sevin[29] | 1992 | 36 | 36 | 2* | 4/4* |

＊病灶的水平扩展范围超过 7mm。

表 26-6 早期宫颈癌脉管受累情况与淋巴结转移发生频率[14,12,22,28,34,35]

| 脉管受累情况 | 间质浸润深度 | |
|---|---|---|
| | ≤3mm | 3～5mm |
| 阳性 | 4/49(8.2％) | 4/53(7.5％) |
| 阴性 | 3/371(0.8％) | 9/108(8.3％) |
| 合计 | 7/420(1.7％) | 13/161(8.1％) |

表 26-7 早期宫颈癌脉管受累情况与复发频率[14,15,12,28,35]

| 脉管受累情况 | 间质浸润深度 | |
|---|---|---|
| | ≤3mm | 3～5mm |
| 阳性 | 3/96(3.1％) | 8/51(15.7％) |
| 阴性 | 3/486(0.6％) | 2/115(1.7％) |
| 合计 | 6/582(1.0％) | 10/166(6.0％) |

过去,对宫颈早期浸润癌诊断标准不一,资料统计也不尽相同,手术范围无统一意见。FIGO推荐 Ⅰ_{A2} 期宫颈癌的治疗是改良根治性子宫切除术(Ⅱ型扩大子宫切除术)加盆腔淋巴结清扫术。如果没有淋巴血管区域浸润,可考虑行筋膜外子宫切除术和盆腔淋巴结清扫术[36]。Benedet[26]总结有关资料后提出根治性全子宫切除加盆腔淋巴结清扫是间质浸润深度为 3～5mm 且伴有脉管侵犯者的理想治疗方式,同时指出由于此类早期病变宫旁受累风险低,因此较保守的全子宫切除术加盆腔淋巴结切除就已经足够了。如果无淋巴结侵犯,则不需行进一步治疗,但一旦手术发现淋巴结转移,则建议对患者行盆腔放疗作为辅助治疗。Christopherson 等[37]相信微小浸润达 5mm 者,单纯子宫切除是最大的治疗方式,而

不考虑病灶融合,或脉管受侵的情况。Creasman[13]建议间质浸润3~5mm者行根治性子宫切除和淋巴结切除,当出现脉管浸润,则不论浸润深度,也应行根治术,但有手术禁忌者行放疗。他随访5~26年,存活率为100%,仅有1例可疑复发。Creasman的治疗原则有重要的参考价值,但笔者认为,ⅠA期患者的局部病变通常限于宫颈外口周围的一个小的区域,不会直接蔓延至宫旁组织和阴道,故对此类患者不必行根治性子宫切除,行子宫次广泛切除已足够了,甚至可行根治性宫颈切除或筋膜外子宫切除。

前述资料已提及,浸润深度3~5mm或脉管受侵犯者,盆腔淋巴结转移的可能性大,故应常规行盆腔淋巴结切除(未见文献报道盆腔以外的淋巴结转移)。按宫颈癌淋巴转移的规律,先转移至初级淋巴结组,即髂外、髂内、闭孔、宫旁淋巴结。经复习有关资料,无1例有宫旁淋巴结转移的报道。因此,淋巴结切除的范围不必太广,限于切除髂外、髂内、闭孔区淋巴结即可。

对于ⅠA2期患者行宫颈锥切以保留生育功能尚存在争议,大部分学者认为对于浸润深度已达3~5mm者不宜行锥切术。但也有学者提出不同意见,Benedet[26]认为浸润深度已达3~5mm但无脉管侵犯或病灶融合者,如果生育功能的保留是一个十分重要的问题,那么合理的治疗方式为治疗性宫颈锥切加盆腔淋巴结切除,若淋巴结阴性及锥切标本切缘未受累,则可保留生育功能,无须进一步治疗。近年美国GOG一项研究显示[38],按FIGO诊断标准入选的51例行广泛全子宫切除加盆腔淋巴结清扫的ⅠA2期宫颈癌患者,无淋巴结转移、无复发及死亡病例,5年生存率为100%。因此提出,ⅠA2期宫颈癌可先行淋巴结切除(开腹或腹腔镜),对淋巴结阴性者,可行筋膜外全子宫切除,其中渴望生育者,可行锥切,术后严密随访。FIGO建议ⅠA2期宫颈癌强烈要求保留生育功能者,可选择大范围的宫颈锥切活检加腹膜外或腹腔镜下淋巴结清扫术,也可选择行根治性宫颈切除术加腹膜外或腹腔镜下盆腔淋巴结清扫术[36]。

总结有关资料,推荐宫颈早期浸润癌的处理模式如图26-2。

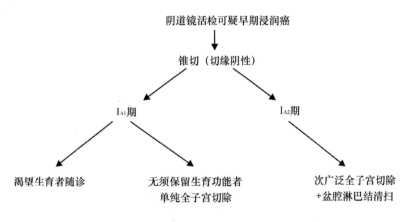

阴道镜活检可疑早期浸润癌

↓

锥切(切缘阴性)

ⅠA1期　　　　　　　　　　ⅠA2期

渴望生育者随诊　　　无须保留生育功能者　　　次广泛全子宫切除
　　　　　　　　　单纯全子宫切除　　　　　+盆腔淋巴结清扫

**图 26-2　宫颈早期浸润癌的处理模式**

宫颈早期浸润性腺癌的治疗方案分歧较大。许多报道病例只有少数几例,因而对其处理难以做出可靠的判断,治疗方式从简单全子宫切除到子宫根治术各不相同。一般建议采取比早期浸润性鳞癌较为根治的手术,如次广泛子宫切除加盆腔淋巴结清扫术或广泛子宫切除加盆腔淋巴结清扫术。也有学者[39]认为对宫颈肉眼病灶不明显的Ⅰ期宫颈腺癌,可行筋膜外全子宫切除术,术后加用放疗。笔者认为宫颈腺癌对放疗不够敏感,筋膜外子宫切除后,加放疗不能提高疗效,而放疗有一定的并发症,因此不宜选择。有研究提示ⅠA1期宫颈腺癌施行根治性手术者,未发现有宫旁浸润和淋巴结转移,随访 76 个月无复发证据,因此建议对肯定的 $I_{A1}$ 期宫颈腺癌可选择行保守性手术,如宫颈锥切,或简单的子宫切除[40]。但也有作者报道腺癌浸润 3mm 以内,却有盆腔淋巴结转移,根治术后也有盆腔复发和转移的发生[2,41],再者正确诊断 $I_{A1}$ 期宫颈腺癌较为困难,故笔者认为保守手术在临床的使用应慎重。

(纪 娜 陈慧君)

## 26.6 手术方式、适应证及手术范围

### 26.6.1 宫颈锥切

(1)适应证:①组织学检查为 $I_{A1}$ 期鳞癌无脉管侵犯;②锥切活检切缘阴性;③有条件密切随访;④年轻要求保留生育功能。

(2)手术范围:手术范围应根据病变的大小和累及的部位决定。锥形顶端达宫颈管内口水平,锥形底边视宫颈阴道部病变的范围而定。原则上应达宫颈病灶外 0.5cm。破坏腺体的深度不应小于 5mm,破坏宫颈管纵轴的长度不应小于 2cm。在保证全部完整地切除宫颈病变的前提下,应尽可能多地保留宫颈管组织,这对未生育而又有强烈生育愿望的年轻患者尤为重要。

尽管对于 $I_{A2}$ 期患者行宫颈锥切(cervical conization)保留生育功能尚有争议,但对强烈要求保留生育功能的患者,治疗性宫颈锥切加盆腔淋巴结切除(淋巴结阴性及锥切边缘未受累)是合理的[26,38],也可选择根治性宫颈切除术加腹膜外或腹腔镜下盆腔淋巴结切除术[36]。

LEEP 刀锥切用于宫颈早期浸润癌未见报道,但从原理上讲应该是可行的,但需进行临床试验,积累经验,以确定是否可行。

### 26.6.2 全子宫切除术

全子宫切除术(total hystterectomy)包括保守性或称标准性的全子宫切除术和筋膜外全子宫切除术两种,同时切除阴道 1~2cm。

1)适应证

适用于间质浸润深度小于 3mm,无脉管浸润者。

2)手术范围

需要切除全子宫,绝经前患者双侧卵巢正常则保留一侧或以侧卵巢,绝经后妇女同时行双附件切除。切除阴道上段的长短应根据阴道镜或碘试验检查所示的病变区下 5~6mm,一般同时切除阴道 1~2cm。

3)手术方式

(1)标准全子宫切除术(standard hysterectomy):又称保守性全子宫切除,是目前广泛采用的一种术式,与筋膜外全子宫切除的主要不同点在于不需暴露宫旁段输尿管,而是沿子宫侧壁钳夹、切断宫颈旁组织及阴道旁组织,包括主韧带、子宫骶骨韧带、宫颈膀胱韧带等。为避免损伤输尿管,必须紧靠宫颈旁操作,这样有时会切及宫颈组织,而不能很完整地切除宫颈,已很少作为治疗宫颈早期浸润癌的一种术式。

(2)筋膜外全子宫切除术(extrafascial hysterectomy):又称 I 型(I 类)扩大子宫切除术(extend hysterectomy type I,Class I)。该术式由 Telinde 改良,手术范围超过了保守的或标准的全宫切除范围,术时需暴露子宫骶骨韧带外侧段输尿管,不分离输尿管床,将输尿管偏向侧方,让术者钳夹宫旁组织而不切及宫颈组织,目的在于保证切除全部宫颈,同时切除阴道 1~2cm。

### 26.6.3 子宫次广泛切除加盆腔淋巴结切除

子宫次广泛切除加盆腔淋巴结切除(subradical hysterectomy with pelvix lymphadenectomy),又称 II 型(类)扩大子宫切除术(extend hysterectomy type II,Class II)、Wertheim 根治性子宫切除(Wertheim radical hysterectomy)、改良根治性子宫切除(modified radical hysterectomy），是一种中等度根治性子宫切除术。同时切除盆腔淋巴结。

（1）适应证：间质浸润深度为 3～5mm 或不论其浸润深度如何而伴有脉管侵犯者。

（2）手术范围：子宫次广泛切除是一种中等根治性子宫切除术。除切除全子宫及双附件外（45 岁以下或绝经前的患者保留一侧卵巢），还要切除部分宫旁组织，包括切除子宫骶韧带的 1/2（图 26-3）和主韧带的 1/2（图 26-4）、阴道的 1/3（图 26-5）。暴露宫旁段输尿管，但不游离输尿管床，正好在输尿管内侧断扎子宫动脉（图26-6），以保留远端输尿管的血液供应。同时做盆腔淋巴结切除，包括切除髂总下段、髂外、腹股沟深、髂内、闭孔区淋巴结。

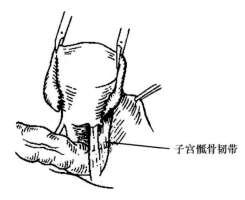

图 26-3 切除宫骶韧带 1/2

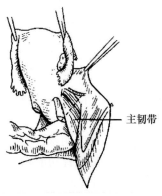

图 26-4 切除主韧带 1/2

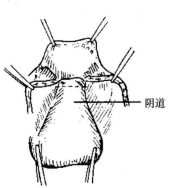

图 26-5 切除阴道的 1/3

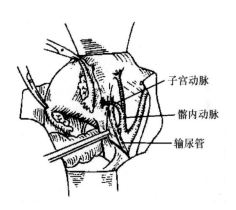

图 26-6 断扎子宫动静脉

### 26.6.4 根治性宫颈切除术加盆腔淋巴切除术

近十几年来，女性生育年龄推迟使生育前宫颈癌的发病率增高。据统计，25～34 岁的年轻妇女患浸润性宫颈癌的人数增加了 77%，育龄期发病率占宫颈癌的 10%～15%[42]。随着对生活质量要求的提高，传统根治术受到前所未有的质疑和挑战，年轻早期宫颈癌患者生育能力的保留日益受到关注。

1987 年，Dargent 等[43] 在阴式全子宫切除术（Schaute 手术）的基础上经过改良，结合腹腔镜，为年轻渴望生育的 IA、IB 期宫颈癌患者施行经阴道根治性宫颈切除术（vaginal radical trachelectomy，VRT）加腹腔镜下盆腔淋巴结清扫术（laparoscopic pelvic lymphadenectomy，LPL），这一手术的目的在于在切除原发肿瘤的同时保留患者的宫内怀孕能力。此后该术式逐渐被认可和接受并在多个中心相继开展。

1)适应证

对于哪些患者可考虑行根治性宫颈切除术仍存在争议。Roy[44]认为,如严格选择 RT 病例可确保远期效果,并提出 RT 的适应证为:

(1)强烈渴望保留生育功能;

(2)经宫颈活检或锥切证实为早期浸润性宫颈癌且切缘无瘤区距病灶大于或等于 8mm;

(3)肿瘤直径小于 2cm,浸润深度小于或等于 5mm;

(4)原发病灶位于宫颈阴道部,无宫旁或宫体受累的证据;

(5)阴道镜估计宫颈管内浸润局限;

(6)无淋巴结转移。

Dargent 等[43]表明该手术适用于年龄小于 40 岁,希望保留生育功能,肿瘤小且为外生性的 I A1～II A 期宫颈癌患者。此外,Roy[44]提出腺癌是该手术的相对禁忌证。然而,2 个来自美国的小样本报道中[44,45],15 例腺癌患者无一人复发,但该报道中作者并没有指出因发现不利因素而需行全子宫切除和术后放疗的 5 例患者的病理类型。

2)手术范围

手术包括根治性全宫颈切除加盆腔淋巴结清扫术,含或不含腹主动脉旁淋巴结取样。根治性宫颈切除须包括 80% 的宫颈及宫骶韧带的 1/2、主韧带的 1/2、阴道的 1/3(2～3cm),切断子宫动脉(再吻合)或保留子宫动脉,或仅保留子宫动脉下行支。根治性宫颈切除分为经腹和经阴道两种[43-47],经腹手术由于包含复杂的显微血管技术,并发症较高而少见报道。

根治性宫颈切除术的目的是保留有功能的子宫和卵巢。在有关研究报道中,尽管存在流产和早产率高的问题,术后成功妊娠分娩的病例亦相继报道,为渴望生育的早期宫颈癌患者开辟了一条新的道路。

(陈惠祯　陈慧君)

## 26.7　放射治疗

有手术禁忌者可采用放射治疗,属 I A1 期无脉管浸润者,可行单纯腔内照射,A 点总剂量 60～80Gy,其他 I A 期可行腔内照射加盆腔体外照射,A 点总剂量 75～80Gy。

## 26.8　预后及预后因素

### 26.8.1　预后

由于宫颈早期浸润癌有它特有的生物学特性,而不同于一般浸润癌,属一种极为早期的浸润性疾病,极少发生转移,其治疗后的复发率和病死率极低(表 26-8),5 年生存率在 95%～100%。

表 26-8　宫颈早期浸润癌治疗后复发

| 作者 | 年代 | 病例数 | 治疗方法 | 复发例数 |
|---|---|---|---|---|
| Marcuse | 1971 | 29 | 多种治疗方法 | 0 |
| Boutselis,Vllery,Charme | 1971 | 45 | 24 例 Wertheim 子宫切除加放疗,3 例放疗,18 例子宫全切 | 1 |
| Brudenll,Coxand Taylor | 1973 | 24 | 多种治疗方法 | 1 |
| Bohm,Krupp,Lee,等 | 1976 | 69 | 66 例根治性手术或放疗,3 例子宫全切 | 2 |
| Christopherson,Gray,Parker | 1976 | 111 | 多种治疗方法 | 2 |
| Leman,Benson,Kurman 等 | 1976 | 51 | 47 例 Wertheim 子宫切除,1 例 Schauta 术,3 例子宫全切 | 0 |
| Burghardt,Holzer | 1977 | 283 | 98 例 Schauta 术,10 例 Weitheim 术,126 例子宫全切术,44 例锥切,5 例放疗 | 1 |

续表

| 作者 | 年代 | 病例数 | 治疗方法 | 复发例数 |
|------|------|--------|----------|----------|
| Seki,Abell,Morky | 1977 | 54 | 37 例 Wertheim 术,17 例子宫全切 | 0 |
| Lohe,Burghardt,Hillemanns,等 | 1978 | 419 | 82 例锥切,209 例子宫全切,9 例广泛子宫切除,59 例 Schauta 术,60 例 Wertheim 术 | 3 |
| Sedlis,Sall,Tsukada,等 | 1979 | 133 | 2 例多种治疗方法,74 例 Wertheim,88 例淋巴结切除 | 2 |
| Van Nagell,等 | 1983 | 177 | 根治性子宫切除加盆腔淋巴结清扫,子宫全切 | 7 |
| Simon,等 | 1986 | 125 | 7%锥切,23%阴式子宫切除,15%腹式子宫切除,42%根治性子宫切除加盆腔淋巴结清扫,14%改良式子宫切除加盆腔淋巴结清扫 | 1 |
| Maiman | 1988 | 117 | 77%根治性子宫切除或改良式根治性子宫切除加盆腔淋巴结清扫 | 0 |

Leman 等[48]报道 51 例,其中 47 例行 Wertheim 手术,1 例行 Schauta 术,3 例子宫全切术,无 1 例复发。Burghardt 和 Holzer[49]报道 283 例,其中 98 例行 Schauta 术,10 例行 Werheim 术,126 例行子宫全切术,44 例行锥切术,只有 1 例复发。Lohe 等[50]报道 419 例,其中 82 例行锥切术,209 例行全宫切除术,9 例扩大子宫切除术,59 例行 Schauta 术,66 例行 Wertheim 术,只有 3 例复发。Van Nagell 发现在 177 例患者中,治疗后 6～84 个月,其中有 8 例复发,5 例为阴道上段或侧方发生原位癌,3 例为浸润癌,其中根治性子宫切除加盆腔淋巴结切除后有 7 例复发,腹式子宫切除后有 1 例复发。故他认为,在浸润小于或等于 3mm 的患者中行阴式或腹式子宫切除,其复发率较根治术低。Simon[51]于 1986 年报道 125 例,包括单纯锥切(7%)、阴式(23%)或腹式(15%)子宫全切,根治(42%)或改良根治性子宫切除(14%),1 例 9 个月出现阴道穹隆复发性原位癌,为多发病灶,行阴道部分切除,患者无病变达 8 年。Maiman[52]报道 117 例,对浸润深度达 1.1～5.0mm 患者,行根治性或改良根治性子宫切除加盆腔淋巴

结切除,大部分浸润小于或等于 1mm 者行子宫切除,无 1 例复发或死亡。

治疗失败的主要原因有:①诊断错误;②阴道切除范围不够,Yajim 报告复发部位都在阴道,要求切除足够阴道;③脉管浸润和融合生长。

许多学者认为,根治术的病死率和手术并发症发生率较保守性子宫切除术高,而疗效不会明显提高。因此,对宫颈早期浸润癌的治疗,多趋向于手术范围缩小化。

## 26.8.2　预后因素

(1)间质浸润深度:间质浸润深度是重要的预后因素之一。Ostor 在对文献的大范围评论性的回顾审查中[53],新报道了 2 274 例的间质浸润深度小于 1mm 的宫颈癌,267 例行淋巴结切除,其中 3 例有盆腔淋巴结转移,8 例复发(0.4%),2 例死于该病。1 324 例间质浸润深度达 1～3mm 者,有 333 例行淋巴结清扫,其中 7 例存在淋巴结转移,估计淋巴受累风险为 1.5%;26 例复发,9 例死亡,排除了非鳞状细胞癌后,复发的风险为 2%,死亡的风险为 0.5%。当间质浸润达 3～5mm 时,盆腔

淋巴结转移率为 0~13% 不等,平均为 5.6%,复发率为 3.8%(37 例),死亡率 2.6%(23 例),见表 26-9。这部分患者中,其病灶水平扩展范围往往超过 7mm。

表 26-9 间质浸润深度(3~5mm)与预后的影响[54]

| 作者 | 病例数 | 淋巴结阳性例数 | 复发例数 | 死亡例数 |
|---|---|---|---|---|
| Roche(1975) | 21 | 0/21 | NS | NS |
| Leman(1976) | 7 | 0/7 | NS | NS |
| Iverson(1977) | 28 | NS | 2 | 1 |
| Sedlis(1979) | 21 | NS | 2 | 2 |
| Hasumi(1980) | 29 | 4/29 | NS | NS |
| Van Nage(1983) | 32 | 3/32 | NS | NS |
| Bremond(1985) | 26 | 0/26 | 0 | 0 |
| Creasman(1985) | 21 | 0/NS | 1 | 1 |
| Simon(1986) | 26 | 1/NS | 0 | 0 |
| Maiman(1988) | 30 | 4/30 | 0 | 0 |
| Ebeling(1986) | 62 | NS | 3 | NS |
| Kolstad(1989) | 187 | 1/NS | 8 | 3 |
| Schumacher(1987) | 16 | 1/NS | 2 | 1 |
| Tsukamoto(1989) | 15 | 0/NS | 1 | 0 |
| Greer(1990) | 5 | 0/NS | 0 | 0 |
| Burghardt(1991) | 16 | 0/NS | 2 | 2 |
| Chakalova(1991) | 10 | NS | 0 | 0 |
| Copeland(1992) | 59 | 1/29 | 2 | 1 |
| Sevin(1992) | 36 | 2/36 | 4 | 4 |
| Jones(1992) | 24 | 0/18 | 1 | 0 |
| Ostor(1993) | 31 | 0/21 | 1 | 1 |
| Buckly(1996) | 94 | 7/94 | 5 | 4 |
| Creasman(1998) | 188 | 0/51 | 0 | 0 |
| Takeshima(1999) | 85 | 5/73 | 3 | 3 |
| 总计 | 1 067 | 29/467 (5.6%) | 37/1 012 (3.8%) | 23/950 (2.6%) |

(2)病变水平扩展范围、宽度和面积: Takeshima 在一项针对间质浸润小于 5mm 患者调查中发现[55],402 例患者中 18% 患者病变的水平扩展范围不超过 7mm,淋巴结转移率为 2%,与此相比水平扩展范围超过 7mm 的患者淋巴结转移率则为 7.4%。Sevin 等[29]对 110 例间质浸润小于 5 mm 的患者进行了研究,发现 2 例间质浸润为 3~5mm,水平扩展范围分别为 12mm、15mm 的

患者有盆腔淋巴结转移,且该 2 例患者具有 LVSI。4 例患者死于复发,这些患者间质浸润深度达 3~5mm,水平扩展范围达 12~22mm,其中 3 例有 LVSI。因此,当间质浸润达 3mm 而表层扩展范围广的患者,盆腔淋巴结转移率高,复发率也较高。

Burghardt 和 Holzer 等研究肿瘤体积与预后的关系[56],283 例患者中 97 例为微小浸润癌,其中最大的肿瘤体积为 420mm³,

该患者中存在 LVSI,于全宫切除后 38 个月发生了盆腔和淋巴结转移。其他一些学者在这方面也做了大量的研究,但肿瘤体积的测量是否能作为肿瘤重要的预后指标尚没有定论。

(3)脉管受累:早期浸润癌中 LSVI 的生物学意义尚无定论,LVSI 是否影响治疗一直存在争论。宫颈微小浸润鳞状细胞癌中的 LSVI 的发生频率为 8%～57%不等[57,58]。一些大型研究表明 LSVI 与浸润深度及浸润灶的数目有关[22,35,59],指出 LSVI 是不良预后因素,即使间质浸润深度小于 3mm,LSVI 也与盆腔淋巴结和复发的风险增高有关。对于间质浸润深度达 3～5mm 且同时伴有 LSVI 的肿瘤,其盆腔淋巴结转移、复发风险增加更为显著,如果没有 LSVI,复发的风险非常低(小于或等于 1%),且完全依赖于间质浸润深度(表 26-10)。

表 26-10　间质浸润深度与预后的关系[50]

| LSVI | 浸润深度小于 3mm | | 浸润深度 3～5mm | |
| --- | --- | --- | --- | --- |
| | 淋巴结转移 | 复发 | 淋巴结转移 | 复发 |
| 阳性 | 4/86(4.7%) | 6/131(4.6%) | 13/117(11.1%) | 16/92(17.4%) |
| 阴性 | 4/57(0.5%) | 10/1556(0.6%) | 10/259(3.4%) | 3/320(0.9%) |

(4)生长方式:Fidler 和 Boyd[59]采用了融合性这一术语来区别潜隐性癌和微小浸润癌,他们发现当肿瘤细胞大量融合所至的浸润时,患者的复发率较高。

(5)间质应答:间质应答是浸润癌的一个特征,一些研究试图将其定量表示作为宫颈癌的一个预后因素加以检测,但仅有少数研究发现间质应答的确是不利的预后因素[60]。

(6)病理分级:作为可能的预后因素加以检测,一些研究对肿瘤的病理分级进行了分析,但在微小癌中尚无定论[15,32,61]。

(陈慧君　纪　娜　陈惠祯)

# 参 考 文 献

[1]SHINGLETON H M,JONES W B,RUSSELL Λ, et al. Hysterectomy in invasive cervical cancer:a national patterns of care study of the American College of Surgeons[J]. Journal of the American College of Surgeons,1996,183(4):393-400.

[2]MESTWERD G. Die fruhdiagnose des kollumkarzinoma[J]. Zentralbl Gynecol, 1947, 69: 198-202.

[3]周琦. 中国常见妇科恶性肿瘤诊治指南宫颈癌[M].重庆:重庆大学出版社,2019:2-3.

[4]COPPLESON M. Cervical squamous and glandular intraepithelial neoplasia:clinical features and review of management[M]// COPPLESON M. Gynecol Oncol. 2nd ed. Thomas Springfield,1992: 572.

[5]吴爱如. 中国常见恶性肿瘤诊治规范(第七分册)宫颈癌[M].北京:北京医科大学中国协和医科大学联合出版社,1991:29-31.

[6]KOLSTAD P. Carcinoma of the cervix:stage ⅠA diagnosis and treatment[J]. Am J Obstet Gynecol, 104:1015.

[7]韩秋峪,林新生. 36 例早期宫颈癌患者的阴道镜检查及镜下活检分析[J]. 江苏医药杂志,2002,28 (11):878.

[8]LOHE K J. Early squamous cell carcinoma of the uterine cervix I[J]. Gynecol Oncol,1978,6:10.

[9]陈惠祯. 实用妇科肿瘤手术学[M].成都:成都出版社,1990:66-68.

[10]MORGAN L S. Surgical treatment of early cervical cancer[J]. Seminars in Oncology, 1982: 9: 312.

[11]KOLSTAD P. Follow－up study of 232 patients with stage ⅠA1 and 441 patients with stage ⅠA2 squamous cell carcinoma of the cervix (microinvasive carcinoma)[J]. Gynecol Oncol, 1989, 33: 265.

[12]TSUKAMOTO N, KAKU T, MATSUKUMA K,et al. The problem of stage ⅠA (FIGO. 1985)

carcinoma of the uterine cervix[J]. Gynecol Oncol,1989,34:1.

[13]CREASMAN W I,FETTER B F,CLARKE－PEARSON D L,et al. Management of stage ⅠA carcinoma of cervix[J]. Am J Obstet Gynecol, 1985,153:164-172.

[14]MAIMAN M A,FRUCHER R C,DIMAIO T M,et al. Superficially invasive squamous cell carcinoma of the cervix[J]. Obstet Gynecol, 1988, 72:399-408.

[15]BRUGHARDT E,GIRARDIB F,LAHOUSEN M, et al. Microinvasive carcinoma of the uterine cervix (FIGO ⅠA)[J]. Cancer,1991,67:1 037-1 045.

[16]李子庭. 早期宫颈癌的手术治疗[J]. 现代妇产科进展,1991,2:13.

[17]HIMMELMAN J. Prospective histopathologic malignancy grading to indictive the degree of postoperative treatment in early cervical carcinoma[J]. Gynecol Oncol,1992,46:37.

[18]VEKI R. Concervative therapy for microinvasive carcinoma of the utrine cervix[J]. Gynecol Oncol,1994,53:109.

[19]HASUMI K. Microinvasive carcinoma of the uterine cervix[J]. Cancer,1980,45:928.

[20]VAN NAGELL J R,GREENWELL N,POWELL D F,et al. Microinvasive carcinoma of the uteri[J]. Am J Obstet G ynecol,1983,145:981.

[21]CREASMAN W I,FETTER B F,CLARKE－PEARSON D L,et al. Management of stage ⅠA carcinoma of cervix[J]. Am J Obstet Gynecol,1985, 153:164-172.

[22]SIMON N L,GORE H,SINGLETON H M,et al. Study of superficially invasive carcinoma of the cervix[J]. Obstst Gynecol,1986,66:19-23.

[23]CREASMAN W T. Modification in the staging for stage Ⅰ vulvar and stage Ⅰ cervical cancer[J]. Int J Gynecol Obstet,1995,50:215.

[24]OSTOR A G. Early invasive adenocarcinoma of the uterine cervix[J]. Int J Gynecol Pathol,2000, 19:29.

[25]SEKI G. Conservative therapy for microinvasive carcinoma of the uterine cervix[J]. Gynecol Oncol,1994,53:109.

[26]BENEDET J L,ANDERSON G H. Stage ⅠA

carcinoma of the cervix revisited[J]. Obstet Gynecol,1996,87(6):1 052-1 059.

[27]TSENG C J,HORNG S G,SOONG Y K,et al. Conservative conization for microinvasive carcinoma of the cerivx[J]. Am J Obstet Gynecol, 1977,176:1 009-1 010.

[28]COPELAND L J,SILVA E G,GERSHENSON D M,et al. Superficially invasive squamous cell carcinoma of the cervix[J]. Gynecol Oncol,1992, 45:307-312.

[29]SEVIN B U,NADJI M,AVERETTE H F,et al. Microinvasive carcinoma of the cervix[J]. Cancer,1992,70:2 121-2 128.

[30]MORRIS M,MITCHELL M F,SILVA E G,et al. Cervical conization as definitive therapy for early invasive aquamous carcinoma of the cervix [J]. Gynecol Oncol,1993,51:193-196.

[31]ANDERSEN E S,HUSTH M,JOERGENSEN A,et al. Laser conization for microinvasive carcinoma of the cerivx:short term result[J]. Int J Gynecol Cancer,1993,3:183-185.

[32]OSTOR A G,ROME R. Microinvasive squamous cell carcinoma of the cervix:a clinicopathologic study of 200 cases with long－term follow－up [J]. Int J Gynecol Cancer,1994,4:257-264.

[33]ANDERSEN E S,NIELSEN K,PEDERSEN B, et al. Combination laser conization as treatment of microinvasive carcinoma of the uterine cerivx[J]. Eur J Gynecol Oncol,1998,19:352-355.

[34]SMITH H O,TIFFANY M F,QUALLS C R,et al. The rising incidence of adenocacinoma relative to squamous cell cacinoma of the uterine cervix in the United States-24 year population based study [J]. Gynecol Oncol,2000,78:97-105.

[35]SEDLIS A,SALL S,TSUKADA Y,et al. Microinvasive carcinoma of the utrine cervix:a clinical pathologic study[J]. Am J Obstet Gynecol,1979, 133:64-74.

[36]林仲秋,石一复,张炳忠. 妇科恶性肿瘤分期及临床实践指南[J]. 广东妇科肿瘤,2004:27.

[37]CHRISTOPHERSON W M. Microinvasive carcinoma of cervix:a long－term follow－up study of 80 cases[J]. Cancer,1979,38:629.

[38]TAKESHIMA N,YANOH K,TABATA T,et

al. Assessment of the revised International Federation of Gynecology of Gynecology and Obstetrics staging on early invasive squamous cervical cancer[J]. Gynecol Oncol,1999,74:165-169.

[39]石一复. 子宫颈疾病[M]. 北京:人民卫生出版社,1999:119.

[40]KAKU J,KAMURA T,SAKAI K,et al. Early adenocarcinoma of the uterine cervix[J]. Gynecol Oncol,1997,65:281-285.

[41]TESHIMA S. Early stage adenocarcinoma of the uterine cervix:histopsthologic analysis with consideration of histogenesis[J]. Cancer,1985,56:167.

[42]SHEPHERD J H,CRAWFORD R A F,ORAM D H. Radical trachelectomy:a way to preserve fertility in the treatment of early cervical cancer [J]. Br J Obstet Gynecol,1998,105:912-916.

[43]DARGENT D. A new future for Schaut's operation through pre—surgical retroperitoneal pelviscopy[J]. Eur J Gynecol Oncol,1987,8:292-296.

[44]ROY M,PLANTE M. Pregance after radical vaginal trachelectomy for early—stage cervical cancer[J]. Am J Obstet Gynecol,1998,179:1 491-1 496.

[45]SCHLAERTH J B,SPIRTOS N M,SCHLAERTH A C. Radical trachelectomy and pelvic lymphadenetomy with uterine preservation in the treatment of cervical cancer[J]. Am J Obstet Gynecol,2003,188:29-34.

[46]BURNETT A F,ROMAN L D,O'MEARA A T,et al. Radical vaginal tracheletomy and pelvic lymphadenectomy for preservation of fertility in early cervical carcinoma [J]. Gynecol Oncol, 2003,88:419-423.

[47]HEROD J J O,SHEPHERD J H. Radical trachelectomy[J]. Curr Obstet Gynecol,2000,10:37-41.

[48]LEMAN M H. Preservation of ovarian function by ovarian transposition performed before pelvic irradiation during childhood[J]. J Pediatr,1992, 121:880.

[49]BURGHARDT E,HOLZER E. Diagnosis and treatment of microinvasive carcinoma of the cervix uteri[J]. Obstet Gynecol,1977,49:641.

[50]LOHE K J. Early squamoue cell carcinoma of the uterine cervix II:clinical results of a cooperative study in the management of 419 patients with early stromal invasive and microcarcinoma[J]. Gynecol Oncol,1978,6:31.

[51]SIMON N L. Study of superficially invasive carcinoma of the cervix[J]. Obstet Gynecol,1986,68:19.

[52]MAIMAN M A. Superficially invasive squamous cell carcinoma of the cervix[J]. Obstet Gynecil, 1988,72:399.

[53]OSTOR A G. Pandora's box or Ariadne's thread? Definition and prognostic significance of microinvasive in the uterine cervix:squamous lesions[M]// ROSEN P P,FECHNER R E. Pathology Annual. Stamford:Appleton & Lange,1995:103-136.

[54]ROME R,BROWN R. Management of superficially invasive carcinoma of the cervix[M]//DAVID M. Gynecologic Cancer:Controversies in Management. Toronto:Churchiil Livingstone,2004:133-144.

[55]TAKESHIMA N,YANOH K,TABATA,et al. Assessment of the revised International Federation of Gynecology and Obstetrics staging for early invasive squamous cell cancer[J]. Gynecol Oncol,1997,74:165.

[56]BURGHAD E,HOLTER E. Diagnosis and treatment of microinvasive carcinoma of the cervix uteri[J]. Obstet Gynecol,1977,49:641.

[57]NG A B,REAGAN J W. Microinvasive carcinoma of the uterine cervix[J]. Am J Clin Pathol, 1969,52:511.

[58]ROCHE W D,NORRIS H J. Microinvasive of the cervix:the significance of lymphatic invasion and confluent patterns of stromal growth[J]. Cancer, 1975,36:180.

[59]FIDLER H K,BOYD J R. Occult invasive carcinoma cervix[J]. Cancer,1960,36:180.

[60]REINTHALLER A,TATRA G,BREITHNECKER G,et al. Prognosefaktoren beim Zerixkarzinom der Stadien I A—II B nach radikaler Hysterektomie unter besonderer Berucksichtigung der invasiven Stromalreaktion[J]. Geburtshilfe Frauenheikd,1991,51:809.

[61]KALU T,KAMIRA T,SAKAI T,et al. Early adenocarcinoam of the uterine cervix[J]. Gynecol,1997,65: 281.

# 27 子宫颈浸润性鳞状细胞癌

子宫颈癌是全球妇女中仅次于乳腺癌的第二个最常见的恶性肿瘤。其病因目前尚不十分清楚,近来较多学者集中研究性行为、性传播疾病及病毒与宫颈癌的关系,其中 HPV 感染与宫颈癌的关系,是目前宫颈癌研究的一个热点,认为 HPV 感染特别是 HPV 16,HPV 18 型感染是宫颈癌发生的主要原因,但不是唯一因素,宫颈癌的发生可能是多步骤、多因素共同作用的结果。

宫颈涂片筛查异常细胞是肿瘤防治学上的最重要成就之一。自引入巴氏涂片进行筛查子宫颈癌后,降低了筛查人群宫颈浸润癌的发病率。但巴氏涂片的准确性受许多因素的影响,假阴性率较高,为 $15\% \sim 40\%$。针对该问题,宫颈癌的各种筛查方法不断产生和发展,出现了一些新技术,如:TCT、CCT 检查及 HPV DNA 检测等。宫颈癌筛查方法的改进,促进了宫颈癌的早期诊断,为宫颈癌的早期治疗奠定了基础。

关于宫颈癌如何选择治疗方法的争论自 20 世纪初即开始,多数认为,放疗是宫颈癌的基本治疗方法,适用于Ⅰ～Ⅳ期宫颈癌患者,特别是Ⅲ、Ⅳ期患者应首选放射治疗,而Ⅰ、Ⅱ期患者的治疗方案的选择应从两个方面考虑:一是根据病情需要,即肿瘤情况和全身情况;二是医生所具备的临床经验及医疗技术设备条件,在肿瘤的治疗中强调个体化的治疗原则,根据不同患者的个体情况选用适当的治疗方法。

尽管宫颈癌的治疗研究已近百年,成绩显著,但其疗效还未能普遍达到"早期宫颈癌 5 年生存率 100%"这样的水平,肿瘤的临床分期、生物学行为与组织病理学改变等因素均会影响患者的预后。因此,在宫颈癌治疗过程中,应充分考虑影响预后的变异因素,按(个体化)治疗原则设计针对性治疗方案,改进治疗,提高疗效。

## 27.1 病理

### 27.1.1 概述

子宫颈为子宫的下端部分,以阴道穹隆、转折区为界分为上下两部分:下部为阴道上部所包围,称为子宫颈阴道部,又称外子宫颈;上部乃指阴道穹隆转折区以上的部分,称为子宫颈阴道上部。子宫颈阴道部表面被覆以复层鳞状上皮,此黏膜经阴道穹隆区而与阴道黏膜相连续,子宫颈管表面即子宫颈内膜则由单层柱状上皮覆盖。在这两类被覆上皮之间,位于子宫颈外口处,有一宽约数毫米的移行带(transformation zone),在柱状上皮之下,位于柱状上皮与基底膜之间,可检见一层矮柱状或立方细胞,称为储备细胞,具有双向分化的潜能,或分化为柱状上皮,或分化为鳞状上皮。

子宫颈癌的组织发生来源主要有三,即由子宫颈阴道部或移行带的鳞状上皮形成分化程度不等的鳞状细胞癌;由子宫颈管内膜的柱状上皮形成不同类型的腺癌;由储备细胞所形成的肿瘤,称为储备细胞癌或储备细胞腺癌。

宫颈癌的始发部位多在宫颈阴道部鳞状上皮和宫颈管柱状上皮的交界处。在致癌因素的刺激下,宫颈鳞状上皮底层细胞增生活跃,分化不良,逐渐形成宫颈上皮不典型增生,从不典型增生可逐渐发展为原位癌、早期浸润癌和浸润癌。不典型增生与原位癌只是同一疾病过程的两个连续性阶段,属于非浸润性病变,不典型增生和原位癌的病变皆限于宫颈上皮之内,于是提出了统一的子宫颈上皮内瘤变(CIN)的分类,以区别于浸润癌。组织学上根据未分化的恶性细胞的数量及其累及上皮层的范围,将其分为 Ⅰ、Ⅱ、Ⅲ 级,用 CIN Ⅰ、CIN Ⅱ、CIN Ⅲ 代替以前的轻度、中度、重度不典型增生。CIN 三级分类法简述如下:CIN Ⅰ级,细胞及核的不典型较轻,病变范围不超过子宫颈上皮深度的下 1/3。CIN Ⅱ级,细胞异型性更明显,病变范围累及子宫颈上皮全层下 1/2 左右,细胞极向紊乱。CIN Ⅲ级,此级病变中不典型增生细胞的异型性更明显,几乎累及子宫颈上皮全层,可出现个别核较大的明显肿瘤细胞,细胞极向紊乱更明显,特别是基底层细胞极向紊乱是重要特点。三级病变中均可见核分裂象,甚至病理性核分裂。虽然上皮各层细胞异型性明显,但基底膜完好。

上述上皮不典型增生并不一定都发展为原位癌乃至浸润癌,根据对大量病例的长期追踪随访,证明在各级子宫颈上皮不典型增生的患者总数中,约有 50% 发展为原位癌,基本保持原状无明显变化者约占 28%,其余则大多由原状发展为更严重的不典型增生。此外,有少数病例病变可发生逆转而自行恢复,据统计约占总数的 6%,此类病例多属于轻度不典型增生。从不典型增生到浸润癌是一缓慢而渐进的过程,通常需 8～10 年,一旦形成浸润癌则生长迅速,如不及时治疗,患者于 2～5 年内死亡。

## 27.1.2 大体形态

浸润型宫颈癌大体观可分为如下三型。

(1)内生型(endophytic type):肿瘤向深部浸润性生长,主要向宫颈管壁内浸润,使宫颈一侧肿大,因癌肿生长致颈管腔变窄。

(2)外生型(exophytic type):肿瘤向外生长形成结节状、乳头状、菜花状突起的肿块,质脆,触之易出血,灰白色或淡红色。

(3)溃疡型(ulcerative type):癌组织向深部浸润,表面组织坏死脱落形成溃疡甚至空洞。严重者,有时整个宫颈及穹隆组织可溃疡而完全消失。

## 27.1.3 新的 WHO 组织学分类简介

见本书附录七 2014 年 WHO 提出的子宫颈肿瘤分类。

## 27.1.4 镜下

1)鳞状细胞癌(squamous cell carcinoma)

目前宫颈鳞状细胞癌的分级仍沿用 Broders(1925)的分级法,根据未分化细胞数目所占比例分为四级:Ⅰ级分化最好,未分化细胞在 25% 以下;Ⅱ级在 25%～50%;Ⅲ级在 50%～75%;Ⅳ级在 75% 以上。

癌组织由鳞状细胞组成,亦有按其分化程度及组织学特征分为角化型及非角化型两种。角化型癌:组织内可见癌角珠(图 27-1,图 27-2)。非角化型癌:癌组织内可见单个角化细胞,但不见癌角珠。非角化鳞癌最常见,癌细胞一般为多角形,与角化型相比,细胞多形性较明显(图 27-3)。一些伴单个细胞角化的小细胞癌亦归于此类,但需与小细胞癌鉴别。当癌细胞胞浆丰富透明时,需与实体性透明细胞腺癌区别。

某些鳞状细胞癌伴棘层松解,可引起假腺样结构。有作者称为腺样鳞状细胞癌。另一

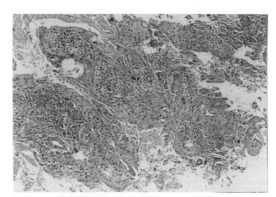

图 27-1 角化型鳞状细胞癌:见较多的角化珠(×100)

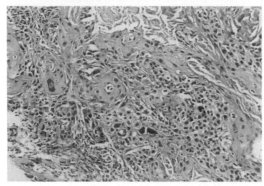

图 27-2 角化型鳞状细胞癌的高倍观(×400)

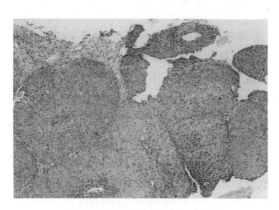

图 27-3 非角化型鳞状细胞癌:不见角化珠,但有单个角化细胞(×100)

些病例可见间质内淀粉样物质沉积。偶尔在鳞癌的癌细胞胞浆内有散在的黏液滴,亦有人称为黏液表皮样癌或腺癌,但都不理想,应视为鳞癌的一种变异,而非腺癌。

近来妇产科病理学者主要依据细胞形态将其分为如下三级。

Ⅰ级:角化型大细胞型,癌细胞分化好,主要为多角形,似鳞状上皮的棘细胞,有角化和角化珠形成,细胞间桥存在,核分裂不多。

Ⅱ级:非角化型大细胞型,亦称中度分化型,癌细胞分化达鳞状上皮中层细胞的分化程度,主要为椭圆形或大梭形细胞,无明显癌珠或角化,见不到细胞间桥,核分裂和细胞异型性比较明显。

Ⅲ级:小细胞型,即低分化型,癌细胞主要为小梭形,似基底层细胞,异型性及核分裂都明显。

组织学分型对临床估计预后有一定意义,小细胞型未分化细胞多,恶性程度高,预后差,但对放射线较敏感,大细胞型未分化细胞少,恶性程度较低,但对放射线敏感度较差。因此,组织分级有助于临床治疗或放射治疗病例的筛选,是决定治疗方案所参考的重要指标之一。

2)其他组织学亚型

(1)疣状癌(verrucous carcinoma),是一种高分化鳞状细胞癌,向外生长呈疣状或息肉状,瘤细胞分化较好,胞浆丰富,核异形性小。要与尖锐湿疣鉴别,此瘤无纤维血管轴心的乳头及典型的挖空细胞。局部切除后可复发,但不发生转移。

(2)梭形细胞癌(spindle—cell carcinoma)或称肉瘤样癌(sarcomatoid carcinoma)、鳞状细胞癌伴肉瘤样间质(squamous cell carcinoma with sarcoma—like stroma),形似食管的梭形细胞癌,很像肉瘤,但上皮巢内可见角化细胞,甚至典型的鳞癌分化区。

(3)基底细胞样(鳞状细胞)癌(basaloid or squamous cell carcinoma),其特征为周边细胞呈明显的栅栏样排列,浸润性生长,间质反应少。肿瘤由小而一致的圆到卵圆形基底样鳞状细胞构成,胞浆稀少,细胞核染成近黑色,缺乏明显核仁,形成类似皮肤的基底细胞癌样的结构。

(4)淋巴上皮瘤样癌(lymphoepithelioma—like carcinoma)类似鼻咽部的同名肿瘤。特点为瘤细胞体积大,空泡核,核仁明显,中等量嗜酸性胞浆,细胞界限模糊,常呈合体细胞样,明显的淋巴细胞浸润为特征,常为 T 淋巴细胞。此癌预后较好(图 27-4,图 27-5)。

内分泌癌的标记物,则称为小细胞神经内分泌癌。(图 27-6,图 27-7 )

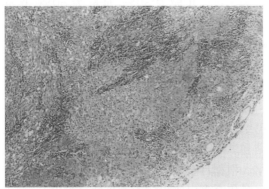

图 27-4　淋巴上皮瘤样癌:癌组织与淋巴组织混杂,类似鼻咽淋巴上皮癌(×100)

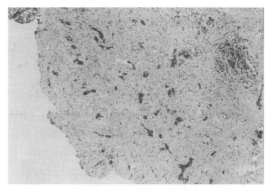

图 27-6　小细胞未分化癌:癌细胞小,呈条索状或小巢状浸润间质内(×100)

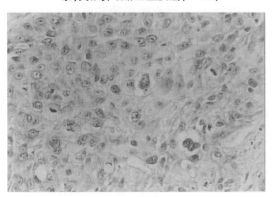

图 27-5　淋巴上皮瘤样癌:高倍观,癌细胞体积大,空泡状核,核仁明显(×400)

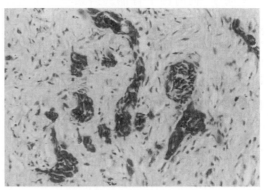

图 27-7　小细胞未分化癌:图 27-6 高倍观,癌细胞小,圆形或短梭形,核染色深(×400)

(5)移行细胞癌(transitional cell carcinoma),罕见。组织形态与膀胱的移行细胞癌相似。肿瘤常由多层异形细胞排成乳头状,乳头中见纤维血管轴心,瘤细胞 HPV 16 阳性。偶尔出现 9 号染色体 3p 的等位基因丢失,免疫组化表达 CK7 而不表达 CK20,表明此癌与鳞状细胞有关。

(6)小细胞未分化癌,罕见,组织学特征与肺小细胞癌相似,癌细胞为小圆形或小梭形细胞,胞浆很少,或几乎难见到。核小,圆形,短梭形,染色深,核分裂易见。常伴小片状坏死。免疫组化:CK 及 CD56 部分癌细胞阳性,LCA 阴性。此型多数作者认为是高度恶性鳞状细胞癌的一个亚型。部分病例癌组织内表达 NSE、CgA、Synaptophysin、Leu-7 等神经

(7)湿疣样癌(warty or condylamaous carcinoma),癌组织呈疣状外观,细胞具有 HPV 感染后的特征性改变,即部分癌细胞呈挖空细胞改变。被视为尖锐湿疣性鳞状细胞癌。

(8)乳头状癌(papillary carcinoma),乳头或粗或细,结缔组织间质表面的被覆上皮有 CIN 表现,下方一般为典型的鳞状细胞癌。此种肿瘤 HPV 16 型阳性。活检小标本诊断有时困难,与湿疣状鳞状细胞癌不同的是乳头状鳞状细胞癌角化不明显,肿瘤细胞无 HPV 感染的特点。与移行细胞癌不同的是乳头状癌有鳞状细胞分化。

(岳君秋　刘涵瀚　胡俊波)

## 27.2 扩散方式及分期

### 27.2.1 扩散方式

子宫颈癌主要扩散方式为局部蔓延和淋巴道转移。血道转移很少见。

(1)局部蔓延:癌瘤的直接蔓延,首先侵犯颈管及宫颈的肌纤维,进而可累及穹隆、阴道和子宫旁组织。阴道前壁受累后,可侵入膀胱,后壁受累后可侵入直肠。子宫旁组织受癌浸润后,极易压迫输尿管,引起狭窄或梗阻,形成上段输尿管扩张及肾盂积水。晚期可累及盆壁筋膜、肌肉甚至骨骼。当累及髂部静脉时,能使下肢水肿。

(2)淋巴道转移:淋巴道转移是子宫颈癌的主要转移途径。癌细胞侵入淋巴管间隙,癌栓随即通过淋巴管转移至区域淋巴结,继而转移至远处淋巴结。淋巴道转移有三个途径:①子宫动脉,横过输尿管前,进入髂外淋巴结及闭孔淋巴结;②子宫动脉,横过输尿管后,进入髂内淋巴结;③沿子宫骶韧带,至骶前淋巴结。据报道,Ⅰ期宫颈癌淋巴转移率为15%,Ⅱ期为30%,Ⅲ期为50%,Ⅳ期为60%左右。淋巴结转移率随临床分期的增高而上升[1](表27-1)。腹主动脉旁淋巴结阳性者多伴有盆腔淋巴结转移[2],约13%并有锁骨上淋巴结转移。

子宫颈癌的淋巴转移一般先累及盆腔淋巴结,然后累及髂总淋巴结及腹主动脉旁淋巴结和乳糜池,进而转移至胸导管及锁骨上淋巴结。根据吕玉峰和王云祥的研究[3],子宫颈有一条集合淋巴管可向上直入髂总淋巴结,而不需要经过盆腔淋巴结。当癌瘤累及宫体及阴道下段时,可转移至腹股沟淋巴结。但是,绝大部分子宫颈癌患者只发生盆腔淋巴结转移,其中多为髂外淋巴结、闭孔淋巴结及髂内淋巴结,其次多为髂总淋巴结、子宫旁淋巴结,少数为腹主动脉旁淋巴结、骶前淋巴结及阴道旁淋巴结(表27-2)。晚期有时可转移至腋下淋巴结、肠系膜淋巴结及纵隔淋巴结。

**表 27-1　宫颈癌临床分期与淋巴结转移率**

| 分期 | 盆腔淋巴结转移率 | | | | | | 腹主动脉旁淋巴结转移率 | | | |
| | 1971—1976[①] | | 1958—1974[②] | | 1975—1986[③] | | 1975—1986[③] | | 1976—1985[④] | |
| | 例数 | 百分率/% | 例数 | 百分率/% | 例数 | 百分率/% | 例数 | 百分率/% | 例数 | 百分率/% |
| Ⅰ_B | 44 | 16.0 | 757 | 18.9 | 1 160 | 19.8 | 1 579 | 4.2 | 35 | 14.0 |
| Ⅱ_A | 13 | 27.0 | 129 | 25.6 | 90 | 26.6 | 212 | 11.3 | 17 | 12.0 |
| Ⅱ_B | 93 | 36.5 | 91 | 40.7 | 341 | 36.1 | 602 | 19.8 | 64 | 16.0 |
| Ⅲ | | | | | 96 | 42.7 | 546 | 27.5 | 35 | 23.0 |
| Ⅳ_A | | | | | 23 | 56.5 | 80 | 31.3 | 4 | 25.0 |
| 总计 | 150 | | 977 | | 1 710 | | 3 019 | | 155 | |

①Burghardt,et al (1978);②Zander,et al(1981);③van Nagell,et al(1992);④Podczas K I,et al(1989)。

**表 27-2　744 例子宫颈癌 2 090 个转移淋巴结分布**

| 淋巴结名称 | 淋巴结数目 | 百分率/% |
| --- | --- | --- |
| 髂外淋巴结 | 497 | 22.9 |
| 闭孔淋巴结 | 398 | 19.0 |
| 髂内淋巴结 | 363 | 17.4 |
| 髂总淋巴结 | 266 | 12.7 |

续表

| 淋巴结名称 | 淋巴结数目 | 百分率/% |
|---|---|---|
| 子宫旁淋巴结 | 231 | 11.1 |
| 子宫颈旁淋巴结 | 213 | 10.2 |
| 主动脉旁淋巴结 | 103 | 4.9 |
| 骶淋巴结 | 28 | 1.3 |
| 阴道旁淋巴结 | 9 | 0.4 |

Henrlksen 将子宫颈癌转移的盆腔淋巴结区分为 1 级(初级)和 2 级(次级)淋巴结[4]。前者包括宫旁淋巴结、宫颈旁淋巴结、髂内淋巴结、闭孔淋巴结及髂外淋巴结;后者包括髂总淋巴结、骶前淋巴结及腹股沟淋巴结。腹主动脉旁淋巴结以上部位的转移率在 27% 左右。(图 27-8,图 27-9)

影响淋巴结转移的因素有:①肿瘤的临床分期(表 27-1);②原发瘤大小(表 27-3);③细胞浸润深度(表 27-4);④淋巴血管间隙浸润及宫旁浸润(表 27-5)等因素[1,5,6]。

(3)血道转移:子宫颈癌血道转移很少见,仅占子宫颈癌 5% 左右,常见转移的部位有肺、肝、骨,少数可转移至肠、脑等器官(表 27-6,图 27-10)。

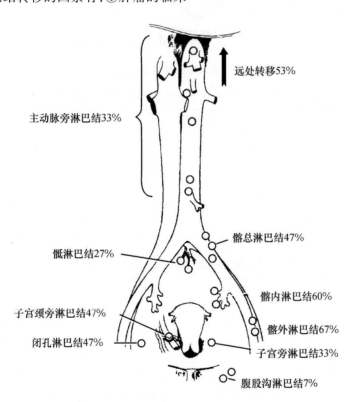

图 27-8　宫颈癌治疗后淋巴结转移率(%)[5]

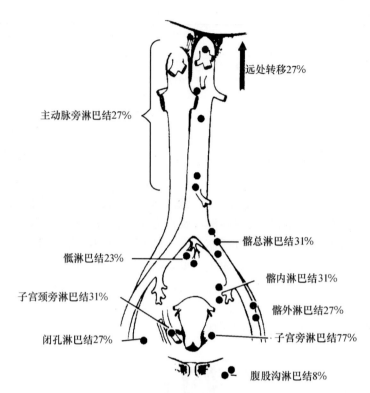

图 27-9　未治患者淋巴结转移率(%)[5]

表 27-3　I B 期宫颈癌肿瘤大小与淋巴结转移率的关系[5]

| 肿瘤的大小 | 病例数 | 转移例数 | 转移率/% |
|---|---|---|---|
| ≤1cm | 22 | 4 | 18.2 |
| 2~3cm | 72 | 16 | 22.1 |
| 4~5cm | 45 | 16 | 35.5 |
| ≥6cm | 6 | 3 | 50.0 |
| 总计 | 145 | 39 | 26.9 |

表 27-4　浸润深度与淋巴结及宫旁转移的关系[6]

| 浸润深度/mm | 病例数 | 淋巴结转移例数(%) | 宫旁转移例数(%) |
|---|---|---|---|
| 0~4.9 | 97 | 1(1.0) | 0(0.00) |
| 5~9.9 | 153 | 19(12.4) | 5(3.3) |
| 10~14.9 | 169 | 44(26.0) | 29(17.2) |
| 15~19.9 | 96 | 31(32.3) | 27(28.1) |
| 20~24.9 | 58 | 21(36.2) | 20(34.5) |
| 25~29.9 | 29 | 11(37.9) | 16(55.2) |
| ≥30 | 26 | 16(61.5) | 15(57.7) |
| 总数 | 628 | 143(22.8) | 112(17.8) |

表 27-5　淋巴血管间隙及宫旁浸润与盆腔淋巴结转移率的关系

| 检查结果 | 淋巴血管间隙浸润（LVSI） | | 宫旁浸润 | |
| --- | --- | --- | --- | --- |
| | 病例总数 | 淋巴结转移率/% | 病例总数 | 淋巴结转移率/% |
| 阴性 | 366 | 8.2 | 599 | 13.3 |
| 阳性 | 276 | 25.4 | 44 | 43.1 |

表 27-6　子宫颈癌（Ⅳ期）的远处转移

| 转移器官 | 病例数 | 百分率/% |
| --- | --- | --- |
| 肺 | 437 | 35.1 |
| 肝 | 325 | 26.1 |
| 骨 | 273 | 21.9 |
| 肠 | 112 | 9.0 |
| 肾上腺 | 48 | 3.8 |
| 脑 | 27 | 2.2 |
| 脾 | 24 | 1.9 |
| 总数 | 1 246 | 100.0 |

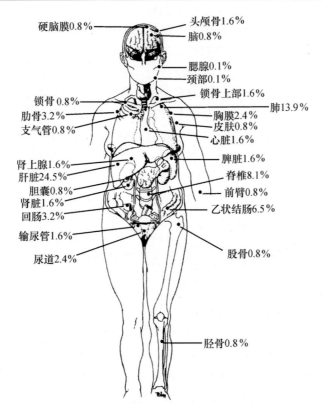

图 27-10　未治患者肿瘤转移部位及百分率[5]

### 27.2.2 分期

**1)历史回顾[7]**

1929 年国际联盟卫生组织委托 J. Heyman 等起草了宫颈癌的临床分期,分期的确定主要以子宫活动与否、阴道穹隆及宫旁是否受侵犯为主要依据。1937 年和 1950 年美国医学会对其临床分期进行了修订,主要内容包括:①分期的确定不以子宫活动与否为主要依据;②Ⅱ期为有宫旁浸润但未达盆壁,阴道受累但未达下 1/3;③宫体侵犯定为Ⅱ期;④Ⅲ期肿瘤浸润达盆壁,无间隙;⑤阴道浸润下1/3为Ⅲ期,宫旁团块浸润不属于Ⅳ期,同时增加了 0 期。1960 年以来,对宫颈癌的分期已更改了五六次。1973 年妇科肿瘤学会(SGO)建议将浸润深度小于或等于 3mm 的镜下浸润癌称为微小浸润癌,此定义未定出水平浸润界线,该建议得到多数人的赞同,尤其在美国已用此定义来指导治疗,即有微小浸润癌者可行保守性治疗,尽可能行宫颈锥切,而浸润灶大于 3mm,且有血管和淋巴管侵犯者,则多考虑行根治性治疗。1985 年 FIGO 首先规定宫颈癌 Ⅰ$_A$ 期间质浸润深度小于 5mm,水平播散范围小于 7mm,Ⅰ$_A$ 期又分为 Ⅰ$_{A1}$ 期及 Ⅰ$_{A2}$ 期,Ⅰ$_{A1}$ 期定义为镜下可见的最小间质浸润癌灶,其余划分为 Ⅰ$_{A2}$ 期。1994 年国际妇产协会(FIGO)最新修订的国际临床分期法,将Ⅰ$_{A1}$ 期义为间质浸润≤3mm,水平扩展≤7mm,Ⅰ$_{A2}$ 期为肿瘤间质浸润 3~5mm,水平扩展≤7mm;Ⅰ$_{B1}$ 期为宫颈肿瘤直径≤4cm,Ⅰ$_{B2}$ 期为宫颈肿瘤<4cm,Ⅱ$_{A1}$ 期无疑较前进了一步。当前应用的宫颈癌分期依照 2018 年更新的 FIGO 分期系统[8](表 27-7)。

**2)FIGO 临床分期(2018)**

(1)临床分期原则。

子宫颈癌分期规则采用国际上统一使用的 FIGO 2018 分期(见表 27-7),其他分期规则作为参考。FIGO 2018 宫颈癌分期与原有分期相比,主要有以下 2 点不同。

(a)因存在取材和病理"伪影"误差及腺癌的生物学行为,微小浸润癌的分期不再考虑病变宽度。

(b)Ⅰ$_B$ 期根据宫颈病变的最大直径细分为 Ⅰ$_{B1}$、Ⅰ$_{B2}$ 和 Ⅰ$_{B3}$ 期。

由于淋巴结受累导致其预后更差,所有有淋巴结转移的病例划为Ⅲ$_C$ 期,若仅有盆腔淋巴结阳性,则为Ⅲ$_{C1}$ 期;若腹主动脉旁淋巴结也受累,则为Ⅲ$_{C2}$ 期。分期规则还指出,必须添加符号以标明是影像学的评估(r)还是已获得病理学的确诊(p)。因此,FIGO 2018 宫颈癌分期规则为临床结合影像及病理诊断结果的分期,需注意以下 5 点。

①需 2 名以上高年资医生共同查体明确分期,有条件时最好在麻醉状态下行盆腔检查。

②分期有分歧时以分期较早的为准。

③允许影像学和病理学结果用于分期。

④微小浸润癌诊断必须根据宫颈锥切标本由有经验的病理医生做出诊断。

⑤诊断Ⅰ$_A$ 期,只考虑瘤变浸润深度,不再计算浸润宽度。

(2)FIGO 临床分期(2018):见表 27-7。

**表 27-7　子宫颈癌 FIGO 分期[8]**

| 分期 | 描述 |
| --- | --- |
| Ⅰ期 | 癌严格局限于宫颈(扩散至宫体,应不考虑) |
| Ⅰ$_A$ | 只是在显微镜下诊断,所测量的最大浸润深度<5.0mm 的浸润癌 |
| 　Ⅰ$_{A1}$ | 所测量间质浸润深度<3.0mm |
| 　Ⅰ$_{A2}$ | 所测量间质浸润深度≥3.0mm 而<5.0mm |
| 　Ⅰ$_B$ | 所测量的最大浸润深度≥5.0mm 的浸润癌(病变范围比 Ⅰ$_A$ 期大),病变局限在子宫颈 |
| 　Ⅰ$_{B1}$ | 间质浸润深度≥5.0mm 而最大径线<2.0cm 的浸润癌 |

| 分期 | 描述 |
| --- | --- |
| I$_{B2}$ | 最大径线≥2.0cm 而<4.0cm 的浸润癌 |
| I$_{B3}$ | 最大径线≥4.0cm 的浸润癌 |
| II 期 | 宫颈癌侵犯超出子宫,但未扩散到阴道下 1/3 或骨盆壁 |
| II$_A$ | 累及阴道上 2/3,无宫旁浸润 |
| II$_{A1}$ | 浸润癌最大径线<4.0cm |
| II$_{A2}$ | 浸润癌最大径线≥4.0cm |
| II$_B$ | 宫旁浸润,但未达骨盆壁 |
| III 期 | 癌累及阴道下 13,和(或)扩散到骨盆壁,和(或)导致肾积水或无功能肾,和(或)累及盆腔和/或腹主动脉旁淋巴结 |
| III$_A$ | 癌累及阴道下 1/3,未扩散到骨盆壁 |
| III$_B$ | 扩散到骨盆壁和(或)肾积水或无功能肾(明确排除其他原因所致) |
| III$_C$ | 盆腔和/或腹主动脉旁淋巴结受累,不论肿瘤的大小与范围(采用 r 与 p 标记) |
| III$_{C1}$ | 只有盆腔淋巴结转移 |
| III$_{C2}$ | 腹主动脉旁淋巴结转移 |
| IV 期 | 癌已扩散超出真骨盆或已累及膀胱或直肠黏膜(活检证实,出现泡状水肿并不足以将 1 个病例归为 V 期) |
| IV$_1$ | 扩散至邻近的盆腔器官 |
| IV$_2$ | 转移至远处器官 |

(程 欣 蔡红兵 陈惠祯)

## 27.3 临床特征

### 27.3.1 发病年龄

宫颈癌患者年龄跨度较大[10,11],15～85 岁。20 岁以前罕见,40～60 岁为发病高峰年龄,60 岁以后呈下降趋势。近几年来宫颈癌的年轻化趋势已引起世界妇科肿瘤学界的关注,2001 年国际妇产科联盟(FIGO)流行病学和统计学调查报道,20 世纪子宫颈癌的发病年龄由 50 年代的平均年龄 60 岁下降到 90 年代末的 50 岁。年轻妇女宫颈癌(年龄<35 岁)患者的构成比由 9%上升至 24%。国内报道宫颈癌患者平均年龄由 55 岁下降到 42 岁。年轻宫颈癌患者构成比由 20 世纪 80 年代末的 1.4%,上升至 21 世纪的 12%～17%。

Hong-Bing C 等[11]分析了 1975—2009 年 6 736 例宫颈癌患者年龄分布情况,其中≤35 岁的患者共 820 例,35 岁以上的 5 916 例,两者按 7 个年龄段(5 岁为一年龄段)做比较,前者占同期比例分别为 3.8%、2.9%、4.0%、8.1%、12.3%、15.2%、16.0%,年轻宫颈癌呈上升趋势并逐年增加。这一现象应引起广大医务工作者的足够重视。

### 27.3.2 发生部位

由子宫颈阴道部或移行带的鳞状上皮可形成分化程度不等的鳞状细胞癌。从 1～12 点均可发生原位癌(表 25-5),进一步可发展为浸润癌。

### 27.3.3 临床症状

宫颈原位癌及早期浸润癌往往无任何临

床症状,或有轻微的临床症状,诊断比较困难。有作者报道33%～81%宫颈早期浸润癌无任何临床症状[10],多数患者是在妇科普查中发现的。出血一般是宫颈癌最早出现的症状,但很少早期病变伴发出血。浸润癌有三个主要症状,即阴道不规则出血、阴道排液和疼痛。

1)阴道出血

80%～85%的浸润癌患者可表现为不同程度的阴道出血[12]。对于正在行经年龄的妇女来说,一些暗示早期宫颈癌的症状往往不被注意,她们往往把这些症状当作女性生理过程中的一些无关紧要的异常现象。例如月经期延长,可能是子宫颈癌在发病最初数月中的唯一症状。在性交、劳动或旅行时常常发现轻微的非月经期滴血,性交出血往往使患者进行早期检查。这时应引起临床医生的高度重视,尽量寻找出血的原因。有时当子宫颈已有明显病变,而在生殖器的其他部位存在炎症或子宫肌瘤良性疾病时,便误认为是流血的原因,或一次阴性的细胞学检查或宫颈活检,就武断的排除了宫颈癌的诊断,而给患者带来一种错误的安全感。直到流血症状加重或长期出血不止再来复查时,癌瘤可能已达到不能根治的阶段。绝经后发生了阴道滴血或白带等早期症状,也往往很易引起患者的注意,而促使其早日就诊。然而有些患者在绝经后二三年内发生阴道出血,往往误认为月经恢复[10],而延误就医时间。所以,绝经后阴道出血,要考虑到癌瘤存在的可能。外生型癌瘤常伴有阴道出血,大量阴道出血可引起出血性休克、贫血,甚至死亡。

2)阴道排液

初期由于癌的存在,宫颈腺体受到刺激时[13],分泌功能亢进,产生大量黏液状白带。故在发现阴道出血之前数月,往往先有少量而持续性水样白带。但大量的水样白带并非常有的症状。

黄带是大多数晚期患者所共有的临床症状。这是由于肿瘤组织大量坏死[13],溢出大量浆液性液体,并混以脱落的小块癌组织,同时由于腐败性细菌的侵入,使分泌具有腐败的

奇臭味。此种黄色阴道排出物对女阴黏膜刺激很大,从而可引起阴道炎和女阴炎。少数情况下,宫颈管为癌瘤所阻塞,分泌物引流不畅或不能流出,潴留于宫腔内,而形成宫腔积脓,患者可出现剧烈的下腹痛及发热等感染症状。当细菌毒力强或患者体弱时,可产生脓毒血症或败血症。偶尔有积脓破入腹腔,情况更严重。

3)疼痛

疼痛为晚期宫颈癌常见的临床症状,其疼痛性质为进行性的。开始疼痛发生在下腹部、腰骶部或从腰部向膝部放射,由大腿后方或前方向下至膝部为止,再晚疼痛可延至踝和趾部。一般来说,盆腔肿瘤蔓延越广,疼痛也越明显,波及范围也越大。产生疼痛的主要原因是由于盆腔神经受到癌瘤压迫或浸润,或肿瘤组织挤压宫旁组织中交感神经而引起的一种"反射性疼痛",疼痛可以为单侧性,也可以为双侧性,但一般按照病变扩散范围,往往一侧比另一侧疼痛更为剧烈些,且范围更广泛些。如耻骨上部疼痛即表明肿瘤已侵犯阴道前壁或膀胱,偶尔在左侧或右侧髂窝处可有中度压痛,这种疼痛一般不剧烈。

腰背部疼痛往往由于挤压输尿管引起输尿管积水和肾盂积水,或浸润产生痉挛性收缩所致。肿瘤侵犯腹主动脉时,则有上腹部疼痛,有直肠阴道瘘的晚期病例,则有剧烈的骶尾部疼痛。癌瘤越近晚期,疼痛程度愈重。

4)其他症状

(1)泌尿道症状:泌尿道症状多且不恒定,早期宫颈癌虽然肿瘤没有侵犯膀胱,也可有尿频甚至夜尿多或尿痛等征象。造成这些泌尿道症状的原因很多,主要可能是宫颈癌继发感染,通过淋巴管扩散至膀胱三角区,而引起膀胱三角炎,黏膜充血伴有容量减少或阴道分泌物对尿道刺激的结果。相反,当癌瘤已浸润膀胱壁而产生广泛水泡性水肿时,泌尿道症状却很轻。当病变侵犯膀胱阴道中隔或侵入膀胱时,则可产生血尿,脓尿或发生膀胱阴道瘘而漏尿。当输尿管受压或浸润可引起肾盂肾炎或肾盂积水,而引起腰区胀痛不适,如双侧输尿管受压,则可引起无尿,尿毒症为晚期宫颈

癌常见的死亡原因。

（2）消化道症状：癌瘤晚期压迫直肠可引起便秘和排便困难，症状逐渐由轻变重，对抗肠腔狭窄而引起自动性反应的结果是产生腹泻。如癌瘤侵犯直肠可出现便血、脓便。当阴道与直肠间形成瘘时，如瘘孔不大，则阴道分泌物中染有大便或气体，如瘘孔较大，则有粪便由阴道口排出。

恶心、呕吐可因上腹部发生转移而引起，也可由尿毒症引起。

（3）恶病质：为晚期患者所具有的综合症状。

### 27.3.4  体征

浸润癌早期宫颈可呈糜烂状、小的溃疡或乳头状病灶，有时很难与宫颈糜烂、乳头状增生等慢性炎症鉴别。当子宫颈稍肥大、质地稍硬时，更易被检查者忽略。因此，检查时要特别仔细，如手套带血时，即应引起足够的重视。可考虑以下两种方法进一步检查[13]。

组织脆性试验：用直径 2mm 的探针轻按压子宫颈可疑部分，如果探针在子宫颈表面滑动，不能插入组织，则为正常的子宫颈组织，如轻按压即可进入子宫颈组织，则表示该部分组织甚脆，可能为癌组织。

组织弹性试验：由于癌瘤组织的弹性减退或完全消失，当用压舌板轻压子宫颈表面时，如为癌瘤组织则感觉坚硬，质脆而易出血。正常组织弹性好，当用压舌板轻压后，很快恢复原有的形态和色泽。

当宫颈癌继续发展，宫颈可呈菜花样增生或结节样肿块，或形成溃疡。子宫颈增大、坚硬，变得不规则。

（刘少阳  程  欣  聂道梅）

## 27.4  诊断及鉴别诊断

### 27.4.1  宫颈细胞学诊断

对宫颈浸润性鳞状细胞癌的诊断来说，细胞学诊断远不如发现早期癌那样重要。细胞学诊断并不困难，常常可发现可疑鳞状上皮细胞或鳞状上皮细胞癌。个别典型癌细胞或癌细胞退化变性，不能肯定为典型的癌细胞，称为可疑癌细胞。而从单个细胞征象和综合涂片看，均有癌细胞特征，称为癌细胞。若能明确组织类型，可按下述报告：角化鳞癌、非角化鳞癌、小细胞型鳞癌。

### 27.4.2  阴道镜检查[14]

阴道镜检查是早期诊断宫颈癌及癌前病变的重要辅助方法之一。阴道镜检查的准确性通常受其自身及检查者的经验和技术水平影响。有文献报道阴道镜诊断的敏感性及与组织学的符合率优于传统细胞学。一项随机双盲的人群筛查研究表明，阴道镜的敏感性和特异性却低于薄层液基细胞学，有显著的统计学差异。

阴道镜检查，由于操作方便，患者无痛苦，无交叉感染，且可能提供可靠的活检部位，并可即时拍摄照片，保存有价值的临床资料，因而决定了它今后仍有推广价值。

阴道镜是一种临床检查方法，其主要功能是将欲观察的病变部位放大 10～30 倍，用来观察病变部位的血管和上皮改变。但由于其放大倍数有限，它不能观察到细胞细微结构，只能观察有病变引起的局部改变。所以它只能提供可疑病变部位，而不能作为确定病变性质的诊断手段。

早期宫颈癌其病变常局限在基底层，肉眼观察宫颈可能呈光滑状。但阴道镜检查可见到局部血管呈"基底"改变，也可出现镶嵌改变，上皮出现白斑改变。

发展至浸润癌阶段，肿瘤往往突出宫颈表面。由于血管的生长速度难以适应肿瘤的快速生长，故引起局部缺血、水肿，阴道镜下整个背景呈橘黄色改变。癌组织向表面突出，可出现乳突状基底；癌组织呈溃疡状改变，则往往有一锐利边缘。癌灶如伴有感染、坏死，其表面被覆一层灰黄色、浑浊无结构的薄膜，镜下呈猪油样改变。癌组织如为内生型，宫颈表面呈现殷红无结构的图像,称无特殊红色区,质硬易出血。癌灶旁往往伴发有单纯白斑、白斑基底、白斑镶嵌等改变。

### 27.4.3　HPV 的检测

HPV 感染与宫颈癌的发生有明确的关系。HPV 感染强烈地预示着鳞状上皮内病变(SIL)存在的可能,HPV 可以在 99.8% 的宫颈癌患者中发现。HPV DNA 检测可提高宫颈癌筛查的效果,可作为细胞学检查方法的补充,也可与细胞学联合检测,可提高 CIN 或更严重病变的灵敏度。其重要意义已在本书 27 章阐述。但目前对 HPV DNA 检测是否作为宫颈癌筛查内容尚存在争议。HPV DNA 检查对宫颈浸润癌的诊断没有意义,但可作为流行病学调查和治疗后监测的手段。

### 27.4.4　宫颈活体组织检查

取活体组织进行病理检查,是诊断肿瘤必要的方法。即使是临床宫颈癌,也必须行宫颈活检确诊,以确定肿瘤的组织类型与分化程度,并为选择治疗方法和估计预后提供重要依据。

1)活体组织检查的方法[11]

钳取活体组织检查方法简便易行,是最常用的临床诊断方法。分单区活检和多区活检两种。

对肉眼不易辨认的可疑病灶,从鳞柱上皮交界区做多点活检,至少取 4 块组织。首先涂抹复方碘液或在阴道镜指示下,对可疑区活检,或分别于宫颈的 3、6、9、12 点钟处取组织,每块分瓶标记送检。其组织大小以直径0.2~0.3cm 为宜,应包括上皮和足够的间质。如取材有困难,可用宫颈钳或组织钳夹持宫颈,再用活检钳取材,或用剪刀或用刀做楔形切除送检。临床癌一般行单区活检即可,如癌灶不太明显,可行 4 象限(3、6、9、12 点)活检。活检要有适当的深度(0.2~0.3cm),含有足够的间质,否则不能看到间质是否有浸润。对于有溃疡型的肿块,不宜在肿瘤溃疡中心坏死部位取材,而应取溃疡边缘处新鲜组织,便于做出

正确诊断。

2)活体标本的处理

所取组织应立即装瓶、标记,迅速用 10% 福尔马林溶液或 95% 酒精固定。固定液应盖过整个标本。随即填写好病理送检单,一并送病检室。病检单要准确填写病史、解剖部位和大体形态等。

3)对宫颈活检的评价[13]

宫颈活检是一个简便、准确、痛苦小而又安全的检查方法,也是宫颈癌诊断的重要手段,可早期发现患者。国内外不少作者对不同取材方法的准确性进行了比较,其中盲目性活检的漏诊率为 12%~26%,阴道镜下活检与锥切活检比较,两种方法的结果相当,与手术标本的最后诊断对照,阴道镜下定位的符合率较高。136 例术前在阴道镜指示下对可疑区活检病理诊断为原位癌者,经手术标本病理检查,134 例仍诊断为原位癌,符合率为 98.52%。其余 2 例诊断为早期浸润癌。

4)造成活检失败的原因:主要有以下几个方面

(1)活检咬取的位点不多,它只代表宫颈个别点的诊断,故阴性结果不排除宫颈癌的诊断。

(2)位于宫颈管或宫颈深部的癌组织难以取到。

(3)组织损伤或挤压,影响病理结果。

(4)有时宫颈鳞柱交界处组织不易得到。

(5)取材表浅,无间质,难以做出诊断。

因此,宫颈活检要与阴道镜检查,颈管搔刮术及细胞学检查配合应用。

### 27.4.5　子宫颈管搔刮术

1)适应证

反复宫颈细胞学检查为阳性或临床表现有子宫颈管癌的可疑,阴道镜检查未见宫颈癌图像宫颈活检阴性,不排除宫颈管病变者。

2)操作步骤

患者取截石位,暴露宫颈,局部消毒。以小刮匙在宫颈管内刮一周,刮出物送组织固定

后送病理检查。术时不必扩张宫颈管，以免破坏宫颈管内膜原有的情况。

3）对宫颈管搔刮术的评价

在宫颈鳞柱状上皮之间，常有一条含有未成熟上皮细胞的区域，宽 1mm 到 1cm，此区域位于宫颈外口处，受年龄、激素等因素的影响，转化区的位置可有较大的变化，可位于宫颈阴道部，也可位于宫颈管内。因此，颈管搔刮术，可发现颈管内的癌瘤，与阴道镜下直视下活检配合，可提高宫颈癌的确诊率。

尽管阴道镜直视下活检配合搔刮术诊断的准确率较高，但仍有一定的漏诊率，其原因如下。

（1）刮取的组织过浅或过少，未含有间质，故浸润癌往往被漏诊。

（2）搔刮术并非在直视下进行，故难以避免漏诊。

（3）起源于腺体深部的癌瘤不能刮到。

### 27.4.6　诊断性宫颈锥切

1）冷刀锥切

（1）宫颈锥切活检的指征。

（a）宫颈刮片或（和）颈管分泌物涂片多次找到恶性或可疑恶性细胞，但阴道镜或复方碘试验定位活检及宫颈刮取术检查阴性者。

（b）细胞学报告比阴道镜定位活检或颈管刮取术的结果重，并提示有可疑浸润癌者。

（c）颈管诊刮或宫颈活检诊断为宫颈原位腺癌，或怀疑腺上皮恶性病变。

（d）宫颈多点活检为 CIN Ⅲ级或早期浸润癌或可疑浸润癌，不能排除浸润性宫颈癌者。

（e）宫颈活检为不典型增生，而阴道镜不能确定颈管病变者。

对于细胞学和（或）阴道镜检查仅提示 SPI 或 CIN Ⅰ级的年轻妇女，除颈管细胞学或颈管刮取术证明有更重的病变外，应尽量避免锥切术。

（2）锥切的范围：切面须距离病灶（含糜烂面）或不着色区 0.3cm，按 30°～50°斜向颈管内口方向做圆锥形切除，切除颈管的深度不小于 2cm，切除腺体的深度不小于 0.5cm。宫颈

创面包埋缝合。根据切除组织块的大小切 8～20 块，经包埋制片进行病检。

（3）对锥切的评价：宫颈锥切是早期宫颈癌传统又可靠的诊断方法，诊断的准确性较高。其准确性较高的原因是锥切的标本包含鳞柱转变区，此区为宫颈癌的好发部位，容易发现早期宫颈癌。另外，标本中还包括大块宫颈组织，有大量间质及宫颈管的绝大部分。因此，很小的癌组织以及位于颈管深部或颈管内的癌瘤也可以发现，同时还能看到癌瘤浸润间质的范围及癌瘤的定位。

由于肿瘤的多源性、锥切范围以及切片的数目等因素，可产生漏诊。另外，锥切的并发症较多，所以临床上应用明显减少，有人报道锥切率从 54% 下降到 3%，在妊娠期锥切率几乎为 0。锥切与活检比较存在以下缺点：①手术操作较复杂；②组织创伤大；③并发症的发生率较高；④费用较高。所以，宫颈锥切不能完全代替活检，只能选择性应用。

2）环状电切活检

环状电切活检术是 Cartier 发明的一种新的活检工具，在阴道镜下所见病变的上皮和上皮下间质均能被切除送病检，不影响切缘的诊断。与宫颈冷刀锥切比较，有操作简便、安全有效、省时廉价、可在门诊进行等优点。该方法比激光切除技术有效，快捷可靠，尤其适用于浸润前病变或细胞学等方法筛查阳性而阴道镜下无宫颈腺上皮异常证据者。可疑浸润癌者不适用环状电切术，隐藏在颈管内的病灶宜冷刀锥切活检和宫颈管搔刮术[15]。

### 27.4.7　体检

（1）妇科检查：包括阴道窥镜、双合诊和三合诊检查。早期癌一般没有癌的特征，有时可在宫颈外口附近见到微小病变，呈乳头状、小菜花状、质脆、易出血，或形成小的溃疡面，基底较硬。发生于子宫颈管内的癌瘤，宫颈外观可不显任何变化，临床上常常被忽视。凡是有可疑者，都要对宫颈进行仔细的肉眼观察，并结合其他方法进行检查，以明确诊断。若宫颈癌瘤已明显，则要注意其形态，占据宫颈的位

置、范围、直径大小、硬度、脆性、出血性和累及邻近组织器官情况,包括了解癌瘤是否已向阴道扩散及范围,穹隆深浅;颈管粗细、硬度;两侧宫旁组织及骶韧带的弹性,有无增厚,结节形成,癌性增厚是否已达盆壁;子宫位置、大小及活动度,双侧附件情况;直肠有无浸润等。然后根据国际分类标准确定临床分期。

(2)腹部检查:腹部检查是一个不可缺少的检查。要特别注意髂窝及腹主动脉旁有无肿块,这些部位有时可发现转移病灶。晚期患者要注意在脊肋角和胁腹部检查,肾脏有无压痛或增大。

(3)表浅淋巴结检查:主要检查锁骨上及腹股沟淋巴结是否肿大及硬度、活动度等。

### 27.4.8 影像学检查

1)诊断价值

(1)CT诊断价值:常规CT分期准确率为63%~88%。有假阳性和假阴性情况,临床 I B 期误认为宫旁受侵则会高估分期,因未能发现盆腔、膀胱、淋巴结或网膜细微受侵,有12%~33%临床 II B 至 III B 期病例分期被低估。尽管如此,CT仍是进展期病例有价值的检查手段[16],92% III B~IV B 期病例CT能准确分期,评估宫旁侵犯准确率为55%~80%,揭示淋巴结转移常规CT准确率高(77%~85%)、敏感性低(44%)、特异性高(93%)。

(2)MRI诊断价值:MRI对宫颈癌分期准确率为76%~89%[17-23]。对 I B 期或更高分期准确率为95%、敏感性为92%、特异性为100%。有5%~15%病例由于病变微小漏诊,分期偏低,9%~14%病例分期偏高。MRI优势是能明确宫旁侵犯情况,判断宫旁受侵总准确率为84%~96%,阴性预测值为95%,阳性预测值为67%,判断盆壁受累准确性为95%。总体来说,静脉增强不能提高分期的准确性,增强分期的准确率为57%~77%,未增强T1WI、T2WI为79%~85%。当判断邻近组织是否受侵或瘘管形成不明确时,则增强是有必要的。动态增强和常规T2WI、T1WI增强对基质和癌肿判别准确率为78%、61%、

39%。表面线圈比常规线圈分辨率高,直肠腔内线圈提高了癌肿与正常组织差异性,腔内线圈准确率(95%)比体线圈(79%)高。

(3)PET-CT在淋巴结转移的影像中非常重要[24-27]。Kidd等报道了一个大型回顾性研究来评估氟代脱氧葡萄糖($^{18}$F)PET成像在560位临床 I A1~IV B 期的妇女淋巴结转移情况[25]。PET上显示淋巴结转移的频率和模式与分期相关。尽管这个研究没有通过组织病理来确定淋巴结状态,病变特异生存率与PET淋巴结阳性相关。Choi等发表了一篇纳入41篇文献,对比CT、MRI、PET或PET-CT对淋巴结转移判断的Meta分析[26]。PET或PET-CT显示更高的灵敏度(82%)和更高的特异性(95%),而CT仅为50%和92%,MRI为56%和91%[26]。Kang等进行了另外一个纳入10篇已发表文献评估PET在评估PALN转移的诊断方面的Meta分析[27]。他们的分析推测PET或PET-CT者PALN转移诊断中高级别宫颈癌但是早期是可被接受的。总之,PET或PET-CT相比于CT和MRI有更高的淋巴结诊断率,尤其在高级别宫颈癌患者中。

2)检查方法的选择

MRI和CT用于宫颈癌分期的诊断。MRI在评估宫旁受侵方面优于体检和CT,准确率分别为92%、78%、70%。MRI比CT有优势:癌肿显示(敏感性75% vs. 51%)、宫旁侵犯(准确率87% vs. 80%)、总分期(准确率77% vs. 69%)[28]。治疗前MRI有助于指导治疗方式,治疗费用最小化。符合下列条件者建议MRI检查:临床检查癌肿直径超过2cm,癌肿位于颈管内或有明显浸润而临床不能准确评估,妊娠或伴有子宫病变,其他诊断方法困难的病变。MRI正逐步成为宫颈癌最佳影像检查方法。

MRI和PET-CT在分期和制订治疗方案中被认为十分重要。进行对比增强MRI来评估肿瘤血管和扩散,用PET-CT来评估肿瘤内转移活动及反映治疗反应都值得继续探讨[29-31]。随着技术和影像学继续发展,整合解

剖学和生物信息学将有助于进一步的个体化治疗。

### 27.4.9 膀胱镜检查和直肠镜检查

对于临床考虑可疑膀胱或直肠受累的患者,应该在麻醉下行膀胱和(或)直肠镜检查。晚期子宫颈癌应常规做膀胱镜检查。膀胱镜检查时往往在膀胱三角区发现一些有畸形现象,也可发现一些小瘀斑区及膀胱炎征象,若有膀胱壁受侵犯时,可见膀胱黏膜水肿、黏膜下有出血点,以及黏膜皱襞增粗及纵行水肿征象,或见大小不等的水泡等。如癌累及膀胱全层,则可见到大小不等的癌性结节,表面出血或坏死,有时形成溃疡。膀胱镜检查时,可以同时行静脉注射染色剂(如靛胭脂),以观察输尿管排尿的情况。输尿管为癌瘤压迫,患者输尿管口流出的尿液就减少,或无尿液流出。据报道[32]Ⅲ、Ⅳ期宫颈癌患者,膀胱镜检查有肿瘤浸润者约20%。因此,膀胱镜检查是晚期宫颈癌至关重要的检查方法之一。

对晚期宫颈癌(Ⅱ期和Ⅱ期以上)的患者,应常规行妇科三合诊并结合临床症状,考虑直肠受累者行直肠镜检查,如考虑直肠黏膜受累应同时活检,以明确诊断。

### 27.4.10 其他辅助检查

(1)胸部X线检查:治疗前后常规做胸部透视,以了解肺部及纵隔情况,必要时摄胸部X线片。子宫颈癌患者的盆腔平片摄影一般无任何发现。晚期病例,有时可以发现由于肿瘤直接蔓延骨盆骨质而发生明显破坏病变。

(2)上腹部B超检查及静脉尿路造影:应常规做肝、脾、肾B超检查,以了解其情况,特别要注意是否有肾盂积水及输尿管梗阻。疑有尿路梗阻或肾功能异常者,需做静脉尿路造影。静脉尿路造影的照片上出现异常阴影,一般都发生在输尿管部分,有时也可见到肾盂积水和肾功能完全丧失等情况。当静脉尿路造影片上发现有可疑病变时,应进一步做逆行性尿路造影。检查结果可能无任何新的发现,但

也可能明确显示输尿管阻塞所在部位或肾盂积水的现象,为临床分期及制定诊疗方案提供可靠的依据。

(3)早期宫颈癌的前哨兵淋巴结定位:早期宫颈癌(ⅠA2～ⅡA)的标准外科手术方法为根治性子宫切除术(RH)和淋巴结清扫(PL)。PL是清除盆腔各组淋巴结。手术中有损伤血管和神经的风险,术后可导致淋巴水肿和其他严重并发症。淋巴结定位(LM)涉及验证恶性细胞通过淋巴管的概念,鉴定初始淋巴结在早期扩散的风险。如果确认是安全的话,允许局限性而不是完整性区域淋巴结切除。

Thompson和Uren描述前哨兵淋巴结(SLN)为任何能直接接受原发肿瘤淋巴引流的淋巴结[33]。很多报道表明宫颈癌中SLN在ⅠA2至ⅠB期的可行性和高检出率。Levenback等报道了39位早期宫颈癌进行RH和PL的患者情况。术前进行淋巴结闪烁成像,85%中至少有一个SLN。大多数SLN是髂部、闭孔的或子宫旁的。但是20%是髂总或者主动脉旁支。8个(21%)肿瘤患者淋巴结受到侵犯,其中5个SLN是唯一阳性的淋巴结。敏感性为87.5%,而阴性预测值(NPV)为97%[34]。

Plante等随后进行了70个用腹腔镜的患者的研究。60%的患者有双侧SLN。同时用γ探针和蓝染,SLN的发现率为93%。88%的SLN在髂部、闭孔和子宫旁。51%的患者有两个SLN。NPV为100%,敏感度为93%。对蓝染敏感的为3%[35]。Roy等研究了211个患者,其中97%的患者有一个SLN,16.7%的SLN位置异常,包括有4%在腹主动脉旁区域。后一组,15%有一个阳性淋巴结。应用免疫组化法,使SLN的NPV为100%,相对的灵敏度为94%。这些结果对肿瘤直径少于2cm的患者是最好的[36]。Lecuru等研究了139个患者并发现98%发现至少一个SLN。NPV为98%,但可靠性对于双侧发现SLN的鉴别很重要[37]。Diaz等评估了他们在Memorial Sloan Kettering医院进行的单因素

实验,并报道有95%SLN发现率常规病理检查发现71%的SLN而29%的由免疫组化法发现[38]。

当今,SLN仍在探索中且不是宫颈癌的标准检查。总的SLN发现率约90%,灵敏度92%,有将近8%的假阴性率,NPV为97%。仍需挑战的方面包括冰冻切片敏感度、病理鉴定的有效性、技术的一致性、外科手术经验和肿瘤大小对临床的影响[39]。

对所有宫颈癌患者治疗前应全面评估,包括询问病史、体检检查、宫颈活检、胸部拍片、常规实验室检查、肝肾功能检查等。对Ⅲ、Ⅳ期患者还应进行其他检查(表27-8)。CT、MRI、PET可选择。

**表27-8 宫颈浸润癌治疗前常规检查内容**

| 所有病例 | Ⅲ、Ⅳ期病例 |
| --- | --- |
| 体格检查 | 膀胱镜检查 |
| 宫颈活检 | 乙状结肠镜检查 |
| 胸部X线透视或拍片 | |
| 常规实验室检查 | CT、MRI或PET检查 |
| 肝功能检查 | 大便常规 |

(葛彩云 聂道梅 程 欣)

### 27.4.11 鉴别诊断

(1)宫颈糜烂:炎症性宫颈糜烂,色红,边缘较整齐,触之不易出血。早期糜烂型子宫颈癌,边缘有时不整齐,凹陷或突出于黏膜面,组织较脆,易出血。但有时肉眼难以区别,必须靠宫颈刮片行细胞学检查后宫颈活检做鉴别。

(2)宫颈息肉:多数起源于子宫颈管黏膜,自子宫颈口突出。通常为小圆形,色红,质软,多有蒂。小的菜花状宫颈癌,表面高低不平,无蒂,组织脆,易出血,一般可与宫颈息肉鉴别。但宫颈息肉可以合并感染,甚至癌变。所以息肉一经发现应尽早摘除,并做活体组织检查。

(3)宫颈结核:子宫颈结核较少见,多继发于其他结核,常见阴道顶部广泛受累,为扁平粗糙的溃疡,或类似菜花样突出新生物,一般质软,不像癌组织那样脆易出血。最后鉴别,

亦需行活体组织检查确诊。

(4)子宫黏膜下肌瘤:有蒂黏膜下肌瘤悬吊于阴道内,如发生溃烂感染,可引起出血或恶臭排液,有时误认为子宫颈癌。但双合诊检查时触摸到瘤蒂和子宫口,与子宫颈无连接关系。组织较韧,常为椭圆形。这些可与子宫颈癌相区别。

(5)子宫颈乳头状瘤:这是一种少见的良性肿瘤,常发生在妊娠期,产后可自行消退。肿瘤呈乳头状,如疣,质软,不像癌组织那样脆,多无症状,为此可与宫颈癌相鉴别。但为明确诊断,应做活体组织检查。

(6)葡萄状肉瘤:本病极少见,阴道及宫颈均可以发生,多见于幼女,状如粉红色葡萄或水肿息肉状,生长迅速,易脱落出血。应取活检鉴别。

(7)尖锐湿疣:是由人类乳头瘤病毒引起的一种性传播疾病。呈散在或集簇性重叠生长的乳头样、菜花样或鸡冠样赘生物,表面呈红色或灰白色。可出现白带增多及性交后出血。一般须取活检鉴别。应用PCR技术检测宫颈脱落细胞HPV,也有助于鉴别诊断。

(葛彩云 蔡红兵 吴道芹)

## 27.5 治疗原则及治疗方案的选择

### 27.5.1 治疗原则

宫颈浸润癌以放射治疗和手术治疗或二者的综合治疗为主,化疗为辅。放疗适于各期患者,应用广泛。手术仅选择性地用于ⅠA期、ⅠB期、ⅡA期及中心复发性患者。两者临床应用各有其优缺点,选择哪一种作为主要的治疗方法,要根据临床期别、年龄、全身情况、组织学类型,以及对放射线的敏感性和是否经过治疗等因素予以考虑。化疗对宫颈癌有一定的敏感性,近期疗效较明显,行手术前化疗(新辅助化疗)和同步放化疗取得较好的效果,是宫颈癌的主要辅助治疗。

## 27.5.2　治疗方案的选择

1）Ⅰ<sub>B</sub>、Ⅱ<sub>A</sub>期

对Ⅰ<sub>B</sub>和Ⅱ<sub>A</sub>期宫颈癌行完整的放射治疗或根治性手术已为大家公认[40]。

根治性手术与首次放疗具有不同的优点，但会发生不同类型的病率。选择哪一种方法取决于治疗机构的条件、患者年龄及一般情况、病变范围及肿瘤特征、各种各样的并发症的性质，以及患者对治疗方案的倾向性等。因此，要对患者进行完全和仔细的检查。治疗方案应由放疗专家和妇科肿瘤专家共同决定。

（1）放射适合于各期患者，而根治性手术主要适合于早期患者（Ⅰ<sub>A</sub>期、Ⅰ<sub>B</sub>和Ⅱ<sub>A</sub>期）及放疗后中心复发的患者。两种治疗方法对Ⅰ<sub>B</sub>及Ⅱ<sub>A</sub>期患者的5年生存率无显著性差异。

Newton[41]报道，Ⅰ期宫颈癌患者单独采用根治性子宫切除术的5年和10年生存率稍高于单独放疗者（81% vs. 74%，75% vs. 65%）。Morley等[42]叙述了他们31年中选择放疗或手术治疗446例（35岁以下的患者除外）Ⅰ<sub>B</sub>患者的经验，经修正后手术组5年生存率为94.1%，放射组为88.6%，几乎是相等的。其他行根治性子宫切除或完整的放射治疗的Ⅰ<sub>B</sub>期患者，证实其治愈率在85%左右[43-45]。Currie[46]报道了552名宫颈癌行根治性手术治疗的结果（5年生存率）：Ⅰ期86.3%，Ⅱ<sub>A</sub>期75.0%，Ⅱ<sub>B</sub>期58.9%，其他期别34.1%。另外Fletcher[47]报道了Anderson医院及肿瘤研究所接受放射治疗的2000名患者的5年生存率：Ⅰ期91.5%，Ⅱ<sub>A</sub>期83.5%，Ⅱ<sub>B</sub>期66.5%，Ⅲ<sub>A</sub>期45.0%，Ⅲ<sub>B</sub>期36.0%，Ⅳ期14.0%。

（2）手术可以保留年轻患者的卵巢功能和阴道功能，同时可以评估淋巴结转移情况，以及采取直接有效的治疗。然而手术同时会发生手术并发症，包括膀胱功能障碍、输血、麻醉相关并发症[48]。而放疗易于管理，有利于老年患者或者不适宜手术患者，卵巢早衰以及放

疗相关并发症、瘘孔形成、阴道缩短、干涸、性功能减退，这是放射治疗晚期并发症[48,49]。在盆腔放射开始前将卵巢移位固定于髂嵴水平，可以保护卵巢功能，能减轻绝经前症状而不降低绝经前患者生活质量[50]。

许多妇科专家对于有性生活的患者，经手术后能保留更具功能的阴道[51]。根据一些妇科专家意见，采用根治性盆腔手术治疗比放射治疗较小程度影响性功能[51,52]。联合方式比单独放射或手术对性功能影响较大[53]。根治术将缩短阴道长度，但柔韧性和分泌润滑作用常常得以保持。放疗能缩短阴道长度、宽度，影响润滑性。然而这些症状在一些患者中应用激素替代和阴道扩张术而得到缓解。绝经后的妇女没有性生活者可以导致阴道完全闭锁而妨碍随访检查。

（3）除一些高危患者外，手术揭示的结果可以改变其治疗计划。以Delgado等[54]报道，数家机构在术前登记的1 125例患者，有80例经仔细回顾病理切片后不合格而无入选资格。另外129例患者经探查，49例因术中并发症，80例因病变扩展至输尿管边缘而放弃了子宫切除术。这些患者手术的失败说明了其他组过高地估计了手术的作用。放射治疗可因一些肿瘤对放射不敏感而失败，或改为手术治疗。

（4）根治性手术仍然存在低于1%的手术死亡率，然而它无疑地超过单纯放射的死亡率[44,45]。某些有内科情况的患者会增加手术死亡的危险，因此，这些患者应该接受放射治疗而不施行手术。

此外，在大多数的患者中，治疗的选择是根据比较其并发症而不是死亡率的危险。手术不利的影响常在术中或术后短期内发生。

相比之下，放射治疗一些不利的影响在治疗后若干年才会发生[55]。由于放疗的缺陷，必须注意到放疗会对肿瘤组织周围的正常组织器官造成永久的损害，而且有可能使受损的器官发生第二种恶性肿瘤。

宫颈癌术前化疗,又称新辅助化疗,其益处包括潜在性缩小肿瘤体积、增加切除的可能性,以及控制微小转移病变[56-58]。3个多中心随机对照研究试验证实紫杉醇、异环磷酰胺和顺铂是最有活性的辅助化疗方案之一,尽管常合并较大的血液系统方面的毒性[59,60]。

辅助放疗应用于早期根治性子宫切除标本中发现早期病变患者。宫颈癌存在任何2种以上中危因素而不给予辅助放疗者有30%复发风险[61]。存在高危病变的患者推荐辅助放化疗,包括阳性手术边缘、宫旁受累或淋巴结病变[62]。

辅助放疗增加根治性子宫切除术的病率,降低生活质量。在121例宫颈癌生存者的调查中,手术治疗后辅助放疗的患者相比单纯手术或手术后辅助化疗的患者生活质量最差。这些患者出现明显严重的恶心、呕吐、疼痛以及食欲减退[63]。此外,辅助放疗会出现严重血液学及胃肠道毒性。

放射后辅助"完全"单纯子宫切除的意义尚不明确。一项随机试验评估放化疗完全反应后全子宫切除对比标准的近距离照射,3年无瘤生存期没有差异。不幸的是因为患者少这项研究终止较早[64]。

行完全子宫切除对于未达满意的放射治疗的局部晚期宫颈癌似乎是有意义的。Sarraf等人[65]报告首次放疗后近距离腔内治疗或单纯筋膜外子宫切除5年总生存率分别为55%和51%。相似地,Kundargi等人[66]报告,对外放射并化疗后无法接受腔内近距离照射的宫颈癌患者,行筋膜外子宫切除是一种良好的替代方法,3年中生存率71%。

综上所述,对ⅠB期及ⅡA期宫颈癌患者,选择根治性子宫切除还是放射治疗或同步放化疗,意见尚不一致。根据多数学者的意见,提出如下方案供参考。①ⅠB1、ⅡA1期对年轻患者(45岁以下)应首选手术治疗,属局部晚期或桶状宫颈型者术前行新辅助化疗或同步放化疗。有手术禁忌证者同步放化疗。

②46～65岁的患者,可根据治疗机构的条件及治疗经验选择手术或放同步放化疗均可。③65岁以上患者行同步放化疗。如患者合并妊娠、合并肠炎,由于其他疾病而曾经做过放疗,盆腔炎症或合并附件肿瘤患者,应选择子宫根治术。④经手术证实有高危因素术后补充同步放化疗。存在任何2种以上中危因素的患者给予手术后放疗。⑤选择放疗的患者如肿瘤对放射不敏感者,或放疗结束后肿瘤未能控制者,可选择合适的患者行手术治疗或其他治疗。⑥局部晚期癌经全量放疗后行完全子宫切除术,但意见不一。⑦放疗前化疗,或术后、放疗后化疗,可开展前瞻性随机性研究,不必作为治疗常规。

2)ⅡB、Ⅲ、Ⅳ期

ⅡB和Ⅲ期患者应选择同步放化疗。放疗未控而有手术条件者可选择手术治疗。已有学者认为宫颈癌对以顺铂为主的化疗反应率较高,理论上可对ⅡB期宫颈癌患者选择先行化疗4～6个疗程,待局部肿瘤显著缩小后行Ⅱ类或Ⅲ类扩大子宫切除术(含盆腔淋巴结切除术),应该是可行的[67]。同样对ⅡB期患者,先行半量放疗,待局部肿瘤缩小后或对放疗不敏感者行Ⅱ类或Ⅲ类扩大子宫切除术,应该是可以选择的治疗方案。但有关资料少,难以评估。今后可进行一些对照性研究。ⅣA期患者(膀胱或直肠浸润)可采用放射治疗或盆腔脏器切除。除非瘘孔已经存在,常常不需要脏器切除。Million[68]观察128例伴膀胱浸润的患者,选择53例做了完整的治疗,其中5例行单纯前盆腔脏器切除,6例手术与放射联合治疗,42例单纯放射治疗,其中9例患者因治疗前存在膀胱阴道瘘和(或)梗阻性输尿管疾病而行泌尿道分流。53例患者中有16例(30%)存活了5年,余下的患者中仅2例出现膀胱阴道瘘。没有患者治疗后出现新的瘘孔。Kramer等[69]报道了48例ⅣA期患者中有9例(18%)经单纯放疗存活了5年。

(陈惠祯 蔡红兵 邬东平)

## 27.6　手术治疗

宫颈癌手术治疗已有 100 多年历史,直至今日,单纯采用手术或手术并放疗,仍然是早期宫颈癌的主要治疗手段之一。1878 年,Czerny[70]首先经阴道全子宫切除,同年,Freund[71]首先做腹式全宫切除术治疗宫颈癌。1893 年,Schuchardt[72]报道了大大有利于盆腔暴露的会阴切开术。1901 年,Schuata[73]施行了经阴道根治术。1898 年,Wertheim[74]首创腹式根治性子宫切除,取得令人鼓舞的效果。Reis[75]在 1895 年提出切除淋巴结。其后 Latzko(1917—1919 年)、冈林(1922 年)各自完成系统的经腹子宫颈癌根治术的术式。19 世纪 30—40 年代,Taussig[76]在放疗患者中行腹膜内淋巴结切除和输卵管、卵巢切除。在这个时期,由于镭治疗病死率和并发症低而十分流行。不过,Meigs[77]综合 Wertheim 与 Taussig 手术方法,于 1939 年开始常规的盆腔淋巴结切除和根治性子宫切除,至 1946 年做了 100 例,没有手术死亡病例,从而重新引起人们对手术的兴趣。国内杨学志、张其本、刘淑珍分别于 1958 年、1961 年、1962 年先后介绍了他们所改进的宫颈癌根治性手术。

Wertheim 和 Meigs 对宫颈癌的手术治疗作出了杰出的贡献。Wertheim-Meigs 根治性子宫切除,一直是早期宫颈癌手术治疗的主要术式。Wertheim 手术与 Meigs 手术比较,技术上有些不同点。Wertheim 手术根治程度比 Meigs 手术小些,其手术范围包括全子宫及输尿管内侧的支持组织和可疑盆腔淋巴结[74]。目前这一术式称为改良性根治性子宫切除术,即 Ⅱ 类扩大子宫切除术[78]。Meigs 手术包括输尿管侧方支持组织和盆腔淋巴结切除[79]。此术式目前称为 Ⅲ 类子宫扩大切除术[78]或标准性根治性子宫切除术。许多学者常将两种术式统称为 Wertheim-Meigs-Smith 根治性子宫切除术。

国内外对宫颈癌的手术分类尚不统一,类别相差很大,造成在估计手术疗效及其并发症方面的混乱。笔者认为 Piver-Rutledge[78]扩大子宫切除术的分类(表 27-9)有实用价值,其每类手术的范围明确具体,特别不同之处在于子宫动脉、膀胱上动脉、输尿管、主韧带和阴道的处理,是一种比较完善的分类。

2008 年,由 Querlen 和 Morrow[80]根据侧方切除范围提出一个新的根治性子宫切除的分类系统。该系统由 4 型根治性子宫切除术及几种亚型组成(A～D)。这个系统不包括单纯子宫切除且将盆腔淋巴结切除作为一个独立的方法。其分类系统要点概括于表 27-10。

**表 27-9　Piver-Rutledge 扩大子宫切除术分类**

| 类别 | 范围 | 适应证 |
| --- | --- | --- |
| Ⅰ 类 | 筋膜外全子宫切除,让输尿管向旁侧偏离,切除耻骨宫颈韧带 | 原位癌至早期间质浸润癌 |
| Ⅱ 类 | 切除主韧带及骶韧带的 1/2,阴道上 1/3 | 微小浸润癌,放疗后小的复发灶 |
| Ⅲ 类 | 切除全部主韧带及骶韧带,阴道上 1/2 | Ⅰ$_B$ 及 Ⅱ$_A$ 期 |
| Ⅳ 类 | 切除全部输尿管周围组织及膀胱上动脉,切除阴道 3/4 | 前部中心性复发有可能保留膀胱 |
| Ⅴ 类 | 切除部分远端输尿管及部分膀胱 | 中心复发癌累及部分远端输尿管和膀胱 |

表 27-10　Queleu-Morrow 根治性子宫切除分类系统

| 新的分类系统 | 描　　述 |
|---|---|
| A 型 | —在输尿管内侧切除很少的宫颈旁组织<br>—子宫血管在宫颈宫体连接处结扎<br>—尽量少切除阴道 |
| B 型* | —宫颈旁组织在输尿管水平横断<br>—输尿管从子宫动脉下方隧道解剖<br>—切除阴道 1～2cm |
| B1 型 | —不切除宫颈旁淋巴结 |
| B2 型 | —切除宫颈旁淋巴结 |
| C 型+ | —在近髂内血管切除宫颈旁组织<br>—近直肠处切除子宫骶骨韧带<br>—完全调动输尿管<br>—切除 15～20mm 阴道 |
| C1 型 | —NSRH |
| C2 型 | —不保留内脏神经 |
| D 型 | —完全切除宫颈旁组织 |
| D1 型 | —切除髂内血管 |
| D2 型 | —D1+切除筋膜和肌肉结构 |

宫颈癌根治性子宫切除的手术途径尚不统一，欧洲某些地区仍继续经阴道手术，但大多数国家已采用经腹手术，特别在美国，认为腹式方法优于根治性的阴道手术，因为前者能更好地暴露手术野，能切除足够的癌边缘。假如癌累及膀胱和直肠，可以同时切除。关于盆腔淋巴结清扫，有腹膜外和腹膜内两种。有学者认为前者能减少对肠管压迫和腹膜激惹的影响，减少术后并发症。但二者比较，仍缺少对照，尚难定论。

近年国内外开展了宫颈根治术以保留生育功能。腹腔镜手术也作为早期宫颈癌手术治疗的一种手段，已逐步普及，但有所争议。另有作者提议治疗前（主要是放射治疗前）行淋巴结分期手术。

## 27.6.1　手术方式、适应证及手术范围

1）Ⅱ型（类）扩大子宫切除术（extended hysterectomy type Ⅱ, class Ⅱ）

又称改良性根治（扩大）性子宫切除术（modified radical cextended hysterectomy），亦称子宫次广泛切除术（subradical hysterectomy），包括或不包括盆腔淋巴结切除术。但应用于宫颈浸润癌患者须同时行盆腔淋巴结切除术±腹主动脉旁淋巴结取样或切除。

（1）适应证：已有学者推荐，对于宫颈鳞癌Ⅰ、Ⅱ级，肿瘤直径小于或等于 2cm（Ⅰ$_{B1}$ 期），无脉管浸润的患者，可行子宫次广泛切除术和盆腔淋巴结切除术。对其他Ⅰ$_B$ 期及至Ⅱ$_A$ 期宫颈鳞癌患者，专家意见尚不一致。

笔者认为，根据患者的自身情况和病情选择手术方式是十分合理的。子宫次广泛切除术较子宫广泛切除术的损伤小，并发症少。在不影响治疗效果的前提下，为了降低手术并发症，提高生活质量，对某些Ⅰ$_B$ 期患者是否可以选择Ⅱ型手术？

许多文献已证实，盆腔淋巴结转移与宫颈局部病灶体积大小、脉管间质受累有明显关系。宫颈病灶小于或等于 2cm 仍较局限，盆腔淋巴转移率低，一般在 0～14%，而且几乎限于"初程"淋巴结，其中宫旁主韧带淋巴结位于该韧带起始部，在早期极少发现此处有转移。Philip[81] 对广泛子宫切除的手术标本的宫旁组织做连续切片，没有发现远端淋巴管有癌栓。Friedell[82] 报告 40 例，病灶小于 1cm 者未见盆腔淋巴结转移；病变为 1.1～2cm 者，转移率为 14%。Kinney[83] 报告 387 例Ⅰ$_B$ 期患者，其中 83 例（21.4%）肿瘤浸润深度大于 3mm，但肿瘤直径小于或等于 2cm，体积小于 4.19cm$^3$，无脉管间隙侵犯者，无 1 例发现宫旁组织受浸润，但有 4 例盆腔淋巴结转移。平均随访 9.8 年，均存活。该学者将此类患者划为"低危"Ⅰ$_B$ 期宫颈癌，包括病理检查为Ⅰ、Ⅱ级，宫颈肿瘤直径小于或等于 2cm，无脉管间隙侵犯者，可以采用Ⅱ型手术（含盆腔淋巴结切除），而不必行子宫广泛切除（Ⅲ型手术），同样可获得长期无癌生存。笔者[84] 从 1995 至 2003 年对 480 例宫颈病灶直径小于

2cm,组织学为Ⅰ、Ⅱ级鳞癌患者进行手术治疗,其中 240 例行Ⅱ类根治性子宫切除术,240 例行Ⅲ类根治性子宫切除术,前者 5 年生存率为 100%,无瘤生存率为 98.33%,后者 5 年生存率为 100%,无瘤生存率为 97.2%,两组无统计学差异($P=0.779$),但前者手术时间、术后住院时间、术中失血量与后者比较有统计学差异($P$ 值分别为 0.000 1,0.000 1,0.001),前者术后并发症明显低于后者。毫无疑问,对这类患者的手术保留一些宫旁组织,少切除一些阴道必然会大大降低泌尿道并发症发生率。所以,宫颈癌手术的广泛性应采取个体化原则。

其他Ⅰ$_B$期及Ⅱ$_A$期宫颈癌能否做子宫次广泛切除及盆腔淋巴结切除术呢?这是一个很有争议的问题。最近 Landoni 等[85]根据一个前瞻性随机研究的结果,认为Ⅱ型手术同样可以应用于其他的Ⅰ$_B$期及Ⅱ$_A$期患者,其 5 年生存率与应用Ⅲ型手术的 5 年生存率无统计学差异。他们从 1987 年 4 月到 1993 年 12 月,共有 243 例宫颈癌(FIGOⅠ$_B$～Ⅱ$_A$期)患者参加了研究。患者随机采取了两种根治术之一(Piver-Rutledge-Smith Ⅱ型和Ⅲ型手术),其中有 238 例得到观察结果。结果表明,Ⅱ型子宫切除术平均手术时间显著短于Ⅲ型手术。但两组平均失血量和需要输血的患者数相似,两组患者平均术后住院时间长短相似,其 5 年生存率分别为 81%(Ⅱ型)和 77%(Ⅲ型),无癌生存分别为 75% 和 73%。综合分析证明,生存率与手术类型无关。晚期并发症中采用Ⅱ型手术的患者明显低于采用Ⅲ型手术者,尤其是泌尿并发症,为 13% 对 28%。他们最后的结论是:Ⅱ型和Ⅲ型根治性子宫切除术在治疗宫颈癌(Ⅰ$_B$、Ⅱ$_A$期)同样有效,但前者晚期并发症比后者少。但Ⅱ类和Ⅲ类根治性子宫切除术后分别有 54% 和 55% 接受了辅助治疗,手术治疗真正受益的可能仅为 46% 和 45%[86],同时,列入研究的病例数也较少,应该进行更大型的临床试验[82]。Stylianos 等[87]从 1983 至 1995 年对 435 例早期宫颈癌患者进行改良(Ⅱ型)根治性子宫切除术

(含盆腔淋巴结切除),其中Ⅰ$_A$期 14(3.2%)例(Ⅰ$_{A1}$5 例,Ⅰ$_{A2}$9 例),Ⅰ$_B$期 377(86.7%)例(Ⅰ$_{B1}$322 例,Ⅰ$_{B2}$55 例),Ⅱ$_A$期 44(10.1%)例。其中有 62(14.2%)例术前接受了放疗。92(22%)例有 1 个或多个高危因素者术后接受了放疗。总 5 年生存率 88.7%(386/435),其中 Ⅰ$_A$ 期 100%,Ⅰ$_{B1}$ 期 95.1%,Ⅰ$_{B2}$ 期 50.9%,Ⅱ$_A$ 期 86.3%。而有多位学者[88-91]报道,早期宫颈癌行(Ⅲ类)根治性子宫切除术,总的 5 年生存率 85%～92%,与上述行改良根治术 5 年生存率相比无显著差异。但手术并发症低得多。显示改良根治术对Ⅰ$_A$、Ⅰ$_{B1}$、Ⅱ$_A$ 期患者有良好的疗效。还有几位学者[91-94]报道,早期宫颈鳞癌采用改良根治性子宫切除术是一种有效的方法。

(2)手术范围:Ⅱ型扩大子宫切除术的手术范围已在 26 章叙述过,这里不再重复。

2)Ⅲ型(类)扩大子宫切除术(extended hysterectomy typeⅢ,classⅢ)

该术式又称子宫广泛切除术及盆腔淋巴结切除术(extensive hysterectomy with pelvic lymphadenectomy)、根治性子宫切除术及盆腔淋巴结切除术(radical hysterectomy with pelvic lymphadenectomy)、Meigs 根治性子宫切除术(Meigs radical hysterectomy)、标准性根治性子宫切除术(standard radical hysterectomy)。

(1)适应证:该术式主要应用于Ⅰ$_{B1}$期、Ⅰ$_{B2}$期及Ⅱ$_{A1}$期患者,也可用于放射后中心复发没有累及膀胱、直肠者,或选择性应用于经术前新辅助化疗或术前半量放疗的Ⅰ$_{B3}$期和Ⅱ$_{A2}$期患者。

宫颈肿瘤直径大于 2cm,或小于或等于 2cm 伴脉管受侵者,以及Ⅱ$_A$期患者,盆腔淋巴结转移率在 4.3%～34%。Fridell 和 Graham 报道[82]病灶直径为 1.1～2.0cm 者,盆腔淋巴结转移率为 14%,病灶大于 2.1cm 者为 29%。Chung[95]报告 98 例宫颈癌Ⅰ$_B$～Ⅱ$_A$期患者,原发灶大于或等于 4cm 者淋巴结转移率为 80%;原发灶小于 4cm 者,淋巴结转移率为 16%。肿瘤浸润宫颈深度大于或等于 70%

者,淋巴结转移率为 40%;而浸润深度小于 70%者,则为 13%。在 31 例淋巴结转移的患者中,髂外淋巴结转移率 11 例,闭孔淋巴结 6 例,髂内淋巴结 5 例,宫旁淋巴结 3 例,盆腔淋巴结转移共 25 例,而髂总淋巴结和腹主动脉旁淋巴结转移各为 3 例。

Pelntyl 总结了 744 例,28 例有骶骨前淋巴结转移。髂总淋巴结转移率为 2%～32%,宫旁淋巴结转移率为 2%～35%。Burghardt[96] 报告 150 例Ⅰ～Ⅱ期患者,计算了最大矢状平面的病灶面积,分析了肿瘤淋巴结转移、宫旁组织受累与肿瘤大小的关系(表 27-11)。

表 27-11　淋巴结转移率和宫旁组织受累与肿瘤大小的关系

| 肿瘤大小 /mm³ | 例数 | 淋巴结受累 | | 宫旁组织受累 | |
| --- | --- | --- | --- | --- | --- |
| | | 受累数 | 阳性率/% | 受累数 | 阳性率/% |
| 1～99 | 13 | 0 | 0 | 0 | 0 |
| 100～299 | 28 | 6 | 20.0 | 1 | 3.6 |
| 300～599 | 41 | 7 | 17.5 | 4 | 9.7 |
| 600～899 | 24 | 9 | 37.5 | 7 | 27.2 |
| 900～1 199 | 24 | 12 | 50.0 | 7 | 27.2 |
| 1 200～1 499 | 9 | 4 | 44.4 | 1 | 11.1 |
| 1 500～1 799 | 2 | 1 | 50.0 | 1 | 50.0 |
| 1 800～2 099 | 6 | 4 | 66.6 | 1 | 16.6 |
| 2 100～2 399 | 0 | 0 | 0 | 0 | 0 |
| 2 400～2 699 | 2 | 1 | 50.0 | 1 | 50.0 |
| 2 700～2 899 | 1 | 1 | 100.0 | 1 | 100.0 |

(2)手术范围:Ⅲ型扩大子宫切除术包括输尿管侧方支持组织和淋巴结[79]。其目的是要广泛根治性切除宫旁及阴道旁组织。与 Wertheim 手术主要不同点在于子宫动脉在髂内动脉起始处断扎(图 27-11),输尿管从膀胱宫颈韧带中完整地解剖出来,直至进入膀胱处,仅保留该韧带侧方自输尿管下端至膀胱上动脉的一小部分(图 27-12),以保留远端输尿管的若干血液供应,减少瘘管形成的危险,在近骶骨处切除骶骨韧带 2/3(图 27-13),在靠近盆壁处切除主韧带(图 27-14),切除阴道 1/2(图 27-15)。同时,常规进行盆腔淋巴结切除,包括髂总、髂外、腹股沟深、闭孔、髂内、宫旁淋巴结(图 27-16)。对ⅠB2期和ⅡA期(≤4cm)含或不含腹主动脉旁淋巴结取样。对ⅠB1期和ⅡA期(>4cm)同时行腹主动脉淋巴结取样。凡是行Ⅲ型扩大子宫切除术者应该做保留盆腔内脏神经(自主神经)手术。

笔者[97]从 2000 至 2005 年对 Piver Ⅲ型子宫切除术(根治性子宫切除术及盆腔淋巴结切除术)进行改良(研究组),其手术范围及手术技巧的改良主要包括用电刀协助分离阴道膀胱间隙;用电刀切断宫骶韧带的 1/2;分离、贯穿输尿管隧道,断扎宫颈膀胱韧带前叶,同时断扎子宫动脉,保留子宫动脉输尿管支;用 S 状拉钩将输尿管拉向外侧,扩张膀胱侧窝,暴露主韧带,切除主韧带的 3/4,保留该韧带后部部分组织;断扎阴道旁组织 2cm,切断阴道 2～3cm。并与常规 Piver Ⅲ型子宫切除术进行对照(1994—1999 年)(对照组),结果显示研究组 196 例患者术后膀胱功能障碍发生率为 23.0%(45/196),对照组为 51.1%,两组比较,差异有统计学意义($P<0.01$);研究组泌尿道感染率为 8.2%(16/196),显著低于对照组 16.5%(29/176),两组比较,差异有统计学意义($P=0.014$)。研究组的手术时间、术中出血量和人均输血量分别为 132 分钟±20 分钟、322ml±100ml、154ml±79ml,均较

对照组减少,分别比较,差异均有统计学意义($P<0.05$)。研究组与对照组患者的 5 年生存率分别为 87.8%(172/196)及 88.6%(156/176),两组比较,差异无统计学意义($P=$ 0.793)。笔者认为改良的 Piver Ⅲ 型子宫切除术范围及手术技巧的改进是有效的,可行的。同时也避免了进行较为复杂的保留盆腔内脏神经的手术操作。

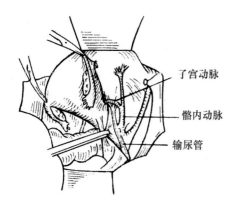

图 27-11　在髂内动脉起始处断扎子宫动脉

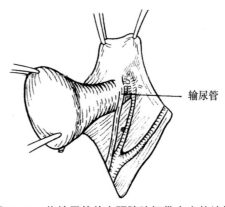

图 27-12　将输尿管从宫颈膀胱韧带中完整地解剖出来

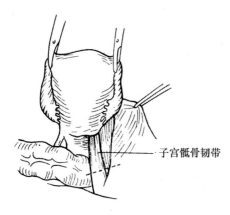

图 27-13　切除子宫骶韧带的 2/3

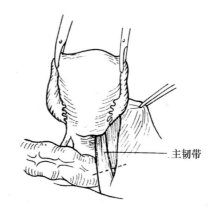

图 27-14　在近盆壁处切除主韧带

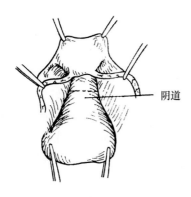

图 27-15　切除阴道的 1/2

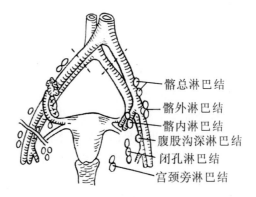

图 27-16　清除盆腔淋巴组织的范围

根治性子宫切除术(含盆腔淋巴结切除)一般经腹(腹式)进行,亦可经阴道(阴式)进行。

3)根治性宫颈切除术(radical trachelectomy,RT)

又称保留生育功能手术(fertility—sparing surgery)。近几年文献陆续报道对早期宫颈癌、年轻妇女、要求保留生育功能者,施行宫颈根治性手术保守治疗,为渴望生育的早期宫颈癌患者提供了一种新的手术术式。

(1)适应证:近十几年来,由于开展宫颈癌筛查,发现年轻妇女(25~34岁)患者增加了77%[98],育龄期发病率占宫颈癌的10%~15%[99],其中多数为早期,病灶体积小,浸润表浅,强烈要求保留生育功能[100]。Dargent[101]于1987年设计一种新手术,保留子宫体,切除80%宫颈和宫旁组织及阴道上1~2cm加盆腔淋巴结切除。人们称这种手术为根治性宫颈切除术,适合治疗菜花型ⅠA、ⅠB1期宫颈癌[102]。

至今仍无统一的手术适应证,各作者报道下列条件适合手术:①年轻,年龄在40岁以下;②强烈要求保留生育功能;③临床分期ⅠA~ⅠB1期,但大多数学者不推荐病变大于2cm;④临床上无影响生育的证据;⑤无脉管内浸润;⑥无盆腔淋巴结转移[100,102-107]。

(2)辅助检查:了解患者肿瘤有否扩展到子宫内口很重要。若临床评估不正常,需要影像学辅助诊断,以保证切缘阴性。

Peppercorn等[108]报道30例患早期子宫颈癌的年轻妇女,做核磁共振(MRI)检查,其中2例表示没有肿瘤侵犯到子宫内口与宫体(术后病理证实)。6例MRI表示侵犯到子宫肌层,其中5例术后病理组织检查与MRI一致。1例肿瘤扩展到内口,但没有侵犯宫体,术后病理证实子宫峡部阴性,认为该患者不适合根治性宫颈切除,是因为如手术治疗切缘可能阳性。MRI发现肿瘤侵犯敏感性为100%(5/5),特异性为96%(24/25),阳性预测值(the positive predictive value)为83%(5/6)。上述5例中1例MRI表示肿瘤扩展到宫体也

有宫旁浸润,与病理检查一致。作者意见MRI检查以矢状面更有帮助[109]。

Burnett等认为MRI用于决定病灶范围,可能成为一个决定可否施行根治性宫颈切除术[104,42,86]。

(3)手术范围和手术途径:文献报道各作者手术步骤和范围不完全一致。基本手术包括切除盆腔淋巴结、80%宫颈及部分主韧带、宫骶韧带、阴道1~2cm,切断子宫动脉(再吻合或不再吻合),或仅保留子宫动脉下行支。将阴道切缘与残留宫颈间质缝合。用吸收缝线在内口水平做预防性环形缝合(cerclage),防止怀孕时宫颈管功能不全,支持无力。

Daniel Dargent医生于1994年首次介绍阴道根治性宫颈切除术[110]。其方法包括切除1~2cm阴道,打开膀胱间隙,解剖分离膀胱和输尿管,打开直肠旁间隙,切除骶骨韧带,在子宫峡部切除宫旁组织。子宫动脉可以保留,正好在峡部切除宫颈,随后行子宫颈颈内刮除术。在峡部环扎,阴道黏膜近似新宫颈。阴式根治性宫颈切除术在文献中显示,有良好的肿瘤结局:总复发率5%,死亡率2%[111-113]。

2005年报道了首例经腹根治性宫颈切除术,认为当阴道解剖不正常或大的外生型病灶时可以应用。如腹式根治性子宫切除术有相似的并发症发生率。能使医生获得比阴道方法更多的宫旁组织且复发率相似(0% vs.9.8%),但是妊娠率明显降低(8.8% vs.39.5%)[114]。

最近已有报道腹腔镜在机器人协助下行根治性宫颈切除。大体上腹腔镜根治性宫颈根治术与经腹根治性宫颈切除有相似的病率,但失血较少,住院时间较短。然而腹腔组手术时间稍长,而切除的宫旁组织更少[115],肿瘤结局而没有差异。[116,117]患者妊娠结局一般是良好的。延期分娩和早产胎膜破裂是根治性宫颈切除后妊娠常见的并发症[118]。

早期宫颈癌机器人辅助下腹腔镜根治性宫颈切除术的患者生殖与肿瘤方面预后:2007—2015年瑞典58位行早期宫颈癌保留生育功能的机器人宫颈切除术(3个ⅠA1期,

14 个 I $_{A2}$ 期,39 个 I $_{B1}$ 期)平均年龄 29 岁(23～41),平均随访期 24 个月(1～89),7 个因行根治性子宫切除术或由于淋巴结转移或切缘阳性进行放化疗而流产,其中 2 个远处转移。按计划完成治疗的 49 位患者局部复发率 4%(2/49)。生殖功能随访 17/21(81%)怀孕:16 个自然受孕,1 个体外受精。16 患者(94%)晚期 28 周后分娩,其中 12(71%)孕 36 周后分娩,1 个(6%)不足 28 周分娩。结论是:高妊娠率、低早产率及可接受的肿瘤复发率支持早期宫颈癌患者行保留生育功能的机器人根治性子宫切除术[119]。

4)神经分离根治性子宫切除术

下泌尿道功能障碍是根治性子宫切除后最常见的慢性并发症[120]。据报道,其发病率在 70%～85% 之间,可能需要引流几个星期或导致永久的排尿障碍[121]。这种并发症是腹下神经丛损伤所致。它携带交感神经和副交感神经纤维到达子宫旁组织调控膀胱收缩顺应性。此外,患者也可能出现直肠功能障碍,这取决于解剖和切除范围[122]。神经分离根治性子宫切除术已被建议可作为减少与神经损伤相关的并发症的一种技术。

神经分离根治性子宫切除(NSRH)目的在于识别和保护腹下神经,盆腔内脏神经以及来自下腹下神经丛的膀胱支。这些神经在切断骶骨韧带、子宫深静脉、阴道旁组织时最容易损伤。在小型观察研究中,NSRH 不仅能减少术后膀胱功能障碍[123,124],而不影响肿瘤的结局[124],还可以降低结直肠远期并发症和性功能障碍[125]。在经腹腔镜辅助或机器人辅助根治性子宫切除术的患者中均表明 NSRH 技术是可行且安全的[126,127]。

Francesco 等[128]对 23 例宫颈癌患者进行神经分离 PiverIII 型根治性子宫切除术及盆腔淋巴结切除术。所有患者手术令人满意,平均手术时间 219 分钟(150～270 分钟),平均失血 489ml(200～800ml),平均住院时间 10 天(5～16 天)。围手术期测定残余尿:术后第 6 天,14 例残余尿<100ml,9 例>100ml;术后

7 天,21 例残余尿<100ml,2 例>100ml;有 2 例需自行导尿,其中 1 例门诊首次随访时开始自主排尿。

微创 NSRH 已有报道证实是可行的[129]。Magrina 等[130]在少数患者的研究中证实机器人神经分离子宫根治术的可能性,并创立了机器人平台予以完成,且不影响手术的根治性。

(陈惠祯　蔡红兵　周　波)

5)微创根治性子宫切除术

早在 20 世纪 90 年代以前,根治性子宫切除几乎经腹部完成。根治性子宫切除微创技术包括经阴道的方法和腹腔镜及机器人操作。阴式根治性子宫切除术是由 Friedrich Sctlallta 首先叙述和施行。1908 年他报道了 698 例根治性阴道子宫切除术,可手术率 51.3%,初始死亡率2.3%,5 年治愈率 39.7%。主要因感染和脓毒症导致手术死亡率高达 9.8%[131]。尽管阴道根治性子宫切除术与同期报告的经腹手术相比,有相似的结局而死亡率更低,但此方法不能评估盆腔淋巴结。因此多年以来 Schallta 方法逐渐淡出视线,仅在肥胖或不能耐受全身麻醉的早期宫颈癌患者中施行。

腹腔镜的出现提供了一种新的手段,可以切除盆腔淋巴结的同时完成大部分经阴道根治性子宫切除术的操作[132]。有几种技术逐渐发展到如今为人所共知的腹腔镜辅助根治性阴道子宫切除术(LARUH)或 Coelio-Schellto 方法。通常腹腔镜用于扩展膀胱旁和直肠旁间隙并完成盆腔淋巴结切除术。在经阴道处理时,仔细分离膀胱和宫颈,从后方打开子宫直肠窝,识别在汇入膀胱前走行的输尿管,结扎子宫动脉,在离宫颈 13cm 处横断主韧带,结扎子宫-卵巢韧带或漏斗骨盆韧带,切断圆韧带,取出标本[133]。

LARVH 与经腹手术比较,似乎可提供相似的肿瘤学结局,较短的住院时间,减少术中失血量[133]。腹腔镜辅助根治性阴道子宫切除的术中泌尿道并发症的风险稍高[134,135]。术中并发症发生率升高可归因于手术医生仍

处于早期学习阶段。一项随机对照试验表明，在 LARH 组中膀胱导尿持续时间较短，服用镇静药时间减少[136]。此外经腹手术泌尿道和伤口感染发生率增加，肠功能恢复较慢[137]。考虑到经阴道操作较难及全腹腔镜和机器人技术的出现，LARVH 在美国没有广泛的采用。

近期一项研究比较 LARVH 200 例患者对比 109 例经阴道辅助腹腔镜根治性子宫切除（VALRH），显示 LARVH 组泌尿道并发症有显著增加的风险。VALRH 方法由腹腔镜根治性子宫切除，随后切开阴道，取出标本，关闭袖口。在这项研究中，两组间肿瘤结局没有差异，但 VALRH 组并发症发生率更高，14 例（7%）膀胱损伤，7 例（3.5%）输尿管损伤。而 VALRH 组没有发生这样的损伤[137]。VALRH 技术除了阴道切开术和袖口关闭是经阴道处理外，其本质上相当于全腹腔镜或机器人辅助根治性子宫切除术。然而目前还没有比较经阴道与腹腔镜这两种技术的随机对照试验。

完全腹腔镜根治性子宫切除术（TLRH）于 1990 年由 Canis 和 Colleaques[138] 首先描述，随后众多研究都阐述此方法可行性和安全性[139-142]。Salicru 等[143] 在最近的一个综述中列出了多项比较性研究表明，腹腔镜方式的弊端之一是手术时间稍长于剖腹术。可是，报告的差异可能是由于术者的学习能力，因为腹腔镜手术持续时间随经验的增长显著缩短。此外，一些研究提示两种方法手术时间没有差异[144,145]。除增加手术时间的比较外，腹腔镜根治性子宫切除术有若干优点超过腹式方法。腹腔镜方法术中失血和输血量显著减少[143,146-150]，住院时间短，肠道功能恢复较快，疼痛减轻，患者能较早活动。

微创根治性子宫切除术的长期肿瘤生存结果的资料稀少，但无病生存率或复发率在两种手术方法中没有差异。Li 等[151] 报告平均随访 26 个月，腹腔镜组死亡率为 10%，对比开腹手术组为 8%，复发率分别为 13.7% 和

12%。Frumoritz 等[152] 报告腹腔镜 35 例，平均随访 7.2 月，1 例复发，而开腹开腹手术组 44 例，平均随访 15.2 月，2 例复发。Diaz-Feijoo 等[153] 报告腹腔镜平均随访 23.3 月无病生存率 100%，开腹手术组平均随访 34.6 月，无病生存率 86.7%。但是微创手术作为早期宫颈癌根治性子宫切除手术的替代方法，目前却并未获得关于其对生存率影响的高质量证据。因此，Alexander Melamed 等[154] 在美国国家癌症数据库中确定了一组宫颈癌患者进行一项队列研究，试图确定微创手术对宫颈癌根治性子宫切除术妇女死亡率的影响。研究对象是 2010－2013 手术年期间因 $I_{A2}$ 或 $I_{B1}$ 期宫颈癌而接受根治性子宫切除术的妇女。研究采用了治疗倾向评分加权的逆概率。对 2000－2010 年期间因宫颈癌接受根治性子宫切除术的妇女进行了间断时间序列分析（interrupted time－series analysis），初步分析结果发现 2 461 名女性中有 1 225 人（49.8%）接受了微创手术。在 45 个月的中位随访中，接受微创手术的妇女 4 年死亡率为 9.1%，接受开放式手术的妇女死亡率为 5.3%（HR 1.65；95% CI：1.22～2.22；$P＝$ 0.002）。在采用微创根治性子宫切除术之前（2000－2006 年期间），接受宫颈癌根治子宫切除术的妇女 4 年相对生存率保持稳定（年百分比变化 0.3%；95%CI：－0.6～0.1）。采用微创手术后，2006 年以后 4 年相对生存率下降 0.8（95%CI：0.3～1.4；$P＝0.01$）。可见在这项流行病学研究中，$I_{A2}$ 或 $I_{B1}$ 宫颈癌的女性，微创根治性子宫切除术的总生存率低于开放性手术。微创手术的应用也许可为患者带来伤口的美观，术后并发症少，恢复期短等可见的良好体验，但对于肿瘤患者，延长生存时间，提高生存率也是一个需要考虑的重要方面。我们还需要更加全面认识微创手术在宫颈癌治疗中的价值。

Pedro T. Ramirez 等[155] 进行了Ⅲ期多中心的随机试验，纳入了包括$I_{A1}$（淋巴血管浸润）、$I_{A2}$或$I_{B1}$宫颈癌和组织学亚型鳞状细胞癌、腺癌

或者腺鳞癌的患者,随机安排患者进行微创或者开腹手术。大多数患者(91.9%)为I<sub>B1</sub>期。两组患者在组织学亚型、淋巴血管浸润率、宫旁和淋巴结阳性率、肿瘤大小、肿瘤分级、辅助治疗的使用率等方面相似。微创手术的 4.5 年 DFS 为 86.0%,开腹手术 4.5 年为 96.5%,差异为-10.6%(95% CI:-16.4~-4.7)。微创手术的 DFS 低于开腹手术(3 年生存率:91.2% vs.97.1%;宫颈癌复发或者死危险比 HR 3.74;95% CI:1.63~8.58),在对年龄、BMI、疾病分期、淋巴血管浸润和淋巴结阳性等因素的校正后,这种差异依然存在。微创手术的 OS 也较低(3 年生存率:93.8% vs. 99.0%;因任何原因死亡的危险比,6.00;95% CI:1.77~20.30)。可见,在这一临床试验中,早期宫颈癌患者接受微创根治性子宫切除术的 DFS 和 OS 比开腹手术更低。也许微创或开放性手术在早期宫颈癌根治性子宫切除术中的优劣尚难定论,但我们必须更加客观地认识和思考微创手术在其中的价值。

近年来,机器人平台成为腹腔镜手术另一手段。Da Vinci 手术系统便术者处在更为舒适和符合人体工学的姿势,拥有三维视野,改善术者手抖问题,同时该器械提供了更广的操作角度。一些研究发现,机器人平台相比常规腹腔镜能更快掌握[156]。

2006 年,Sert 和 Abe Jer 报道了第一个机器人辅助根治性子宫切除术[157]。一年后这些作者发表了关于机器人根治性子宫切除术(RRH)对比常规腹腔镜技术的系列文章[158]。随后一些比较 RRH、腹腔镜和经腹切除的方法的小系列文章相继报道[156,159-165]。这些文章大多数总结认为机器人辅助根治性子宫切除术是可行性的,对比传统腹腔镜和开腹根治性子宫切除,虽然不能说超过他们,至少是不差的。然而,目前还没有比较机器人手术和腹腔镜或开腹手术方式的随机对照试验。

一项近期 Meta 分析比较机器人对常规腹腔镜技术[166]。Meta 分析包括 342 例经 RRH 和 914 例经 TLRH 患者。虽然失血量在 2 种方法之间没有不同,但腹腔镜组患者明显的更可能接受输血(9.7% vs. 5.4%,P<0.05)。另外,RRH 治疗住院时间与 TLRH 比较更短(3.3 天 vs.6.2 天,P=0.04)。手术中并发症比例无显著不同,可是并发症的类型不同:TLRHS 更多的是血管和膀胱损伤,RRHS 更多为神经损伤。RRH 组术后并发症较高(9.6% vs. 5.5%,P<0.05)。RRH 患者更可能发生阴道袖口裂开和(或)盆腔脓肿,而 TLRH 患者更有可能形成尿道阴道瘘或结肠阴道瘘。最后,病理结果在两组间略有所不同。大体上,在 TLRH 组阳性淋巴结率较高,而在 RRH 组阴道切缘阳性或接近阳性的比率较高。这些发现具有统计学意义,但就辅助治疗和复发率而言两种方法是相似的。然而随访时间 TLRH 为 7~68 月,RRH 9~31 月,相对较短[166]。总的来说,当前证据表明机器人方法具有良好前景。

6)根治性宫旁组织切除术

见本章"27.10.1 单纯子宫切除术后发现的宫颈癌的处理"。

7)剖宫产根治性子宫切除术

见本书"16.5 宫颈癌合并妊娠或伴 HIV 的处理"。

8)Ⅳ型(类)扩大子宫切除术(extended hysterectomy typeⅣ,class Ⅳ)或称扩大根治性子宫切除术(extended radical hysterectomy)

其目的在于完全地切除输尿管旁组织,同时沿盆壁组织内侧切除髂内动脉(图27-17),更广泛地切除阴道旁组织。Ⅳ型与Ⅲ型手术不同之处有 3 点:①输尿管被完全地从耻骨膀胱韧带中解剖出来,完全切除输尿管旁组织;②不保留膀胱上动脉;③切除阴道上 3/4。

该型手术主要应用于放疗后前部中心复发有可能保留膀胱功能者。当近侧宫旁组织受累时,需要扩大旁侧解剖的范围。由于结扎支配膀胱的血管,会显著地增加瘘孔形成的危险。因此,应多保留这些血管。在多数情况下,这些患者可行前盆脏器切除术。

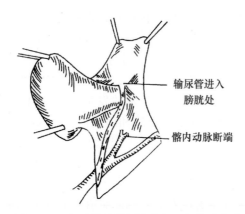

图 27-17　切除输尿管周围全部组织及髂内动脉

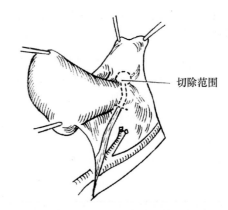

图 27-18　切除远端受累的输尿管和部分膀胱

9) Ⅴ型（类）扩大子宫切除术（extended hysterectomy typeⅤ, classⅤ ）

（1）适应证：该型手术仅适用于于小范围的，特殊局部复发而不需行或不愿意行盆腔脏器切除者，即小的复发病灶累及远端输尿管或（和）部分膀胱者，是极少应用的式式。

（2）手术范围：Ⅴ型子宫切除术的目的在于广泛根治性子宫切除术的同时切除受累的远端输尿管及部分膀胱（图 27-18 ）。该型手术与Ⅳ手术不同之处在于：由于癌瘤累及远端输尿管和（或）部分膀胱，因此，在切除病灶的同时还要切除远端输尿管和（或）部分膀胱，然后再将输尿管植于膀胱，即输尿管膀胱吻合术。

10）手术中及治疗前淋巴结分期手术（inoperation and pre-treatment lymph node staging optration）

（1）手术中淋巴结分期手术（腹主动脉旁淋巴结切除）：子宫颈癌不但有盆腔淋巴结播散的倾向，而且具有腹主动脉旁淋巴结播散的倾向[167-169]。Averette 等[167]报道了978 例Ⅰ_B 及Ⅱ_A 期宫颈癌患者，盆腔淋巴结和腹主动脉旁淋巴结转移率分别为 17.7% 和 6.3%，而且淋巴结转移率随期别的增加而增加，Ⅱ_A 期转移率几乎为Ⅰ_B 期的 2 倍（表 27-12）。因此，许多学者主张盆腔淋巴结切除前，先要触摸腹主动脉旁淋巴结，如有可疑转移者，则选择性取样送冰冻切片检查，若为阳性，停止手术，用银夹标记，术后辅以腹主动脉旁照射。

但众所周知[168]，约 15% 的腹主动脉旁淋巴结转移是隐匿的，因此，最不受怀疑的淋巴结也应切除以估计组织学的意义。Shingleton 等[169]认为这与 Weitheim 手术一样重要，主张切除腹主动脉分叉至肾血管间右腹主动脉旁淋巴结和双髂总淋巴结，除非可疑，左腹主动脉旁淋巴结不做常规切除。Averette 等[167]认为，如果仅对可疑淋巴结作选择性切除，可能遗漏有腹主动脉旁微小病灶的患者，导致误诊，以至治疗失败。常规的腹主动脉旁淋巴结切除则可发现潜在性的转移。因此，他们从 1970 年起，对所有根治性子宫切除的患者，同时行左、右侧腹主动脉旁淋巴结切除，而不对可疑淋巴结做选择性切除，作为浸润性宫颈癌手术分期不可缺少的一部分，能帮助计划特殊治疗，如扩大放射野照射或化疗。他们的资料显示，扩大至腹主动脉旁区手术野并不增加手术死亡率。而 Hackett 等[170]和 Patsner 等[171]主张选择性腹主动脉旁淋巴结切除，即对存在盆腔淋巴结或其他部位转移，或外生型Ⅰ_B 期和Ⅱ_A 期宫颈癌行根治性子宫切除术。而对于无肠系膜下动脉淋巴结转移的宫颈癌则无必要切除更远处淋巴结[172]，笔者完全认同 Hockett[170]和 Patsner[108]等人的意见，可选择盆腔淋巴结有转移患者、局部晚期Ⅰ_B 期和Ⅱ_A 期患者行腹主动脉旁淋巴结切除或主动脉旁淋巴结取样。对Ⅰ_B1期患者是否行腹主动脉旁淋巴结取样，意见尚不一致，但有盆腔淋巴结转移者应同时行腹主动淋巴结取样或选择性切除。

**表 27-12　978 例 I_B ～ II_A 期宫颈癌患者子宫外病变发生率**

单位：%

| 部位 | I_B | II_A |
|---|---|---|
| 盆腔淋巴结 | 13.5 | 21.1 |
| 腹主动脉旁淋巴结 | 4.7 | 8.4 |
| 手术边缘 | 4.7 | 20 |

（2）治疗前淋巴结分期手术（诊断性而非治疗性）：为了评价宫颈癌腹主动脉旁或盆腔淋巴结的转移的情况，许多治疗中心开展腹主动脉旁淋巴结探查活检或同时作盆腔淋巴结探查活检，进行宫颈癌手术病理分期和大射野放疗的临床研究[173]。观察发现 I_B、II_A、II_B 和 III 期宫颈癌腹主动脉旁淋巴结转移率分别为 6%，10%，20% 和 30%，见表 27-13[173]。妇科肿瘤学组（GOG）回顾性评估了 290 例宫颈癌患者。在临床分期 II_B 期的 58 例患者中有 19 例（32.8%）发现有主动脉旁淋巴结转移，在 III_B 期待的 61 例患者中也有 19 例（31.1%）[174]。

**表 27-13　宫颈癌治疗前分期探查时盆腔和腹主动脉旁淋巴结转移率**

| 临床分期 | 病例数 | 腹主动脉旁淋巴结转移率 /% | 盆腔淋巴结转移率 /% |
|---|---|---|---|
| I_B | 570 | 6 | — |
| II_A | 174 | 12 | — |
| II_B | 421 | 21 | 24 |
| III、IV_A | 615 | 31 | 50 |

几乎所有腹主动脉旁淋巴结的转移者均有盆腔淋巴结转移，但更广范围的转移则为少见。美国妇科肿瘤组织（GOG）就盆腔和腹主动脉旁淋巴结转移之间的关系进行了观察，发现 I 期和 II_A 期宫颈癌有 1 个盆腔淋巴结转移者中腹主动脉旁淋巴结转移率达 3%，而有 2～3 个盆腔淋巴结转移者中腹主动脉旁淋巴结转移率则高达 12%。

虽然许多医疗中心进行了治疗前淋巴结分期，但迄今为止尚未发现此分期对预后的直接意义[175]。也未能证明腹主动脉旁淋巴结转移辅以放射治疗能增加这些患者的生存率而复发的风险增大[176,177]。

一项最新妇科肿瘤组研究报道[178]对宫颈癌腹主动脉旁淋巴结转移的 I 期和 II 期 25 名患者采用紫杉醇（40mg/m²）联合顺铂（40mg/m²）化疗 6 周，同时进行延伸野盆腔和腹主动脉旁放疗（平均 8 周），比常规治疗有更高的生存率。另外 Varia 等[179]报道了延伸野的放疗配合 5-FU 和顺铂对于宫颈癌晚期腹主动脉旁淋巴结活检证实有转移的患者能够达到很好的控制效果。Kim 等[180]报道对腹主动脉旁淋巴结转移复发的患者采用超分割延伸野放疗配合同步化疗取得了很好的疗效且没有太大的毒副作用。但病例较少，其结论为时过早，今后尚需大样本对照研究。

治疗前淋巴结分期包括选择性腹主动脉旁淋巴结切除和选择性盆腔淋巴结切除。经腹膜外途径切除已代替了经腹（腔）途径。经腹淋巴结切除后行腹主动脉旁放疗主要并发症（11.5%）比经腹膜外切除者（3.9%）高（$P=0.03$）[181]。有腹主动脉旁淋巴结转移者通常要修改治疗方案，但盆腔有转移者则不需要[177]。缩减大的盆腔淋巴结理论上可能有益处，但缺乏资料。

腹主动脉旁淋巴结取样可以通过较小的创伤性手术（腹腔镜）进行，使恢复时间缩短[182]。在 Fowler 和同事的实践中未发现有假阴性[183]，应用腹腔镜行选择性盆腔旁淋巴结切除和选择性腹主动脉淋巴结切除也应该是可行的。

Goff 和同仁评估了 1993－1997 年接受治疗的 98 例患者中 86 例的手术分期[184]。他们证实了以往的研究结论，手术分期比 CT 更准确，而有肉眼可见的淋巴结转移患者预后不良。在 Kupets 和他同仁[185]的模型中提示，通过分期增加了整体的益处，但效果非常小。

（陈惠祯　宋紫烨　蔡红兵）

11）盆腔脏器切除术（pelvic exenteration)

（1）适应证：适于因宫颈癌中心复发的患者和少数ⅣA期而需进行盆腔脏器整块切除者。在进行脏器切除前，必须明确受累脏器未固定于盆壁且疾病未扩散至骨盆外。

（2）禁忌证：①盆腔外如肺、上腹部脏器、锁骨上淋巴结、腹股沟淋巴结、腹主动脉旁淋巴结和腹腔有转移；②心肺功能不全；③外阴转移或肿瘤固定于肛提肌；④肝功能明显异常；⑤出、凝血机制异常；⑥病变累及骨质；⑦由肿瘤导致的双侧输尿管梗阻为相对禁忌证[175,186]。

Creasman 和 Rutledge[187]详细阐述了进行盆腔脏器切除术的术前评价及患者选择的标准。认为体重减轻、肾盂积水、腿肿及髋部疼痛的患者，几乎不能从手术中获益，从临床的角度讲，应不考虑手术。

在麻醉状态下，肿瘤固定于盆壁，预示患者预后不良。如果患者手术探查发现腹腔内有转移、淋巴结阳性、腹水或冲洗液阳性、陶氏腔处的肿瘤穿透浆膜或肿瘤靠近小肠，应放弃手术。其他如心肺功能不全、外阴转移或肿瘤固定于肛提肌、肝功能明显异常、凝血机制异常也是这类手术的禁忌证。近年于术前应用CT 和 MRI 检查，减少了患者手术探查术的数量。

（3）手术类型和范围：盆腔脏器切除术有3种类型，即前盆脏器切除术、后盆脏器切除术和全盆脏器切除术（anterior, posterior and total pelvic exenteration)。

前盆脏器切除术适于膀胱区周围的癌瘤，手术方式包括根治性膀胱切除术、根治性子宫切除术、双侧盆腔淋巴结清扫术、双侧输卵管卵巢切除术、阴道切除术和回肠代膀胱重建术。如不采用回肠代膀胱术，可行双输尿管乙状结肠（下段）植入术和乙状结肠（上段）腹壁造瘘术，尿液经由乙状结肠、直肠吸收。

后盆脏器切除术适于癌瘤累及直肠阴道隔和阴道部位时。此手术是腹会阴联合切除术的扩大形式，包括根治性切除低位结肠和直肠、根治性子宫切除术、盆腔淋巴结清扫术、双侧输卵管卵巢切除术、阴道切除术和结肠造口术。

全盆脏器切除术适于盆腔癌瘤同时累及膀胱和直肠者，手术包括根治性子宫切除术、盆腔淋巴结清扫术、双侧输卵管、卵巢切除术、全膀胱切除术、直肠会阴联合切除术、结肠造口术和输尿管移植小肠代膀胱术。

有些类型的脏器切除术可以减少手术范围，如肛提肌上的脏器切除术，可保留盆底和肛门的功能。这种手术方法适宜于盆腔上部的原发性或复发性癌瘤，实质上可能是广泛根治性子宫切除术。

盆腔脏器切除术适用于ⅣA期宫颈癌患者。Deckers 和他的同仁[188]对 65 例宫颈癌患者作为首次治疗实施了盆腔脏器切除术。5 年生存率是 18.5%。这一手术技术和指征随时间的推移而发展。技术上的提高改善了手术的并发症和患者的 5 年生存率。5 年生存率 20%～64%不等[189]。

由于放疗技术的改进脏器切除术已很少实施。Million 和他的同事们[190]报道了选择放疗的 53 例患者中的 18 例（34%）有膀胱浸润，无瘤存活，只有 2 人在放疗后有瘘管形成。Upadhyay 和他的同事[191]观察了 44 例ⅣA期宫颈癌放疗的患者有 43%得到局部控制，5 年生存率为 18%。

（林从尧　张广德）

## 27.6.2　手术死亡率及并发症

1）死亡率

Averette[167]收集全世界许多癌症中心行根治性子宫切除术 6 992 例，总的手术死亡率为 0.72%（表 27-14）。Averette 等[167]报道 978 例，手术死亡 14 例（1.4%），相对较高。其中 4 例死于心肺疾病，4 例死于成人呼吸窘迫综合征，4 例死于肺栓塞，2 例死于脓毒血症。Orr 等[192]收集 4 860 例患者资料中，平均死亡率为 0.45%（0～1.4%）。

2）并发症

较严重的并发症包括感染、泌尿道损伤以及肺栓塞、成人呼吸窘迫综合征，其他并发症包括淋巴囊肿、膀胱功能障碍、输尿管狭窄、张力性尿失禁。

表 27-14　Ⅰ_B～Ⅱ_A 期患者行根治性子宫切除及双侧盆腔淋巴结切除术的手术死亡率

| 作者 | 例数 | 死亡数 | 死亡率/% |
|---|---|---|---|
| Liu 和 Meigs(1955) | 473 | 8 | 1.7 |
| Christensen 等(1964) | 394 | 2 | 0.5 |
| Brunschuig 等(1966) | 438 | 5 | 1.1 |
| Symmonds (1966) | 101 | 0 | 0 |
| Masterson (1967) | 180 | 2 | 1.1 |
| Blaiklry 等(1969) | 257 | 5 | 1.95 |
| Ketcham 等(1971) | 84 | 2 | 2.7 |
| Mickal 等(1972) | 64 | 3 | 4.7 |
| Park 等(1973) | 150 | 1 | 0.6 |
| Morely 等(1976) | 808 | 3 | 1.44 |
| Hoskins 等(1976) | 224 | 2 | 0.89 |
| Mikuta 等(1977) | 243 | 2 | 0.82 |
| Sall 等(1979) | 349 | 0 | 0 |
| Webb 等(1979) | 610 | 2 | 0.33 |
| Underwo 等(1979) | 178 | 0 | 0 |
| Langley 等(1979) | 284 | 0 | 0 |
| Benedet 等(1980) | 241 | 1 | 0.41 |
| Lerner 等(1980) | 108 | 1 | 0.93 |
| Bonar 等(1980) | 96 | 1 | 1.04 |
| Mann 等(1981) | 207 | 1 | 0.48 |
| Orr 等(1982) | 311 | 1 | 0.3 |
| Powell 等(1984) | 255 | 2 | 0.78 |
| Roberts 等(1985) | 100 | 1 | 1.0 |
| Lee 等(1989) | 954 | 4 | 0.4 |
| Kenter 等(1989) | 213 | 0 | 0 |
| Ayhan 等(1991) | 270 | 1 | 0.3 |
| 总数 | 6 992 | 50 | 0.72 |

（1）感染：根治性子宫切除术后，有相当多的患者发生感染。Birmingham Alabama 大学 311 例手术患者中，有 33% 发热[192]。早期（第 1 天、第 2 天）发热通常与肺不张有关，随后发热归因于泌尿道感染、伤口感染、血栓性静脉炎、盆腔蜂窝织炎或盆腔脓肿。后两者由于接近输尿管和膀胱，预示有发生泌尿道瘘孔的可能。预防性应用抗生素可降低术后感染的发生，特别是降低了严重的盆腔感染和脓肿，继而降低了尿瘘和肠瘘的发生。

（2）泌尿道损伤：根治性全子宫切除并发输尿管瘘，以往发生率高达 12%～15%，而现在并不常见。Shingleton 和 Orr[193] 收集 4 860 例患者的资料中，输尿管瘘为 2.3%（0～5.6%），膀胱阴道瘘为 0.58%（0～1.4%）。Averette[167] 收集 6 169 例患者资料中，泌尿道瘘为 4.4%（表 27-15），而 Averette 及同事[167]报道的一组患者（978 例）中，与手术有关的尿瘘 8 例（0.8%）。未经盆腔放疗的根治术后发生输尿管狭窄远少于瘘孔。由于应用输尿管悬吊术及腹膜后引流，降低了输尿管瘘和狭窄的发生率。

表 27-15　Ⅰ<sub>B</sub>～Ⅱ<sub>A</sub> 期宫颈癌首次手术治疗泌尿瘘孔发生率

| 作者 | 病例数 | 瘘孔数 | 发生率/% |
| --- | --- | --- | --- |
| Christensen(1964) | 340 | 30 | 8.8 |
| Symmonds(1966) | 64 | 0 | 0 |
| Masterson(1967) | 180 | 8 | 4.4 |
| Blaikley 等(1969) | 252 | 10 | 3.89 |
| Ketcham 等(1971) | 42 | 3 | 7.1 |
| Mickal 等(1972) | 60 | 1 | 1.6 |
| Park 等(1973) | 126 | 0 | 0 |
| Morley 等(1976) | 208 | 11 | 5.3 |
| Macasaet 等(1976) | 142 | 8 | 5.6 |
| Hoskins 等(1976) | 224 | 0 | 2.7 |
| Mikuta 等(1977) | 243 | 31 | 12.8 |
| Webb 等(1979) | 610 | 29 | 4.75 |
| Underwood 等(1979) | 178 | 14 | 7.86 |
| Sall 等(1979) | 349 | 10 | 2.86 |
| Lerner 等(1980) | 108 | 1 | 0.9 |
| Langley 等(1980) | 284 | 20 | 7.04 |
| Benedet 等(1980) | 247 | 22 | 8.91 |
| Bonar(1980) | 96 | 5 | 5.21 |
| Mann 等(1981) | 207 | 20 | 0.97 |
| Orr 等(1982) | 311 | 4 | 1.4 |
| Powell 等(1984) | 255 | 6 | 2.35 |
| Koberts 等(1985) | 100 | 1 | 1.0 |
| Burghardt 等(1987) | 473 | 21 | 4.4 |
| Ralph 等(1990) | 320 | 14 | 4.4 |
| Lee 等(1980) | 954 | 23 | 2.4 |
| Kenter 等(1989) | 213 | 14 | 6.6 |
| Photopulos 等(1990) | 102 | 3 | 2.9 |
| Ayhan 等(1991) | 270 | 8 | 2.9 |
| 总数 | 6 642 | 291 | 4.4 |

（3）膀胱功能障碍和尿失禁：主韧带切除致使部分支配膀胱的神经受损而引起排空性膀胱功能障碍，以致发生张力性尿失禁，这对于更多的患者来说，比泌尿道瘘及狭窄更为严重。Averette[167] 报道膀胱功能障碍为 20.5%，表现为排空困难、尿潴留和尿失禁。Petri[194] 提供的资料，张力性尿失禁发生率为 10%～52% 不等。Farguharson 等[195] 报道，根治性子宫切除术后行放射治疗者，1/2 以上患者发生尿失禁，远大于单纯手术后发生的尿失禁。

小仓知治的经验认为,自主排尿开始的时间从术后 10～14 天者居多,20 天以后者少见。主张早日施行尿道扩张术,积极提高排尿功能,防止术后尿路感染和慢性化。

(4)其他并发症:①肺栓塞和成人呼吸窘迫综合征,是手术期间最有可能引起死亡的并发症。Averette[167]报道手术死亡的 14 例患者中,其中死于肺栓塞 4 例,死于成人呼吸窘迫综合征 4 例。应注意观察,及时处理。②静脉栓塞,手术时间长,盆腔静脉过度受压,下肢静脉长时间阻滞,手术中静脉壁创伤,凝血加速等导致盆腔及下肢静脉血栓形成。其发生率尚缺乏统计数字。临床实验表明,下肢静脉栓塞患者中 3%～5% 有可能发展为肺栓塞[196]。③损伤,除前述的泌尿道损伤外,盆腔大血管、闭孔神经及肠管损伤时有发生。④淋巴囊肿,术后盆底积液引流不畅可形成腹膜后淋巴囊肿,发生率 1%～20% 不等[197]。由于近年腹膜后间隙良好引流,淋巴囊肿已少见。Orr 和 Shingleton[197]收集 2 500 例患者,淋巴囊肿发生率为 2.1%。⑤性交障碍,根治性手术后阴道的长度和宽度短缩,容积也显著减少。原口[198]的调查表明,术前平均长度为 8.1cm,术后短缩至平均 4.45cm,横径也短缩 1.26cm。

根据长崎大学的调查,术后大多数病例有不同程度的性交障碍,其原因见表 27-16。

**表 27-16　性交障碍的原因分析**

| 原因 | 例数 | 百分数/% |
| --- | --- | --- |
| 因恐惧而厌恶性交 | 4 | 10.5 |
| 丈夫嫌弃 | 2 | 5.2 |
| 因恐惧和阴道短 | 6 | 15.7 |
| 阴道短小致性感不全 | 26 | 68.4 |

值得注意的是,Ⅱ型子宫根治术与Ⅲ型子宫根治术比较,前者手术并发症低得多[83,84,87],因此适合Ⅱ型手术的患者不必行Ⅲ型手术,必须行Ⅲ型手术的患者,可同时行保留盆腔内脏神经的手术,或采用改良的 Piver Ⅲ型手术[97]。

(蔡红兵　葛彩云　陈惠祯)

## 27.7　放射治疗

放射治疗用于宫颈癌治疗已有百年历史。1898 年居里夫妇发现镭元素。1903 年放射性同位素镭首次用于治疗宫颈癌。1914 年 Forsell 创立宫颈癌腔内治疗方法"斯德哥尔摩系统"。1926 年 Regand 建立了"巴黎系统",1938 年又发展出现了"曼彻斯特系统"。传统腔内镭疗的三大系统为宫颈癌放射治疗技术的发展奠定了基础。自 1925 年体外照射技术用于临床后,人们逐步认识到腔内照射与体外照射相结合,可以明显提高中晚期宫颈癌的生存率。20 世纪 50 年代后期直线加速器等体外照射设备迅速发展,60 年代后放射治疗机问世,80 年代放射治疗设备随高科技发展而更新换代。人们在传统腔内治疗的基础上,利用现代化放射治疗设备,不断发展和完善了宫颈癌的放射治疗技术,使放射治疗成为众所公认的治疗宫颈癌的主要手段[199-204]。放射治疗不仅用于治疗各期浸润性宫颈癌,而且也用于治疗因某些原因不适于手术的宫颈原位癌或微小浸润癌。宫颈癌选择治疗方法的基本模式是:手术治疗适于Ⅰ～ⅡA 期宫颈癌,放射治疗则适于各期宫颈癌,ⅡB～ⅣB 期以放射治疗为主。放射治疗采用腔内照射与体外照射相结合的方法。按此模式治疗各期宫颈癌的 5 年生存率分别为:放射治疗效果Ⅰ期 91.5%,ⅡA 期 83.5%,ⅡB 期 66.5%,ⅢA 期 45.0%,ⅢB 期 36.0%,Ⅳ期 14.0%;手术治疗效果Ⅰ期 86.3%,ⅡA 期 75.0%。Ⅰ～ⅡA 期子宫颈癌的根治性放射治疗效果与根治性手术治疗效果相当,ⅡB～Ⅲ期子宫颈癌的根治性放射治疗效果明显优于手术治疗。晚期子宫颈癌患者接受放射治疗,虽不能获得理想的根治疗效,但部分患者可能获得较好的姑息作用,少数可得到治愈。放射治疗对ⅣB 期、部分ⅣB 期及手术后局部及区域复发的子宫颈癌患者,也有重要的治疗价值。

### 27.7.1 治疗原则[198]

根据肿瘤临床分期及全身情况,决定放射治疗的主要目标是根治性放射治疗,还是姑息性放射治疗。子宫颈癌的根治性放射治疗的基本原则是彻底消灭癌肿,同时最大限度避免正常组织发生永久性损伤。为达到此目的,子宫颈癌的根治性放射治疗时应注意遵循下列几项基本原则。

(1)照射区包罗整个靶区:子宫颈癌放射治疗的靶区应包括子宫颈癌局部肿瘤及受癌肿侵犯或潜在受癌肿侵犯的部位,即子宫体、阴道、宫旁组织及盆腔各组淋巴结,见图27-19和图27-20。部分患者的照射区靶区甚至应包括腹主动脉旁淋巴结[196,197]。

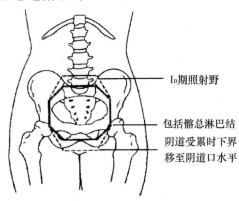

图 27-19 子宫颈癌外照射野范围

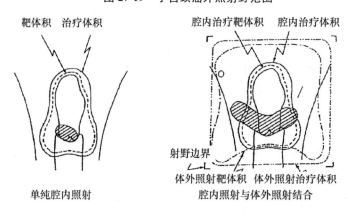

图 27-20 子宫颈癌放射治疗的靶体积和治疗体积

(2)腔内照射与体外照射结合:子宫颈癌患者除极早期($I_A$期)可能单用腔内放射治疗达到根治效果外,其他各期浸润癌都需要采用腔内与体外照射相结合的治疗方法,见图27-19和图27-20。单行体外照射的局部控制率低,A点总剂量一般需70Gy才能达到控制局部肿瘤的目的,而正常组织受此剂量照射后并发症发生率却较高,见表27-17。因此,单纯体外照射不作为常规根治性放射治疗方法。对于部分不能进行腔内放射治疗的病变局限的患者,体外适形放射治疗技术是一种值得探索的治疗方法。

(3)有效控制癌症,保护正常组织:子宫颈癌为中度放射敏感性肿瘤,因此必须给予较高剂量照射,如 A 点剂量达到 70~80Gy,才能够有效控制癌肿。放射治疗时,应注意保护直肠、膀胱、乙状结肠、小肠、骨(股骨头、股骨颈)和输尿管等正常组织,以避免出现严重的放射性并发症。

表 27-17　子宫颈癌 I<sub>B</sub>、II 期单纯外照射治疗结果

| A 点总剂量/Gy | 病例数 | 局部控制率/% | 2~3 级并发症/% | |
| --- | --- | --- | --- | --- |
| | | | 直肠 | 膀胱 |
| 65~69 | 12 | 58.3 | 25.0 | 16.7 |
| 70~74 | 24 | 87.5 | 25.0 | 8.3 |
| 75~79 | 38 | 94.8 | 28.9 | 10.5 |
| 80~84 | 25 | 88.0 | 60.0 | 20.0 |

（4）个体化治疗：子宫颈癌患者之间存在着较大的个体差异。应根据每例患者的具体情况，精心设计个体化治疗方案。是否精心处理每例子宫颈癌患者是放射治疗成败的关键因素。

放射治疗照射的方法分为体外照射和体内照射两种。两种照射方式采用不同的放射治疗设备。两种照射方式相结合可获得互补效益。

（于世英　李　琳）

## 27.7.2　体外照射

体外照射又称为远距离放射治疗（teleradiotherapy）。这种照射技术是将放射源在距离患者体外一定距离的情况下照射靶区。体外照射是子宫颈癌放射治疗的重要组成部分，除子宫颈原位癌和 I<sub>A1</sub> 期子宫颈癌患者可以单独用腔内照射外，其他各期子宫颈癌均应配合体外照射。

（1）盆腔放疗：对于浸润性宫颈癌的放疗，原发病灶（包括周围高危组织）和盆腔淋巴结需要足够大的放射剂量。借助盆腔的骨性结构设计盆腔放射治疗方法[205]。如果目标包括下腹部的淋巴结，则盆腔照射野上界应该在 L4－L5 水平。如果照射野要包含腹膜后淋巴结，照射野应该扩大到 L3－L4 甚至 L2－L3 水平。侧界应该距离真骨盆 1 到 2cm 处，下界至少应该低于闭孔下界 4cm。对于前界，应该至少超过耻骨联合 1.2cm 以涵盖骶前淋巴结。常规后界位于 S2－S3 水平，这往往导致实际照射范围小于计划范围。对于重症患者，后界应该设置于耻骨前联合后。当累及阴道时，照射野至少应该超过肿瘤 4cm，也有观点认为应该照射阴道全长直至阴道入口。

利用盆腔的骨性结构设计治疗方案具有易于重复和可随意调整等优势。与过于限制 CT 的体积相似，这种做法也会导致某些位置不能被覆盖。然而有研究表明按照 GOG 标准确定放射野会导致 45% 的患者不能得到充分的放射治疗[206]。往往这些未能得到充分照射的淋巴结都来自后外侧盆腔淋巴结。

（2）腹股沟放疗：伴有阴道转移的患者照射范围应该包含具有高度转移和侵袭能力的腹股沟淋巴结。通过使用横断面成像测量股血管深度可以更好地理解腹股沟淋巴结的深度，Dittmer 和 Randal 发现了一种简便的使用前后对穿电子成像治疗腹股沟淋巴结转移的方法[207] 这种方法可以限制股骨头照射剂量并且避免一些关于照射区域衔接的问题。Moran 报道了他们关于改进剂量分割方面的临床经验，也比较了 MSBT 和 IMRT 剂量比较[208]，IMRT 可以被选择性的应用[209]。

（3）中线挡铅（MLs）的应用：MLs 的目的是限制直肠和膀胱的照射剂量以使腔内放疗获得最大的照射剂量，同时也可以使子宫旁的实体肿瘤和腔内转移淋巴结得到有效的照射剂量。这种增大剂量的模式利用了逆向场原理[210,211]，以进一步限制膀胱和直肠的辐射剂量。虽然已经有了广泛的应用，但是依然存在各种观点和不同的操作方法。

早期患者（I 到 II<sub>A</sub> 期，或早期 II<sub>B</sub> 期）最可能受益于较早的腔内 MLs，对于较晚期患者在进行 36~40Gy 放疗前不应该进行挡铅。宫颈癌患者在接受基本放疗的同时应该每周

进行妇科检查。对于适用于 MLs 的患者,应该尽早使用 MLs 治疗。普遍情况下使用标准防护(4cm)并且将他放置于中线位置。一般情况下,MLs 盆腔分割剂量不应该放置于 A 点剂量但是这种剂量被应用于其他节点剂量计算。(盆腔侧壁、点 B、点 P)对于只有一侧病变,或病变呈轴向的患者,应该优先使用单侧照射。随着剂量的增大往往会导致并发症,比如放射性直肠炎。

尽管一些人对于 MLs 在临床上的应用持否定态度[212],但据一些报道这种方法确实有很好的效果[213]。

(4)小野照射:对于宫颈癌患者,无论早期治疗方式如何,到目前为止盆腔都是治疗最易失败的一个部位。然而,对于未有淋巴结转移的患者,在外科手术后实行辅助放疗的危险因素与盆腔治疗失败的风险呈高度相关性。综合考虑放疗体积和并发症之间的关系[214],对于盆腔放疗我们往往会使其低于标准剂量,依据 GOG 标准,对于 25 个至少有 40% 可能会再复发的患者,在实际进行平均 32 周的随访过程中,只发现 1 个患者复发。

最近报道了 42 例有高复发风险的处于 Ⅰ~Ⅱ 期无淋巴结转移的盆腔鳞状细胞癌患者施行小照射野放疗的经验[215]。所有接受这种治疗的患者都有宫颈深层间质浸润,宫旁侵犯,但只有 3 个患者出现了复发且都仅局限于盆腔,极少有远期的严重毒性反应。Oikeet. 等使用四野盒式照射技术(M4F)排除了盆腔区域后对小照射野盆腔放疗的潜在优势进行了评估,他们认为 M4F 在减少小肠和直肠剂量方面有其独特的优势[216]。根据 GOG 评分,Yeo 等人制订了 Ⅰ_B~Ⅱ_A 期淋巴结转移的鳞状细胞癌患者进行辅助放疗的标准[217]。GOG 得分小于 40 的患者不需进行放疗;40 到 120 之间者,超过 120 者,应该接受小野放疗和标准化放疗。随访发现 5 年生存率可达 98.2%。与实施标准化放疗相比,小野盆腔放疗更能减少淋巴水肿。

(5)扩大野照射:由于放疗对细胞的毒性,无论出于预防性或者是治疗性的目的,放射科医生往往不愿意扩大放疗靶区。这很大程度上是因为围绕主动脉的器官(脊髓、肾脏、小肠)对放疗的耐受性差。前后对穿的放疗方式是最早使用的一种技术,但对于微小病灶仅需要较小的剂量时这种方式很可能会使照射剂量超过小肠的耐受性。为了更好地施行扩大野放疗,已经应用了各种技术,这些技术各有利弊。通过更好的调整前后对穿的放疗,可以把放射剂量调整在肾脏可以耐受的范围内。大多数情况下,即使接受 40~45Gy 的放射剂量,这种方式仍然可以有效地把它控制在肾脏耐受的范围内。然而,当使用这种技术时,知道肾脏的剂量及肾实质接受放射线的剂量就显得尤为重要。相比于其他恶性肿瘤,宫颈癌腹主动脉旁淋巴结转移是一种较为特殊的情况,在 AJCC 和 CICC 的 TNM 分期系统中,这一部位往往被列为外部区域。因此当主动脉旁区域有恶性肿瘤浸润时,依据 TNM 分期和 FIGO 分期系统患者应该处于 M1 期或 IVB 期。患有其他原发癌症的患者,对于这个区域治疗性的放射治疗疗效基本是不可知的,然而宫颈癌放疗对于这个特殊区域来说是有效的。

在外科手术同时辅助 EFRT 是合理的,它可以规避风险减少延迟治疗的治疗方式。对于处于早期可以接受合适的外科手术治疗的患者,或者对于新辅助放疗有风险,或者放疗是一种基本治疗方式的患者应该优先考虑采用 EFRT。欧洲癌症调查和治疗组织研究了 441 例 Ⅰ~Ⅲ 期不能接受外科手术治疗,但是高度怀疑有主动脉淋巴结转移的患者,发现采用 EFRT 有更大的胃肠毒副作用,但大大降低了主动脉旁治疗失败的风险。但是这两种治疗方式在对局部病灶的控制,远处转移及四年生存率都没有明显的统计学差异。盆腔照射和 EFRT 照射发生肠道损伤的概率分别为0.9%和 2.3%,EFRT 发生严重并发症的概率是

9%，而仅接受盆腔放疗的概率是 4.8%。Rotman 等报道了他们研究结果，在他们的研究中，367 个患者（处于ⅡB 期或ⅠB～ⅡA 肿瘤大于 4cm）随机分组分别接受盆腔和 EFRT 放疗，EFRT 组五年和十年的 OS 分别为 67% 和 55%，但对于十年后的复发两者基本相同。RTOG 的结果表明对于癌症早期盆腔放疗联合化疗优于辅助 EFRT。然而考虑到 EFRT 对于伴有主动脉淋巴结转移的患者可以大大降低其失败概率，化疗联合 EFRT 对于有高度可能性发生主动脉旁转移的患者是一种可以获得较好疗效的方式。

（6）特殊形式的放射治疗：目前对于质子放射放疗的研究越来越多，但是对于其用于宫颈癌的治疗经验不足。KAgeis 等人研究了 25 例处于ⅡB～ⅣA 期的患者，他们在接受光子放疗后又对原发病灶进行了质子照射，没有给予腔内照射。相比于传统的放射治疗联合 ICBT[218]，这种方式也可以取得相似的效果。最近几种新的质子放疗技术已经应用以进一步提高它的治疗率。Miby 等人的研究表明联合被动散射放疗（PSPT）和调强放疗（IMRT），及联合强度调节质子（IMPT）放疗和调强放疗（IMRT），相比于 IMRT 这两种方式都可以显著减少对大肠、小肠、肾脏的辐射。相比于光子、质子，碳放射治疗有更好的生物学效应，包括减少氧化增加比率。

（7）调强放射治疗（IMRT）：随着放射治疗设备的发展，外照射的精确率越来越高，IMRT 就是其中一种设备。IMRI 能够根据靶区的不同调整放疗的剂量、方向等，可根据预设的剂量对患者特定部位进行照射，大大减少了对周围正常组织的辐射，依据 CT 三维成像设置放疗计划，MRI 和 PET 也可以协同 CT 进行治疗剂量和体积的确定。配有多叶光栅的特异性线性加速器（ML.cs）已被用于进行高质量的放射靶区设定。IMRT 一般为 5 到 9 放射野，采用特异性的照射方式从多个角度对靶区进行照射。IMRT 的优势在于可以更好地减少放疗对周围正常组织的辐射，更好地提高对肿瘤组织的放射剂量，剂量一体积直方图（DVH）显示出了某一组织或器官不同于实际接受剂量的百分比。通过 DVH，肿瘤科医生可以直观的快速地分析某一结构或肿瘤实际接受的剂量是否是安全且充足的。DVH 分析也提供了客观的方式去比较不同的治疗方案随着 IMRT 利用的优劣，我们更需要对剂量一体积的关系有很好的理解。Jhingran 认为在妇科肿瘤中[209]，对于肿瘤复发或者临近之前放射野的治疗，或者有周围淋巴结浸润的大体肿瘤需要提高放疗剂量，以及对于有膀胱直肠瘘的患者，IMRT 都有明显的优势。Randall 和 Tbbott 也就 IMRT 在对妇科肿瘤进行治疗时出现的偏差而造成的困难和危害进行了探讨[219]。是因为呼吸而造成的组织和器官的运动以及膀胱和直肠的移动性都是很值得考虑在内的因素[220]。除此之外，在治疗过程中，病情和肿瘤的几何学形状也在不断变化。Bead[221] 等也评估了在放化疗过程中宫颈复发和移动的大小程度，他们得出结论是宫颈的复旧对其影响更大。这些几何因素的不确定性造成 CTV 外扩增大，结果就削弱 IMRT 的优势，而使某些肿瘤可能脱靶。为了克服这个问题，各种减少 PTV 边缘效应的方法随之而来，也进入了实验验证阶段[222,223]。

为使 IMRT 可以得到适当的推广，精确靶区定义至关重要。为规避由于靶区体积变化带来的风险，已经出版了相关的指南。Taylor 等也发表了盆腔放疗淋巴结的 CTV 的靶区勾画指导建议。建议围绕髂血管大约 7mm 处勾画，这样既可以最大限度的覆盖靶区，又可以充分限制肠道的剂量[224]。Gyn[225,226] 和 JCOG 对于伴有盆腔淋巴结转移的原发肿瘤的 CTV 给出了一些指导建议。虽然对于 GTv 的定义随后得到了大家的认可，但对于子宫、阴道及子宫旁组织这些部位只看到了较少的赞同。

IMRT的另外一个问题是增大了放射线诱导的恶性肿瘤的发生率[227,228],限制了对盆腔其他疾病的诊疗,增大了剂量的异质性,无法确保疗效。除此之外,长时间放疗对细胞的毒性增加[229]。最后,关于技术性问题,也有很多担忧之处,包括剂量的不可重复性、剂量测算方法的不同往往不能真实地反应患者到底接受了多大的放射剂量。临床上关于宫颈癌患者接受IMRT治疗效果的病例也有了报道,尤其是在术后的剂量设定方面[230-232]。

（杨春旭　于世英）

### 27.7.3 腔内照射

腔内照射是近距离放射治疗(brachytherapy)的方式之一。近距离放射治疗又称为体内照射。该治疗是指将放射源置入被治疗的器官腔内或被治疗的组织内进行照射,前者称为腔内照射,后者称为组织间照射。近距离放射治疗在宫颈癌放射治疗中具有举足轻重的作用。

1)腔内照射技术及设备条件

用于宫颈癌腔内放射治疗的技术包括传统腔内照射技术、后装放射治疗技术、中子腔内照射技术。

(1)传统腔内照射:指妇科癌症腔内镭疗技术。该技术曾在全世界广泛应用,是现代后装技术的基础。传统腔内放射治疗技术有3种基本系统:斯德哥尔摩系统、巴黎系统和曼彻斯特系统。曼彻斯特系统把处方剂量定义在相应的解剖结构上,即A点和B点,见图27-21。曼彻斯特系统还改进了宫腔及阴道施源器。这三大系统为妇科癌症放射治疗奠定了坚实的基础,曼彻斯特系统提出的A点概念及施源器被人们广泛采用,并沿用至今。我国过去常用北京排管法进行腔内治疗。这些方法所采用的放射源主要是$^{226}$Ra或$^{137}$Cs。传统的近距离放射治疗尽管取得过肯定成绩,但由于手工操作放射防护困难,剂量分布计算困难等方面缺点,客观

上限制了该技术的进一步发展。目前,传统腔内照射技术已被后装放射治疗技术所取代。

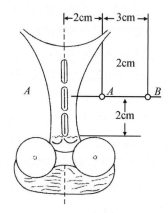

**图27-21　子宫颈癌A点的位置**

(2)后装放射治疗技术:后装放射治疗技术是传统腔内治疗技术的重大革命。后装放射治疗技术是在无放射源的情况下,把空载的施源器置入患者体腔内,经精细摆位、固定、定位、制定优化的治疗计划等步骤,然后在有放射防护屏蔽的条件下,按优化的治疗方案远距离遥控将放射源输入施源器中所指定的位置。腔内后装治疗是指将不带放射源的宫腔管施源器及阴道施源器先放入宫腔和阴道,固定后用放射源输送管将导管与放射源储存库相连接,然后工作人员在治疗室外遥控操作后装治疗机器,使放射源自动进入宫腔管及阴道施源器。腔内后装放射治疗机的发展曾经历手工式后装机、机械式后装机、电子遥控操作式后装机等几个发展阶段。现代后装放射治疗技术不仅解决了放射防护问题,而且还因采用微小的高能量$^{192}$Ir源,使患者治疗时间缩短,痛苦减少,临床应用范围拓宽。后装技术的出现和发展使近距离放射治疗获得了新的发展。

后装治疗机由施源器、治疗计划系统、放射源、治疗机及遥控系统几部分组成。

(a)施源器:用于妇科癌症近距离放射治疗的施源器100余种,常用的施源器包括宫腔管、阴道卵圆球、阴道柱状施源器、宫腔伞状、插植针或软管施源器等(图27-22和图27-23)。

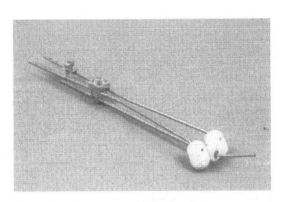

图27-22　子宫颈癌腔内照射标准施源器（阴道卵圆球＋子宫腔管）

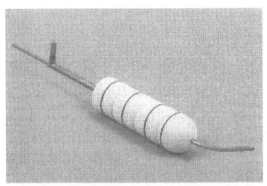

图27-23　子宫颈癌腔内照射施源器（阴道柱状＋子宫腔管）

（b）放射源：$^{60}$Co、$^{137}$Cs或$^{192}$Ir可作为后装机的放射源。现多采用高活度微型$^{192}$Ir源（尺寸0.5mm×0.5mm×3.5mm，放射活度约10Ci）。常用布源方式：①步进式，即放射源在管道中分步跃进，用于高剂量率照射；②脉冲式，即放射源在管道中约每10分钟按时脉冲式运动一次，用于低剂量率照射。高剂量率（high dose rate，HDR）为大于12 Gy/h；中剂量率（middle dose rate，MDR）为2~12Gy/h；低剂量率（low dose rate，LDR）为0.4~2Gy/h。

（3）中子后装放射治疗机：中子近距离放射治疗的放射源采用中子。中子射线具有高LET射线的生物学特性。中子射线治疗肿瘤的最大优点是可以提高乏氧细胞的杀伤能力，降低放射损伤细胞的修复能力，从而获得更好的放射生物学效应[233]。研究发现中子杀伤肿瘤细胞的RBE大约是光子治疗的8倍。用于近距离放射治疗的中子射线源是$^{252}$锏（$^{252}$Cf）。$^{252}$Cf是人工放射性核素，其半衰期为2.65年，在衰变过程中发射裂变中子，同时也产生能量较低的γ射线。近年来，快中子$^{252}$Cf近距离放射治疗已用于宫颈癌，并取得较好疗效。宫颈癌用快中子$^{252}$Cf单次治疗后，局部肿瘤消失较快，远期疗效也逐步得到证实。俄罗斯癌症中心报道，42例宫颈癌术前$^{252}$Cf腔内后装放射治疗的肿瘤消退率为91.2%；345例Ⅱ、Ⅲ期宫颈癌患者接受常规体外照射加$^{252}$Cf腔内后装放射治疗，5年生存率为72.2%。1999年中国开始$^{252}$Cf中子治疗临床试验。目前，$^{252}$Cf中子后装放射治疗机逐步开始用于临床。

2）腔内后装治疗技术

腔内后装放射治疗与体外照射相结合，常用于宫颈癌的根治性治疗，也可用于术后残留或复发病灶的姑息性治疗。

（1）腔内放射治疗靶区范围：子宫颈癌根治性放射治疗计划中的腔内照射的靶区包括宫颈、子宫体、阴道及邻近的宫颈及子宫旁浸润癌灶。

（2）操作步骤：下面以 Micro-Selectron HDR $^{192}$Ir 后装机为例，介绍宫颈癌腔内后装治疗的操作步骤。

（a）治疗前准备：治疗前检查肿瘤情况、子宫位置、阴道宽度、宫旁情况及必要的实验检查。每日用1/2 000的新洁尔灭液或1/5 000高锰酸钾液冲洗阴道。保持大便畅通，治疗前一日服缓泻剂，治疗当日晨排空大便，必要时灌肠，使直肠在治疗时保持空虚状。

（b）体位及外阴和阴道清洁：患者取膀胱截石位。用肥皂水清洗外阴，用1/2 000新洁尔灭液冲洗阴道。

（c）置放直肠标示物：直肠内插入带有X线标尺的肛管，插入深度距肛口约10~15cm。

（d）消毒和铺巾：用0.5%活力碘消毒外阴及尿道口，铺无菌巾。

（e）置放膀胱标示物：尿道口严格消毒后，置入涂有润滑止痛胶的Foleys导尿管，排空膀胱后，于气囊内注入30%的泛影脯氨造影剂7ml，将尿管下拉，使气囊贴于尿道内口，以标示膀胱三角区。

(f)置放施源器:用 0.5%活力碘消毒阴道和宫颈黏膜表面后,局部涂擦润滑止痛胶。宫颈暴露满意后,探查宫腔,测量其深度和方向。患者的宫颈外口常因肿瘤遮盖或变形而难以识别,需细心寻找和试探,切忌乱戳硬探,以避免损伤、出血及增加感染的机会。MSH后装机的宫腔管施源器有 15°、30°、45°三种曲度,外径为 3mm,一般不需要扩张宫颈管即可顺利探入。探明子宫的情况后,根据患者的子宫曲度选择宫腔管,并根据实际深度固定宫口帽,以标示宫口位置,并防止宫腔管因意外原因误入宫腔过深而损伤子宫肌壁。阴道施源器一般成角 100°,使宫腔轴与阴道壁呈垂直关系,阴道施源器的尺寸应根据患者阴道宽度选择,尽可能选择较大号的阴道施源器,并使 2 个阴道卵圆球尽量向阴道侧穹隆方向分开,增加宫旁组织的受照射剂量,减少直肠和膀胱的受量,使腔内照射剂量呈标准的扁梨形分布。在调整和固定施源器位置后,可用纱布填塞于阴道前后壁与阴道施源器之间,以使放射源距膀胱和直肠的距离增加。也有将鸭嘴状直肠牵开器置入阴道后壁前间隙以保护直肠。

(g)投影定位:在宫腔和阴道施源器内置入 X 线标示尺后,于模拟定位机下透视定位。子宫偏斜者,可在透视下进行适当矫正和固定。用正交投影坐标重建法拍摄盆腔正侧位 X 线片。拍片上界应包括第四腰椎,以便计算淋巴结受照射剂量。拍片完成后,取出 X 线标尺。

(h)制定治疗计划:根据患者的实际情况,在盆腔正侧位 X 线片标示出放射源布置范围(一般宫腔管治疗长度为宫腔顶端至宫颈外口水平 5~7cm,阴道卵圆球治疗长度即球体纵长约 2cm),同时依次标记出参考点的位置,即 A 点、宫口、宫底、膀胱、直肠、双侧盆壁及淋巴系统梯形。

A 点:A 点位置见前述,在 X 线胶片上的位置,即沿宫颈管纵轴方向,阴道侧穹隆黏膜顶端(卵圆球的顶部)向宫底方向 2cm 处,并从中轴左右各旁开 2cm 的两侧点(图 27-21)。

宫颈口参考点:宫颈管外口。

宫底参考点:沿宫腔管纵轴方向,宫腔管末端 1cm 处为宫底参考点。

膀胱参考点:在 X 线侧片上是气囊造影剂沉积的最下缘,其参考点在正位片上位于气囊球体的中心(图 27-24)。

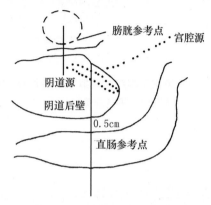

**图 27-24 直肠和膀胱参考点**

直肠参考点:如果阴道内填塞有可显示阴道后壁的标示物(如 X 线下可显影的网纱),直肠参考点在侧位片上的位置位于宫腔管源的宫口水平或在阴道源的中心处向直肠方向垂直划一条直线,阴道后壁与该线的交点,沿该线向直肠方向 0.5cm 处即为直肠剂量参考点(图 27-24)。正位片上直肠参考点位于宫口阴道放射源的中心。如果直肠内插有带金属标志物的肛管,而阴道内未填塞 X 线下可显影的标示物时,侧位片与直肠的参考点即为宫口或阴道源的中点向直肠方向垂直延伸与直肠内标志物的交点,该直肠参考点向肛口及乙状结肠方向两端还可取若干个直肠参考点,两点间距 1.5cm,分别标为 R₁、R₂、R₃。

有人提出,在正侧位所示直肠以上标示物距宫颈源最近点作为乙状结肠参考点,我们在实际工作中发现,乙状结肠非固定状,用肛管很难准确标示乙状结肠的部位,故不作为常规剂量参考点。

盆壁参考点:在正位片上,左右髋臼最高点分别划一水平及垂直切线,其交点即为左右盆壁参考点,在侧位片上,该点即为左右髋臼向躯体头部方向最高点。盆壁参考点代表宫旁组织远端及闭孔区淋巴结区域(图 27-25)。

淋巴系统梯形:正位片上从骶 1 与骶 2 交界处与耻骨联合上缘的中点连一条线,该线的中点向两侧各旁开 6cm,上方在腰 4 椎体中点,向两侧各旁开 2cm。四点相连形成梯形,梯形上方两点代表腹主动脉下段淋巴结,下方两点代表左右髂外淋巴结,梯形的两侧斜边的中点代表左右髂总淋巴结(图 27-26)。

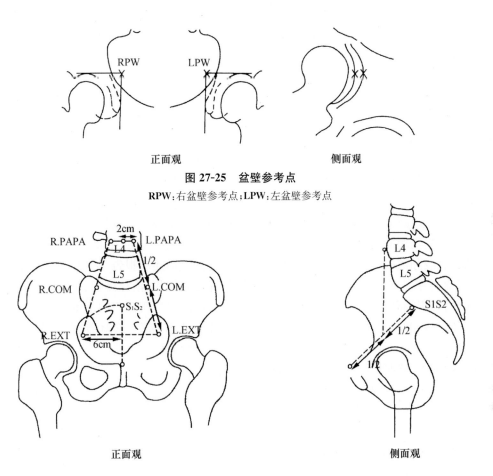

**图 27-25　盆壁参考点**

**RPW**:右盆壁参考点;**LPW**:左盆壁参考点

**图 27-26　淋巴梯形图**

**R. PARA**:右腹主动脉旁淋巴结;**L. PARA**:左腹主动脉旁淋巴结;**R. COM**:右髂总淋巴结;
**L. COM**:左髂总淋巴结;**R. EXT**:右髂外淋巴结;**L. EXT**:左髂外淋巴结

将 X 线片上述投影点及参考点,通过数字化仪输入计算机治疗计划系统。由计算机进行描迹重建,并输入处方剂量,一般分次量给予 5~8Gy,计算机计算出放射源三维空间的布源方式、靶区剂量分布、各参考点剂量分布及体积剂量率。

(i)优选和确认治疗方案:当完成初步治疗计划后,医生和物理师应该在一起按个体化原则对计划进行仔细分析和校对,当剂量分布未达到理想分布时,应该反复修正治疗计划。膀胱及直肠剂量过高时(如直肠剂量为 A 点剂量的 60% 以上),可根据肿瘤病变情况对放射源驻留部位、时间和权重等多方面分别进行修正,然后对多套治疗方案进行选择和确认,以获得理想的剂量分布。

(j)治疗实施:最佳治疗方案确认后,将治疗计划输入治疗机的控制台并进行校对,然后让患者排空膀胱,拔出导尿管及肛管,用导管将施源器与治疗机头转换器依次连接。检查各步骤准确无误后方可进行治疗。如果未定位拍片和制定个体化治疗计划时,则必须通过剂量监测仪直接测定直肠受量,以免直肠受过量照射。

每次治疗应记录打印治疗的实际时间、剂量、时间剂量率、体积剂量率,并绘制等剂量曲线图。

(k)腔内治疗报告的内容:为了便于学术交流及提高治疗技术,国际辐射剂量与测量委员会(ICRU)38号文件建议,在进行妇科癌症腔内治疗时,应描述如下内容。

治疗技术:放射源种类、参考空气克马率、形状、滤过等,源运动方式,施源器类型。

总参考空气克马率:参考空气克马率用于刻度放射源,它是距放射源1m远处空气介质中,经空气衰减和散射校正后的克马率值。总参考空气克马率是各放射源参考空气克马率与治疗时间之积的总和。

参考体积:60Gy是人们广泛接受的低剂量率腔内治疗的剂量水平。当治疗的剂量水平非60Gy时,应描述实际剂量水平、时间剂量率。当用中剂量率或高剂量率治疗时,应描述相当于低剂量率60Gy的剂量水平。

参考体积尺寸:宫腔与阴道容器标准三管同时治疗时可形成扁梨形照射的参考体积,其梨形参考体积的大小,由三条最大径线所决定,即宫腔管治疗深度、阴道卵圆球治疗长度和两卵圆球间距三条径线。

宫颈癌腔内照射参考点及吸收剂量如下。

膀胱参考点:膀胱总剂量一般应控制在60Gy以下,腔内照射的膀胱剂量应控制在A点剂量的70%以下。老年患者阴道狭窄,膀胱剂量往往偏高。

直肠参考点:直肠参考点剂量可以采用前述计算法,该方法可以在治疗前了解直肠受量,以便修订治疗方案。直肠受量还可采用直接测量法,即放射治疗时通过插入直肠内的剂量测量探头直接测定直肠受量。该方法较简便,但无法在治疗前知道直肠受量。采用直接测量法时,应注意探头的位置,以免测量值不准确。人们在临床上发现患者的肿瘤大小、解剖结构、放射源布设等差异都将影响直肠的受量。直肠受累剂量最高点与肛口之间的距离无恒定尺寸。所以千篇一律地将直肠探头插入相同深度,很难测定直肠的实际受量。

淋巴系统梯形参考点:腔内治疗时,盆腔淋巴系统受量较低。髂外、髂总和腹主动脉旁下段淋巴结的吸收剂量分别约为A点剂量的15%、10%和4%。

盆壁参考点剂量:在腔内治疗时,盆壁参考点距宫腔管轴中心的距离约6cm,其吸收剂量约为A点剂量的21%。

时间剂量率:腔内治疗的时间剂量率、分次治疗的次数及剂量等。

1993年ICRU在50号文中建议,体外照射应详细描述和报告:肿瘤体积、临床靶体积、治疗计划体积、治疗体积、照射体积、剂量参考点、处方剂量、靶体积的剂量分布、具体所采用的照射技术、重要危险器官受照射体积及剂量、热点剂量。

## 27.7.4 组织间插植

组织间插植是将放射源植入肿瘤组织间的近距离放射治疗技术。放射源植入技术方法有两种:一是暂时性植入;二是永久性植入。前者是将密封的高剂量率(high dose rate,HDR)放射源通过施源的插植针或施源导管,通过后装治疗技术进行放射治疗,后者则是将低剂量率(low dose rate,LDR)丝状或颗粒状放射源直接植入患者肿瘤部位进行照射。组织间插植照射技术的最大优点是放射源可以最大限度地贴近肿瘤组织,使之得到有效的杀伤剂量照射,而邻近的正常组织由于受辐射剂量随距离增加而迅速跌落则受照射量低较低。从而能够更有效地保护正常组织。应用组织间插植技术,可以进一步提高肿瘤控制率。组织间插置与体外照射配合,可以提高局部瘤灶的剂量及控制率。组织间插植照射技术主要用对于手术难以切除的瘤灶,或常规放射治疗后残留的瘤灶。经阴道给予组织间插植放射治疗用于盆腔内肿瘤残留或复发的部分患者,尤其是术后中心性复发的患者,子宫切除术后解剖结构破坏不宜行腔内照射的患者,宫旁及盆壁肿块。

组织间插植放射治疗技术:该技术一般按巴黎系统规范操作,其要点为放射源用直线源;源走向相互平行,线源与过中心的平面垂直,各源相互等间距,排列成正方形或等边三角形;源的线性活度均匀且等值;源间距在保证平行的前提下,最小允许间距为 0.5cm,最大间距不超过 2cm;源两端比靶区放宽 20%。外阴癌组织间插植时,应注意皮肤黏膜受照射剂量,避免发生严重放射性损伤。阴道癌等深部组织的插置治疗,在超声波引导下插植,可更准确布置放射源。

(于世英 杨春旭)

## 27.7.5 治疗方案及选择

应该针对每一例患者的具体情况制定个体化放射治疗方案。综合分析患者的肿瘤临床分期、一般情况、阴道扩张度、预后因素及并发症等因素。此外,还应综合考虑所在医疗单位的放射治疗设备条件,尤其是腔内放射治疗所采用的放射源剂量率等因素。

1)腔内治疗加体外照射[234-239]

(1)高剂量率(HDR)腔内治疗加体外照射:HDR 腔内后装照射加全盆照射加盆腔四野照射由中国抗癌协会推荐。具体方法如下:全盆照射每周 5 次,每次 1.8～2Gy,盆腔中心总剂量20～25Gy,3 周左右。腔内后装治疗每周 1 次,宫腔及阴道治疗可同时或分别进行。每次 A 点剂量 5～6Gy,总剂量 30～36Gy。盆腔四野照射:每周 4 次,每次 1.8～2Gy,宫旁总剂量20～25Gy,3 周左右。本方案可先做全盆照射,外照射完成后开始腔内放射治疗。后者可与盆腔四野照射同期进行(腔内治疗当日不行外照射)。注意不能盲目将传统腔内镭疗的经验用于 HDR 腔内治疗。HDR 腔内治疗时,可考虑用全盆腔野及部分

全盆腔野外照射,并适当增加体外照射总剂量,腔内照射采用小剂量多次照射法并减少腔内治疗总剂量,如全盆腔照射 45～50Gy,腔内治疗 24～30Gy。HDR 与 LDR 的参考换算值为(0.55～0.6)：1。例如,HDR 照射 A 点 29Gy,5 次/4 周,相当于 LDR 照射50Gy,2～3 次,2～3 周。

(2)中剂量率(MDR)腔内治疗加体外照射:中国抗癌协会推荐的方案为 MDR 腔内后装放射治疗加全盆照射及盆腔四野照射,即先行全盆照射,照射完后开始腔内治疗。腔内治疗可与盆腔四野外照射同时进行(腔内治疗当日不行外照射)。全盆照射每周 5 次,每次1.8～2Gy,盆腔中心总剂量 20～25Gy,3 周左右。腔内后装治疗每周 1 次,每次 A 点剂量5～6Gy。宫腔、阴道可同时或分别进行,A 点总剂量 20～25Gy。若不做全盆照射,可采用腔内放射治疗加盆腔四野外照射,体外照射给予宫旁组织总剂量 40～50Gy,腔内后装治疗给予 A 点总剂量 50Gy。

(3)低剂量率(LDR)腔内后装治疗加体外照射:其治疗方法类似于传统腔内镭疗法,即腔内治疗加盆腔四野照射。腔内后装治疗与体外照射可同期进行。腔内治疗每周 1 次,每次 A 点剂量 12～16Gy。宫腔与阴道可同时进行。A 点总剂量 52～65Gy。体外照射每周 4～5 次(腔内治疗当日不进行体外照射),每次 1.8～2Gy,宫旁总剂量 40～50Gy。

2)临床分期与放射治疗方案[238-247]

美国 NCCN(National Comprehensive Cancer Network)《宫颈癌诊断治疗指南》(2010 年)中,不同临床分期的放射治疗方案如下。

Ⅰ$_A$ 期:腔内照射＋盆腔体外照射。A 点总剂量 75～80 Gy。

Ⅰ$_{B1}$ 期和Ⅱ$_A$ 期(宫颈局部肿瘤小于或等于 4cm):盆腔体外照射加腔内照射。A 点总剂量 80～85 Gy,或 A 点总剂量 75～80 Gy 加辅助性子宫切除术(有争论)。

Ⅰ$_{B2}$ 期和Ⅱ$_A$ 期(宫颈局部肿瘤大于 4cm):盆

腔体外照射同时给予含铂类药物化疗加腔内照射。A点总剂量大于或等于85Gy。也有选择A点总剂量75～80Gy加辅助性子宫切除术，该方案尚存在有争议。

ⅡB期、ⅢA期、ⅢB期和ⅣA期：盆腔体外照射同时化疗加（减）腔内照射。腔内照射加（减）盆腔体外照射。A点总剂量大于或等于85Gy。伴腹主动脉旁淋巴结转移：盆腔体外照射加（减）腹主动脉旁淋巴结体外照射同时给予含铂类药物化疗加腔内照射。A点总剂量大于或等于85Gy。

为减少腹主动脉旁淋巴结体外照射的放射治疗并发症，腹主动脉旁淋巴结体外照射可选择超分割放射治疗技术。该照射技术分次剂量1.2Gy，每日2次，间隔4～6小时，每周照射10次。

关于放射治疗与化疗同时进行问题[241～253]：放射治疗与化疗同时进行，称为同步放化疗。1999年多项大样本多中心对照试验结果显示，宫颈癌放射治疗与化疗同步进行，可以提高中晚期宫颈癌放射治疗的肿瘤控制率和生存率。经过对中晚期宫颈癌同步放化疗的反复临床试验验证，同步放化疗治疗宫颈癌优于单纯放射治疗已成为共识。值得重视的是，尽管同步放化疗成为宫颈癌放射治疗的常规治疗方法，但是最佳化疗用药，给药剂量及时序等诸多问题尚处于研究中。

宫颈癌同步放化疗的常用化疗药物：顺铂、环磷酰胺、5-氟尿嘧啶、氨甲蝶呤、阿霉素、博来霉素、丝裂霉素、长春碱、长春新碱等。在众多的化疗药物中，顺铂是治疗子宫颈癌有效的常用药物。近年试用于子宫颈癌化疗，并初步取得较好效果的新药有异环磷酰胺、紫杉醇、长春瑞滨等。多数研究表明，联合化疗治疗子宫颈癌的疗效优于单一药物化疗，其中尤以含有顺铂的联合化疗方案疗效较好。顺铂对宫颈鳞状细胞癌有明显的抗癌作用，总有效率30%～40%。环磷酰胺、氟尿嘧啶、氨甲蝶呤、丝裂霉素及博来霉素的有效率为15%～25%。某些化疗药物具有放射增敏或协同治疗作用。Piver报道羟基脲增敏放射治疗，ⅡB期增敏组2年生存率74%，对照组44%；Ⅲ期增敏组52%，对照组33%。增敏组的毒性反应也增加。Hreshcychyn及同事1979年治疗ⅢB～Ⅳ期结果相似，治疗组完全缓解率68%，对照组49%，P<0.05。近年来，广谱抗癌药顺铂的放射增敏和细胞毒双重作用特性受到人们的重视。实验研究发现顺铂的放射增敏作用表现在可以抑制受放射损伤的肿瘤细胞的修复能力，使乏氧细胞对射线的敏感性增加，扰乱细胞周期。不少临床研究将顺铂单一药物或顺铂联合化疗与放射治疗同时进行，取得了较好的治疗效果。同济医院采用顺铂单一药物30mg/m²，每周1次，与放射治疗同时开始，并与放射治疗同时进行，共化疗6周。结果表明，患者对该治疗的耐受性好，顺铂具有放射增敏效应。近年，妇科肿瘤协作组（gynecologic oncology group，GOG）、肿瘤放射治疗协作组（radiation therapy oncology group，RTOG）和西南肿瘤协作组（southwest oncology group，SWOG）组织5项多中心大样本Ⅲ期随机临床试验。研究结果显示，在放射治疗同时应用以顺铂为基础的化疗可以提高子宫颈癌总的生存率。这些试验的对象包括进行接受放射治疗的子宫颈癌ⅠB2至ⅣA期（FIGO）及手术时发现有预后不良因素（盆腔淋巴结转移，旁组织侵犯或手术边缘阳性）的Ⅰ期至ⅡA期（FIGO）的子宫颈癌患者。尽管这些试验在疾病分期、放射剂量、应用顺铂及放射治疗的方案等方面不同，但它们的结果都表明这种以顺铂为基础的化疗与放射治疗同时进行的治疗方法可以显著提高子宫颈癌患者的生存率，而且使死亡率降低30%～50%。以顺铂为基础的化疗与放射治疗同时治疗的疗效优于以羟基脲为基础的化疗。基于这些研究结果，美国国立癌症中心提出在需要行放射治疗的子宫颈癌患者中，应同时进行以顺铂为基础药物的化疗。近年研究发现，除顺铂和羟基脲之外，一些细胞毒类化疗药物具有放射增敏作用，或与放射治疗同时应用可产生较好的

协同作用。例如,5-氟尿嘧啶、紫杉醇和吉西他滨等。

放射治疗与化疗同时进行除具有放射治疗前化疗的优点外,还具有不延长总治疗疗程的优点,这可能更有助于提高局部癌肿控制率并减少远处转移的危险。与单纯放射治疗相比较,放射治疗与化疗同时治疗的发生粒细胞减少及胃肠道不良反应等急性并发症较常见,但晚期并发症发生率相似。放射治疗与化疗同时进行时,应考虑到该方案可能增加患者治疗毒性反应问题。可采用常规足剂量联合化疗,每2~4周重复1次;也可采用低剂量顺铂单一药物化疗,每周给药1次。

Green 等对 19 项宫颈癌放化疗与单纯放疗的随机对照临床试验结果进行 Meta 分析,纳入分析的局部晚期宫颈癌共 4 580 例。结果显示,放化疗可以提高局部晚期宫颈癌患者的总生存率和肿瘤无进展生存率。含铂与不含铂化疗的获益率分别为 12% 和 16%。不过临床试验中含有较高比例的 Ⅰ 期和 Ⅱ 期病例。结果还显示,放化疗也减少局部复发和远处转移。放化疗组的血液及胃肠急性毒性反应较单纯放射治疗高,远期毒性反应尚待随访。

## 27.7.6 剂量率的考虑

在传统的 EBRT 中,辐射剂量是一个重要的变量,传统的 EBRT 使用的剂量率为 100 到 300cGy/分钟,但都是分次的。近距离治疗的剂量率可以有更大的变化,治疗通常是连续的,剂量梯度变化比外照射要大得多。ICRU 将 LDR 定义为每小时 40 到 200cGy/h,MDR 为 200~1 200cGy/h,HDR 为 >1 200cGy/h。LDR、MDR 和 HDR 在临床意义上存在显著差异。一般来说,随着剂量率的降低,由于组织能够修复亚致死辐射损伤和再群体化,辐射的生物效应降低。虽然肿瘤和正常组织之间的这些参数可能没有内在差异,但当考虑到早反应和晚反应的组织时,显然有很大的不同,但是这种修复剂量不完全是高剂量率的。这就是放射生物学的困境:无论外照射还是

HDR 近距离治疗,高剂量率或大剂量分割造成更严重的晚期损伤。

在很大程度上,已发表的数据表明了连续的 LDR 腔内治疗技术的有效性,该技术被使用了近一个世纪。然而,即使是在被认为是 LDR 的剂量范围内(0~200cGy/h),也可能有很强的剂量率效应[254,255]。

脉冲 LDR 近距离治疗作为一种可能的治疗方法也被研究,以体现 LDR 的放射生物学优势,同时利用 HDR 技术提供的剂量优化。Swift 等人[256]报告了他们在 65 名患者中的经验,其中 42 人患有宫颈癌。中位随访时间只有 15 个月。在这些患者中,有 23 名患者在报告时仍存活。2 年生存率为 65%,晚期并发症的 2 年发生率为 14%。作者得出结论,脉冲 LDR 是可行的,并产生了良好的局部控制率,Bachtiary 等比较了使用 LDR(109 例患者)和脉冲剂量率 PDR(57 例患者)治疗的患者的结果,70 例患者同时接受了顺铂同步化疗。在结果或毒性反应中没有明显差异[257],ABS 发表了关于 LDR 和 PDR 短程治疗宫颈癌的共识。

在治疗宫颈癌的过程中,HDR 的使用越来越被接受,这大概是因为门诊患者的治疗可能更方便,在加载后的机器不再生产,并且在衰变的时候,$^{137}$Cs 源很难被取代。另外,HDR 植入物的另一个优点是,在植入的短时间内,植入物和源位置的稳定性更强,并且能够更好地优化剂量分布。文献反映了在使用 HDR 比 LDR 时,并发症发生率是否增加了,结论不一致。虽然许多回顾性研究和一些随机试验已经被报道过,但是结果却很难解释。Hareyama 等人发布了一项对 132 位 Ⅱ 期或 Ⅲ 期患者的随机试验结果。外照射剂量是相同的,并且使用了 0.588 的转换因子。将 LDR 转换为 HDR。5 年生存率分别为 69% 和 51%,LDR 组 Ⅱ 期和 Ⅲ 期患者分别为 87% 和 60%,HDR 组盆腔无复发生存率分别为 89% 和 73%,对比 LDR 组的生存率 Ⅱ 期为 100%,Ⅲ 期为 70%。5 年的并发症发生率

HDR 为 10%，LDR 为 13%。这些差异并没有达到统计学意义，尽管 II 期患者中，使用 LDR 治疗的患者存活率比使用 HDR 治疗的患者存活率更高。

Ferrigno 等[258]发表了一项回顾性的研究的结果，从 1989 年到 1995 年，190 名患者接受了 LDR 治疗，从 1994 年到 2001 年 118 名患者接受了 HDR 治疗。在对 LDR 和 HDR 组中分别进行的 70 和 33 个月的随访中，在 I～II 期患者的局控、DFS 和局部控制中没有显著的差异。然而，对于 III 期患者，在 LDR 组中，DFS 明显更好，而且局部控制也更好，尽管在统计学上没有显著的提高[258]。一项单独的机构研究比较了 103 名接受 LDR 治疗的患者和 57 例患者接受 HDR 治疗的差异。在本研究中，不同分期的患者均没有显著的统计学差异[259]。斯图尔特和维斯瓦纳坦很好地回顾了当前在剂量率问题上的争论[260]。

为了便于多次插入，可以使用宫内支架快速放置，不需要扩张宫颈，使用少量或者不适用镇静剂。在一些机构中，治疗计划是在初次施源器插入后进行的，并通过使用荧光镜或放射学摄片的位置来验证所有后续的分次治疗。如果施源器的细节改变（如串联长度），治疗计划必须重新做。除了分次之外，临床经验还表明，在可接受的水平上，必须有一些方法来增加从放射源到直肠壁的距离，以尽量降低直肠剂量和后续的后遗症。各种各样的技术，包括直肠的牵引器、阴道镜、纱布填塞，以及阴道内的佛利导管，用于达到这个目的。ABS 指南[261,262]中对 HDR 应用的技术细节进行了描述。

### 27.7.7 总的治疗时间

由于肿瘤细胞对放射现象表现为加速再增殖。临床很久以来都在评估治疗的持续时间超过一个合理的点后可能减弱患者对放疗的疗效。几个研究发现在侵袭性的子宫颈癌放射治疗总时间延长将导致更低的局部控制率和总生存下降。

结合已经发表的结果，盆腔放疗总治疗时间在 52～55 天后，局控率为每天下降 1%。这种影响能够在所有分期的肿瘤原发灶中看到。而且生存率也将受到影响。Erridge 等指出治疗时间和治疗结果上很有可能在存在相关性[263]，在一项研究中，几乎所有的患者在 7 周内完成治疗，然而发生 4 级毒性反应比在 29～32 天完成全部治疗的患者更普遍。

Monk[264]等回顾性研究了 335 个参加 GOG 研究的进展期宫颈癌患者，这些患者接受了盆腔放疗，并联合每周顺铂同步化疗，研究结果表明对于子宫颈癌而言，总放疗时间的延长将导致不良的 PFS 和 OS。

Feddock 等评价了 227 例根治性放疗的患者，将他们总的治疗时间分为少于 8 周和大于等于 8 周两组。中位随访 38 个月，随着延长用 LDR 短程疗法导致了存活减少。然而，在用 HDR 短程疗法中相似的减少并没有看到[265]。

（杨春旭　于世英）

### 27.7.8 放射治疗的特殊问题

1）阴道狭窄

阴道狭窄常见于老年患者。阴道狭窄患者在进行腔内治疗时，置入阴道施源器较困难，或仅能置入最小号的阴道施源器，如半卵圆球。阴道狭窄使腔内治疗的有效体积缩小，从而影响宫旁浸润癌灶的控制率，此外直肠、膀胱受照射量相对较大，容易发生放射性损伤。对于阴道狭窄的患者，可适当增加全盆腔照射剂量，相应减少腔内照射剂量。

2）宫颈残端癌[266]

宫颈残端癌的放射治疗原则与子宫颈癌常规放射治疗原则相似，精心治疗可以获得较好相似的治疗效果。然而，由于宫颈残端癌患者因子宫体已切除，因此腔内治疗的有效照射体积较小，宫旁组织腔内受照射剂量较低。此外，由于术后易并发膀胱及肠道粘连于宫颈残端，从而容易发生放射性损伤。宫颈残端癌放射治疗可适当增加体外照射剂量，并根据残存宫颈管的长度和阴道扩张度而决定腔内治疗方法和剂量。腔内治疗时,应尽量行残余宫颈管内腔内照射,完全不能置放宫腔管者,可以适当增加阴道穹隆的放射剂量。如果局部肿瘤大,可行肿瘤组织间插植照射。

Perez等提出的宫颈残端治疗方案如下。

(1)有残留宫颈管(2.5～4cm)。

Ⅰ期:全盆腔体外照射20Gy,继之中央挡铅,宫旁区追加照射30Gy,并进行两次腔内照射。腔内照射根据宫腔管的深度给予10～30Gy,阴道球给予约20Gy(阴道穹隆黏膜剂量约70Gy)。

Ⅱ～Ⅳ期:全盆腔体外照射40Gy,继后中央挡铅,宫旁追加照射20Gy,腔内照射剂量同上。

(2)无残留宫颈管(小于2.5cm):进行单纯体外照射,全盆腔照射剂量60～70Gy。

实际上,用现代后装治疗机也可对宫颈小于2.5cm者进行宫颈管治疗。现代后装治疗机具有较大的灵活性。对于宫颈残端不足2.5cm长的患者,也可以灵活按需设置放射源,以适应各种宫颈残端解剖结构的需要。对宫颈残端瘤体较大的患者,可以考虑进行局部组织间插植近距离照射,或辅以手术治疗。精心治疗宫颈残端,可以使患者取得与有完整宫体存在的宫颈癌相类似的治疗效果。宫颈残端癌放射治疗的5年生存率:Ⅰ期86%、Ⅱ期72%、Ⅲ期47%、Ⅳ期26%。

3)合并子宫脱垂

宫颈癌合并子宫脱垂少见,在放射治疗时应注意使子宫回复到正常位置,并进行填塞和固定。有学者认为合并子宫脱垂的宫颈癌患者的放射剂量,尤其是阴道照射的剂量,应该较一般宫颈癌患者的剂量减少约10%,以避免阴道上段顶端坏死。治疗后可考虑对患者进行子宫脱垂复位手术。同济医院1955—1985年曾收治合并子宫脱垂的宫颈癌6例,全部患者都接受常规足量放射治疗,治疗后随访结果,全部患者生存时间都在5年以上,无1例发生阴道上段坏死。此外,令人鼓舞的是,虽患者在放射治疗后均未行子宫脱垂复位

术,然而全部患者在放射治疗后子宫脱垂均自然愈合,子宫基本回复到正常位置。盆腔放射治疗可以导致宫旁组织纤维化,尤其是子宫主韧带缩短及阴道挛缩,从而使脱垂的子宫回复到正常的位置。子宫脱垂患者在放射治疗时,应该特别注意子宫复位及固定放射源问题,从而保证治疗效果。

4)合并妊娠[267]

宫颈癌合并妊娠占子宫颈癌0.4%～1.01%。妊娠期一旦诊断子宫颈癌,应及时进行治疗。宫颈癌合并妊娠患者的治疗方案制定,取决于疾病分期及孕期[246]。浸润间质小于3mm、无淋巴管受累者可考虑继续妊娠,并定期行阴道镜及细胞学检查,产后及时手术治疗。早期子宫颈癌合并早期妊娠可行根治性子宫切除术;合并中晚期妊娠,如胎儿成熟可待产后立即行根治性子宫切除术及盆腔淋巴结清扫术。避免经阴道分娩,以避免增加出血和感染的危险。中晚期子宫颈癌及不宜手术的早期子宫颈癌都可进行放射治疗,合并早期妊娠的患者,外照射可以使胚胎死亡妊娠终止,流产常发生于放射治疗2～4周,流产后可开始行腔内照射;合并中期妊娠,可行剖宫取胎术,剖宫术前可先给约20Gy剂量的阴道腔内照射,以控制癌细胞的活力,减少癌肿的扩散;也可以单行放射治疗,用放射治疗引产;合并晚期妊娠者,胎儿有可能存活者,可以先行剖宫产,术后4周内开始放射治疗。

5)桶状肿瘤("barrel-shaped"lesions)

桶状肿瘤是指宫颈癌患者宫颈管腔内的内生型巨大肿瘤,其直径大于或等于5cm。桶状肿瘤患者的癌肿常累及到子宫体下段,癌肿易侵犯宫旁组织,而且局部常合并感染和坏死,患者治疗后的中心复发率高,预后差。

对于桶状肿瘤的宫颈癌患者,最好采用综合性治疗方法,放射治疗时应适当增加腔内照射剂量。综合治疗一般采用放射治疗与手术治疗结合的方法,先进行全盆腔体外照射,剂量给予40Gy,待宫颈局部肿瘤缩小及宫旁组织变软以后,进行宫腔和阴道的腔内照射,剂

量约 45Gy(体外照射和腔内照射阴道黏膜的总剂量约 80~100Gy),放射治疗结束后 6 周进行保守性子宫切除。如果体外照射后宫颈局部肿瘤缩小,但宫旁浸润灶明显存在,则需要根据病情增加腔内照射剂量,主要是增加宫腔管的照射剂量。

6)宫颈局部巨大肿瘤

宫颈局部外生巨大肿瘤者,其肿瘤突向阴道内生长,肿瘤可能占据 1/2 阴道腔,甚至沿阴道腔突出至阴道口水平。宫颈局部外生型巨大肿瘤与桶状肿瘤患者相似,其中心性复发率高,预后差。对于宫颈局部巨大外生型肿瘤的放射治疗应注意两点:其一是体外照射野的下界应适当下移;其二是适量增加宫颈局部的腔内照射剂量。同济医院对宫颈局部巨大外生型肿瘤患者采用"夹攻法"腔内治疗,取得较好的效果。其方法是在宫颈局部巨大外生型肿瘤与阴道前后壁间隙之间,沿其纵轴各插入一块带有铅防护板的放射源,放射源面紧贴宫颈局部肿瘤,铅防护板面向阴道壁,以保护直肠、膀胱和尿道等重要器官。"夹攻法"肿瘤中心剂量给予8~10Gy。"夹攻法"腔内治疗,可以使宫颈局部肿瘤迅速消退,有利于提高局部肿瘤控制率,而且治疗较安全。由于该治疗的照射剂量几乎全部被宫颈局部外生型肿瘤所吸收,所以夹攻治疗的照射剂量不计入治疗的A 点总剂量之内。

7)止血

对宫颈局部肿瘤明显活动性出血者,应尽快止血。方法可采用腔内照射,放射源置入阴道紧贴肿瘤表面,一般于剂量参考点位于 1cm 深处,腔内照射剂量给予 8~10Gy/次。宫颈巨大肿瘤大出血时,用上述"夹攻法"可取得理想的止血作用。还可用体外照射方法止血,剂量为4~5Gy/d,2~3 天,经该方法治疗一般能止血。

8)肥胖

合并肥胖的宫颈癌患者的盆腔照射野前后径明显增大。用$^{60}$Co 治疗机行体外盆腔对野照射时,其皮下组织受量明显高于正常体型的患者。盆腔野前后外径大于或等于 24cm 的肥胖患者,最好用高能射线进行体外照射,如 18~25MeV 直线加速器治疗机。肥胖患者也可采用加双侧野的盆腔四野体外照射技术。

9)子宫倾斜及宫体剂量

据统计,在宫颈癌患者中,约 60% 患者的子宫可能向左侧或右侧不同程度地倾斜。子宫倾斜患者在腔内照射时易出现照射剂量分布不均现象,倾斜对侧的宫旁组织照射剂量将明显减低,该侧宫旁组织发生癌复发的危险性大,而倾斜同侧的受量偏高,可能造成正常组织损伤。对有子宫倾斜的患者,应在腔内治疗时尽可能地纠正子宫位置。现代后装治疗机有助于解决子宫尚有一定活动度患者的子宫倾斜问题,其方法是置入腔内施源器后,在模拟定位机下矫正子宫位置,并予以固定,然后进行高剂量率后装治疗。宫旁组织严重受癌肿浸润而使子宫位置不能被矫正者,则应适当调整治疗计划,以体外照射为主,适当追加子宫倾斜对侧宫旁组织的照射剂量。

Noguchi 等报道,宫颈癌患者宫腔受累率 $I_B$ 期为 7.18 %,$II_A$ 期为 25.15 %,$II_B$ 期 38.12 %,总受累率为 21.16 %,而且宫体受累的患者常伴有淋巴结及周围组织的侵犯转移。因此,放射治疗时,尤其是腔内照射时不应忽视子宫腔及宫体受照射剂量,以避免宫体受量不足所致的癌残留和复发。

10)阴道浸润

当宫颈癌患者的阴道受癌肿浸润超过阴道穹隆水平时,应根据病变范围扩展体外照射野的下界。同时额外追加阴道腔内照射剂量。阴道腔内照射可采用阴道柱状施源器或定制特殊模型的阴道施源器。

病灶累及阴道下 1/3 的患者,放疗需包括腹股沟区淋巴结因为发生转移的概率较高。通过断面成像测量骨血管深度以了解腹股沟区淋巴结的位置。淋巴结深度平均 6cm,实际上这个数值是多变的,甚至超过特定电子能检测范围。Dittmer 和 Randal 报道过一个简便的方法:用 AP-PA 光子治疗腹股沟—股淋巴结,将剂量局限至股骨头并且避免一些连接区的问题,例如电子[268]。Moran 等人报道他们机构关于改良部分升压技术 MSBT 以及 MS-BT 和 IMRT 的剂量测定比较的临床研究[269]。相较而言使用 IMRT 的方法。

11)合并盆腔感染

对于合并盆腔感染的宫颈癌患者,应该积极给予阴道局部清洁用药和抗生素全身用药抗感染治疗,待盆腔急性炎症基本控制后再开始放射治疗。放射治疗最好先行体外照射,体外照射结束后再进行腔内治疗。合并附件炎性肿块或囊肿的患者,可考虑在放射治疗前行手术治疗。

12)姑息性放射治疗

子宫颈癌姑息性放射治疗用于晚期盆腔病变,或盆腔外有癌转移,或术后复发等无根治希望的宫颈癌患者,姑息性放射治疗的主要目的在于改善患者的症状,延长其生存时间。

(1)改善盆腔病变造成的影响:可采用全盆腔体外照射,照射野可根据条件选择前后对野、多野、旋转野或钟摆野照射。姑息性放射治疗的盆腔中心总剂量一般不超过 60Gy。Meoz 等报道用非常规分割方法进行姑息性体外照射,单次剂量 10Gy,同时用放射增敏剂 MISO 间隔 3~6 周重复,总剂量为 30Gy。这种姑息性治疗方法虽较简单省事,但治疗后的并发症发生率较高。Perez 等介绍的姑息性放射治疗方法是:体外照射分次量 7.5Gy,连续照射 2 天,2~3 周后重复,总剂量达 30Gy,继之针对残留灶缩野(12cm×12cm)追加照射 15Gy,2 天。少数情况下也可结合腔内照射。还可试用超常分割治疗方法,分次量 37Gy,每日照射 2 次,即 7.4Gy/d,连续 2 天,3~6 周重复,总剂量为 44Gy。

(2)止痛:局限性骨转移引起剧烈疼痛时,可用放射治疗止痛。姑息性放射治疗是骨转移疼痛治疗的有效手段。用于骨转移治疗的主要作用在两方面:一是控制疼痛,二是减少病理性骨折的危险。放射治疗后,照射部位局部疼痛缓解的总有效率可高达 88%,其中疼痛完全缓解率达 59%,部分缓解及轻度缓解率达 29%。脊椎、股骨等负重部分骨转移并发病理性压缩性骨折的危险性约 30%,脊椎

骨转移压缩性骨折可导致脊髓压迫及截瘫,患者一旦出现该并发症,其生存质量明显降低,生存时间明显缩短。及时对负重部位骨转移灶进行姑息性放射治疗,可以明显降低病理性骨折的危险。大多数骨转移患者,即使是晚期癌症,完全可能耐受局部姑息性放射治疗。骨转移放射治疗的体外照射常用剂量及分割方法有三种:300cGy/次,共 10 次;400cGy/次,共 5 次;800cGy/次,单次照射。三种照射方法治疗骨转移疼痛的效果及耐受性相似。骨转移单次照射技术已取得较肯定的疗效,该方法尤其适于活动及搬动困难的晚期癌症患者。放射治疗止痛显效需要一定的时间,86% 患者在放射治疗 2 周内显效,几乎所有患者在 4 周内显效,疼痛完全缓解则大多在 4 周后。因此,接受放射治疗的骨转移患者,在放射治疗显效前仍然需要服用止痛药。骨转移疼痛药物止痛治疗应遵循世界卫生组织癌症三阶梯止痛治疗原则。轻度疼痛首选非甾体类抗炎止痛药。中度疼痛及重度疼痛,首选阿片类止痛药,同时合用非甾体消炎药。双磷酸盐类药物通过抑制破骨细胞活性达到止痛及控制骨质破坏的作用。

### 27.7.9 放射治疗并发症[270-278]

肿瘤放射治疗能否达到根治性照射剂量,其主要限制因素是正常组织对射线的耐受性问题。子宫颈癌放射治疗并发症的发生率除与照射剂量、剂量率、分次剂量、照射体积、局部解剖条件、正常组织对射线的敏感性等诸多因素密切相关,其中正常组织器官受照射剂量及受照射体积是影响放射治疗并发症发生的主要因素[32]。在放射治疗时,相邻正常组织器官将会受到不同程度的照射,患者可能出现放射性反应,当正常组织的受量达到其耐受限量时,将出现放射性并发症。照射面积为 100cm² 直肠、结肠、小肠的放射耐受量 TD5/5 分别为 60Gy、45Gy、50Gy。全膀胱受照射的耐受量 TD5/5 为 60Gy。放射治疗并发症的发生率除与总剂量相关外,还与剂量率、分次剂量、照射体积、局部解剖条件等诸多因素密

切相关。某些放射治疗并发症可能被临床误认为癌肿复发或转移,如将放射性直肠炎或放射性膀胱炎误诊为癌症转移至直肠或膀胱。因此,在临床上了解常见放射治疗并发症反应及处理是十分必要的。

根据正常组织放射性并发症出现的时间,将放射性并发症分为急性、亚急性和迟发性并发症三类。急性放射性并发症出现于放射治疗期间,亚急性并发症出现于放射治疗结束后3个月内,迟发性并发症则发生于放射治疗结束3个月后。

常见的急性和亚急性放射反应有放射性皮炎、放射性黏膜炎、胃肠道反应、骨髓抑制等。放射治疗早期患者可能出现轻度乏力、食欲减退、恶心呕吐等全身反应,持续约一周后症状多逐渐减轻或消失。子宫颈癌放射治疗中,最易出现皮肤黏膜反应的部位是外阴部皮肤黏膜、阴道、直肠及膀胱黏膜。放射性直肠炎常于亚急性发病,放射性膀胱炎则多于迟发性发病。

宫颈癌放疗并发症发生率:美国 MD Anderson 癌症中心报道,接受低剂量率和高剂量率腔内放疗的宫颈癌患者各 4 042 例和 7 662例,子宫穿孔和阴道裂伤的发生率分别为 2.8%和0.3%,这些并发症主要发生于 60 岁以上的老年宫颈癌患者。这些患者发生致病源不明原因的发热的发生率高达 14%。放射性肠炎的发生率为 0.6%~17%,平均 6%。MD Anderson 癌症中心报道,1 784 例 $I_B$ 期宫颈癌患者放射治疗后 5 年,发生需要输血的血尿或血便发生率分别为 2.6%和 0.7%,发生肠穿孔或尿路穿孔的危险性为 1.7%。吸烟患者发生放疗后小肠并发症危险性是非吸烟者的 6 倍,发生率分别为 12%和 2%。宫颈癌放疗后阴道顶端轻度和中度溃疡或坏死的发生率分别为 5%和 10%。放射性膀胱炎常于放射治疗结束后 2 年,甚至放射治疗后 30 年发病。与低剂量腔内放射治疗相比较,高剂量率放射治疗的放射性膀胱发生率相对较高[139]。

(于世英　杨春旭)

## 27.7.10　影响宫颈癌放疗的预后因素[251-253,279-281]

影响宫颈癌预后的因素如下。

(1)临床分期:FIGO 妇科癌症治疗年报,统计 515 125 例宫颈癌的治疗结果,不同临床分期的治疗效果有明显差别。1950—1954 年 I～Ⅳ期宫颈癌的 5 年生存率分别为74.7%、52.6%、26.1%和 6.0%。1982—1986 年 I～Ⅳ期宫颈癌的 5 年生存率分别为 78.8%、58.2%、32.6%和 10.2%。单纯放疗各期宫颈癌的 5 年生存率分别为:I 期 91.5%,Ⅱ_A 期 83.5%,Ⅱ_B 期 66.5%,Ⅲ_A 期 45.0%,Ⅲ_B 期 36.0%,Ⅳ期 14.0%。手术治疗效果 I 期 86.3%,Ⅱ_A 期75.0%。

(2)组织学类型及间质反应:多认为宫颈腺癌的预后较鳞癌差,FIGO 报道 23 804 例宫颈癌 5 年生存率为腺癌50.3%,鳞癌 54.4%。同济医院对 448 例宫颈鳞癌患者的细胞类型、癌组织生长方式、癌周纤维反应和癌周免疫细胞反应进行分析。结果发现,在这些病理因素中,癌周免疫细胞反应程度对患者预后的影响程度最大,其他依为癌周纤维反应、癌细胞类型。癌周免疫细胞反应(+)的 5 年生存率为 53.1%,反应(++)的 5 年生存率为 79.8%,反应(+++)的 5 年生存率的生存率达 95.3%,三者间有显著性差异。

(3)年龄:年龄低于 35 岁的宫颈癌患者容易发生淋巴道转移,预后差。年龄大于 70 岁的老年患者生存率也较差,其主要原因这些老年患者随着年龄的增加死于心脑血管疾病的危险性增加。

(4)肿瘤体积及生长类型:宫颈局部肿瘤体积大、桶状形肿瘤、宫旁双侧受累等因素均会影响患者的预后。宫颈局部肿瘤肉眼观呈结节状及溃疡坏死状患者,放射敏感性差,预后差。肿瘤的大小对 $I_B$～Ⅱ_A 期宫颈癌的影响,宫颈部肿瘤小于 2cm 的 5 年生存率为 90%,大于 4cm 者的 5 年生存率仅 40%。

(5)淋巴结转移[282]:淋巴结转移是影响

宫颈癌预后最显著的预后因素。盆腔淋巴结转移患者的生存率明显下降,腹主动脉旁淋巴结转移者的预后更差。淋巴结转移对预后的影响程度与受累淋巴结的数目及大小有关。盆腔淋巴结转移者易发生远处转移,而且也容易发生中心性复发。盆腔淋巴结转移率与宫颈局部肿瘤大小、血管和淋巴管浸润、局部肿瘤浸润深度、宫旁浸润程度及肿瘤组织学类型等密切相关。

(6)肿瘤浸润深度:当宫颈癌组织浸润间质时,患者的生存率将会受影响。浸润深度小于1.5cm时5年生存率达90%,相反如果浸润深度大于1.5cm时,患者的5年生存率则为63%～78%。

(7)血清蛋白:同济医院曾对宫颈癌患者治疗前、中、后的血清蛋白电泳进行分析,结果发现,$\alpha_2/\beta \geqslant 1$的患者癌复发率高,预后不良。II$_B$期宫颈癌血清蛋白$\alpha_2/\beta \geqslant 1$组患者的死亡率为60%,$\alpha_2/\beta < 1$组的死亡率为18.4%,III期患者$\alpha_2/\beta \geqslant 1$的死亡率为72.7%,$\alpha_2/\beta < 1$组为38.9%。上述差异有显著性意义。

(8)并发症:宫颈癌患者治疗前有大出血病史,并引起贫血并发症的生存率明显下降。部分患者的贫血在治疗期尽管可能得到不同程度的纠正,但其生存率仍较低。合并妊娠也会影响患者的预后。产褥期、流产及产后1年内患宫颈癌的患者预后差,总生存率仅36.8%。合并盆腔炎、盆腔肿瘤、原发性高血压、心脏病等疾病,也可能在不同程度上影响患者的生存率。

(9)癌细胞及微环境分子指标[283]:病理组织切片检查发现癌细胞浸润淋巴管及血管的患者预后不良。进一步分析宫颈癌细胞DNA含量发现,DNA指数大于1.5组患者的复发率显著高于DNA指数小于1.5组。DNA指数及细胞周期分布是反映癌细胞生物学特性的重要指标,DNA指数与放射敏感性相关,DNA指数高的癌细胞对射线敏感性差。同济医院近年研究证实,影响宫颈癌放射治疗预后的分子指标包括:癌细胞S期比值、上皮

生长因子受体表达、CD44v6、COX-2表达、Ki67、Ku80、癌组织血管生长密度等。

(于世英　杨春旭)

## 27.8　化学治疗

评价化学治疗宫颈癌的效果已从1976年开始,结果表明临床上化学治疗宫颈癌在两种状况下是有效的,即用手术或放疗不再能控制的复发和转移病变以及与放疗合用以增加宫颈癌对放疗的敏感性。20世纪90年代初出现对高危宫颈癌的术前或放疗前的辅助化疗,即新辅助化疗。近年来,随着铂类制剂和异环磷酰胺的应用,有关化学药物治疗宫颈癌的报道增多。

### 27.8.1　化学治疗的意义

当前,化疗仍然是宫颈癌的辅助治疗或姑息治疗。化疗还不能治愈宫颈癌。术前给予适宜的化疗,可抑制肿瘤生长,使癌细胞的活性降低或失去活力或变性坏死,或凋亡,使瘤体缩小,减小宫旁浸润,提高手术成功率。术前化疗可以使许多在一般情况下不能手术的患者获得根治性手术的机会。对术前化疗有效者,可降低高危因素(淋巴结转移、脉管浸润、宫旁浸润等)发生概率,降低局部复发率,提高生存率。有预后不良因素者术后化疗,能消除微小转移灶,降低盆腔复发率以期改善疗效。放疗结合化疗(同步放化疗)是提高晚期宫颈癌局部控制率的一条途径,能改善子宫颈癌的盆腔控制率,提高治愈率。可作为宫颈癌复发和转移姑息治疗的重要手段。

近年报道较多的是新辅助化疗(neoadjuvant chemotherapy,NACT)。这是指局部肿瘤较大的患者(局部晚期),在手术和(或)放疗前,先行化疗。NACT属于辅助性化疗的范畴,可缩小局部肿瘤的体积,从而减小切除范围。清除或抑制亚临床转移病灶,提高手术或放疗的效果。实验肿瘤学表明[284]:①盆腔血液供应未被手术或放疗照射破坏,有利于化疗药物的渗

入,术前化疗对肿瘤细胞的杀伤最为有效;②化疗缩小肿瘤体积,改善乏氧状况,增加肿瘤细胞对放射的敏感性;③化疗可使部分不能手术的患者获得手术机会;④治疗隐匿转移灶。术前化疗便于观察和评价肿瘤的化疗敏感性,从而指导术后的治疗,对化疗不敏感的肿瘤可以调整术后化疗方案或免于化疗。

### 27.8.2 化学治疗的局限性

宫颈癌治疗中化学治疗的作用是有限的,这是由于下述几方面的原因。

子宫颈癌的检查方法(细胞学、阴道镜等)的普及,早期宫颈癌的诊断率高,手术或放疗治疗早期宫颈癌效果好,治愈率高。

大部分复发部位在以前做过放疗的盆腔内,肿瘤的血供被干扰,不利于化疗药物渗入,而且,放疗后肿瘤细胞对化疗药物抗拒,尤其是对烷化剂抗拒。

放疗使患者骨髓受到抑制,放疗后的患者很难耐受强烈的化疗,化疗药物的剂量常低于最佳剂量。

晚期或复发转移宫颈癌可能发生输尿管梗阻和肾脏功能衰竭,这就限制了选择应用有肾毒性的药物,而且使应用有肾脏排泄的其他化疗药物也较困难。

(肖凤仪 李华菊)

### 27.8.3 化疗治疗适应证及药物的反应率

1)化疗治疗适应证

(1)局部肿块巨大(直径大于或等于4cm)或桶状宫颈,可在术前行化疗或放、化疗联合应用。

(2)有预后不良因素者,如手术发现髂总动脉以上有淋巴结转移,或盆腔淋巴结阳性、宫旁转移、切缘阳性者手术后同步放化疗。

(3)中晚期患者同步放化疗;转移复发患者的姑息治疗。

2)单一用药反应率

以往文献报道单药化疗的有效率仅10%～

25%,自DDP和IFO应用以来,有效率上升到30%～40%,目前认为上述药物是治疗子宫颈癌最有效的单药(表27-18)。

顺铂是宫颈癌化疗中研究的最为广泛的单药[285]。在815例单用顺铂的患者中,有782例是GOG试验对象[286]。试验表明:23%的宫颈鳞癌患者单用顺铂即可取得肯定疗效;高剂量方案获效甚微;24小时持续输注与1mg/min输注方式相比,恶性呕吐等反应明显减轻[287]。

异环磷酰胺是一种烷化剂,化学结构与CTX相似。来自欧洲的研究表明该药有显著的有效率。84例患者中有25例有效(29%)[288]。尽管GOG试验所报道的有效率较低,73例患者中仅10例(14%)有效,但该药仍不失为一种抗宫颈鳞癌的有效药物[289]。

表 27-18　子宫颈癌单一药物的近期疗效

| 药物 | 可评价数/总数 | 有效率/% |
| --- | --- | --- |
| CTX | 38/251 | 15.0 |
| CLB | 11/44 | 25.0 |
| DDAG | 23/102 | 23.0 |
| IFO | 35/157 | 22.0 |
| MEL | 4/20 | 20.0 |
| CBP | 27/175 | 15.0 |
| DDP | 90/815 | 23.0 |
| MMC | 17/78 | 22.0 |
| ADM | 45/266 | 17.0 |
| EPI | 18/38 | 47.4 |
| 5-FU | 29/142 | 20.0 |
| MTX | 17/96 | 18.0 |
| VCR | 10/55 | 18.0 |
| VDS | 5/21 | 24.0 |
| NVB | 6/33 | 18.0 |
| HMM | 12/64 | 19.0 |
| CPT-11 | 28/142 | 20.0 |
| Taxol | 9/52 | 17.0 |
| TPT | 8/42 | 19.0 |

二溴卫矛醇是一种卤化糖,作用与烷化剂相似。一项早期的墨西哥研究报道,该药对宫颈鳞癌非常有效。GOG试验也报道其有较高

的效果,55 例患者中 16 例(29%)有效[290]。但在治疗白血病的报道和随机试验的结果显示该药与 DDP 联用的效果令人沮丧[291]。

紫杉醇是一种取自西海岸紫杉树中的天然物质。这类药物具有在细胞中能解聚微管并与之不可逆结合的独特机制。紫杉醇对许多肿瘤有效。一项Ⅱ期临床试验报告,529 例接受放疗的患者使用该药,9 例有效(2 例 CR,7 例 PR)[292]。这些数据表明紫杉醇是有效的,进而促成了一项比较紫杉醇+DDP 与单用 DDP 疗效的Ⅲ期临床试验。

长春瑞滨是长春碱的半合成衍生物,它具有与其他长春碱类药物不交叉耐药的特点。一项以已接受放疗的患者为试验对象Ⅲ期临床试验显示:18%(1 例 CR+2 例 PR/33 例)的患者有效[293]。另一项Ⅱ期试验将该药应用于新辅助化疗,结果 45%(2 例 CR+17 例 PR/42 例)患者有效[294]。上述结果表明该药治疗宫颈鳞癌是非常有效的,并且是联合化疗方案设计中一个很有潜力的候选药物,与其他很多长春碱相比,有很多优点。

拓扑替康是喜树碱衍生物,具有独特的抑制拓扑异构酶Ⅰ(拓扑异构酶Ⅰ能影响 DNA 功能)。于Ⅲ期临床试验中,已接受放疗的 43 名患者中,19%(3 例 CR+5 例 PR/43 例)的患者有效,这一结果导致另一项Ⅲ期试验的开展,即比较单用 DDP 与 DDP 联用托扑替康的疗效。

依立替康是另一种喜树碱衍生物,其细胞毒机制也作用于拓扑异构酶Ⅰ,治疗宫颈鳞癌有明显疗效。日本学者报道该药对已接受放疗的患者有显著疗效(24%,13/55)[295]。一项最新的国际Ⅱ期试验报道了类似的结果(21%,1CR+8PR/42)[296]。一项 GOG 研究报道了 13%(1CR+5PR/45)的有效率[297]。综上三个试验,20%患者使用依立替康有效,总的有效率与拓扑替康相似。

其他有效的药物包括环磷酰胺、苯丁酸氮芥、美法仑、卫矛醇、卡铂、阿霉素、泊非霉素、Piperazinedione、氟尿嘧啶、氨甲蝶呤、ICRF-159、长春新碱、长春碱酰胺、Baker's antifol 及六甲嘧啶。

3)联合用药反应率

因单药的有效率低,缓解期短,多种药物的联合化疗已广泛用于临床,虽无大样本的随机研究,但国内外资料提示其化疗反应率优于单药,含顺铂的化疗方案反应率可达 40%~75%的反应率(表 27-19)。

表 27-19　子宫颈癌联合化疗的效果

| 药物 | 可评价例数 | 有效率/% | 完全缓解率/% |
| --- | --- | --- | --- |
| MMC+VCR+BLM | 91 | 51 | 15.0 |
| MMC+VCR+BLM+DDP | 14 | 43.0 | 29.0 |
| DDP+VLB+BLM | 33 | 66.0 | 18.0 |
| DDP+BLM+VLB+MTX | 15 | 66.0 | 20.0 |
| EPI+DDP | 44 | 60.0 | 15.0 |
| BLM+IFO+DDP | 49 | 69.0 | 20.4 |
| 5-FU+DDP | 24 | 50.0 | |
| 5-FU+ADM+VCR+CTX | 31 | 58.0 | |
| CBP+IFO | 24 | 67.0 | |
| DDP+Taxol | | 36 | |
| DDP+TPT | 294 | 27 | |

### 27.8.4 用药途径、方案及剂量

1)全身用药

因单药的有效率低,缓解期短,全身化疗多采用联合化疗。联合化疗中含顺铂的化疗方案可达到40%～75%的反应率。以下是常用的化疗方案。

(1)PVB方案:DDP 60mg/m²,静滴,第1天;VCR 1 mg/m²,静滴,第1天;BLM 25 mg/m²,肌注,第1～3天。3周重复。

(2)BIP方案:BLM 15mg,静滴,第1天;IFO 1 g/m²,静滴,第1～5天;DDP 50 mg/m²,静滴,第1天。3周重复。

(3)FIP方案:5-FU 500mg/m²,静滴,第1～3天;IFO 1 g/m²,静滴,第1～3天;DDP 30 mg/m²,静滴,第1～3天。4周重复。

(4)PFM方案:DDP 100～120mg,静滴,第1天;5-FU 750 mg,静滴,第1～5天;MMC 4mg,静注,第1～5天。4周重复。

(5)PT方案:DDP 50mg/m²,静滴,第1天;Taxol 135 mg/m²,静滴,第1天。3周重复。

(6)CT方案:CBP 300 mg/m²,静滴,第1天;Taxol 135 mg/m²,静滴,第1天。3周重复。

(7)PT方案:DDP 40mg,静滴,第1～3天;TPT 1.5mg,静滴,第1～3天。3～4周重复。

(8)PG方案:DDP 50～70 mg/m²,静滴,第1天;GEMZ 1250 mg/m²,静滴,第1、8天。3～4周重复。

国际抗癌联盟推荐化疗方案:BLM 10mg/m²,肌注,每周1次;MTX 10mg/m²,每周2次;ADM 20～30 mg/m²,静注;DDP 50mg/m²,静滴。3周重复。

2)动脉灌注用药(介入治疗)

通过选择性或超选择性动脉插管技术,在明确局部病灶的基础上,将化疗药物通过导管直接注入肿瘤供血动脉。一般来讲,动脉灌注化疗可使局部药物浓度提高,而使全身药物浓度减少。疗效和毒性反映则取决于肿瘤类型、肿瘤血管状态,药物的作用机制与代谢动力学。最常应用动脉灌注化疗的妇科恶性肿瘤是宫颈癌。

将化疗药物经动脉插管通过腹主动脉或髂内动脉,直接灌注到肿瘤区域的新辅助化疗方法,可提高肿瘤局部的化疗药物浓度,因而提高化疗的有效率,常用于治疗直径大于4cm的患者,发现病理完全缓解率明显高于全身化疗者,治疗效果优于全身化疗,肿瘤体积明显缩小,增加了手术切除的机会,并降低了盆腔淋巴结转移率。采用介入化疗加放疗巨块型宫颈癌发现局部控制率得到提高。

动脉灌注化疗(介入治疗)常用药物及剂量:①5-FU 250～500 mg/m²,每天1次,总量4 000～5 000mg。同时用VCR 1mg,每周2次,4次为1疗程。②BLM 10～15mg,每天1次,10天为1疗程。③氮芥 10mg,每天1次,共3次。停药3次再用5-FU 250～500mg,每天1次,连用7天为1疗程。④5-FU 500mg,CTX 200mg,每天1次,7～10天为1疗程。⑤CTX 200mg/d,5-FU 500mg/d,BLM 30mg/d。三药采用序贯疗法,每天用1种,3天为1周期,4～5周期为1疗程。⑥DDP 30mg,每天1次,同时水化利尿,5天为1疗程。⑦MMC 10 mg/m²,VCR 1 mg/m²及DDP 50 mg/m²,每3周1次。⑧DDP mg/m²,BLM 30 mg/m²,3周重复。笔者推荐采用⑤⑥⑦⑧方案。

(程 晶 葛彩云 陈惠祯)

## 27.9 免疫治疗和分子靶向治疗

### 27.9.1 免疫治疗

子宫颈生物治疗处于研究试验阶段。主要有下列几种。

(1)HPV治疗性疫苗。治疗性HPV疫苗通过将HPV早期蛋白修饰,去除其转化活性,保留其抗原活性,可诱导产生特异性的细胞免疫反应,用于控制或消除感染了HPV的良恶性病变:①病毒颗粒样疫苗。将抗E7基因的抗原与L1蛋白结合,产生改良的病毒颗粒样疫苗,在动物实验中,后者能产生抗病毒

E7 蛋白的免疫效应,因而具有保护和治疗的双重作用。其在人体中的效果还有待观察。②树突状细胞疫苗(DC 疫苗):树突状细胞疫苗是高效的抗原提呈细胞,具有激发细胞毒和辅助 T 细胞的能力。有研究表明[298],转染了 E7 的树突状细胞能诱导产生 E7 特异性的抗肿瘤免疫。目前,树突状细胞疫苗尚未投入临床。

(2)过继免疫治疗:过继免疫治疗包括细胞因子及免疫活性细胞的使用。研究表明,宫颈癌患者的血清中 IL-2 的含量明显降低,而采用 IFN-γ 或 TNF 对宫颈腺癌患者治疗有效,说明宫颈癌患者体内存在免疫异常。已有研究将 IL-2、IFN-α、TNFα 联合使用及细胞因子与免疫效应细胞联用(LAK/CIK/TIL 与 IL-2 联用)治疗宫颈癌。

(3)单克隆抗体:利用可识别人类肿瘤如宫颈癌细胞的单抗与化疗药物结合,将产物治疗癌症的新方法。

(4)基因治疗:宫颈癌中,$p53$ 基因功能下调。有研究表明[299],将野生型 $p53$ 基因转染人宫颈癌细胞株,使其表达 p53 蛋白,可使被转染的细胞的生长受抑制,并逐渐凋亡。这表明,转染野生型 $p53$ 基因可成为新的宫颈癌的治疗手段。将编码 HPV16 的 $E6$ 及 $E7$ 基因的反义 RNA 转录至宫颈癌细胞,也可取得治疗效果。另外,转染 $p21$ 基因及 IFN-β 均可引起人宫颈癌细胞/肿瘤的生长抑制。目前,HPV 预防性疫苗的上市,是宫颈癌的预防成为可能。随着宫颈癌生物治疗的手段的不断进步,可能使宫颈癌的治愈成为可能。

## 27.9.2 分子靶向治疗

宫颈癌是女性生殖系统常见的恶性肿瘤,发病率高居全球妇产科肿瘤第二位,手术和放射治疗是宫颈癌的主要治疗方法,但高达 35% 的局部晚期的局部晚期宫颈癌患者经放管宫颈癌患者,目前主要采用顺铂方案或与紫杉醇、异环磷酰胺以及拓扑替康等单药或与铂类联合治疗。GOG169、GOG179 等研究显示,上述药物疗效并不理想,患者有效(RR)约

为 36%,无进展生存期(PFS)为 4.6~6 个月,总生存期(OS)为 9.4~13 个月[300,301]。

(1)抗血管生成靶向治疗:血管内皮生长因子(VEGF)是中流血管生成的关键调节因子,研究发现宫颈癌组织中 VEGF 表达水平与疾病分期、淋巴结转移、复发和总体生存率相关[302]。

贝伐单抗是针对 VEGF 的单克隆抗体。也是首个应用于妇科肿瘤的靶向治疗药物[303]。既往研究发现,贝伐单抗药在难治性复发转移性宫颈癌中显示一定活性,有效率达 10.6%,中位 PFS 和 OS 分别是 3.4 个月和 7.3 个月[304]。GOGO240 Ⅲ 期临床研究旨在评估贝伐单抗联合化疗(紫杉醇+顺铂或紫杉醇+拓扑替康)在复发性转移宫颈癌患者中的疗效及安全性。452 例顽固性,复发或转移性宫颈癌患者被随机分配至单纯化疗组或化疗联合贝伐单抗组。结果显示,与单纯化疗组相比,贝伐单抗加化疗组(紫杉醇+顺铂或紫杉醇+拓扑替康)显著延长了晚期宫颈癌的总生存期(17 个月 vs. 13.3 个月)的主要终点。同时,贝伐单抗加化疗也改善了无进展生存期(8.2 个月 vs. 5.9 个月),死亡风险下降 29%[305]。化疗贝伐单抗组常见的 3—4 级不良发应为出血(5% vs. 1%)、血栓(8% vs. 2%)和胃肠道瘘(3% vs. 0),GOGO240 研究的不良反应与其他相关研究(GOGO218、OCEANS、NO 16966)类似,但需要注意的是,胃肠穿孔(2%)和瘘管(6%)的发生率高于其他研究,既往对晚期复发性宫颈癌的治疗并不令人满意,贝伐单抗不仅改善了晚期宫颈癌患者的无进展生存期(PFS),更是在妇产科肿瘤首个改善总生存时间(OS)的靶向药物,具有重要的临床意义,因此,FDA 与 2014 年 8 月 15 日批准贝伐单抗联合化疗药物用于复发或晚期(转移性)宫颈癌患者的治疗。

帕唑帕尼:Ⅱ 期临床试验评价了帕唑帕尼[一种血管内皮生长因子受体(VEGFR)的酪氨酸激酶抑制剂]在晚期复发转移性宫颈癌的作用,结果显示,帕唑帕尼组有效率为 9%,

无进展生存时间延长，OS 可达 50.7 周，且副反应较轻，可口服药[306]，因此，帕唑帕尼值得进一步研究。

（2）针对 EGFR 和 HER2 路径：EGFR（epidermal growth factor receptor）是原癌基因 erbB1 的表达产物，是表皮生长因子受体（HER）家族之一。该家族包括 HER1（erbB1，EGFR）、HER2（erbB2，NEU）、HER3（erbB3）以及 HER4（erbB4）。研究发现，西妥昔单抗（cetuximab）单药或联用顺铂治疗复发转移性宫颈癌，治疗欠佳；而当西妥昔单抗与顺铂和拓扑替康三药联合时毒性明显增加。马妥珠单抗（matuzumab）对铂类化疗后疾病进展的宫颈癌患者有一定疗效，研究发现，38 例患者中有 2 例部分缓解，9 例病情稳定。此外，有研究报道，EGFR 小分子酪氨酸酶抑制剂吉非替尼与埃罗替尼作为单药用于复发转移性宫颈癌，疗效欠佳[307]。

与乳腺癌患者不同，HER2 阳性表达与宫颈癌预后目前存在争议，抗 HER2 治疗在宫颈癌中无明显作用。

（3）过继性 T 细胞治疗：过继性 T 细胞治疗（ACT）近年来备受关注。2014 美国临床肿瘤学会（ASCO）报道（摘要号：LBA3008a），有专家选择对 HPV E6 和 E7 存在反应的肿瘤浸润淋巴细胞（TIL）（HPV TIL）治疗转移性 HPV（+）宫颈癌[308]。8 例受试患者中，有 6 例注入的细胞对高危 HPV E6 和（或）E7 具有反应性，无 HPV 反应性的 2 例患者对治疗无反应。6 例对 HPV 存在反应的患者中，3 例证实客观肿瘤缓解（1 例为部分缓解，2 例为完全缓解）。2 例广泛转移的患者分别在治疗后 18 个月和 11 个月达到完全缓解（目前仍在治疗中）。而这 2 例患者中，1 例为化疗难治性 HPV16（+）鳞状细胞癌患者，另 1 例是放化疗难治性 HPV18（+）腺癌患者。这 2 例患者在治疗后表现出 HPV 反应性 T 细胞持续再增殖。

（熊慧华　宋紫烨）

## 27.10　联合治疗

妇科恶性肿瘤有单一疗法和综合（联合）疗法两类。许多资料表明，有计划地、合理地应用各种治疗手段，取长补短，互相配合进行综合治疗，与单一疗法比较，能够提高妇科恶性肿瘤的治疗效果，改善患者的生存质量，降低其死亡率。

子宫颈癌联合治疗在治疗中占有重要的地位。对那些不能用单一治疗方法治愈者和高危患者，利用多种治疗手段，区别对待，采用合理的联合治疗方案，以提高生存率，降低死亡率。

### 27.10.1　单纯子宫切除术后发现的宫颈癌的处理

1）漏诊的原因[309]

术前未行阴道细胞学检查，阴道细胞学或宫颈活检病理误诊约占 46%，宫颈锥切标本边缘异常（非典型增生或浸润癌）占 7%。另外，如宫颈癌患者同时存在子宫肌瘤性异常出血，围绝经期出血，输卵管卵巢肿瘤时，误将后者作为主要疾病而以良性病变行单纯子宫切除术。还有的医生误将宫颈癌作为宫颈肌瘤、宫颈息肉、宫颈糜烂而行单纯子宫切除，或因技术上的原因对已诊断为宫颈浸润癌的患者行单纯子宫切除术。宫颈浸润癌患者施行单纯子宫切除术后有 10%～15% 标本切缘有明显浸润癌或镜下浸润癌。

2）处理

（1）不进一步处理：如仅是原位癌或微小浸润癌而没有淋巴血管间隙受侵证据者，无须辅加其他治疗。

（2）进一步处理：I$_{A1}$ 期有淋巴管、静脉间隙受侵者，或 ≥I$_{A2}$ 期的患者，经腹单纯筋膜外全子宫切除是不够的，因为阴道旁、宫颈旁组织、阴道穹隆、淋巴结没有切除，有必要进一步处理。

（a）放射或放化疗同步治疗：如手术标本

高度怀疑或确诊为浸润癌时，单纯子宫切除术后立即给予放疗，如果延迟或不给予放疗，预后将会更差。因单纯子宫切除术未切除宫旁及阴道旁组织、部分阴道及盆腔淋巴结，可以造成癌瘤漏切，故效果不好。

手术切缘阳性或存在残存癌时，其预后比无残存癌患者差，也比分期明确的单纯放疗的患者差。术后应立即给予全盆腔 40Gy 外照射，追加 10～20Gy 的宫旁照射，同时给予阴道腔内照射 20～30Gy。手术切缘阴性者，仅给予盆腔外 50Gy 就足够了。

基于以铂类为基础的同步化疗所存在的潜在作用必须予以考虑，尤其是根治性子宫切除对具有高风险特征患者的随机研究的观察[310]。尽管不能直接比较，还是可以推断出这些结果支持对因侵袭性疾病而采取简单子宫切除的患者进行同步化疗的结论，尤其是对有大的残留、切缘阳性、淋巴结阳性、淋巴血管间隙浸润和腺癌患者。

（b）手术：先行单纯子宫切除，再行充分的根治术在技术上可能有困难，但对于有些患者仍应考虑这种治疗方案，其合理性是根据根治性子宫切除时宫旁有转移的患者无进展生存期及总生存期降低。这种方法最常见应用腹腔镜或机器人完成，虽然开腹手术同样是可行。手术范围包括根治性宫旁组织切除、阴道上段切除、盆腔淋巴结切除、腹主动脉旁淋巴结切除。

3）疗效评价

Ampil 等分析了 44 例患者子宫切除术后放疗的治疗效果，结果发现单纯外照射或外照射＋腔内放疗治疗效果相似。外照射剂量大于 40Gy 与小于 40Gy 相比较，在局部控制率或 5 年生存率方面并无优势。

Hopkins 等[311]注意到 92 例行子宫切除术的患者中，64 例鳞癌患者 5 年生存率为 80％，而 28 例腺癌患者仅为 41％；宫颈浸润深度小于 50％的鳞癌患者 5 年生存率为 96％，而大于 50％者仅为 75％；术后接受放疗者与仅手术后观察者 5 年生存率分别为 88％

和 69％（$P=0.10$）。78 例放疗患者中 11 例（14％）发生明显的放疗相关并发症，照射量大于 80Gy 的患者发生率更高。

Hopkins 和 Heller 等[311,312]试图用回顾性 FIGO 分类来评价这些患者的疗效，发现疑似 ⅠB 期患者采用联合治疗 5 年生存率为 78％，疑似 ⅡB 期为 67％，鳞癌患者累积 5 年生存率为 80％而腺癌则为 41％，两者比较有显著性差异（$P=0.0001$）。

也有作者建议单纯子宫切除后再次手术。Orr 对 23 例前次手术切缘阴性的患者再次手术，74％的患者没有发现术后肿瘤残留，这些患者在 2 年内没有复发。6 例术后残留的患者中 1 例最终死于复发[313]。Chapman 等报道了相似的结果，18 例前次手术切缘阴性及没有明显病变的患者进行二次手术。3 例患者因二次手术发现残留病灶而行放疗[314]。两组报道都显示该治疗措施的早期及晚期并发症率都是可以接受的。

但是其他作者报道了更多的手术失败率及严重的并发症。例如，Kinney 报道在 27 例再次手术的患者中，4 例发现残留病灶者其最终死亡。而且，23 例再次手术没有发现新病灶者 2 例出现盆腔复发。这个系列报道中，慢性淋巴水肿、尿失禁、瘘管的形成使我们对再次手术更加谨慎[315]。

笔者认为年轻患者（40 岁以前），不怀疑为 ⅠB3 期、ⅡB 期的患者，应首次考虑再次手术，以保留卵巢功能和更具功能的阴道。

（葛彩云　陈惠祯　龚　成）

## 27.10.2　广泛子宫切除术时发现淋巴结转移的处理

假如术中发现患者腹膜后淋巴结已有了转移，根治性子宫切除术是否放弃？这在实践中有很大的不同。少数人遇到任何阳性淋巴结时停止手术，而有相当多的医生不管遇到多少阳性淋巴结甚至腹主动脉旁淋巴结转移也不停止手术。Bortolozzi 等[316]和 Heller 等[312]报告那些完成了手术的患者，5 年生存率比那些保留了子宫接受镭疗的患者 5 年生存率高,但总的来说如腹主动脉旁及髂总血管区已有淋巴结转移,则存活率很低,应该停止进一步手术。Mertimbcau 等[317]报道髂总动脉淋巴结阳性者,5 年生存率 25%,髂总以下淋巴结阳性者有 60%的治愈率。所以,盆腔存在孤立的转移淋巴结,应该完成盆腔淋巴结切除术。Heller 等[313]报道存在阳性淋巴结而完成了全部的盆腔淋巴结切除及根治性子宫切除术配合全盆腔放疗者,5 年生存率为 71%,而仅做淋巴结取样进行放疗者 5 年生存率为 45%,但 Rorret 等[318]的资料说明已有了盆腔淋巴结转移的 I_B、II_A 期宫颈癌患者是否完成根治性手术对生存无明显影响。

Scott 等[319]对根治性子宫切除术或放弃手术后放疗的患者进行了 5 年生存率的比较。有 3 116 例诊断为 I_B 期宫颈癌的妇女,265 例(8.7%)盆腔淋巴结阳性,且行盆腔淋巴结及主动脉旁淋巴结清扫。在所有患者中,有 163 例完成根治性子宫切除术,55 例放弃手术。在完成根治性子宫切除术的患者组中淋巴结平均有 2.58+/−2.37 阳性,在放弃手术组中有 2.42+/−1.63 阳性淋巴结。行根治性子宫切除术的患者平均随访 6.42 年,放弃手术的患者随访 5.57 年。行手术和放弃手术的 5 年生存率之比是 69%比 71%($P=0.46$)。作者认为有阳性淋巴结的患者在行根治性子宫切除术期间应该确定治疗的并发症,因为 5 年的生存率在接受手术和放弃手术组中效果是等同的。调强放射对综合性的治疗并发症是否有影响还不清楚。

广泛性盆腔手术后全盆腔照射的并发症是否高于经腹手术探查分期加体外和腔内照射治疗,仍需要随机性对照研究。手术加放疗并发症发生率的高低取决于手术者和放疗医师技术水平,而对生存率的影响因素更为复杂,故难于进行回顾性研究。

Bremer 等[320]报道,采用最佳体位施行手术,13 例放疗加广泛性子宫切除术者与 14 例单纯广泛性子宫切除者比较,并发症发生率基本相同。Potter 等报道 15 例因淋巴结转移而失败的广泛性子宫切除术患者,与广泛性子宫切除术加术后放疗患者比较,其生存率无明显差异,遗憾的是,该文并未详细描述有关并发症。

肿瘤病灶大于 4cm 局部照射失败率较高,手术应力求完美,子宫和淋巴结切除应尽求完善以最大限度地降低术后病率。如手术不彻底,术后将发生广泛性盆腔粘连。应告知患者术后需补充放疗,除非伴有阴道和宫旁转移,否则不应予以超标准剂量的盆腔和阴道局部的近距离放疗。

Morice[321]对术后发现淋巴结转移者给予盆腔 40～45Gy 外照射,髂总和(或)腹主动脉旁淋巴结转移者给予盆腔 40～45Gy 外照射及以 DDP(100mg/m²)为主的化疗,腹主动脉旁淋巴结已清扫者不予腹主动脉区放疗。

笔者参照上述多位学者的意见,结合本人开展该项临床工作的经验,认为宫颈癌患者开腹探查时发现盆腔淋巴结转移,除非无法切除,都应在完成盆腔根治术后再补充放疗;腹主动脉旁淋巴结有转移者,如与大血管粘连不紧密,可以做选择性切除,应避免损伤腔静脉;仅行手术探查分期术者对转移的淋巴结活检并用银夹做标记,探查术后按常规方法进行体外(包括腹主动脉旁区)和腔内放射治疗。

(陈惠祯 冯忻 龚成)

## 27.10.3 低剂量(半量)放疗后行根治性手术

1)适应证

(1)I_B 期宫颈癌局部癌灶直径大于 4cm,或桶状型肿瘤者。

(2)II_A 期宫颈癌病灶明显浸润阴道穹隆部者或肿瘤直径>4cm。

(3)选择性应用于 II_B 期患者。

2)放射剂量、手术方式及手术时间

一般给予半量放射。可采用腔内镭疗 2 次,宫腔剂量为 1 500mg/h 左右,穹隆部 2 000mg/h 左右,或给予后装治疗 2～3 次,

A点量3 500cGy。大菜花型癌瘤者可设中心野(8cm×8cm)$^{60}$Co外照射,总量3 000～3 500cGy,3周,2～4周后行广泛性子宫切除和盆腔淋巴结清扫术。有人以手术范围较小的根治性子宫切除代替了Meig's手术,称为改良根治术,对宫旁组织的切除限制在输尿管周围,甚至保留输尿管后方的部分组织,保留了输尿管在宫颈旁区的血液供应,减少了并发症的发生。

3)疗效评价

术前放射剂量低,照射范围小,组织放射反应轻,不影响手术操作,同时由于肿瘤缩小伴随的组织反应减弱,手术操作更易进行,因此有人用手术范围较小的根治性子宫切除术代替广泛性手术,保留输尿管的血液供应及减少对盆丛神经的损伤;而对手术前放疗剂量较高者则宜行筋膜外子宫切除,以减少术后并发症。有人认为桶状宫颈、低氧或乏氧肿瘤以及肿瘤侵犯宫体下段的患者中心复发倾向较高,因此在略低于根治剂量的腔内及体外放疗后进行筋膜外子宫切除可以降低这些患者中心复发的危险。

Cullhed[322]将310例ⅠB期及ⅡA期宫颈癌患者随机分为2组,178例予以单纯放疗,132例予以术前放疗加手术,结果发现ⅠB期患者5年生存率分别为83.5%及89.9%,ⅡA期患者5年生存率分别为62.3%及76.8%。

Stallworthy[323]采用术前腔内镭疗或后装铯疗,4～6周后行根治性子宫切除术及双侧盆腔淋巴结清扫,若淋巴结有转移则于手术后2～3周给予体外照射,盆腔两侧总剂量达50Gy,结果发现术前放疗加手术优于单纯放疗。

Perez[324]将118例ⅠB至ⅡA期宫颈癌患者随机分为2组治疗,56例为单纯放疗组,62例为术前放疗加手术治疗组,结果发现ⅠB期患者5年生存率分别为89%和80%,ⅡA期分别为56%及79%,因此Perez不主张术前放疗加广泛性子宫切除术。

当然,术前放疗后施行广泛性子宫切除术已多年被采用并延续至今,说明它比单纯根治性子宫切除术或单纯放疗有某些优势。

手术、放疗或手术联合放疗对早期宫颈癌局部控制率均可达到90%,治疗方式的选择根据各种方法的并发症类型和发生率以及医生的经验而定。

Cravello[325]选择经直接测量或宫颈锥切标本病理学检测肿瘤直径小于1.5cm,腹腔镜下淋巴结切除证实无淋巴结转移的早期宫颈癌(ⅠA2、ⅠB)22例。在单次$^{137}$Cs后装近距离放疗(60Gy)5～8周(平均6周)后行阴式子宫及双附件切除术,放疗后完全缓解率为86%,3例发生轻度手术并发症,平均随访30个月(22～50个月)未见复发。作者认为腔内放疗后阴式子宫切除比子宫根治术或单纯放疗的晚期并发症少,可能是对无淋巴结转移且肿瘤直径小于1.5cm的ⅠB期宫颈癌的有效治疗方法。

Morice[321]回顾性分析了421例ⅠB期和Ⅱ期宫颈癌患者,肿块直径4～5cm者术前腔内放疗(60Gy),6周后行手术(放疗后手术);肿块大于5cm者术前外照射20Gy,腔内放疗40Gy(放疗后手术);肿块小于2cm,年龄小于40岁者先手术,保留卵巢,术后腔内放疗60Gy(手术后放疗)。

(陈惠祯 冯忻)

## 27.10.4 根治量(足量)放射后辅助性子宫切除

大体积宫颈内肿瘤和所谓的桶状宫颈有一个更高的中央复发率,以及盆部和主动脉旁淋巴结转移和远程播散的可能性。M. D. Anderson癌症中心在很多文章中提出对早期宫颈癌选择性进行联合治疗[326-328]。更高的失败率与扩散至宫颈峡部≥6cm相关。在放疗之后计划进行了筋膜外子宫切除(Ⅰ型)的患者仅有少数中心部位未控(失败),总体的存活率却只有微小的影响。Jampolis和他的同仁[326]对中心未控有关的因素进行了研究。受峡部及宫底首次近距离剂量的限制,采用筋膜外子宫切除取代第二次近距离照射似乎支持上述的报道。

尽管一些非随机性研究显示出进行过辅助的子宫切除术患者的存活优势,其他一些非随机性研究又没有显示出联合方法的优势。Perez 等回顾性的比较了单独放疗($n=892$)和联合放疗与手术治疗($n=306$)[329]。针对 $I_B$、$II_A$ 病变的患者,单独放疗剂量 70～85Gy;$II_B$ 和大体积肿瘤的患者,80～90Gy。接受了联合治疗的患者,放疗包括 60～70Gy 的体外和腔内照射。不论哪种方法,$I_B$ 患者的 10 年生存率为 84%。对非大体积的 $II_A$ 肿瘤患者采用单独放疗和联合治疗,特异性存活(CSS)分别为 66% 和 71%。在大体积 $II_A$ 病变的患者中,两种方法的特异性存活(CSS)分别是 69% 和 44%($P<0.05$)。毒性也具有可比性。

Thoms[330] 和 Eifel 等[331] 仔细研究了 1 526 例宫颈癌患者,其中 317 例病变范围大于或等于 6cm。他们发现尽管在治疗的选择上存在偏倚,但放疗与放疗后手术患者的 10 年生存率分别为 64% 和 55%,认为肿瘤直径是一个显著的预后因素,只有病变直径大于 8cm 的患者能从辅助性子宫切除术中获益。

Gallion 等[332] 报道了 75 例肿瘤直径大于 5cm 的 I 期或呈桶状宫颈的患者单纯放疗或放疗加筋膜外全子宫切除术后的情况,两组的肿瘤复发率分别为 47% 和 16%,$P<0.01$,盆腔复发由 19% 降至 2%,盆腔外复发率由 16% 降至 7%。Einhorn 等[333] 发现随着原发肿瘤的增大,腔内放疗后行根治性子宫切除术的优势得到证实。

GOG 进行了一项随机试验,对 256 例宫颈癌病灶≥4cm 的患者,或者体外放射和腔内放疗,或者稍低剂量的腔内放疗以及相同的盆部体外放疗后行筋膜外子宫切除术[334]。结果显示,单纯放疗和联合治疗中的存活率十分相近。单纯放疗组(46%)病变进展稍高于联合治疗组(37%)($P=0.07$)。联合治疗组比单纯放疗组病变进展或死亡的风险降低 23%。单纯放疗组的 5 年局部复发率为 27%,联合治疗组为

14%。远处转移率分别为 16% 和 20%。当根据肿瘤的体积来分析本次研究的结果时,GOG 研究发现肿瘤体积为 4,5 和 6cm 的患者经过联合治疗能改善无瘤生存率($P=0.06$),显著改善生存率($P=0.007$)。

文献有关"巨大"$I_B$ 期宫颈癌解释是困难的,因为可以有很多不同的定义,而且在回顾性资料中似乎有选择手术偏差。因为这些不便处理的原发肿瘤,往往会导致治疗失败而更可能接受综合治疗。另一方面,有并发症或其他不利因素的患者更可能采用单纯放疗。然而,GOG 研究结果表明对于巨大 $I_B$ 期病灶,外科手术与单纯放疗比较并不能提高生存率。但手术对于肿瘤直径 4～6cm 的病例在控制局部复发率及改善生存率有优势。

参照上述有关资料,笔者认为 $I_{B2}$ 期(含桶状宫颈)癌瘤侵及宫体者和 $I_B$ 期、$II_A$ 期、$II_B$ 期放疗未控者,可选择采用放疗后辅助性子宫切除术。

(冯 忻 宋紫烨 陈惠祯)

## 27.10.5 术后辅助性盆腔放疗

宫颈癌根治性手术后最常出现的失败形式是盆腔复发。基于一项延伸的 GOG 的临床病理研究,Delgado 等人提出用"GOG 评分"区分中、高危组[335]。这种按危险性分组的定义被广泛接受,并被包含进前瞻性和回顾性临床研究的设计中。中危组的标准与肿瘤大小,基质浸润深度及 CLSI 相关,如表 27-20 所述。高危的标准包括盆腔淋巴结阳性、手术切缘阳性、宫旁累及。回顾性和前瞻性数据建议辅助性盆腔放疗可显著提高高危宫颈癌患者复杂根治性宫颈癌手术后复发的盆腔控制率和无瘤生存期。化疗的作用尤在高危患者已被认同。

1)中危,淋巴结阴性

GOG 做了用中危复发相关预后特点比较 IB 期淋巴结阴性的宫颈癌患者单纯根治性子宫全切手术(RH)及根治性子宫全切手术后盆腔放疗的 3 期临床试验[336]。这个实验的合

格标准如表 27-20。277 个患者 RH 术后随即分组：137 个盆腔放疗，140 个不再做进一步治疗。盆腔放疗 46～50.4Gy 的剂量整个盆腔区域放疗。不使用短程疗法。

放疗组复发风险比观察组降低 46%（$P=0.007$），进展或死亡风险也下降了（$P=0.009$）。最惊人的是术后放疗的患者，其中腺癌和腺鳞癌组织学亚组仅 8.8%，相较于观察组 44%。虽然没有统计学差异，但是有明显趋势表明放疗组的生存率增高。

**表 27-20 GOG 92 合格标准**

| Capillary Lymphatic Space Involvement 毛细血管淋巴结浸润 | Stromal Invasion 基质浸润 | Tumor Size 肿瘤大小 |
| --- | --- | --- |
| 阳性 | 深 1/3 | 任何 |
| 阳性 | 中 1/3 | ≥2cm |
| 阳性 | 浅 1/3 | ≥5cm |
| 阴性 | 深或中 1/3 | ≥4cm |

很多意见认为该研究不可靠是因为它所谓的有利于生存率没有考虑到它对复发率的巨大影响。举个例子，随机分到放疗组的患者没有接受放疗而另外的患者延长了治疗时间却没有达到足够的剂量。然而，这个研究最主要的问题是初始治疗结束的时间点，这是无瘤间期，不足以说明对生存有利。

荷兰的一个回顾性研究，关于 51 个中危患者，淋巴结阴性，其中 34 个接受了放疗 17 个没有。5 年无瘤生存期接受放疗组 86% 而观察组 57%[337]。Ryu 等人回顾了 172 个中危宫颈癌患者的疗效[338]。3 年无复发生存率在没有辅助治疗、术后放疗和术后同步放化疗（CCRT）组具有显著统计学差异（67.5%、90.5% 和 97.5%，$P<0.05$）。一个研究前瞻性试验术后同步放化疗相较于单独放疗能否提高中危患者生存率的前瞻性研究正在进行（GOG 263）。

如前所提到的，Yeo 和他的同事在淋巴结阴性 $I_B$－$II_A$ 期的宫颈癌患者中用了 Delgado

GOG 评分[335]决定辅助性放疗，GOG 评分<40 的观察，40～120 和>120 的分别接受小区域放疗和标准的盆腔放疗。5 年无瘤生存率 98.2%，没有观察到 3～4 级毒性[339]。

$I_{B2}$ 期肿瘤患者管理是有争议的，一部分支持术后辅助性放化疗，另一部分则推荐治愈目的的放化疗，避免两种物理治疗。

2）盆腔淋巴结阳性/高危患者

盆腔淋巴结转移是一项预后不良因素。盆腔淋巴结转移可能与病变大小，间质浸润深度以及毛细血管或淋巴管间隙受侵有关[340,341]。由于存在这些预后不良因素而推荐术后盆腔放疗。非对照研究表明，在这一情况下，术后盆腔放疗有更好的生存率或盆腔控制率。

Bianchi 及其同事研究发现，60 名根治性子宫切除术后盆腔淋巴结转移的患者接受盆腔外照射后，其 5 年生存率为 65%[342]。相反，15 名拒绝术后放疗的患者中仅 3 名存活了 5 年（20%）。这一生存率的增加在 II 期患者中表现得尤为明显。根治性子宫切除术后盆腔放疗的主要并发症发生率为 21.1%，与之相比，应用腔内放疗进行的子宫切除主要并发症发生率只有 19.8%，而只进行手术者仅有 10.5%。

Kinney 及其同事[343]比较了 82 名经根治性子宫切除和双侧淋巴结切除后有淋巴结转移未进行辅助性治疗的 $I_B$ 和 $II_A$ 期宫颈癌患者与 103 名相似病情却接受了 50Gy 术后盆腔放疗患者的治疗结果，在这 185 名患者中，60 对根据分期、肿瘤大小和阳性淋巴结的数目和位置等进行分析，只进行手术者其 5 年生存率为 72%，接受辅助性放疗者为 64%；只进行手术这样的盆腔复发率为 67%，而接受辅助放疗患者仅为 27%。对整体存活率缺乏影响很可能与放疗患者较高的远处转移发生率有关。

Fuller 和合作者[344]对 71 名根治性子宫切除术后盆腔淋巴结阳性的患者采用术后放疗（40Gy/4 周）。在 32 名只有 1 或 2 个淋巴结阳性的患者中，放疗组的 5 年生存率稍高于未放疗组（分别约为 60% 和 40%）；而 7 名有

3 个或以上淋巴结受侵并接受了术后放疗的患者其生存率更低。

Stock 等[345]分析了 143 名Ⅰ期和Ⅱ期接受根治性子宫切除和淋巴结切除且发现有阳性淋巴结的宫颈癌患者的疗效,其中 108 名患者进行了盆腔放疗,35 名则进行观察。接受放疗的患者的无瘤生存期、整体存活率和盆腔控制率与未接受辅助治疗的患者相比显著升高。值得注意的是,前者有 10%的患者的复发限于主动脉旁淋巴结。

Soisson 等分析了 320 名接受了根治性手术的Ⅰ_B 和Ⅱ_A 期宫颈癌患者[346]。72 名患者完成了术后放疗(22%)。淋巴结转移、肿瘤大小>4cm、组织学分级、种族和年龄>40 岁被认为是预后不良因素。尽管接受和未接受辅助放疗的各组的危险因素可能不同,结果表明在单侧淋巴结转移或巨大原发肿瘤切缘阴性无淋巴转移的患者中,辅助性放疗没有改善生存率。然而,放疗改善了盆腔控制率。

3)近切缘/宫旁浸润

Estape 等回顾性分析了 51 名根治性子宫切除肿瘤邻近阴道手术切缘(定义为<5mm)[347]的患者。对 23 名患者淋巴结阴性而肿瘤邻近阴道手术切缘的患者进行研究。尽管 16 名接受放疗的患者的其他危险因素较多,然而复发率(12.5% vs. 85.7%)和 5 年存活率(81.3% vs. 28.6%)明显有利于接受盆腔辅助放疗的患者。

Kim 和合作者[348]描述了在 38 名接受根治性子宫切除术后因肿瘤邻近手术切缘和/或盆腔淋巴结转移而接受盆腔放疗的患者中的研究结果。有接近手术切缘的患者接受阴道卵形植入放疗。切缘阳性的患者分为 2 组,一组宫旁切缘阳性,一组阴道切缘阳性。5 名宫旁切缘阳性仅采用穹隆近距离治疗的患者发生了局部复发,采用相同方法治疗的仅有阴道切缘阳性的患者则无盆腔复发。作者推荐单用阴道腔内放疗法仅用于阴道切缘为唯一危险因素的原位癌患者(或者微小浸润癌患者)。在一个术后放疗组中,Snijders－Keilholz 等[349]报道在只有 17 名有阳性切缘患者中的

1 名和 6 名宫旁受侵患者中的 2 名在盆腔放疗后有疾病复发。

4)放射治疗剂量和技术

仅有阴道切缘小浸润灶的危险因素。门诊患者常规应用高剂量率短程疗法,因为它可防止组织长时间固定,以满足低剂量率短程疗法的需要。常规使用的治疗方案 3 周,每次 7Gy 放射深度 0.5cm,目标为阴道上层 3～5cm。ABS 最近推出辅助性阴道短程疗法的统一指南[350]。指南中描述了推荐技术的细节。

使用外照射放疗时,患者一般不能接受超过 45Gy 的整个盆腔放射剂量。无论是用小区域照射或是 IMRT 的方法,当治疗区域可局限小肠的照射剂量时可接受最多 50.4Gy 的剂量。患者耐受范围内,使用短程疗法或小区域外照射是为了增加盆腔中心剂量。同步化疗对并发症发生率的影响是有限的。

据报道,IMRT 联合化疗相比传统 4 野盒式放疗可维持很好的盆腔控制率,急性期更好的耐受及更少的慢性毒性[351]。

我们应该认真思考在Ⅰ～Ⅱ_A 期患者根治术后有盆腔转移、宫旁浸润和切缘阳性者实行同步放化疗。已有随机试验表明[352],对上述患者随机分配实施体外放射和 5-FU、DDP 同步放化疗,显著地改善了 3 年生存率(87%),比仅行盆腔放疗的 77%要高。

(陈惠祯 张 弓)

## 27.10.6 扩大野放疗(EFRT)

一些放疗肿瘤学家不愿意预防性的或治疗性的使用扩大野放疗是因为担心急性和晚期毒性会增加。这大部分是由于主动脉旁链围绕只能耐受有限放射剂量的器官,如脊髓、肾脏、小肠。最早的技术是使用前后野,如果要使显微镜下的微小病灶接收合适的剂量,小肠就会受到超出其耐受范围的放射剂量。我们采用多种技术来实现扩大野照射,这些技术各有利弊。四野技术可以连续性应用于盆腔,很多剂量会放射至小肠,保护脊髓和大部分肾脏减少一半的照射剂量(图 21-19)。很重要的是应用静脉肾盂造影 IVP 和 CT 来准确确定

位肾脏。通过优先地前后照射将肾脏的剂量控制在耐受范围以内。很多情况下，这足以局限肾脏的照射剂量在其耐受范围内，甚至是40～45Gy的体积。然而，使用这项技术时，了解肾脏和肾间质接受的剂量是很危险的。IMRT可以提供一个相较于扩大野放疗更有优势的剂量分布。

相较于其他恶性肿瘤，宫颈癌PANL区域的转移是独特的情况。在AJCC和UICC的TNM分期系统中，这个地方被认为是超区域范围。因此当在主动脉旁区域检测到转移灶时，患者在TNM系统分期为M1，而FIGO分期则为IVB。有其他原发肿瘤的患者，不大可能使用超区域范围达到治疗目的的选择性或治疗性放疗。相反地，在宫颈癌中可用PANL区域外放射治疗。

(1)选择性主动脉旁淋巴结放疗：GOG数据，IB期、II期、III期和IVA期的宫颈癌患者相应累及主动脉旁淋巴结发生率分别为5%、16%～21%、25%～31%和13%。因此主动脉旁淋巴结浸润是宫颈癌治疗失败的潜在原因。考虑到宫颈癌淋巴转移到盆腔和主动脉旁淋巴结及特定患者分组中出现的频率，辅助性EFRT是一个合理的治疗策略，争取避免外科手术阶段相关的风险和治疗延误。在分期早、经历了合适的手术治疗的患者且有术后辅助性放疗危险因素的患者以及放疗是初始治疗的患者可用。

Haie等人[353]报道了EORTC的一个研究：包含了441个分期为I～III期没有经过手术治疗且被认为有未探及主动脉旁淋巴结浸润高风险的患者。在这个研究分组中，扩大野放疗给予主动脉旁区域45Gy。数据发现：扩大野放疗组胃肠道毒性发生率更高，而主动脉旁治疗失败的发生率明显下降，接受EFRT治疗且病灶局限在盆腔内的患者远处转移明显减少。两种治疗手段在局灶控制、远处转移、四年无瘤生存期，和生存率数据上没有明显差异。小肠受损事件在盆腔放疗中占0.9%而在扩大野放疗组占2.3%。接受扩大野放疗患者组观察到严重并发症的概率9%，相较

于仅盆腔照射组的4.8%。Rotman等人报道了放疗肿瘤小组（RTOG）的十年的研究结果[354]。在这个研究中，367个患者（IIB期或IB～IIA期≥4cm）随机分配到盆腔放疗组和扩大野放疗组。选择性扩大野放疗的患者总体生存率5年是67%，10年为55%，相较于单纯盆腔化疗组55%和44%。两个组10年的局部失败率相似（单纯盆腔放疗组35%扩大野放疗组31%）。当检测到第一次肿瘤放疗失败，单纯的盆腔放疗组相比于扩大野放疗组远期失败者更多（$P=0.053$）。扩大野放疗组有更多4和5级并发症，尤其是在那些先前做过腹部手术的患者（11% vs. 2%）。

RTOG的结果显示对于局部恶变的患者盆腔放疗结合铂类化疗优于辅助性扩大野放疗[355]。然而，考虑到扩大野放疗能够影响主动脉旁链的失败率、提高治疗率，扩大野放疗结合化疗可能为有主动脉旁转移灶高位风险的患者提升预后效果。考虑此治疗的征象包括PET扫描主动脉旁区阳性；多处盆腔淋巴结肿大，例如髂区；盆腔广泛淋巴转移；盆腔淋巴结双侧阳性；组织学诊断腺癌合并任何数量的盆腔淋巴结阳性；组织学鳞癌合并4个以上盆腔淋巴结阳性。所有情况必须在放疗肿瘤学家认为患者的一般情况良好，没有或轻微的放疗损伤风险的基础上进行。此外，在患者接受初始放疗时必须做评估，认为可以很大可能的控制盆腔病灶，因为无法控制住盆腔病灶那么主动脉旁病灶的控制就没有意义。

(2)治疗性主动脉旁淋巴结放疗：基于一个关于35个被证明病灶累及主动脉旁淋巴结患者接受治疗的前瞻性回顾，Skryker和Mortel认为扩大野放疗有助于治愈其中30%的患者[356]。仅显微镜下可见的微小病灶的患者的预后被认为优于那些广泛肉眼可见病灶患者（5年生存率42% vs. 26%）。4级发病率8.6%，尽管在所有的病例中发病率和盆腔部分的治疗相关而非扩大野放疗。Grigsby等人回顾了43个活检证明主动脉旁淋巴结阳性的宫颈癌患者接受扩大野放疗[357]。5年生存率49%。他们表示大部分失败是由于远处

病灶。相比于很多表明有限毒性的研究，Small 等人观察到治疗性主动脉旁放疗严重的急性和晚期毒性。治疗方法的不同包括每周 40mg/m² 的顺铂，主动脉旁淋巴结照射更频繁以及在 RTOG 研究中的高剂量短程疗法[358]。该研究的二期实验增加了 18 个主动脉旁淋巴结阳性或者比一般髂淋巴结更大的患者。为了局限住毒性作用，患者在接受放疗的同时给予射线保护剂阿米福汀。急性毒性作用没有降低而晚期毒性也没有明显减少。Walker 等人报道了以下 GOG 的 Ⅰ/Ⅱ 期实验的数据：关于宫颈癌转移至主动脉旁淋巴结的患者，扩大野放疗同时给予紫杉醇和顺铂化疗[359]。可行性挺好，5 年生存率很高 45%。然而，严重晚期毒性事件发生率很高。基于观察到的自然发生的并发症认为，是由于高剂量的集中放疗使并发症发生率增加，而不是扩大野放疗的使用或是同时给予的化疗。

治疗性扩大野放疗对于主动脉旁转移的患者来说是很有效的，将长期生存率由 25% 提升至 50%。亚组的长期生存率甚至更高。扩大野放疗可以控制主动脉旁链显微镜下可见病灶，然而，尽管患者的标准化管理中同时加入了化疗可能降低系统性失败，个人治疗效果还是取决于盆腔病灶的控制情况和远处转移的可能性。另外，放化疗后使用"内地"化疗正作为一种针对疾病系统性失败的策略在积极研究中。

（陈惠祯 马诗静 王 渊）

## 27.10.7 化疗与放疗或手术联合治疗

### 27.10.7.1 同步放化疗

虽然放疗在治疗宫颈癌上的基础地位保持了近一个世纪，但对局部肿瘤的控制和治愈仍然不够，尤其是较大的病灶。因此，人们试图更新方案以改善治愈。最有可能达到预期效果的方法是同步放化疗。

放疗同步化疗的理由有二：①增加肿瘤的放疗敏感性；②消除微观的全身性病灶。一些预期实验建议，化疗，尤其是以铂为基础的，与放疗同步比单独放疗能显著提高疗效。

已有报告提示同步放化疗对于局部晚期的病变有显著的改善。这个成果已经由一个随机前瞻性试验确认：3 个来自 GOG 试验[360-362]，1 个由 SWOG 联合 GOG 提供[350]还有一个来自 RTOG[363]。这 5 个试验在各地的 Ⅰ_B～Ⅳ_A 期患者采用同步放化疗后得到肯定的疗效（表 27-21）。

表 27-21 宫颈癌患者化放疗：6 个随机试验的结果

| 试验作者 | FIGO 分期 | 患者数 | 治疗方案 | 随访 | 中位 3 年存活率/% |
|---|---|---|---|---|---|
| Whitney 等[360] | Ⅱ_B～Ⅳ_A | 177 | EB+ICRT+DF | 8.7 年 | 67 |
| | | 191 | EB+ICRT+HU | | 57 |
| Morris 等[363] | Ⅱ_B～Ⅳ_A | 195 | EB+ICRT+DF | 43 个月 | 75 |
| | | 193 | EB+ICRT | | 63 |
| Peters 等[350] | Ⅰ_A2～Ⅱ_A | 127 | EB+DF | 42 个月 | 87 |
| | | 116 | EB | | 77 |
| Rose[361] | Ⅱ_B～Ⅳ_A | 176 | EB+ICRT+P | 35 个月 | 65 |
| | | 173 | EB+ICRT+PFHU | | 65 |
| | | 177 | EB+ICRT+HU | | 47 |
| Key[362] | Ⅰ_B2(>4cm) | 183 | EB+ICRT+P+S | 36 个月 | 83 |
| | | 186 | EB+ICRT+S | | 74 |
| Pearcey[364] | Ⅰ_B(>5cm)～Ⅳ_A | 127 | EB+ICRT+P | 64 个月 | 69 |
| | | 126 | EB+ICRT | | 66 |

注：EB 为外放射；ICRT 为腔内放疗；P 为顺铂；F 为 5-FU；HU 为羟喜树碱。

Whitney 对手术分期为 I<sub>B</sub>～Ⅳ期腹主动脉旁淋巴结阴性的患者比较了羟基脲和 5-FU 伴随盆腔放疗的效果[360]。两组治疗方法中，Ⅱ<sub>B</sub> 期的患者都接受了 40.8Gy 的外照射，附加 A 点 40Gy 和 1～2 个腔内照射。如果有必要，宫旁组织 B 点补充至 55Gy 的照射。Ⅲ<sub>B</sub> 或 Ⅳ<sub>A</sub> 期的患者给予 51Gy 的盆腔外照射，A 点给予 1～2 个 30Gy 的腔内插入，如果有必要，宫旁组织在 B 点给予总共 60Gy 的照射。羟基脲组患者伴随盆腔外照射时给予 80mg/kg，每周 2 次。而顺铂＋5-氟尿嘧啶组采用顺铂 50mg/m²，第 1 天和第 29 天，5-氟尿嘧啶 1 000mg/m²，第 2～5 天和第 30～33 天同步盆腔外照射。在 368 个患者中，177 个患者采用顺铂＋5-氟尿嘧啶方案，191 个患者采用羟基脲方案。存活者的中位生存期限为 8.7 年，顺铂/5-氟尿嘧啶联合放疗组的无瘤生存率较高（$P=0.033$），进展或死亡风险降低 21%（RR=0.79）。顺铂/5-氟尿嘧啶联合放疗的生存率同样较高（$P=0.018$），死亡风险降低 26%（RR=0.74）。

GOG12，用 3 种不同的疗法研究：①顺铂周疗联合放疗；②顺铂、5-FU、羟基脲联合放疗；③不伴有腹主动脉旁淋巴结转移的Ⅱ<sub>B</sub>、Ⅲ 或 Ⅳ<sub>A</sub> 宫颈癌患者采用羟基脲联合放疗[361]。GOG 85 的研究中，三种不同方法都给予了同样形式的放疗。羟基脲组给予羟基脲 3g/m²，每周 2 次，共 6 周。顺铂/5-FU/羟基脲组给予顺铂 50mg/m²，第 1 天和第 22 天；5-FU 1 000mg/m²，第 2～5 天和第 23～26 天；羟基脲 2g/m² 每周两次，共 6 周同步盆腔外照射。顺铂周疗组每周给予顺铂 40mg/m²，给予 6 周同步盆腔外照射。

在 526 例患者中，随机抽取 173 例给予顺铂/5-FU/羟基脲，176 例顺铂治疗，177 例给予羟基脲。中位随访 35 个月，以铂类为基础的方案无瘤生存率较高（$P<0.001$），接受顺铂周疗进展或死亡风险降低 45%（RR=0.57），接受 3 种药物治疗的进展或死亡风险降低 45%（RR=0.55）。顺铂周疗生存率同

样较高（$P=0.004$），死亡风险降低 39%（RR=0.61），三种药物死亡风险降低 42%（RR=0.58）[361]。这些结果证实了 GOG85 对那些 Ⅱ<sub>A</sub>～Ⅳ<sub>A</sub> 期的患者的观察。

GOG 随机抽取宫颈癌 I<sub>B</sub>～Ⅱ<sub>A</sub> 的患者。治疗方案分为单纯放疗或放疗伴顺铂周疗，然后都采取筋膜外子宫全切术[362]。两组患者均采取四野盆腔 EBRT 45Gy，加上 30Gy 在 A 点的腔内照射。B 点的剂量为 55Gy。顺铂周疗每周 40mg/m²，6 周同步 EBRT。两组患者在放疗完后行筋膜外子宫切除术。369 个患者中有 186 个仅行放疗，183 个放疗同步顺铂周疗。平均随访 36 个月，同步放化疗组具有更突出的无瘤生存（$P<0.001$），49% 的概率进展或死亡（RR=0.51）。治愈率也是同步放化疗组更突出的（$P=0.008$），死亡风险降低 46%（RR=0.54）。

SWOG（the South West Oncology Group）、GOG 和 RTOG（Radiation Therapy Oncology Group）一起研究的宫颈癌 I<sub>A2</sub>、I<sub>B</sub>、Ⅱ<sub>A</sub> 期伴随盆腔淋巴结转移，腹主动脉旁淋巴结阳性或行全子宫切除＋盆腔淋巴结切除术时切缘阳性同时髂总淋巴结和/或腹主动脉旁淋巴结阴性[350]。选择适当的患者接受放疗联合或不联合顺铂加 5-FU。联合放化疗组采用顺铂 70mg/m²，第 1 天，5-FU 1 000mg/m² 第 1 天～第 4 天持续滴注，每 3 周重复一次，共 2 个周期。随访平均 43 个月，同步放化疗组具有更突出的无瘤生存（$P=0.01$），生存率同样显出优越性（$P=0.01$），死亡率降低 50%。这个研究表明，同步放化疗是 I<sub>A2</sub>～Ⅱ<sub>A</sub> 期宫颈癌术后或有以上高危因素的患者的治疗的选择。

一项在泰国进行的研究，由 Lorvidhaya 发表的，选取 926 个患者随机采用以下 4 种方法：单纯放疗，同步放化疗，单纯放疗辅助化疗，同步放化疗辅助放疗[365]。化疗采用丝裂霉素-C（10mg/m² 静注第 1 天，第 29 天）和 5-FU 200mg/m² 口服 4 星期内 3 个疗程，每 6 周休息 2 周。平均随访 89 个月，同步放化疗

组的 5 年无瘤生存率最高,达 64.5%,局部复发率最低,为 14.3%。4 种治疗方案的转移率比较无统计学意义。

Troy[366] 等报道了宫颈浸润性鳞癌、腺癌和腺鳞癌 $I_{B2}$～IV 期共 12 例,接受盆腔外照射 45Gy,腔内照射 40Gy,追加宫旁 5.4～9Gy,总时间不超过 8 周,同步化疗静滴顺铂 40mg/m² ＋拓扑替康 2mg/m²,于第 1、8、15、22、29 天静滴。结果 12 例患者中位随访 22 个月,11 例完成治疗,10 例长期随访未见复发证据,第 12 例患者治疗中出现进展,所有患者完成至少 4 个周期化疗,绝大部分完成 5 个周期或更多,2 级或以上中性粒细胞减少使 54% 周期化疗延迟,中位延长时间 1.5 个周期,中位治疗时间 59 天,完全缓解率 92%。作者认为每周盆腔放射加拓扑替康和顺铂治疗局部晚期癌似乎是可行的。基于初始治疗的资料,顺铂、拓扑替康在复发性疾病中的作用,有理由开展 II、III 期临床研究。

Seiji 等[367] 报道了回顾分析 1997 年 4 月至 2006 年 3 月的 183 例早期宫颈癌患者。其中 68 例患者有以下危险因素:盆腔淋巴结阳性、宫旁组织浸润或切缘阳性;57 例患者有以下危险因素:间质浸润深、脉管浸润或肿瘤直径较大。这些患者在行根治性手术后行同步放化疗(CCRT)或放疗(RT)。奈达铂的剂量是 40mg/m²,(平均为 10～45mg/m²)1 小时内注入。从放疗第 1 天起,每周 1 次。58 例患者无危险因素,故术后未进行后续治疗。对两组的 3 年复发率、复发进展率、总体生存率进行比较,发现同步放化疗在高危和中危组宫颈癌患者中的疗效明显优于单纯放疗(RT)。同步放化疗后急性 3～4 级毒性反应发生的频率远高于单纯放疗。但是,严重的迟发性毒性反应在同步放化疗(CCRT)或者单纯放疗中并没有统计学差异。得出结论:术后行奈达铂为基础的同步放化疗是安全的,而且可以改善具有高危或中危因素的 $I_{A2}$～$II_B$ 期宫颈癌患者的预后,此方案被认为是以顺铂为基础的另一种可选择的治疗方法。

Kenji 报道[368] 同步放化疗联合顺铂和紫杉醇周疗对局部晚期宫颈癌患者的 II 期研究:JACCRO GY－01 试验:68 位无腹主动脉旁淋巴结转移 III～IV 期宫颈癌患者接受全盆腔外照射和高剂量腔内短程放疗,照射 A 点剂量 62～65Gy,且每周同步给予 30mg/m² 顺铂 ＋50mg/m² 紫杉醇,至少 5 个循环。完全有效率达 76.5%,中位随访时间 27 个月(7.9－33.5)2 年无进展生存期和 2 年总生存率分别 83.8%(95%CI:75.1%～92.6%)和 92.7%(95%CI:86.4%～98.9%)。2 年全部晚期并发症发生率 25%,1 级 13.2%,2 级为 5.9%,3 级为 2.9% 和 4 级 2.9%。其结论是,对局部晚期宫颈癌,联合顺铂和紫杉醇周疗的同步放化疗表现出很好的抗肿瘤活性,就严重不良反应和事件中是可行和安全的。

不是所有的同步放化疗与单纯放疗的对照试验都是绝对的。Pearcey[364] 报道了 NCIC (National Cancer Institute of Canada)单纯放疗对比放疗同步顺铂 40mg/m² 周疗 6 周期的 253 名 $I_B$～$IV_A$ 期宫颈鳞癌患者的结果。虽然在联合治疗中有 13% 的相对改善率,但是没有统计学意义。对照 GOG 的研究,没有进行手术分期,可能淡化了联合治疗,因为有主动脉旁转移的患者局部放疗效果不好。研究对于高危患者缺少统计学证据,而大量的分期较早的患者复发率一般较低。

临床试验执行中有一些缺点。例如,一个试验和另外一个试验结果又明显的差异,尽管治疗方法一样。就算单纯放疗,试验条件就不是很适当,因为临床接受放疗时间和剂量有差异。还有患者存在选择和分类的问题。一定比率的患者从试验中退出。此外 Abu-Rustum 提出证据说明一部分患者,包括贫困的,联合放化疗组就因急性毒性和适应性有很大一部分人退出,故联合放化疗组的效果不能代表这组的所有患者[369]。为了改善铂类为基础的化疗的耐受性和很好的适应性,Higgins 等人在 31 个患者中采用卡铂周疗同步放疗[370]。没有因中性粒细胞减少或胃肠道反应而延迟治疗,而且90%的客观反应得到了报道。

虽然,所报道的联合放化疗的研究存在一些批评,基于已报道结果显示的优越性,$I_{B2}$—$IV_A$期标准的治疗方案是同步放化疗。

### 27.10.7.2 放疗前化疗(新辅助化疗)

5个随机试验在局部晚期的宫颈癌患者(主要是Ⅲ、Ⅳ期)中使用新辅助化疗(NACT)对比单纯放疗,结果令人失望。事实上,5个报道中没有一个报道显示对生存率有益处[371-373]。在这些试验中盆腔失败更常见。有2组中报道了对治愈的负面影响[372-373]。另外,治疗并发症有时是严重的[372]。对这些负面结果不能做出确切的解释。但暗示化疗能导致幸存的克隆细胞加速生长,从而减少了随后化疗的效应[374]。某些化疗制剂和放疗产生交叉耐药性[375]。而且另一方面总的治疗治疗时间延长。无论何种原因,对局部晚期宫颈癌行NVCA随后放疗不值得进一步的选择。

(陈惠祯 张 弓)

### 27.10.7.3 手术前新辅助化疗

20世纪90年代报道了许多不随机的研究表明手术前新辅助化疗是具有吸引力的方法。确实有一些(不是全部)随机实验支持这种联合治疗方法[376-380](表27-22)。

**表 27-22 手术前新辅助化疗随机试验**

| 作者 | FIGO 分期 | 每项研究的病例数 | | | 生存资料 |
|---|---|---|---|---|---|
| | | NACT+S | NACT+RT | 对照 | |
| Sardi 等[377] | $I_B$ | 102 | | 103+ | 81% vs 66%,8年 FUP($P<0.05$) |
| | $I_{B1}$ | 41 | | 47+ | 82% vs 77%,8年 FUP(NS) |
| | $I_{B2}$ | 61 | | 56+ | 80% vs 61%,9年 FUP($P<0.01$) |
| Sardi 等[379] | $Ⅲ_B$ | 53 | 54 | 54+ | 63% vs 53% vs 37%,4年 FUP($P<0.05$) |
| Benedetti—Panici 等[378] | $I_{B2}$—Ⅲ | 211 | | 202++ | OS:68.5% vs 60% ($P=0.005$) PFS:52% vs 44%($P=0.02$) (中位 FUP 27 月) |
| Sardi 等[379] | $Ⅱ_B$ | 76 | | 75+ | OS:65% vs 41%($P<0.001$) (中位 FUP84 月) |
| Chang 等[380] | $I_B$/$Ⅱ_A$ | 68 | | 52++ | OS:79% vs 79%(NS) (中位 FUP 39 月) |

注:NACT+S 与 NACT+RT 比较无明显差异;NACT+S 与对照组比较,$P=0.005$;NACT+RT 与对照组比较,$P=0.025$。

+为手术±放疗;++为放疗;RT 为放疗;S 为手术;NS 为无差异;FUP 为随访时间;OS 为总生存率;PFS 为无瘤生存率;NACT 为顺铂、长春新碱和博来霉素。

Serur 等[381]采用 NACT 加手术治疗 IB2 期鳞癌患者,总的有效率达90%,与单纯手术组相比,术后发现淋巴结转移、宫旁浸润,LVAI 等明显少于后者,且总的5年生存率也有所改善。Panici 等[382]予以 DDP+BLM 联合化疗后根治术,发现总的有效率达 80% 以上,术后淋巴结转移率降低。Eddy 等[383]予以 DDP+VCR 治疗 34 例局部肿瘤大的 IB 期宫颈癌患者,化疗有效率达 80%,随后行根治术,结果发现淋巴结转移率为 25%(比预计的要低),随访 2 年 25 例无瘤生存。说明 NACT 加手术治疗早期高危患者有一定的作用。

Lissoni 等[384]报道了 154 例随机分为两药组(TP80 例)和三药组(TIP74 例),两药组用紫杉醇 175mg/m²+顺铂 75mg/m²,三药组 TP+异环磷酰胺 5g/m² 加美司钠 5g/m²。三周期之后接受根治性手术,患者特征(TP/TIP)分别为 I$_{B2}$ 期(56%/64%)、II$_A$(18%/14%)、III~IV$_A$(5%/4%),中位年龄(43/45),反应率(25%,43%),3~4 级白细胞降低(6%/53%),中性粒细胞降低(26%/76%)在 TIP 组更频繁发生。与 TP 相比,TIP 确定了他的有效性但相伴更高的血液毒性。

Chel 等[385]报道了 46 例 I$_{B2}$~II$_B$ 期宫颈癌患者接受静脉注射丝裂霉素 10mg/m²,长春新碱 1 mg/m²,顺铂 75 mg/m²,3 周 1 次,3 周期新辅助化疗后,患者接受手术或放疗(根据患者是否适合接受根治性子宫切除术)。结果 46 患者均适合接受手术治疗(行辅助化疗后),20 例(44%)患者手术后具有高危因素,又接受术后放疗,非血液学毒性包括 1~2 级恶性呕吐(87%),最常见的血液毒性反应是贫血(60%)、临床反应率为 83%(38/46),其中 24% 为 CR,13% 为病理证实的完全缓解。中位随访期 28 个月,3 年无疾病生存率和总生存率为 74% 和 80%。病理证实的淋巴结转移或宫旁浸润以及原始肿瘤>4cm 显示了更短的无疾病生存(P=0.04,P=0.000,P=0.025)。认为 MVC 作为新辅助化疗方案能很好被接受,I$_{B2}$ 和 II$_B$ 期患者可获益。

Hong-Bing[386]等报道对 1999—2001 年收治 106 例 I$_B$ 期宫颈癌患者,随机分为新辅助化疗组 52 例和直接手术组(根治术 54 例)。前者所用药物 DDP 75mg/m²,静滴,第 1 天;5-FU 24mg/kg,静滴 1~5 天。3 周重复,共 2 个疗程。化疗总反应率 84.6%,完全缓解(CR)>7.7%,部分缓解(PR)76.9%,稳定(SD)15.4%。在新辅助化疗组中,淋巴结阳性 9.6%,单纯手术组 29.6%(P=0.014);单纯手术组脉管侵犯 27.8%,新辅助化疗组 9.6%(P=0.024);单纯手术组宫旁侵犯 7.4%,新辅助化疗组 3.8%(P=0.679)。新辅助化疗组件年生存率(84.6%)明显高于单纯手术组(75.9%)(P=0.0112)。研究结果表明,宫颈癌行新辅助化疗能有效地消除病理危险因素,改善局部晚期宫颈癌的长期生存率。

Chuan 等[387]研究了从 1999 年到 2004 年 142 例局部晚期的宫颈癌(LACC)(I$_{B2}$~II$_B$ 期,肿瘤直径>4cm)随机分配接受术前改良的辅助化疗再进行手术或立即行手术治疗。改良的 NAC 使用短周期、高剂量的化疗方案:顺铂 100mg/m²,静滴,第 1 天,丝裂霉素 4mg/m²,肌注,1~5 天,5-FU 24mg/kg,静滴,1~5 天,间隔时间 4 天,反应好者用 3 周期。最后 1 周期化疗之后 1 周根据 WHO 标准评价化疗反应。结果发现,总的临床有效率为 69.4%,鳞状细胞癌和直径小于 8cm 的肿瘤的化疗效果更好(P=0.005,P=0.029)。病理结果表明,盆腔淋巴结转移和宫旁浸润率,NAV 组明显低于直接手术组(P=0.025,P=0.083)。在 NAC 患者组中,无化疗反应者仍有高达 45% 的淋巴结转移。而对于有反应的患者转移率下降到 16%(P=0.008)。同样的概率也发生在宫旁浸润,45.5% 无反应的对比 16% 有应答者(P=0.008)。生存率统计提示,Log-Rank 测试显示 NAC 组比单纯手术组有较长时间的无瘤生存(P=0.041)。多因素分析没有证明这种治疗方式能够作为预后的指数(P=0.074)。但是经过进一步的分析,我们发现对 NAC 有反应者较无反应者有较长的无瘤生存时间和较低的复发率(P=0.000,P=0.013)。NAC 反应也可作为一项独立的预后指标(P=0.005),从而得出,改良的术前新辅助化疗有较好的耐受性且有利于缩减肿瘤的大小,排除病理危险因素。有反应者能很好地改善预后,而且避免了对无反应者延误有效治疗。

Yang[388]等评估了 2010 年 9 月至 2016 年 6 月广西医科大学附属肿瘤医院妇瘤科 219 例 I$_{B2}$～II$_B$ 期的宫颈癌患者,进行随机分组,其中 109 名患者术前接受了 1～2 周期新辅助化疗(50 名患者接受了伊立替康和顺铂治疗,59 名患者接受紫杉醇和顺铂治疗)110 名患肯直接接受手术治疗。结果显示,新辅助化疗组与对照组之间无病生存率或整体生存无显著差异。临床病理因素分析表明,新辅助化疗组的淋巴脉管浸润和基质深部浸润明显较低。在 IP 组中,3/4 级中性粒细胞减少和 3/4 级的腹泻都比 TP 组中要高。DFS 和 IOS 在 lP 和 TP 组中相似。单因素分析表明,LVSI 是 DFS 相关的唯一一因素。新辅助化疗并没有提高患者整体生存率,但减少了患者接受术后放疗率。与用紫杉醇和顺铂相比,由伊立替康和顺铂组成的新辅助化疗具有相似的功效和更高的毒性,尽管毒性可以容忍。

上述的研究观察表明:①以顺铂为基础的疗法有良好的耐受力,诱导高的反应率(特别是对早期病变),手术并发症几乎没有影响;②NACT 可降低淋巴转移率,降低血管间隙浸润、宫颈浸润深度及(不能诊断)宫旁病变;③降低复发率。基于有意义的数据,NACT 应继续进行随机性研究,以客观评价新辅助化疗加手术的临床疗效。

### 27.10.7.4　根治术后辅助化疗

在宫颈癌早期,术后具有中或高风险复发的患者都会给予辅助性放化疗治疗。结果显示其有临床效益。

目前,有两项正在进行的试验进一步探索辅助性化疗对于局部晚期宫颈癌患者的疗效。一项国际合作的第三阶段的随机试验(ANZ-GOG0902,NCT01414608),是检验放化疗后辅助性卡铂＋紫杉醇化疗的疗效[389]。在这项多中心研究当中,患者被按照病程(I$_B$/II$_A$,II$_B$,III$_B$/IV$_A$),骨盆或髂总血管受累,需要扩大放疗区域,年龄和医院/位置分组。转移到髂总淋巴结以上主动脉淋巴结的患者被排除在外。然而,一项第一阶段的试验(GOG9926,NCT01295502)设立了许可范围内最大剂量和毒性限制剂量的辅助性卡铂(AUC4vs5)以及古西他滨放化疗｜紫杉醇化疗,其患者包括了 I$_B$～IV$_A$ 期主动脉淋巴结转移阳性的宫颈癌患者。

总之,辅助性化疗在宫颈癌早期和局部晚期均有疗效。目前有关疾病早期根治外科术后辅助性放化疗和局部晚期放化疗后辅助性化疗的研究会明确其在宫颈癌中的作用。

(陈惠祯　蔡红兵)

## 27.11　预后及预后因素

### 27.11.1　预后

I$_B$ 期及 II$_A$ 期宫颈浸润癌术后 5 年生存率较高(表 27-23)。Averette 等[167]报道 5 年生存率为 90.6%。在 Birminsham Alabama 大学中经手术治疗的 I$_B$ 期宫颈癌患者,5 年生存率达 92%,10 年生存率为 79%[192]。

各期宫颈癌放射治疗的 5 年生存率分别为 I 期 91.5%,II$_A$ 期 83.5%,II$_B$ 期 66.5%,III$_A$ 期 45.0%,III$_B$ 期 36.0%,IV 期 14.0%;手术治疗后的 5 年生存率为 I 期 86.3%,II$_A$ 期 75.0%[390]。国际妇产科联盟(FIGO)1991 年报道,全世界 147 家单位 1982—1986 年宫颈癌治疗的效果,其中 I 期宫颈癌共 7 491 例,单纯手术治疗的 5 年生存率为 80.2%,手术配合放射治疗的 5 年生存率为 84.5%。其中组织学分级为 II 级和 III 级的患者,单纯手术治疗后 5 年生存率分别为 80.5% 和 68.1%,手术配合体外及腔内照射患者的 5 年生存率分别为 95.3% 和 75.8%[391-392]。

表 27-23　Ⅰ<sub>B</sub>～Ⅱ<sub>A</sub>期患者行根治性子宫切除及双侧盆腔淋巴结切除术后 5 年生存率

| 作者 | 期别 | 病例数 | 5 年生存例数 | 生存率/% |
|---|---|---|---|---|
| Liu 和 Meigs(1995) | Ⅰ<sub>B</sub>～Ⅱ<sub>A</sub> | 165 | 119 | 72.1 |
| Christensen 等(1964) | Ⅰ<sub>B</sub>～Ⅱ<sub>A</sub> | 219 | 168 | 77.0 |
| Brunschwig 等(1966) | Ⅰ<sub>B</sub>～Ⅱ<sub>A</sub> | 308 | 231 | 76.0 |
| Masterson(1967) | Ⅰ<sub>B</sub>～Ⅱ<sub>A</sub> | 150 | 124 | 82.5 |
| Blaikley 等(1969) | Ⅰ<sub>B</sub>～Ⅱ<sub>A</sub> | 161 | 96 | 50.8 |
| Before(1970) | | 1 003 | 738 | 73.6 |
| Park 等(1973) | Ⅰ<sub>B</sub> | 126 | 经保险统计 | 91.0 |
| Morley 等(1976) | Ⅰ<sub>B</sub> | 156 | 136 | 87.2 |
| Hoskins 等(1976) | Ⅰ<sub>B</sub>～Ⅱ<sub>A</sub> | 47 | 42 | 89.4 |
| Sall 等(1979) | Ⅰ<sub>B</sub>～Ⅱ<sub>A</sub> | 219 | 197 | 90.0 |
| Lerner 等(1980) | Ⅰ<sub>B</sub> | 48 | 44 | 91.7 |
| Powell 等(1984) | Ⅰ<sub>B</sub>～Ⅱ<sub>A</sub> | 103 | 93 | 90.3 |
| Kenter 等(1989) | Ⅰ<sub>B</sub>～Ⅱ<sub>A</sub> | 213 | 186 | 87.3 |
| Lee 等(1989) | Ⅰ<sub>B</sub>～Ⅱ<sub>A</sub> | 343 | 299 | 87.2 |
| Ayhan 等(1991) | Ⅰ<sub>B</sub>～Ⅱ<sub>A</sub> | 270 | 218 | 80.7 |
| Hopkins 等(1991) | Ⅰ<sub>B</sub> | 213 | 197 | 92.5 |

### 27.11.2　预后因素

生存分析证实宫颈病灶大小、浸润深度、边缘状态、临床分期、病理学类型、脉管间隙侵犯和淋巴转移是宫颈癌预后的主要因素。

1)临床分期

宫颈浸润癌的临床分期与预后有直接关系[393]。随着宫颈癌临床期别升高,5 年生存率递减。FIGO 妇科癌症治疗年报统计了 515 125 例宫颈癌的治疗结果,不同临床分期的治疗效果有明显差别。1950—1954 年Ⅰ～Ⅳ期宫颈癌的 5 年生存率见表 27-24。1982—1986 年Ⅰ～Ⅳ期宫颈癌的 5 年生存率分别为 78.8%、58.2%、32.6%和 10.2%。单纯放疗各期宫颈癌的 5 年生存率分别为:Ⅰ期 91.5%,Ⅱ<sub>A</sub>期 83.5%,Ⅱ<sub>B</sub>期 66.5%,Ⅲ<sub>A</sub>期 45.0%,Ⅲ<sub>B</sub>期 36.0%,Ⅳ期

14.0%。手术治疗效果Ⅰ期 86.3%,Ⅱ<sub>A</sub>期 75.0%。中国医学科学院认为,宫颈癌放疗后 10 年生存率随期别升高而降低,死亡率随期别升高而上升(表 27-25[1]),该组全部死亡病例中,复发者 51.1%,转移者 32.4%,并发症者为 6.1%。随期别增高,这些被称为治疗失败的病例亦递增。死于复发的 1 039 例中,Ⅰ期 0.1%,Ⅱ期 14.2%,Ⅲ期为 77.9%,Ⅳ期为 77.0%。其中Ⅰ～Ⅲ期者各占 0.9%、19.3%及 79.8%。并发死亡者 136 例中无Ⅰ期及Ⅳ期患者,Ⅱ期占 12.5%,Ⅲ期占 87.5%,治疗失败者绝大多数为Ⅱ期Ⅲ期患者。这些治疗失败的患者半数以上(复发者 59.6%,转移者 81.0%及并发症者为 56.9%)于确诊后 3 年内死亡,治疗后严密定期随诊对进一步处理及判断预后十分重要。

表 27-24　1982—1986 年宫颈癌 5 年生存率(FIGO 1991 年)

| 分期 | 治疗例数 | 存活例数 | 存活率/% |
|---|---|---|---|
| Ⅰ | 12 143 | 4 441 | 81.6 |
| Ⅱ | 10 285 | 2 752 | 61.3 |
| Ⅲ | 8 206 | 1 267 | 36.7 |
| Ⅳ | 1 378 | 70 | 12.1 |
| 其他 | 40 | 8 | 52.3 |
| 总计 | 32 052 | 8 538 | 59.8 |

表 27-25　7200 例宫颈浸润癌放疗后 10 年生存率

| 分期 | 治疗例数 | 存活例数 | 百分率/% | 治疗失败例数 | | |
|---|---|---|---|---|---|---|
| | | | | 例数 | 百分率/% | 占失败的百分率/% |
| I | 301 | 272 | 90.37 | 4 | 1.3 | 4.2 |
| II | 1 958 | 1 436 | 73.34 | 263 | 13.5 | 27.2 |
| III | 4 719 | 2 460 | 52.13 | 1 438 | 30.5 | 65.5 |
| IV | 222 | 31 | 14.0 | 79 | 35.4 | 3.1 |

　　Fyles 等[394]对 965 例宫颈浸润癌患者进行了研究,认为 FIGO 分期是最有意义的预后因素,当分析仅局限于≥75Gy 的剂量治疗的患者时,放疗剂量不再是一项有意义的因素。

　　Stehman 在妇科肿瘤学组(GOG)中报道了 626 名 III 期试验患者[395],证实肿瘤负荷是预后的一个有意义因素。而无论 FIGO 分期、肿瘤直径大小或两侧宫旁侵犯如何,所有这些患者均进行了手术分期。然而,证实腹主动脉旁淋巴结转移与肿瘤体积相比是一个更高危的因素。这个报道强调了 FIGO 分期不能作为评价预后信息的一个重要指标,淋巴结特点也如此。同时,某些临床工作者应该评价 IV 期患者的腹主动脉旁淋巴结范围,其他患者应该选择临床认可的分期程序进行分期。此外,分期仅能间接地与肿瘤体积相关。自从认定的分期作为重要的预后因素明显可变后,结果导致在分期分类中存在大量重叠。

　　2)淋巴系统转移

　　淋巴结转移是影响宫颈癌预后最显著的预后因素[396]。盆腔淋巴结转移患者的生存率明显下降(表 27-26),腹主动脉旁淋巴结转移者的预后更差。淋巴结转移对预后的影响程度与受累淋巴结的数目及大小有关。盆腔淋巴结转移者易发生远处转移,而且也容易发生中心性复发,故生存率低。据报道[397],盆腔及腹主动脉旁淋巴结阴性者 5 年生存率达 90%以上,而盆腔淋巴结阴性者 5 年生存率为 60%,腹主动脉旁淋巴结阳性者 5 年生存率为 20%~45%。Delgado 分析了淋巴结转移的数目与 5 年生存率的关系[398],发现患者 5 年生存率与盆腔淋巴结转移的数目有关,有 1 个淋巴结阳性者,5 年生存率为 62%;有 2 个淋巴结阳性者,5 年生存率为 36%;有 3 个或 3 个以上淋巴结阳性者,5 年生存率为 20%。

　　Alvarez 等[399]进行了一项 185 例 I$_B$~II$_A$ 期宫颈癌手术患者的回顾性研究,103 名患者进行了辅助的盆腔放射治疗(RT)。在多变量分析中,仅患者年龄、肿瘤大小和淋巴结转移数目是与总体存活率和复发率相关的因素。在分析中没有发现局部淋巴结转移和单侧以及双侧宫旁转移可以作为有意义的因素,2 个淋巴结转移数目则作用很小。基于这些数据,作者得出原发肿瘤大小<1cm 和没有超过 2 个盆腔淋巴结转移,行根治性全子宫切除术和盆腔淋巴结清扫术后,复发风险非常低,辅助性 RT 可以不需要。

表 27-26　I$_B$ 期宫颈鳞癌患者术后阴性与阳性淋巴结的 5 年生存率

| 作者 | 患者总数 | 阳性 | | 阴性 | |
|---|---|---|---|---|---|
| | | 例数 | 5 年生存率/% | 例数 | 5 年生存率/% |
| Liu 和 Meigs(1995) | 116 | 21 | 38.0 | 95 | 82.0 |
| Christensen 等(1964) | 167 | 28 | 39.3 | 139 | 92.0 |
| Bunschuig 和 Barber(1966) | 273 | 38 | 50.0 | 235 | 83.4 |
| Masterson(1976) | 105 | 5 | 42.0 | 100 | 92.0 |
| Masubuchhi 等(1969) | 196 | 14 | 57.1 | 282 | 92.2 |
| Newton(1975) | 58 | 5 | 40.0 | 53 | 91.3 |
| Morley 和 Seski91976) | 143 | 18 | 55.6 | 125 | 96.0 |
| Underwood(1979) | 178 | 8 | 50.0 | 170 | 93.0 |

Tinga 等[400]报道了 19 名单个淋巴结转移的生存率为 87%,而 15 名多个淋巴结转移的生存率为 53%(P<0.02)。淋巴结外浸润也是一个不利的预后因素。

盆腔淋巴结转移率与宫颈局部肿瘤大小、临床分期、血管和淋巴管浸润、局部肿瘤浸润深度、宫旁浸润程度及肿瘤组织学类型等密切相关。腹主动脉旁淋巴结阳性者,多伴有盆腔淋巴结转移,约 13% 并有锁骨上淋巴结转移,腹主动脉旁淋巴结转移者 5 年生存率为 27%。

3)肿瘤大小,浸润深度、脉管间间隙侵犯

(1)宫颈癌病灶的大小是影响宫颈癌的重要因素。Gauthier 报道[401]181 例患者,病灶直径小于或等于 2cm 者,5 年生存率为 91.4%,病灶直径大于 2cm 者 5 年生存率为 63.9%。宫颈癌肿瘤直径大于 5cm 者和宫颈肿瘤小于 5cm 者相比,其 5 年生存率及无癌生存率分别为53% ∶ 83% 及 44% ∶ 78%,癌灶大者生存率明现下降。Alvarez 等分析了淋巴结转移,肿瘤直径与预后的关系[399],发现原发灶直径小于 1cm,无淋巴结转移者,10 年生存率为 90%;病灶直径小于 4cm,并有 2 个淋巴结阳性者,10 年生存率为 56%～70%;若病灶直径大于 4cm,有 2 个以上淋巴结阳性,10 年生存率为 13%。

Van Nagell 等[402]发现 $I_B$ 期肿瘤直径小于 2cm 的患者行根治性子宫全切除术或放疗这 2 种方式治疗后的复发率均为 5%,他们建议对这些患者行根治性手术。然而,在浸润直径为 2～5cm 时,手术治疗的失败率为 24%,而放疗的失败率仅为 11%。

Eifel 等[403]分析了 1 526 例仅行 RT 治疗的宫颈鳞状细胞癌 $I_B$ 期患者,也注意到了中心型、盆腔肿瘤控制、肿瘤特异性存活率与肿瘤大小之间的强关联。肿瘤直径<5cm 的盆腔肿瘤控制率为 97%,直径为 5～7.9cm 的则为 84%。在一项 128 名患者的淋巴结转移和远处转移的预后因素的多变量分析中,Pitson 等发现肿瘤大小和肿瘤缺氧均为独立的预后因素,而分期和血红蛋白浓度则不是[404]。

(2)浸润深度与预后有直接关系。Delga-do 和同事[405]回顾性分析了 I 期宫颈鳞状细胞癌经根治性手术患者的 3 年无病生存率,根据浸润深度分为≤3cm 和>3cm,其结果分别为 94.8%、88.1% 和 67.6%。生存率与肿瘤肌层浸润深度密切相关:<10mm 的为 86%～94%,11～20mm 的为 71%～75%,>21mm 的为 60%。没有宫旁浸润的患者,生存率为 84.9%,但是有宫旁肿瘤侵犯患者则为 69.6%。

Perez 等[405]在 1 178 名患者的回顾性分析中报道,在 $I_B$ 期患者中盆腔失败率(锥形切除术后小的病灶)为 6%,浸润深度<3cm 的为 7.7%,浸润深度>3cm 的为 16%,而 $II_A$ 期患者的分别为 10%、12% 和 23%～28%。$II_B$ 期巨块肿瘤显示增加 11% 的盆腔失败率。在 $II_B$ 期巨块肿瘤中,肿瘤扩散到宫旁组织的盆腔失败率更为常见(25%),而扩散至近侧宫旁的仅有 17%(P=0.01)。在 $III_B$ 期患者中,双侧宫旁侵犯增加了盆腔复发率(48% 对 28%,p>0.01),但是在 $II_B$ 期患者中则不如此(21%)(p=0.83)。在 $I_B$ 期患者中,与肿瘤直径<3cm 的 5 年无癌生存率 90%(P=0.01)相比,肿瘤直径大于 3cm 的为 67%。回顾性分析 $II_A$ 期患者,他们的则为 70% 和 40%。$II_B$ 期和 $III_B$ 期中央巨块型肿瘤(直径>5cm)的 5 年无癌生存降低。在 $II_B$ 期中,宫旁组织 1/2 受侵犯(58%)的 5 年无癌生存率明显低于近侧宫旁组织侵犯的无癌生存率(70%)(P=0.004)。

(3)腺管(静脉、淋巴管)侵犯是一个有意义的预后因素。由 GOG[406]完成的一项 542 例患者的手术—病理研究中认为,淋巴血管间隙浸润(LVSI)是一个有意义的预后因素。对有和没有 LVSI 的患者进行回顾性分析,无癌生存率分别为 77% 和 89%。此外,LVSI 与盆腔淋巴结增大密切相关。Roman 等[407]已经表明定量地评估 LVSI 的程度是可行的,同时 LVSI 的程度也与肿瘤的盆腔淋巴结转移相关。

(4)在 $I_B$ 期经外科手术治疗的患者中,相比边缘状态阴性的患者,阳性患者风险比值为 3.92。同样,边缘状态(以 mm 计算接近切缘距离)与复发率升高密切相关。术后放疗消除近切缘局部复发,并使边缘阳性的患者减少一半的复发率[408]。Kodama 等回顾了 84 个 $I_B \sim II_B$ 期经过放疗的患者,发现宫旁组织边缘为阳性,且都接受过辅助治疗。单因素分析,阴道受侵、淋巴管(LN)转移和非鳞状上皮组织学对无病生存期(DFS)有着负面影响。对无任何这些因素影响的患者,5 年总生存率接近 90%[409]。

4)缺氧和贫血

在宫颈癌患者中,普遍接受的观点是贫血与化疗低反应性与治疗效果低有很大相关性。例如,Ferrandina 等[410]回顾了 114 个有局部晚期病变并进行术前化疗和放疗的患者。以 10g/dL 的值作为分界点,对治疗的反应用病理上完全清除加只有镜下残余来测量,在诊断时无贫血的患者治疗反应率更高。最近的一个 De Los Santos 和 Thomas 的综述也支持贫血和不良预后及对治疗低反应率有关[411]。

Fyles 等[412]发表了一篇基本的、传统的、临床的研究,讨论贫血和放疗敏感性及放疗可治愈性的潜在影响。然而,这些相互关系非常复杂。例如,与贫血的出现相适应的机制为转化氧化血红蛋白分界曲线向右,提供一个向组织释放的补充的氧。组织吸收和氧化作用也随着血红蛋白释放而升高。但是,这些作用在糖尿病患者、吸烟者或末端心脏输出血管收缩的患者中可能会减弱。

在治疗上一个更重要的问题是是否纠正了贫血就能提高氧合作用状态和治疗的预后。来自 Sundfor[413]的数据表明,仅有 50% 的输血患者有肿瘤氧合作用的提高。此外,关于肿瘤缺氧和肿瘤大小之间的相关意义认为,提高氧传递未必能提高预后,其实由于一个与氧合作用不相关的因素,如克隆的数量,不足的近距离放射治疗剂量分布和肿瘤转移的高风险。Grogan 等[414]分析了加拿大一些机构的 475 名 RT±化疗患者。发现存在的血红蛋白 <120g/L 与 ≥12g/L 相比的预后有显著差异,但是仅用了单变量分析。在一项多变量分析中,仅平均每周血红蛋白最低点与预后相

关。在为了提高血红蛋白水平的 25 名输血患者中,生存率与 228 名血红蛋白水平保持在 120g/L 以上而与没输血患者的相似,但是比在治疗期间血红蛋白低下或在治疗期间降低者有显著差异。

自从贫血与较差的预后相关成为一个潜在的可治疗情况后,对临床工作者来说是非常有诱惑力的。纠正贫血是否影响肿瘤的氧合作用和预后仍不清楚。Santin 等[415]已经表明,在经 RT 治疗的宫颈癌患者中,输血对免疫功能产生有害影响。另外临床数据显示输血本身可能导致较差的预后,至少在初始手术治疗患者中如此[416]。由于原始数据的冲突,仍需进行另外的临床研究。

合并高血压患者盆腔复发率及并发症发生率高于血压正常者[417]。获得性免疫缺陷综合征(HIV)阳性者其宫颈原位癌及浸润癌的复发率及死亡率均较高[418-421]。Kapp 和其他学者[270]发现中性白细胞计数、子宫位置和糖尿病也与不良预后有关。

5)生物标志物与生物图谱

生物标志物和生物图谱被用来评估宫颈癌的预后,尽管临床病理学因素始终是预后的重要因素。最早的肿瘤标志物为血清肿瘤标志物,如鳞状细胞癌抗原(SCCA)、细胞角蛋白片段 19(CYFRA21.1)和癌抗原 125(CA125)[422]。然而这些肿瘤标志物的水平与肿瘤分期、肿瘤大小、宫颈间质受侵、LVSI、子宫内膜组织受侵、淋巴结状态和预后价值相关。在这个综述中,作为最常见的肿瘤标志物的测量,SCCA 是治疗反应性和临床效果的主要标志物。在一个纳入 550 个宫颈癌妇女的回顾性研究中,SCCA 和癌胚抗原(CEA)水平与临床治疗效果相关[423]。

1998 篇文章被鉴别但只有 42 篇涉及 82 个肿瘤标志物的文章被纳入的研究中,在单因素分析显示,34 个肿瘤标志物与生存有关,其中 27 个与生存独立相关。最有意义的预后相关肿瘤标志物包括 SCCA、环氧合酶-2(COX-2)和涉及血管生成、缺氧和人类表皮生长因授

体(HER)家族(EGFR 和 HER2)的标志物。另外,EGFR 和 HER2 也与治疗的低反应性有关[424]。

用正电子发射层成像(PET)和碳共振成像(MRI)表示的生物图谱可以评估预后。用标准吸收值(SUVmax)测定宫颈肿瘤吸收氟化氧化葡萄糖(FDG)与治疗的反应性、DFS、OS 密切相关。此外,一个大型纳入 560 个临床 I$_{A1}$ − IV$_B$ 宫颈癌妇女的前瞻性研究评估$^{18}$F 有关 PET 显像对淋巴结分期的作用,发现了疾病特异性生存与 PET 阳性淋巴结有关[425]。另外,腹主动脉旁淋巴结 PET 的最大标准摄取值(SUVmax)处理与生存率相关[426]。Grigsby 和他的同事进一步的工作发现在晚期病变放化疗后平均 3 个月进行 PET/CT,与治疗反应性和疾病特异性生存率回顾性和前瞻性都强烈相关[427,428]。这些研究表明,治疗前淋巴结状态和治疗后$^{18}$-氟代脱氧葡萄糖($^{18}$-FDG)吸收与预后相关。SUVmax 作为反应性的功能标志物、MTV,肿瘤组织体积下降而 FDG 吸收增强。Chung 和同事在一个有 63 个 I$_B$ − II$_A$ 期,首次进行了手术的患者的研究发现 MTV 和淋巴结转移发病率、子宫颈旁组织侵犯、FIGO 分期和 SUVmax 相关。单因素分析,MTV 和 DFS、淋巴结转移、子宫颈旁组织侵犯、LVSI 和 SUVmax 有关。多因素分析,年龄和 TV 被发现与 DFS 的预后独立相关[429]。

当前,可测量的生物标志物和生物图谱不能代替标准的临床病理学预后因素来决定首选治疗方法。但是,考虑到患者标准治疗的结果差异性,不久的将来分子标志物和生物图谱将可能快速地发展。重要的是,生物标志物和生物图谱的应用可以预测治疗的早期反应性,而应提供不同的治疗方法来改善患者的治疗结果。

6)组织病理学

关于腺癌和鳞状上皮癌的分期比较的生存率相似性和非相似性有很多报道[409,430,431]。Kasamastu 等比较了腺癌和鳞状上皮癌的首次手术处理,发现控制其他预后因素后,预后没有明显差别[432]。Katanyoo 等报道了一个单因素研究,对比了晚期(II$_B$ − IV$_A$)鳞状上皮细胞癌和腺癌的首次放疗结果,也发现控制其他已知预后因素后,生存率无明显差别[433]。Galic 等分析了近 2 500 份随访、病因和最终结果的数据库(SEER)的一个涉及患者数量最多的回顾性研究。有近 19 000 的鳞状上皮细胞癌和超过 4 100 的腺癌。这个研究发现,腺癌患者比鳞状上皮细胞癌患者疗效更差[434]。作者认为 SEER 数据库资料有诸多局限性。

3 个宫颈癌的随机临床试验包括腺癌和上皮细胞癌的比较分析[435-438]。这些研究,尽管不确定,表明不同治疗结果可能不同。由于腺癌亚型少见,3 期临床试验不可能收集到足够的治疗方面的问题来进行分析[439]。

一个纳入 505 个非上皮细胞癌的患者的研究检测了组织特征对预后的重要性[440]。与局限于宫颈的肿瘤相比,扩散到宫体的肿瘤死亡风险是其 2 倍。腺癌的分期和特别亚型对预后无重要性,尽管分化较好的腺癌无法评估。宫颈黏液性和浆液性腺癌的不同对预后有重要作用。有证据表明腺上皮细胞癌组织学上比腺癌侵袭性更强或疾病进展过程中诊断更慢[441]。

更高的肿瘤分级和血管侵犯者腺上皮细胞癌中腺癌更常见。小细胞神经内分泌癌的出现无论任何数量,甚至于其他新生亚型相关,是肿瘤侵袭性行为的独立预后因素。

(蒄彩云 陈惠祯)

## 27.12 治疗后随访及复发癌的处理

经治疗后的宫颈浸润癌患者,多数(约 65%)可获长期治愈。据估计,大约 35% 的患者治疗后复发或未控[442]。因复发或未控而导致死亡的患者中,最集中的是在治疗后 1 年内,约占 50%,以后开始下降,25% 发生在第 2 年,15% 发生在第 3 年。到第 3 年末达总死亡数的 85%[442]。Paunier 等指出,死于宫颈癌的患者,有 92.5% 发生在诊断后头 5 年,其累积死亡曲线在 10 年后是平直的[442]。Van Herik 等[443]检查了 10 年后 2 107 例复发行宫颈癌患者的记录,仅 16 例(0.7%)是在初次治疗后 10~26 年复发。可见,10 年以后复发的机会甚少。

既然多于 3/4 的复发在临床确诊经初次治疗后的头 2 年,因而在这个关键时期经常地进行治疗后评价是必须的。

### 27.12.1 治愈、未控及复发的定义[403]

放疗后治愈的定义是宫颈覆盖正常的上皮,或阴道穹隆肿瘤消失,无溃疡,无异常排液;在直肠阴道检查中,残端(宫颈)可变硬,但是光滑的,无结节;宫颈的宽度不大于 2.5cm,没有远处转移的证据。放疗后未控的定义:①治疗前临床有肿瘤的证据;②在治疗期肿瘤持续存在,或盆腔内出现新的可证明的肿瘤。

放疗后复发的定义是宫颈和阴道完全愈合,盆腔内或远处再出现肿瘤。

手术后复发的定义为在肉眼所见的全部肿瘤被切除,标本的边缘无肿瘤迹象,后又出现肿瘤。手术后未控的定义为手术区域肿瘤持续存在或术后 1 年内局部再发。宫颈新的肿瘤应该是首次治疗至少 10 年后局部发生的肿瘤。

### 27.12.2 复发的部位

宫颈癌治疗后复发和/或未控的部位已有尸检研究的报道(图 27-27)。在根治性子宫切除术后,大约 1/4 的复发发生在阴道上部或原宫颈所在区域。放疗后复发的患者,27% 发生在宫颈、宫体或阴道上部;6% 在阴道下 2/3,43% 在宫旁组织区域,包括盆腔壁;16% 远处转移,8% 部位不明确[442]。国内学者谭道彩报道[444],复发性宫颈癌以中央复发最多,达 48%(表 27-27)。

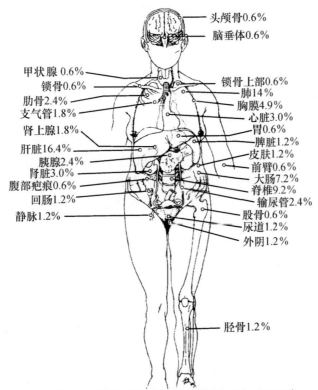

图 27-27　宫颈癌患者治疗后转移部位及其百分比(%)

表 27-27 宫颈癌复发部位与初治方法

| 初治方法 | 复发部位 | | | | 合计 |
| --- | --- | --- | --- | --- | --- |
| | 中央复发 | 盆壁复发 | 中央＋盆壁 | 远处转移 | |
| 手术治疗 | 41(56.1%) | 12(16.4%) | 13(17.8%) | 7(9.6%) | 73 |
| 放射治疗 | 25(39.1%) | 16(25.0%) | 11(17.2%) | 12(18.8%) | 64 |
| 合计 | 66(48.1%) | 28(20.4%) | 24(17.5%) | 19(13.9%) | 137 |

### 27.12.3 临床表现

复发性宫颈癌患者的主要症状和体征是体重减轻、下肢浮肿和盆腔疼痛(这被称为复发性宫颈癌的三连征)。许多复发的患者在数周到数月内会出现食欲缺乏、进行性消瘦等一系列消耗性综合征。在此之前通常是治疗后一段身体健康时期。既然大部分复发性癌发生在治疗后 2 年内,因而在恶病质出现前身体健康的时期持续时间很少超过 1 年。此外,应该慎重地对待那些放射性肠损伤的患者。在过去 10 年中,通过对晚期癌瘤使用包括主动脉旁区的大范围、大剂量的放射(盆腔照射 60～70Gy),已达到了耐受放射的极限[404]。这些技术与标准的放疗一样,能够造成相当数目患者大肠或小肠的慢性损伤。这些患者可发展成恶病质,与复发和未控的恶性肿瘤的临床表现难以区分,从外表上容易诊断为复发性宫颈癌,而不进一步检查。仔细询问这些患者,就会发现他们有饭后腹部痉挛性疼痛的病史,导致厌食和体重减轻。在大多数情况下,经过适当的肠道手术,包括腹腔内分流术,能够使这些患者恢复健康。对每一个怀疑有恶性肿瘤复发的患者,应尽力通过活检证实,而且要区分那些没有复发而有放射性肠损伤的患者。

下肢水肿通常是由于进行性淋巴管阻塞、髂静脉系统闭塞或两者共同造成的结果。临床医生应考虑血栓性静脉炎的可能性,但是肿瘤复发更有可能。患者形象地描述为疼痛向大腿上部放射,或者向前到大腿内侧面,或者向后到达臀部。有些患者描述是在腹股沟或者盆腔中部深处的疼痛。

阴道流血或阴道水样、恶臭排液,强烈预示中心性复发。

不到 15% 的宫颈癌复发患者会出现肺转移。当发生肺转移时,患者会出现咳嗽、咯血、胸痛等,有时可伴锁骨上淋巴结肿大,尤其是左侧。

在治疗前,尿路正常的患者发生尿路梗阻,95% 是由于进行性肿瘤增大引起的,而放射纤维化所引起的相对较少见。临床上可发生排尿困难、尿少或尿闭,或腰部疼痛。

骨转移极少见,约占 1.8%。其最常见的是病灶从腹主动脉旁淋巴结延伸扩散侵犯至附近的脊柱。骨转移发生最早的时间是首次诊断后 8 个月,最长间隔是 13 年,69% 的患者在 18 个月死亡[442]。骨转移的临床表现主要是进行性的局部疼痛。

### 27.12.4 诊断

(1)定期随访:在宫颈浸润癌治疗后,充分随访是早期发现复发的关键,特别是头 2 年尤为重要(表 27-28)。每 3～4 个月行盆腔及细胞学检查 1 次。在妇检时要特别注意宫颈旁组织,以发现癌瘤进展的迹象。在完成放疗后几个月,检查时可发现宫颈旁进行性纤维化,状似所谓马蹄形,但往往是光滑的、均匀的、有一定的弹性;而宫旁复发多为结节状、质硬,且是进行性的。每次随访检查应首先触诊锁骨上区域,以发现肿大的淋巴结,同时要仔细地进行腹部触诊,以发现主动脉旁肿块、肝肿大和不能解释的包块。在无症状的患者中,每年应进行静脉肾盂造影(IVP)或 CT 扫描和胸片检查。当怀疑盆腔复发时应即时做相应的检查。

表 27-28 宫颈癌放疗或手术后定时随访的时间(无症状的患者*)

| 时间/年 | 频率 | 检查内容 |
|---|---|---|
| 1 | 3个月 | 盆腔检查,细胞学涂片 |
| | 6个月 | 胸片,全血细胞计数(CBC),血尿素氮(BUN),肌酸酐 |
| | 1年 | IVP或CT |
| 2 | 4个月 | 盆腔检查,细胞学涂片 |
| | 1年 | 胸片,CBC,BUN,肌酸酐 |
| | | IVP或CT |
| 3~5 | 6个月 | 盆腔检查,细胞学 |

\* 有症状的患者应该做相应的检查。

(2)细胞学检查:每次随访都应行阴道残端/宫颈的巴氏细胞学检查,可以发现早期中心复发的患者。但值得注意的是,接受过根治性放疗的患者阴道残端/宫颈细胞学检查结果难以评估,特别使在完成放疗后不久。从放射生物学的意义上说,有活力的细胞是指具有持续增殖能力的细胞;无活力的细胞是指丧失增殖能力的细胞,尽管它能够进行各种新陈代谢,但还是属于无生存能力的细胞。正常的癌细胞在放射后能持续几个月,但这些细胞已经是生物学上的死亡细胞。正因为这些,表皮脱落的细胞由于放射效应而被误诊为癌细胞。因此,组织学确诊肿瘤复发是十分必要的。活检时间至少要在放疗结束后3个月进行。

(3)活体组织检查:每1例复发性宫颈癌的诊断,应尽可能得到组织学证实。其方法主要是咬取活检和针吸活检。针吸活检是取得肿瘤组织的一种行之有效的、避免复杂的手术切开取活检的方法。

如疑有阴道/宫颈复发,可在麻醉下,以CT为引导进行针吸活检;如疑有腹主动脉旁转移、肝转移,可在B超或CT引导下进行针吸活检;如疑有宫颈管复发,可行宫颈管诊刮活检。

(4)其他诊断方法:可根据症状、体征、可疑复发部位,选择应用胸片、B超、IVP、CT、CBC、BUN、肌酐清除率和肝功能检查。如疑有肺转移,胸片和CT检查是不可缺少的;疑有骨转移者,X线照片和CT检查一般可确定诊断。Blythe等[445]报道,55名宫颈癌患者发生骨转移,除2名患者外,其余均通过X线片确定诊断。15名患者联合应用了放射性扫描和X线片进行诊断。95%的输尿管梗阻由复发性癌引起。如疑有输尿管梗阻,IVP、B超、BUN、肌酐清除率检查是不可缺少的以明确诊。

如无复发癌的存在,而有输尿管梗阻即应考虑做尿路转流。

(宋紫烨 陈惠祯)

## 27.12.5 治疗原则

宫颈癌术后复发和放疗后复发的处理原则是不同的。前者原则上采用放射治疗,后者多为中心部位复发,原则上采用手术治疗。非中心复发者,可行放疗或化疗,或二者综合治疗。

放射治疗在复发性宫颈癌处理上的作用包括两个方面,一是控制复发灶,二是减轻症状。前者主要用于手术后盆腔复发者,后者常用作伴骨转移时的疼痛治疗。宫颈癌放射治疗后盆腔复发再次放射必须十分谨慎,因为并发症的发生率很高。了解初次放疗应用的技术(如体外或腔内放射线能量、体积和剂量)是十分重要的。必须考虑2次治疗的时间间隔,是因为初次损伤的修复可能在这段时间内。初次接受放疗的组织没有与再次放疗的组织相同的耐受力。

凡放射后中心部位复发的患者,包括宫颈、宫体、宫旁(未固定于盆壁)、阴道、外阴、膀胱、直肠等复发,而无盆腔外转移,无手术禁忌证,都适用于手术治疗。原来是晚期患者,只要是中心复发,即可考虑手术。符合上述条件的患者,有可能通过盆腔手术,如子宫根治性手术、盆腔脏器切除术达到治愈目的。对大多数患者而言,盆腔脏器切除术是唯一有治愈机会的治疗方法。孤立性肺转移的患者经过选择可行肺叶切除术,特别是潜伏期超过 3 年者。

### 27. 12. 6　放射治疗

(1)术后盆腔复发:对于术后盆腔复发的患者,根据肿瘤体积大小,联合体外照射(20～40Gy)和辅加中线遮盖宫旁照射,总量达到 50～60Gy 是必须的。另外,根据肿瘤体积,于阴道穹隆部或全阴道置入,或对宫颈旁组织、盆壁组织间插入放射也是必需的。可根据肿瘤范围采用单平面、双平面、立体植入,放射剂量 20～30Gy。如阴道的剂量达到 140Gy,就有损伤的危险[446]。

Jobson 等[447]报道,对术后局部复发的 18 名患者盆腔给予 50～60Gy 的剂量后,16 例(88%)完全反应,16 例中有 4 例(31%)第二次复发。5 年存活率为 44%。

Friedman 和 Pearlman[448]报道 38 名患者,42%无瘤存活。在 11 名肿瘤持续存在或盆腔边缘复发的患者和 6 名大块的盆腔复发者中,仅起到姑息作用,效果不佳。

Webb 和 Symmouds[449]分析了 104 名首次手术治疗后复发的患者,经放射治疗后,5 年存活率仅 5.7%。

Larson 等[450]报道经子宫根治术和盆腔淋巴结清扫术后的 249 例 $I_B$ 期患者,有 27 名复发(11%)。其中 17 名为盆腔或外阴复发,其余 10 名为盆腔外复发。对 15 例盆腔或外阴的孤立复发的患者采用放射治疗,其中 8 例(53%)治疗后无瘤生存 10～126 个月,平均为 48 个月。

Nori 等[451]报道 75 例复发性宫颈癌患者采用体外放射、腔内放射或组织间放射,有时手术治疗,70%的患者症状得到缓解,10%的患者存活了 5 年。10 例患者发生早期并发症,5 名患者发生晚期并发症并且需要手术。

国内张玉勤[452]对 38 例阴道残端复发经 $^{60}$Co 20～30Gy,4～6 次,2～3 周,放疗的患

者分析,结果 5 年生存率为 44.7%。放疗后肿瘤完全消退 21 例,其 5 年存活率为 80.9%(17/21);放疗后肿瘤残留 17 例,无 1 例存活 5 年以上。残端肿瘤大于 3cm 者,5 年生存率为 23.1%;肿瘤直径小于 3cm 者,5 年生存率为 37.5%。肿瘤结节不明显者,5 年生存率为 88.9%。随残端肿瘤直径增大,5 年生存率降低。单纯阴道残端复发预后好于合并盆腔复发者。

事实上,放疗能挽救 50%经选择的盆腔局部复发者。

(2)盆腔外复发:对于最初治疗部位以外的复发肿瘤,放疗在局部控制和缓解症状方面经常获得成功。适当地给予体外照射剂量通常能有效地减轻骨转移的疼痛,如给予 2～3 周 30Gy 剂量,足以缓解脊柱或长骨转移的疼痛[442]。腹主动脉旁可给予 5 周 45～50Gy,其他转移部位给予 2～3 周 35～40Gy。

(3)放射治疗后:在以前放射过的区域内复发的宫颈癌患者再行放射是有争议的,再次放射的结果很不一样。Truelsen[453]报道 3 年的治愈率为 1.7%。Murphy 和 Schmitz[454] 1956 年报道,其挽救率为 9%。Nalan 等报道,应用 $^{60}$Go 进行远距离放射,挽救率为 25%。Murphy[454]对复发患者再次给予全量或近乎全量放疗,经严格选择的 46 名患者中,有 9%～10%存活 5 年,且情况良好。王桂香[455]报道中国医学科学院肿瘤医院采用再次放射治疗 61 例中心性复发的患者,5 年存活率 26.6%,并发症出现的比例为 23%。Puthawala 等[456]使用组织间插入治疗放射后盆腔复发者,10 例中有 7 例肿瘤得到了控制,80%的患者症状得到了缓解,30%的患者发生轻度到中度的肠炎和膀胱炎,15%的患者发生了严重的并发症,如软组织坏死、直肠阴道瘘、膀胱阴道瘘、小肠阴道瘘和直肠狭窄等。

许多学者认为,再次放射的结果取决于许多因素,包括复发部位、原先的临床分期和首次放疗的剂量。事实上,从再次放疗得益的是那些在首次治疗中远未达到根治剂量的患者。但是,由于现代普遍采用了先进的放射技术,

首次放射未达根治量的患者是很少的。因此，对复发性宫颈癌进行再次放疗一般不值得考虑。实际上，盆腔再放疗平均在中等剂量的情况下，坏死和形成瘘孔的潜在危险使得结果十分不理想，疗效不佳。

（葛彩云　陈惠祯）

### 27.12.7　化疗及生物治疗

#### 27.12.7.1　化疗

复发性和转移性宫颈癌的治疗效果并没有随着现代化技术的进展而得到显著改善。但已有 21 种细胞毒药物对复发性或晚期宫颈癌患者产生 15％ 以上的反应率[457]。最有效的药物有顺铂、紫杉醇、拓扑替康、长春瑞滨和异环磷酰胺[458]。Xia 等[459]回顾了随机对照Ⅱ、Ⅲ 期试验，特别是 GOG 的研究，包括单药、联合用药和靶向治疗复发宫颈癌。

1）单药化疗方案。

（1）顺铂：1981 年，Thigpen 和他的同事[460]报告单纯用顺铂治疗晚期和复发性宫颈癌，50mg/m²，静滴，3 周重复，反应率为38％。1985 年，Bonomi 和他的同事总结了 GOG43Ⅲ 期试验，比较了 3 种剂量静滴：100mg/m²，1 天；50mg/m²，1 天；20mg/m²，1～5 天，3 周重复。结果显示 100 mg/m² 与 50 mg/m² 比较，无瘤生存率（PFS）或总体生

存率无显著差异。而前者产生较大的骨髓抑制和肾毒性[461]。1986 年，用顺铂 50 mg/m²，静滴，3 周重复，作为肿瘤学社团对复发性宫颈癌的标准方案。在随后的试验中单药顺铂反应率（RR）13％～19％，无瘤生存期（PFS）2.8～3.2 个月，总体生存率 6.5％ ～ 8.2％[461-463]。1990 年，Weiss 和他的同事报道了应用卡铂Ⅱ期试验结果，剂量 400 mg/m²，静滴，4 周重复，反应率（RR）15％[464]。1991 年 Lira－Puerco 和他们同事以相同的卡铂剂量进行Ⅱ期试验，反应率（RR）26％，中位总体生存 7.5 个月[465]。有作者支持卡铂作为有前途的抗宫颈癌药物，因为其毒性低。相似的试验比较了腹腔内卡铂 270 mg/m²，与静滴 400 mg/m²（4 周重复），反应率（RR）30％，中位平均总体生存7.6 个月[465]。有报道用奥沙利铂 130 mg/m²，静滴大于 2 小时，3 周重复，反应率（RR）8.3％，显示在Ⅱ期试验中有限的效果[466]。

（2）非铂类药物治疗：用异环磷酰胺、紫杉醇、拓扑替康和长春瑞滨治疗复发和转移宫颈癌已有研究报告，反应率（RR）12.5％～25％，无瘤生存时间2.1～5.2 个月，总体生存6.4～11 个月[467-470]。吉西他滨[471]和脂质体紫杉醇[472]由于在联合治疗中有潜在作用而开展了研究。表 27-29 列出了这些药物临床试验的结果。

表 27-29　单药应用于复发和转移的宫颈癌

| 药物 | 剂量和用法 | 病例数 | RR/％ | PFS | OS |
|---|---|---|---|---|---|
| 拓扑替康 | 1.5mg/m²，静滴，第 1 天至第 5 天，3 周重复 | 41 | 12.5 | 2.1 | 6.6 |
|  | 1.5mg/m²，静滴，第 1 天至第 5 天，4 周重复 | 43 | 18.6 | 2.4 | 6.4 |
| 紫杉醇 | 170mg/m²，静滴，3 周重复 | 52 | 17 | 3.4 |  |
|  | 250mg/m²，3 小时，静滴，3 周重复 | 32 | 25 |  | 7.3 |
| 异环磷酰胺 | 1.2g/m²，静滴，第 1 天至第 5 天，4 周重复 | 27 | 11.1 |  |  |
|  | 1.5g/m²，静滴，第 1 天至第 5 天，4 周重复 | 51 | 15.7 |  |  |
| 长春瑞滨 | 30mg/m²，静滴，每周 | 33 | 18 | 5.2 | 11 |
|  | 30mg/m²，静滴，每周 | 41 | 17 | 2.6 |  |
| 吉西他滨 | 800mg/m²，每周，治疗 3 周，停 1 周 | 25 | 8 | 1.9 | 4.9 |
| 脂质体紫杉醇 | 40mg/m²，静滴 1 小时，4 周重复 | 26 | 11.1 | 3.2 | 8.9 |

2)两药联合化疗方案(表 27-30)

(1)顺铂与异环磷酰胺、紫杉醇和拓扑替康联合应用。这种方式反应率(RR)27%～36%,无瘤生存 4.6～4.8 个月,总生存 8.3～9.7 个月。这样的结果表明比大多数的单药有更高的反应率(表 27-29)。先前接受过化疗的患者反应率低。

(2)卡铂、紫杉醇、拓扑替康、多西他赛、伊立替康、丝裂霉素等用于不同的联合治疗,反应率(RR)25%～54%,无瘤生存率(PFS)3.8～5.7 个月,总生存(OS)8.6～12.3 个月。卡铂加多西他赛显示有最长的生存时间。2006 年,拓扑替康加顺铂被批准作为对晚期、复发和转移宫颈癌的一线治疗方案。

(3)3 种药物联合化疗方案:一项Ⅱ期试验评估了一些三药联合方案,博来霉素与顺铂和异环磷酰胺;博来霉素与卡铂和异环磷酰胺;顺铂与 5-氟尿嘧啶(5-FU)和异环磷酰胺,显示反应率超过 50%,总体生存 9～12 个月,但在随机试验中,三药联合方案没有显示出比单药顺铂或以顺铂为基础两药治疗更有优势[467]。

(4)四药联合化疗方案:在一项三期随机试验中,博来霉素、长春酰胺、丝裂霉素和顺铂联合化疗有更好的反应,但比单纯用顺铂有更大的毒性,在一项 GOG17 的研究中,评估了氨甲蝶呤(MTX)、长春酰胺、多西他赛和顺铂联合化疗,但因与治疗有关的死亡已被终止。

综上所述,认为顺铂仍然是标准的单药治疗药物,拓扑替康联合顺铂已被美国食品药品监督管理局(FDA)之证实(2006)作为一线治疗复发性宫颈癌,能够延长生存期并且毒性小。

表 27-30 两药联合用药应用于复发和转移性宫颈癌

| 药物 | 剂量和用法 | 病例数 | RR/% | PFS | OS |
| --- | --- | --- | --- | --- | --- |
| 顺铂 | $50mg/m^2$ | 151 | 31.1 | 4.6 | 8.3 |
| 异环磷酰胺 | $5g/m^2$,24 小时,每 3 周重复 | | | | |
| 顺铂 | $50mg/m^2$ | 130 | 36 | 4.8 | 9.7 |
| 紫杉醇 | $135mg/m^2$,24 小时,每 3 周重复 | | | | |
| 顺铂 | $50mg/m^2$,第 1 天 | 147 | 27 | 4.6 | 9.4 |
| 拓扑替康 | $0.75mg/m^2$,1～3 天,每 3 周重复 | | | | |

### 27.12.7.2 生物治疗

1)靶向治疗

(1)吉非替尼:2008 年,Goncalves 和同事们报道了一项多中心标签公开非对比Ⅱ期实验(1839IL/0075 号研究)表明吉非替尼(一种 HER1/EGFR 络氨酸激酶抑制剂)在 500mg/d 的剂量时有抗宫颈癌的最小单药疗效,然而,采用吉非替尼治疗的患者中 20% 的病情稳定[473]。

(2)西妥昔单抗:2007 年,Bellone 和合作者评价了 EGFR1 在转移和复发性宫颈癌细胞系中的过表达,并认为西妥昔单抗(一种抗 EGFR1 单克隆抗体)可能对此类疾病有治疗作用[474]。GOG 0076DDⅡ期实验是一项目前正在进行中的关于西妥昔单抗与顺铂联合用药在进展性、持续性或者复发性宫颈癌中疗效的研究。GOG 0227E 是一项进行中的关于西妥昔单抗在持续性或复发性宫颈鳞状细胞癌和非鳞状细胞癌中的疗效的Ⅱ期实验,目前实验数据尚未公布。

(3)埃罗替尼:埃罗替尼(一种 HER-1/EGFR 抑制剂)与西罗莫汀联合用药一直在临床前期研究中,其结果支持西罗莫汀和 EGFR 抑制剂联合用于抗癌治疗的进一步临床研究[475]。

(4)曲妥单抗:曲妥单抗是一种人性化的抗 HER-1 受体单克隆抗体。2004 年,Chavez—Blanco 和合作者分析了 HER-2 在宫颈癌细胞系和原发性肿瘤中的表达情况,发现 HER-2 在原发肿瘤中低表达,表明曲妥单抗可能在宫颈癌的初治中的价值有限。然而在复发性肿瘤中发现 HER-2 过表达,提示尚需更进一步在更大量复发性宫颈癌患者中研究其表达[476]。

2)针对血管生成的治疗

(1)贝伐单抗:贝伐单抗是一种血管内皮生长因子(VEGF)单克隆抗体(Mab)。2006年,Wright 和同事进行了一项针对采用贝伐单抗联合 5-FU 或卡培他滨治疗的复发性宫颈癌患者的回顾性研究。RR 是 34%,临床获益的中位时间为 4.3 个月,表明这一联合在经治疗过的复发性宫颈癌患者中可能具有潜在抗肿瘤活性[477]。

(2)舒尼替尼:舒尼替尼抑制 VEGF1、2 和 3,以及血小板衍生生长因子-A(PDGFR-A)和 PDGFR-B。一项Ⅱ期临床试验将舒尼替尼用于局部晚期或转移性宫颈癌的患者。如果这一应用被发现有治疗效果,接下来的研究将会包括以舒尼替尼为基础的联合用药[478]。

(3)TNP-470:是最先进入临床试验的抗血管形成复合物之一。一项关于该血管生成抑制剂在宫颈癌中的应用的Ⅰ期实验已被 Kudelka 和其同事在 1997 年报道。进一步研究中 TNP-470 的推荐剂量为 $60mg/m^2$,静脉注射,隔天 1 次,持续 4 周其后休息 2 周[479]。

生物治疗仍在临床试验中,其疗效需要进一步观察。

(宋紫烨 刘龙阳)

## 27.12.8 手术治疗

1)根治性子宫切除术

根治性子宫切除术包括Ⅱ型扩大子宫切除术(Weitheim 手术)和Ⅲ型扩大子宫切除术(Meigs 手术),适用于放疗后宫颈小的复发而没有累及膀胱和直肠者。选择哪种根治术主要根据宫颈病变的范围,小于 2cm 者可选用 Weitheim 根治术,大于 2cm 但病灶未累及宫旁组织者可选用 Meigs 根治术。笔者认为,放疗后采用 Meigs 手术并发症较严重,应该尽量选择 Weitheim 手术。

MD Anderson 癌症中心报道采用根治性子宫切除术(Ⅱ型或Ⅲ型)治疗 50 例放疗后中心复发的患者[442],42% 的患者发生了严重的手术并发症,28% 的患者发生了泌尿道损伤。癌灶小于 2cm 的患者 5 年存活率 90%,而较大病灶患者 5 年存活率为 64%。如果将网膜蒂置于手术部位,可为放射过的区域提供新的血供,可以减少过高的并发症。

当新复发累及宫旁组织,仍可保留膀胱时,应将输尿管从宫颈膀胱切带中完全解剖出来,切除输尿管周围全部组织。同时沿盆壁切除髂内动脉及宫旁组织,更广泛地切除阴道周围组织,切除 3/4 阴道。这比Ⅱ、Ⅲ型手术范围大,称Ⅳ型扩大子宫切除术。

2)根治性子宫切除及部分输尿管或(和)部分膀胱切除术

在行根治性子宫切除的同时,切除受累的远端输尿管或(和)部分膀胱,将输尿管植入膀胱,保留膀胱的功能,称Ⅴ型扩大子宫切除术。Piver 等[480]曾报道 2 例患者,输尿管膀胱交界处受累,经手术保留膀胱功能,存活了 5 年,这是令人鼓舞的。笔者做过 3 例类似的手术,有 1 例存活了 5 年,1 例存活了 3 年。

此术式适于中心复发累及部分膀胱或(和)远端输尿管而不需做扩大手术者。其手术方式包括部分膀胱切除缝合术、远端输尿管切除及膀胱移植术。

3)盆腔脏器切除术

1948 年 Brunschwig[481]首次为宫颈癌施行盆腔脏器切除术以来,盆腔脏器切除术已积累了丰富的经验,手术技巧及病例的选择不断改进。如今这一术式在妇科恶性肿瘤的治疗中发挥着重要的作用。尽管这一术式最初受到严厉的批评,但现在它作为一种重要的治疗手段,被人们所接受。在无其他更好的治疗手段时,这一术式能挽救一些经过选择患者的生命。对大多数患者而言,脏器切除是唯一的治愈机会。由于死亡率和并发症的降低、5 年生存率的改善,对这种术式的批评已减少。然而,更重要的是,度过这样手术关的患者可以健康而有效地生活。

(1)手术方式:尽管盆腔脏器切除术已应用于各种盆腔恶性肿瘤,但它最主要的是用于治疗晚期和复发性宫颈癌。全盆腔脏器切除术包括膀胱和乙状结肠的切除,选择性应用于放疗后盆腔复发性宫颈癌或未控的患者。有些患者可行前盆腔脏器切除术,即切除膀胱而保留乙状结肠,或做后盆腔脏器切除术,即切除直肠乙状结肠而保留膀胱。有些学者对这种限制性手术提出异议,特别是用于放疗后复发的宫颈癌因为不能完全切除肿瘤而手术风险大。另外保留的膀胱或直肠常会出现多种并发症或功能障碍。因此随后有些医生完全放弃了次全脏器切除术。大多数肿瘤学家十分谨慎地选择病例施行这种手术。

盆腔脏器切除术在发展中最大的技术进步之一是将肠道用于尿路转流。最初 Brun-schwig[481]将输尿管移植到左侧结肠造口的近端,即所谓湿性结肠造口术。这种术式的并发症发生率较高,特别是电解质紊乱和严重的尿路感染令患者难以接受。Bricker[482]普及使用回肠肠段代膀胱术。最近有几项技术用肠段代膀胱(图 27-28),大大减少了术后肾盂肾炎和低氯酸中毒的发生,而且患者能保持腹部干燥、舒适,因此更容易康复。有些外科医生选择一些病例使用一段乙状结肠而非小肠肠段代膀胱。这项技术有另外的好处,即避免了小肠的吻合,不担心瘘和梗阻的发生。仍然有其他的外科医生乐意用横结肠肠段代膀胱,因为这样可以避开原先的放射野。这项技术可以避免由于使用放射过的肠段重建术所带来的问题。

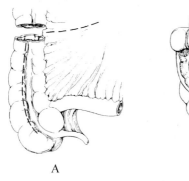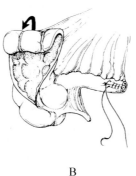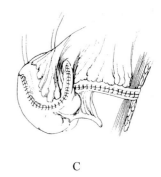

A                    B                    C

**图 27-28　用结肠和末段回肠形成潴尿囊**

(2)病例的选择:仅有小部分复发性宫颈癌患者适用于盆腔脏器切除术(表 27-31)。无论是术前证实还是剖腹探查后证实有盆腔外转移者都是盆腔脏器切除术的绝对禁忌证,患者出现单侧下肢水肿、坐骨神经痛和输尿管梗阻三联征是确定盆腔复发的依据,且病灶不能切除。三联征必须同时存在,而且是可靠的。体重减轻、咳嗽、贫血及其他提示晚期癌症的表现不足以作为放弃手术的依据。肥胖、高龄和有全身性疾病者能否施行广泛手术视其严重程度而定。有些患者可因精神因素不适合手术,有些患者以其他方式代替盆腔脏器手术。

表 27-31　Anderson 医院宫颈癌放射治疗后中心复发率(%)

| 期别 | 复发率 |
| --- | --- |
| Ⅰ期 | 1.5 |
| ⅡB 期 | 5.0 |
| ⅢA 期 | 7.5 |
| ⅢB 期 | 17.0 |

尽管术前盆腔检查在手术评估中起关键性作用,但是凭检查的印象判断可否切除必须与相关知识结合考虑,错误也是常有的。小的中心性病灶且宫旁组织有活动性表明可以切除。但是放疗纤维化和(或)盆腔炎性疾病能使宫旁

组织固定。因此,即使盆腔检查似乎不能手术,假如其他因素良好,都应该着手研究并进行剖腹探查,以避免因过早做出决定而犯错误。显然,对于许多病例而言,必须进行周密的判断,以免放弃有治愈可能的患者,亦往往可预防对一些不适宜的患者(极度痛苦,恐惧和不切实际的延长生命希望)进行无效手术。

术前检查还包括胸片、腹部和盆腔 CT 与静脉造影的对照,以及肌酐清除率、肝功能和凝血功能的检查。盆腔外有任何病灶都应及时应用细针穿刺活检予以确诊。双侧下肢淋巴造影是有意义的检查,骨发射计算机断层显像(ECT)和 CT 不是常规检查项目。Ketch-man[483]提倡对斜角肌淋巴结活检,如为阳性则为手术禁忌证。

盆腔脏器切除术的术前准备对复发性宫颈癌患者来说常常是创伤性的,日益广泛应用 CT 指导下细针吸取活检技术大大减少了不必要的手术探查。在 Miller[384] 的研究中,发现剖腹探查无法手术的患者(中位年龄 49 岁)较能进行盆腔脏器切除术者(中位年龄 54 岁)年轻。另外,在 30～39 岁患者中,脏器切除术成功与失败的比率为 1.57,而 60～69 岁的患者为 3.26。脏器切除失败的原因是腹膜播散者占 42%。腹腔细胞学仅能预测腺癌患者的腹膜播散。因淋巴结转移失败患者占 41%,因宫旁组织固定和其他原因失败者占其余的17%。

在剖腹探术中要探查整个腹腔和盆腔,以发现转移及腹内癌瘤(图 27-29)。应在触诊和直视下仔细检查肝脏。如果腹部探查没有发现肿瘤病灶,首先在低位腹主动脉旁和盆腔可疑淋巴结取样。如果在剖腹探查前进行了淋巴造影术,则有助于外科医生对腹主动脉旁和盆腔可疑淋巴结取样。如果低位腹主动脉旁淋巴结阴性,应该行双侧盆腔淋巴结切除。事实上,盆壁有多个肉眼阳性淋巴结的患者行盆腔脏器切除术不会改善生存率。因此,对盆壁淋巴结行冰冻切片对决定是否继续手术是必要的。

Ketchman 等[483]报道在一组约 200 例行

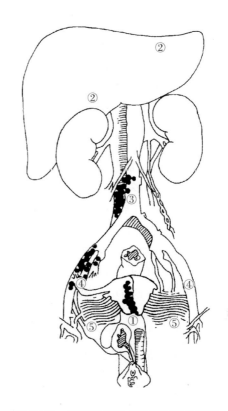

**图 27-29　行脏器切除术患者探查的步骤**
①中心复发(子宫或阴道)活检;②剖腹探查腹膜、肝脏和其他脏器;③选择性腹主动脉旁淋巴结切除术;④双侧盆腔淋巴结切除术;⑤评估受累的主韧带与盆壁的关系

盆腔淋巴结切除的患者中,放疗后盆腔淋巴结阳性者仅 1 例存活 5 年。Barber[485] 报道 148 例放疗失败后行盆腔脏器切除术的患者,手术时阳性淋巴结者仅 4 例活 5 年。Creasman[486] 和 Rutledge[487-489]提示,盆腔放射治疗后复发施行盆腔脏器切除,其淋巴结阳性者疗效较为乐观。然而,在他们系列研究中,大多数淋巴结阳性而存活的患者,淋巴结仅存在微小病灶。而且文献报道,几乎每 1 例复发性宫颈鳞状细胞癌行盆腔脏器切除术而淋巴结阳性的患者,淋巴结病灶不仅是微小的,而且是单侧的。

虽然因为膀胱与宫颈相邻的自然解剖关系,能否保留膀胱难以做出判断。但是,直肠乙状结肠有时可以保留,而且常常易于施行直肠乙状结肠的低位切除和再吻合术。应用临时性结肠造口来保护低位吻合口是可行的。但是更多的患者可以考虑使用通用的吻合器吻合,而不做结肠造口。大多数患者可考虑用厚皮瓣或游离肠段重建阴道。有人建议用直肠壶腹部或带蒂肌皮瓣再造阴道。采用这些改良的方法,现在对盆腔恶性肿瘤经常实施脏器切除术,而且可再造一个小而具功能的阴道。

(3)并发症和死亡率:大多数与脏器切除术直接相关的并发症和死亡率发生在手术后18个月之内。许多并发症都是大手术的结果,包括心肺突发疾病,如肺栓塞、肺水肿、心肌梗死和脑血管意外。手术时间长短和失血多少直接影响心血管并发症的发生率。这些并发症通常发生在手术后第1周内。然后,当发生败血症时,对患者的健康和生命产生最大的威胁。这种败血症通常起源于盆腔,如盆腔脓肿,更多见的是弥漫性盆腔炎。

盆腔切除术最严重的一种术后并发症是因广泛盆腔剥离引起的小肠粘连梗阻。近10年

里已采用几种新技术来避免小肠与这种大范围的剥离面粘连,包括用游离的大网膜或腹壁的腹膜覆盖盆底(图27-30)。当发生小肠梗阻时仍首选保守治疗,但仍有半数患者接受了再次手术。在几组报告中,其手术死亡率约50%。肠梗阻的危险性因盆腔感染而增大。这2种情况是发生小肠瘘的原因。发生小肠瘘常需再次手术,且是致命的。Lichtinger[490]报告盆腔脏器切除术后发生小肠瘘的患者死亡率为53%。一般来说,在放疗后复发的患者中,这些并发症很常见。放疗后的组织不易愈合,且肉芽组织生长相当缓慢,瘘管形成的趋势显著上升。由于对放疗过的患者进行手术切除通常更困难,因而常常导致手术时间延长和失血增加。这2个因素均与更高的发病率和死亡率相关。因此,以前放疗过的患者较未放疗者发生严重并发症的危险性更高。

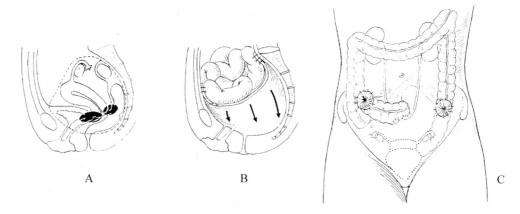

**图 27-30　避免小肠与盆腔剥离面粘连的措施及尿道转流和结肠造口**

**A**—复发癌的侧面观,宫颈及阴道上部受累,并且扩散至膀胱和直肠。虚线区为盆腔脏器切除术所切的组织。**B**—盆腔脏器切除后的侧面观。术后短期内,网膜"毯"可将肠管与盆腔隔离。随着时间的推移,网膜"毯"将降至盆腔,并与盆底粘连。**C**—盆腔脏器切除术后的尿道转流和结肠造口。点线区域的乙状结肠、膀胱和内生殖器已被切除

盆腔脏器切除术长期发病率主要与尿路转流相关。一旦脓毒症的感染期过去,尿路梗阻和感染就成为主要威胁生命的非肿瘤并发症。许多人认为这些患者应该长期行尿路抗菌治疗。肾盂肾炎很普遍,应该及时有效地治疗。对于肾盂积水,应当定期进行静脉肾盂造影来评估集合系统,并纠正肾盂积水来挽救肾功能。患者在盆腔脏器切除术后没有残余癌时,却因

有可能治疗的肾病而死亡是十分不幸的。

Orr 等[491]报道115名患者在行盆腔脏器切除术时行尿路转流;97名患者使用回肠肠段代膀胱,16名患者使用横结肠肠段代膀胱,2名患者则用乙状结肠代膀胱;85名患者(73.9%)施行了肠吻合术;14名患者(12.2%)因与癌症无关的尿路并发症再次手术,并发症包括输尿管狭窄、通道口狭窄

或脱出、肾结石。61％的患者泌尿系统并非癌瘤受累再入院。晚期肾盂肾炎是再入院最常见的原因。采用未经放射的肠段代膀胱的患者,并发症的发生率较低。

Averette[492]报道88名于盆腔脏器切除术时行尿路转流的患者,有12％发生尿痿,手术纠正死亡率为45％。同样,有92名患者在盆腔脏器切除术同时做了肠道手术,其中16％发生了胃肠痿,手术纠正死亡率为40％。为了避免再次手术和高死亡率,对痿孔应首先行保守治疗,包括引流和高营养。肠道或输尿管引流通畅,许多痿孔可以愈合。

通过仔细选择患者,根治性手术并发症的发生率和死亡率能够降至最低。但是,有时为了保持低的发病率,一些可以切除的患者会丧失切除的机会。这是每个医生都必须考虑的问题。但是,不可能进一步治疗的患者,复发性宫颈癌的结果是很清楚的。

Walton[493]全面回顾了与患者根治性盆腔手术后的应激反应相关的因素,认为要注意生化的、生理的、胃肠的、肝脏的和心脏的影响。他得出结论,由于人类机体以一种复杂的方式应答,只要完善地处理,这些应激反应的发生将会减少,但不会消失,而且在适应周围环境的能力最弱时,将会发生紊乱。

(4)生存结果:各种文献报道盆腔脏器切除术后的5年生存率为20％～62％(表27-32)。生存率主要取决于行盆腔脏器切除术患者的情况。排除老年、肥胖、大剂量放射和其他高危因素患者,生存率能够得到提高。当行盆腔放射治疗后盆腔淋巴结阳性的患者不行盆腔脏器切除术时,累积生存率会得到提高。但是,一般而言,在过去的20年中,发病率、死亡率和5年生存率逐步改善。现在,大多数医疗中心的死亡率在5％以下,发病率也同样下降。

表 27-32　盆腔脏器切除术的死亡率及 5 年生存率

| 作者 | 机构 | 患者总数 | 手术死亡数 | 5 年存活者总数 |
|---|---|---|---|---|
| Douglas 和 Sweeney(1957) | New York Hospital | 23 | 1(4.3％) | 5(22％) |
| Parson 和 Friedell(1964) | Harvard University | 112 | 24(21.4％) | 24(21.4％) |
| Brunschwig(1965) | Memorial Hospital | 535 | 86(16％) | 108(20.1％) |
| Bricker(1967) | Washington University | 153 | 15(10％) | 53(34.6％) |
| Krieger 和 Embree(1969) | Cleveland Clinics | 35 | 4(11％) | 13(37％) |
| Ketcham 等(1970) | National Cancer Institute | 162 | 12(7.4％) | 62(38.2％) |
| Symmonds 等(1975) | Mayo Clinic | 198 | 16(8％) | 64(32.3％) |
| Morley 和 Lindenauer(1976) | University of Michigan | 34 | 1(2.9％) | 21(62％) |
| Rutledge 等(1977) | MD Anderson Hospital | 296 | 40(13.5％) | 99(33.4％) |
| Averette 等(1984) | University of Miami | | | |
| | (1966～1971) | 14 | 4(28.5％) | 5(36％) |
| | (1971～1976) | 45 | 15(33.3％) | 10(22％) |
| | (1976～1981) | 33 | 4(12.1％) | 19(58％) |
| Lawhesd 等(1989) | Memorial Hospital | 65 | 6(9.2％) | 15(23％) |
| | (1972～1981) | | | |
| Soper 等(1989) | Duck University | 69 | 5(7.2％) | 28(40.5％) |
| Shingleton(1989) | University of Alabama | 143 | 9(6.3％) | 71(50％) |
| 总计 | | 1 917 | 242(12.6％) | 647(33.8％) |

许多患者的预后与术前发现有关。MD Anderson 医院报道[442],复发时有症状(疼痛或水肿)的患者手术能够切除者 47% 存活 2 年。但是,在剖腹探查时无症状的患者 73% 存活 2 年。在剖腹探查时静脉肾盂造影正常的患者中,59% 存活 2 年,异常者仅 34% 能存活 2 年。首次治疗 2 年内复发的患者 46% 在治疗后能存活 2 年或更久。术前对患者的评估应考虑像肾盂造影情况、有无症状、首次治疗至复发的间隔时间等因素。通过排除有不利因素的患者可以提高累积生存率。但是,这样做有可能会排除某些可以切除并得以治愈的患者。

随着放疗技术的改进,单纯中心复发的患者数目逐渐减少,但是仍有许多宫颈癌患者在放疗后复发,盆腔脏器切除术是挽救生命的唯一机会。为了使死亡率和发病率令人接受,这种手术应该在医疗中心由经验丰富的手术者完成,他们经验和知识丰富,能够根据患者的需要决定治疗方式,愿意承担术后长期护理和康复的责任。必须评估权衡每一名患者手术的利弊。令人鼓舞的是,技术的进步使手术死亡率持续下降,与盆腔脏器切除术相关的术后发病率也得到改善。许多患者不仅能治愈而且能恢复到有功能的、舒适的生活。患者不应丧失这种机会。

高龄曾被认为是超根治性盆腔脏器切除术的相对禁忌证。但是,Mattews[494] 回顾了 1960—1991 年在得克萨斯大学 MD Anderson 癌症中心 63 名 65 岁以上接受了盆腔脏器切除术的患者的治疗结果。虽然 63% 的患者先前有内科疾病,但是手术的耐受性很好。60% 的患者发生了 1 项或 1 项以上的感染并发症,包括肾盂肾炎、伤口感染、脓毒症和皮瓣坏死为最多见的并发症,24% 的患者没有发生并发症。手术死亡率是 11%,多系统衰竭是最常见的死亡原因。盆腔脏器切除术后平均随访 12 年内,63 名患者中有 22 名存活和没有临床疾病征象。这组患者的 5 年生存率为 46%。显而易见,老年患者行盆腔脏器切除术的死亡率和发病率与以前报道的年轻患者相同,5 年生存率也相同。因此,年龄应当不是盆腔脏器切除术的绝对禁忌证。

(林从尧　陈惠祯)

# 参考文献

[1]刘炽明.子宫颈浸润癌的诊断、分期及影响预后因素[M]//连利娟.林巧稚妇科肿瘤学.2 版.北京:人民卫生出版社,1994:300.

[2]VAN NAGELL J R. Clinical invasive carcinoma of the cervix:clinical features,diagnosis,staging and pretreatment evalustion[M]//COPPLESON M. GYNECOLOGIC Oncology. New York:Chrchkill Livingstone,1992:663.

[3]吕玉峰,王云祥.女性生殖器淋巴系与妇科癌[M].北京:人民卫生出版社,1989:142.

[4]HENRIKSEN E. Distribution of metastasis in stage I carcinoma of the cervix[J]. Am J Obstet Gyncol,1960,80:919.

[5]DISAIA P J. Clinical Gynecolic Oncology[J]. 5th ed. Mosby:A Harcourt Health Sciences Company,1997:1.

[6]STEHMAN F B,Perez C A,Kurman R J,et al. U-terine cervix[M]//HOSKINS W J. Principles and Practice of Gynecologic Oncology. Lippincottn Williams and Wilkins,2000:847-849.

[7]孙建衡.子宫颈癌国际临床分期及修订的回顾[J].中华妇产科杂志,2000,35(4):250.

[8]周琦.中国常见妇科恶性肿瘤诊治指南宫颈癌[M].重庆:重庆大学出版社,2019,002-004.

[9]中国抗癌协会.新编常见恶性肿瘤诊治规范[M].北京:中国协和医科大学出版社,1999:18.

[10]连利娟.林巧稚妇科肿瘤学[M].2 版.北京:人民卫生出版社,1994:S257.

[11]HONG-BING C,XIAO-MEI L,YI H,et al. Trends in cervical cancer in young women in Hubei,China[J]. Int J Gynecol Cancer,2011,20(7):1 240-1 243.

[12]白云秀.子宫颈癌[M].北京:卫生人民出版社,1981:96-115.

[13]陈惠祯.妇科肿瘤临床手册[M].武汉:湖北科学技术出版社,1999:226-236.

[14]郑英,刘玉玲.阴道镜图谱[J].郑州:河南科学技术出版社,1998:13-40.

[15]章文华.宫颈上皮内瘤变[M]//孙建衡.妇科恶性肿瘤继续教育教程.北京:中国协和医科大学出版社,2007:168.

[16]SIRONI S,BELLINI C,TACCAGNI G L,et al. Carcinoma of the cervical:value of MRI in detecting parametrial involvement[J]. Am J Roentgenol,1991,156:753.

[17] HAWIGHOSET H,SCHOENBERG S O, KNAPSTEIN P G,et al. Staging of invasive cervical carcinoma and of pelvic lymph nodes by high resolution MRI with a phased—array coil in comparison with pathological findings[J]. J Comput Assist Tomogy,1998,22:755.

[18]KIM K J,CHANG J J,LEE Y H,et al. Comparison of the used of the transrectal surface coil and the pelvic phased—array coil in MR imaging for preoperative evaluation of uterine cervical carcinoma[J]. Am J Roentgnol,1997,168:1 215.

[19]YU K K,HRICAK H,SUBAK L L,et al. Preoperative stagine og cervical carcinoma:phased array coil fast spinecho versus body coil spin—echo T2—weighted MR imaging[J]. Am J Roentgnol, 1998,171:707.

[20]HRICAK H,YU K K. Radiology in invasive cervical[J]. Am J Roentgnol,1996,167:1 101.

[21]SCHEIDLER J,HEUCK A F,STEINBORN M, et al. Parametial invasive in cervical carcinoma: evlvation of detection at MR imaging with fat suppression[J]. Radiology,1998,206:125.

[22]OUTWATER E,SCHIEBLER M L. Pelvic fistulas:findings on MR images[J]. Am J Roentgnol, 1993,160:327.

[23]KAJI Y,SUGIMURA K,KITAO M,et al. Histopathology of uterine cervical carcinoma:diagnostic comparison of endorectal surgace coil and standard body coil MRI[J]. J Comput Assist Tomogr,1994,18:785.

[24] KITAJIMA K,MURAKAMI K,KAJI Y,et al. Established,emerging and future applications of FDG—PET/CT in the uterine cancer[J]. Clinical Radiology,2011,66(4):297-307.

[25]KIDD E A,SIEGEL B A,DEHDASHTI F,et al.

Lymph node staging by positron emission tomography in cervical cancer:relationship to prognosis[J]. Journal of Clinical Oncology Official Journal of the American Society of Clinical Oncology, 2010,28(12):2108.

[26]CHOI H J,JU W,MYUNG S K,et al. Diagnostic performance of computer tomography,magnetic resonance imaging,and positron emission tomography or positron emission tomography/computer tomography for detection of metastatic lymph nodes in patients with cervical cancer:Meta—analysis[M]// The transition from the educational system to working life:CEDEFOP, 2012:404-10.

[27]KANG S,KIM S K,CHUNG D C,et al. Diagnostic value of (18)F—FDG PET for evaluation of paraaortic nodal metastasis in patients with cervical carcinoma:a metaanalysis. [J]. Journal of Nuclear Medicine Official Publication Society of Nuclear Medicine,2010,51(3):360.

[28] INNOCENTI P,PULLI F,SAVINO L,et al. Staging of cervical cancer:reliabilith of tansrectal US[J]. Radiology,1992,185:201

[29]MAYR N A,YUH W T C,JAJOURA D,et al. Ultra—early predictive assay for treatment failure using functional magnetic resonance imaging and clinical prognostic parameters in cervical cancer[J]. Cancer. 2010,116(4):903-912.

[30]MAYR N A,WANG J Z,LO S S,et al. Translating response during therapy into ultimate treatment outcome:a personalized 4-dimensional MRI tumor volumetric regression approach in cervical cancer. [J]. International Journal of Radiation Oncology Biology Physics,2010,76(3):719.

[31]KIDD E A,SIEGEL B A,DEHDASHTI F,et al. The standardized uptake value for F-18 fluorodeoxyglucose is a sensitive predictive biomarker for cervical cancer treatment response and survival. [J]. Cancer,2010,110(8):1738-1744.

[32]汤春生,李继俊.妇科肿瘤手术学[M].沈阳:辽宁教育出版社,1999:361-455.

[33]THOMPSON J F,UREN R F. What is a 'sentinel' lymph node? [J]. European Journal of Surgical Oncology the Journal of the European Society of

Surgical Oncology & the British Association of Surgical Oncology,2000,26(2):103.

[34]LEVENBACK C,COLEMAN R L,BURKE T W,et al. Lymphatic mapping and sentinel node identification in patients with cervix cancer undergoing radical hysterectomy and pelvic lymphadenectomy. [J]. Journal of Clinical Oncology,2002, 20(3):688-93.

[35]PLANTE M,RENAUD M C,TÊTU B,et al. Laparoscopic sentinel node mapping in early — stage cervical cancer. [J]. Gynecologic Oncology, 2003,91(3):494-503.

[36]ROY M,BOUCHARDFORTIER G,POPA I,et al. Value of sentinel node mapping in cancer of the cervix. [J]. Gynecologic Oncology,2011,122 (2):269-274.

[37]LECURU F,MATHEVET P,QUERLEU D,et al. Bilateral negative sentinel nodes accurately predict absence of lymph node metastasis in early cervical cancer:results of the SENTICOL study [J]. Journal of Clinical Oncology,2011,29(13): 1686-1691.

[38] DIAZ J P,GEMIGNANI M L,PANDIT-TASKAR N,et al. Sentinel Lymph Node Biopsy in the Management of Early-Stage Cervical Carcinoma[J]. Gynecologic Oncology,2011,120(3): 347-352.

[39] ALTGASSEN C,HERTEL H,BRANDSTDT A,et al. Multicenter validation study of the sentinel lymph node concept in cervical cancer:AGO Study Group. [J]. Journal of Clinical Oncology, 2008,26(18):2943-2951.

[40]MEIGS J V. Radical Hysterectomy with Bilateral Dissection of Pelvic Lymph Nodes:Surgical Treatment of Cancer of the Cervix [J]. New York:Grune & Stratton,1954.

[41]NEWTON M. Radical hysterectomy or radiotherapy for stage I cervical cancer[J]. Am J Obstet Gynecol,1975,123:535.

[42]MORLEY G W,SESKI J C. Radical pelvic surgery versus radiation therapy for stage I carcinoma of the cervix(exclusive of microinvasion)[J]. Am J Obstet Gynecol,1976,126:785-794.

[43]ALLEN H H,COLLINS J A. Surgical management of carcinoma of the cervix[J]. Am J stet Gynecol,1977,127:741.

[44]ARTMAN L E,HOSKINS W J,BIBRO M C,et al. Radical hysterectomy and pelvic lymphadenectomy for stage I B carcinoma of the cervix:twenty — one years'experience [J]. Gynecol Oncol, 1987,28:8.

[45]HOSKINS W J,FORD J H,JR,LUTZ M H,et al. Radical hysterectomy and pelvic lymphadenectomy for the management of early invasive cancer of the cervix[J]. Gynecol Oncol,1976,42:278.

[46]CURRIE D W. Operative treatment of carcinoma of the cervix[J]. J Obstet Gynecol Br Commonw, 1971,78:385.

[47]FLETCHER G H,RUTLEDGE F N. Extended field technique in the management of the cancers of the uterine cervix[J]. AJR,1972,114:116.

[48]BANSAL N,HERZOG TJ,SHAW RE,et al. Primary therapy for early—stage cervical cancer: radical hysterectomy vs radiation[J]. Am J Obstet Gynecol. 2009;201:e1-e9.

[49]FRUMOVITZ M,SUN CC,SCHOVER LR,et al. Quality of life and sexual functioning in cervical cancer survivors[J]. J Clin Oncol. 2005;23: 7 428-7 436.

[50]BARAHMEH S,Al MASRI M,BADRAN O,et al. Ovarian transposi—tion before pelvic irradiation:indications and functional out- come[J]. J Obstet Gynaecol Res. 2013;39:1533-1537.

[51]ABITOL N M,DAVENPORT J H. Sexual dysfunction after therapy for cervical carcinoma[J]. Am J Obstet Gynecol,1974,119:181.

[52]SIEBEL M,FREEMAN M G,GRAVES W L. Carcinoma of the cervix and sexual function[J]. Obstet Gynecol,1979,55:484.

[53]FLAY L D,MATTHEWS J H L. The effects of radiotherapy and surgery on the sexual function of woman treated for cervical cancer[J]. Int J Radiat Onclo Biol Phys,1995,31:399.

[54]DELGADO G,BUNDY B N,FOWLER W C,et al. A prospective surgical pathological study[J]. Gynecol Oncol,1989,35:314.

[55]EIFEL P J,LEVENBACK C,OSWALD M J. The time course and incidence of late complica-

tions in patients treated with radiation therapy for FIGO stage I B carcinoma of the uterine cervix[J]. Int J Radiat Oncol Biol Phys, 1994, 30 (suppl):212.

[56]CHOI C H, KIM T J, LEE J W, et al. Phase II study of neoadjuvant chemotherapy with mitomycin — c, vincristine and cisplatin (MVC) in patients with stages IB2 — II B cervical carcinoma [J]. Gynecol Oncol. 2007;104:64-69.

[57] BENEDETTI PANICI P, BELLATI F, PASTORE M, et al. An update in neoadjuvant chemotherapy in cervical cancer [J]. Gynecol Oncol. 2007;107:S20-S22.

[58]YIN M, ZHANG H, LI H, et al. The toxicity and long-term efficacy of nedaplatin and paclitaxel treatment as neoadjuvant chemo- therapy for locally advanced cervical cancer[J]. J Surg Oncol. 2012;105:206-211.

[59] BUDA A, FOSSATI R, COLOMBO N, et al. Randomized trial of neo- adjuvant chemotherapy comparing paclitaxel, ifosfamide, and cisplatin with ifosfamide and cisplatin followed by radical surgery in patients with locally advanced squamous cell cervical carcinoma: the SNAP01 (Studio Neo-Adjuvante Portio) Italian Collaborative Study[J]. J Clin Oncol. 2005;23:4137-4145.

[60] LISSONI A A, COLOMBO N, PELLEGRINO A, et al. A phase II, ran- domized trial of neo-adjuvant chemotherapy comparing a three-drug combination of paclitaxel, ifosfamide, and cisplatin (TIP) versus paclitaxel and cisplatin (TP) followed by radical surgery in patients with locally advanced squamous cell cervi- cal carcinoma: the Snap-02 Italian Collaborative Study[J]. Ann Oncol.

[61]SEDLIS A, BUNDY B N, ROTMAN MZ, et al. A randomized trial of pelvic radiation therapy versus no further therapy in selected patients with stage IB carcinoma of the cervix after radical hysterectomy and pelvic lymphadenectomy: a Gynecologic Oncology Group Study[J]. Gynecol Oncol. 1999;73:177-183.

[62]MONK B J, WANG J, IM S, et al. Rethinking the use of radiation and chemotherapy after radical hysterectomy: a clinical- pathologic analysis of a Gynecologic Oncology Group/Southwest Oncology Group/Radiation Therapy Oncology Group trial[J]. Gynecol Oncol. 2005;96:721-728.

[63]GREIMEL E R, WINTER R, KAPP K S, et al. Quality of life and sexual functioning after cervical cancer treatment: a long-term follow — up study[J]. Psychooncology. 2009;18:476-482.

[64] MORICE P, ROUANET P, REY A, et al. Results of the GYNECO 02 study, an FNCLCC phase III trial comparing hysterectomy with no hysterectomy in patients with a (clinical and radiological) complete response after chemoradiation therapy for stage IB2 or II cervical cancer [J]. Oncologist. 2012;17:64-71.

[65] SARRAF Z, HAMEDI B, HOOSHMAND S, et al. The effect of extrafascial hysterectomy after completion of external beam radiotherapy for treatment of locally advanced stages (II B— III)of cervical cancer [J]. Iran Red Crescent Med J. 2013;15:e10758.

[66]KUNDARGI R S, GURUPRASAD B, HANUMANTAPPA N, et al. The role of surgery in locally advanced carcinoma of cervix after sub-optimal chemoradiation: Indian scenario[J]. South Asian J Cancer. 2013;2:137-139.

[67]熊慧华. 妇科肿瘤[M]//于世英. 癌症化疗手册. 北京:科学出版社,2006:355-364.

[68]MILLION R R, RUTLEDGE F, FLETCHER G H. Stage IV carcinoma of the cervix with bladder invasion[J]. Am J Obstet Gynecol, 1972, 113: 239.

[69]KRAMER C, PESCHEL R E, GOLDBERG N, et al. Radiation treatment of FIGO stage IV A carcinoma of the cervix[J]. Gynecol Oncol, 1989, 32: 323.

[70]CZERNY V. Bertrage zur vaginalen uterus exsirpation[J]. Berlin Wgch, 1882, 19:693.

[71]FREUND W A. Eine enue methode der exstirpation des gazen ureus [J]. Samml Klin Vortr, 1878, 41:911.

[72]SCHUCHARDT K. Eine enue methode der gebarmutter-exstirpation[J]. Zentralbl Chir, 1893, 51:1 121.

［73］SCHUATA F. Die operation des gebarmut-terkrebs mittels das schucharde's paravagi-nalschnittes［J］. Monatsckr GeburE Gynak,1902, 15:133.

［74］WERTHEIM E. The extended abdominal oprera-tion for carcinoma uteri: based on 550 operative cases［J］. Am J Obstet Gynecol,1912,66:169.

［75］REIS E. Eine enue methode der uterus carcino-ma. Ztschr Geburt Gynak,1895,32:266.

［76］TAUSSIG G F J. Ilial lymphadenctomy for group Ⅱ cancer of the cervix: technigue and five year results in 175 cases［J］. Am J Obstet Gynecol Soc,1956,3:71.

［77］MEIGS J V. Radical hysterectomy with bilateral pelvic lymph node dissection: a report of 100 pa-tients operated on five or more years ago［J］. Am J Obstet Gynecol,1951,62:854.

［78］PIVER M S,RUTLEDGE F. Five classes of ex-tended hysterectomy for woman with cervical cancer［J］. Obstet Gynecol,1974,44:265.

［79］MEIGS J V. Carcinoma of the cervix: the Wer-theim operation［J］. Surg Gynecol Obstet,1944, 78:195.

［80］QUERLEU D,MORROW C P. Classification of radical hysterectomy. Lancet Oncol. 2008;9:297-303.

［81］PHILIP J D. Surgical aspects of cervical carcino-ma［J］. Cancer,1981,48:548.

［82］FRIEDELL G H. A small carcinoma of the cervix ［J］. Surg Gynecol Obstet,1944,78:195.

［83］KINNEY W K,HODGE D O,EGORSHIN E V, et al. Identification of a low－risk subset of pa-tients with stage Ⅰ B invasive squamous cancer of the cervix possibly suited to less radical surgical treatment［J］. Gynecol Oncol,1995,57:3.

［84］HONG-BING,HUI－ZHEN C,YUN－FENG Z,et al. Class Ⅱ radical hysterectomy in low－risk IB squamous cell carcinoma of cervix［J］. Int J Cynecological cancer,19(1)2009:46-49.

［85］LANDONI F,MANEO A,CORMIO G,et al. Class Ⅱ versus Ⅲ radical hysterectomy in stagc Ⅰ B－Ⅱ A cervical cancer: a prospective random-ized study［J］. Gynecol Oncol,2001,80:3-12.

［86］PETER. Type radical hysterectomy: evaluating

its role in cervical cancer［J］. Gynecol Oncol, 2001. 30:1.

［87］STYLIANOS M,ALEXANDROS R,ZANNIS V,et al. Management of early－stage cervical carcinoma by modified(Type Ⅱ)radical hysterec-tomy［J］. Gynecology Oncology,2002,85:415.

［88］UNDERWOOD P B Jr,WILSON W C,KRENT-NER A,et al. Radical hysterectomy: a critical re-view of twenty－two years experience［J］. Am J Obstet Gynecol 1979,889-898.

［89］LARSON D M,STRINGER A,COPPELAND L J,et al. Stage Ⅰ B cervical carcinoma treated with radical hysterectomy and pelvic lymphadenecto-my: role of adjuvant radiotherapy［J］. Obstet Gy-necol 1987,69:378-381.

［90］MORLEY G W,SESKI J C. Radical pelvic sur-gery versus radiation therapy for stage Ⅰ carci-noma of the cervix (exclusive microinvasion)［J］. Am J Obstet Gynecol 1976,126:785-794.

［91］SALL S,PINEDA P,CALANOG A,et al. Surgi-cal treatment of stage Ⅰ B and Ⅱ A invasive carci-noma of the cervix cancer［J］. AM J Obstet Gy-necol 1987,156:988-996.

［92］PHOTOPOULOS G J,VANDER Z Ⅱ WAAG R. Class Ⅱ radical hysterectomy shows less mor-bidity and good treatment efficacy compared to class Ⅲ［J］. Gynecol Oncol 1991:40:21-24.

［93］MAGRINA J F,GOODRICH M A,WEANER A L,et al. Modified radical hysterectomy: morbidity and mortality［J］. Gynecol Oncol 1995,59:277-282.

［94］MAGRINA J F,GOODRICH M A,LIDNER T K,et al. Modified radical hysterectomy in the treatment of early squamous cervical cancer［J］. Gynecol Oncol 1999,72:183-186.

［95］CHUNG C K. Analysis of factors contribution to treatment failures in stage Ⅰ B and Ⅱ A carcinoma of the crvix［J］. Am J Obstet Gynecol,1980,138:550.

［96］BURGHARDT E. Local spread and lymphnode in volvment in cervical cancer［J］. Obstet Gyne-col,1978,53:138.

［97］蔡红兵,陈惠祯,张帆,等. 改良 piver Ⅲ类子宫切除术的报告［J］. 中华妇产科杂志,2010,45(7):

511-514.

[98]SHEPHERD J H,CRAWFORD R A F,ORAM D H. Radical trachelectomy：a way to preserve fertility in the treatment of early cervical cancer [J]. Br J Obstet Gynaecol,1998,105：912-916.

[99]VANDER VANGE N,WEVERLING G,KETTING B,et al. The prognosis of cervical cancer associated with pregnaney：a matched Cohort study[J]. Obstet Gynecol,1995,85：1 022-1 026.

[100]SHEPHERD J H,GRAWFORD R A F,ORAN D H. Radical trachekectomy：a way to preserve fertility in the treatment of early cervical cancer [J]. British J of Obstet Gynecol,1998,105：912-961.

[101]DARGENT D. A new future for Schauta's operation through pre-surgical retroperitoneal peloiscopy[J]. Eur J Gynecol Oncol,1987,8：292-296.

[102]ROY M,PLANTE M. Preynaies after radical vaginal trachelec tomy for early-stage cervical cancer. Am J Obstet Gynecol,1998,179：1 491-1 496.

[103]COVENS A,SHAW P,MURPHY J,et al. Is radical trachelectomy a safe alternative to radical hysterectomy for patient with stage ⅠA－ⅠB carcinoma of the cercix? [J]. Cancer,1999,86：2 273-2 279.

[104]RODRIGUEZ M,GUIMARESS O,ROSE P G. Radical trachelectomy and pelvic lymphadenectomy with uterine conservation and subseguent pregmancy in the treatment of early invasive cervical cancer[J]. Am J Obstet Gynecol,2001,185：370-374.

[105]BURNETT A F,ROMAN I J,O'MEARA A T,et al. Radical trachelectomy and pelvic lymphadenectomy for preservation of fertility in early cervical carcinoma [J]. Gynecol Oncol,2003,88：419-423.

[106]SCHLAERTH J B,SPITROS N M,SCHLEARTH A C. Radical trachelectomy and pelvic lymphadenectomy with uterine preservation in the treatment of cervical cancer[J]. Am J Obstet Gynecol,2003,188：29-34.

[107]DARGENT D,MARYIN X,SACCHETONI A, et al. Laparoscopic vaginal radical trachelectomy

[J]. Cancer,2000,88：1 882.

[108]PEPPERCORN P D,JEYARAJAH A R,WOOLAS R,et al. Role of MR imaging in the selection of patients with early cervical carcinoma for fertility－preserving surgery：initial experience [J]. Radiology,1999,212：395-399.

[109]李鹏. 早期宫颈癌保留生育功能的根治性宫颈切除术[J]. 国外医学妇产科学分册,2003,30 (6)：382-383.

[110]DURSUN P,LEBLANC E,NOGUEIRA MC. Radical vaginal trachelec— tomy (Dargent's operation)：a critical review of the literature[J]. Eur J Surg Oncol,2007,33：933-941.

[111]PLANTE M. Evolution in fertility－preserving options for early－stage cervical cancer：radical trachelectomy,simple trachelectomy,neo— adjuvant chemotherapy[J]. Int J Gynecol Cancer, 2013,23：982-989.

[112]LANOWSKA M,MANGLER M,SPEK A,et al. Radical vaginal trach— electomy (RVT) combined with laparoscopic lymphadenectomy：prospective study of 225 patients with early－stage cervical cancer[J]. Int J Gynecol Cancer, 2011,21：1 458-1 464.

[113]MANGLER M,LANOWSKA M,KOHLER C, et al. Pattern of cancer re— currence in 320 patients after radical vaginal trachelectomy[J]. Int J Gynecol Cancer,2014,24：130-134.

[114]CAO DY,YANG JX,WU XH,et al. Comparisons of vaginal and abdominal radical trachelectomy for early－stage cervical can-cer：preliminary results of a multi－center research in China [J]. Br J Cancer,2013,109：2 778-2 782.

[115]KUCUKMETIN A,BILIATIS I,RATNAVELU N,et al. Laparoscopic radical trachelectomy is an alternative to laparotomy with improved perioperative outcomes in patients with earlystage cervical cancer[J]. Int J Gynecol Cancer, 2014,24：135-140.

[116]RAMIREZ P T,SCHMELER K M,MALPICA A,et al. Safety and feasibility of robotic radical trachelectomy in patients with early-stage cervical cancer[J]. Gynecol Oncol, 2010, 116：512-515.

[117]NICK A M,FRUMOVITZ M M,SOLIMAN P T,et al. Fertility sparing surgery for treatment of early-stage cervical cancer:open vs. robotic radical trachelectomy[J]. Gynecol Oncol,2012, 124:276-280.

[118]EBISAWA K,TAKANO M,FUKUDA M,et al. Obstetric outcomes of patients undergoing total laparoscopic radical trachelectomy for early stage cervical cancer[J]. Gynecol Oncol,2013, 131:83-86.

[119]Reproductive and oncologic outcome following robot. assisted laparoscopic radical trachelectomy for early stage cervical cancer[J]. Gry Johansen Gynecologic Oncology,141(2016):160-165.

[120]VERVEST H A,BARENTS J W,HASPELS A A,et al. Radical hysterec-tomy and the function of the lower urinary tract. U rodynamic auantificatiOn of changes in storage and evacuation function[J]. Acta Obstet GynecoI Scand,1 989, 68:331-340.

[121]ZULLO M A,MANCI N,ANGIOLI R,et aI. VesicaI dysfunctions after radical hysterectomy for cervicaI cancer:a criticaI review[J]. Crit Rev OncoI Hemat01,2003,48:287-293.

[122]RANDALL MEFP, TAKAFUMI T, TEDJA-RATI S S,et al. Cervix. 1n:Barakat RR BA,iviarkman M,et al eds. Principles and Practice of Gynecologic Oncology[M]. 6th ed. Philadelphia, PA:Lippincott Williams&Wllkins, 2013: 598-660.

[123]RASPAGLIESI F,DITTO A,FONTANELLI R,et al. Type Ⅱ versus type Ⅲ erve—sparing radical hysterectomy:comparison of lower urinary tract dysfunctions[J]. Gynecol Oncol, 2006,102:256-262.

[124]DITTO A,MARTINELLI F,MATTANA F et al. Class Ⅲ nerve-sparing radical hysterectomy versus standard class Ⅲ radical hysterectomy: an observational study[J]. Ann Surg Oncol, 2011,18:3 469-3 678.

[125]CECCARONI M,ROVIGLIONE G,SPAGNO-LO E,et al. Pelvic dys—functions and quality of life after nerve-sparing radicaI hys-terectomy:a multicenter comparative study[J]. Anticancer Res,2012,32:581-588.

[126]MAGRINA J F,PAWLINA W,KHO R M,et al. Robotic nerve — sparing radical hysterectomy:feasibllity and technique[J]. Gynecol Oncol,2011,121:605-609.

[127]PARK N Y,CHONG G O,HONG D G,et al. Oncologic results and surgical morbidity of Iaparoscopic nerve—sparing radical hys—terectomy in the treatment of FIGO stage IB cervical cancer:long-term follow-up[J]. Int J Gynecol Cancer,2011,21:355-362.

[128]FRANCESCO R, ANTONINO D, ROSANNA F,et al. Nerve-sparing radical hysterectomy:a surgical technique for preserving the autonomic hypogastric nerve[J]. Gynecol Oncol,2004,93: 307-314.

[129]LIANG Z,CHEN Y,XU H,et al. Laparoscopic nerve-sparing radical hysterectomy with fascia space dissection technique for cervical cancer: Description of technique and outcomes[J]. Gynecol Oncol,2010,119:202-207.

[130]MAGRINA J, PAWLINA W, KHO R, et al. Robotic nerve-sparing radical hysterectomy: Feasibility and technique[J]. Gynecol Oncol, 2011,121:605-609.

[131]MEIGS J V. Su rgical Treatment of Cancer of the Cervix[M]. New York:G rune&Straton, 1954.

[132]DARGENT D. A new future fo r Schauta'S operation th rough pre—surgical retroperitoneal pelviscopy[J]. Eur J Gynecol Oric01,1987,8: 292-296.

[133]PERGIALIOTIS V, RODOLAKIS A, CHRIS-TAKIS D,et al. LaparoscOpicallv assisted vaginal radical hysterectomy:systematic review of the Iiterature[J]. J Minim Invasive Gynecol, 2013,20:745-753.

[134] PAPACHARAIABOUS E, TAILOR A, MADHURI T,et al Early experience of Iaparoscopically assisted radlcal vaginal hysterectomy (Coelio—Schauta)versus abdominal radical hysterectomy for early stage cervical cancer[J]. Gynecol Surg,2009,6:113-117.

[135]MALUR S, POSSOVER M, SCHNEIDER A.

Laparoscopically assisted radical vaginal versus radical abdomlnal hysterec—tomy type Ⅱ in patients with cervical cancer［J］. Surg Endosc，2001，15：289-292.

［136］NAIK R，JACKSON K S，LOPES A. et al. Laparoscopic assisted radical vaginal hysterectomy versus radIcal abdominal hysterectomy-a randomised phase Ⅱ trial：perioperative outcomes and SUrgιcopathological measurements［J］. BJOG，2010，117：746-751.

［137］LANOWSKA M，BRINK—SPALMK V，MANGLER M，et al. Vaginal—assisted laparoscopic radical hysterectomy（VALRH）versus laparoscopic—assisted radical vaginal hysterectomy（LARVH）in the treatment of cervical cancer：surgical results and onco-logic outcome［J］. Arch Gynecol Obstet，2013，289：1 293-1 300.

［138］CANIS M，MAGE G，WATTIEZ A，et al. Does endoscopic surgery have a role in radicaI surgery of cancer of the cervix uteri? （in French）［J］. J Gynecol Obstet Biol Reprod（Paris），1990，19：921.

［139］ABU-RUSTUM N R，GEMIGNANI M L，MOORE K，et al. TotaI laparo—scopic radical hysterectomy with pelvic tymphadenectomy U-Sing the argon—beam coagulator：pilot data and cornparison to laparotomy［J］. Gynecol oncol，2003，91：402-409.

［140］RAMIREZ P T，SLOMOVITZ B M，SOLIMAN PT，et al. Total lap—aroscopic radicaI hysterectomy and Iymphadenectomy：the MD Anderson Cancer Center experience［J］. Gynecol Oncol，2006，102：252-255.

［141］NEZHAT F，MAHDAVI A，NAGARSHRTH N R. Total laparoscopic rad-ical hysterectomy and pelvic Jymphadenectomy using bar-monic shears［J］. J Minim Invasive Gynec01，2006，13：20-25.

［142］GIL-MORENO，A PUIG O，PEREZ-BENAVENTE M A，et al. Total lapa—roscopic radical hysterectomy（type Ⅱ—Ⅲ）with pelvic lymphad enectomy in early invasive cervical cancer［J］. J Minim lnvasive Gyneco J，2005，12：113-120.

［143］SALICRU S，GIL-MORENO A，MONTERO A，et al. Laparoscopic radical hysterectomy with pelvic lymphadenectomy In early invasive cervical cancer［J］. J Minim Invasive Gynecol，2011，18：555-568.

［144］KONG T W，CHANG S J，LEE J，et al. Comparison of laparoscopic versus abdominal radical hysterectomy for FIGO stage IB and Ⅱ A cervical cancer with tumor diameter of 3 cmor greater［J］. Int J Gynecol Cancer，2014，24：280-288.

［145］LIN Y S. Preliminary resuIts of laparoscopic modified radIcal hysterectomy in early invasive cervical cancer［J］. J Am Assoc Gynecol Laparosc，2003，10：80-84.

［146］POMEL C，ATALLAH D，LE BOUEDEC G，et al. Laparoscopic radIcal hysterectomy for invasive cervical cancer：8-year experience of a pilot study［J］. Gynecol Oncol，2003，91：534-539.

［147］SPIRTOS N M，EISENKOP S M，SCHLAERTH J B，et al Laparoscopic radical hysterectomy（type Ⅲ）with aortic and pelvic lymphadenectomy in patients with stage I cervicaI cancer：surgical morbidity and intermediate follow-up［J］. Am J Obstet Gynecol，2002，187：340-348.

［148］PARK J Y，KIM D Y，KIM J H，et al Laparoscopic versus open radical hysterectomy in patients with stage IB2 and Ⅱ A2 cervi—cal cancer［J］. J Surg Oncol，2013，108：63-69.

［149］PARK J Y，KIM D Y，KIM J H，et al. Laparoscopic versus open radical hysterectomy for elderly patients with early-stage cer-vical callcer［J］. Am J Obstet Gynecol，2012，207：e1-e8.

［150］BOGANI G，CROMI A，UCCELLA S，et al. Lapatoscopic versus open abdominal management of cervical cancer：long-cerm results from a propensity—matched analysis［J］. J Minim Invasive Gynecol，2014.

［151］LI G，YAN X，SHAOG H，et al. A comparison of laparoscopic radical hysterectomy and pelvic hymphadenectomy and lap-arotomy in fhe treatment of IB—Ⅱ A ce rvical cancer［J］. GynecoI Oncol，2007，105. 176-180.

［152］FRUMOVITZ M，DOS REIS R，SUN C C，et al. Comparison of total laparoscopic and abdominal radical hysterectomy for patients with early — staoe cervica cancer [J]. Obstet Gynecol, 2007,110:96-102.

[153] DIAZ-FEIJOO B, GIL-MORENO A, PEREZ-BENAVENTE M A, et al. Sentlnel lymph node identification and radlcal hysterec-tomy with lymphadenectomy in early stage cervical cancer: Iaparoscopy versus laparotomy[J]. J Minim Invasive Gynecol,2008,15:531-537.

[154] MELAMED A, MARGUL D J, CHEN L, et al. Survival After Minimally Invasive Radical Hysterectomy for Early—stage Cervical Cancer[J]. N Engl J Med,2018,379:1 905-1 914.

[155] PEDRO T, RAMIREZ M D, MICHAEL FRUMOVITZ,et al. inimally Invasive versus Abdominal Radical Hysterectomy for Cervical Cancer[J]. N Engl J Med,2018,379:1 895-1 904.

[156] BOGGESS J F, GEHRIG P A, CANTRELL L, et al. A case-control study of robot — assisted type III radical hvsterectomv with pelvic lymph node dissection compared with open radicaI hysterec-tomy[J]. Am J Obstet GYnecol, 2008, 199:e1-7e.

[157] SERT B M. Abeler VM Robotic assisted laparoscopic radical hysterectomy(Piver type Ⅲ)with pelvic node dlssection-case report [J]. Eur J Gynaecol Oncol,2006,27:531-533.

[158] SERT B, ABELER V. Robotic radical hysterectomy in early-stage cervical carcinoma patients, comparing results with totallap-aroscopic radical hysterectomy cases. The future is now? [J]. Int J Med Robot,2007,3:224-228.

[159] MAGDNA J F, KHO R M, WEAVER A L, et al. Robotic radical hys-terectomy: comparison with laparoscopy and laparotomy[J]. Gynecol OnCol,2008,109:86-91.

[160] NEZHAT F R, DATTA M S, LIU C, et al. Robotic radical hyster-ectomy versus total laparoscopic radical hvsterectomy with pelvic lyrephadenectotmv for treatment of early cervical cancer[J]. JSLS,2008,12:227-237.

[161] MAGGIONI A, MINIG L, ZANAGNOLO V, et al. Robotic approach for cervical cancer:comparison with laparotomy:a case control study[J]. Gynecol Oncol,2009,115:60-64.

[162] ESTAPE R, LAMBROU N, DIAZ R, et al. A case matched analy-sis of robotic radical hysterectomy with lymphadenectomy compared with laparoscopy and laparotomy[J]. Gynecol Oncol, 2009,113:357-361.

[163] KO E M, MUTO M G, BERKOWITZ R S, et al. Robotic versus open radical hysterectomy:a comparative study at a single institu-tion[J]. Gynecol Oncol,2008,111:425-430.

[164] CHONG G O, LEE Y H, HONG D G, et al. Robot versus laparo-scopic nerve — sparing radical hysterectomy for cervical can-cer: a comparison of the intraoperative and perioperative results of a single surgeon'S initial experience[J]. Int J Gynecol Cancer,2013,23:1 145-1 149.

[165] TINELLI R, MALZONI M, COSENTINO F, et al. Robotics versus lapa-roscopic radical hysterectomy with lymphadenectomy in pa-tients with early cervical cancer:a multicenter study[J]. Ann Surg Oncol,2011,18:2 622-2 628.

[166] KRUIJDENBERG C B, VAN DEN EINDEN L C, HENDRIKS J C, et al. Robot-assisted versus total laparoscopic radical hysterec-tomy in early cervical cancer, a review[J]. Gynecol Oncol, 2011,120:334-339.

[167] AVERETTE H E. Radical hysterectomy for invasive cervical cancer[J]. Cancer Supplement, 1993,71:1 422.

[168] MATTINGLY R E. Radical hysterectomy with pelvic cervical[J]. Cancer Supplement,1993,71: 1 422.

[169] SHINGLETON H M, GUSBERG S B. Radical hysterectomy. [M]//GUSBERG S B. Female Genital Cancer. New York: Churchill Livingstone,1988:538-540.

[170] HACKETT T, OLT G, SOROSKY J, et al. Clinical predictors of paraaortic metastases on the surgical treatment of early stage cervical carcinoma,abstracted[J]. Gynecol Oncol,1995, 56:139.

[171] PATSNER B, SEDLACEL T V, LOVECCHIO J L. Para—aortic node sampling in small (3 cm or less) stage Ⅰ B invasive cervical cancer[J].

Gynecol Oncol,1992,44:53.

[172]ALTINTAS A,VARDAR M A,EVRUKE C,et al. Is it essential to perform complete paraaortic lymph node dissection if no metastases have been shown in the lower part of the aorta? [J]. Eur J Gynecol Oncol,1995,16:120.

[173]NELSON J H,MACASAET M A,LU T,et al. The incidence and xignificance of paraaortic lymph node metastases in the invasive carcinoma of the cervis[J]. Am J Obstet Gynecol,1974, 118:749.

[174]LAGASSE L D,GREASMAN W T,SHINGLETON H M,et al. Results and complecations of operative staging in cervical cancer experience of the Gynecologic Oncology Group[J]. Gyneclo onclo 1980,34:206.

[175]BRUNSCHING A. Complete excision of the pelvic viscera for advanced carcinoma[J]. Cancer,1948,1:177.

[176]LAPOLLA J P,SCHLAERTH J B,GADDIS O,et al. The influence of surgical staging on evaluation and treatment of patients with cervical carcinoma[J]. Gynecol Oncol 1986,24:194.

[177]RUBIN S C,BROOKLAND R,MIKUTTA J J, et al. Para—aortic nodal metastases in early cervical carcinoma: long—term survival following extended—field radiotherapy[J]. Gynecol Oncol 1984,18:213.

[178]JOAN L,WALKER. A phase I/II study of extended field radiation therapy with concomitant Paclitaxel and cisplatin chemotherapy in patients with cervical carcinoma metastatic to the para—aortic lymph nodes:A gynecologic oncology group study[J]. Gynecologic Oncology,112 (2009):78-84.

[179]VARIA M A,BUNDY B N,DEPPE G,et al. Cervical carcinoma metastatic to para—aortic nodes:extended filed radiation therapy with concomitant 5—fluorouracil and cisplatin chemotherapy:a Gynecologic Oncology Group study [J]. Int J Radiat Oncol Biol Phys,1998,42: 1 015-1 023.

[180]KIM J S,KIM J S,KIM S Y,et al. Hyperfractionated radiotherapy with concurrent chemotherapy for para—aortic lymph node recurrence in carcinoma of the cervix[J]. Int J Radiat Oncol Biol Phys,2003,55:1 247-1 253.

[181]WEISER E B,BUNDY B N,HOSKINS W J,et al. Extraperitoneal versus transperitoneal selective paraaortic lymphadenectomy in the pretreatment surgical staging of advanced cervical carcinoma(a Gynecologic Oncology Group study)[J]. Gynecol Oncol 1989,33:283.

[182]QUERLEU D. Laparoscopic paraaortic node sampling in gynecologic oncology:a preliminary experience[J]. Gynecol Oncol 1993,49:24.

[183]FOWLER J M,CARTER J R,CARLSON J W, et al. Lymph node yield from laparoscopic lymphadenectomy in cervical cancer:a comparative study[J]. Gynecol Oncol,1993,51:187.

[184]GOFF B A,MUNTZ H G,PALEY P J,et al. Impact of surgical staging in women with locally advanced cervical cancer [J]. Gynecol Oncol, 1999,74:436-442.

[185]KUPETS R,THOMAS G M,COVENS A. Is there a role for pelvic lymph node debulking in advanced cervical cancer? [J]. Gynecol Oncol, 2002,87:163-170.

[186]VAN DYDE A H,VAN NAGELL J R. The prognostic significance of ureteral obstruction in patients with recurrent carcinoma of the cervix uteri[J]. Surg Gynecol Obstet,1975,141:371.

[187]CREASMAN W T,RUTLEDGE F N. Preoperative evaluation of patients with recurrent carcinoma of the cervix[J]. Gynecol Oncol,1972,1: 111.

[188]DECKERS P J,KETCHAM A S,SRGARBAKER E V,ct al. Pelvic excenteration for primary carcinoma of the uterine cervix[J]. Obstet Gynecol,1971,37:647.

[189]张蔚,张广德,方芙蓉. 盆腔脏器切除术[M]// 陈惠祯,吴绪峰,张蔚. 实用妇科肿瘤手术学. 北京:科学出版社,1990:461-462.

[190]MILLION R R,RUTLEDGE F,FLETCHER G H. Stage IV carcinoma of the cervix with bladder invasion[J]. Am J Obstet Gynecol,1972, 113:239.

[191]UPADHYAY S K,SYMONDS R P,HAEL-

TERMAN M,et al. The treatment of stage Ⅳ carcinoma of cervix by radical dose radiotherapy [J]. Radiother Oncol,1988,11:15.

[192]ORR J W JR. Correlation of perioperative morbidity and conization－radical hysterectomy interval[J]. Obstet Gynecol,1982,59:726.

[193]SHINGLETON H M,ORR J W JR. Cancer of the Cervix:Its Diagnosis and Treatment[M]. 2nd ed. Edinburgh:Churchill Livingstone,1987: 10-12

[194]PETRI E. Bladder ofter radical pelvic surgery [M]// STANTON S L. Clinical Gynecologic Urology. Louis:C V Mosby,1984:220-222.

[195]FARQUHARSON D I M. Immediate and short term effects of abdominal and vaginaol hysterectomy[J]. J Obstet Gynecol,1987,7:279.

[196]DODD G D. Post－operative pelvic lympho－ cysts[J]. Am J Roentgenol,1970,108:321.

[197]SHINGLETON H M. Orr J W Jr,Choosing the best urinary diversion in gynecology patients [J]. Contemp Obstet Gynecol,1983,22:253.

[198]原口哲之. 子宫全剔手术の腔の形熊的变化と性交障害[J]. 日产妇志,1956,8:64-72.

[199]COX J D,ANG K K. Radiation Oncology:rationale,technique,results[M]. 8th ed. Mosby, 2003:681-723.

[200]HASENBURG A,SALAMA J K,VAN T J,et al. Evaluation of patients after extraperitoneal jfter extraperitoneal lymph node eissection and subsepuent radiotherapy for cervical cancer[J]. Gynecol Oncol,2002,84(2):321.

[201]GRIGSBY P W,HEYDON K,MUTCH D G,et al. Long－term follow－up of RTQG 92－10: cervical cancer with positive para－aortic lymph nodes[J]. Int J Radeat Oncol Biol Phys,2001,51 (4):982.

[202]VAHRSON H W. Radeation Oncology of Gynecology Cancers[J]. Gieben:Springer－Verlag, 1997:1-467.

[203]LANDONI F. Raneomised stuey of radical surgery versus radiotherapy for stage ⅠB－ⅡA cervical cancer[J]. Lancet,1997,350(9077): 535.

[204]MINAGAWA Y. The outcome of radiation therapy in elderly patierts with advanced cervical cancer[J]. Int J Gumaecol Obstet,1997,58(3): 305.

[205]GREER B E,KOH W J,FIGGE D C,et al. Gynecologic radiotherapy fields defined by intraoperative mea － surements[J]. Gynecol Oncol, 1990,38:421-424.

[206]BONIN S R,LANCIANO R M,CORN B W,et al. Bony landmarks are not an adequate substitute for lymphangiography in defining pelvic lymph node location for the treatment of cervical cancer with radiotherapy[J]. Int Radiat Oncol BiolPhys,1996,34:167-172.

[207]DITTMER P H,RANDALL M E. A technique for ingui- nal node boost using photon fields defined by asymmetric collimator jaws[J]. Radiother Oncol,2001,59:61-64.

[208]MORAN M S,CASTRUCCI W A,AHMAD M,et al. Clinical utility of the modified segmental boost technique for treatment of the pelvis and inguinal nodes[J]. Int J Radiat Oncol Biol Phys,2010,76:1 026-1 036.

[209]JHINGRAN A. Potential advantages of intensity- modulated radiation therapy in gynecologic malignancies[J]. Semin Radiat Oncol,2006,16: 144-151.

[210]TOITA T,KODAIRA T,SHINODA A,et al. Patterns of radiotherapy practice for patients with cervi- cal cancer (1999-2001):patterns of care study in Japan[J]. Int J Radiat Oncol Biol Phys,2008,70:788-794.

[211]EIFEL P J,MOUGHAN J,ERICKSON B,et al. Patterns of radiotherapy practice for patients with carci- noma of the uterine cervix:a Patterns of Care Study[J]. Int J Radiat Oncol Biol Phys,2004,60:1 144-1 153.

[212]FENKELL L,ASSENHOLT M,NIELSEN S K,et al. Para- metrial boost using midline shielding results in an unpredictable dose to tumor and organs at risk in combined external beam radiotherapy and brachy- therapy for locally advanced cervical cancer[J]. Int Radiat Oncol Biol Phys,2011,79:1 572-1 579.

[213]TOITA T,KATO S,NIIBE Y,et al. Prospective

multi- institutional study of definitive radiotherapy with high-dose-rate intracavitary brachyther- apy in patients with nonbulky (＜4-cm) stage I and uterine cervical cancer（JAROG0401/ JROSGO4-2）[J]. Int J Radiat Oncol Biol Phys,2012,82: e49-e56.

[214]KRIDELKA F J,BERG D O,NEUMAN M,et al. Adjuvant small field pelvic radiation for patients with high risk,stage IB lymph node negative cervix carci- noma after radical hysterectomy and pelvic lymph node dissection[J]. Cancer,1999,86:2 059-2 065.

[215]OHARA K,TSUDODA H,NISHIDA M,et al. Use of small pelvic field instead of whole pelvic field in postoperative radiotherapy for node-negative,high-risk stages I and Ⅱ cervical squamous cell car- cinoma[J]. Int J Gynecol Cancer,2003,13:170-176.

[216]OIKE T,OHNO T,WAKATSUKI M, et al. The benefit of small bowel and pelvic bone sparing in excluding common iliac lymph node region rom conventional radiation fields in patients with uterine cervical cancer:a dosimetric study [J]. J Radiat Res(Tokyo),2010,51:715-721.

[217]DELGADO G,BUNDY B,ZAINO R,et al. Prospective surgical-pathological study of disease-free inter- val in patients with stage IB squamous cell car- cinoma of the cervix:a Gynecologic Oncology Group study[J]. Gynecol Oncol,1990,38:352-357.

[218]KAGEI K,TOKUUYE K,OKUMURA T,et al. Long- term results of proton beam therapy for carci- noma of the uterine cervix[J]. Int Radiat Onco Biol Phys,2003,55:1 265 1 271.

[219]RANDALL M E,IBBOTT G S. Intensity-modulated radiation therapy for gynecologic cancers:pit- falls,hazards,and cautions to be considered [J]. Semin Radiat Oncol,2006,16:138-143.

[220]TAYLOR A,POWELL M E. An assessment of inter- ractional uterine and cervical motion:implica- tions for radiotherapy target volume definition in gynaecological cancer [J]. Radiother Oncol,2008,88:250-257.

[221]BEADLE B M,JHINGRAN A,SALEHPOUR M,et al. Cervix regression and motion during the course of external beam chemoradiation for cervica cancer[J]. Int J Radiat Oncol Biol Phys,2009,73:235-241.

[222]STEWART J,LIM K,KELLY V,et al. Automated weekly replanning for intensity-modulated radiotherapy of cervix cancer[J]. Int J Radiat Oncol Biol Phys,2010,78:350-358.

[223] BONDAR L,HOOGMAN M,MENS J W,et al. Toward an individualized target motion management for IMRT of cervical cancer based on model-predicted cervix-uterus shape and position[J]. Radiother Oncol,2011,99:240-245.

[224]TAYLOR A,ROCKALL A G,POWELL M E. An atlas of the pelvic lymph node regions to aid radiother- apy target volume definition[J]. Clin Oncol(R Coll Radiol),2007,19:542-550.

[225]SMALL W JR,MELL L K,ANDERSON P,et al. Consen- sus guidelines for delineation of clinical target volume for intensity-modulated pelvic radio- therapy in postoperative treatment of endome- trial and cervical cancer[J]. Int Radiat Oncol BiolPhys,2008,71:428-334.

[226]TOITA T,OHNO T,KANEYASU Y,et al. A consensus- based guideline defining the clinical target vol- ume for pelvic lymph nodes in external beam radiotherapy for uterine cervical cancer [J]. Jpn Clin Oncol,2010,40:456-463.

[227]HALL E J. Intensity-modulated radiation therapy,protons,and the risk of second cancers[J]. Int Radiat Oncol Biol Phys,2006,65:1-7.

[228]ZWAHLEN D R,RUBEN J D,JONES P,et al. Effect of intensity-modulated pelvic radiotherapy on scc- ond cancer risk in the postoperative treatment of endometrial and cervical cancer[J]. Int J Radiat Oncol Biol Phys,2009,74:539-545.

[229]KEALL P J,CHANG M,BENEDICT S,et al. Investigat- ing the temporal effects of respiratory-gated and intensity-modulated radiotherapy treatment deliveries on in vitro survival:an experimental and theoretical study[J]. Int Radiat Oncol BiolPhys,2008,71:1 547-1 552.

[230]MACDONALD D M,LIN L L,BIEHL K,et al. Com- bined intensity-modulated radiation thera-

py and brachytherapy in the treatment of cervical cancer[J]. Int J Radiat Oncol Biol Phys, 2008,71:618-624.

[231]HASSELLE M D,ROSE B S,KOCHANSKI J D,et al. Clin- ical outcomes of intensity-modulated pelvic radi- ation therapy for carcinoma of the cervix[J]. Int J Radiat Oncol Biol Phys, 2011,80:1 436-445.

[232]CHEN C C,LIN J C,JAN J S,et al. Definitive intensity- modulated radiation therapy with concurrent chemotherapy for patients with locally advanced cervical cancer[J]. Gynecol Oncol, 2011,122:9-13.

[233]TACEV T,ZALOUDIK J,JANAKOVA L,et al. Early changes in flow cytometric DNA profiles induced by californium-252 neutron brachytherapy in squamocellular of the uterine cervix [J]. Neoplasma,1998,45(2):96.

[234]HAREYAMA M,SAKATA K,OOUCHI A,et al. High-dose-rate versus low-dose-rate intracavitary therapy for carcinoma of the uterine cervix:a randomized trial[J]. Cancer, 2002, 94 (1):117.

[235]LEBORGNE F,FOWLER J F,LEBORBNE J H, et al. Medium-dose-rate brachytherapy of cancer of the cervix: preliminary results of a prospectively designed schedule based on the linear-quadratic model[J]. Int J Radiat Oncol Biol Phys,1999,43(5):1 061-1 064.

[236]ANDRIEU M N,EDINSEL H,KURTMAN C. Early results of exclusive radiotherapy in advanced stage cervical carcinoma performed with reference to ICRU report 38[J]. Radiat Med, 2001,19(5):255.

[237]NAG S,CHAO C,ERICKSON B,et al. The American Brachytherapy Society recommendations for low-dose rate brachythrapy for carcinoma of the cervix[J]. Int J Radiat Oncol Biol Phys,2002,52(1):33.

[238]MAI J,ERICKSON B,ROWND J,et al. Comparision of four different dose specification methods for high dose-rate intracavitary radiation for treatment of cervical cancer[J]. Int J Raidiat Oncol BiolPhys,2001,51(4):1 131.

[239]LEE S W,SUH C O. CHUNG E J,et al. Dose optimization of fractionated external radiation and high-doserate intracavitary brachytherapy for FIGO stage I B uterine cervical carcinoma [J]. Int J Radiat Oncol Biol Ohys,2002,52(5): 1 138.

[240]MUNDT A J,LUJAN A E,ROTMENSCH J, et al. Intensity-modulated whole pelvic radiotherapy in women with gynecologic malignancies [J]. Int J Radiat Oncol Biol Phys,2002,52(5):1 330.

[241]PEARCEY R,BRUNDAGE M,DROUIN P,et al. Phase III trial comparing radical radiotherapy with and without cisplatin chemotherapy in patients with advanced squamous cell cancer of the cervix[J]. J Clin Oncol,2002,20(4):966.

[242]ROSE P G,BUNDY B N,WATKINS E B,et al. Concurrent cisplatin-based radiotherapy and chemotherapy for locally advanced cervical cancer[J]. New England Journal of Medicine,1999, 340(15):1 144.

[243]THOMAS G M. Improved treatment for cervical cancer - concurrent chemotherapy and radiotherapy[J]. New England Journal of Medicine, 1999,340(15):1 198.

[244]WHITNEY C W,SAUSE W,BUNDY B N,et al. Randomized comparison of fluorouracil pluscisplatin versus hydroxyurea as an adjunct to radiation therapy in stage II B-IV A carcinoma of the cervix with negative para-aortic lymph nodes: a Gynecologic Oncology Group and Southwest Oncology Group study[J]. Journal of Clinical Oncology,1999,17(5):1 339.

[245]VOGT H G,MARTIN T,KOLOTAS C,et al. Simultaneous paclitaxel and radiotherapy:initial clinical experience in lung cancer and other malignancies[J]. Semin Oncol,1997,24(suppl 12): 101-105.

[246] PATTATANUTAPORN P, THIRAPAKAWONG C, CHANSILPA Y, et al. Phase II study of concurrent gemcitabine and radiotherapy in locally advanced stage III B cervical carcinoma[J]. Gynecol Oncol,2001,81(3)404-407.

[247]PIGNATA S,FREZZA P,TRAMONTANA S,

et al. Phase I study with weekly cisplatin-pacli-taxel and concurrent radiotherapy in patients with carcinoma of the cervix uteri[J]. Ann On-col,2000,11(4):455.

[248]KEYS H M,BUNDY B N,STEHMAN F B. Cisplatin, radiation, and adjuvant hysterectomy compared with radiation and adjuvant hysterec-tomy for bulky stage ⅠB cervical carcinoma[J]. New England Journal of Medicine, 1999, 340 (15):1 154.

[249]MORRIS M,EIFEL P J,LU J,et al. Pelvic radi-ation with concurrent chemotherapy compared with pelvic and para-aortic radiation for high-risk cervical cancer[J]. New England Journal of Medicine,1999,340(15):1 137.

[250] ROSE P G. Chemoradiotherapy for cervical cancer[J]. Eur J Cancer,2002,38(2):270.

[251] DUENAS-GONZALEZ A, CETINA L, SANCHEZ B,et al. A phase I study of carbopl-atin concurrent with radiation in FIGO stage ⅢB cervix uteri carcinoma[J]. Int J Radiat On-col Biol Phys,2003,56(5):1 361.

[252]DUENAS-GONZALEZ A, LOPEZ-GRANIEL C,GONZALEZ-ENCISO A,et al. Concomitant chemoradiation versus neoadjuvant chemothera-py in locally advanced cervical carcinoma:results from two consecutive phase Ⅱ studies[J]. Ann Oncol,2002,13(8):1 212.

[253]GREEN J,KIRWAN J,TIERNEY J,et al. Con-comitant chemotherapy and radiation therapy for cancer of the uterine cervix[G]. The Cochrane Da-tabase of Systematic Reviews,2001:4.

[254]RODRIGUS P,WINTER K D,VENSELAAR J L M,et al. Evaluation of late morbidity in pa-tients with carcinomas of the uterine cervix fol-lowing a dose rate change[J]. Radiother Oncol, 1997,42:137-141.

[255]NEWMAN G. Increased morbidity following the introduction of remote afterloading, with in-creased dose rate, for cancer of the cervix[J]. Radiother Oncol,1996,39:97-103.

[256]SWIFT P S,PURSER,ROBERTS L W,et al. Pulsed low dose rate brachytherapy for pelvic malignancies[J]. Int J Radiat Oncol Biol Phys,

1997,37:811-817.

[257]BACHTIARY B,DEWITT A,PINTILIE M,et al. Comparison of late toxicity between continu-ous low — dose — rate and pulsed-dose-rate brachytherapy in cervical cancer patients[J]. Int Radiat Oncol Biol Phys,2005,63:1 077-1 082.

[258]FERRIGNO R,NISHIMOTO I N,NOVAES P E,et al. Comparison of low and high dose rate brachytherapy in the treatment of uterine cervix cancer:retrospective analysis of two sequential series[J]. Int Radiat Oncol Biol Phys,2005,62: 1 108-1 116.

[259]FALKENBERG E, KIM RY, MELETH S, et al. Low-dose-rate vs. high-dose-rate intracavi-tary brachytherapy for carcinoma of the cervix: the University of Alabama at Birmingham (UAB)experience[J]. Brachytherapy, 2006, 5: 49-55.

[260]STEWART A J,VISWANATHAN A N. Cur-rent controversies in high-dose-rate versus low-dose-rate brachytherapy for cervical cancer[J]. Cancer,2006,107:908-915.

[261]VISWANATHAN A N, ERICKSON B A. Three-dimen- sional imaging in gynecologic brachytherapy:a survey of the American Brachytherapy Society[J]. Int Radiat Oncol Biol Phys,2010,76:104-109.

[262]LEE L J,SADOW C A,RUSSELL A,et al. Correlation of point B and lymph node dose in 3D-planned high-dose-rate cervical cancer brachytherapy[J]. Int J Radiat Oncol Biol Phys, 2009,75:803-809.

[263] ERRIDGE S C,KERR G R,DOWNING D,et al. The effect of overall treatment time on the surviva and toxicity of radical radiotherapy for cervica carcinoma[J]. Radiother, Oncol, 2002; 63:59-66.

[264]MONK B J,TIAN C,ROSE P G,et al. Which clinical/ pathologic factors matter in the era of chemo- radiation as treatment for locally ad-vanced cer- vical carcinoma? Analysis of two Gynecologic Oncology Group(GOG)trials[J]. Gynecol Oncol,2007,105:427-433.

[265]FEDDOCK J,BALDWIN L,CHEN L,et al. In

the era of high dose rate (HDR) brachytherapy, prolonga-tion of total treatment time for cervical cancer may not be as detrimental as previously thought[J]. Gynecol Oncol,2012,125:S61(abstract).

[266]HANNOUN-LEVI J M,PEIFFERT D,HOFFSTETTER S, et al. Carcinoma of the cervical stump:retrospective analysis of 77 cases[J]. Radiother Oncol,1997,43(2):147.

[267]FENIG E,MISHAELI M,KALISH Y, et al. Pregnancy and radiation[J]. Cancer Treat Rev, 2001,27(1):1.

[268]DITTMER P H,RANDALL M E. A technique for inguinal node boost using photon fields defined by asymmetric collimator jaws[J]. Radiother Oncol,2001,59(1):61-4.

[269]MORAN M S 1,CASTRUCCI W A,AHMAD M, et al. Clinical utility of the modified segmental boost technique for treatment of the pelvis and inguinal nodes[J]. Int J Radiat Oncol Biol Phys,2010,76(4):1 026-36.

[270]PEREZ C A,GRIGSBY P W,LOCKETT M A, et al. Radiation therapy morbidity in carcinoma of the uterine cervix:dosimetric and clinical correlation[J]. Int J Radiat Oncol Biol Phys,1999, 44(4):855.

[271]FUJIKAWA K,MIYAMOTO T,IHARA Y, et al. High incidence of severe urologic complications following radiotherapy for cervical cancer in Japanese women[J]. Gynecol Oncol,2001,80 (1):21

[272]SERKIES K,JASSEM J. Concurrent weekly cisplatin and radiotherapy in routine management of cervical cancer:a report on patient compliance and acute toxicity[J]. Int J Radiat Oncol Biol Phys,2004,60(3):814.

[273]ROESKE J C,BONTA D,MELL L K, et al. A dosimetric analysis of acute gastrointestinal toxicity in women receiving intensity-modulated whole-pelvic radiation therapy[J]. Radiother Oncol,2003,69(2):201.

[274]ADLI M,MAYR N A,KAISER H S, et al. Does prone positioning reduce small bowel dose in pelvic radiation with intensity-modulated radio-

therapy for gynecologic cancer?[J]. Int J Radiat Oncol Biol Phys,2003,57(1):230.

[275]MUNDT A J,MELL L K,ROESKE J C. Preliminary analysis of chronic gastrointestinal toxicity in gynecology patients treated with intensity-modulated whole pelvic radiation therapy[J]. Int J Radiat Oncol Biol Phys,2003,56(5):1 354.

[276]WONG F C,TUNG S Y,LEUNG T W, et al. Treatment results of high-dose-rate remote afterloading brachytherapy for cervical cancer and retrospective comparison of two regimens[J]. Int J Radiat Oncol Biol Phys,2003,55(5):1 254.

[277]BRIXEY C J,ROESKE J C,LUJAN A E,et al. Impact of intensity-modulated radiotherapy on acute hematologic toxicity in women with gynecologic malignancies[J]. Int J Radiat Oncol Biol Phys,2002:54(5):1 388-1 396.

[278]EIFEL P J,JHINGRAN A,BODURKA D C,et al. Correlation of smoking history and other patient characteristics with major complications of pelvic radiation therapy for cervical cancer[J]. J Clin Oncol,2002,20(17):3 651.

[279]KIM Y B,KIM G E,PYO H R,et al. Differential cyclooxygenase-2 expression in squamous cell carcinoma and adenocarcinoma of the uterine cervix[J]. Int J Radiat Oncol Biol Phys,2004,60 (3):822.

[280]KIM Y B,KIM G E,CHO N H,et al. Overexpression of cyclooxygenase-2 is associated with a poor prognosis in patients with squamous cell carcinoma of the uterine cervix treated with radiation and concurrent chemotherapy[J]. Cancer,2002,95(3):531.

[281]SYED A M,PUTHAWALA A A,ABDELAZIZ N N, et al. Long-term results of low-dose-rate interstitial-intracavitary brachytherapy in the treatment of carcinoma of the cervix[J]. Int J Radiat Oncol Biol Phys,2002,54(1):67.

[282]CHENG X,CAI S,LI Z,et al. The prognosis of women with stage I ʙₗ-Ⅱ ʙ node-positive cervical carcinoma after radical surgery[J]. World J Surg Oncol,2004,18,2(1):47.

[283]REESINK-PETERS N,VAN DER VELDEN J, TEN HOOR K A, et al. Preoperative serum squa-

mous cell carcinoma antigen levels in clinical decision making for patients with early-stage cervical cancer[J]. J Clin Oncol,2005,23(7):1 455.

[284]KUMAR L. Chemotherapy followed by radiotherapy versusradiotherapy alone in locally advanced cervical cancer:a randomized study[J]. Gynecol Oncol,1994,54:307.

[285]THIGPEN J T,BLESSING J A,DISAIA P J,et al. A randomized comparison of a rapid versus prolonged (24 hour)infusion of cisplatin in therapy of squamous cell carcinoma of the uterine cervix[J]. Gynecol Oncol,1989,32:198.

[286]BONOMI P,BLESSING J A,STEHMAN F B, et al. Randomized trial of three cisplatin dose schedules in squamous cell carcinoma of the cervix[J]. J Clin Oncol,1985,3:1 079.

[287]THIGPEN J T,BLESSING J A,FOWLER W C Jr,et al. Phase Ⅱ trials of cisplatin and piperazinediong as single agents in the treatment of advanced or recurrent squmaous cell carcinoma of the cervix:a phase Ⅱ study of the Gynecologic Oncology Group[J]. Cancer,1981,48:899.

[288]OMURA G A. Chemotherapy for cervix cancer [J]. Semin Oncol,1994,21:54.

[289]SUTTON G P,BLESSING J A,ADCOCK L,et al. Phase Ⅱ study of ifosfamide and mesna in patients with previously treated carcinoma of the cervix[J]. Invest New Drugs,1989,7:341.

[290]STEHMAN F B,BLESSING J A,MCGEHEE R,et al. A phase Ⅱ evaluation of mitolactol in patients with advanced squmaous cell carcinoma of the cervix[J]. J Clin Oncol,1989,7:1 892.

[291]OMURA G A,BLESSING J A,VACCARELLO L,et al. Randomizcd trial of cisplatin plus mitolactol versus cisplatin plus ifosfamide in advanced squmaous carcinoma of the cercix[J]. J Clin Oncol,1997,15:165.

[292]MCGUIRE N P,BLESSING J A,MOORE D,et al. Paclitaxel has moderate activity in squmaous cervix cancer[J]. J Clin Oncol,1996,14:792.

[293]MORRIS M,BRADER K,LEVENBACK C,et al. Phase Ⅱ study of vinorelbine in advanced and recurrent squmaous cell carcinoma of the cervix[J]. J Clin Oncol,1998,16:1 094.

[294]LACAVA J A,LENOE B A,MACHIAVELLI M,et al. Vinorelbine as neoadjuvant chemotherapy in advanced cervical carcinoma[J]. J Clin Oncol,1997,15:604.

[295]TAKEUCHI S,NODA K,YAKUSHIJI M. Late phase Ⅱ study of CPT-Ⅱ,topoisomerase Ⅰ inhibitor in advanced cervical carcinoma(CC) [J]. Proc Am Soc Clin Oncol,1992,11:224.

[296]VERSCHRAEGEN C F,LEVY T,KUDELKA A P,et al. Phase Ⅱ study of irinotecan in prior chemotherapy-treated squmaous cell carcinoma of the cervix[J]. J Clin Oncol,1997,15:625.

[297]LOOK K Y,BLESSING J A,LEVENBACK C, et al. A phase Ⅱ trial of CPT-Ⅱ in recurrent squmaous cell carcinoma of the cervix[J]. Gynecol Oncol,1998,70:334.

[298]CHIRIVA-INTERNATI M,LIU Y,SALATI E,et al. Efficient generation of cytotoxic T lymphocytes against cervical cancer cells by adeno-associated virus/human papillomavirus type 16 E7 antigen gene transduction into dendritic cells [J]. Eur J Immunol 2002,32:30-38.

[299]HAMADA K,ALEMANY R,ZHANG W W,et al. Adenovirus-mediated transfer of a wild-type p53 gene and induction of apoptosis in cervical cancer[J]. Cancer Res 1996,56:3 047-3 054.

[300]MOORE D H,BLESSING J A,MCQUELLON R P,et al. Phase Ⅲ study of cisplatin with or without paclitaxel in stage ⅣB, recurrent, or persistent squamous cell carcinoma of the cervix:a gynecologic oncology group study [J]. Journal of Clinical Oncology, 2004, 22 (15): 3 113-3 119.

[301]LONG H R,BUNDY B N,JR G E,et al. Randomized phase Ⅲ trial of cisplatin with or without topotecan in carcinoma of the uterine cervix:a Gynecologic Oncology Group Study[J]. Journal of Clinical Oncology, 2005, 23 (21): 4 626-4 633.

[302]LONCASTER J A,COOPER R A,LOGUE J P, et al. Vascular endothelial growth factor (VEGF)expression is a prognostic factor for radiotherapy outcome in advanced carcinoma of the cervix[J]. British Journal of Cancer, 2000,

83(5):620-625.

[303]PERREN T J,SWART A M,PFISTERER J,et al. A phase 3 trial of bevacizumab in ovarian cancer. [J]. N Engl J Med,2011,365(26):2 484-2 496.

[304]BRADLEY J MONK,MICHAEL W S,ROBERT A B,et al. Phase Ⅱ Trial of Bevacizumab in the Treatment of Persistent or Recurrent Squamous Cell Carcinoma of the Cervix:A Gynecologic Oncology Group Study[J]. Journal of Clinical Oncology,2009,27(7):1 069-1 074.

[305]TEWARI K S,SILL M W,PENSON R T,et al. Improved survival with bevacizumab in advanced cervical cancer[J]. Cancer Biology & Therapy,2014,370(10):734-43.

[306]MONK B J,MAS L L,ZARBA J J,et al. Phase Ⅱ, open-label study of pazopanib or lapatinib monotherapy compared with pazopanib plus lapatinib combination therapy in patients with advanced and recurrent cervical cancer[J]. Journal of Clinical Oncology,2010,28(22):3 562-3 569.

[307]ESKANDER R N,TEWARI K S. Beyond angiogenesis blockade:targeted therapy for advanced cervical cancer[J]. Journal of Gynecologic Oncology,2014,25(3):249-259.

[308]BURGER R A,BRADY M F,BOOKMAN M A,et al. Incorporation of bevacizumab in the primary treatment of ovarian cancer[J]. N Engl J Med,2011,67(26):2 473-2 483.

[309]CERROTTA A,GARDAN G,CAVINA R,et al. Concurrent radiotherapy and weekly paclitaxel for locally advanced or recurrent squamous cell carcinoma of the uterine cervix:a pilot study with intensification of dose[J]. Eur J Gynecol Oncol,2002,23(2):115.

[310]PETERS W A Ⅲ,LIU P Y,BARRETT R J,et al. Concurrent chemotherapy and pelvic radiation therapy compared with pelvic radiation therapy alone as adjuvant therapy after radical surgery in high-risk early-stage cancer of the cervix[J]. J Clin Oncol 2000,18:1 606-1 613.

[311]HOPKIN M P,MORLEY G W. Radical hysterectomy versus radiation therapy for stage Ⅰ B squamous cell carcinoma of the cervix[J]. Cancer,1981,68:272.

[312]HELLER P B. Lymph node positivity in cervical cancer[J]. Gynecol Oncol,1981,12:328.

[313]BLOSS J D. Bulky stage Ⅱ B cervical carcinoma managed by primary radical hysterectomy followed by tailored radiotherapy[J]. Gynecol Oncol,1989,32:292.

[314]CHAPMAN J A,MANNER K S,DISAIA P J, et al. Surgical treament of unexpected invasive cervical cancer found at total hysterectomy[J]. Obstet Gynecd,1992,80:931-934.

[315]KINNEY W K,EGORSHIN E V,BALLARD D J,et al. Long-term survival and sequelae after surgical management of incasive cervical arainoma diagnosed at the time of simple hysterectomy [J]. Gyneal Oncol,1992,44:24-27.

[316]BORTOLOZZI G. The therapy of cervical carcinoma:remarks on 40 patients presenting paraaortic metastasis[J]. Eur J Gynecol Oncol,1983,4:9.

[317]MERTIMBCAU P W. Stage Ⅰ B carcinoma of the cervix:Ⅰ. results of treatment and major complication;Ⅱ. results when pelvic nodes are involved[J]. Obstect Gynecol,1982,60:215.

[318]RORRET M E. Early invasive cervical cancer with pelvic lymph node involvement to complete or not to complete radical hysterectomy? [J]. Gynecol Oncol,1990,37(1):78.

[319]SCOTT D R,THOMAS C K,ANTHOY C,et al. Survival for stage Ⅰ B cervical cancer with positive lymph node involvement:a comparison of completed vs. abandoned radical hysterectomy [J]. Gynecologic Oncology,2008,109:43-48.

[320]BREMER G L,TIEBOSCH A,PUTTEN H,et al. Tumor angiogenesis:an independent prognostic parameter in cervical cancer[J]. Am J Obstet Gynecol,1996,174:126.

[321]MORICE M D. Interest of pelvic and paraaortic lymphadenectomy in patients with stage Ⅰ B and Ⅱ cervical carcinoma[J]. Gynecol Oncol,1999,73:106.

[322]CULLHED S. Carcinoma cervicis uteri stage Ⅰ and Ⅱ A treatment-histopathology prognosis[J]. Sweden Linkoping University,1978,5:38.

[323]STALLWORTHY J. Clinical invasive carcinoma of cervix: place of combined radiotherapy hysterectomy as primary treatment[M]//Coppleson M. Gynecologic Oncology. Edinburgh: Churchill Livingstone,1981:508-516.

[324]PEREZ C A,GRIGSBY P W,NENE S M,et al. Randomized study of preoperative radiation and surgery or radiation alone in the treatment of stage ⅠB and Ⅱ carcinoma of uterine cervix:final report[J]. Gynecol Oncol,1987,27:129.

[325]CRAVELLO L. Brachytherapy and vaginal hysterectomy for low-stage uterine cervix carcinoma[J]. Gynecol Oncol,1999,72:102.

[326]JAMPOLIS S,ANDRAS J,FLETCHER G H. Analysis of sites and causes of failure of irradiation in invasive squamous cells carcinoma of the intact uterine cervix[J]. Radiology 1975,115:681.

[327]FLETCHER G H. Cancer of the uterine cervix: Janeway Lecture[J]. Am J Roentgenol Radium Ther Nucl Med,1971,111:225.

[328]O'QUINN A G,FLETCHER G H,WHARTON J T. Guidelines for conservative hysterectomy after irradiation[J]. Gynecol Oncol,1980, 9:68.

[329]PEREZ C A,GRIGSY P W,CAMEL H M,et al. Irradiation alone or combined with surgery in stage ⅠB,ⅡA,and ⅡB carcinoma of uterine cervix:update of a nonrandomized comparison[J]. Int J Radiat Oncol Biol Phys,1995,31:703.

[330]THOMS W W,EIFEL P J,SMITH T J,et al. Bulky endocervical carcinoma:a 23-year experience[J]. Int J Radiat Oncol Biol Phys,1992,23: 491.

[331]EIFEL P J,MORRIS M,WHARTON J T,et al. The influence of tumor size and morphology on the outcome of patients with FIGO stage ⅠB squamous cell carcinoma of the uterine cervix [J]. Int J Radiat Oncol Biol Phys,1994,29:9.

[332] GALLION H H,VAN NAGELL J R, DONALDSON E S,et al. Combined radiation therapy and extra-fascial hysterectomy in the treatment of stage ⅠB barrel-shaped cervical cancer[J]. Cancer,1985,56:262.

[333]EINHORN N,PATEK E,SJOBERG B. Outcome of different treatment modifications in cervix carcinoma stage ⅠB and ⅡA:observation in a well-defined Swedish population[J]. Cancer, 1985,55:949.

[334]KEYS H,BUNDY B,STEHMAN F,et al. Adjuvant hysterectomy after radiation therapy reduces detection of local recurrence in "bulky" stage ⅠB cervical without improving survival: results of a prospective randomized GOG trial [J]. Cancer J Sci Am,1997,3:117.

[335]DELGADO G 1,BUNDY B N,FOWLER W C, et al. A prospective surgical pathological study of stage I squamous carcinoma of the cervix: a Gynecologic Oncology Group Study[J]. Gynecol Oncol,1989,35(3):314-20.

[336]ALEXANDER S,BRIAN N B,MARVIN Z,et al. A Randomized Trial of Pelvic Radiation Therapy versus No Further Therapy in Selected Patients with Stage IB Carcinoma of the Cervix after Radical Hysterectomy and Pelvic Lymphadenectomy: A Gynecologic Oncology Group Study[J]. Gynecol Oncol,1999,73:177-183

[337]PIETERSE Q D,TRIMBOS J B M Z,KIJKMAN A,et al. Postoperative radiation therapy improves prognosis in patients with adverse risk factors in localized, early stage cervical cancer [J]. Int J Gynecol Cancer,2006,16:1 112-1 118

[338]RYU S Y,LEE W M,KIM K,et al. Randomized clinical trial of weekly cisplatin-based chemotherapy concurrent with radiotherapy in the treatment of locally advanced cervical cancer [J]. Int J Radiat Oncol Bio Phys,2011,81:e577-e581

[339]YEO R M C,CHIA Y N,NAMUDURI R P D, et al. Tailoring adjuvant radiotherapy for stage IB-ⅡA node negative cervical carcinoma after radical hysterectomy and pelvic lymph node dissection using the GOG score[J]. Gynecol Oncol,2011,123:225-229

[340]DELGADO G,BUNDY B,ZAINO R,et al. Prospective surgical-pathological study of disease-free interval in patients with stage EB squamous cell carcinoma of cervix:A Gynecologec Oncology Grcology Study[J]. Gynecol Oncol,1990,38:

352-357.

[341]ALVAREZ R D,SOONG S J,KINNEY W K,et al. Identification of prognostic factors and risk groups in patients found to have nodal metastasis at the time of radical hysterectomy for early spuamous carcinoma of the cervix[J]. Gynecol Oncol,1989,35:130.

[342]BIANCHI U A,SARTORI E,PECORELLI S, et al. Treatment oj primary invasive cervical cancer:considerations on 997 consecutive cases [J]. Eur J Gyneclo,1988,9:47.

[343]KINNEY W K,ALVAREZ R D,REID G C,et al. Value of adjuvant wholepelvis irradiation after Wertheim hysterectomy for early-stage spuamous carcinoma of the cervix with pelvic nodal metastasis:a matchedcontrol study[J]. Gynecol Oncol,1989,34:258.

[344]FULLER A F JR,ELLIOTT N,DOSLOFF C, et al. Lymph node metastases from carcinoma of the cervix,stages Ⅰ B and Ⅱ A:implications for prognosis and treatment[J]. Gynecol Oncol, 1982,13:165.

[345]STOCK R G,CHEN A S,FLICKINGER J C,et al. Node-positive cervical cancer:Impact of pelvic irradiation and patterns of failure[J]. Int J Radiat Onc Biol Phys,1995,31:31.

[346]SOISSON A P,SOPER J T,CLARKE-PEARSON D L,et al. Adjuvant radiotherapy following radical hysterectomy for patients with stage Ⅰ B and Ⅱ A cervical cancer [J]. Gynecol Oncol, 1990,37:390-395.

[347]ESTAPE R E,ANGIOLI R,MADRIGAL M,et al. Close vaginal margins as a prognostic factor after radical hysterectomy[J]. Gynecol Oncol, 1998,68:229.

[348]KIM R Y,SALTER M M,SHINGLETOM H M. Adjrvant postoperative radiation therapy following radical hysterectomy in stage Ⅰ B carcinoma of the cervix:analysis of treatment failure [J]. Int J Radiat Oncol Biol Phys,1988,14:445.

[349]SNIDJERS-KEILHOLZ A,HELLEBREKERS B W J,ZWINDERMAN A H,et al. Adjuvant radiotherapy following radical hysterectomy for patients with early-stage cervical carcinoma (1984-1996)[J]. Radiother Oncol,1999,51: 161-167.

[350]SMALL W Jr,BERIWAL S,DEMANES D J,et al. American Brachytherapy Society consensus guidelines foe adjuvant vaginal cuff brachytherapy after hysterectomy[J]. Brachytherapy,2012, 11:58-67.

[351]CHEN M F,TSENG C J,TSENG C C,et al. Clinical outcome in posthysterectomy cervical cancer patients treated with concurrent cisplatin and intensity-modulated pelvic radiotherapy:comparison with conventional radiotherapy[J]. Int J Radiat Oncol Bio Phys,2007,67:1 438-1 444.

[352]HAIE C,PEJOVIC M H,GERBAULET A,et al. Is prophylactic para-aortic irradiation worthwhile in the treatment of advanced cervical carcinoma? Results of a controlled clinical trial of the EORTC. radiotherapy group[J]. Radiother Oncol,1988,11(2):101-112.

[353]ROTMAN M,PAJAK TF,CHOI K,et al. Trophylactic extended-field irradiation of para- aortic lymph nodes in stages Ⅱ B and bulky IB and Ⅱ A cervical cancinoma[J]. JAMA,1995,274: 387-390.

[354]MORRIS M,EIFEL PJ,LU J,et al. Pelvic radiation with concurrent chemotherapy compared with pelvic and para-aortic radiation for high-risk cervical cancer[J]. N Engl J Med,1999, 340:1 137-1 143.

[355]STRYKER J A,MORTEL R. Survival following extended field irradiation in carcinoma of cervix metastastic to para-aortic lymph nodes [J]. Gynecol Oncol,2000,79:99-405.

[356]GRIGSBY P W,PEREZ C A,CHAO K S,et al. Radiation therapy for carcinoma of cervix with biopsyproven positive para-aortic lymph nodes [J]. Int J Radiat Oncol Biol Phys,2001,49:733-738.

[357]SMALL W JR,WINTER K,LEVENBACK C, et al. Extended-field irradiation and intracavitary brachytherapy with cisplatin chemotherapy for cervical cancer with positive para-aortic or high common iliac lymph nodes:results of arm 1 of RTOG 0116[J]. Int J Radait Oncol Biol Phys,

2007,68:1 081-1 087.

[358]WALKER J L,MORRISON A,DISILVESTRO P,et al. A phase I/Ⅱ study of extended field radiation therapy with concomitant paclitaxel and cisplatin chemotherapy in patients with cervical carcinoma metastatic to the para-aortic lymph nodes:a Gynecologic Oncology Group study[J]. Gynecol Oncol,2009,112:78-84.

[359]WHITNEY C W,SAUSE W,BUNDY B,et al. Randomized comparison of fluorouracil plus cisplatin versus hydroxyurea as an adjunct to radiation therapy in stage Ⅱ B-Ⅳ A carcinoma of the cervix with negative para-aortic lymph nodes:a Gynecologic Oncology Group study[J]. J Clin Oncol,1999,17:1 339.

[360]ROSE P G,BUNDY,WATKINS E B,et al. Concurrent cisplatin-based radiotherapy and chemotherapy for locally advanced cervical cancer[J]. N Engl J Med,1999,340(15):1 144-1 153.

[361]KEYS H M,BUNDY B N,STEHMAN E B,et al,Cisplatin,radiationand adjuvant hysterectomy for bulky stage Ⅰ B cervical carcinoma[J]. N Engl J Med,1999,340(15)1 154-1 161.

[362]MORRIS M,EIFEL P J,LU J,et al. Pelvic radiation with concurrent chemotherapy compared compared with pelvic and para-aortic radiation for high-risk cervical cancer[J]. N Engl J Med,1999,340(15)1 137-1 143.

[363]PEARCEY R,BRUNDAGE M,DROUIN P,et al. Phase Ⅲtrial comparing radical radiotherapy with and without cisplatin chemotherapy in patients with advanced squamos cell cancer of the cervix[J]. J Clin Oncol,2002,20:966-972.

[364] LORVIDHAYA V,CHITAPANARUX I,SANGRUCHI S,et al. Concurrent mitomycin C,5-fluorouracil,and radiotherapy in the treatment of locally advanced carcinoma of the cervix:A randomized trial[J]. Int J Radit Oncol Biol Phys,2003,55:1 226-1 232.

[365]TROY A G,KRISHNANSU S T,ANY S,et al. A feasibility study of topotecan with standard-dose cisplatin and concurrent primary radiation therapy in locally advanced cervical cancer [J]. Gynecologic Oncology,2009,112:85-89.

[366]SEIJI M,KEN-ICHIROU M,FUMIAKI I,et al. Postoperative concurrent nedaplatin-based chemoradiotherapy improves survival in early-stage cervical patients with adverse risk factors [J]. Gynecologic Oncology,2009,115:482-487.

[367]KENJI U,MUNETAKA T,YASAYUKI H,et al. Phase Ⅱ study of concurrent chemoradiotherapy with weekly cisplatin and paclitaxel in patients with locally advanced uterine cervical cancer:The JACCRO GY-01 trial[J]. Gynecologic Oncology,2016,140:253-258.

[368]ABU-RUSTUM N R,LEE S,CORREA A,et al. Compliance with and acute hematologic toxic effects of chemoradiation in indigent women with cervical cancer[J]. Gynecol Oncol,2001,81-91.

[369]HIGGINS R V,NAUMANN W R,HALL J B,et al. Concurrent carboplatin with pelvic radiation therapy in the primary treatment of cervix cancer[J]. Gynecol Oncol,2003,89:499-503.

[370]KUMAR L,GROVER R,POKHAREL Y H,et al. Neoadjuvant chemotherapy in locally advanced cervical cancer:two randomized studies [J]. Aust NZ J Med,1998,28:387-390.

[371]SOUHAMI L,GIL R A,ALLAN S E,et al. Arandomized trial of chemotherapy followed by pelvic radiation therapy in stage Ⅲ B carcinoma of the cervix[J]. JClin Oncol,1991,9:970-977.

[372]TATTERSALL M H N,LORVIDHAYA V,VOOTIPRUX V,et al. Randomized trial of epirubicin and cisplatin chemotherapy followed by pelvic radiation in locally advanced cervical cancer[J]. J Clin Oncol,1995,13:444-451.

[373]WITHERS H R,TAYOLR J M,MACIEJEWSKI B. The hazard of accelerated rumor clonogen repopulation during radiotherapy[J]. Acta Oncol,1988,27:131-146.

[374]OZOLS R F,MASUDA H,HAMILTON T C. Keynote address:Mechanisms of ceoss-resistance between radiation and antineoplastic drugs [J]. National Cancer Insttitute, onographs,1988,6:159-165.

[375] SARDI J,GIAROLI A,SANANES C,et al. Long term follow-up of the first randomized tri-

al using neoadjuvant chemotherapy in stage Ⅰ_B spuamous carcinoma of tfe cervix: The final results[J]. Gynecol Oncol,1997,67:61-69.

[376] SARDI J, GIAROLI A, SANANES C, et al. Randomized trial with neoadjuvant chemotherapy in stage Ⅱ_B squamous carcinoma cervix uteri: An unexpected therapeutic managements [J]. Int J Gynecol Cancer,1996,6:85-93.

[377] BENEDETTI-PANICI P, LANDONI F, GREGGI S, et al. Randomized trial of neoadjuvant chemotherapy(NACT) followed by radical surgery(RS) vs exclusive radiotherapy(TR) in locally advanced spuamous cell cervical cancer (LASCCC). An Italian multicenter study[J]. Int J Gynecol Cancer,1997,7:18.

[378] SARDI J E, SANANES C E, GIAROLI A A, et al. Neoadjuvant chemotherapy in cervical carcinoma stage Ⅱ_B: a randomized controlled trial [J]. Int JGynecol Cancer,1998,8:441-450.

[379] CHANG T C, LAI C H, HONG J H, et al. Randomized trial of neoadjuvant cisplatin, vincristine, bleomycin, and radical hysterectomy versus radation therapy for bulky stage Ⅰ_B and Ⅱ_A cervical cancer[J]. J Clin Oncol,2000,18:1 740-1 747.

[380] SERUR E. Neoadjuvant chemotherapy with cisplatin and eperubicin for advanced or bulky cervical and vaginal adenocarcinoma[J]. Gynecol Oncol,1997,64(1):431.

[381] PANICI P B. Anatomical study of paraaortic and pelvic lymph nodes in gynecologic malignancies[J]. Obstect Gynecol,1992,29:498.

[382] EDDY G, MANCTTA A, ALVAREZ P D, et al. Neoadjuvant chemotherapy with vincristine and cisplatin following by radical hysterectomy and pelvic lymphadenectomy for FIGO stage Ⅰ_B bulky cervical cancer[J]. Gynecol Oncol,1995,57:412.

[383] LISSONI A A, COLOMBO N, PELLEGRINO A, et al. A phase Ⅱ, randomized trial of neo-adiuvant chemotherapy comparing a three-drug combination of paclitaxel, ifosfamide, and cisplatin (TIP) versus paclitaxel and cisplatin (TP) followed by radical surgery in patients with lo-

cally advanced squanced squamous cell cervical carcinoma: the Snap-02 Italin Clooaborative Study[J]. Annals of Oncology, 2009, 20: 660-665.

[384] CHEL H C, TAE-JOONG K, JEONG-WOM L, et al. Phase Ⅱ stuty of neoadjuvant chemotherapy with mitomycin-c, vincristine and cisplatin (MVC) in patients with stages Ⅰ_B2-Ⅱ_B cervical carcinoma[J]. Gynecologic Oncology,2007,104: 64-69.

[385] HONG-BING C, HUI-ZHEN C, HOU-HAN Y. Randomized study of preoperative chemotherapy versus primary surgery for stage Ⅰ_B cervical cancer [J]. J. Obstet. Gynaecol. Res, 2006,3:315-323.

[386] CHUAN L, HUIJUN C, LEI Z, et al. Clinical efficacy of modified preoperative neladjuvant chemotherapy in the treatment of locally advanced (stage Ⅰ_B2 to Ⅱ_B) cervical cancer: A randomized study [J]. Gynecologic Oncoloy, 2008,110:308-315.

[387] YANG Y, QIN T, ZHANG W, et al. Laparoscopic nerve—sparing radical hysterectomy for bulky cervical cancer (≥6 cm) after neoadjuvant chemotherapy: A multicenter prospective cohort study[J]. Int J Surg,2016,34:35-40.

[388] JOHANSEN G, LÖNNERFORS C, FALCONER H, et al. Reproductive and oncologic outcome following robot—assisted laparoscopic radical trachelectomy for early stage cervical cancer[J]. Gynecologic Oncology, 141 (2016): 160-165.

[389] CHEN M S, LIN F J, HONG C H, et al. High-dose-rate afierloading technipue in the radiation treatment of uterine cervical cancer: 399 cases and 9 years experience in Taiwan[J]. Int J Radiat Oncol Biol Phys,1991,20(5):915.

[390] ICRU. Prescribing, recording, and repoting photon beam therapy[J]. Bethesda: ICRU Report, 1993:50.

[391] PEREZ C A, FOX S, LOCKETT M A, et al. Impact of dose in outcome of irradiation alone in carcinoma of the uterine cervix: analysis of two different methods[J]. Int J Radiation Oncol Biol

Phys,1991,21（4）:885.

[392]LIU C M. Long term follow-up of 7 200 cases of carcinoma of the uterine cervix in intact uterus treated by irradiation[J]. Proceedings:13th Internation Cancer Congress Seattle,1982:458.

[393]FYLES A W,PINTILIE M,KIRKBRIDE P,et al. Prognostic factors in patiects with cervix cancer treated by radiation therapy:resultsof a multiple regression analysis[J]. Radiother Oncol,1995,35:107.

[394]STEHMAN F B,BUNDY B N,DISAIS P H,et al. Carcinoma of the cervix treated with irradiation therapy. I. A multi-variate analysis of prognostic variables in the Gynecologic Oncology Group[J]. Cancer,1991,67.

[395]FIORICA J V. The role of topotecan in the treatment of advanced cervical cancer[J]. Gynecol Oncol,2003,90:16.

[396]PERCZ C A. Principles and practice of radiation of radiation[J]. Philadephia:Lippincott Company,1987,19-965.

[397]DELGADO G,BUNDY B N,FOWLER W C,et al. A prospective surgerical pathological study squamous carcinoma of the cervix[J]. Gynecol Oncol Oncol,1989,35:314.

[398]ALVAREZ R D,SOONG S J,KINNEY W K,et al. Identification of prognostic factors and risk groups in patients foune to have nodal metastasis at time of radical hysterectomy for early-stage squamous carcinoma of cervix[J]. Gynecol Oncol,1989,35:130.

[399]TINGA D J,TIMMER P R,BOUMA J,et al. Prognostic significance of single versus multiple lymph node metastases in cervical carcinoma stage I B[J]. Gynecol Oncol,1990,39:175.

[400]GAUTHIER P. Identification of histopathologic risk groups in stage I B spuamous cell carcinoma of the cervix[J]. Obstet Gynecol,1985,66:569.

[401]VAN NAGELL J R JR,RAYBURN W, DONALDSON E S,et al. Therapertic implications of patterns of patterns of recurrence in cancer of the uterine cervix[J]. Cancer,1979, 44:2 534.

[402]EIFEL P J,MORRIS M,WHARTON J T,et al. The influence of tumor size and morphology on the outcome of patients with FIGO stage I B squamous cell carcinoma of the uterine cervix [J]. Int J Radiat Oncol Biol Phys,1994,29:9.

[403]PITSON G,FYLES A,MILOSEVIC M,et al. Tumor size and oxygenation are indepenaent predictors of nodal disease in patients with cervix cancer[J]. Int J Radiat Oncol Biol Phys, 2001,51:699-703.

[404]PEREZ C A,GRIGSBY P W,NENE S M,et al. Effect of tumor size on the prognosis of carcinoma of the uterine cervix treated with irradiation alone[J]. Cancer,1992,69:2 796.

[405]DELGADO G,BUNDY B,ZAINO R,et al. Prospective surgical-pathological study of disease-free interval in patients with stage I B squamous cell carcinoma of the cervix:A Gynecologic Oncology Group study[J]. Gynecol Oncol, 1990, 38:352-357.

[406]ROMAN L D,FELIX J C,MUDERSPACH L I,et al. Influence of puantity of Oymphovascular spsce invasion on the risk of nodal metastases in women with early stage spuamous cancer of the cervix[J]. Gynecol Oncol,1998,68:220-225.

[407]SUNDFOR K,LUNG H,KONGSGARD U,et al. Polarographic measurements of p02 in cervix carcinoma[J]. Gynecol Oncol 1997,64:230-236.

[408]GROGAN M,THOMAS G M,MELAMED I, et al. The importance of hemoglobin levels during radiotherapy for carcinoma of the cervix[J]. Cancer,1999,86:1 528-1 536.

[409]SANTIN A D,BELLONE S,PALMIERI M,et al. Effect of blood transfusion during radiotherapy on the immne function of patients with cancer of the uterine cervix:Role of interleukin-10 [J]. Int J Radiat Oncol Biol Phys, 2002, 54: 1 345-1 355.

[410]GEMIGNANI M,ZAKASHANSKY K, VINKATRAMAN E,et al. Blood transfusion in radical hysterectomy and pelvic lymphadenectomy for invasive cervical cancer:Impact on recurrence and overall survival[J]. Proc AmSoc Clin Oncol,2003,22:454.

[411]VAN HERIK M. Fever as a complication of ra-

diation therapy for carcinoma of the cervix[J]. Am J Roentgenol Radium Ther Nucl Med, 1965,43:104.

[412]FRUCHER R G,MAIMAN M,SILLMAN F H,et al. Characteristics of cervical intraepithelial intraepithelial neoplasin in women infecred with the human immunodeficiency virus[J]. Am J Obstet Gynecol,1994,171:531.

[413]KLEVENS R M,FLEMING P L,MAYS M A, et al. Characteristics of women with AIDs and invasive cervical cancer[J]. Obstet Gynecol, 1996,88:269.

[414]WRIGHT T C,ELLERBROCK T V,CHIASSON M A,et al. Cervical intraepirhelial neoplasia in women infected with human immunodeficiency virus:prevalence,risk factors,and validity of papanicolaou smears[J]. Obstet Gynecol, 1994,84:591.

[415]DISAIA P J,CREASMAN W T. Clinical Gynecologic Oncology[M]. 5th ed. Louis:Mosby Inc, 1997:85-89.

[416]VAN H. Late recurrence in carcinoma of the cervix[J]. Am J Obstet Gynecol, 1970, 108: 1 183.

[417]谭道彩,王骅,彭小萍. 复发性宫颈癌的治疗[J]. 中华肿瘤杂志,1995,1:47.

[418]BLYTHE J G. Bony metastases from carcinoma of the cervix[J]. Cancer,1975,36:475.

[419]HINTZ B L,KAGAN A R,CHAN P,et al. Radiation tolerance of the vaginal mucosa[J]. Int J Radiat Oncol Biol Phys,1980,6:711.

[420]JOBSEN J J,LEE J W H,CLETON F J,et al. Treatment of locoregional recurrence of carcinoma of the cervix by radiotherapy after primary surgery[J]. Gynecol Oncol,1989,33:368.

[421]FRIEDMAN M,PEARLMAN A W. Carcinama of the cervix:radiation salvage of surgical failures[J]. Radiology,1965,84:801.

[422]WEBB W J,SYMMONDS R E. Site of recurrence of cervical cancer after hysterectomy[J]. Am J Obstst Gynecol,1980,138:813.

[423]LARSON D M,COPELAND L J,STRINGER C A,et al. Recurrent cervical carcinoma after radical hysterectomy[J]. Gynecol Oncol, 1988, 30:381.

[424]NORI D,HILARIS B S,KIN H S,et al. Interstitial irradiation in recurrent gynecological cancer[J]. Int J Radiat Oncol Biol Phys,1981, 1:1 513.

[425]张玉勤,俞绍音,王华英,等. 宫颈癌手术后阴道残端复发灶的放射治疗[J]. 中国癌症杂志, 2000,10(3):250-253.

[426]TRUELSEN F. Injury of bones by roentgen treatment of the uterine cervix[J]. Acta Radiol, 1942,23:581.

[427]MURPHY W T,SCHMITZ A. The results of reirradiation of cancer of the cervix[J]. Radioloy,1956,67:378.

[428]王桂香,余国瑞. 宫颈癌中心复发的治疗[J]. 中华放射肿瘤学杂志,1992,1:34-35.

[429]PUTHAWALA A A,SYED A W,FLEMING P A,et al. Reirradiation with interstitial implant for recurrent pelic malignancies[J]. Cancer, 1982,50:2 810.

[430]THIGPEN T. The role of chemotherapy in the management of carcinoma of the cervix[J]. Cancer J,2003,9:425-432.

[431]LONG H J. Management of metastatic cervical cancer:review of the Literature[J]. J Clin Oncol,2007,25:2 966-2 974.

[432]XIA T,WEI H,PEDRO T,et al. Chemotherapy for recurrint and metastaeic cervical cancer[J]. Gynecologic Oncology 2008,110:67-71.

[433]THIGPEN T,SHINGLETON H,HOMESLEY H,et al. Cis-platinum in treatment of advanced orf advanced or recurrent spuamous cell carcinoma of the cervix:a phase II study of the Gynecologic Oncology Group[J]. Cancer, 1981, 48: 899-903.

[434]BONOMI P,BLESSING J S,STEHMAN F B, et al. Randomized trial of three cisplatin dose schedules in squamous-cell carcinoma of the cervix:a Gnecologic Oncology Group study[J]. J Clin Oncol,1985,3:1 079-1 085.

[435]MOORE D H,BLESSING J A,MCQUELLON R P,et al. Phase III study of cesplatin with or without paclitaxel IV_B,recurrent,or persistent squamous cell carcinoma of the cervix:a gyneco-

logic oncology group study[J]. J Clin Oncol, 2004,22:3 113-3 119.

[436]OMURA G A,BLESSING J A,VACCAREL- LO L,et al. Randomized trial of cesplatin versus cisplatin plus mitolactol versus cisplatin plus if- osfamide in advanced squamous carcinoma os the cervix:a Gynecologic Oncology Group study [J]. J Clin Oncol,1997,165-171.

[437]WEISS G R,GREEN S,HANNIGAN E V,et al. A phase II trial of carboplatin for recrrent or metastatic or metastatic squamous carcinoma of the uterine cervix:a Southwest Oncology Troup study[J]. Gynecol Oncol,1990,39:332-336.

[438]LIRA-PUERTO V,SILVA S,MORRIS M,et al. Phase II trial of carboplatin or iproplatin in cervical cancer[J]. Cancer Chemother Pharma- col,1991,28:391-396.

[439]FRACASSO P M,BLESSING J A,WOLF J,et al. Phase II evaluation of oxaliplatin in previ- ously treated squamous cell carcinoma of the cervix;A Gynecologic Oncology Group study [J]. Gynecol Oncol,2003,90:177-180.

[440]MUDERSPACH L I,BLESSING J A,LEVEN- BACK C,et al. A Phase II study of topotecan in patients with squanous cell carcinoma of the cer- vix:a gynecologic oncology group study[J]. Gy- necol Oncol,2001,81:213-215.

[441]KUDELKA A P,WINN R,EDWARDS C L,et al. An update of a phase II study of paclitaxel in advanced or recurrent sqamous cell cancer of the cervix[J]. Anticancer Drugs,1997,8:657-661.

[442]SUTTON G P,BLESSING J A,MCGUIRE W P,et al. Phase II trial of ifosfamide and mesna in patients or recurrent squamous carcinoma or the cervix who had never received chemothera- py:a Gynecologic Oncology Group study[J]. Am J Obstet Gynecol,1993,168:805-807.

[443] LHOMME C,VERMORKEN J B,MICK- IEWICZ E,et al. Phase IItrial of vinorelbine in patients with advanced and/or recurrent cervical carcinoma:an EORTC Gynaecological Cancer Cooperative Group Study[J]. Eur J Cancer, 2000,36:194-199.

[444] SCHILDER R J,BLESSING J A,MORGAN

M,et al. Evaluation of gemcitabine in patients with squamous cell carcinoma of the cervix:a Phase II study of the Gynecologic Oncology Group[J]. Gynecol Oncol,2000,76:204-207.

[445]ROSE P G,BLESSING J A,LELE L,et al. E- valuation of pegylated liposomal doxorubicin (Doxil) as second-line chemotherapy of spua- mous cell carcinoma of the cervix:a phase II study of the Gynecologic Oncology Group[J]. Gynecol Oncol,2006,102-103.

[446]GONCALVES A,FABBRO M,LHOMME C,et al. A phase IItrial to evaluate gefitinib as sec- ond-or third-line treatment in patients with re- curring locoregionally advanced or metastatic cervical cancer[J]. Gynecol Oncol, 2008, 108: 42-46.

[447]BELLONE S,FRERA G,LANDILFI G,et al. Overexpression of epidermal growth factwr type-1 receptor(EGF-RI) in cervical cancer:im- plications for Cetuximab-mediated therapy in re- current/metastatic disease[J]. Gynecol Oncol, 2007,106:513-520.

[448]BIRLE D C,HEDLEY D W. Signaling interac- tions of rapamycin combined with erlotinib in cervical carcinoma xenografts[J]. Mol Cancer Ther,2006,5:2 492-2 502.

[449]CHAVEZ-BLANCO A,PEREZ-SANCHEZ V, GONZALEZ-FIERRO A,et al. HER-2 expres- sion in cervical cancer as a potential therapeutic target[J]. BMC Cancer,2004,4:59.

[450]WRIGHT J D,VIVIANO D,POWELL M A,et al. Bevacizumab combination therapy in heavily pretreated,recurrent cervical cancer[J]. Gynecol Oncol,2006,103:489-493.

[451]BUCKSTEIN R,MEYER R M,SEYMOUR L, et al. Phase II testing of sunitinib:the National Cancer Institute of Cance Clinical Trials Group IND[J]. Curr Oncol,2007,14:154-161.

[452]KUDELKA A P,LEVY T,VERSCHRAEGEN C F,et al. A phase I study of TNP-470 adminis- terd to patients with advanced squamous cell cancer of the cervix[J]. Clin Cancer Res,1997, 3:1 501-1 505.

[453]PIVER M S,RUTLEDGE F. Five classes of ex-

tended hysterectomy for woman with cervical cancer[J]. Obstet Gynecol,1974,44:256.

[454]BRUNSCHWIG A. What are the indictions and results of pelvic exenteration? [J]. JAMA, 1956,194:274.

[455]BRICKER E M. Bladder substitution after pelvic evisceration[J]. Surg Clin North Am,1950, 30:1 511.

[456]KETCHMAN A S. Pelvic exenteration for carcinoma of the uterine cervix: a 15-year experience[J]. Cancer,1970,26:513.

[457]MILLER B,MORRIS M,RUTLEDGE F N,et al. Aborted extenterative procedures for recurrent cervical cancer [J]. Proceedings of the Twenty-Second Annual Felix Rutledge Society Meeting,1991.

[458]BARBER H R. Relative prognostic significance of preoperative and operative findings in pelvic in pelvic exenteration[J]. Surg Clin North Am, 1969,49:431.

[459]CREASMAN W T,RUTLEDGE F. Is positive pelvic lymphadenectomy acontraindiction to radical surgery in recurrent cervical carcinoma? [J]. Gynecol Oncol,1974,2:282.

[460]RULEDGE F N,BURNS B C Jr. Pelvic exenteration[J]. Am J Obstet Gynecol,1965,91:692.

[461]RUTLEDGE F N,MCGUFFEE V B. Pelvic exenteration: prognostic significance of regional lymph node metastasis [J]. Gynecol Oncol, 1987,26:374.

[462]RULEDGE F N,BURNS B C Jr. Pelvic exenteration: analysis of 296 patients[J]. Am Obstet Gynecol,1977,129:881.

[463]LICHTINGER M. Small bowel complications after supravesical urinary diversion in pelvic exenteration[J]. Gynecol Oncol,1986,24:137.

[464]ORR J W. Urinary diversion inpatients undrgoing pelvic exenteration[J]. Am J Obstet Gynecol,1982,142:883.

[465]AVERETTE H E. Pelvic exentration: a 15-year experience in a general metropolation hospital [J]. Am J Obstet Gynecol,1984,150:179.

[466]WALTON L A. The stress of radical pelvic surgery: a review[J]. Gynecol Oncol,1979,7:25.

[467]MATTHEWS C M,MORRIS M,BURKE T W,et al. Pelvic exenteration in the elderly patient[J]. Proceedings of the Twenty-Second Annual Felix Rutledge Society Meeting,1991.

# 28　子宫颈腺癌、腺鳞癌、残端癌、小细胞癌

## 28.1　子宫颈腺癌

　　子宫颈癌主要分两类,即鳞癌与腺癌(adenocarcinoma of cervix)。前者由于筛查方法较完全,很多患者在癌前病变阶段就得治疗,阻止它发展,发病率明显下降。而宫颈腺癌早期发现的筛查方法不够完善,难以早期发现,发病率增加。其生物学行为也有别于鳞癌,引起人们普遍关注。

### 28.1.1　病理特征及生物学行为

　　病理特征:宫颈腺癌的大体观与鳞癌相似,也可分为内生浸润型、外生型(包括乳头型、菜花型、息肉型)及溃疡型三型,外生型较多见,占45%左右。镜下,常见为高分化管状腺癌,也可呈乳头状癌伴砂粒体,其他为低分化腺癌、黏液腺癌及子宫内膜样癌等。具体描述如下。

　　1)原位腺癌和微小浸润性腺癌

　　(1)宫颈原位腺癌(adenocarinoma in situ,AIS):AIS 是属于浸润癌的癌前病变。有下列特点:①核单层或明显假复层,核重叠,排列拥挤,极向消失;②异型明显,核增大,大小形态不一,染色质中等至粗颗粒状,有明显的核仁;③胞质黏液显著减少或消失;④凋亡小体、核分裂多见,有时可见异常核分裂;⑤可出现杯状细胞。腺体特点:①排列拥挤,背靠背;②分支繁茂,可呈筛状,但腺体外形光滑,无舌状突起;③腺腔内有乳头形成;④AIS 腺

体周围没有促纤维组织反应及间质反应[1]。

　　(2)宫颈微小浸润腺癌(microinvasive adenocarinoma,MIA):MIA 浸润深度不超过5mm,无脉管受累。当原位腺癌细胞变大,有舌状间质浸润,而且细胞周围出现炎性间质伴水肿或纤维组织反应时应考虑为 MIA[1]。应在宫颈锥切或子宫切除的标本中做出诊断。

　　2)宫颈腺癌的类型

　　(1)普通宫颈内膜腺癌(endocervical adenocarcinoma):为最常见的腺癌类型,又称腺型腺癌(adenoterous carcinoma)。癌细胞呈柱状,核位于基底部,浆少呈红染,可含不等量黏液,根据细胞及腺体的异型性可分为三级:①高分化腺癌(图 28-1),腺体和正常腺体相似,部分腺体可呈乳头状结构,少数腺体腔内可见黏液,如黏液溢出到间质形成黏液腺癌。②中分化腺癌(图 28-2,图 28-3),最多见,腺体散在分布,轮廓不整齐,大小不等,腺体之间纤维间质多,腺体为单层或多层细胞,细胞内含多少不等的黏液,细胞核增大,深染,有异型性,易见核分裂象。③低分化腺癌,有 2 种形态,第一种,腺体结构存在,但瘤细胞异型性明显,黏液分泌减少。第二种,腺体分化更差,边界不清,瘤组织向更加实性发展,形成实性细胞巢和细胞岛,很少形成腺管[2]。其中一些细胞的胞浆呈嗜酸性,常误为鳞状细胞癌,但在单个或一组细胞中能见到黏液,或见透明的空泡状胞浆,可证明来自腺细胞。免疫组化:细胞角蛋白 4(CK4)阴性,CK18 阳性可帮助鉴别。

　　另外在腺癌中一个不寻常的发现是见到

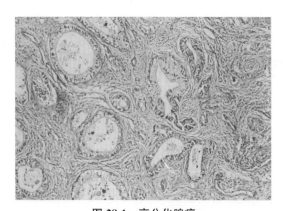

**图 28-1　高分化腺癌**
分化较好的腺体,细胞轻度异型性,腺体大小不等,排列紊乱
(×200)

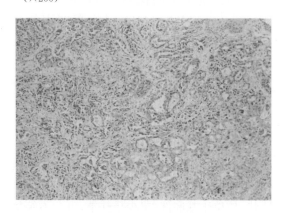

**图 28-2　中分化腺癌**
腺体大小不等,少数细胞呈实性条索(×100)

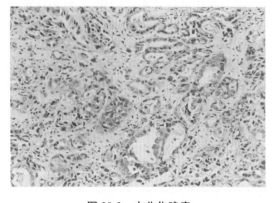

**图 28-3　中分化腺癌**
图 25-2 的中倍观(×200)

类似于绒毛膜癌的间变成分,此区域中的多形
性巨细胞含人绒毛膜促性腺激素 β 亚单位(β-
HCG),也曾有在某些腺癌间质中发现砂粒体
的报道。

(2)胃型腺癌:恶性腺瘤(微偏腺癌)(ade-
noma malignum or minimal deviation adeno-
carcinoma)。腺体结构和细胞分化良好,但结
构恶性,易被误为良性。诊断要点为腺体扭
曲,外形不规则,腺体结构的复杂性增加,常呈
尖角状,向间质深部扩展,并可引起间质反应,
疏松水肿或呈反应性结缔组织增生。另可见
小灶状分化较差的区域。可见向血管及神经
周围浸润。瘤细胞癌胚抗原(CEA)阳性,是
与良性微小腺体增生的重要鉴别点。与"旺炽
型深在腺体(florid deep glands)"的鉴别,后
者缺乏细胞的非典型性,组织结构紊乱和间质
反应性纤维组织增生(图 28-4 )。

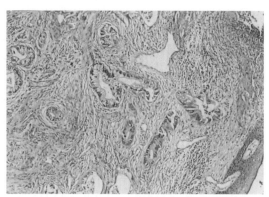

**图 28-4　恶性腺瘤**
高分化的腺体易误为良性病变(×200)

　　恶性腺瘤约占宫颈腺癌的 1%,部分病例
伴 peutz-jehers 综合征,预后差。

(3)绒毛状腺管状(乳头状)腺癌(vil-
loglandular or papillary adenocarcinoma):好
发于年轻妇女,外生息肉状,伴有乳头,被覆宫
颈内膜,子宫内膜或肠型上皮,细胞轻至中度
异型,可见核分裂,偶见细胞出芽样改变,很少
有黏液分泌。瘤细胞呈明显复杂的乳头状突
起,间质或乳头纵轴由纤维结缔组织构成,很
像浆液性囊腺癌,有时可见到钙化砂粒体。此
型预后较好。

(4)浆液性乳头状腺癌:与卵巢的浆液性
癌非常相似,具细胞出芽的混合性乳头成分及
沙砾体为其特征,要排除转移性癌后才能诊
断。肿瘤可呈 CA125 强阳性。

（5）子宫内膜样腺癌（endometrioid adeno-carcinoma）：此型肿瘤可由宫颈的子宫内膜异位或直接由宫颈内化生的子宫内膜上皮发展而来。组织形态与宫体内膜腺癌相同。腺体排列密集，并可突入腺腔形成多数钝圆的乳头。上皮细胞大，低柱状，无明显黏液分泌活动，少见鳞状上皮成分，周围间质少而稀疏。与转移性宫内膜腺癌的鉴别是可见到非肿瘤性上皮到癌的移行区。

（6）透明细胞腺癌：以前也称中肾癌（clear cell carcinoma or mesonephric carcinoma），来源于残存的 Mullerian 氏体腔上皮，而非中肾，年轻妇女常见。大体上，肿瘤常为外生型，病理组织特点为瘤细胞呈腺体结构，细胞大，胞浆丰富，透明，常见"鞋钉样"细胞（"knob-nail" cell），腺体内有乳头状突起（图 28-5）。此型预后相对较好，Hart 和 Norris 研究的 13 例中，5 年实际生存率为 55%，10 年为 40%。发病高峰在绝经后妇女。

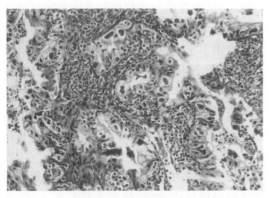

**图 28-5 透明细胞腺癌**
细胞呈腺样结构，细胞大，胞浆透明，可见"鞋钉样"细胞（×400）

（7）中肾（腺）癌（mesonephric or adeno carcinoma）：罕见。发病年龄 33～74 岁，中位年龄 52 岁。起源于中肾管残留的宫颈深层组织。过去报告的大多数病例可能为 Mullerian 型腺癌或卵黄囊瘤。真正的中肾癌常发生于中肾增生组织的周围，其组织结构由小管、腺泡和腺管组成，与非肿瘤性、增生性的中肾管或腺泡非常相似，还可见网状、实性、性索样结构。高分化型中肾管腺癌非典型性小。有结

缔组织间质分隔的腺泡衬以复层柱状细胞或立方状细胞，胞浆不明显，核染色质细而分散，核分裂少见。分化较差时，腺管背靠背排列，腺体间质很少或无，内衬为透亮的恶性立方上皮。腺管内可见透亮的嗜酸性物质[过磷酸西夫反应（PAS）阳性]。偶尔可见肿瘤与良性中肾管成分相移行。

（8）肠型腺癌（enteric adenocarcinoma）：占宫颈腺癌的 25%。也有认为是伴肠上皮化生的腺癌。腺体高分化，内衬分泌黏液的柱状上皮，有的可见到刷状缘的组织细胞和或多或少的杯状细胞，也可见到内分泌细胞和潘氏细胞。此型对预后无影响。

（9）腺样囊性癌（adenoid cystic carcinoma）：宫颈腺癌的特殊类型，好发于年长的妇女，为侵袭性强的肿瘤，预后差。形态与涎腺的同名肿瘤相似，最常见为筛状癌巢，或呈明显实性癌巢。常与鳞状细胞癌或腺癌紧密地混在一起。该瘤不向肌上皮分化，其 S-100 阴性。有人建议称之为"伴有腺样囊性癌结构的宫颈癌"，多数人仍用"腺样囊性癌"的命名。

（闵晓红 毛永荣 岳君秋 胡俊波）

## 28.1.2 发病率

子宫颈腺癌占子宫颈癌的 5%～15%。美国 SEER（Surveillance, Epidemiology and End Results）资料显示 1977—2003 年，有 27 527 例宫颈鳞癌，5 231 例宫颈腺癌。宫颈鳞癌发病率，1977 年 9.21 /10 万，2003 年降到 4.99 /10 万，而宫颈腺癌发病率 1977 年 0.84 /10 万，2003 年上升至 1.16 /10 万[3]。以色列 1961—1971 年，2002—2004 年，除 20～29 岁年轻妇女外，其他妇女宫颈腺癌发病率未增加[4]。

欧洲 EURO CARE 协会组（EURO CARE WORKING GROUP）资料，1983—1994 年（随访到 1999 年），欧洲 18 个国家，15～99 岁女性，子宫颈癌有 73 022 例，其中腺癌占 14%，各国发病率不一致，超过 5% 以上有 16 个国家，其中冰岛最高，达 25%[5]。

我国新疆医学院 1990—2001 年,治疗宫颈癌 4 505 例子。分析表明汉族妇女宫颈腺癌 1990 年,占 4.08％,1992—1994 年,上升至 14％～16％,后降中有升。维吾尔族妇女宫颈腺癌 1990 年占 0.71％,1992 年上升到 4％[6]。辽宁省肿瘤医院 1980—2001 年诊疗子宫颈癌 3575 例子,其中鳞癌 3101 例,占 86.7％,腺癌 439 例,占 12.27％。腺癌 20 世纪 80 年代占 6.1％,到 90 年代上升至 16.1％,进入 2001 年下降至 12.3％[7]。但我国台湾台北大学附属医院 1977—1994 年治疗子宫颈癌 3678 例,其中腺癌 302 例,占 6.5％,没有明显增加,可能宫颈癌患者没有减少[8]。

### 28.1.3 发病因素

宫颈癌分鳞癌与腺癌。前者与 HPV 16 型,后者绝大部分与 HPV 18 型密切相关。

HPV 和整组基因结合,导致 $Rb$ 抑癌基因产生 Rb 和 p53,丧失正常的抑制肿瘤形成功能,致细胞癌变。HPV 和整组基因结合对宫颈癌发生至关重要,但不足以发展成浸润癌。

宫颈癌发展尚需辅助因素:环境因素(吸烟、结婚与分娩、口服避孕药、性传染病、食物);宿主有关因素(内源性激素、免疫功能);病毒因素(病毒类型、病毒结合)。吸烟是宫颈癌发展的促动因素[9]。

### 28.1.4 生物学行为

宫颈腺癌与鳞癌间有明显的生物学差异。

(1)宫颈腺癌更易发生盆腹腔淋巴结转移,可能为宫颈腺癌较鳞癌预后差的原因。

(2)宫颈腺癌复发平均时间较鳞癌迟,有报道前者平均复发时间为 34 个月,后者为 22 个月。

(3)宫颈腺癌有卵巢转移倾向,文献报道转移率为 5.5％～12.5％[10]。

### 28.1.5 临床特征

过去人们认为宫颈腺癌的高发病年龄与宫颈鳞癌相近,在 50～60 岁,但近几年来人们发现宫颈腺癌发病年龄年轻化,特别是 40 岁以下的宫颈癌患者多数为腺癌。宫颈腺癌临床表现与宫颈鳞癌相似,主要是白带增多及阴道出血。白带常为水样或黄色脓样。阴道出血为接触性出血或不规则阴道出血甚至大出血。宫颈腺癌起源于宫颈管内的黏液细胞,在颈管内生长则宫颈表面上皮较光滑,仅见宫颈管增粗,有时长得很大成所谓桶形宫颈,亦可形成空洞,若向下生长则可表现为菜花样、息肉状及乳头状增生。

### 28.1.6 诊断及临床分期

根据病史、临床表现及辅助检查明确诊断。

(1)宫颈涂片细胞学检查:宫颈腺癌涂片细胞学检查阳性率比鳞癌低,宫颈外观正常者更低,阳性率仅 20％。原因有:①病灶隐蔽,多位于颈管上皮与间质腺体内致不能取到癌细胞;②早期腺癌与原位癌脱落细胞核异质改变不显著,而异常改变的是细胞排列,对这一特征认识不足造成漏诊。

(2)阴道镜检查:阴道镜下活检能提高宫颈腺癌的诊断率。在阴道镜下宫颈腺癌的图像与宫颈鳞癌不同。宫颈腺癌阴道镜特点:①腺癌上皮对醋酸反应为乳白色或轻度白色,甚至无变化,有时呈黄色或淡黄;②移行区样或乳头状所见为腺癌主要表现,网状表现则为黏液腺癌特征;③血管改变常见是根茎状,表现为粗大、僵直、水平,像废线头样;④腺体开口增大增多,形态大小不一[11]。

(3)宫颈管诊刮:宫颈腺癌早期时病变隐蔽在颈管内,宫颈外观可无特殊异常,行颈管诊刮活检有助于早期诊断。若阴道细胞学上出现 AGUSC(未明确诊断意义的非典型腺细胞),应行诊刮排除宫颈腺癌。

(4)宫颈活组织病理检查:宫颈腺癌的确诊必须依靠组织病理检查、颈管诊刮活检、宫颈钳取活检或宫颈锥切病检,根据病理检查区分类型,指导治疗。

### 28.1.7 宫颈腺癌的治疗

宫颈腺癌的治疗原则基本与宫颈鳞癌相同,手术与放疗是主要治疗手段。一般认为宫颈腺癌对放射治疗不如宫颈鳞癌敏感[12,13]。所以在可能情况下尽量选择手术治疗,ⅡB期及以上者应行放射治疗及化疗。

1)宫颈腺原位癌处理

20世纪70年代Weisbrot推荐全子宫切除治疗宫颈原位腺癌。至今仍认为是已完成生育患者的标准治疗。但对于年轻、特别希望保留生育功能者可考虑宫颈锥形切除治疗。有人认为完成生育后要鼓励患者行子宫切除。Young收集文献加上本人74例共1 101例,发现各种类型锥切后,切缘阳性者55%(149/272),切缘阴性者23%(45/196)。经保守治疗560例中40例复发占7.1%[14]。

2)宫颈微小浸润腺癌的处理

SEER(Surveillance, Epidemology and End-Results)资料,包含200例ⅠA1期,286例ⅠA2期。单纯子宫切除272例(48.6%),根治性子宫切除210例(37.5%)。197例行盆腔淋巴结清扫,淋巴结阳性占1.5%(3/197)。随访51.6个月,ⅠA1期与ⅠA2期生存率各为98.5%与98.6%,统计学上无差异(P ≈ 0.77)。加上另外报告早期宫颈腺癌共1 170例,其中ⅠA1期585例,ⅠA2期358例。531例(45.4%)行盆腔淋巴结清扫术,15例(1.28%)有1或1个以上淋巴结阳性,15中11例(73.3%)复发或死亡。ⅠA1和ⅠA2期,淋巴结转移率、复发或死亡统计学上无差异。认为早期浸润腺癌(ⅠA1和ⅠA2)预后良好,保守外科手术是适合的。FIGO分期定义没有高低危之区别[15]。

Bisseling等收集文献加上他自己的病例共1 565例早期浸润腺癌,其中814例行盆腔淋巴结清扫术,12例淋巴结阳性,脉管浸润25例,29例复发。余病例做锥切保留生育功能,21例怀孕,分娩16个婴孩。认为ⅠA1期腺癌像ⅠA1鳞癌,单纯锥切合理、安全。绝大多数病例不必行盆腔淋巴结清扫术。有脉管浸润者适合盆腔淋巴清扫术。ⅠA2期复发率、宫旁和淋巴结侵犯与ⅠA1期相似,可行锥切或根治性宫颈切除。脉管受侵者需行盆腔淋巴清扫术[16]。

上述2份材料表明对早期浸润腺癌意见不一致。多数作者认为由于宫颈管腺上皮并不像宫颈鳞状上皮那样有比较明确的基底层,而且常常是多中心,因此应考虑手术范围比宫颈鳞癌ⅠA1期适当扩大,行全子宫切除术或扩大子宫切除。年轻要求保留生育者可做锥切,术后严密随访。

3)宫颈腺癌ⅠB~ⅡA期治疗

(1)单纯手术治疗:总的治疗原则与宫颈鳞癌相似,早期可以手术,也可以放疗。一般认为宫颈腺癌较鳞癌放射敏感性差,特别是有分泌功能的黏液腺癌[6,7,17]。另外宫颈腺癌起源于宫颈管内,病灶常呈桶状,且浸润到子宫下段和深入肌层,放疗后40%~50%病例发现有残余病灶。多数人主张行手术治疗手术范围包括子宫广泛切除加盆腔淋巴结清扫术,术后根据病理检查辅助放疗。

(2)手术加放疗:宫颈腺癌浸润宫颈间质使宫颈膨胀,高剂量放疗后消退很慢或很少消退,局部复发率高。有人比较Ⅰ期宫颈腺癌(病灶3~4cm)行广泛子宫切除56例,5年肿瘤复发率高达45%,放疗加手术治疗20例的5年肿瘤复发率11%。因此宫颈肿瘤大于3~4cm者术前加放疗[7],术后有高危因素者,要辅加盆腔外放射。

(3)手术加化疗:自20世纪80年代开始新辅助化疗逐渐应用于局部晚期宫颈癌的治疗,其近期疗效显著。有文献报道宫颈腺癌新辅助化疗的有效率为41%~67%[18]。国内学者报道以铂类为基础的联合化疗局部晚期宫颈癌(ⅠB2—ⅡB)64例,宫颈腺癌有效率为66.6%(6/9)[19]。

NiWA报道31例局部晚期宫颈腺癌(Ⅰ~Ⅳ期),双侧髂内动脉或子宫动脉灌注,顺铂(DDP)100 mg(肾功能差者74~86mg),吡柔比星36~40 mg,有效率为67.7%[20]。病例较少有待积累更多的资料验证[20]。

4）ⅡB～Ⅳ期的治疗

中晚期宫颈腺癌应施同步放化疗，放射治疗的方式及剂量与治疗宫颈鳞癌相同，采用腔内照射及外照射。有人主张要适当增加腔内剂量。

1999年新英格兰杂志发表了3篇大样本随机分组宫颈癌放化疗同时治疗的前瞻性研究。尽管在不同的单位，使用化疗方案不同，放射剂量、方法存在差异，但得出一致的结果，提高了生存率。目前各单位相继应用。关于宫颈腺癌同时放化疗临床应用结果，大多数并在宫颈癌放化疗观察报告中，单独报告少见。

5）宫颈腺癌手术中卵巢处理问题

术中卵巢处理意见不一致，主要原因是各家报道宫颈腺癌卵巢转移率不同（表28-1）。

表 28-1　ⅠB 期宫颈腺癌卵巢转移情况

| 作者 | 年份 | 病例数 | 卵巢转移数 | 术中所见 | 盆腔转移 |
|---|---|---|---|---|---|
| Greer[21] | 1989 | 55 | 0 | — | — |
| Brown[22] | 1990 | 25 | 1 | 正常 | 有 |
| Sutton[23] | 1992 | 121 | 2 | 转移 | 无 |
| Natsume[24] | 1999 | 40 | 1 | 转移 | 无 |
| 赵晓东[7] | 2003 | 19 | 0 | — | 无 |

Natsume 等治疗 82 例ⅠB＋Ⅱ期宫颈腺癌，行广泛子宫切除加盆腔淋巴结清扫加双侧附件切除。卵巢转移率：Ⅱ期 19％，Ⅰ期 2.5％。下列情况易发生卵巢转移：宫颈间质浸润至内 2/3 或外 1/3 间质浸润（5/24，20.8％），宫旁浸润（4/20，20％），盆腔淋巴结转移（5/24，25％）。作者认为年轻患者术中外观正常卵巢可考虑保留。通常将双侧附件一并切除[24]。

国内赵氏报告 ⅠB～ⅡB 期宫颈腺癌 32 例，行根治性手术加双侧附件切除。卵巢转移Ⅰ期 0/19（0％），Ⅱ期 4/13（30.7％），总的 4/32（12.5％）。卵巢转移与分期、肿瘤大小、盆腔淋巴结转移因素有关[7]。

（6）宫颈腺癌化学治疗：化学治疗主要用于晚期或复发转移的患者。单一用药效率低。一般多采用联合化疗，其中以顺铂效果最好，常用联合化疗方案有：①PM 方案［DDP＋丝裂霉素（MMC）］；②FAP 方案［5-FU＋阿霉素（ADM）＋DDP］；③TP/TC 方案［紫杉醇＋DDP 或紫杉醇＋卡铂（CBP）］。

最近几年美国 GOG 研究紫杉醇、拓扑替康（TPT）、吉西他滨单药治疗晚期或复发转移宫颈非鳞癌患者。结果显示以紫杉醇 170mg/m² 、静滴 24 小时、1 次/3 周，效果较好，有效率 31％[25]。美国 GOG Ⅲ期研究联合化疗，顺铂（DDP）50mg/m²、1 天，拓扑替康（TPT）0.75mg/m²、1～3 天，为治疗晚期、复发转移宫颈癌首选方案[26]。

## 28.1.8　预后及预后因素

（1）预后：宫颈腺癌预后比鳞癌差，近几年文献报道见表 28-2。

表 28-2　宫颈腺癌各期 5 年生存率

| 作者 | 年份 | 病例数 | 5 年生存率 | | | | 总生存率/% |
|---|---|---|---|---|---|---|---|
| | | | Ⅰ | Ⅱ | Ⅲ | Ⅳ | |
| Sufuki 等 | 2000 | 66 | 86 | 66 | 42 | 10 | 51 |
| Lea 等* | 2002 | 83 | — | 30 | — | 0 | — |
| Baalbergen | 2004 | 305 | 80 | 37 | 11 | — | 69 |
| 李华等 | 2005 | 159 | 86.1 | 56.4 | 36 | 0 | 47.9 |
| Chargui 等 | 2006 | 79 | 79 | 64 | 22 | 11 | 68 |

＊一本组病例为放疗或单纯化疗。

（2）预后因素：影响预后有关因素，文献报道不尽相同。Chargui[27]报道 79 例宫颈腺癌影响疗效因素见表 28-3。

**表 28-3  79 例宫颈腺癌影响疗效因素**

| 项目 | 病例数 | 5 年生存率/% | P 值 |
|---|---|---|---|
| 分期 | | | |
| Ⅰ | 31 | 79 | |
| Ⅱ | 30 | 64 | <10⁻⁴ |
| Ⅲ | 9 | 22 | |
| Ⅳ | 9 | 11 | |
| 分级 | | | |
| Ⅰ | 43 | 85 | <10⁻⁴ |
| Ⅱ＋Ⅲ | 36 | 47 | |
| 肿瘤大小 | | | |
| <4cm | 54 | 80 | 0.002 |
| ≥4cm | 25 | 41 | |
| 淋巴结转移 | | | |
| 有 | 42 | 8 | <10⁻⁴ |
| 无 | 12 | 77 | |
| 脉管浸润 | | | |
| 无 | 35 | 75 | 0.01 |
| 有 | 19 | 44 | |
| 年龄 | | | |
| <50 | 40 | 81 | 0.008 |
| >50 | 39 | 54 | |

引自 Chargui Amj Obstet Gynecol,2006,194:43-48.

从表 28-3 可见，单因素分析，年龄、肿瘤大小、分期、分级、淋巴结转移、脉管浸润影响疗效；多因素分析，分期、淋巴结转移影响疗效[27]。

（左满珍  楼洪坤  吴道芹）

## 28.2  子宫颈腺鳞癌

### 28.2.1  流行病学特征及生物学行为

子宫颈腺鳞癌（adenosquamous carcinoma of cervix），亦称混合癌（mixed carcinoma），是宫颈癌其中的一种组织类型。过去的报道表明宫颈腺鳞癌的发病率较低，在所有病理类型的宫颈癌中，其发病率不到 5%。近年来，流行病学统计发现，宫颈腺鳞癌的发病率在上升[28,29]，其在宫颈癌中占 8%～10%。

宫颈腺鳞癌发病率的统计学变化，有 2 方面的原因，其一是宫颈癌病理学分类规范化。对于宫颈腺鳞癌的分类，过去有的病理学分类方法，将宫颈癌分为：鳞癌、腺癌和罕见类型宫颈癌，而宫颈腺鳞癌被包括在宫颈腺癌中，因此关于宫颈腺鳞癌发病率的单独的报道少。然而，按照 WHO 2003 年的宫颈癌分类标准，宫颈腺鳞癌作为宫颈其他上皮肿瘤中独立存在的一种类型，且将毛玻璃状细胞癌变异型归为其亚型。另外一个原因就是，病理学诊断中黏液染色的应用。过去认为宫颈腺鳞癌的发病率较低，其实不然。由于在以前的病理学诊断中，主要采用 HE 染色法，这种染色方法使有一部分宫颈腺鳞癌不被病理医生所识别。在目前，在病理学诊断中，在常规染色方法中增加了黏液染色（主要为 AB/PAS），这样，使得原来被诊断为宫颈鳞状细胞癌的病例被诊断为宫颈腺鳞癌[30]。

宫颈腺鳞癌患者的发病年龄国内庄桂霞[31]报道的 7 例在 43～71 岁。近些年的研究表明，宫颈腺鳞癌也有年轻化的趋势。近年的临床研究报道，人乳头瘤病毒（human papillomaviruses，HPV）的感染与宫颈癌的发生之间有密切的关系。在 HPV 感染和宫颈腺鳞癌的相互关系的研究发现，HPV 18 型的感染在宫颈腺鳞癌中较宫颈鳞癌中更为常见。一项 meta[32]分析表明，将 85 个研究纳入分析发现，宫颈腺鳞癌中 HPV 的感染率较宫颈鳞癌低。但在 HPV 感染的腺鳞癌病例中，HPV 18 型的感染率（37%～41%）与 HPV 16 型（26%～36%）和 HPV 45 型（5%～7%）的相比，HPV 18 型感染率高。

对于宫颈腺鳞癌的生物学特性，存在 2 种不同的观点。一部分学者的研究认为，宫颈腺鳞癌具有较高的侵袭性，这主要是由于和同期别的宫颈鳞癌及腺癌相比较，腺鳞癌患者的中位年龄较鳞癌和腺癌患者年龄小,淋巴结转移率较高,治疗后复发率高,预后差。Yasuda[33]总结了 1990 年至 2004 年,28 例 I B 期宫颈腺鳞癌的病例,发现其发病的中位年龄为 46.6 岁,和同期别的单纯的宫颈腺癌(48.3 岁)及宫颈鳞癌(48.5 岁)相比,发病平均年龄要早 1 岁。并且,在这 28 例患者中,其淋巴结转移率为 21.4%,较宫颈腺癌和鳞癌明显增高。5 年生存率较鳞癌和腺癌低。而另一部分学者的研究却认为其生物学特性和其他期别的宫颈鳞癌没有明显差异。

### 28.2.2 病理特征

宫颈腺鳞癌是由柱状细胞腺癌和鳞状细胞癌混合而成,其起源于宫颈柱状上皮下储备细胞,同时向腺癌和鳞癌两个方向分化,两者比例不同,分化程度也不相同。

腺鳞癌(混合性癌)为腺癌伴明确角化鳞状细胞癌成分。在妊娠期似乎特别常见,主要起源可能是柱状细胞下的储备细胞。多数腺鳞癌分化较差,预后也较单纯鳞癌或腺癌差。如果在腺癌结构中伴有多少不等的分化成熟的鳞状上皮称为腺棘癌或腺角化癌,不属于腺鳞癌范畴(图 28-6,图 28-7)。

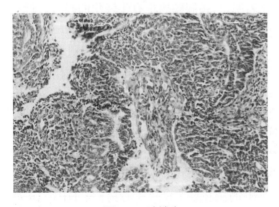

**图 28-6　腺鳞癌**
腺癌中伴明显鳞癌成分(×100)

腺鳞癌主要有 2 种结构:第一种为 2 种细胞成分混合在一起,但保持不同的特性(即所谓"碰撞癌");第二种瘤细胞形成岛屿状或小梁状,其中见有黏液分泌细胞。

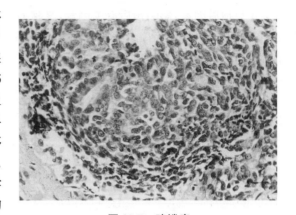

**图 28-7　腺鳞癌**
图 25-5 的放大(×200)

毛玻璃细胞癌(glassy cell carcinoma)为低分化腺鳞癌的一种特殊类型。发生于较年轻的妇女(平均 41 岁),常与妊娠有关。肿瘤主要由边界清晰的大多角形细胞构成。中等量胞浆,呈毛玻璃样或细颗粒样,细胞膜呈明显嗜酸性(PAS 阳性),胞核大空泡状,核仁明显,核分裂象常见,相邻的间质常有明显的炎细胞浸润,尤其是嗜酸性粒细胞,并常伴周围血中嗜酸性粒细胞增多。

单纯的毛玻璃细胞癌中,无腺上皮或鳞状上皮分化。但有些肿瘤中常可见灶性角化或分化差的腺体。由高分化向低分化移行。

(岳君秋　毛永荣　胡俊波)

### 28.2.3 临床特征

在早期和宫颈腺癌一样,常常因为没有明显的临床症状和体征而被忽视,到中晚期,其主要表现为阴道出血及排液。这主要是因为宫颈腺鳞癌具有内生性生长的特点。因而,当细胞学检查时发现异常,而宫颈肉眼观及活检时无异常发现,必须引起高度重视。

### 28.2.4 诊断

由于宫颈腺鳞癌其具有内生性生长的特点,在早期宫颈腺鳞癌没有明显的临床症状,仅仅是在细胞学检查时发现异常的细胞,阴道镜检查常看不到明显的病灶,致使宫颈管的病变被忽略,因此不容易在早期被诊断从而使病情延误。因此,当细胞学检查发现异常,阴道镜检查无异常发现时,应行宫颈管搔刮术,以明确是否存在宫颈管内病变的可能。宫颈管搔刮能为宫颈腺鳞癌的确诊提供病理学材料。

宫颈腺鳞癌的诊断主要依赖于组织病理学诊断。对典型的宫颈腺鳞癌,病理学检查就能区分腺癌和鳞癌的成分,不存在诊断的问题。而分化差或者不典型的宫颈腺鳞癌也会出现误诊的可能,只能通过特殊的染色来区别,如黏蛋白因子和 PAS 染色。Benda[34] 报道,用黏蛋白胭脂红染色可以鉴别宫颈腺鳞癌。而另一项研究显示,随机选取的 127 例诊断为宫颈鳞癌的病例,用黏蛋白胭脂红、阿辛蓝及 PAS 染色来证实细胞内黏蛋白的存在,其中 9 例因含有大量的细胞内黏蛋白,而被重新诊断为宫颈腺鳞癌。因此,在病理诊断时,应当应用多种染色方法,以鉴别分化差的腺鳞癌。

除此以外,由于进行免疫组化研究时发现,宫颈腺鳞癌组织中 CEA 的表达增高,因此有学者试图寻找宫颈腺鳞癌的特异性血清标志物。Tsutomu Tabata[35] 对 32 名复发性宫颈腺癌、腺鳞癌的患者进行血清研究,结果发现 11 名腺癌和腺鳞癌患者中,血清糖类抗原 125(CA 125)、CA 199、CEA、鳞癌相关抗原(SCC)的阳性率分别为 37%、46%、64%、55%。他们得出这样的结论,尽管缺乏特异性,但通过对 CA125、CA199 及 SCC 的检测,可以用来辅助诊断复发性宫颈腺鳞癌。

## 28.2.5 治疗

宫颈腺鳞癌的生物学行为仍然存在争论,其治疗也存在差异。有学者主张,早期病例无须采取特殊治疗,然而有学者主张采取更积极的治疗方法。对于早期的病例,是否可以采取单纯的手术治疗,这对患者的生存率是否造成影响?以前的研究表明,在经手术治疗后的早期病例中,宫颈腺鳞癌的复发率较宫颈鳞癌高。另有报道,将宫颈腺鳞癌与宫颈腺癌进行配对研究行手术治疗后发现,宫颈腺鳞癌的复发时间(11 个月)较宫颈腺癌(32 个月)明显要

短。因此,他们得出这样的结论,对于存在淋巴结转移、肿瘤直径在 ≥4cm、间质浸润 ≥10mm 的患者,即使是早期,也应采取以手术前或/和术后进行辅助治疗。Iwasaka[36] 等报道 16 例宫颈腺癌或腺鳞癌,术前新辅助化疗,结果 3 例完全缓解,5 例部分缓解,其有效率为 50%。12 例化疗后行根治术,余下 4 例行放疗,结果对化疗有反应者的生存时间为 47.5 月,对化疗无反应者的生存时间为 28.3 个月。

关于年轻宫颈癌患者是否能保留卵巢的问题一直存在争论。宫颈腺鳞癌的患者,能否保留卵巢,尚无定论。Ivanov[37] 报道了 6 例早期宫颈癌,其中 3 例为腺鳞癌,在手术中进行了卵巢移位,保留了卵巢功能,但术后复发。复发后采取化疗,其效果仍然不理想。因此,他得出这样的结论,妇瘤医生弄清对早期宫颈癌患者进行卵巢移位是否安全而有效是非常重要的。然而,有学者研究认为,早期宫颈癌,即使病理类型为腺鳞癌的患者,行卵巢移位保留卵巢功能,是安全的。Natsume[38] 就宫颈腺鳞癌患者保留卵巢问题的研究发现,宫颈间质浸润的深度是宫颈癌卵巢转移的唯一独立危险因素。因而他们认为只有在 Ⅱ 期以上的患者,以及有宫颈间质浸润和淋巴结转移的患者,卵巢转移的发生率大,而对于不存在宫颈以外区域转移及没有宫颈间质深层受侵犯的 Ⅰ$_B$ 期腺鳞癌的患者,保留外观正常的卵巢是安全的。

晚期患者可采取综合治疗。在患者能耐受的情况下,可采取化疗、放疗、同步放化疗。Radic[39] 报道了 1 例 56 岁的 Ⅳ 期患者,在进行细胞减灭术后给予卡铂和紫杉醇化疗,并且在超声下对肝脏的转移灶注入 95% 的酒精。患者在 10 个月中,对治疗有客观的反应,其生活质量较高。1 年后,进行第二次细胞减灭术及术后化疗,患者生存时间为 20 个月。

## 28.2.6 预后

宫颈腺鳞癌的预后的报道不一。Yazigi[40] 等分析了 25 例宫颈腺鳞癌的患者,直径

在 3cm 以内,与同一时期内分期和肿瘤直径相同的 58 例鳞癌患者进行比较,发现在淋巴转移、复发率和五年存活率方面无明显差异。但是,另外一些研究却表明,在晚期宫颈癌患者中,腺鳞癌的预后较其他类型差,而在早期患者中,这种差异不明显。然而,Yasuda[33] 对 28 例宫颈腺鳞癌和宫颈鳞癌进行对比研究,所有的患者均在术后辅助化疗、放疗或者放化疗,结果发现宫颈腺鳞癌的 5 年生存率仍然较宫颈腺癌或者鳞癌差。在 28 例腺鳞癌患者中,低危因素组比高危因素组的预后要好。

(蔡鸿宁　肖凤仪　吴绪峰)

## 28.3　子宫颈残端癌

子宫颈残端癌(carcinoma of cervicalstump)是指子宫次全切除术后,残留宫颈发生的癌。子宫次全切除术到发现残端宫颈癌的时间数月至 50 年不等,甚至可见 9 天[41]。最多见于 5～20 年。根据子宫次全切除术至发现宫颈残端癌的时间间隔,可分为:①隐性(并存)宫颈残端癌,是指子宫次全切除术后 2 年内发生的宫颈残端癌,认为在行子宫次全切除时,已合并存在宫颈癌变,因未被发现而漏诊。②真性宫颈残端癌,是指子宫次全切除术后 2 年以上残端宫颈发生的癌,占宫颈残端癌的多数,为 95.5%[42],认为在行子宫次全切除时,宫颈无癌变,是宫颈以后发展的癌,发展时间平均为 17.5～26 年(2～48 年)。子宫颈残端癌较少见,为宫颈癌的一个特殊类型。广义上宫颈残端癌属于宫颈癌,临床诊治与宫颈癌相仿,但也有其特殊性。

### 28.3.1　发生率、病理类型及扩散方式

(1)发生率:子宫次全切除术后,宫颈残端癌的发病率为 0.11%～9%[43,44],发病率的高低与施行子宫次全切除的多少有关。宫颈残端癌占所有宫颈癌的比例为 4.5%～6.6%[43,45,46]。由于宫颈癌普查工作广泛开展,宫颈涂片受到重视及普及,并作为普查项目;子宫次全切除术前常规宫颈涂片检查,均使宫颈残端癌的发病率呈下降趋势。

(2)病理类型:宫颈残端癌的病理类型以鳞癌为主,占 87.6%～96%[43-48],腺癌占 4%～12.4%[43-48],其他类型如腺鳞癌、小细胞癌、未分化癌占 1.5%[46]。

(3)扩散方式:宫颈残端癌的转移途径以局部蔓延及淋巴道转移为主,其次为血道转移。Barillot 报道宫颈残端癌 213 例,63.5% 病例行淋巴管造影术,阳性率 I 期为 2.5%,II 期为 19.5%,III 期、IV 期为 43%,总的阳性率为 23%[45]。

### 28.3.2　临床特征

宫颈残端癌的发病年龄比一般宫颈癌大,相差 8.5～10 年,中位年龄为 58～64 岁[43,44]。

临床表现与一般宫颈癌相同,主要为阴道不规则流血、流液、接触性阴道出血及腰酸腰痛,其次可表现为尿频、尿急、尿痛及大便性状及习惯改变等。一些早期甚至少数中晚期可无症状,在体检或普查时发现。

### 28.3.3　诊断及鉴别诊断

宫颈残端癌的诊断一般无特殊困难,但个别病例由于宫颈萎缩、凹陷或内生型病变等因素造成诊断困难,可多次宫颈活检、阴道镜辅助下宫颈活检、颈管搔刮术或宫颈锥切术进行诊断,以免误诊和漏诊。宫颈组织病理检查是确诊的"金标准",完整的诊断还应包括癌的组织类型及临床分期,因此宫颈残端癌的临床诊断应根据宫颈组织的病理检查、妇科三合诊检查结合辅助检查,如静脉肾盂造影、胸部、盆腔、上腹部等影像检查结果,给予正确的临床诊断及分期,临床分期原则按宫颈癌国际妇产科学联盟(FIGO)的分期标准,各期所占比例各家报道不一,基本同普通宫颈癌相似,0 期为 3%～6%,I 期为 28.6%～35%,II 期为 41%～45%,III 期为 18%～28.6%,IV 期为 2%～5%[41,49-52]。

需与以下疾病鉴别：①宫颈良性非肿瘤性病灶如宫颈糜烂、宫颈结核及宫颈息肉等；②宫颈良性肿瘤和原发恶性肿瘤如宫颈肌瘤、宫颈乳头状瘤、宫颈恶性黑色素瘤、癌肉瘤及淋巴瘤等；③较少见的宫颈转移癌，来自原发肿瘤如卵巢癌、乳腺癌及大肠癌等。宫颈组织病理检查是鉴别诊断的最终依据。

（梅自洁　覃慧敏　楼寒梅）

### 28.3.4　治疗

宫颈残端癌治疗总原则及手术、放疗、化疗的原则同普通宫颈癌，但由于子宫次全切除术后所致解剖改变及盆腔粘连等因素，与普通宫颈癌比较，宫颈残端癌治疗更困难，易导致并发症的发生，治疗要遵循个体化治疗原则，要考虑解剖改变、肿瘤分期、瘤体大小及病理类型，尽可能给予适合患者的治疗。

1）手术治疗

手术治疗仅限于原位癌或Ⅰ～ⅡA期，各期的手术方式同一般宫颈癌。0～ⅠA1期行宫颈切除术；ⅠA2期行宫颈次广泛切除＋盆腔淋巴结切除；ⅠB～ⅡA期行根治性宫颈切除术＋盆腔淋巴结切除术±腹主动脉旁淋巴取样。手术者所占比例文献报道不一，国内陈洁和中国医学科学院肿瘤医院报道为 25.3％和2.4％[53,54]，国外 Barillot 和 Miller 报道为1.9％～23.5％[45,46]。由于第一次手术致盆腔粘连及疤痕形成，使分离膀胱、分离输尿管下段和上提宫颈困难，易损伤输尿管、膀胱和直肠，达到理想的宫旁及韧带切除很困难，术者需有熟练的盆腔手术技巧及对宫颈残端癌的充分认识。近来有报道在腹腔镜下成功行根治性宫颈切除及盆腔淋巴结切除。

2）放疗

放疗是宫颈残端癌的主要治疗手段，各期宫颈残端癌均可行单纯放疗，单纯放疗占治疗病例的 77％[45]。与普通宫颈癌相比，由于没有宫腔，腔内治疗剂量减少，亦减少了宫旁的剂量，使靶区剂量难以通过后装治疗提高，放疗总剂量普遍比普通宫颈癌低[42]。

宫颈残端癌根治性放疗应重视外照射，行放疗者均宜先行全盆腔照射，给予盆腔中平面剂量25～30Gy，之后根据颈管长度决定下一步的治疗。如颈管无法探入或仅探入 1～3cm 者，继行全盆腔放疗，使中平面剂量达 40～50Gy，休息 2 周后行阴道容器放疗，给予黏膜下（1cm）剂量 16～24Gy。如颈管有合适的长度，有 3～4cm 以上者，则行宫颈管放疗及阴道容器放疗，给予 A 点剂量 34～40Gy，同时予盆腔四野放疗，中平面剂量 20～25Gy。肿瘤侵犯阴道中 1/3 或下 1/3 者，要追加剂量，弥补阴道局部肿瘤剂量不足，给予黏膜下（0.5cm）剂量 20～24Gy。

Ⅳ期行姑息性治疗，给予全盆腔外照射，中平面剂量 50Gy，辅以阴道容器的放疗。

宫旁及阴道壁上边缘明确、孤立的残余病灶，可行组织间植入治疗，提高局部控制率。

总之，宫颈残端癌放疗的难点在于缺少子宫体及颈管短小，约 1/3 病例因不能探入宫颈管或宫颈管短小而无法行腔内放疗，只能增加全盆腔照射来提高靶区剂量。合理结合外照射和内照射一直是宫颈癌，也是宫颈残端癌放疗的要点。

适形调强放疗的优点是提高肿瘤靶区的剂量，减少周围正常器官的照射剂量，降低放疗并发症发生，提高治疗效果。

3）综合治疗

单一手段的治疗模式仅适合一些早期患者，部分早期患者手术后需辅助治疗，中晚期行根治性放疗者及复发转移者需要综合治疗。综合治疗不是治疗的盲目叠加，合理制订计划很重要。

（1）术后放疗或（和）化疗：术后病理证实宫旁浸润、切缘阳性、淋巴结转移、脉管瘤栓、深间质浸润及宫颈肿瘤＞4cm 者，术后应给予全盆腔放疗中平面剂量 45Gy。借鉴宫颈癌的治疗方案，对宫旁浸润、切缘阳性、淋巴结转移者放疗同时应联合包含顺铂的同步化疗，常用方案为：DDP 70mg/m² 第 1 天或 DDP 30mg/m² 第 1 天至第 4 天，联合 5-FU 4000mg/m²，

96 小时连续静脉点滴,共 2~4 个疗程。阴道切缘阳性者在全盆放疗结束后休息 2 周,再给予后装治疗,给予阴道断端黏膜下 0.5cm 处剂量 20~24Gy。对髂总淋巴结及腹主动脉旁淋巴结转移者同时给予腹主动脉旁放疗,剂量 40~45Gy。

(2)同步放化疗:以顺铂为基础的同步放化疗已成为中晚期宫颈癌的标准治疗方案,与单纯放疗相比较可提高中晚期宫颈癌的生存率,方法为根治性放疗开始即给予静脉全身化疗。常用药物和方案同上,两者有协同作用,最大限度减少肿瘤细胞加速增殖和对治疗产生的交叉耐药性,从而提高疗效。宫颈残端癌行根治性放疗者均可参照该综合治疗方案。

(3)新辅助化疗(neoadjuvant chemotherapy,NAC):新辅助化疗是指患者在手术或放疗前行 2~3 个疗程的化疗,其目的是缩小肿瘤体积、提高手术切除率或放疗治愈率。局部晚期宫颈癌术前新辅助化疗应用较多,已初步得到肯定,方案可采用 BVP(博来霉素＋长春新碱＋顺铂),给药途径可经静脉或介入化疗。目前宫颈残端癌新辅助化疗的疗效无临床经验。

4)复发的治疗

随着肿瘤"是慢性病"及"带瘤生存"等观念的提出,对宫颈癌复发转移者的治疗得到重视,并确实可使部分患者获益,故对宫颈癌复发转移者应给予合理的个体化治疗[55]。对于可手术切除的盆腔复发病灶,可考虑手术切除;无法手术切除者可考虑局部放疗和/或化疗;对单发远处转移灶,首选手术或局部放疗,对不宜手术的单发转移者或多发远处转移者,首选化疗,酌情局部放疗;对无法手术或放疗的复发者,化疗起到有限的延长生存及提高生活质量的作用。顺铂是复发宫颈癌最有效的一线化疗药物,反应率为 20%~30%,偶有完全缓解,卡铂和紫杉醇也是有效的一线治疗药物,以下推荐为二线药物:贝伐单抗,多西紫杉醇、表柔比星、吉西他滨、5-氟尿嘧啶、异环磷酰胺、脂质体阿霉素、拓扑替康等,近来观察到拓扑替康有与紫杉醇类似的疗效。一般推荐联合用药,一线方案为 TP(紫杉醇/顺铂),二线方案为吉西他滨/顺铂,拓扑替康/顺铂等。

## 28.3.5 治疗并发症

(1)手术并发症:与有宫体的宫颈癌比较,手术易损伤输尿管下段、膀胱及直肠,并导致各种瘘的形成,多于术后 7~14 天发生,通过提高术者技巧及术中及时发现并处理损伤可避免瘘的发生。放疗加手术者并发症发生率明显高于单纯放疗,并且多为严重并发症,如小肠瘘、阴道直肠瘘,故综合治疗需预防并发症的发生,合理控制放疗剂量[56]。其他手术并发症如尿潴留、淋巴囊肿同宫颈癌。

(2)放疗并发症:近期并发症为放疗中出现的胃肠道反应,如恶心、呕吐、腹痛、腹泻及造血系统反应如贫血、白细胞下降等,多数能恢复。但子宫次全切术后血供差致盆腔放疗耐受性下降、重视外照射及术后粘连使放疗中小肠梗阻、小肠瘘机会增加。远期并发症为放射性直肠炎,放射性膀胱炎,阴道直肠瘘,膀胱阴道瘘及阴道、直肠,膀胱纤维化发生率高于宫颈癌[43,46]。

## 28.3.6 预后及预后因素

文献报道宫颈残端癌的 5 年生存率见表 28-4。

一般认为宫颈残端癌的疗效比普通宫颈癌差,中国医学科学院肿瘤医院的统计表明,早期宫颈残端癌预后与普通宫颈癌无差异,晚期宫颈残端癌预后明显差于宫颈癌[53]。也有较多报道认为宫颈残端癌各期疗效与宫颈癌无差异[43-45,47]。

影响宫颈残端癌因素有临床分期、肿瘤大小、淋巴结状态及病理类型,腺癌预后差[57],肿瘤直径大于 3cm 的 II 期患者局部控制率明显下降[58]。

治疗失败仍以盆腔复发,尤其是中心性复发为主[45]。Hannoun 报道 77 例宫颈残端癌盆腔复发率 23%,远处转移 14%[47]。

表 28-4　宫颈残端癌的 5 年生存率

| 作者 | 报告年份 | 总病例数 | 5 年生存率/% | | | | | 总的 5 年生存率/% |
| --- | --- | --- | --- | --- | --- | --- | --- | --- |
| | | | 0 | Ⅰ | Ⅱ | Ⅲ | Ⅳ | |
| Miller[46] | 1984 | 263 | 100 | 91 | 77 | 46 | 38 | 67 |
| Barillot[45] | 1993 | 213 | — | 82(ⅠB) | 80(ⅡA) | 51.9(ⅢA) | — | — |
| | | | | | 76(ⅡB) | 38(ⅢB) | | |
| Igboelip[42] | 1983 | 89 | — | 83.8 | 77.6 | 51 | 37 | |
| Prempree[55] | 1979 | 100 | — | 83.3 | 75(ⅡA) | 50(ⅢA) | 20 | 63 |
| | | | | | 62.5(ⅡB) | 48(ⅢB) | | |
| 中国医学科学院肿瘤医院[53] | 2002 | 82 | | 90 | 66.7 | 48.5 | 0 | 59.8 |

**附:子宫次全切除术与宫颈残端癌**

　　子宫次全切术后最大的弊端是发生宫颈残端癌,但临床上较少见。英国的 Heath 于 1843 年施行第一例子宫次全切除术,1895 年 Altehum 报道第一例宫颈残端癌,当时报道子宫颈残端癌发生率 1%~2%,由于当时宫颈残端癌治疗困难,因此为了预防,妇科专家首推子宫全切除术,至 1950 年,法国的 Dargent 认为宫颈残端与保留子宫体的宫颈发生癌的概率相同,并且治愈率相同,子宫次全切除术再次成为子宫切除的主流术式。目前还没有明确的子宫次全切除术与子宫全切除的选择标准,鉴于一方面宫颈残端癌发生率与普通宫颈癌相似,在专业的医疗机构,宫颈残端癌也可以获得与宫颈癌相等的疗效;另一方面,2 种手术方式在妇女性生活质量、膀胱功能、直肠功能等方面的影响并未表现出明显的优劣[59-61],因此无须坚持子宫全切除术或子宫次全切除。笔者提出如下建议:①手术前首先需排除子宫内膜病变、排除宫颈病变,行人乳头瘤病毒(HPV)感染的检测及分型排除宫颈病变高危因素存在。②子宫或卵巢良性病变,需施行子宫切除术者,原则上均可保留宫颈,术前必须加强医患沟通,根据医患双方的意见及临床判断,权衡利弊,决定手术方式。一般对于 45 岁以上多发性子宫肌瘤或子宫内膜异位症的患者建议子宫全切除。③对于保留宫颈的患者术后应定期进行宫颈癌的普查,并及时治疗宫颈病变。④术中应仔细观察大体标本,可疑恶性肿瘤者,应送快速冰冻切片,尽量避免二次手术。

　　　　　　　(楼寒梅　李晓兰　楼洪坤)

## 28.4　子宫颈小细胞癌

　　子宫颈小细胞癌(small cell carcinoma of cervix,SCCC)是一种很少见的原发性子宫颈恶性肿瘤。与普通的子宫颈癌比较,其恶性程度高,早期发生远处转移,预后差,治疗方法亦不同于普通类型子宫颈癌,为一种特殊类型的子宫颈癌。

### 28.4.1　命名

　　子宫颈小细胞癌由于组织来源不清楚,命名混乱,故名称繁多,如类癌、小细胞癌、分化差类癌、嗜银细胞癌、小细胞肿瘤、神经内分泌癌、小细胞未分化癌、内分泌癌中间细胞型等,有 15 个以上名称。美国病理学会癌症委员会和美国癌症研究会发起的专题讨论会推荐统一名词:①典型类癌。②不典型类癌。③大细胞神经内分泌癌。④小细胞癌[62,63]。SCCC 虽然少见,有时可误诊为腺癌或鳞癌,影响治疗。因此认识这种特殊类型小细胞癌的特征有重要的临床意义。

### 28.4.2　发病率

　　美国 SEER(The Surveillance, Epidemiology and End-Results)资料,1977—2003 年,宫颈小细胞癌 290 例,宫颈鳞状细胞癌 27 527

例,宫颈腺癌 5 231 例。宫颈小细胞癌每年发生率为 0.02 至 0.12/10 万。每年平均发生率为 0.06/10 万[64]。日本 Kitasato 大学医学院发生率为 0.8%[65]。国内三家医院报告为 0.6%~0.7%[66]。文献报告占所有宫颈癌的 1% 或低于 1%[67]。各家不一致,主要原因为应用诊断方法与诊断标准不统一,如光镜检查、电镜检查、免疫组织化学检测。

### 28.4.3　SCCC 起源

起源仍不清楚,主要有以下 2 种观点。

(1)来自宫颈嗜银细胞:在正常宫颈内膜上皮内可见到少量的嗜银细胞,属于弥漫内分泌系统的一部分,这些细胞具有分泌多肽激素的潜能,可恶变成具有内分泌功能的小细胞癌[68]。

(2)来自储备细胞:新近研究显示小细胞癌常合并存在鳞癌或腺癌。在胃肠道也有混合性神经内分泌癌的报道。故认为可能起源于宫颈柱状上皮下的储备细胞[69]。

HPV 18 型与宫颈癌关系相对密切,HPV 有引起宫颈储备细胞形成肿瘤的倾向。Masumoto 等研究发现 10 例宫颈小细胞癌标本中 HPV 全阳性,其中 9 例为 HPV 18 型,1 例为 HPV 16 型[70]。Schmidt 等发现宫颈小细胞癌与 HPV 感染密切,HPV 18 型比 HPV 16 型更常见[71]。

### 28.4.4　病理

1)大体形态

与其他类型子宫颈癌一样,SCCC 宫颈正常大小或增大至 5~6cm,糜烂状,菜花样,溃疡,结节样生长。

2)光镜检查

组织学分化较好的病例,瘤细胞可有器官样排列,呈梁状、岛屿状、腺样和条索状生长(图 28-8,图 28-9)。某些病例可见嗜银颗粒,间质可有淀粉样物质沉积。超微结构所有病例均可见数量不等的神经内分泌颗粒[62,63]。宫颈的神经内分泌癌常见核分裂象及坏死,临床上为进展性的,预后较差,故类似于非典型

类癌,甚至于类似小细胞癌。

3)免疫组织化学

(1)上皮性细胞标记物:有一种或一种以上的上皮性细胞标记,如 CEA(癌胚抗原)、CK(细胞角蛋白)、CMA(上皮膜抗原)阳性、AE₁/AE₃(低分子量角蛋白)阳性率为 80%~100%。

(2)神经内分泌细胞相关的标记物:有一种或几种神经内分泌细胞相关的标记物阳性,如 NSE(神经无特异性烯醇化酶)阳性率 90%~100%、嗜铬粒蛋白(chromogranin)、嗜铬素阳性率 20%~50%、突触素(synaptophysin)阳性。肾上腺皮质激素(ACTH)、神经丝(neurofilament)、铃蟾肽(bombesin)。

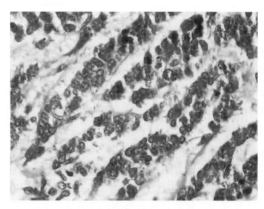

**图 28-8　小细胞未分化癌**
癌细胞小,呈条索状或小巢状浸润间质内(×100)

4)电镜检查

细胞核形态不一,许多细胞核是圆形或卵圆形,有的很不规则,核染色明显成块,可见散在核仁,大多数肿瘤细胞浆少,为线粒体和网状体充满,细胞间拥挤,细胞膜紧并列,留有很少间隙,有时细胞膜交错。如肿瘤横断切面,树枝状突起形成圆形或卵圆形。有些癌细胞内是致密核心神经分泌颗粒,各肿瘤内甚至同一肿瘤内数目不等,颗粒直径为 120~130nm,一致为圆形或卵圆形。神经分泌颗粒位于细胞边缘或紧靠 Golgi 体。

### 28.4.5　临床特征

(1)年龄与婚姻:SCCC 可发生在已婚或未婚妇女。美国 SEER(The surveillance Epi-

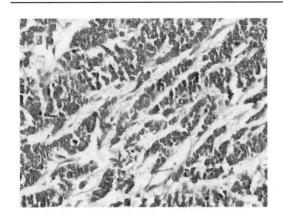

**图 28-9　小细胞未分化癌**
高倍观，癌细胞小，圆形或短梭形，核染色深(×100)

demiology and End-Results)，1977—2003 年收集子宫颈小细胞癌 290 例，其中未婚占20%，已婚占 53%，离婚或丧偶占 27%。<45岁占 20%，45～64 岁占 34%，>65 岁，23%[64]。而国内 3 家医院发病年龄为 25～53岁，平均年龄 40 岁[66]，比文献报道年轻。

（2）临床症状与体征：最常见症状是阴道流血或流液。有时大量出血或大量排液，合并感染，发热，肿瘤表面覆盖大量坏死和脓性分泌物而造成误诊。晚期有下腹疼痛。部分患者可毫无症状而常规体格检查发现，亦有因妇科其他症状就诊而发现。体征与好发部位多数与鳞癌相同。但常常缺少典型的先驱病变，如宫颈上皮内瘤样病变。

（3）早期发生淋巴结和血液远处转移：SCCC 另一特点是早期发生盆腔淋巴结转移和经血道转移，复发率高[67]。国内 4 家医院报道 ⅠA～ⅡA 期 25 例，其中 21 例施行子宫广泛切除加盆腔淋巴结清扫术，术后病理检查10 例有盆腔淋巴结转移，占 48%[66]。美国SEER（The Surveillance，Eidemiology and End-Redults），1997 年至 2003 年，收集子宫颈小细胞癌 290 例，宫颈鳞癌状细胞 27 527例。盆腔淋巴结转移情况见表 28-5[64]。

**表 28-5　分期与盆腔淋巴结转移的关系**

| 分期 | 患者数 | 淋巴结阴性 | 淋巴结阳性 | 淋巴结阳性率/% |
|---|---|---|---|---|
| 宫颈小细胞癌 | | | | |
| Ⅰ | 91 | 66 | 20 | 27.5 |
| Ⅱ | 33 | 25 | 7 | 24.2 |
| Ⅲ | 24 | 8 | 11 | 66.7 |
| Ⅳ | 3 | 1 | 1 | 66.7 |
| 宫颈鳞状细胞癌 | | | | |
| Ⅰ | 11099 | 9893 | 1053 | 10.9 |
| Ⅱ | 4101 | 3226 | 618 | 21.3 |
| Ⅲ | 2184 | 1425 | 437 | 39.8 |
| Ⅳ | 502 | 267 | 1 | 46.8 |

引自 Cnen Obstet Gynecol 2008,111;1 394—1 940.

美国资料与我国相近。表明 SCCC 早期发生淋巴结转移。SCCC 可经淋巴或血液系统广泛转移，转移部位依次为肺、骨骼、肝、脑、肾、乳房、锁骨上淋巴结。患者多数死于癌转移。

### 28.4.6　诊断与鉴别诊断

#### 28.4.6.1　诊断

1）宫颈涂片细胞学检查

与其他类型子宫颈癌不相同，由于一般不侵犯表面上皮，所以细胞学检查常为阴性，因而许多学者认为宫颈脱落细胞诊断 SCCC 的敏感性差，近几年有所改善。

（1）巴氏细胞学检查：Kim 发现巴氏细胞学涂片特征有肿瘤细胞胞浆极少，染色质点彩状，显著核挤压，细胞多形成大小不一的聚集体[72]。

（2）液基薄层细胞涂片：肿瘤细胞小而圆，单个存在或形成疏松的小聚集体（<10 个细

胞,而鳞癌和腺癌可见典型的较大的片状聚集体),细胞核质比大,核圆或卵圆形,染色质深染,核膜不规则或皱缩,核仁不明显,胞浆少或几乎见不到胞浆,细胞核相互挤压[73]。

2)宫颈活检病理检查

最后根据病理组织形态确诊。

3)免疫组织化学检查

①有 1 种或 1 种以上上皮组织标记物阳性,如 CEA(癌胚抗原)、CK(细胞角蛋白)、CMA(上皮膜抗原)。②有 2 种或 2 种以上神经内分泌细胞相关的标记物为阳性,如 NSE(神经元特异性烯醇化酶)、嗜铬粒蛋白、突触素。具备以上 2 项标准可以确诊为 SCCC[66]。

4)电镜检查

它结合免疫组化检查以提高诊断的准确性。

### 28.4.6.2　鉴别诊断

本病需与下列疾病鉴别:小细胞低分化鳞状细胞癌,恶性淋巴瘤,间质肉瘤,非霍奇金淋巴瘤,转移性小细胞癌[67]。

## 28.4.7　治疗

SCCC 发病率低,病例较少,早期发生淋巴和血性转移。目前尚无统一治疗方法,强调采用手术、放疗和化疗相结合的综合治疗。

(1)手术治疗:Ⅰ期、ⅡA 期行子宫广泛切除加盆腔淋巴结清扫术。术前、术后化疗或辅助放疗。盆腔外照射加/或不加阴道内放疗。有人认为术后放疗对患者有益。但 Sevin 认为 SCCC 对放疗不敏感,5 例术后放疗中 4 例盆腔复发死亡[74]。

(2)放射治疗:ⅡB~Ⅳ期行放射治疗,治疗方法与普通子宫颈癌照射方法相同,即体外照射加腔内治疗。放疗是局部治疗,应辅加化疗,消灭转移灶。

(3)化学治疗:SCCC 组织形态及生物行为与小细胞肺癌相似,故借鉴小细胞肺癌治疗的经验,采用化疗联合手术和/或放疗的综合治疗。手术与放疗去除局部病灶,化疗控制远处转移,治疗时化疗应列为常规。化疗方案较

多,常用方案为 VAC(长春新碱、阿霉素、环磷酰胺);EP(依托泊苷、顺铂)或 VAC/EP 方案二者交替使用。EP 方案＋手术治疗或放射治疗被认为是 SCCC 标准治疗[75]。Jivanovic 报道早期 SCCC 术后辅加 DDP(顺铂)＋VP16(依托泊苷)化疗有治疗和预防远处转移作用。5 例早期 SCCC 术后未加化疗,全部病例 2 年内发生远处转移,而 6 例术后辅加 PE 方案化疗,仅 1 例发生远处转移[76]。

(4)新辅助化疗及同步放化疗:Hoskins[76]报道新辅助化疗(EP 方案或紫杉醇＋卡铂),用于宫颈肿瘤大于 4cm 者,能提高手术切除率,但不能提高生存率。Bermadez 报道ⅠB2 期以上18 例,术前 BEP(博来霉素、依托泊苷、顺铂)方案新辅助化疗,其中 13 例进展期 SCCC 成功实施了手术切除,并且术后化疗敏感性也提高到84.7%,认为肿瘤体积＞4cm 或＜4cm 但有淋巴结转移或脉管浸润倾向的应行新辅助化疗,以增加手术切除率[67]。

同步放化疗适用于局部晚期 SCCC。化疗有 EP、ETP(依托泊苷、异环磷酰胺、顺铂方案)、TP(紫杉醇、顺铂)方案。Lee 比较同步放化疗与辅助化疗,两组情况相近。5 年生存率辅助化疗组与放化疗组各为52.5%和 45.5%(P＝0.37),表示同步放化疗未能提高生存率[77]。国内学者报道相同结果[78]。

## 28.4.8　预后及预后因素

(1)存活情况:美国 SEER(Serveillanc,Epedemiology and End-Results)资料显示见表 28-6。

表 28-6　1977—2003 年 SCCC 生存情况

| 诊断年份 | 5 年生存率/% | | |
| --- | --- | --- | --- |
| | 小细胞癌 | 鳞癌 | 腺癌 |
| 1977—1986 | 43.8 | 60.2 | 66.6 |
| 1987—1996 | 34.1 | 60.6 | 71.2 |
| 1997—2003 | 32.5 | 64.6 | 74.3 |
| P 值 | 0.719 | <0.01 | <0.01 |

引自 Chen Obstet Gynecol,2008,111:1 394-1 402.

SCCC总生存率:2年、5年、10年生存率各为46.8%、35.7%、28.3%。

国内殷氏报告20例Ⅰ～ⅡA期SCCC,3年、5年生存率为61%、30%和57%、0%[79]。

(2)影响疗效的因素:美国 SEER(Surveillance,Epudemiology and End-Results)资料,290例SCCC多因素分析与预后关系,见表28-7。

**表 28-7　子宫颈小细胞癌多因素分析**

| | 患者数 | 危险率比 | 95% CI | $P$ |
|---|---|---|---|---|
| 分期 | | | | |
| Ⅰ | 91 | | | |
| Ⅱ | 36 | 1.18 | 0.61～2.28 | 0.631 |
| Ⅲ | 29 | 2.41 | 1.17～4.96 | 0.017 |
| Ⅳ | 60 | 4.62 | 2.55～8.36 | <0.001 |
| 淋巴结阳性 | | | | |
| 无 | 92 | | | |
| 盆腔 | 39 | 1.06 | 0.59～1.90 | 0.849 |
| 盆腔外 | 22 | 1.16 | 0.59～2.25 | 0.671 |
| 不清 | 63 | 1.11 | 0.67～1.83 | 0.680 |
| 肿瘤大小 | | | | |
| ≤2cm | 20 | | | |
| >2cm | 187 | 1.38 | 0.54～3.50 | 0.503 |
| 不清 | 109 | 200 | 0.79～5.07 | 0.143 |
| 诊断年龄 | | | | |
| >75岁 | 19 | | | |
| 65岁～74岁 | 25 | 0.34 | 0.14～0.78 | 0.01? |
| 55岁～64岁 | 33 | 0.52 | 0.23～1.17 | 0.112 |
| 45岁～54岁 | 40 | 0.40 | 0.18～0.91 | 0.29? |
| 35岁～44岁 | 54 | 0.59 | 0.27～1.28 | 0.183 |
| <35岁 | 45 | 0.73 | 0.31～1.69 | 0.439 |
| 治疗方法 | | | | |
| 无 | 46 | | | |
| 单纯体外照射 | 41 | 0.99 | 0.53～1.85 | 0.978 |
| 单纯子宫切除 | 46 | 0.46 | 0.22～0.96 | 0.035 |
| 子宫切除＋放疗 | 50 | 0.73 | 0.37～1.49 | 0.364 |
| 体外照射 | 33 | 1.04 | 0.55～1.96 | 0.895 |

引自 Chen Obstet Gynecol,2008,111:1 394-1 802.

表明诊断时年龄、分期、单纯子宫切除是影响疗效的因素,$P<0.05$。而淋巴结转移不影响疗效原因不清,可能早期发生远处转移有关。

（楼洪坤　肖凤仪　岳君秋　闵晓红）

# 参 考 文 献

[1]刘彤华.宫颈腺癌的癌前病变和微小浸润性腺癌[J].中华病理学杂志,1999,28(4):309.

[2]连利娟.妇科肿瘤学[M].3版.北京:人民卫生出版社,1999:248.

[3]CHEN J, MACDONALD O K, AND GAFFNEY D K. Incidence,mortality,and prognostic factors of small cell Carcinoma of the Cervix[J]. Obstet Gynecol,2008,111:1 394-1 402.

[4]MENCTER J,KOGAN L,LIPHSHIT I,et al. Incidence trends of cervical adenocarcinoma in Isreall

Jewish Women, A Population - based study[J]. Acta Obstet et Gynecol, 2009, 88: 280-285.

[5] BIELSKA-LASOTA M, INGHELMANN R, POLL-FRANSE L V D, et al. Trends in cervical cancer survival in Europe 1983—1994: a Population—based study[J]. Gynecol Oncol, 2007, 105: 609-619.

[6] 彭玉华, 苏阳交, 周康, 等. 子宫颈癌 4 505 例临床分析[J]. 中华妇产科杂志, 2003, 69: 157-164.

[7] 李联昆. 3 575 例宫颈恶性肿瘤回顾性分析[J]. 中国肿瘤, 2003, 12: 650-651.

[8] CHEN R J, CHANY D y, YEN M L, et al. Prognostic factors of primary adenocarcinoma of the Uterine Cervix[J]. Gynecol Oncol, 1998, 69: 157-164.

[9] TJALMA W A A, WAES T R VAN, VAN DEN FEDEN L E M, et al. Role of human Papillomavirus in the Earcinogenesis of cell carcinoma and adenocarcinoma of the Cervix[J]. Best Practice & Research Clincal Obstet and Gynecol, 2005, 19: 469-483.

[10] 赵晓东, 张毅, 邵守进. $I_B$—$II_B$ 期手术治疗的宫颈腺癌卵巢转移及预后分析[J]. 中国实用妇科与产科杂志, 2003, 19: 153-154.

[11] 章文华, 李爱苓. 阴道镜诊断宫颈腺癌的初步体验[J]. 中华肿瘤杂志, 1993, 15(3): 218-222.

[12] 马绍康, 孙建衡, 黄曼妮, 等. 宫颈腺癌 363 例分析[J]. 中华肿瘤杂志, 1995, 17(2): 149.

[13] AOKIY, SASAKI M, WATANABE M, et al. High—risk group in node—positive patients with stage $I_B$, $II_A$ and $II_B$ cervical carcinoma after radical hysterectomy and postoperative pelvic irradiation[J]. Gynecol Oncol, 2000, 77(2): 305.

[14] ANDESON E S, NIELESEN K. Adenocarcinoma in situ of the cervix: a prospective study of conitation as definitive treatment[J]. Gynecol Oncol, 2002, 86(3): 365-369.

[15] YOUNG J L, JATAERI A J, LACHANCE J A, et al. Cervical adenocarcinoma in situ: the Predictive Value of Conitation margin status[J]. Am J Obstet Gynecol, 2007, 195.

[16] SMITH H O, QUALLS C R, ROMERO A A, et al. Is there a difference in Survival for $I_{A1}$, and $I_{A2}$ adenocarcinoma of the uterine Cervix ? [J]. Gynecol Oncol, 2002, 85: 229-241.

[17] BISSELING K C, BEKKERS R L M, ROME RM, et al. Treatment of microinvasive adenocarcinoma of the Uterine Cervix: a retrospective study and reviw of the literature[J]. Gynecol Oncol, 2007, 107: 427-430.

[18] 张美琴, 蔡树模, 施达佳, 等. 子宫颈鳞癌和腺癌的放射敏感性比较[J]. 中华妇产科杂志, 1998, 33(10): 611.

[19] Neadjuvant chemotherapy for Locally advanced Cervical Cancer: a systematic review and meta - analysis of individual Patient data from 21 randomised trial[J]. Eur J cancer, 2003, 39: 2 470-2 486.

[20] 程晓东, 吕卫国, 叶枫, 等. 局部晚期子宫颈癌新辅助化疗价值的评估[J]. 中华妇产科杂志, 2006, 41: 95-98.

[21] NIWA T, YOSHIDA T, DOIUCHI. T, et al. Factors Predicting tumor regression in locally advanced Cervical adenocarcinoma treated with balloon—occluded intra—arterial chemotherapy[J]. The British Journal of Radiology, 2008, 81: 659-665.

[22] GEER B E, FIGG D C, TAMIM H K, et al. Adenocarcinoma of the cervix treated by radical hysterectomy and pelvic lymph node dissection[J]. Am J Obstet Gynecol, 1989, 1960: 1 509-1 514.

[23] BROW J V, BEREK J S. Ovarian meastases are rare in stage $I$ adenocarcinoma of the cervix[J]. Obstet Gynecol, 1990, 76: 623-626.

[24] SUTTON G P, BUNDY B N, DELGADO G. Ovarian metastasis in stage $I_B$ adenocarcinoma of the cervix[J]. Am J Obstet Gynecol, 1992, 166: 50-53.

[25] NATSUME N, AOKIY, KASE H, et al. Ovarian metastasis in stage $I_B$ and $II_B$ cervical adenocarcinoma[J]. Gynecol Oncol, 1999, 74: 255-258.

[26] TAO X, HU W, PEDRO T, et al. Chemotherapy for recurrent and metastatic Cervical Cancer[J]. Gynecol Oncol, 2008, 110: S67-S71.

[27] LONG H J, BUNDY B N, GRENDY E C, et al. Randomited phase III of Cisplatin With or Without topotecan in Carcinoma of the uterine Cervix: a Gynecol Oncol Group Study[J]. J Clin Oncol, 2005, 23: 4626-4633.

[28] CHARGUI R, DAMAK T, KHOMSI F, et al.

Frognostic factors and clinicoPathologic Characteristics of invasive adenocarcinoma of the uterine Cervix[J]. Am J Obstet Gynecol,2006,194:43-48.

[29]黄欣,李孟达.子宫颈腺鳞癌29例临床分析[J].新医学,1997,28(S1):56-57.

[30]李孟达.子宫颈癌的诊断和治疗[M].2版.广州:广东教育出版社,1993,64-101.

[31]张惜阴,朱人烈.临床妇科肿瘤学[M].2版.上海:上海医科大学出版社,1993,83-125.

[32]庄桂霞,曹斌融.子宫颈腺鳞癌七例临床分析[J].中华妇产科杂志,1999,29(8):490-491.

[33]AMALINEI C,BALAN R,STOLNICU S,et al. Adenosquamous cervical carcinoma morphological characteristics[J]. Rev Med Chir Soc Med Nat Iasi,2005,109(2):343-346.

[34]YASUDA S,KOJIMA A,MAENO Y,et al. Poor prognosis of patients with stage I_{BI} adenosquamous cell carcinoma of the uterine cervix with pelvic lymphnode metastasis[J]. Kobe J Med Sci,2006,52(1):9-15.

[35]BENDA J A,PLATZ C E,BUCHSBAUM H,et al. Mucin production in defining mixed carcinoma of the uterine cervix:a clinicopathologic study[J]. Int J Gynecol Pathol 1985,4:314-327.

[36]TSUTOMU T,NOBUHIRO T,NAOTAKE T,et al. Clinical Value of Tumor Markers for Early Detection of Recurrence in Patients with Cervical Adenocarcinoma[J]z and Adenosquamous Carcinoma[J]. Tumor Biology 2000,21:375-380.

[37]IWASAKA T,FUKUDA K,HARA K,et al. Neoadjuvant chemotherapy with mitomycin C,etoposide,and cisplatin for adenocarcinoma of the cervix[J]. Gynecol Oncol,1998,70(2):236-240.

[38]IVANOV S,ZERVUDIS S,IVANOV S. Metastatic cancer in transposed ovaries after radical Wertheim—Meigs hysterectomy for a stage I_B and II_A cervical cancer[J]. Akush Ginekol (Sofiia),2003,42(5):22-24.

[39]NATSUME N,AOKI Y,KASE H,et al. Ovarian metastasis in stage I_B and II cervical adenocarcinoma[J]. Gynecol Oncol,1999,74(2):255-258.

[40]RADIC V,KUKURA V,CIGLAR S. Adenosquamous carcinoma of the uterine cervix—adjuvant chemotherapeutic treatment with paclitaxel and carboplatin:a case report[J]. Eur J Gynaecol Oncol,2005,26(4):449-450.

[41]YAZIGI R,SANDSTAD J,MUNOZ A K,et al. Adenosquamous carcinoma of the cervix:prognosis in stage I_B[J]. Obstet Gynecol,1990,75(6):1 012-1 015.

[42]SILVA C S,CARDOSO C O,MENEGAZ R A,et al. Cervical stump cancer:a study of 14 cases[J]. Arch Gynecol Obstet,2004,270:126-128.

[43]IGBOELI P,KAPP D S,LAWRENCE R,et al. Carcinoma of the cervical stump:comparison of radiation therapy factors,survival and patterns of failture with carcinoma of the intact uterus[J]. Int J Radiat Oncol Biol Phys,1983,9:153-159.

[44]PETERSEN L K,MAMSEN A,JAKOBSEN A. Carcinoma of the cervical stump[J]. Gynecologic Oncology,1992,46:199-202.

[45]KOVALIC J J,GRIGSBY P W,PEREZ C A,et al. Cervical stump carcinoma[J]. Int J Radiation Oncology Biol. Phys,1991,20:933-938.

[46]BARILLOT I,HORIOT J C,CUISENIER J,et al. Carcinoma of the cervical stump:a review of 213 cases[J]. Eur J cancer,1993,29(9):1 231-1 236.

[47]MILLER B E,COPELAND L J,HAMBERGER A D,et al. Carcinoma of the cervical stump[J]. Gynecologic Oncology,1984,18:100-108.

[48]HANNOUN — LEVI T M,PEIFFERT D,HOFFSTETTER S,et al. Carcinoma of the cervical stump:retrospective analysis of 77cases[J]. Radiotherapy and Oncology,1997,43:147-153.

[49]HELLSTROM A C,SIGURJONSON T,PETTERSSON F,et al. Carcinoma of the cervical stump:the radiumhemmet series 1959—1987 treatment and prognosis[J]. Acta Obstet Gynecol Scand,2001,80(2):152-157.

[50]IGBOELI P,KAPP D S,LAWRENCE R,et al. Carcinoma of the cervical stump:comparison of radiation therapy factors,survival and patterns of failure with carcinoma of the intact uterus[J]. Int J Radiat Oncol Biol Phys,1983,9:153-159.

[51]KOVALIC J J,GRIGSBY P W,PEREZ C A,et al. Cervical stump carcinoma[J]. Int J Radiat Oncol Biol Phys,1991,20:933-938.

[52]HANNOUN—LEI T M,PEIFFERT D,HOFF-STETTER S,et al. Carcinoma of the cervical stump:retrospective analysis of 77 cases[J]. Radiotherapy and Oncology,1997,43:147-153.

[53]孙建衡. 妇科恶性肿瘤放射治疗学[M]. 北京:协和医科大学出版社,2002:149-152.

[54]陈洁,张志毅. 宫颈残端癌 83 例临床分析[J]. 上海医科大学学报,1997,24:315-316.

[55]楼寒梅,李琴. 浸润性宫颈癌治疗后淋巴道转移的临床分析[J]. 癌症,2007,26:1 248-1 251.

[56]PREMPREE T,PATANAPHAN V,SCOTT R M, et al. Radiation management of carcinoma of the cervical stump[J]. Cancer,1979,43:1 262-1 273.

[57]GOODMAN H M,NILOFF J M,BUTTLAR C A,et al. Adenocarcinoma of the cervical stump [J]. Gynecol Oncol,1989,35(2):188-192.

[58]BARILLOT I,HORIOT J C,CUISENIER J,et al. Carcinoma of the cervical stump:a review of 213 cases[J]. Eur J Cancer,1993,29(9):1 231-1 236.

[59]FLOY N,BISSONNETTE F,AMSEL R T,et al. The Psychosocial Outcomes of total and subtotal hysterectomy:a randomized controlled trial [J]. J Sex Med 2006,3:483-491.

[60]GIMBEL H. Total of subtotal hysterectomy for benign uterine diseases? A meta—analysis[J]. Acta Obstetricia et Gynecologica,2007,86:133-144.

[61]LETHABY A,IVANOVA V,JOHNSON N P. Total versus subtotal hysterectomy for benign gynaecological conditions[J]. Obstetrics & Gynecology,2007,110:705-706.

[62]楼洪坤,高永良. 子宫颈小细胞癌[J]. 国外医学妇产科学分册,2000,27(2):94-96.

[63] ALBORES — SAAVEDRA J,GERSELL D, GILKS B,et al. Terminology of endocrine tumors of the uterine cervix[J]. Arch pathol Lab Med, 1997,121:34-39.

[64]CHEN J,MACDONALD K,DAVID K,et al. Incidence,Martality,and Prognostic Factors of Small Cell Carcinoma of the Cervix[J]. Obstet Gynecol,2008,111:1 394-1 402.

[65]TSUNO S,JOBO T,ARAI M,et al. Small cell carcinoma of the uterine cervix:a clinico pathologic study of 11 cases[J]. Int J Gynecol cancer,

2005,15(2):295-300.

[66]楼洪坤,王兰兰,吴道芹. 子宫颈小细胞癌[M]// 陈惠祯,蔡红兵,毛永荣. 现代妇科肿瘤学. 武汉:湖北科学技术出版社,2006:543-547.

[67]CROWDER S,TULLER E. Small cell Carcinoma of the Female genital tract[J]. Semin Oncol, 2007,34:57-63.

[68]BERMUDEZ A,VIGHI S,CARCIA A,et al. Neuroendocrine Cervical Carcinoma diagnostic and the therapeutic challenge[J]. Gynecol Oncol, 2001,82(1):32-39.

[69]INSHIDA G M,KATO N,HAYASAKA T,et al. Small cell Neuroendocrine Carcinoma of the uterine cervix a histological. Immunohistochemical and molecular genetic study[J]. Int J Gynecol Pathology,2004,23(4):366-372.

[70]MASUNOTO N,FUJII T,ISHIKAWA M,et al. P16 overexpression and human papillomavirus infection in small cell carcinoma of the uterine cervix[J]. Hum Pathology,2003,34(8):778-783.

[71]SCHMIDT D,HORN L C,KOMMOSS F. Neuroendocrine Carcinoma of the cervix[J]. Pathologe,2005,26(1):262-265.

[72]KIM Y,HA H J,HIM J S,et al. Significamce of cytoiogic smears in the diagnosis of small cell carcinoma of the uterine cervix[J]. Acta cytol, 2002,46:637-944.

[73]NA W K,EHEUNG L K,LIAS,et al. Thin-layer cytology finding of small cell carinoma of the lower femal genital fract[J]. Review of Three Cases with Molecular Anelysis Acta Cytlo,2003, 47:56-64.

[74]SEVIN B U,METHOD M W,NADJI M,et al. Efficacy of radical hysterectomy as treatment for patients with small cell carcinoma of the cervix [J]. Cancer,1996,77:1 489-1 493.

[75]BIFULCO G,MANADATO V D,GIAMPAOLINO P,et al. Small cell neuroendocrine cervical carcinoma with 1—year following—up:case report and review[J]. Anticancer Research,2009, 29:477-484.

[76]BURUTA D M,SCHORGE J O,DUSKA L A,et al. Multimodality therapy in early stage neuroendocrine carcinoma of the uterine cervix[J]. Gyne-

col Oncol,2001,8(1):82-87.

[77]HOSKINS P J,SWENERTON K D,PIKE J A,et al. Small cell carcinoma of the cervix:fourteen years of experience at a single institution using a combined modality regimen of involved—field irradiation and platinum—based combination chemotherapy[J]. J Clin Oncol,2003,21:3 495-3 501.

[78]LEE J M,LEEK B,NAM J H,et al. Prognostic factors in FIGO stage I B—II A small cell neuro-endocrine carcinoma of the uterine cervix treated-surgically: results of a multi—center retrospec-tive Korean study[J]. Annals of Oncolog,2008,19:321-326.

[79]殷卓敏,于爱军,吴梅娟,等.早期宫颈小细胞癌20例临床分析[J].肿瘤学杂志,2009,15(8):756-758.

# 29 子宫颈恶性黑色素瘤、葡萄状肉瘤、恶性淋巴瘤、转移癌

宫颈的恶性肿瘤多为癌症,其中80%~90%为鳞状细胞癌,10%~20%为腺癌,其余的为腺鳞癌、肉瘤、黑色素瘤及转移癌等。子宫颈其他恶性肿瘤中,发病率相对较高者,人们已经有了统一的认识与治疗方法,对于较为罕见的肿瘤,则仍处于探索阶段。

## 29.1 子宫颈恶性黑色素瘤

黑色素瘤(malignant melanoma)是一种常见的皮肤及黏膜的肿瘤,发生率约占恶性肿瘤的1%。女性恶性黑色素瘤中,5%发生于生殖道,常见于外阴及阴道,罕见于卵巢、宫体及宫颈。以往认为,阴道及宫颈黏膜缺乏黑色素细胞,故不会发生原发性黑色素瘤。Cid[1]首先报道3.5%的妇女宫颈上存在含黑色素的细胞。自1954年至2006年,文献上报道的原发子宫颈的恶性黑色素瘤患者为40例。宫颈恶性黑色素瘤罕见,侵袭性强,患者的生存期较短。约60%的患者在就诊时已有宫颈外的病灶[2],且多在诊断后的数月到2年内出现局部复发或远处转移[3]。

### 29.1.1 临床特征

(1)年龄:依文献报道,患者的发病年龄为20~83岁,平均年龄为56岁。以老年人多见。

(2)症状:阴道出血是主要症状,发生率为85%,约29%的患者没有明显症状。有些患者是在妇科检查时发现的。

(3)妇检:多数宫颈病灶表现为有色素沉着的息肉状肿块。

(4)分期:多数患者诊断时FIGO分期为Ⅰ期及Ⅱ期。

### 29.1.2 病理特征

因为病理上与多种肿瘤如恶性淋巴瘤、癌及肉瘤相似,其诊断可能较为困难。有学者认为[4],原发性宫颈恶性黑色素瘤的诊断主要依靠病灶邻近上皮的连接部位的活性变化。有些没有连接部位的变化的患者,因为其他部位没有发现原发灶,也被诊断为原发宫颈恶性黑色素瘤。免疫组化检测有助于发现黑色素颗粒,但有些黑色素瘤的患者S 100蛋白及HMB 45为阴性。

### 29.1.3 治疗

由于报道的病例数少,发现时多为晚期,肿瘤的生物学特性无法预计,且治疗方案不统一,目前还没有形成该病的最佳治疗方案。其治疗方法包括手术、放疗及化疗。推荐的方案多为手术治疗,包括根治性子宫切除术、盆腔淋巴结清除及部分阴道切除术,最好使肿瘤距切缘2cm。尽管放疗的有效性没有被证实,由于其可改善局部控制、导致肿瘤退缩,放疗被作为辅助治疗及姑息治疗,特别是当手术切缘不净时。辅助化疗的运用存在争议,且没有已证实的方案。很多学者报道了辅助放、化疗效

果不佳。

## 29.1.4  预后

由于资料不足，宫颈原发黑色素瘤的准确的预后尚无法得到。但与其他的宫颈癌相比，其预后差。其 5 年生存率较低，Ⅰ期不超过 40%，Ⅱ期仅为 14%。文献中除 1 例妇检时发现的ⅡA 期患者经根治性子宫切除、盆腔淋巴结清除及部分阴道切除术后生存 14 年外，Ⅰ期及Ⅱ期的患者的平均生存期约为 14.8 个月。

（黄　奕　姚爱香）

## 29.2  子宫颈葡萄状肉瘤

横纹肌肉瘤是一种起源于中胚叶的高度恶性的肿瘤，是儿童期及青春期最常见的软组织肉瘤，占这 2 个年龄段所有恶性肿瘤的 4%~6%。这类肿瘤通常见于头颈部，20% 的原发灶位于泌尿生殖道，胚胎性横纹肌肉瘤约占 50% 以上。起源于女性生殖道的横纹肌肉瘤主要为胚胎性及葡萄状亚型。葡萄状肉瘤（sarcoma botryoides）是胚胎性横纹肌肉瘤的一种变异体，在横纹肌肉瘤中约占 10% 以下。葡萄状肉瘤通常发生于幼儿的阴道，较少发生于宫颈。

### 29.2.1  临床特征

（1）年龄：该病多发生于青春期，患者的发病年龄为 20 岁左右[5]，高发年龄段为 10~20 岁。

（2）症状：典型的临床表现是阴道出血。

（3）妇检：多数宫颈病灶表现为葡萄状的息肉状肿块。很多情况下，肿瘤最初易被误诊为良性的宫颈内口或子宫内膜息肉，经局部切除后常出现多处复发。

（4）分组：横纹肌肉瘤研究合作组（IRS）对横纹肌肉瘤给予了临床分组分类，详见表 29-1。

**表 29-1　IRS 临床分组分类**

Ⅰ组
　局限性病灶，可完全切除
　　A. 局限于原发器官或肌肉
　　B. 累及原发器官或肌肉以外；区域淋巴结未受累
Ⅱ组
　切除不理想或者首次手术为以下 3 种情况
　　A. 肿瘤基本切除，仅镜下残留
　　B. 局限性病灶，切除完全，淋巴结可能受累或出现肿瘤扩散至邻近器官
　　C. 局限性病灶，淋巴结受累，大体切除，镜下残留
Ⅲ组
　肿瘤切除不完全，或仅活检，残留灶大
Ⅳ组
　就诊时远处转移

葡萄状肉瘤的分组参照表 29-1。

### 29.2.2  病理特征

葡萄状肉瘤表现出骨骼肌的分化，可能起源于始胚细胞。该肿瘤的病理诊断主要依靠典型的横纹肌细胞的出现，镜下由稀疏分散的纺锤形、圆形的、含或不含横条纹的嗜曙红横纹肌细胞组成，含黏液或水肿基质。

肿瘤细胞具有肌间线蛋白、肌球蛋白、肌肉特异性肌动蛋白的免疫活性，使得此 3 种蛋白成为最有用的免疫组化的标记物，三者的阳性表达率分别为 75%~100%、28%~67% 及 78%~97%。在分化较差的横纹肌肉瘤中，上述标记物的敏感性及特异性都不高，使得该病难以与其他低分化的小的圆细胞的肿瘤，如 Ewing's 肉瘤、神经瘤及未分化肉瘤区分开。近来，MyoD1（肌细胞决定基因 1 号）及肌浆素被认为是肌源调控分子，被认为是肌肉特异性的转录因子。MyoD1 可能参与骨骼肌分化的初期阶段，而肌浆素则诱导终末分化。故此二者被认为是横纹肌肉瘤的敏感、特异指标。研究发现，常规石蜡包埋的横纹肌肉瘤标本中，肿瘤细胞的此 2 种标记物的检出率为

70%～100%。这2种标记物在具有横纹肌细胞分化的其他肿瘤中也可能为阳性,如Willm's瘤、神经细胞瘤等。

### 29.2.3 治疗

1970年以前,尽管疗效不佳,横纹肌肉瘤的主要肿瘤方法是根治性的手术(包括盆腔脏器切除)。通过1972年以后的试验,IRS将治疗方案进行了更改,提出了化疗,使该病的治愈率从1960年的25%上升至1985年的70%。有研究报道,宫颈葡萄状肉瘤的患者经局部切除及化疗,保留了生育及膀胱功能,取得了较好的疗效[6]。广泛使用的化疗方案包括长春新碱、放线菌素D及环磷酰胺。宫颈葡萄状肉瘤的患者仅行手术(息肉切除/宫颈切除),而不采用化疗时有复发的风险。故认为对于宫颈葡萄状肉瘤的患者,即便为I组的患者,无论采取何种手术方式,均应进行术后化疗。

### 29.2.4 预后

临床 I 组的横纹肌肉瘤的患者经VA方案(依照IRS－方案Ⅲ)化疗1年后的5年生存率为93%。葡萄状肉瘤是横纹肌肉瘤中预后较好的组织类型。

(黄　奕　袁运水)

## 29.3　子宫颈恶性淋巴瘤

当恶性淋巴瘤出现广泛播散时,可有约40%的女性生殖道受累。但原发于子宫或阴道的恶性淋巴瘤却十分罕见。据报道,约25%恶性淋巴瘤的患者病灶位于淋巴结外,仅1%的节外淋巴瘤的妇女就诊时病灶位于生殖道。女性生殖道最常出现原发性恶性淋巴瘤的部位是宫颈,而原发于宫颈的恶性淋巴瘤仅占宫颈癌的1%以下。宫颈淋巴瘤的预后较好,即便就诊时已是局部晚期者预后也较好。

### 29.3.1 临床特征

(1)年龄:就诊时,患者的年龄为20～80岁,平均年龄为40～59岁。

(2)症状:约70%的患者出现异常阴道出血,40%的患者会阴不适,20%有阴道分泌物。

(3)妇检:由于该肿瘤起源于宫颈间质,鳞状上皮的完整排列在起初得以保存。因此宫颈细胞学检测对该病的诊断并不可靠。最常见的临床表现是弥漫性宫颈增大,其直径平均约4cm。有时,妇检可见息肉或结节状团块,或是类似于平滑肌瘤的黏膜下团块。该病的确诊须行活检。

(4)分期:该病的分期是依据FIGO分期。由于该病常出现区域淋巴结转移,淋巴造影有助于诊断。

### 29.3.2 病理特征

宫颈的恶性淋巴瘤、霍奇金病、白血病及低分化的癌与肉瘤需要相鉴别。良好的固定、切片薄、HE染色良好、特殊染色及电镜的使用有助于鉴别诊断。活检标本的标记物的检测有助于诊断。当外周血未见白血病细胞时,只能通过临床特征来区分恶性淋巴瘤及累及女性生殖道的白血病。

### 29.3.3 治疗

宫颈恶性淋巴瘤的治疗手段包括手术、化疗及放疗。经腹手术目前尚存在争议。

宫颈恶性淋巴瘤是放疗极其有效的疾病,其放疗效果优于同期的宫颈癌。当病灶局限于盆腹腔时,单行放疗就能起到治疗作用。通过淋巴照影及增强CT扫描,可判断哪些患者需接受中等剂量的放疗(4 000～5 000rad)。放疗采用外照射为主,副作用小,放射野包括盆腔、腹主动脉旁淋巴结或是全腹腔。除外想保留卵巢功能的绝经前的早期患者,盆腔及腹主动脉旁的外照射放疗应作为治疗的首选。肿瘤的大小不影响放疗的有效性及预后。ⅡA期以上的患者需采用延伸野照射。肿瘤的消退有时较慢,需数月方能见到完全缓解。

经过恰当的治疗,宫颈恶性淋巴瘤的局部复发少见,复发多为远处播散,如骨髓、肺及肝脏。一旦出现局部复发及远处转移,需采用化疗。含阿霉素的化疗可用于弥漫性组织细胞淋巴瘤。

### 29.3.4 预后

由于宫颈恶性淋巴瘤对放疗非常敏感,其预后较好。对于晚期的患者,经过恰当的治疗,也能取得较好的效果。

(漆林涛　黄　奕)

## 29.4 子宫颈转移癌

宫颈的转移癌少见,约占女性生殖系统转移癌的 3.7%[7]。这可能是由于宫颈的纤维组织含量高,血供不丰富所致。判定宫颈的恶性肿瘤为原发性还是继发性十分重要,因为这将有利于判定预后及选择准确的治疗方案。宫颈转移癌的原发灶多位于子宫内膜及卵巢,亦可来源于生殖道以外的肿瘤,如乳腺、胃肠道等。

### 29.4.1 来源于生殖道的宫颈转移癌

(1)原发灶位于子宫内膜:转移性的宫颈腺癌最常见的原发灶位于子宫内膜(除外由宫内膜癌直接浸润者)。其发病年龄约 62.2 岁(50～76 岁)[8],主要症状为绝经后出血、不规则阴道出血,有的表现为宫颈刮片,提示腺癌。其病理上主要为子宫内膜样腺癌,也可见透明细胞癌。病理类型为子宫内膜样腺癌 $G_1$ 者,多为宫颈表面种植,子宫内膜样腺癌 $G_2$～$G_3$ 者及透明细胞癌者,则多有脉管内播散或深肌层浸润。治疗上以手术为主,范围包括全子宫、双附件切除、盆腔及腹主动脉旁淋巴结切除。

(2)原发灶位于卵巢:转移性宫颈腺癌第二常见的原发部位为卵巢。其发病多为绝经后妇女,主要症状为阴道异常出血、腹胀或盆腔包块。其病理上主要为子宫内膜样腺癌,多有脉管内播散或深肌层浸润。治疗上以手术为主,范围包括全子宫、双附件、大网膜切除,结肠受侵者行结肠切除。

(3)原发灶位于输卵管:转移性宫颈腺癌也可来源于输卵管。据报道[8],其症状可表现为异常子宫出血,其病理上也可为子宫内膜样腺癌,治疗上以手术为主,范围包括全子宫、双附件切除及盆腔淋巴结切除。

### 29.4.2 来源于非生殖道的宫颈转移癌

来源于非生殖道的宫颈癌的原发灶部位可位于乳腺(47.3%)、胃(29%)、皮肤黑色素瘤(5.4%)、肺(4.3%)、直肠(3.2%)、胰腺(3.2%)和肾脏(3.2%)[9]。由于其发病率低,尚未形成统一的治疗方案。可参照原发肿瘤治疗方案进行处理。结合病情行化疗、放疗或手术切除。

(1)原发灶位于乳腺:非生殖道来源的宫颈转移癌的最常见的原发灶部位是乳腺。患者的平均年龄约 51 岁(39～74 岁)[10],主要症状为阴道出血,尤其是绝经后阴道出血。原发灶与转移灶发现的时间间隔约 28.5 个月(2～96 个月),平均生存期为 16 个月(0～156 个月)。

(2)原发灶位于胃肠道:非生殖道来源的宫颈转移癌的第二常见的原发灶部位是胃肠道。原发灶多位于结直肠、胃。原发肿瘤多先被发现或是与转移灶同时被发现,极少数情况先发现转移瘤。原发肿瘤几乎全部浸润胃肠道全层,且多有区域淋巴结转移。

原发于胃癌的患者的平均年龄相对较小,约 46 岁(20～75 岁)[10],患者可表现为无症状或是阴道出血,尤其是绝经后阴道出血。原发灶与转移灶发现的时间间隔约 4.5 个月(1～36 个月),平均生存期为 3 个月(0～11 个月)。

原发于大肠癌的患者的平均年龄约 60.5 岁(35～77 岁)[10],患者可表现为阴道出血,尤其是绝经后阴道出血。原发灶与转移灶发现的时间间隔约 18.2 个月(0～60 个月),平均生存期为 10 个月(1～48 个月)。

(漆林涛　黄　奕)

## 参 考 文 献

[1] CID J M. Melanoid pigmentation of endocervix

[J]. Ann Anat Pathol,1959,4:617-128.

[2]TEIXEIRA J C,SALINA J R,TEIXEIRA L C,et al. Primary melanoma of the uterine cervix figo stage ⅢB[J]. Sao Paulo Med J,1998,116:1 778-1 780.

[3]ZAMIATI S,SAHRAOUI S,JABRI L,et al. Primary malignant melanoma of the cervix uteri:apropos of 1 case with review of the literature[J]. Gynecol Obstet Fertil,2001,29:381-385.

[4]CANTUARIA G,ANGIOLI R,NAHMIAS J,et al. Primary malignant melanoma of the uterine cervix[J]. Gynecol Oncol,1999,75:170-174.

[5]DAYA D A,SCULLY R E. Sarcoma botryoides of the uterine cervix in young women:a clinicopatholog-ical study of 13 cases[J]. Gynecol Oncol, 1988,29:290-304.

[6]LIN J,LAM S K,CHEUNG T H,et al. Sarcoma botryoides of the cervix treated with limited surgery and chemotherapy to preserve fertility[J]. Gynecol Oncol,1995,58:270-273.

[7]MAZUR M T,HSUEH S,GERSELL D J. Metastases to the female genital tract analysis of 325 cases[J]. Cancer,1984,53:1 978-1 984.

[8]NICHOLAS J M,ALEXANDER N,ANDREW G O. Non—primary cervical adenocarcinomas[J]. Pathology,1996,28:293-297.

[9]NEELAM B K,WILLIAM R H. Metastases to the uterine corpus from extragenital cancers:a clinicopathologic study of 63 cases[J]. Cancer,1982, 50:2 163-2 169.

[10] NICHOLAS R L, PETER A H. Epithelial tumors metastatic to the uterine cervix[J]. Cancer,1986,57:2 002-2 005.

# 第五篇

## 子宫体肿瘤

# 30 子宫内膜增生

成年女性的月经是由于卵巢的卵泡发育、排卵、黄体形成和周期性分泌雌、孕激素,而使子宫内膜随之发生周期性增生、分泌、剥脱和出血等变化。如果卵巢功能失调,有卵泡发育而无排卵时,卵巢只分泌雌激素缺乏孕激素,子宫内膜受到大量雌激素影响或受到雌激素影响的时间过长,子宫内膜就会不断增生,而不发生分泌期变化,在病理学上称为子宫内膜增生或子宫内膜增生症(endometrial hyperplasia,EH)。无孕激素拮抗的长期雌激素刺激可能是导致子宫内膜增生的主要原因。雌激素水平的升高可以是内源性的(如不排卵、肥胖、具有分泌功能的卵巢肿瘤),也可以是外源性的如雌激素替代疗法、三苯氧胺的应用。Epplein 等[1]检测了近期服用避孕药以及激素治疗与患子宫内膜增生(EH)的相关风险。病例包括 1985—2003 年诊断为复杂型 EH 的妇女 289 人,不典型增生 EH 173 人。每个病例选择相同年龄妇女做对照。病例与首发症状时使用激素治疗 6 个月。计算优势比(OR)和 95% 的可信区间。结果显示,使用激素治疗的妇女与对照组比较可增加患子宫内膜增生的风险(OR = 37.6;95% 的可信区间 8.8~160);同时服用雌孕激素与患 EH 的风险无关,而且这适用于复杂型 EH 和不典型 EH。进一步证实口服避孕药与 EH 的相关性,让更多的患者使用口服避孕药是合理的。这一项研究与以前的发现相似。

子宫内膜增生的发病率相关资料少有报道,Reed 等[2]根据大型综合卫生健康计划机构自动化处理的资料,统计了 18~90 岁有子宫内膜标本资料的妇女 63 688 人。子宫内膜增生最高年龄发病率是:单纯型增生 142/100 000;复杂型增生 213/100 000;不典型增生 56/100 000。随着年龄的增加,发病率降低,特别是不典型增生。其结论是:子宫内膜增生伴有或不伴有不典型增生发病率高峰在绝经后早期,特别是早于 60 岁者。

## 30.1 病理分类及特点

### 30.1.1 病理分类

对任何病变的认识都是一个不断深入的过程。40 年来,EH 的分类经历了一系列的演变。除世界卫生组织(WHO)分类外,至少提出过 7 个分类系统以划分内膜增生谱系(表 30-1)。

由于 EH 结构多样,"腺囊性扩张"并不能包括所有的内膜轻度增生;子宫内膜与胃肠道黏膜不同,不存在"内膜腺瘤"这一概念;"腺瘤性"一词是表明 EH 是肿瘤性的,一般不可逆转,实际并非完全如此;子宫内膜与宫颈和食管黏膜也不同,内膜层与肌层之间无明确的基底膜分隔。因此,"腺囊性增生""腺瘤性增生"和"宫内膜原位癌"等概念并不确切。1986 年

表 30-1　各作者提出的子宫内膜增生分类表

| 作者 | 分 | | 类 |
|---|---|---|---|
| Campbell[3] | 良性增生 | 不典型增生(Ⅰ、Ⅱ、Ⅲ型) | |
| Dockerty[4] | 腺囊性增生 | 腺性增生 | 腺性增生伴不典型增生 |
| Gusbery[5] | 轻度腺瘤性增生 | 中度腺瘤性增生 | 重度腺瘤性增生 |
| Gore[6] | 腺囊性增生 | 腺瘤性增生 | 间变、原位癌 |
| Vellios[7] | 腺囊性增生 | 腺瘤性增生 | 不典型增生 |
| Kempson[8] | 无不典型增生 | 不典型增生(轻、中、重度) | |
| Kurman[9] | 单纯性或复杂性增生 | 单纯性或复杂性不典型增生 | |

Kurman 等[9]以组织结构特点和有无细胞不典型性为基础提出一新分类法。他们分析了170 例诊断为不同程度增生的患者的刮宫标本,患者至少 1 年内未行子宫切除术,结果发展为癌者,在单纯性和复杂性增生的患者中占1.6%(2/122),不典型(单纯性和复杂性)增生的患者占 23%(11/48)。因而提出细胞的不典型性与发展为腺癌的危险度升高有关,而不是由于组织结构的复杂程度。1987 年国际妇科病理协会(International Socialty of Gynecological Pathology,ISGP)推荐了这个分类法。1994 年 Scully 等[10]修正 WHO 分类,接受 ISGP 关于 EH 分类的建议。新分类系统包括 4 种诊断类型(表 30-2),即根据组织结构特点将内膜增生分为单纯性和复杂性两种,再根据细胞学特点分出有无不典型性。

表 30-2　EH 的 WHO 分类(1994 年)

单纯性增生(simple hyperplasia)

复杂性增生(complex hyperplasia)

单纯性不典型增生(simple atypical hyperplasia)

复杂性不典型增生(complex atypical hyperplasia)

2014 年 WHO 分类中将其分成二类。

1.无非典型性子宫内膜增生(包括单纯性增生及复杂性增生)。

2.非典型性子宫内膜增生(包括单纯性不典型增生及复杂性非典型增生)/子宫内膜样上皮内瘤变。

## 30.1.2　病理特点

单纯性增生:单纯性增生被认为是子宫内膜和腺体呈正常的有雌激素刺激引起的生理反应,伴随子宫内膜不规则增生。单纯性增生在本质上是否可以作为子宫内膜肿瘤形成的预兆,这一点还是存在许多争议的。子宫内膜单纯性增生的表现为子宫内膜明显增厚,呈弥漫息肉状,刮出物量大。病变累及内膜功能层与基底层,间质与腺体同时增生,与晚期增殖期相似。腺体大小不一,轮廓规则,小者为小管状早期增殖期腺体,大者可呈囊状扩张,切面如干酪样,以往称为囊性增生,由于病变不仅限于腺体,现已取消这一名称。单纯增生腺体上皮细胞无异型性改变。(图 30-1,图 30-2)

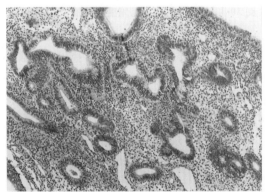

图 30-1　子宫内膜简单型增生或单纯性增生(一)(×200)

复杂性增生:子宫内膜可薄可厚,或呈息肉状,刮出物可多可少,病变为腺体局灶性增生而不累及间质,病变区腺体拥挤,可以"背靠

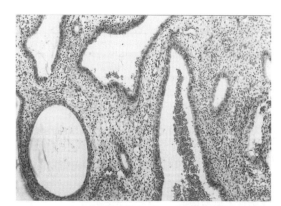

图 30-2　子宫内膜简单型增生或腺囊性增生(二)
(×200)

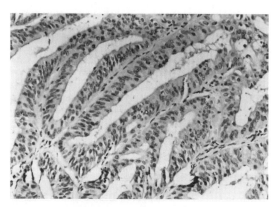

图 30-4　子宫内膜复杂型增生或不典型增生
(×400)

背",间质明显减少。腺体轮廓不规则,或弯曲呈锯齿状,或腺腔内有乳头状结构。腺上皮细胞与单纯增生相似,不具异型性。以往亦归类为癌前病变,造成处理上的不一致(图30-3)。

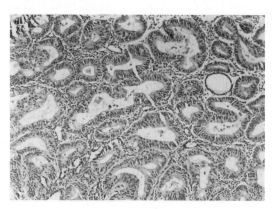

图 30-3　子宫内膜复杂型增生或腺瘤性增生
(×200)

不典型增生:增生限于子宫内膜腺体,腺上皮细胞异型性是诊断的关键,具癌变倾向,属癌前病变。病变呈局灶性或灶性分布,其间可有正常、萎缩或其他类型增生的腺体。病变区腺体增多,轮廓不规则,间质减少。腺上皮异型性的形态标准为:细胞排列极向紊乱或消失,细胞核增大变圆,不规则,核仁明显(图30-4)。

长期观察,绝大多数子宫内膜增生是一种可逆转的病变,仅有少数病例在一定时期后可能发展为癌,这类癌前病变可能是子宫内膜腺上皮脱落不全而呈现不规则的增生样改变。轻度增生可能有自发逆转的趋势,而重度增生则有较大的恶变倾向。

(黄利华　毛永荣)

## 30.2　恶性潜能

要确定子宫内膜增生自然史的某种因素是困难的:①病理学标准对不典型增生不同形态标准和术语反复改变;②早期取样常常是采用刮宫术,刮取部分或所有病变研究;③共存病变,其他病变如腺癌可能在诊断时共存;④继激素干预或手术干预后常常中断不典型增生自然史的观察。然而合理的有效的资料支持以下的论断:①子宫内膜不典型增生是最常见的无拮抗长期雌激素刺激的结果;②如果雌激素刺激消除或促孕反应或抗雌激素治疗,某些不典型增生可以逆转;③某些不典型增生可以与浸润腺癌共存或进展为浸润腺癌;④进展为浸润腺癌的可能性与(组织学)结构的程度或细胞学的异型性相关。由单纯型增生进展为腺癌的比率是1%,由复杂型增生进展为癌的比率是3%。从不典型增生进展比率较高:单纯型不典型增生为8%,复杂型不典型增生为29%[11,12]。

Kurman曾对170名合并不同级别子宫内膜增生的患者进行了随访(均未行子宫切除术以及化疗)[13],其中1/3的患者在经诊刮确诊后毫无症状,只有2%非不典型增生患者以及23%的不典型增生患者最后发展为癌

（P＝0.001），有 2 例在发展到癌之前子宫内膜经历了从无不典型增生变化为不典型增生的过程。

有学者认为腺体复杂，重叠在一起的不典型增生患者较单纯不典型增生细胞的危险性较高，但是这一点还没有确定。[14] James[15] 等数据表明，有 SH 或 CH 的患者长期的危险性低于 5％，但是子宫内膜不典型增生（AH）的患者危险性接近 30％。这些数据的研究有重要意义。

总之，子宫内膜癌前病变与子宫内膜癌在组织发生上有密切关系，存在一定程度的恶性潜能，其癌变的可能性随细胞异型性增生的程度增加而增加。

（杨冠初　颜琳　张帆）

## 30.3　临床特征

（1）发病年龄：子宫内膜癌前病变多见于更年期妇女，尤其是在绝经后的早期[2]，但也有资料报道多发于年轻不孕妇女[17]。

（2）主要症状：异常不规则阴道出血，是子宫内膜增生主要症状，可表现为月经稀少或闭经一段时间后继发阴道出血。但也有少数潜隐型患者无阴道出血，患者及医生均易忽视而延误诊断。潜隐型患者多为老年患者，因缺乏雌激素，宫颈皱缩而闭锁，肿瘤所出之血不能外流。癌前病变患者常合并多囊卵巢综合征，表现为月经失调、不孕、多毛、男性化和卵巢囊性增生以及肥胖、高血压等。

（3）体征：一般患者常无明显异常，有时子宫可稍增大、饱满，偶尔可触及一侧及双侧增大的囊性卵巢。

## 30.4　诊断

（1）病史：注意本病的高危因素，如老年、肥胖、绝经延后、少育或不育等，并需询问家族肿瘤史。本病的主要症状是不规则阴道出血。大约 70％ 的子宫出血的妇女诊断为良性病变；15％ 诊断为癌；15％ 诊断为子宫内膜增生（EH），病变范围广，从轻度可逆增生到中度癌前病变[16]。

（2）细胞学检查：仅从阴道后穹隆或宫颈管口吸取分泌物或刮片取得内膜脱落细胞做涂片阳性率不高。若用特制的宫腔吸管或宫腔刷放入宫腔，采用宫腔冲洗法、子宫吸片法，则能取得较高的阳性率。此种检查可作为临床可疑患者的初筛方法。但细胞学不能代替组织学诊断。

（3）组织刮取活检：特别是行分段诊断是确诊内膜形态最常用的刮取内膜组织的方法。为了弄清病变是否累及颈管，刮宫时应分段进行，先用小刮匙环刮宫颈管，再进宫腔搔刮内膜，取得的刮出物应分瓶标记送病理检查。分段诊刮时动作要轻柔小心，以免穿孔。门诊患者可用 Novak 刮匙分别于宫腔四壁刮取内膜送检，但有时所获组织太少，不能满足诊断要求，仍需分段刮宫。

值得注意的是约 50％ 诊断为子宫内膜不典型增生（AH）的患者同时伴有癌[16]。因此，采用分段诊刮为 AH 的患者仍不能排除同时伴有癌。造成癌漏诊的原因可能是：①宫内刮取组织太少或不够全面，漏诊最高的是早期癌；②经验不够丰富的妇科医生诊刮时刮匙未进入宫腔，仅刮取宫颈管组织，造成漏诊；③缺乏经验的病理科医生，将分化好的内膜腺癌误诊为不典型增生。

（4）宫腔镜活检：宫腔镜是早期诊断内膜癌前病变的可靠方法。通过宫腔镜不仅能直视宫腔内病灶的形态、位置和范围，还可在直视下进行刮宫术或负压吸引并取活体组织。准确性较高。

（5）B 型超声波检查：B 超可见子宫大小正常，仅见宫腔线条紊乱中断。特别是多普勒超声检查对诊断内膜病变有一定作用。

（6）其他：还可以根据患者的具体情况进行基础体温的测定、血清激素的测定、CA125检测等。

（李冠初　颜琳　张帆）

## 30.5 治疗原则

不典型增生的治疗目的主要是阻止病变向内膜癌发展，其他也包括控制出血、治疗不育。不典型增生治疗方法的选择应根据患者的年龄、对生育的要求、病变的程度以及身体健康状况等综合考虑。在治疗时，应首先明确诊断，排除与内膜癌共存并查清不典型增生的原因，如存在多囊卵巢、卵巢功能性肿瘤、垂体瘤等情况时，应作针对性治疗。

原则上对年龄小于 40 岁，其癌变倾向低可采取积极地保守治疗为主，年轻而且盼生育者，首选药物治疗；对高血压、糖尿病、肥胖或年龄过老对手术耐受差者，也可考虑在严密随诊及检测下先行药物治疗；40 岁以上至绝经前患者可根据患者意愿行药物治疗或手术治疗；围绝经期和绝经后妇女特别是不典型增生患者应实施子宫切除，除非患者合并严重的手术禁忌证而不能耐受手术者，才使用药物治疗。

（李冠初 汪 洋 杨 静）

## 30.6 药物治疗

单纯性增生、复杂性增生的治疗可根据年龄、对生育要求等因素选择。一般认为，两者均为良性病变，癌变率均低，宜首选药物治疗。既往主要药物是孕激素。Ferenczy 等[17] 研究表明，单纯性增生、复杂性增生采用孕激素周期性治疗后，86％病变消退，未见转变为癌的病例，但 10.7％复发，其原因与病变高危因素，如肥胖、糖尿病、排卵障碍等依然存在有关。近年有文献报道，促性腺激素释放激素激动剂（GnRH-a）对单纯性增生、复杂性增生有较好的疗效。Agorastos 等[18] 治疗 30 例复杂性增生、12 例单纯性增生，随访 2 年发现 100％的患者子宫内膜转化为功能性子宫内膜或萎缩内膜。这表明 GnRH-a 治疗单纯性增生、复杂性增生的疗效与孕激素相似，且 GnRH-a 对控制出血的效果优于孕激素。一

般认为，GnRH-a 主要适用于复杂性增生，特别是不能手术或须行孕激素治疗或年轻患者。另外，也有学者采用达那唑治疗1～3个月，在随后 9 个月的随访中未见病变复发者，但由于达那唑副作用较明显，使其在临床应用中受到限制[20]。

对年轻有生育要求的子宫内膜非典型增生患者，可采取保守性药物治疗，减少癌变的机会，保留生育功能。

（1）雌、孕激素周期治疗[20]

1）年轻女性：这类患者尽量采用保守性药物治疗。可行雌-孕激素人工周期治疗 6 个月，3 个月后对子宫内膜重新进行检查，若病变转为良性，必须观察到规律的月经及排卵，否则必须继续周期性服用甲羟孕酮 10 mg/d，共 10 天，以抑制雌激素对子宫内膜的刺激。这种孕激素的使用到患者形成排卵或是诱导排卵，为今后的生育做准备。

2）育龄妇女：这类患者可用雌-孕激素人工周期治疗 3 个月。3 个月后必须对子宫内膜重新进行仔细检查，确定转为良性病变后患者继续使用氯米芬或促性腺激素继续治疗以诱导排卵。若患者当时并不想要生育，可以持续使用雌-孕激素人工周期进行治疗或用妈富隆治疗。

（2）孕激素治疗：孕激素类药物可以抑制雌激素引起子宫内膜增生，其作用机制为：①减少子宫内膜的雌激素核受体水平；②抑制子宫内膜 DNA 合成；③增加雌二醇脱氢酶及异柠檬酸脱氢酶活性，从而增加雌二醇向雌酮等活性较强的雌激素转化。Bonte 等[21] 报道用孕激素治疗子宫内膜原位癌或侵袭性癌最佳的反应是甲羟孕酮醋酸盐的血清水平是 90ng，甲羟孕酮醋酸盐在某种程度上能抑制下丘脑和垂体的活动，特别是抑制黄体生成素，其次是抑制促卵泡激素的产生。因而孕激素的作用机制是多方面的，它对肿瘤性子宫内膜最后的影响或局部的效果是子宫内膜明显的分化、成熟、分泌、上皮组织转化及萎缩。根据 Steiner[22]、Wilson 以及 Kolstad[23] 的报道，

单用孕激素治疗可消除 62% 的子宫内膜的原位病变,单用孕激素治疗的患者侵袭性肿瘤的发病率仅为 6%。Gal[24] 曾报道在一组对手术具有高风险因素的妇女中持续使用甲地孕酮 40mg/d,成功地控制了子宫内膜增生。

孕激素治疗主要应用于围绝经期妇女或绝经后妇女不愿意手术或手术禁忌证而不能耐受手术者。给药方法如下:甲羟孕酮量小者仅口服 10～30mg/d;剂量大者为 200～800mg/d;甲地孕酮 40～160mg/d;炔诺酮口服 1～4mg/d;己酸孕酮 250mg 肌注,每 3～7 天注射 1 次;氯地孕酮 20～40mg/d;以上诸药均以 3 个月为 1 个疗程。每完成 1 个疗程即刮宫取子宫内膜做组织学检查,根据对药物的反应,或停止治疗,或对药物的剂量酌情增减。

(3)其他药物治疗:除上述雌、孕激素以及促排卵药物的使用外,近年来倾向达那唑、促性腺激素释放素激动剂 GnRH-a 与孕激素药合用,以控制不典型增生。达那唑是治疗子宫内膜异位症的药物,对子宫内膜有着较强的抗增殖作用。每天用 200mg 剂量的达那唑治疗 3 个月,对子宫内膜增生有明显的效果。长效 GnRH-a 持续使用,可降调垂体的敏感性,使黄体生成素(LH)及尿促卵泡素(FSH)的分泌减少,最终导致持续的低雌激素血症,使雌二醇水平降至绝经后水平。故也可以用于子宫内膜不典型增生。

在药物治疗过程中须重视对不典型增生的监测,一般用药 3 个月为 1 个疗程,每完成 1 个疗程即应刮宫取子宫内膜做组织学检查,以监测药物反应,作为用药的依据。如果用药效果好,内膜腺体将表现为分泌期或萎缩性改变、间质细胞蜕膜样改变以及鳞状上皮化生。内膜已转化正常,即可停用孕激素;若内膜药物反应不好,须加大药物剂量,继续治疗。病情的监测还可以及早发现顽固性病变并注意癌变,提高警惕,及早处理。

(张　帆　杨庆忆　颜　琳)

## 30.7　手术治疗

(1)负压吸宫术或刮宫术:吸宫术或刮宫术不仅是重要的诊断方法,也是治疗的手段之一。其适应证如下。

1)生育期妇女经药物治疗无效者。

2)绝经前后妇女全身情况不能耐受较大手术,又不适宜药物治疗者。

负压吸宫术比刮宫术更为理想,吸宫所得的内膜,比刮宫取材更为全面。吸(刮)宫时,应分段吸(刮)取组织,先刮取子宫颈管组织,然后刮取宫腔内组织,要注意彻底清除宫腔前后壁、宫底及两侧角部的所有内膜组织,刮出物应分装送病检。有资料报道,在宫腔镜下进行刮宫术能够取得令人满意的治疗效果。

(2)子宫切除术:适应证如下。

1)40 岁以上,诊断明确,无生育要求者。

2)经正确的周期性药物治疗后,内膜持续增生或临床症状加重,并怀疑有癌变趋势或已发展为癌者。

3)不规则出血经刮宫术或药物治疗不能控制,或产后复发者。

4)重度不典型增生同时合并有严重的子宫出血和(或)怀疑有雌激素分泌性卵巢肿瘤者。

原则上对年轻而伴有 Ⅰ、Ⅱ 级不典型增生者采用次全子宫切除术,年龄较大而伴有 Ⅲ 级不典型增生者采用全子宫切除术。

(3)卵巢楔形切除术:适用于子宫内膜癌前病变合并多囊卵巢综合征经合理的周期性药物治疗无效者。卵巢楔形切除术是多囊卵巢综合征有效的治疗方法之一,Chamlian[25] 报道 12 例多囊卵巢综合征患者行卵巢楔形切除术后有 6 例受孕;也有其他学者报道楔形切除术后增生的内膜变为正常。

## 30.8　药物治疗疗效及其监测

子宫内膜增生经过正确的治疗,可获得满

意的治疗效果。Wentz[26]报道了两组子宫内膜不典型增生病例共50例,以甲地孕酮治疗的结果,其中8例为年轻患者,其他均为绝经后患者,每例在治疗停止后2个月刮取内膜,并在随诊期间继续定期刮宫或取内膜病检3~4次,以观察疗效。第一组治疗后,全部病例内膜恢复正常,并有3例妊娠分娩。第二组仍有3例不典型增生,其中2例重复使用甲地孕酮治疗1个疗程后内膜恢复正常,1例拒绝药物治疗而直接接受子宫切除。这50例患者随诊1~5年均未发生癌变。Chamlian 等[25]报告97例子宫内膜不典型增生的年轻患者,经治疗后妊娠者26例(27%),足月分娩20例(21%)。Kurman 等[13]报告40岁以下患者经治疗后有25%足月分娩。由此可见,对年轻患者应积极采用药物保守治疗。

Reed[27]等报道185例子宫内膜增生的病例,年龄18~85岁,平均年龄55.9岁,随访16.1周。行或不行黄体酮治疗2~6个月。行第二次取子宫内膜病检,与第一次病检比较,评价相对危险度(RR)。在185人中,115人为复杂型不典型增生,其中28.4%用孕激素治疗,30%没有治疗,病情持续进展(RR=1.20,95%的可信区间0.53~2.72)。结果表明不典型增生的妇女用孕激素治疗2~6个月可增加病变逆转的可能性,然而有超过1/4经治疗的患者表现病变持续进展。复杂型增生不伴有典型增生的患者治疗与不治疗者相比其逆转是常见的。但是药物治疗或刮宫术后仍有复发的可能,且有一定程度的癌变率,其原因可能是药物治疗效果不佳,或未能坚持周期性用药,或刮(吸)宫术时病变清除不彻底。盖铭英等[28]报道41例不典型增生患者,发现治疗效果与是否坚持用药有明显的关系。坚持治疗组15例中,有14例病变消失或好转,1例发展为癌;而未坚持治疗组26例中,有20例病变不变或加重,其中有4例发展为癌。同时还报道治疗后有8例患者妊娠,但有3例分别在产后2~13年复发,占妊娠人数的38%。Chamlian[25]认为这种复发的倾向,可能与机体内的一些使雌激素长期持续高水平的因素未能控制有关。对子宫内膜癌前病变患者有选择地切除子宫,其治愈率可达100%。因此,对子宫内膜增生,坚持不间断地定期随诊和合理治疗,可积极阻断子宫内膜增生恶变的趋势。

(张 帆 邸 石 杨 静)

## 参 考 文 献

[1] EPPLEIN M,REED S D,VOIGT L F,et al. Endometrial hyperplasia risk in relation to recent use of oral contraceptives and hormone therapy[J]. Ann Epidemiol,2009,19(1):1-7.

[2] REED S D,KATHERINE M N,CLINTON W L, et al. Incidence of endometrial hyperplasia[J]. Am J Obstet Gynecol,2009,200(6):678.

[3] CAMPBELL P E,BARTER R A. The significance of atypical endometrial hyperplasia[J]. J Obstet Gynecol Br Commonw,1961,68:6.

[4] BELL H K,DOCKERTY M B,RANDALL L. Precancerous lesions of the endometrium[J]. Am J Obstet Gynecol,1963,86:433-443.

[5] GUSBERY S B,KAPLAN A L. Precursors of corpus cancer:adenomatous hyperplasia as stage 0 carcinoma of the endometrium[J]. Am J Obstet Gynecol,1963,87:662-676.

[6] GORE H,HERTIG A T. Carcinoma in situ of the endometrium[J]. Am J Obstet Gynecol,1966,94:135-155.

[7] VELLIOS F. Endometrial hyperplasias,precursors of endometrial carcinoma[J]. Pathol Annu,1972,7:201-229.

[8] HANDRICKSON M R,KEMPSON R L. Surgical pathology of the uterine corpus[M]// Bennington J L. Major Problems in Pathology. Vol. 12. Philadelphia:WB Saunders Co,1980:285-277.

[9] KURMAN R J,NORRIS H J. Endometrium[M]// HENSON D E. The Pathology of Incipient Neoplasia. Philadelphia:WB Saunders Co, 1986:

265-277.

[10]SCULLY R E,BONFIGLO T A,KURMAN R J, et al. International histological classification sandtyping of femal genital tract tumors[M]. New York:Springer Verlag,1994.

[11]KUMAN R,KAMINSKI P,NORTIS H. The behavior of endometrial hyperphsia. A long-term study of "untreated" hyperlasia in 170 patients [J]. Caner,1935,56:403-411.

[12]KUMAN R, MORRIS H. Evaluation of mteria for distingwishing atypical endomerlal hyperplasia from uell-diffentiated carcinoma[J]. Cancer, 1982,49:2 547-2 559.

[13]KURMAN R J,KALMINSKI P F,NORRIS H J. The behavior of endometrial hyperplasia:a long term study of "untreat" hyperplasia in 170 patients[J]. Cancer,1985,56:403.

[14]KURMAN R,NORRIS H. Evaluation of criteria for distinguishing atypical endometrial hyperplasia from well-differentiated carcinoma[J]. Cancer,1982:2 547-2 559.

[15]JAMES V, LACEY J, VICTORIA M. Endometrial hyperplasia and the risk of progression to carcinoma[J]. Chia Maturitas,2009,63:39-44.

[16]NORRIS H J,CONNOR M P,KURMAN R J. Preinvasive lesions of the endometrium[J]. Clinics in Obstet Gynaecological,1986,13(4):725.

[17]FERENCZY A,GELFAND M. The biologic significance of cytologic atypia in progestogen treated endometrial hyperplasia[J]. Am J Obstet Gynecol,1989,160:126-131.

[18]AGORASTOS T,BONTIS J,VAKIANI A,et al. Treatment of endometrial hyperplasias with gonadotropin releasing hormone agonists:pathological, clinical, morpometric and DNA cytometric data[J]. Gynecol Oncol,1997,65:102-114.

[19]TERAKAWA N,INOUE M,SHIMIZU I,et al. Preliminary report on the use of danazol in the treatment of endometrial adenomatous hyperplasia[J]. Cancer,1988,62:2 618-2 621.

[20]DISAIA D J,CREASMAN W T. Clinical Gynecologic Oncology[M]. 6th. ed. USA Louis:Mosby Inc,2002:107-137.

[21]BONTE J. Hormonoprophy laxis and hormonotherapy in the treatment of endometrial adenocarcinoma by means of medroxyprogesterone acetate[J]. Gynecol Oncol,1978,6:60.

[22]STEINER G J, KISTNER R W, CRAIG J M. Histological effects of progestin on hyperplasia and carcinoma in situ of the endometrium-further observations[J]. Metabolism,1965,14:356.

[23]WILSON P A, KOLSTAD P. Hormonal Treatment of Preinvasive and Invasive Carcinoma of the Corpus Uteri in Endometrial Cancer[M]. London:William Heinemann Medical Books, 1973.

[24]GAL D,EDMAN C D,VELLIOS F,et al. Long —term effects of megestrol actate in the treatment of endometrial hyperplasia[J]. Am J Obstet Gynecol,1983,146:316.

[25]CHAMLIAN D L,TAYLOR H B. Endometrial hyperplasia in young women[J]. Obstet Gynecol, 1970,36:659.

[26]WENTZ W B. Progestin therapy in endometrial hyperplasia[J]. Gynecol Oncol,1974,2:362.

[27]REED S D,VOIGT L F,NEWTON K M,et al. Progestin therapy of complex endometrial hyperplasia with and without atypia[J]. Obstet Gynecol,2009,113(3):655-662.

[28]盖铭英,唐敏一,孙爱达,等.40 岁以下妇女子宫内膜不典型增生的诊断和治疗[J]. 中华妇产科杂志,1981,10(1):48.

# 31  子宫内膜癌

子宫内膜癌(endometrial carcinoma)又称子宫体癌(carcinoma of uterine corpus),是指原发于子宫内膜上皮的恶性肿瘤。其中绝大多数为起源于子宫内膜腺体的腺癌,因而称为子宫内膜样腺癌(endometrioid adenocarcinoma)。

子宫内膜癌是女性生殖道常见的恶性肿瘤,发病率占女性生殖道恶性肿瘤的 20%～30%,占女性全身肿瘤的 7%。近 30 年来子宫内膜癌的发病率呈世界性的持续上升趋势。自 1972 年以来,在女性恶性肿瘤中,子宫内膜癌的发病率仅次于乳腺癌、结肠癌、肺癌,居第 4 位。在世界范围内,子宫内膜癌发病率在女性生殖器官恶性肿瘤中仅次于子宫颈癌。在 20 世纪末 60—80 年代,全世界 40 岁以下的妇女的宫体癌每年发病率由 2/10 万上升到 50/10 万。在美国,1998 年死于宫体癌的人数是 1988 年的 2 倍。据美国癌症协会统计,2008 年美国子宫内膜癌新发病例超过 40 000 人,有 7 500 人死于此病。据报道,2005 年中国内地子宫内膜癌新发病例估计约 2 万人[1]。

子宫内膜癌通常在诊断时局限于子宫。数据由美国癌症研究所的监测、流行病学和最终结果(SEER)程序证明 73% 的患者被发现时处于疾病的 Ⅰ期,10% 的患者为 Ⅱ期[2]。第 26 届国际妇产科联合会(FIGO)的年度报告

显示 9386 位子宫内膜癌患者中有 83% 为 Ⅰ～Ⅱ期[3]。随着目前良好的疾病分布,大多数患者预后良好,这并不令人感到意外。来自 FIGO 的结果显示 Ⅰ期患者中有 85% 至 91% 能在 5 年内存活,在 SEER 数据库中显示局限性疾病的患者有 96% 能在 5 年内存活[2,3]。因此,子宫内膜癌被认为是一种"好的癌症";这是因为大多数患者发现时是处于早期,高度可治愈的疾病。尽管对大多数患者来说具有良好的特性,但对于那些存在高危因素者,包括年龄增长、肿瘤级别高、侵袭性强的组织学类型以及疾病的晚期,面临着严峻的挑战。

(杨 静 汪 洋)

## 31.1  病理

### 31.1.1  子宫内膜癌大体观

子宫内膜癌在肉眼上主要呈现局限型和弥漫型两种表现形式。

(1)局限型:肿瘤在子宫内膜某一区域形成突向宫腔的不同形状的肿块。肿瘤呈结节状或广基底的息肉状,多呈灰白色或淡棕色。早期子宫内膜癌因体积小、表浅,仅见子宫内膜稍粗糙或稍高起,并不见明显肿块。此时,

诊断性刮宫材料被诊断为子宫内膜癌,而手术切除之子宫内膜可以找不到癌组织。小的局限型子宫内膜癌或表浅浸润者,其子宫内膜体积并不见明显增大。

(2)弥漫型:这是一种较常见的子宫内膜癌的肉眼类型。内膜因之增厚,表面高低不平,呈颗粒状或多结节状,或多息肉状,显著者肿物充满整个子宫腔。肿瘤常因出血、坏死等继发性改变而呈现多彩外观。此型子宫内膜癌常因肿瘤体积大、浸润深而致使子宫体积明显增大。

### 31.1.2 组织学类型及组织病理学特征

原发性子宫内膜癌大约 80% 为腺癌,少数为其他组织学类型。参照国际妇科病理协会(ISGP)及 WHO 的分类,原发性子宫内膜癌可以分为以下类型,见表 31-1。

**表 31-1 子宫内膜癌的组织学分型**

| 子宫内膜样腺癌 |
| --- |
| 　腺癌 |
| 　腺角化癌(腺癌伴有鳞状化生) |
| 　腺鳞癌(鳞状细胞癌和腺细胞癌混合) |
| 浆液性乳头状腺癌 |
| 黏液性腺癌 |
| 透明细胞腺癌 |
| 鳞状细胞癌 |
| 神经内分泌癌 |
| 混合性癌 |
| 未分化癌及去分泌癌 |

(1)子宫内膜样腺癌:子宫内膜样腺癌是子宫内膜癌中最常见的一个类型,占 75%~80%。这些癌在形态学上非常类似于正常子宫内膜细胞,但其间也存在少量黏液性、浆液性或者透明细胞癌分化区域。其中有 1/3~1/2 病例可出现鳞状上皮分化或鳞状上皮化生。此型肿瘤中大多数分化较好,具有较好的预后。

典型子宫内膜样腺癌是子宫内膜腺癌较常见的亚型。癌细胞呈柱状,顶部胞浆界限清楚,核多为卵圆形,呈现一定异型性。全部或部分由管状腺体组成的肿瘤则貌似增生之子宫内膜腺体,但腺体密集,大小、形态不一,排列紊乱,可出现腺体"背靠背"或共壁现象;腺体分支复杂,或外突或"出芽",或内折形成乳头,或相互融合成实性结构或筛状结构(图31-1)。此型子宫内膜样腺癌的组织分化程度有高低之分,但多数病例分化较高,子宫肌层浸润一般较浅,因此多数预后较好。

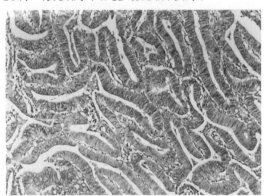

**图 31-1 子宫内膜样腺癌(×200)**

从组织学上看,有 1/3~1/2 子宫内膜样腺癌病例在显微镜下可见局灶性(面积占 10% 以上)鳞状上皮化生或分化区域。根据鳞状上皮的分化程度,将分化成熟(或高分化)者视为腺癌伴鳞状上皮化生(良性成分),称其为"腺棘癌"(图 31-2);而将鳞状上皮分化不成熟(或低分化)者看作腺癌伴鳞状上皮分化(恶性成分),或腺癌与鳞癌的混合,称其为"腺鳞癌"(图 31-3)。前者的生物学行为及预后与一般子宫内膜样腺癌相同,即少侵袭性,预后较好;后者侵袭性较强,预后较差。

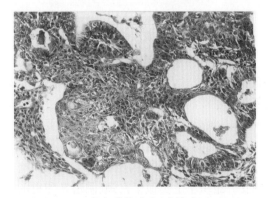

**图 31-2 子宫内膜样腺癌(腺棘癌)(×200)**

胞腺癌可呈实性、囊性、腺管状及乳头状结构。实性结构由癌细胞团块组成,癌细胞胞浆透明,或淡粉红色,或颗粒状,核大小不等,常见核分裂象。在腺管状区域,衬覆腺腔的癌细胞较小,胞浆稀少,但增大的细胞核常突向腔面,形如鞋钉样细胞。透明细胞癌恶性程度高,更具有侵袭性,预后差(图 31-5)。

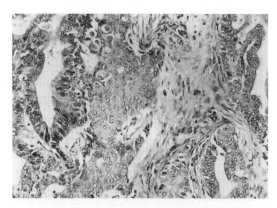

**图 31-3 子宫内膜样腺癌(腺鳞癌)(×400)**

(2)浆液性乳头状腺癌:子宫内膜浆液性乳头状腺癌的细胞学特征及组织学结构与卵巢、输卵管的同类肿瘤非常相似。它主要见于年龄较大的晚期子宫内膜癌患者,占子宫内膜癌 10% 以下。其主要组织学特点有:复杂的分支乳头状结构;高度的细胞异型性(多形性、核深染、巨大核仁);众多的核分裂象;广泛的坏死;30% 的病例可见砂粒体结构;显著的肌层浸润等(图 31-4)。

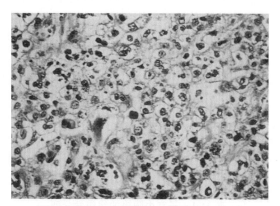

**图 31-5 子宫内膜透明细胞腺癌(×400)**

(4)黏液腺癌:此型约占子宫内膜癌的 5%。组织学上类似于子宫颈内膜和卵巢的黏液腺癌。癌细胞的形态及排列有 2 种类型:一种形似宫颈单层黏液柱状上皮,细胞柱状,含明显黏液,细胞核位于基底部。另一种癌细胞排列成假复层,如结肠癌或卵巢黏液腺癌中所见者。子宫内膜黏液腺癌的预后与子宫内膜样腺癌相同。

(5)鳞状细胞癌:子宫内膜原发性鳞状细胞癌是极其少见的,一般见于年老的绝经后妇女,其发生常与宫颈狭窄、子宫积脓及慢性炎症有关。子宫内膜鳞状细胞癌的组织学特征与其他鳞状细胞癌相同。在确立子宫内膜鳞状细胞癌的诊断前,必须首先排除子宫内膜腺鳞癌或子宫颈鳞状细胞癌向子宫内膜的直接蔓延。此型子宫内膜癌的预后差。

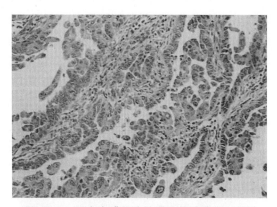

**图 31-4 子宫内膜浆液性乳头状腺癌(×400)**

此型有高度侵袭性,淋巴管及肌层的浸润、腹腔的扩散乃至肝脏的转移是常见的,甚至在肌层浸润很浅或缺乏时都可能发生转移。因此,其预后较典型子宫内膜样腺癌要差。

(3)透明细胞癌:此型子宫内膜癌较少见,占子宫内膜癌 4% 左右,主要见于年长的绝经妇女。组织学上类似于宫颈、阴道及卵巢的透明细胞癌。此癌是来源于苗勒上皮。透明细

(6)混合性癌:如果一种类型子宫内膜癌显示 2 种或 2 种以上肿瘤成分,且每种肿瘤成分所占比例均在 10% 以上者可称为"混合性癌"。子宫内膜腺鳞癌实质上属于"混合性癌"。但当一种类型子宫内膜癌中出现少量局

灶性其他成分分化时，一般不归入混合性癌，而仍按照优势原则来分类。

（7）未分化癌：子宫内膜未分化癌是指在常规染色切片中缺乏腺样或鳞状上皮或肉瘤性分化的子宫内膜癌。主要包括小细胞癌、巨细胞癌。有的未分化癌还可显示滋养细胞分化。它们在免疫组化染色上大多数对上皮性标记物显示阳性反应。未分化癌对 CK、EMA 和 CEA 均呈阳性反应，而对 LCA、波形蛋白和结蛋白均呈阴性反应。

（黄利华　毛永荣）

## 31.2  扩散方式及分期

### 31.2.1  扩散方式

子宫内膜癌起自于子宫内膜，由于其外有较厚的肌层，癌瘤生长较缓慢，局限在子宫内膜的时间较长。转移途径主要是淋巴转移、直接蔓延、腹腔种植，晚期亦可有血行转移。

（1）直接蔓延：癌瘤可沿子宫内膜蔓延，也可直接向肌层浸润。根据肿瘤浸润肌层的深度可划分为浅肌层浸润、中肌层浸润及深肌层浸润（接近或累及浆膜层）。Boronow 等[4]报道子宫内膜癌Ⅰ期患者中浅肌层浸润的占 26%，中肌层浸润的占 77%，深肌层浸润占 14.9%。子宫肌层侵犯的深度与肿瘤的侵袭性密切相关。DiSaia 等[5]研究发现Ⅰ期患者首次手术治疗后的复发率与肌层浸润深度有直接关系（表 31-2）。在 FIGO 的年度报告中也阐明了患者的生存率随肌层浸润深度的增加而下降（表 31-3）。肌层浸润深度与其他预后影响因素（如病理分级）也有密切关系。正如 DiSaia 等[5]的研究结果，肿瘤分化差、浸润肌层深的患者的生存率很低；相比较而言，分化较好又无肌层浸润的患者的生存率高。

**表 31-2  子宫内膜癌Ⅰ期患者复发率与肌层侵犯深度的关系**

| 肌层侵犯 | 复发率 |
| --- | --- |
| 局限于内膜 | 7/92(8%) |
| 浅肌层浸润 | 10/80(13%) |
| 中肌层浸润 | 2/17(12%) |
| 深肌层浸润 | 15/33(46%) |

**表 31-3  肌层侵犯深度与 5 年生存率的关系（Ⅰ期）**

| 肌层侵犯 | 生存率 |
| --- | --- |
| <1/3 | 2 656/3 224(82.4%) |
| 1/3～1/2 | 760/974(78.0%) |
| >1/2 | 764/1 144(66.8%) |

癌瘤还可沿子宫内膜向下蔓延至宫颈管，进而蔓延至阴道。肿瘤浸润宫颈的程度对患者的预后有影响。Surwit 等[6]发现肿瘤侵犯到宫颈间质的患者的 3 年生存率低于肿瘤仅侵犯到宫颈内腺体的患者，前者为 49%，后者为 74%。在手术中可见子宫内膜癌直接沿内膜向下蔓延至宫颈，这是直接蔓延的证据。也有部分是经病检时发现经淋巴瘤栓而到子宫颈的，这主要是子宫间质的浸润。Kadar 等[7]的研究发现肿瘤局限于宫颈间质的占 65%，仅有黏膜浸润的占 13%，而两者兼有的占 22%。由此可见经淋巴管扩散到宫颈也是宫颈受累的一个重要途径。

子宫内膜癌经全子宫及双附件切除后在阴道顶端复发，据文献报道为 10% 左右。究竟系手术前已存在的阴道转移还是由于手术期间挤出的癌组织的种植，尚难定论。但不少学者倾向于为宫颈旁或阴道旁淋巴结的结果。在阴道远侧孤立的转移灶，或反之，尿道口附近的阴道前壁转移灶等支持这一点。然而，为了防止这种情况发生，手术时对宫颈做适当处理是有益的。

子宫内膜癌能转移到附件，在手术时可发现大约有 10% 的子宫内膜癌Ⅰ期患者有卵巢的转移。有人对 222 例子宫内膜癌Ⅰ期患者进行了手术—病理分期,发现有 16 人(7%)发生了附件转移。附件转移与许多预后因素有关。附件转移与子宫浸润深浅相关明显。在浅肌层浸润者仅 4% 有附件转移,而深肌层浸润者则有 24% 有附件转移。当有附件转移出现时,腹水细胞学阳性率明显升高(60%),而附件转移阴性时仅 11% 腹水细胞学阳性。有附件转移者复发率为 38%,相比较而言无附件转移者的复发率仅为 14%[8]。李隆玉等对 638 例子宫内膜癌进行回顾性分析,其中有 36 例(5.6%)有卵巢转移。多因素分析显示卵巢转移的独立危险因素为盆腔淋巴结转移,腹水或腹腔冲洗液细胞学阳性,病理分级[9]。

(2)淋巴道转移:淋巴转移是子宫内膜癌最主要的转移途径(图 31-6)。当癌瘤浸润至深肌层,或扩散到宫颈管,或癌组织分化不良时,易发生淋巴转移。肿瘤生长部位不同,转移途径各异。如宫底部的肿瘤可沿阔韧带上部的淋巴管网,经骨盆漏斗韧带至卵巢,向上至腹主动脉旁淋巴结。位于宫角部的肿瘤可沿圆韧带的淋巴管至腹股沟淋巴结。位于子宫下段及扩散到宫颈的癌灶,与宫颈癌的淋巴转移途径相同,可至宫旁、髂内外及髂总淋巴结。Madom 等研究认为,肿瘤位于子宫下段对淋巴结转移有重要的预测价值[10]。位于子宫后壁的肿瘤可沿宫骶韧带扩散到直肠淋巴结。内膜的肿瘤可通过逆行引流到阴道前壁,约有 10% 的病例可扩散到阴道[11]。Morrow 等[12]总结了以前的文献发现在 369 例 I 期子宫内膜癌患者中,有 39 例转移到盆腔淋巴结,而 Creasman 等[13]报道在 621 例 I 期患者中,58 人(9%)有盆腔淋巴结的转移,34 人有腹主动脉旁淋巴结的转移。在这些患者中有 11% 的患者要么转移到盆腔淋巴结,要么转移到腹主动脉旁淋巴结,要么二者兼有。Borrow 等[4]在 GOG 一项小规模试验中发现 222 例 I 期患者中有 23 例(10.4%)有盆腔淋巴结的转移,156 人进行了主动脉旁淋巴结的镜下检查,有 16 人(10.2%)有此处的转移。DiSaia

在这些患者的随访报告中提出无淋巴结转移的 199 例患者中仅 1 人(0.5%)复发;相比较而言,23 例有淋巴结转移的患者中有 13 人(56%)复发;而主动脉旁淋巴结阴性者复发率为 15/140(11%),阳性者为 10/17(59%)。邓月华等研究认为,病理分化程度低、深肌层及宫颈或附件浸润、远处转移、腹腔冲洗液细胞学阳性是子宫内膜癌盆腔淋巴转移的高危因素,有盆腔淋巴结转移的患者预后较差[14]。据报道淋巴结的转移与其他危险因素也有关系(表 33-4)。

(3)血行转移:子宫内膜癌晚期患者可通过血行转移到肺、肝、骨及脑部。在刮宫或行子宫切除术时,由于操作不当或挤压子宫可以促使血行转移。对 36 例子宫内膜癌的尸检结果发现:直接蔓延的发生率为 83.3%,淋巴转移至主动脉旁及盆腔淋巴结的发生率分别是 64.4%、58.3%,血行转移占 23.3%。

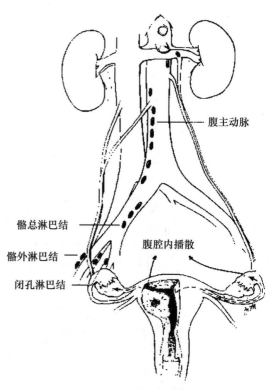

图 31-6 子宫内膜癌的转移途径

表 31-4　在其他危险情况下淋巴结的转移情况

| 危险因素 | 患者数 | 盆腔淋巴结转移/% | 主动脉旁淋巴结转移/% |
|---|---|---|---|
| 组织学 | | | |
| 　腺癌 | 599 | 56(9%) | 30(5%) |
| 　其他类型 | 22 | 2(9%) | 4(18%) |
| 级别 | | | |
| 　1 好(G₁) | 180 | 5(3%) | 3(2%) |
| 　2 中等(G₂) | 288 | 25(9%) | 14(5%) |
| 　3 差(G₃) | 153 | 28(18%) | 17(11%) |
| 肌层浸润 | | | |
| 　局限于内膜 | 87 | 1(1%) | 1(1%) |
| 　浅表 | 279 | 15(5%) | 8(3%) |
| 　中层 | 116 | 7(6%) | 1(1%) |
| 　深层 | 139 | 35(25%) | 24(17%)肿瘤位置 |
| 　底部 | 524 | 42(8%) | 20(4%) |
| 　宫颈峡部 | 97 | 16(16%) | 14(14%) |
| 侵犯到毛细血管 | | | |
| 　— | 528 | 37(7%) | 19(9%) |
| 　+ | 35 | 18(51%) | 8(23%) |
| 子宫外其他部位的转移 | | | |
| 　— | 586 | 40(7%) | 26(4%) |
| 　+ | 35 | 18(51%) | 8(23%) |
| 腹腔冲洗液细胞学检查 | | | |
| 　— | 537 | 38(7%) | 20(4%) |
| 　+ | 75 | 19(25%) | 14(19%) |

（4）腹腔种植：子宫体肿瘤直接浸润子宫肌层，当穿破浆膜面后可形成腹腔种植，尤其是膀胱或直肠表面的种植。癌瘤也可沿内膜表面向输卵管管腔内蔓延生长，并可进一步通过输卵管伞端种植到卵巢、腹腔及大网膜。腹水及腹腔冲洗液的细胞学检查对于有盆腔转移的患者来说，是一项评价预后及进行分期的重要指标。有人曾对 167 例已行首次手术治疗的临床Ⅰ期患者进行腹腔冲洗液细胞学检查，发现有 26 例（15.5%）患者有恶性细胞，这 26 例患者中有 10 例复发（38%）。而 141 例细胞学检查为阴性的患者中，只有 14 例（9.9%）复发。有腹腔内种植而无附件转移的患者一般有较高的盆腔及主动脉旁淋巴结的转移率。51% 的有种植转移的患者盆腔淋巴结为阳性，而无种植转移的患者中仅 7% 的人有盆腔淋巴结阳性；相比较而言，有腹腔种植的患者中发生腹主动脉旁淋巴结转移的有 23%，而无腹腔种植患者的腹主动脉旁淋巴结转移率为 4%。

总的来说，看起来局限于子宫病变的患者，有 22 名已经存在宫外扩散。盆腔和/或腹主动脉旁转移见于 11% 的患者中，12% 的患者腹腔细胞学阳性，5% 的患者附件受累，6% 的患者存在严重的腹腔蔓延。淋巴结转移与肿瘤级别和子宫浸润深度有关，并且患者细胞学阳性、附件或腹腔扩散也增加淋巴结病变的发生率。

（汪　洋　杨　静）

### 31.2.2　子宫内膜癌的手术—病理分期

（1）手术—病理分期：见表 31-5。

**表 31-5　子宫内膜癌手术—病理分期，FIGO，2009**

| 分期 | 病变 |
| --- | --- |
| Ⅰ* | 肿瘤局限于子宫体 |
| 　ⅠA* | 肿瘤浸润深度＜1/2肌层 |
| 　ⅠB* | 肿瘤浸润深度≥1/2肌层 |
| Ⅱ* | 肿瘤侵犯宫颈间质，但无宫体外蔓延△ |
| Ⅲ* | 肿瘤局部和(或)区域扩散 |
| 　ⅢA* | 肿瘤累及浆膜层和(或)附件△△ |
| 　ⅢB* | 阴道和(或)宫旁受累△△ |
| 　ⅢC* | 盆腔淋巴结和(或)腹主动脉旁淋巴结转移△△ |
| 　　ⅢC1* | 盆腔淋巴结阳性 |
| 　　ⅢC2* | 腹主动脉旁淋巴结阳性和(或)盆腔淋巴结阳性 |
| Ⅳ* | 肿瘤侵及膀胱和(或)直肠黏膜，和(或)远处转移 |
| 　ⅣA* | 肿瘤侵及膀胱和(或)直肠黏膜 |
| 　ⅣB* | 远处转移，包括腹腔内和(或)腹股沟淋巴结转移 |

*—$G_1$，$G_2$，$G_3$任何一种；△—仅有宫颈内膜腺体受累应当认为是Ⅰ期，而不再认为是Ⅱ期；△△—细胞学检查阳性单独地报告，并没有改变分期。

（2）在手术-病理分期中应注意的问题

1）组织病理学分级

$G_1$：实性非鳞状或非桑葚状瘤组织占肿瘤组织的5%或更少。

$G_2$：实性非鳞状或非桑葚状瘤组织占肿瘤组织的6%～50%。

$G_3$：实性非鳞状或非桑葚状瘤组织占肿瘤组织的50%以上。

2）病理分级中的注意事项：①应重视细胞核的非典型性，若与其结构分级不相符合时，应相应升高1级；②浆液性乳头状腺癌、透明细胞癌、鳞状细胞癌、应更重视细胞核的级别；③含有不同鳞状成分之腺癌，其分级均应根据腺体成分的细胞核进行分级。

3）有关分期的规定：①由于子宫内膜癌现已采用手术分期，以前使用的分段诊刮来区分Ⅰ期或Ⅱ期方法不再应用；②少数患者开始选用放疗，仍采用 FIGO 1971 年公布的临床分期，但应注明；③肌层厚度最好和癌侵犯的深度一同测量。

（张　帆　夏　婷）

## 31.3　临床特征

### 31.3.1　发病年龄

子宫内膜癌主要见于绝经后和围绝经期妇女，平均发病年龄为 60 岁，75%～80%发生在 50 岁以上，95%发生在 40 岁以上[16,17]。30 岁以下的患者是罕见的。

### 31.3.2　发生部位

子宫内膜癌可局限于宫腔某一区域形成突向宫腔的不同形状的肿块。癌肿大多发生在宫体前、后壁，以后壁多见。有些弥漫型子宫内膜癌常发生于子宫内膜的几个不同区域，甚至累及整个子宫内膜面。

### 31.3.3　症状

（1）阴道出血：异常阴道出血是子宫内膜癌的最主要症状。以阴道出血为第一症状就诊的患者占 80%以上。可表现为绝经后出血及月经异常。

1）绝经后出血：对于绝经后的患者，主要

的症状就是绝经后出血或伴有血性分泌物。由于子宫内膜癌约75%的病例发生在50岁以后,90%以上的患者有阴道出血症状,所以绝经后出血是子宫内膜癌最常见的临床表现。Krissi等[18]回顾子宫内膜癌患者的临床表现后发现69.6%的患者表现为绝经后出血。苗劲蔚等[19]在研究中发现绝经后组83例中有79例出现绝经后出血。无论局限型或弥漫型子宫内膜癌,癌组织可呈息肉状、乳头状或菜花状生长,伴有血管增生,质脆,易坏死脱落,引起出血或渗液。同时肿瘤对血管壁的侵蚀,易致坏死、溃疡,局部组织的血管遭受破坏而出血。绝经后出血多表现为持续性或间断性不规则阴道出血,常为少量至中等量,很少大量。不过由于病变的部位及情况不同,每一个绝经后出血的患者的表现也不尽相同。出血量的多少因人而异,有些表现为少量不规则出血或极少量点滴出血,也有表现为经常性较多量出血甚至大量出血。出血的时间自数日、数周到数月不等。从绝经后阴道第一次出血到确诊为子宫内膜癌的间隔因肿瘤的期别不同而有所差异。在Obermair等[20]的研究中,被诊断为FIGO ⅠA和ⅠB期的绝经后患者中有88%(23/26)的患者出血间隔小于4周,64%(22/34)的患者出血间隔在4～8周,51%(29/56)的患者出血间隔大于8周。出血的症状在早期就可出现,到晚期则出血加重,且为持续性,并可导致贫血。

但是应当注意的是,绝经后阴道出血是子宫内膜癌的高危信号,但非绝对信号。内分泌因素,良性病变及生殖道的其他恶性肿瘤也可以引起绝经后阴道出血。绝经后妇女雌激素水平逐渐下降,出现子宫内膜萎缩、变薄、腺体变细、腺管易于阻塞形成腺体囊肿,破裂后致小静脉破裂出血。内膜局部抵抗力下降,易受细菌感染使浅表毛细血管破裂出血。少数表现为子宫内膜增殖与增生,这是因为绝经后1～2年内卵巢仍可分泌少量雌激素,低量雌激素可使子宫内膜增生,增生过度达一定程度时,则不规则脱落出血。另外,当绝经后卵巢功能衰退,雌激素不足时,阴道黏膜可变薄,上皮细胞内糖原含量减少,阴道内pH值升高,此时易受细菌感染而患阴道炎、宫颈炎、内膜炎等疾病,致阴道流血。此外,功能性或非功能性卵巢肿瘤、宫颈癌均可伴有阴道流血的表现。由于绝经后阴道流血的原因较多,因此在诊断前应全面考虑。

2)月经异常:约25%的子宫内膜癌病例发生在绝经前患者,有5%的病例为小于40岁的妇女。对于绝经前的患者,包括年龄小于40岁的年轻妇女以及围绝经期的妇女,主要的临床表现为月经异常,包括月经周期紊乱,经量增多,经期延长,或经间期出血,其流血量时多时少,时间长短不一。在Krissi等[18]的一项回顾性研究中绝经期前不规则阴道出血占所有症状的21.0%。苗劲蔚等[19]发现在绝经前组75例中60例出现阴道不规则出血,10例经量增多,3例经量增多伴阴道排液增多。邵玉龙等[21]在对青年子宫内膜癌临床表现特点的分析中发现27例中23例主要表现为月经紊乱、经期延长、经量增多,认为可能与其高雌激素水平、孕激素缺乏或不足,致雌激素持续刺激子宫内膜有关。

(2)阴道排液:阴道排液的症状往往先于阴道出血。绝经后患者偶尔以持续阴道水样排液为首发症状,以后再出现不规则阴道出血。李雁[22]报道6例绝经后妇女早期均出现阴道排液,继而阴道流血。一般表现为非出血期间出现阴道排液,早期呈浆液性或脓血性,合并感染时则有大量恶臭脓血样液体排出,或夹有癌组织碎片。只有阴道排液而无不规则出血者比较少见,特别是在绝经前患者中。但是对于临床医生而言,对此应该有一定的警惕性。正常生殖道排液是由大阴唇汗腺、大小阴唇皮脂腺、前庭大腺、尿道旁腺等分泌液,阴道黏膜渗出液,以及宫颈腺体、子宫内膜分泌液等混合组成。在子宫内膜癌时,由于充血、肿瘤变性、坏死、血管破裂等,血管壁通透性增强及完整性破坏,血液中的液体成分和各种细胞成分渗出或直接漏出,而出现水样、血样阴道排液。

（3）下腹疼痛：子宫内膜癌一般不引起疼痛，有些患者在早期仅有轻度下腹疼痛，多伴有下腹部酸胀不适感。在早期肿瘤浸润子宫内膜或肌层时，多为隐痛或钝痛。当宫腔内出血较多或积有血块，或病变较大突向宫腔，或累及子宫下段、宫颈内口影响血液或分泌物排出均可诱发子宫不规则收缩，引起阵发性或痉挛性疼痛。若合并感染，导致宫腔积脓，除出现腹痛外，还伴有发热、白细胞增多，一般情况下会恶化。当癌组织穿透浆膜，侵蚀宫旁结缔组织、膀胱、直肠或压迫邻近组织、浸润盆腔神经丛时，可引起持续性、进行性疼痛加重，并从腰骶部、下腹部向下放射。发生子宫穿孔时，可引起剧烈腹痛，伴内出血症状、轻压痛。

### 31.3.4 体征

早期无明显体征，有时触及子宫稍增大。晚期患者可触及下腹部包块，可能是增大的子宫或肿瘤扩散蔓延到邻近组织，如肠、膀胱、大网膜、腹壁等所致，可伴有腹胀或出现腹水。

### 31.3.5 其他症状及体征

当肿瘤压迫邻近血管神经时则引起下肢疼痛，压迫输尿管时则致该侧肾盂积水、输尿管扩张、肾脏萎缩。若患者出血过多则可出现贫血的症状。晚期肿瘤患者可有肺部、脊柱等处转移的症状，或出现消瘦、恶病质及全身衰竭等表现。Malicky 等[23]曾报道 1 例子宫内膜癌股骨转移患者，该患者主要表现为进行性左膝疼痛。

（张 帆 陈 沂）

## 31.4 诊断及鉴别诊断

子宫内膜癌的诊断除了根据详细病史和体检外，目前还有阴式彩超等辅助诊断方法，但确诊必须依据内膜的病理检查。

### 31.4.1 病史

子宫内膜癌的早期症状少见，少数患者可在普查时或其他原因妇检时偶然发现。子宫内膜癌患者最突出的症状是异常的阴道出血（约80％），其次是阴道排液增多（约60％），偶尔伴有宫腔积脓。故有下列情况时，应怀疑有子宫内膜癌的可能，需要进一步检查。①绝经后阴道出血及绝经期不规则阴道出血。特别要警惕的是绝经后阴道出血。②年轻妇女有不规则阴道出血者，要慎重弄清其原因，尤其经过治疗而无效者。③阴道水样或血样排液，不能以一般生殖道炎症解释者。④多囊卵巢综合征、卵巢颗粒细胞瘤及卵泡膜细胞瘤患者。

病史中还应注意与子宫内膜癌有关的发病因素，如肥胖、高血压、糖尿病、子宫内膜增生（特别是非典型增生）、未孕、晚绝经及外源性雌激素应用等。

### 31.4.2 临床检查

应做全面的体格检查，包括淋巴结和仔细的妇科检查，注意子宫大小、活动度，颈管粗细，宫颈旁组织和子宫直肠窝有无浸润及有无转移灶。

早期检查因子宫大小、形状基本正常故多无特殊发现。晚期患者子宫增大。绝经后妇女子宫不萎缩反而饱满、变硬。若合并宫腔积脓，则子宫明显增大，极软。双合诊后指套沾有血性白带或腐败的癌组织碎屑。有时可见宫颈口脱出息肉样肿物。若癌灶向周围浸润，可在宫旁或盆腔内扪及不规则结节块状物。晚期患者还可能在腹股沟处触及肿大、变硬较固定的单个或块片状淋巴结。

### 31.4.3 辅助检查

（1）细胞学检查。

宫颈阴道巴氏涂片及液基薄层细胞学检查：绝经后的子宫颈管常常狭窄、变硬，在早期，癌细胞不易排出，即使有部分癌细胞脱落，又因细胞变性，造成辨认困难。因此，宫颈阴道巴氏涂片的诊断阳性率占 30%～60%。对已做出子宫内膜癌明确诊断的病例进行单独细胞学检查，其诊断阳性率也只有 50%左右。目前，人们认为巴氏涂片法在子宫内膜癌的诊断上并不可靠。用液基薄层细胞学检查（TCT）方法可提高诊断率。有人对 281 例子宫异常出血患者行 TCT 检查，总阳性率 65.1%，其中，检查出子宫内膜癌 5 例[24]。有人主张同时使用后穹隆细胞检查和宫颈管搔刮法，可提高诊断率。

吸管取材巴氏涂片：用吸管插入宫颈管内吸取分泌物涂片，经巴氏染色，可以鉴别良恶性细胞，但常需经过多次重复检查以提高癌细胞的发现率。

子宫内膜灌洗法（lavage）：虽然该技术分为正压和负压两种，实际上正压的灌洗法已经淘汰，主要是有将恶性细胞播散到腹腔的危险。另外，宫颈对标本也易造成污染。如果采用负压灌洗法，则可避免这些情况发生。负压子宫内膜灌洗法由 Gravlee 1969 年最先介绍[25]，其装置称为 Gravlee 喷射灌洗器（Gravlee jet washer），它的外形呈"T"状，由两部分组成。一部分呈管状，前端外形与国内输卵管通液器的宫颈导管相似。当插入宫腔后，管上有锥形的橡皮塞与宫颈口紧密相贴。管内腔为循环的中空双管，尾端连接注射器，与此管状部分垂直的联结部分为玻璃或塑料瓶，内装生理盐水。灌洗时，抽拉注射器旋杆，产生负压，瓶中生理盐水因负压通过管子进入宫腔，与子宫内膜面接触，然后将内膜标本收集到注射器中，通过离心从而可做细胞学检查。Gravlee 报道其诊断准确率为 94.6%。不足之处是 27%的病例标本数量不足。虽无假阴性，但有 16 例假阳性。1971 年，Barbaro 等使用与 Gravlee 喷射灌洗器相似的改良技术，无假阴性，诊断准确率为 84.2%。其他学者[26]报道的诊断准确率为 50%～96.3%。Twiggs 等[27]运用该方法，发现 25 例已证实的子宫内膜癌中有 14 例未能诊断，假阴性率为 27%。可结合其他检查方法以提高诊断率。总之，灌洗法对有症状的患者较适用，但操作时间长，费用高，有先兆病灶的检出率低，常有标本数量不足情况发生，前端管子直径大，患者较痛苦，不适用于普查。其优点是与宫颈刮片相比，病理医生对标本更易做出诊断。

毛刷取材法：子宫内膜刷最初由 Ayre 于 1955 年介绍[26]，该刷长为 2～3cm，由天然纤维制成，缠绕在一个由不锈钢制成的探针上，探针上套有塑料管，是活动的，通过宫颈管时，将毛刷移入管中，避免刷子被宫颈污染。刷子可通过手柄控制，直接刷取或旋转收集细胞，用刷子直接涂片。Boschann 与 Howdon 也使用类似的尼龙刷效果较好。Fox 做了一些改进，将尼龙刷在生理盐水中摆动，使刷子上的黏附的细胞标本与刷子分离，离心前就可获得足够的标本进行细胞学和组织学检查。Johnson 及 Stormby 使用 Fox 的方法对 227 例子宫内膜癌患者进行检查，诊断准确性达 82.2%。其他学者报道诊断准确率为 74.1%～92.65%[26]。

使用该技术的优点是取样简单、快捷，无须其他操作，不需麻醉及住院，在门诊即可检查。无明显不适，风险小，无并发症，取材满意，诊断准确性较好。当然，取材不足或缺乏操作经验也有假阴性和假阳性的问题。宋芳等用 SAP-1 子宫内膜癌细胞采集器（子宫内膜毛刷）进行宫腔细胞学检查，和分段诊刮术相比较，在筛查子宫内膜病变方面，在取材满意率、诊断结果符合率方面无显著差异。对子宫内膜癌的诊断方面，敏感性为 81.8%，特异性为 97.2%[28]。

（2）子宫内膜活检术：子宫内膜活检术简便，对宫腔情况可迅速做出评价，无须麻醉，可在门诊进行，患者较易接受。进行内膜活检的器械较多，可根据情况进行选择。

Novak 刮匙活检：Novak 刮匙是使用多年的传统的子宫内膜取样器具，其直径 5mm 左右，一般情况下不需扩张宫颈即可进入宫腔。通常在子宫内 4 个象限搔刮、取样，准确率在 80%～90%，如果有出血的患者，使用此法如果无阳性结果,不能作为最后的诊断。对高度可疑病例,不能单独使用这一操作,可与阴道涂片同时进行。由于该操作患者有不适感,其取材局限,现较少用于子宫内膜癌的诊断。

抽吸活检和抽吸搔刮:1943 年,Papanicolaou 及 Cary 最先使用一个不易弯曲管状子宫内膜活检器进入宫腔直接抽吸子宫内膜。Hecht 与 Jordan 等于 1956 年通过改进,采用一个半弯曲的套管活检器进行抽吸子宫内膜,诊断准确率分别达到 92.3% 及 84%。1966年,Montalvo 使用一个 Palmer 抽吸器对 48例患者进行检查,诊断准确率为 88%,但使用不太方便。操作时需要钳夹固定宫颈,患者感觉痛苦。这些技术有一定的危险性,包括感染、子宫穿孔及可能引起肿瘤扩散。1974 年Riotton 使用一个有韧性的聚丙烯带金属套管的采样器,与 20ml 注射器相连,如手枪状,能产生较好的负压。部分碎片行细胞学检查,组织块做病理切片检查。Riotton 报道 150 例中无假阴性及假阳性,只有 3 例取样不足。

Vakutage 和 Vabra 技术也在门诊运用较广。Vakutage 器械运用吸引和搔刮相结合的技术通过一手提真空泵装置采集样本,套管直径为 4～6mm。样本通过离心和过滤进行处理,对子宫内膜癌有较高的诊断准确率。Vabra 搔刮吸引器和 Tis-U-Trap 也具有相同的真空泵装置,与金属或塑料套管相连,很方便采取子宫内膜组织进行病理检查。但样本不足的发生率也较高。这 2 种器械的不足之处是吸引系统价格高,样本处理费时且过程复杂,取样过程中患者有不适感。Grime 发现,相比之下,Vabra 吸引器优于传统的刮宫术。

Pipelle 也是一种柔软、可弯曲的子宫内膜吸引刮匙。与 Tis-U-Trap 相比,它获取内膜的数量与质量更佳。患者对该器械更易耐受,可获得满意的内膜标本。诊断子宫内膜癌的敏感性为 97.5%。其他学者的诊断准确率为 69.0%～92.3%[26]。

(3)宫颈扩张及分段诊刮术。

适应证:绝经前任何年龄的子宫出血,尤其是药物治疗无效,年龄在 35 岁以上时,应考虑做诊断性刮宫。对绝经后的妇女,当异常子宫出血时,无论量多、量少,也不管是否存在老年性阴道炎、息肉或尿道肉阜,都应动员患者行诊断性刮宫。对绝经后的妇女行全子宫切除前,为排除宫颈管内膜癌或子宫内膜癌,也应行诊断性刮宫。

体位和准备:患者取膀胱截石位,臀部刚好位于检查床的缺口边缘,这样便于窥阴器放置。会阴部和阴道用活力碘消毒,铺无菌巾仔细进行双合诊,或三合诊了解子宫和附件的大小、位置、形状和活动度及附件情况。充盈的膀胱会影响对子宫位置的判断,因而必要时需导尿。

用窥阴器暴露宫颈,再次消毒宫颈与宫颈管,用单齿宫颈钳钳夹宫颈前唇,向阴道外口轻柔牵拉宫颈。如果手术者钳夹宫颈时操作不当,易造成宫颈撕裂。因此,有的手术者习惯选用 4 齿宫颈钳或选用 Jacob 直钳向下牵拉宫颈,这样不易导致宫颈撕裂。

宫颈扩张:在进行诊刮前,必须首先扩张宫颈,便于子宫刮匙进入宫腔。在多数情况下,宫颈扩张可能是最为艰难和花费时间的操作,手术者应有耐心。常用的金属宫颈扩张器有 Hegar 扩张器、Pratt 扩张器及 Hank-Bradley 扩张器,这些扩张器在设计上略有不同。Hegar 扩张器为两端钝状,实性,或中空杆状钢质结构,末端和中间直径均为一致。直径为1～6mm 的各种大小型号。Partt 扩张器,末端为锥状,刻有 17～23 号法国型号。容易进行宫颈扩张。Hanks-Bradley 扩张器,末端呈锥状。刻有 9～20 号美国型号,其形状与 Hegar 扩张器相同,但是中空的。在扩张宫颈的过程中,可避免因扩张压力使空气进入子宫腔。而 Hegar 扩张器在扩张宫颈时,可因压力将血液、子宫内膜、肿瘤碎片等推入输卵管或腹腔。绝经后的妇女子宫较小,使用 Hank-Bradleg 扩张器时,欲达到最大扩张效果时,其尖端也易造成子宫穿孔。扩张宫颈时,术者采用执笔式方法最方便控制扩张器。插入扩张器时,拇指和食指捏持扩张器,第四指和第五指张开。在扩张宫颈时,一旦术者突破宫颈阻力,通过宫颈内口,张开的手指则可使扩张器停止继续前行。该方法能控制器械造成的子宫穿孔。开始扩张宫颈时,应选用最小号扩张器,插入宫颈管,刚好位于宫颈内口上方即可。扩张器插入的方向及角度应根据子宫的位置进行调整。扩张宫颈时,碰到的最大阻力是在宫颈内口水平面。一旦通过宫颈内口,术者会感到阻力突然减小。当宫颈内口通过后,将扩张器停留几秒钟,再换用大一号的扩张器。

宫颈管可能是弯曲的,扩张时则会碰到困难。如果这样,简单的方法是改变扩张器插入的角度,从而可通过颈管。如果不成功,可用小探针探查颈管的位置及方向。如果仍有困难,则应放弃或在超声引导下进行扩张,没有方向感而强力扩张时,可能导致假通道,引起子宫穿孔。用 Hegar 扩张器将宫颈扩张至 8 号直径大小时,可足够子宫刮匙通过。一般扩张至 8~9mm 则可。如果扩张时碰到宫颈狭窄,应注意用 Hegar 扩张器不要超过 10 号。因为可能造成子宫颈功能不全。

搔刮宫腔:刮宫的目的是为了诊断,选用 2 号 Sims 子宫内膜刮匙就可以了。刮匙进入宫腔的方式与宫颈扩张器插入时一样。刮匙的柄也不应抓握在手掌中,易采用执笔式,当刮匙再次深入宫颈时,术者应注意子宫的位置,记住先前探测的宫腔深度是非常重要的。刮匙深入宫腔时应接触子宫的底部。当再次探入刮匙无阻力时,应怀疑有子宫穿孔。这时,应慢慢移出刮匙并停止操作。刮宫前,沿阴道后壁在后穹隆处放置一块盐水纱布,收集刮出物和血块。刮宫时,应轻柔细致地搔刮整个宫腔前壁、侧壁、后壁,最后搔刮宫底。这样,以便保证整个宫腔表面都取样。刮宫时,刮匙应不时地移出以便收集标本。术毕标本放入福尔马林溶液中送病理检查。刮宫完成后将息肉钳(一种狭窄的输尿管结石钳)深入宫腔,开合顶端,并沿宫腔前后壁及宫底移动,保证无息肉遗留。

为排除子宫内膜癌,应行分段诊刮,分段诊刮是为了将宫颈管内膜与子宫内膜分开,这时,先不要探查宫腔深度,以免将宫颈管组织带入宫腔,造成诊断混淆。应先用小的 Gusberg 刮匙自宫颈内口至宫颈外口顺序刮一周,刮取宫颈管组织后再探查宫腔深度,然后刮取子宫内膜。刮出的颈管及宫腔组织应分开装瓶,标明部位,固定后,送病理检查。

某些情况需在超声引导下进行刮宫。Hunter 及其同事报道,对 21 例绝经后宫颈狭窄有高度子宫穿孔危险的患者在超声引导下进行宫颈扩张及分段诊刮,宫颈管及宫腔较易显现。手术操作顺利,无并发症发生[29]。很多研究提示对子宫穿孔危险性较大的患者,施行宫颈扩张及分段诊刮时,利用超声引导是有益处的。这些患者包括如宫颈狭窄,子宫显著前倾或后倾者。此外,B 超引导诊刮也提高了工作效率,同时也提供了安全保障。

并发症:子宫穿孔是宫颈扩张术和刮宫术最常见的并发症,其发生率为 $0.04\% \sim 1.5\%$。大部分穿孔发生在宫颈扩张时。当向子宫腔内插入器械无阻力时,则可做出诊断。此并发症最常见的危险因素是宫颈狭窄和子宫严重后倾和前倾。曾有人报道,17 例子宫后倾患者做宫颈扩张和刮宫术时,有 14 例发生了子宫穿孔[30]。这一结果提示有极度子宫前倾和后倾的患者进行该手术时是有较大危险的。如果很容易刮出癌组织,足够送病理检查就应停止搔刮。还有,子宫穿孔的发生与手术者的经验很有关系,如果使用子宫探针或刮匙时用力不当,也很容易使绝经后萎缩的子宫穿孔。因此,刮宫前,在麻醉下应仔细进行双合诊检查,探清子宫的位置及质地。

诊断评价:对子宫出血进行评价及诊断子宫内膜癌的标准方法是进行正规的分段诊断性刮宫。诊断性刮宫不仅可以明确病变的性质,而且可以明确肿瘤的部位。如果将子宫内膜癌误诊为子宫颈癌进行根治性手术,或将宫颈腺癌误为子宫内膜癌而行一般子宫切除术都是不恰当的。因此,采用分段刮宫的方法,分别获取宫颈管和宫腔的组织进行病理检查,则可为临床治疗提供依据。

分段诊刮,检出子宫内膜癌的阳性率为80%～90%,天津医科大学总医院报道,初次分段诊刮发现子宫内膜癌的阳性率为92.2%[31]。据报道,子宫内膜活检术与子宫内膜搔刮术相关性较好。一般认为,诊断性刮宫比子宫内膜活检诊断率要高,在判别疾病预后方面更为准确。复旦大学医学院报道,分段诊刮诊断子宫内膜癌的组织学类型符合率为91.17%[32],其中对透明细胞癌、浆液性癌、腺鳞癌和黏液性癌的诊断率要低一些。对复杂的病例进行宫腔镜检查则能进一步提高诊断敏感性。尽管分段诊刮可提供明确的结果,但即使进行了全面的刮宫,但仍存在假阴性的问题。上海医科大学报道假阴性为7%[33]。因此,对诊刮阴性临床上又高度怀疑子宫内膜癌的患者应定期复查。

应该注意的是,对宫颈管是否受累也有可能出现假阴性的问题。复旦大学医学院报道,手术切除标本中证实宫颈受累,而分段刮宫中颈管刮出物无肿瘤组织者为12.68%(71/560),其中45例累及宫颈腺体,26例累及宫颈间质[33]。因此,术中应仔细检查大体标本,并行快速切片,可提高宫颈受累的诊断率。

宫颈受累也有可能存在假阳性的问题,即颈管刮出物为宫内膜脱垂所致。这时应仔细分析镜下结构,一般子宫内膜癌宫颈受累时,癌组织顺宫颈内膜表面扩散或浸入宫颈深部。如镜下见到的是孤立分散的癌碎片组织,则极有可能为脱垂的内膜癌。

(4)宫腔镜检:可直视宫腔,若有癌灶生长,可观察病灶大小、生长部位、形态,并可取活组织送病理检查。

(张 帆 汪 洋 杨 静)

(5)影像学检查

超声检查:B型超声检查尤其是经阴道超声在内膜癌的辅助诊断中有较大的价值。经阴道超声可了解子宫大小、宫腔形状、腔内有无占位性病变、子宫内膜厚度、肌层有无浸润及浸润的深度等。当子宫内膜厚度超过5mm时,常提示异常。评价子宫肌层受侵,腹部B型超声检查准确率为79%[33];B型超声检查敏感性为77%～100%,特异性为65%～93%,总准确率为60%～70%[34,35]。评估老年患者子宫增厚常困难。彩超能提高子宫内膜癌的检出,但仍不能很好区分良恶性病变。近年来,三维超声检查对绝经后阴道出血患者进行子宫内膜癌诊断有较高的特异性,该项检查可经阴道超声进行体积测量,在213例绝经后阴道出血患者中,有42例为子宫内膜癌,三维超声敏感性为100%,特异性为69.0%,阳性预测值为44.2%,阴性预测值为100%[36]。

CT:子宫内膜癌CT检查常需增强。正常子宫内膜强化,癌肿表现为低密度、紧邻正常子宫内膜。CT用于子宫内膜癌分期诊断最大优势在于揭示Ⅲ期肿瘤子宫周围盆壁受侵犯情况及盆腔病理性淋巴结,Ⅲ期或Ⅳ期CT分期准确率为83%～86%,而Ⅰ期或Ⅱ期准确率为58%～96%[37]。动态延迟扫描分期准确率为67%～76%。CT局限性在于不能显示宫旁、淋巴结、盆腔、膀胱镜下细微浸润,不易区分子宫平滑肌瘤与子宫肉瘤;老年人子宫萎缩,子宫肌层受侵或息肉样肿瘤的CT敏感性差。目前,CT检查意义在于评估子宫肌层受侵厚度,给盆腔检查不明确或手术分期禁忌证患者分期,筛查有无淋巴结或腹腔转移,Ⅲ期或Ⅳ期病例分期。

MRI:MRI分期准确率为70%～92%,评估子宫肌层受累准确率为58%～88%[38]。增强MRI提高肌层受累准确率至68%～78%;动态增强MRI显示肌层病变最佳,准确率为85%～93%[39,40]。因此,目前术前最准确评估病变深度和宫颈侵犯的手段是MRI。在评估淋巴结转移方面,CT和MRI的作用相同。

(谢长青 张 帆)

(6)CA125检测:近年发现子宫内膜癌患者血清CA125水平可升高,Duk[41]以免疫组化检查20份子宫内膜癌标本,其CA125均为阳性,但110例子宫内膜癌患者血清的CA125阳性为25%。这可能与内膜癌的CA125抗原量不多有关。但较晚期的子宫内膜癌,血清CA125阳性率仍较高,因此Duk认为CA125是子宫内膜癌很有意义的标志物。若将 CA125 与 CA19-9、CA153 或 CEA 等结合可提高诊断的敏感性。

（7）前哨淋巴结定位及活检：关于淋巴结清扫术价值有所争论，多种可供选择的策略已经被评估。前哨淋巴结经显像活检的概念已被应用于乳腺癌和黑色素瘤患者，并越来越多地被应用于外阴癌。该技术采用术前局部注射放射性胶体于术前 6～12 小时之后便出现淋巴闪烁图，或于术前直接注射蓝染料（异硫蓝）。该理论认为，区域淋巴结转移首先到达"哨兵"淋巴结作为标记（淋巴闪烁图、计数器，淋巴结出现明显蓝色）。通过选择性的切除前哨淋巴结，"风险淋巴结"被评估，但其他淋巴结都保留在原位，从而减少发病率、手术时间和失血量。前哨显像应该是有效的、可重复的技术，必须开发和验证，标准的淋巴结处理（连续切片，免疫组化评估）必须被开发，且假阴性率一定要低。

对于胶体/蓝染料注射的适当部位在外阴癌和皮肤黑色素瘤中是明显的。但是，注射到子宫肿瘤淋巴引流代表性的部位是有争论的。

可能注射的部位包括宫底、宫颈或宫腔镜注射肿瘤[42]。因为子宫的淋巴引流是复杂的，不清楚注射到宫颈是否反映子宫一般的引流，或者针对肿瘤。例如，在文献中有讨论宫颈注射是否能证实腹主动脉旁前哨淋巴结病变。除了外科手术技术外，关于治疗前哨淋巴结标本的最佳方法也存在争议。免疫组化处理寻找细胞角蛋白是重要的，可以增加微转移植入的发现，虽然这类疾病的临床意义是不确定的[43,44]。

在对前哨淋巴结清扫 26 个系列的荟萃分析中，Kang 评估前哨淋巴结的检测率是 78%，敏感性是 93%。在淋巴结受累的基线率大约为 10%，这意味着有大约 1% 的假阴性率[45]。由于荟萃分析中的大多数系列包含少量的患者，作者建议根据目前的数据，常规用前哨淋巴结定位替代淋巴结清扫术。

### 31.4.4　诊断步骤

子宫内膜癌的诊断步骤见图 31-7。

（张　帆　汪　洋　杨　静）

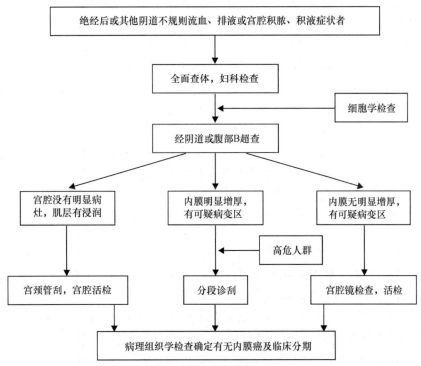

图 31-7　子宫内膜癌诊断步骤

### 31.4.5　鉴别诊断

（1）绝经过渡期功能失调性子宫出血：主要表现为月经紊乱，如经量增多，经期延长，经间期出血或不规则出血等。妇科检查无异常发现，与子宫内膜癌症状和体征相似。应先分段诊刮，确诊以后再对症处理。

（2）子宫内膜不典型增生：子宫内膜不典型增生多见于生育年龄妇女，常表现为阴道不规则出血、月经稀少或闭经一段时间后继有大量长期阴道出血。血性分泌物或排液现象少见，可在闭经阶段做内膜活检确诊。

（3）子宫内膜下肌瘤或内膜息肉：多表现为月经过多及经期延长。绝经后妇女可表现为阴道少量流血。有时子宫黏膜下肌瘤与子宫内膜息肉可合并存在，有时分段诊刮刮取的内膜组织少，因此，需结合 B 型超声检查或宫腔镜确诊。有时子宫黏膜下肌瘤与子宫内膜息肉可合并存在，因此，不能仅做出子宫肌瘤的诊断而造成漏诊。

（4）老年性阴道炎：主要表现为血性白带，检查时可见阴道壁出血或黏膜下散在出血点。要特别注意老年性阴道炎与子宫内膜癌合并存在的情况。

（5）老年性子宫内膜炎合并宫腔积脓：常表现为阴道排液增多，有时为血性或脓血性。子宫正常大小或增大变软，扩张宫颈管及诊刮可确诊。

（6）原发性输卵管癌：主要表现为阴道排液、阴道流血和下腹痛，分段诊刮为阴性，有时宫旁可查到包块。B 型超声检查有助于鉴别。

（7）子宫颈癌：可表现为不规则阴道流血及排液增多，有时内膜癌累及宫颈，则与原发宫颈管癌极难以鉴别，活组织检查仅供参考。如为鳞癌，则原发于宫颈可能性大；如为腺癌则有时难以鉴别其来源。如能找到黏液腺体，则原发于宫颈管的可能性大。

（张　帆　杨　静　艾美华）

## 31.5　治疗原则及治疗方案的选择

### 31.5.1　治疗原则

宫体癌以手术治疗为主，以放射治疗、孕激素治疗及化学治疗为辅。手术治疗在子宫内膜癌的处理中占有十分重要的地位。子宫内膜癌的标准治疗仍然是子宫全切术。传统的术式一直是经腹子宫切除术，微创技术已越来越多的走向前沿。为了完成 EC 的手术分期，双侧盆腔和腹主动脉旁淋巴结切除也是必要的。几乎所有宫体癌患者都需要手术治疗，特别适合于Ⅰ、Ⅱ期患者。通过手术探查和病理检查，可明确组织学分类、组织学分级、估计肿瘤的扩散范围，以评价患者是否适合行更大范围的腹部手术。Marzide[46]研究了 595 例子宫内膜癌患者的治疗方式，发现手术率为87%，而近年有更高的手术率。可以手术治疗的宫体癌患者，子宫切除的生存率较单纯放疗提高了 15%～25%[47-49]。早期手术失败的常见原因是阴道旁和阴道残端复发[50]。

放射治疗在子宫内膜癌的治疗中占有重要地位。既往，放射治疗主要用于术前腔内近距离照射，随后行子宫切除术。这种方法并没有被完全废弃，但很少采用，通常仅用于子宫颈明显受累的患者。如今，大多数患者均会接受手术治疗，然后根据手术—病理分期及病理分级决定放疗的方式。放射治疗主要为单纯盆腔外照射，或联合腔内近距离照射。

一项前瞻性随机试验对单纯手术和手术联合术后外放疗之间进行比较。该试验是由 GOG 实施（研究 99），392 名Ⅰ$_B$-Ⅱ$_B$ 期 EC 患者行腹式子宫切除术/双侧输卵管切除术（TAH/BSO）和盆腔/腹主动脉旁淋巴结随机取样来进行观察（$n=202$）或术后盆腔放疗（$n=190$）总剂量达到 50.4Gy[51]。中位随访68 个月，放疗组的 4 年生存率为 92%，而观察组为 86%（相对危险度 RH，0.86；$P=$0.557）。估计 2 年累计复发率为 3% 及 12%，这支持放疗组(RH,0.42;P=0.007),表明放疗使复发的风险率降低了58%。

此外,放射治疗还可以应用于手术后局部复发的患者,或用于有手术禁忌证的患者。

孕激素治疗是晚期及复发性宫体癌重要的辅助治疗,有一定的疗效,然而近年来报道与早期研究中所提及的有效率(20%~40%)不一致[50]。综合GOG[52]和Mayo诊所[53]的研究结果,在474例患者中,完全缓解率(CR)及部分缓解率(PR)分别仅为8.6%和7.0%,病情稳定者4.7%,完全缓解者平均生存时间为57个月,部分缓解者为13个月,而病情稳定者为5个月。总的5年生存率为8%。

治疗子宫内膜癌最有效的细胞毒性药物是阿霉素、顺铂和紫杉醇,这些药物客观上对30%的患者有效,然而完全有效(CR)率仅为5%~10%[54]。靶向药物正在被整合到大型临床研究试验中。

### 31.5.2　治疗方案的选择

(1)手术及术后辅助治疗方案:随着术前、术后处理水平的提高,麻醉药物应用的改进,手术技巧的提高,对肿瘤扩散知识的了解,目前多数学者强调将手术作为首次治疗,倾向对所有患者进行手术分期和手术切除,而避免术前进行放疗和化疗。手术标本经病理检查,对于存在不良预后因素的患者进行手术后辅助治疗(表31-6)。这一方案称现代治疗方案,亦为大多数学者所接受。

**表 31-6　手术分期后辅助治疗方案**

| 治疗因素 | 低危 | 中危 | 高危 |
|---|---|---|---|
| 分期 | ⅠA G₁ 或 G₂ | ⅠA G₃ | ⅢA,ⅢB,ⅢC(所有级别) |
|  |  | ⅠB,ⅠC(所有级别) | ⅣA,ⅣB(所有级别) |
|  |  | ⅡA,ⅡB(所有级别) |  |
|  |  | ⅢA(阳性细胞学) |  |
| 术后治疗 | 不 | 阴道穹隆放射 | 阴道穹隆照射 |
|  |  | 盆腔放射(疗效可疑) | 盆腔照射 |
|  |  | ³²P(阳性细胞学,疗效可疑) | 腹主动脉旁照射(主动脉旁淋巴结阳性) |
|  |  |  | 全腹照射(腹腔内播散) |

毫无疑问,手术分期比临床分期更能准确地了解肿瘤侵犯的确切范围。在临床Ⅰ期的患者中,约有1/4会发生子宫外转移,而被认为是临床Ⅱ期的患者会有75%小于Ⅱ期或远处转移[55]。因此手术分期的含义是深远的,不但防止不必要的措施而且能采取直接恰当的治疗。随着手术分期患者的增多,有人认为术后并发症的发生率会显著增高。但Moore[56]和Larson[57]报道,淋巴结切除术后的并发症并不比未行淋巴结切除的患者高。

自从提出手术分期以来,患者生存率是否会受到影响这一问题也就接踵而至。Kilgore等[58]报道,认为淋巴结清除术不但有治疗作用,而且其生存率有所改善。在他们统计的649例宫体癌患者中,212例行盆腔多处淋巴结活检,205例行有限的淋巴结切除活检,208例未切除淋巴结。行多处淋巴结切除者生存率较未行淋巴结切除者高,低危患者(肿瘤限于子宫)行淋巴结切除术后,生存率较未行切除者高,高危患者(侵犯宫颈、附件、子宫浆膜、腹腔冲洗液阳性)也如此。无论是低危患者还是高危患者,行淋巴结切除而未行术后放疗的生存率较行放疗未行淋巴结切除者高。很显然,淋巴结切除的效果是肯定的。然而有些学者不主张对大多数早期宫体癌患者进行强制性的淋巴结切除,因为这样做并不能提高生存率[59,60]。有研究者对术前诊断为 1 级的子宫内膜癌患者进行淋巴结切除的作用进行了评价。从 1970—2006 年,有 581 例患者术前为病理学Ⅰ级,其中 46% 的患者被切除淋巴结,盆腔及腹主动脉旁淋巴结阳性率5.4%,其中 22% 及 3% 的患者最终升级为 2 级和 3 级。结果提示淋巴结切除不影响生存率但可识别那些晚期的患者[61]。

与术前放疗不同,术后放疗无预防术中肿瘤扩散的作用,但二者比较,已证明术后放疗有消灭局部或盆腔残余肿瘤的作用,而且术后对病变范围在宫内还是有宫外病变有比较明确的了解[50]。当然,最佳治疗方案的选择还应个体化。虽然手术后,特别是全面手术分期

后,全盆腔放射较术前放射发生并发症的危险性增加,但总体看来,并发症较少见,严重并发症更少见,是可以接受的。

德国 Waal 和 Lochmutter 比较了Ⅰ期或Ⅱ期宫体癌患者行术前腔内放疗和单纯手术而未行放疗患者的治疗效果,发现两者 5 年生存率及阴道、盆壁远处转移率之间无差异。因此,作者认为术前放疗对于宫体癌患者治疗似乎并无优势可言。

根据上述的资料说明手术作为宫体癌的首次治疗是有益的、可行的。根据近期的文献针对早期子宫内膜癌的治疗,提供如下治疗方案供参考(图 31-8)[62]。

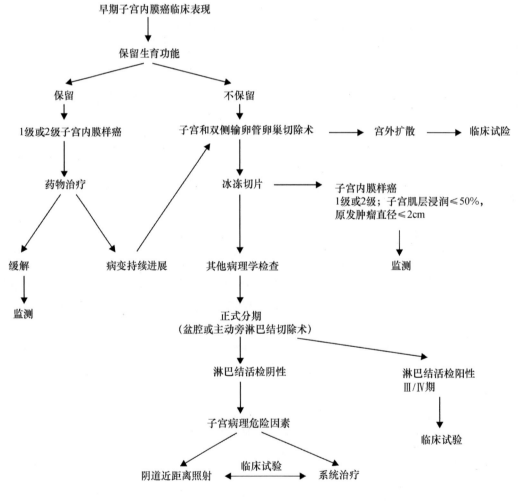

图 31-8 早期子宫内膜癌的治疗方案

（2）手术前辅助放疗方案：常用的基本治疗首先是手术，进行手术－病理分期，并根据病情需要行术后辅助治疗。然而有些学者仍主张将术前放疗作为首次治疗措施[63-66]。因为术前放疗可在手术前缩小肿瘤，减少远处转移。但目前已不再在Ⅰ期患者中应用。

临床Ⅱ期：既往对Ⅱ期宫体癌患者进行辅助性术前放疗是一种常规的治疗，尤其是对显性宫颈受累的患者是最好的处理。目前尚未有对Ⅱ期宫体癌患者术前放疗的前瞻性研究。术前放疗常用方法有腔内照射，或与外照射联合照射。对最近出版的刊物中关于Ⅱ期宫体癌接受联合放疗及手术治疗后的生存情况进行了总结。Ⅱ期宫体癌患者的生存率为70%～85%。

临床Ⅲ期：有5%～10%的宫体癌患者为Ⅲ期患者。此期患者现多采用放疗或放疗加手术的联合治疗。这样的治疗组不应与手术分期为Ⅲ期的宫体癌患者相混淆。Grigshy等[67]报道，单用放疗的22例Ⅲ期宫体癌患者的5年生存率为42%。Nomegian镭锭医院[68]的101名Ⅲ期患者，66名只采用放疗组与放疗加手术组的5年生存率无差异。Greven等[69]报道了52名Ⅲ期宫体癌患者的治疗效果，20名仅进行放疗患者的平均生存期为9个月，而进行放疗加手术的患者则为60个月。单纯放疗5年生存率见表31-7。Ⅲ期宫体癌可采用多种方法进行治疗，但似乎单一治疗和联合治疗均不能明显改善患者的生存状况。目前治疗Ⅲ期宫体癌患者的主要问题在于它具有很高的盆腔复发率。另外，上腹部及远处转移也是治疗失败的原因之一。

临床Ⅳ期：Ⅳ期宫体癌较为少见，不超过5%。治疗的主要目的在于缓解症状。Aaldler等[71]对83例Ⅳ期宫体癌患者进行了单一放疗、手术及孕激素治疗或联合治疗。有28%的患者病变控制在盆腔内。但是，Burke等[72]以同样方法治疗8例Ⅳ期患者，无1例长期存活。Pliskow等[73]治疗的10例患者也仅1例长期存活下来。Spanos等[74]提出对晚期盆腔恶性肿瘤姑息治疗的一种安全有效的

高分割放射剂量加速方案。Ⅳ期宫体癌盆腔外转移放射治疗多见于骨转移及腹股沟、主动脉旁、纵隔、锁骨上或腋窝淋巴结转移。

（3）非手术治疗方案：大多数EC患者的主要治疗是外科手术。决定采用手术是患者的功能和疾病状况。有明显内科合并症的患者不适宜手术，如年龄过大、体质较差、严重的心脏病或肺部疾病、过度肥胖等可采用其他的方法处理。初始选择放疗而不施行手术。孕激素治疗可用于不适合手术或者选择保留生育功能的年轻患者[75,76]。不能接受手术的患者应该根据FIGO在1971年推荐的临床分期系统进行临床分期（表31-5）[77]。那些经子宫切除术者根据2009年FIGO（1998年修改版）系统（表31-7）分期。那些仍可手术的肥胖患者，应接受腹部脂肪切除，增加手术的暴露，便于子宫切除和淋巴结切除[78,79]。对于表现为播散性或不可切除的病灶，非手术包括放疗、化疗、放化疗或激素治疗。孕激素治疗最常用的有醋酸甲羟孕酮或甲地孕酮，已成功的逆转恶性病变高达76%

表31-7 临床Ⅲ期宫体癌单纯放疗的结果

| 研究者 | 例数 | 5年生存率(%) |
| --- | --- | --- |
| Grigsby 等[67] | 22 | 42 |
| Aalders 等[68] | 101 | 16 |
| Greven 等[69] | 52 | 25 |
| MacKillop 等[70] | 62 | 39 |

（汪洋 张帆 陈惠祯）

## 31.6 手术治疗

### 31.6.1 手术探查及手术-病理分期

1）手术病理分期的意义

子宫内膜癌手术分期的价值数年来颇有争议。手术分期是否对所有患者均有足够的价值，或者仅对术前或术中发现危险因素的患者有益处。其中淋巴结切除的意义、范围及技

术是争议的热点。究竟哪些患者需要分期手术，而哪些患者又能从中获益，理想的手术过程又是怎样呢？只切除盆腔淋巴结还是连同腹主动脉旁淋巴结一并切除也是手术医生争议的焦点。

（1）淋巴结常规切除：许多妇科医生对几乎所有的子宫内膜癌患者进行全面的手术分期。常规进行淋巴结切除的合理性在于：缺乏排除不切除淋巴结的标准；术前或术中对淋巴结转移风险的评估并不准确；淋巴结阳性或阴性对治疗的潜在益处并不知晓；淋巴结切除与严重术中或术后并发症没有明显相关性。如果淋巴结状态是评估患者复发风险的主要因素，那么常规行淋巴结切除就是决定哪些患者需要术后辅助治疗的最好方法[80]。

回顾性的数据表明支持治疗淋巴结清扫的益处而不是证明淋巴结清扫术是有益的假设。这些研究主要来自单一的机构，有短期随访，受到选择偏倚。尽管有这些局限，淋巴结清扫术的治疗意义得到了一些报告的支持。Kilgore 等人是第一个报道淋巴结清扫术的治疗效果在 649 名临床Ⅰ期～隐匿Ⅱ期患者，她们基于淋巴结切除的程度进行分类[81]。经过多部位盆腔淋巴结切除的患者（至少 4 个部位盆腔淋巴结的淋巴结清扫），平均切除 11 个淋巴结的患者比那些没有进行淋巴结取样的患者生存率提高。坚持多部位切除有生存率优势即使患者是低危组（子宫局限性疾病）和接受放疗的高危组（宫外疾病）。对此的理解可能是切除了未能识别的微转移，这些微转移不被标准的病理学处理技术发现。Girardi 等人[82]在 76 名 EC 患者的切片中，其中 37％的阳性淋巴结直径小于 2mm，提示淋巴结转移可能被忽略。其他研究显示在淋巴结阴性的患者中进行更完整的淋巴结清扫，其预后有所改善。Gragan 等人评估了 509 名Ⅰ～ⅡA 期的患者，她们选择盆腔伴或不伴腹主动脉旁淋巴结清扫，发现 3 级肿瘤的患者切除多于 11 个淋巴结比那些≤11 个淋巴结的患者存在生存率优势（HR，0.25）[83]。对于有高风险特征的患者（3 级，>50％肌层浸润，浆液性或透明细胞肿瘤）当切除多于 11 个淋巴结时其 5 年生存率为 82％，而≤11 个淋巴切除时，其 5 年生存率为 64％。Chan 等人报道了一个更完整的淋巴结清扫效果，由 SSER 数据系统追踪超过 12000 名 EC 女性。存在高风险疾病的患者（ⅠB/3 级，Ⅰc，Ⅱ～Ⅳ），5 年生存率同淋巴结切除的数量成比例，当 1 个淋巴结对比 20 个淋巴结被切除时，其 5 年生存率从 75％增加到 87％[84]。在一个多变量的分析中，更广泛的淋巴结评估是生存的独立预测因子。来自 ASTEC 和意大利研究的前瞻性数据表明切除阴性淋巴结没有治疗好处[85,86]。没有进行淋巴结切除的患者采用术后辅助治疗可能会掩盖淋巴结清扫术潜在的好处，同样，低危子宫因素的患者可能发现存在淋巴结病变。

存在阳性盆腔和/或腹主动脉旁淋巴结的患者，完整地切除后进行辅助治疗导致较好的结果。Havrilesky 报道 91 名Ⅲc 期的患者，包括 39 名微小淋巴结受累的患者和 52 名存在明显肿大淋巴结的患者。前者 5 年生存率为 58％，后者经完整切除后其 5 年生存率为 48％，淋巴结没有切除的患者其 5 年生存率仅为 22％。作者认为这一数据提示淋巴结清扫术有治疗好处[87]。Bristow 等人评估了 41 名被完整切除大的受累的淋巴结。相比于经手术存在明显残余疾病的患者，前者有更长的无进展生存率（38 比 9 个月）[88]。Mariani 等人显示 5 年骨盆侧壁遗漏率为 57％是对于那些进行不充分的淋巴结清扫伴或伴有辅助放疗的患者，而相比进行了充分（切除>10 个淋巴结）淋巴结清扫术和放疗的患者来说其值为 10％[89]。淋巴结阳性患者行完全淋巴结清扫术后的最佳结果报告。例如，在一个系列中，30 名Ⅲc 期患者进行了系统性的盆腔和腹主动脉旁淋巴结清扫术（平均淋巴结切除数目，66）随后行放疗和化疗，盆腔淋巴结阳性的患者 5 年生存率为 100％，腹主动脉旁淋巴结阳性者 5 年生存率为 75％[90]。

常规分期最有说服力的论据是经过全面

的淋巴结评估,大多数阴性淋巴结的患者能准确地归类为低风险,并可避免盆腔放疗或接受 VCB 来代替盆腔放疗。3 个随机试验来比较辐射和观察未能证明Ⅰ～Ⅱ期患者使用辅助盆腔放疗存在生存优势,这表明无淋巴结病变者不治疗是一种合理的选择[51,91,92]。确实,淋巴结阴性和低危子宫因素的患者(占 2/3Ⅰ～Ⅱ期 EC 患者)有很低的复发和死亡风险(2％的癌症明确死亡是在 48 个月内,伴或不伴盆腔放疗)[51]。

(2)淋巴结选择性切除:子宫内膜癌手术之前通常做淋巴结状态的评估,且从 1988 年开始,内膜癌手术分期引入了淋巴结状态评估。手术分期是估计肿瘤扩散程度最准确的方式。

FIGO 在 1988 年认为内膜癌分期需考虑盆腔淋巴结及腹主动脉旁淋巴结扩散情况。在 GOG-33 试验中,腹主动脉旁淋巴结转移率大约是盆腔淋巴结转移率的 50％。其中一项独立研究显示,腹主动脉旁淋巴结受累仅占所有病例的 2％。手术者在术中对子宫状态进行评估来决定是否行淋巴结切除。子宫切除后立即对其进行粗略的检查,即可评估其肌层浸润的程度[80]。

手术分期是能最准确地确定疾病扩散严重程度的方法。盆腔淋巴结触诊不够准确,在最近的一项前瞻性研究中指出其敏感度为 72％[93,94]。淋巴结病变的基线率在"全部"的 EC 患者中大致是 9％。越来越多的挑战是如何在较大的低危人群中去识别出较小部分的高危人群。显然,少数患者存在非常高的风险(非子宫内膜样组织,癌肉瘤,宫颈明显受累,宫内疾病明显扩散),但这些仅代表了美国每年 400 000 病例中的一小部分。许多妇科肿瘤学家认为淋巴结评估是评估和治疗大多数 EC 患者的基本步骤。

越来越多的文献进行讨论,试图描述哪些人群应该提供淋巴结清扫术,以及确定危险人群的最佳方法(肿瘤标志物,冰冻切片标准,前哨淋巴结评估)。许多人认为淋巴结清扫术供那些有足够风险患淋巴结疾病者应用[95-98]。

淋巴结病变的风险(3％,5％,10％等等)依据的方法是受争议的,处于什么水平的患者会容易遗漏没有识别出来的淋巴结播散。在讨论中同样重要的是,意识到无论是子宫风险因素还是独立的淋巴结状态都应该进行风险评估和辅助治疗的应用,以及辅助治疗的应用是否对于淋巴结阳性或不知道淋巴结状态的患者是相似的。

越来越多的争论集中在恰当地选择那些淋巴转移风险低的患者,可以安全地避免淋巴切除。虽然有缺陷,ASTEC 和意大利的研究表明,常规的淋巴结清扫可能具有有限的价值。如果淋巴结清扫术的主要价值是作为一种"诊断试验"来识别淋巴结阳性的患者,明确需要附加/不同术后治疗的患者,确定风险足够低不需要进行淋巴结切除术的患者是有意义的。在 2000 年,Mayo 小组描述了一个模型,可以根据子宫的冰冻切片评估对低风险淋巴结播散病变和高的无病生存期(DFS)进行分类,这显示 1～2 级子宫内膜样肿瘤,内 1/2 浸润和肿瘤大小小于 2cm[99]。Mariani 随后报道了 422 名患者的可能的经验,并且报道 33％的子宫内膜样类型的肿瘤患者在这个模型中将作为低风险患者。作者还发现除低风险模型外 22％的患者在淋巴结切除时存在阳性淋巴结转移[100]。Milam 试图证实 Mayo 标准通过采用参加 GOG Lap 2 试验(随机分为腹腔镜与开腹子宫切除术伴盆腔和腹主动脉旁淋巴结切除术的试验)的 971 名患者的手术资料[101]。971 名子宫内膜样腺癌患者有完整的数据,其中有 65 名(7％)被证实存在阳性淋巴结。患者根据 3 Mayo 标准被分入"低风险"组;1～2 级肿瘤,少于一半的肌层浸润以及肿瘤小于 2cm。这些风险特征的确定是根据最后的病理学报告而不是冰冻切片。大约 40％的患者满足低风险的标准,仅有 3/389(0.8％)存在阳性淋巴结。

Kang 为韩国 GOG 报道,回顾性分析了 540 例子宫内膜样癌患者行术前子宫内膜活检,CA125 水平测定和 MRI,然后进行子宫切除及盆腔淋巴结清扫为预测淋巴结疾病创建了一个风险模型[102]。该模型是对一个含有360名患者训练集进行开发和对180名患者进行验证。有趣的是,这个逻辑回归模型仅包含MRI和CA125水平数据;等级不是一个重要的独立变量。作者认为,根据术前信息,他们可以将53%的患者分为低风险(<50%子宫肌层浸润,MRI和CA125<35IU/mL没有发现变大的淋巴结或宫外疾病)。在低风险组中,仅仅有一个患者存在阳性淋巴结病(1.7%假阴性率)显示这些患者能够避免不必要的淋巴结切除术。

综合上述作者的资料,认为低度恶性肿瘤似乎是限制淋巴结切除标准的最佳人群。

(3)淋巴结不必切除:大多数内膜癌患者复发转移风险较低。在整个GOG-33研究的621名患者中,75%例有1~2级肿瘤,59%例有内1/3或更少的子宫肌层浸润。仅有9%的患者淋巴结阳性[95]。子宫内膜癌术后放疗评估 $I_C$ 期,1级;$I_B$~$I_C$ 期,2级;或者 $I_B$ 期,3级的行子宫切除术但未行淋巴结切除的患者显示接受或不接受放疗均有良好的预后,对比术后盆腔放疗[91](未放疗组5年生存率85%,盆腔放疗组5年生存率81%)。

Trimble等报道的数据来自SEER从1988年至1993年收集的Ⅰ期EC患者,显示没有进行淋巴结清扫术的患者5年生存率是98%,而那些进行了淋巴结清扫术的患者为96%,这表明淋巴结清扫术不能给所有患者带来好处[103]。

2项随机试验比较子宫切除术伴或不伴淋巴结清扫术,将1 369名EC患者随机分配到子宫切除术伴[淋巴结清扫术组(LND组)]或不伴[非淋巴结清扫术组(no LND组)]盆腔淋巴结清扫术[85]。手术后,Ⅰ~ⅡA期的患者再次被随机分配到观察组或盆腔放疗组包括肿瘤3级,浆液性或者透明细胞组织学;超过一半的子宫肌层浸润;或者宫颈腺体浸润(ⅡA期)。淋巴结状态不改变放疗,淋巴结阳性的患者可能被分配到观察

组。治疗中心也允许使用VCB,这是基于由来已久的偏爱,不论是否有盆腔放疗。因此,不知道淋巴结状态的患者接受VCB而不用考虑是否已经进行放疗。在LND组,有54名患者存在阳性淋巴结(9%),no LND组发现9名(1.3%)患者存在阳性淋巴结。在这项研究中淋巴结清扫的质量是一直受批评的,因为在LND组中有8%的患者没有进行淋巴结清扫,12%的患者少于5个淋巴结被切除(中位数=12个淋巴结),并且腹主动脉旁淋巴结没有被切除。在LND组中无进展生存期(PFS)(HR,1.0)或生存期(HR,1.25;$P=0.14$)没有差别。盆腔淋巴结清扫术相比于no LND组,它导致更长的手术时间,增加肠梗阻的发生率(3%比1%),深静脉血栓形成(1%比0.1%),淋巴囊肿(1%比0.3%)以及伤口并发症。输血频率和住院时间在两组之间是可比较的。作者得出结论,如果没有证据显示盆腔淋巴结清扫术对无进展生存期(PFS)/总生存期(OS)有益,淋巴结切除就不能作为治疗的常规方法被推荐[85]。

2)手术探查及手术分期的步骤

由于要进行腹腔内探查,必要时需行腹膜后淋巴结切除,因此手术切口应足够大,一般推荐采用腹部正中直切口进腹后,应立即收集腹水标本或腹腔冲洗液行细胞学检查,然后行全面的腹腔及盆腔探查,活检切除一切可疑的肿瘤组织。要仔细观察肿瘤是否穿透子宫的浆膜面。同时,触动子宫时应钳夹或缝扎输卵管末端,以防肿瘤散落至腹腔。

子宫内膜癌的基本手术为筋膜外全子宫加双附件切除术。附件外观即使正常亦提倡切除,因为可能有微小浸润癌。在一般病例,没有必要切除阴道穹隆,切除宫旁组织也没有任何益处[15]。某些病例需进行盆腔及腹主动脉旁淋巴结活检。据FIGO发布的2008年版指南介绍,尽管在分期上有需要,但目前对是否做盆腔及腹主动脉旁淋巴结切除尚有争议。系统性淋巴结切除术可用于有肯定高危征象的病例。任何深肌层浸润或影像学检查提示

淋巴结阳性是评估腹膜后淋巴结和切除任何增大或可疑淋巴结的明确指征。主动脉旁淋巴结取样的指征包括可疑的腹主动脉旁及髂总淋巴结,大块附件病灶及增大的盆腔淋巴结,浸润肌层全层的低分化肿瘤。透明细胞癌、浆液性乳头状癌及癌肉瘤等亚型也是腹主动脉旁淋巴结取样的指征[15]。子宫切除后应立即移出手术台,剖开,肉眼观察或行冰冻切片检查,以明确肌层浸润深度及是否侵犯子宫颈管。Doering 等[104]用肉眼观察的方式对 148 例患者子宫肌层受浸润深度进行评估,准确率高达 91%。若肉眼观察腹腔内未见明显的肿瘤,则可根据表 31-8 所示的指征,决定是否行盆腔和主动脉旁淋巴结活检。GOG 的研究发现 46% 的主动脉旁淋巴结转移者是由盆腔淋巴结转移、附件和腹腔内转移,或肿瘤侵犯肌层外 1/3 的患者发展而来[105]。虽然这些危险因素仅影响了 25% 的患者,但这些患者却占据了腹主动脉旁淋巴结转移患者的大多数。

**表 31-8 腹膜后淋巴结活检指征**

| | |
| --- | --- |
| 肌层浸润＞1/2 | 透明细胞癌 |
| 峡部－宫外扩散 | 鳞状细胞癌 |
| 子宫颈扩散淋巴结肿大 | 未分化癌 |
| 浆液性腺癌 | 淋巴结肿大 |

切除腹膜后淋巴结时,按常规方式打开盆腔腹膜后间隙,分清血管走向,清除髂总淋巴结,清除从髂总－髂外血管分叉处到腹股沟韧带之间被覆盖的淋巴结,清除闭孔神经前方闭孔窝内的淋巴脂肪组织。没有必要在大血管的后方或之间分离。切除主动脉旁淋巴结的途径是将小肠推向上腹部,从髂总动脉上方与主动脉稍下方的腹膜之路,暴露主要血管,可见双侧输尿管的蠕动。从主动脉分叉处和向头侧延伸,将覆盖在腔静脉和主动脉上的淋巴脂肪组织清除。分离的上界通常为十二指肠的第二、第三部分,它跨过腹膜后的主要血管。通常用结扎血管的方法来止血。采用这种方法,总共可切除 20~30 个淋巴结送病检。

对于病变局限于子宫内膜的患者,无论其组织学分级如何,均不需行淋巴结活检,因为文献报道此类病变扩散至盆腔及主动脉旁淋巴结的概率小于 1%[105,106]。但是这种处理对于子宫肌层内 1/2 受侵（$I_B$ 期）,尤其是组织学分级为 2 级或 3 级的子宫内膜癌患者,具有一定危险性,因为有研究指出,此类患者淋巴结阳性的概率小于等于 5%[105]。因此,笔者赞成对那些肌层浸润深度有疑问者,尤其是浸润接近肌层厚度 1/2 的患者,进行淋巴结取样。

完成以上步骤后,根据国际妇产科联盟（FIGO）2009 年分期标准,对患者进行手术分期[107]。据统计,手术并发症发生率为 20%,严重并发症发生率为 6%[105]。

现在,临床 I 期子宫内膜癌的手术分期方法已逐渐得到推广。应用腹腔镜对临床 I 期患者进行手术分期的方法也已普及,而且还可将腹腔镜下经阴道子宫切除术与腹腔镜淋巴结切除术结合使用。一些研究者认为,全部经腹腔镜或经阴道辅助下的腹腔镜子宫全切术以及腹腔镜下盆腔淋巴结切除术可以取代开腹手术[108]。糖尿病妇女最适宜行腹腔镜手术。该术式术后疼痛少,下床活动早,住院时间短,伤口并发症少以及盆腔脓肿少。在一项对 159 例临床 I 期的子宫内膜癌前瞻性随机试验研究中,所有患者均进行了子宫切除和腹主动脉及盆腔淋巴结切除术,结果提示手术时间稍长,但出血量要少,住院时间短,作者认为对早期子宫内膜施行该术有潜在益处[109]。Childers[110] 等对 59 例临床 I 期的子宫内膜癌患者实施腹腔镜手术。腹腔镜手术内容包括全腹探查,获取腹腔冲洗液,行腹腔镜下经阴道子宫切除术。对于 2 级、3 级病变的患者及 1 级病变但冰冻切片发现肌层侵犯超过 50% 的患者,还应在腹腔镜下行盆腔及主动脉旁淋巴结活检。59 例患者中,2 例因肥胖而无法在腹腔镜下行淋巴结切术;6 例行腹腔镜手术时因发现有腹膜内病变而改行剖腹探查术;另外有 2 例因并发症需行剖腹探查,其中 1 例为输尿管横断,另 1 例为膀胱切开。

Gemignani 等[111] 比较了 69 例行腹腔镜下经阴道子宫切除术的早期子宫内膜癌患者及 251 名行经腹手术的子宫内膜癌患者的治疗效果及住院费用。结果发现,虽然腹腔镜组的平均操作时间长,但是并发症发生率、住院时间及住院费用均低。虽然随访时间很短,但这两组之间的复发率并无明显差异。

显然,采用腹腔镜进行手术分期是子宫内膜癌治疗的新途径,但其疗效是否能等同于传统的剖腹探查术,则有赖于进一步研究。

(杨 静 张 帆 陈惠祯)

### 31.6.2 手术方式、手术范围及适应证

1)筋膜外全子宫切除加双附件切除术(extrafascial hysterectomy and bilateral oophorectomy)

(1)手术范围:筋膜外全子宫切除术(extended hysterectomy type Ⅰ,class Ⅰ),又称Ⅰ型(类)扩大子宫切除术,于子宫筋膜外切除子宫。其目的是保证切除全部宫颈组织,属宫体癌患者同时切除阴道 1~2cm 及双附件。

2)适应证[50]主要适用于Ⅰ期低危患者:①1、2 级病变,小于 1/2 肌层浸润;②3 级病变,无肌层浸润;③无宫颈及峡部受累;④腹腔细胞学阴性;⑤无淋巴结受累(未触及可疑转

移淋巴结);⑥无腹腔内转移。

Boronow[112]研究了子宫体癌浸润深度、组织学分级与淋巴结转移的关系,发现随着浸润深度的增加和组织学分化程度降低,淋巴结转移率也逐渐增加。当肿瘤Ⅰ期 1 级,肌层浸润深度限于内 1/3 时,均无淋巴结转移(表 31-9)。Figge[113]分析了 59 例Ⅰ期子宫内膜癌病例,发现组织学分化为 1 级者,淋巴结转移率为 5.5%,但不论肿瘤级别如何,若未浸润至子宫肌层 1/3,则无一例淋巴结转移。Schink[114]分析了 9 例Ⅰ期子宫内膜癌的病例,发现组织学分化为 1 级时,无论其病变大小,未发现淋巴结转移;无论肿瘤级别如何,当病变直径小于或等于 2cm,浸润深度小于 1/2 者,未发现淋巴结转移。Chen[115]通过对 74 例Ⅰ期子宫内膜癌的研究发现,组织学分级为 1 级时,盆腔和腹主动脉旁淋巴结均未发现转移。综上所述,符合前述指征的子宫内膜癌,不需做腹膜后淋巴结切除。有些资料表明,Ⅰ期G₁的患者中也有少数腹膜后淋巴结转移(表 31-10,表 31-11)[116,117],但未说明浸润深度在 1/3 以内的患者淋巴结转移率为多少,即使极少数发生转移,也不足以说明所具有上述手术指征的患者都行腹膜后淋巴结切除,因为这样并不能提高 5 年生存率[118,119]。

表 31-9 Ⅰ期子宫内膜癌浸润深度、分级与淋巴结转移

| 浸润深度与分级 | | 总例数 | 盆腔转移 | | 腹主动脉旁转移 | |
| --- | --- | --- | --- | --- | --- | --- |
| | | | 例数 | 百分率/% | 例数 | 百分率/% |
| 肌层内 1/3 | G₁ | 27 | 0 | 0 | 0 | 0 |
| | G₂ | 40 | 1 | 2.5 | 0 | 0 |
| | G₃ | 13 | 3 | 23.1 | 5 | 38.5 |
| 肌层中 1/3 | G₁ | 4 | 0 | 0 | 0 | 0 |
| | G₂ | 8 | 2 | 25.0 | 1 | 12.5 |
| | G₃ | 5 | 1 | 20.0 | 0 | 0 |
| 肌层外 1/3 | G₁ | 4 | 1 | 25.5 | 0 | 0 |
| | G₂ | 13 | 6 | 46.2 | 5 | 38.5 |
| | G₃ | 16 | 7 | 43.7 | 5 | 31.5 |

表 31-10　Ⅰ期内膜癌与淋巴结转移

| 分期与级别 | | 例数 | 盆腔淋巴结转移 | | 腹主动脉旁转移 | |
|---|---|---|---|---|---|---|
| | | | 例数 | 百分率/% | 例数 | 百分率/% |
| ⅠA | G₁ | 63 | 1 | 1.6 | 1 | 1.6 |
| | G₂ | 45 | 5 | 11.1 | 4 | 8.9 |
| | G₃ | 22 | 4 | 18.2 | 4 | 18.2 |
| ⅠB | G₁ | 30 | 1 | 3.3 | 0 | 0 |
| | G₂ | 43 | 5 | 11.6 | 2 | 4 7 |
| | G₃ | 19 | 7 | 36.8 | 6 | 31.6 |

表 31-11　Ⅰ期内膜癌组织学分级与淋巴结转移发生率/%

| 分期与级别 | | 盆腔淋巴结阳性 | 主动脉旁淋巴结阳性 |
|---|---|---|---|
| ⅠA | G₁ | 2.6 | 2.6 |
| | G₂ | 6.3 | 3.5 |
| | G₃ | 16.7 | 8.3 |
| ⅠB | G₁ | 3.9 | 0.0 |
| | G₂ | 14.3 | 4.8 |
| | G₃ | 54.0 | 46.0 |

需指出的是,适合于单纯行筋膜外全子宫切除和双附件切除术的子宫内膜癌患者,术中必须仔细探查,发现任何肿大的淋巴结,都需要切除活检,阳性者术后补充放疗。高永良等[118]对 104 例术中触诊发现,盆腔淋巴结转移者的 26 例中,淋巴结增大为 23 例(88.5%);而淋巴结无转移的 78 例中,淋巴结增大者仅 17 例(21.8%),两组比较有极显著的差异。

本术式对宫旁切除范围无特殊要求,但要求切除双侧附件,这是因为即使是Ⅰ期子宫内膜癌,附件转移的比例也比较高。据 Berman[120]报道,Ⅰ期子宫内膜癌有 5%～10% 的附件转移。Boronow[112] 报道为 7.2%,其中单侧附件转移为 5.4%,双侧附件为 1.8%,输卵管转移为 5%,其中 50%～70% 为显微镜下可见的转移。Creasman 等[106] 报道临床Ⅰ、Ⅱ期有 6% 肿瘤扩散到附件,其中 32% 有盆腔淋巴结转移,如附件没有受累,盆腔淋巴结转移仅有 8%。临床Ⅰ期的内膜腺癌患者在手术时发现大约 10% 有卵巢的隐性转移[121]。在 222 例患者的资料分析中,手术—病理分期

为Ⅰ期的患者中,有 16 例(7%)有附件转移[121]。对年轻低危Ⅰ期患者可考虑保留一侧卵巢,但需做楔形切除活检,以排除受癌瘤侵犯的可能性。

关于切除阴道长度的问题,笔者认为切除 2cm 阴道较合适。据山东省人民医院提供的资料,子宫内膜癌经全子宫双附件切除术后,易在阴道顶端复发,复发率 10% 左右。Bortselis[122] 报道经单纯手术治疗的患者阴道复发率高达 4%～15%,即使用了腔内放疗的患者仍有 7% 发生阴道复发。因此,切除一定长度的阴道是必要的。Piver[123]认为切除 1～2cm 长的阴道,Knapp[124] 主张切除阴道的上 1/3。

然而增加切除阴道长度能否减少Ⅰ期患者的阴道复发率,尚未见报道。人们对术前、术后腔内放疗可减少阴道复发的报道较多。

Bond[125] 报道了 ⅠA 和 ⅠB 期的 1 703 例腺癌患者子宫切除术后采用或未采用阴道放疗的情况。行阴道放疗的患者其阴道复发率较低,仅 3.4% 的病例阴道为首次复发的部位,但它为盆腔和远处转移发生率的 4 倍。Bond 认为术后阴道放疗对于少部分患者有价

值,但是它不影响生存率和任何组织类型的盆腔和远处转移,因此并不推荐它作为一个诊疗常规。

Elliott 和他的同事们[126]报道了在 25 年里他们对 811 例临床 I 期和 116 例临床 II 期子宫内膜癌患者的诊治情况。他们认为术后全阴道放疗能降低阴道单独复发。虽然采取了多种治疗方式,如单纯子宫切除或子宫切除加放疗,穹隆部或全阴道放疗,以及各种外照射的综合运用,仍检出了 40 例单独阴道复发(4.3%)。对于低风险性患者(临床 I 期,1 级和 2 级肿瘤局限于肌层内 1/3)行单纯手术,手术加阴道穹隆放疗及手术加全阴道放疗者穹隆复发率为2.5%、0。低风险组占所有病例的 53%。经多因素分析发现仅全阴道放疗是一个独立性的保护措施。几乎有 9%的患者行全阴道放疗后出现放疗后的并发症。

2)筋膜外全子宫加双附件加选择性盆腔及腹主动脉旁淋巴结切除术(extrafascial hysterectomy and bilateral oophorectomy and select pelvic lymphadenectomy and para—aortic lymphadenectomy,由陈惠祯教授提供)

(1)手术范围:除子宫颈筋膜外切除子宫及阴道 1~2cm 外,同时切除双侧附件,选择性切除盆腔及腹主动脉旁淋巴结。

所谓选择性盆腔淋巴结切除,是指不像宫颈癌标准的盆腔淋巴结切除那样彻底,不需打开血管鞘,不检查血管后方,一般只做分区切除。盆腔每一区域均切除几个淋巴结。这样也可有效发现镜下转移,提供重要的预后资料,以制订有针对性的治疗措施,并有手术时间短、失血少等优点。手术步骤可参照宫颈癌标准的盆腔淋巴结切除术。

所谓选择性腹主动脉旁淋巴结切除,是指仅切除腹主动脉、腔静脉前、左右侧及动静脉间淋巴结,不需要切除血管后方的淋巴结。做选择性腹主动脉旁淋巴结切除时,先将小肠推入上腹部,然后打开髂总动脉上段和主动脉下段表面的腹膜,暴露腹主动脉和腔静脉。在主动脉分叉处开始切除,然后向头侧延伸。切除

的上界,除非探查到高于此水平的淋巴结,一般在十二指肠的第二、第三部分水平,使用这种方法可获得 5~20 个淋巴结送检。

(2)适应证:①除低危的 I 期患者外的其他 I 期;②隐性 II 期(临床所见宫颈正常,但有镜下浸润)。

具体指征包括[50]:①病变 1 级、2 级,肌层浸润大于 1/2;病变 3 级;②透明细胞癌及乳头状浆液腺癌;③宫颈或峡部受累;④宫腔病变超过 50%。

据有关资料报道[112,116,117],腺癌 I 期 2、3级患者和 1 级肌层浸润深度超过 1/3 者,淋巴结转移随肿瘤浸润深度增加而增加,随组织学分化程度降低而增加。另据 Chen[115]、Figge[113]、Lewis[127]、Piver[128]、Schink[114]等报道,I 期 $G_2$ 和 $G_3$ 肿瘤的盆腔淋巴结转移率在 9.1%~45%;当肿瘤大于 2cm,浸润深度在 1/3 以上时,其盆腔淋巴结转移率在 17%~46.2%,腹主动脉旁淋巴结转移率在 12.5%~38.5%。I 期 $G_1$ 浸润深度达肌层 1/3 以上时,盆腔淋巴结转移率为 0~25%[4]。

有资料表明,淋巴结转移发生率随期别上升而升高。Morrow[129]收集了 15 年中报道的材料,共得到盆腔淋巴结切除患者 454 例,其中 I 期 369 例,淋巴结转移 39 例,占 10.5%;II 期 85 例,淋巴结转移 31 例,占 36.5%。GOG 的研究表明[121],临床分期为 II 期 148 例患者中经手术证实的仅 66 例宫颈受累,仅宫颈管腺体受累者有 3 例发生盆腔淋巴结转移,而宫颈间质受累者 35%有盆腔淋巴结转移,仅宫颈腺体受累者,没有腹主动脉旁淋巴结转移,宫颈间质受累者有 23%发生腹主动脉旁淋巴结转移,在所有宫颈间质受累的患者中有 46%发生淋巴结转移。

此外,透明细胞癌、乳头状浆液性腺癌及腺鳞癌与内膜腺癌相比,恶性程度较高,淋巴结转移的倾向性更大。附件转移及宫腔病变超过 50%的患者盆腔和腹主动脉旁淋巴结转移率增加。对于有不良预后因素的 I 期及隐性 II 期患者,由于有较高的淋巴结转移率,因

此在切除子宫及双附件时，必须选择性切除盆腔和腹主动脉旁淋巴结。

腹膜后淋巴结切除不但有诊断和治疗作用，而且生存率也可改善[130]。无论是低风险性还是高风险性患者行淋巴结切除而未行术后放疗的生存率较行放疗而未行淋巴结切除者高。很显然淋巴结切除的效果是肯定的。他们的资料也表明淋巴结清扫的范围与证实的淋巴结转移数目有关。

腹膜后淋巴结切除，除了诊断意义外，积累的文献有力表明，常规盆腔、腹主动脉旁淋巴结活检提供了潜在的治疗价值，至少提供了修改辅助治疗方案的机会[131-133]。他们根据分期的结果来选择治疗方案，对一些高危患者而淋巴结阴性者术后给予阴道近距离照射而不做盆腔放射，其结果是好的[134]。根据他们的统计数据表明，早期子宫内膜癌进行盆腔放疗其价值很有限。

有学者[121]认为腹膜后复发与第一次手术时淋巴结切除有关。如果首次手术时淋巴结转移阳性，则腹膜后复发较常见。若盆腔淋巴、主动脉旁淋巴阴性，术后腹膜后转移未见报道。经多因素分析，仅腹膜后淋巴结转移对生存分析产生重大影响。

有学者不赞成常规做腹膜后淋巴结切除。妇科肿瘤委员会从 1977—1983 年收集了 895 例临床Ⅰ期或据手术分期原始记录诊断为隐形Ⅱ期的患者。先对 621 例患者做了分析，有 22% 有宫外转移，包括淋巴结转移、子宫附件、腹膜转移或腹腔内冲洗液找到癌细胞[134]。根据原始记录的校正，Morrow 等报道 895 例患者中仅 48 例（5.4%）有腹主动脉淋巴结转移。48 例中 47 例或有肉眼可见的盆腔阳性淋巴结，或肉眼可见的附件转移或深肌层浸润。仅有 18 例缺乏其临床发现的患者淋巴结阳性。这样少的患者盆腔有孤立淋巴结受累，医生似乎不足以对大多数早期宫体癌患者进行强制性的淋巴结切除。但大多数学者仍然主张对中、高危的早期宫体癌患者常规切除腹膜后淋巴结。

过去对宫体癌患者行根治性子宫加盆腔淋巴结清扫被当作主要术式，但现在认为行单纯子宫全切加双附件切除及盆腔淋巴结、主动脉旁淋巴结切除术是比较完善的[121]。根据手术-病理所见，再行术后放疗。

目前对于Ⅱ期术式的选择还存在不同的意见，有的学者认为根治性子宫切除术治疗Ⅱ期子宫内膜癌特别是那些宫颈浸润较深的患者可以获得较高的生存率[135,136]。有的学者主张采用筋膜外子宫切除术[137]。Nahhas 等[138]的研究表明，虽然根治性子宫切除术有较好的疗效，但与筋膜外子宫切除术相比并没有提高 2 年的生存率；而 Eltabbakh 等[139]的研究表明，接受根治性子宫切除术和双附件切除术的患者与行筋膜外全宫切除术和双附件切除术加术后体外照射及阴道内近距离放射治疗的患者同样有良好的生存率，而且后者手术并发症远低于前者，因而采用根治性子宫切除术治疗Ⅱ期子宫内膜癌还须进一步的研究。笔者认为，属隐性Ⅱ期患者做筋膜外全子宫切除加双附件及选择性盆腔淋巴结和腹主动脉旁淋巴结切除已足够，不必做更广泛的根治性手术。

3）根治性子宫切除及选择性盆腔和腹主动脉旁淋巴结切除术（radical hysterectomy and select pevic lymphadenectomy and para-aortic lymphadenectomy）

（1）手术范围：行根治性子宫切除（Ⅲ型扩大子宫切除或次广泛子宫切除，即Ⅱ型扩大子宫切除），同时选择性盆腔和腹主动脉旁淋巴结切除。

广泛性子宫切除和次广泛子宫切除的手术范围已在本书相关章节中详述；选择性盆腔和腹主动脉旁淋巴结切除术的手术范围如前述，这里不再重复。

（2）适应证：在子宫内膜癌的处理中，根治性子宫切除所起的作用肯定是有限的。其常见的适应证为：①累及整个宫颈，体质及医疗条件均能胜任根治性手术者；②宫颈癌患者，放疗后又发生内膜癌，这些患者常有子宫外转移；③少数有危险因素存在而拒绝放疗的患者；④具有放疗的相对禁忌证(伴发卵巢肿瘤)。

临床方面有明显宫颈受累子宫内膜癌，其理想的手术治疗是根治性子宫切除加盆腔淋巴结清扫及选择性腹主动脉淋巴结切除术，如果盆腔及腹主动脉淋巴结、手术切缘及腹腔冲洗液细胞学检查均为阴性，则没有必要再行进一步的治疗。但若不是阴性，则应行盆腔放疗或扩大照射野放疗，尤其对于那些激素受体缺乏者。

许多病例经根治性子宫切除加盆腔淋巴结清扫而获得治愈[112]，尽管手术时已有淋巴结扩散并已经发生盆腔外转移，这一点已有腹腔细胞学阳性结果和腹主动脉淋巴结转移的病理结果证实。值得强调的是，已有远处转移的患者仍在原发病变区域内进行治疗是不可能提高生存率的[112]。另有报道称单纯子宫切除加选择性术后放疗的生存率与根治性子宫切除的生存率同样令人满意[112]。

Creasmen 等[140]认为，子宫内膜癌患者年龄较大、肥胖，因而不主张用根治性的Wertheim 手术治疗Ⅱ期患者，推荐用选择性外照射，然后行单纯的全子宫、双附件切除及盆腔、腹主动脉旁淋巴结切除，这种方式可以精确地评价淋巴结的情况，为术后放疗提供依据。DiSaia[141]等则用腹式全子宫、双附件切除及选择性的盆腔、腹主动脉旁淋巴结切除，术后证实病变只限于宫体者，可给予4 000～5 000 rad 外照射，如有淋巴结转移，则在放疗后辅以化疗。Kinsella[142]等报道，Ⅱ期子宫内膜癌采用腹式全子宫切除辅以放射治疗，10 年无肿瘤生存率达 83%，因而认为，腹式全子宫切除加放疗与根治性全宫切除及盆腔淋巴结切除相比，生存率较高，并发症较低。Knapp[125]则采用术前体外照射和腔内放疗，4 周后行腹式全子宫、双附件切除，同时评价盆腔、腹主动脉旁和上腹部的播散情况。McGowan[143]亦主张先行外照射和腔内放疗，然后行全宫切除，如果子宫峡部和角部有深肌层浸润，以及主动脉旁淋巴结阳性，术后须行腹主动脉旁放疗。

采用根治性子宫切除加选择性盆腔淋巴结及腹主动脉旁淋巴结切除来治疗显性Ⅱ期宫体癌的疗效及其优点，因所报道的病例数有限，尚无法做出较为准确的结论，今后仍需进行较为大量的前瞻性对照研究。

4)肿瘤细胞减灭术

(1)手术范围：包括筋膜外全子宫切除及双附件切除；腹盆腔转移病灶的切除。有条件时选择性地切除盆腔淋巴结及腹主动脉旁淋巴结。

(2)适应证：选择性应用于Ⅲ～Ⅳ期患者。

肿瘤细胞减灭术虽不是晚期子宫内膜癌(Ⅲ期及以上)常规手术，但仍常施行。手术范围除子宫及双附件之外还包括大网膜和肉眼所见的所有病灶，术后尽早放、化疗[144]。术后残余肿瘤直径小于或等于 1cm 者称理想肿瘤细胞减灭术。为了获得理想的肿瘤细胞减灭术，有时需要行肠段切除、膀胱及输尿管部分切除，甚至行腹股沟淋巴结切除。腹腔外转移灶(除腹股沟外)不宜行肿瘤细胞减灭术，而采取非手术治疗。

Knapp[125]认为，可将Ⅲ期分成两组，一组是癌瘤只扩散到输卵管和卵巢，另一组是肿瘤扩散超出这些组织到其他盆腔脏器。多数研究显示，扩散限于卵巢和/或输卵管的患者，其生存率在统计学意义上明显高于转移到其他盆腔脏器的患者。

Cohen[145]主张晚期病例应行筋膜外子宫切除及选择性盆腔和腹主动脉旁淋巴结切除术，并切除子宫外肿块。手术范围包括肿块、大网膜、增大的淋巴结、受累的肠管以及子宫和双附件，而不是常规行根治性子宫切除加淋巴结清扫。

Chi[146]报道Ⅳ期患者 55 例，经理想肿瘤细胞减灭术者 24 例平均生存时间 31 个月；未获得理想肿瘤细胞减灭术 21 例，平均生存时间 12 个月；未行肿瘤细胞减灭术者平均生存时间 3 月，后两组与前组比较，差异非常显著，显示理想的肿瘤细胞减灭术能提高Ⅳ期患者的生存率,而患者的年龄、肿瘤分级、组织学类型及腹腔外转移等不是Ⅳ期患者的独立的预后因素。Goff[147]认为Ⅳ期患者预后很差,病理类型、组织学分级等不是影响因素,但是,肿瘤细胞减灭术与未能行手术相比,能显著延长平均生存时间。王慧等[148]收集到的47例Ⅳ期患者中,29例接受手术治疗,其中术前诊断Ⅰ、Ⅱ期的20例患者总的平均存活时间为12个月,但接受化疗后又行适当的肿瘤细胞减灭术后的存活时间延长到21个月,经多因素分析表明,细胞减灭术是患者存活的重要因素。国内陶霞等则认为,Ⅲ、Ⅳ期病例预后比其他期别差,扩大手术范围不能提高患者的生存率[120]。肿瘤细胞减灭术不必常规作腹膜后淋巴结切除。

一旦肿瘤侵犯到子宫外,治疗就变得受限而且结果也不尽如人意,Behbakht[149]评价了137名晚期宫体癌(Ⅲ、Ⅳ期)的预后因素。多变量分析显示年龄、宫旁浸润、腹腔转移为有意义的预后因素。遗憾的是,尽管采取了各种治疗措施,但疗效仍不能确定。Kadar[150]评价58例手术Ⅲ、Ⅳ期患者,发现盆腔淋巴结转移和腹膜细胞学阳性影响生存率。若这两种因素同时存在与不存在相比,2年生存率分别为25%、83%。

显微镜证实的Ⅲ期病变,其5年生存率为40%～80%,而肉眼所见有子宫外盆腔内转移者,其5年生存率则10%～30%,后者的生存率与手术切除的彻底性有极大关系[151-153]。

（陈惠祯　张　帆　杨　静）

### 31.6.3　手术并发症

内膜癌患者手术治疗(例如子宫切除术)的危险很小,但与是否合并有其他情况如肥胖、糖尿病、心血管疾病以及年龄等因素有关。实际上,上述因素若加在一起,比方说患有高血压和糖尿病的患者同时又肥胖,则其手术的危险性增加。良好的预后又与整体因素如手术分期的安全性、患者的年龄及发生复杂医疗问题的概率等有关。至于手术时间、失血量和并发症方面,则在很大程度上取决于患者的体重、年龄和手术者的水平。但即使上述条件较合适,手术者操作较熟练,手术时间也至少需要30～45分钟,失血量为60～150mL。

手术分期的最大危险是出血量增加(与血管损伤有关)。静脉栓塞或小肠梗阻虽不常见,但在大样本资料中有报道,静脉栓塞的发生率是5%,分期手术大约是非盆腔和腹主动脉淋巴结清扫组的2倍。单纯子宫全切的患者与手术分期患者的并发症发生率相似,二者若术前接受过放疗,则毫无疑问,其并发症发生率增加。在对235例术后接受盆腔放疗的子宫内膜癌患者的研究中,严重的肠并发症为3%,若进行手术分期,则风险增至11%。一组多变量分析资料显示,使放疗并发症增加的其他危险因素是年龄大于65岁和每天照射一野者。如果淋巴结清扫范围较大,可形成慢性淋巴水肿,特别是曾接受过盆腔放疗的患者。

内膜癌行根治性子宫切除者不管是否并行手术分期,其并发症肯定超过单纯子宫切除者,考虑到内膜癌患者的年龄和其他病情状况,其并发症也超过子宫颈癌根治性子宫切除者。有一报道认为根治性子宫切除组的输血率为83%,而单纯性子宫切除的患者仅4.7%。因此当根治性子宫切除作为子宫内膜癌的首选治疗时,其病例选择就显得格外重要。

（汪　洋　陈惠祯　向群英）

### 31.6.4　腹腔镜手术

腹腔镜手术治疗子宫内膜癌已经越来越受青睐。可选择腹腔镜作为子宫内膜癌的初次治疗(腹腔镜联合阴式子宫切除术,全子宫切除术),行腹腔镜下盆腔和腹主动脉旁淋巴结切除术进行手术分期或开腹手术不完全分期后的再分期。GOG进行了一项大型综合性试验[154],比较腹腔镜全面分期与传统开腹分期手术的情况:完成手术分期的比例、安全性、手术近期疗效、远期复发率及生存率。该试验研究对象包括920例开腹手术的患者以及1 696例腹腔镜手术的患者。腹腔镜手术术中改为开腹手术的占 26％,有以下原因:手术视野不清(15％)、宫外转移(4％)、出血(3％)。腹腔镜手术改为开腹手术的概率与患者肥胖程度相关,腹腔镜手术成功率 90％(患者 BMI $<20kg/m^2$)、65％(患者 BMI＝35kg/m$^2$)、34％(患者 BMI＝50kg/m$^2$)。两种技术切除淋巴结的中位数相当,且淋巴结阳性率相似。并发症发病率(包括与血管、输尿管、肠管以及神经相关的并发症)开腹手术为 7.6％,腹腔镜手术为 9.5％。对于其中 1242 例成功完成腹腔镜手术的患者,其并发症发病率为4.9％。比较开腹手术与成功完成腹腔镜手术的患者,腹腔镜手术时间比较长(平均 70 分钟),但住院时间短(2 天比 4 天)。作者认为腹腔镜手术比开腹手术有优势,尤其是当术者能成功完成腹腔镜手术时。

已证实腹腔镜子宫切除术比开腹子宫切除有优势:相似的淋巴结切除率与阳性率,住院时间短,患者恢复快。当然我们还需要获得两者远期复发率与生存率的数据。年龄和肥胖认为是腹腔镜手术的相对禁忌证。在GOG LAP Ⅱ 试验中,中位年龄为 63 岁。Scribner 等人评估子宫癌患者年龄≥65 岁的

手术经验,其行腹腔镜辅助阴式子宫切除术(LAVH)伴盆腔和腹主动脉旁淋巴结切除术($n＝67$)或开腹子宫切除术伴盆腔和腹主动脉旁淋巴结切除术($n＝45$)[155]。78％的患者可完成腹腔镜分期。在腹腔镜组,BMI 为29.5kg/m$^2$(范围,15.9～54.7),且 33％者有既往开腹手术史。22％的患者需要转开腹,肥胖(10％)、出血(6％)和宫外疾病(5％)是最常见的原因。相同的淋巴结计数(腹腔镜 29,开腹 29),腹腔镜手术时间更长(236 分钟比 148分钟),住院时间更短(中位数 3 天比 5.6 天)对于腹腔镜手术而言。作者的结论是,腹腔镜手术是一个切实可行的选择。

机器人手术可能是微创手术下一个代表。目前已在妇科肿瘤中增加机器人手术的应用。到目前为止,超过 15 个系列人数范围从 4 到405 名患者描述机器人手术的经验与腹腔镜和/或开腹手术的结果进行比较(表 31-12)[156-158]:有关数据显示,与腹腔镜比较,失血、淋巴结计数和手术时间是可比的。几个系列显示其与开腹手术相比,术后并发症较低。机器人手术可能为肥胖患者提供唯一的机会[159]。

**表 31-12　子宫内膜癌中选择机器人手术方式系列研究**

| 研究者 | $n$<br>(机器人例数) | 研究类型 | 手术方法 | 手术时间/min<br>(平均值<br>/中位数) | 淋巴结<br>(平均值<br>/中位数) |
|---|---|---|---|---|---|
| Boggess et al. (2008) | 103 | 与 LSC＋Open 比较 | Hyst＋PPALND | 191 | 33 |
| DeNardis et al. (2008) | 87 | 与 LSC 比较 | Hyst＋PPALND | 177 | 19 |
| Veljovich et al. (2008) | 25 | 与 LSC＋Open 比较 | Hyst±LND | 283 | 18 |
| Holloway et al. (2009) | 100 | 病例系列研究 | Hyst＋PPALND | 171 | 19 |
| Seamon(2009) | 105 | 与 LSC 比较 | Hyst＋PPALND | 242 | 31 |
| Lowe et al. (2009) | 405 | 病例系列研究 | Hyst±LND | 172 | 14 |
| Lim(2010) | 122 | 与 LSC 比较 | Hyst＋PPALND | 147 | 25 |

　　LSC—腹腔镜;Open—开腹手术;Hyst—子宫切除术;PPLAND—盆腔主动脉旁淋巴结清扫术;LND—淋巴结清扫未明确。

(刘植华　胡海燕　陈惠祯)

## 31.7  放射治疗

放射治疗（radiation therapy）是治疗子宫内膜癌的重要治疗方法。当今有 60%～70% 的子宫内膜癌患者的治疗与放疗有关[160]。与手术相结合的综合治疗是当今治疗子宫内膜癌常用的基本方法。对于某些不适宜手术的病例，目前单纯放疗也可达到很高的治愈率[161]。

### 31.7.1  放射治疗的方法

子宫内膜癌放射治疗包括腔内放疗（intracavitary brachytherapy）及体外照射（external beam radiotherapy）两部分。

（1）腔内治疗：传统的子宫内膜癌腔内治疗沿袭了传统子宫颈癌腔内治疗的方法。由于用于子宫颈癌的"梨"形剂量分布不适应内膜癌的病变特点，Heyman 等[162]于 1941 年提出了宫腔填充法治疗内膜癌（图 31-9），满足了宫腔和宫壁的治疗要求。Heyman 宫腔填充法的应用，较大幅度地提高了内膜癌单纯放疗的效果，奠定了放疗在子宫内膜癌治疗中的地位。但由于此法操作难度极大、剂量计算困难、治疗难以标准化和工作人员受量大等缺点，使其推广较为困难。为减少工作人员受量，Simon 等[163]于 20 世纪 60 年代，开始应用

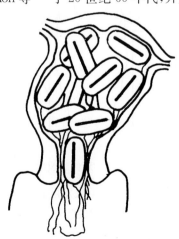

**图 31-9  Heyman 宫腔填充法**

人工后装技术治疗内膜癌。但是人工后装技术未能克服宫腔填充法的缺点，因而限制了使用。随着远距离后装技术的出现，出现了多种后装治疗机，如 Cathetron、Buchler、Ralstron、Selectron 等机型，这些后装治疗机为现代后装技术打下了基础[164]。

随着计算机的发展、高剂量率放射源的应用及放射源的微型化，带有治疗计划系统的多功能后装机出现了。计算机的应用，使放疗剂量的分布更为合理；而放射源的微型化使腔内治疗更为方便；高剂量率源使得治疗时间大大缩短，既可以减少患者并发症的发生，又可以治疗更多的患者。这类机型如中国医学科学院肿瘤医院应用的 WD-HDR18 后装治疗机[164]在治疗子宫内膜癌患者时，通过控制放射源在宫腔管中保留时间的不同，使子宫底部的剂量较子宫体下部及子宫颈部的剂量偏高，等剂量曲线呈倒梨形。在治疗时，尚可结合影像学图像，通过计算机对放疗剂量设计进行优化，从而得到更为合理的个体化剂量分布，提高了疗效，减少了副作用。尤其是近年来，随着新的放疗技术的应用，一些研究者开始应用和评价基于 CT、基于 MRI、基于 PET 的近距离治疗计划系统，以提高放疗疗效、改进治疗相关毒性[165]。所有的这些技术对于提高子宫内膜癌放疗的剂量分布优化有潜在优势，但是还需要进一步的研究和长期随访。

关于腔内治疗的放射源，近年来较大的进展是中子源（$^{252}$Cf）。国内外的一些临床报告显示 $^{252}$Cf 源治疗子宫内膜癌取得了神奇的效果。俄罗斯科学院报告 $^{252}$Cf 源腔内治疗结合外照射治疗子宫内膜癌，初步研究报告显示所观察的 I、II、III 期患者共 30 例，总的有效率达 93%[166]，显示其用于子宫内膜癌放疗光明的前景。

子宫内膜癌的腔内治疗，没有一个公认的剂量参照点。以往内膜癌腔内治疗多借助于子宫颈癌的 A 点，但单独一个 A 点不能反映腔内治疗是否合理。一些单位以内膜受

量,子宫内膜下 5mm、10mm 或通过 $A$ 点与子宫中轴平行线的点($A-Line$)作为剂量参照点[161],但这些参照点临床使用不实际,应用有一定的困难。中国医学科学院肿瘤医院总结了既往子宫内膜癌放射治疗中存在的剂量分布的不合理性之后,在以后装治疗本病时,采用了 $A$、$F$ 两个点作为剂量参照点来评估子宫内膜癌腔内放疗剂量分布的合理性[164](图 31-10)。$F$ 点位于宫腔源的顶点,旁离子宫中轴 2cm,代表肿瘤受量;$A$ 点即宫颈癌放疗中的 $A$ 点,位于宫旁三角区内,代表着宫旁正常组织的受量。$A$ 点与 $F$ 点位于同一条轴线上。$A$、$F$ 点临床上简单易行,从 2 个点所受剂量的大小,可以推断出剂量是否合理。

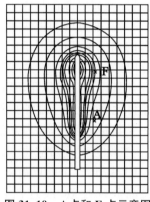

图 31-10 $A$ 点和 $F$ 点示意图

为方便治疗,中国医学科学院肿瘤医院设计了治疗内膜癌的标准程序——S 系列标准程序[164]。治疗时,依宫腔深度选择,使治疗过程简化,方便治疗,并为普及内膜癌的后装治疗提供了条件(图 31-11)。

(2)体外照射:子宫内膜癌的放疗,除早期病例可行单独腔内放疗外,均需腔内与体外配合治疗,由腔内放疗负责宫体肿瘤原发灶的治疗,体外弥补腔内治疗的不足并单独用于转移灶的治疗。体外照射可应用直线加速器或 $^{60}$Co 机。盆腔照射野需包括局部肿瘤及其盆腔浸润转移灶,盆腔以外的转移灶如腹主动脉旁淋巴结、锁骨上淋巴结等,则按其转移部位制订具体方案。

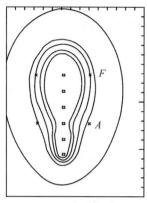

图 31-11 WD-HDR18 标准程序 S-21 剂量分布

盆腔野可以采用盆腔前后二野对穿照射或盆腔前后四野照射方式。野上界相当于 L 4~5 水平,下界为耻骨联合上缘下 4~5cm,外界不超过股骨头中线。野面积为(15~18)cm×(13~15)cm。盆腔四野照射则于上述全盆野中央用铅块防护(3~4)cm×(13~15)cm。盆腔野照射总量 DT 40~45Gy,分割剂量 DT 150~180cGy。

对于腹主动脉旁淋巴结转移或可疑转移患者,采用延伸野照射(图31-12)。该野即在盆腔野基础上沿主动脉走向设野,野上界至T10 下缘,野宽 8~10cm。照射总量 DT 30~40Gy,分割剂量 DT 100~150cGy。可行肾扫描,以了解肾区范围,必要时予以防护。

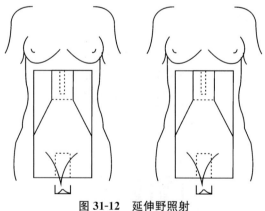

图 31-12 延伸野照射

体外照射技术近年来发展较快,包括三维适形放疗、调强放疗(IMRT)、质子束放疗,已大量应用于恶性肿瘤的治疗。虽然目前这些技术还没有大量应用于子宫内膜癌的治疗,但是可以预见这些技术的应用将会对提高子宫内膜癌局部控制率、减轻放射反应有效。对于有条件的单位,考虑到这些治疗方法昂贵的费用,建议可以将这些方法试用于高危、难治性子宫内膜癌和复发转移患者的治疗。

如有全腹病变的患者,可考虑全腹照射。标准的方法是 AP/PA 开放野于治疗开始用 5 个半值层(HVL),在肾脏上方予以遮挡。剂量通常是 30Gy,每次 1.5Gy,随后增加 19.8Gy 到骨盆每次 1.8Gy。上缘通常位于横膈上方 1cm 处,外侧界应延伸到腹膜反折部位之外。下界通常在闭孔底部。

(梅自洁　齐御文)

### 31.7.2　放射治疗的方案

放疗用于子宫内膜癌有 3 种方式:①单纯放疗。②术前放疗。③术后放疗。除晚期患者和有严重内科并发症,高龄不宜手术者可行单纯放疗外,大多数子宫内膜癌均采用手术治疗为主、放射治疗为辅的综合治疗方法。虽然至目前关于放疗与手术如何结合更为合理尚无一致意见,但是随着子宫内膜癌 FIGO 手术—病理分期的施行和分期性手术的开展,辅助性放疗已从术前放疗为主,过渡到根据手术—病理提供的信息对有高危因素者有选择地应用术后放疗,这样使得放疗更有针对性[161,165]。

(1)单纯放疗:子宫内膜癌好发于老年人,其中不少患者伴有严重内科疾病,手术对某些患者风险很高。放疗作为首次治疗(单纯放疗)的疗效已在几个研究中得到证实,Ⅰ期患者的 5 年生存率为 60%～80%,Ⅱ期患者的 5 年生存率为 64%～88%(表 31-13)[167-171]。Ⅰ$_A$ 期患者的盆腔控制率为 86%～100%,Ⅰ$_B$ 期为 69%～88%[167,168]。由于对疾病程度的临床估计不同,这些患者的预后也有所不同,因为临床分期没有病理分期准确。总的来说,Ⅰ$_A$ 期的预后好于Ⅰ$_B$ 期,年轻患者预后较好,肿瘤分化较好的患者预后好于分化较差的患者,累及宫颈最小的预后较好。

中国医学科学院肿瘤医院(1958—1984年)对 90 例子宫内膜癌患者行单纯放疗,总的 5 年生存率为 48.9%,其中Ⅰ期为 58.8%(Ⅰ$_A$ 期为 65.4%,Ⅰ$_B$ 期为 37.5%),Ⅱ期为 51.4%,Ⅲ期为 33.3%[172]。该院(1984—1999 年)59 例患者 5 年生存率为 64.3%,其中Ⅰ、Ⅱ、Ⅲ期分别为 79.2%、75.3% 和 31.4%,Ⅳ期为 0[173]。Fishman[174]和 Rose[175]的研究结果显示,单纯放疗组患者未死于其伴随疾病者,其 5 年生存率达到了手术组患者的 5 年生存率。这些研究说明,当内膜癌放疗剂量分布合理时,单纯放疗对大多数有手术禁忌证的早期患者可起到根治性治疗作用。

表 31-13　子宫内膜癌单纯放射治疗的方式及结果

| 分期 | 例数 | 治疗 | 5 年生存率/% |
|---|---|---|---|
| 临床Ⅰ期 | | | |
| 　Knocke 等 | 235 | HDR | 85/73(Ⅰ$_A$/Ⅰ$_B$) |
| 　Nguyen 和 Petereit | 36 | HDR | 88 |
| 　Chao 等 | 101 | LDR±EBRT | 80/84(Ⅰ$_A$/Ⅰ$_B$) |
| 　Kupelian 等 | 120 | LDR | 87 |
| 　Rouanet 等 | 108 | LDR±EBRT | 67/60(Ⅰ$_A$/Ⅰ$_B$) |
| 临床Ⅱ期 | | | |
| 　Knocke 等 | 37 | HDR±EBRT | 68 |
| 　Kupelian 等 | 17 | LDR±EBRT | 88 |
| 　Rouanet 等 | 11 | LDR+EBRT | 64 |

EBRT—外部放射治疗;HDR—高剂量率近距离照射;LDR—低剂量率近距离照射。

单纯放疗通常是阴道近距离放射结合或不结合体外放射。已有报道仅用体外照射的预后差。因此单纯放射治疗子宫内膜癌多采用腔内治疗结合体外照射的方法。子宫内膜癌高剂量率后装治疗剂量：Ⅰ期，A 点总剂量 42～45Gy，F 点总剂量 45～50Gy，腔内治疗每周 1 次，6～8 次完成治疗。Ⅱ、Ⅲ期，A 点及 F 点总剂量 45～50Gy，腔内治疗每周 1 次，6～8 次完成治疗。一般体外照射，均为四野垂直（盆腔中央铅挡）的方式给予，宫旁给予 45～50Gy，6 周左右时间完成。体外与腔内同期进行，腔内治疗当日不行体外照射。若采用全盆照射方式，则依全盆剂量大小，适当减少腔内剂量。

单纯放疗后近期疗效的评定：子宫内膜癌放疗后的远期疗效不难评定。近期疗效的评定应综合子宫大小及宫腔深度的变化和诊刮病理结果后做出。一般子宫内膜癌放疗奏效后，子宫应逐渐缩小，宫腔深度减少。子宫及宫腔深度的缩小，是一个缓慢的过程，但若治疗结束后 3 个月，子宫大小及宫腔深度仍无明显的变化，应考虑为放疗后未控并做进一步处理，如取宫腔组织检查或宫腔镜下取组织检查（应注意此时宫腔组织病理结果的相对意义），若患者条件允许，可考虑行单纯子宫切除。

（2）术前放射治疗：一般认为，术前放疗可减少肿瘤体积，降低肿瘤活性，为手术的彻底性和安全性提供保证，并能减少手术所致种植的可能。目前对Ⅰ期患者已不再采用手术前放疗，主要应用于Ⅱ期患者。

术前放疗一般采取单独腔内治疗，仅在少数情况下加用体外照射[161]。腔内治疗分为全量（全量腔内放疗即指腔内治疗的剂量与单纯放疗的腔内治疗剂量相似）和非全量两种。孙建衡等研究发现[176,177]，临床Ⅱ期患者术前放疗以腔内全量为佳。术前放疗具体剂量同子宫内膜癌单纯放疗，参见表 31-14。关于放疗后手术时机问题，大多数放疗单位给予术前全量腔内放射剂量，休息 8 周以后再行手术治疗。术前全量腔内治疗结合体外照射，一般放疗后休息 12 周左右。一些单位给予术前半量腔内治疗，于放疗 2 周后手术。关于手术范围，一般认为，经过术前腔内放疗，可行全子宫及双附件切除，术中行淋巴结活检或淋巴结取样，术后依具体情况可辅加体外照射[178]；对于术前全量腔内结合体外照射的病例，一般不考虑行广泛子宫切除术加淋巴结清扫术。

关于术前放疗的疗效，尚无前瞻性临床对比研究报道。《妇科癌症治疗国际年报》24 期[160]收集的先腔内放疗加手术病例，5 年生存率为 83.6%。国内孙建衡等[176]曾报道，不同治疗方法对子宫内膜癌 5 年生存率的影响。结果发现，手术组Ⅰ、Ⅱ期患者 5 年生存率为 83.1%、82.0%，术前腔内全量放疗组为 96.5%、90.9%，术前腔内非全量放疗组为 84.8%、51.4%。该结果显示，术前全量放疗组取得很高远期生存率，而非全量腔内放疗组生存率较差，特别是Ⅱ期，低于手术或放疗组。

**表 31-14 子宫内膜癌放疗剂量范围**

| | 腔 内 | | 体外 |
| --- | --- | --- | --- |
| | F 点 | A 点 | |
| 单纯放疗剂量 | 50Gy，6～8 次 | 45～50Gy，6～8 次 | 40～45Gy |
| 术前腔内全量放疗剂量 | 50Gy±10% | 45Gy±10% | |
| 术后放疗剂量 | 腔内以黏膜或黏膜下 | 0.5～1.0cm 为参照点 | |
| | | 20Gy±10% | 40～45Gy |

对临床Ⅲ期的患者，现多采用放疗或放疗加手术的联合治疗。Nornegian 镭锭医院[179]的 101 名Ⅲ期患者，66 名只采用放疗组与放疗加手术组的 5 年生存率无差异。Greven 等[180]报道了 52 名Ⅲ期宫体癌患者的治疗效果，20 名仅进行放疗患者的平均生

存期为 9 个月,而进行放疗加手术的患者则为 60 个月。

(3)术后放射治疗:据林仲秋介绍[15],已发表的资料提示,辅助放疗不是低或中度危险的 I 期患者的指征。这包括所有无浆膜侵犯的 $G_1$ 肿瘤和 $<1/2$ 肌层浸润的 $G_2$ 肿瘤。对全面手术分期已经排除子宫外病变的较高危妇女,放疗的好处仍不肯定,但许多人仍保留外照射以减少盆腔复发。另外有学者提倡对很高危的病例如 $G_3$ 级和 $>1/2$ 肌层浸润的肿瘤进行辅助放疗。对淋巴结阴性的高危患者,多数选择单纯阴道内近距离照射。

1)术后放疗的指征:目前辅助性放疗已从术前放疗为主过渡到根据手术-病理提供的信息对有中、高危因素或手术范围不足(包括不完全手术分期)者有选择地行术后放疗(表 31-15)。应结合手术分期、组织病理学分级及其他影响预后的因素制订术后治疗方案。子宫内膜癌术后者可分为三类:第一类为低危患者,此类患者治愈率高,不需进行术后治疗;第二类为高危患者,此类患者若不进行术后治疗则治愈率较低;第三类为中危患者,此类患者手术治愈率较低,能或不能从术后辅助治疗中获益。

**表 31-15　子宫内膜癌的放疗方法及指征**

| 方法 | 应用指征 |
| --- | --- |
| 单纯放疗 | 1)年老、一般情况差或有严重并发症不适合手术之 I、II 期患者 |
| | 2)不适合手术之 III 期患者或 IV 期患者姑息放疗 |
| 术前放疗 | 1)高危病理类型(如:$G_3$、腺鳞癌、透明细胞癌等)或累及宫颈显型病变的 II 期患者 |
| | 2)临床分期为 III 期患者,放疗后可耐受手术者 |
| 术后放疗 | 1)体外照射:淋巴结转移、肌层浸润超过内 1/3、高危病理类型、脉管癌栓;宫内病变面积 $>2cm$ 者;手术不彻底者 |
| | 2)腔内治疗:阴道切缘有癌或切缘与癌组织邻近者 |

制订术后治疗方案时,应考虑所采用方法的有效性及并发症的发生率。阴道穹隆照射、全盆腔(包括或不包括腹主动脉部位)照射,以及全盆腔和全腹照射均为有效的治疗方法。随着照射面积的增大,放疗并发症的发生率也增加。进行手术分期后行放疗,较进行子宫切除术后行放疗产生的并发症更多。化疗作为子宫内膜癌患者的辅助治疗,仍处实验性阶段。联合化疗能诱导临床缓解,但对晚期癌症的治疗仍然是姑息性的。

(a)低危患者:Shumsky[181] 认为 I A 期 $G_1$、$G_2$ 和 I B 期 $G_1$ 属低危组;Carey[182] 和 Piver[183] 主张 I A、I B 期的 $G_1$、$G_2$ 为低危组;Ackerman[184] 认为 I A 的 $G_1$、$G_2$、$G_3$ 及 I B 期的 $G_1$、$G_2$ 为低危组。对低危患者进行术后放疗益处不大。GOG 选取了 91 例 I A 期($G_1$ 或 $G_2$),其中 19 例在术后进行阴道穹隆

照射或全盆腔照射;另 72 例术后未进行任何形式的辅助治疗,结果 91 例患者无 1 例复发,5 年无瘤生存率达 100%。有资料报道,低危患者 5 年生存率可达 94%～95%,复发率仅 2%～4%,在这么高治愈率基础上,目前尚无哪种辅助性治疗可用统计学证明能够改进其存活率。相反,辅助性措施却增加了并发症的生发率。

(b)高危患者:Shunsky[181] 认为 $G_3$,I B 期 $G_2$ 和 I C 期以上为高危组。Carey[182] 和 Piver[183] 主张将 $G_3$ 和 I C 期以上者定为高危组。Ackerman[184] 认为 I B 期 $G_3$ 及 I C 以上者为高危组。影响预后的高危因素包括:主动脉淋巴结转移,盆腔淋巴结转移,附件及腹腔转移。对高危患者进行术后放疗,能提高患者的存活率,放疗方法包括全盆腔照射、阴道穹隆照射、主动脉旁照射及全腹照射。

主动脉旁淋巴结转移：主动脉淋巴结转移患者（ⅢC期）为高危患者。5％～6％临床分期为Ⅰ期，Ⅱ期的患者有主动脉旁淋巴结转移。98％的主动脉旁淋巴结转移患者均具备盆腔淋巴结转移，附件及腹腔转移，肌层外1/3受侵犯的一项或多项。术后对盆腔及主动脉区进行放疗是有效的。GOG的研究显示[185]：37例接受术后放疗的主动脉旁淋巴结转移患者中，36％的患者5年内未复发。Potish[186]报告的接受术后放疗的主动脉旁淋巴结转移的小组患者的5年生存率为47％。

盆腔淋巴结转移：9％的子宫内膜癌患者有盆腔淋巴结转移（ⅢC期）。而对于子宫外转移、附件受累及深肌层浸润的患者，此比例分别上升至51％、32％、25％[185]。对于盆腔淋巴结转移的患者应进行全盆腔照射。GOG研究发现[185]，18例接受全盆腔照射的盆腔淋巴结转移患者中，有13例（72％）5年内未复发。Potish等[186]报告的接受术后全盆腔照射的盆腔淋巴结转移的小组患者的5年生存率为67％。

附件及腹腔转移：由于附件转移（ⅢA）及腹腔转移（ⅣB）常常伴有腹腔及主动脉旁淋巴结转移，因此附件转移及腹腔转移很少作为唯一预后不良的因素而单独出现。资料显示，仅2％的附件转移及11％的腹腔转移可作为唯一的高危因素[185]。少数的几篇关于附件转移的患者行术后放疗的报告指出，此类患者的生存率为85％。将腹腔转移作为唯一的危险因素进行术后治疗及统计其生存率的报道很少，但是，从逻辑上来讲，对那些有残余病灶的患者进行辅助性放疗或化疗，应该是非常有意义的[187]。

中危患者：如将中危因素独立于高危因素外，那么中危因素可视为显示术后放疗中对生存治疗有益的因素。中危因素包括：子宫肌层受侵；宫颈－峡部受累；脉管间隙侵犯；腹腔细胞学阳性；G₃肿瘤未侵犯肌层，某些罕见组织学类型。

GOG最近完成了一项对中度危险性子宫内膜癌患者进行单纯手术，与手术加辅助性术后放疗的临床Ⅲ期随机性试验[188]。此试验的目的在于确定无淋巴结扩散的中度危险的子宫内膜癌患者能否从术后盆腔放疗中获益。对39名患者进行了预后评价。手术组及手术加术后放疗组的3年总生存率分别为89％和96％。2年无病生存率分别为88％及96％。由于盆腔和阴道复发的减少，导致接受放疗患者的无病生存期的改善。在此试验中2级和3级淋巴血管间隙受累，超过1/3肌层受侵的患者，治疗失败的危险性增加。对年龄大于70岁且具备上述一项，年龄大于50岁且具备上述2项，或任何年龄具备上述3项的患者进行5年无病生存率评估，发现接受放疗组提高14％（87％对73％）。此项研究的长期随访尚未结束，并发症率及最后生存结果在进一步随访中。

子宫肌层受侵：为了明确术后放疗是否能使以子宫肌层受侵为唯一危险因素的患者获益，GOG[116]选取了390名手术分期ⅠB或ⅠC期的子宫内膜癌患者为研究对象，采用非随机化方式，对其中190例患者行术后放疗；剩余200例未接受术后辅助治疗。此研究中共有70例患者子宫肌层受侵犯大于1/3，结果10例未接受术后辅助治疗患者有3例（30％）复发，而接受术后放疗的60例患者仅有9例（15％）复发，而且其中5例仅接受阴道穹隆照射的患者无1例复发。Piver和Hempling[183]非随机选取了一些ⅠB期，G₁或G₂的子宫内膜癌患者，结果发现92例接受术后阴道残端照射的患者无1例复发。然而Chen等[125]报道，18例ⅠC期（G₁，G₂，G₃）和3例ⅠB（G₃）患者只进行手术治疗，5年生存率达100％，但病例数太少，不能肯定所有患者术后不必辅以放疗。以上的研究结果虽不能说明术后放疗能提高存活率，但似乎有理由推断术后放疗能控制局部及区域性肿瘤，而且对以子宫肌层受侵作为唯一危险因素的患者而言，阴道穹隆照射疗效似乎优于盆腔放疗。

宫颈－峡部受累：宫颈－峡部受累与否，

常常受肿瘤组织学分级、肌层受侵犯深度、肿瘤体积大小等因素影响。有资料显示[185],宫颈受累及宫颈未受累的两组患者,G₁ 肿瘤占21%,G₂、G₃ 肿瘤占 40%。同样,宫颈受侵者中有 46.5% 有肌层外 1/3 受累,无宫颈受侵者中,仅 17% 肌层外 1/3 受累。因此并不奇怪,宫颈受累患者的复发率(33%)高于未受累的患者(14.5%)。

GOG[185]将仅宫颈-峡部受累而无子宫外转移的 94 例患者分为手术治疗组及手术加放疗治疗组。结果手术治疗组 29 例患者中有 7 例(24%)复发,而手术加放疗治疗组65 例患者中仅 8 例(12%)复发。而且,肌层受侵至外 1/3 的 G₃ 患者术后接受盆腔放疗组与未接受盆腔放疗组复发率无差异。但由于此项研究未采用随机化方式,因此术后放疗对宫颈-峡部受累患者是否有益,目前尚无定论。

脉管间隙侵犯:在不存在高危因素及不考虑子宫肌层受侵深度及肿瘤病理学分级的情况下,脉管间隙受侵往往提示预后不良。GOG 研究的 34 例患者中有 9 例(占 26.5%)患者复发。关于盆腔放射对此类患者是否有效的问题,目前还不清楚[185]。GOG 研究的34 例患者中,30 例接受术后放疗,结果 8 例复发,对此类问题的研究需进一步深入。

腹腔细胞学阳性:目前,对无宫外病灶而腹腔细胞学阳性的患者,进行术后辅助治疗的意义尚不清楚。GOG[185]研究了 32 例无宫外病灶而腹腔细胞学阳性的子宫内膜癌患者,其中 18 例接受术后放疗,另外 14 例术后未接受进一步治疗。结果共 6 例复发,6 例中有 5 例曾接受术后放疗,1 例未接受术后放疗。关于腹腔细胞学阳性对预后的影响也存在争议。Greasman 等[189]报道的 47 名腹腔细胞学阳性病例和 Turner 等[190]报道的 28 名腹腔细胞学阳性病例的预后都非常差。但 Yazig 等[191]报道的 10 名此类病例和 Lurain 等[192]报道的 30例此类病例,结果却显示腹腔细胞学阳性或阴性患者的预后无差异。虽然很多学者都倾向

腹水洗液阳性是预后不良因素的观点,但目前尚无定论。

腹腔内应用放射性 $^{32}$P 及各种类型的孕激素治疗腹腔细胞学阳性患者的方法已用于临床[193]。Creasman 等[194]赞成对无宫外转移的患者,术后行 $^{32}$P 放疗。但是,由于腹腔内 $^{32}$P 照射与外照射联合放疗的并发症发生率很高,因此两者不宜联合使用。Soper 等[195]发现在 17 名进行联合放疗的患者中有 5 名(29%)由于发生肠道并发症,而不得不进行手术处理,最终有 2 名死于手术并发症。Piver等[196]采用肌注 1g 甲羟孕酮或口服 160mg 快诺孕酮的方法对 45 名腹腔细胞学阳性的 I 期子宫内膜癌患者进行了为期 1 年的孕激素治疗和阴道与盆腔放射治疗,并对其中 36 名患者进行了二次探查术,结果仅 2 名(5.5%)发现持续的腹水洗液阳性。他们对这 2 名患者继续进行了 1 年的孕激素治疗,在进行第 3 次探查时,这 2 名患者的腹水洗液均变为阴性。但是,他们对 93 例未行术后治疗的腹腔细胞学阳性的I期子宫内膜癌患者进行不短于 10 年的随访观察后,发现也仅有 9 名(10%)复发。

是否应对腹腔细胞学阳性而无宫外转移患者进行术后辅助治疗,目前仍有争议。有人主张,对除了腹腔细胞学阳性外,肿瘤仅局限于子宫,孕激素受体阳性且其有低危病理特征的患者,给予辅助孕激素治疗,联合或不联合放疗都是可以接受的辅助治疗方案。只有对此类患者进行大规模前瞻性随机化试验,比较采用术后辅助治疗和不采用术后辅助治疗的疗效,才能最终澄清这个问题[197]。

G₃ 肿瘤未侵犯肌层:局限于子宫内膜的G₃ 肿瘤较为罕见。GOG 选取的 99 例 G₃ 肿瘤中,仅 8 例(8%)未侵犯子宫肌层[185]。这8 例中,有 3 例接受术后放疗,无复发;其余 5例未行术后治疗,也仅 1 例复发。由于此研究中此类 G₃ 肿瘤例数过少,因此不能由此确定对未侵犯肌层的 G₃ 肿瘤患者行术后辅助治疗的意义。对于未侵犯肌层的宫体癌,以其分化程度决定治疗与否的标准,有待进

一步研究。

罕见组织学类型：浆液性腺癌，透明细胞腺癌，鳞状细胞癌，未分化癌等组织学类型的恶性度高[198-200]。这主要是因为约 62% 的此类病例都伴有子宫外转移[201]。关于手术分期为Ⅰ期或Ⅱ期的此类宫体癌患者是否能从术后辅助治疗中获益，目前尚不清楚。但是对于预后很差的浆液性乳头状癌，采用辅助性细胞毒性化疗可能有效[202]。

美国国家综合癌症网络（NCCN）发布了子宫内膜癌的治疗方案（表 31-16）供参考[203]。

表 31-16　子宫内膜癌辅助治疗方案

| 分期 | 1 级 | 2 级 | 3 级 |
| --- | --- | --- | --- |
| ⅠA | 观察 | 观察 | 盆腔 RT 或阴道 $I_C$ |
| ⅠB | 观察 | 观察或阴道 $I_C$ | 盆腔 RT |
| ⅠC | 盆腔 RT 或阴道 IC | 盆腔 RT | 盆腔 RT |
| ⅡA，MI<50% | 阴道 IC | 阴道 IC | 盆腔 RT±阴道 IC |
| ⅡA，MI>50% | 盆腔 RT 或阴道 IC | 盆腔 RT±阴道 IC | 盆腔 RT±阴道 IC |
| ⅡB，MI<50% | 盆腔 RT±阴道 IC | 盆腔 RT±阴道 IC | 盆腔 RT±阴道 IC |
| ⅡB，MI>50% | 盆腔 RT±阴道 IC | 盆腔 RT±阴道 IC | 盆腔 RT±阴道 IC |

RT—放射治疗；IC—腔内照射；MI—侵犯子宫肌层。

2）术后放疗方法及剂量

（1）阴道近距离照射：资料显示，对有肌层侵犯或其他中危因素的患者术后应进行阴道残端照射[183,204,205]。阴道残端按照腔内照射野应作为具高危因素患者术后放疗的一部分。回顾性研究结果显示，行阴道穹隆照射，阴道残端复发率已由 12%～15% 减至 1%～2%[206]。术前或术后行腔内照射，阴道残端的复发率相当。Graham[207] 的前瞻性研究中，将患者随机分为三组。第一组，仅接受手术治疗；第二组，接受术前阴道照射；第三组，接受阴道穹隆照射。结果，第一组、第二组、第三组的阴道残端的复发率分别为 12%、3%、0。在另一项前瞻性研究中，Adders 等[208] 对 540 名Ⅰ期宫体癌患者进行术后阴道穹隆照射。照射后，540 名患者被随机分为两组，一组为对照组，未接受进一步治疗；另一组为实验组，继续接受 40Gy 的全盆腔照射。结果实验组的盆腔、阴道复发率较对照组明显下降，但两组的 5 年生存率相同。GOG 等用非随机方式选取了 766 例资料和随访情况作为研究对象，评价阴道残端复发的情况[116]。78 例患者仅行阴道穹隆照射，368 例患者未行术后放疗。由于危险因素不平衡，因此三组的复发率比较的意义有限，但复发位置的比较具有指导意义。在仅接受阴道穹隆照射组中有 3 例复发，无 1 例位于阴道；接受外照射组有 95 例复发，其中 7 例（7%）位于阴道；未行阴道放疗组有 44 例复发，其中 8 例位于阴道。而且，390 例仅以组织学分级及肌层受侵作为危险因素的患者中，58 例仅行阴道穹隆照射，无 1 例阴道复发；17 例行外照射，有 2 例（12%）阴道复发；13 例未行术后放疗；4 例（31%）阴道复发。这些结果都说明，术后阴道穹隆照射可减少局部复发，而且提示我们，对于阴道残端复发的患者，行阴道残端照射的效果优于全盆腔照射。

最近的几个回顾性研究报道指出具有不良预后指征且病变限于宫体（如高组织学级别，深层子宫肌浸润）但淋巴结活检阴性的患者给予短期阴道内照射预后相当好（表 31-17）[131-133,209]。这些报道指出，对于合适的患者，经淋巴结切除分期和经腹子宫切除术后给予短期阴道内照射足够。阴道近距离辅助放疗可改善治愈率，而且发生严重长期后遗症的危险较低。

（2）盆腔外照射：盆腔外放疗可以减少盆腔复发率，但不能提高生存率。几个研究者报道经过辅助盆腔放疗后,有深部浸润或组织学级别较高的患者盆腔复发率为0～4.5%[210-212]。3个前瞻性随机试验报道辅助盆腔照射可减少盆腔复发率。Aalders和同事[213]研究证明对有深部肌层浸润的患者进行盆腔辅助照射可使盆腔复发率从15%下降到5%。Roberts和同事[214]报道(GOG99)在未接受放疗的202例患者中19例出现盆腔转移灶,而接受盆腔

放疗的188例患者中仅1例出现复发。Greutzburg与同事[215]报道子宫切除后未进行辅助治疗的患者中14%出现复发,而接受盆腔放疗的患者中4%复发。在这些试验组的患者中大多数有子宫浅肌层浸润,组织学为1级或2级或两者同时存在。对那些有不良预后因素的患者,辅助放疗除了能提高盆腔的控制率之外,已证明可以提高患者生存率。

**表 31-17 深肌层浸润(I$_c$ 期)或 G$_3$ 且病变限于宫体的患者仅行淋巴结切除而未行盆腔外照射的复发情况**

| 文献 | 例数 | 淋巴结中位数 | 术后腔内放射治疗 | 随访时间中位数/月 | 复发例数 |
|---|---|---|---|---|---|
| Fanning | 66 | — | + | 52 | 2 |
| Orr 等 | 115 | 24 | + | 39 | 6 |
| Chadha 等 | 38 | 7 | + | 30 | 3 |
| Ng 等 | 77 | 32 | + | 45 | 11 |
| Horowitz 等 | 117 | 12 | + | 65 | 11 |
| Straughn 等 | 128 | 11 | — | 30 | 8 |

给予盆腔外照射时,典型的照射区域包括4个照射野,亦可采用前后两野对穿照射,常应用对比药物使小肠显影。取仰卧或俯卧头低位,可以减少盆腔内小肠的容积。盆腔区域照射总剂量为45～50Gy。照射大小位置及照射方法如前述。

(3)盆腔外照射加阴道近距离照射或加腹主动脉旁照射:该放疗方案主要选择性应用于某些高危患者。通常采用体外全盆腔照射,组织量45Gy。必要时(髂总淋巴结或腹主动脉旁淋巴结癌转移)加延伸野,腹主动脉旁淋巴区组织量为30～40Gy。腔内照射一般为黏膜或黏膜下5～10cm处给予18～20Gy,照射2～3周。对于术前接受过放疗者,术后照射量应相应减少。

(4)全腹照射(whole abdominal radiotherapy):全腹照射尚有争议,主要应用于经理想缩瘤术(小于2cm)后的Ⅲ、Ⅳ期子宫内膜腺癌和各期浆液性乳头状腺癌及透明细胞癌的患者(GOG的Ⅰ、Ⅱ期实验)。全腹剂量为30Gy,分次照射1.5Gy/d对穿照射。肝脏不用遮挡,肾脏背侧遮挡。如腹主动脉旁淋巴

阳性,腹主动脉旁区照射量增加到45Gy,盆腔剂量增加到50Gy。所治疗的165例患者中,子宫内膜样肿瘤无进展生存率为31%,乳头状腺癌和透明细胞癌无进展生存率为33%。这2项试验显示全腹放疗在阳性淋巴结及其他高危患者的治疗价值。全腹照射野大小及位置可参照卵巢癌患者全腹照射。

### 31.7.3 放射治疗的并发症

子宫内膜癌放射治疗的并发症与宫颈癌相似,除常见的消化道反应、骨髓抑制外,膀胱、直肠近、远期并发症多见。文献报道放射性直肠炎发生率为5%～13%,放射性膀胱炎为13%～17%[177,216,217]。GOG2项试验报道了全腹照射的并发症,骨髓毒性为12.5%,急慢性胃肠疾病17.7%,肝毒性1.8%。手术结合放疗的并发症,除与放射治疗的方法、剂量有关外,还与手术范围有关。必须指出的是,所谓的"过度治疗"即根治性手术加根治性放疗常常更易发生严重的并发症。

(孔为民 孙建衡 陈 敏)

## 31.8 化学治疗及与放疗或内分泌联合治疗

尽管子宫内膜癌在妇科恶性肿瘤中总体生存率相对较高,但也有 1/3 的患者恶性程度较高,预后不良。其主要原因包括如下几个方面:①近年来,低分化的肿瘤即使属于临床早期也很容易扩散与转移。②一些特殊病理类型的子宫内膜癌恶性程度明显增高,如腺癌、鳞癌,透明细胞癌及浆液性乳头状癌等。③治疗不当,如手术范围不够,未能正确运用辅助治疗。④宿主对治疗不敏感,部分患者对放疗、激素治疗对抗。因此,对这些恶性程度高,预后差以及复发和转移的患者在手术和放疗的治疗方案中,可以将化疗列入术后的辅助治疗。

最近的数据表明,化疗的效果已经提高,化疗的作用不仅包括转移性疾病,还包括手术分期的晚期疾病。化疗在高危早期疾病治疗中的作用仍然具有研究性,是临床试验的重点。

### 31.8.1 患者的选择

(1)早期子宫内膜癌的化学治疗:手术或手术加放疗是公认的治疗早期子宫内膜癌的首选方案。早期子宫内膜癌患者的预后一般较好,但是,即使是病变局限于子宫体的Ⅰ期子宫内膜癌也会出现复发,且通常是淋巴血管间隙受累(LVSI)部位发生转移的结果。此外,子宫内膜癌的某些特殊的病理类型,如子宫乳头状浆液性癌、子宫内膜透明细胞癌,往往在病变仅局限于子宫内膜时,已发生腹腔内或远处转移,手术或手术加放疗的效果不佳,易出现复发。因此,应当考虑对早期子宫内膜癌患者选择性进行辅助性化疗。

GOG 应用单一阿霉素作为早期子宫内膜癌患者的术后辅助治疗[218]。选择的研究对象是Ⅰ期或隐匿性Ⅱ期子宫内膜癌患者,将患者随机分为化疗组和对照组,均给予放射治疗。化疗组中加用阿霉素,45 mg/m² 逐渐加至 60mg/m²,每 3 周 1 次,至总量达 500mg/m²。两组的生存率无统计学差异。高危患者中有深肌层侵犯,病变累及宫颈或有盆腔淋巴结转移者的 5 年生存率相近,为 63%~70%,而有主动脉淋巴结转移的患者的 5 年生存率明显降低,仅为 26%。两组的复发部位亦无差异,盆腔外复发率化疗组为 16.3%,对照组为 22.5%。Hirai 等[219]对Ⅰ期子宫内膜癌患者给予辅助性化疗。作者选择 251 例经过首次手术治疗的Ⅰ期子宫内膜癌患者作为研究对象,其中 54 例证实 LVSI 阳性。将其中的 23 位患者随机分为四组,接受不同方案的化疗。结果显示:LVSI 阳性组和阴性组的 5 年生存率和 10 年生存率均有统计学差异;LVSI 阳性患者中,化疗组和未化疗组的 5 年生存率分别为 89% 和 64%,无统计学差异,但 10 年生存率分别为 89% 和 56%,有统计学差异。16 位 LVSI 阳性患者出现复发,化疗组和未化疗组分别是 3 例和 13 例。作者认为可以将辅助性化疗作为Ⅰ期子宫内膜癌患者术后的首选治疗,并可以根据需要与放疗联合治疗,特别是对 LVSI 阳性患者,可能有助于提高患者的长期生存率。Alektian 等对术后Ⅰ、Ⅱ期浆液性子宫内膜癌在行阴道内照射的同时行卡铂/紫杉醇同步化疗,随访中位数 30 个月,5 年无进展及总体存活率为 88%,无患者阴道复发,提示该方案是可行的[220]。但也有作者认为,早期患者的辅助治疗,无论是化疗还是孕激素治疗,其作用是有限的。

(2)晚期子宫内膜癌化学治疗:尽管子宫内膜癌患者绝大多数都能够早期发现,早期诊断和治疗,但是有 50%~60% 的子宫内膜癌高危患者在治疗后会出现复发,而且Ⅲ期患者的 5 年生存率仅为 25%,Ⅳ期则不到 10%。据文献报道,化疗用于晚期子宫内膜癌。单药和联合化疗的客观反应率分别为 20%~40% 及 40%~60%,中位生存时间约为 6 个月,有反应者可达 20 个月。章文华等对晚期和复发子宫内膜癌进行化疗,化疗反应率为 33.3%,

中位生存时间为 7 个月,有反应者的中位生存时间为 15 个月。表明化疗对晚期和复发子宫内膜癌有效[221]。两篇关于细胞毒类化学药物治疗晚期子宫内膜癌的回顾性报道[222]及收集到的资料显示,反应率大于 20% 的药物有阿霉素(19%～34%)、卡铂(17%～33%)、顺铂(11%～37%)、表柔比星(11%～46%)、紫杉醇(36%～43%)等(表 31-18)。

表 31-18 子宫内膜癌化疗的单药反应率

| 反应率(>20%) | 反应率(<20%) |
| --- | --- |
| 阿霉素 | 环磷酰胺 |
| 卡铂 | 鬼臼乙叉甙 |
| 顺铂 | 六甲蜜胺 |
| 表柔比星 | 异环磷酰胺 |
| 5-氟尿嘧啶 | 六-巯基嘌呤 |
| | 氨甲蝶呤 |
| 紫杉醇 | 米托蒽醌 |
| | 替尼泊苷 |
| | 长春碱 |
| | 长春新碱 |

### 31.8.2 化学方案

1)单药治疗

(1)阿霉素（adriamycin, doxorubicin, ADM）:GOG 选择 43 名晚期或复发性子宫内膜癌患者给予阿霉素治疗[223]。这些患者经组织学证实为子宫内膜癌,经手术或放射治疗无效,且激素治疗无反应。方案为阿霉素 $60mg/m^2$,静脉注射,每 3 周 1 次,最大累计剂量为 $500mg/m^2$。结果显示,完全反应率为 25.6%(11/43),部分反应率为 11.6%(5/43),总反应率是 37.2%。完全反应者的中位生存时间为 14 个月,部分反应者的中位生存时间为 6.8 个月。而且毒副作用并不严重,作者认为阿霉素治疗晚期或复发性子宫内膜癌有效,且毒副作用在可以接受的范围之内。Thigpen 等[224]报道用阿霉素或阿霉素加环磷酰胺(CTX)治疗 276 例经手术、放疗或

孕激素治疗无效的晚期或复发性子宫内膜癌患者。随机分为 ADM 组和 ADM＋CTX 组,分别给予 ADM,$60mg/m^2$,静脉给药;ADM,$60mg/m^2$,CTX,$500mg/m^2$,静脉给药,每 3 周 1 次,共 8 个疗程。在 ADM 组的 132 名患者中,完全反应者 7 例(5%),部分反应者 22 例(17%),中位生存时间为 6.7 个月。ADM＋CTX 组的 144 名患者中,完全反应者 18 例(13%),部分反应者 25 例(17%),中位生存时间为 7.3 个月。两组的结果没有统计学上差异。作者认为阿霉素加环磷酰胺的效果似乎并不优于阿霉素的单药应用,而且增加了发生严重的骨髓抑制和胃肠道反应的危险性。这两项的研究结果均表明阿霉素是一种有效的药物,适合应用在晚期或复发性子宫内膜癌患者的辅助治疗。

(2)铂类药物:1989 年,GOG 报道了顺铂作为晚期或复发性子宫内膜癌治疗的一线药物的 Ⅱ 期临床试验结果[225]。49 例患者中,完全反应者 2 例(4%),部分反应者 8 例(16%),总反应率为 20%。顺铂对各系统的毒副作用为轻度到中度。在这项试验中,顺铂对以前未接受过化疗的子宫内膜癌患者有一定的疗效。Trope[226]、Deppe[227]和 Seski 等[228]报道的反应率分别为 36%、31% 和 42%。但是由于病例太少,而不能得出确切的结论。

卡铂和顺铂在妇科其他恶性肿瘤中疗效相似,而卡铂的肾毒性和神经毒性较小,而且减少了胃肠道的不良反应,有利于提高生存质量。因此,卡铂也被用于晚期或复发性子宫内膜癌的一线或二线治疗。Van Wijk 等[229]研究卡铂在以前未接受过化疗和以前接受过化疗的患者中的疗效后发现,60 名患者中 8 例有阳性反应,其中 3 例是完全反应,总反应率为 13%。以前未化疗组与化疗组的结果有显著性差异。17 例以前接受过化疗的患者中无一例有阳性反应,而以前未接受过化疗的患者中有 3 例完全反应及 3 例部分反应。在这项研究中卡铂的毒副作用轻微。其他学者报道的反应率在 28%～33%[229-232]。因此,卡铂应

当考虑作为子宫内膜癌的一线治疗药物。

（3）紫杉醇（paclitaxel）：1996年，GOG最早报道紫杉醇在晚期或复发性子宫内膜癌中的应用[233]。30位晚期或复发性子宫内膜癌患者都有肉眼可见病灶，且以前均未接受过化疗。给予紫杉醇 $250mg/m^2$，静脉注射24小时，同时从第2天到第12天给予粒细胞集落刺激因子（G-CSF），$5mg/(m^2 \cdot d)$，每21天为1个疗程。以前接受过放射治疗的患者的紫杉醇剂量为 $200mg/m^2$。在28例可评估疗效的患者中，有4例完全反应（14.3%），6例部分反应（21.4%），总反应率为35.7%。尽管在这一项研究中，紫杉醇表现出了一定的疗效，但是对以前未接受过放疗的患者应用的剂量较高，一方面，所导致的毒副作用较大；另一方面，虽然同时应用了G-CSF，但是此种方案对一些患者而言费用太高而且不方便。在后来的研究中，紫杉醇的一般剂量是 $135\sim175mg/m^2$，静脉注射3小时或24小时。紫杉醇不仅对以前未接受过化疗的患者有效，而且对以前接受过化疗的患者有疗效。Woo等[234]报道在铂类药物治疗无效的患者中应用紫杉醇，其反应率为43%（3/7）。Lissoni等[235]报道的反应率是37%（7/19）。Lincoln等[236]证实紫杉醇对前次化疗失败的持续性或复发性子宫内膜癌患者有一定疗效。44位可以评估疗效的患者中，3例（6.8%）取得完全反应，9例（20.5%）为部分反应，总反应率为27.3%。尽管Lincoln等[236]要求的是紫杉醇 $200mg/m^2$ 静脉注射3小时，但是几乎半数患者（20/48）因为前次放疗的缘故，其起始剂量是 $175mg/m^2$，而且有半数患者（23/48）因为治疗中的毒副作用而减少了剂量，所以作者认为应用单一紫杉醇治疗时，$135\sim175mg/m^2$ 的较低剂量可能更合适一些。近年来，有学者提出了新的应用方案。Ota等[237]用紫杉醇（$70mg/m^2$，静脉注射1小时，每周1次）治疗2位对铂类药物耐药的复发患者，取得了临床部分缓解，且反应持续时间为4个月。作者认为缩短紫杉醇注射时间有利于减少对血液系统的毒副作用，而且每周

1次的化疗能增强化疗的强度，可以缩短化疗所需要的总的治疗时间。但是，究竟应用何种剂量和方案，缺少大样本的前瞻性对照研究，不能得出定论。

一些学者也陆续报道了关于其他药物单独用于治疗子宫内膜癌的研究，如六甲蜜胺、氨甲蝶呤、异环磷酰胺、米托蒽醌、拓扑特肯、鬼臼乙叉甙等。但是与阿霉素、顺铂、卡铂、紫杉醇的单独应用相比，疗效较低。有作者认为尽管异环磷酰胺的疗效不高，但是因其极小的毒副作用，可以考虑作为联合化疗的选择。

2）联合化疗

以多种药物联合化疗取代单一药物治疗，已成为近代抗癌治疗的趋势，但目前所用的联合化疗方案和剂量尚未统一。

阿霉素加顺铂（AP）或PAC方案在晚期或复发性子宫内膜癌中的效果较好。Trope等[238]采用ADM与DDP各 $50mg/m^2$，同一天静脉注射并加水化，4周1个疗程，治疗20例复发性子宫内膜癌，2例获完全反应，生存21周及40周；10例部分反应；有效率为60%。Seltzer等[239]联合应用ADM和DDP治疗转移性子宫内膜癌，反应率33%。Long III等选用2种联合化疗方案治疗晚期原发或复发或转移的子宫内膜癌。对MVAC方案（氨甲蝶呤＋长春碱＋阿霉素＋顺铂）及AC方案（阿霉素＋顺铂）的有效性及毒性进行比较。阿霉素 $30mg/m^2$＋顺铂 $70mg/m^2$ 静脉注射，4周重复；氨甲蝶呤 $30mg/m^2$ 静注第1、15、22天，长春碱 $3mg/m^2$ 静注第2、15、22天，阿霉素 $30mg/m^2$，静注第2天，顺铂 $70mg/m^2$ 第2天，4周重复。AC方案与MVAC方案完全反应率分别为20%及23%，生存期中位数分别为13.2个月及16.8个月。而AC方案与MVAC方案的白细胞减少率分别为33%及69%；血小板严重减少者分别为0及23%，虽然2种方案化疗反应率均较好且相当，但AC方案的毒副作用要轻得多[240]。Pasmantier等[241]对晚期子宫内膜癌用ADM和DDP治疗，其中未接受过化疗的12例患者的

反应率为 92%（11/12），而以前接受过化疗的患者仅为 50%。Hancock[242]采用 PAC 方案治疗 18 位患者，反应率为 56%，其中完全反应者 5 例。Turbow 等[243]报道的 PAC 的反应率是 47%，完全反应者 2 例（2/21）。Edmonson 等[244]的研究中，16 例用 PAC 方案治疗的患者中部分反应者 5 名。这些研究都证实了 PAC 方案在子宫内膜癌中有显著疗效，但是综合分析发现，PAC 的反应率与单药 DDP 和 ADM+CTX 的反应率似乎没有显著性差异。PAC 方案对原发性晚期患者和复发性患者的疗效相似，然而中度到重度的毒副作用是临床上广泛应用 PAC 治疗子宫内膜癌的最大限制。

由于铂类药物和紫杉醇单独应用的效果较好，近年来，不少学者试验将铂类药物与紫杉醇联合应用，取得了可观的疗效（表 31-19）。紫杉醇与顺铂联合应用的效果似乎更佳，但是出现了严重的神经毒性[245]。紫杉醇与卡铂的联合应用中观察到的主要毒性反应是 3~4 级的血液系统毒性，但是不需要住院治疗。今后的研究还需要进一步证实紫杉醇与铂类药物的联合治疗是否对患者有益，能否提高反应率，以及能否提高患者的生存率及生活质量。

有研究者运用紫杉醇、表柔吡星及卡铂三药联合治疗晚期或复发性子宫内膜癌。表柔吡星剂量为 50mg/m²，紫杉醇 150mg/m²，卡铂的血浆药物浓度－时间曲线下面积为 5mg·h/L。每 3 周重复，在粒细胞集落刺激因子辅助下化疗 6 个疗程。有 63.2%（36/56）的患者有客观临床反应，完全反应 24.6%，部分反应 38.6%，反应中位数时间为 7.9 月。所有患者进展时间中位数为 7.8 个月，存活时间中位数为 13.8 个月。结果提示该方案在 G-CSF 支持下对转移或复发的子宫内膜癌是有效的[246]。

### 31.8.3 化疗和放疗联合治疗

由于放疗对子宫内膜癌的有效作用，放疗一直都被列为子宫内膜癌辅助治疗的首选。尽管体外照射能减少腹腔复发率，但是照射野之外的远处复发表明放疗对长期生存率的意义不大[247]。因此，有学者考虑放疗和化疗的联合治疗。在大多数关于化疗的研究中，一般都是在放疗前、后给予化疗。虽然能获得较高的生存率，但是二者联合应用后，常常出现较大的毒副作用，以致患者不能坚持治疗，或者必须等待恢复到一定程度后再继续治疗。因此，在深入研究放、化疗联合在治疗子宫内膜癌中的作用时，有必要考虑如何减少这种联合治疗所导致的患者不适。

表 31-19 铂类药物与紫杉醇在子宫内膜癌中的联合应用

| 作者 | 联合用药/(mg/m²) | 病例数 | CR/例 | PR/例 | RR/% |
|---|---|---|---|---|---|
| Dimopoulos | 顺铂(75) 紫杉醇(175,3 小时) | 24 | 7 | 9 | 67 |
| Price | 卡铂(AUC 5) 紫杉醇(135~175,3 小时) | 20 | 0 | 5 | 63 |
| Hoskins | 卡铂(AUC 5~7) 紫杉醇(175,3 小时) | 22 | | | 55 |
| Scudder | 卡铂(AUC 5) 紫杉醇(175,3 小时) | 57 | 6 个月无瘤生存率:78% 6 个月总生存率:86% | | |

CR—完全缓解；PR—部分缓解。

目前 GOG 正在设计用于评估晚期子宫内膜癌术后放疗的同时应用放化疗的最佳方案。治疗包括盆腔照射(50.4Gy)，根据主动脉旁淋巴结状态给或不给予淋巴结照射(43.5Gy)，根据宫颈受累情况给予或不给予阴道近距离放射治疗。然后患者随机分到接受阿霉素及顺铂的实验组,给或不给予紫杉醇。放疗后每3周进行化疗,共使用6个疗程。希望这种不断进行的研究可以对子宫内膜癌放疗后的最佳治疗效果,毒性及患者在化疗后的生活质量有明确的了解。

最近报道的一组GOGⅠ期临床试验是针对高危子宫内膜癌在紫杉醇与顺铂周疗的同时给予全腹放疗。患者包括Ⅲ、Ⅳ期子宫内膜癌,Ⅰ、Ⅱ期浆液性或透明细胞癌以及残余癌≤2cm患者。化疗持续6个治疗周期,所有患者腹部放疗25Gy,盆腔放疗50.2Gy。结果提示顺铂每周25mg/m²,紫杉醇20 mg/m²以及全腹放疗是可行的,但有中等程度的急性和慢性胃肠道反应[248]。

### 31.8.4 化疗和激素药物联合治疗

最近联合化疗方案更多倾向于细胞毒类药物与激素类药物同时应用。Bruckner等[249]应用ADM、环磷酰胺(CTX)、5-FU和甲羟孕酮治疗晚期和复发的子宫内膜癌患者。Cohen等[250]为了避免ADM对心脏的毒性作用而改用马法蓝、5-FU和醋酸甲羟孕酮治疗晚期子宫内膜癌,经过治疗,7例患者中有6例出现反应。Piver等[251]用同样的方案治疗13例晚期子宫内膜癌患者,总反应率为54.5%(6/11)。GOG在以上试验结果的基础上,前瞻性随机对照研究了以上2种联合治疗方案[252]。方案一:米法兰7mg/m²,口服4天;5-FU 525mg/(m²·d),静脉注射4天,间隔28天。方案二:ADM 40mg/m²,CTX 400mg/m²,5-FU 400mg/(m²·d),间隔21天。两组都给予甲地孕酮180mg口服,每天1

次,连服8周。用这2种方案随机治疗358例晚期或复发性子宫内膜癌患者。两组之间的反应率无统计学差异。两组的平均反应率为36.8%。这项试验未能说明联合方案较单一ADM的应用有何优越性,但是如果患者有心脏疾患或对ADM的应用有其他禁忌证时,可选用第一种方案。Lovecchio等[253]用CTX、ADM、DDP与乙酸甲地孕酮合用,组成PAC-M方案治疗晚期或复发性子宫内膜癌患者。15例中5例是完全反应,4例肿瘤病灶缩小,有效率为60%,平均生存期12月。Piver等[254]报道联合应用米法兰、5-FU和甲羟孕酮(MFP)治疗50例晚期或复发的子宫内膜癌患者,其总反应率48%。在这一研究的基础上,Cornelison等[255]比较了MFP和DDP,ADM,VP-16和乙酸甲地孕酮(PAV-M)方案在子宫内膜癌治疗中的作用。MFP方案是:米法兰0.2mg/kg,口服,第1~4天;5-FU 10mg/kg,静脉注射,第1~4天;甲羟孕酮1g,肌肉注射,每周1次;28天重复一次。对有顽固性病灶的患者,加用他莫昔芬40mg/d。PAV-M方案是:DDP 20mg/m²,第1~3天;ADM 40mg/m²,第1天;VP-16 75mg/m²,第1~3天;乙酸甲地孕酮40mg,口服,1天4次;28天重复1次。两组结果显示如表31-20。除可能对原发性患者的治疗结果有统计学差异外,其他均无差异。但是与MFP相比,PAV-M的血液系统毒性更大,62%的患者需要减少剂量,64%的患者出现严重的白细胞减少症。而MFP组中仅24%的患者要减少剂量,仅8%的患者出现白细胞减少症。至今,还未有成熟的细胞毒类药物与激素类药物的联合应用方案。而且,这种联合是否优于单纯化疗,目前还很难回答。

表 31-20　化疗与激素药物联合治疗的反应率和生存率

| 项目 | MFP | PAV-M | P 值 |
|---|---|---|---|
| 总反应率 | 48%(24/50) | 54%(27/50) | 0.69 |
| 完全反应率 | 20%(10/50) | 32%(16/50) | |

续表

| 项目 | MFP | PAV-M | P值 |
|---|---|---|---|
| 部分反应率 | 28%(14/50) | 22%(11/50) | |
| 2年生存率 | 22% | 32% | 0.16 |
| 5年生存率 | 4% | 7% | |
| 原发性患者 | | | |
| 2年生存率 | 14% | 45% | 0.008 |
| 5年生存率 | 5% | 30% | |
| 中位生存期/月 | 8.7 | 22.3 | |
| 复发性患者 | | | |
| 2年生存率 | 29% | 26% | 0.45 |
| 5年生存率 | 4% | 0% | |
| 中位生存期/月 | 11.5 | 15.0 | |

### 31.8.5 腹腔化疗和动脉化疗

（1）腹腔化疗：如果出现子宫外扩散或腹腔冲洗液阳性，可以进行腹腔化疗。国内有学者建议选用5-FU、DDP和噻替哌等进行腹腔化疗。5-FU每次1 000mg，或DDP每次50mg，或噻替哌每次20～30mg，于腹腔内输入生理盐水1 000～1 500mL，每月2～3次，以术后2个月内完成4～6次为好。若同时应用全身化疗时，应从联合用药方案中减去相应的同类药物[256]。

（2）动脉化疗：动脉化疗，又称动脉插管化疗，采用区域性动脉插管灌注抗癌药物，可以提高肿瘤病灶内的药物浓度，使肿瘤缩小，对控制子宫及盆腔病灶有所帮助，同时能减少全身各系统的影响，因而有助于提高疗效。主要是采用双侧髂内动脉及肠系膜下动脉灌注化疗。有报道髂内动脉灌注化疗药物后集中在盆腔病灶的药物浓度是全身与腹腔用药的8.9倍和8.6倍[257]。高万勤等[258]对47例晚期恶性肿瘤进行选择性动脉持续灌注化疗，采用经皮穿刺股动脉置导管于患侧髂内动脉的肿瘤的供血动脉内，持续2天大剂量化疗药物灌注化疗，总有效率95%。朱雪琼等[259]研究术前持续子宫动脉灌注化疗在子宫内膜癌治疗中的应用及其对随后手术的影响。在DSA下超选择到肿瘤血管染色占优势侧的子宫动脉，持续动脉滴注顺铂100mg和阿霉素50mg，5天，拔管后3～4周手术。选择化疗后手术的子宫内膜癌患者20例为NAC组，随机选择同期直接手术的40例作为对照，比较术中、术后情况。结果显示术前化疗组20例中完全缓解率为5.0%，总反应率为60.0%。两组患者术中出血量、手术时间、术后膀胱肠道功能恢复和创口愈合情况均无差异。NAC组浸润肌层外1/2的例数和淋巴结转移率均低于对照组。作者认为术前子宫动脉化疗可缩小肿块体积、消除亚临床转移，但并不增加随后手术的并发症。

（张 帆 汪 洋 陈 沂）

## 31.9 内分泌治疗

### 31.9.1 子宫内膜癌内分泌治疗的作用机制

（1）孕激素的作用机制：孕激素通过影响受体水平和细胞内酶系统来对抗雌激素，特别是通过增加芳香基转磺酶和17-β-羟基甾类脱氢酶而发挥作用。与下调雌激素受体不同的是，孕激素可增加子宫内膜间质细胞中孕激素受体-A(PR-A)和孕激素受体-B(PR-B)mR-NA,但对上皮细胞却无这种作用。雌激素和胰岛素样生长因子1(IGF-1)作用相似。低剂量的MPA可增加细胞内性激素结合球蛋白(SHBG)mRNA,高剂量时作用相反[260,261]。最后,在体外实验中发现肿瘤细胞的侵袭性可被MPA抑制。孕激素对Ⅳ型胶原酶没有影响,孕激素在某些细胞系中可抑制转化因子(TGF-α)的表达,而在某些细胞系中却没有这种作用。

总体说来,持续的雌激素刺激可使子宫内膜增生,而内膜增生与子宫内膜癌的关系密切,孕激素通过对抗雌激素使增生内膜转化,抑制其增生。对子宫内膜癌细胞,孕激素可使其向正常转化,直接抑制癌细胞DNA和RNA的合成,从而抑制癌细胞的增殖。动物实验证实,孕激素对N-甲基-N-亚硝基脲和雌二醇诱导的内膜癌的发生有抑制作用,说明孕激素不但能抑制肿瘤的增长,也能抑制肿瘤的发生[262]。

(2)抗雌激素类药物作用机制:目前已明确子宫内膜癌的发生与雌激素持续过度刺激有关。因此,对抗、消除雌激素作用已成为当今内膜癌治疗中备受关注的问题。抗雌激素类药物主要有2种,一种为选择性雌激素受体调节剂(selective estrogen recept modulator,SERM),以他莫昔芬为代表。一种为芳香化酶抑制剂(axomatase inhibitor,AIs)。

他莫昔芬的生物学作用机制:他莫昔芬(TMX)是一种非甾体类的抗雌激素药物,可以抗肿瘤增殖;同时TMX也有微弱的雌激素作用,后者可诱导PR的产生。TMX的双重效应受体内诸多因素的制约,其中体内E水平是影响靶组织对TMX产生效应的重要因素。另外,TMX双重作用尚有器官特异性,不同的靶组织对TMX的效应不一致。研究表明,TMX用于治疗内膜癌的机制可能与其使内膜癌细胞PR水平升高有关,但其效应率很低,可与孕激素交替使用有望提高疗效。

患乳腺癌的女性由于病因学的因素,发生子宫内膜癌的危险性要增加一倍,主要是饮食因素和内分泌原因,因为雌激素对这2种癌的发生都有作用。自从1985年首次提出他莫昔芬可能与子宫内膜癌的发生有关以后,学术界就出现了争论,争论的焦点是他莫昔芬是否真的能增加子宫内膜发生病变的危险性,或者说这种表面上增加的危险性是否可以简单地归结于这组患者已经是处于较高的危险性之中[263-265]。此外,他莫昔芬的剂量和使用时间长短所造成的影响也未做全面的评估。因为一些研究组报道乳腺癌患者使用他莫昔芬5年以上对治疗有益,而另一些研究组结果则不尽相同。继续争论的问题是,如果使用他莫昔芬的患者有增加患子宫内膜癌的危险,那么一般情况下的病变与那些具有高危的组织学类型的病变是否相似[266-268]。一种新的抗雌激素药,托瑞米芬(toremifene)对子宫的刺激作用似乎与他莫昔芬没什么不同[269,270]。他莫昔芬是一种抗雌激素药,在治疗乳腺癌时,可以抑制ER的活动,对子宫组织的作用相当于类雌激素配体。据报道,另一种新的苯唑噻吩类药物瑞洛昔芬(raloxifene)保留了对乳腺组织的抗雌激素特性,但对子宫的雌激素效应却很小,而对非生殖系统的器官如骨、内皮却保留着类雌激素的有利作用。

他莫昔芬的作用机制是通过抑制雌激素受体活动而发挥抗雌激素作用的。它可与雌二醇竞争雌激素受体,通过占据雌激素受体的位点而产生效应。这种抗雌激素作用可促进受体构造发生变化,这种变化与雌二醇引起的变化是不相同的。似乎ERα和ERβ传导的信号是相反的,前者激活雌二醇激动剂的转录,而后者抑制雌二醇的转录;但抗雌激素药物,如他莫昔芬和瑞洛昔芬,激活ERβ[271]。抗雌激素药物有很重要的作用而且与生长因子间相互作用。雌激素和抗雌激素类药物都能激活 $TGF\beta-3$ 基因。在动物实验中发现他莫昔芬与雌激素一样对子宫的影响是提高IGF-1的水平[272],在子宫内膜癌的体外实验中,他莫昔芬可提高IGF-1的表达并且降低IGF结合蛋白的表达,并且在一项研究中发现从 1 级到 3 级肿瘤组织中,IGF-1 明显下降,这说明 *IGF-1* 基因在癌发生的早期占重要地位[273]。然而,另一项实验并没有发现再用他莫昔芬治疗的实验组与对照组之间 IGF-1 的 mRNA 水平有差别[274]。另外无论用他莫昔芬治疗多长时间,患者子宫内膜细胞上类固醇受体的水平与正常人比较,几乎没有什么变化[275,276]。他莫昔芬对癌基因的影响与雌激素相同。在体外子宫内膜腺体细胞实验中可见他莫昔芬诱导细胞癌基因 *c-fos* 和 *jun* 的表达,并且单独注射他莫昔芬后,*c-fos* 和 *jun* 的 mRNA 水平持续了至少 7 天。这些药物诱导癌基因表达的动力学与 17-β-雌二醇的诱导原理完全不同。

芳香化酶抑制剂(ALS)的作用机制:芳香化酶即细胞色素 P450。是雌激素合成最后一步的限速酶;它由 CY 19 基因编码。能催化 CY 19 雄激素转化为雌激素。近年来发现在许多雌激素依赖性疾病如子宫内膜癌、子宫内膜异位症等的组织中芳香化酶异常表达,芳香化酶的数目和活性直接决定了这些组织中雌激素的水平,从而影响雌激素依赖性疾病的发生、发展和预后。子宫内膜癌属于雌激素相关性肿瘤,以绝经后女性多见。且绝经后妇女体内雌激素主要由肾上腺分泌的雄烯二酮经芳香化酶作用转变为雌二醇和雌酮在局部起作用。AIs 能抑制芳香化酶的活性。降低雌激素水平,进一步阻断雌激素刺激肿瘤细胞生长的作用。从而达到治疗目的。Rose 等[277]认为 AIs 对高分化、受体阳性的子宫内膜癌治疗效果好。Susano 等[278]进行的体外研究中发现 AIs 能降低组织培养的内膜癌细胞的 Ki—67 即能降低癌细胞的增殖能力。

(3)促性腺激素释放激素类似物的作用机制:促性腺激素释放激素类似物(gonadotropin releasing hormone analogue,GnRH-a)是人工合成的促性腺激素释放激素,GnRH-a 目前已用于治疗乳腺癌、卵巢癌及前列腺癌等激素依赖性肿瘤。1991 年,Gallagher 等首次用 GnRH-a 治疗内膜癌[279]。研究证实 GnRH-a 对晚期、复发的内膜癌患者仍有一定的疗效。随后一些学者对 GnRH-a 作用于内膜癌的机制做了研究,1991 年,Pahwa 等[280]发现内膜癌的细胞株中存在 GnRH 结合部位,随后,Emons 等[281]也证实了这一点,并提出内膜癌中有 GnRH 受体存在。1994 年,Irmer 等[282]发现内膜癌中有 GnRH 存在,提示内膜癌可能有 GnRH 自分泌系统,因此,推测 GnRH-a 可能通过影响该自分泌系统而抑制了癌细胞的生长。

GnRH-a 的作用机制尚不十分明确,一般认为 GnRH-a 作为人工合成的促性腺激素释放激素,当持续给予大剂量 GnRH-a 时,体内将产生促性腺功能的抑制效应,FSH、LH 下降,卵巢合成和分泌甾体激素亦下降,GnRH 激动剂(指当 GnRH-a 较自然 GnRH 强时,反之则称 GnRH 拮抗剂)对 GnRH 的抑制作用,40% 来源于靶器官 GnRH 受体的降调节作用,60% 是由于改变受体后效应如钙通道的削弱,而 GnRH 拮抗剂对 GnRH 的抑制作用完全依赖 GnRH-a 对受体的结合,并不发生受体后效应来实现。

(4)氨鲁米特的作用机制:氨鲁米特(aminoglutethimide)是一种作用于中枢神经系统的药物,除有镇静作用外,还能抑制肾上腺素,从而抑制外周组织芳香化酶的产生,使血浆中 17-羟孕烯醇酮、雄烯二酮下降,体内雌激素水平下降。

(张 帆 夏 婷 颜 琳)

### 31.9.2 孕激素治疗原发性子宫内膜癌

自从 Kismer[283]发现孕激素用于子宫内膜原位癌的术前治疗有疗效后,40 多年来孕激素在子宫内膜恶性肿瘤的治疗中一直占有重要的地位。

目前子宫内膜癌的孕激素治疗主要用于以下几种情况:①晚期复发的子宫内膜癌患者或(和)因严重并发症等不适宜接受手术治疗者,作为姑息治疗的手段之一。②手术后子宫内膜癌的辅助孕激素治疗。但对手术后常规孕激素治疗的必要性及有效性目前还存在争议。③对年轻子宫内膜癌患者,用内分泌治疗保留卵巢以及保留患者生育能力[284]。

美国 COG 的研究指出,口服甲羟孕酮 1 000mg/d 与 200mg/d 相比,反应率并没有提高。GOG 推荐子宫内膜癌的孕激素剂量为口服甲羟孕酮 200 mg/d 或甲地孕酮 160～320 mg/d。给药途径除了口服和肌注以外,有学者提出对于手术风险大的 IA 期高分化患者,应用含黄体酮宫内节育器有较好的效果。也有学者以腺病毒为载体将孕激素受体基因导入实验小鼠体内,并联合应用孕激素治疗,结果发现总生存率增加了 2.6 倍。设想以增强孕激素受体基因表达为目的的治疗性制剂将有望改善内膜癌患者的预后和结局。

常用的孕激素类药物有如下 3 种。

(1)己酸孕酮(17α-hydroxyprogesterone caproate):注射油剂为 125～250mg/mL。用法:500mg/d 肌注,共 1 个月,以后改 250mg/d,连续使用 2 个月以上。另有:500mg/次,每周 2 次,连续使用 3～6 个月。

(2)醋酸甲羟孕酮(medroxyprogesterone acetate):简称甲羟孕酮 MPA;片剂:100mg/片,500mg/片;注射剂:50mg/mL。用法:400mg/d,肌注,使用 7 日后,改为每周 3 次或 100～300mg/d,口服,显效后长期维持。

(3)醋酸甲地孕酮(megestrol acetate):片剂:160mg/片。用法:160mg/d,1 次或分次口服。

17 位患者在行子宫切除术前给予甲羟孕酮治疗,在随后的组织学检查中 7 名患者未发现肿瘤[285]。另外,有 398 名患者在术前用己酸孕酮治疗 2 天,500mg/次,每日 4 次,其中 8% 的人组织学检查为阴性,50% 以上的人出现了内分泌的变化[286]。Gal 报道,有 6 名绝经后的子宫内膜原位腺癌患者用甲地孕酮治疗(20～40mg/d),其中有 5 人在随后的内膜活检中结果为阴性,癌细胞完全逆转了[287]。

绝经前子宫内膜呈复杂的不典型增生或病理分级为 1 级的子宫内膜癌患者要求保留生育功能,这给治疗提出了一个难题。对于不典型增生的患者,20% 以上的人在子宫切除术中发现有浸润癌,其中 1/4～1/3 的病例有肌层浸润;对于病理分级为 1 级的子宫内膜患者,有 1/5 的人发生了肌层浸润。许多报道证实了孕激素的治疗能有力改善这种情况。Bokhman 研究小组在 1985 年报道,19 名患者接受了 3 个月的甲羟孕酮的治疗(每天 4 次),其中有 15 人肿瘤发生了逆转[286]。Kim 等人也报道另外 7 名患者的逆转情况[288]。1997 年 Randall 和 Kurman 也报道了 12 名患者发生了逆转[289]。有 2 名 I 期 1 级患者在行孕激素治疗后在体外受精成功[290,291]。

孕激素治疗有较高的反应率 66%(表 31-21),使得临床医生有信心将此类药物既用于绝经前子宫内膜癌患者的治疗,也用于年龄大不适于手术且肿瘤分化较好的患者,孕激素治疗最适当的剂量,以及最适当的给药途径这 2 个问题还不清楚,有待做进一步的研究。另外,分化较差的患者是否能用孕激素治疗这也需要进行系统的研究。很有可能在各种情况下已经对患者进行了个体的孕激素治疗,只是由于没有反应,结果在文献中没有反映出来。

表 31-21 绝经前单用孕激素治疗子宫内膜癌的结果

| 作者 | 日期 | 例数 | 药物 | 完全反应/例 |
|---|---|---|---|---|
| Decoster[285] | 1977 | 17 | 甲羟孕酮 | 7 |
| Bokhman[286] | 1985 | 19 | 己酸孕酮 | 15 |
| Gal[287] | 1986 | 6 | 甲地孕酮 | 5 |
| Randall 等[289] | 1997 | 12 | 甲地孕酮 | 9 |
| Kim[288] | 1997 | 7 | 甲地孕酮 | 4 |

考虑到晚期患者对孕激素的反应,似乎有　理由推荐在首次治疗后用孕激素治疗,从而推

迟肿瘤的复发或减少复发。许多非随机性和随机性地试验研究了孕激素在辅助治疗时的给药途径及不同的给药时间（表 31-22）。Bonte 报道 30 例接受 MPA 治疗的Ⅰ期子宫内膜癌患者,5 年生存率为 87%,相比较之下,93 例对照组患者没有用孕激素治疗,5 年生存率为 72%。另外 Kauppila 等人报道 609 例Ⅰ期患者给予 MPA 辅助治疗后 5 年生存率为 90%,122 名Ⅱ期患者 5 年生存率为 80%[292]。Malkasian 和 Decker[293] 以及 Piver[294] 报道中有一小部分患者也有相同的效果。

表 31-22　孕激素辅助治疗子宫内膜癌的随机性试验

| 作者 | 年份 | 例数 | 完成实验百分率/% | 孕激素 | 用药时间 | 结果 |
|---|---|---|---|---|---|---|
| Lewis[295] | 1974 | 956 | 60 | 甲羟孕酮（口服） | 14 周 | 无效 |
| McDonald[296] | 1988 | 429 | 88 | 甲羟孕酮（口服） | 5 年 | 无效 |
| Vergote[297] | 1989 | 1 148 | 95 | 己酸孕酮（肌注） | 1 年 | 无效 |
| Depalo[298] | 1993 | 771 | 90 | 甲羟孕酮（口服） | 1 年 | 无效 |
| Urbanski[299] | 1993 | 205 | 100 | 己酸孕酮（肌注） | 1 年 | 29%* |

*—改善的总体生存率。

1974 年首次报道在这方面的随机性试验的结果,在 1963 年到 1968 年之间接受治疗的 956 例患者来自 37 所不同的研究机构,最终无瘤生存了 4 年。这项研究排除了有子宫外浸润的患者,也就是说研究对象都是手术—病理分期Ⅰ期患者,所以这项研究的病例数有限,似乎不能从统计学意义上说结果有改善,尤其是在进入最后分析时只有 574 名患者[295]。1988 年英国的一项随机性试验中,Ⅰ期到Ⅲ期的患者同时口服和肌注孕激素 5 年以上,但同样由于研究对象太少,不足以客观地说明治疗组的疗效有改善[296]。在欧洲的一项大型随机性研究中,有 1 148 名患者经组织学确诊临床分期为Ⅰ期和Ⅱ期,一部分患者肌注己酸孕酮 2 周,1g,共 12 个月,另一部分患者不予孕激素治疗。随访中位时间为 72 个月。两组大致的生存率与复发率是相同的,而且死于癌症的患者中,实验组的中位生存时间确实高于对照组。作者还提出实验中的一种倾向,具有高危特征的患者中,死于癌症的患者较少,而且无瘤生存的情况也好[297]。Depalo 等[298] 报道,在一项 747 例的随机性研究中,用 MPA 治疗 12 个月,剂量为 100mg/d,随访中位时间为 22 个月。患者无肌层浸润,所有患者都是Ⅰ期病例。研究发现两组患者的复发率都很低,孕激素治疗有明显的益处。同年,波兰的一项随机性研究中,205 例患者（临床分期为Ⅰ期 143 人;Ⅱ期 31 人,Ⅲ期 31 人）给予 12 个月的己酸孕酮治疗,500mg 肌注,每周 2 次。结果表明这种激素辅助治疗有疗效。孕激素治疗组的生存率为 97%。多因素分析表明这么高的生存率与激素治疗有关[299],但是有人指责这项研究的分组缺乏均一性。许多含不利因素的病例被分到治疗组,对照组中肌层浸润的不完全数据是治疗组的 2 倍[300]。

尽管过去孕激素治疗得到了广泛的运用,但是有 6 项包括有 3 339 例妇女的随机试验 meta 分析显示,辅助性孕激素治疗对提高子宫内膜癌患者的生存率没有好处。另一个包括 1 012 例妇女的随机试验也表明辅助性孕激素治疗对子宫内膜癌患者生存率没有任何益处[15]。

### 31.9.3 晚期或复发癌的孕激素治疗

1951 年 Kelley 报道 3 例子宫内膜癌复发患者中有 2 人对孕激素治疗有反应[301],随后 1961 年 Baker 报道用己酸孕酮治疗转移性内

膜癌 22 例，剂量在每周 150～1 000mg，其中 7
人有反应（6 人在肺，1 人在阴道有转移）[302]。
大量研究表明孕激素对治疗晚期或转移性病
例有效。Kauppila 在 1984 年回顾了 17 份涉
及 20 个病例数以上的研究报告。总的来说，
在报告的 1 068 例患者中，实际反应率为
34%，稳定率为 13%，远高于 GOG 报道的反
应率[303]。GOG 用 MPA（150mg/d）治疗 331
例患者的反应率为 18%（10% 完全反应，8%
部分反应）。另外，1985 年 Podratz 报道的反
应率很低，用己酸孕酮治疗的 33 例患者的反
应率为 9%；用甲地孕酮治疗的 81 例患者的
反应率为 11%，26 例患者对甲羟孕酮的反应
率为 12%。1 年生存率只有 40%，2 年生存率
为 19%[304]。

近期关于这方面的报道还有很多。如
Lentz 等人报道 54 例每日接受 800mg 的甲地
孕酮治疗的患者中 13 例（24%）有反应[305]；
Bouros 等人报道，39 例患者有肺转移，用甲羟
孕酮或甲地孕酮治疗后，6 人疾病持续缓解
4～12 年，5 人在治疗 1～6 年后疾病得到控
制[306]。

只有很少的文献报道了反应剂量这一问
题。Geisler 在 1973 年报道，每日 40mg 的甲
地孕酮的反应率是 14%，每日 80mg 的反应率
是 43%，而每日 160mg 的反应率是 48%[307]。
GOG 最新研究发现 MPA 每日 200mg 与
1 000mg 两种剂量之间的反应率无差别[308]。
随着给药途径的不同，不同的药物得到的反应
率似乎是相同的[303]。

许多文献报道在有些情况下对孕激素的反
应率要高一些。如单一病灶的反应率要高于多
个病灶的反应率，肺转移和骨转移的反应率要
高于腹腔内转移的反应率，放疗部位以外的病
灶的反应率要高于原放疗部位复发灶的反应
率；分化较好的肿瘤对孕激素的反应率要高于
分化较差的肿瘤。这些预后影响因素可能反
映了肿瘤细胞的受体状态。Kauppila 等人发
现孕激素受体阳性患者的反应率为 89%，而
受体阴性患者的反应率只有 17%[309]。GOG
对一组肿瘤体积较大的患者进行研究，51 人
雌激素受体、孕激素受体阳性者的反应率为
40%，而阴性者的反应率为 12%（41 人中有 5
人有反应）。这些结果与一项研究例数更大的
实验结果相同[310]。

有人曾用孕激素与其他激素联合治疗，以
期望提高反应率，其中尤其是他莫昔芬联合应
用，因为有证据证明他莫昔芬可提高孕激素受
体水平，这对临床治疗有价值。有 4 项研究结
果证明这种联合应用有效果[311-315]。167 例患
者有 46 人有反应（10 人完全反应，36 人部分
反应），而且反应持续 7 到 41 个月，有 8 例 1
级或 2 级的患者用他莫昔芬治疗后发现孕激
素水平明显升高[311]。进行这方面研究的重
要性在于它说明了一些病例受体数目减少的
原因很可能是肿瘤自身的变化引起的，而不是
治疗的因素引起的。

孕激素可与细胞毒药物联合应用。表
31-23 总结了连续 21 年来 10 位研究者关于孕
激素与细胞毒药物联合治疗的研究结果。反
应率在 27% 到 86% 之间，研究对象最多的组
超过了 100 例[316-324]。

表 31-23　孕激素和细胞毒药物联合治疗晚期或复发患者的结果

| 作者 | 年份 | 药物 | 例数 | 完全反应/部分反应/% |
|---|---|---|---|---|
| Bruckner | 1977 | CAF,MPA | 7 | 86 |
| Horton | 1981 | AC,Meg | 56 | 27 |
| Deppe | 1982 | CAF/Meg | 162 | 31 |
| Cohen | 1984 | MLP,F,Meg | 126 | 38 |
| Lovecchio | 1984 | PAC,Meg | 15 | 60 |
| Piver | 1986 | MLP,F,MPA | 50 | 48 |
| Ayoub | 1988 | CAF,Tam,MPA | 43 | 43 |

续表

| 作者 | 年份 | 药物 | 例数 | 完全反应/部分反应/% |
|------|------|------|------|----------------------|
| Hoffman | 1989 | PAC,Meg | 15 | 33 |
| Cornelison | 1995 | MLP,F,MPA | 50 | 22 |
| Pinelli | 1996 | PAV,MPA | 50 | 32 |
| | | Carbo,Tam,Meg | 13 | 77 |

C—环磷酰胺;A—阿霉素;F—5-氟尿嘧啶;P—顺铂;Carbo—卡铂;MPA—甲羟孕酮;Tam—他莫昔芬;Meg—甲地孕酮;V—氯苯乙嘧啶;MLP—米法兰。

　　Cornelison 等人报道,有 2 组患者,一组 50 人从 1978—1985 年用米法兰、5-FU、MPA 作为一线药物,另一组 50 人从 1987 年至 1993 年用顺铂、阿霉素、氯苯乙嘧啶和甲地孕酮治疗。2 组的反应率分别为 31%、38%[322]。他们报道两组间的反应率、5 年生存率、中位生存时间、2 年及 5 年无瘤生存率、无瘤中位生存时间的结果无统计学差异。然而腺鳞癌、透明细胞癌和未分化的晚期子宫内膜癌用后一种联合治疗方案,患者的 2 年及 5 年生存率、中位生存时间有明显地提高。Pinalli 及其同事治疗 18 位患者,其中 13 人给予卡铂化疗,同时连续给予甲地孕酮和他莫昔芬,31% 人完全反应,46% 人部分反应,8% 人病情稳定[323]。7 例患者有阴道转移,其中 6 例有反应,完全反应者无瘤生存的中位生存时间是 4 个月。而且,有 2 位患者完全康复,存活 41 个月和 59 个月。作者强调用这种治疗方案没有毒性,尽管如此,由于此项研究的研究对象太少,所以我们不能太早持乐观态度,须待进一步的研究结果出来。

## 31.9.4　他莫昔芬治疗晚期或复发性子宫内膜癌

　　目前 TMX 用法不一,一般认为单独使用无明显效果,与孕激素同时或交替使用,患者对孕激素的敏感性增加,治疗晚期、转移或复发性子宫内膜癌效果肯定,但应注意,抗孕激素的患者用 TMX 治疗也无效。一般剂量,20～40mg/d。用法:①与孕激素和细胞毒抗肿瘤药物同用,或间隔使用;②单独使用或与孕激素同用,或交替使用;③孕激素治疗无效时用 TMX。

　　TMX 可增加孕激素受体的含量,研究表明,对未用孕激素治疗者,但用 TMX 有效率为 20%,与孕激素合用的有效率超过 30%,对雌、孕激素受体阴性者无效。TMX 作为与孕激素合用的药物,其治疗和预后也与组织分化程度、雌激素水平、受体水平等诸多因素有关。值得一提的是在 TMX 对绝经后乳腺癌患者的辅助治疗和转移期的姑息性治疗过程中,发现 TMX 的拟雌激素作用使绝经后子宫内膜增生过长,息肉形成或有腺瘤样病灶,甚至子宫内膜癌的发病率增加。因此,长期接受 TMX 治疗的患者,必须定期检查子宫内膜的改变,如定期行盆腔 B 超,必要时行子宫内膜活检。

　　有 8 项研究,患者总数为 257,使用每日 10～40mg 剂量的他莫昔芬治疗,总反应率为 22%(范围 0～53%)[325]。对于激素疗法,似乎分化较好以及以前对激素治疗有反应的患者的疗效较好。

## 31.9.5　长效促性腺激素释放激素类似物

　　此类药物的用法不一,尚无明确规定,据 Gallagher 等报道的 GnRH-a 激动剂亮丙瑞林的剂量:每月 1 次,皮下注射 7.5mg 或戈舍瑞林 3.6mg。目前 GnRH-a 对晚期、复发性子宫内膜癌患者的治疗效果尚无统一认识。有学者研究认为,皮下注射 GnRH-a 2 个月后可见盆腔和远处复发部位缓解,缓解率为 28%。放疗可明显提高 GnRH-a 的作用,且与病理分化程度无关。临床实验发现,缓解促黄体生成激素激动剂曲普瑞林用于治疗晚期,复发性子宫内膜癌患者,其缓解率低,但安全,耐受力良好且毒性低,对生存质量无影响。Jeyarajah等人用促性腺激素释放激素类似物治疗 32 例患者,连续每月皮下注射。9 例患者有反应,患者在治疗的头 2 个月就出现了反应,而且在这 9 例患者中有的人有盆腔或远处部位的转移[326]。有趣的是,更多的人反应部位出现在以前放疗的部位,而且肿瘤分化程度与反应率无关系。同样反应率与以前是否接受过孕激素也无关。相比较之下,另一项来自加拿大的研究结果表明 25 例有浸润性病变的患者(从确诊到第一疗程的中位时间是 25 个月)对此种治疗方案无反应[327]。25 例患者中 9 人曾接受过孕激素治疗,2 人接受过细胞毒化疗。然而 8 位患者病情得到稳定,时间为 1～8 个月,中位时间 5 个月;14 例患者有浸润性病灶,3 位患者未做评估。而这项研究中 12 位患者随后接受了孕激素治疗而无反应。

### 31.9.6 氨鲁米特

20 世纪 80 年代起,氨鲁米特用于乳腺癌的治疗,取得一定的疗效,对于子宫内膜癌的治疗报道极少。曾有 1 例报道是关于子宫内膜癌的患者在切除肾上腺后病情得到控制,这启发了研究者们用肾上腺阻滞剂氨鲁米特治疗子宫内膜癌患者,结果 5 例中有 1 例发生完全反应,而其他的患者对于氨鲁米特与他莫昔芬联合治疗有部分反应。随后有试验证明大剂量的孕激素确实能抑制下丘脑一垂体的功能。最近一项实验研究了 39 例给己酸孕酮或氨鲁米特,或二者同时应用的患者,最后证实肾上腺阻滞剂有疗效。上海医科大学刘惜时等[328]在比较氨鲁米特与己酸孕酮治疗内膜癌时发现,氨鲁米特组可使雌二醇、孕激素含量下降,己酸孕酮组使血中孕激素含量增加;两组治疗后均出现癌细胞抑制的组织学变化,己酸孕酮以分泌现象及蜕膜样反应出现为特征,氨鲁米特以核固缩、碎裂等退行性变化为特征,提示氨鲁米特可能抑制癌细胞的生

长,但国内此类报道太少,关于其对子宫内膜癌的作用机制及其临床疗效的前瞻性研究有待进一步开展。

(夏 婷 张 帆 汪 洋)

## 31.10 预后及预后因素

子宫内膜癌是一种预后相对较好的妇科恶性肿瘤,5 年总生存率为 60%～70%,临床Ⅰ期 5 年生存率约为 80%。根据大量文献资料,现已了解到有多种因素对子宫内膜癌的预后具有预测价值。1988 年 FIGO 提出的子宫内膜癌手术一病理分期中,在Ⅰ期里考虑到了细胞分级及子宫肌层浸润深度两个因素。在文献中,几乎所有的报告都同意将肿瘤细胞的分化程度(分级)及肌层浸润深度列为重要的预后因素。有些资料在进行预后评价时,对年龄及罹患子宫内膜癌的危险因素也进行了研究,认为患者的年龄与预后直接相关,年轻患者比年长患者预后要好得多。这可能是与年轻妇女比年老妇女肿瘤细胞的分化要好一些有关。但对分级进行校正时,年龄却并不是重要的预后因素。总的说来,来自子宫方面的危险因素的重要性取决于它们对盆腔淋巴结和主动脉旁淋巴结受累的影响程度以及对生存期的影响程度;而子宫外的危险因素的重要性则与后腹膜淋巴结阳性及生存期有关。据 2008 年版 FIGO/IGCS《妇科恶性肿瘤分期及临床实践指南》,下列因素预示预后差:$G_3$ 级肿瘤(分化差);深肌层浸润(FIGO $I_C$ 期);淋巴脉管侵犯;腹水细胞学阳性;浆液性乳头状癌;透明细胞癌;侵犯宫颈(Ⅱ期)。

### 31.10.1 病理类型

腺癌是发生在子宫内膜的最常见的组织学类型(表 31-24)[329]。大部分研究认为 60%～65%的子宫内膜癌是腺癌。约有 25%的子宫内膜癌中含有鳞癌成分,称腺鳞癌。通常认为腺癌的预后非常好,而腺鳞癌的预后较差。子宫内膜癌的浸润性与其细胞分化程度

显著相关。如果不考虑细胞分级,按组织学类型由好到差进行预后排序,分别为浆液性乳头状腺癌、透明细胞癌、未分化癌及鳞状细胞癌。幸运的是这些类型的肿瘤较少见,在子宫内膜癌中不到10%。

**表 31-24　常见的子宫内膜癌病理类型(百分比)**

| | |
|---|---|
| 腺癌 | 589(59.6%) |
| 腺棘癌 | 215(21.7%) |
| 腺鳞癌 | 68(6.9%) |
| 透明细胞癌 | 56(5.7%) |
| 乳头状腺癌 | 46(4.7%) |
| 分泌癌 | 15(1.5%) |

## 31.10.2　组织学分级

子宫内膜癌的组织学分级长久以来被认为是最敏感的预后指标之一。1994年FIGO在妇科肿瘤治疗结果年报中评价了临床I期子宫内膜癌患者不同级别的生存率(表31-25)。由此可见,随着肿瘤分化程度的减低,其生存率也降低。肿瘤的分级也与其他预后因素相关。GOG对621例子宫内膜癌的研究显示[330],临床I期肿瘤的分化程度与肌层浸润深度有一定的关系(表31-26)。肿瘤的分化程度越差,深肌层浸润的机会也增加。当然也有例外,有些分化较好的患者有深肌层浸润,而肿瘤分化较差的患者可能仅有子宫内膜或浅肌层受累。据报道大约10%的1级肿瘤有深肌层浸润,而7%的3级病变只局限在子宫内膜。

**表 31-25　I期子宫内膜癌5年生存率与分级的关系**

| 分级 | 生存率($n=4\ 370$) |
|---|---|
| 1 | 94% |
| 2 | 88% |
| 3 | 79% |

**表 31-26　I期子宫内膜癌组织分级与肌层浸润的关系**

| 深度 | 级 别 | | | |
|---|---|---|---|---|
| | 1级 | 2级 | 3级 | 合计 |
| 内膜 | 44(24%) | 31(11%) | 11(7%) | 86(14%) |
| 浅肌层 | 96(53%) | 131(45%) | 54(35%) | 281(45%) |
| 中肌层 | 22(12%) | 69(24%) | 24(16%) | 115(19%) |
| 深肌层 | 18(10%) | 57(20%) | 64(42%) | 139(22%) |
| 合计 | 180(100%) | 288(100%) | 153(100%) | 621(100%) |

## 31.10.3　疾病分期

治疗前通过确定肿瘤的大小和范围而对疾病进行分期具有重要的预后价值。肿瘤的期别对生存率的影响一直是肯定的。1994年FIGO在妇科肿瘤治疗年报中报道了子宫内膜癌的各期别的5年生存率(表31-27)。有宫颈受累(II期)的妇女其预后比I期患者要差得多。以前宫颈管诊刮用于确定患者是否为II期。使用这一方法有许多假阳性。由FIGO采用的新的手术分期使用子宫标本作为宫颈受累的最后确定方法。治疗前的宫颈管诊刮对治疗可能有指导作用。李淑敏等对晚期子宫内膜癌预后及其影响因素进行分析认为,肿瘤分期是影响其生存的重要因素,是独立预后指标[331]。

**表 31-27　各期子宫内膜癌的5年生存率**

| 分期 | 例数 | 生存率/% |
|---|---|---|
| I | 8 603 | 86 |
| II | 1 650 | 66 |
| III | 1 181 | 44 |
| IV | 399 | 16 |

## 31.10.4　子宫肌层浸润

子宫肌层浸润的程度始终是一个反映肿瘤侵袭能力的指标。Disaia 等注意到[332],I期手术后的患者肿瘤复发直接与子宫肌层浸润相关,肿瘤侵犯浅肌层,复发率为13%,而侵犯深肌层,复发率为46%。1994年FIGO年报资料提示,子宫肌层浸润的深度增加,生存率下降(表31-28)。

表31-28　Ⅰ期子宫内膜癌肌层浸润深度与
5年生存率的关系

| 肌层浸润 | 生存率 |
| --- | --- |
| < 1/3 | 2 656/3 224(82.4%) |
| < 1/3~1/2 | 760/974(78.0%) |
| > 1/2 | 764/144(66.8%) |

有学者认为肌层浸润深度不如肿瘤接近浆膜层的距离重要[333]。那些肿瘤浸润距浆膜层5mm以内者5年生存率为65%,而大于10mm者5年生存率为97%。

子宫肌层浸润深度与其他预后因素如肿瘤分级有联系。Disaia等[332]报道,肿瘤分化较差且有深肌层浸润的患者其生存率比肿瘤分化好而无肌层浸润的患者的生存率要低。任玉兰等研究认为,手术病理分期和肌层浸润深度是影响子宫内膜癌预后的独立危险因素[334]。

## 31.10.5　腹腔细胞学

人们已经认识到,对腹水和腹腔冲洗液进行细胞学评价可以作为预后的重要因素。有研究报道[335],宫体癌腹腔冲洗液阳性率为12%。对167例Ⅰ期子宫内膜癌在初次手术治疗时行腹腔细胞学检查,26例(15.5%)有恶性细胞。26例阳性者中有10例复发(38%),而141例腹腔细胞学检查阴性者中有14例复发(9.9%)。这26例细胞学检查阳性者中,有子宫外病变者13例(50%)。7例已死于此病。另13例腹腔冲洗液中有恶性细胞但无子宫外病变者中,6例(46%)已死于腹腔内肿瘤扩散。GOG对621例患者的研究中,76例(12%)有恶性细胞。这些患者中,盆腔淋巴结阳性者占25%,而腹腔细胞学阴性者中只有7%的患者盆腔淋巴结阳性。假如腹腔细胞学阳性,其他已知的一些较差的预后因

素也会存在。

## 31.10.6　淋巴结转移

经腹全子宫切除和双侧输卵管、卵巢切除术一直是常规子宫内膜癌手术治疗,因而,淋巴结转移的意义有些被忽略。尽管早期和近期文献指出一定数量的子宫内膜癌有关妇女报道,即使是Ⅰ期也会有淋巴结转移,但这些潜在的转移部位没有常规地列入治疗计划内。据有关文献报道[336,337],Ⅰ期子宫内膜癌中,盆腔淋巴结转移率为10%左右。那些Ⅰ期且淋巴结阳性的患者5年生存率约为31%。Polish报道了一组有显微观淋巴结转移的患者[338],在手术后进行放疗,手术后证实有淋巴结转移的5年生存率为67%,手术证实有腹主动脉旁淋巴结转移,而有及无盆腔淋巴结转移者5年生存率分别为47%及43%。

Ⅱ期子宫内膜癌的患者淋巴结转移率比Ⅰ期患者要高得多。据文献[336],Ⅱ期患者中有盆腔淋巴结转移者占36.5%。在GOG的研究中,148例临床Ⅱ期进行手术评价,66例宫颈受累,仅有宫颈内膜受累的患者中3例(17%)有盆腔淋巴结转移,而宫颈间质受累者有盆腔淋巴结转移占35%。仅有腺体受累的患者无主动脉旁淋巴结转移,而间质受累者有23%的人出现主动脉旁淋巴结转移。间质受累的患者中,46%有淋巴结转移。

## 31.10.7　附件转移

子宫内膜癌易向附件转移,而且大约10%的Ⅰ期子宫内膜癌的患者在手术时发现已有卵巢的隐性转移。研究发现6%的1级患者有附件转移,而分化差的患者附件转移者只有10%。从这一点来说,肿瘤的分级对预后的意义并不大。然而,肿瘤浸润的深度与预后的意义则很重要。研究说明,只有子宫内膜浸润的患者中仅有4%的人有附件转移,而深肌层受累的患者则有24%的人有附件转移。如果肿瘤局限在子宫底部,只有5%的患者有附件转移,但子宫下部或颈管内膜受累,则有

1/3 的患者有附件转移。附件转移与盆腔及腹主动脉旁淋巴结转移都一定有关联。当有附件转移时,60% 的患者腹腔细胞学阳性,而无附件转移时,只有 11% 的患者腹腔细胞学阳性。没有附件转移的患者只有 14% 的人复发,而有附件转移的患者中,38% 的患者有复发。GOG 报告 621 例患者中有 34 例(5%)出现附件转移。新的手术分期将有附件转移者列为 Ⅲ_A 期。Connell 等对 1980—1996 年芝加哥医院诊治的 514 例子宫内膜癌患者的临床资料进行了回顾性分析[339],结果 40 例(10.5%)有附件转移,其 5 年无瘤生存率(37.1%)明显低于无附件转移者(73.1%)。李隆玉等回顾性分析 1997 年 1 月至 2006 年 12 月在江西省妇幼保健院首治为手术治疗的 638 例子宫内膜癌患者的临床病理资料[9]。结果 36 例(5.6%,36/638)患者发生卵巢转移。单因素分析显示,子宫内膜癌卵巢转移的相关因素为病理类型、病理分级、子宫肌层浸润、腹水或腹腔冲洗液细胞学检查阳性、盆腔淋巴结转移、宫旁浸润、腹主动脉旁淋巴结转移、子宫浆膜浸润(P 均<0.05),而年龄、脉管浸润、宫颈浸润与卵巢转移无明显相关性(P 均>0.05)。多因素分析显示,子宫内膜癌卵巢转移的独立危险因素按危险强度排列为:盆腔淋巴结转移、腹水或腹腔冲洗液细胞学检查阳性、病理分级。

邓月华等研究认为,病理分化程度低、深肌层及宫颈或附件浸润、远处转移、腹腔冲洗液细胞学检查阳性是子宫内膜癌盆腔淋巴结转移的高危因素,有盆腔淋巴结转移的患者预后较差[340]。附件转移不是影响预后的唯一因素,其他因素还包括肿瘤病理分级、淋巴管浸润及子宫外转移、腹腔冲洗液细胞学阳性及宫颈受累。附件转移作为一个独立的预后因素临床意义不大,还应考虑以上其他危险因素。

### 31.10.8　分子生物学指标

一些传统的临床、病理学指标对评估子宫内膜癌的预后有较大的价值,而近年来随着分子生物学的发展,一些新的、能进行更精确定量的分子生物学指标也用来进行肿瘤的预后评价。流式细胞仪可用来进行倍体分析(细胞核 DNA 含量)以及测量肿瘤细胞的增殖比例(S 期)。很多研究提示 DNA 含量以及 S 期比例有预后意义[341-345]。

Pisani 对 128 例子宫内膜癌的存档标本进行了几个分子生物学指标预后意义的评价。这些指标包括 *HER-2/neu* 及 *p53* 基因的过度表达[346]、DNA 倍体、S 期比例等。在多因素分析中,尽管分期也有意义,但 *p53* 过度表达是最强烈的预测预后的因素。

（张　帆　杨　静）

## 31.11　治疗后的随访及复发癌的处理

### 31.11.1　治疗后的随访

一般说来,临床检查极少能确定复发。与那些出现临床表现后再诊断复发相比,随访病例的总生存率并没有提高,也没能减少复发。但对治疗后的子宫内膜癌进行常规随访却被广泛接受,其理由包括提供放心和对复发癌进行早期诊断。由于患宫体癌的大多数妇女预后较好,而且尚无明显迹象表明早期发现复发能改善预后,因此有必要对有宫体癌病史的妇女进行常规随访的方法进行再评价。对有并发症,对有无法解释的症状或肿瘤复发迹象的患者应加强随访。但对于健康、无症状的妇女,或持续保持临床无症状者,需建立新的随访原则。

治疗后的随访不仅要重视癌瘤的复发,也应重视发生其他癌瘤,还应考虑到与健康保障计划相结合,包括评价血压、乳房检查及结肠癌筛查。必须强调的是在常规的随访过程中对癌症患者提供心理支持非常重要。虽然这种支持的价值可能无法客观地衡量。临床医生在为患者提供需要和精神支持的同时,结合患者的受教育程度进行定期的电话随访联系及评价症状,可以帮助提供更经济的随访。

(1)随访时间:1992 年,Barnhill 及其同事[347]根据妇科肿瘤专家委员会 94 名成员的调查结果,提出了对妇科肿瘤患者进行随访的临床随访方案。对无临床疾病迹象的无症状患者,大部分专家主张术后第 1 年,每隔 3 月复查 1 次;术后第 2 年,每 3～4 个月复查 1 次;以后的 3 年,每 6 个月复查 1 次;再后每年 1 次。大部分病案中,体检包括乳房、腹部、淋巴结区和盆腔的检查。有 84％的患者在每次复查时除了盆腔检查外还均进行穹隆巴氏涂片检查,根据随访研究的情况,72％患者在术后头 2 年每年进行 1 次胸片检查,在其后 4 年里,坚持这项检查的患者比率大约减少至 50％,大约 1/3 的患者在术后头 2 年每年进行一次 CT 扫描,但其后,此比例也逐步降低。虽然这些随访方法已广泛应用,但是尚缺乏敏感、经济或对生存有益的特殊随访方案的理论基础。

一些研究试图强调对子宫内膜癌患者进行术后随访的重要性,并尽力制订更有效及经济的随访方法[348-350]。在随访过程中,要特别注意病史、体检、阴道细胞学检查、胸片、肿瘤标志物 CA125,以检测疾病是否复发。

(2)病史和体检:综合 4 项研究资料,188 例(14％)患者复发,其中 78 例(42％)没有相关症状。复发患者中 81％是通过症状或体检发现的。复发时无症状的患者,大约 52％是通过体检发现的。无症状患者中仅 48％(37/78)是通过其他的诊断方法来发现复发。在有症状的患者中,最常诉的不适为腹部或盆腔疼痛,随之为体重减轻、嗜睡和阴道出血。Podczaski[349]等报道的 23 名有症状患者中仅 2 例发生异常阴道出血,而 Shumsky 等[351]报道的 46 例患者中有 19 例发生阴道出血。因此,对患者进行复发症状和体征方面的教育要纳入随访计划中。医生应当针对复发症状制订诊断方法,对有症状的患者进行评价。

(3)巴氏涂片:按照 Barnhill 等[347]的结果,曾有妇科癌症病史的无症状患者中有 84％在每一次复查时进行巴氏涂片。再一次

复习 4 项已发表的随访结果,188 例复发患者仅 13 例(6.9％)阴道细胞学可疑。然而,排除异常体征及症状后,仅有 5 例患者(2.7％)阴道细胞学可疑。在每一次随访时常规进行巴氏涂片似乎无益处。

(4)胸片:大多数妇科肿瘤专家提倡在术后头 2 年对早期子宫内膜癌患者随访时进行胸片检查。在联合研究的结果中,188 例患者中有 27 例(14.4％)通过胸片发现疾病复发。虽然胸片能作为远处复发的证据,但其意义主要用于提示与肺转移有关的不良预后。所有这些患者,最终均死于此病。由于早期治疗能改善预后,因此常规随访的目的在于发现子宫内膜癌复发。对于缺乏有效系统治疗的子宫内膜癌患者和因肺转移预后差的患者,不推荐在常规随访中进行胸片检查。

(5)CA125:肿瘤相关抗原 CA125 水平升高可作为子宫内膜癌进展及复发的证据,而且与临床进展有关。Rose 等[175]发现 33 例宫体癌复发患者中 19 例(58％)CA125 水平高。这些患者中无 1 例长期生存,这可能反映了 CA125 升高与疾病扩散之间的关系。考虑到 CA125 升高与疾病复发的相关性不明,CA125 水平的随访意义有限,而且最好用于最初诊断时 CA125 就很高的患者。

(6)推荐随访方案:大多数复发患者都发生在术后头 3 年,因此推荐患者在术后头 3 年每 3 个月进行 1 次盆腔检查,此后每年 1 次。无证据表明常规胸片检查能改善预后,而且研究结果表明巴氏涂片也不能改善单纯阴道复发的患者的预后。以这些信息为基础,因此认为每年进行 1 次巴氏涂片较为合理。对于是否在 3 年后仍旧每年进行 1 次巴氏涂片仍存在争议,有人认为可考虑 3 年后不继续每年 1 次巴氏涂片而改为每 3 年 1 次。但是对于血 CA125 已升高的患者或伴随其他宫外疾病的患者,无证据证实这项检查能改善其预后。

(杨 静 张 帆 彭 勉)

## 31.11.2 复发模式

子宫内膜癌的恶性程度较其他妇科恶性肿瘤的恶性程度低,但其治疗的 5 年生存率仅为 65%左右。造成治疗失败的主要原因为:没准确地运用系统的治疗方案;不适当的临床分期;肿瘤的侵袭性和对有效的治疗方式不敏感;另外,晚期子宫内膜癌在子宫内膜癌中仍占有较大的比例,而大多数复发性子宫内膜癌患者来自晚期治疗后。晚期及复发性子宫内膜癌治疗困难,死亡率高,因此应予充分的重视。

复发癌是指子宫内膜癌患者首次治疗后肿瘤完全消失,3 个月后复发者。未完成治疗或首次治疗后仍有残余肿瘤者不属于复发,而属于未控。

(1)复发率:子宫内膜癌的复发率一般为 10%～20%[352]。Milton 报道 355 例子宫内膜癌[353],随访 10 年,复发率为 21.7%。北京协和医院报道,复发率为 14.5%。

(2)复发时间:子宫内膜癌的复发多发生在治疗后 5 年内。Milton 报道[353]77 例复发癌患者,其中 1 年内复发者为 63.5%,第 2 年、第 3 年、第 4 年各复发 12 例、7 例、5 例,第 5 年、第 6 年,各有 1 例复发。5 年内复发率为 97.4%。Malkasian 等也得出了同样结论[354]。因此,人们认为复发时间绝大多数在 3 年内,如果治疗后 5 年内无复发,以后复发的可能性极小。极个别报道治疗后 10 年内复发[355]。

(3)复发部位:子宫内膜癌的复发有 2 种,一种是局部复发,如子宫切除后,在阴道、盆腔又出现肿瘤;另一种是全身的,即治疗后任何部位发生的肿瘤,如腹部,腹主动脉旁淋巴及肺部。阴道复发是最常见的部位,其发生率为 2%～30%。盆腔复发率为 3%左右[356]。

(4)细胞分化程度与复发的关系:低分化癌复发时间早,多发生在阴道下段及远处。高分化癌复发时间晚,多发生在阴道上段,病灶孤立或同时合并盆腔病灶。

(5)治疗方式与复发率:子宫内膜癌的复发不仅与恶性程度、临床分期等因素有关,而且还与初次治疗的方式有关。手术加放疗综合治疗的患者,穹隆的复发率可降低到 1%～5%[357]。Spanos 报道[358]431 例子宫内膜癌患者,盆腔淋巴结受累率为 11%,患者放疗后再行保守性子宫切除,盆腔淋巴结复发率只有 1%,阴道复发率为 3%,盆腔中央复发率为 3%[359]。Norwegian Radiun 医院研究 I 期子宫内膜癌治疗后的复发情况,一组患者给阴道内照射 6 000rad,加盆腔外照射 4 000 rad,另一组患者只给阴道内照射 6 000 rad,结果前组盆腔无复发,而后者盆腔复发率为 2.5%[301]。

## 31.11.3 复发癌的处理

(1)手术治疗:复发癌的手术治疗取决于肿瘤的生物学特性、复发部位、病变范围及首次治疗的方法。如放疗后局部复发,即复发部位在宫颈或子宫或阴道上部,可行全子宫加双侧附件切除。如果单纯手术后阴道顶端复发者,可考虑局部切除或盆腔脏器切除,亦可阴道内放射治疗。

Knapp 认为[360],对复发癌患者应严格选择盆腔脏器切除的适应证,盆腔脏器切除适用于中央型或穹隆复发,而无盆壁受累者,无上腹部或主动脉旁淋巴结转移的病例。Barber 和 Brunchwig 报道[361]36 例盆腔脏器切除患者,14 例做前盆腔脏器切除,2 例存活 5 年,22 例做全腔脏器切除,3 例存活 5 年,26%患者需要做 2 次手术,总的并发症发生率为 61%。Barakat 报道,44 例复发癌患者,23 例行全盆脏器切除,20 例行前盆脏器切除,1 例行后盆脏器切除。1 例为术中损伤血管,大出血导致死亡。术后并发症发生率为 80%,包括泌尿道瘘,肠瘘,盆腔脓肿,败血症,肺栓塞,脑血管意外等。患者生存时间为 7.36 个月,5 年生存率为 20%。因此认为,复发癌患者做全盆腔脏器切除并发症较多,应该严格掌握手术指征。

(2)放疗:关于阴道复发的机制目前尚有争论[356],在多数患者中,淋巴或静脉播散可能起重要作用。为此,有些学者认为子宫内膜癌单纯宫腔放疗是不够的。应用某种形式的阴道穹隆放射治疗,消灭已存在的转移,减少癌瘤在阴道内种植。Kuten 报道[362]宫体癌阴道穹隆复发者,行单纯放疗,5 年生率为 40%;盆腔及阴道穹隆复发者,放疗后 5 年生存率为 20%;而盆腔淋巴结复发者,放疗后 5 年生存率为 0。至于是术前放疗,还是术后阴道放疗尚有争论,不少学者报道,2 种治疗方式有同样的疗效,但也有人认为手术前放疗效果优于手术后放疗的疗效。

复发性子宫内膜癌阴道穹隆复发而未曾做过放疗者可施行阴道内照射,B 点可达 20～30Gy,并结合全盆腔外照射,全盆腔照射量为 40～45Gy。宫旁复发者,如未照过放疗,亦可做全盆腔照射。单纯手术后复发的患者,若盆腔为孤立复发灶预后相对好。多数患者可经放疗而治愈。

(3)化疗:对复发性子宫内膜癌常用的单一药物有 5-氟尿嘧啶(5-FU)、环磷酰胺(CTX)、苯丁酸氮芥、阿霉素(ADM)、顺铂(DDP),单一用药有效率为 10%～40%[363,364],其中以 DDP、CTX、表柔比星应用较多,疗效较为肯定。2003年 FIGO 推荐使用的化疗药物有紫杉醇、ADM 和 DDP。Ball 等使用 paclitaxel 的反应率为 35.7%[365]。美国妇科肿瘤协作组(GOG)报道[366],用 ADM 60mg/m² 静脉注射,每 3 周 1 次,治疗晚期及复发子宫内膜癌患者,有效率达 37.2%,病情稳定者达 30.2%。另外,有报道 DDP 50～60mg/m²,每 3 周 1 次,有效率达 20%～25%。脂质体阿霉素肝毒性小,无脱发,可用于相对虚弱的患者。

Muggia 等提出用 ADM 和 CTX 联合治疗复发性子宫内膜癌[367]。1977 年该作者又做了大量的报道[368],ADM 37.5mg/m²,CTX 500mg/m²,静脉注射,3 周重复 1 次,报告 11 例患者,其中 3 例因治疗前一般情况差,在首次治疗后 2 周内死亡,其余 8 例中,5 例部分反应,3 例完全缓解,证实该治疗方案对低分化癌有效。COG 比较了单用 DOX 和 DOX＋DDP 联合用药效果,前者有效率为 22%,后者为 30%,无进展时间为 3.2 个月及 3.9 个月,

平均存活时间为 6.9 个月及 7.3 个月。CTX＋DOX＋DDP 和 DDP＋DOX 有效率分别为 38% 和 26%。也有人用 DDP 50～100mg/m² 治疗,有效率达 36%～42%。而 ADM＋DDP 有效率达 33%～47%。由此看来,ADM＋DDP 联合应用是否优于单一用药,目前尚难以肯定。

近年来倾向联合使用紫杉醇和铂类,在一系列的小型研究中其有效率为 50%～75%,中位生存时间为 17.6 个月[369-372]。在一项包括了 II~B~ 期和 III 期患者的研究中联用顺铂、表柔比星和多西他赛的有效率为 73%[373]。

近年来,有人用异环磷酰胺(IFO)治疗难治性子宫内膜癌患者[357],Sutton 报道[374] 40 例手术和放疗后复发的晚期患者和对一线化疗耐药的患者,结果 3 例达完全缓解,3 例部分缓解,有效率为 15%,首次复发时间为 21 个月。作者认为 IFO 比 CTX 在临床应用更有前景。

化疗加孕激素治疗优于单纯化疗的疗效。Bruckner 报道[375] CTX 400mg/m²,ADM 30mg/m²,5-FU 400mg/m² 静脉注射,第 1 天和第 8 天,每 3 周重复 1 次,甲羟孕酮每周 400mg,肌肉注射,有效率为 4/7。有人用 5-FU＋甲羟孕酮治疗晚期及复发癌患者,治疗 26 例,11/26 例有效,其中 5 例完全缓解,2 例再次手术未发现病灶。Piver 用同样的方案治疗 13 例,11 例可评价疗效,6 例有效。

(4)内分泌治疗:晚期复发者比早期复发者对激素治疗疗效好,治疗的有效率与治疗时间有明显关系。患者治疗时间少于 7 周者,很少有肿瘤消退,而治疗时间达 12 周者,病灶可长期消退,缓解率高。故孕激素治疗时,剂量要大,必须达到有效孕激素浓度,治疗持续时间至少要 3 个月,且口服孕激素者血清药物高于静脉注射者。应用孕激素治疗缓解的病例,若肿瘤复发可改用另一种激素制剂。另外,孕激素可增加放疗敏感性。对局部复发的年轻患者疗效优于年老播散性患者。转移局限在肺部者较局限在盆腔者疗效好。但应指出,孕激素不能作预防性用药,疾病早期用孕激素治

疗并不能改变生存率,减少复发率。

目前发现,高分化的肿瘤,诊断与复发间隔时间长者以及雌激素受体和孕激素受体水平高者是孕期和其他激素治疗有效的指标。其中受体水平是独立的预测指标。在一项 GOG 的比较高剂量与低剂量的甲羟孕酮的研究中,PR 阳性者综合有效率为 37%,而 PR 阴性者为 70%。

对孕激素治疗失败者,用 TAM 治疗仍有效,高效 TAM 还具有细胞毒作用。TAM 用于治疗内膜癌剂量尚无一定,一般 10～20mg 口服,2 次/天。也可以与孕激素联合应用或于孕激素序贯应用。对晚期及复发癌治疗的有效率在 20%～50%[361,376]。有人曾用 TAM 治疗,随后再用孕激素治疗,获得 33% 的客观疗效,但这并不比单一孕激素治疗疗效好。所以 TAM 对内膜癌治疗实际疗效尚有待更多的病例验证。

(5)复发的预后:复发性内膜癌治疗困难,疗效尚未有显著提高。据 FIGO 调查 131 家单位的统计资料表明[359],Ⅲ期内膜癌的 5 年生存率为 30%,Ⅳ期内膜癌的 5 年生存率在 10%左右,复发性内膜癌的疗效更差。Karta 采用 COX 比例风险模型对内膜癌患者的生存因素进行多元线性回归分析,结果表明生存率主要受是否有盆腔外腹膜转移和腹腔细胞学检查是否阳性的影响,而且两者有协同作用,如果 2 个因素中有 1 个因素存在,2 年生存率仅为 25%,如 2 个因素均不存在,其生存率达 82%。而腹腔细胞学阴性,腹部无转移,即使存在子宫外病变,子宫内膜癌的生存率亦可超过 70%。

(6)今后的治疗方向:正如其他转移性实体瘤,目前现有的不同化疗药物组合似乎都不能对复发性子宫内膜癌有很大的影响,应当研究一些替代方法。研究发现约 20% 的晚期或复发的子宫内膜癌用免疫组化法检测,其 *HER2/neu* 癌蛋白的染色阳性。因而 GOG 正在进行一项Ⅱ期试验,对化疗失败的 HER2 过度表达患者采用曲妥珠单抗(trastuzumab,

抗 *HER2* 单克隆抗体)治疗,以判断其效果。被用于 *HER2* 过表达的乳腺的疫苗及可接受的免疫治疗可能用于 *HER2* 过表达的子宫内膜癌。同样,60%～90% 的子宫内膜癌过表达表皮细胞生长因子受体(EGFR,HER1),因此,这类患者应该适合采用加有 EGFR 靶向单克隆抗体或小分子酪氨酸激酶抑制剂。目前正在进行将埃罗替尼(eriotinib)及吉非替尼(gefitnib)用于子宫内膜癌的研究。

(黄运桃 张 帆)

## 31.12 保留生育功能的治疗

一般来说,年轻的子宫内膜癌患者多为有不孕史的未孕妇女,渴望保留生育功能,现有早期子宫内膜癌采用反复子宫内膜诊刮及孕激素治疗成功且保留生育功能的报道[377]。Mazzon 等[378]在宫腔镜下电切内膜癌,病灶旁内膜及病灶下肌层,直到冰冻切片提示无癌浸润,然后给予孕激素治疗。术后 30 个月剖宫产 1 男婴,现仍为无瘤生存。Revell 等报道 1 例因多囊卵巢综合征而长期无排卵导致子宫内膜癌患者,宫腔镜手术病理提示分化良好,MRI 提示无肌层浸润,腹腔镜手术切除卵巢后,吸取卵泡并体外培养成熟,随后给予卵细胞内精子注射技术,成功孵育了 8 个胚胎并冻存[379]。对于强烈要求保留生育功能,有浅肌层浸润的子宫内膜癌患者,宫腔镜电切术结合孕激素治疗是单纯孕激素治疗无法比拟的。另外,手术(切除卵巢)消除引发子宫内膜癌的高危因素,结合辅助生殖技术是新的治疗方向[380]。

### 31.12.1 保留生育功能治疗的治疗前评估[377]

应全面复习患者病史,并对其进行全面体格检查,以评估有无淋巴转移及盆腔内有无肿瘤播散,同时也应评估夫妇双方的生育能力。常规检查包括诊刮或宫腔镜下直视诊刮;雌、孕激素受体测定;为提高临床分期的准确性,应进行阴道超声、CT 和 MRI 等影像学检查；以评估肌层浸润、宫颈受累和远处转移等情况；CA125 测定、腹腔镜检查，包括腹腔镜下腹腔冲洗液细胞检查和盆腔淋巴结取样。

### 31.12.2 保留生育功能的适应证[377]

经治疗前全面评估，只有符合下列所有标准的患者才考虑进行保留生育功能的治疗：①年龄＜40 岁；②子宫内膜腺癌；③高分化；④免疫组化提示孕激素受体阳性；⑤血清 CA125 水平正常；⑥无子宫肌层浸润；⑦无子宫外病灶；⑧渴望保留生育功能；⑨肝肾功能正常。

### 31.12.3 保留生育功能的治疗方法[377]

对临床 Ⅰ 期的高分化子宫内膜癌患者进行反复子宫内膜诊刮及孕激素治疗。最常用的孕激素为醋酸甲羟孕酮（MPA）、酮酸甲地孕酮，少数也用己酸羟孕酮，剂量大小不一。醋酸甲羟孕酮通常每日口服 100～800mg 不等，治疗时间 4～14 个月。Niwa 等报道 12 例接受 MPA（400～600mg/d）治疗，MRI 评估为 $I_A$ 期的子宫内膜癌患者，在治疗 6～10 个月内，12 例均获得病理完全缓解。

### 31.12.4 保留生育功能治疗后的监测

经诊刮子宫内膜癌完全缓解后，对与渴望生育者，可尝试自然妊娠，3 个月后仍未妊娠者，可考虑辅助生育。对于完成了妊娠分娩的患者，应在产后 6 周诊刮，以评价子宫内膜的状态。行剖宫产者，术中应进行腹腔脏器的评价，包括腹腔冲洗液检查盆腔和主动脉旁淋巴结取样和可疑病灶的活检。产后是否进行子宫切除，是否同时切除卵巢，取决于患者的年龄、患肿瘤的风险及对激素治疗利弊的权衡。

（张 帆 汪 洋 蔡红兵）

# 参 考 文 献

[1] SILVERBERG S G, MUTTER G L, KURMAN R J, et al. Tumors of the uterine corpus: epithelial tumors and related lesions[M]// TAVASSOL F A, STRATTON M R. WHO classification of tumors: pathology and genetics, tumors of the breast and female genital organs. Lyon, France: IARC, Press, 2003:221.

[2] TRIRJTBLE E L, HARLAN L C, CLEGE L, et al. Preoperative imaging, surgery, and adjuvant therapy for women diagnosed with cancer of the corpus uteri in community practice in the US[J]. Gynecol Oncol, 2005, 96:741-748.

[3] CREASMAN W, ODICINO F, MAISONNEUVE P, et al. Carcinoma of the corpus uteri[J]. Int J Gynecol Obstet, 2006, 95(suppl. 1):S105-S143.

[4] BORROW R C, MORROW C P, CREASMAN W T, et al. Surgical staging in endometrial cancer: clinical-pathologic findings of a prospective study [J]. Obstet Gynecol, 1984, 63:825.

[5] DISAIA P J. Risk facotors in recurrent patters in stage Ⅰ endometrial carcinoma[J]. Am J Obstet Gynecol, 1985, 151:1 009.

[6] SURWIT E A. Stage Ⅱ carcinoma of the endometrium[J]. Int J Radiat Oncol Biol Phys, 1979, 5:323.

[7] KADAR N R D, KOHORN E I, LIVOLSI V A, et al. Histologic variant of cervical involvement by endometrial carcinoma[J]. Obstet Gynecol, 1982, 59:82.

[8] CREASMEN W T, EDDY G L. Adenocarcinoma of the uterine corpus [M]// KNAPP R C, BERKOWITS R. Gynecologic Oncology. 2nd ed. New York: Mc Graw-Hill, 1993:222-236.

[9] 李隆玉, 曾四元, 万磊, 等. 子宫内膜癌卵巢转移危险因素的探讨[J]. 中华妇产科杂志, 2008, 43(5):352.

[10] MADOM L M, BROWN A K, LUI F, et al. Lower ulerine segment inrdvement as a predictor for lymph node spread in endometrial carcinoma[J]. Gynecol Oncol, 2007, 107:75.

[11] GUSBERG S B, SHINGLETON H M, Deppe Gunter. Femal Genital Cancer[M]. New York: Churchill Livingstone, 1988:333-359.

[12] MORROW C P, BUNDY B N, KURMAN R J, et al. Relationship between surgical pathological

risk factors and outcome in clinical stage Ⅰ and Ⅱ carcinoma of the endometrial[J]. Gynecol Oncol, 1991,40:55.

[13]CREASMEN W T. Adenocarcinoma of the endometrium, its metastatic lymph node potential: a preliminary report[J]. Gynecol Oncol, 1976, 4: 239.

[14]邓月华,杨进琼. 子宫内膜癌盆腔淋巴结转移相关因素分析[J]. 中国妇幼保健,2006,21(6): 758.

[15]林仲秋. FIGO/IGCS 妇科恶性肿瘤分期及临床实践指南(四):子宫内膜癌[J]. 国际妇产科学杂志,2008,35(4):303.

[16]PORKIN D M,BRAY F,FERLAY J,et al. Global cancer statistics[J]. CA Cancer J Clin,2005,55 (2):74.

[17]LIU F S. Molecular carcinogenesis of endometrial cancer[J]. Taiwanese J Obstet Gynecol,2007,46 (1):26.

[18]KRISSI H,CHETRIT A,MENCZER J. Presenting symptoms of patients with endometrial carcinoma: effect on prognosis[J]. European Journal of Gynaecological Oncology,1996,17(1):25-28.

[19]苗劲蔚,邓小红,吴玉梅,等. 子宫内膜癌 158 例临床病理分析[J]. 中国临床医生,2001,30(11): 16-18.

[20]OBERMAIR A, HANZAL E, SCHREINER — FRECH I,et al. Influence of delayed diagnosis on established prognostic factors in endometrial cancer[J]. Anticancer Research, 1996, 16 (2): 947-949.

[21]邵玉龙,陈鸣之. 青年子宫内膜癌临床表现特点分析[J]. 苏州医学报,1999,19(4):459.

[22]李雁. 子宫内膜癌 16 例临床分析[J]. 陕西肿瘤医学,1999,7(3):164.

[23]MALICKY E S,KOSTIC K J,JACOB J H,et al. Endometrial carcinoma presenting with an isolated osseous metastasis: a case report and review of the literature[J]. European Journal of Gynaeco —Logical Oncology,1997,18(6):492-494.

[24]田洪兰,王长虹,刘传文,等. 宫颈液基薄层细胞学检查在异常子宫出血诊治中的价值[J]. 潍坊医学院学报,2010,32(1):7.

[25]GRAVLEE L C. Jet irrigation method for the diagnosis of endometrial adenocarcinoma[J]. Obstet and Gynec,1969,32(2):168.

[26]SHU Y J,IKLE F A. Cytopathology of the Endometrium[M]. Beijing: People's Medical Publishing House,1992:16-30.

[27]杨来春,段涛,朱关珍. 妇科手术学[M]. 8 版. 济南:山东科学技术出版社,2003:433-1413.

[28]宋芳,吴玉梅. 宫腔细胞学检查筛查子宫内膜病变的可行性探讨[J]. 中国肿瘤临床,2008,35 (12):668.

[29]GERSHENSON D M, DECHERNEY A H,Curry S L. Operative Gynecology[M]. 2nd ed. Beiing: People's Medical Publishing House,2002: 481-486.

[30]NATHANSON B N. Management of uterine perforations suffered at elective abortion[J]. Am J Obstet Gynecol,1972,114:1 054.

[31]顾美姣. 临床妇科学[M]. 北京:人民卫生出版社,2001:912-913.

[32]糜若然. 妇产科疾病诊断治疗学[M]. 北京:中国医药科技出版社,1991:747.

[33]郑怀美. 现代妇产科学[M]. 上海:上海医科大学出版社,1998:437.

[34]GORDON A N,FLEISCHER A C,DUDLEY B A,et al. Preoperative assessment of myometrial invasion of endometrial adenocarcinoma by sonography and magnetic resonance imaging (MRI)[J]. Gynecol Onecol,1989,34:175.

[35]DELMASCHIO A,VANZULLI A,SIRONI S,et al. Estimating the depth of myometrial involement by endometrial carcinoma: efficacy of transviginal sonography vs MR imaging[J]. Am J Roentgenol,1993,160:533.

[36] YAMAN C, HABELSBERGER A, TEWS G. The role of three—dimensional volume measurement in diagnosing endo metrial cancer in patients with postmenopausal bleeding[J]. Gynecol Oncol,2008,110:390.

[37]VARPULA M J,KLEMI P J. Staging of uterine endometrial carcinoma in the ultra — low field (0.02T) MRI: a comarative study with CT[J]. J Comput Assist Tomogr,1993,17:641.

[38]HRICAK H, RUBINSTEIN L V, GHEMAN G M,et al. Mrimaing evaluation of endometrial car-

cinoma：results of an NCI cooperative study[J]. Radiology，1991，179：829.

[39]SHETH S，HAMPER U M，MCCOLLUM M E，et al. Endometrial blood fiow analysis in ostmenopausal womwn：can it help differentiate benign from malignant causesendometrial thickning? [J]. Radiology，1995，195：661.

[40]SEKI H，KIMURA K. Myometrial invasion of endometrial carcinoma：assessment with dynamic MR and contrast-enhanced T1－weighted images [J]. Clin radiol，1997，52：18.

[41]DUK J M，AALDERW J G，FLEUREN G J，et al. CA125，auseful marker in endoertrial carcinoma[J]. Am J Obstet Gynecol，1986，155：1 097.

[42]KHOURY-COLLADO F，ABU-RUSTUM N R. Lymphatic mapping in endometrial cancer：a literature review of current techniques[J]. Int J Gynecol Cancer，2008，18：1 163-1 168.

[43]ALTGASSEN C，MULLET N，HORNEMANN A，et al. Immunohistochemical workup of sentinel nodes in endometrial cancer improves diagnostic accuracy[J]. Gynecol Oncol，2009，114：284-287.

[44]NIHURA H，OKAMOTO S，YOSHINAGA K，et al. Detection of micrometastases in the sentinel lymph nodes of patients with endometrial cancer [J]. Gynecol Oncol，2007，105：683-686.

[45]KANG S，YOO H J，HWANG J H，et al. Sentinel lymph node biopsy in endometrial cancer：meta-analysis of 26 studies[J]. Gynecol Oncol，2011，123：522-527.

[46]MARZIDE P，ADANTE G，POZZI M，et al. 426 cases of Stage I endometrialcfrcinorna：aclinitx pathologieal analysis[J]. Gynecol Oneol，1989，32：278.

[47]LEHOEZKY O，BOSZE P，UNGAR L，et al. Stage I endometrail carcinoma：treatment of nonoperable patits with intracavitary radiation therapy alone[J]. Gynecol Oncol，1991，43：211.

[48]SORBE B，FRANKENDAL B，RISBERG B. Intracavitary irradiation of endometrial carcinoma stage I by a high dose－rate afterloading technique[J]. Gyneeol Oneol，1989，33：135.

[49]VARIA M，RCSENMAN J，HALLE J，et al. Primary racliation therapy formedically inoperable patients with endometrial cardnoma－stage I / II[J]. Int J Radiat Oncol Biol Phys，1987，13：11.

[50]汤春生，李继俊. 妇科肿瘤手术学[M]. 沈阳：辽宁教育出版社，1999：466-480.

[51]KEYS H M，ROBERTS J A，BRUNETTO V L，et al. A phase III trial of surgery with or without adjunctive external pelvic radiation therapy in intermediate risk endometrial adenocarcinoma：a Gynecologic Oncology Group study[J]. Gynecol Oncol，2004，92：744-751.

[52]THIGPEN T，BLESSING J，DISAIA P，et al. Oral medroxy－progesterone acetate in advanced or regol tent endometrial carcinoma[M]// BAULIEU E，SLACOBELLI R，MEGUIRE W. Endocrinology and Malignancy. Park Ridge：Parthenon，1986：101-105.

[53]PODRATZ K D，O'BRIEL P C，MAIIKSIAN G D，et al. Effects of progestational agents in treatment of endometrial carcinoma[J]. Ohstet Gyneeol，1985，66：106.

[54]曲芄芄，焦书. 子宫内膜癌的治疗进展[J]. 国外医学妇产科学分册，1999，26(4)：195.

[55]DISAIA P T，CREASMAN W T. Clinical Gynecologic Ontology[M]. 5th ed. St Louis：Mosby Inc，1997：153-160.

[56]MOORE T O，PHILLIPS P H，NERENSTONE S R，et al. Systemic treatment of advanced and recurrent endometrial carcinomas：current status and future direction[J]. J Clin Oneol，1991，9：1 071.

[57]LARSON D M，JOHNSON K，OLSON F A. Pelvic and paraaortic lymphadenectomy for surgical staging of endometrial cancer：morbidity and mortality[J]. Obstet Gynecol，1992，79：998.

[58]KILGORE L C，PATRIDGE E E，ALVAREZ R D，et al. Adenocarcinoma of the endometrium：survival comparison of patients with and without pelvic node sampling[J]. Gynecol Oncol，1995，56：26.

[59]MORROW C P，BUNDY B N，KURMAN R J，et al. Relationship between surgical－pathological risk factors and outcome in clinical stage I and II carcinoma of the endometrium[J]. Gynecol Oncol，1991，40：55-65.

[60]CREASMAN W T，MORROW C P，BUNDY B N，

et al. Surgical pathologic spread patterns of endometrial cancer[J]. Cancer,1987,60:2 035-2 041.

[61]NEUBAUER N L,HAVRILESKY L J,CALINGEERT B,et al. The role of lymphadenectomy in the managcment of preoperative grade,endometnial carcinoma[J]. Gyneco oncol,2009,112:511.

[62]GREVEN K M,PODRATZ K C. Management of early—stage endometrial cancer[M]// GERSHENSON D M. Gynecologic Cancer.Controversies in Management. Philadelphia:Churchill Livingstone,2004:259.

[63]BELINSON J L,SPIRON B,MCCLURE M,et al. Stage I carcinoma of the endomerium:a 5—year experience utilizing preoperative cesium[J]. Gynecol Oncol,1985,290:325.

[64]DELMORE J,WHARTON T,HAMBERGER A,et al. Prooperative radiotherapy for early endometrial carcinoma[J]. Gynecol Oneol,1987,28:34.

[65]GRIGABY P W,PEREZ C A,KUTEN A,et al. Clinical stage Ⅰ endometrial cancer:results of adjuvant irradiation and pattems of failute[J]. Int J Radiat Oneol Biol Phys,1991,21:379.

[66]UNDERWOOD P B,TAYLOR P T. Endometrial carcinoma—the role of irradiation[J]. Cin Obstet Gynecol,1986,13:767.

[67]GRIGSHY P W,PEREZ C A,KUSKE R R,et al. Results of therapy,analysis of failures,and prognostic factors for clinlical and pathologic stage Ⅲ adenocarcinoma of the emdometrium [J]. Gynecol Oncol,1987,27:44.

[68]AALDERS J G,ABELER V,KOLSMD P. Clinical(stage Ⅲ)as compared to subclinical intrapelvic extrautenine tunlor spread in endometrial carcinoma a dinical and histopathological study of 175 patiexits[J]. Gynecol Oncol,1984,17:64.

[69]GREVEN K,CURRAN W,WHITDNGTON R,et al. Analysis of failure patterns in stage Ⅲ endometrial carcinoma and therapeutic implications [J]. Int J Radiat Oncol Biol Phys,1989,17:35.

[70]MACKILLOP W,PRINGH J. Stage Ⅲ endometrial carcinoma:areview of 90 cases[J]. Cancer,1985,56:2 519.

[71]ALADER J,ABELER V,KOLSTAD P. Recurrent adenocarcinoma of the endometrium:a clini-cal and histopathological study of 379 patients [J]. Gynecol Oncol,1984,17:85.

[72]BURKE T,HELLER P,WOODWARD J,et al. Treatment failure in endometrial carcinoma[J]. Obstet Gynecol,1990,75:96.

[73]PLISKOW S,PENALVER M,AVERETTE H E. Stage Ⅲ & Ⅳ endometrial carcinoma:a review of 41 cases[J]. Gyneeol Oncol,1990,38:210.

[74]SPANOS W,PEREZ C,MARCUS S,et al. Effect of rest interval on tumor and normal tissue response—report of phase study of accelerated spilt eourse palliative radiation for advanced pelvic malignancies[J]. Int J Radiat Oncol Biol Phys,1993,25:399.

[75]RANDAL T C,KURMAN R J. Progestin treatment of atypical hyperplasia and well-differentiated carcinoma of the endometrium under age 40 [J]. Obstet Gynecol,1997,90:434-440.

[76]JADOUL P,DONNEZ J. Conservative treatment may be beneficial for young women with atypical endometrial hyperplasia or endometrial adenocarcinoma[J]. Fert Steril,2003,80:1 315-1 324.

[77]International Federation of Gynecology and Obstetrics:classification and staging of malignant tumors in the female pelvis[J]. Int J Gynecol Obstet,1971,9:172.

[78]TILLMANNS T,KAMELLE S,ABUDAYYEH I,et al. Panniculectomy with simultaneous gynecologic oncology surgery[J]. Gynecol Oncol,2001,83:518-522.

[79]WRIGHT J,POWELL M,HERZOG T,et al. Panniculectomy:improving lymph node yield in morbidly obese patients with endometrial neoplasms[J]. Gynecol Oncol,2004,94:436-441.

[80]王景,李伟. 子宫内膜癌[M]//陈惠祯,蔡红兵. 妇科肿瘤临床手册. 北京:科学出版社,2012:178-179.

[81]KILGORE L,PARTIDGE E,ALVAREZ R,et al. Adenocarcinoma of the endometrium:survival comparisons of patients with and without pelvic node sampling[J]. Gynecol Oncol,1995,56:29-33.

[82]GIRARDI F,PETRU E,HEYDARFADAI M,et al. Pelvic lymphadenectomy in the surgical treat-

ment of endometrial cancer[J]. Gynecol Oncol, 1993,49:177-180.

[83]CRAGAN J,HAVRILESKY L,CALINGAERT B, et al. Retrospective analysis of selective lymphadenectomy in apparent early-stage endometrial cancer [J]. J Clin Oncol,2005,23:3 668-3 675.

[84]CHAN J,CHEUNG M, HUH W, et al. Therapeutic role of lymph node resection in endometrioid corpus cancer:a study of 12,333 patients[J]. Cancer,2006,107:1 823-1 830.

[85]ASTEC Study Group. Efficacy of systematic pelvic lymphadenectomy in endometrial cancer (MRCASTEC trial):a randomized study[J]. Lancet,2009,373:125-136.

[86]BENEDETTI P P,BASILE S,MANESCHI F,et al. Systematic pelvic lymphadenectomy versus no lymphadenectomy in early-stage endometrial carcinoma:randomized clinical trial[J]. J Natl Cancerlnst,2008,100:1 707-1 716.

[87] HAVRILSEKY L J, CRAGUN J, CALINGAERT B,et al. Resection of lymph node metastases influences survival in stage ⅢC endometrial cancer[J]. Gynecol Oncol,2005,99(3):689-695.

[88]BRISTOW R E,ZAHURAK M L,ALEXANDER C J,et al. FIGO stage ⅢC endometrial carcinoma: resection of macroscopic nodal disease and other determinants of survival[J]. Int J Gynecol Cancer,2003,13:66-672.

[89]MARIANI A,DOWDY S; CLIBY W,et al. Efficacy of systematic lymphadenectomy and adjuvant radiotherapy in node-positive endometrial cancer patients[J]. Gynecol Oncol, 2006, 101: 200-208.

[90]ONDAT, YOSHIKAWA H,MIZUTANI K,et al. Treatment of node positive endometrial cancer with complete node dissection,chemotherapy and radiation therapy[J]. Br J Cancer, 1997, 75: 1 836-1 841.

[91]CREUTZBERG C L,VAN PUTTEN W L,KOPER P C,et al. Surgery and postoperative radiotherapy versus surgery alone for patients with stage-1 endometrial carcinoma:multicentre randomised trial. PORTEC Study Group. Post operative radiation therapy in endometrial carcinoma

[J]. Lancet,2000,355:1 404-1 411.

[92]BLAKE P,SWART AM,ORTON J,et al. Adjuvant external beam radiotherapy in the treatment of endometrial cancer (MRC ASTEC and NCIC CTG EN. 5 randomized trials):pooled trial results, systematic review, and mesa-analysis[J]. Lancet,2009,373:137-46.

[93]ARANGO H A,HOFFMAN M S,ROBERTS W S,et al. Accuracy of lymph node palpation to determine need for lymphadenedomy in gynecologic malignancies[J]. Obstet Gynecol, 2000, 95:553-556.

[94]FRANCHI M,GHEZZI F,MELPIGANO M,et al. Clinical value of intraoperative gross examination in endometrial cancer[J]. Gynecol Orrcol, 2000,76:357-361.

[95]CREASMAN W T,MORROW C P,BUNDY B N,et al. Surgical pathologic spread patterns of endometrial cancer: a Gynecologic Oncology Group study[J]. Cancer,1987,60:2 035-2 041.

[96]MORROW C P,BUNDY B N,KUMAR R J,et al. Relationship between surgical-pathological risk factors and outcome in clinical stages I and B carcinoma of the endometrium. A Gynecologic Oncology Group study[J]. Gynecol Oncol,1991, 40:55.

[97]KIM Y,NILOFF J. Endometrial carcinoma:analysis of recurrence in patients treated with a strategy minimizing lymph node sampling and radiation therapy[J]. Obstet Gynecol, 1993, 82:175-180.

[98]FOUGHT W,KREPART G,LOCTOCKI R,et al. Should selective paraaortic lymphadenectomy be part of surgical staging for endometrial cancer [J]. Gynecol Oncol,1994,55:51-55.

[99]MARIANI A,WEBB M J,KEENEY G I,et al. Low risk corpus cancer: is lymphadenectomy or radiotherapy necessary[J]. Am J Obstet Gynecol,2000,182:1 506-1 519.

[100]MARIANI A,DOWDY S C,CLIBY W A,et al. Prospective assessment of lymphatic dissemination in endometrial cancer:a paradigm shift in surgical staging[J]. Gynecol Oncol, 2008, 109: 11-28.

[101]MILAM M,JAVA J,WALKER J L,et al. Nodal metastasis risk in endometrioid endometrial cancer[J]. Obstet Gynecol,2012,119:286-292.

[102]KONG S,KANG W D,CHUNG H I,et al. Preoperative identification of Low-risk group for lymph node metastasis in endometrial cancer:a Korean GOG study[J]. J Clin Oncol,2012,30:1 329-1 334.

[103]TRIMBLE E,KOSARY C,PARK R. Lymph node sampling and survival in endometrial cancer[J]. Gynecol Oncol,1998,71:340-343.

[104]DOERING D L,BAMHILL D R,WEISER E,et al. Intraoperative evaluation of depth of myometrial invasion in stage Ⅰ endometrial adenocarcinoma[J]. Obstet Gynecol,1989,74:930.

[105]MORROW C P,BUNDY B N,KUMAR R J,et al. Relationship between surgicalpathological risk factors and outcome in clinical stages Ⅰ and Ⅱ carcinoma of the endometrium[J]. Gynecol Oncol,1991,40:55.

[106]CREASMAN W T,MORROW C P,BUNDY B N,et al. Surgical pathologic spread pattern of endometrial carcer[J]. Cancer,1987,60:2 035.

[107]International Federation of Gynecology and Obstetrics. Corpus cancer staging[J]. Int J Gynecol Obstet,1989,28:190.

[108]MALZONI M,TINELLI R,COSENTINO F,et al. Total laparoscopic hystereetomy versus abdominal hysterectomy with lymphadenectomy for early—stage endometnial cancer:a prospedive randomige study[J]. Gynecol oncol 2009,112:126.

[109]PAPADIMITNOU C A,BAFALOUKOS D,BOZAS G,et al. paditaxel,epirubicin,and carboplatin in advanced or recvrrent endometrial carcinoma:a Hellenic Co—operatine oncology Group(Hecog)study[J]. Gyneed oncol,2008,110:87.

[110]CHILDERS J M,BRZECHFFA P R,HATCH K D,et al. Laparoscopically assisted surgical staging (LASS) of endxnetrial cancer[J]. Gynecol Oneol,1993,51:33.

[111]GEMIGNSNI M L,CURTIN J P,ZELMANOVICH J,et al. Laparoscopic—assisted vaginal hysterectomy for endometrial carcer:clinical outcomes and hospital charges[J]. Gynecol Oncol,1999,73:5.

[112]BORONOW R C. Surgical staging in endometrial cancer:clinical—pathologic findings of a prospective study[J]. Obstet Gynecol,1984,63:825.

[113]FIGGE D C. Treatment variables in the treatment of endomnetrial cancer[J]. Am J Obstet Gynecol,1983,146:495.

[114]SCHINK J C. Tumor size in endometrial cancer:a prognostic factor for lymph node metastasis[J]. Obstet Gynecol,1987,70:217.

[115]CHEN S S. Extrauterine spread in endometrial carcinoma chinically confinedtothe uterus[J]. Gynecol Oncol,1985,21:23.

[116]陈惠祯. 实用妇科肿瘤手术学. 成都:成都出版社,1990:126-134.

[117]GUSBERG S B,SHINGLETON H M,DEPPE G. Female Genital Cancer [M]. New York:Chuchill Livingestone,1998.361-377.

[118]高永良,于爱军,陈鲁,等. 盆腔淋巴结清扫术用于子宫内膜癌的探讨[J]. 中华妇产科杂志,2000,35(5):264.

[119]陶霞,郭燕燕. 子宫内膜癌手术方式的选择与预后[J]. 中国妇产科临床,2000,1(1):9.

[120]BERMAN M L. Risk actors and prognosis in stage Ⅱ endometrial cancer[J]. Gynecol Oncol,1982,14:29.

[121]DISAIA P J,CREASMAN W T. Clinical Gynecologic Oneology[M]. 5th ed. St Louis:Mosby Inc,1997:142-160.

[122]BORTSELIS J G. Vaginal metastases following treatment of endometrial carcinoma[J]. Obstet Gynecol,1963,21:622.

[123]PIVER M S. A prospective trial comparing hysterectomy plus vaginal radium,and uterine radium plus hysterectomy in stage Ⅰ endometrial carcinoma[J]. Obstet Gynecol,1979,54:85.

[124]KNAPP R C. Surgical treatment of endometrial cancer[M]// HEINTZ A P M. Surgery in Gynecological Oncolcgy. Boston:Martinus Nijhoff Publishers,1984.222-235.

[125]BOND W H. Early uterine body carcinoma:is

postoperative vaginal irradiation any value? [J]. Clin Radiol,1985,36 (28):619.

[126]ELLIOTT P, GREEN D, COATES M, et al. The efficacy of postoperative vaginal irradiation in preventing vaginal recur rence in endmetrial cancer[J]. Int J Gynecol Cancer,1994,4:84.

[127]LEWIS G C,BUNDY B. Surgery for endometrial cancer[J]. Carcer,1981,48:568.

[128]PIVER M S. Paraaortic lymph node evaluation in stage I endometrial carcinoma[J]. Obstet Gynecol,1982,59:97.

[129]MORROW C P. A randomized study of adriamycin adjuvant chemotherapy for patients with high risk stage I and II endometrial carcinoma [M]. Amsterdam:Presented by the International Gynecologic Cancer Society,1987.

[130]KILGORE L C,PATRIDGE E E,ALVAREZ R D, et al. Adenocarcinoma of the endometrium, survival comparison of patients with and without pelvic node sampling [J]. Gynecol Oncol, 1995,56:26.

[131]FANNING J. Long—term survival of intermediate risk endometrial cancer(stage I $G_3$, I $_C$, II) treated with full lymphadenectomy and brachytherapy without teletherapy[J]. Gynecol Oncol, 2001,82:371-374.

[132]ORR J W, HOLIMON J L,ORR P F. Stage I corpus cancer: Is teletherapy necessary? [J]. Am J Obstet Gynecol,1997,176:777-788.

[133]CHADHA M, NANAVATI P, LIU P, et al. Patterns of failure in endometrial carcinoma stage I $_B$ grade 3 and I $_C$ patients treated with postoperative vaginal vault brachytherapy[J]. Gynecol Oncol,1999,75:103-107.

[134]MARIANI A,WEBB M J,KEENEY G L,et al. Predictors of lymphatic failure in endometrial cancer[J]. Gynecol Oncol,2002,84:437-442.

[135]BOENTE M P, YORDAN J Y, MCLNTOSH D G,et al. Prognostic factors and long—term survival in endometfial adeno cardnoma with cervical involvement[J]. Gynecol Oncol, 1993, 51: 316.

[136]RUBIN S C,HOSKINS W J,SAIGO P E,et al. Management of endometrial adenocarcinoma with cervical involvement[J]. Gynecol Oneol, 1992,45:294.

[137]FELTMATE C M,DUSKA L R,CHANG Y C, et al. Dredictors of recurrence in stage II endometrial adrenocarcinoma [J]. Gynecol Oneol, 1999,73:407.

[138]NAHHAS W A,WHIMEY C W,STRYKER J A,et al. Stage II endometrial carcinoma[J]. Gynecol Oncol,1980,10:303.

[139]ELTABBAKH G H,MOORE A D. Survival of women with surgical stage II endometrial cancer[J]. Gynecol Oncol,1999,74:80-85.

[140]CREASMAN W T. Carcinoma of endometrium (FIGO stage I and II): clinical features and management. In: Coppleson M. Gynecologic Oneology[M]. New York: Churchill Livingstone,1981:562-577.

[141]DISAIA P J,CREASMAN W T. Adenocarcinoma of uterus[M]// Clinical Gynecologic Onoology. London:Mosby Company,1981:128-152.

[142]KINSELLA T J. Stage II endometrial carcinoma:10 — year follow up of combined radiation and surgical treatment [J]. Gyneool Oncol, 1980,10:290.

[143]MCGOWAN L. Endometrial cancer[M]//Gynecologic Oncolgy. New York: Crofts, 1978: 238-257.

[144]张建国. 子宫内膜癌前病变和原位癌的处理 [J].实用妇产科杂志,1988,6:287.

[145]COHEN C J. Advanced (FIGO stage III and IV) and recurent carcinoma of endometrium[M]// COPPLESON M. New York:Churchill Livingstone,1981. 578-590.

[146]CHI D S, WELSHINGER M, VENDATRAMAN E S,et al. The role of surgical cytoreduction in stage IV endomtrial[J]. Gynecol Oncol, 1997,6:56.

[147]GOFF B A,GOODMAN A, MANIZ H G, et al. Surgical stage IV endometrial carcinoma:a study of 47 cases[J]. Gynecol Oncol,1994,52(2):237.

[148]王慧,糜若然. 子宫内膜癌的现状[J]. 国外医学妇产科学分册,1998,25(4):234.

[149]BEHBAKHT K, JORDAN E L, CASEY C, et al. Prognostic indicators of survival in advanced

endometrial cancer[J]. Gyneeol Oncol,1994,55:363.

[150]KADAR N,HOMESLEY H D,MALFETANO J H. Prognostic factors in surgical stage Ⅲ and Ⅳ carcinoma of the endometrium[J]. Obstet Gynecol,1994,84:983.

[151]AALDERS J G,ABELER V,KOLSTAD P. Clinical (stage Ⅲ) as compared to subclinical intrapelvic extrauterine tuner spread in endometrial cardnoma:a clinical and histopathological study of 175 pntients[J]. Gynecol Oncol,1984,17:64.

[152]GENEST P,DROUIN P,GIRARD A,et al. Stage Ⅲ carcinoma of the endometrium:a review of 41 cases[J]. Gynecl Oncol,1987,26:77.

[153]MAEKILLOP W J,PRINGLE J F. Stage Ⅲ endometrial carcinoma:a review of 90 cases[J]. Cancer,1985,56:2 519.

[154]WALKER J,PIEDMONTE M,SPIRTOS N,et al. Recurrence and survival afrer random assignment to laparoscopy versus laparotomy for comprehensive staging of uterine cancer:GOG LAP2 study [J]. J Clin Oncol,2012,30:695-700.

[155]SCRIBNER D,WALKER J,JOHNSON G,et al. Surgical management of early stage endometrial cancer in the elderly:is laparoscopy feasible? [J]. Gynecol Oncol,2001,83:563-568.

[156]BOGGESS J F,GEHRIG P A,CANTRELL L, et al. A tomparative study of 3 surgical methods for hysterectomy with staging for endometrial cancer:robotic assistance,laparoscopy,laparotomy[J]. Am J Obstet Gynecol,2008,199:360-369.

[157]DENARDIS S A,HOLLOWAY P J,BIGSBY GE,et al. Robotically assisted laparoscopic hysterectomy versus total abdominal hysterectomy and lymphadenectomy for endometrial cancer [J]. Gynecol Oncol,2008,111:412-417.

[158]REZA b I,MAESO S,BLASCO J A. Meta-analysis of observational studies on the safety and effectiveness of robotic gynecologic surgery[J]. Br J Surg,2010,97:1 772-1 783.

[159]SUBRAMANIAM A,KIM K,BRYANT S,et al. A cohort study evaluating robotic versus laparotomy surgical outcomes of obese women with endometrial cancer [J]. Gynecol Oncol, 2011, 122:604-607.

[160]PECORELLI S. FIGO annual report on the results of treatment in gynecological cancer[J]. J Epidemiol Biostatis,2001,6:47-86.

[161]孔为民,孙建衡.子宫内膜癌放射治疗的现状和进展[J].中华妇产科杂志,2000,35:445-446.

[162]HEYMAN J,RENTERWALL O,BEMMER S, et al. The radiumhemment experience with radiotherapy in cancer of the corpus of the uterus [J]. Acta Radiol,1941,22:14-98.

[163]SIMON N,SILVENSTONE S M,ROACH C C. Afterloading Heyman applicators[J]. Acta Radiol,1971,10:231-232.

[164]孙建衡.后装放射治疗[J].北京:北京科学技术出版社,1993:5-12,66-78.

[165]AHAMAD A,JHINGRAN A. New radiation techniques in gynecological cancer[J]. Int J Gynecol Cancer,2004,14(4):569-79.

[166]KISELEVA V N,SAVINOVA V F,MAR'INA L A,et al. Neutron therapy of endometrial cancer using californium-252 sources of high activity [J]. Vopr Onkol,1988,34(9):1 070-1 074.

[167]KNOCKE T H,KUCERA H,WEIDINGER B, et al. Primary treatment of endometrial carcinoma with high－dose－rate brachytherapy:results of 12 years of experience with 280 patients [J]. Int J Radiat Oncol Biol Phys,1997,37:359-365.

[168]NGUYEN T V,PETEREIT D G. High－dose－rate brachtherapy for medically inoperable stage Ⅰ endometrial cancer[J]. Gynecol Oncol, 1998,71:196-203.

[169]CHAO C K,GRIGSBY P W,PEREZ C A,et al. Medically inoperable stage Ⅰ endometrail carcinoma:a few dilemmas in radiotherapeutic management[J]. Int J Radiat Oncol Biol Phys,1996, 34:27-31.

[170]KUPELIAN P A,EIFEL P J,TORNOS C,et al. Treatment of endometrial carcinoma with radiation therapy alone[J]. Int J Radiat Oncol Biol Phys,1993,27:817-824.

[171]ROUANET P,DUBOIS J B,GELY S,et al. Ex-

clusive radiation therapy in endometrial carcinoma[J]. Int J Radiat Oncol Biol Phys,1993,26: 223-228.

[172]孙建衡,周春晓.子宫内膜癌的放射治疗[M]// 连利娟.林巧稚妇科肿瘤学.3版.北京:人民卫生出版社,2000:373-379.

[173]NGUYEN C,SOUHAMI L,ROMAN T N, et al. High—dose—rate brachytherapy as the primary treatment of medically inoperable stage Ⅰ —Ⅱ endometrial carcinoma[J]. Gynecol Oncol, 1995,59:370-375.

[174]FISHAMAN D A, ROBERTS K B, CHAMBERS J T, et al. Radiation therapy as exclusive treatment for medically inoperable patients with stage Ⅰ and Ⅱ endometrial carcinoma of the endometrium[J]. Gynecol Oncol, 1996,61:189-196.

[175]ROSE P G,BARKERS S,KERN M, et al. Primary radiation therapy for endometrial carcinoma:A case controlled study[J]. Int Radiat Oncol Biol Phys,1993,27:585-590.

[176]孙建衡,盛修贵,周春晓.Ⅰ期、Ⅱ期子宫内膜癌治疗方法的评价[J].中华妇产科杂志,1997, 32:601-604.

[177]孙建衡,盛修贵,周春晓.不同治疗方法对Ⅰ期、 Ⅱ期子宫内膜癌治疗后复发、转移及并发症的影响[J].中华妇产科杂志,2000,35:270-273.

[178]中国抗癌协会.新编常见恶性肿瘤诊治规范· 妇科恶性肿瘤分册[J].北京:北京医科大学中国协和医科大学联合出版社,1998:60-64.

[179]AALDERS J G,ABELER V,KOLSMD P. Clinical(stage Ⅲ) as compared to subclinical intrapelvic extrautenine tunlor spread in endometrial carcinoma a dinical and histopathological study of l75 patiexits[J]. Gynecol Oncol, 1984, 17:64.

[180]GREVEN K,CURRAN W,WHITDNGTON R, et al. Analysis of failure patterns in stage Ⅲ endometrial carcinoma and therapeutic implications[J]. Int J Radiat Oncol Biol Phys,1989,17:35.

[181]SHUNSKY A G,BRASKER P M A,STUART G C E,et al. Rish—specifie follow—up for endometrial carcinoma patients[J]. Gynecol Oncol,1997,65:397.

[182]CAREY M S,CONNELL G J,JOHANSON C R,et al. Good outcome associated with a standardized treatment protocol using selective postoperative radiation in patients with clinical stage Ⅰ adenocardnoma of the endometrium[J]. Gynecol Oncol,1995,57:138.

[183]PIVER M S,HEMPLING R E. A prospective trial of postoperative vaginal radium/cesium for grade 1~2 less than 50% myometrial in vasion and pelvic radiation therapy for grade 3 or deep myometrial invasion in surgical stage Ⅰ endometrlal adenocarcinoma [J]. Cancer, 1990, 66: 1 133.

[184]ACKENNAN I,MALON S,THOMAS G, et al. Endometrial cardnoma relative effectiveness of adjuvant irradiation as therapy reserved for relapse[J]. Gynecol Oncol,1996,60:177.

[185]MORROW C P,BUNDY B N,KUMAR R J,et al. Relationship between surgicalpathological risk factors and outcome in clinical stages Ⅰ and Ⅱ carcinoma of the endometrium[J]. Gynecol Oncol, 1991,40:55.

[186]POTISH R A,TWIGGS L B,ADCCCK L L,et al. Para — aortic lymph node radiotherapy in cancer of the uterine corpus[J]. Obstet Gynecol,1985,654:251.

[187]RANSOM D T,PATEL S R,KEENEY G L,et al. Papillary serous carcinoma of the peritoneum [J]. Cancer,1990,66:1 091.

[188]ROBERTS J A, BRUNETTO V L, KEYS H M,et al. A phase Ⅲ randomized study of surgery vs surgery plus adjunctive radiation therapy in intermediaterisk endometrial adenocarcinoma[J]. Gynecol Oncol,1998,68:135.

[189]CREASMAN W T,SOPER J T,MCCARTY K S,et al. Influence of cytoplasmic steroid receptor content on prognosis of 64 early stage endometrial carcinoma[J]. Am J Obstet Gynecol,1985, 151:922.

[190]TURNER D A,GERSHENSON D M,ATLDNSON N,et al. The tic significaneer of peritoneal cytology for stage Ⅰ endometrial cancer [J]. Obstet Gynecol,1989,74:775.

[191]YAZIGI R,PIVER M S,BLUMENSON L. Ma-

lignant peritoneal cytology as prognostic indicators in stage Ⅰ endometrial cancer[J]. Obstet Gynecol,1983,62:359.

[192]LURAIN J R,RUMSEY N K,SCHINK J C,et al. Prognostic significance of ptositive peritoneal cytology in clinical stage Ⅰ adenocarcinoma of the endometrium[J]. Obstet Gynecol,1989,74:175.

[193]HEATH R,ROSENMAN J,VARIA M,et al. Peritoneal fluid cytology in endometrial cancer: its significance and the role of chromic phosphate($^{32}$P) therapy[J]. Int J Radiat Oncol Bid Phys,1988,15:815.

[194]CREASMAN W T,DISAIA P J,BLESSING J, et al. Prognostic significance of peritoneal cytology in patients with endometrial cancer and preliminary data concerning therapy with intraperitoneal mdiopharmaceuticals[J]. Am J Obstet Gynecol,1981,141:921.

[195]SOPER J T,CREASMAN W T,CLARKE— PEARSON D L,et al. Intraperitoneal chromic phosphate $^{32}$P suspension therapy of malignant peritoneal cytology in endometrial carcinoma [J]. Am J Obstet Gynecol,1985,153:191.

[196]PIVER M S,REDO F O,BAKER T R,et al. A prospective trial of progesterone therapy for malignant peritoneal cytology in patients with endometrial carcinoma [J]. Gynecol Oncol, 1993,47:373.

[197]POTISH R A,TWIGGS L B,ADCOCK L L,et al. Role of whole adhominal radiation therapy in the managemnent of endometrial cancer: prognastic importance of factors indicating peritoneal metastases[J]. Gynecol Oncol,1985,21:80.

[198]ABELER V,KJORSTAD K E. Endometrial squamous cell carcinoma: report of three cases and review of the literature[J]. Gynecol Oncol, 1990,36:321.

[199]WEBB G A,LAGOS M D. Clear cell carcinoma of the endometrium[J]. Am J Obstet Gynecol, 1987,156:1 486.

[200]WILSON T O,PODRATZ K C,GAFFEY T A, et al. Evaluation of unfavorable histologic subtypes in endometrial adenocarcinoma[J]. Am J Obstet Gynecol,1990,162:418.

[201]YAMUEHI N,SAKARNOTO A,UOZAKI H, et al. Immunohistochemical analysis of endometrial adenocarcinoma for bcl—2 and p53 in relation to expression of sex steroid receptor and proliferative activity[J]. Int J Gynecol Pathol, 1996,15:202.

[202]MELHEM M F,TOHON H. Mutinous adenocarcinoma of the endometrium: a clinico pathological review of 18 cases[J]. Int J Gynecol Pathol,1987,6:347.

[203]National comprehensive cancer network. Practice guidelines for endometrial carcinoma[J]. Oncology,1999,13:45-67.

[204]KUCERA H,VAVRA N,WEGHAUPT K. Benefit of external irradiation in pathologic stage Ⅰ endometrial carcinoma: a prosperctive clinical trial of 605 patients who received positive vaginal irradiation and additional pelvic ir—radiation in the presence of unfavorable prognostic factors[J]. Gynecol Oncol,1990,38:99.

[205]MARCHERTTI D L,PIVER M S,TSUKADA Y,et al. Prevention of vaginal recurrence of stage I endometrial adenocardnoma with postoperative vaginal radiation[J]. Obstet Gynecol, 1986,67:399.

[206]MOSS W I,BRAND W N,BATTIFORA H. Radiation oncology — rationale, technique, results[M]. 5th ed. St. Louis: CV Mosby, 1979: 492.

[207]GRAHAM J. The value of preoperative or postoperative treatment by radimn for carcinoma of the uterine body[J]. Surg Gynecol Obstet, 1971,132:855.

[208]ADDERS J G,ABELER V,KOLSTAD P,et al. Postoperative external irradiation and prognostic parameters in stage I endometrial cardnoma, clinical and histopathologic study of 540 patients [J]. Obstet Gynecol,1980,56:419.

[209]HOROWITZ N S,PETERS W A,SMITH M R,et al. Adjuvant high dose rate vaginal brachtherapy as treatment of stage Ⅰand Ⅱendometrial carcinoma[J]. Obstet Gynecol,2002,99:235-240.

[210]GREVEN K M,CORN B,CASE D,et al. Which prognostic factors influence the outcome of pa-

tients with surgically staged endometrial cancer treated with adjuvant radiation? [J]. Int J Radiat Oncol Biol Phys,1997,39:413-418.

[211]CAREY M S,OCONNELL G J,JOHANSON C R,et al. Good outcome associated with a standardized treatment protocol using selective postoperative radiation in patients with clinical stage Ⅰ adenocarcinoma of the endometrium[J]. Gynecol Oncol,1995,57:138-144.

[212]KUCERA H,VAVRA N,WEGHAUPT K. Benefit of external irradiation in pathologic stageⅠendometrial carcinoma:a prospective clinical trial of 605 patients who received postoperative vaginal irradiation and additional pevic irradiation in the presence of unfavorable prognostic factors[J]. Gynecol Oncol,1990,38:99-104.

[213]AALDERS J,ABELER V,KOLSTAD P,et al. Postoperative external irradiation and prognostic parameters in stage Ⅰ endometrail carcinoma: clinical and histology study of 540 patients[J]. Obstet Gynecol,1980,56:419-427.

[214]ROBERTS J A,BRUNETTO V L,KEYS H M,et al. A phase Ⅲ randomized study of surgery surgery vs surgery plus adjunctive radiation therapy in intermediate risk endometrial adenocarcinoma[J]. Pro Soc Gynecol Oncol,1998, 29:70.

[215]GREUTZBURG C L,VAN PUTTEN W L, KOPER P C,et al. Surgery and postoperative radiotherapy versus surgery alone for patients with stage Ⅰ endometrial carcinoma:multicentre randomized trial,post operative radiation therapy in endometrial carcinoma[J]. Lancet, 2000,355:1 404-1 410.

[216]BRADY L W,LEWIS G C,ANTONIADES J,et al. Evolution of radiotherapeutic technique[J]. Gynecol Oncol,1974, 314-317.

[217]PECORELLI S. FIGO annual report on the results of treatment in gynecological cancer[J]. J Epidemiol Biostatis,1998,3:35-61.

[218]MORROW C P,BUNDY B M,HOMESLEY H D,et al. Doxorubicin as an adjuvant following surgery and radiation therapy in patient with high—risk endometrial carcinoma,stage Ⅰ and

occult stage Ⅱ:a gynecologic oncology group study[J]. Gynecol Oncol,1990,36:166-171.

[219]HIRAI M,HIRONO M,OOSAKI T,et al. Adjuvant chemotherapy in stage Ⅰ uterine endometrial carcinoma[J]. Int J Gynecol Oncol,2002, 78:37-44.

[220]ALEKTIAR K M,MAKKER V,ABU—RUSTUM N R,et al. Concu rrent carboplatin/paclitaxel and intravaginal radiation in surgical stage Ⅰ—Ⅱ serous endometrial cancer[J],Gynecol Oncol,2009,112:142.

[221]章文华,王桂香,李洪君,等. 晚期和复发子宫内膜癌的化疗[J]. 中华肿瘤杂志,2002,9(3): 306.

[222]MUSS H B. Chemotherapy of metastatic endometrial cancer[J]. Semin Oncol,1994,21:107-113.

[223]THIGPEN J T,BUCHSBAUM H J,MANGAN C,et al. Phase Ⅱ trial of adriamycin in the treatment of advanced or recurrent endometrail carcinoma[J]. Cancer Treat Rep,1979,63(1): 21-27.

[224]THIGPEN J T,BLESSING J A,DISAIA P J,et al. A randomized comparison of doxorubicin alone versus doxorubicin plus cyclophosphamide in the management of advanced or recurrent endometrial carcinoma[J]. J Clin Oncol,1994,12 (7):1 408-1 414.

[225]THIGPEN J T,BLESSING J A,HOMESLEY H,et al. Phase Ⅱ trial of cisplatin as first—line chemotherapy in patients with advanced or recurrent endometrial carcinoma[J]. Gynecol Oncol,1989,33:68-70.

[226]TROPE C,GRUNDSELL H,JOHNSON J E,et al. A phase Ⅱ study of cisplatin for recurrent corpus cancer[J]. Eur J Cancer,1980,16:1 025-1 026.

[227]DEPPE G,COHEN C J,BRUCKNER H W. Treatment of advanced endometrial adenocarcinoma with cis—dichlorodiammine platinum(Ⅱ) after intensive prior therapy[J]. Gynecol Oncol, 1980,10:51-54.

[228]SESKI J C,EDWARDS C L,HERSON J,et al. Cisplatin chemotherapy for disseminated endo-

metrial cancer[J]. Obstet Gynecol, 1982, 59: 225-228.

[229]WIJK F H, LHOMME C, BOLIS G, et al. Phase Ⅱ study of carboplatin in patients with advanced or recurrent endometrial carcinoma: a trial of the EORTC gynecological cancer group [J]. Eur J Cancer, 2003, 39: 78-85.

[230]BURKE T W, MUNKARAH, KAVANAGH J J, et al. Treatment of advanced or recurrent endometrial carcinoma with single—agent carboplatin[J]. Gynecol Oncol, 1993, 51: 397-400.

[231]LONG H J, PFEIFLE D M, WIEAND H S, et al. Phase Ⅱ evaluation of carboplatin in advanced endometrial carcinoma[J]. J Natl Cancer Inst, 1988, 80: 276-278.

[232]GREEN J B, GREEN S, ALBERTS D S, et al. Carboplatin therapy in advanced endometrial cancer[J]. Obstet Gynecol, 1990, 75: 696-700.

[233]BALL H G, BLESSING J A, LENTZ S S, et al. A phase Ⅱ trial of paclitaxel in patients with advanced or recurrent adenocarcinoma of the endometrial[J]. Gynecol Oncol, 1996, 62: 278-281.

[234]WOO H L, SWENERTON K D, HOSKINS P J, et al. Taxol is active in platinum—resistant endometrial adenocarcinoma[J]. Am J Clin Oncol, 1996, 19: 290-291.

[235]LISSONI A, ZANETTA G, LOSA G, et al. Phase Ⅱ study of paclitaxel as salvage treatment in advanced endometrial cancer[J]. Ann Oncol, 996, 7: 861-863.

[236]LINCOLN S, BLESSING J A, LEE R B, et al. Activity of paclitaxel as second—line chemotherapy in endometrial carcinoma[J]. Gynecol Oncol, 2003, 88(3): 277.

[237]OTA S, SUGIYAMA T, USHIJIMA K, et al. Successful treatment of two patients with recurrent endometrial cancer by weekly paclitaxel [J]. Cancer Letters, 2000, 160: 9-12.

[238]TROPE C, JOHNSON J E, SIMONSEN E, et al. Treatment of recurrent endometrial adenocarcinoma with a combination of doxorubicin and cisplatin[J]. Am J Obstet Gynecol, 1984, 149(4): 379-381.

[239]SELTZER V, FACOG M D, VOGL S E, et al. Adriamycin and cis—dimminedichloroplatinum in the treatment of metastatic endometrial adenocarcinoma[J]. Gynecol Oncol, 1984, 19(3): 308.

[240]LONG Ⅲ. H J, NELIMARK R A, PDDRATZ K C, et al. Phase Ⅲ companson of methotrexate, Vinblastine, doxonvbicin, and cisplatin (MVAC) VS. doxonvbicin and cisplatin(AC) in women neith advanced primary or recwrent metaslatic carcinoma of the uterine endometrium [J]. Gynecol oncol, 2006, 100(3): 501.

[241]PASMANTIER M W, COLEMAN M, SILVER R T, et al. Treatment of advanced endometrial carcinoma with doxorubicin and cisplatin: effects on both untreated and previously treated patients[J]. Cancer Treat Rep, 1985, 69(5): 539.

[242]HANCOCK K C, FREEDMAN R S, EDWARDS C L, et al. Use of cisplatin, doxorubicin, and cyclophosphamide to treat advanced and recurrent adenocarcinoma of the endometrium [J]. Cancer Treat Rep, 1986, 70: 789-791.

[243]TURBOW M M, BALLOM S C, SIKIC B I, et al. Cisplatin, doxorubicin, and cyclophosphamide chemotherapy for advanced endometrial carcinoma[J]. Cancer Treat Rep, 1985, 69: 465-467.

[244]EDMONSON J H, KROOK J E, HILTON J F, et al. Randomized phase Ⅱ studies of cisplatin and a combination of cyclophosphamide—doxorubicin—cisplatin(CAP) in patients with progestin refractory advanced endometrial carcinoma[J]. Gynecol Oncol, 1987, 28: 20-24.

[245]DIMOPOULOS M A, PAPADIMITRIOU C A, GEORGOULIAS V, et al. Paclitaxel and cisplatin in advanced or recurrent carcinoma of the endometrinum: long—term results of a phase Ⅱ multicenter study[J]. Gynecol Oncol, 2000, 78: 52-57.

[246]PAPADIMITNOU C A, BAFALOUKOS D, BOZAS G, et al. Paditaxel, epirubicin, and carboplatin in advanced or recvrrent endometrial carcinoma: A Hellenic Co—operatine oncology Group(Hecog) study[J]. Gyneed oncol, 2008, 110: 87.

[247]AALDERS J, ABELER V, KOLSTAD P, et al.

Postoperative external irradiation and prognostic in stage Ⅰ endometrial carcinoma[J]. Obstet Gynecol,1980,56:419-426.

[248]MC MEEKIN D S,WALKER J L,HARTENBACH E M,et al. phase trial of the treatment of high－risk Endometnial cancer neith concunrent weekly paclitaxel and cisplatin and whole abdorninal radiation tlerapy:A Gynecologic Oncology Group Study[J]. Gyheeo Oncol,2009,112:134.

[249] BRUCKNER H W,DEPPE G. Combination chemotherapy of advanced endometrial carcinoma with adriamycin,cyclophosphammmide,5－fluorouracil, and medroxyprogesterone acetate [J]. Obstet Gynecol,1977,50:10.

[250]COHEN C J,DEPPE G,BRUCKNER H W. Treatment of advanced adenocarcinoma of the endometrinum with melphalan,5－fluorouracil, and medroxyprogesterone acetate:a preliminary study[J]. Obstet Gynecol,1976,50:415-417.

[251]PIVER M S,SHASHIKANT L,BARLOW J J. Melphalan,5-fluorouracil, and medroxyprogester one acetate in metastatic or recurrent endometrial carcinoma[J]. Obstet Gynecol,1980,56:370.

[252]COHEN C J,BRUCKNER H W,BLESSING J A,et al. A randomized study comparing multi－drug chemotherapy regiments in the treatment of advanced and recurrent endometrial[J]. Obstet Gynecol,1984,63:119.

[253]LOVECCHIO J L,AVERETTE H E,LICHTINGER M,et al. Treatment of advanced or recurrent endometrial adenocarcinoma with cyclophosphamide,doxorubicin,cis－platinum and megestrol acetate[J]. Obstet Gynecol,1984,63 (4):557-560.

[254]PIVER M S,LELE S B,EMRICH L J. Melphalan,5-fluorouracil and medroxyprogesterone acetate in metastatic endometrial carcinoma[J]. Obstet Gynecol,1986,67:261-264.

[255]CORNELISON T L,BAKER T R,PIVER M S,et al. Cisplatin,adriamycin,etoposide,megestrol acetate versus melphalan,5-fluorouracil, medroxyprogesterone acetate in the treatment of endometrial carcinoma [J]. Gynecol Oncol,

1995,59:243-248.

[256]郎景和,吴鸣. 子宫内膜癌的临床表现与治疗 [M]//连利娟. 林巧稚妇科肿瘤学. 3 版. 北京: 人民卫生出版社,2000:367.

[257]成文彩,蔡桂茹,顾美姣,等. 髂内动脉化疗提高 妇科恶性肿瘤疗效的探讨[J]. 中华妇产科杂 志,1992,27:270.

[258]高万勤,李云东,魏军,等. 超选择性动脉插管持 续灌注化疗在妇科恶性肿瘤中的应用[J]. 中国 肿瘤临床与康复,1999,6(6):77-78.

[259]朱雪琼,岳天孚,王德华. 术前介入化疗在子宫 内膜癌的应用及对手术的影响[J]. 介入放射学 杂志,2001,10(3):143-145.

[260]MISAO R,NAKANISHI Y,FUJIMOTO J,et al. Effect of medroxyprogestrone acetate on sex hormon－binding globulin mRNA expression in the human endometrial cancer cell line[J]. Eur J Endocrinol,1998,138:574.

[261]MISAO R,NAKANISHI Y,FUJIMOTO J,et al. Expression of sex hormone－binding giogulin exon Ⅶ splicing variant messenger RNA in human uterine endometrial cancers [J]. Cancer Res,1997,57:5 579.

[262]TSENG L,ZHU H H. Regulation of progesterone receptor messenger ribonucdeic acid by progestin in human endometrial stromal cells[J]. Biol Reprod,1997,57:1 360.

[263]NIWAK,MORISHITA S,MURASE T,et al. Inhibitory effects of medroxyprogesterone acetate on mouse endometrial carcinogenesis[J]. Jim J Cancer Res,1995,86(8):724.

[264]KATASE K,SUGIYAMA Y,HASUMI K,et al. The incidence of subsequent endometrial carcinoma with tamoxilen use in patients with primary breast carcinoma[J]. Cancer,1998,82:1 698.

[265]MIGONTTE H,LASSET C,BONADONA V, et al. Iatrogenic risks of endometrial carcinorma after treatment for breast cancer in a large French case－control study[J]. Int J Cancer, 1998,76:325.

[266]NEVEN P,VERGOTE I. Controversies regarding tamoxifen and uterine carcinoma[J]. Curt Opin Obstet Gynool,1998,10:9.

[267]STEWART H J,FORREST A P,EVERING-

TON D, et al. Randomised comparison of 5 years of adjuvant taroxifen with continuous therapy for operable breast cancer[J]. Br J Cancer,1996,74:297.

[268]COHEN I,AHARAS M M,SHAPIRA J,et al. Fane－dependent effect of tamoxifen therapy on endometral pathology in asymptomatic postmenopausal breast cancer patients[J]. Int J Gyneol Pathol,1996,15:152.

[269]SILVA E G,TOMOS C,MALPICA A,et al. Uterine neoplasms in patients treated with tamoxifen[J]. Cell Biochem(suppl),1995,23:179.

[270]BUZDAR A U,FLORTOBAGYI G N. Tamoxifen and toremifene in breast cancer:comparison safety and efficacy[J]. J Clin Oneeol,1998,16:348.

[271]TAMS E,KAUPPILA A,BLANCO G,et al. Comparison between the effects of tarnoxifen and toremifene on the uterus in postrnenopausal breast cancer patients[J]. Gyneeol Oneol,1995,59:261.

[272]PAEEH K,WEBB P,KUIPER G G J M. Differefial ligand activation of estrogenogen receptor eralpha and erbeta at AP1 sites[J]. Science,1997,277:1 508.

[273]HUYNH H,POLLAK M. Insulin－like growth factor－1 gene expression in the uterus is stimulated by tamoxifen and inhibited by the pure anti－estrogen[J]. Cancers Res,1993,53:5 585.

[274]PLKS J,GRAY K,HOWARD L,et al. The effects of tarnoxifen on endometrial insulin－like growth factor－1 expression[J]. Obstet Gynecol,1998,91:45.

[275]LATTIKAINEN T J,TOMAS E L,VOUTILAINEN R J. The expression of insulin－like growth factor and its binding protein mRNA in the endometrium of postmenopausal patients with breast cancer receiving tamoxifea[J]. Cancer,1995,76:1 406.

[276]COHEN I,BEYTH Y,ALTARA M M. Estrogen and progesterone receptor in postmmenopausal tamoxifen－exposed endometrial pathologies[J]. Gyneeol Oncol,1997,67:8.

[277]ROSE P C,BRUNETTO V L,VANLE,et al. A phase Ⅱ trial of anastrozole in advanced recurrent or persistant endometrial carcinoma,a Gynecology Oncology Study[J]. Gynecol Oncol,2000,78:212.

[278]SUSANO H,SATO S,ITO K,et al. Effects of aromatase inhibitors on the pathology of rhe human brease,endometrial and ovarian carcinoma[J]. Endoc Relat Cancer,1999,6(2):197.

[279]GALLNGHER C J,OLIVER R T D,O'RAM D H,et al. A new treatmant for endometrial cancer with gonadotropin releasing－hormone analogue[J]. B J Obstet and Gynecol,1991,98:1 037.

[280]PAHWA G S,KULANDER S,VOUMEN G,et al. Specific low affinity binding sites for gonadotropin－releasing horrone in human endometrial carciinomata[J]. Eur J Obstet Gynecol Repord Biol,1991,41:135.

[281]ENONS G,SEHRODER B,ORTMANN O,et al. High affinity binding and direct antiproliferative effects of luteining hormone－releasing hormone analogue in human endometrial eancer cell lines[J]. J Clin Endoerinol Metab,1993,77:1 458.

[282]IRMER G,BURGER C,ORTRMANN O,et al. Expression of luteining hormone－releasing hormone and its mRNA in human endometrial cancer cell lines[J]. J Clin Endocrinol Metad,1994,79:916.

[283]NIVA K,TAGAMI K,LIAN Z,et al. Outcome of fertility－preserving treatment in young women with endometrial carcinoma[J]. BJOG,2005,112:317.

[284]KISMER P W. Histological effects of progestins on hyperplasia and carcinoma in situ of the endometrium[J]. Cancer,1959,12:1 106.

[285]DECOSTER J M,BONTE J,MARCQ A. Medroxyprogesterone acetate release from silastie devices as replacement for local irradiation by radium robes in preoperative intrauterine packing for endometrial adenocarcinoma[J]. Gyneeol Onecol,1997,5:189.

[286]BOKHMAN J V,CHEPICK D F,VOLKOVA A T,et al. Can primary endometrial carcinoma stage Ⅰ be cured without surgery and radiation therapy? [J]. Gynecol Oncol,1985,20:139.

[287]GAJ D. Hormone therapy for lesions of the endometrium[J]. Semin Oncol,1986,13:33.

[288]KIM Y B,HOLSCHNEIDER C H,GHTOSH K,et al. Progestin alone as primary treatment of endometrial carcinoma in premenopausal women:report of seven cases and review of the literature[J]. Cancer,1997,79:320.

[289]RANDALL T C,KURMAN R J. Progestin treatment of atypical hyperplasia and well differentiated carcinoma of the endometrium in women under age 40[J]. Obstet Gyncol,1997, 90:434.

[290]PAULSON R J,SAURE M V,LOBO P A. Pregnancy after in－vitro fertilization in a patients with stage Ⅰ endometrial carcinoma treated with progestin[J]. Fertil Steril,1990,54: 735.

[291]ZUCKERMAN B,LAVIE O,NEUMAN M,et al. Endranetrial cardnoma stage Ⅰ－grade Ⅱ: conservation treatment followed by a healthy term pregnancy[J]. Int J Gynecol Cancer,1998, 8:172.

[292]KAUPPILA A,GRONROOS M,NIEMINENE V. Adjuvant progestin therapy in endometrial carcinoma[J]. Progress in Cancer Research and Therapeutics,1983,25:219.

[293]MALKASIAN G D,DECKER D G. Adjuvant progesterone therapy for stage Ⅰ endometrial carcinoma[J]. International Journal of Gynaecology,1978,16:48.

[294]PIVER M S. Progesterone therapy for malignant peritoneal cytology surgical stage Ⅰ endometrial carcinoma[J]. Sm in Oncol,1988,15:50.

[295]LEWIS G C,SLACK N H,MORTEL R,et al. Adujvant progestogen therapy as primary definitive treatment of endometrial cancer[J]. Gynecol Oncol,1974,2:368.

[296]MCDONALD R,THOROGOOD J,MASON M K. A randomised trial of progestogen in the primary treatment of endometrial carcinoma[J]. Br J Obstet Gynecol,1988,95:166.

[297]VERGOTE I,KJORSTID K,ABOELAR V,et al. A randmised trial of adjuvant progestogen in earily endometrial cancer[J]. Cancer,1989,64:1 011.

[298]DEPALO G,MANGIONI C,PENTI P,et al. Treatment of FIGO(1971)stage Ⅰ endometrial carcinoma with intensive surgery, radiotherapy and honnonotherapy according to pathological prognostic groups:long term results of a randmised multicentre trial[J]. Cancer, 1993, 29a: 113.

[299]URBINSKI K,KAROLEWSKI K,KOJS Z,et al. Adjuvant progestagen therapy improves survival in patients with endometrial cancer after hysterectomy:resultes of one institutional prospective clinical trial[J]. Ear J Gynecol Onecol, 1996,19:290.

[300]MARTM－HIRSCH P L,ULFORD R J,ARVAS J G. Adjuvant progestigen therapy for the treatment of endometrial cancer:review and meta－analysis of published randmised controlled trials[J]. Ear J Obstet Gynecol Reprod Biol, 1996,65:201.

[301]KELLEY R M. In Proceeding of the Second Conference on Steroids and Cancer[M]. Chicago:American Medical Assocciation,1951:116.

[302]KELLEY R M,BIKER W H. Progestational agents in the treatment of carcinoma of the endometrium[J]. N Engl J Med,1961,264:216.

[303]KAUPPILA A. Progestin therapy of endimetrial breast and ovarian carcinoma[J]. Acta Obstet Gynecol Scsnd,1984,63:441.

[304]PODRATZ K,O'BRIEN P,MALHASIAN G D JR,et al. Effect of progestional agents in treatment of endometrial carcinoma[J]. Obstet Gynecol,1985,66:106.

[305]LENTZ S S,BRADY M F,MAJOR F J,et al. High－dose megestrol acetate in advanced or recurrent endometrial carcinoma[J]. J Clin Oncol,1996,14:357.

[306]BOUROS D,PAPADAKIS K,SIAFAKAS N,et al. Natural history of patients with pulmonary metastases from uterine cancer[J]. Cancer, 1997,78:441.

[307]GEISLER H E. The use of megestrol acetate in the treatment of advanced malignant lesions of the endometrium[J]. Gynecol Oncol,1973,1: 340.

[308]MORRE T D,PHILLIPS P H,NERENSTONE S R,et al. Systemic treatment of advanced and recurrent endometrial car cinoaua;current status and future directions[J]. J Clin Oncol,1991,9: 1 071.

[309]KAUPPILA A,JARME O,KUJANSUU E,et al. Treatment of advanced endometrial addeno-carcinoma with a combined cytotoxlc therapy: predictive value of cytosol estrogen and proges-tin receptor levels[J]. Cancer,1980,46:2 162.

[310]QUINN M A,CAUCHI M,FORTUNE D. En-dometrial cancer;steroid receptors and response medroxyprogesterone acetate[J]. Gynecol One-ol,1985,20:298.

[311]CARLSON J A,ALLEGRA J C,DAY T J,et al. Tamoxifen and endometrial carcinoma;alter-ations in estrogen and pro gesterone receptors in untreated patients and combination hormonal therapy in advanced neoplasia[J]. Am J Obstet Gynecol,1984,19:19.

[312]KLINE R C,FREEDMAN R S,JONES L A,et al. Treatment of recurrent or metastatic poorly differentiated adenocar cinoma of the endometri-um with tamoxifen and medroxyprogesterone acetate[J]. Cancer Treatment Reports, 1987, 71:327.

[313]RENDINA G M,DONADIO C,FABRI M,et al. Tamoxifen and medroxyprogesterone therapy for advanced endometrial carcinoma[J]. Eur J Obstet Gynecol Reprod Biol,1984,17:285.

[314]BRUCKNER H W, DEPPE G. Combination chemotherapy of advanced endometrial adeno-carcinoma with adri — amycin, cyclophospha-mide,5 — fluorouradl and medroxyprogesterone acetate[J]. Obstet Gynecol,1977,50:10.

[315]HORTON J,ELSOR P,GORDON P,et al. A com-parison of combination therapies for advanced en-dometrial cancer;proceedings of the american asso-ciation for cancer reasearch[J]. American Society of Clinical Oncology,1981,22:664.

[316]DEPPE G,JACOBS A J,BRUCKNER H,et al. Chemotherapy of advanced and recurrent endo-metrial carcinoma with cydophosphamide, doxorubidn,5 — fluorouracil medroxyprogester-

one acetate[J]. Am J Obstet Gynecol, 1981, 140:313.

[317]COHEN C J, BRUCKNER H W, DEPPE G. Multidrug treatment of advanced and recurrent endcometrial carcinoma [J]. Obstet Gynecol, 1984,63:719.

[318]LOVECCHIO J L, AVERETT H E, LICH-TINGER M,et al. Treatment of advanced or re-current endometrial adenocarcinoma with cyclo-phosphamide, doxorubicin, cis — platinum, and megestrol acetate[J]. Obstet Gynecol,1984,63: 557.

[319]PIVER M S, LELE S B, PATSNER B, et al. Melphalan, 5-fluorouracil, and medroxyprogest-erone acetate in metastatic endometrial carcino-ma[J]. Obstet Gynecol,1986,67:261.

[320] AYOUB J, AUDET — LAPOINTE P, METHOT Y. Efficacy of sequential cyclical hormonal therapy in endometrial cancer and its correlation with steroid hormone receptor status [J]. Gynecol Oncol,1988,31:327.

[321] HOFFMAN M S, ROBERT W S, CA-VANAGH D. Treatment of recurrent indmeta-static endometrial cancer with cis—platin,doxo-rubicin,cyclophosphamide and megestrol acetate [J]. Gynecol Oncol,1989,35:75.

[322]COMELISON T L,BAKER T R,PIVER M S, et al. Ciaplation, adriamycin, etoposide, meges-trol acetate versus melphalan, 5-fluorouracil, medroxyprogesterone acetate in the treatment of endometrial carcinoma [J]. Gynecol Oncol, 1995,59:243.

[323]PINELLI D M, FIORICA J V, ROHERTS W S, et al. A phase Ⅱ study;chemotherapy pins sequential hormonal therapy for advanced and recurrent endometrial carcinoma [J]. Gynecol Oncol,1996,60:462.

[324]DEPPE G. Chemotherapeutic treatment of endo-metrial carcinoma [J]. Clin Obstet Gynecol, 1982,25:93.

[325]MOORE T D, PHIUIPS P H, NERENSTONE S R,et al. Systemic treatment of advanced and recurrent endometrial carcinoma;current status and future directions[J]. J Clin Oncol,1991,9:

1 071.

[326]JEYARAIAH A R,GAUAGHER C J,BLAKE P R,et al. Long－term follow－up of gonadotrophinreleasing hormone analog treatment for recurrent endometrial cancer[J]. Gyneeol Oncol,1996,63:47.

[327]COVENS A,THOMAS G,SHAW P,et al. A phase Ⅱ study of leuprolide in advanced/recurrent endometrial cancer [J]. Gynecol Oncol,1997,64:126.

[328]刘惜时,张惜阴. 氨鲁米特与已酸孕酮治疗子宫内膜癌的作用比较[J]. 中华妇产科杂志,1995,(8):479.

[329]CHRISTOPHERSON W M. Glassy cell carcinoma of the endometrium[J]. Hum Pathol,1982,13:418.

[330]CREASMAN W T,MORROW C P,BUNDY B N,et al. Surgical pathologic spead patterns of endometrial cancer[J]. Cancer,1987,60:2 035.

[331]李淑敏,章文华,白萍,等. 晚期子宫内膜癌预后及其影响因素因素的分析[J]. 中华肿瘤预防杂志,2008,15(20):1 587.

[332]DISAIA P J. Risk factors in recurrent patterns in stage Ⅰ endometrial carcinoma[J]. Am J Obstet Gynecol,1985,151:1 009.

[333]LUTZ M H. Endometrial carcinoma:a new method of lassification of therapeutic and prognostic significance[J]. Gynecol Oncol,1974,2:122.

[334]任玉兰,王华英,施达仁,等. 晚期子宫内膜癌患者的治疗及预后分析[J]. 中华妇产科杂志,2008,43(7):523.

[335]CREASMAN W T,RUTLEDGE F N. The prognostic value of peritoneal cytology in gynecologic malignant disease[J]. Am J Obstet Gynecol,1971,110:773.

[336]MORROW C P,BUNDY B N,KURMAN,et al. Relationship between surgical pathological risk factors and outcome in clinical stage Ⅰ and Ⅱ carcinoma of the endometrium[J]. Gynecol Oncol,1991,40:55.

[337]CREASMAN W T. Adenocarcinoma of the endometriumits metastatic lymph node potential:a preliminary report[J]. Gynecol Oncol,1976,4:239.

[338]POLISH R A. Paraaortic lymph node radiotherapy in the cancer of uterine corpus[J]. Obstet Gynecol,1985,65:251.

[339]CONNELL P P,ROTMENSCH J, WAGGONER S,et al. The significance of adnexal involvement in endometrial carcinoma[J]. Gynecol Oncol,1997,74:74.

[340]邓月华,杨进琼. 子宫内膜癌盆腔淋巴结转移相关因素分析[J]. 中国妇幼保健,2006,21(6):758.

[341]PODRTZ K C,WILSON T O,GAFFEY T A,et al. DNA analysis facilitates the pretreatment identification of high－risk endometrial cancer patients[J]. Am J Obstet Gynecol, 1993,168:1 206.

[342]SORBE B,RISBERG B,THONTHWAITE J. Nuclear porphometry and DNA flow cytometry as prognostic methods for ndometrial carcinoma[J]. Int J Gynecol Cancer,1994,4:94.

[343]VON MINCKWITZ G,KUHN W,KAUTMANN M,et al. Prognostic importance of DNA ploidy and S－phase fraction in endometrial cancer[J]. Int J Gynecol Cancer,1994,4:250.

[344]THORNTON J E,AIL S,O'DONOVAN P,et al. Flow cytometric studies of ploidy and proliferative indices in the Yorkshire trail of adjuvant progestogen treatment of endometrial cancer[J]. Brit J Obstet Gynecol,1993,100:253.

[345]AMBROS R A,KURMAN R J. Identification of patients with stage Ⅰ uterine endometrial adenocarcinoma at high risk of recurrence by DNA ploidy myometrial invasion and vascular invasion[J]. Gynecol Oncol,1992,45:235.

[346]PISANI A,BARBUTO D A,CHEN D,et al. HER-2/nen,p53,and DNA analysis as prognosticators for surgical endometrial carcinoma[J]. Obstet Gynecol,1995,85:729.

[347]BARNHILL D,O'CONOR D,FARLEY J,et al. Clinical surveillance of gynecologic cancer patients[J]. Gynecol Oncol,1992,46:275.

[348]BERCHUCK A,ANSPACH C,EVANS A,et al. Postsurgical sueveillance of patients with FIGO stage Ⅰ/Ⅱ endometrial adenocarcinoma[J]. Gynecol Oncol,1995,59:20.

［349］PODCZASKI E,KAMININSKI P,GURSKI K, et al. Detection and patterns of treatment failure in 300 consecutive cases of early endocarcinoma cancer after primary surgery［J］. Gynecol Oncol,1992,47:323.

［350］REDDOCH J M,BURKE T W,MORRIS M,et al. Sueveillance for recurrent endometrial adenocarcinoma［J］. Gynecol Oncol,1995,59:221.

［351］SHUMSKY A G,STUART G E,BRASHER P M,et al. An evaluation of routine follow—up of patients treated for endometrial carcinoma［J］. Gynecol Oncol,1994,55:229.

［352］ONSRUD M, KOLSTAD P, NORMAN T. Postoperative external pelvic irradiation in carcinoma of the corpus,stage Ⅰ:a controlled clinical trial［J］. Gynecol Oncol,1976,4:22.

［353］MILTON P I D, METTERS I S. Endometrial carcinoma:an analysis of 355 cases treated at ST Thomas Hospital［J］. J Obstet Gynecol Brit Common,1972,79:455.

［354］MALKASIAN G D. Carcinoma of the endometrium:stage I［J］. Am J Obstet Gynecol,1980, 136:872.

［355］COHEN C J. Advanced (FIGO stage Ⅲ and Ⅳ) and recurrent carcinoma of endometrium［M］// COPPLESON M. Genecolodic Oncology. Churchill Livingstone, 1981:578-589.

［356］GREASMAN W T. Graduate education［J］. Obstet Gynecol,1990,75:287.

［357］JONES P, HOWARD W. Treatment of adenocarcinoma of the endometrium［J］. Obstetrical and Gynecological Survey,1975,30:147.

［358］SPANOS W J,FLETCHER G H,WHARTON J T,et al. Patterns of pelvic recurrence in endometrial carcinoma［J］. Gynecol Oncol, 1978, 6: 495.

［359］SPANOS W J,FLETCHER G H,WHARTON J T,et al. Patterns of pelvic recurrence in endometrial carcinoma［J］. Gynecol Oncol, 1978, 6: 495.

［360］KNAPP R C. Surgical treatment of endometrial cancer［M］// Heintz A P M. Surgery in Gynecological Oncology. Boston: Martinus Nijhoff Publishers,1984:222-235.

［361］BARBER H R K,BRUNCHWIG A. Treatment and results of recurrent cancer of corpus uteri in patients receiving interior and total pelvic exenteration［J］. Cancer,1986,22:949.

［362］KUTEN A,GRIGSBY,P W,PERE C A,et al. Results of radiotherapy in recurrent endometrial carcinoma:a retrospective analysis［J］. Int J Radiant Oncol Biol Phys 1989,17:19.

［363］DEPPE G. Chemotherapy of gynecological cancer［M］. New York: Alan R Liss Inc,1984:139-150.

［364］GREE J B. Earboplatin therapy in advanced endometrial cancer［J］. Obstet Gynecol, 1990, 75 (4):696.

［365］BALL H G,BLESSING J A,LENTZ S S,et al. A phase Ⅱ trial of paclitaxel in patients with advanced or recurrent adencarcinoma of the endometrium［J］. Gynecol Oncol 1996,62:278.

［366］THIGPEN J T,BUCHSBAUM H J,MANGAN C,et al. Phase Ⅲ trial of adriamycin in the treatment of advanced or recurrent endometrial carcinoma［J］. Cancer Treatment Rep,1979,63:21.

［367］MUGGIA F M,PERLOF M,CHIA G A,et al. Adriamycin in combination with cyclophosphamide: a phase I and Ⅱ evaluation［J］. Cancer Chemotherapy Rep,1974,58:919.

［368］MUGGIA F M,CHIA G A,REED L J,et al. Doxorubicin— cyclophosphamide: effective therapy for advanced endometrial cancer［J］. Am J Obstet Gynecol,1979,128:314.

［369］HOSKINS P J,SWENERTON K D,PIKE J A, et al. Paclitaxel and carboplatin,alone or with irradiation,in advanced or recurrent endometrial cancer:a phase Ⅱ study［J］. J Clin Oncol,2001, 19:40-48.

［370］ZANOTTI K M,BELINSON J L,KENNEDY A W, et al. Phase Ⅱ trial of methotrexal and platinum—based chemotherapy in uterine papillary serous carcinoma［J］. Gynecol Oncol,1999, 74:272.

［371］PRICE F V,EDWARDS R P,KELLEY J L,et al. A trial of outpatient paclitaxel and carboplatin for advanced recurrent,and histologic high—risk endometrial carcinoma: preliminary report

[J]. Semin Oncol,1997,24:78.

[372]DIMOPOULOS M A,PAPADIMTRIOU C A, GEORGOULIAS V,et al. Paclitaxel and cisplatin in advanced or recurrent carcinoma of the endometrium:long — term results of a phase Ⅱ multicenter study[J]. Gynecol Oncol,2000,78: 52.

[373]LISSONI A,GABRIELE A,GORGA G,et al. Cisplatin, epirubicin andpaclitaxel — containing chemotherapy in uterine adenocarcinoma [J]. Ann Oncol 1997,8:969.

[374]SUTTON G P. Phase Ⅱ trial of IFO mesna in the treatment of refractory carcinoma[J]. Cancer,1994,73(5):1 453.

[375] BRUCKNER H W, PEPPE G. Combination chemotherapy of advanced endometrial adenocarcinoma with adriamycin cydophosphamide 5-fluorourall and medroyprogesterone acetate[J]. Obstet Gymocol 1977,50,105.

[376]QUINN M A. Tamoxifen therapy in advanced or recurrent endometrial carcinoma[J]. Gynecol Oncol,1989,32(1):1.

[377]刘宁,冯凤芝,向阳. 子宫内膜癌患者保留生育功能治疗的研究进展[J]. 中华妇产科杂志, 2006,41(5):356.

[378]MAZZON I,CORRADO G,MORRICONE D,et al. Repnductive preservation for treatment·of stage IA endometrial cancer in a young woman: hysteroscopic resection[J]. Int J Gynecol cancer,2005,15(5):974.

[379]REVEL A,SAFRAN A,BENSHUSHAN A,et al. In vitro maturation and fertilization of oocytes from an intact ovary of a surgically treated patient with endometrial carcinoma:case report [J]. Hum Reprod,2004,19(7):1 608.

[380]王玉东,艾志宏. 保留生殖功能的子宫内膜癌治疗研究进展[J]. 国际肿瘤杂志,2007,34(7): 535.

# 32 子宫间质肿瘤及子宫内膜小细胞癌

## 32.1 子宫间质肿瘤

子宫肉瘤(sarcoma of the uterus)是一种罕见的妇科肿瘤。在女性生殖道恶性肿瘤中占 1‰,在子宫体恶性肿瘤中占 7‰～8‰[1]。虽然人们早已了解到该病具有很强的侵袭性行为特点,但由于病例稀少以及组织病理学的多样性,人们在其较差的预后危险因素及最佳治疗方面的认识上却很少达成一致的意见[2]。世界卫生组织(WHO)将子宫体的间质肿瘤予以分类[3]。从中我们可以得知,子宫癌肉瘤已经不能被单纯地定义为子宫肉瘤或者是子宫间质肿瘤,而更应该被定义为子宫化生性癌[4]。子宫癌肉瘤将会在后文叙述,在此不赘述。关于子宫肉瘤,最关键的一点就是该肿瘤的异质性,因而在临床上有很多不同的表现,对于治疗有不同的反应及结局。之前的研究几乎都是把所有的子宫肉瘤归类到一起,直到现在,我们才意识到这个问题。

临床上,肿瘤学家研究最常见的是癌肉瘤(恶性中胚层混合瘤或恶性苗勒混合瘤)、平滑肌肉瘤、子宫内膜间质肉瘤和苗勒腺肉瘤。与那些常发生于年轻患者的肿瘤一样,横纹肌肉瘤也能发生于子宫。每一种子宫肉瘤都有其特有的流行病学特征、临床特征及病理学特征。

### 32.1.1 病理

#### 32.1.1.1 平滑肌肉瘤

平滑肌肉瘤(leiomyosarcoma, LMS)是子宫较常见的肉瘤。患者的平均年龄大于平滑

肌瘤的患者,中位年龄为 54 岁。有研究认为大多数平滑肌肉瘤是独立发生的,很少有来源于先有的平滑肌瘤。

(1)大体观:与平滑肌瘤相似,但质地较软,切面色浅红或粉红,常有出血、坏死、界限不清或不规则。呈侵袭性生长。

(2)光镜观:瘤细胞呈束状交错排列,非常丰富,细胞卵圆形或梭形,有轻重不同的异型性。有的细胞具多形性,可有瘤巨细胞。核分裂象多,一般认为大于 5 个/10 高倍视野(HPF)。可见病理性核分裂象。平滑肌肉瘤根据细胞的分化程度可分为高分化、中分化及低分化三类。常伴出血及凝固性坏死。瘤细胞向肌层、血管、内膜及颈管处浸润。(图 32-1,图 32-2)

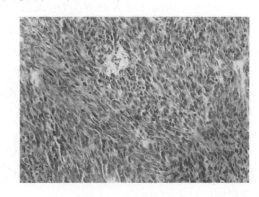

**图 32-1 平滑肌肉瘤**
瘤细胞异型,核分裂象易见(×200)

区别平滑肌良、恶性肿瘤的一个重要镜下标准就是核分裂象的数目。在细胞生长最活跃的部位,每 10 个高倍视野(10HPF)分裂象少于 5 个的肿瘤,几乎总是良性。而每 10 个

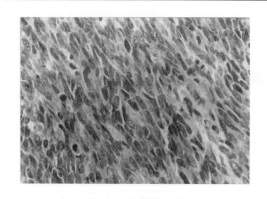

**图 32-2 平滑肌肉瘤**
图 32-1 高倍观,可见 3 个核分裂象(×400)

高倍视野(10HPF)分裂象在 10 个或 10 个以上的绝大多数肿瘤是恶性。如果核分裂数为 5～9 个/10HPF,细胞轻度异型,则应视为中间型或交界性平滑肌瘤,即有潜在恶性可能。除核分裂象外,另一个有重要的参考因素是凝固性坏死。凝固性坏死多出现在平滑肌肉瘤中。而细胞的异型性也是诊断肉瘤的重要指征之一。

下面的标准在病理诊断时值得参考:

(1)肿瘤无异型性及凝固性坏死,不考虑核分裂象,归为平滑肌瘤。但当核分裂数大于 5 个/10HPF,则诊断为核分裂象活跃的平滑肌瘤。

(2)肿瘤有弥漫性显著的异型性,无凝固性坏死,当核分裂数小于 10 个/10HPF,诊断为非典型性低度恶性平滑肌瘤。当核分裂数大于 10 个/10HPF,诊断为平滑肌肉瘤。

(3)肿瘤有弥漫性显著性异型性,有凝固性坏死,则为平滑肌肉瘤。当核分裂数小于 10 个/10HPF,诊断为低度恶性平滑肌肉瘤。

(4)肿瘤有局灶性显著异型性,但无凝固性坏死,不管核分裂数多少,诊断为非典型性平滑肌瘤。

根据以上对平滑肌肿瘤的诊断标准,仍有一些未能肯定良恶性的肿瘤,称"恶性潜能未定的平滑肌肿瘤",包括:①细胞异型性,核分裂数 2～4/10HPF;②无细胞异型性,但核分裂数超过 10 个/10HPF;③有细胞轻度异型性,核分裂数 5～9 个/10HPF。

偶尔平滑肌肉瘤具有上皮样或透明细胞外观,应称为恶性平滑肌母细胞瘤或透明细胞(上皮样)平滑肌肉瘤。细胞呈上皮样,圆形或椭圆形,胞浆嗜酸或透明,细胞呈巢状、条索或丝状。有一定异型性,肿瘤边界不清,有坏死。核分裂数 3 个/10HPF。

鉴别子宫平滑肌肿瘤的良性、交界性及恶性,还需参考肿瘤大小、生长速度、浸润转移情况等因素。

黏液性平滑肌肉瘤(rnyxoid,leiomyosarcoma)罕见,大体观,切面为胶样,界线非常清楚。镜下有浸润和高度的黏液样改变;局部可见成束的典型平滑肌瘤细胞与一些不能定性的间叶细胞交替出现。此亚型中,核分裂计数意义不大。

少数平滑肌肉瘤中,有数量不一的多核巨细胞,可称为巨细胞性平滑肌肉瘤。此型要与恶性纤维组织细胞瘤鉴别,前者有明显平滑肌分化,无组织细胞及炎性细胞,且细胞排列较规则,无 Storiform 样排列。

(3)免疫组化:瘤细胞表达平滑肌分化的标记,如结蛋白(desmin)、平滑肌肌动蛋白(smooth muscle actin, SMA)等,细胞角蛋白(cytokeratin,CK)也可阳性。

#### 32.1.1.2 子宫内膜间质肿瘤

子宫内膜间质肿瘤(endometrial stromal sarcoma,ESS)主要发生在中年妇女(平均年龄 45 岁),是一种较少见的肿瘤,来源于子宫内膜间质细胞,发生在子宫肌壁内,常累及子宫内膜。

(1)肉眼观:肿瘤侵及子宫壁,且常突入宫腔呈结节或息肉状,具有推挤性边缘多为良性间质性结节,如边缘呈浸润性生长则多为恶性。肿瘤质软,呈黄—橘黄色。

(2)镜下观:瘤细胞为均一的小细胞,非常近似子宫内膜间质细胞,具特征性的是那些类似于螺旋小动脉的小血管。根据肿瘤发生部位、生长方式和分化程度分为如下 3 种类型。

子宫内膜间质结节:为内膜层结节,息肉状突入宫腔,境界清楚,细胞轻度异型性,核分

裂象小于 3 个/10HPF,无肌层及脉管浸润
(图 32-3),属良性范畴,预后好。

低度恶性子宫内膜间质肉瘤:多发生于
50 岁以下女性。瘤细胞在肌间弥漫膨胀性生
长,直径大于 5cm,细胞中度异型性,核分裂数
小于 10 个/10HPF,有肌层及脉管浸润,尤其
是突向淋巴管内,故又称淋巴管内间质肌病
(图 32-4)。常见瘤细胞环绕螺旋动脉样小血
管增生的图像。

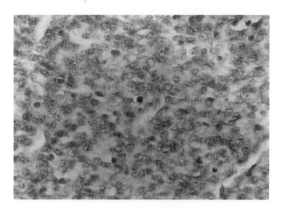

**图 32-5  高度恶性子宫内膜间质肉瘤**
细胞异型性,核分裂象易见(×400)

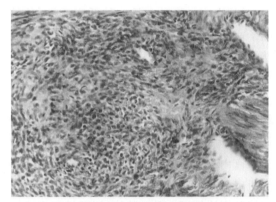

**图 32-3  子宫肉瘤间质结节**
(×200)

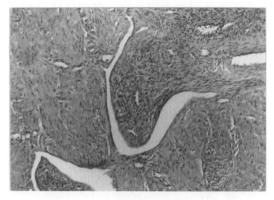

**图 32-4  低度恶性子宫内膜间质肉瘤**
瘤细胞突向淋巴管内(×100)

高度恶性子宫内膜间质肉瘤:肌间瘤细胞
弥漫结节性生长,直径可大于 7cm,细胞异型
性明显,核分裂数大于 10 个/10HPF,明显的
肌层、脉管浸润(图 32-5)。预后差,易在盆腔
复发和远处转移。

子宫内膜间质肿瘤中可看到少许平滑肌
成分,如超过 1/3 或更多,则称平滑肌间质肿
瘤或间质肌瘤。

另外,子宫内膜间质肿瘤中亦出现腺样分
化,不影响其诊断,只有在腺体较多,且有明显
恶性时,应诊断为子宫癌肉瘤。子宫内膜间质
肿瘤中亦可见性索或上皮样分化,如果较明显,
可称为与卵巢性索来源肿瘤相似的子宫肿瘤。

(3)免疫组化:瘤细胞波形蛋白(vimen-
tin)、CD₁₀ 阳性,而结蛋白肌动蛋白(actin)表
达阴性,上皮性抗原如角蛋白(cytokeratin)阴
性或少数局灶性阳性。S-100 及白细胞共同
抗原(LCA)均阴性。

### 32.1.1.3  恶性中胚叶混合瘤(恶性 Mullerian 混合瘤)

是一种少见的子宫肿瘤,几乎总是发生在
绝经后的妇女。患者子宫增大,阴道出血,可
排除腐败物。这也是一种高度恶性的肿瘤。

(1)肉眼观:肿瘤常发生在子宫中线部的
前后壁内膜层内,体积较大、质软,呈息肉样生
长,突向宫腔,并侵及子宫内膜和子宫肌层,可
扩展到宫颈,有时肿瘤可从宫颈口突出。

(2)镜下观:典型者表现为癌和肉瘤成分
混合存在,癌成分通常为子宫内膜样腺癌、透
明细胞癌或乳头状浆液癌;鳞癌或未分化癌。
肿瘤几乎总是分化差,恶性度高。(图 32-6,
图 32-7)

肉瘤成分可将这些肿瘤分为同源性和异
源性两种。在同源性肿瘤中,肉瘤成分类似子
宫内膜间质的圆形细胞或类似平滑肌肉瘤或
纤维肉瘤的梭形细胞组成。异源成分中均可

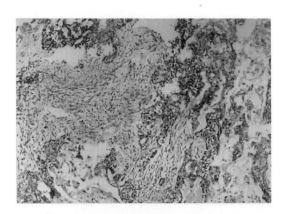

**图 32-6 恶性中胚叶混合瘤**
癌和肉瘤混合存在(×100)

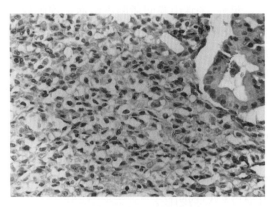

**图 32-7 恶性中胚叶混合瘤**
腺癌与肉瘤混合存在(×400)

见到横纹肌肉瘤、骨肉瘤、软骨肉瘤或脂肪肉瘤等成分。

此瘤是一种高度恶性肿瘤,易侵袭和转移。在转移瘤中常常表现为上皮性。易误为转移癌而忽略了其间的肉瘤成分,必要时要用免疫组化来证实。

有的学者(如 Morris 和 Taylor)将同源性间质成分的肿瘤称为癌肉瘤,认为其预后稍好于异源性间质成分的肿瘤。但有些学者又不同意此观点,认为其预后与肿瘤分期的关系更大。肿瘤局限于子宫者其 5 年生存率约50%,而有子宫外扩散者仅为 5%。近年来逐渐认为此型肿瘤为化生性癌,而不是真正的癌肉瘤。

恶性中胚叶混合瘤通过免疫组化和超微结构研究,认为类似于上呼吸道、消化道和其他部位的伴有肉瘤样间质的癌。50%以上的病例,上皮及肉瘤成分中均可检测到角蛋白,电镜下也可发现杂合的上皮与那些仅有上皮成分或间质特征的细胞共存。而且转移灶的特点及预后与癌的特性有关,而与肉瘤成分无关。故有学者认为应称"肉瘤样癌"或"化生性癌"。

#### 32.1.1.4 其他肉瘤

Mullerian 腺肉瘤是一种低度恶性、独特的子宫肿瘤。常见于年长的妇女,呈较大息肉状,充满整个宫腔。

镜下,肿瘤由上皮和间质成分混合组成。上皮成分为良性,无非典型性,呈腺管状、乳头状或小囊性。以子宫内膜样腺上皮为主伴少量宫颈管腺上皮和鳞状上皮混合。间质通常为子宫内膜间质肉瘤,偶见低度恶性纤维或平滑肌肉瘤。且特征性地聚集在表面上皮下及腺管及囊泡周围。约 20%病例可见到多核巨细胞和异源性(横纹肌、软骨、骨和脂肪)成分,有的还可见到性索样分化。肉瘤样成分特征性地聚集于表面上皮下及围绕在腺体和囊腔周围形成明显的"形成层"样排列(图 32-8,图32-9)。

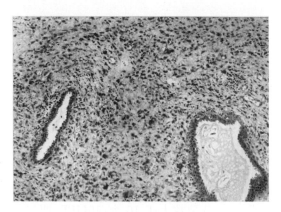

**图 32-8 腺肉瘤**
良性腺上皮及多形性肉瘤(×200)

有的作者认为此瘤的本质可能是一种可诱导腺体形成和增生的子宫内膜间质肉瘤。非常类似乳腺的叶状囊肉瘤。

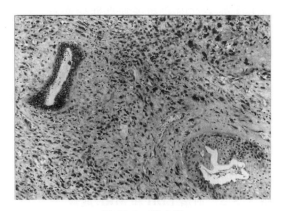

**图32-9　腺肉瘤**

良性腺上皮、鳞状上皮及多形性肉瘤（×200）

单纯的异种组织来源的肉瘤很少见，其中横纹肌肉瘤最多，其次还有软骨肉瘤及骨肉瘤。横纹肌肉瘤来源于原始胚胎，常见于幼女、少女及青少年女性，21％发生在生殖泌尿道，其中20％在子宫。治疗已经从原有的盆腔扩清术改为现在的以化疗为主的治疗。一些文献还报道了成功保留生育功能的治疗。

（黄利华　毛永荣）

### 32.1.2　临床特征

所有组织学类型的子宫肉瘤的最常见的症状都是不规则阴道流血，有77％～95％的患者会发生此症状[5-7]。出血的症状表现为月经周期淋漓不尽和月经过多。有1/3的肉瘤患者有盆腔疼痛的症状[5-7]。这种疼痛常常是一种绞痛，并伴有血凝块由阴道排出或肉瘤肿块由宫颈管排出。从出现症状到确诊这段时间里几乎很少出现远处疼痛。LMS的患者几乎很少排出肿块，但这些患者中有20％～43％会出现疼痛时间长，且此症状出现较早[8-10]。腹部增大的包块，阴道排出恶臭液体也是肉瘤患者的重要临床表现，但这些症状极少被患者提及。在体格检查时大部分患者的子宫大小正常，但20％～50％的病例中有子宫增大或可触及腹部包块[6,10,11]。有的情况下，肿块是子宫弥漫性增大却不见明显的瘤块。GOG统计的453例不同组织类型的子宫肉瘤，肿瘤大小在6～10cm者为48.8％～

50.9％；大于10cm者为10.5％～19.3％[12]。有些肿块突入宫颈管内。子宫肉瘤的患者在宫颈口常可见到肿块组织。Doss等[13]观察到49名癌肉瘤患者中有36人（73％）可在宫颈口见到赘生物。而Nielsen等[14]却报道60名患者中只有一人可见。如果患者有腹痛、绝经后阴道流血、扩张的宫颈排出大量质脆的赘生物，这高度说明可能患有息肉状子宫肉瘤。

在LMS的患者中有17％～48％的人确诊为良性子宫平滑肌瘤伴子宫增大[8,12]。迅速增大的子宫平滑肌瘤可能是一个恶性过程，需要手术摘除。这一观点常被引述但又很难找到一些重要的临床病例作证据，虽然很容易给"迅速增长"一个准确的定义，但许多专家认为子宫肌瘤在3～6个月内增长1倍则很可能为癌。在一项研究中学者们发现，371名妇女因为迅速增大的子宫而行子宫切除术，其中仅有1人（0.27％）发现为LMS，这些学者在总结了文献后证实LMS的患者中仅有2.6％的人出现"迅速子宫增大"的征象[15]。因而，对具有某些临床特征的妇女如未行激素替代治疗的绝经妇女，肿瘤增长迅速应高度怀疑恶性肿瘤[16]。

Leibsohn与他的同事[17]报到了1 432名妇女因子宫肌瘤的症状而行子宫切除术，其中10人（0.7％）为子宫平滑肌肉瘤。这项报道说明了40～70岁这个年龄段中子宫切除标本中发现LMS的可能逐步上升（40岁为0.2％，50岁为0.9％，60岁为1.4％，70岁为1.7％）。

腺肉瘤不仅主要发生在绝经后妇女，而且也发生于青少年以及年轻妇女中，常有子宫外病变[18]。最常见的症状是异常阴道出血，但有些患者有盆腔疼痛、腹部包块或阴道排液。有些患者接受过他莫昔芬治疗或接受过放疗。腺肉瘤最常见出现在子宫内膜，包括子宫下段，但也有少部分患者出现在宫颈肌层里面，可能来自子宫腺肌症。少数情况下，腺肉瘤有子宫外病变，常累及卵巢，盆腔组织或肠道浆膜。

癌肉瘤几乎占子宫肉瘤病例数的一半[19,20]。虽然他们特征性地发生在绝经后妇女,但也有少量报道可发生于 40 岁以前的妇女中。大部分患者有阴道异常出血和子宫增大。大部分患者血清 CA125 升高。1/3 的患者有子宫外播散(Ⅲ~Ⅳ期)。近 37% 的癌肉瘤有盆腔放射病史。这些肿瘤常发生于年轻妇女,这些妇女常含有特异性因素,也常在晚期阶段被发现[21]。

### 32.1.3　诊断检查与分期

#### 32.1.3.1　组织学评估

对有临床症状的患者,进行组织学评估是必须的。如果肿瘤最先是从宫腔经宫颈脱出而被发现,那么用于活检的组织很容易取得。如果较大的息肉状肿块居于子宫腔内,也容易通过子宫内膜活检或子宫内膜搔刮术明确诊断。术前刮取子宫内膜标本进行检查,正确诊断子宫肉瘤的敏感性因组织学亚型而异。通常情况是,只有那些分化较差的含有上皮成分的病例可通过子宫内膜诊刮明确诊断。而对于子宫平滑肌肉瘤的患者来说,要在术前确诊却很困难。据报道,大约有 1/3 的子宫平滑肌肉瘤位于子宫体黏膜下层。因此,有症状的平滑肌肉瘤患者术前诊断的正确率只有 25%~50%,这些病例的症状可能与源于子宫肌层的新生物有关,而不是与子宫内膜有关[17],据资料,大部分子宫平滑肌肉瘤患者术前并没有做子宫内膜活检[7]。

#### 34.1.3.2　术前影像学检查

术前影像学检查在区分子宫良恶性病灶时作用局限,尤其是在缺乏明显的宫外病灶时。但是影像学结果可初步作为患者确诊时的依据。癌肉瘤的诊断经常依赖于子宫内膜的取样,因此术前影像学的结果对于子宫癌肉瘤的诊断就显得不那么重要了,除非是对子宫外的病灶进行评估。一项小的、单因素回顾性研究发现盆腔 MRI 对于区分子宫肉瘤和子宫的良性病变有价值。Namimto 等发现同时使用 DWI(弥散加权成像)和 T2 加权的磁共振对于区分子宫肉瘤和子宫良性病变有 100% 的敏感性和特异性,尤其是相较于单独使用 DWI 来说[22]。这似乎非常有应用前景,但是对于临床来讲可操作性不强。Cornfled 及其同事就发现就不同的 MR 图像,区分平滑肌肉瘤和子宫恶性间质肿瘤的非典特征并不十分精确[23]。不同模式的磁共振图像评价标准,显示子宫肉瘤的敏感性在 17%~56%,但是特异性在 80%~100%[23]。

#### 34.1.3.3　血清 LDH 和 MRL 成像

血清乳酸脱氢酶(LDH)的水平对于考虑为平滑肌肉瘤的子宫肿瘤的成像是一个有用的补充。Goto 和其同事在一项前瞻性实验中提出将 MRI 和血清 LDH 结合起来预测平滑肌肉瘤其准确率可高达 99.3%。这两者结合起来的阳性率为 91%,而单独使用 LDH 只有 39% 的阳性率,单独使用 MRI 也仅有 71% 的阳性率。这项结论的提出让人耳目一新,但是也需要进一步地确认,然而,检测血清 LDH 水平对于怀疑子宫体恶性病变的患者来说非常的便捷。Goto 这项实验提出的另一个重要的观点(当然许多其他的实验也提出了类似的观点):仅使用 MRI(加或不加血清 LDH 的评估)阴性预测值的特异性接近 100%。这项观点的提出对于那些无意进行手术的女性或强烈渴望生育的女性来说意义重大。当然也对那些无法诊断为良性子宫肌瘤或恶性病变的患者决定手术路径更有帮助。

#### 32.1.3.4　分期

由于子宫肉瘤病例稀少,因此,以前对子宫肉瘤没有专门的分期系统。尽管子宫肉瘤与子宫内膜癌在生物学行为上是两类不同的肿瘤,但按常规,应用 FIGO 在 1988 年推荐使用的子宫内膜癌的手术病理分期标准进行分期(表 32-1)。

然而,最近 FIGO 试图根据子宫肉瘤的特异的生物学行为,建立了子宫肉瘤的新的分期系统(表 32-2)。在新建立的分期系统中,对平滑肌肉瘤和子宫内膜间质肉瘤进行了分期;对腺肉瘤进行了分期,对癌肉瘤也进行了分期。

在子宫平滑肌肉瘤和子宫内膜间质肉瘤的分期中，又根据肌层浸润深度分为3个亚期。而癌肉瘤则继续沿用子宫内膜癌的分期系统。

**表 32-1　常规子宫肉瘤分期（FIGO,1988）**

| 分期 | 特征 |
| --- | --- |
| Ⅰ | 肉瘤限于子宫间质 |
| Ⅱ | 肉瘤限于子宫和宫颈 |
| Ⅲ | 肉瘤限于盆腔 |
| Ⅳ | 盆腔外肉瘤 |

**表 32-2　FIGO 子宫肉瘤分期（2009）**

| 分期 | 定义 |
| --- | --- |
| （1）平滑肌肉瘤和子宫内膜间质肉瘤* | |
| Ⅰ | 肿瘤局限于子宫 |
| Ⅰ A | 小于或等于5cm |
| Ⅰ B | 大于5cm |
| Ⅱ | 肿瘤范围超出子宫但在盆腔内 |
| Ⅱ A | 附件受累 |
| Ⅱ B | 其他盆腔组织受累 |
| Ⅲ | 肿瘤侵犯腹部组织（不包括刚好突入腹部） |
| Ⅲ A | 一侧 |
| Ⅲ B | 多于一侧 |
| Ⅲ C | 盆腔和/或腹主动脉旁淋巴结转移 |
| Ⅳ | |
| Ⅳ A | 肿瘤侵犯膀胱和/或直肠 |
| Ⅳ B | 远处转移 |
| （2）腺肉瘤 | |
| Ⅰ | 肿瘤局限于子宫 |
| Ⅰ A | 肿瘤局限于子宫内膜/宫颈内膜，无肌层浸润 |
| Ⅰ B | 肌层浸润深度小于或等于1/2 |
| Ⅰ C | 肌层浸润深度大于1/2 |
| Ⅱ | 瘤范围超出子宫,但在盆腔内 |
| Ⅱ A | 附件受累 |
| Ⅱ B | 肿瘤范围超出子宫外的盆腔组织 |
| Ⅲ | 肿瘤侵犯腹部组织（不包括刚好突入腹部） |

续表

| 分期 | 定义 |
| --- | --- |
| Ⅲ A | 一侧 |
| Ⅲ B | 多于一侧 |
| Ⅲ C | 盆腔和/或腹主动脉淋巴结转移 |
| Ⅳ | |
| Ⅳ A | 肿瘤侵犯膀胱和/或直肠 |
| Ⅳ B | 远处转移 |

（3）癌肉瘤

癌肉瘤分期应与子宫内膜癌分期相同

注:子宫体和卵巢/盆腔的子宫内膜间质肉瘤同时有卵巢/盆腔子宫内膜异位症,应独自按原发肿瘤分类。

（尹 青 何 灿 张 帆）

## 32.1.4　手术治疗

手术是大多数软组织肉瘤治疗的基础,包括子宫肉瘤。许多患子宫肉瘤的患者在诊断时为未绝经妇女,因此需要考虑到患者的生育问题及月经的问题。手术包括去除原发肿瘤,行肿瘤剔除术甚至大多数情况下行子宫切除术,腹探查等是这些患者初始治疗的重点。下文将讨论需要行淋巴结检查、淋巴结切除以及卵巢切除的情形。在诊断时已有子宫外病灶的或者是复发性的子宫肉瘤需行细胞减灭术的都将被讨论到。在子宫肉瘤的手术中,保留生育功能的选项是非常局限的,但是在侵袭性较小的肿瘤中,有较大可能保留生育功能。

### 32.1.4.1　保留子宫

肌瘤剔除,或者是保留子宫的肿瘤切除术是一些渴望保留生育功能,且被诊断为STUMP(恶性潜能不明的平滑肌瘤)或者是非典型的子宫平滑肌瘤的年轻患者的首选。但不幸的是,对于大多数子宫间质的恶性肿瘤来说,全子宫切除术才是首选。对于被诊断为子宫平滑肌肉瘤,未分化肉瘤(高级别ESSs),或癌肉瘤的患者来说,是否保留子宫并不明确。对8例诊断为子宫平滑肌肉瘤的患者施行保留子宫的手术,术后据报道,均成功怀孕[24]。然而,在这篇报道中,这些患者的组织学类型是否真的是"高级别"的平滑肌肉瘤还不明确。可能全部是 STUMP 或者是其他恶性程度较低的间质肿瘤[24]。在没有更明确的研究结果之前,全子宫切除仍是首选。

子宫内膜间质肉瘤则具有一些挑战性。确诊的 ESSs 因其良性的边缘所以不需要全子宫切除。但是很难确定这个肿瘤是否仅仅只是个 ESS 结节,又或者是 ESS 的边缘完全没有肿瘤的恶性浸润或血管侵犯[25]。因此,对于绝经后或者已经生育的妇女,仍推荐施行全子宫切除术。有报道称在一个 16 岁和一个 25 岁的 ESS 女性患者中行子宫保留术,术后成功怀孕[26]。

### 32.1.4.2 淋巴结评估和切除的作用

在行未增大淋巴结切除以及未绝经的妇女需切除卵巢的手术时,一定要审视 2 个极为重要的问题:①这些器官上的微小的病灶有何风险;②切除这些器官有什么好处。成年人软组织肉瘤发生淋巴结转移的概率<3%,在不同的组织学亚型中该概率可能会发生改变[27]。对于成年的罹患软组织肉瘤的患者来说,并不推荐切除区域淋巴结,但是对于单个增大的淋巴结推荐行切除术[27]。

平滑肌肉瘤淋巴结转移风险大约是7%[28-33] 而隐匿性淋巴结转移则低于3%[32-35]。对于病灶局限于子宫且/或临床上淋巴结正常的子宫平滑肌肉瘤患者,切除淋巴结没有明显的益处[28,30-32,36]。癌肉瘤全身淋巴结转移概率(27%)和隐匿性淋巴结转移概率(20%)则更高[28,29,32,37-39]。未分化的子宫内膜肉瘤与癌肉瘤有着相似的表现,但缺乏具体的数据。除外增大的淋巴结切除,常规施行淋巴结切除术的作用仍有待商榷。Nemani 及其同事称不管有没有进行放射治疗,淋巴结切除术对患者来讲都有益处[40]。但是,现在的治疗标准是对于所有的患者,不管肿瘤所处的级别,都需接受系统性的新辅助化疗。淋巴结切除术的治疗优势,如果有的话,极有可能是缓解癌肉瘤患者的病情进展。对于癌肉瘤的患者来说,淋巴结切除仍被认为是理想且标准

的治疗方式。

ESS 中总的淋巴结转移和潜在淋巴结转移的概率分别为 16%、6%[28,29,35,41-46]。子宫内膜深肌层的浸润或者是淋巴脉管间隙的浸润都有可能促进潜在淋巴结的转移。这 2 种特征在行子宫切除术时并不能观察到,因而对这些患者来讲常规切除淋巴结也没有明确的证据表明此举有生存优势[42]。考虑到患者的治疗、预后等,在行子宫切除术时同时进行淋巴结清扫理由是充分的。但是在 ESS 中的效果并不明确。二次手术切除淋巴结对于患者来讲无任何益处,尤其是对于那些没有深部间质浸润的患者来说。腺肉瘤淋巴结转移的概率大约是 3%[38]。基于目前有限的资料来看,起源于子宫体的肿瘤行淋巴结清扫并无太多帮助。

### 32.1.4.3 卵巢切除术的作用

平滑肌肉瘤卵巢转移的概率十分的罕见[33-34]。常规的卵巢切除,特别是对于未绝经患者而言,百害无一利。一项 SEER 分析表明行双侧卵巢切除的肉瘤患者预后更差[36]。尽管不能确切地解释为什么切除双侧卵巢会导致患者的预后更差,但至少这些数据支持未绝经的患者保留卵巢让其发挥作用。癌肉瘤潜在的卵巢转移概率约为 12%[33],双侧卵巢切除术推荐应用于这些患者身上,值得庆幸的是,这些患者均处于块绝经期。ESS 潜在卵巢转移则非常少见[43]。而保留卵巢似乎与高的复发风险相关,但对总的生存时间则没有影响[42,47]。双侧卵巢切除推荐应用与复发风险高的肿瘤中,但对于未绝经的患者应谨慎应用。卵巢转移的风险和双侧卵巢切除的优势很难弄清楚,因为子宫肉瘤低的发病率而缺乏一系列的数据。

### 32.1.4.4 肿瘤细胞减灭术

细胞减灭术主要用于除有子宫肉瘤的病灶外还有转移病灶的患者[48]。完全性的肿块切除相比于行肿瘤细胞减灭术后残余肉眼可见的病灶的中位 PFS 为 14.2 个月比 6.8 个月($P=0.002$)。[48]同样,OS 为 31.9 个月比

20.2个月($P=0.04$)。[48]在多变量分析中,完全的肿瘤细胞减灭术是PFS独立的影响因素,但不是OS的。但是,非OS的独立的预后因素可能是受相对较小的样本量的影响。肿瘤细胞减灭术应该施行在那些完全切除肿瘤可行且不需要过多手术步骤的患者身上,如脏器切除术。任何手术的优势应该与潜在的风险相权衡,而这些更需要个体式的管理。

### 32.1.4.5　微创手术

腹腔镜逐渐成为女性生殖系统良恶性病变的一种标准治疗方式。子宫分碎术,要么作为侵入性最小的方式收集标本,保留生育力的子宫肌瘤剔除,或者更为常见的是用于子宫次全切除术。子宫分碎术很少用于子宫肉瘤的患者,因为这些患者在术前就已明确恶性诊断,年龄也较大,分碎术意义不大。但是,子宫分碎术或者子宫次全切除经常能"偶然"地诊断平滑肌肉瘤或子宫内膜间质性肉瘤。子宫平滑肌肉瘤分碎术常与预后不良相关。Perri等就发现施行了子宫次全切除之后诊断为子宫肉瘤地女性复发率明显更高,而总的生存率(OS)则更低[49]。TAH对比其他类型地子宫切除(子宫肌层切除,子宫分碎术,子宫次全切除术),复发和生存的风险因素(HR)分别为0.39和0.36。Park等发表了相关文献,显示进行了子宫分碎术后被诊断为子宫平滑肌肉瘤的女性相较于未进行子宫平滑肌肉瘤的女性患者来说,5年无病生存率为40% vs 65%($P=0.04$)[50]。而5年总生存率为46% vs 73%($P=0.04$)。分碎术似乎也可增加子宫内膜间质性肉瘤的复发率,但是对于OS的影响并不明显[51]。

尽管子宫分碎术对于诊断为平滑肌肉瘤或是子宫内膜间质性肉瘤的患者来说可能存在不利的影响,但也不能因此下结论说分碎术不适用于疑似良性子宫肌瘤病变的患者。将子宫平滑肌肉瘤或者子宫内膜间质性肿瘤诊断为可疑良性子宫肌瘤的概率非常低,结合4项含有4981名患者的研究来看,疑诊良性子宫肌瘤的患者术后确诊为子宫平滑肌肉瘤的

风险率为0.24%,而子宫内膜间质性肉瘤仅0.06%[52-54]。而那些描述为"快速增大的子宫肌瘤"的风险就更低了。

疑诊为良性子宫肌瘤病变的患者,在进行子宫次全切除之前,获得盆腔MRI的图像是非常必要的,因为其不仅可提供肿瘤的定位,还能提供良好的阴性预测价值。血清LDH对于判断分碎术是否是最佳选择也大有帮助。但是,一个血清LDH水平正常或者MRI无异常的患者进行子宫分碎术则不需担心子宫肉瘤的发生。倒是那些MRI图像可疑、血清LDH水平升高、绝经后子宫增大、新近出现的子宫肿块等的患者,行分碎术显得极不合理。

(何　灿　张雅星)

### 32.1.5　辅助放疗和化疗

子宫肉瘤放疗仅作为术后的辅助治疗。子宫肉瘤具有2个特征表明子宫肉瘤应进行系统化的治疗:①即使是早期的患者,复发率也不低于50%;②容易远处转移。并且发病率低也使得随机对照实验更为困难。其次,由于子宫肉瘤是一种混合型的赘新生物,因而理解化疗的使用就显得至关重要。

### 32.1.5.1　癌肉瘤

(1)辅助放疗:辅助性放疗的作用不太确定,但一些研究证实放疗对早期病例和晚期肿瘤的控制均有益处[55]。一般认为,恶性苗勒管混合瘤辅助性放疗效果比平滑肌肉瘤要好。放射治疗与手术治疗联合应用比单纯手术治疗的生存率要高。术后再做盆腔放疗可控制放射区域内病灶,降低盆腔的失败率。有报告称,接受过盆腔放疗的恶性苗勒管混合瘤患者的盆腔失败率仅为13%。还有报告证实,放射治疗可以治愈局限性疾患。另一方面,也有观点认为术后辅以盆腔放疗对生存率的改善并无明显意义。

(2)辅助化疗:对于恶性苗勒管混合瘤,外科手术后可辅以化学治疗,甚至在疾病早期也可采用化疗。化疗方案或为长春新碱、放线菌素D、环磷酰胺,或是阿霉素与其他化学药物

的联用。对子宫恶性苗勒管混合瘤,如果手术中发现尚存在子宫外的扩散病变,术后则需用化疗。其化疗方案颇多,或阿霉素的单独使用;或阿霉素与环磷酰胺(或达卡巴嗪,或顺铂)两种药物联用;或多种药物(如环磷酰胺,长春新碱,阿霉素,达卡巴嗪)的联合应用。但总的说来其反应率较低,疗效较差,其生存率并无明显改善。对于较早期的病变,预防性化疗在防止病变的扩展及复发上,在缓解晚期及复发性病变的进程方面还是有其积极意义的。据报道,在紫杉醇、异环磷酰胺和铂类为基础的化疗加上全盆腔放疗可导致有转移的癌肉瘤的存活率增加[56-58]。

### 32.1.5.2 平滑肌肉瘤

(1)辅助放疗:尽管以往的资料表明平滑肌肉瘤的复发以远处转移为主,但盆腔复发的概率与癌肉瘤一样高。大约有 1/3 的患者盆腔复发,而术后放疗使复发率平均降低 1/2。单独手术后盆腔复发概率可能是较高的,因为许多单纯手术的病例包括那些核分裂数目较低(小于 10 个/10HPF)平滑肌肉瘤,平滑肌肉瘤核分裂数目对判断局部和远处失败的预后很有价值。有着较低核分裂数目(小于 10 个/10HPF)的平滑肌肉瘤局部或远处失败率较低,故对此类患者不推荐术后辅助放疗是安全的,一般考虑术后放疗仅适用于核分裂象数目大于 10 个/10HPF 的平滑肌肉瘤患者。有人认为放疗对控制局部复发可能是有用的[55]。

(2)辅助化疗:目前对平滑肌肉瘤的化学治疗问题尚无肯定的疗效评价。但人们多采用长春新碱、放线菌素 D、环磷酰胺联合化疗(VAC 方案),可收到一定效果[59,60]。也有报道单独使用阿霉素,或阿霉素与达卡巴嗪(ADIC)方案;或阿霉素与达卡巴嗪、放线菌素 D(ADIC-DACT 方案),联合使用,但对其疗效的报道很不一致。Thigper 等采用阿霉素与顺铂联合化疗 19 例子宫平滑肌肉瘤,仅 1 例完全反应,疗效很差[61]。当然,也有认为子宫平滑肌肉瘤的化疗敏感性高于恶性中胚叶

混合瘤及间质肉瘤的报道[62]。用阿霉素或多西他赛或吉西他滨用于晚期复发病例,反应率为 27%～36%[63,64]。有些病例可能对激素有反应[65]。总之,平滑肌肉瘤的化学治疗只是综合性治疗措施之一,且通常作为一种手术后的辅助治疗方法。

### 32.1.5.3 子宫内膜间质肉瘤

(1)辅助放疗:放射治疗通常作为子宫间质肉瘤患者术后的一种辅助治疗手段。子宫内膜间质肉瘤的放疗效果比子宫平滑肌肉瘤要好。但单纯放射治疗,其患者 2 年存活率仅为 15%。单纯手术治疗的 2 年存活率也只为 37%。如果术后辅以放疗,其 2 年存活率可提高到 57%[66]。可见手术治疗与放射治疗并用,可使疗效明显提高[67]。

对已确诊为子宫内膜间质肉瘤者,估计手术有困难,可行术前放射。一般采用体外照射,用 $^{60}$Co 或加速器,设下腹及臀部各一野垂直照射,3～4 周内组织量 30～40Gy,照射后 3～4 周手术。

术中发现肿瘤扩散到子宫以外组织或邻近器官;或术后病理检查肿瘤分化不良,核分裂数大于 10 个/10HPF,虽肿瘤限于子宫内,也应补加放疗。术后 1 个月设下腹及臀部各一野垂直照射,40～50Gy,4～5 周。

(2)辅助化疗:有关子宫内膜间质肉瘤化疗的资料很少,疗效难以确定。

(陈 敏 张 帆)

### 32.1.5.4 放射技术

(1)盆腔放射:子宫肉瘤的盆腔放疗原则同其他妇科恶性肿瘤的亚临床病灶的处理是相似的,放射野包括从子宫的整个盆腔淋巴引流区到腹主动脉分叉处。包括侧野的四野放疗技术对于子宫切除术术后是适合的。为了包括下腹淋巴结,其侧野的后界延伸到 S2、S3 间隙。前野和侧野的下界应该包括阴道穹隆近端 1/3,无须包括整个阴道,这样做将会明显地减少直肠和阴道早期和晚期的放疗反应。尽管与骨性标志相关的阴道套的位置依赖于骨盆的倾斜和盆腔底部的松弛程度,定位阴道

套的放射照相标记的使用是必要的。盆腔放疗应使用高能 X 线(大于或等于 10MV)以每次 1.8～2.0Gy 无间断地分割,剂量达到 50Gy。

(2)腹腔放射:当整个腹腔有复发风险的时候,放疗靶区必须包括整个腹腔。其上界应在患者安静呼吸时距离膈肌以上 1～1.5cm。下界必须包括下方的反折腹膜。体瘦的患者可能要超出皮肤。对肥胖的患者来说,皮肤和皮下组织较多,但一定要保证在腹膜反折上有充足的边缘。肾的照射剂量必须被限制在 20Gy 以内,采用 2～5 个半价层的 PA 肾挡块在整个放疗中是必要的。

肾的位置和大小的精确定位是必要的,肾的定位在肾 B 超或模拟定位时完成。肝的照射剂量应被限制在 25Gy 以内,在肝照射 25Gy 以后,必须在肝右叶的前面和后面增加 5 个半价层的挡块。腹腔放疗应采用高能 X 线(大于或等于 10MV),每次 1.5Gy,20 次完成总量 30Gy。盆腔剂量在腹腔放疗结束以后通过前后对穿放疗达到 50Gy。

(陈　刚　陈　敏)

#### 32.1.5.5　化疗方案

(1)单药化疗方案:几种药物已被作为子宫肉瘤的单药治疗研究中,证实中胚层肉瘤异环磷酰胺和顺铂具有活性。异环磷酰胺1.5g/($m^2$·d),加美司那 0.3 g/($m^2$·d),连用 5 天,4 周重复,有效率 32%(9/28)[68];顺铂 50mg/$m^2$,3 周重复,有效率 19%(12/63)[69]。

有 9 种单药治疗在平滑肌肉瘤中应用,其中最有效的是阿霉素,以每 3 周 60mg/$m^2$,28 例患者 7 例缓解[70];异环磷酰胺中度有效,35 例患者中有 6 例部分缓解,依托泊苷与其相似。

子宫内膜间质肉瘤化疗效果难以确定。GOG 报道 21 例病例中,异环磷酰胺的治疗总有效率为 33.3%。北京协和医院资料表明,低度恶性子宫内膜间质肉瘤术后或复发转移病例,采用化学治疗可收到一定效果,而高度恶性子宫内膜间质肉瘤经化疗的病例全部死亡,疗效很差[62]。低度恶性子宫内膜间质肉瘤的孕激素和雌激素含量很高,属激素依赖性肿瘤。对于受体阳性病例,孕激素类药物有较好反应。因此,目前一般推荐术后采用黄体酮治疗,可取得较好疗效,而且治疗效果优于一般化疗[71]。

(2)联合化疗方案:子宫常用联合化疗方案及效果见表 32-3。

表 32-3　子宫联合化疗方案及效果

| 方案 | 药物 | 用法 | 治疗例数 | 有效率/% |
|---|---|---|---|---|
| (1)ADM | ADM | 60mg/$m^2$,静注,每 3 周重复治疗 | 85 | 17.7 |
| (2)ADIC | ADM | 60mg/$m^2$,静注 | 70 | 33.3 |
| | DTIC | 250mg/$m^2$,静注,1～5 天 | | |
| (3)DAVC | ADM | 50mg/$m^2$,静注,第 1 天 | 20 | 95.0 |
| | DTIC | 250mg/$m^2$,静注,1～5 天 | | |
| | VCR | 1mg/$m^2$,静注,第 1 天,第 5 天 | | |
| | CTX | 500mg/$m^2$,静注,第 1 天 | | |
| (4)PD | DDP | 20mg/$m^2$,静注,1～5 天 | 10 | 50.0 |
| | DTIC | 200mg/$m^2$,静注,1～5 天 | | |
| (5)PA | DDP | 100mg/$m^2$,静注,每 3～4 周重复治疗 | 11 | 73.0 |
| | ADM | 45～60mg/$m^2$,静注 | | |

当前化疗在子宫肉瘤治疗中所扮演的角色主要是单药治疗晚期或复发患者,而且是姑息性的。主要药物是阿霉素、异环磷酰胺和顺铂。联合化疗在总有效率上几乎没有提高,而且增加了并发症的发生率[72-75]。内分泌治疗,特别是孕激素在治疗进展或复发的子宫肉瘤中有一定意义。

### 32.1.5.6 化学治疗的毒性

化疗最常见的毒性反应主要是血液系统和胃肠道的毒性。相同反应率下平滑肌肉瘤3~4级的化疗副反应较子宫癌肉瘤患者高5%。联合用药出现3~4级副反应的概率更大。

环磷酰胺联用顺铂的有效性达54%,但3~4级的白细胞减少症高达97%,在减少环磷酰胺的剂量之前甚至出现了6例死亡的不良事件[76]。最近的一项关于环磷酰胺联用紫杉醇的Ⅲ期临床试验报道了45%的有效率,且毒性反应患者可以耐受[77]。这似乎是一个高效且安全的和化疗方案。在另外的一些Ⅱ期临床试验中,不同的化疗方案:脂质体多柔吡星、紫杉醇、多柔吡星、顺铂、依托泊苷联用顺铂,依托泊苷联用多柔吡星等,有着较低的毒性和中等的化疗反应性。尽管在多西他赛联用吉西他滨的过程中会常规使用生长因子,但此前所有的患者都不可避免地出现了骨髓抑制[78,79]。轻度的四肢水肿也常见于二线化疗药物的使用中。它比特定也与疲倦、骨髓抑制、转氨酶升高和呕吐相关[80]。

新型化疗药物如异环磷酰胺氮芥和艾瑞布林也许相较于传统的化疗药物,可提供更加可以耐受的化疗副反应。异环磷酰胺氮芥是一种环磷酰胺的稳定的代谢物,可减少膀胱毒性。

(陈 刚 冯 忻 张 帆)

## 32.1.6 辅助激素治疗和生物学治疗

### 32.1.6.1 激素治疗

尽管激素治疗的作用在乳腺癌和子宫内膜癌中已经很明确,但在子宫间质性肿瘤中的作用仍待研究。在子宫肉瘤中,几乎没有有效的雌激素或孕激素受体,除了低级别的ESS和间质性淋巴结以外。在不同的子宫肉瘤患者中,雌激素和孕激素受体分别为55.5%和55.8%,但是中位浓度对比乳腺癌或者子宫内膜癌要低得多。ESS受体水平更高[81]。

特别是低级别的ESS对激素极为敏感,长期维持使用有益于病情。几篇文章报道到了长期使用他莫昔芬治疗乳腺癌与子宫肉瘤的发展相关[82,83]。有点像雌激素刺激子宫的二次发育,因此要避免这类患者使用雌激素替代疗法。

孕激素为GnRH同源物,或者是芳香类抑制剂[84,85]均可用于治疗晚期或复发性的ESSs,并且在病例报告中显示他们可以获得长期,稳定的生存。一项关于低级别ESS的前瞻性研究报道,激素治疗的反应率为27%(5例完全缓解,3例部分缓解),病情稳定为53%(16例),无进展时间为24个月[41]。大多数患者接受了醋酸甲地孕酮的治疗。Lantta[86]等报道了2例腹腔广泛转移的高水平的孕激素受体的低级别ESS,使用激素治疗后完全缓解。Baker[87]等报道了3例孕激素受体水平高的病例,通过口服醋酸甲地孕酮获得部分缓解或使病情稳定的结局。Piver[88]等在一项淋巴管内间质肌病的报告中记录了使用激素治疗后6例患者(46%)完全或部分缓解的事实。scribner和walker报道了一例巨大瘤灶的ESS患者,通过使用醋酸亮丙瑞林和醋酸甲地孕酮是肿瘤缩减到可切除的大小[89]。低级别ESS还表达一种雌激素诱导的蛋白:srD 27,而它可表明该肿瘤对激素治疗敏感[90]。醋酸甲羟孕酮可缓解ESS的肺部转移[82-83]GnRH同源物可控制雌激素或孕激素受体阳性,复发性的低级别ESS[91]。在6~10个低级别间质性肉瘤的病例报告中,醋酸甲羟孕酮和芳香类抑制剂,如来曲唑十分高效,且能维持病情稳定[92]。Spano等报道了2例肺转移的ESS患者,使用了氨鲁米特后完全缓解,并分别维持了无病生存14年、7年[84]。在一项11期临床试验中,米非司酮,一种选择性孕激素受体调节剂在 2 例低级别 ESS 患者中没有任何疗效[93]。

### 32.1.6.2 生物学治疗

由于子宫肉瘤高的复发率,对放疗和化疗的反应较差,生物疗法可能给癌肉瘤和其他软组织肉瘤带来希望。最近子宫肉瘤生物学前沿旨在通过靶向作用于一些分子,如赖氨酸激酶受体、血管内皮生长因子(VEGF)以及 P13K/Akt 通路。

自从在胃肠间质肿瘤中发现原癌基因 c-kit 高表达可控制赖氨酸酶抑制剂,如甲磺酸伊马替尼和舒马替尼等的作用,这也使科学家们对子宫肉瘤更感兴趣[94]。但是,c-kit 的表达在不同的研究中差异极大[95-97]。Emoto 等宣称通过一种血管形成抑制剂 TNP-470 抑制了恶性混合型肿瘤细胞系 VEGF 的表达[98]。另一种血管形成抑制剂沙利度胺,并未在复发性或初治的子宫癌肉瘤或子宫平滑肌肉瘤患者中发现任何改变[99]。在一项索拉菲尼(一种 B-raf 和 VEGF 的小分子抑制剂)的Ⅱ型临床实验中,37 名平滑肌肉瘤的患者中也仅有 1 名患者(约 3%)部分反应[100]。在复发性及转移性的妇科癌肉瘤或平滑肌肉瘤中,阿铂西普的一项Ⅱ期临床试验也未观察到任何反应[101]。

帕唑帕尼(一种口服的多靶标激酶抑制因子)的Ⅱ期实验中,表明 41 名子宫平滑肌肉瘤患者仅有 1 位部分反应(约 2.4%)[102]。近期报道的关于帕唑帕尼对比安慰剂作为转移性的软组织肉瘤(46% 为平滑肌肉瘤)的二线疗法的Ⅲ期临床试验中,帕唑帕尼组的反应率仅为 6%。但是该组的 PFS 延了 3 个月。尽管对于总的生存时间(OS)没有显著变化,但是帕唑帕尼被 FDA 批准用于已经接受过化疗的晚期软组织肉瘤的患者[103]。由于该药物有潜在的威胁生命的肝毒性,所以使用的患者应该检测肝功能。GOG 关于帕唑帕尼的Ⅱ期临床试验结果仍待揭晓(NCT01247571)。GOG 提议将帕唑帕尼和吉西他滨联合作为平滑肌肉瘤的二线用药。(NCT01442662)

一项关于多柔吡星联合贝伐单抗用于 17 例化疗初治的软组织肉瘤患者的Ⅱ期实验中,发现有效率较预期低 12%,并伴随显著的心脏毒性(35% 的患者大于 2 级)[104]。在子宫平滑肌肉瘤的 7 个患者中,2 例(28%)部分反应。GOG 目前进行的Ⅲ期临床试验:安慰剂为控制组,吉西他滨联合多西他赛有或没有贝伐单抗作为一线用药治疗晚期或复发性子宫平滑肌肉瘤的临床试验。(NCT01012297)

失去 PTEN 的功能将伴随 P13K/Akt 通路的上调并且与高级别和复发性的平滑肌肉瘤相关[105]。mTOR 是这条通路的中心调节因子,地磷莫司作为 mTOR 的抑制剂,在 56 名平滑肌肉瘤患者中并未显现出任何疗效,但是 36% 的患者病情稳定 16 周[106]。地磷臭司作为转移性子宫肉瘤患者的稳定剂的Ⅲ期临床实验失望地发现,该方法仅延长了 PFS 3 周[107]。

理解子宫肉瘤的生物学前沿可为疾病的长期控制提供一些靶标,也为疾病的治疗提供了新的思路。

(何 灿 陈 刚 张 帆)

### 32.1.7 预后及预后因素

(1)癌肉瘤(恶性苗勒管混合瘤、恶性中胚叶混合瘤):恶性苗勒管混合瘤是本章叙述的女性生殖道肉瘤中恶性程度最高、预后最差的一种。据报道,40%~60% 病例在临床诊断时肿瘤业已侵及子宫体外,其 5 年存活率多为 20%~30%[108],Ⅱ期患者 5 年存活率大约为 50%[20]。国内北京协和医院报告的 3 例均在短期内死亡[62]。

影响该瘤预后的主要因素是肿瘤累及的范围及深度(即临床分期)。Disaia 报告 94 例子宫恶性苗勒管混合瘤,肿瘤局限于宫体者 2 年存活率为 53%;侵及宫颈、阴道、宫旁组织者的 2 年存活率仅为 8.5%[109]。Spanos 等发现,肿瘤局限于子宫的 5 年存活率仅为 10% 或更低[110]。浸润深度对预后判断也有意义。Vongtama 等报告子宫恶性苗勒管混合瘤侵及浅肌层者的存活率为 58%，而累及深肌层后存活率降低到 29%[111]。此外，肿瘤组成成分不同，其预后也有差异。仅含同源性肉瘤者（如癌肉瘤）较含异源性肉瘤者（恶性中胚叶混合瘤）预后稍好[112]。

（2）平滑肌肉瘤：在女性生殖道肉瘤中，平滑肌肉瘤的预后一般较好。Lurain 等报道子宫平滑肌肉瘤的 5 年存活率为 20%～63%[108]。挪威的一项研究显示，I 期子宫平滑肌肉瘤的 5 年总体存活率为 51%，而 II 期 5 年总体存活率为 25%。有子宫外播散的患者均在 5 年内死亡[113]。复发率为 53%～71%[1,113]。

影响平滑肌肉瘤预后的因素有以下几点。

年龄和月经状况：有研究指出，较年轻患者或在绝经期前发生的平滑肌肉瘤往往有较高的存活率。因为较年轻患者常有较好的临床分期[7]。Vardi 等报道绝经前和绝经后发生的平滑肌肉瘤 5 年存活率分别为 63.6% 和 5.5%，二者存在很大的差异[114]。

核分裂数：核分裂数量既是平滑肌肉瘤诊断的重要指征，也是判断预后的重要标志之一。Taylort 和 Norris 早就报道过在 36 例核分裂数大于 10 个/10HPF 的平滑肌肉瘤中，仅 3 例存活且无临床症状，2 例于治疗后存活 2 年多，其余均已死亡[115]。Kempson 和 Bari 注意到，12 例核分裂数大于 10 个/10HPF 的平滑肌肉瘤中 9 例发生转移且死亡[116]。

原发性抑或继发性：目前认为，继发于平滑肌瘤的平滑肌肉瘤要比原发于平滑肌的平滑肌肉瘤预后要好，存活率要高[62,107]。

临床分期：人们普遍认为，影响该肉瘤预后最重要的因素是肿瘤的临床分期。就子宫平滑肌肉瘤而言，病变局限于子宫中预后要好；若病变超出子宫，则预后不良。一个综合性复习材料显示，临床 I 期的 5 年存活率为 50%，10 年存活率为 48%；而 II—IV 期患者的 5 年、10 年存活率则分别仅为 25%、5%[117]。

其他因素：有研究认为肿瘤大小是主要预后因素[2]。在 8 例肿瘤直径为 5cm 的患者中

有 5 例存活，而所有肿瘤直径＞5cm 的患者均死于肿瘤。另外，组织学分级也有预测意义[2]。一些辅助性参数如 p53、p16、ki67 和 bcl-2 也用于预测预后，但是否是独立的预后指标，结果不是十分清楚。

（3）内膜间质肉瘤：低度恶性子宫内膜间质肉瘤预后明显好于高度恶性子宫内膜间质肉瘤。研究表明，前者 5 年存活率可达 100%，后者仅为 7.8%～25%[62,107]。

子宫内膜间质肉瘤的肿瘤生物学特征是远期复发，即使是 I 期患者也如此，因此，长期随访时必需的。大约 1/3 的患者常见复发部位是盆腔和腹部；少数患者是肺部和阴道复发[118]。

影响子宫内膜间质肉瘤预后的因素主要有核分裂数量及临床分期。低度恶性子宫内膜间质肉瘤分化好，核分裂数量少，即使有局部浸润，甚至出现血管内瘤栓及远处转移，均可有 5 年以上存活期。高度恶性子宫内膜间质肉瘤分化差，核分裂数量多，恶性程度高，均在术后 1～32 个月内死亡[62]。另外，病变局限于宫体者（临床 I 期）的 5 年存活率要显著高于病变超出宫体者。

（陈少娟　张　帆）

### 32.1.8　治疗后随访及复发癌的治疗

#### 32.1.8.1　治疗后的随访

子宫肉瘤原发病灶和复发癌的处理一直都是一个具有挑战性的问题。现在已认识到，这种罕见的肿瘤各种组织学类型的临床表现各异，转移的方式也有显著的差别。如癌肉瘤（CS）直接扩散至局部淋巴结，子宫内膜间质肉瘤（ESS）蔓延到宫旁、阔韧带和附件。相反，平滑肌肉瘤（LMS）更多地转移至肺[12]。另外，子宫肉瘤各类型复发的时间也不尽相同。LMS 出现转移较早，而 ESS 一般在出现原发灶后 20 年复发。这些问题都影响随访的方法及随访的时间。

对这些初次治疗后子宫肉瘤患者的随访

应该由 3 个方面组成。首先,患者应到综合性的医院进行病情监测。因为在综合医院里会有专科医生进行检查(妇科、内科及肿瘤放疗科医生),并且在那儿一旦发现问题,可以及时得到有效的会诊意见。其次,由于该肿瘤相对较少(虽然现在看来似乎发病率有所增加),当地妇科肿瘤服务机构应该将有争论性的治疗意见集中起来,制订一致的随访频率、随访方式和调查研究的频率。最后,地方性的合作小组应该制订与国家,最好是与国际上一致的随访程序。这类患者的随访治疗也很重要,因为即使是分期很低的子宫肉瘤患者的复发率也很高,当然对于 ESS 来说复发发生的时间发生较晚。另外,许多患者的复发病灶只局限在盆腔、腹腔或后腹膜,在随访时发现这些部位的病变很重要,因为这些患者有再次行减灭术的手术机会。

随访的主要方法是临床检查。另外,还可行血液检查,如:全血检查、常规生化检查、特殊肿瘤标志物,以及影像学检查。在以后的临床实践中,新的肿瘤标志物的监测似乎变得更有价值。大多数复发的子宫肉瘤患者都会出现症状,因此临床收集病史、体检以及妇科检查是很重要的监测手段。然而对于那些有远处转移,尤其是转移到肺的患者,一般都是无症状的。这时常规行全血检查和生化检查是无效的。对于肺部潜在性和静息性的病灶的发展需通过胸部放射学检查来监测。还可采取较为精确的影像学方法,如超声、计算机体层摄影和核磁共振(或阳离子发射体层摄影)。但这些方法的应用受到当地的医疗设备及患者的经济情况等因素的影响。尽管将来肿瘤标志物的监测会变得越来越有价值,但局部复发应尽可能通过组织学和细胞学来证实。

### 32.1.8.2　复发癌的治疗

虽然有些子宫肉瘤复发的患者的病情适于支持疗法和早期介入治疗等姑息疗法,但手术治疗、放疗、化疗和激素治疗还是最重要的治疗方法。

(1)手术治疗:对于那些复发病灶局限,或在盆腔、腹腔、后腹膜只有一个或几个包膜完整的复发灶的患者来说,手术治疗是标准的治疗方式。基于患者个体情况,为了提高患者的生活质量,我们有时也考虑行姑息性手术。

对于肺部或肝脏有局限性、孤立转移灶的患者,也可考虑手术。许多研究证实,子宫肉瘤转移到肺部的患者如胸外没有其他病灶,行手术切除可提高远期生存率[119,120]。Levenback 和他的同事发现单侧病灶的患者的生存率明显高于双侧的患者[120]。另外,肝转移灶的楔形切除可使患者获得较好的预后。现在应该着重研究手术前、手术中或手术后联合化疗的疗效,因为毕竟联合治疗方案是治疗复发性子宫肉瘤的重要手段。

(2)放射治疗:子宫肉瘤复发癌的患者采用放疗的目的是为了控制症状。复发的患者会出现阴道流血、阴道排液和疼痛等症状。如阴道后穹隆或盆腔局部有病灶,短期放疗可获得很好的疗效。对于有广泛转移病灶的患者,应给予 4～5 次 20Gy 的照射,或 10 次 30～35Gy 的小范围照射。而对于全身状况较好,估计有较长生存期的患者可给予姑息治疗的剂量,40～45Gy。

出现骨转移和肺转移并伴随有咯血症状的患者,短期的姑息放疗可很好地控制症状。同样,如果脑部有转移,预计生存期超过 2～3 个月的患者颅脑照射可以有效控制肿瘤的发展。另外,有一小部分患者只有局限性的复发病灶,并被认为不适于手术治疗,对于这类患者应给予高剂量的放疗,就如同原发病灶的首次放疗一样。在外阴加强照射或阴道近距离放疗的同时,给予 4～5 周以上的 40～50Gy 的全盆腔照射。

(3)激素治疗:30%～55% 的子宫肉瘤患者有孕激素受体(PR)和雌激素受体(ER)[121,122]。大多数研究表明,ESS 相对于 LMS 而言,有较高的 ER 和 PR 水平。虽然几乎没有关于激素治疗复发性子宫肉瘤疗效的系统研究,但 ER 和 PR 的出现使得激素治疗变得可行。许多人进行了关于激素治疗反应率的无对照试验(促孕药物和他莫昔芬)[121-124]。最近一项研究表明，一位 EP 水平很高的 ESS 患者对第三代芳香酶抑制剂有 9 个月的持续反应时间[125]。但由于该肿瘤很罕见，使得目前还没有关于激素治疗复发性子宫肉瘤的疗效标准评价。

（4）化学治疗：子宫肉瘤的总体复发率很高，甚至连分期很早的患者也有发生潜在远处转移的可能，因此对这类患者需要进行系统的治疗。然而由于该疾病发病较少、临床病例数不够，很难进行临床试验研究。同样，也没有足够的证据证明，化疗对转移性子宫肉瘤有很好的疗效。它的作用仅仅只是一种姑息疗法，而且还要选择情况较好的患者才能获得满意的姑息治疗效果。化疗还可以与手术治疗、放疗联合应用，或三者联合应用。子宫肉瘤各亚型不同的分化级别对化疗药物的敏感性并不相同。以前有研究表明转移方式不同，对化疗的反应率也不相同。另外，各种病理学类型的子宫肉瘤对化疗药物的敏感性不尽相同，某种化疗药物可能适合于这种病理类型，但并不适合于另一种类型。因此，今后的临床研究要针对不同的病理学类型来研究各种药物的疗效。

CS 的转移位置很特别，转移常常发生在上皮组织。这一点引出了很多疑问，CS 是否是真正的肉瘤，或它是否是上皮性肉瘤的化身。它的这一特点可以帮助我们解释为什么CS 对化疗药物有较高的反应率，尤其是对铂类药物。

尽管有证据证明单一化疗药物或联合化疗方案对某些子宫肉瘤患者有效，但它们并没有明显提高患者的总体生存率。将来子宫肉瘤治疗的进展很可能要依靠分子遗传学方面的深入研究。临床试验中应用分子标志物也许可以更好地预测患者的预后。

（赵卫红　张　帆　冯　忻　夏　婷）

## 32.2　子宫内膜小细胞癌

小细胞癌多发生在肺，女性生殖系统发生小细胞癌少见，发生率依次为宫颈、其次为卵巢，子宫内膜居第三位。上海学者查阅 1982 年至 2007 年文献，收集到子宫内膜小细胞癌（small cell carcinoma of endometrium，SCCE）48例，加上本人报告 1 例，共 49 例[126]。

### 32.2.1　组织起源

组织起源仍不清楚，Olson 认为小细胞癌来源于正常内膜的神经内膜内分泌系统[127]。Campo 等认为子宫内膜腺癌和非肿瘤内膜中存在嗜银颗粒和神经内分泌颗粒，提示神经内分泌起源于 mullerian 先质细胞（precursor cell）。先质细胞在一定条件下向各向转化，有可能形成神经内分泌特征的细胞。因此SCCE 源于子宫内膜上皮。SCCE 与鳞癌或腺鳞癌同时存在形态支持这观点[128]。

### 32.2.2　病理诊断与免疫组织化染色

组织形态与免疫组化与其他女性生殖器官小细胞癌相同。组织形态上有单纯小细胞癌，亦有小细胞癌合并其他成分如未分化癌，腺样息肉、恶性苗勒氏管瘤、鳞癌、腺鳞癌。免疫组化上皮膜抗原（EMA）、角蛋白（keratines）和癌胚抗原（CEA）均阳性。

### 32.2.3　临床表现

发病年龄为 23～78 岁，平均年龄为 57.4 或 64 岁[129,130]。临床表现为月经不规则、不规则阴道流血、绝经后流血，有时出现转移性肿瘤引起的腹痛，少见有盆腔炎表现[131]。亦有癌旁综合征（paraneo plastic syndromes）报告[132]。出现视力功能障碍，进行性视力下降，视野狭窄，失明而来就诊。检查可扪及盆腔肿块，阴道转移性病灶。

### 32.2.4　诊断与鉴别诊断

（1）诊断：对不规则阴道流血或绝经后妇女除月经疾病外要做诊断性刮宫，标本送病理检查，免疫组化染色决定[132]。Van Hoeven 提出诊断标准：①肿瘤由单一的小型至中间型肿瘤细胞组成、致密、成片生长，可合并或不合并其他肿瘤亚型成分;②免疫组化至少有一种神经内分泌标记阳性;③须有明确的原发于子宫内膜的证据,如部位局限于子宫内膜或子宫内膜出现与小细胞癌有关的不同形态的原发性肿瘤[129]。

妇科癌症患者,伴原因不明视力障碍要怀疑本病可能[132]。

(2)鉴别诊断:需要与下列疾病相鉴别。子宫内膜其他恶性肿瘤如腺癌;子宫内膜间质肉瘤;小细胞癌未分化鳞癌,或转移性小细胞癌,恶性淋巴瘤[130]。

### 32.2.5 治疗

本病罕见,无统一治疗方案,多数主张以手术为主综合治疗。手术范围参照子宫内膜癌分期相应手术。全子宫切除加双侧附件切除,术后辅助化疗加放疗/或不加放疗。全盆腔照射,肿瘤量45~50Gy。偶尔有报道采用单纯化疗缓解症状与体征[126]。

化疗方案借鉴小细胞治疗经验,EP方案(DDP+VP16)[133]。

### 32.2.6 生存与预后

预后差,上海学者收集49例子宫内膜小细胞癌中,5例失访,20例存活不到1年。最短1例生存8天,最长1例生存9年[126]。

(楼洪坤 颜 琳)

# 参 考 文 献

[1]MAJOR F J,BLESSING J A,SILVERBERG S G, et al. Prognostic factors in early stage uterine sarcoma:a gynecologic oncology group study[J]. Cancer,1993,71:1 702.

[2]GIUNTOLI II R L,METZINGER D S,DIMARCO C S,et al. Retrospective review of 208 patients with leiomyosarcoma of the uterus:prognostic indicators,surgical management,and adjuvant therapy[J]. Gynecol Oncol,2003,89:460.

[3]Tumors of the uterine corpus. [M]//Tavassoli FA, Devilee P, eds. World Health Organization Classification of Tumors. Pathology and genetics of Tumors of the Breasts and Female Genetics Organs. Lyons,France:IARC Press,2003:217-258.

[4]D'ANGELO E,PRAT J. Uterine sarcomas:a review[J]. Gynecol Oncol,2010,116:131-139.

[5]DRESLER A,LYKKESFELDT G. Sarcoma of the uterus:a retrospective clinical study of 56 cases [J]. Ugeskr Laeger,1985,147:3 698.

[6]GERACI P,MAGGIO S,ADRAGNA F,et al. Sarcomas:a retrospective study of 17 cases[J]. Eur J Gynecol Oncol,1988,9:497.

[7]KAHANPAU K V,WAHLSTROM T,GROHN P,et al. Sarcomas of the uterus:a clinicopathologic study of 119 patients[J]. Obstet Gynecol,1986, 67:417.

[8]HANNIGAN E V,GOMEZ I G. Uterine leiomyosarcoma:a review of prognostic clinical and pathological features[J]. Am J Obstet Gynecol,1979, 134:557.

[9]BARTER J F,SMITH E B,SZPAK C A,et al. Leiomyosarcoma of the uterus:a clinicopathologic study of 21 cases[J]. Gynecol Oncol,1985,21: 220.

[10]LARSON B,SILFVERSWARD C,NILSSON B, et al. Mixed Mullerian tumors of the uterus— prognostic factors:a clinical and histopathologic study of 147 cases[J]. Radiother Oncol,1990,17: 123.

[11]DINH T V,SLAVIN R E,BHAGOWAN B S,et al. Mixed Mullerian tumours of the uterus:a clinicopathologic study[J]. Obstet Gynecol,1989, 74:388.

[12]MAJOR F J,BLESSING J A,SILVERBERG S G,et al. Prognositic factors in early-stage uterine sarcoma:a gynecologic oncology group study[J]. Cancer,1993,71:1 702.

[13]DOSS L L,LORENS A S,HERNANDEZ E M. Carcinosarcoma of the uterus:a 40—year experience from the state of Missouri[J]. Gynecol Oncol,1984,18:43.

[14]NIELSEN S C,PODRATZ K C,SCHEITHAUER B W,et al. Clinico athologic analysis of uterine malignant mixed mullerian tumors[J]. Gynecol Oncol,1989,34:372.

[15]PARKER W H,FU Y S,BEREK J S. Uterine sarcoma in patients operated on for presumed leiomysarcoma and rapidly growing leimyoma [J]. Obstet Gynecol,1994,83:414.

[16]PERRI T,KORACH J,SADETZKI S,et al. Uterine leiomyosarcoma:does the primary surgical procedure matter[J]. Int J Gynecol Cancer,2009, 19:257.

[17]LEIBSOHN S,d'ABLAING G,MISHELL D R, et al. Leiomyosarcoma in a series of hysterectomies performed for presumed uterine leiomyomas [J]. Am J Obstet Gynecol,1990,162:968.

[18]CLEMENT P B,SCULLY R E. Mullerian adenosarcoma of the uterus:a clinicopathologic analysis of 100 cases with a review of the literature[J]. Hum Pathol,1990,21:362.

[19]BLOM R,GUERRIERI C. Adenosarcoma of the uterus:a clinicopathologic,DNA flowcytometric, p53 and mdm－2 analysis of 11 cases[J]. Int J Gynecol Cancer 1999;9:37.

[20]FERGUSON S E,TORNOS C,HUMMER A,et al. Prognostic features of surgical stage I utrtine carcinosarcoma[J]. Am J Surg Pathol,2007,31:1 653.

[21]SILVERBERG S G,MAJOR F J,BLESSING J A,et al. Carcinosarcoma (malignant mixed mesodermal tumor) of the uterus. A Gynecologic Oncology Grouppathologic study of 203 cases[J]. Int J Gynecol Pathol,1990,9:1.

[22]NAMIMOTO T,YAMASHITA Y AWAI K,et al. Combined use of T2-weighted and diffusion-weighted 3-T MR imaging for differentiating Uterine sarcomas from benign leiomyomas. Eur Radiol. 2009;19:2 756-2 764.

[23]CORAAFELD D,ISRAEL G,MARTEL M,et al. MRI appearance of mesenchymal tumors ofthe uterus. Eur Radiol. 2010;74:241-249.

[24]LISSONI A,CORMIO G,BONAZZI C,et al. Fertility-sparing surgery in uterine leiomyosarcoma. Gynecol Oncol. 1998;70:349-350.

[25]DIONIGI A,OLIVA E,CLEMENT P B,et al_ Endometrial stromal nodules and endometrial stromal tumors with limited infiltration:a clinicopathologic study of 50 cases[J]. Am J Surg Patbol,2002,26:567-581.

[26]YAN L,TIAN Y FU Y,et al. Successful pregnancy after fertility-preserving surgery for endometrial stromal sarcoma[J]. Fertil Steril,2010, 93:269. e1-e3.

[27]Fong Y,Coit D G,Woodruff J M,et al. Lymph node metastasis ofdata from soft tissue sarcoma in adults:analysis of date from a prospective database of 1772 sarcoma patients[J]. Ann Surg, 1993,217:72-77.

[28]PARK J,KIM D,SUH D,et al. Prognostic factors and treatment outcomes of patients with uterinesarcOma:analysis of 127 patients at a single institution,1989-2007[J]. J Cancer Res Clin Oncol,2008,134:1 277-1 287.

[29]KORANDER R,BUTZOW R,KOIVISTO A,et al. Clinical outcome and prognostic factors in 100 cases of uterine sarcoma:experience in Helsinki University Central Hospital 1990-2001. [J]Gynecol Oncol,2008,111:74-81.

[30]GIUNTOLI R L,METZINGER D S,DIMARCO C S,et al. Retrospective review of 208 patients with leiomyosarcoma of the uterus:prognostic indicators surgical management,and adjuvant therapy[J]. Gynecol Oncol,2003,89:460-469.

[31]KAPP D S,SHIN J Y,CHAN J K. Prognostic factors and survival in 1 396 patients with uterine leiomyosarcomas:emphasis on impact of lymphadenectOmy and oophorectomy[J]. Cancer,2008, 112:820-830.

[32]AYHAN A,AKSAN G,GULTEKIN M,et al. Prognosticators and the role of lymphadenectOmy in uterine leiomyosarcomas[J]. Arch Gynecol Obstet,2009,280:79-85.

[33]MAJOR F J,BLESSING J A,SILVERBERG S G,et al. Prognostic factors in early-stage uterine sarcoma:a Gynecologic Oncology Group study [J]. Cancer,1993,71:1 702-1 709.

[34]LEITAO M M,SONODA Y,BRENNAN M F. et al. Incidence of lymph node and ovarian metastases inleiomyOsarcoma of the uterus[J]. Gynecol Oncol,2003,91:209-212.

[35]GOFF B A,RICE LW,FLEISCHHACKER D,et al. Uterine leiomyosarcomas and endometrial stromal sarcoma:lymph node metastases and

sites of recurrence[J]. Gynecol Oncol,1993,50: 105-109.

[36]GARG G,SHAH J R LIU R,et al. Validation of tumor size as staging variable in the revised International Federation of Gynecology and Obstetrics stagelleiomyosarcoma:a population-based study[J]. Int J Gynecol Cancer,2010,20:1 201-1 206.

[37]PARK J,KIM J,et al. The role of pelvic and/or para-aortic lymphadenectomy in surgical management of apparently early carcinosarcoma of uterus[J]. Ann Surg Oncol,2010,17:861-868.

[38]AREND R,BAGARIA M,LEWIN S N,et al. Long-term outcome and natural history of uterine adenosarcomas[J]. Gynecol Oncol,2010,119: 305-308.

[39]GALAAL K,KEW F M,TAM K F,et al. Evaluation of prognostic factors and treatment outcomes in uterine carcinosarcoma[J]. Eur J Obstet Gynecol Reprod Biol,2009,143:88-92.

[40]NEMANI D,MITRA N,GUO M,et al. Assessing the effects of lymphadenectOmy and radiation therapv in patients with uterine carcinosarcoma:a SEER analysis[J]. Gynecol Oncol,2008,111:82.88.

[41]CHENG X,YANG G,SCHMELER K M,et al. Recurrence patterns and prognosis of endometrial stromal sarcoma and the potential of tyrosine kinase— inhibiting therapy[J]. Gynecol Oncol, 2011,121:323-327.

[42]SHAH L P,BRYANT C S,KUMAR S,et al. Lymphadenectomy and ovarian preservation in low-grade endometrial stromal sarcoma[J]. Obstet Gynecol,2008,112:1 102-1 108.

[43]DOS SANTOS LA,GARG K,DIAZ J P,et al. Incidence of lymph node and adnexal metastasis in endometrial stromal sarcoma[J]. Gynecol Oncol,2011,121:319-322.

[44]GADDUCCI A,LANDONI F,SARTORI E,et al. Uterine leiomyosarcoma:analysis of treatment lailures and survival[J]. Gynecol Oncol,1996, 62:25-32.

[45]RIOPEL J,PLANTE M,RENAUD M C,et al. Lymph node metastases in loe-grade endometrial stromal sarcoma[J]. Gynecol Oncol,2005,96: 402-406.

[46]SIGNORELLI M,FRUSCIO R,DELL' ANNA T,et al. Lymphadenectomy in uterine low-grade endometrial stromal sarcoma:an analysis of 19 cases and a literature review[J]. Int J Gynecol Cancer,2010,20:1 363-1 366.

[47]JIN Y,PAN L,WANG X,et al. Clinical characteristics of endometrial stromal sarcoma from and academic medical hospital in China[J]. Int J Gynecol Cancer,2010,20:1 535-1 539.

[48]LEITAO M M JR,ZIVANOVIC O,CHI D S,et al. Surgical cytoreduction in patients with metastatic uterine leiomyosarcoma at the time ofinitial diagnosis[J]. Gynecol Oncol,2012,125:409-413.

[49]PERRY T,KORACH J,SADETZKI S,et al. Uterine leiomyosarcoma:does the primary surgical procedure matter? [J]. Int J Gynecol Cancer, 2009,19:257-260.

[50]PARK J,PARK S,KIM D,et al. The impact of tumor morcellation during surgery on the prognosis of patients with apparently early uterine leiomyosarcoma[J]. Gynecol Oncol,2011,122: 255-259.

[51]PARK J,KIM D,KIM J,et al. The impact of tumor morcellation during surgery on the prognosis f patients with apparently early low-grade endometrial stromal sarcoma the uterus[J]. Ann Surg Uncol,2011,18:3 453-3 461.

[52]LEIBSOHN S,D'ABLAING G,MISHELL D R Jr,et al. LeiOmyosarcoma in a series of hysterectomies performed for presumed uterine leiomyomas[J]. Am J Obstet Gynecol,1990,162:968-976.

[53]PARKER W H,FU Y S,BEREK J S. Uterine sarcoma jn patients operated on for presumed leiomyoma and rapidly growing leiomyoma[J]. Obstet Gynecol,1994,83:414-418.

[54]TAKAMIZAWA S,MINAKAMI H,USUI R,et al. Risk of complications and uterine malignancies in women undergoing hysterectomy for presumed benign leiomyomas[J]. Gynecol Obstet Invest, 1999,48:193-196.

[55]D'ANGELO E,PRAT J. Uterine sarcoma:A review[J]. Gynecol Oncol,2010,116:131.

[56]CALLISTER M,RAMONDETTA L M,JHING-

RAN A,et al. Malignant mixed Mullerian tumors of the uterus:analysis of patterns of failure,prognostic factors, and treatment outcome[J]. Int J Radiat Oncol Biol Phys,2004,58:786

[57]LIVI L,PAIAR F,SHAH N,et al. Uterine sarcoma:twenty—seven years of experience[J]. Int J Radiat Oncol Biol Phys,2003,57:1 366.

[58]VILLENA—HEINSEN C,DIESING D,FISCHER D,et al. Carcinosarcomas—a retrospective analysis of 21 patients[J]. Anticancer Res,2006,26:4 817.

[59]BUCSHBAUM H J,LIFSHITZ S,BLYTHE J G. Prophylactic chemotherapy in stage I and II uterine sarcoms[J]. Gynecol Oncol,1979,8:346.

[60]VANNAGELL J R,HANSON M B,DONALDSON E S,et al. Adjuvant vincristine actionmycin and cyclophosphamide therapy in stage I uterine sarcomas[J]. Cance,1986,57:1 451.

[61]DEPPE G. Chemotherapy of Gynecologic Cancer [J]. 2nd ed. New York:Wiley—Liss,1990:265-272.

[62]连利娟. 林巧稚妇科肿瘤学[M]. 北京:人民卫生出版社,1994:428-448.

[63]HENSLEY M L,BLESSING J A,MANNEL R, et al. Fixed—dose rate gemcitabine puls docetaxel as first—line therapy for metastatic uterine leiomyosarcoma: a Gynecologic Oncology Group phase II trial[J]. Gynecol Oncol,2008,109:329.

[64]HENSLEY M L,ISHILL N,SOSLOW R,et al. Adjuvant gemcitabine plus docetaxel for completely resected stages I—IV high grade uterine leiomyosarcoma: results of a prospective study [J]. Gynecol Oncol,2009,112:563.

[65]HARDMAN M P,ROMAN J J,BURNETT A F, et al. Metastatic uterine leiomyosarcoma regression using an aromatase inhibitor[J]. Obstet Gynecol,2007,110:518.

[66]BELGRAD R. Uterine sarcoma[J]. Radiology,1957,114:181.

[67]WEITMANN H D,KUCERA H,KNOCKE T H,et al. Surgery and adjuvant radiation therapy of endometrial stromal sarcoma[J]. Wien Klin Wochenschr,2002,114:44.

[68]SUTTON G P,BLESSING J A,ROSENHEIM J,et al. Phase II trial of ifosfamide and mesna in mixed mesodermal tumors of the uters: a gynecology oncology group study[J]. Am J Obstet Gynecol,1989,161:309.

[69]THIGPEN J T,BLESSING J A,BEECHAM J, et al. Phase II trial of cisplatin as first line chemotherapu in patients with advanced or current uterine sarcomas: a gynecology oncology group study[J]. J Clin Oncol,1991,9:1 926.

[70]OMURA G A,MAJRO F J,BLESSING J A,et al. A randomized study of adriamycin with and without dimethyl triazinoimidazole carboxamide in advanced uterine sarcomas[J]. Cancer,1983,52:626.

[71]PIVER M S,RUTLEDGE F N,COPELAND I, et al. Uterine endolymphatic stromal myosis: a collaborative study[J]. Obstet Gynecol,1984,64:173.

[72]CURRIE J,BLESSING J A,MUSS H B,et al. Combination chemotherapy with hydroxyurea, dacarbazine (DTIC), and etoposide in the treatment of uterine leiomyosarcoma[J]. Gynecol Oncol,1996,61:27.

[73]CURRIE J,BLESSING J A,MCGEHEE R,et al. Phase II trial of hydroxyurea, dacarbazine (DTIC), and etoposide (VP-16) in mixed mesodermal tumors of the uterus[J]. Gynecol Oncol,1996,61:49.

[74]RESNIK E,CHAMBERS S K,CARCANGIU M L, et al. Malignant uterine smooth muscle tumors:role of etooplside, cisplatin, and doxorubicin (EPA) chemotherapy[J]. J Surg Oncol,1996,63:145.

[75]SUTTON G,BLESSING J A,MALFETANO J H,et al. Ifosfamide and doxorubicin in the treatment of advanced leiomyosarcomas of the uterus [J]. Gynecol Oncol,1996,62:126.

[76]SUTTON G,BRUNETTO V L,KILGORE L. et al. A phase III trial of ilosfamide with or without cisplatin in carcinosarcomas of the uterus a Gynecologic Oncology Group study[J]. Gynecol Oncol,2000,79:147-153.

[77]HENSLEY M L,BLESSING J A,DEGEEDST K,et al. A fixed. dose rate gemcitabine plus do-

cetaxel as second-line therapy for metastatic uterine leiomyosarcoma: a Gynecologic Oncology Group phase Ⅱ study[J]. Gynecol Oncol,2008, 109:323-328.

[78]HOMESLEY H D. Filiaci V-Mackman M. et al. Phase Ⅲ trial of ifosfamide with or without paclitaxel in advanced uterine carcinosarcomas: a Gynecologic Oncology Group study[J]. J Clin Oncol,2007,25,526-531.

[79]HENSLEY M L,BLESSING J A,DEGEEST K, et al. A fixed—dose rote gemcitabine plus docetaxel as second—line therapy for metastatic uterine leiomyosarcoma:a Gynecological Oncology Group phase Ⅱ study[J]. Gynecol Oncol,2008, 109:323-328.

[80]HENSLEY M L,BLESSING J A,MANNEL R, et al. Fixed dose rate gemcitabine plus docetaxel as first-line therapy for metastatic uterine leiomyosarcoma:a Gynecologic Oncology Group phase I trial[J]. Gynecol Oncol,2008,109:329-334.

[81]YOVINE A,RIOFRIO M,et al. Phase Ⅱ study of ecteinascidin-743 in advanced pretreated soft tissue sarcoma patients[J]. J Ctipz Oncot,2004, 22:890-899.

[82]SURON G,STEHMAN FB,MICHAEL H,et al. Estrogen and progesterone receptors in uterine sarcomas[J]. Obstet Gynecot,1986,68709-714.

[83]MCCLUGGAGE W G,ABDULKADER M, PRICE J H,et al. Uterine carcinosarcomas in patients receiving tamoxifen. A report of 19 cases [J]. Int J Gynecol Cancer,2000,10:280-284.

[84]KLOOS I,DELALOGE S,PAUTIER,et al. Tamoxifen. related carcinosarcomas occur under/ after prolonged treatment: report of five cases and review of the literature[J]. Int J Gynecol Cancer,2002,12496-500.

[85]MALUF F C,SABBATINI,SCHWARTZ L,et al. Endometrial stromal sarcoma objective response to letrozole[J]. Gynecol Onc01,2001,82: 384-388.

[86]SPANO J,SORIA JC,KAMBOUCHNER M,et al. Long-term survival of patients given hormonal therapy for metastatic endometrial stromal sarcoma[J]. Med Oncol,2003,20:87-93.

[87]LANTTA M,KALRANPAA K,KARKKAIN-EN J,et al. Estradiol and progesterone receptors in two cases of endometrial stromal sarcoma[J]. Gynecol Oncol,1984,18:233-239.

[88]BAKER T R,PIVER M S,LEIE S B,et al. Stage I uterine adenosarcoma a report of six cases[J]. J Surg Oncol,1988,37:128-132.

[89]PIVER M S,RUTLEDGE F N,COPELAND L, et al, Uterine endolymphatic stromal myosis[J]. Obstet Gynecol,1984,63:725-745.

[90]SCRIBNER D R JR. WALKER JL. Low-grade endometrial stromal sarcoma preoperative treatment with depo-Iupron and megace[J]. Gynecol Oncol,1998,71:458-460.

[91]NAVARRO D,CABRERA J J,LEON L,et al. Endometrial stromal sarcoma expression ofestrogen receptors, progesterone receptors and estrogen-induced srp27(24K)suggests hormone responsiveness[J]. J Steroid Biochem Mol Biol, 1992,41:589-596.

[92]Burke C, Hickey k, Treatment of endometrial stromal sarcoma with a gonadotropin releasing hormone analogue[J]. Obstet Gynecol, 2004, 104:1 182-1 184.

[93]PINK D,LINDNER T,MROZEK A,et al. Harm or bene6t of hormonal treatment in metastatic low-grade endometrial stromal sarcoma: single center experience with 10 cases and review of the hterarure[J]. Gynecol Oncol,2006,101:464-469.

[94]RAMONDETTA L M,JOHNSON A J. Phase Ⅱ trial of rnifepristone(RU-486)in advanced or recurrent endometrioid adenocarcinoma or low grade endometrial stromal sarcoma[J]. Cancer, 2009,115:1867. 1874.

[95]MAKI R G. Recent advances in therapy for gastrointestinal stromal tumors[J]. Curr Oncol Rep, 2007,9:165-169.

[96]RUSHING R S,SHAJAHAN S,CHENDIJ D,et al. Uterine sarcomas express KIT protein but lack mutation (s)in exon 11 or 17 ofc-KJT[J]. Gynecol Oncol,2003,91:9-14.

[97]WINTER W E 3RD,SEIDMAN J D,KRIVAK TC,et al. Cliniacopathological analysis of c-kit expression in carcinosarcomas and leiOmyosarco-

mas[J]. Gynecol Oncol,2003,91:3-8.

[98]HUH K,SILL M W. Efficacy and safety of imatinib mesylate(Gleevec)and immunohistochemical expression of c-Kit and. PDGFR-beta in a Gynecologic Oncology Group Phase Ⅱ Trialin women with recurrent or persistent carcinosarcomas of the uterus[J]. Gynecol Oncol,2010,117:248-24.

[99]EMOTO M, ISHIGLRRO M, IWASAKI H, et al. Effect of angiogenesis inhibitor TM? -470 on the growth. blood Bow. and microvessel density in xenografts of human uterine carcinosarcoma in nude mice[J]. Gynecol Oncol,2003,8988-94.

[100]MCMEEKIN DS, SIL M W. A phase Ⅱ trial of thalidomide in patients with refractory leiomyosarcoma of the uterus and correlation with biomarkers of angiogenesis:a gynecologic oncology group study [J]. Gynecol Oncol,2007,106:596-603.

[101]MAKI RG,D'ADAMO DR. Phase Ⅱ study of Sorafenib in patients with metastatic or recmrent sarcomas[J]. J Clin 0ncol,2009,27:3 133-3 140.

[102]MACKAY H J,BUCKANOVICH N. A phase Ⅱ study single agent of aflibercept(VEGF Trap)in patients with recurrent or metastatic gynecologi carcinosarcomas and uterine leiomyosarcoma. A trial of the Princess Margaret Hospital. Chicago and Callfornia Cancer Phase Ⅱ Consortia[J]. Gynecol Oncol,2012,125:136-140.

[103]SLEIJFER S, RAY-COQUARD I. Pazopanib, a multikinase angiogenesis inhibitoq in patients with relapsed or refractory advanced soft tissue sarcoma:a phase U study from the European organization for research and treatment of cancer. soft tissue and bone sarcomagroup(EORCT study 62043) [J]. J Clin Oncol,2009,27:3 126-3 132.

[104]VAN DER GRAAF P T,BALY J Y. Pazopanib for metastatic soft—tissue sarcoma(PALETTEl a randomized, double-blind. placebo-controlled phase 3 trial[J]. Lancet,2012,379:1 879-1 886.

[105]D'ADAMO D R,ANDERSON S E. Phase Ⅱ study of doxorubicin and bevacizumab for patients with metastatic soft-tissue sarcomas[J]. J Clin Oncol,2005,23:7 135-7 142.

[106]HU J,KHANNA V. Genomic alterations in uterine leiomyosarcomas potential markers for clinical diagnosis and prognosis[J]. Genes Chromosomes CancceT,2001,31:117-124.

[107]CHAWLA S,STADDON A. Phase Ⅱ study of the mammalian target of rapamycin inhibitor ridaforolimus in patients with advanced bone and soft tissue sarcomas[J]. J Clin Oncol,2012, 30:78-84.

[108]BLAY J,CHAWLA S. Phase m, placebo-controlled trial (SUCCEED) evaluating ridrforolimus as maintenance therapy in advanced sarcoma patients foIlowing clinical benefit from prior stanclard cytotoxic chemotherapy Long-term(>= 24 months) overall survival results. ASCO meeting abstracts[J]. J Clin Oncol. k,2012,30 (suppl. 15):10010.

[109]LURAIN F R,PIVER M S. Uterine sarcomas: clinical features and management [M]//COPPLESON M. Genecology Oncology. 2nd ed. Edinburgh:Churchill Livingstone,1992:827-840.

[110]DISAIA P J. Mixed mesodermal sarcoma of the uterus[J]. Am J Roentgenol,1973,117:632.

[111]SPANOS W J,WHARTON J T,GOMEZ L,et al. Malignant mixed mullerian tumora of the uterus[J]. Cancer,1984,53:133.

[112]VONGTOMA V. Treatment and prognostic factors in stage Ⅰ and Ⅱ sarcomas of the corpus uteri[J]. Am J Roentgen Red Ther Nual Med, 1976,126:139.

[113]ROSAI J. Ackerman´s surgical parhology[J]. Mosby Yeat Book Inc,1966,82:40.

[114]ABELER V M,ROYNE O,THORESEN S,et al. Uterine sarcomas in Norway. A histopathological and prognostic survey of a total population from 1970 to 2000 including 419 patients [J]. Histopathology,2009,54:355.

[115]VARDI J R,TOVELL H M M. Leiomyosarcoma of the uterus:a clinnicopathologic study[J]. Obstet Oncol,1980,56:428.

[116]TAYLOR H B, NORRIS H J. Mesenchymal tumors of the uterus[J]. Arch Parhol Lab Med, 1966,82:40.

[117]KEMPOSEN P I. Uterine sarcomas: classification,diagnosis and prognosis[J]. Hum Pathol, 1970,1:331.

[118]王淑贞.妇产科理论与实践[M].上海:上海科学技术出版社,1981:519-520

[119]CHANG K L,CRABTREE G S,LIM—TIM S K,et al. Primary uterine endometrial stromal neoplasms. A clinicopathologic study of 117 cases[J]. Am J Surg Pathol,1990,14:415.

[120]MOUNTAIN C F,MCMURTEREY M J, HERMES R E. Surgery for pulmonary metastasis,20—year experience[J]. Ann Thorac Surg, 1984,38:323.

[121]LEVENBACK C,RUBIN S C,MCCORMACK P M,et al. Resection of pulmonany metastasis from uterine sarcoma[J]. Gynecol Oncol,1992, 45:202.

[122]WADE K,QUINN M A,HAMMOND I,et al. Uterine sarcoma:steroid receptors and response to hormonal therapy[J]. Gynecol Oncol,1990, 39:364-367.

[123]SUTTON G P,STEHMAN F,MICHAEL H, et al. Estrogen and progesterone receptors in uterine sarcomas[J]. Obstet Gynecol, 1986, 38: 323-330.

[124]PIVER M S,RUTLEDGE F N,COPELAND L,et al. Uterine endolymphatic stromal myosis: a collaborative study[J]. Obstet Gynecol,1984, 64:173-178.

[125]Gynecological Group. Clinical Oncology Society of Australia:tamoxifen in the treatment of advanced and recurrent uterine sarcomas:results of a phase Ⅱ study[J]. Cancer Treat Rep, 1988,6:811.

[126]MALUF F C,SABBATINI P,SCHWART A,et al. Endometrial stromal sarcoma:objective response to letrozole[J]. Gynecol Oncol,2001,82: 384-388.

[127]黄啸,吴小华. 子宫内膜小细胞癌:病例报道及文献复习[G]. 中国抗癌协会妇科肿瘤专业委员会第九次全国学术大会论文集,张家界,2007,5 (151).

[128]OLSON N,TWIGG L,SIBLEY R,et al. Small cell Carcinoma of endometrium:Light microscopic and ultrastruetural study of a case[J]. Cancer,1982,60:760-765.

[129]CAMPO E,BRUNIER M,MERINO M J. Small cell Carcinoma of the endometrium with associated Ocular Paraneoplastic syndrone[J]. Cancer,1992,69:2 283-2 288.

[130]VAN HOEVEN K H,HADORK J A,WOODRUFF J M,et al. Small cell neuroendocrine carcinoma of the endometrium[J]. Int J Gynecol Pathol,1995,14:21-29.

[131]HUNTSMAN D G,CKEMENTE P B,GILKS C B,et al. Small cell carcinoma of the endometrium:a clincopathological studuy of sixteen cases[J]. Am J Surg Pathology, 1994, 18: 364-375.

[132]CHUANG J,CHUCC,HWANG H,et al. Small cell Carcinoma of the endometrium with concomitat Plevic Mflummatory disease[J]. Arch Gynecol Obstet,2002,266:178-180.

[133]WOONG J U,PARK I A,KIM S H,et al. Samll cell Carcinoma of the uterine corpus manifesting with visual dysfunction[J]. Gynecol Oncol, 2005,99:504-506.

# 第六篇

## 卵巢肿瘤

# 33 上皮性卵巢癌(含输卵管肿瘤、原发性腹膜瘤及阔韧带肿瘤)

卵巢恶性肿瘤(ovarian malignant tumor)占全部卵巢肿瘤的 2%～3%,却占妇科恶性肿瘤死亡的 47%,在女性肿瘤死亡原因中排第四位[1]。各国发病率差异较大,在西方一些国家,年发病率 15/10 万,在妇科恶性肿瘤中仅次于宫颈癌、宫体癌,居第三位[2]。在美国,上皮性卵巢癌是妇科癌症患者的主要死因,也是该国妇女第五大常见的恶性肿瘤死亡原因。2008 年美国约有 21 650 例的新诊断病例以及大约 15 520 例的死亡病例。上皮性卵巢癌的患者中能获得治愈的不到 40%[3]。卵巢癌的发病率随着年龄增大而上升,在 80～89 岁达到发病高峰,发病率约为 57/100 000。诊断时的平均年龄约为 63 岁,其中大约 70%的患者初诊时已是晚期[4]。我国尚无全面的统计数字,但近 40 年来发病率有逐渐上升趋势,仅次于宫颈癌,居第二位[2]。此类肿瘤可发生在任何年龄,从婴儿至老年,但多在 40 岁以上。

上皮性卵巢肿瘤(epithelial tumors of ovary)是最常见的卵巢肿瘤,约占卵巢良性肿瘤的 50%,占卵巢原发性恶性肿瘤的 85%～90%[5]。

上皮性卵巢癌(epithelial ovarian cancer)多见于中老年妇女,50 岁以上居多。

上皮性卵巢癌发展快,容易发生转移,至今尚缺乏有效的早期诊断方法,60%～70%就诊时病灶已超出盆腔范围,5 年存活率较低,徘徊在 25%～30%,已成为严重威胁妇女健康的一种恶性肿瘤。

上皮性卵巢癌不容易做出早期诊断,目前仅以血清 CA125 和阴道 B 超最有价值,因为缺乏特异性和敏感性,用于筛查的意义不大,所以,还需要继续探索和研究更有价值的诊断方法。

上皮性卵巢癌以手术治疗为主,特别是早期的效果好,但 5 年生存率不如早期子宫颈癌和宫体癌,术后辅助治疗效果仍不肯定。对于晚期患者,应尽量实施最佳肿瘤细胞减灭术,但成功率仍不高,术后需给予足够疗程的联合化疗。尽管近年出现了多种有效的化疗药物,如顺铂、卡铂、VP16 及紫杉醇等,患者的生存时间有所延长,但 5 年生存率无明显改善。新辅助化疗的应用经验尚不成熟,其适应证仍不确定。放疗对上皮性卵巢癌有一定敏感性,对早期卵巢癌有较肯定的疗效,对晚期癌不如化疗好。但有一项前瞻性研究结果表明[6]:全腹放疗可以作为某些化疗后患者的巩固治疗。

上皮性卵巢癌的基础研究发展较快,包括发现了多种致癌基因和抑癌基因;进一步探讨了化疗耐药机制,进行了化疗增敏的实验;对卵巢癌高危人群的预防和筛查进行了进一步研究,初步开展了免疫治疗和分子靶向治疗等。但是这些研究的深度还不够,许多问题仍无定论,需要进一步研究。

(冯　忻　陈惠祯　谭文福)

## 33.1　病理学

### 33.1.1　组织学起源

目前公认起源于卵巢表面上皮或表面浆膜的"普通上皮来源"的肿瘤最为多见[7]。在胚胎期体腔形成时,内衬有间胚叶来源的间皮细胞,部分特化形成覆盖性腺峭的浆膜上皮。在内陷过程中,内衬的间胚细胞形成苗勒氏管,继之形成输卵管、子宫及阴道壁。

卵巢发育过程中,表面上皮可延伸至卵巢间质,形成包含囊肿。上皮在转化过程中,表现出许多苗勒氏管分化的特征,依出现的频率递减排列为:①浆液性(现认为是输卵管上皮来源);②黏液性(似宫颈管);③内膜样(似宫内膜);④透明细胞(糖原丰富的细胞似孕期的内膜腺体)。除此之外,卵巢表面上皮在其化生的全部成分中,也可显示尿道上皮的分化,即向移行细胞的分化(似 Walthard 细胞巢)。

### 33.1.2　病理学特点

1)浆液性囊腺癌和乳头状癌

(1)大体观:肿瘤大小不等,半数病例直径可超过 15cm,高分化肿瘤常常呈囊性,多房性,囊内容物为混浊血性液体,囊壁内遍布乳头状物,质脆,易脱落。腔内乳头可穿破包膜向表面生长,甚至脱落至盆腔。低分化的肿瘤

以实性区为主,亦可呈囊实性。切面灰白,质软。有的呈息肉状,常伴出血、坏死。包膜往往有种植性瘤结节并伴腹水。

若肿瘤主要生长在卵巢表面,形成指状的乳头状突起,则称卵巢表面性浆液性癌。

(2)镜下观:肿瘤以乳头状结构为主,乳头纤细,有多级分支,乳头表面的细胞排列紊乱,细胞异型性明显,核分裂象可见。分化高的乳头,称为Ⅰ级,预后较好,多数肿瘤在乳头或间质内可见钙化灶或砂粒体。中分化为Ⅱ级,乳头不规则,部分区域呈腺样、筛状或实性排列,细胞异型性大,核分裂象多见,可见砂粒体(图33-1)。低分化为Ⅲ级,乳头很少甚或难见,瘤细胞以片、团状为主,细胞异型性明显,分裂象多,可见瘤巨细胞及灶性坏死,砂粒体难见。

2014 年 WHO 分类将浆液性囊腺癌区分为高级别和低级别囊性癌。

(a)高级别浆液性癌:高级别浆液性癌(HGSC)有复杂的乳头、实性区和显著的细胞异型性。肿瘤细胞排列呈实性细胞团块、缎带样、迷宫样结构和乳头状结构,常见裂隙样腔隙、腺样和筛状区域。核大,深染和多形性,常有奇异型核或多核瘤巨细胞,大的嗜酸性核仁明显。核分裂象很多,常有非典型核分裂象,坏死显著。砂砾体多少不一。

免疫组化:表达 CK、P53、WT-1、P16,而Er、Pr 表达较弱,Ki-67 指数较高。

(b)低级别浆液性癌:低级别浆液性癌(LGSC)有多种结构模式,包括单个细胞和形状不规则的小细胞巢杂乱地浸润间质,微乳头或较少见的大乳头,外围分开的透明空隙;不同的浸润模式通常并存。LGSC 的肿瘤细胞小、较一致,显示轻至中度核异型性,砂砾体很常见,核分裂活性很低(通常<2～3 个/10HPF)。很多 LGSC 有并存的交界性浆液性肿瘤/非典型增殖性浆液性肿瘤(SBT/APST)成分。

免疫组化:表达 CK、EMA、WT-1、PAx8,且 ER、PR 高表达,Ki-67 指数低于 HGSC。

2)黏液性腺癌及腺癌

(1)大体观:肿瘤体积大,与浆液囊性癌相似,囊性或囊实性,常为多房性,腔内含胶冻样黏液,囊内有实性结节或乳头状突起。突起区灰白,如息肉状,常有出血坏死。少数肿瘤乳头从卵巢表面外生性生长。

(2)镜下观:肿瘤由乳头状结构及不规则腺体和大小不等的囊腔组成(图33-2)。腺体大小不等,排列紧密,可见上皮共壁及筛状结构,瘤细胞异型性明显,通常为肠型分泌型黏液性细胞,核分裂象多见。高分化肿瘤,黏液分泌较多;低分化者分泌较少甚至难见,且瘤细胞呈弥漫、片状分布,腺样结构不明显。

(3)免疫组化:CK、EMA、CEA 标记阳性,CK7 阳性,ER 及 WT1 阴性,而卵巢转移性黏液腺癌 CK7 阴性,PAx8 部分阳性。

3)子宫内膜样癌

(1)大体观:肿瘤多为囊实性,大小不等,2~35cm,实性,切面灰白,息肉样,伴出血、坏死。囊腔为单房或多房,囊壁可见脆软的乳头状突起。

(2)镜下观:形态与子宫内膜样腺癌相似,腺癌中被以单层或复层低柱状或高柱状上皮,可见核上、核下分泌空泡。部分可为粗短的乳头,约30%的肿瘤有鳞状上皮化生,形成腺腔内桑葚状鳞化巢或有角化的鳞状上皮巢(图33-3,图33-4)。

子宫内膜样癌可分为三级:高分化(Ⅰ级),以腺管为主,实性区域小于5%,细胞轻度异型性,常有分泌现象;中分化(Ⅱ级),腺体不规则,上皮层次增加,实性区域占5%~50%,细胞异型性明显,可见瘤巨细胞,有出血坏死及鳞化;低分化(Ⅲ级),瘤细胞弥漫分布,实性区域大于50%,少数区域有腺样结构,细胞异型性大,核分裂象易见,鳞化少,有明显出血、坏死。

4)透明细胞癌

(1)大体观:肿瘤大小不等,平均直径15cm,囊实性,以实性为主,切面灰白、鱼肉状,常见出血、坏死。大小不等的囊内容物为褐色液体,可见少数乳头。

(2)镜下观:瘤细胞呈片、团块状排列,或呈腺管状,乳头状或囊状(图33-5,图33-6)。瘤细胞有 3 种:①透明细胞,胞浆透明或空泡状,核居中,核仁明显;②鞋钉样细胞,胞核大,向腔内突起,胞浆少,整个细胞似鞋钉样;③嗜酸性细胞:胞浆较丰富,含嗜酸性颗粒,有时可见透明小体。有时扁平细胞还可排成小管或腺样结构。

免疫组化:表达 ckp、PAx8、napsin A。

(高 霞 胡俊波)

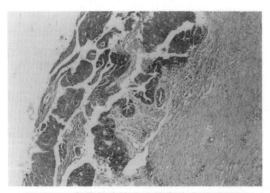

**图 33-1　卵巢浆液性乳头状囊腺癌(低级别)**
见有片块状及少量乳头状、腺管样结构。
癌细胞异型性明显(×100)

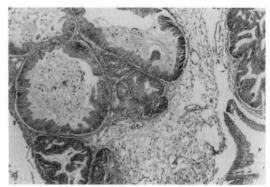

**图 33-2　卵巢黏液性乳头状囊腺癌(高级别)**
可见乳头及腺管样结构,有桥接现象。
癌细胞异型性明显(×200)

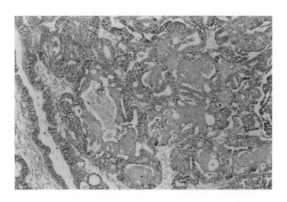

图 33-3  卵巢高分化子宫内膜样癌伴有鳞状上
皮分化(×200)

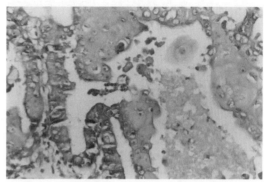

图 33-4  卵巢高分化子宫内膜样癌伴有鳞状上
皮分化的高倍图像

与图 33-3 为同一病例。可见鳞状上皮的红染胞浆(×400)

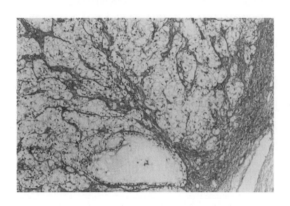

图 33-5  卵巢透明细胞癌

癌组织为实性片状及腺管样结构,瘤细胞胞浆透明(×100)

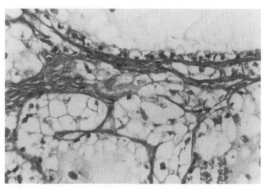

图 33-6  卵巢透明细胞癌的高倍图像,与图35-5
为同一病例

显示典型的透明细胞,核深染,异型性明显,胞浆丰富而
透明,胞界清楚(×400)

## 33.1.3  免疫组织化学在上皮性卵巢肿瘤诊断及鉴别诊断中的作用

卵巢肿瘤分类复杂,其中上皮性肿瘤就分为 6 种,下面分别介绍 6 种卵巢上皮性肿瘤相对特异性的标志物,以及这些标志物在诊断和鉴别诊断中的作用。

1)卵巢上皮性肿瘤的特异性标记物

(1)卵巢浆液性癌。

卵巢浆液性癌:其特异性抗体为 P53(图33-7),表达率可达 90% 以上,其次是 CK7 等。

肾母细胞瘤基因 WT1(图 33-8)是从胎儿肾母细胞瘤细胞中分离出来的一种抑癌基因,Shimizu 提出 WT1 基因表达的高分子量抗体,在浆液癌的表达率优于黏液、子宫内膜样或

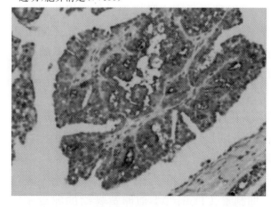

图 33-7  CA125 在卵巢浆液性乳头状癌肿阳性
表达

透明细胞型癌,也可与 CA125 媲美。

(2)卵巢黏液性癌:卵巢黏液性癌其代表性抗体为 CEA,其中肠型黏液性癌表达率高

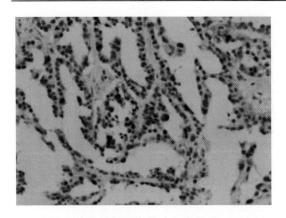

**图 33-8　WT1 在卵巢浆液性乳头状癌肿阳性表达**

于宫颈内膜型黏液性癌,而卵巢其他类型上皮肿瘤基本不表达 CEA。卵巢黏液癌与腺腔内有黏液分泌的卵巢浆液性癌和子宫内膜样癌的鉴别(表 33-1)可以用抗体 CEA、CA125 和波形蛋白,前者 CEA 阳性和波形蛋白阴性,而后两者波形蛋白常阳性,CEA 常阴性。

**表 33-1　卵巢黏液性癌与卵巢浆液性癌和卵巢子宫内膜样癌的鉴别**

| | 黏液性癌 | 浆液性癌 | 子宫内膜样癌 |
| --- | --- | --- | --- |
| CEA | + | - | - |
| 波形蛋白 | - | + | + |
| CA-125 | - | + | + |

(3)卵巢子宫内膜样癌:免疫组化提示卵巢子宫内膜样癌中 CK、波形蛋白、EMA 阳性,而 α-抑制素(α-inhibin)、CD56、甲胎蛋白(AFP)、胎盘碱性磷酸酶(PLAP)阴性。卵巢子宫内膜样癌 HE 形态变化多样,需要与多种形态相似的卵巢肿瘤进行鉴别,这时候,免疫组化可以起到很好的作用:①类似卵巢无性细胞瘤的卵巢子宫内膜样癌不表达 PLAP;②类似性索-间质肿瘤的卵巢子宫内膜样癌不表达 α-抑制素、CD56;③类似卵黄囊瘤的卵巢子宫内膜样癌不能表达 AFP。

(4)卵巢 Brenner 肿瘤:Ogawa[2] 提出良性卵巢 Brenner 肿瘤内上皮成分类同膀胱移行上皮的免疫表型,泌尿上皮特异性抗体 Uroplakin 呈阳性表达,支持其向泌尿上皮分

化。恶性 Brenner 肿瘤仅部分病例 Uroplakin 呈阳性表达。Riedel 等[3] 在 Brenner 瘤上皮巢内发现对泌尿上皮标志物 Uroplakian Ⅲ 及 Uroplakian Ⅱ(尿路上皮分化晚期上皮表面的蛋白膜)及 CK13、CK20 也有表达,并发现一些卵巢 Brenner 瘤 CA125 呈灶性表达;相反,卵巢移行细胞癌和 Wathard 细胞巢缺乏 Uroplakin 表达,对 CK20、CK13 基本上阴性,但对 CA125 呈强阳性。因此,提出 Brenner 瘤是真正的尿路上皮型肿瘤,而卵巢移行细胞癌是仅在组织形态上像移行细胞癌,而实际上更有可能是一种低分化腺癌,从而确定了卵巢移行细胞癌的存在及其在卵巢 Müllaian 型腺癌的位置。

(5)卵巢透明细胞癌:卵巢透明细胞癌一般表达 CK 及 napsin A、CA125。卵巢透明细胞癌 CA125 的阳性表达率多为 50%,特异性不强。Nolan[4] 测定 10 例提示 $34\beta E12(K_{903})$ 阳性率为 100%(10/10),高于 CA125 的 80%(8/10),特异性比 CA125 强,可用于鉴别诊断。

卵巢透明细胞癌有时与卵黄囊瘤在形态上难以鉴别(表 33-2),除了用 AFP 进行鉴别外,最近研究[5] 认为一种癌胚抗原 glypican-3(GPC3)在 83%(27/34)卵巢透明细胞癌中是阴性,另外 7 例表现为局灶性的阳性或弱阳性,相反,在 32 例卵巢卵黄囊瘤,31 例均表现为强阳性,阳性率达 97%,所以可用 GPC3 来鉴别卵巢透明细胞癌和卵黄囊瘤。

**表 33-2　卵巢透明细胞癌与卵黄囊瘤的鉴别**

| | 卵巢透明细胞癌 | 卵黄囊瘤 |
| --- | --- | --- |
| AFP | - | + |
| GPC3 | - | + |
| K903 | + | - |

2)免疫组化在卵巢癌和转移性癌中的作用

卵巢是恶性肿瘤转移的好发部位。仅来自乳腺、胃肠道和子宫的转移肿瘤就占卵巢恶性肿瘤的 1/3。有作者统计胃癌的卵巢转移率约

50%,乳腺癌的卵巢转移率约40%,结肠癌的卵巢转移率为30%。还有作者认为卵巢转移性癌的误诊率为6%～7%[8],而误诊会导致肿瘤得不到规范性治疗,鉴于卵巢转移性癌有极高的转移率和误诊率,以下介绍一些免疫组化在卵巢原发性癌与转移性癌的鉴别方法。

(1)卵巢转移性恶性间皮瘤与卵巢原发性癌的区别:由于原发性卵巢浆液性交界性肿瘤及癌可种植或转移腹腔、盆腔,其形态酷似原发性卵巢间皮瘤或腹膜间皮瘤,仅凭光镜诊断两者颇易混淆,Ordonezi[6]建议用以下抗体加以鉴别:血栓调节素(thrombomodulin)和钙视网膜蛋白(calretinin)在间皮瘤呈阳性表达,在卵巢浆液性癌肿阴性表达。

(2)卵巢转移性结肠癌或胃癌与卵巢原发性癌的区别:当结肠的管状腺癌或黏液腺癌转移到卵巢时,极易与卵巢原发性子宫内膜样腺癌或黏液腺癌相混淆,给病理诊断带来一定困难。研究表明,原发性卵巢癌CK7和Vim表达呈阳性,CA125的表达可以阳性,CK20呈阴性。相反,结肠癌CK20呈阳性(图33-9),CEA大多数为阳性,Vim和CA125呈阴性(图33-10)。上述这些抗体对转移性结肠癌与卵巢原发性癌的鉴别准确率可以达80%～90%[7]。

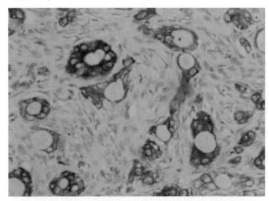

图33-9　CK20在卵巢转移性结肠癌中的阳性表达

近年来的研究还表明,*MUC2*和*MUC5AC*(两种黏液基因)也可以用于鉴别转移性结肠癌和卵巢原发性癌[8]。Albarracin(2000)等发现在原发性卵巢黏液性癌中两者多呈双阳性;

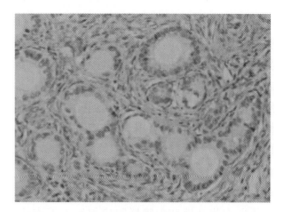

图33-10　CA125在卵巢转移性结肠癌中的阴性表达

卵巢内膜样腺癌中MUC2的阳性表达多于和强于MUC5AC,而转移性结肠癌中两者几乎双阴性。

卵巢原发性癌与卵巢转移性胃癌免疫组化的区别较之与转移性结肠癌的区别要困难,因为转移性胃癌CK7亦可呈阳性表达。有研究表明当卵巢转移性胃肠癌CK7是阳性时,可以用抗体CDX2和CK20来鉴别转移和原发,CDX2是同源异型盒基因(*homeobox gene*)家族成员之一,在生物体发育中参与调节肠上皮细胞的分化和增殖。Vang R[9]等研究发现在42例原发性卵巢黏液癌中CDX2表达率为40%,远低于CK20的阳性率(83%),并且也低于卵巢转移黏液癌(90%),所以CDX2比CK20在鉴别卵巢转移癌中更有效果(图33-11)。

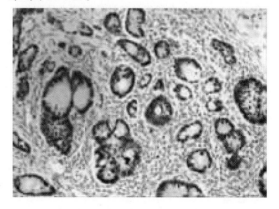

图33-11　CDX2在卵巢转移性结肠癌中的阳性表达

绒毛蛋白(villin)是肠微绒毛特征性的细胞骨架蛋白,在结肠癌、胃癌、胰腺癌组织中特异表达,是胃肠道原发与转移性肿瘤特异的标志物[11]。研究结果显示,卵巢中胃肠转移性癌和原发结胃肠腺癌组织中绒毛蛋白均强阳性表达,而原发卵巢癌组织表达率低于 10%,证实绒毛蛋白是结肠转移性腺癌的特异标志物(图 33-12)。绒毛蛋白鉴别结肠转移性卵巢癌和原发卵巢癌的有效性强于 CK20,且绒毛蛋白在浆液性和内膜样腺癌组织中不表达,优于 CK20。因此,当浆液性和内膜样腺癌组织中出现 CK7、CK20 表达时,可起到鉴别诊断作用。另外,正常卵巢组织中均无绒毛蛋白、CK20 表达,提示 CK7 可作为一个原发性卵巢癌的特异性标志物。因此,当联合检测绒毛蛋白、CK7、CDX2 和 CK20 时可综合其优点,提高鉴别卵巢原发癌与转移性腺癌的准确率(表 33-3)。

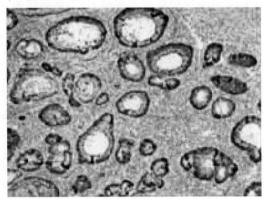

**图 33-12　Villin 在卵巢转移性结肠癌中的阳性表达**

**表 33-3　卵巢原发性癌与卵巢转移性胃癌**

|  | 卵巢原发性腺癌 | 卵巢转移性腺癌 |
| --- | --- | --- |
| CK7 | +/- | -/+ |
| 波形蛋白 | +/- | - |
| CA125 | + | - |
| CK20 | - | + |
| 绒毛蛋白 | - | + |
| CDX2 | - | + |

(3)卵巢转移性乳腺癌与卵巢原发性癌的区别:卵巢转移性乳腺癌理论上并非少见,但其转移病灶比卵巢胃肠道癌转移灶要小而易被忽视。乳腺大汗腺样囊肿的上皮细胞中有 3 种主要的乳腺大囊肿病液体蛋白(gross cystic disease fluid protein,GCDFP),即 GCDFP-15、GCDFP-24 和 GCDFP-44。阳性表达率最高的 GCDFP-15 通常用于卵巢转移性乳腺癌与卵巢原发性癌的鉴别(表 33-4)。卵巢浆液性乳头状癌与卵巢转移性乳腺微乳头状癌是最难鉴别的,在 Moritani S 的研究中[12]发现,在卵巢浆液性乳头状癌中,WT1、CA125、GCDFP-15 的阳性率分别为 78%、78% 和 0%,在卵巢转移的乳腺癌中阳性率为 3%、40%、和 38%。卵巢浆液性癌不表达 GCDFP-15,但高表达 WT1,而卵巢转移的乳腺癌中,WT1 阳性率很低,因此可以用三种抗体联合了鉴别卵巢转移性乳腺癌和原发浆液性癌。

**表 33-4　卵巢转移性乳腺癌与卵巢原发癌**

|  | 卵巢转移性乳腺癌 | 卵巢原发癌 |
| --- | --- | --- |
| CA-125 | -/+ | +/- |
| GCDFP-15 | + | - |
| WT1 | - | + |

(4)卵巢转移性肾透明细胞癌与卵巢透明细胞癌的区别:肾细胞癌转移到卵巢是非常罕见的,在国外 20 年文献中只有 10 多例报道。Nolan[3](2001)发现 10 例(100%)原发性卵巢透明细胞癌 CK-34βE12 均呈阳性表达,而转移性肾透明细胞癌仅为 1 例(8.3%)呈阳性表达,两者有明显的差异,可用于 2 种肿瘤的鉴别。

(5)卵巢转移性移形细胞癌与卵巢原发移形细胞癌:膀胱的移形细胞癌(尿路上皮癌)可以转移到卵巢,在组织学上不容易与原发的移形细胞癌区分,Logani S 等[13]研究了 CK20、Uroplakin Ⅲ、WT1 这三种抗体在这 2 种肿瘤中的表达,发现 17 例卵巢原发移形细胞癌82%表达 WT1,仅有6%表达 Uroplakin Ⅲ,而没有1例表达 CK20,在36例卵巢转移性移形细胞癌中,全部表达 CK20,40%表达 Uroplakin Ⅲ,而 WT1 均为阴性,因此,这3种抗体组合可用于卵巢转移性移形细胞癌与卵巢原发移形细胞癌的鉴别。在卵巢原发移形细胞癌中 CK20-、UROⅢ-/+、WT1+,在卵巢转移性移形细胞癌中 CK20+、UROⅢ+/-、WT1-。李文雁[14]等研究表明:膀胱移行细胞癌 CK20、CEA 的表达率均显著高于卵巢移行细胞癌(P<0.05),而 CA125 的表达率显著低于卵巢移行细胞癌(P<0.05)。因此可以根据表33-5的抗体应用对卵巢转移性移形细胞癌与卵巢原发移形细胞癌进行鉴别。

**表 33-5　卵巢转移性移形细胞癌与卵巢原发移形细胞癌的鉴别**

| | 卵巢转移性移形细胞癌 | 卵巢原发性移形细胞癌 |
|---|---|---|
| Uroplakin Ⅲ | + | - |
| CK20 | - | + |
| WT1 | - | + |
| CEA | - | + |
| CA125 | - | + |

(袁静萍　高霞)

## 33.2　扩散方式及分期

### 33.2.1　卵巢癌一般扩散方式

上皮性卵巢癌的扩散以局部蔓延、种植转移、淋巴道转移为主,血道转移少见,且是晚期表现。

(1)局部蔓延:癌瘤超出卵巢范围后,可直接浸润周围组织器官,如盆腔侧腹膜、子宫、输卵管、直肠、乙状结肠及膀胱等,但多限于浆、腹膜浸润,很少侵犯器官的实质,尤其是初始时如此。陈涤瑕分析了34例原发性卵巢恶性肿瘤病例,发现对侧卵巢转移为38.2%,大网膜转移为34.2%,子宫转移为17%,输卵管转

移为5.9%,阑尾转移为2.9%。其中,Ⅰ期卵巢癌患者中对侧卵巢转移率为22.2%,其他部位为0;Ⅱ期患者共4例,2例发生对侧卵巢转移、子宫转移,1例发生输卵管转移。Ⅲ期患者中上述5个部位的转移率分别为58.3%、97.1%、33.3%、8.3%、8.3%,很少见转移到宫颈、阴道及外阴。据 Guidozzif 报道148例 FIGO 分期为Ⅲ、Ⅳ期患者中有7例宫颈转移,2例阴道转移,1例外阴转移。这些部位的转移常同时合并大量腹水、盆腔、淋巴结转移,上腹部种植转移。

(2)种植转移:与其他恶性肿瘤不同,卵巢癌主要转移途径是肿瘤表面脱落细胞的腹腔内广泛种植,也是上皮性卵巢癌转移的主要方式。游离的肿瘤细胞随腹腔液在腹腔内流动,在腹膜表面种植生长,很快成为全腹性疾病。由于重力的作用,癌细胞更容易在腹腔的最低处种植,尤其在子宫直肠窝处的转移最为常见,其次是盆腔侧腹膜、直肠、乙状结肠浆膜、子宫膀胱窝腹膜等。腹腔内液的流动方向(图33-13)对卵巢癌的种植转移具有重要意义[11]。由于腹腔的分区和交通关系,通过呼吸运动和日常活动,癌细胞随腹腔液沿右结肠旁沟畅通无阻地流向右上腹腔,而左侧降结肠旁沟则由于横膈结肠韧带的限制,流向左上腹腔受到一定的阻碍,从而使右半膈、肝脏表面、大网膜成为种植较常见的部位。这也解释了右侧卵巢癌更易广泛腹腔种植的原因。

盆、腹腔腹膜及脏器浆膜种植播散最为常见,特别是横膈、结肠旁沟、肠系膜、肠浆膜、子宫直肠窝及盆侧壁腹膜、膀胱浆膜。盆腔腹(浆)膜种植更为常见,可融合成片,原如"铠甲状"。腹膜和横膈是早期卵巢癌亚临床转移的常见部位,晚期癌腹膜种植高达71.6%[12]。

大网膜也是最早卵巢癌亚临床转移部位之一。各期大网膜总的转移率为23%~71%[13]。晚期大网膜转移灶可融合成块,是腹水的重要来源[14]。

卵巢癌转移至肠道者很常见,但大多数属

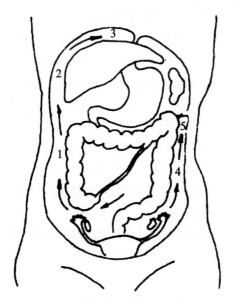

**图 33-13　腹腔内液体的流向(示意图)**

1-升结肠外侧沟;2-右膈下间隙;3-肝镰状韧带;

4-降结肠外侧沟;5-膈结肠韧带

浆膜种植转移,进而可累及浅肌层而至深肌层,累及黏膜层很少见。由肠转移导致不全梗阻者在Ⅲ、Ⅳ期或复发性卵巢癌中尤为多见,后果严重,是致死的主要原因。完全梗阻多在复发癌中出现,最终导致死亡。Tunca 等[15]报道 518 例卵巢癌,127 例发生肠梗阻,占 25%,其中Ⅰ期 17 例(13.9%)、Ⅱ期 17 例(16.8%)、Ⅲ期 72 例(30.0%)、Ⅳ期 20 例(36.4%),不详 1 例。

肝种植转移亦为常见。在晚期患者中,肝表面转移高达 54%,肝内转移达 43.2%[13]。而北京协和医院 15 年回顾性研究证实,肝转移占同期病例的 6.9%(40/583)。

脾表面转移者较肝脏的少见,脾实质及脾蒂转移者时有报道。

(3)淋巴道转移:卵巢癌常扩散至腹膜后淋巴结,一般认为有 3 条不同的转移途径[16]:①主要的途径是沿卵巢血管向上终止于腹主动脉旁淋巴结,位于腹主动脉及肾动脉之间,称上行路线(图 33-14)。②淋巴管从卵巢门出来在阔韧带两叶之间,终止于髂内、髂外及髂门淋巴结(下行路线)(图 33-15),再经髂总

而至腹主动脉旁淋巴结;当上行路线受阻时,淋巴液可反流至盆腔淋巴结或形成侧支循环。③卵巢淋巴管沿圆韧带,引流入髂外淋巴结及腹股沟淋巴结,此转移途径比较少见,但这是转移至腹股沟淋巴结的主要途径。

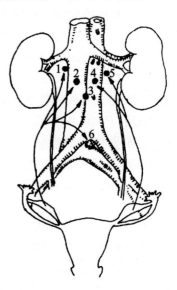

**图 33-14　卵巢淋巴流向(上行路线的示意图)**

1-腔静脉外侧淋巴结;2-腔静脉前淋巴结;

3、4-主动脉腔静脉前淋巴结;

5-主动脉外侧淋巴结;6-主动脉下淋巴结

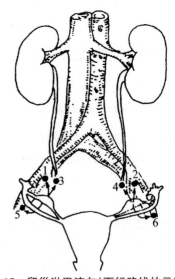

**图 33-15　卵巢淋巴流向(下行路线的示意图)**

1、2-髂间淋巴结;3、4-髂内淋巴结;

5、6-髂外淋巴结

北京协和医院通过手术切除及淋巴造影初步揭示了卵巢癌淋巴转移的规律[17]：①卵巢癌总的淋巴结转移率高达 50%～60%，表明淋巴转移是卵巢癌扩散的重要途径；②卵巢癌向盆腔及腹主动脉旁淋巴结转移的机会几乎相同；③原发于左侧的卵巢癌，其盆腔淋巴结转移率远较右侧高（约为 10∶1）。

腹膜后淋巴转移的发生率与临床分期、细胞分化、组织学类型、年龄大小等因素有关。Wu 等[18]报道，Ⅰ～Ⅳ期的淋巴结转移率分别为 14.3%、37.5%、64.4%、100%。细胞分化也是影响转移的重要因素，交界性卵巢肿瘤几乎无淋巴转移，1、2 级转移率为 10%，而 3 级高达 26%。组织学类型中以浆液性癌转移率最高，黏液性癌最低。

Pereira 报道[19]淋巴结转移率与年龄的关系为：20～29 岁 1%，30～39 岁 2%，40～49 岁 15%，50～59 岁 25%，60～69 岁 32%，70～79 岁 32%，80 岁及以上 2%。可见易于发生淋巴结转移的年龄段为 40～79 岁，最易发生淋巴结转移的为 60～79 岁。这提示我们老年卵巢癌患者较年轻患者更易发生淋巴结转移。

Kim[20]收集了 2004 年 1 月至 2007 年 3 月之间的 99 例上皮性卵巢癌患者的资料，对其术前 CA125 水平与淋巴结转移的相关性进行了研究。以 535U/mL 为临界值将这些患者分为两组，对其各自的淋巴结转移率进行了对比，发现两者之间存在显著差异（$P<0.05$）。这说明 CA125 水平＞535U/mL 与淋巴结转移有显著相关性。Yavuzcan[21]的研究也表明卵巢癌患者的 CA125 水平与淋巴结转移之间存在显著的相关性。

国内有报道[22]称淋巴结转移率与腹腔积液量呈正比，腹腔积液量及细胞学检查阳性与淋巴结转移密切相关，这一关系可能反映了肿瘤细胞易于转移的能力。但 Yavuzcan[21]对Ⅲ～Ⅳ期上皮性卵巢癌患者的腹腔冲洗液进行了研究分析，发现尚无法确认腹腔冲洗液细胞学检查阳性与淋巴结转移之间存在相关性。

腹膜后淋巴结总的转移率为 20%～41%，不同部位分别为：盆腔淋巴结转移占 24%～54%，腹主动脉旁淋巴结转移占 18%～36%，盆腔及腹主动脉旁淋巴结均有转移者占 28%～56%[16]。Burghardt[23]对 105 例患者行盆腔加腹主动脉旁淋巴清除术发现盆腔及腹主动脉均为阳性者为 44%，其中Ⅰ期患者为 5%，Ⅱ期患者为 43%，Ⅲ期患者为 51%，Ⅳ期患者为 73%。盆腔及腹主动脉旁均为阴性者为 35%，其中，Ⅰ期为 85%，Ⅱ期为 29%，Ⅲ期为 22%，Ⅳ期为 18%；盆腔淋巴结阳性而腹主动脉淋巴结阴性者为 12%，其中Ⅰ期为 10%，Ⅱ期为 14%，Ⅲ期为 13%，Ⅳ期为 9%。另外，盆腔淋巴结阴性而腹主动脉淋巴结阳性患者为 9%，其中Ⅱ、Ⅲ期分别为 14%、13%，而Ⅰ、Ⅳ期为 0。Leake[24]对 34 例低度恶性上皮性卵巢癌分析，发现盆腔淋巴结阳性率为 17%，腹主动脉旁淋巴结阳性率为 18%，腹主动脉淋巴结阳性的患者中有 1/2 同时有盆腔淋巴结的转移，这些都说明卵巢癌向盆腔淋巴结及腹主动脉旁淋巴结的转移率几乎相等，两者的转移不分先后。另外，许多学者正在研究随意腹膜活检及腹膜后淋巴结活检在早期上皮性卵巢癌的分期中的功效，发现各期腹主动脉旁的淋巴结转移如表 33-6 所示。

表 33-6　上皮性卵巢癌的主动脉旁淋巴结转移*

| 组别 | Ⅰ期 | | Ⅱ期 | | Ⅲ～Ⅳ期 | | 总计 |
| --- | --- | --- | --- | --- | --- | --- | --- |
| | 淋巴管造影阳性 | 活检阳性 | 淋巴管造影阳性 | 活检阳性 | 淋巴管造影阳性 | 活检阳性 | （淋巴管造影阳性） |
| Hank 和 Bagshawe(1969) | 2/9 | — | 2/6 | — | 4/7 | — | 8/22 |

| 组别 | Ⅰ期 | | Ⅱ期 | | Ⅲ～Ⅳ期 | | 总计 |
| --- | --- | --- | --- | --- | --- | --- | --- |
| | 淋巴管造影阳性 | 活检阳性 | 淋巴管造影阳性 | 活检阳性 | 淋巴管造影阳性 | 活检阳性 | (淋巴管造影阳性) |
| Parker 等(1974) | 3/13 | — | 2/29 | — | 12/27 | — | 17/69 |
| Knapp 和 Friedman(1974) | — | 5/26 | — | — | — | — | — |
| Delgado 等(1977) | 1/5 | — | 1/5 | — | — | 3/5 | 2/10 |
| Buchsbaum 等(1989) | — | 4/95 | — | 8/41 | — | 7/46 | — |
| Burghardt(1991) | — | 1/20 | — | 4/7 | — | 51/78 | — |
| 合计 | | 10/141 | | 12/48 | | 61/29 | |

\* 一所有病例为上皮性肿瘤转移灶小于 3cm。

此外,膈淋巴结转移非常常见。横膈之所以成为卵巢癌最常见的转移部位,其原因除了上述提到的肿瘤细胞随腹腔液的流动而种植转移到膈面外,尚与横膈丰富的淋巴管有关。近年来研究发现膈的淋巴结转移也是形成膈转移的机制之一。Feldman[25]发现膈面腹膜毛细淋巴管具有很强大的吸收作用,腹腔内经同位素标记的癌细胞迅速进入膈淋巴管,进一步到达胸骨旁淋巴结、纵隔前淋巴结、纵隔后淋巴结及腰淋巴结。作者还证实腹腔内的肿瘤细胞首先阻塞横膈淋巴管,再产生腹水。局限在卵巢的临床Ⅰ期癌而有腹水的患者,其发生机制有可能是脱落在腹腔内的癌细胞随着呼吸运动而不断流向横膈而附着在横膈底面,因而阻塞了淋巴管[26]。尸检也可见到腹腔广泛种植的患者的横膈淋巴管充满了癌细胞[26]。横膈淋巴管部分或完全被癌细胞阻塞,更容易使癌细胞种植在大网膜及不同部位腹腔的浆膜面和癌性腹水的积聚[27]。

(4)胸腔转移:卵巢癌合并胸腔积液以浆液性癌为多见,占 82.4%,绝大部分伴有横膈转移,双侧胸腔积液的瘤细胞阳性率为 90%,单侧胸腔积液绝大多数为右侧(占 85.7%),单侧胸腔积液不一定是胸腔转移,瘤细胞的阳性率只有14.3%,胸腔积液也并非均是肺转移所致,胸腔内注入硬化剂平阳霉素是一种较为有效的控制胸腔积液的方法[27]。

(5)血道转移:初治的卵巢癌患者血行转移很少见,仅仅见于个别极晚期患者。但在治疗后复发的患者中,血行转移较多见,常转移到肝肺。

## 33.2.2 卵巢黏液性癌、子宫内膜样癌及浆液性癌的转移特点

1)黏液性和子宫内膜样卵巢癌

黏液性赘生物是所有已知的卵巢肿瘤体积最大的。其直径能达 30～40cm,常常压迫邻近器官。因重力关系和大的静脉从肿瘤中引出,肿瘤完整移除可能受到挑战,同时输尿管难以显影。有趣的是,最大的肿瘤常常表现为良性。实际上侵袭性黏液性卵巢癌是罕见的,因为大多数瘤为低级别,或者是良性黏液性囊腺(80%)瘤。然而高级别侵袭性黏液癌是十分有攻击性的,对化疗是抵抗的(90%)[28]。在所有晚期卵巢癌中,有0.5%～1.5%为黏液组织。大多数(71%)侵袭性黏液性肿瘤是从胃肠道转移来的(结肠胰腺、阑尾),因此在发现的所有黏液瘤中,仅有29%是真的原发性黏液性卵巢癌[28-29]。这些原发性黏液性肿瘤局限于卵巢,无卵巢表面侵犯,同时是单侧性的(转移性为双侧)且体积较大(直径≥13cm)[29]。黏液性肿瘤患者常有CEA 或 CA199 升高。

腹腔假性黏液瘤是由腹腔黏液细胞产生的黏液所引起的,这些细胞为良性腺体组织,但其行为属组织学恶性,因为产生黏液细胞弥散种植于腹腔和盆腔腹膜,然后产生的黏液包裹肠管和盆腔器官,导致恶病质和肠梗阻。腹膜假性黏液瘤通常起源于阑尾,随后卵巢受累。假性腹膜黏液瘤患者能进展数月或数年而无症状。虽然其病变常常为无痛的过程,但不能治愈(10 年生存率为 60%)[30]。当前推荐患者接受非常积极的细胞减灭术并完全切除腹膜,并转送专业中心行腹腔热灌注化疗(HIPEC),虽然没有文献支持。

侵袭性子宫内膜样癌大约占所有卵巢癌10%,大多数是围绝经期患者。这些癌症常常合并子宫内膜异位症[31-33]。绝经前生育年龄的子宫内膜样癌的患者有超过 25%同时会有早期子宫内膜样卵巢癌[34]。

卵巢黏液性和子宫内膜样癌由于其自身的体积大,多数能在早期(FIGO Ⅰ/Ⅱ期)发现,且这里的癌症不像浆液性癌那样经体腔沿腹膜表面播散。其特点局部很厚,粘连于骨盆,并侵犯邻近器官,包括结肠肌组织和盆壁。晚期可转移至子宫内膜,为黏蛋白状肿瘤(FIFGO Ⅲ/Ⅳ)种植于腹壁,可转移到腹腔内器官实质如肝脏和脾脏,而且能出现早期腹腔外远处转移。

2)浆液性卵巢癌

浆液性癌发生于苗勒上皮,包括卵巢、腹膜和输卵管,其特征是经体腔播散[35-37]。近年已观察到浆液性"卵巢癌"新的起源,普遍认为其先驱病变在输卵管。浆液性输卵管上皮癌(STIC)已被识别,现在相信大多数浆液性"卵巢癌"是起源于输卵管的 STIC[38],常常不可能清晰识别浆液性肿瘤发生的部位。然而从时间、临床的观点看来并不十分重要,因为 3 种浆液性乳头状亚型(卵巢、输卵管、腹膜)播散方式和患者的生存率是十分相似的。有一个近期的研究[39],同样根据临床经验提示,3

种亚型具有生长快,同时在间皮细胞覆盖的体腔播散,包括腹腔和胸腔间隙的特点。广泛的腹腔表面或胸腔受累,引起腹水和胸腔积液。罕见的情况是浆液性肿瘤转移至心包(转移至间皮覆盖的),并引起心包积液。

卵巢、腹膜和输卵管癌有一个特征性的表现,其脱落的细胞进入腹腔有自身的倾向。也就是说从卵巢或输卵管伞端脱落的细胞是其出发点[36,38]。最常见转移受累的部位是对侧卵巢、子宫直肠窝腹膜、肠系膜,常导致直肠子宫间隙消失。

广泛盆腔转移的患者,包括子宫、膀胱、腹膜、乙状结肠、卵巢肿块和阑尾,聚合成一个肿块,识别各个器官或解剖边界十分困难[40,41]。有时阑尾成为右附件肿块的一部分,一旦癌细胞从卵巢或输卵管肿瘤脱落,以单个细胞或多细胞球状体悬浮在腹水中[35]。细胞沿着腹腔积液顺时针方向循环,达右结肠旁沟和右半膈表面。细胞可在该处种植,结节状生长,所有腹腔间皮有受累的危险。常见受累的是腹膜、隔膜、网膜,包括肝脏的、脾门的、肠管的和肠系膜、阑尾转移种植[37,42],而最常见远处转移部位是网膜。其他部位是对侧卵巢。网膜转移在腹腔常常是最大的肿块。浆液性癌早期致结肠下网膜变形,且随着癌瘤的进展,整个网膜为肿瘤所取代[37,43],从肝脏到脾曲。由于网膜在左象限到达脾脏,于脾脏下通常有一个实性肿瘤,并在脾门处直接附着于远端的胰腺需要整块切除远端的胰腺和脾脏,以完全消除左腹部肿块[44-47],患者受广泛的病变侵袭,致网膜受累缩小,胃发生小的弯曲。然而胃或横结肠肌组织永不受侵犯,常有可能切除肿瘤而不须做结肠和胃切除。

大的肿块常于右下极累及回盲肠、阑尾及右卵巢。腹腔内广泛的肿块有时广泛累及小肠系膜,肿瘤压迫肠管血供,以及系膜根部缩短,仅剩了肠管的蠕动,其形状被形容为"蔷薇出芽"。因为能危及上肠系膜动脉对小肠的全部血供,致这些肿瘤不能切除。在很晚的病变中,浆液性癌小结易于粘连成环状,可引起高位肠梗阻,空肠、回肠有多个液平面。

晚期浆液性卵巢癌患者,粟粒状播散覆盖整个腹膜面,包括横膈,大量腹水[48],含有大量间皮的、炎症的、卵巢癌的细胞[35]。

因为上腹部几个解剖位置转移和恶性胸水的患者,定义为Ⅳ期癌症。腹膜胸膜淋巴交通支通过隔膜使横膈肿瘤播散至间皮覆盖胸膜间隙,引起恶性胸水。因为浆液性癌倾向种植在横膈大多数患者发生右侧恶性胸水(37%～38%)[49,50]。其他定义为Ⅳ期的转移部位包括肝实质转移,锁骨上腋窝淋巴结转移,肺实质转移纵隔淋巴结转移远至阴道或外阴转移[49,50],浆液性卵巢在腹腔内广泛播散时,肺内转移,或其他实质内转移,例如直接侵入肝脏、而脾脏或肾脏是罕见的。晚期低级别浆液性癌大约占所有卵巢癌9%[51,52],与高级别浆液性癌有很相似的肿瘤分布,大网膜转移(83%),输卵管转移(63%)盆腔腹膜(49%)及浆膜(46%)[53]。

输卵管癌与卵巢癌有相似的播散方式,但首先侵犯输卵管肌组织,这是输卵管癌分期包括浸润深度的理由,Scaler 和 Silverberg[54]回顾收集明显早期输卵管癌 76 例,证明肿瘤浸润深度与生存率之间的重要关系。发现黏膜内病变未经分类(Crude)者 5 年存率为 91%,肿瘤黏膜壁浸润者为 53%,肿瘤穿透输卵管

浆膜者≤25%。Peters[55]等的研究证实,浸润深度对预期生存率的重要性。病理学家检查了输卵管浸润性肿瘤,提供了浸润深度,淋巴管状况,毛细淋巴管间隙受累,组织学分化程度。一些研究报告输卵管癌淋巴结播散有较高的发生率。

GOG 将原发性腹膜癌定义如下[56]:①卵巢大小正常或因良性病变大;②卵巢未受累及,或肿瘤仅限于表层和(或)浸润表层皮质,但皮质内肿瘤结节不超过 5mm×5mm;③组织学类型为浆液性肿瘤;④卵巢外病变的体积显著大于卵巢病变。浆液性腹膜癌的病理对治疗的反应性均与浆液性卵巢癌高度相似。目前人们逐渐认识到输卵管伞端常为浆液性癌的起源,即便是在无典型输卵管癌特征的情况下(例如输卵管增粗伴较大的黏膜病变)。此外,尽管行了预防性双侧卵巢及输卵管切除,但若不同时行全子宫切除,则输卵管间质部仍存在浆液性癌的潜在来源。由于输卵管癌的大体及镜下特征以及播散方式均与同类型卵巢癌相似,因此很难明确附件区实性或囊实性包块的来源,很多被认为是原发于卵巢的高级别浆液癌事实上来源于输卵管。

### 33.2.3 手术—病理分期

见表 33-7。

表 33-7 卵巢癌、输卵管癌、腹膜癌手术一病理分期(FIGO,2013)

| 分期 | 描述 |
| --- | --- |
| Ⅰ期 | 肿瘤局限于卵巢或输卵管 |
| $I_A$ | 肿瘤局限于一侧卵巢(包膜完整)或输卵管,卵巢或输卵管表面无肿瘤,腹水或腹腔冲洗液中未找到恶性细胞 |
| $I_B$ | 肿瘤局限于双侧卵巢(包膜完整),卵巢或输卵管表面无肿瘤,腹水或腹腔冲洗液中未找到恶性细胞 |
| $I_C$ | 肿瘤局限于一侧或双侧卵巢或输卵管,并伴有如下任何一项: |
| $I_{C1}$ | 手术导致肿瘤破裂 |
| $I_{C2}$ | 术前肿瘤包膜已破裂或卵巢输卵管表面有肿瘤 |
| $I_{C3}$ | 腹水中或腹腔冲洗液中有恶性细胞 |

续表

| 分期 | 描述 |
| --- | --- |
| II 期 | 肿瘤累及一侧或双侧卵巢或输卵管,伴盆腔扩散(在骨盆入口平面以下)或原发性腹膜癌 |
| II$_A$ | 肿瘤蔓延至或种植到子宫和/或输卵管和/或卵巢 |
| II$_B$ | 肿瘤蔓延至其他盆腔内组织 |
| III 期 | 肿瘤累及一侧或双侧卵巢、输卵管或原发性腹膜癌,或伴有细胞学或组织学证实的盆腔外腹膜转移或证实存在腹膜后淋巴结转移 |
| III$_A$ | 腹膜后淋巴结转移伴或不伴细胞学或组织学证实的盆腔外腹膜转移 |
| III$_{A1}$ | 仅有腹膜后淋巴结转移 |
| III$_{A1}$(i) | 转移灶最大直径≤1cm |
| III$_{A1}$(ii) | 转移灶最大直径转>1cm |
| III$_{A2}$ | 显微镜下盆腔外腹膜受累,伴或不伴腹膜后淋巴结转移 |
| III$_B$ | 肉眼盆腔外腹膜转移,病灶最大直径≤2cm,伴或不伴腹膜后淋巴结转移 |
| III$_C$ | 肉眼盆腔外腹膜转移,病灶最大直径>2cm,伴或不伴腹膜后淋巴结转移(包括肿瘤蔓延至肝和脾表面,但无实质脏器转移) |
| IV 期 | 超出腹腔的远处转移 |
| IV$_A$ | 胸腔积液中发现癌细胞 |
| IV$_B$ | 腹腔外器官实质转移(包括肝、脾实质转移,腹股沟淋巴结或腹腔外淋巴结转移) |

(何　灿　夏　婷　陈惠祯)

## 33.3　临床特征

### 33.3.1　发病年龄

在美国,大多数卵巢恶性肿瘤是上皮性的(85%～90%)[57]。不同的组织学类型所占比例为:①浆液性囊腺癌 42%;②黏液性囊腺癌 12%;③子宫内膜样癌 15%;④未分化癌 17%;⑤透明细胞癌 6%[58]。

上皮性卵巢癌可发生在任何年龄,但多在 40 岁以上。在美国主要发生于 50 岁以上妇女。其中 40～44 岁发病率为 15.7/10 万,50 岁以上妇女发病率为 35/10 万,为前者的 2 倍以上,65～85 岁年龄段发病率最高,75～79 岁为发病高峰,达 54/10 万[57]。不同组织学类型平均年龄略有不同。其中浆液性囊腺癌平均年龄为 56 岁,黏液性囊腺癌平均年龄为 52 岁,子宫内膜样癌平均年龄为 57 岁,透明细胞癌平均年龄为 53 岁[59]。

### 33.3.2　发生部位

上皮性卵巢癌起源于卵巢表面的上皮。卵巢上皮是来自胚胎期泌尿生殖嵴的体腔上皮,参与苗勒氏管的形成,具有多方向分化的潜能。上皮性卵巢癌多发的原因目前尚不清楚,多数学者认为是由于这一部位的体腔上皮反复排卵和修复,增加了上皮突变的机会而引起恶性肿瘤[60]。病变大多发生在排卵后修复区域凹陷的上皮,好似在一个囊肿内发生。在卵巢自然史早期,大多数肿瘤仍局限于卵巢实质上皮包涵囊肿内生长。最终穿透瘤表面,恶性肿瘤细胞主要通过直接播散转移到整个腹腔。

上皮性卵巢癌双侧性较多见。据 kent 等[61]统计 718 例上皮性卵巢癌,总的双侧性为 49.7%,其中浆液性为 65.3%,黏液性为 18%,子宫内膜样癌为 30.2%,未分化癌为 54.1%(表 33-8)。

表 33-8　上皮性卵巢癌单双侧发生率

| 种类 | 病例数 | 单侧 | 双侧 | 双侧发生率/% |
|---|---|---|---|---|
| 浆液性（Ⅰc 期） | 358 | 124 | 234 | 65.3 |
| 黏液性（Ⅱc 期） | 59 | 48 | 11 | 18.7 |
| 内膜样癌（Ⅲ 期） | 215 | 150 | 65 | 30.2 |
| 未分化肿瘤（Ⅳ 期） | 85 | 39 | 46 | 54.1 |
| 合计 | 717 | 361 | 356 | 49.7 |

### 33.3.3　症状

（1）早期表现：由于上皮性卵巢癌患者早期常无典型表现，所以早期卵巢癌的诊断更多是一种偶然，多是在常规体检或因其他疾病就医时意外发现。但是，许多学者认为早期卵巢癌会出现一些临床表现，注意到这些症状，可以让患者及医生更早地警惕卵巢癌存在的可能，进一步仔细检查以确诊。Goff 等[62]报道在一次调查中发现 95% 的患者都在诊断为卵巢癌之前有症状出现，分别为腹部症状（77%）、胃肠道症状（70%）、疼痛（58%）、泌尿系症状（34%）。只有 11% 的Ⅰ/Ⅱ期患者和 3% Ⅲ/Ⅳ期患者在诊断前无症状。作者还发现，注意到这些症状的患者显然比忽视这些症状的患者更容易早期诊断（$p=0.02$）。Olson 等[63]报道 93% 的患者至少出现一种症状，最常见的症状为腹部胀满和压迫感（71%）、腹痛或后背痛（52%）以及无力（43%）。Morrow[64]综合了 10 家报道的 2 099 例上皮性卵巢癌的症状及发生率，总结如表 33-9。

患者最初的症状常常是感觉下腹不适，有时是下腹或盆腔坠胀感，但又通常无法准确定位（表 33-10）[57]。产生这种定位不清的腹部不适感的原因可能是由于肿瘤本身的重量以及受肠蠕动及体位变动的影响，使肿瘤在盆腔内移动时牵扯其蒂及骨盆漏斗韧带，以致患者有下腹或髂窝部胀痛、下坠感[65]。部分患者是突然发觉自己的衣服或裤腰紧小，腹部增大引起警觉而就诊。但是在肥胖妇女，常被误认为是因肥胖脂肪增多所致而忽视。

表 33-9　2 099 例上皮卵巢癌的症状

| 症状 | 发现例数（例） | 百分率/% |
|---|---|---|
| 腹痛 | 1 067 | 50.8 |
| 腹胀 | 1 041 | 49.5 |
| 胃肠道症状 | 454 | 21.6 |
| 体重减轻 | 369 | 17.5 |
| 不正常阴道出血 | 360 | 17.1 |
| 尿路症状 | 345 | 16.4 |
| 盆腔压迫感 | 106 | 5.0 |
| 背痛 | 104 | 4.9 |
| 自觉块物 | 60 | 2.8 |
| 无症状 | 9 | 0.4 |

表 33-10　卵巢癌最常见的临床表现

| 症状 | 程度 |
|---|---|
| 腹胀 | XXXX |
| 腹痛 | XXX |
| 消化不良 | XX |
| 尿频 | XX |
| 体重下降 | X |

（2）压迫症状：当肿瘤不断增大，肿瘤机械压迫胃肠道，可引起胃部不适、消化不良及轻微的消化道功能失调。巨大肿瘤充满整个腹腔，使腹内压增加，可影响下肢静脉回流，导致腹壁及双侧下肢水肿。严重时横膈上抬，影响胸廓运动和呼吸，可引起呼吸困难、心悸及行动不便。

癌瘤一旦超出卵巢后，可迅速局部蔓延和广泛转移，并发腹水，盆腹腔脏器受压，可使乙状结肠、直肠、膀胱、子宫移位，受压，且不断加重，导致产生相应的压迫症状，如膀胱受压而致尿频,少数可出现排尿困难甚至尿潴留。如压迫直肠、乙状结肠,可发生肛门坠胀、排便困难。少数情况下,因晚期肿瘤固定于盆腔,或肿瘤向腹膜后生长,可压迫髂静脉,引起一侧下肢水肿,也有同时引起双侧下肢水肿,但很少见,且常一侧较重;肿瘤亦可压迫输尿管,导致输尿管扩张,肾盂积水。

(3)腹痛:除盆腹部包块、腹胀外,腹痛也是常见的腹部症状[57,62,66]。Petignat 等[67]研究了 27 例早期和 92 例晚期卵巢癌病例后,发现无论是早期患者还是晚期患者,最常见的症状就是腹痛(76%)及胃肠道症状(45%)。肿瘤压迫邻近组织可产生炎症、水肿、缺血、坏死或内脏包膜膨胀,引起疼痛。肿瘤侵犯到邻近组织的神经和血管时,也可引起疼痛。血管收缩引起组织供血不足,导致酸性代谢产物堆积和细胞死亡,则是疼痛的根本原因。疼痛还可由肿瘤细胞释放的溶解酶直接损伤细胞而引起。如发生肿瘤扭转、破裂、出血和(或)感染会出现腹痛甚至急腹症表现,如腹痛、腹膜激惹、发热等。但是晚期上皮性卵巢癌以急腹症为首发症状者极为罕见,国内外相关报道甚少。臧荣余等[68]收治上皮性卵巢癌 348 例,12 例(3.4%)以急腹症为首发症状,除 1 例肿瘤性肠穿孔患者合并有腹部肿块和腹胀 1 个月外,其余病例均以急腹症为唯一症状。急腹症多是因为肿瘤破裂而引起的,12 例中 8 例术中发现肿瘤破裂,其中 2 例是发生在肿瘤扭转基础上,1 例肿瘤破裂后引起肿瘤血窦开放而导致出血。肿瘤破裂的主要原因可能是肿瘤恶性程度高,生长迅速,包膜张力大,加上身体的活动而导致肿瘤破裂。

(4)播散症状:上皮性卵巢癌多直接播散种植至盆腹腔组织及器官,或种植于大网膜、肠系膜,在腹腔内形成多数结节状肿块,有一定可动性;或种植于盆底腹膜,在阴道后穹隆触诊时可扪及子宫直肠陷凹有多数乳头状或不规则结节。若肿瘤晚期在局部血管周围造成浸润压迫,则使该侧下肢静脉回流受阻,形成水肿。但播散症状主要是消化道症状和胸、腹水所导致的相应症状。

1)消化道症状:临床上以消化道症状就诊者可达 50%,绝经后妇女常可达 80%[69]。Goff 等[62]和 Petignat 等[67]报道分别有 70%和 45%的患者出现消化道症状,如胃纳差、腹部隐痛、腹胀、消化不良等非特异性胃肠功能紊乱。这些症状除可由肿瘤或网膜包块机械性压迫胃肠道引起之外,主要是由于恶性肿瘤腹(浆)膜种植所致[70]。特别是小肠浆膜种植即使是最低限度的浸润,也会因肠肌层神经丛的传导障碍而使小肠功能紊乱,导致不全肠梗阻或称"假性肠梗阻"[71],最终影响吸收功能导致消瘦。Ⅲ期和Ⅳ期的卵巢癌患者及病理分级高的患者出现肠梗阻的危险性更大,卵巢癌中 50%的患者出现小肠梗阻,37%的患者则出现大肠梗阻[72]。如若肿瘤大块浸润甚至穿透盆腔脏器,形成瘘管,则可由直肠、阴道或尿道排出带有癌组织的排液及出血,但此种情况罕见。

2)腹水及胸腔积液症状:卵巢癌患者常伴发腹水。患者腹围增加、腹部胀痛、下肢水肿,容易疲劳,且随腹水量的增多症状日趋严重。大量腹水可引起呼吸窘迫。检查时腹水指征明显,有振水感及移动性浊音。腹腔穿刺呈血性。关于腹水产生的机制,有学者认为卵巢恶性肿瘤,尤其是当浆液性囊腺癌的乳头状新生物转移至腹膜和大网膜时,可刺激局部,使血浆蛋白渗漏至腹腔产生腹水[73,74]。Hirabayashi 及 Braham 认为卵巢癌的腹水是无癌灶的腹膜面产生液体增加[75]。淋巴管阻塞导致腹腔内液体流出减少是腹水产生的一个很重要的机制。Feldman[76]将以同位素标记的红细胞以及能产生腹水的卵巢癌细胞注入动物腹腔后观察,均证实腹腔内的细胞首先阻塞横膈淋巴管,再产生腹水。因为在呼吸运动时,腹腔内压力不断改变,吸气时胸肋骨张开造成横膈下短暂性负压时,腹腔内液体及游离细胞被吸向横膈下。病灶局限在卵巢的临床Ⅰ期而有腹水者,其发生机制可能是脱落在腹腔的癌细胞随着呼吸运动不断流向横膈而附着在横膈底面,因而阻塞了横膈淋巴管。尸检也可见到腹腔广泛种植的患者的横膈淋巴管充满了癌细胞[77]。但是,另外有一个实验依据支持的假说,认为肿瘤分泌的介质引起血管通透性增高而导致腹水[78,79],Navy 等[80]在实验中发现,肿瘤产生了强烈的影响血管通透性的因子,使腹膜血管的通透性显著增加。这种物质已经被证实是血管内皮生长因子[81,82]。

卵巢癌合并胸腔积液以浆液性癌为多见,占82.4%,绝大部分伴有横膈转移。双侧胸腔积液的瘤细胞阳性率为90%,单侧胸腔积液绝大部分为右侧,占85.7%,瘤细胞的阳性率只有14.3%[83]。合并有胸腔积液的卵巢癌患者最常见的症状是气急、咳嗽或胸痛。体格检查时叩诊呈浊音,呼吸音减弱,膈肌运动力减弱,患侧语颤消失。大量胸腔积液可使气管偏移。有些患者的腹腔及右胸腔有直接通道。腹腔与胸腔之间的通道可用来解释麦格综合征(Meig's syndrome)的临床表现,即常伴腹水及胸腔积液[75]。晚期肿瘤若伴有低蛋白血症或肺转移,也可引起胸腔积液。而且当淋巴回流量超过胸导管引流能力时,细胞周围间隙的淋巴液通过内脏淋巴吻合支到内脏包膜淋巴管,由此漏入胸、腹腔,加重了胸腔积液、腹水的形成。如此造成有效循环血浆容量减少,而刺激神经体液调节机制,这更加重了胸、腹积液聚积形成恶性循环。

(5)阴道出血:上皮性卵巢癌多数不会引起阴道出血,但值得注意的是卵巢子宫内膜样癌患者常出现不规则阴道出血。若上皮性卵巢癌肿瘤间质组织产生雌激素使子宫内膜增生,或同时合并有子宫原发癌以及癌灶转移至宫颈、子宫、阴道,也可以有不规则阴道出血的表现。肿瘤晚期破坏双侧卵巢组织,可出现月经紊乱或闭经,但临床上比较少见。

(6)恶病质:恶病质通常指的是肿瘤患者因脂肪和蛋白质的大量消耗而导致严重消瘦、无力、贫血、全身衰竭等症状。卵巢癌患者的营养不良及恶病质通常是由于逐渐增大的肿瘤包块和肠梗阻的影响所致[84]。尽管这些患者可能有一个能量代偿期,但是由于肿瘤的生长,干扰了正常的胃肠功能并逐渐加重,长期进行性营养不良,横纹肌中的氨基酸转变成内脏蛋白质,减弱了宿主对糖异生的作用,最终导致患者死亡[71]。而且肿瘤生长的代谢率高,肿瘤细胞的能量需求比较高,常常与其他正常细胞争夺营养物质。此外,由免疫系统产生的细胞因子,包括肿瘤坏死因子,与肿瘤细胞的抗争也会引起恶病质[85]。

### 33.3.4 体征

(1)盆腹部包块:盆腹部包块是患者的常见主诉之一。黄凯清等[66]对 90 例卵巢癌进行临床分析,其中 73 例为上皮性卵巢癌,发现 50%左右的临床症状体征主要表现为腹部包块(53.33%)、腹胀(48.70%)、腹痛(46.00%)。腹内包块是否显著,除与肿瘤的大小有关外,还受腹壁厚度及肿瘤的性状影响。小的包块需经双合诊或三合诊才能扪及。但是,通常以"腹部包块"就诊的患者是在肿块体积超出盆腔,尤其膀胱充盈时在耻骨联合上方自己扪及包块而发觉,此时肿瘤多已超过成人拳头大小,在腹部可以触及。中等大以下的包块,如未侵犯周围组织,与之无粘连,则在妇科检查时表现为一活动性包块,往往能自盆腔推至腹腔。但若已经侵犯到邻近组织或器官,则表现为一固定、不规则、边界不清的包块。若包块巨大,引起腹部膨隆,腹部视诊即可发现。

绝经后妇女即使扪及一个与绝经前妇女相同的正常大小的卵巢时,也应高度怀疑肿瘤生长,需做进一步检查。绝经前正常卵巢的大小为 3.5cm×2.0cm×1.5cm,绝经早期 1~2 年内为 2.0cm×1.5cm×0.5cm,绝经后 2~5 年继续缩小到 1.5cm×0.75cm×0.5cm,并继续萎缩。绝经后如能触及卵巢,称卵巢扪及综合征(postmenopausolovary syndrome,PMPOS)。

(2)腹腔积液及胸腔积液征:卵巢癌患者常伴发腹腔积液。在腹腔积液量较少或起病初期,患者可无自觉症状及体征,临床体检难以发现,仅在超声检查中被偶然发现。中等量以下的腹腔积液有明显的体征,如腹围增加,腹部膨胀,移动性浊音。大量腹腔积液压迫静脉及淋巴系统时,或因低蛋白血症,患者常伴有下肢水肿。

因卵巢癌而引起的胸腔积液有时可见到。少量胸腔积液可无症状和体征,仅在胸部 X 线检查时才能确定。进展迅速或大量积液时,体征为呼吸急促、胸廓扩张受限、肋间隙饱满。触诊语颤降低,叩诊浊音,听诊呼吸音减弱或消失,单侧大量胸腔积液常有纵隔移位,气管偏移。

腹腔积液、胸腔积液症状见前述。

(李玉林　冯　忻　陈惠祯)

## 33.4　诊断及鉴别诊断和临床评估

### 33.4.1　诊断

1)临床表现及妇科检查

卵巢恶性肿瘤不易做出早期诊断。尽管如此,但有些症状的出现有助于早期识别具有进展为早期卵巢癌高危因素的患者。这些症状包括:腹胀、盆腹部疼痛、进食困难、饱胀感或尿路刺激症状(尿频、尿急)。医生在评估有上述多种症状的妇女时,要意识到可能是卵巢的病变引起了这些症状。通常是在盆腔检查时触到无症状的实性肿块或非均质性肿块才被发现。对高危患者,如有乳腺癌、结肠癌或子宫内膜癌个人史及卵巢癌家族史者,要定期随访;对 40 岁以上中老年妇女有卵巢功能障碍,出现胃肠道症状者,应引起医生的重视,尽早检查。如发现附件肿块,要注意其位置、大小、形状、边界、质地、表面状况、活动度及子宫直肠窝结节等,并结合辅助检查及早处理。绝经后妇女扪及卵巢者有可能是卵巢癌,需做剖腹检查,以明确诊断。年轻妇女肿块直径大于 5cm,必须认真对待,50% 的卵巢实性肿瘤是恶性的,尤以生殖细胞肿瘤为多见。半囊状或

质地不均肿块,有一部分为实性,另一部分质软或囊性感,增长迅速,由原先的可活动变成固定,多为囊性肿瘤恶变,或其本身就是恶性肿瘤,有上述情况者,如能仔细检查,有时可做出早期诊断。

几乎 75%～80% 的卵巢上皮性癌患者是在腹盆腔内有病灶扩散时才被发现,即使此时亦有延误诊断的。如发现盆腔肿块有下列情况者应考虑为恶性和可疑恶性肿瘤:①实性者 50% 为恶性;②双侧 70% 为恶性;③肿瘤表面不规则,有结节突起者多为恶性;④肿块粘连,固定,不活动或活动度差;⑤伴有腹腔积液或胸腔积液者,尤其是血性;⑥伴有非特异性胃肠道症状,如恶心、消化不良、厌食、便秘等;⑦子宫直肠窝有硬节,排除子宫内膜异位症外,90% 以上属恶性;⑧肿块生长迅速;⑨大网膜肿块,消化道不全梗阻表现,恶病质。如患者有胃病史,随后发生双侧卵巢实性肿瘤,则应想到有克鲁根勃氏瘤的可能,需详细检查消化道,以期找到原发病灶。

2)影像学检查

超声扫描对盆腔肿块检查有重要意义,可显示肿块大小、物理性质,判别恶性肿瘤敏感性(82%～100%)、特异性(97%～100%)、准确率(83%～99%)[86,87]。超声检查特征常与恶性相关,包括肿块边界不规则,由于存在实性成分伴乳头状突出而致多种类型的回声,多种不规则密集间隔光带以及双侧肿瘤。超声常用来证实腹水的存在,以及邻近器官的受累。

CT 用于卵巢癌患者术前检查,区别附件肿块良恶性敏感性、特异性、准确性分别为 89%、96%～99%、92%～94%[88,89],与超声检查价值相当。MRI 对卵巢癌的检查价值仍在探讨中。PET 在揭示卵巢癌方面有很大潜能,它能发现癌细胞早于形态学改变。

但这些检查对卵巢癌的术前评估来说不必常规使用,但可以提供有用的信息。CT 扫描可以提供其他关于肝和肺部及淋巴结以及

腹部和盆腔肿块确切大小的证据,这也可以用来监测治疗的反应。淋巴造影发现腹主动脉旁淋巴结受累的准确性大约为90%。由于患者的耐受性差以及需要具备高度专业技术的影像学专家来解释该项检查,故淋巴造影不常规实施,CT扫描一般用来评估腹主动脉旁和盆腔淋巴结肿大的情况。

PET利用良恶性细胞代谢活性的差异采用放射性同位素[18]FDG进行标记。PET成像在卵巢癌的鉴别诊断中仍不常用,但一些研究表明PET/CT成像可能在发现残存或复发病变中起作用[90]。

其他影像学检查的使用取决于初次体格检查和患者症状表现的结果。胃肠道钡餐不常规用于绝经前妇女,除非有直肠隐性出血或有肠梗阻症状的表现。在绝经后妇女中,结直肠癌引起的症状更有可能与卵巢癌患者观察到的症状相似,钡灌肠和直肠镜检查在鉴别诊断中可能有用。由于卵巢癌与乳腺癌之间的联系以及转移性乳腺癌也可引起单侧腹部肿瘤疾病,故常行乳腺钼靶来排除原发性乳腺癌的存在。胸片检查应作为患者手术分期前综合评估的一部分。

3)细胞学检查

卵巢癌行细胞学检查可有多种途径,获得阳性细胞的比例不太高。宫颈阴道涂片阳性率为19%,子宫内膜吸片的阳性率为42%,有腹水时,抽腹腔液涂片的阳性率增加,但不超过50%[91,92]。细胞病理检查结果可作为诊断依据。

合并有腹腔积液或胸腔积液者可抽其积液做细胞学检查,若腹腔积液少或不明显,可以后穹隆穿刺行细胞学检查,有助于对恶性肿瘤的诊断;剖腹探查时吸腹水或腹腔冲洗液找癌细胞,对肉眼观局限于卵巢的患者进一步确定分期及指导治疗有一定意义;位于盆腔及中下腹肿块,为明确诊断,必要时可根据情况经后穹隆或腹壁作肿块穿刺,将吸出物做细胞学检查,能区别肿瘤性质,但此项检查须慎用。因为这样做可以导致恶性细胞溢进腹腔。此外,体表的转移病灶(包括淋巴结转移),亦可做穿刺细胞学检查。

4)肿瘤标志物检测

肿瘤标志物的检测是近几年发展较快的一个领域,已被广泛用于卵巢癌的辅助诊断及治疗后的监测,有着广阔的临床应用前景。目前所说的肿瘤标志物实际上是肿瘤相关抗原,与卵巢上皮性癌相关的抗原主要有癌抗原125(CA125)、CA15-3、CA19-9、癌胚抗原(CEA)等。一般说来,单个肿瘤标志物检测特异性低,假阳性高。如多个肿瘤标志物联合检测则可提高敏感性及特异性。

(1)CA125:大约1/2的卵巢癌患者CA125水平超过了65U/mL,可以认为血清CA125水平对诊断早期疾病患者足够灵敏[93]。临床实践中常将35 U/mL确定为血清CA125水平的正常范围上限[94]。应当注意,这一界限值并不完全适合所有的情况,例如,在绝经后妇女或子宫全切术后的患者中,血清CA125水平通常低于一般人群,较低的界值可能更适合一些。有人建议采用20 U/mL和26 U/mL[95,96]。大体上几乎85%的卵巢上皮性癌患者的CA125水平都超过了35 U/mL[94,97]。50%的早期患者中CA125水平高于35 U/mL,而在较晚期的患者中有超过90%的妇女CA125水平更高[98]。与浆液性肿瘤相比,CA125较少在黏液性、透明细胞性及交界性肿瘤中升高[98,100]。但是,在其他恶性肿瘤(胰腺、乳腺、结肠和肺)及良性疾病和生理状态包括妊娠、子宫内膜异位和月经中,也有CA125水平的升高。由于有些CA125水平升高的非恶性肿瘤情况在绝经后妇女中见不到,因此用CA125水平升高诊断这一部分人群的恶性肿瘤的准确性增加。在瑞典的一项大型研究中[101],若将CA125的正常上限定为35 U/mL,对于小于50岁的妇女而言,其特异性为97%,对大于50岁的妇女,其特异性为99％。

在无症状盆腔肿块的绝经后妇女中,血清 CA125 水平升高(＞65U/mL)为卵巢癌的敏感性是97％,特异性是78％[102]。相比而言,在绝经前的妇女中,导致血清 CA125 水平升高的非恶性情况的发生率更高(如妊娠、子宫内膜异位症、子宫肌瘤以及盆腔炎性疾病)。对有附件包块的绝经后妇女,CA125 的升高表明需要即刻的手术探查,然而对绝经前的妇女,建议行之前所说的其他非创伤性检查。

(2)癌胚抗原(CEA):CEA 在结肠癌及多种妇科恶性肿瘤患者组织及血清中可以检测到,在卵巢上皮性癌患者,尤其是黏液性囊腺癌患者中阳性率较高。不像 CA125,CEA 在正常附件和附件炎时无表达。25％～50％的卵巢癌妇女中血清 CEA 水平升高。虽然 CEA 与卵巢癌有某种关联,但与其他肿瘤标志物相比,特异性较差[103,104]。故其对卵巢癌的诊断意义不大,其主要意义在于它对术前 CEA 水平高的患者可进行治疗中的监测及治疗后的观察。

(3)新的血清标志物:目前的研究集中在是否能通过利用有不同的抗原决定簇的抗体来提高抗体筛查的灵敏性和特异性。卵巢癌相关抗原(OCA)是抗卵巢癌患者血清中的一种独立抗原的抗血清[105]。一种名为 NB/70K 的成分,在卵巢上皮性癌的灵敏性接近于 CA125。然而,尽管 NB/70K 在卵巢上皮性癌的所有组织学亚型中均有升高,但其特异性不如 CA125。2 种抗原似乎在免疫组化上有区别,且相应的抗体分析可能可以辨认不同组的卵巢癌患者。

巨噬细胞集落刺激因子(MCS-F)是最近在卵巢上皮性癌中发现的一种生长因子,可能对筛查和检测治疗效果有作用。在完全的体外实验中由卵巢癌细胞系所分泌,是一种单核细胞的化学诱导剂,并能刺激单核细胞的增殖[106]。既然单核细胞可以产生其他能刺激卵巢癌生长的因子,有人认为 MCS-F 是一种卵巢癌的旁分泌生长因子。卵巢癌中 70％的患者,其血清或腹水中也发现 MCS-F 水平升高[107,108]。联合测定血清 CA125、MCS-F 水平可能比单独测定 CA125 水平更能预测疾病状况。已经证实对血清 CA125 水平正常的患者进行第二次剖腹探查,发现有持续性病灶存在时,她们的血清 MCS-F 水平升高[106]。此外,在有临床表现但血清 CA125 水平正常的卵巢癌患者中有大约 40％患者的 MCS-F 水平升高。OVX-1 是最近发展的一种抗体,在二次探查术中可以作为 CA125 预测残留病灶的补充[109]。联合测定 CA125、MCS-F 及 OVX-1 对诊断早期卵巢癌有极高的灵敏性(98％),对卵巢形态异常的妇女有中度特异性(49％)。一项初步研究报道溶血磷脂酸(LAP)是卵巢癌的一个预测性生物标志物[110]。LAP 存在于恶性腹水,并在完全的体外实验中显示可以刺激癌细胞的生长。一项初步研究中,9/10 的早期卵巢癌患者 LAP 水平升高。有关特异性和灵敏性的研究正在进一步探索中。

5)腹腔镜检查

通过腹腔镜检查可以直接观察腹腔和盆腔的各个部分,并可在直视下进行取材,同时可抽取腹水做细胞学检查,对于临床可疑卵巢癌的诊断和鉴别诊断有重要价值。但是,有时仅凭外观不易鉴别早期癌和良性肿瘤,为确诊必须取活检,而取活检对包膜完整的早期癌可以导致恶性细胞溢入盆腹腔。此外,腹腔检查不能确定腹腔外肿块的性质,难以发现腹腔后转移淋巴结。这些都限制了腹腔镜在卵巢癌诊断中的应用。而且影像学对诊断卵巢癌的敏感性、特异性、准确性较高,结合临床检查,腹水细胞学检查及 CA125 检测等,往往可以确诊。对少数患者经上述检查仍无法做出诊断而又无剖腹探查指征者可行腹腔镜检查。

6)细针活体组织检查[111]

目前影像学发展迅速,因此患者经 B 超、

MRI 检测能够提示卵巢肿块、确定部位、肿块大小、实性或囊性及与周围组织关系。依据卵巢肿块位置选择经腹部进针或经阴道后穹隆进针。关于卵巢肿块是否适合细针穿刺曾有不同观点。持相反看法者认为卵巢肿瘤可能因针吸引起肿瘤种植，理论上如此，实际根据患者的具体情况。对较早的孤立性肿瘤，经 B 超定位采用细针头(外径 0.7mm)，按操作规程取材，则引起肿瘤细胞种植的极少见。细胞学诊断的敏感性各家报道不一，高者达 95％，组织学类型符合率 90％左右(密切结合临床病史，并辅以免疫细胞化学技术方法)。细针活体组织检查可取较深的组织，操作简便，不用做手术切开等复杂过程，能减少患者痛苦。能够鉴别肿瘤与瘤样病变，良性与恶性，确定肿瘤组织学类型与分化程度，除了提供正确诊断，还能为选择治疗方法提供重要依据，包括为晚期患者行新辅助化疗，以及为单纯化疗与减灭术加化疗的对照研究提供依据。但取材

时不能直视，部位的深浅不易掌握，而且吸得的组织很小，有时很难判断肿瘤的结构，有时会引起出血。所以在穿刺时，针刺点要选择距肿块近、血管少的部位。如有出血，可局部加压。

在不常见的情况下，恶性肿瘤转移至锁骨上或腹股沟淋巴结，可采用细针活体组织检查，或切取(除)活检。

(朱连菊　杨　燕　陈惠祯)

### 33.4.2　鉴别诊断

(1)卵巢良性肿瘤与恶性肿瘤的鉴别：在诊断卵巢肿瘤时，认为每一个卵巢肿瘤或肿块都有恶性潜能，这是不切实际的，因为实际上在所有的卵巢肿瘤中仅有 20％是恶性的。偶尔可通过询问病史和物理检查来鉴别良性和恶性肿瘤，但许多病例需通过全面检查和镜下检查才能做出鉴别诊断。良性和恶性肿瘤的鉴别如表 33-11 和表 33-12 所示。

表 33-11　卵巢良恶性肿瘤的鉴别

| | 卵巢良性肿瘤 | 卵巢恶性肿瘤 |
|---|---|---|
| 病史 | 逐渐长大，病程长 | 迅速长大，病程短 |
| 体征 | 单侧多，活动，囊性，表面光滑，一般无腹水 | 75％为双侧，固定，实性或囊实性，表面结节状不平，常有腹水且多为血性，可能查到癌细胞 |
| 一般情况 | 良好 | 出现恶病质 |
| B超 | 为液性暗区，可有间隔光带，带边边缘清晰 | 液性暗区内有杂乱光团，光点，肿块边界清楚 |

表 33-12　良性卵巢肿瘤与恶性卵巢肿瘤盆腔检查结果

| 临床检查结果 | 良性 | 恶性 |
|---|---|---|
| 单侧发生 | ＋＋＋ | ＋ |
| 双侧发生 | ＋ | ＋＋＋ |
| 囊性 | ＋＋＋ | ＋ |
| 实性 | ＋ | ＋＋＋ |
| 活动 | ＋＋＋ | ＋＋ |
| 固定 | ＋ | ＋＋＋ |
| 不规则 | ＋ | ＋＋＋ |
| 光滑 | ＋＋＋ | ＋ |
| 腹水 | ＋ | ＋＋＋ |
| 凹陷处结节 | － | ＋＋＋ |
| 生长速度 | － | ＋＋＋ |

卵巢良性肿瘤分为囊性与实性。绝大多数良性囊性肿瘤为浆液性与黏液性囊腺瘤及囊性畸胎瘤(皮样囊肿)。实性良性肿瘤有纤维瘤、泡膜细胞瘤及勃勒纳氏瘤。卵巢恶性肿瘤常为实性或囊实性。

(2)卵巢癌与盆腔其他恶性肿瘤的鉴别

原发性输卵管癌:输卵管癌极少见,往往与卵巢恶性肿瘤难以鉴别。输卵管瘤的典型症状是间歇性阴道排液、下腹疼痛及盆腔肿块。但有些患者只存在其中一两项,或症状不明显。如临床不能排除诊断,宜及早剖腹探查确诊。

乙状结肠直肠癌:因为卵巢位置与结肠邻近,两者发生的肿瘤易混淆,尤其当卵巢肿瘤压迫直肠,出现下腹坠胀或大便不畅时,临床症状与直肠癌极为相似。发生左半结肠癌时,常有大便习惯改变、黏液血便。右半结肠癌则为果酱状大便。由于前者发病率比后者高,故80%患者的肿块位于左下腹。绝大部分直肠癌患者可在肛门指诊时触及癌块。通过直肠镜、纤维结肠镜或气钡双重造影可明确诊断。

胃肠癌的盆腔转移:胃肠癌的盆腔转移多为卵巢转移,还有盆腔其他部位种植转移。当转移至卵巢时需与原发性卵巢癌相鉴别。当怀疑盆腔肿瘤是胃肠癌的转移时,可通过详细问诊、纤维胃镜和钡餐检查明确诊断。

恶性苗勒氏管混合瘤:恶性苗勒管混合瘤是一组起源于苗勒氏管(副中肾管结构)的由多种组织构成的具有混合组织学特征的肿瘤的总称。恶性苗勒氏管混合瘤的发生部位与年龄有一定关系,55岁以上者多发生于宫体,中年者多发生于宫颈,幼女多发生于阴道。主要症状是不规则阴道流血,体检多发现子宫增大,通过诊断性刮宫及病检可明确诊断。

(张明焕 陈惠祯)

### 33.4.3 临床评估[112]

卵巢癌患者的术前评估见图33-16。胸、腹及盆腔CT为常用检查手段。头部及骨CT并非必要,除非患者存在相应症状,因为卵巢

癌极少转移至上述部位,尤其是在初诊时。如有肠道症状或粪便潜血阳性,考虑为胃肠道原发性肿瘤,钡剂灌肠或结肠镜检有助于诊断。由于乳腺癌可伴发卵巢癌,转移性乳腺癌也可形成腹腔转移癌灶,常给予乳腺摄片。应检测血CA125水平,据报道,仅1%的正常非孕妇女血CA125水平高于35U/mL,与此相反,80%～85%以上的上皮性卵巢癌患CA125水平增高。但早期卵巢癌患者CA125升高的比例较低,限制了CA125作为早期筛查的手段。浆液性肿瘤CA125升高的概率最大(>85%),黏液性肿瘤CA125异常升高的概率相对较低。对于绝经后无症状盆腔包块的妇女,CA125升高(>65U/mL)诊断卵巢癌的敏感性为97%,特异性为78%。与此相反,非绝经妇女存在非恶性CA125升高的情况(如妊娠、子宫内膜癌、子宫纤维瘤,以及盆腔炎性疾病等)。

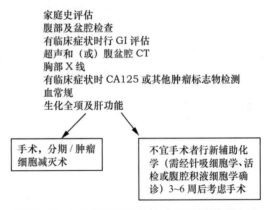

图33-16 存在可疑症状/触及包块或有腹腔积液

(何 灿 陈慧君)

## 33.5 治疗原则及治疗方案的选择

### 33.5.1 治疗原则

卵巢癌以手术治疗为主,化疗是主要的辅助治疗,其他辅助治疗包括放疗、分子靶向治疗和激素治疗。

手术治疗是卵巢癌治疗的基础,常常作为初始治疗,在各种治疗中扮演重要角色。通过

手术探查和病理切片检查,可确定病变扩散范围,明确手术病理分期。手术能治愈大多数早期患者,即使是晚期,是否将肿瘤切净或基本切净,残余瘤直径<1cm,患者群体生存时间能明显延长。通过肿瘤减灭术,能使盆腹部受压症状明显减轻,改善全身状况。手术也为辅助治疗创造条件,直接影响化疗和放疗的效果。对恶性肠梗阻患者有限的手术,可起到姑息治疗的作用。

由于卵巢癌最重要的预后因素是 FIGO 分期和成功的缩瘤术。卵巢癌患者得益于医生熟练地完成手术。表 33-13[113] 是本书中所采用的手术名称,供参考。

化疗是上皮性卵巢癌的重要辅助治疗方法,能显著延长患者的生存时间,甚至使一些晚期患者完全缓解,获得无瘤生存。上皮性卵巢癌对放疗有一定的敏感性,疗效是肯定的,特别是对盆腔残余病灶有显著疗效。但晚期患者是全腹性疾病,放疗受解剖位置的影响,效果不如化疗好。分子靶向治疗对晚期及复发癌有一定疗效,激素对晚期复发性卵巢癌似乎有一定的疗效。

表 33-13　卵巢癌手术名称及含义

| 手术名称 | 含　义 |
|---|---|
| 穿刺术 | 有腹部肿块的患者有恶性腹腔液或腹水,于化疗前行引流术细胞学检查或缓解症状 |
| 活检 | 有扩散病灶或附件包块者于化疗前活检,明确病理诊断 |
| 首次肿瘤细胞减灭术 | 于首次化疗前行首次剖腹手术,以明确诊断、分期以及力图最大限度行肿瘤细胞减灭术达肉眼无残留 |
| 间歇性肿瘤细胞减灭术或间歇性缩瘤术 | 仅行活检的肿瘤细胞减灭术或首次最佳缩减术跟随诱导化疗后再手术 |
| 二次剖腹探查术 | 患者首次化疗完成后,CT 或 CA125 检查无病变迹象而进行的手术,以明确有无残余病变而附加化疗,而现在罕见施行 |
| 二次肿瘤细胞减灭术 | 完成首次治疗后复发患者的手术,包括首次缩瘤术＋化疗,有或没有复发证据者。这种于术最常用于铂敏感而少见转移病变者 |
| 姑息性手术 | 为减轻症状而施行的手术,主要目的切除恶性梗阻的肠段,解除肠梗阻或分流,而不是主要考虑切除肿瘤 |
| 完全缩减结果:没有肉眼病变 | 完全切除:术前所有的孤立负荷的肿瘤细胞减灭术至无镜下残余病变,无肉眼残余肿瘤,R0 切除 |
| 最佳缩减术结果:肉眼病变≤1cm | 微小残余:首次手术后肉眼残留病变,直径≤1cm。有些医生亦称"最佳肿瘤细胞减灭术",R1 切除 |
| 次最佳缩减结果:肉眼残余病变>1cm | 大体残余(瘤):首次细胞减灭术后肉眼病变>1cm,R2 切除 |

## 33.5.2　治疗方案的选择

根据不同期别选择治疗方案:

(1)Ⅰ期:经过仔细的手术分期之后,Ⅰ期患者最好的治疗无疑是经腹全子宫切除术和双侧附件切除术,Ⅰc 期患者还应行大网膜切除术。由于在外观上判断为Ⅰ期的患者中,大网膜是一个非常容易在显微镜下转移的器官,而且它还对放射性胶体物质如$^{32}$P 有良好的反应性,所以切除大网膜在理论上可以允许放射性物质均匀分布于腹腔,与腹部脏层和壁腹膜表面有更大程度地接触,因此对计划术后给予腹腔内灌注放射性胶体磷治疗的病例,也应考虑行大网膜切除术。但大网膜切除术本身作为Ⅰ期病例的一种治疗方式的价值还有待进一步论证。

作为一种诊断和治疗方法,淋巴结切除术在外观上判断为Ⅰ期卵巢癌患者中的应用价值正在进一步研究之中。有研究表明,肿瘤外观局限于卵巢的患者中盆腔和(或)主动脉旁淋巴结的转移率为 $10\%\sim20\%$ 。Burghardt等[114]报道了 23 名临床Ⅰ期卵巢上皮性癌患者,她们均接受了彻底的盆腔淋巴结清扫术,其中 7 例(30%)发现有淋巴结受累。Baiocchi等[115]报道外观上病灶局限在卵巢(Ⅰ期),并且都进行了盆腔和腹主动脉旁淋巴结切除术的 242 名卵巢癌患者中,32 例(13.2%)中发现了淋巴结转移。在盆腔淋巴结阴性的患者中,也可能出现腹主动脉旁淋巴结的转移。卵巢癌能够转移至盆腔和腹主动脉旁淋巴结,因此必须对这些部位进行评价,尽可能地明确病灶的范围,从而准确诊断和治疗Ⅰ期病例。

尽管目前对采用保守性手术治疗Ⅰ期卵巢癌仍有争议,但一些研究证实了这种手术方式的安全性。Zannetta 等[116]报道了 56 例14~39 岁Ⅰ期卵巢癌患者(32 例ⅠA 期,2 例ⅠB 期,22 例ⅠC 期),行保守性手术后,平均随诊 96 个月,2 例(3.5%)对侧卵巢复发,其预后与根治性手术的预后无明显差别。Colombo[117]研究了 99 例 40 岁以下Ⅰ期卵巢癌患者在不同手术范围的治疗效果。平均随访 75 个月,在 56 例保守性手术中有 3 例复发,其中 2 例远处复发,1 例对侧卵巢复发,而同时行双侧附件切除及根治手术组的 43 例中,也有 5 例复发。Bolis[118]报道 93 例高分化的ⅠA、ⅠB 期卵巢癌,保守手术治疗,5 年生存率分别为 90% 及 92%。最近有两组报道分别对Ⅰ期及ⅠC 期患者进行保守治疗和根治性治疗的对照研究,结果表明两组的复发率相近[119]。Duska 等[120]报道 5 例Ⅰ期患者保守

治疗后无复发。有资料表明在Ⅰ期卵巢上皮性癌患者的保守性治疗中关键的是组织学类型。黏液性和子宫内膜样患者的存活率要高于浆液性患者,病理分级 $G_1$ 的患者是最适合给予保守治疗的,而浆液性患者双侧发生的可能性是黏液性患者的 7 倍。

关于Ⅰ期卵巢癌应该采用何种辅助治疗方式以及辅助治疗的作用,研究者们有不同的意见。许多学者认为不需要进一步的治疗,特别是分化良好的患者,而其他一些学者坚持需要一段时期的化疗或腹腔内灌注放射性胶体,还有一部分人建议盆腔照射,或化疗和盆腔照射的联合治疗。

最近的临床实验试图确定对预后差的早期卵巢癌患者采取任何形式的辅助治疗是否优于未即时治疗的方法。一项由意大利地区妇科肿瘤协作组设计的采取未治疗组的随机实验[121]。在该研究中,ⅠA 期或ⅠB 期,2 级或 3 级肿瘤患者随机接受顺铂(每 28 天 $50\text{mg/m}^2$ ,共 6 周期)或不接受即时治疗。中位随访 76 个月,顺铂降低了 65% 的复发率。对照组和化疗组的 5 年无病生存率分别是 65% 和 83%。尽管如此,总体生存率并无差异。顺铂组 88%,未予初始治疗组 82%。治疗组缺乏生存优势反映了复发时再给予顺铂的有效性。

最近国际合作的卵巢赘生物 1(ICON1)[122]和卵巢赘生物辅助化疗(ACTION)[123]实验,每项实验都有几乎 500 例经历相似的随机实验。经手术分期患者符合ⅠA、ⅠB 期,$G_2$、$G_3$级、ⅠC 期、ⅡA 期,以及透明细胞癌Ⅰ期、ⅡA期。手术后立即接受以铂类为基础的辅助化疗或未予辅助化疗直至临床进展需要治疗。联合分析的结果显示辅助化疗组患者比未予即时化疗组患者的总体生存率更高[124]。总体生存率有 8% 的不同,化疗组更有利(82%:74%,$P=0.008$)。相似的,辅助化疗组患者的无复发生存率也比未即时治疗组更高(76%:65%,$P=0.001$)。在单独研究中,Ⅰ期仅观察而复发患者的生存率与Ⅲ期患者相似,挽救

的可能性仅 20%[125]。

总的来说,对大多数上皮性卵巢癌患者均接受术后全身化疗。但对 $I_A$ 或 $I_B$ 期、$G_1$ 的卵巢癌患者建议在术后仅予观察随访,因为这类患者单纯手术治疗后的生存率可以达到 90% 以上[126]。对 $I_A$ 或 $I_B$ 期、$G_2$ 的卵巢癌患者术后如考虑仅给予观察随访(不加用化疗),则推荐之前先进行全面的手术分期。而对有高危因素包括中低分化的 FIGO $I_B$、$I_C$ 期的患者在术后应给予化疗。但全腹和盆腔放疗仍是一种选择。$^{32}P$ 已显示比化疗差。不再推荐使用。

笔者根据自己的经验,综合有关资料提出 $I$ 期的治疗方案:①全子宫加双附件切除术,尽最大努力保证肿瘤包膜的完整性,同时行大网膜切除,对黏液性卵巢癌同时切除阑尾,因为阑尾黏液性瘤可产生弥漫性腹膜炎;②年轻患者,$I_A$ 期可行保守性手术;③选择性腹主动脉旁淋巴结切除,常规盆腔淋巴结切除;④确认肿瘤为 FIGO $I_A$、$I_B$ 期,高分化($G_1$)或中分化($G_2$),肿瘤与周围组织无粘连者,术后可不用化疗,定期随访,监测血清 CA125。对 $I_A$、$I_B$ 期,低分化($G_3$)及 $I_C$ 期患者,均应给予辅助性化疗 6 疗程。

(2)$II$ 期:目前,对 $II$ 期患者的手术治疗包括全子宫加双附件切除术,网膜切除术及盆腔扩散病灶切除,即尽量切除肉眼可见病灶。同时选择性切除腹主动脉旁淋巴结,常规切除盆腔淋巴结。关于 $II$ 期卵巢上皮性癌的术后辅助治疗,目前有 4 种方案尚在进一步研究中。第一种是放射性胶体物质 $^{32}P$ 的腹腔内灌注;第二种是腹、盆腔放疗;第三种是盆腔放疗联合系统化疗;第四种是以铂类为基础的联合化疗。每一种方案都有相关的成功经验的报道,但是哪一种方案更优,尚缺乏大样本的前瞻性随机化研究。我国大多数学者采用第四种方案,化疗 6 疗程。

$II$ 期卵巢上皮性癌患者在完成前期治疗后是否需要进行二次探查术,一直存在很大争议。Rubin 等[127]经过 20 多年的研究与观察,发现二次探查术对减少复发及延长生存期的价值很有限。许多前瞻性研究也未能显示二次探查术能改善患者的生存。$I$、$II$ 期卵巢上皮性癌初次手术 18 个月后行二次探查术,二次探查术阳性率为 12%,不行二次探查术的在此期间的复发率为 13%。这意味着二次探查术本身并不能改善患者的复发率。若将二次探查术作为常规的治疗手段,将使大多数患者遭受不必要的再次手术及可能的并发症。但完成治疗后应严密随访监测,发现复发者行二次手术,术后行二线化疗或放疗。

(3)$III$ 期:尽管几十年的努力旨在提高早期的监测和诊断方法,但是大部分卵巢癌患者直到病灶超过卵巢范围才被诊断。根据国内外统计资料,卵巢癌初次就诊时,$III$、$IV$ 期患者所占的比例高达 70%~80%,在目前的治疗条件下,这些病例的生存率仍然很低。对于 $III$ 期卵巢癌的治疗方法基本统一,即理想的细胞减灭术加上有效的化疗,可达较满意的效果[128,129]。关于理想的肿瘤细胞减灭术的含义有不同的说法,大多数以残余癌中每一个单个病灶直径都小于 1~2cm 为界限,要争取使术后残留肿瘤直径<1cm。目前已有大量的临床经验的报道,说明晚期卵巢癌初次手术是否彻底以及残存癌的大小是影响预后的重要因素。GOG 自 1986 年 12 月至 1990 年 4 月观察了 458 例 $III$、$IV$ 期卵巢癌,其中 294 例术后有大小不等的残存瘤,比较残存瘤小于 2cm 的无瘤生存率及生存期皆明显长于大于 2cm 者[130]。但残存瘤在 2cm 以上者,无论大些或小些,如 2~3cm、4~5cm 及 6~9cm,各组的生存率并无明显差异。这提示只有减灭术达到理想手术标准才能提高疗效,若达不到标准则不能改善生存率。因此尽最大努力做到成功的肿瘤细胞减灭术是很重要的。但是,也有一些临床实践的总结,对创伤性太大的肿瘤细胞减灭术的长期效果持怀疑态度,他们认为对晚期卵巢癌行创伤性极大的手术,并不能带来

肿瘤的治愈,只是可能延长生存期。目前,在尚无肯定的结论之前,应根据患者的具体情况,包括年龄、病理分级、肿瘤大小、转移部位等这些影响预后的重要因素,综合现有的条件,具体患者具体对待。

有资料表明腹膜后淋巴结清扫术可以起到改善生存率的效果。Scarabelli[131]以病例对照研究方法分析了105例Ⅲ、Ⅳ期卵巢癌患者,以手术中是否行淋巴结清扫术将患者分为两组,在初治患者中,淋巴结清扫术确实起到了改进治疗效果的作用。进行了淋巴结清扫术的患者2年及4年存活率分别为59%及22%。此外,还有作者认为包括淋巴结清扫术在内的综合性方法能提高卵巢癌患者的生存率。Kuhn等[132]报道Ⅲ期患者的中位生存时间超过5年,Burghardt等[133]报道Ⅲ期卵巢癌患者的5年生存率达45%。但是,Kigana等[134]回顾性的对照分析表明,卵巢癌患者经淋巴结清扫术后的2年生存率为56.7%,高于未行淋巴结切除术的41.8%,而5年生存率前者是20.8%,后者是17.2%,两者无明显差异。由于缺乏大样本的前瞻性对照研究,不能充分说明淋巴结清扫术的积极效果,还待进一步研究后做出更有科学性的结论。

在许多研究所应用腹、盆腔放疗作为辅助治疗,但是近年来发现其效果越来越不佳,除非腹内任一残留病灶的直径均不大于2cm,否则放疗不可能有效,所以对于晚期卵巢癌术后的辅助治疗,几乎为术后化疗所代替。但是到目前为止,还未有关于随机接受放疗或化疗治疗的患者生存率的确凿研究报告。辅助化疗不仅能在术后巩固或提高手术的效果,而且在术前化疗可使肿瘤局限、缩小、松动、腹水减少,利于手术的完成,并能有助于减少术中出血,增加手术切除肿瘤的机会。笔者曾总结了1989—1992年行化疗与肿瘤细胞减灭术治疗的26例Ⅲ、Ⅳ期卵巢癌患者的临床资料,结果显示对晚期卵巢癌患者酌情给予术前化疗有利于提高缩瘤术的成功率(80.7%)。但是,术

前化疗的时间不宜太长,疗程不宜太多,以免副反应不能缓解,贻误了手术时机。术后化疗应该建立在肿瘤减缩或基本满意切除的基础上,才能发挥作用[135]。目前绝大多数卵巢癌患者采用的是以铂类为基础的联合化疗方案。GOG报道了一项大样本的铂类方案与无铂类方案的对照研究[136]。在这项研究中,227位晚期卵巢癌患者被随机分为两组,一组(120例)采用阿霉素和环磷酰胺方案,一组(10例)采用PAC方案(顺铂,阿霉素和环磷酰胺)。PAC化疗的完全反应率为51%,而另一组仅为26%(P<0.001)。同样,PAC方案的反应持续时间(14.6个月对比8.8个月),无进展期(13.1个月对比7.7个月),及总体生存(15.7个月对比9.7个月)均要优于另一组。这项研究以及其他类似的研究[137,138]均证实了顺铂在晚期未治患者联合化疗中的基础地位。然而,应当指出的是,尚未有比较多药和单药化疗的长期生存的报道。由于卵巢上皮性癌的转移主要以暴露在腹腔各脏器表面的弥漫性种植为主,很少远处转移,结合这一特点,腹腔化疗继全身化疗之后受到广泛的重视,并已有关于此方案在晚期卵巢癌治疗中取得良好效果的报道[139]。此外,目前还有与免疫治疗联合的化疗方案在自身骨髓移植或用周围血干细胞支持下行超大剂量化疗的方案,但是,由于仍处于初期阶段,有待进一步的探索与提高。

(4)Ⅳ期:Ⅳ期卵巢癌患者是否有必要施行肿瘤细胞减灭术仍有很大争议。大多数研究认为肿瘤细胞减灭术应该适用于Ⅲ期和Ⅳ期患者,但是没有分别分析。最近4项回顾性研究分析了最佳缩瘤术在Ⅳ期卵巢癌中的预后方面的价值,结果提示残存瘤体积小的患者的生存有明显提高(表33-14)。

由于目前这方面的研究资料均为回顾性分析,且因为影响因素多,病例数有限,有关肿瘤细胞减灭术在Ⅳ期卵巢上皮性癌中的作用仍存在争论。目前Ⅳ期卵巢上皮性癌肿瘤减

灭术的范围尚无统一模式,应根据患者情况和医疗技术水平来决定手术范围,大致为全子宫、双附件及盆腔肿块切除,大网膜切除,阑尾切除,肝、脾、肠道等转移灶切除,腹主动脉旁及盆腔淋巴结清扫。Parazzini 等[140]分析 456例晚期卵巢上皮性癌患者在行腹主动脉旁和/或盆腔淋巴结清扫的情况后,认为盆腔和/或腹主动脉旁淋巴结阳性与晚期卵巢上皮性癌预后无关,且不少学者认为Ⅳ期卵巢癌的肿瘤细胞减灭术对患者已经是创伤较大的手术,最好避免腹膜后淋巴结清扫这种难度大、创伤也较大的操作,故对Ⅳ期卵巢上皮性癌患者是否行腹膜后淋巴结清扫术要结合患者情况具体对待。

表 33-14　减瘤术对Ⅳ期卵巢癌患者生存的影响

| 第一作者 | 年度 | 手术结果 | 患者数 | 中位生存/月 | $P$ |
|---|---|---|---|---|---|
| Cutin[108] | 1997 | 最佳(<2cm) | 41 | 40 | 0.01 |
| | | 基本满意 | 51 | 18 | |
| Liu[109] | 1997 | 最佳(<2cm) | 14 | 37 | 0.02 |
| | | 基本满意 | 33 | 17 | |
| Mukarah[110] | 1997 | 最佳(<2cm) | 31 | 25 | 0.02 |
| | | 基本满意 | 61 | 15 | |
| Bristow[111] | 1998 | 最佳(≤1cm) | 25 | 38 | 0.000 4 |
| | | 基本满意 | 59 | 10 | |

Ⅳ期卵巢上皮性癌的辅助治疗仍推荐的是化疗,除了常规的全身系统化疗,还可以采用系统化疗与腹腔化疗联合的方法,以及目前仍在探索中的其他方法。有资料表明对Ⅳ期卵巢癌患者在术前进行以铂类为基础的化疗,2～4个疗程可能会成功地进行肿瘤细胞减灭术[141]。在术后化疗中,有不少资料报道紫杉醇和顺铂联合的方案有较为满意的效果。GOG 的一项前瞻性随机试验比较了紫杉醇和顺铂的联合方案与环磷酰胺和顺铂标准剂量方案[142]。选择的试验对象是Ⅲ期疾病或Ⅳ期疾病患者。结果表明,紫杉醇联合组在完全反应率、总体反应率、无瘤生存以及中位生存上均明显优于环磷酰胺和顺铂联合组。随访60 个月,发现紫杉醇和顺铂联合组的患者的进展危险性降低了 20%,死亡危险性降低了34%。结果提示紫杉醇加顺铂联合方案应当作为一种标准方案,但仍需要在以后的试验中继续探索。

(何　灿　陈惠祯)

## 33.6　手术治疗

卵巢癌以手术治疗为主。过去,对晚期卵巢癌的手术治疗一直是姑息性的,包括减轻胃肠道和泌尿道梗阻的改道手术,减轻浆液渗出的处理和减轻压迫性疼痛的神经外科处理,很少做肿块切除[143]。

20 世纪早期,几个妇科手术医生[144]推荐尽可能多地切除肿瘤,以减轻患者的痛苦和有限地延长生存时间。有学者认为即使有转移瘤存在也应尽可能切除原发肿瘤,同时尽可能切除转移性种植肿瘤,以提高肿瘤对术后放疗的敏感性,但因缺乏充分的根据而未引起重视[145]。甚至有人认为部分切除肿瘤对控制肿瘤发展没有价值,通过手术来减少压迫所带来的短期缓解,还抵不过手术本身所造成的痛苦。为此,不少人在剖腹时,只做活检,而不愿冒手术困难和出血的风险为切除肿瘤而做出努力。

在过去 30 年中,晚期卵巢癌手术切除的主要方案发生了根本的变化。1967 年 Munnell[146]通过回顾性调查研究发现卵巢癌患者术后残余瘤直径大小与生存时间及其对化学药物、放射敏感性成反比的关系,强调手术的彻底性是延长生存时间的关键,率先提出了最大限度手术的原则。Smith[147]、Greco[148]、Wilstshaw[149]等相继发现,卵巢癌患者如术后残余瘤直径超过一个特殊的界限,则患者的平均生存时间就不可能有明显的延长。这个界限为 1～3cm,一般主张不超过 2cm,也有主张不超过 0.5cm。1978 年,Griffiths[150]根据他多年的经验,对最大限度手术的步骤做了描述,称最大限度肿瘤缩减术(maximal tumor reductive surgery)。此后,1982 年,Sliberman 将这种非根治性切除肿瘤的手术方法称为"肿瘤细胞缩减术"(cytoreductive operation)或"大块肿瘤切除术"(debulking operation)。但 Morre 等[151]并不赞成对晚期卵巢癌患者施行最大限度缩瘤术,他们认为这种手术方式不能完全切除肿瘤,仅仅是通过暂时的减轻肿瘤负荷来延长生命,但肿瘤很快发展,因而对控制肿瘤没有价值。尽管如此,大多数文献证实了 Munnell 的发现,赞同对晚期卵巢癌施行最大限度手术,这是近代晚期卵巢癌治疗的总趋势。

卵巢癌独特的生物学特征主要表现在其播散形式上。和其他恶性肿瘤不同,卵巢癌主要转移途径是肿瘤表面脱落细胞的腹腔内广泛种植,60%～70% 在就诊时超出了盆腔范围。由于解剖部位的关系和重力的作用,癌细胞容易在盆腔底部种植,盆腔腹膜、子宫直肠窝、子宫膀胱窝成为最初种植的部位,而且形成广泛的粘连。因此,在完成晚期卵巢癌最大限度缩瘤术的过程中,体积最大、种植粘连最广泛、困难最多的肿块常位于盆腔内。此时,按常规腹膜内操作难以将肿瘤切净或基本切净,很多患者仅能做姑息性手术或活体组织检查,残余瘤直径大于 2cm,达不到缩瘤的目的。于是,许多妇科肿瘤学者寻找新的手术途径,以解决常规手术所遇到的困难。1973 年,Hudson[152]在临床实践中发现,卵巢癌虽然广泛种植,但其浸润能力相对较差,很少见到种植肿瘤穿透腹膜而侵犯腹膜后肌肉、血管及神经,提出腹膜后间隙可作为卵巢癌手术的一种选择途径,提出了腹膜外操作的手术方法。当种植肿块充填于子宫直肠窝,遮盖了正常的组织结按常规手术方式难以将肿瘤与直肠一乙状结肠分开。Hudson[153]提出可先切开阴道,于直肠前间隙逆行向上将肿瘤与直肠分开。

### 33.6.1 手术探查及手术—病理分期

1)全面手术探查及手术—病理分期

(1)手术分期的意义:对早期卵巢癌利用手术探查来确定疾病的扩散范围已成为强制性的手术,是早期卵巢癌手术治疗的重要组成部分。正确分期是决定治疗方法的前提,也是估计预后、比较疗效、总结经验的重要依据。不少学者根据他们的实践经验,强调正确分期的重要性。并推荐由妇科肿瘤医生进行首次手术治疗以改善预后。

1972 年 Bagley[154]发现 Ⅰ 期卵巢癌采用全子宫加双附件切除术和/或术后辅以盆腔放疗,其术后 5 年生存率分别为 67% 和 60%,并没有达到预期的效果,而术后全腹放疗 5 年生存率为 94%。1971 年 Faks 也发现 Ⅰ 期卵巢癌单纯手术和手术加放疗,5 年生存率分别为 70%、58%。Dembo[155]发现 Ⅱ 期卵巢癌采用全腹放疗较单纯盆腔放射的生存曲线有明显的提高,这说明被认为 Ⅱ 期卵巢癌的患者有超出盆腔的上腹部的"亚临床"转移,实际为 Ⅲ 期。Ⅰ、Ⅱ 期患者过去之所以生存率不高,是因为这些"亚临床"转移部位未包括在治疗范围内。

由于卵巢癌的转移特点,临床上肉眼认为肿瘤局限在卵巢,实际上腹部已发生了亚临床转移。Griffiths[156]发现第一次手术被认为是 Ⅰ 期的卵巢癌患者,有 30%～40% 的分期是错误的。Guthrie 等[157]总结了 656 例早期卵巢癌的分期情况,发现第二次手术时有 355 例患者高于原分期。这是由于第一次手术时,疏忽了某些部位的活检,这些部位是右横膈、大网膜、腹膜、腹主动脉旁淋巴结及盆腔淋巴结、腹水或腹腔冲洗液。而这些部位是早期卵巢癌容易发生亚临床转移(表33-15)[126]。已有第一次手术时外科医生认定为Ⅰ期和Ⅱ期卵巢癌患者转移到横膈的前瞻性研究(表33-16)。在同一系列研究中,像这样未预料到的转移发生率为15.7%(Ⅰ期11.3%,Ⅱ期23.0%)。1978年,Piver[158]统计了有关Ⅰ、Ⅱ期卵巢癌常见的亚临床转移部位的发生率,见表33-17。

表33-15 外表为卵巢癌早期的亚临床转移

| 部位 | 受累病例数 | 总的病例数 | 受累率/% |
| --- | --- | --- | --- |
| 横隔 | 17 | 223 | 7.6 |
| 网膜 | 21 | 294 | 7.1 |
| 细胞学 | 13 | 69 | 18.8 |
| 腹膜 | 6 | 61 | 9.8 |
| 盆腔淋巴结 | 18 | 202 | 8.9 |
| 主动脉淋巴结 | 35 | 285 | 12.3 |

表33-16 Ⅰ期和Ⅱ期卵巢癌发生亚临床转移

| 组别 | 横膈/% | 主动脉淋巴结/% | 腹腔冲洗液有恶性细胞/% |
| --- | --- | --- | --- |
| Knapp Friedman | — | 12.5 | — |
| Rosenoff 等 | 43.7 | — | — |
| Delgado 等 | 0.0 | 20.0 | — |
| Spinelli 等 | 23.0 | — | — |
| Musumeci 等 | — | 7.0 | — |
| Reetcel 等 | — | — | 36.0 |
| Creasman 等 | — | — | 10.0 |
| Morton,Moore,Chang | — | — | 50.0 |
| Piver,Barlow,Lele | 3.2 | 0.0 | 25.8 |
| 平均 | 15.7 | 10.3 | 29.8 |
| Ⅰ期 | 11.3 | 10.3 | 32.9 |
| Ⅱ期 | 23.0 | 10.0 | 12.5 |

表33-17 Ⅰ期和Ⅱ期卵巢癌亚临床转移的发生率

| 部位 | Ⅰ期/% | Ⅱ期/% |
| --- | --- | --- |
| 横膈 | 11.3 | 23 |
| 大网膜 | 3.2 | 7 |
| 腹主动脉旁淋巴结 | 11.3 | 10 |
| 盆腔淋巴结 | 8.1 | — |
| 盆腔冲洗液 | 33 | 12.5 |

Young 等[159]对100例卵巢癌患者的资料进行了分析。有68例在第一次手术后4周内进行了重新分期,其中61例患者临床认为没有残余瘤,重新手术发现了常见亚临床部位的转移。100例患者中,31%患者高于原分期;31例患者中23例(74%)患者实际为Ⅲ期,见表33-18。

**表 33-18　100 例早期卵巢癌患者的再分期**

| 原分期 | 患者数 | 再分期 | | | | | | | 高于原分期患者数及百分率/% |
|---|---|---|---|---|---|---|---|---|---|
| | | ⅠA | ⅠB | ⅠC | ⅡA | ⅡB | ⅡC | Ⅲ | |
| ⅠA | 37 | 31 | | | | 3 | | 3 | 6(16) |
| ⅠB | 10 | | 7 | 1 | | 1 | | 1 | 3(30) |
| ⅠC | 2 | | | 2 | | | | | 0(0) |
| ⅡA | 4 | | | | 0 | | | 4 | 4(100) |
| ⅡB | 38 | | | | | 23 | 3 | 12 | 15(89) |
| ⅡC | 9 | | | | | | 6 | 3 | 3(33) |
| 合计 | 100 | 31 | 7 | 3 | 0 | 27 | 9 | 23 | 31(31) |

　　由此可见,初次手术分期是否正确非常重要。早期癌症治疗失败的原因主要由于上腹部探查不够全面,且未能获得亚临床转移部位的活检标本,而导致分期和治疗上的错误。美国 Anderson[160] 医院对 1944—1973 年的 2 115例患者的材料分析表明,卵巢癌的分期正确与否直接影响治疗效果,Ⅰ期患者在外院接受过初次手术,然后转来 Anderson 医院的术后患者,5 年生存率仅为 56.5%,而初次手术在 Anderson 医院进行,则 5 年生存率为 87%。对 Ⅱ 期患者,则相应之 5 年生存率为 35.3%和 50%。这一差别的产生系由于 Anderson 医院实施初次手术时即对患者进行了仔细临床分期的结果。

　　总之,手术分期被认为是卵巢癌手术的一个重要组成部分。通过手术探查,进行仔细的临床分期,对于手术方案的选择,指导术后辅助治疗,提高疗效,以及估计预后是很重要的,必须十分重视。

　　(2)手术探查的指征:目前早期卵巢癌仍缺乏准确的早期诊断方法,凡有下列情况者应开腹探查。

　　(a)临床检查诊断的卵巢肿瘤者,特别是恶性肿瘤或可疑者。

　　(b)青春前期及绝经后有附件肿块者。

　　(c)绝经后可触及卵巢综合征。

　　(d)任何年龄的妇女实性附件肿块。

　　(e)生育年龄妇女大于 6cm 直径的附件囊性肿块或 4～6cm 持续 3 个月以上或观察中增大者。

　　(f)其他附件包块不能排除卵巢恶性肿瘤者。

　　需要手术探查者,术前可做血清标志物测定,如 CA125、HCG、AFP 等,这些标志物对卵巢肿瘤诊断有一定意义;B 超、X 线、CT 及 MRI 等对于术前判断有重要作用,而腹腔镜检具有决定性的作用。

　　(3)手术探查的方法及技巧。

　　(a)术前必须进行彻底的肠道准备,口服甲硝唑、清洁灌肠、口服泻药,同时预防性使用抗生素。给予对症、支持治疗。

　　(b)探查切口:为了确定病灶的范围,可采用下腹正中切口。开腹后经初步检查如为恶性或可疑恶性,为了暴露上腹部,切口须绕脐延长至脐上 5cm,甚至延至全腹。

　　(c)取腹水或腹腔冲洗液做细胞学检查:打开腹腔后,一经发现有腹水,需吸出送细胞学检查。如无腹水,需取 4 个部位腹膜表面冲洗液标本:膈表面为第一标本,升结肠和降结肠为第二标本和第三标本,盆腔腹膜表面为第四标本。其方法是用 50～75mL 生理盐水分别冲洗盆腔和左右结肠旁沟等处,并加以回收做细胞学检查。注意不要用高渗液冲洗,如为明显的血性腹水,可加用肝素抗凝。

　　(d)探查原发瘤:先检查内生殖器,确定是否有卵巢肿瘤,原发还是继发,单侧还是双侧,是实性、囊性还是半囊性,包膜是否完整,表面有无肿瘤、有无破裂,与周围组织器官如输卵管、子宫、膀胱、直肠等有无粘连，是否受侵犯。

(e)探查转移情况：即使是早期，也有亚临床转移的可能。这些病灶在探查时不易直接识别，多在活检时才发现。应该仔细地探查高危区，特别是右半膈下、大网膜、腹膜、腹主动脉旁淋巴结、盆腔淋巴结。腹腔检查尤应注意子宫直肠窝、子宫膀胱陷窝、结肠侧沟、两侧盆壁等处的腹膜。在可疑处分别取 2 块活体组织送病理检查。特别是肿瘤与邻近组织有粘连时，即使是所谓"良性"，亦有可能是癌性粘连，是癌瘤直接蔓延或种植所致，应连同粘连的腹(浆)膜切除活检，经病检证实，应归入Ⅱ期而非Ⅰ期[161]。有人强调用乙状结肠镜的活检钳或用腹腔镜行膈下活组织检查，并作为卵巢恶性肿瘤的手术常规；于横结肠附着处切除大网膜大部分，送病理检查；切除盆腔及腹主动脉旁淋巴结送病理检查，即使腹主动脉旁淋巴结临床检查结果为阴性，也应该在靠近卵巢静脉处取样。若卵巢病灶与 Krukenberg's 瘤一致，胃肠道检查有决定性意义。如有粘连，必须松解，以排除是否有癌性浸润。

手术分期探查要求合乎标准。Dylos 和 Greer 提出了手术分期探查要求（表 33-19），可供参考。

**表 33-19　卵巢癌手术探查要求**

1. 腹部正中切口延至脐上 5cm
2. 检查卵巢肿瘤，并在病理医生协助下：
　(1)排除良性肿瘤
　(2)排除来自胃肠道及其他处的转移瘤
　(3)注意囊壁有无破裂
　(4)粘连处活检
3. 取腹水或生理盐水冲洗液做细胞学检查
4. 观察全部腹膜表面
　(1)冰冻切片证实或多处标本送病理切片
　(2)膈肌病灶活组织检查或取刮片
5. 取足够的大网膜活检，腹膜后淋巴结活检
6. 切除后
　(1)送病理检查
　(2)记下残癌的位置、大小等
7. 按 FIGO 分期及做手术记录

此外，不具备保留生育功能条件者应同时切除另一侧卵巢以及子宫和输卵管。

(f)确定分期：根据探查结果，按 FIGO 标准严格分期，并选择合适的手术方案。

(4)分期探查的结果：Young[159]发现Ⅰ、Ⅱ期卵巢癌中 25% 的活检样本中有隐藏的转移，其中 7% 有膈下转移，6% 有盆腔淋巴结(PLN)转移，8% 有大网膜转移。Di Re 等[160]发现淋巴结转移与分期有明显的关系。Ⅰ、Ⅱ、Ⅲ、Ⅳ期患者腹主动脉旁淋巴结(ALN)转移率分别为 18.2%、20%、41.9% 和 60.1%，盆腔淋巴结转移率为 9.1%、10%、12% 和 33.3%，说明Ⅰ、Ⅱ期患者仍有 10%～20% 的淋巴转移。表 33-20 是Ⅰ、Ⅱ期卵巢癌分期探查结果。

2)再分期手术

对于初次手术分期不全面的患者，专家组对以下的推荐处理达成共识（肿瘤学临床实践指南. 中文版. 2009.）。

(1)所有怀疑为Ⅰ$_A$或Ⅰ$_B$期，G$_1$的患者均需要行手术分期，因为如手术分期证实为前述结果，就不需要进一步辅助治疗。

)2)如果残留病灶仍有切除可能，无论肿瘤属于何种分期均建议行全面分期手术以及肿瘤细胞减灭术。

(3)对于非Ⅰ$_A$或Ⅰ$_B$期，G$_1$的患者，如果没有可疑残留病灶，可以考虑化疗或全面手术分期。对于Ⅰ$_A$或Ⅰ$_B$期，G$_2$病例的治疗目前尚存争议。对于这部分患者，仔细地进行分期手术之后仅观察随访可作为一种选择。对于Ⅱ～Ⅳ期的患者，可考虑 3～6 个周期化疗后行中间性肿瘤细胞减灭手术，术后给予化疗。如无可疑残留病灶全面分期手术和肿瘤细胞减灭手术是所有Ⅰ$_A$或Ⅰ$_B$期、G$_2$或 G$_3$，以及所有Ⅰ$_C$期患者的治疗选择。对于Ⅰ$_A$或Ⅰ$_B$期，G$_2$的患者，如果怀疑有隐匿的残余瘤，推荐行全面分期手术。对于Ⅱ～Ⅳ期疑有可切除残留肿瘤的患者可行肿瘤细胞减灭术。

表33-20 Ⅰ、Ⅱ期卵巢癌手术分期结果

| 作者 | 横膈 | ALN | PLN | 大网膜 | 腹水或腹腔冲洗液 |
| --- | --- | --- | --- | --- | --- |
| Young[131] | 2/58 | 0/52 | 1/11 | 6/57 | |
| Chen[134] | | 4/21 | 2/21 | | |
| Piver[130] | 1/31 | 0/5 | 0 | 0/5 | 8/31 |

再分期包括腹部和盆腔多处活检,卵巢切除,网膜切除,盆腔和横膈冲洗细胞学检查,盆腔主动脉旁淋巴结切除。不需保留生育功能者行子宫切除和对侧卵巢切除。不适于再分期者给予辅助化疗。

(江大琼 陈惠祯 何 灿)

### 33.6.2 早期卵巢癌(Ⅰ、Ⅱ期)手术方式及适应病情

手术可治愈大多数早期卵巢癌患者。对大多数早期癌,早期的手术方式是手术切除子宫及双侧输卵管卵巢,以及全面的手术分期。在很少的情况下,并不需要充分的手术分期,例如不完全分期的交界性肿瘤和Ⅰ级黏液瘤[161,162]。此外在早期卵巢癌治疗中,对渴望生育的年轻患者,保留对侧卵巢和子宫应该予以考虑。

根据专家推荐,以下是Ⅰ/Ⅱ卵巢癌的标准处理:

(1)充分分期。

(2)交界性肿瘤:手术,术后不需进一步治疗。

(3)$I_A/I_B$期,$G_1$及$I_A/I_B$期,$G_2$(非浆液性癌):手术,术后不进一步治疗。

(4)$I_A/I_B$期,$G_2$,浆液性肿瘤:手术,术后3~6周期卡铂/紫杉醇化疗,除此不进一步治疗。

(5)$I_C/II$期,非浆液性肿瘤,任何透明细胞癌:手术,术后3周期卡铂/紫杉醇化疗。

(6)Ⅰ/Ⅱ期,$G_3$浆液性癌,未分化肿瘤:手术,术后3~6周期卡铂/紫杉醇化疗。

手术方式及适应病情如下。

1)保守性手术

保守性手术是指对儿童或育龄有生育要求的卵巢癌患者行单侧附件切除。Rutledge[163]认为保守性手术只适用于保留患者生育功能而非内分泌功能,因为激素替代治疗是高效的。

(1)适应证[164,165]:对于生育年龄有生育要求的卵巢癌患者,必须在完善而准确的手术分期基础上,严格掌握其手术适应证:①Ⅰ期和(或)低危的肿瘤(早期浸润癌),或低度恶性潜能的肿瘤限于一侧。②年轻渴望保留生育功能。③肿瘤包膜完整、无粘连。④包膜、淋巴结、卵巢系膜无浸润。⑤腹腔冲洗液阴性。⑥充分评估对侧卵巢,必要时做楔形切除活检,结果阴性。⑦横结肠下大网膜切除活检阴性,横膈组织学或细胞学阴性。⑧能严密随访。因为该术式有高度复发风险,生育后切除余下的卵巢并全子宫切除。

单侧卵巢输卵管切除对年轻希望保留生育功能的患者,其疗效是肯定的。分化良好的浆液性、黏液性、子宫内膜样或透明细胞卵巢癌患者,其肿瘤应该是单侧、包膜完整、无粘连的,并且无阳性腹水或性腺外播散的证据。腹膜冲洗液应当取盆腔和上腹部,同时要评估对侧卵巢。如对侧卵巢大小正常,形状和外观正常,不必要做常规的手术评估。据Munnell[168]和其他人统计,对侧卵巢发生镜下转移的概率大约为12%。主动脉旁和盆腔淋巴结必须仔细触摸和取样,必须对网膜足够取样送病检。根据某些学者[135]的经验,Ⅰ级卵巢癌很少转移至盆腔或主动脉旁淋巴结。但是,任何肉眼观不正常的淋巴结必须怀疑为罕见的转移灶。此外,保留的盆腔脏器必须是正常的。保留对侧卵巢对一个不生育的患者几乎没有好处。当上述部位任何一处发现癌瘤时,必须放弃保守性手术。在患者生育后,应该切

除另一侧卵巢以减少其发生恶性肿瘤的危险。因为妇女绝经后卵巢上皮癌的发生率增加,而且因为有一个疾病史的不利因素,会促进发生另一侧的上皮性病变,所以在生育后切除留下的卵巢是合乎逻辑的。

Ⅰ_A期上皮性卵巢癌采取保守性手术治疗的患者,关键问题是组织学类型,黏液性和子宫内膜样病变预后比浆液性病变要好。Ⅰ级和交界性病变是最适合行保守性治疗。有学者认为[164]对于黏液性、内膜样及透明细胞型卵巢癌,不管是交界性还是浸润癌,做单侧附件切除,其危险不大。据报道,浆液性病变发生于双侧卵巢的可能性是黏液性癌的 7 倍多[165]。因此浆液性癌选择保守性治疗时要慎重。

最近的一项来自 Mayo clinic 研究中的 33 例Ⅰ_A期患者[165],年龄为 16~29 岁,结果卵巢输卵管切除或仅仅切除卵巢者,随访 3~10 年无复发,其结果是鼓舞人心的,但是并不是最终结论。因为许多低级别的病变有晚复发的倾向。某些中心正在研究单侧卵巢囊肿切除对低级别Ⅰ期上皮肿瘤的作用。其他人[165]对Ⅰ期 2、3 级病变和Ⅰ_c期肿瘤保留部分卵巢组织,其后进行化疗,以保留生育功能。Plaute 等[169]报道Ⅰ期(包括Ⅰ_c期)患者保守治疗与根治性治疗后复发率相近,即使Ⅰ_c期患者仍可行保守性手术,但术后要积极辅以化疗。

Colombo[170]报道了 99 例年龄在 40 岁以下的Ⅰ期卵巢癌患者的有关资料。在 56 例患者中施行了保守性手术(36 例Ⅰ_A期,1 例Ⅰ_B期和 19 例Ⅰ_c期)。3 例Ⅰ_A期患者(1、2、3 级)复发。1 例在残留的卵巢上复发,行补救性手术。另外 2 例为远处复发,并死于肿瘤本身。17 例希望生育的患者共怀孕 25 次。Colombo[170]提示,以铂类为基础的化疗进一步降低了复发率。GOG 一项研究报道[165],Ⅰ_c期或Ⅱ期或分化差的Ⅰ_A期和Ⅰ_B期患者,其存活率无差异。这些患者随机接受了米法兰或腹内 $^{32}$P 治疗。同一报道显示,辅以米法兰治疗对Ⅰ_A期或Ⅰ_B期、分化良好或中等分化的肿瘤

患者没有益处。

综上所述,对渴望生育的Ⅰ_A期上皮性卵巢癌患者行保守性手术是安全的、有效的。生育后需切除保留的附件(卵巢),但对浆液性癌(Ⅰ_A期)患者的保守性治疗需慎重对待。对Ⅰ_c及Ⅱ期患者行保守性手术的安全性需进一步观察、证实。

(2)手术范围:传统的保守性手术为单纯切除患者附件。这样可能会造成某些手术分期的错误,所以当代的观点主张按完整手术分期的要求探查和确定分期。手术范围应该包括:①盆腹腔腹膜多处活检;②患侧附件切除,对侧卵巢剖视或不剖视;③大网膜切除;④阑尾切除;⑤腹膜后淋巴结取样。

(3)手术程序:根据笔者的经验,手术顺序(步骤)如下:①取腹水或盆腹腔冲洗液行细胞学检查;②切除患侧附件;③触摸和直视下检查对侧卵巢,如大小、外观、形状正常不必剖视,如可疑存在病变,须剖视,必要时行楔形切除活检;④盆腹腔可疑病灶活检,包括粘连部位;⑤左右结肠旁沟、子宫直肠窝、子宫膀胱窝、盆腔两侧壁腹膜随机活检;⑥右横膈活检;⑦盆腔淋巴结取样;⑧横结肠下大网膜切除;⑨腹主动脉旁淋巴结取样;⑩阑尾切除。

2)全子宫加双附件切除术

毫无疑问,经腹全子宫加双侧卵巢输卵管切除术是早期卵巢上皮性癌最基本的术式,是最有效的治疗方法。

(1)手术范围。

(a)双侧卵巢输卵管切除:切除对侧卵巢是因为有双侧同时发生肿瘤和发生潜在性转移的可能性。根据报道和疾病期别不同,外观正常的对侧卵巢病变发病率为 6%~43%[165]。Kent 等[171]发现,卵巢癌的双侧性比较多见。他们统计 718 例上皮性卵巢癌总的双侧性为 49.7%,其中浆液性为 65.3%,黏液性为 18%,子宫内膜样癌为 30.2%,未分化癌为 54.1%(表 33-21)。Willian[172]的资料表明外观正常的对侧卵巢有 6%隐性癌(表 33-22)。

表 33-21　上皮性卵巢癌单侧发生率

| 种类 | 病例数 | 单侧 | 双侧 | 双侧发生率/% |
|---|---|---|---|---|
| 浆液性(Ⅰc期) | 358 | 124 | 234 | 65.3 |
| 黏液性(Ⅱc期) | 59 | 48 | 11 | 18.7 |
| 内膜样癌(Ⅲ期) | 215 | 150 | 65 | 30.2 |
| 未分化肿瘤(Ⅳ期) | 85 | 39 | 46 | 54.1 |
| 合计 | 718 | 361 | 357 | 49.7 |

表 33-22　Ⅰ_A 期卵巢癌对侧卵巢隐性癌发生率

| 作者 | 总例数 | 隐性癌发生率/% |
|---|---|---|
| Munnell | 134 | 5(7) |
| Killiams | 54 | 7(4)* |
| 合计 | 188 | 12(6) |

(b)子宫切除:全子宫切除作为手术治疗的一部分值得推荐,亦是必要的[165,173]。因为:癌瘤可经淋巴转移至子宫;有并发原发性子宫内膜肿瘤的可能性;可能有浆膜种植;常规切除子宫很少增加手术风险;卵巢癌患者保留子宫有发生苗勒氏管原发肿瘤的倾向,有发生宫颈癌的可能;子宫切除后便于盆腔随访检查。因此对已生育或不必保留生育功能的早期卵巢癌患者,应该做全子宫切除。

吴爱如[174]报道卵巢癌有16%～18%转移至子宫,转移至浆膜者更多。Kent[171]认为卵巢癌转移至输卵管及子宫者比较常见,而且有6%～14%子宫内膜显示癌样改变。另外Decker[175]报道,Ⅰ期卵巢癌行子宫及双侧附件切除5年存活率89.3%,单侧附件切除5年生存率为67%,并指出肿瘤破裂或有腹水者,虽然术后用了必要的辅助治疗,但生存率明显下降,说明全子宫加双附件切除的必要性。

(c)大网膜切除:网膜可能是一个存在镜下转移的器官,是卵巢癌最早的转移部位之一,转移率为37%～71%[164]。早期转移灶有时小而分散,通常不易触摸到,称亚临床转移。

Knapp 和 Friedman[176]发现4.7%的Ⅰ期和Ⅱ期上皮性卵巢癌患者网膜有镜下转移灶。

Parker[177]报道,Ⅰ_A 期卵巢癌行大网膜切除5年生存率为80%,未切除者5年生存率为50%。Ⅰ期浆液性及未分化癌患者切除大网膜可提高生存率,其中切除组为80/+－3%,未切除组为61%。吴爱如[174]总结了Ⅰ～Ⅳ期卵巢癌大网膜切除对生存率的影响(表33-23)。从表中可看出,大网膜切除较未切除者生存率明显提高。因此多数学者已把切除大网膜作为卵巢癌手术的一部分,认为网膜切除可以预防复发,而且有以下优点:①缩小肿瘤体积,有利于术后其他辅助治疗;②减少腹水的产生;③促进同位素在腹腔内的均匀播散;④减轻患者的腹痛症状。

网膜切除是Ⅰ、Ⅱ期卵巢癌有价值的诊断手段,但其治疗价值还待最后定论。

(d)腹膜后淋巴结切除(取样):Knapp等[176]和 Delgado[178]等前瞻性评估了Ⅰ期或Ⅱ期卵巢癌患者腹主动脉旁淋巴结转移。他们发现10.3%的Ⅰ期患者和10.0%的Ⅱ期患者存在腹主动脉旁病灶。

表 33-23　大网膜切除对卵巢癌生存率的影响

| 作者 | FIGO 分期 | 大网膜切除 | | 大网膜未切除 | |
|---|---|---|---|---|---|
| | | 例数/例 | 生存率/% | 例数/例 | 生存率/% |
| Munnell | Ⅲ、Ⅳ | 52 | 27 | 84 | 11456612 |
| Villasanta | ⅠB、Ⅳ | 39 | 33 | 108 | 32 |
| Carter | Ⅰ | 21 | 86 | 2 | 0 |
| | Ⅱ | 1 | 100 | 8 | 50 |
| | Ⅲ、Ⅳ | 8 | 25 | 11 | 0 |
| Parker | | 21 | 81 | 25 | 48 |
| | Ⅲ | 94 | 2 | 56 | 9 |
| Hilaris | Ⅰ(手术) | 5 | 80 | 26 | 61 |
| | Ⅰ(手术加放疗) | 16 | 87 | 10 | 100 |

最近的资料表明，Ⅰ期卵巢癌有 10%～20% 累及盆腔和腹主动脉旁淋巴结[179]。Burghardt 等[180] 报道 23 例Ⅰ期卵巢上皮癌患者，7 例(30%)盆腔淋巴结受累。Buchsbaum[181] 报道了大型 GOG 的研究，发现盆腔淋巴结阳性率较低(Ⅰ期为 0，Ⅱ期为 19.5%，Ⅲ期为11.1%)。但 GOG 的研究其转移病灶仅限于直径小于 3cm。Burghardt 等[180] 报道了所有大小病灶的一组患者，盆腔及腹主动脉旁淋巴结受累相当高(Ⅰ期 15%，Ⅱ期 57%，Ⅲ期 67%)。

文献记录的资料，各期腹膜后淋巴结转移率为：Ⅰ期约为 10%，Ⅱ期约为 20%，Ⅲc 期约为 40%[164]。Chen[182] 对 61 例上皮性卵巢癌做了选择性淋巴结活检，发现腹主动脉旁淋巴结转移 23 例，盆腔淋巴结转移 9 例，总的淋巴结转移率为 52.5%。腹主动脉旁淋巴结转移与期别的关系是：Ⅰ期 2/11，Ⅱ期 2/10，Ⅲ期 13/31，Ⅳ期 3/9。

卵巢癌有转移至盆腔和腹主动脉旁淋巴结的倾向，因此在卵巢癌患者的手术中必须评估这些部位，尽可能准确地确定疾病的分期。对早期卵巢癌而言，盆腔及腹主动脉旁淋巴结切除(取样)应和腹腔细胞学检查、大网膜检查一样，作为常规检查进行。

(e)阑尾切除：Parker[171] 报道，卵巢癌常侵犯阑尾。阑尾黏液性瘤可产生弥漫性腹膜炎，术中同时切除阑尾是合适的，又是可能的，特别是对黏液性癌的患者尤其如此。Donald[183] 报道了 78 例卵巢癌的阑尾转移，见表 33-24。

表 33-24　卵巢癌患者阑尾转移一览表

| FIGO 分期 | 患者数 | 阑尾转移 | | 总数 |
|---|---|---|---|---|
| | | 肉眼观 | 显微镜 | |
| Ⅰ | 14 | 0 | 0 | |
| Ⅱ | 7 | 0 | 0 | 0 |
| Ⅲ | 49 | 33 | 1 | 34(69%) |
| Ⅳ | 8 | 5 | 1 | 6(75%) |
| 合计 | 78 | 38 | 2 | 40(51%) |

（胡海燕　刘植华　陈惠祯）

(2)手术程序(步骤):①开腹;②取腹水或腹盆腔冲洗做细胞学检查;③连同卵巢原发肿瘤切除一侧或双侧附件;④腹盆腔可疑病灶活检,右横膈活检或搔刮做细胞学检查;⑤左右结肠旁沟、子宫直肠窝、子宫膀胱窝、两侧盆壁腹膜随意活检;⑥行保守性子宫切除术;⑦常规或选择性盆腔淋巴结切除;⑧沿横结肠切除大网膜;⑨选择性切除主动脉旁淋巴结或取样;⑩切除阑尾;⑪冲洗腹腔,缝合或不缝合后腹膜;⑫腹腔内置化疗药物;⑬关腹。

Ⅱ期卵巢癌有盆腔腹膜种植转移或/和累及直肠乙状结肠者,需施行肿瘤细胞减灭术,力争将肿瘤切净。

(3)手术途经的比较(开腹或用腹腔镜):对早期卵巢癌手术的处理取决于患者的合并症,既往腹部手术的次数,以及微创手术的培训和外科医生的技术。回顾性研究提示,微创手术与开腹手术探查均能全面地手术分期,两种术式获取淋巴结数量和切除网膜标本大小是相似的。微创手术时间比开腹手术时间长,但失血量少,住院时间短。腹腔镜穿刺孔转移是有可能的,虽然这种危险似乎是少的($>$1%),且这种转移常常是播散性腹内病变的标记。开腹手术可能的益处包括较短的手术时间,较少的昂贵设备,较少的特殊培训要求。

腹腔镜下在术前认为是良性,但在术中探查时发现是附件恶性肿瘤而进行的。

腹腔镜下行癌症手术的一个主要担心是,常常不可能完整切除附件包块,卵巢囊肿破裂的发生率为12%～25%。

术中癌细胞溢出的潜在风险在于,它可能通过腹腔液循环导致迅速腹内播散,从而使预后不良。然而,卵巢癌破裂(即使在开腹手术中也可发生)的临床影响尚存争议。这种情况较少见,因此不可能进行相关的前瞻性研究。在一项研究中,仅纳入了有完整分期(通过剖腹手术)且接受以铂类为基础化疗的患者,对161例Ⅰ期卵巢癌患者随访了47个月。不管是否存在腹水细胞学阳性,与术中肿瘤包膜破裂的Ⅰc期患者相比,术中肿瘤破裂的Ⅰc期

患者的无瘤生存期显著缩短。当将仅因术中肿瘤包膜破裂致Ⅰc期病变的患者与ⅠA或ⅠB期患者的无瘤生存期进行比较时,其差异具有统计学意义,但是该研究的检验功能不足以检测出差异。这提示应避免囊肿破裂。许多肿瘤医生对这些患者予以辅助化疗,除非肿瘤分化良好。

另一个关于腹腔镜初始手术问题是腹腔镜探查盆腔和腹腔是否和开腹手术操作一样彻底。当然,腹腔镜下不能进行直接的表面触诊,来自多项小型研究的数据显示,通过腹腔镜进行分期与通过剖腹手术分期一样准确。腹腔镜下对卵巢癌进行分期仍处于研究中,尚未常规应用于临床。

剖腹手术的目的在于确定癌症的原发部位,肿瘤扩散范围,是否存在共存疾病及进行减瘤术的可行性。这是通过视觉评估、触诊和活检来完成的。腹部垂直正中切口是分期和初始减瘤术的最佳入路。

总之,早期卵巢癌初始手术可以首先采用微创手术,如冰冻切片提示为交界性肿瘤或恶性肿瘤转开腹手术。

(陈惠祯　江大琼　冯　忻)

### 33.6.3 晚期(Ⅲ、Ⅳ期)卵巢癌首次细胞减灭术

Ⅲ、Ⅳ期卵巢癌是一种全腹性疾病,有些(Ⅳ期)并有远处转移。治疗原则仍然以手术治疗为主。主要手术方式是肿瘤细胞减灭术。

缩瘤术主要用于FIGO分期为Ⅲ、Ⅳ期的晚期卵巢癌的首次治疗,而术后残余癌的残留程度则是手术医生控制的唯一预后因素。切除腹腔内广泛播散的肿瘤的概念适用于上皮性卵巢癌、输卵管癌、腹膜癌及阑尾癌。对转移性结肠癌、乳腺癌及胃癌罕有进行缩瘤术。卵巢癌缩减术在技术上的可行性之一是由于浆液性卵巢癌限于腹腔腹膜表面。它沿腹膜横膈而不是向深部浸润腹部器官,能沿着手术平面与组织和附着肿瘤间解剖,例如当网膜肿瘤比较大,常常紧密附着于横结肠,罕见需要

切除横结肠而几乎可以锐性分离肿瘤,而不损伤结肠肌组织。网膜肿瘤常达脾门,远至胰腺,但罕见侵犯这些器官,当肿瘤完全充填于盆腔时,使盆腔肿块呈斑块状,采用改良的后盆脏器切除术,常常能完全清除肿瘤。卵巢癌不会直接浸润超出腹膜后,解剖腹膜的间隙,使肿瘤覆盖的腹膜反转而完全切除。与此相比,结肠癌和乳腺癌常常侵犯腹膜后组织,很难完全切除。

(1)肿瘤细胞减灭术的定义及其标准:设计能逆转肿瘤自然发展过程的手术称"肿瘤细胞减灭术",或者说,当肿瘤切除达到残余肿瘤能为辅助治疗所根治的程度时称"肿瘤细胞减灭术"。

近年来,用最大残余肿瘤的直径来估计残余肿瘤的大小。临床资料表明,患者残余肿瘤的直径超过一个特殊的上限,就会明显地影响生存时间,而不考虑辅助治疗。这个上限范围在 0.5～3.0cm,但多数学者主张以 1～2cm 为标准。患者残余肿瘤低于这个界限者,对辅助治疗效果最佳。Hacker 等[186]又将肿瘤细胞减灭术分为三类:术后肉眼观无残余肿瘤者称"最佳"手术;残余肿瘤直径小于或等于 2cm 者称次最佳手术;残余肿瘤直径大于 2cm 者称大面积残瘤手术,或非最佳肿瘤细胞减灭术。

近年,Alvarado－Cabrero 等[184,185]将肿瘤细胞减灭术分为三类:①无肉眼残余肿瘤,R0 切除;②肉眼残余病灶≤1cm,R1 切除;③肉眼残余病灶>1cm,R2 切除。

(2)肿瘤细胞减灭术的基本原理:关于肿瘤细胞减灭术的原理,Griffiths[187]提出以下三点:①以减少肿瘤负荷的直接作用来减轻肿瘤对宿主的直接损害,通过逆转肿瘤自然发展的过程来延长患者的生存时间;②根据一级动力学的概念,经手术切除能使肿瘤(体积)大小呈指数下降,再借助辅助治疗杀灭残余肿瘤,使肿瘤根治成为可能;③切除对辅助治疗相对不敏感的大肿瘤,而余下对辅助治疗相对较敏感的微小或显微水平的癌细胞群体。

许多资料显示,术后残余肿瘤体积大小与生存时间成反比关系,这与卵巢癌自然史是一致的。卵巢上皮癌克隆生成细胞在腹腔浆膜面种植播散,而这种转移灶相对是非浸润的,致死破坏重要生命器官是罕见的,血源性播散是不常见的,而且是一个晚期的表现。由于肿瘤的增长,机械性干扰胃肠功能,并逐渐加重;小肠浆膜种植即使是最低限度的浸润,也会因肠肌层神经丛的传导障碍而使小肠功能紊乱,导致不全肠梗阻或称"假性肠梗阻",与外科的不全小肠梗阻相似,影响营养的吸收。长期进行性营养不良,横纹肌中的氨基酸转变成内脏蛋白质,减弱了宿主对糖异生的作用,减少了肿瘤继续生长所需要的氨基酸,最终导致患者的死亡,这是肿瘤自然发展过程对宿主的损害。

通过肿瘤细胞减灭术,使肿瘤体积缩小,直接减轻肿瘤对宿主的直接损害,使肿瘤自然发展过程"逆转",改善患者的舒适感。减少肿瘤对宿主新陈代谢的不利影响,增强患者维持其营养状况的能力,改善患者全身状况,提高患者生活质量,增强患者所需要的高强度化疗耐受的能力。

Griffiths[187]用细胞动力学的原理解释了肿瘤体积与生存时间的关系。Ⅲ期卵巢癌重量常超过 1kg,约有 $10^{12}$ 个细胞,若从最初的 1 个癌细胞开始要倍增 40 次。若将肿瘤体积减小 50％,也只是消灭 1 个对数的细胞,肿瘤倍增时间减慢不足 1/10,仅需 1 次倍增肿瘤就达到先前的体积。可见,这样的手术对肿瘤自然发展过程不会产生任何影响。若肿瘤体积减少至 $1cm^3$,需要经过 10 次倍增才能达到原来的体积,则肿瘤生长时间能减慢 25％。因此,任何治疗方案如不能使患者的肿瘤体积减少至 $1cm^3$,则群体平均生存时间不可能明显延长。显然,生存时间的延长与残余肿瘤直径减少到一个特殊的界限有关。

更重要的是,切除大块肿瘤病灶,可以提高残余肿瘤对化疗的反应。血供相对不足的大肿块,其内的肿瘤细胞能够避免接触到足够浓度的细胞毒药物。大块肿瘤含有坏死或低氧区,存在低的生长分数,即大部分肿瘤处于细胞周期的非增殖期($G_0$期),对化疗拮抗。此时,这些肿瘤细胞对细胞毒药物作用不敏感。施行肿瘤细胞减灭术的合理性在于切除血供差的、处于缓慢增殖周期的肿瘤组织,留下对化疗相对敏感的小块肿瘤组织。

据多组资料表明,减灭术后留下小的残留肿瘤对化疗反应率增加(表33-25),无进展期延长(表33-26),生存期改善(表33-27),二探阴性结果增加(表33-28)。

**表 33-25　晚期卵巢癌首次细胞减灭术残留病灶对化疗反应的影响**

| 研究者 | 药物 | 病例数 | 残余瘤/cm | 反应/% | |
| --- | --- | --- | --- | --- | --- |
| | | | | 完全反应 | 总反应 |
| Young 等(1978) | Hexa CAF 对 L—PAM | 19 | <2 | | 84 |
| | | 58 | ≥2 | | 53 |
| Ehrich 等(1979) | PAC | 14 | <3 | 46 | 78 |
| | | 25 | ≥3 | 32 | 54 |
| Wharton 和 Herson(1981) | EPAM | 45 | <2 | 12 | 29 |
| | | 59 | ≥2 | 8 | 24 |
| Conte 等(1986) | CAP 对 CP | 37 | <2 | 70 | 76 |
| | | 38 | ≥2 | 32 | 82 |
| 总数/中位数 | | 115 | 最佳 | 42.7 | 66.8 |
| | | 180 | 次最佳 | 24.0 | 53.3 |

**表 33-26　晚期卵巢癌首次细胞减灭术对病变无进展的影响**

| 研究者 | 药物 | 病例数 | 残余瘤/cm | 无进展期中位数 |
| --- | --- | --- | --- | --- |
| Vogl 等(1983) | CHA | 32 | <2 | 38 |
| | | 68 | ≥2 | 12 |
| Redman 等(1986) | CAP | 34 | <3 | 23 |
| | | 51 | ≥3 | 14 |
| Piver 等(1988) | PAC | 35 | <2 | 2.5 |
| | | 5 | ≥2 | 13 |
| Omura 等(1989) | CAP 对 PC | 99 | | 48 |
| | | 250 | ≥1 | 29 |
| 总数/中位数 | | 200 | 最佳 | 33.5 |
| | | 374 | 次最佳 | 15.0 |

**表 33-27　卵巢癌首次细胞减灭术后残留病灶对生存期的影响**

| 研究者 | 药物 | 病例数 | 残余瘤/cm | 生存期/月 |
| --- | --- | --- | --- | --- |
| Griffiths(1975) | L—PAM | 29 | 0 | 39 |
| | | 28 | 0~0.5 | 29 |
| | | 16 | 0.6~1.5 | 18 |
| | | 29 | >1.5 | 11 |
| Hacker 等(1983) | Varied | 7 | ≤0.5 | 40 |
| | | 24 | 0.6~1.5 | 18 |
| | | 16 | >1.5 | 6 |

续表

| 研究者 | 药物 | 病例数 | 残余瘤/cm | 生存期/月 |
|---|---|---|---|---|
| Vogl 等(1983) | CHAP | 32 | <2 | >40 |
| | | 68 | ≥2 | 16 |
| Pohd 等(1984) | Varied | 37 | <2 | 45 |
| | | 57 | ≥2 | 16 |
| Delgado 等(1984) | Varied | 21 | <2 | 45 |
| | | 54 | ≥2 | 16 |
| Redman 等(1986) | CAP | 34 | <3 | 38 |
| | | 51 | ≥3 | 26 |
| Conte 等(1986) | CAP 对 CP | 37 | <2 | >40 |
| | | 38 | ≥2 | 16 |
| Neij 等(1987) | CAP 对 CP | 88 | <1 | 40 |
| | | 219 | ≥1 | 21 |
| Piver 等(1988) | PAC | 35 | <2 | 48 |
| | | 5 | ≥2 | 21 |
| 总数/中位数 | | 388 | 最佳 | 36.7 |
| | | 537 | 次最佳 | 16.6 |

表 35-28  细胞减灭术后残余病灶对二探术结果的影响

| 作者 | 二探阴性/% | | |
|---|---|---|---|
| | 无残余瘤 | 最佳残余瘤 | 次最佳残余瘤 |
| Bamhill(1984) | 67 | 61 | 14 |
| Cain(1986) | 76 | 50 | 28 |
| Smirz(1985) | 75 | — | 25 |
| Webb(1982) | 95 | 36 | 20 |
| Dodratz(1983) | 82 | 44 | 33 |
| Carry(1983) | 79 | 45 | 22 |
| Dauplat(1983) | 100 | 100 | 40 |
| Hoskins(1989) | 75 | 45 | 25 |
| 平均 | 81 | 52 | 23 |

改善生存率能从完全切除肿瘤中获益。同样适用于 FIGO Ⅳ 期亚组。Winter 回顾了 FIGO♯111、♯132、♯152、♯162 的经验,显示残余病变大于 5cm,大多数 Ⅳ 期患者能确定转移的部位(肝实质病变,同时胸腔积液)。透明细胞癌、黏液性卵巢癌生存率很差[188]。Ⅲ 期肿瘤缩减至显微病变者,平均 PFS 和 OS 比任何大小残余病变者更好,将患者残余病变 0.1～1.0cm 和 1.1～5cm 的生存率做比较,残余病变大于 5cm 者预后最差。这些资料提示即使是 FIGO Ⅳ 期病变,细胞减灭至显微病变者是首次手术的主要目的。最大残余病变与生存率绝对相关,在 3 个前瞻性 Ⅲ 期 Ⅲ AGO 试验(AGO-OVAR♯3、♯5、♯7)进一

步得到证实[189]。

文献报道不同研究中显示最佳减灭术患者的比例为 17%～87%，平均为 35%（表33-29），其中最佳减灭术患者的中位生存时间为 39 个月，而非最佳减灭术患者为 17 个月。此外，Fuks 等[190] 和 Dembo[191] 也报道了首次细胞减灭术对术后放疗的有利影响。在 GOG 的一项回顾性研究中，Hoskins 等[192] 分析 GOG 数据，报道于首次细胞减灭术后残余肿瘤大小对生存率的影响证实了晚期卵巢癌存在镜下残余肿瘤者，残余肿瘤直径小于 2cm 及大于 2cm 者的生存期有明显的差异（$P<0.01$）。从这项研究中可以看到镜下残余病灶的患者大约有 60% 的 4 年生存率，而残余病灶小于或等于 2cm 的患者有 35% 的 4 年生存率，而残余病灶大于或等于 2cm 的患者 4 年生存率不到 20%。这些研究者发现，残余瘤直径大于 2cm 的缩瘤术对生存时间不产生任何影响。

表 33-29　Ⅲ—Ⅳ期上皮性卵巢癌达最佳减灭术的比例

| 第一作者 | 年份 | 患者数 | 最佳减灭术/% |
| --- | --- | --- | --- |
| Young[162] | 1978 | 80 | 24 |
| Smith[163] | 1979 | 792 | 24 |
| Delgado[164] | 1984 | 75 | 17 |
| Neijt[165] | 1984 | 186 | 41 |
| Wharton[166] | 1984 | 395 | 39 |
| Redman[167] | 1986 | 86 | 40 |
| HeintZ[168] | 1986 | 70 | 70 |
| Neijt[169] | 1987 | 191 | 49 |
| Piver[170] | 1988 | 40 | 87 |
| Potter[171] | 1991 | 185 | 64 |
| Eisenkop[172] | 1992 | 126 | 82 |
| Baker[173] | 1994 | 136 | 83 |
| 总数 | | 2 462 | 35.1 |

上述资料说明，首次细胞减灭术对Ⅲ、Ⅳ期卵巢癌的治疗有重要意义。但也有大量资料表明，即使由有经验的妇科肿瘤专家施行，仍有一部分患者会留下大块的残余瘤。显然，首次手术后的患者情况如何并不只取决于手术医生的技巧和努力，还与肿瘤的生物学特性或宿主－肿瘤的关系密切相关。甚至有学者认为缩瘤术的效果是由肿瘤固有的生物学特性所致，而与减灭术的结果无关。他们认为那些被减灭至最小残余病灶的患者所患的肿瘤本身具有"较好的生物学性质"，而使得手术易于达到最佳效果。或者说，大块肿瘤不良预后到底是由于大块肿瘤负荷增加（这一点说明细胞减灭术有潜在的好处）引起，还是与肿瘤生物学上的差异或对化疗敏感性降低有关。如果确实是后者的原因，那么细胞减灭术就不可能对患者的存活有重要的影响。意思是说，其病灶能被减灭的患者是一组与细胞减灭术因

素无关的有良好预后的选择组。

解决上述争论比较理想的试验是通过细针活检或腹腔镜检查诊断卵巢癌,然后将患者随机分成2组,即手术＋化疗组和单纯化疗组,再对2组的反应率、疾病无进展期及生存时间随访观察。但至今这样的试验没有很好开展,这是因为研究者对首次细胞减灭术的重要性有偏向性所致。Hoskins等[193]试图间接回答上述问题,他们选择了GOG52号原始记录进行分析。他们比较了在手术中发现有小于或等于1cm腹腔病灶的Ⅲ期患者和在手术中发现大于1cm病灶但经细胞减灭术至小于或等于1cm的Ⅲ期患者的存活时间。作者推论,细胞减灭术是唯一的重要因素。Hoskins等[193]指出他们的研究不能说明细胞减灭术不重要,但显示肿瘤生物学特性起了关键作用。如果不能完成如上所述的一项前瞻性试验,就不可能回答这个问题。

(3)手术范围:妇科肿瘤医生遇到最大的难题之一是决定施行多大范围肿瘤细胞减灭术才是合适的,判断一个患者能否耐受广泛性手术是困难的。如果不能做出正确的决定,可能会减少治愈的机会,或增加并发症。

目前晚期上皮性卵巢癌细胞减灭术尚无统一的模式,应根据患者的个体情况和医疗技术水平而定。在一般情况下,应该竭尽全力尽可能将肿瘤切净或基本切净。如有可能实现最佳减灭术,就应该不惜切除受累的肠管、脾脏及其他器官,以延长无进展期,提高生存期。涉及广泛的淋巴结转移时,还应切除盆腔淋巴结和腹主动脉旁淋巴结。

既要达到很小或无肉眼残余肿瘤又要避免手术并发症是困难的。为了完成这种手术,有13%～36%的病例可能要做肠切除,5%的病例要做泌尿道切除[194-196]。手术时间长,出血量较多,有一定的并发症,有些较为严重,包括少数的手术死亡[194-196]。

如果认定不可能或很少有希望完成最佳减灭术者,我们通常要避免施行这种广泛性手术,而仅仅切除那些能够切除的病灶,而不能切除主要器官,包括肠切除及吻合术、低位泌尿道切除术,以缩短时间,减少并发症。Hoskins等[202]的报道显示,残余肿瘤直径小于2cm的减灭术可以提高生存期,但达不到目的的减灭术对生存时间意义不大。Heintz等[196]的报道显示,大约有50%的病例的减灭术为次最佳减灭术。经过次最佳肿瘤细胞减灭术的残留病灶(直径大于2cm),主要是位于上腹部不能切除的病灶。这些部位包括脾蒂、胃、横结肠、肝门、小网膜囊、肾血管以上的腹膜后间隙,以及小肠系膜。Piver[195]的资料显示,次最佳手术后位于上腹部的残留病灶或淋巴结转移也有类似的情况。因此在手术开始时就应该充分探查这些部位,以确定能否施行最佳的肿瘤细胞减灭术。

妇瘤专家对最佳减灭术要达到的程度存在广泛的分歧。在什么情况下对患者施行直肠乙状结肠切除术、腹主动脉旁淋巴结切除术、脾切除、横膈肿瘤细胞减灭术是合适的,对患者有益否?这些问题不易解决,因为每个患者肿瘤分布的个体差异很大,每位手术者的手术技能不同,以及怎样做对患者有利的看法也不同,使这个问题显得复杂。

尽管肿瘤细胞减灭术没有统一的模式,但按手术部位大致可分三部分:①盆腔肿瘤细胞减灭术;②腹腔内肿瘤细胞减灭术;③腹膜后淋巴结切除术。

因解剖位置的关系及重力作用,卵巢癌一旦穿透包膜,通过直接接触或脱落的癌细胞种植,最常受累的部位是患侧输卵管、子宫、对侧附件、盆腔侧壁腹膜、陶氏腔及膀胱反折腹膜,无疑要切除这些组织器官。直肠和乙状结肠位于盆腔内,很容易受累,术中须根据受累的范围和程度,做不同的处理,偶尔直肠和乙状结肠广泛受累需部分切除,但泌尿道很少直接受到侵犯。

卵巢癌主要转移途径是肿瘤表面脱落细胞的腹腔内广泛种植,60%～70%在就诊时超出盆腔范围。一旦卵巢癌穿透包膜,肿瘤细胞脱落到腹腔,呼吸运动导致腹腔液顺时针方向流动,恶性细胞沿右半结肠旁沟运送到右横膈,并可为横膈淋巴管收集转送到胸膜表面。横膈种植常在卵巢癌的早期发生。处理好右半膈转移癌也是十分必要的。

卵巢癌患者的日常活动和正常肠蠕动导致恶性细胞遍及全腹。通常,网膜受累几乎不能避免。尸体解剖显示,所有因卵巢癌而死亡的患者,基本上有网膜受累[197]。Steiberg[198]发现,大体观网膜阴性者,22%有显微转移。所以大网膜切除或称根治性切除是非常必要的,也是缩瘤术的一部分。肠管可通过直接播散或脱落的癌细胞种植而受累。如果能切除一段肠管可切掉大块肿瘤或解除肠梗阻,这是值得的。此外,肝表面、肠系膜,甚至脾蒂均可发生转移,必须仔细检查,认真处理。单发肝实质转移灶可以切除。肝表面种植转移者仍属Ⅲ期,可以行剥脱术。

晚期卵巢癌容易发生腹膜后淋巴结转移。最常累及的淋巴结是髂淋巴结,从这些淋巴结播散到髂总淋巴结及腹主动脉旁淋巴结。很少情况下,腹主动脉旁淋巴结由于沿卵巢血管直接经淋巴道播撒而受累,腹股沟淋巴结因髂淋巴管反流或经圆韧带的淋巴管直接播散而受累。Burghardt等[199]报道123例卵巢癌淋巴结切除的患者,61.8%发生盆腔淋巴结转移,41.4%发生腹主动脉旁淋巴结转移,并证实无盆腔淋巴结转移者没有发现腹主动脉旁淋巴结转移。其他同仁[200]报道57%患者有淋巴结转移。并证实没有盆腔淋巴结转移者19%有腹主动脉旁淋巴结转移。有资料统计[190],盆腔加腹主动脉旁淋巴结转移率为52.8%,其中盆腔为30.6%,腹主动脉旁为17.4%。不良的组织学类型和分化差者似乎会影响淋巴结转移的发生率。因此,切除腹膜后淋巴结做病检对了解卵巢癌扩散方式是非常重要的,对明确病变期别也是十分必要的。

对卵巢癌患者做淋巴结切除,是诊断性的,还是作为治疗的一部分仍有争议。Burghardt[199]认为淋巴结切除是一种治疗手段。他的研究报道Ⅲ期患者根治性淋巴结切除后,5年生存率为53%,而回顾性分析Ⅲ期患者,实施减灭术未做淋巴结切除,5年生存率为13%。不过这两组情况不同,因为前者施行了积极性手术,更重要的是采用了顺铂化疗方案,因此其结果没有可比性。

目前的文献表明,对于晚期卵巢癌患者,肿大/可疑的淋巴结应该作为肿瘤减灭术的一部分予以切除,且系统的盆腔及腹主动脉旁淋巴结切除可能对那些先前有微观残留病灶而完成最佳缩减术的患者有益。

腹膜后淋巴结可能是一个相对不受化疗影响的部位。因而有理由认为淋巴结切除是一种治疗方式。来自意大利[202]的研究显示,88例患者接受含顺铂化疗后行根治性淋巴结切除,33例淋巴结阳性,4例有残余病灶的患者仅仅是阳性淋巴结。但是切除淋巴结的治疗作用仍须大量的前瞻性研究。

最近一份报道[203]显示,部分卵巢癌发生胃肠道转移者同时伴肠系膜淋巴结转移。100例单独作肠切除的患者,55%有肠系膜淋巴间隙浸润。另外,肠系膜阳性者中位生存期20个月,而阴性者为32个月。研究者发现,卵巢癌胃肠道转移方式与结肠癌相同,因此建议卵巢癌患者在肠切除时对邻近肠系膜做楔形切除,如同原发性肠癌的处理一样。

(陈惠祯 江大琼 何 灿)

(4)手术并发症:文献报告肿瘤细胞减灭术后发病率,仅有一定的临床意义,因为患者的特征和手术范围差异很大,并缺乏群体对照观察。然而综合同年代关于卵巢癌接受理想的或次理想肿瘤细胞减灭术的一系列文献,介绍了所有手术风险的一般征象。手术比较彻底的患者并发症较多,占的比例较大,除25%的患者并发肠梗阻外,在接受肿瘤细胞减灭术的患者中,将近1/4患有一种或多种并发症(表33-30)[204]。这些患者平均失血1 000mL,输血2单位包装的红细胞。

**表33-30　382例肿瘤细胞减灭术后并发症**

| 并发症 | 百分率/% |
| --- | --- |
| 伤口感染/裂开 | 2.3 |
| 心力衰竭 | 2.0 |
| 深静脉血栓形成 | 2.0 |
| 肺栓塞 | 1.8 |
| 肠道或泌尿生殖道瘘 | 1.5 |
| 腹腔出血二次开腹 | 1.3 |
| 脑血管意外 | 0.7 |
| 其他* | 10.0 |
| 手术死亡 | 1.8 |

\* —肺炎、凝血病、气胸和肾功能衰竭。

另外，Heintz[196]的研究结果显示，减灭术的平均时间为3.5小时(2～9小时)，平均失血量1 100mL，术后平均住院时间12天，术后出现心、肺功能衰竭，切口裂开，或需要重新手术等严重并发症占23%，其中还有2例死亡，1例手术后2周死于脑血管意外，另1例为末端肠管坏死继发败血症死亡。Piver[195]报道有12例出现严重并发症，但没有死亡病例。Chen和Bochner报道84例，术后死亡1例[194]。

(漆林涛　陈惠祯)

(5)影响首次细胞减瘤术成功的因素：

a.不能获得手术成功的因素：哪些因素会影响首次细胞减灭术获得成功呢？主要有：①有些部位的转移灶，如肝门、肾血管以上间隙转移病灶，横结肠、网膜囊大的转移病灶，肝多发性转移灶，即使是妇科肿瘤医生和普通外科医生在技术上不能予以切除，残余肿瘤直径大于2cm。②有些医生，如普通妇科医生、普外科医生不熟悉其手术操作，无法完成最佳肿瘤细胞减灭术。③手术前准备不足，如需肠切除而未做肠道准备、术前未纠正水电解质不平衡、高度营养不良未予以纠正等。④因某些原因，患者不能耐受长时间手术。

b.手术成功的必要条件。

严格选择患者：通过临床检查及各项辅助检查，明确诊断，了解转移瘤所在位置。特别是腹膜后转移病灶的部位，肝肺转移情况，估计手术获得成功的可能性；通过患者的全身检查，肝、肾功能检查，血气分析，血生化检查，估计患者承受广泛手术的可能性等。如果暂时不能接受手术者，可对症治疗，术前化疗，待身体情况改善，并发症得以控制，肿瘤缩小，有利于减灭术的成功。

充分的手术准备：晚期患者在出现明显恶病质前都存在营养不良状况，常有贫血、低血清蛋白、氧合能力差、维生素缺乏、凝血酶原时间缩短、体重下降、体质减弱。如果这些情况未能改善而匆忙手术，可因患者不能耐受而使手术无法进行，或因术后严重并发症而使手术失败，或因术后迟迟不能恢复而使手术成果因肿瘤迅速再生而抵消。因此，在术前必须对患者进行全面的了解，对其体质进行详细的估计，做好充分的术前准备。术前应对各个重要器官进行全面的检查并做出相应的治疗。可行高营养疗法以供应充分的蛋白质和热量(每日13394.73kJ)。输血可纠正血红蛋白不足，维持麻醉和手术时充分的氧合作用，减少手术危险，防止术后出现严重并发症。这些是手术成功的重要条件。此外，调节水电解质平衡，术前做好肠道准备，配足血量，以及术后的支持疗法也是不可少的。为了肿瘤分期和治疗，手术前应尽量抽尽胸腔积液和腹水，可以减轻症状，有利于麻醉和手术的进行。

手术医生具有坚韧不拔的精神和熟练的技术：晚期卵巢癌患者行肿瘤细胞缩减术，手术范围广，难度大，手术时间长，失血较多，手术医生必须有高度的责任感和坚韧不拔的精神。Munnell认为，这种手术需做出"最大的、有条不紊的、细致的、竭尽全力的努力，由富于进取的、持有耐心的、坚韧不拔的医生进行。"更重要的是，手术医生要有切除盆腔巨大肿瘤和经腹膜外切除内生殖器的技巧。能熟悉上腹部的任何解剖部位。在技术上能够切除常常累及上腹部器官的转移瘤及腹膜后肿大的淋巴结，还必须能够处理肿瘤治疗中常常出现的肠道问题，或取得外科医生的合作，只有这样的医生才能完成最大限度的缩瘤术。

根据上述要求,晚期卵巢癌细胞减灭术应当由训练有素的妇科肿瘤医生完成。例如经过适当训练的妇瘤医生,很少会出现盆腔病灶不能切除的情况,而一般妇科医生往往不熟悉其操作,外科医生只能提供必要的操作技巧,而不具备对疾病的扩散方式的了解,绝不可能为患者施行充分的手术。当然上腹部手术有时需要请外科医生协助完成,如脾切除、肝肿瘤切除、肠切除等。

积极而适时的辅助治疗:手术的彻底性直接影响化疗和放疗的最终结果。但术后如不配合化疗或放疗对残余癌组织进行持续的治疗,可因肿瘤的迅速再生而使手术效果化为乌有。根据我国的情况,术后行化疗者居多。

(陈惠祯　陈汉华　谭文福)

### 33.6.4　二次肿瘤细胞减灭术

1)二次细胞减灭术的定义、手术适应证及禁忌证

上皮性卵巢癌二次手术与二次细胞减灭术有些不同点。

卵巢癌二次手术泛指第一次手术后进行的任何二次手术,包括如下。

(1)再次分期手术:卵巢癌首次手术时未能充分探查,手术分期可能不准确而再次手术探查,明确手术分期和再次"缩瘤"。

(2)二次细胞减灭术:患者在完成全疗程的化疗时仍有持续性的疾病存在或随后出现临床复发而施行的手术。

(3)间歇性细胞减灭术:患者首次手术残留大块肿瘤,经短期的诱导化疗之后(通常为2～3个周期)而施行的手术,尽量切除原发和转移病灶,以提高随后化疗的反应,改善生存期。

(4)二次探查术:简称二探术,在完成了规定的化疗(典型是6个疗程)之后临床上无病灶存在而行的手术探查。

(5)姑息性二次手术:患者因疾病进展有明显的症状和体征(如胃肠梗阻)而施行的手术,其目的是在最短的时间内缓解症状。

二次肿瘤细胞减灭术是指患者在完成全疗程的化疗之后仍存在持续性或复发性病变而施行的手术[205]。这排除了一组在首次治疗期间有进展的患者,即这部分患者的肿瘤可能对诱导化疗耐药。这一定义包括或不包括"间歇性手术"。这些患者已经接受了首次手术,但手术没有成功,二次手术当然是"二次努力"缩减病灶,这种手术一般还是属于二次肿瘤细胞减灭术范畴。

早在1975年和1979年,Griffiths等[206,207]报道了残余肿瘤和存活期之间的负相关关系之后,肿瘤细胞减灭术联合随后的化疗已成为晚期上皮性卵巢癌初期治疗的主要手段。虽然首次细胞减灭术效果的前瞻性随机临床试验尚未完成,但是有意义的间接证据表明,对患者成功地施行首次细胞减灭术对生存期有好处[208-214]。

从首次手术的效果推动人们对二次手术的努力。已证明训练有素的外科医生可成功完成近60%的二次细胞减灭术[215-221]。但由于各种原因,二次细胞减灭术的效果仍有很大的争议,而且难以证实。二次细胞减灭术已在不同患者群体中施行,故很难对该手术得出一致的结论。另外,接受二次细胞减灭术的患者由于受到选择标准的影响而结果不同。最后是外科医生的技术和进取心可影响二次细胞减灭术的成功。

已经尝试过的二次细胞减灭术,总的来说有以下4种情况。

第一种:间歇性大块肿瘤切除术,指首次细胞减灭术腹盆腔内残留大块肿瘤,在短期化疗后进行二次细胞减灭术,称间歇性肿瘤细胞减灭术。

第二种:首次治疗后临床病灶隐匿,但在二次剖腹探查手术时发现有可切除的病灶而行肿瘤细胞减灭术称二探术肿瘤细胞减灭术。

第三种:完成首次手术和化疗后临床上有明显复发病灶而进行二次细胞减灭术,称复发性肿瘤细胞减灭术。

第四种:首次细胞减灭术后,初次化疗期间仍呈进展的病灶而进行二次细胞减灭术,称

进展性二次肿瘤细胞减灭术。

许多学者认为,第一种和第二种病例最适合施行二次细胞减灭术。越来越多的证据表明,间歇性大块肿瘤切除术确实有利于延长患者的生存期。第二种患者接受二次探查术时,切除隐匿的病灶亦是可取的,其并发症少,且有利于延长生存期[218,222-225]。第三种病例经选择后亦同样适合于行二次细胞减灭术。其中效果最好的是那些复发前有长时间无瘤期的患者,因为有长的无瘤期的患者对二线化疗药物可能有很高的反应率。第四种是指在初次化疗期间有进展病灶的患者,二次细胞减灭术是无作用的(4种)。这些患者的预后都很差,对其施行细胞减灭术将会增加术后发病率而没有长期效益。Morris 等[219]报道,对化疗无反应的患者,理想的细胞减灭术会有短期的生存效果,但此术后 20 个月,手术理想组和非理想组的存活曲线就会重叠。Morris 等[219]的结论是,对这组患者而言,缺乏有效的二线化疗药物是二次细胞减灭术无明显效益的主要原因。因此,重要的是,外科医生在决定是否施行二次细胞减灭术时,应该清楚患者对术后化疗有无反应。

有几位研究者的经验是,对初次化疗有反应和在临床复发之前有较长的无瘤期(例如大于 12 个月)的晚期卵巢癌患者最适合行二次缩瘤术。从他们的报道中已得到证实,证明以铂类为基础的联合化疗之后复发,而在二次手术时能完全切除肿瘤的患者似乎是二次细胞减灭术仅有的明显受益者。

临床有复发证据,如 CA125 升高,或体检及 CT 扫描等临床评价而发现,其行为可能与那些在二次探查术时发现有小的隐匿性病灶者的行为有所不同[226]。后者的病变可能较小,属亚临床期,较容易切除,其预后与临床复发者有差别[213,214,218,227-229]。因此对二次探查术中能将肿瘤完全切除的患者,亦应单独分析。

表 33-31 是有关二次细胞减灭术的总结。总的来说,从化疗完成到临床复发的时间越长,二次手术完全切除的可能性越大,患者存活时间越长。另一个重要的特征是,腹腔内分布的残留病灶能完全切除的可能性,以及肿瘤是否已经转移到腹腔脏器的实质如肝脏,如果肿瘤仅局限于盆腔,病灶更可能完全被切除,则这些患者与那些有弥漫性病灶者相比,更有可能从二次细胞减灭术中获益[230]。以往对化疗有反应很重要,那些在化疗同时疾病仍继续进展者难以从手术中得益。

表 33-31 "最佳"二次细胞减灭术对生存的影响

| 作者 | 临床状况 | 残余病灶/cm | 生存率或时间 | 生存期 | P |
|---|---|---|---|---|---|
| Schwartz 和 Smith(1980) | SLL | 镜下 | 47.5% | 2 年 | NS |
| | | ≤2.0 | 29.5% | | |
| | | >2.0 | 9.0% | | |
| Raju 等(1982) | SLL | 镜下 | 20% | 3 年 | NS |
| | | 肉眼 | 0 | | |
| Berek 等(1983) | SLL+RD | ≤1.5 | 20 个月 | 中位 | <0.01 |
| | | >1.5 | 3 个月 | | |
| Luesley 等(1988) | SLL | 镜下 | 50% | 20 个月 | >0.05 |
| | | ≤2.0 | 28% | | |
| | | >2.0 | 0 | | |

续表

| 作者 | 临床状况 | 残余病灶/cm | 生存率或时间 | 生存期 | $P$ |
|------|---------|-----------|------------|-------|-----|
| Dauplat 等(1986) | SLL | 镜下 | NS | 2 年 | <0.05 |
| | | 肉眼 | | | |
| Lippman 等(1988) | SLL | ≤2.0 | 42% | 4 年 | 0.001 |
| | | >2.0 | 0 | | |
| Morris 等(1988) | RD | ≤2.0 | 18.8 月 | 中位 | >0.05 |
| | | >2.0 | 13.3 个月 | | |
| Podratz 等/(1988) | SLL | 镜下 | 55% | 4 年 | <0.01 |
| | | ≤5.0 | 21% | | |
| | | >5.0 | 14% | | |
| Hoskins 等(1989) | SLL | 镜下 | 51% | 5 年 | 0.013 |
| | | 肉眼 | <10% | | |
| Michel 等(1989) | SLL+PD | ≤2.0 | 18 个月 | 中位 | >0.05 |
| | | >2.0 | 13 个月 | | |
| Morris 等(1989) | PRD | <2.0 | 12 个月 | 中位 | <0.03 |
| | | >2.0 | 8 个月 | | |

注:SLL—二探;RD—复发病灶;PD—持续病灶;PRD—进展病灶。

总之,以下的因素有利于二次细胞减灭术:①完全缓解至复发有较长的时间(12 个月或更长);②有可能完全切除残留病灶或复发灶;③以往对诱导化疗有反应;④身体状况良好;⑤患者年龄较轻。

二次手术时发现下列几种情况应停止施行二次细胞减灭术:①下列部位的大块病灶:肝实质内转移,肝门、肾盂处病变及肾静脉以上的腹主动脉旁淋巴结肿大。偶尔,局灶性肝转移者可行部分肝切除或冷冻治疗。②小肠系膜根部被肿块组织包裹和挛缩小肠襻形成特有的菜花样外观,或大部分腹膜表面被弥漫性肿瘤组织覆盖。③膈表面的大块病灶。Hoskins 等[232] 报道,膈的大块肿瘤(大于5cm)可能侵犯胸部。这些患者的中位存活期仅 8 个月。另外,这些患者的切除通常需要一种合成组织网修补,如 Marlex 网。其手术潜在的严重并发症(如气胸、膈神经损伤)使这些手术弊大于利。

2)不同类型二次肿瘤细胞减灭术的临床意义

(1)间歇性二次细胞减灭术:有些晚期卵巢癌患者在首次手术时,因手术医生在技术上不能完成最佳肿瘤细胞减灭术,或因医生不熟悉其手术操作,或术前准备不足,或患者不能耐受长时间手术,首次手术未达到最佳减灭术的要求,经短暂化疗(一般为 2~3 疗程)后,对化疗有反应者,可以进行所谓间歇性二次细胞减灭术。

已有证据显示,间歇性细胞减灭术对延长晚期上皮性卵巢癌患者生存期是有效的,而且有达到"最佳缩瘤"的可行性[233-235]。

Parker 等报道了 225 例患者间歇性缩瘤术完成情况,多数患者能达到最佳缩瘤(表 33-32)。

表 33-32　间歇性缩瘤术的完成情况

| 作者 | 病例数 | 最佳缩瘤术例数 |
|------|-------|--------------|
| Parkers(1983) | 23 | 22(96%) |
| Einhorn(1985) | 102 | 55(54%) |
| Neijt(1985) | 47 | 30(63%) |
| Lawton(1987) | 28 | 25(89%) |
| Ng(1990) | 25 | 17(68%) |

Jacob[236] 对 Anderson 医院 22 例晚期卵

巢癌患者进行了回顾性对照研究,一组患者在探查中仅做活检,而后给予以顺铂为基础的化疗,再进行间歇性减灭术。另一组是探查后未行化疗而行减灭术。两组患者生存时间没有明显差别,但获得最佳缩瘤术的患者(残余瘤小于 2cm)生存时间 18 个月,其他患者仅为 7.5 个月。Wils[237] 报道,最佳的间歇缩瘤术与最佳的首次缩瘤术比较,患者的 3 年生存率同样可达 50%。卢玉兰报道[238],获首次最佳缩瘤术(19 例)和最佳间歇性缩瘤者(14 例)平均生存时间分别为 28.27 个月和 22.56 个月,二者无显著性差异($P>0.05$),而未行间歇性缩瘤术者(10 例)平均生存时间为 13.40 个月,与前二者比较,有显著性差异($P<0.05$)。

有关间歇性缩瘤术的有效性,令人信服的证据来自欧洲癌症防治组织妇癌协作组(EORTC)的资料。研究者报道了对从 ⅡB 至 Ⅳ 期上皮性卵巢癌患者进行了前瞻性随机性的间歇性缩瘤术研究的结果[239]。在这项研究中,卵巢癌患者都施行过首次最佳缩瘤术,然后经每 3 周 1 次顺铂($75mg/m^2$)加环磷酰胺($750mg/m^2$)共 3 个周期的化疗后,对患者进行评估。患者分为 3 种情况:完全反应,部分反应,无变化($n=319$)。这些患者随机分为 2 组,一组施行间歇性二次细胞减灭术($n=140$),另一组为非手术组,进行另外 3 个周期顺铂加环磷酰胺的化疗($n=138$)。结果显示,行间歇性缩瘤术组的患者生存期有改善,按术后残留病灶大小进一步研究,剖探术发现癌灶很小(小于 1cm)的患者平均生存时间为 41.6 个月,而剖探术中癌灶较大,但能进行最佳缩瘤术的患者,平均生存期为 26.6 个月,但那些癌灶很大而不能切除的患者平均生存期为 19.4 个月,非手术组患者平均生存期为 20 个月,前二者显著长于后二者。

尽管 EORTC 研究结果令人鼓舞,但这项研究处于紫杉醇应用的初期。推荐用紫杉醇代替环磷酰胺可能更能提高间歇性缩瘤术的效果,但紫杉醇与间歇性缩瘤术结合的确切影响尚不清楚。

基于对间歇性缩瘤术的积极研究,患者应该接受最佳的首次缩瘤术,以尽可能减少间歇性手术。因此,二次细胞减灭术不能列为常规,除非初次细胞减灭术不彻底。经常有这种情况,一个晚期卵巢癌患者由一个普通妇产科医生或普外科医生进行不充分的缩瘤术后而转到妇癌专家处,考虑到盆腔或其他部位未能切除的大块残余肿瘤,这些患者就是妇癌专家通过间歇性缩瘤术来缩短化疗疗程的绝好对象。但首次肿瘤细胞减灭术应该由训练有素的妇科肿瘤医生施行。再次肿瘤细胞减灭术亦应如此。另外,如果没有新的辅助化疗方案出现,那么包括间歇性缩瘤术在内的一线治疗计划,晚期卵巢癌的首次治疗至少要求两次剖腹手术。那么二探术能否适合于间歇性缩瘤术是不清楚的。多数专家推荐,仅在临床试验或者有效的解救治疗时才进行二探术。

(2)二探术中二次细胞减灭术:自从 Wangensteen 等[240] 在结肠癌治疗中首次提出再次评估性剖腹探查术的概念以来,二次探查术就成了晚期卵巢癌治疗的大量回顾性研究的课题。1988 年,Rubin 和 Lewis[241] 将二探术定义为"对初次减灭术后并完成了化疗计划的无症状、无临床肿瘤迹象的患者,进行系统的再次探查术"。

接受二探术的患者是进行二次减灭术的极好对象。根据定义,临床无病灶的患者意味着对化疗有良好的反应,而且曾经接受过剖腹探查术。因此二次减瘤术不会导致严重的额外的并发症。更重要的是,有 5 个共 358 例二探术中进行二次减灭术回顾性研究报告显示,成功进行二次细胞减灭术的患者,生存率有改善[218,222-225]。尽管这些研究者使用的"最佳"细胞减灭术定义有所不同,其研究结果显然支持二探术中行二次减灭术。

Lippman 等[218] 报道了连续 70 例二探术中完成了 27 例减灭术。他们的资料显示,再次细胞减灭术使残余病灶小于 2cm 的患者,生存期延长。在丹麦的一项多中心研究中,

Bertelsen[222]报道，二探术中成功进行二次减灭术，残留病灶小于 1cm 的患者，较没有成功进行二次减灭术的患者，其生存率有改善，4年生存率为 25％对 4％。Hoskins 等[223]对 67 例患者的研究有相似之处。这些报告都显示，二探结果为镜下病变或行二次减灭术达到无肉眼可见残留病灶的患者，5 年生存率明显高于有可见残留病灶的患者。Potter 等[225]也报道，50 例二探术者 26 例有肉眼可见病灶的患者成功进行了二次减灭术，至无肉眼可见残留病灶，其生存率明显改善。

与已有复发的患者相比，最有可能受益的是那些在二探术中为镜下残余病灶者，其生存率显然与残余病灶大小有关，仅有镜下残余病灶比任何有肉眼可见残余病灶，哪怕最大直径小于 1cm 的患者，预后都好得多。Podratz 等[224]报道 250 例患者，其中 116 人在二探术中成功进行了二次减灭术，生存率有改善。

（3）复发性二次细胞减灭术：复发前有长的无瘤期是一个有利于预后的因素。Markman 等[242]的报告表明，以前用以铂类为基础的联合化疗患者中，若在二次手术前 24 个月内未做任何治疗者，则对相似的以铂类为基础的二线联合化疗方案有 77％（17/22）的临床完全反应率和 32％（7/22）的手术证实的完全反应率。因此，二次细胞减灭术最适合于那些有长的无瘤期的患者。无瘤期较短者的结果不太令人满意。Morris 等[220]在另一项研究中，总结了 30 例二次细胞减灭术的患者，其中首次手术和化疗后无瘤期中位时间 6 个月。若手术使病灶缩减至小于或等于 2cm，则患者的中位存活期为 18 个月，而残余病灶大于 2cm 者，中位存活期为 13.3 个月，差异无统计学意义。Vaccarello 等[243]报道，二探术阴性而后又复发的患者，若能再次手术切除大块肿瘤，使残留病灶小于 0.5cm 者，则生存时间明显延长。

Seltzer 等[244]报道以铂类为基础的一线化疗取得完全反应的 11 例患者，对顺铂解救治疗的反应率为 72％，包括 36％的完全反应。

同样地，Eisenhauer[245]报道，无治疗间隔时间超过 2 个月的患者对卡铂的反应率为 43％，而无治疗的间隔时间小于或等于 2 个月的患者仅为 1％。

Segna 等[246]在一组较大的研究中，报道了 100 例复发性或进展性卵巢上皮癌患者施行二次细胞减灭术的经验，有 60％的患者成功地施行了细胞减灭术，使残余肿瘤小于 2cm，而围手术期发病率和死亡率是能够接受的。在残余癌小于或等于 2cm 组，中位存活期为 27.1 个月，而残余病灶大于 2cm 组，中位存活期为 9.0 个月（$P=0.0001$）。

如果能选择恰当的病例，以二次减灭术为目的的剖腹探查是有好处的[216,221,223,228]。但必须评估对患者可能有益，并有良好的医疗条件保证手术探查。另外重要的一点就是必须有有效的二线化疗药物或方案。不彻底的或有限的二次手术，可能只是姑息性的，只能缓解症状，不能延长生存期。

4）进展性的二次细胞减灭术：已在前述，在初次化疗期间有进展病灶的患者，二次细胞减灭术是无作用的。这些患者预后差，对其施行细胞减灭术将会增加术后并发症发病率而没有长期效益。其主要原因是这组患者缺乏有效的二线化疗[219]。因此对这些患者不宜做二次细胞减灭术。因为这些患者的病变往往是弥漫而广泛的，手术至多只能解除部分肠梗阻症状。选择采用手术解除肠梗阻对医生和患者来说往往是困难的和有挑战性的，既要采用通用的原则，也必须个体化，因为每个患者的情况不一样。

Rubin 等[247]报道了在 Memorial Sloam Kettering 癌症中心 52 例晚期卵巢癌继发肠梗阻的患者，共进行了 54 次手术。43/54（79％）的手术解除了肠梗阻，其余患者 6/11（54％）成功放置了引流管，而且 49/54（91％）完成了姑息性手术，进行胃肠减压。79％的患者经手术使胃肠功能恢复。其平均生存时间约为 6.8 个月。

根据有限的研究资料，还不能确定手术与

生存期之间的相关的临床因素。对化疗耐药的卵巢癌患者,其胃肠梗阻的手术必须个体化。但是,手术有效缓解症状是明显的,对多数经保守治疗无效的肠梗阻患者,手术是合理的。选择手术患者的标准是内科情况总的要好,有腹水,有求生欲望,既往探查残留局灶性病灶,疑为局灶性梗阻有可能采用分流术或局部切除术。还可以根据先前手术所见的播散方式来推测目前病灶的分布。二探术如有广泛播散的癌灶,解除肠梗阻的可能性很小。

伦敦 St. Christopher's 机构推荐一种可用于代替手术解除胃肠梗阻的方法,即少量静脉补液,少食多餐,不上鼻胃引流管[248]。这是关怀晚期癌症患者处理肠梗阻的方法。

总之,施行二次细胞减灭术时应该考虑几个临床因素:以前对化疗有反应,有较长的无瘤期,至少在 12 个月以上;一般情况良好;没有严重的内科疾病;较年轻。

关于对复发肿瘤施行二次细胞减灭术的问题,虽然有一些回顾性研究,但是特别需要进行前瞻性研究。随机将患者分为单纯化疗组和二次减灭术加化疗组进行比较。

学者们指出,恰当地选择解除肠梗阻手术的患者有很大困难,供医生选择的临床指征不容易确定,有待进一步研究。

(陈惠祯 何 灿 张雅星)

## 33.7 化学治疗

卵巢癌是一种对化疗较敏感的肿瘤,除了早期局限性的卵巢癌以外,对于Ⅲ、Ⅳ期患者给予手术减瘤术后系统化疗是首选的治疗方法。对某些晚期患者腹腔广泛种植转移或伴内科严重合并症不能首选手术者可以考虑术前新辅助化疗。对治疗后复发可采用二线化疗。首选化疗方案往往是决定化疗成败的关键。对卵巢癌的治疗应根据患者的具体情况,制订出合理的方案。

### 33.7.1 初始治疗开始的时间

一般来说,开始术后辅助治疗的时间越早越好,一般在术后 2～4 周。但是尚没有高质量的研究数据显示术后开始化疗的最佳时机,只有少量数据提示如果术后开始化疗时间延迟至 1 个月以上可能与不良预后相关[249,250]。然而,数据并未显示出延迟化疗的原因是患者本身的原因或者是某些影响化疗疗效相关的临床并发症(如医学并发症、术后并发症、伤口预后延迟、营养失调等)导致。

### 33.7.2 卵巢癌的化疗药物[251,252]

用于治疗卵巢癌的化疗药物有许多,其疗效各文献报道不一。大体上治疗的有效率为 16%～33%。一些常用于临床上的药物有环磷酰胺(CTX)、异环磷酰胺(IFO)、顺铂(DDP)、卡铂(CBP)、阿霉素(ADM)、5-氟尿嘧啶(5-FU)、氨甲蝶呤(MTX)、丝裂霉素(MMC)、博来霉素(BLM)、长春新碱(VCR)、紫杉醇(paclitaxel)、多西他赛(Docetexec,TAX)、六甲密胺(HMM)等。除此以外较新用于临床的依托泊苷(VP-16)、拓扑替康(TPT)、二氟脱氧胞苷(gemcitabin)、去甲长春碱(NVB)、强龙苯丁芥(prednimustine)、二羟白消安(Dihydroxybusulfam,DHBUS)及脂质体阿霉素(liposome encapsulatd doxorubicin,CAELYX)。

在以上化疗药物中,治疗卵巢癌疗效较好,应用较多的有以下几种。

(1)顺铂及其类似物:铂类化疗物在抗肿瘤方面主要是干扰肿瘤细胞的 DNA 复制,而不影响正常 RNA 和蛋白质的合成。使肿瘤产生细胞凋亡,并加速肿瘤细胞的死亡。

顺铂(DDP):DDP 是治疗卵巢癌应用最多的药物之一。美国妇科肿瘤协作组(GOG)[253]对 277 例晚期卵巢癌进行临床对比的研究,对卵巢癌手术后有可测量残余病灶病例用 CA(CTX,ADM)方案 170 例,CAP(CTX,ADM,DDP)方案 107 例,结果含有

DDP 的 CAP 方案疗效明显优于 CA 方案,有效率分别为 51% 及 26%,$P<0.001$,差异非常显著。说明顺铂对卵巢癌有非常肯定的疗效。此外,CAP 方案总生存率、肿瘤无进展生存率也明显优于不含 DDP 的方案。同样在早年欧洲及美国的一些报道中比较含有 DDP 方案明显优于其他不含 DDP 的化疗方案。DDP 产生的恶心、呕吐往往较严重,甚至影响化疗的继续。现多采用 5-羟色胺拮抗剂来治疗严重的恶心、呕吐,如用昂丹司琼,格雷司琼等可使化疗顺利完成。

卡铂(CBP)[252-255]:对卵巢癌的抗肿瘤作用与 DDP 相似,并无显著差异,但肾脏、神经系统及消化道的毒副作用较轻。CBP 的骨髓抑制与剂量明显相关。在单次给药后 2～3 周血小板降至最低值,第 4 周渐恢复。CBP 经静脉注射后,迅速经肾脏排泄,其毒性与肾小球滤过率(GFR)有关。若 GFR 减低则药物毒性增加,Calrest[256] 设计了一个公式,计算 CBP 的用药剂量,根据药物浓度与时间曲线下面积(AUC)及 GFR 的情况来决定 CBP 的剂量。其公式为 CBP(mg) = AUC×GFR + 25。在公式中的 AUC 通常运用 5～7.5,在此剂量下通常不至于出现严重毒性作用。而 GFR 则通过血清的肌酐值换算而来。

从大宗的临床研究报道[257-259]比较 CBP 及 DDP 的近期疗效及长期生存率,无论单药比较或于联合方案之中,皆显示无明显差异。只有个别报道对少量肿瘤残余者,用 DDP 可能更有利。

奥沙利铂(oxaliplatin)是另一种铂类的类似物,其肾毒性较 DDP 小。该药用于卵巢癌正在临床试验中。其主要毒副作用是神经毒性,表现为肢端感觉迟钝或麻木,其次为恶心、呕吐。部分患者有骨髓抑制。停药后毒副作用逐渐消失。

(2)紫杉醇类药物(taxanes):这是一类新型抗肿瘤药物,主要是影响细胞微管蛋白的结合,在临床上对于卵巢癌及乳腺癌都有明显的治疗效果。

紫杉醇[260,261]:大量临床研究显示紫杉醇对于难治性或复发性卵巢癌有一定的疗效。对 DDP 耐药者紫杉醇应是首选的二线化疗药物。对 DDP 耐药或难治者紫杉醇的有效率为 22%(完全缓解率 4%、分部缓解率 18%)。现在许多医疗中心已逐渐采用紫杉醇加 DDP(或 CDP)联合化疗作为一线化疗。紫杉醇的剂量为 135～175mg/m²,3 小时静滴,其主要毒性是 3～4 级白细胞减少,因此在治疗中需用粒细胞刺激因子(G-CSF)。另外还有贫血、胃肠道毒性、神经毒性及肌痛等。

多西他赛(docetaxel)[262,263]是半合成的紫杉醇类似物,近年应用于对 DDP 治疗失败的卵巢癌患者,其有效率为 23%～40%。但缓解期并不长,为 4～5 个月。有许多患者用药后病情稳定的时间较长。其毒性主要是骨髓抑制,水肿与体重增加也较常见,可用类固醇药物及利尿剂来治疗。

(3)蒽环类抗肿瘤药物。

阿霉素(doxorubicin,adriamycin,ADM):据早年 Depalo 的报道,ADM 75 mg/m² 治疗Ⅲ、Ⅳ期卵巢癌,13 例中有效 8 例。现 ADM 多用于卵巢癌的联合治疗。美国 GOG[264]对 343 例晚期卵巢癌患者进行分组对比分析,用 CP 方案(CTX、DDP)与 PAC 方案(DDP、ADM、CTX)化疗两组的效果显示病理完全缓解率(PCR)两组无显著差异(30% 与 33%),PFS(22.7 个月与 24.6 个月)及 OS(31.2 个月与 38.9 个月)皆无明显差异。这说明 ADM 对卵巢癌的疗效并不能完全肯定。但意大利的临床研究[265],经长达 7 年的临床观察,发现对肿瘤的病理完全缓解率 PAC 方案明显优于 PC 方案(62% 与 40%),而且在中位生存期上 PAC 方案较 PC 方案要长 10 个月。欧洲的几个研究[265-267]都显示含有 ADM 的联合方案能使患者生存期延长。含有 ADM 的化疗方案优于不含 ADM 方案。看来 ADM 对卵巢癌的疗效上美国与欧洲似有分歧。尽管都有较多病例及较长时间的观察,目前看来尚不能完全否定 ADM 对晚期卵巢癌的治疗作用。

脂质体阿霉素[268]：是一种强化了阿霉素的疗效并减轻其毒副作用的新剂型。它对复发卵巢癌有一定的疗效，常见的副反应是手足综合征及口腔炎。

（4）其他药物

拓扑替康是半合成喜树碱衍生物，有抑制拓扑异构酶I活性作用。主要用于一线化疗失败及复发转移的卵巢癌的治疗，其主要毒副反应是骨髓抑制，特别是中性粒细胞减少及贫血。

吉西他滨是一种阿糖胞苷类似物，属于嘧啶类抗代谢药。它对铂类敏感或耐药的卵巢癌均有效。对使用过紫杉醇类复发者也有一定疗效。目前主要是用于卵巢癌的二线或三线化疗。主要的毒副作用是骨髓抑制，肝肾功能损害。部分患者出现瘙痒、皮疹等过敏反应。

（颜　琳　汪　洋）

### 33.7.3　卵巢癌的一线化疗（首程化疗）方案

尽管治疗卵巢癌的药物很多，但多数疗效并不高，特别是非烷化剂药物单药化疗很难产生良好的效果。因此许多学者致力于探索联合化疗以提高疗效。对于初治卵巢癌采用的化疗通常称为一线化疗。对于上皮性卵巢癌现采用较多的方案如下。

（1）联合化疗方案。

TC方案：紫杉醇 175mg/m²，静脉注射（3 小时滴注），第 1 天；CBP AUC5～7.5（500～750mg/m²），静脉注射，第 1 天。每 3～4 周重复。

TP方案：紫杉醇 135～175mg/m²，静脉注射（3 小时滴注），第 1 天；DDP 70mg/m²，静脉注射，第 1 天。每 3 周重复。

DC方案：多西他赛 60～75mg，静脉注射（1 小时滴注），第 1 天；CBP AUC5～6，静脉注射，第 1 天。每 3 周重复。

CAP方案：CTX 500～600mg/m²，静脉注射，第 1 天；ADM 50mg/m²，静脉注射，第 1 天；DDP 50～75mg/m²，静脉注射，第 1 天。每 3～4 周重复。

CP方案：CTX 500～600mg/m²，静脉注射，第 1 天；DDP 50～75mg/m²，静脉注射，第 1 天。每 3～4 周重复。

（2）对各种化疗方案的评价：自从 20 世纪 70 年代末 DDP 用于临床以来，已显示它对卵巢癌明显优于其他药物，现在的联合方案中一般都包含有 DDP。以 DDP 为基础的联合化疗方案对卵巢癌总有效率可高达 70％～80％，40％～50％可达到临床完全缓解，其中 25％无肿瘤进展存活期（progression－free survival，PFS）达 5 年以上。意大利的综合研究[269]观察 529 例比较 CAP 联合方案、CP 联合方案及 DDP 单药方案的疗效。结果显示 7 年生存率分别为 22％、17％及 12％。联合方案似优于单独 DDP 方案。但 CAP 联合似与 CP 联合对生存率及生存期的差异并不大。CP 方案似可取代 CAP 方案。但近年的大宗病例（1 194 例）分析[270]见 CAP 方案的 6 年生存率较 CP 方案提高 7％，CAP 方案略优于 CP 方案。同样美国 GOG 的分析[271]CA 联合与 CAP 联合，见前者 CR 为 26％，后者 51％；肿瘤无进展存活期前者 9 个月，后者 15 个月；中数生存期前者 16 个月，后者 20 个月，差异显著。CAP 或 CP 方案已被多数学者接受，作为卵巢癌通用的一线化疗方案。

20 世纪 80 年代后期顺铂的二代衍生物卡铂研制成功。它具有与顺铂相同、毒性小的优点，采用卡铂代替顺铂更拓宽了铂类化疗的应用范围。

AOCTG（晚期卵巢癌临床试验综合组）根据 45 个临床试验 8 139 例患者，得出结论：①以铂类为基础的化疗优于非铂类；②铂类联合化疗优于单一铂类药物治疗；③DDP 与 CBP 的疗效相同，但以 CBP 为基础的治疗相对生活质量较好。目前多数医生仍认同这些结论。

1989 年细胞毒抗癌新药—紫杉醇（TAX）应用于临床，与环磷酰胺加铂类联合化疗方案相比，紫杉醇加铂类药物的联合化疗方案可以明显提高患者治疗的有效率、无瘤生存率以及总生存率。因此,对晚期卵巢上皮癌的患者更适宜使用紫杉醇加铂类药物的联合化疗方案。当前采用 TC 或 TP 方案的越来越多,并已作为一线化疗。

紫杉醇的引入是原发性卵巢癌治疗的转折点。在 20 世纪 80 年代到 90 年代早期,紫杉醇显示出潜在的抗晚期难治性卵巢上皮癌的作用[272,273]。后来,对比顺铂-紫杉醇和顺铂-环磷酰胺的 2 项随机试验(GOG111 和 OV-10)显示在一线治疗中用紫杉醇替代环磷酰胺有额外的临床益处[274,275]。在 GOG111 试验中,对 386 例次最佳手术的Ⅲ期或Ⅳ期卵巢癌患者随机分配接受 6 周期的顺铂(75mg/$m^2$)+紫杉醇(135mg/$m^2$,共 24 小时)或顺铂(75mg/$m^2$)+环磷酰胺(750mg/$m^2$),后者为标准的一线化疗方案[274]。含紫杉醇的化疗比不含紫杉醇的化疗组有明显的改善,表现为总体反应率(73% 比 60%)、临床完全反应(51% 比 31%),中位无进展生存时间(18 个月比13 个月)以及总体生存时间(38 个月比 24 个月)。超过 5 年的随访后,紫杉醇治疗进展风险降低 28%,死亡风险降低 34%[276]。

欧洲-加拿大协作组织在 OV-10 试验中证实了上述结果:680 例随机采用顺铂(75mg/$m^2$)+紫杉醇(175mg/$m^2$ 共 3 小时)或者顺铂(75mg/$m^2$)+环磷酰胺(750mg/$m^2$)治疗。紫杉醇-铂类组与顺铂-环磷酰胺组比较有明显的改善,表现为总体反应率(59%比45%)、临床完全反应(41% 比 27%)。中位随访 39 个月后,紫杉醇/顺铂在中位无进展生存时间(16 个月比 12 个月)和总体生存时间(36个月比 26 个月)也显示了明显的优势[275]。由于紫杉醇的问世及其对卵巢癌的独特治疗作用,当前采用 TC 或 TP 方案的越来越多。当前 GOG 已将 TP 联合作为卵巢癌的一线化疗方案之一。

最近有资料显示,多西他赛代替紫杉醇,与卡铂联合使用,确实可以达到与紫杉醇加卡铂作为卵巢上皮癌一线治疗相似的总有效率。因此,对于合并有神经病理疾病或因其他因素不能接受紫杉醇治疗的患者,可选择多西他赛与卡铂联合的治疗方案。

顺铂-紫杉醇对比卡铂-紫杉醇:尽管顺铂-紫杉醇在总体生存时间和无进展生存时间上有明显的优势,但很快发现这种联合治疗带来了很大的毒性,即外周神经毒性和肾毒性。在 GOG111 试验中有 13% 的患者表现为 2~3 级神经毒性,在 OV-10 试验中有 18% 的患者表现为 3~4 级神经毒性。因此,对比 24 小时输注紫杉醇,3 小时的紫杉醇输注具有更高的毒性比率,难以在院外实施治疗。而卡铂联合紫杉醇与顺铂联合紫杉醇比较在一线治疗中有等效性。但卡铂有更低的神经毒性和肾毒性,且卡铂联合 3 小时紫杉醇的输注能在院外实施。

Ozols 等[277]对 792 例采用了最佳缩瘤术的Ⅲ期卵巢癌患者随机给予 6 周期的紫杉醇(135mg/$m^2$,共 24 小时)+顺铂(75mg/$m^2$)或紫杉醇(175mg/$m^2$,共 3 小时)+卡铂治疗[277]。在这项试验中,两组间的中位无进展生存时间(卡铂和顺铂分别是 20.7 个月比 19.4 个月)或生存时间(分别是 57.4 个月比 48.7 个月)无明显差异。顺铂组胃肠、肾和代谢毒性更严重,然而两组间的 3 或 4 级神经病率相似[277]。

总之 DDP 与 CBP 的比较[278,279]无论是单药比较还是应用于联合方案之中,皆显示它们对有效率及生存期的影响两组并无差异,这也说明两者的抗肿瘤活性相似。但在毒副作用方面除了骨髓的抑制以外,在其他的毒性方面及生活质量方面 CBP 优于 DDP,因此更多的人倾向于将 CBP 与紫杉醇的联合方案作为晚期卵巢癌的首选化疗方案。至今,详细的手术分期和缩瘤术,随后采用卡铂-紫杉醇规范的首次化疗,认为是处理卵巢癌的"金标准"。

### 33.7.4　大剂量化疗

在离体的试验证明化疗剂量对肿瘤细胞的杀伤呈正相关。即化疗剂量越大则杀灭肿瘤细胞越多。但在临床上很难证明化疗剂量

与实际抗肿瘤疗效的关系。大剂量化疗包括
2 种含意,其一是提高单次剂量的强度,而总
量并不增加;其二是化疗的累积总量增加而单
次剂量增加或不增加。综合世界各国的研
究[280-282],多数研究结果显示提高一倍 DDP
的常规剂量并未能改善患者的中数生存期。
美国 GOG[280] 采用 2 种不同剂量强度化疗治
疗晚期卵巢癌,高强度组为 DDP 100mg/m² 及
CTX 1 000mg/m²,每 3 周 1 次。低强度组两
药剂量都减一半,每 3 周 1 次共 8 个疗程。两
组的总剂量是一样的,但每次用药剂量强度不
一,前者为后者剂量的 2 倍。结果高强度组的
CR 32%,PR 27%;低强度组 CR 39%,PR
26%;统计无显著差异。Columbo 等[283] 的研
究 DDP 75mg/m² 每 3 周 1 次,共 6 次,与
50mg/m² 每周 1 次,共 9 次,虽然每次剂量强
度不一,但总剂量是相等的,在疗效上也未见
有差异(CR 24% 与 28%,生存期 36 个月与 33
个月)。这 2 项研究都说明提高单次剂量强度
并未显示疗效的提高。而 Conte 等[281] 的报告
145 例有大块残余肿瘤的患者接受 CAP 方案
化疗。CTX 600mg/m²,ADM 60mg/m²,两
组剂量是相同的,所不同的是一组 DDP
50mg/m²,另一组 100mg/m² 皆为每 4 周 1 个
疗程,共 6 个疗程。后者 DOP 为前者总剂量
的 2 倍,结果也未能显示临床疗效的差异。低
剂量与高剂量的临床有效率为 61.1% 与
57.5%;病理完全缓解率 18.1% 与 9.6%;肿
瘤无进展期存活为 13 个月与 18 个月;生存期
为 24 个月与 29 个月。两组比较皆未见明显
差异,但在高剂量组中毒副作用明显升高。这
些结果说明无论提高单次剂量强度或增加累
积总量皆未能明显提高疗效。加大化疗剂量
将明显增加毒副反应,是不可取的。当前应用
较多的方案及剂量仍为 CTX 500~750mg/
m² 及 DDP 50~75mg/m² 或 CBP 剂量 AUC
5~7.5。从文献上也可见到少数报道认为大
剂量 DDP 优于低剂量。Kaye[284] 经 4 年的随
访发现,DDP 100mg/m² 组的存活率为 32%,
而 DDP 50mg/m² 组为 27%,差异无几。Ngan

等[285] 比较 DDP 60mg/m² 与 120mg/m²,前者
3 年存活 60%,后者 30%。但这些报道的病
例分期在两组中有差异,或总病例数较少,其
结论尚待进一步验证。

当前细胞因子、自体骨髓移植(ABMT)及
外周血干细胞移植(PBSCT)技术的应用,抗
肿瘤药物的剂量可进一步提高。大剂量化疗
加 ABMT 或 PBCT 对血液系统恶性肿瘤及
恶性淋巴瘤的治疗取得显著效果。近年也有
不少尝试于卵巢癌。在临床上联合化疗加
ABMT 可使 CBP 的剂量提高到 2 000mg/m²
仍可耐受。Stiff 等[286] 对 22 例卵巢癌残余肿
瘤大于 1cm 者进行大剂量化疗加 ABMT 支
持治疗,总有效率达 89%,临床 CR 达 59%,
中数生存期 29 个月,这是很令人鼓舞的结果。
Shpall[287] 等综合 200 例晚期卵巢癌接受大剂
量化疗及骨髓支持治疗,总有效率达到70%~
80%,这较其他一线治疗疗效高。但中数生存
期还不到 9 个月。Murakami 等用高剂量化
疗加 AMBT 治疗无残余肿瘤的卵巢癌,5 年
生存率达 78%,而有肉眼可见残余肿瘤的 5
年生存率仅为 26%。这说明大剂量化疗的疗
效与初次手术的彻底性有关。现在更多研究
致力于小残余肿瘤的大剂量化疗。AMBT 及
PBSCT 对卵巢癌的价值仍处于 Ⅱ 期临床试验
阶段。超大剂量化疗及 AMBT、PBSCT 所产
生的毒副作用及其昂贵治疗费用也是应当考
虑的问题。其对卵巢癌的长期疗效与实际价
值尚待进一步证实。

(高永良 何 灿)

### 33.7.5 腹腔化疗以及联合静脉化疗的应用

(1)腹腔化疗:卵巢癌的腹腔化疗的历史
已有 20 余年,最初是作为姑息治疗或控制腹
水。腹腔化疗的兴起主要是因为通过腹腔内
注入化疗药物,药物稀释后容积增大,可在腹
腔内与肿瘤广泛接触,而且药物在腹腔内浓度
远高于血浆的浓度,可能提高化疗的疗效。曾
经有过一些报道腹腔化疗有较好的疗效。Al-

berts 等[288]将 654 例Ⅲ期卵巢癌术后残余肿瘤<2cm 的随机分为 2 组。所用药物为 DDP 100mg/m² 及 CTX 600mg/m²,一组 DDP 经腹腔给药,另一组 DDP 静脉给药,而 CTX 则皆静脉注入。结果 CR 在腹腔化疗组为 40%,静脉化疗组为 31%。中数生存期腹腔化疗组为 49 个月,静脉化疗组为 41 个月(P<0.03)。腹腔化疗组的听力影响及白细胞减少等副反应皆轻于静脉化疗组。该结果显示腹腔化疗优于静脉化疗。另有一项 GOG72 Ⅱ期试验[289]对 429 例已行最佳缩瘤术的Ⅲ期卵巢癌患者随机分配接受静脉内紫杉醇—顺铂同时对比静脉内紫杉醇加腹腔内顺铂的联合。对照组由 210 例患者组成,接受每疗程 21 天共 6 个疗程的静脉内紫杉醇(135mg/m²,共 24 小时,第 1 天),之后静脉内顺铂(75mg/m²,第 2 天)。腹腔内化疗组接受每疗程 21 天共 6 个疗程的静脉内紫杉醇(135mg/m²,共 24 小时,第 1 天),第二天腹腔内顺铂(100mg/m²)以及第 8 天腹腔内紫杉醇(60mg/m²)。结果腹腔内化疗组与静脉内化疗组比较,中位无进展生存时间(23.8 个月比 18.3 个月)和总体生存时间(65.6 个月比 49.7 个月)方面有明显的提高。但是,含腹腔内化疗组包括导管相关并发症在内的非血液和血液毒性有更高的发病率。涉及生活质量的独立分析,身体和功能显得较差。在腹腔内化疗期间有腹部不适和神经毒性,虽然通过 1 年的生活质量结果研究发现两组间基本相同。而 Armstrong 等[289]报道,虽然腹腔化疗使 PFS 及 OS 略有提高,但毒副作用明显增加,生活质量下降。腹腔化疗者仅有 42% 的患者能完成 6 个疗程腹腔化疗。Elit 等[290]检索自 1996—2006 年 MEDLINE 和 EMBASE 中有比较的静脉化疗与腹腔化疗的 7 个临床研究。包括 3 个大型临床Ⅲ期试验及 4 个中小型试验。3 个大型试验结果显示腹腔化疗较静脉化疗对于患者有明显的生存优势。生存期在 3 个试验中分别提高 8 个月、11 个月和 16 个月。综合这 7 个试验中的 6 个,仍然显示腹腔化疗的生存优势。所以近年腹腔化疗又渐被推崇。

腹腔化疗能否奏效有 2 个重要因素,一是腹腔内残余肿瘤的大小,另一是全身化疗是否有效。较大的残余肿瘤很难奏效。若对全身化疗已耐药者对腹腔化疗也难奏效。GOG 的研究[291]认为已产生耐药的患者,再经腹腔提高 10~20 倍的剂量也不能克服其耐药性。对耐药的问题可能还需通过寻找更敏感的二线药物或其他手段来解决。腹腔化疗者 20%~30% 患者腹腔药物不能均匀分布而影响治疗并增加副作用。这可能是由于腹腔粘连之故。其外化疗导管的阻塞、腹腔感染及给药麻烦等问题也是腹腔化疗的缺点[292]。腹腔化疗仅适于手术后很小残余肿瘤并且无腹腔粘连者,而大块残余肿瘤或腹腔粘连者并不适宜。

腹腔化疗方案可选用:紫杉醇 135mg/m²,24 小时静滴,第 1 天;顺铂 100mg/m²,腹腔化疗(用紫杉醇静脉化疗完成后第 2 天);紫杉醇 60mg/m²,腹腔化疗,第 8 天,每 3 周重复,共 6 周期。

(2)腹腔化疗联合静脉化疗:对于最佳减瘤术后的 EOC 患者,推荐使用 IP 或Ⅳ/IP 化疗。

方案的选择——最常用的Ⅳ/IP 化疗方案来自 GOG172 试验,使用 6 周期,具体方案如下:①静脉滴注:紫杉醇 135mg/m² 维持 24 小时,第一天;②腹腔灌注:顺铂 100mg/m²,第二天;③腹腔灌注:紫杉醇 60mg/m²,第八天。

除了将顺铂剂量调整到 75mg/m²(参照 GOG252 试验)[293,294]之外,我们通常按照上述方案使用。

对于 6 个周期一线化疗后缓解或稳定的卵巢癌患者是否需要进一步治疗,即巩固化疗及维持治疗,我们将在下一章节讨论。

GOG 发起了另一项Ⅰ期临床试验(GOG9921)来评价改良的Ⅳ/IP 化疗方案疗效[295]。20 例新诊断的 EOC 入组,化疗方案为:紫杉醇 135mg/m² 静滴 3 小时,第一天;顺铂 75mg/m² 腹腔灌注,第一天;紫杉醇 60mg/m² 腹腔灌注,第八天。据报道,19 例(95％)患者完成计划的 6 个周期化疗。剂量限制性毒性为:1 例中性粒细胞正常状态下出现泌尿道感染,1 例 4 度腹痛以及 3 级高血糖症。结论是这个改良的方案代替 GOG172 中的化疗方案是可行的。

在腹腔化疗中使用卡铂代替顺铂的可行性在早期的一些临床实验中进行评估,GOG252 的早期数据显示,使用卡铂进行腹腔化疗与顺铂对比,PFS 及患者总体获益相同,卡铂可以代替顺铂进行腹腔化疗。

静脉联合腹腔化疗与单独静脉化疗对比——对于已行肿瘤最佳减瘤术后(完全切除或残留病灶＜1cm)及未行新辅助化疗的患者,基于多项随机对照的临床研究及 Meta 分析结果显示Ⅳ/IP 化疗优于Ⅳ化疗[296-298],因此对这类患者推荐使用Ⅳ/IP 化疗。

多项随机对照的临床研究及 Meta 分析结果显示卵巢癌最优减瘤术后Ⅳ/IP 化疗优于Ⅳ化疗[297]。一项 Meta 分析中包括了 9 项随机对照研究,纳入了 2100 例患者,Ⅳ/IP 化疗与单独Ⅳ化疗对比:

降低死亡风险(HR 0.81,95％CI 0.72～0.90)。

提高 PFS(复发的 HR 0.78,95％CI 0.70～0.86)。

这项 Meta 分析的局限性在于纳入的临床研究中实验组腹腔化疗的药物使用剂量及方法不尽相同。比如,GOG114 研究中,与常规的 TP 化疗剂量相比,实验组在顺铂腹腔灌注和紫杉醇静脉化疗后,额外使用两周期卡铂(AUC=9)静脉化疗[299];此外,GOG 172 试验组包括了第 8 天使用的紫杉醇腹腔灌注化疗。由此产生一个问题,Ⅳ/IP 化疗的优势到底是因为增加了化疗药物的剂量还是由于给予腹腔化疗而取得的[300]。

### 33.7.6 剂量密集化疗方案的应用

非最佳减瘤术后的 EOC 患者不适于使用腹腔灌注化疗,由于腹腔灌注化疗药物很难渗透至较大的肿瘤内,影响疗效。对于这类患者,剂量密集的静脉化疗方案优于常规剂量的 TP 方案。

尤其是病理类型为非透明细胞癌或黏液细胞癌的患者,推荐使用剂量密集方案:卡铂每 3 周一次,紫杉醇每周一次,共 15 次。数据显示剂量密集方案化疗可取得与常规剂量化疗方案相似甚至更好的疗效。对于一些不接受每周给药或病理类型为透明细胞癌、黏液细胞癌的卵巢癌患者,仍然可以使用 3 周的常规剂量方案。对于最优减瘤术后的 EOC 患者,尽管剂量密集及常规剂量的静脉化疗均可使用,我们推荐使用腹腔化疗。

JGOG 3016 试验——日本妇瘤研究组 3016 试验,入组 631 例,大约一半的患者为最优减瘤术后,随机分为 3 周的常规 TC 化疗组及剂量密集组(卡铂 3 周 1 次,紫杉醇周疗)。两组的患者均进行了 9 个周期的化疗[301,302]。中位数随访 77 个月,结果显示:

剂量密集组与常规化疗组相比,显著提高 PFS(28 个月 vs. 17.5 个月;HR 0.76,95％CI 0.62～0.91),显著改善 OS(100.5 个月 vs. 62 个月;HR 0.79,95％CI 0.63～0.99)。

减瘤手术后残留病灶＞1cm 的患者从剂量密集方案中显著获益,与 3 周常规方案相比,剂量密集方案无论从 PFS 还是 OS 均显著改善。中位 PFS 为 17.6 个月 vs 12 个月(HR 0.71,95％CI 0.56～0.89),中位 OS 位 51 个月 vs. 33 个月(HR 0.75,95％CI 0.557～0.97)。而对于最佳减瘤术后的患者剂量密集方案却未见明显获益。

亚组分析显示,常规或剂量密集化疗方案对透明细胞或黏液性卵巢癌患者的疗效并无差别。而对于浆液性或其他病理类型的卵巢癌,剂量密集方案化疗可改善 PFS(28.7 个月 vs17.5 个月;HR 0.70,95％CI 0.57～0.86)和 OS(100.5 个月 vs. 61.2 个月;HR 0.76,95％CI 0.59～0.97)。

尽管剂量密集方案具有生存获益,但其毒副作用有所增加:

（1）与常规化疗相比，治疗所致的非持续性的毒性发生率增加（52% vs 39%），化疗周期由于毒性反应而发生延误的比例增加（76% vs. 67%）。

（2）严重的（3～4级）非血液性毒性（包括神经毒性）的发生率两组基本相同，两组粒细胞减少性发热的发生率均为9%。

鉴于以上结果，对于非最佳减瘤术后透明细胞癌、黏液性癌的EOC患者，我们推荐使用剂量密集型化疗方案。

（宋颖秋　李贵玲）

### 33.7.7　化疗的疗程与期限

关于卵巢癌化疗的疗程数及需要维持多久迄今尚无定论。应根据病期、残余瘤大小、用药剂量及全身反应情况来综合决定。目前仍然没有证据支持初次化疗的患者接受6～8个疗程以上的联合化疗。Gershrnson等[303]观察116例晚期卵巢癌病理$G_2$或$G_3$，经过理想减瘤术的患者。比较CP方案12个疗程与6个疗程的区别。虽然中数生存期并无显著差异，但无瘤生存期在12个疗程与6个疗程分别为30个月及15个月，差异显著。该作者认为12个疗程优于6个疗程。但也有截然不同的报告。Hakes等[304]比较CAP方案5个疗程与10个疗程的区别。患者在完成化疗后皆行二探术。结果CAP 5个疗程及CAP 10个疗程的CR分别为34%及35%，无差异。生存期亦无差异。CAP 10个疗程的副反应明显高于CAP 5个疗程。该作者认为一般5个疗程就够了，不需要维持化疗。Bertelsen等[305]对202例Ⅲ、Ⅳ期卵巢癌随机分为接受CAP 6个疗程及CAP 12个疗程两组。结果CR分别为23%及25%，中数生存期为23个月及27个月，3年生存率为29%及35%，经统计处理无显著差异。病理CR两组也相似。该研究并未能显示增多疗程维持治疗能提高有效率及生存率。该作者不主张巩固化疗或维持化疗。最近Pecorelli等的报道[306]也显示经过紫杉醇和DDP化疗6个疗程达到缓解

的，再增加疗程也不能改善PFS与OS。尽管文献报道结果极不一致，但一般认为化疗通常在6个疗程未能取得客观疗效，再增加疗程似无济于事，故现多采用CAP 6个疗程。6个疗程仅达到部分有效（PR）再继续化疗能达到CR者为数极少。

### 33.7.8　新辅助化疗

不同文献报道能成功进行细胞减灭术的晚期卵巢癌患者的比例，从17%～87%不等，平均为35%（表33-28）。既然许多患者在首次手术中不能成功进行细胞减灭术，因而有学者探索在首次减灭术之前短期化疗的好处，认为有3个理论上的优势[307]：①在手术前改善患者的一般情况；②减少肿瘤负荷，从而缩小手术范围，减少手术和术后并发症；③增加满意的肿瘤细胞减灭术的概率，从而改善生存。

Lawton[308]报道了36例晚期卵巢癌患者。他们对其中28例进行了3个周期的化疗再次探查，有25例患者达到了最佳缩瘤（残余瘤小于2cm），手术成功率为89%。Onnis等[309]等观察到类似的生存率，他们治疗了88例患者，先接受化疗，比较了同期的先接受肿瘤细胞减灭术的患者。88例接受新辅助化疗的患者中有42%达到满意的肿瘤细胞减灭（直径＜2cm），而先接受手术者仅29%。Ng等[310]报道了一组38例"化疗缩瘤"方案治疗的晚期卵巢癌患者。这些患者经首次手术存在大块肿瘤（5～25cm），随后接受了2个疗程高剂量顺铂和环磷酰胺静脉注射再次缩瘤，有30例患者病灶减至小于1cm，之后行腹腔化疗，47%的患者达到手术证实的完全缓解。

Brown等[311]研究表明，无论是首次细胞减灭术前化疗或是细胞减灭术后辅助化疗，或是间歇性缩瘤术，只要达到最佳程度，这3种方式对患者生存时间的影响是没有差别的。欧洲癌症研究组织（EORTC）一项随机试验表明，间歇性肿瘤细胞减灭术能增加无进展期和总生存率[312]。

表 33-33 总结了一些研究的相对有效性和生存数据[307]，他们都采用的是铂类为基础的化疗为诱导方案。

从上述一些研究中可以得出合乎逻辑的结论，若首次肿瘤细胞减灭术不能达到最佳水平，可先行化疗，而不是等待间歇细胞减灭术。关键问题在于我们能否判别出首次肿瘤细胞减灭术对哪些患者无益。遗憾的是，还没有一个可靠的方法来预见哪些患者能成功进行细胞减灭术，而哪些患者则不能。

（1）大多数专家同意不可手术切除的标准包括有以下情况的患者[313]：①小肠肠系膜弥漫性和/或深度浸润；②累及胃和/或大部分小肠或大肠的弥漫性癌转移；③浸润十二指肠和/或部分胰腺（不局限于胰尾）；④累及肝、十二指肠韧带、腹腔干或肝门后的大血管；⑤累及肝实质。

（2）2001－2010 年，Taskin 等收治了 297 例Ⅲc 期、Ⅳ期上皮性卵巢癌患者，经剖腹探查或腹腔镜对病变范围进行了评估，对那些发生了广泛转移和病情欠佳的患者在减瘤术之前施以新辅助化疗（NACT/IDS），其他患者行首次肿瘤缩减术[314]。NACT 的实施需要具备以下一个或多个条件：腹膜广泛转移，小肠系膜受累，肝肺实质广泛转移，病变位于肝门，不允许行首次肿瘤缩减术者。

（3）另有学者也提出新辅助化疗的相对适应证可供参考，包括患者有大量胸腹水（Taskin 等认为腹水不管其量多少，都不视为选择标准），重度营养不良（血清蛋白小于2.8g/dl，体重下降超过 10%～15%）以及同时存在重要的医疗问题，如慢性阻塞性肺疾病、心肌缺血或年龄超过 75 岁，这些患者有发生肺、肾、心及肠等诸多并发症及术中、术后发生凝血疾病的高度危险性[315]。此外，锁骨上淋巴结转移，腹主动脉旁大的转移灶，肝门、肾蒂广泛病灶。

表 33-33 晚期卵巢癌中以铂类为基础的新辅助化疗：有效和生存数据

| 参考文献 | 例数 | NACT 疗程 | 对 NACT 的有效性（例，%） | IDS 的病例数 | ODS 的病例b（例，%） | 中位生存期/月 | |
|---|---|---|---|---|---|---|---|
| | | | | | | 所有 | ODS 者 |
| Jacob 等 | 22 | 2～4 | 10/20(50) | 22 | 17(77) | 16 | 18.1 |
| Surwit 等 | 29 | 2～3 | 18/29(62)a | 29 | 16(55)b | 22.5 | 32 |
| Schwartz 等 | 59 | 6 | NR | 41 | NR | 13 | NR |
| Ansquer 等 | 54 | 3～6 | 43/54(80) | 46 | 39(72) | 22 | NR |

注：NACT(neoadjuvant chemotherapy)—新辅助化疗；IDS(interval debulking surgery)—中间性肿瘤细胞减灭术；ODS(optimal debulking surgery)—满意的肿瘤细胞减灭术；NR(not reported)—无报道。a—CA125 的有效性；b—≤2cm（除了 Surwit 等的资料：<1cm）。

上述作者所提出的新辅助化疗选择的标准可以参考借鉴。在新辅助化疗开始之前，通过胸腹水的检查或针抽吸锁骨上、腹股沟淋巴结或腹部肿块活检，或经腹腔镜或小的割胶术检查取活检确定诊断，或经 CT 检查证实腹膜后淋巴结及肝门、肾蒂有转移。这种新辅助化疗，不仅使患者身体状况得到改善，缩小肿瘤，有利于完成最佳肿瘤细胞减灭术，而且可以减少并发症。

（陈惠祯 何 灿 杨 静）

### 33.7.9 早期卵巢癌的化疗

早期卵巢癌是否需要化疗？通过几个较大的临床研究，已逐渐明朗。美国 GOG 的 2 项研究[316]，将高、中分化（G1、G2），卵巢包膜完整，无腹水，腹腔细胞学阴性者作为"复发低危"的患者。该研究将 81 例Ⅰ期低危的卵巢癌随机分为 2 组，一组术后观察，无治疗（38 例），另一组接受米法兰治疗（0.2mg/kg，1～5 天，每 4 周重复 1 次，共 12 周期）。随访 6 年以上 43 例。结果无病生存率在无治疗组为

91%，米法兰组为 98%；5 年总生存率无治疗组为 94%，米法兰组为 98%。经统计处理并无显著差异。GOG 的另一项高危患者化疗的研究，将低分化癌（$G_3$），肿瘤穿破包膜，腹水或腹腔冲洗阳性或肿瘤被完全切除的 II 期患者称为"复发高危"者，将患者随机分为两组：第一组腹腔 $^{32}P$ 治疗（73 例）；第二组米法兰治疗（68 例）。随访 6 年以上（中位数），两组共有 34 例复发，其中第一组复发率为 22%，第二组复发率为 26%；第一组死亡率为 22%，第二组死亡率为 22%，两组的 5 年生存率皆为 80%。以上两组的各项比较皆无显著差异。

　　另一项较多病例的临床研究是意大利的研究[317]，该研究将局限的卵巢癌分为 3 组：①低危组，$I_A$ 期 $G_1$、$I_B$ 期 $G_1$（93 例）；②中危组，$I_A$ 期 $G_2$、$G_3$，$I_B$ 期 $G_2$、$G_3$，包膜完整（91 例）；③高危组，I 期肿瘤穿破包膜（185 例）。对低危组者术后仅观察，无治疗。结果 5 年无病生存率为 90%，5 例复发，3 例死亡；中危组接受 DDP 治疗（$50mg/m^2$，每 4 周 1 个疗程，共 6 个疗程），5 年无病生存率为 76%。中危组中无治疗仅观察的 5 年无病生存率为 58%，与 DDP 治疗者比较差异显著（$P<0.05$）。高危组中接受 $^{32}P$ 治疗的 5 年无病生存率为 61%，接受 DDP 治疗的 5 年生存率为 84%，两者差异显著（$P<0.01$）。

　　从以上的研究结果可以得出以下几点结论：①行卵巢癌手术时应认真探查并明确手术分期，这对术后治疗方案的制订具有重要意义；②低危患者采用辅助治疗或无辅助治疗的 5 年生存率皆超过 90%，术后的化疗似无必要。③对中危或高危患者术后辅助治疗是有利的。可采用静滴或静注紫杉醇类药物＋卡铂 3～6 个周期。

（何　灿　陈惠祯）

### 33.7.10　巩固化疗及维持化疗

　　尽管卵巢癌对一线化疗的疗效可达到 60%～80%，但这种有效性维持的时间并不长，有许多患者终将复发。据估计卵巢癌 10 年总体生存率约为 20%，无瘤生存率则更低，即使初次治疗达到完全缓解者，也约有 50% 将复发。因此有人提出对卵巢癌患者，特别是晚期患者，尽管经理想的缩瘤术及化疗，达到完全缓解后仍应继续巩固化疗，或长期间断地维持治疗。巩固治疗（consolidation therapies）主要指短期治疗，包括大剂量、高强度化疗及干细胞移植、全腹放疗、腹腔内 $^{32}P$ 治疗及放射性同位素结合抗体治疗等。维持治疗（maintenace therapies）系较长时间的单药持续治疗，增加联合化疗疗程、腹腔化疗、激素治疗，免疫治疗（干扰素）及靶向 CA125 疫苗治疗等。对巩固与维持治疗的效果如何，能否延长患者的生存期尚难肯定。日本 Umesaki 等[318]对 III 期卵巢癌患者经手术与化疗后无残余肿瘤，CA125 小于 8U/mL 的完全缓解者 15 例间歇的化疗。用 DDP $20mg/m^2$ 连续 5 天，每 3～4 个月化疗 1 次，共 5 年。另 10 例不行化疗。结果行间歇化疗的 5 年生存率高于不施行化疗者（85% vs. 40%），生存时间前组也优于后组（2 412 天 vs. 2 051 天）。似乎维持化疗有一定疗效。但毕竟病例数较少，其确切疗效有待进一步证实。Eltabbkh 等[319]对卵巢癌患者经 1 年的化疗（铂类为基础的联合化疗）后，每 8 周进行 1 次维持化疗，观察行维持化疗（16 例）与不行维持化疗（11 例）的生存情况。结果：维持化疗组的中位无病生存期为 35 个月，对照组为 6 个月（$P=0.001$），差异显著。但总的中位生存期，前组为 119 个月，后组为 90 个月，$P=0.056$，总生存期并无统计学差异。Markman 等[320]观察 277 例卵巢癌患者（可判断疗效的 262 例）经过手术后及 TP 联合化疗达到完全缓解。然后分成两组，一组接受紫杉醇 $175mg/m^2$，3 小时滴注，每月 1 次，共 3 个月。另一组接受同样剂量紫杉醇，每月 1 次共 12 个月。结果 3 个月组的及 12 个月组的中位无进展生存期分别为 21 个月及 28 个月。仅有 7 个月之差，但总生存期并无差异。Skinner 等[321]报道 33 例 III 期及 IV 期卵巢癌手术与化疗后已无肿瘤，行巩固治疗。用紫杉醇 60～80mg/m²，每周 1 次，最多 12 次。经治疗后 2 年生存率为 85%，无瘤

生存率为 64%。中位无进展生存期(PFS)23
个月。巩固治疗共 430 个周期,有 1 例发生 3
级神经系统毒副反应,1 例 3 级中性粒细胞下
降。该研究认为用紫杉醇周疗作为巩固治疗
是可以耐受的,但能否延长生存期尚不能肯
定。Cure 等[322]在美国 2004 年 ASCO 年会上
报道大剂量化疗的疗效。将晚期卵巢癌与初
次化疗后已无肿瘤的 110 例分为两组。①高
剂量化疗加外周血干细胞移植(HDC)57 例
(CBP 400mg/m², 第 1 天, CTX 1 500mg/m²,
连用 4 天);②常规剂量维持化疗(CDM)53 例
(CBP 300mg/m², 第 1 天, CTX 500mg/m², 第
1 天, 每 4 周 1 次, 3 个疗程), 中位随访 60 个
月。结果 94 例复发,63 例死亡。两组的无进
展生存期(17.5 vs. 12.2)及总生存期(49.7
vs. 42.5)皆无差异。该研究并不支持高剂量
化疗作为巩固治疗。Sorbe[323]报道全腹放疗
作为巩固治疗的效果。172 例Ⅲ期卵巢癌手
术与化疗后缓解者。分为三组:全腹放疗组,
化疗组(DDP+ADM,6 疗程)及观察组(无治
疗)。结果 5 年生存率分别为 69%、57%、
65%;复发率分别为 50%、71%、74%。消化
道严重放射并发症为 10%,其中 4 例需手术
处理。全腹放疗可以降低复发率,改善生存
率,但严重并发症较高,应权衡利弊。Hall
等[324]报道用干扰素(INF-2a)450 万 U 皮下
注射,每周 3 次,作为维持治疗 149 例,对照
151 例。总生存率及无瘤生存率皆无差异。
该结果也未能显示用干扰素维持治疗的好处。
以上几个报道皆未能显示巩固治疗或维持治
疗能改善患者的长期生存率。因此对其确切
疗效尚难肯定,加之长时间的维持化疗将增加
化疗累积的毒性及影响患者的生存质量,并增
加经济负担,这也是在进行维持化疗时应当考
虑的问题。总之,在未得到临床确切受益以
前,巩固治疗及维持治疗不能作为一种标准的
治疗方法。但 Markman 等[325]最近提供的支
持对6~8 个周期化疗后获得完全缓解的患者
给予维持化疗。该研究将随机分成 2 组,在初
始化疗后接受为期 3 个月或 12 个月的紫杉醇
维持化疗(135~175mg/m², 每 4 周重复, 共

12 周期)。研究中入组患者接受的紫杉醇剂
量为 175mg/m²,该项研究计划将剂量减至
135mg/m²,但还没有新入组的患者实施此低
剂量的化疗,研究就关闭了。该试验结果显
示,接受 12 个月维持治疗的患者获得了较好
的无进展生存期。

(高永良　蔡红兵)

## 33.8　放射治疗

### 33.8.1　放射治疗在卵巢上皮癌治疗中的地位

随着化学药物治疗的发展,尤其是疗效的
提高,而早期卵巢癌不易发现,晚期(Ⅲ/Ⅳ期)
患者多,盆腹腔广泛种植转移,全腹加盆腔放
射治疗毒性反应大,特别是肝、肾、小肠等放射
敏感的器官,照射剂量受到限制,使盆腹转移
病灶达不到根治性剂量,致使放射性治疗在卵
巢癌应用范围缩小,目前已不作为首选的辅助
治疗,但仍是卵巢癌辅助治疗手段之一。

### 33.8.2　适应证与禁忌证

1)适应证
(1)晚期患者足够化疗后的巩固治疗[326]。
(2)卵巢上皮癌术后足够化疗后二探阳性
者[326]。
(3)手术及化疗失败的局限性病灶或表浅
性病灶,局限性复发病灶[327]。
(4)各类转移病灶如阴道、骨、锁骨上淋巴
结、肺、脑[326]。
2)禁忌证(腹、盆腔照射)[326]
(1)腹部有广泛粘连。
(2)有肠梗阻病史。
(3)腹部严重炎症。
(4)炎症性肠病。

### 33.8.3　放射治疗方法与剂量[328]

(1)体外照射:体外照射是卵巢上皮癌综

合治疗手段之一。

盆腔照射：照射野的大小以患者体型而定，通常照射范围上自脐孔水平，下至闭孔窝下缘，外缘为骨盆外1~2cm，约15cm×15cm或20cm×15cm大小，可方形、菱形或长方形。前后两野对称垂直照射，盆腔正中平面肿瘤剂量40~50Gy。

全腹照射：全腹固定野范围为上自横隔上1~2cm，下至闭孔窝下缘，两侧包括两侧腹膜，全腹面积为(24~30)×10(cm²)，前后平行对称照射。照射剂量为20~28Gy/6~7W，每天100~120cGy。为减少肝、肾损伤，自后方挡肾，剂量限于15~18Gy；前方挡肝，剂量限于22~25Gy。

全腹加盆腔照射：这种照射方法即在全腹照射基础上加上盆腔补充照射，使盆腔的总剂量达到40~50Gy。

全盆及盆腹病灶小野照射：定位后前后对称垂直照射。亦可采用适应放疗或调强照射。放疗的目的是最大限度地将放射剂量集中到病变区，杀灭肿瘤细胞而使周围正常组织或器官少受或免受不必要的照射。因此，理想的放疗技术应按照肿瘤的形状给予靶区很高的致死剂量，靶区周围的正常组织不受到照射。调强照射比三维适应放疗有更多优点，计划靶区剂量分布更均匀，能提高肿瘤的局部控制率和生产率，明显减少正常组织的放射损伤。[329]

远处转移病灶照射：远处转移病灶如锁骨上淋巴结、骨、肺、纵隔、脑转移，局部照射配合化疗能达到明显姑息治疗作用。可根据局部组织耐受剂量给予合适的放疗剂量。

(2)腔内放射治疗：主要用于子宫切除术后阴道断端或直肠阴道隔有残存肿瘤或转移肿瘤患者。但只限于腔内放疗可以照射到的范围。一般仅作为辅助治疗，可与体外照射或化疗配合。患者术后往往有肠管粘连于阴道断端，治疗时勿使肠管受到过量照射，根据患者具体情况决定剂量，个别对待[326]。

(3)放射性同位素腹腔内化疗：目前应用的放射性同位核素为$^{32}P$。其特点为腹膜表面

剂量高，照射深度浅，有利于消灭腹腔表浅种植的癌灶，对器官损伤小，治疗时间短，使用方便。治疗剂量通常为15mci。由于化疗的发展，已有腹腔化疗替代，目前临床已很少使用。

（陈　敏　李晓兰　楼洪坤）

### 33.8.4 疗效评价

1)放射治疗在辅助性巩固性治疗中的作用

(1)中国医学科学院肿瘤医院经验：1979—1989年收治97例卵巢上皮癌，分为两组。第一组60例，手术加化疗。第二组31例，手术加化疗加放射治疗。两组年龄、手术范围、病理情况、化疗方案相近。第二组，术后化疗后全腹移动条野照射12例，腹部正中平面23~26Gy，4~6周。单纯盆腔照射12例，盆腔正中平面40~60Gy，6周。全腹移动条野照射7例，全腹正中平面肿瘤量23~25Gy，盆腔正中平面剂量20~25Gy。手术化疗组5年生存率为74.4%，手术＋化疗＋放疗组5年生存率为78.3%，两组比较无统计学意义($P>0.05$)[330]。

(2)智利圣地亚哥医院经验：60例卵巢上皮癌患者经手术后行固定野全腹加盆腔外照射治疗。其中Ⅰc、Ⅱ和Ⅲ期分别为17例、9例和39例。肿瘤分级为Ⅰ~Ⅱ级36例，Ⅲ级24例。无残留病灶42例，病灶小于或等于2cm 5例。19例患者曾接受铂类联合化疗，其中12例放疗前化疗。15例患者行二探手术。全腹放疗中使用4~15MV直线加速器，分前、后野照射。54例肿瘤量22Gy，22野次，6例为25Gy，25野次。盆腔追加至总剂量45Gy，1.8Gy/次，42例(70%)患者在腹腔剂量达15Gy后，肝区前、后野均用1个半价层铅保护肝脏。93%的患者照射后野时在肾区用4个半价层铅保护肾脏。主要的副反应是恶心、呕吐。6例有迟发并发症，2例死于肠梗阻，但腹部未发现肿瘤。平均随访96.5个月，5年生存率为55%。Ⅰ~Ⅱ及Ⅲ期患者5年生存率分别为66%和35%，有显著差异。作

者认为选择适合的患者,包括估计术后腹腔控制不理想者,辅助固定野全腹腔照射可获得更好的疗效且副作用轻[331]。

(3)Kojs 等报道 $I_A$～$II_A$ 卵巢癌患者150 例,均行满意减瘤手术,术后无明显的残留病灶。随即分成放疗组 76 例,接受固定野全腹加盆外照射,全腹接受 30Gy,盆腔追加至50Gy。化疗组 74 例,接受顺铂加阿霉素加环磷酸铵化疗共 6 个疗程。在放疗组中,有 3 例出现肠道症状,2 例需手术。两组 5 年存活率均为 80%。作者认为放疗的毒副反应可以接受,术后选择化疗或放疗对治疗早期卵巢上皮性癌的预后影响不大[332]。

2)二次探查术巩固放射治疗的疗效

(1)Sorbe 报道[6]一组 III 期卵巢上皮癌的患者于首次肿瘤细胞减灭术和诱导化疗(顺铂 $50mg/m^2$＋多柔比星 $50mg/m^2$ 或表柔比星 $60mg/m^2$)4 个疗程化疗后行二探术。根据探查结果出现 3 种情况:

I 期,手术和病理完全缓解(PCR);

II 期,手术完全缓解但病检阳性(SCR);

III 期,有肉眼残余肿瘤。

属于第一情况的患者 98 例,随机分为全腹放疗(20Gy/20F)组、化疗组(药物及剂量同诱导化疗共 6 个疗程)不进一步治疗组。属于第二种情况的患者随机分为放疗组和化疗组。属第一种情况行放疗组的患者无疾病进展者(56%)与化疗组(36%)、不进一步治疗组(35%),比较有统计学意义($P=0.032$)。总生存率也是放疗组最好(69%),复发率最低。化疗组总生存率为 57%、不进一步治疗组为65%。放疗组副反应(早期和晚期)频率最高,晚期肠道严重放射反应发生率为 10%。以上结果显示,二探术结果为手术化疗完全缓解者放疗可作为巩固治疗的方法。

(2)Goldberg 等报道 139 例 $I_c$～IV 期患者经手术后接受顺铂＋阿霉素化疗 6～11 个疗程。84 倒临床完全缓解患者接受二探手术,术后 60 例行巩固放疗。所有患者的 5 年生产率为 43%。III～IV 期,二探术后阴性患

者,放疗者平均存活 72 个月。不放疗者为 25个月。二探术后病灶小于 2cm,放疗者平均存活 77 个月,病灶大于 2cm,放疗者则平均存活23.5 个月。未放疗者为 18 个月,差异显著。作者认为巩固放疗对晚期、二探阴性或病灶小于 2cm 者有积极治疗意义[333]。

(3)Metzinger 等报道 158 例因卵巢未控或复发手术后,固定野全腹照射。除 1 例外全部病例接受一线化疗。平均年龄 58 岁。初分期 I 期 9 例,II 期 17 例,III 期 115 例,IV 期 14例。第一次手术后残余瘤小于或等于 2cm 90例,大于 2cm 28 例,大小不清 38 例。再次手术时 40 例微小癌。63 例肿瘤约 2cm,2 例肿瘤大小不清。固定野照射剂量 25.5Gy。73%患者追加盆腔照射,盆腔剂量平均 47Gy。5年总生存率为 26%,进展期 20%。手术残留微小肿瘤能长期生存。能完成全腹照射未中断放疗者疗效好[334]。

(4)MacGihbon 等观察术后化疗后临床完全缓解,二次探查阳性的 51 例患者,残留病灶小于或等于 2cm。只有 37 例完成放疗,其他患者由于血小板减少、呕吐、腹泻或病情进展而中断治疗,全腹放疗剂量 22.5Gy,22 次,盆腔再追加剂量 22Gy,11 次,平均随访时间78.5 个月,患者 2 年、5 年生存率分别为6.5%、27%,作者认为放射治疗对残留病灶小于 1cm,完成计划的患者效果较好。手术联合化疗、放疗对预后差者,由于迟发性复发,并不能提高生存率[335]。

(5)Bolis 等介绍意大利米兰大学经验 26例卵巢上皮癌,III 期 25 例,IV 期 1 例。满意减瘤术加顺铂为主联合化疗后二探手术。术中见残余瘤,镜下病灶 18 例,小于或等于 0.5cm8 例,给 10MV 直线加速器,固定野全腹加盆腔照射,全腹照射剂量 22.5Gy,盆腔照射加至50Gy,随访 3～90 个月。

结果:3 年总生存率为 50%。所有复发病灶都在放射野内(盆腔加腹腔),远处转移1 例。急性肠炎为 3.8%,19% 的患者发生肠梗阻或吸收不良,其中 10% 的患者需要手术

治疗。

作者认为以顺铂为主联合化疗后做二线化疗不能认为是满意方法。而大面积腹部放射治疗疗效亦较差,这种治疗方法的价值仍有待证实[336]。

3)姑息性放疗的效果:选择性姑息放疗主要应用于治疗后复发及远处转移患者,有一定的疗效。

(1)Choan 报道多伦多大学医院,卵巢上皮癌未控或复发者53例。因出血、疼痛、神经系统症状、水肿、呼吸道症状及其他症状做姑息放疗62个疗程。放射剂量5～10Gy/1 次(7个疗程),16～20 Gy/2～5 次(18个疗程),22～30Gy/7～20 次(32个疗程),40～52Gy/15～25 次(5个疗程)。出血、疼痛、其他症状完全缓解(CR)各为88%、65%、38%。有效时间1～7个月,平均4.8个月。有Ⅰ～Ⅱ级毒副反应。作者认为放疗对未控或复发卵巢上皮癌达到姑息疗效[337]。

(2)Firat 报道 Wisconsin 医学院,28例卵巢癌复发侵犯阴道或直肠旁组织。28例中68%单纯体外照射,7%单纯腔内治疗,18%体外+腔内治疗。结果79%阴道出血者症状可控制。18例无盆腔外转移中15例放射治疗完全缓解(CR组),余为部分缓解(非CR组)。1年生存CR组100%,非CR组37.5%(P<0.000 1),前者4例生存5年以上。结论:阴道或直肠旁转移者放疗可获很好姑息疗效[338]。

(3)MD Anderson 癌症中心经验,单次大剂量低分割(常用1 000cGy)盆腔照射。治疗42例疼痛或有出血患者。疼痛缓解率为55%,出血控制率为71%。42例中有6例造成严重放射性损伤,需要非手术治疗。可能与单次剂量太大有关[339]。

(4)Faul 报道16例化疗耐药卵巢上皮癌行全腹超分割治疗。患者有腹痛、阴道流血、腹水及腹腔外病灶。给予放射剂量300cGy/次,2次/d,共4次。5例病灶缩小,2例腹水控制,腹痛100%缓解,平均缓解22周,平均存活3个月。作者认为对晚期卵巢上皮癌有

姑息疗效[340]。

(5)Choshen 报道1975年至2001年间8 225例卵巢上皮癌中72例发生脑转移。采用单纯脑转移瘤切除、单纯全脑照射和手术后联合放疗,平均存活时间6.27个月。单纯手术者存活6.9个月,单纯全脑放疗者5.33个月,手术后放疗者23.07个月。认为手术后放疗者效果优于前二者[341]。

(6)Anupol 总结分析 Georgia 医学院1 042例卵巢上皮癌,其中15例发生脑转移,发生率为1.4%。同时与文献报道124例一起综合分析。结果伴有其他远处转移者平均生存3个月。患者接受手术、放疗(或加化疗)[342]。

## 33.8.5　放射治疗并发症

放疗近期并发症有乏力、食欲不良、恶心甚至呕吐、腹泻胃肠道反应。白细胞、血小板减少骨髓抑制常见于多疗程化疗者。肠梗阻与肠穿孔少见,与肠黏膜、剂量有关。皮肤常呈干性反应,干燥、脱屑、色素沉着。

后期并发症有放射性直肠炎、肛门下坠、里急后重甚至便血。放射性膀胱炎、尿路刺激症状、血尿、小肠、结肠狭窄、长期慢性腹泻少见。

根据病变范围,选择适合放射剂量,合适的照射方法与剂量,可避免或减少并发症。

(楼洪坤　冯　忻　楼寒梅)

# 33.9　分子靶向治疗和免疫治疗

## 33.9.1　分子靶向治疗

分子靶向治疗以恶性肿瘤的分子病理异常为靶点,利用与这些靶分子特异结合的抗体、配体等阻断或封闭肿瘤发生、发展过程中关键的生长因子或激酶,调节细胞生长,破坏新生血管生成达到靶向治疗的目的。随着肿瘤发病机制研究的逐步深入,分子靶向治疗也不断取得新的进展,在卵巢癌治疗中已有多种方案进入临床试验阶段。新的分子靶向治疗

联合化疗可使晚期卵巢癌患者的无病生存期（DFS）明显延长,毒副作用减少。

### 33.9.1.1 血管生成抑制剂在上皮性卵巢癌中的应用

肿瘤血管生成是肿瘤生长的先决条件,它受多种血管生成因子的调控. 其中血管内皮生长因子（vascular endothelial growth factor,VEGF）及其受体（VEGFR）被认为是作用最强、最具特异性的调控因子。肿瘤血管生成在卵巢癌的发生,腹水形成及转移扩散的机制中也起到重要作用。VEGF 和 VEGF 受体（VEGFR）在 EOC 中均有表达,VEGF 表达增加与恶性腹水形成和预后相关[343,344]。一项 Meta 分析纳入了 19 项临床研究,分析 VEGF 过表达与 EOC 的预后的关系,结果显示,VEGF 过表达的患者总生存期较 VEGF 阴性患者缩短（Prognostic value of VEGF in women with ovarian caricer: A meta malysis）。这些研究为以 VEGF 和 VEGFR 为靶点治疗 EOC 提供了理论依据。

1）抗 VEGF 单抗

贝伐单抗是一种人源化的单克隆抗体,能与 VEGF 结合,阻止 VEGF 与其受体结合,从而抑制肿瘤血管生成。目前已有多项临床试验聚焦于贝伐单抗单用或联合化疗治疗 EOC。

对贝伐单抗的初步研究评估了其在复发性 EOC 患者中的应用,而未考虑肿瘤是否为铂类敏感性复发[345,346]。妇科肿瘤组 170D（GOG 170D）及 AVF2949g 均为 Ⅱ 期临床试验,其中 GOG170D 纳入 62 例复发性 EOC 的患者给予贝伐单抗单药（15mg/kg,静脉给药,每 3 周一次）直至病情进展或出现难以接受的毒性反应。这些患者中 66% 既往接受过 2 种方案化疗,42% 为铂类耐药,总体缓解率（overall response rate,ORR）为 21%,6 个月 PFS 为 40%,而对照组只有 16%。严重不良事件（4 级）包括肺栓塞 1 例,呕吐和便秘 1 例以及蛋白尿 1 例,没有患者发生胃肠穿孔。

基于 Ⅱ 期临床研究取得了令人鼓舞的结果,随后开展了多项 Ⅲ 期临床研究,迄今已有 4 项关于贝伐单抗治疗卵巢癌的 Ⅲ 期临床随机对照试验（RCT）完成（见表 33-34）。2011 年报道的 2 项临床 Ⅲ 期试验分别为 GOG218 试验[347,348] 和 ICON7 试验[349,350],主要用于 EOC 的辅助治疗。另 2 项为 OCEANS 试验[351] 和 AURELIA 试验[352] 针对铂类敏感和铂类耐药的复发性 EOC 进行研究。

**表 33-34　贝伐单抗在上皮性卵巢癌中的辅助治疗及复发后治疗的 Ⅲ 期临床试验**

| 临床试验 | 分组 | 治疗目的 | PFS(HR,P value) | OS(HR,P value) |
|---|---|---|---|---|
| ICON 7 $n=1528$ | TC versus TC+B→ B(7.5mg/kg)12cycles | 辅助 | 17.4 versus 19.8 [0.87;0.004] | 44.6 versus 44.5 $P=0.85$ |
| GOG218 $n=1900$ | TC versus TC+B versus TC+B→B(7.5mg/kg) 15cycles | 辅助 | 10.3 versus 11.2 versus 14.1 [0.908; 0.16; 0.717; $P<0.001$] | 39.3 versus 38.7 versus 39.7 [1.036;0.76;0.915;$P=0.45$] |
| OCEANS $n=484$ | CG+placebo versus CG+B | 复发性卵巢癌治疗 | 8.4 versus 12.4 [0.484;$P<0.001$] | 33.7 versus 33.4 [0.960;0.736] |
| AURELIA $n=361$ | CT(PLD,P or Top) versus CT+B | 复发性卵巢癌治疗 | 3.4 versus 6.7 [0.48;$P<0.001$] | 13.3 versus 16.6 [0.85;0.174] |

注:TC—卡铂联合紫杉醇;B—贝伐单抗;CG—卡铂联合吉西他滨;CT—化疗;PLD—阿霉素脂质体;P—紫杉醇;Top—拓扑替康;PFS—疾病无进展生存期;OS—总生存期;HR—风险比。

GOG218 入组了 1900 例 Ⅲ～Ⅳ 期减瘤术后的 EOC 患者,随机分为常规化疗组、贝伐单抗联合常规化疗组以及贝伐单抗联合常规化疗后继续单药维持治疗组（贝伐单抗维持治疗

15个月)。由于病情进展,只有19%的患者完成全部治疗,中位随访17个月,与常规化疗组相比,联合贝伐单抗组 PFS 无改善(11个月 vs. 10个月)。然而,联合并持续使用贝伐单抗组 PFS 延长至14m,而且使疾病进展及死亡的风险显著下降(HR 0.72,95%CI 0.63~0.82);但 OS 无改善。所有组的中位 OS 相同,为39个月。亚组分析显示合并腹水的患者联合使用贝伐单抗可改善 PFS 和 OS。

ICON7 共入组1 528例者,均为初治的含有高危因素的早期(Ⅰ、ⅡA 期,透明细胞或 $G_3$)以及晚期上皮性卵巢癌,随机分为常规化疗组:6周期 CP 方案(卡铂 AUC=5 或6,紫杉醇 175mg/m²);联合贝伐单抗组:CP+贝伐单抗(7.5mg/kg),6周期后继续使用贝单抗维持治疗12周期。与 GOG218 不同的是,大于90%的患者完成治疗,在联合组中62%的患者完成12周期维持治疗,随访42个月。联合贝伐单抗组与常规化疗组对比,总的反应率提高(ORR,67% vs. 48%),中位 PFS 延长(24m vs. 22m),但是重度(3/4度)的不良反应发生率增加(66% vs. 56%),中-重度(2度及以上)的高血压发病率增加(18% vs. 2%)。总生存率及生活质量无明显差异。对于高危的患者(Ⅲ期术后残留病灶大于1.0cm,不能手术的Ⅲ或Ⅳ期),联合使用贝伐单抗可延长 PFS(16m vs. 10.5m)和 OS(39.3m vs. 34.5m)。然而,这是基于亚组分析得出的结论,需要更进一步的可靠的前瞻性临床研究证实。

上述2个临床研究显示,对于初治的 EOC 患者的辅助治疗,在常规化疗基础上联合贝伐单抗虽然可以延长 PFS,但并没有显示出生存期及生存质量的改善。

OCEANS 试验针对贝伐单抗治疗铂类敏感复发的卵巢癌,纳入了484例铂类敏感的复发性卵巢癌患者,应用卡铂联合吉西他滨及贝伐单抗治疗复发患者时,中位 PFS 显著延长4个月,ORR 达到78.5%,而卡铂联合吉西他滨组为57.4%(P<0.0001)。而 AURELIA 试验则研究针对铂类耐药复发的 EOC 患者,

该试验纳入361例既往接受过不超过2种抗癌疗法的铂类耐药复发性 EOC 患者,将患者进行随机分配,其中化疗药物包括紫杉醇、多柔比星脂质体或拓扑替康。结果表明,贝伐单抗联合化疗组中位 PFS 为6.7个月,ORR 为30.9%,单纯化疗组中位 PFS 为3.4个月(P<0.001),ORR 为12.6%(P<0.001)。达到了研究的主要终点,且所有亚组患者的无进展生存均一致获益。在基线水平即有腹水的患者中,贝伐单抗也有效降低了腹水穿刺率。OS 也有延长趋势(贝伐单抗组 OS 为16.7个月,单纯化疗组 OS 为13.3个月)。

以上Ⅲ期临床试验奠定了贝伐单抗在复发性卵巢癌治疗中的地位,尤其在铂类耐药性复发性卵巢癌患者中取得较好疗效。2014年贝伐单抗已被欧盟批准用于一线铂类耐药复发及铂类敏感复发卵巢癌的治疗,并且得到美国 NCCN 实践指南的推荐。

贝伐单抗的毒性反应,使贝伐单抗治疗 EOC 的女性患者与那些使用贝伐单抗治疗其他癌症的患者有相似的风险。这些风险包括新发高血压或高血压恶化、蛋白尿、血栓初期、伤口愈合改变和胃肠穿孔(gastrointestinal perforation,GIP)。由于 EOC 患者大多合并腹膜播散,GIP 的风险应得到特别关注。早期检查有助于降低胃肠穿孔的发病率及死亡率。

基于贝伐单抗治疗卵巢癌的有效性,许多临床试验进一步针对最佳用药方法开展研究,包括最佳用药时间、联合高剂量密度化疗、联合腹腔内灌注化疗或联合新辅助化疗研究等。此外,为进一步阐释贝伐单抗治疗卵巢癌的适宜人群,在2015年 ASCO 会议上 Birrer 等报道的一项回顾 GOG218 试验的研究中[353,354],发现了5项生物标记物与 PFS/OS 有关,分别是 CD31、VEGF-A、神经纤毛蛋白1(Neuropilin-1)和 MET,其中 CD31 高表达的患者接受贝伐单抗治疗及维持治疗可改善 PFS 和 OS,提示 CD31 可能成为贝伐单抗用于卵巢癌临床治疗的生物筛选标志物。

2)新型抗血管生成药物

几项有关其他新型的抗血管生成药物治疗 EOC 患者的临床试验正在进行中。在 EOC 发病机制中，涉及的其他抗血管生成通路，包括血小板衍生因子（platelet-derived growth factor，PDGF）和成纤维细胞生长因子（fibroblast growth factor，FGF）。有临床研究表明 PDGF 与 FGF 均参与了卵巢癌的发生、发展及腹水的形成，并可能与卵巢癌的不良预后相关[355-357]。此外，研究表明 PDGF 和 FGF 信号通路可能参与了多种实体瘤的 VEGF 抵抗[355,358,359]。因此，联合使用 VEGF 和 PDGF 和/或 FGF 制剂可能比单独抑制 VEGF 更好地阻断肿瘤血管生成[358,360-362]。

（1）Trebananib（AMG386）：Trebananib 是一种血管生成素拮抗肽-Fc 融合蛋白（也称肽体），能够抑制 Ang1 和 Ang2 与相应的络氨酸激酶受体结合，从而抑制肿瘤血管生成[363,364]。Monk 等进行了一项Ⅲ期的临床试验（TRINOVA-1）[365]，纳入 919 例复发性卵巢癌患者，纳入标准包括无铂治疗间期（platinum-free interval，PFI）小于 12 个月，既往最多接受过 3 次抗肿瘤治疗。患者随机分为紫杉醇十安慰剂组和紫杉醇＋Trebananib 组。经过中位 10 个月的随访，与安慰剂组相比，Trebananib 组的中位 PFS 改善明显（7.2 个月 vs. 5.4 个月，HR 0.66，95％CI 0.57～0.77）。在铂类耐药的患者中（PFI 小于 6 个月）和铂类部分敏感（PFI 大于 6 个月但小于 12 个月）中疗效相似。与安慰剂相比，Trebananib 组并没有显著改善中生存期。Trebananib 与安慰剂组对比，出现更高的毒性反应，主要表现为局限性水肿（57％ vs. 26％）、胸腔积液（13％ vs. 4％）、腹水（20％ vs. 12％）、全身水肿（11％ vs. 3％）及周围神经病（21％ vs. 16％）等，总体评估两组间不良反应无明显差异。相比之下，Trebananib 联合紫杉醇组皮疹发生率（6％ vs. 11％）和中性粒细胞减少的发病率（22％ vs. 28％）更低。值得注意的是，研究组之间发生与抗 VEGF 治疗相关其他不良事件差异小于 2％（如高血压、蛋白尿、血栓时机、GIP 和伤口）。进一步的研究正在评估 Trebananib 联合化疗作为卵巢癌患者的一线治疗疗效（TRINOVA-3）。另一项独立临床试验（TRINOVA-2），治疗铂类耐药的复发卵巢癌患者的试验也正在评估中，这些研究已经完成，其结论将进一步阐明 Trebananib 在卵巢癌治疗中的作用。

（2）帕唑帕尼：帕唑帕尼（Pazopanib）是一种口服的络氨酸激酶抑制剂，作用靶点为 VEGFR-1、-2、-3，PDGFR，FGFR-1、-3 和 c-kit[366]。一项Ⅱ期开发性研究对 36 例经过预处理的复发性 EOC（入组前未使用抗血管生成治疗）的患者使用帕唑帕尼 800mg/d 进行疗效评估[367]。31％取得 CA125 缓解，中位持续时间为 112 日，56％为疾病稳定状态，可持续 80 日。在有可评价病灶中，ORR 为 18％。首先最常见的严重（3 级及以上）不良事件为乏力和 y-谷氨酰转肽酶升高（均为 11％），其次是腹泻和丙氨酸氨基转移酶升高（均为 8％），1 例出现 4 级外周水肿。

一项Ⅲ期前瞻性随机临床试验（AGO-OVAR16）对帕唑帕尼对比安慰剂作为非巨块型的 I-N 期 EOC 患者的维持治疗进行为期 52 周的评估[368,369]。入组 940 例患者，手术减瘤术后病情稳定，并至少接受了 5 个周期的一线化疗。随机分为帕唑帕尼组（800mg/d）和安慰剂组，帕唑帕尼组显著改善 PFS（18m vs. 12m，HR 0.760），OS 无明显获益。帕唑帕尼组不良反应发生率增多，主要表现为 2 级以上高血压（52％ vs. 17％），3～4 级腹泻（8％ vs. 1％）和 3～4 级药物性肝损伤（9％ vs. 1％）。33％的帕唑帕尼组患者因为药物的毒副作用而不能继续给药，有 3 例患者发生致命性的心肌梗死、肺炎和可逆性后部脑病综合征。考虑到帕唑帕尼维持治疗毒副反应明显增加，而无明显的生存获益，GSK 决定撤销欧盟关于帕唑帕尼在卵巢癌维持治疗中的适应证。

值得注意的是，AGOOVAR16 是唯一的前瞻性评估血管生成抑制剂单药维持治疗疗效的临床试验,并显示出血管生成抑制剂可延长 PFS,为使用靶向治疗作为卵巢癌的维持治疗提供依据。

(3)尼达尼布:尼达尼布(nintedanib,BIBF 1120)是一种口服的络氨酸激酶抑制剂,作用靶点为 VEGFR-1、-2、-3,PDGER,FG-FR-1、-3 和肉瘤病毒基因同源物(Src)家族成员和 FMS 样络氨酸激酶 3(Flt-3)[370]。关于该药物用于这类癌症的早期研究已显示出前景[371,372]。一项Ⅲ期临床试验正在评估中,一线化疗时联合使用尼达尼布及紫杉醇/卡铂,随后尼达尼布单药维持治疗。

(4)西地尼布( cediranib,AZD2171):作用靶点为 VEGFR 和 c-kit。两项Ⅱ期临床试验中评估了西地尼布用于铂类耐药和/或铂类敏感的复发性 EOC 患者,显示出良好的临床

疗效,中位 PFS 为 5.2 个月,20%患者出现 3 度及以上不良反应,主要为高血压(46%)、乏力(24%)和腹泻(13%)。随后进行的 ICON6 是一项Ⅲ期临床研究,针对铂类敏感的复发 EOC 患者,比较了西地尼布联合化疗(作为同步或维持治疗)与单用紫杉醇/卡铂化疗的疗效。西地尼布维持治疗组可分别使中位 PFS 延长 2 个月,使中位 OS 延长 2.7 个月。不良反应可以耐受[373,374]。

(5)其他多靶点络氨酸酶抑制剂(TKD):多种小分子 TKI 药物单药或联合应用于复发性卵巢癌的临床试验正在进行中(表 33-35)。如舒尼替尼、索拉非尼、西地尼布等。这些药物在复发转移性卵巢癌中均显示出一定的疗效。

(陈经伟 张明焕)

**表 33-35 络氨酸激酶抑制剂治疗复发转移性上皮性卵巢癌的临床试验**

| TK1 | 作用靶点 | RR | 中位 PFS/月 | 中位 OS/月 | 3/4 级毒副反应 |
|---|---|---|---|---|---|
| 舒尼替尼 (Biaji,et al.) | VEGFR,PDGFR | 3.3% | 4.1 | — | 疲乏,高血压,中性粒细胞减少,手足综合征 |
| 索拉非尼 (Mateo,et al.) | VEGFR,PDGFR Flt3,c kit,Raf | 3.4% | 2.1 | 16.33 | 皮疹,手足综合征,代谢异常,心脏和肺的毒性反应 |
| 西地尼布 (Matulonis,et al.) | VEGFR,c kit | 17% | 5.2 | Not reached | 中枢系统出血,高甘油三酯血症,血肌酐升高 |
| 凡德他尼 (Harter P,et al.) | VEGFR,EGFR,RET | 10% | 6.7 | 11.1 | 肝酶升高,中性粒细胞减少 |

### 33.9.1.2 PARP( poiy-ADP-ribose polymer-ase)抑制剂

PARP 抑制剂是种新的靶向治疗药物,为晚期复发性卵巢癌的治疗带来希望。PARP 是一种多功能蛋白质翻译后的修饰酶,在 DNA 损伤修复和细胞捌亡中发挥重要作用,其主要功能为参与 BER 途径的单链 DNA 断裂(SSBs)的修复[375,376]。细胞由于特定原因,其遗传物质即双链 DNA 结构会被破坏,如单链断裂(SSB)、双链断裂(DSB)等;而正常细胞同时存在相对应的损伤修复机制。DSBs

可以经山 BRCA 1/2 蛋白参与的 HR 途径修复,而在 BRCA 突变细胞巾,HR 功能缺陷导致 DSBs 修复出现异常。由此可见,PARP 与 BRCA 是分别介导 SSB 与 DSB 修复的重要因子。对于存在 BRCA 基因突变的卵巢癌患者,其 DSB 修复机制存在缺陷;而针对这部分患者使用 PARP 抑制剂,则可阻断其 SSB 修复,从而引发肿瘤细胞的死亡,即"合成致死"(synthetic lethality)。这是 PARP 抑制剂的一个独特的作用机制[377]。

PAPR 抑制剂的治疗针对性非常强,对于

处于快速分裂增殖状态的卵巢癌细胞,如存在BRCA基因突变,PARP抑制剂可有效发挥抗肿瘤药效。因此 PARP 抑制剂沿袭了以往"靶向治疗"策略的多项优势。根据肿瘤基因图谱显示,10%～18%的卵巢癌患者伴有BRCA 1/2 基因突变,PARP 抑制剂可能使这部分卵巢癌患者获益[253]。

(1)奥拉帕利(olaparib):Olaparib 是目前首个获欧盟批准上市的,用于 BRCAm 卵巢癌治疗的 PARP 抑制剂。以下三项临床Ⅱ期研究覆盖了不同的患者特征与临床情况[378-381]。

Study-19 是一项随机、安慰剂对照的Ⅱ期临床研究,针对铂类敏感性复发、已接受至少 2 种或多种铂类治疗方案,高级别浆液性卵巢癌患者,随机分为 2 组,治疗(Olaparib400mg,Bid)和安慰剂组,结果显示,与安慰剂相比,Olaparib 单药治疗可显著延长患者PFS(HR,0.35;95% CI 0.25～0.49;$P <$0.001)。需要强调的是,Olaparib 对 PFS 的延长效果在 BRCA 基因突变患者中更显著,治疗组中化 PFS 为 11.2 个月,安慰剂组为 4.3 个月(HR 0.18;$P < 0.001$)。在不携带 BRCAm 患者中 PFS 也有提高(7.4 个月 vs. 5.5 个月,$P = 0.075$)。然而 Olaparib 组与安慰剂组的总生存时间(overall suvival,OS)差异无统计学意义(29.8 个月 vs. 27.8 个月,$P > 0.05$)。治疗组患者出现的 1 级或 2 级不良反应为恶心、疲劳、呕吐、贫血等。

基于 Study-19 的研究结果,欧洲药物局(EMA)批准 Olaparib 用于具 BRCA 基因突变、可铂剂敏感性的高级别浆液性卵巢癌的维持治疗。

Olaparib 单药对于铂耐药的、具 BRCA1&2 基因突变的卵巢癌中的疗效 Study-42 研究给出了答案。给予 Olaparb 单药治疗的卵巢癌患者肿瘤应答率为 31.1%,40%的患者实现了≥8 周的疾病稳定,总生存期为 16.6 周,PFS 为 7 个月。在该研究结果公布后,美国FDA 加速批准 Olaparib 用于铂剂耐药的、已接受至少 3 种化疗药物治疗的、具有 BRCA基因实变晚期卵巢癌患者的治疗。2016 年版NCCN 卵巢癌指南也对 Olaparb 做出了相应的推荐。

Sudy 19 至今随访已超过 6 年,证实了Olaparib 疗效和安全性,OlaparibⅢ期临床SOLO研究也正在展开。研究将分别针对铂剂治疗后完全或部分敏感的 BRCA 突变卵巢癌患者(SOL01 研究)或复发 BRCAm 患者(SOL02 研究)。期待 OlaparibⅢ期研究结果。

Olaparib 与其他靶向药物联合治疗的临床试验也值得关注。Liu 等进行的一项随机Ⅱ期研究,联合使用 Olaparib 和西地尼步治疗铂类敏感复发卵巢癌患者,结果表明联合治疗组 PFS 得到显著改善(17.7 个月 vs. 9 个月),ORR 可达 80%。并且在野生型 BRCA患者和 BRCA 突变状态不明的患者中联合治疗组 PFS 也显著延长。这项研究将分了靶向药物取代化疗药物作为卵巢癌复发的初始治疗,为复发性卵巢癌提供了新的治疗方案。

(2)瑞卡帕布(rucaparib):Rucaparib 是首个获得美国 FDA 批准的 PARP 抑制剂。ARIEL2 试验为一项Ⅱ期临床试验,该试验中运用了基因组瘢痕即同源重组标志技术,将受试患者分为了突变组、突变类似亚组以及生物标志物均阴性组。研究对象为 204 例高级别浆液性或子宫内膜样卵巢癌患者,他们均接受过至少 1 次铂类为基础的治疗但仍对铂类敏感。结果表明 Rucaparib 对突变型卵巢癌患者有益,中位 PFS 为 9.4 个月,ORR 为 82%,对突变类似亚组患者也是有效的,中位 PFS为 7.1 个月,ORR 为 45%,而生物标志物均阴性者中位 PFS 为 3.7 个月,ORR 为 21%,临床效果十分显著。

(3)尼拉帕利(niraparib):Niraparib 是种新的口服的 PARP 抑制剂,关于 Niraparib 的Ⅲ期临床试验 ENGOT-0V16/NOVA 是与欧洲妇科肿瘤试验组(FNGOT)合作进行的,评价 PARP 抑制剂 Niraparib 作为对铂类为基础的化疗有效的复发性卵巢癌维持治疗的疗效和安全性[382,383]。患者根据 BRCA 突变状态分为不同队列,并以 2:1 的比例随机分配至 Niraparib 组(Niraparib 300mg/d)或安慰剂组。该试验纳入 553 例患者,其中 203 例有 BRCA 突变。与安慰剂相比,在这 2 个队列以及所有亚组人群中,Niraparib 均显著改善主要终点无进展生存。与安慰剂相比,生殖细胞 BRCA 突变组 Niraparib 中位无进展生存期为 21.0 vs. 5.5 个月(HR 0.27,95% CI 0.173~0.410,$P<0.0001$),非生殖细胞 BRCA 突变组为 9.3 个月和 3.2 个月(HR 0.45,95% CI 为 0.338~0.607,$P<0.0001$),在具有同源重组 DNA 修复缺陷(HRD)的非突变队列亚组中,中位无进展生存期为 12.9 vs. 3.8 个月(HR 0.38,95% CI 0.243~0.586,$P<0.0001$)。不良反应方面:10% 以上接受 Niraparib 治疗的患者出现 3/4 级以下不良反应,其中 28% 为血小板减少,25% 为贫血,11% 为中性粒细胞减少。这些都可以通过调整剂量解决,且患者能够继续治疗。患者报告疗效 Niraparib 和安慰剂相似。接受 Niraparib 治疗的患者症状能够控制,且与安慰剂相比,生活质量更高。与安慰剂相比,Niraparib 也显著改善了全部次要终点,包括延长第二无进展生存期,到给予后续治疗的时间,以及所有亚群的无化疗间隔。

(李贵玲 朱颖秋)

### 33.9.2 免疫治疗

肿瘤浸润淋巴细胞(tumour infiltrating T-cells,TILs)是一种抗肿瘤效应细胞,在卵巢癌的免疫功能中起重要作用。早在 2003 年即有研究证实肿瘤细胞中 TILs 含量与晚期卵巢癌预后相关,TILs 含量高的卵巢癌 5 年生存率为 38%,而 TILs 细胞阴性的卵巢癌患者 5 年 OS 仅为 4.5%。增加 TILs 的数量可以改善卵巢癌的预后,延长其生存期[384]。基于这种假设,多种有关 TILs 的免疫治疗方法用于卵巢癌的治疗,但是疗效有限。而在黑色素瘤及肺癌中取得疗效的抗 PD-1 和 PD-L1 类药物用于复发耐药性卵巢癌的治疗同样取得了不错的效果。

PD-L1 是 PD-1 的配体,肿瘤细胞逃避 T 细胞推毁的一种途径是通过在它表面产生 PD-L1,当免疫细胞 T 细胞表面的 PD-1 识别 PD-L1 后,可以传导抑制信号,诱导 T 细胞凋亡,抑制 T 细胞的活化和增殖。T 细胞就不能发现肿瘤细胞和向肿瘤细胞发出攻击信号。PD-1 免疫疗法的作用机制是针对 PD-1 或 PD-L1 设计特定的蛋白质抗体,阻止 PD-1 和 PD-L1 的识别过程,部分恢复 T 细胞功能,从而使 T 细胞杀死肿瘤细胞。PD-1 单抗 Nivolumab 在黑色素瘤、晚期非小细胞肺癌中取得较好的疗效。目前已有多项抗 PD-1 或 PD-L1 的药物用于治疗晚期或复发性卵巢癌的临床试验(表 33-36)。

**表 33-36　卵巢癌中 PD-1 与 PD-L1 阻滞剂**

| 材料 | 目标 | N | CR | PR | SD | DCR/% |
|------|------|----|----|----|----|-------|
| Nivolumab | PD-1 | 20 | 2 | 1 | 6 | 9/20(45%) |
| BMS-936559 | PD-L1 | 17 | 1 | 0 | 3 | 4/17(23%) |
| Avelumab | PD-L1 | 75 | 0 | 8 | 33 | 41/75(54.7%) |
| Pembrolizumab | PD-1 | 26 | 1 | 2 | 6 | 9/26(34.6%) |

最早显示抗 PD-1 抗体治疗复发转移性上皮性卵巢癌有效的试验来自一个日本的 Ⅱ 期临床试验。Hamanishi 等人发现抗 PD-1(程序性细胞死亡蛋白 1)抗体 Nivolumab(Opdivo)对复发或晚期铂耐药卵巢癌患者有效[385,386]。20 例患者接受静脉注入 Nivolumab 1mg/kg($n=10$)或 3mg/kg($n=10$),每 2 周 1 次,长达 1 年或直至疾病进展。主要终点是最佳的整体反应。患者的平均年龄为 60 岁;病程为 Ⅰ 期的占 10%,Ⅲ 期占 70% 及 Ⅳ 期占 20%;组织学为浆液性的占 75%,内膜样的占 15%;55% 既往至少接受过 4 次化疗方案;美国东部肿瘤协作组评分标准的体力状态:90% 为 0 分,1 分占 10%。中位随访时间为 11 个月,中位 Nivolumab 治疗时间为 3.5 个月(范围:1~12 个月)。在 3 例患者(15%)中观察到有应答,包括 3mg/kg 组内 2 例长期完全应答。该病控制率为 45%,中位无进展生存期为 3.5 个月(95% 可信区间 CI 为 1.7~

3.9个月),中位总生存期为20个月(95%可信区间CI为7个月到未及)。主要的不良反应是:3或4级治疗相关的不良事件发生率为40%,其中最常见的是淋巴细胞减少(15%)、贫血(15%)和白蛋白降低(10%)。揭示Nivolumab对治疗铂耐药卵巢癌患者的安全性与临床疗效,为进一步进行设计良好的前瞻性临床研究提供依据。

一项关于Avelumab(NCT01772004)临床$I_b$期试验[387],纳入23例进展期上皮性卵巢癌/输卵管癌/原发性腹膜癌患者,给予Avelumab 1mg/kg(每2周1次)直至疾病进展,结果显示4例PR,11例SD,最佳疗效(Best overall response)为17.4%(4/23)(95%CI 5.0~38.8),ORR:65.2%。另一项关于Pembrolizumab的$I_b$期临床试验(NCT02054806),26例晚期上皮性卵巢癌/输卵管癌/原发性腹膜癌患者入组,给予Pembrolizumab 10mg/kg(每2周1次),直至疾病进展,结果显示1例CR,2例PR,3例SD,最佳疗效为11.5%(95%CI 2.4~30.2),ORR:26.1%[388]。

其他的免疫治疗,如叶酸受体抗体(folate receptor antibodies)和CA125单克隆抗体是卵巢癌治疗中研究较早的免疫制剂。Vintafolide(EC 145)是叶酸-去乙酰基长春碱单酰肼缀合物[389-391],临床Ⅱ期PRECEDENT试验评估Vintafolide联合脂质体阿霉素(PLD)与PLD单药治疗复发性铂类耐药卵巢癌患者,发现仅在叶酸受体阳性的患者中,中位PFS有延长趋势,但差异无统计学意义。一项IB期PROCEED试验进一步探讨了Vintafolide对铂类耐药的卵巢癌患者的治疗效果,结果显示PFS无显著改善,该试验已于2014年初停止。此外,叶酸受体抗体IMGN 853通过Ⅰ期临床试验证实了其在叶酸受体a阳性类耐药卵巢癌患者中有治疗效果,进一步临床试验验证正在进行中。鼠源性单克隆抗体OvaRex是一种CA125抗体,目前暂未获得其对卵巢癌治疗显著有效的临床证据。

(张明焕 时玉颖)

## 33.10 内分泌治疗

有研究证实卵巢上皮癌表达激素受体,后者在发生恶性转化时有明显改变[392]。Rao等研究表明[393],67%的卵巢癌患者表达ER,而47%表达PR。另一项研究认为[394],在浸润性卵巢癌中,ER、PR的表达与长期生存率有关,其中ER-PR+表型的肿瘤恶性程度低,患者长期生存率高。这一结论未得到其他研究的证实。但同样类型的患者少、激素受体测定方式不同及肿瘤组织中受体含量的变异性存在时,无法正确评估受体水平与卵巢癌生存率的关系。

许多激素药物被用于卵巢癌的治疗,包括选择性雌激素受体调节剂(SERMS)、$E_2$、孕激素、雄激素、AIS及GnRH拮抗剂等。采用黄体酮治疗晚期卵巢癌时总有效率为8%~15%[393,395]。实验室研究表明,他莫昔芬体外可抑制卵巢细胞生长,为将其用于卵巢癌的治疗提供了理论依据。有研究表明,单用他莫昔芬治疗对化疗耐药的卵巢癌患者总有效率达13%。包括4%ER、9%PR、38%SD,这一结论不同于单用黄体酮者。当使用GnRH拮抗剂治疗耐药性的卵巢癌患者时,客观有效率为8.5%,23%的患者病情稳定。

对于晚期卵巢癌的患者是单用化疗还是联合化疗+激素治疗尚无肯定的结论。

如前所述,卵巢癌患者受体状态与预后无关(包括生存率及无瘤生存率)。然而受体状态可用于预测激素药物的效果。受体状态与激素治疗效果之间的具体关系还有待进一步研究。

### 33.10.1 性激素及其拮抗剂临床用药与疗效

目前应用于卵巢肿瘤治疗的性激素及其拮抗剂有以下几种。

1)性激素类药物

(1)甲羟孕酮(安宫黄体酮,medroxyprogesteroni acetate,MPA):是用于卵巢癌内分泌治疗历史最长的药物,疗效也最好,常与他莫昔芬(tamoxifen,TAM)合用。20 世纪 80 年代以来一些报告指出,每日 500～800mg 大剂量 MPA,可使约 15％ 的卵巢上皮性癌患者获得短期缓解,尤其是卵巢内膜样癌约 50％ 可获得缓解[396],并认为有较明显的减少腹水的作用(Piver,1990)。Malkik 和 Slerin (1991)报告 MPA 对 2 例复发性卵巢颗粒细胞瘤治疗有效,其中 1 例肿瘤切除术后 9 年广泛转移,化疗与放疗均无效,采用 MPA 100mg,每日 3 次,4 个月后病情部分缓解,2 年间病情稳定;另 1 例病史类似,MPA 剂量加至 300mg,每日 3 次,至报道时,病情已缓解 9 个月,卵巢肿瘤钙化处增加。

(2)甲地孕酮(megestrol acetate):每日 80mg,长期使用,也可与抗雌激素类药物合用。

(3)己酸孕酮(hydroxyprogesteroni caproas):每天 250～500mg,长期单一用药或联合使用。

(4)达那唑(danazol):为 17-α-炔孕酮衍生物,有强大的抑制下丘脑和垂体作用,可以直接作用于卵巢,使性激素合成和分泌减少。每天 400～800mg,长期使用,也可与抗雌激素药、孕激素合用。

2)抗雌激素类药物

(1)他莫昔芬(三苯氧胺,tamoxifen, TAM):为三苯乙烯类物质,是一种非甾体类药物,通过与雌激素竞争 ER,起到抗雌激素作用;此作用与其剂量关系密切,小剂量时 TAM 表现出弱雌激素作用,可刺激 ER(＋)的卵巢癌生长,当浓度升高时可抑制 ER(＋)的肿瘤生长;TAM 还可使瘤细胞内 PR 产生增加,因此有人主张与孕激素类药物合用,以增强抗肿瘤效应[397]。有实验表明,TAM 除了竞争性抑制 ER 外,对上皮性卵巢癌细胞还有直接抗增殖作用[398]。用量每天 10～40mg,连续服用,用药 2～3 周后如疗效不显著药量可加倍,最大剂量每天 400mg,长期用数年。卵巢的子宫内膜样癌术后即可加用孕

激素和 TAM 治疗。抗雌激素治疗毒性小,对少数难治性上皮性卵巢癌可起到长期缓解的作用。TAM 的副作用有:1/4 患者有潮热,少数患者有恶心、呕吐,个别患者可出现幻视或心血管疾病。

(2)萘氧啶(nafoxidine):也为非甾体抗雌激素药物,作用机制同 TAM。每天 60～90mg 或更大剂量,长期使用,也可与孕激素类药物或细胞毒性化疗药物合用。

3)芳香化酶抑制剂(aromatase inhibitors,AI)

人体内的雄激素是在卵巢及外周组织效应细胞的芳香化酶的作用下转变成雌二醇或雌酮,而发生雌激素作用的。近年来,有人尝试用 AI 来治疗卵巢癌。第一代 AI 氨鲁米特(aminoglutethimide)治疗晚期卵巢癌的探索未取得成功。新一代 AI(如 anastrozole 和 letrozole)可以选择性地抑制芳香化酶,使绝经后妇女外周血雌二醇和雌酮水平下降。移植人卵巢癌的裸鼠接受治疗后肿瘤缩小,提示这种药物有可能单一使用,亦可与 TAM 或孕激素的拮抗剂米非司酮(mifepristone)联合用药治疗卵巢癌患者。

## 33. 10. 2 促性腺激素释放激素类似物临床用药

关于 GnRH-a 临床用药的报道不多,主要治疗对象均为经手术、化疗后治疗无效或对化疗耐药的复发卵巢癌。

目前用药主要有 3 种。Audelson(1993)曾总结了 8 篇分别使用 3 种不同药物的临床报告。一是亮丙瑞林,一种人工合成的 GnRH-a,比天然成分作用更强。4 家医院共治疗 61 例,其中可评估疗效的 55 例,CR1 例,PR7 例,总有效率为 14.5％。其中 Bruckner 治疗 5 例,有 1 例肿瘤和腹水完全消失。二是曲普瑞林,一种人工合成的 LHRH-A,3 家医院共治疗 73 例,可评估疗效的 69 例,其中 CR 0 例,PR 9 例,总有效率为 13.0％。其中 Parmar 治疗的 41 例中,5 例病情稳定,6 例包块

缩小50%以上，维持达10个月。还有一种戈舍瑞林，是长效GnRH-a，治疗30例患者，PR 2例，分别缓解40周、105周，5例病情稳定25～70周，总有效率为6.7%。经统计分析，3种药物治疗效果之间无统计学差异。作者认为GnRH-a可以减轻肿瘤症状，延长生存期，

又无严重副作用，还是有一定益处的；只是价格昂贵，给长期应用带来困难[399]。还有一些来自不同国家的报道（表33-37），总有效率为15.4%，1例完全缓解达68个月，部分缓解病例也可持续3～11个月。

**表33-37 GnRH-a治疗卵巢癌**

| 作者 | 年代 | 治疗例数 | 可评估例数 | CR | PR(持续时间:月) | S | P |
|---|---|---|---|---|---|---|---|
| Kauppila A | 1992 | 5 | 5 | 0 | 1 | 1 | 3 |
| De Vriese G | 1993 | 21 | 21* | 0 | 4 | 9 | 8 |
| Ron IG | 1995 | 14 | 14 | 0 | 0 | 8(1～7) | 6 |
| Fishman A | 1996 | 6 | 5 | 0 | 2 (3,11) | 3(3～13) | 0 |
| Tresukosol D | 1996 | 1 | 1 | 1(68) | | | |
| Mariinaccio M | 1996 | 32 | 32 | 0 | 4 (6～11) | 5 (4～6) | 23 |
| 总数 | | 79 | 78 | 1(1.3%) | 11(14.1%) | 26(33.3%) | 40(51.3%) |

\* 一其中卵巢癌14例，子宫内膜癌7例。

除了对晚期复发的卵巢癌单独使用GnRH-a治疗外，还有配合化疗联合用药的报道[400]。化疗多采用以顺铂为主的联合化疗方案。结果一致表明，这种联合用药既未提高有效率，也未减少毒副作用[401]。这些临床实验多采用前瞻性随机双盲法设计，如Emosns报告135例Ⅲ～Ⅳ期上皮性卵巢癌，其中69例采用GnRH-a加顺铂联合化疗，66例服用安慰剂加化疗，其结果可信度高[402]。

GnRH-a的副作用均与其造成的卵巢抑制有关，大多数患者可以耐受，主要有潮热、性情急躁、阴道干燥和性欲下降。用药3～6个月后出现骨密度降低，尚可影响脂质代谢。

（马 丁 何 灿 冯 忻）

## 33.11 卵巢透明细胞癌和黏液性肿瘤的特殊性

至今，对上皮性卵巢癌的临床试验包括了所有组织学类型。而这种做法的不适合性变得日益明显。同时不同组织学亚型在生物学和临床学方面有其区别性。事实上，此差别临

床观察和分子分析上已得到证实。因为高级别浆液性肿瘤大约占晚期病变的2/3。在不常见的组织亚型研究中，与其治疗相关的疗效一般较低。然而晚期透明细胞癌和黏液性癌比晚期浆液性肿瘤有显著的不良预后，这可能与标准细胞毒性化疗的敏感性低有关。一个1976—1982年对所有纳入晚期妇科肿瘤组（GOG）卵巢癌的回顾性临床试验表明，透明细胞癌和/或黏液性癌女性患者二次剖腹探查手术多呈阳性结果[403]。

### 33.11.1 透明细胞癌

在美国，透明细胞癌占上皮卵巢癌的1%～12%，而在日本占上皮卵巢癌的15%～25%。在美国的亚洲女性中患透明细胞癌的概率是白人女性的2倍。在日本与西方国家相似，透明细胞癌更倾向于早期。在一个回顾研究中，39%透明细胞癌为Ⅰ期，13%为Ⅱ期，30%为Ⅲ期，6%为Ⅳ期[404]。组织学诊断可能受到挑战，因为一些高级别浆液性癌中有一些透明细胞成分，可能会误分类为透明细胞癌。已有报道透明细胞癌术中导致高频率胞

膜破裂。在 EORTC—ACTION 的试验中,报道透明细胞癌胞膜破裂为 44%,而浆液性肿瘤为 19%,多数为术中破裂。British—Columbia 对早期卵巢透明细胞癌的综述中发现所有 FIGO 分期 IC 的透明细胞癌患者 5 年生存率为 67%,而 $I_A/I_B$ 期透明癌患者为 84%。单纯胞膜破裂而无表面受累的患者与 $I_A$ 病变的预后是相似的[405]。

分子研究表明透明细胞癌有独特的形态。与高级别浆液性癌不同的是,它们通常为 P53 基因野生表型,且 BRCA1 和 BRCA2 突变频率低于高级别浆液性癌。此外透明细胞癌染色体稳定性较高级别浆液性肿瘤高,发生磷酸肌醇 3-激酶催化酶 A(PIK3CA)突变频率更高(将近 40%)。ARID1A 是一种肿瘤抑制基因,在近半数的透明细胞癌中会发生突变[406]。卵巢透明细胞癌和内膜癌、肾癌的基因表达谱有相似。例如,透明细胞癌中 VHL 靶向分子 HIF1A 的表达水平比其他组织类型的高[407]。当然肾透明细胞癌中体细胞和胚细胞 VHL 突变在卵巢透明细胞癌中并未发现[408]。

早期透明细胞癌的组织学含义并不清楚。在一些报道中,透明细胞癌显示有高复发风险,而另有些报道甚至指出治疗并无多少益处。辅助化疗的效果并不明显,一些报道显示其益处甚微[409]。EORTC—ACTION 的临床试验亚组分析中同样提到透明细胞癌没有从化疗中获益,但是病例数较少。在观察组 37 例患者中,5 年无瘤生存率为 71%,而仅有 60% 的患者应用过化疗,这篇报道同时提示放疗可以改善 $I_C/II$ 期病变的患者生存率[405]。

不管怎样,可能由于晚期透明细胞癌增值率低,对以铂类为基础的化疗反应不如晚期高级别浆液性肿瘤好。早在 1996 年,Goff 等报道了在首次铂类化疗过程中,有 52% 的 III 期卵巢透明细胞癌和 29% 浆液性癌有临床进展[410]。报道称罹患透明细胞癌的女性对一线临床试验的反应率为 22%~56%,而浆液性癌女性的反应率为 70%[408],其存在差异的原因部分归因于在诊断中将带有透明细胞的高级别浆液性癌归类为透明细胞癌。生存率同样低。2010 年的一篇囊括了 7 个以铂类为基础的国际一线临床试验的 8000 个病例的 Meta 分析中鉴定出有 221 位女性属于 III/IV 期透明细胞癌。平均生存率为 21.3 个月,而浆液性癌女性的平均生存率为 40.8 个月[411]。

更坏的结果出现在复发病例的报道中,且与传统意义上的铂类敏感或铂类耐药无关。M. D. Anderson 的研究者发表了一篇回顾性研究,在 51 例复发的透明细胞癌接受治疗中,对铂类敏感的 22 例中仅有 2 例对卡铂联合紫杉醇的治疗有部分反应;对铂类耐药而给予二线药治疗的 29 个患者中没有人对治疗有反应[412]。在另外一个研究中,75 位先前至少完成 2 个周期系统治疗的日本女性中,那些完成化疗后超过 6 个月复发的女性反应率为 8%,而 6 个月以内复发的反应率为 6%[408]。这可能是因为大多数复发发生于完全切除的 I 期病变,因此对于肿瘤是否在化疗后缩小无法确定,而引起对"铂类敏感"的误解。

几乎没有资料显示存在透明细胞癌的有效治疗方法。一项由日本妇科肿瘤组(JGOG)完成的 II 期随机临床试验报道,伊立替康加顺铂对某些透明细胞癌患者有效。患者被随机分为卡铂/紫杉醇治疗组或顺铂/伊立替康组[413]。在可测量病变的患者中,顺铂/伊立替康组反应率为 25%(2/8),卡铂/紫杉醇的反应率为 40%(2/5)。肿瘤不超过 2cm 的患者中,顺铂/伊立替康组的 PFS 较长,尽管其差别无统计学意义。一个对 I~IV 期卵巢透明细胞癌应用上述 2 种疗法的多中心 III 期临床试验已经完成,结果尚在等待中。

目前,mTOR 抑制剂的应用引起了广泛的兴趣,因为它对晚期肾癌有作用,且 PIK3CA 突变在卵巢透明细胞癌中较常见。一篇报道称在 5 名可评估的因卵巢透明细胞癌患者中每周应用他克莫司后,部分反应可持续 14 个月[414]。GOG 开展一项 II 期临床试验(GOG♯268)检测联合应用卡铂、紫杉醇和西罗莫司,随后巩固应用西罗莫司治疗Ⅲ/Ⅳ期卵巢透明细胞癌患者。有证据表明舒尼替尼对卵巢细胞癌有作用,GOG 正在进行一个试验(GOG♯254),研究舒尼替尼治疗持续性或复发性透明细胞癌。一篇报道叙述了采用抗血管生成素的 5 例卵巢透明细胞癌患者中,1 例有部分活性,2 例病变稳定[415]。

有趣的是,多个报道提示,透明细胞癌的患者容易发生血管栓塞。Golf 等注意到Ⅲ期透明细胞癌的患者中 42% 有深静脉血栓(DVT)或肺栓塞(PE),而浆液性癌的患者为 18%[410]。其他一些最新的回顾性研究显示透明细胞癌患者静脉栓塞为 42%,对比其他组织学患者仅为22%。半数发生在手术后[416]。与甲状旁腺肿瘤分泌肽的表达相关的高钙血症已有报道,且卵巢透明细胞癌比其他亚型发生得更为普遍[417]。

(葛彩云　李　盼　陈惠祯)

### 33.11.2　黏液性肿瘤

当基因序列表达的差异将黏液性肿瘤从浆液性、内膜样以及卵巢透明细胞癌区分开来。它通常更易发生 K-RAS 突变。不像结直肠腺癌,它们通常对 CK7 有免疫反应;不像其他卵巢癌,他们通常出现对 CK20 和 CDX2有免疫反应(在结直肠腺癌通常出现强烈反应),尽管其染色经常较弱且呈局部灶性分布[418]。早期黏液性肿瘤倾向为低级别的且有良好预后,较少出现淋巴结转移。ⅠA 期黏液性肿瘤不必切除淋巴结。晚期黏液性肿瘤并不常见,对化疗反应差,Ⅲ/Ⅳ期病变生存率较低[419,420]。MacKay 等研究显示,Ⅲ/Ⅳ期病变的无瘤生存率仅 14.6 个月,甚至比透明细胞癌患者生存率还要短。目前已认识到,在过去的许多研究中,最初被认为是晚期的黏液性肿瘤是从其他部位转移而来的病变,所以解释已发表的研究是困难的。最近一项针对Ⅲ/Ⅳ期卵巢癌患者的国际最新试验中,对接受测试的 4000 名患者使用 5 种不同的细胞毒性药物化疗,其中 44 例被归类为黏液性腺癌。只有

13 被 3 位重要审稿人判定为原发性黏液性癌,其他则认为是从其他部位来的肿瘤转移性病变。结果表明,患者中位存活时间并没有因为原发性还是转移性肿瘤而有明显的不同,但两者的存活时间比浆液性癌的存活时间短(14个月对比 42 个月,$P<0.001$)[421]。

(葛彩云　李　盼)

## 33.12　治疗后的随访与监测

上皮性卵巢癌首次治疗后最初 2 年每2~4 个月随访 1 次,3~5 年每 3~6 个月随访1 次,5 年后改为每年 1 次。随访监测的主要内容有:①询问病史;②体格检查,体检的重点是盆腔双合诊;③化验检查,包括血清 CA125水平及其他肿瘤标志物水平的连续评价;④一种或多种影像学检查;⑤重新临床评估(reassessment)或二次剖腹探查术(second-look laparotomy);⑥对生活质量等的评价。

### 33.12.1　询问病史

复发性卵巢癌早期阶段的症状与原发癌一样,通常是隐匿的,大部分患者无任何征兆。当临床上出现症状时,最常见的表现是不太明显的胃肠功能紊乱、腹痛及腹胀。但这些症状较难与前期治疗的影响相区别。因此,随访时应详细了解先前的治疗情况,仔细询问是否有胃肠道症状及盆、腹腔不适。

### 33.12.2　临床检查

大部分上皮性卵巢癌的复发灶在盆腔和腹腔,因而,体格检查的重点是腹腔及盆腔。双合诊是花费最少、对患者伤害最小的检查卵巢复发癌的方法。当怀疑有盆腔肿瘤时,双合诊作为一种常规的、最初的检测方法在鉴别卵巢癌复发时起着重要的作用。

一般认为,在检查可疑的或复发性卵巢癌方面,盆腔检查的作用与 CT 及 B 超相当或更优越。在进行复发性卵巢癌早期检测时,B 超与 CT 等影像学技术有时还不如经验丰富的

妇科专家仔细的盆腔检查敏感。在一组前瞻性多因素研究中[422]，对盆腔检查、B超及血清CA125的诊断价值进行了比较，术前对228例怀疑为卵巢癌的绝经后妇女的评价中，盆腔检查、B超及CA125在区分良性及恶性盆腔包块的准确性方面大致相等，分别为76%、74%及77%。根据逻辑回归分析，盆腔检查为最相关因素，其次是CA125及B超。

Seewaldt等对一组对顺铂耐药正在接受紫杉醇化疗的卵巢癌患者进行了盆腔检查及CT检查比较[423]，以了解它们对复发性卵巢癌的检出能力。结果显示，对阴道顶端复发癌，盆腔检查优于CT；对盆腔复发癌，盆腔检查与CT相等或优于CT。对100例患者行盆腔检查，发现阴道顶端包块33例，而CT扫描对直径小于5cm的21例阴道顶端肿块均未检出，对直径大于5cm的12例阴道顶端肿块只检出7例。

笔者认为，盆腔检查是一种重要而方便的卵巢癌检测方法，尽管其益处已被公认，但有些医生并没有把这项操作作为常规施行。结节性或阴道顶端小肿块，CT或B超检查有可能漏诊，而有经验的医生凭盆腔检查则较易检出。该方法主要受限的方面是不能检出腹腔内呈播散性分布的病变。因此，笔者认为盆腔检查不应用作检测复发疾病的唯一标准，而最好是与CA125这类血清标志物一起联合运用。

### 33.12.3　血清学肿瘤标志物检测

(1)CA125：目前CA125已被公认为临床上监测化疗反应的有用指标，但它在检测体积较小的肿瘤时效果较差。将CA125用于监测复发癌的优点是其价格低，标本易得，患者损害小，痛苦少，而不利的方面是其敏感性较低。CA125水平主要由2个因素决定：肿瘤抗原的数量及肿瘤体积。大约90%的晚期上皮性卵巢癌血循环中CA125水平已升高，而 $I_A$ 及 $I_B$ 期疾病的患者中CA125水平高于正常者不到50%。

近年来，在对卵巢癌患者随访时是否常规进行CA125检测，各方面的意见并不一致。但有一点是一致的，即首次确诊时有CA125或其他肿瘤标志物升高，则每次随访时复查。实际上，有残余癌的所有患者中，CA125水平升高要早于二探术[424]，而CA125正常的患者中几乎一半也有疾病存在。总体上说，CA125敏感性为44%，特异性为96%，准确性为65%，在检测残余癌方面优于二探术[425]。为了增强CA125检测复发癌的敏感性，有一项多中心研究评价了二探术前血清CA125水平在正常上限(20～35U/mL)的预后意义[426]，这些患者为卵巢癌Ⅲ期和Ⅳ期，95例CA125为35U/mL患者中有55例复发，其中CA125小于20U/mL的82例中有49例复发，而CA125水平为20～35U/mL的13例中有12例复发(92%)。这些资料说明，首次治疗后CA125水平轻度升高可能预示有肿瘤复发或有持续性病变，特别是首次确诊时有CA125升高的患者。从出现CA125升高到出现临床复发的中位数时间2～6个月。

(2)其他肿瘤标志物：对复发性上皮性卵巢癌进行监测最有前途的方法是建立新的血清学肿瘤标志物。文献中，与卵巢癌有关的一些重要抗原除CA125外，还有卵巢囊腺癌抗原(OCAA)、卵巢癌抗原(OCA)CA153、CA199等，另有一些新的标志物如NB/70K、90K等正在研究中。对这些标志物水平进行连续监测，其变化可反映疾病状态。一般来说，单项肿瘤标志物监测特异性低，假阳性率高，如多项指标联合检测则可提高敏感性及特异性。有研究显示，同时具有乳腺癌和卵巢癌的患者血清 HER-2/neu 癌基因产物水平升高[427]。另外一些研究报道，肿瘤坏死因子及其受体在卵巢癌患者血清中也有升高[428]。与CA125相比，升高的血清肿瘤坏死因子受体具有更高的敏感性、特异性及阳性预测值。

### 33.12.4　影像学检查

(1)B超：B超是一种价格相对低廉的影

像学方法,已被证实可用于检测复发性卵巢癌。随访时如有指征者可行超声波检查。检查结果与检查者的经验有关。据报道,经二探术结果证实,B 超的敏感性范围为 20%～89%,特异性为 75%～100%[425]。对潜在的疾病,B 超的敏感性是有限的。它不能可靠地检出最大直径小于 3cm 的脊柱前淋巴结、直径小于 2cm 的腹腔包块以及直径小于 5cm 的肠系膜包块[429]。

高频阴道超声提供了比常规腹部 B 超相对高的分辨能力[429]。在初步的研究中,该技术显示其敏感性及特异性比腹部 B 超更优越。

(2)CT、MRI:一般来说,CT 不能检测直径小于 1～2cm 的肿瘤。因而,它不是一种术后监测上皮性卵巢癌的敏感手段。正如前文提到的,CT 在检测阴道顶端复发病灶时部分无效,它不能检出阴道顶端直径小于或等于 5cm 的包块。与二探术结果相比,CT 敏感性为 44%,特异性为 86%,总体诊断率为 63%[430]。

为什么 CT 在检测复发性卵巢癌方面是如此不敏感?该技术在检测密度相等的器官如肝脏出现肿瘤时或在检测器官的密度显著不同于肿瘤的密度如肺部时,具有最佳分辨能力。但腹腔是卵巢癌最容易复发的部位,不像乳腺癌、肺癌及肝实质中转移癌那样病灶较少,腹腔内各器官的密度是不相同的,而且复发癌的密度与周围肠管的密度无明显差别。这样,CT 在检测复发性上皮性卵巢癌时成像较差。

MRI 能检出直径大于 1～2cm 的肿块,其分辨能力稍优于 CT,它对区分放射性纤维化和肿瘤复发有帮助。然而,MRI 的检查费用比 CT 及 B 超昂贵得多。据报道,二探术前行 MRI 检查,残余癌的敏感性为 56%。目前,用 MRI 检测复发性卵巢癌方面的资料还不多。

(3)PET:正电子散射体层摄影(PET),是一种新的成像技术,可用于检测物质代谢及生化活性。初步的资料显示 PET 成像可像 CT 一样能提供完整的解剖学资料。在一项研究中[430],对 51 例怀疑有卵巢癌的患者进行了 PET 及 CT 检查。结果提示 PET 敏感性为 83%,特异性为 53%,准确性为 72%。CT 及 PET 对卵巢癌的阳性预测值为 95%,阴性预测值为 100%。在另一项研究中,PET 扫描能检测出的疾病在 CA125 分析或 B 超检查中却没有检测出来[431]。由于研究的患者的总体数量不多,对其预测能力的评价受到了限制。PET 功效进一步前瞻性评价必须在复发性上皮性卵巢癌中进行。

免疫荧光扫描是目前用于检测复发性卵巢癌的又一种新的成像技术。其原理是利用放射性核素联结的单克隆抗体对腺癌细胞可进行特异性识别。有限的资料说明免疫荧光扫描的预测与 CT 扫描相当。但所获得的资料太少,不能进行特别的介绍。

### 33.12.5　BRCA1 基因检测

据估计,所有卵巢癌中具有遗传倾向的占 5%～10%。这种遗传主要是生殖腺的遗传变异使得常染色体呈现显性易感性[432,433]。近年来研究证实,一些遗传性乳腺癌及卵巢癌与乳腺癌易感基因 BRCA1(breast cancer susceptibility gene)有关[433]。该基因位于染色体 17q21 位点上。人们通过对卵巢癌中 BRCA1 基因突变分析支持这一假说,即 BRCA1 突变常与遗传性卵巢癌的发病有关,而较少发生在散发的卵巢癌中[434]。根据这些资料,并不排除这一可能性,即 BRCA1 基因的下游靶位或调节 BRCA1 表达的基因可能与散发的卵巢癌有关。

遗传性卵巢癌与特异的基因突变有关可使人们更好地理解卵巢癌发生的分子生物学基础。有一点是可能的,即随着基础研究的不断深入,对肿瘤的治疗策略会发生全新的改变,将来建立的新的肿瘤标志物可用于检测复发性卵巢癌。正因为如此,将来对术后复发性卵巢癌的监测方法可能与现在根本不同。

### 33.12.6　重新临床评估或选择性二次剖腹探查术

如果患者经过初次治疗无疾病进展征象，可在 6 个周期结束后进行临床评估或选择性二次剖腹探查术。

二探术是由 Owen Wangenstein 于 20 世纪 40 年代后期首次提出的，主要用于已切除了肉眼可见肿瘤但有高度复发危险的结肠癌患者，通常在初次手术 6 个月左右对这些患者施行剖腹探查术，希望探测到早期复发的肿瘤且在二次手术时切除这些肿瘤以增加治愈的机会。从那以后，"二探术"已被用于很多操作的描述中。至于卵巢癌，二探术可能有 3 个主要的适应证：①对可能有局限性疾病的患者进行重新分期，这些患者先前未接受过所定义的最佳分期手术；②评价接受标准的和研究性的化疗方案的治疗效果；③用于接受了足够疗程的化疗后临床缓解的患者的评价，这一点已被广泛运用。

二探操作通常是从腹腔镜检查开始，以排除广泛性疾病。一方面，如果腹腔镜检发现有播散性的粟粒状结节，剖腹探查术则不需进行，显然这些患者需要接受其他的治疗而不是二次手术切除的尝试。另一方面，就目前的知识水平而言，腹腔镜检阴性并不能说明没有疾病存在，必须施行剖腹探查术。二探术中仔细地探查与首次分期手术相同，如果遇到残留病灶，应该切除并用金属夹标记以便进行可能的局部放疗。对整个腹腔包括膈下、肠系膜根部、所有脏器表面均应仔细探查，对可疑处必须进行大量活检。二探术的优点是在腹腔有弥散性复发病灶的情况下可直接进行检查。缺点是它是一种侵害性的手术操作，而且手术仅能了解某一时点的疾病状态。

在过去，二探术通常用于了解化疗是否完全反应或是用来证明疾病是否对化疗耐药。Barter 和 Barnes 对二探术进行了较为全面、深入的回顾分析[425]，他们对 1980—1990 年发表的二探术的 71 份报告进行了总结，患者总数为 5 190 人，他们的报道提示，二探术时可发现 50％以上的患者有残余癌，所有残余癌中有 75％为肉眼观疾病。二探术时发现有持续病变的患者的百分率随着疾病的期别增加而增高。FIGO 分期为Ⅰ期的患者有持续病变的占 16％，而Ⅳ期中则有 67％的患者具有持续疾病。二探术后复发的危险也随疾病期别的增高而增加。二探术后Ⅰ期和Ⅱ期患者的复发率为 9％，而Ⅲ期、Ⅳ期患者的复发率为 32％。二探阴性患者的复发时间大部分发生在 2 年内。复发后存活时间平均为 11~32 个月。

由于 CA125 作为肿瘤标志物有效且可靠，近年来，常规二探术的指征减少了。二探术在上皮性卵巢癌的治疗方面仍是一个有争议的话题。显然，二探术的结果能够预测预后[435]，然而，文献中没有证据表明该手术可以改善生存期。首次治疗后，50％的晚期卵巢癌患者及 CA125 水平低于 35U/mL 的患者可检测出病变。虽然目前 30％~50％的患者二探时为阴性，但该手术的价值可能是识别阴性及显微残余病变的患者及对药物有反应的肿瘤患者。这些患者是选择其他化疗方案或大剂量化疗的理想候选人。这些患者有增加总体存活率的机会。在 Copeland 等的研究中[436]，二探时显微观残余癌继续接受了另外的化疗，2 年及 5 年存活率分别为 96％及 71％。笔者认为，选择二探术对每个患者是个体化的。二探术可用于晚期卵巢癌患者，这些患者是巩固治疗的较好的对象。

### 33.12.7　小结

目前，还没有确定的检测手段对显微观复发性卵巢癌进行监测。因此，什么是治疗后最佳的监测方法还存在很大的争议。将来有一点是可能的，即当新的监测手段建立后，监测复发性上皮性卵巢癌的检测手段将会改变。目前，在完成首次手术及化疗后，对患者施行二探术应根据每个患者的具体情况进行选择。在首次治疗后的最初 2 年内,可每 2～4 个月评价一次,因为大部分有上皮性卵巢癌病史的患者在最初的 2 年内有复发。对每个就诊患者,应仔细地了解病史及体检,包括盆腔检查及直肠阴道检查。另外,治疗前 CA125 水平高的患者应在每次就诊时进行 CA125 检测。临床上如有必要可行盆腹腔 B 超,胸/腹/盆腔 CT 检查,MRI、PET 扫描(PET 扫描可选择),以及胸部拍片检查。另外,每年患者可行乳腺彩超检查,并行直肠结肠筛查。有明显卵巢癌家族史和/或乳腺癌家族史者应由遗传学家评价 BRCA1 基因变异情况及进行家族史分析。

(张 帆 何 灿)

## 33.13 预后及预后因素

### 33.13.1 上皮性卵巢癌的预后

由于卵巢癌早期极少引起全身性或局部症状,难以早期发现,而且缺少有效的检查方法,一旦发生,病情进展快,转移早,发现时多已属晚期,预后极差,死亡率居妇女生殖系统肿瘤之首。国际妇产科联盟(FIGO)1994 年报道的上皮性卵巢癌 5 年生存率见表 33-38,5 年总的生存率为 31%。虽然卵巢癌在治疗上取得了极大的进展,手术经验的积累和化疗方案的改进使得卵巢癌的预后得到较大的改善,但是 5 年生存率仍然低。即使初次治疗取得了较好的疗效,仍有许多患者复发并死于该病。曹泽毅等[437]统计了全国 61 所医院 978 例卵巢癌治疗后 1 年的复发率,Ⅰ、Ⅱ期和Ⅲ、Ⅳ期分别高达 31.19% 和 68.81%。Bolis 等[438]的研究也发现 59% 的患者在 3～5 年内复发。因而如何做到早期诊断、早期治疗,针对患者的具体情况,采取有效的个体化治疗方案,改善患者预后,是对所有妇科肿瘤专家的一大挑战。

表 33-38 各期上皮性卵巢癌的 5 年生存率

| 分期 | 例数 | 5 年生存率/% |
|---|---|---|
| ⅠA | 845 | 83.5 |
| ⅠB | 188 | 79.3 |
| ⅠC | 606 | 73.1 |
| ⅡA | 140 | 64.6 |
| ⅡB | 272 | 54.2 |
| ⅡC | 336 | 61.3 |
| ⅢA | 171 | 51.7 |
| ⅢB | 366 | 29.2 |
| ⅢC | 1 903 | 17.7 |
| Ⅳ | 1 291 | 14.3 |

### 33.13.2 上皮性卵巢癌的预后因素

(1)FIGO 分期:卵巢上皮癌的 5 年生存率与 FIGO 分期密切相关,期别越早,预后越好。Brun 等[439]分析了 287 例卵巢上皮癌中影响预后的因素,发现Ⅰ期、Ⅱ期、Ⅲ期、Ⅳ期患者的 5 年生存率分别为 76%、42%、21%、6%,差别有显著性,在多因素分析中 FIGO 分期是一项独立性的预后因素。但是,关于相同 FIGO 分期患者的存活率的报道存在较大差别,早期的研究报道Ⅰ期患者的 5 年生存率为 60%～80%,现在通过全面的分期探查术表明Ⅰ期患者有 90% 的 5 年生存率,反映了早期不正确手术分期导致分期偏低。与之相比,对Ⅱ期患者的初步研究报道的 5 年生存率为 0～40% 不等。然而经全面剖腹探查分期为Ⅱ期患者 5 年生存率约为 80%。Ⅲ期患者 5 年生存率为 15%～20%,而Ⅳ期患者则小于 5%[440]。因而,准确全面的手术分期对评估预后十分重要。

(2)残余癌大小:由于卵巢癌发现时多为晚期,腹腔内已有广泛转移,完全切净肿瘤比较困难,甚至根本不能切净,因而尽量切除可以切除的肿瘤对改善患者的预后十分关键。目前许多文献认为肿瘤组织体积越大,对化疗产生耐药的可能性也越大,而且肿瘤组织所介导的免疫抑制作用也影响了化疗作用的发挥,理想的细胞减灭术能够最大限度地切除大块肿瘤组织,残余的肿瘤病灶中就有较高比例有丝分裂静止期的细胞进入增殖分裂期,从而提高化疗敏感性,而且肿瘤细胞大量减少,剩余较少部分易被术后的辅助治疗根除。

许多文献报道肿瘤细胞减灭术后的残余癌大小与卵巢癌患者的存活直接相关,接受理想的细胞减灭术的患者与接受不理想的细胞减灭术的患者相比,平均存活时间长21个月(表33-39)。在这些文献报道中,与预后密切相关的是最大残余癌的大小,而不是残余癌的总数目。但是,也有文献报道残余癌的数目同样是重要的预后因素,如果患者只有一个残余癌灶,通过手术达到完全缓解的机会大于那些有多个直径小于2cm的残余癌灶患者[441]。

有人认为经理想的细胞减灭术,行子宫切除、双侧输卵管卵巢切除和大网膜切除后残留小病灶的患者,其疾病的生物学侵袭性低于通过切除遍布腹膜腔的巨大肿块的最大肿瘤减灭术后的患者,即使后者在细胞减灭术后解剖学上与之有相同数目的残余瘤。

**表33-39　首次细胞减灭术后残余瘤大小对接受化疗的晚期卵巢癌患者存活时间的影响**

| 第一作者 | 年份 | 存活时间/月 | |
|---|---|---|---|
| | | 理想的细胞减灭术 | 不理想的细胞减灭术 |
| Redman | 1986 | 37 | 26 |
| Piver | 1988 | 48 | 21 |
| Sutton | 1989 | 45 | 23 |
| Bertelson | 1990 | 50 | 18 |
| Hoskins | 1991 | 36 | 16 |
| Eisenkop | 1992 | 31 | 18 |
| Curtin | 1995 | 40 | 18 |
| Liu | 1997 | 37 | 17 |
| Chi | 2001 | 56 | 28 |
| Akahira | 2001 | 32 | 16 |
| Mean | | 41 | 20 |

(3)病理分级:病理分级是一项重要的预后因素,通常肿瘤细胞分化越低,预后越差。美国MD Anderson医院分析了215例卵巢上皮癌病理分化程度与预后的关系,发现高、中、低分化的患者5年生存率分别为83%、23%、7%,有明显的差异,说明肿瘤的病理分化程度是一项十分重要的预后因素,细胞分化好者预后明显好于细胞分化不良者。在采用以铂为基础的化疗治疗的进展期患者中,大多数研究并未能够发现组织学分级与生存率之间显著相关[439]。这可能反映出各研究组内和组间在卵巢肿瘤的分级中不同程度的差异[442,443]。此外,不同的研究机构采用不同的分级系统,

这也导致了研究机构间结果的差异。

(4)组织学类型:多数学者报道,组织学类型的预后价值不及临床分期、残余瘤大小、病理分级等几项临床因素。一般来说,各种类型的上皮性卵巢癌中,黏液性及子宫内膜样癌预后较好,浆液性癌及未分化癌预后差,在一些研究中,黏液性腺癌患者的中位生存率高于子宫内膜样癌和浆液性腺癌。这些结果也反映出卵巢高级别黏液性腺癌的诊断很罕见。很少有晚期低分化肿瘤能被明确为黏液性腺癌,而这种肿瘤的患者的5年生存率几乎为0%。子宫内膜样癌也一直被认为较浆液性腺癌的预后好,并且表现出较低的组织学分级和临床

分期。一些分析表明在早期阶段,卵巢透明细胞腺癌可能比其他普通的上皮性恶性肿瘤更有侵袭性[444]。在一篇包括近 400 例透明细胞肿瘤的综述中,Ⅰ 期肿瘤的 5 年生存率为 60%,而在其他所有期别中仅为 12%。然而,用其他分析方法对同一数据分析没有发现很大差异。事实上,当根据分期和细胞类型分层分析时表现出更高程度的一致性[440]。

(5)CA125:CA125 是卵巢上皮癌的重要肿瘤标志物,有助于卵巢癌的诊断和病情监测,与卵巢癌的预后也有明显的关系。术前和术后 CA125 的预后价值仍在研究之中,Geisler 等[445]通过研究 82 例卵巢癌术前 CA125 的水平与患者存活的关系,发现存活时间的下降与术前 CA125 升高的程度相关,存活期大于 5 年的患者术前 CA125 的平均水平为 899U/mL,而存活期小于 5 年的患者 CA125 的平均水平为 1978U/mL。术后 CA125 水平的预后价值更大,如肿瘤细胞减灭术后 4 周血清 CA125 水平下降不满意,或术后 2 个月未降至正常,均提示预后不良。Mogensen 等[446]研究化疗的晚期卵巢癌患者,发现化疗 3 个疗程后 1 个月,如 CA125 小于或等于 10 U/mL,其 5 年生存率大于 50%,而 CA125 水平在 100U/mL 以上,平均生存时间仅 7 个月。

根据血清 CA125 水平判定治疗反应的指标已被提出[447-449]。277 名患者的治疗反应和 CA125 水平被用于研究血清学反应指标,其后在 458 名患者中前瞻性的检测这些指标。在以紫杉醇为基础的化疗患者中,标准指标和 CA125 反应指标也有相似的相关性。关于 CA125 反应提出了 2 个定义:50% 反应为检测 2 个样本后,血清 CA125 水平下降 50%;75% 反应为检测 3 个样本血清 CA125 连续下降超过 75%。研究人员发现,50%/75% CA125 定义可用于衡量治疗反应,同时也可作为医疗机构对初次化疗患者纳入标准的补充或替代。

CA125 的升高也已经越来越多地作为一个化疗完成后疾病进展的标志。临床试验研究组已建立基于 CA125 水平升高或体检及影像学发现肿块证据的标准及判断疾病进展,而血清 CA125 水平在开始二线治疗中的应用将会在今后探讨。

(6)手术预后因素:手术后残留肿瘤大小是一个独立的预后因素,已经前述。关于其他手术发现在预后中的作用目前仍存在争议[450,451]。肿瘤大小、双侧肿瘤和腹水无阳性细胞不被认为对早期患者的预后有意义。然而,肿瘤漏出、破溃和细胞学恶性的腹水(FIGO Ⅰ$_c$ 期)通常被认为与较差的预后相关。一个大型多元分析已被用于进行临床和病理差异的分析,并用于确认对预后不利的手术因素。

(7)研究性预后因素:更多与临床预后相关的生物学因素的量化方法正在研究中,这将减少我们只看组织学预后因素的主观影响。

染色体倍数分析:早在 1971 年就有学者提出 DNA 倍体对卵巢癌的预后有影响[452],随着流式细胞计数法的应用,DNA 倍体作为一项预后因素得到了更加深入的研究。尽管分期和缩瘤术后残余瘤范围是最重要的临床预后因素,染色体倍数分析则是一个独立预后因子,且其本身可能还有更多的意义。DNA 含量为非整倍体,其在晚期肿瘤中比早期肿瘤更常见(Ⅲ～Ⅳ 期为 50%～80% 非整倍体,Ⅰ 期～Ⅱ 期为 10%～80%),且在很多研究中与分化程度相关(分级),染色体倍数水平通常与组织学类型不相关[453]。

Gajewski 等[453]的研究提出了一个重要的问题:是否 DNA 染色体倍数分析在早期疾病中具有预后价值,以及是否这一项技术能有助于识别具有高复发风险并可能从辅助治疗中获益的患者。在一项长达 10 年的随访中,9 名二倍体肿瘤患者生存率为 100%,而非整倍体肿瘤患者生存率仅为 58%。与二次探查术相关的结果也非常有意义:94% 手术阳性的患者是非整倍体,而这在手术阴性的患者中仅为 47%(53% 为二倍体)。更为重要的是,二倍体肿瘤中无复发,而非整倍体肿瘤二次探查手术中43%为阴性。即使是进展期肿瘤(Ⅲ期~Ⅳ期)染色体倍数分析仍可提供新的关于侵袭度的信息,二倍体肿瘤的5年生存率为45%,而非整倍体肿瘤仅为20%。

很少有关于浆液性LMP肿瘤DNA含量的有效数据,同在癌症中的研究一样,这些数据本身也有较多冲突。通常大多数Ⅰ期和Ⅲ期肿瘤为DNA二倍体。一些研究表明,DNA非整倍体与较差的临床预后有关。少量的黏液性LMP肿瘤也被研究过,他们几乎全为DNA二倍体。在两项对照研究中,一项报道DNA非整倍体与较差的预后强烈相关[454],而另一项研究则无此结果[455]。

遗传和生物学因素:卵巢癌及其相关临床并发症的遗传已在前文中描述。基因改变在上皮性卵巢癌中常见,且它们引发大量关于分子标记物对预后影响的报道。这些分子标记物通常被分为异常癌基因产物(HER-2/neu,p20),抑癌基因产物(p53,p16,pRB),以及药物敏感性指标(PgP,LRP,MRP,GST,BAX)[456,457]。此外,有一系列关于细胞增殖标记物的报道(DNA指数,S期片段,KI-67指数,增殖性细胞核抗原),DNA修复标记物(白细胞铂,DNA切割修复,解链酶复合物),血清细胞因子水平(CSF-A,白细胞介素-6)以及与肿瘤侵袭转移有关的因子(NM23)。尽管报道描述了大量的可能的预后因子,但是它们目前都尚未常规用于早期或晚期患者治疗的选择中。很多这些报道中的预后信息具有局限性,因为缺乏肿块大小,而且因为大多数研究在文献中并未将可能的预后标志物与其他实验性标志物进行比较。最终,很多这些报道在关于预后价值中的结论彼此矛盾,例如,7个关于p53的研究中的4个,8个评价HER/neu研究中的4个,以及4个关于EGFR的研究中的3个发现这些分子标记物是独立预后因子[457]。

与之相似,与药物抗药性相关因子也被发现在进展期卵巢癌患者中通常有效[458,459]。天然药物和烷化剂的不同抗药机制已在卵巢癌细胞系中被发现。与谷胱甘肽代谢和DNA修复有关的多药抗药基因(MDR)和酶的扩增和表达分别与对天然药物(如紫杉醇、多柔比星和长春新碱)和铂类复合物有关。在少数来自经多柔比星治疗的患者的卵巢癌标本中发现p-糖蛋白水平升高,采用更为敏感的聚合酶链反应技术,MDR1被发现存在与65%未治疗患者样本中[460]。然而,MDR1的表达并未被发现具有预后价值[461]。类似的,尽管通过免疫染色法发现,谷胱甘肽-S转移酶在89%为治疗卵巢癌患者中含量巨大,但是并未发现其与生存率和化疗反应有关。DNA修复的增加和顺铂抗药性有关,取自临床抗药的卵巢癌患者的肿瘤被发现DNA修复酶ERCC-1的表达水平较高[462]。回顾性研究发现,铂类-DNA加成化合物在白细胞DNA中的形成程度与采用顺铂或卡铂患者的可能反性有关[463]。目前正在进行Ⅰ期临床试验,该研究对比紫杉醇/卡铂及紫杉醇/顺铂的临床反应,样本取自加入GOG临床试验的患者。

基因组学:采用基因组学翻译谱和蛋白质组学技术研究肿瘤和生物学液体中的DNA、RNA和蛋白质水平可能分辨出新的比常规方法更有效的肿瘤特异性筛查标志物。此外,也被用于识别在卵巢癌形成过程中有关的基因以及与治疗反应和预后有关的基因。Ono等[464]采用含有9121个基因的DNA标记物分析6个卵巢肿瘤中的基因表达谱。与正常卵巢组织相比,他们识别出55个通常上调的基因和48个在肿瘤样本中下调的基因。Hough等[465]采用基因表达系列分析法(SAG)产生不同卵巢细胞系和组织的整体基因表达谱,包括原发癌、卵巢表面上皮细胞和来自卵巢囊腺瘤的细胞。这些细胞谱被用于比较整体基因表达模式并分别鉴定表达的基因。这些研究人员发现大量的基因在未转化的卵巢上皮和卵巢癌中的表达高度差异。这些被鉴定的基因中的一些被认为在卵巢癌中高表达,而新增加的基因者代表新的候选者。Ismail等[466]采用C和DNA的代表性差异分析来比较在初次培养的正常人类卵巢表面上皮（HOSE）和卵巢肿瘤衍生的上皮细胞中表达的基因。他们的结果发现 44 例 HOSE 特异性和 16 例肿瘤特异性基因，它们在表达中存在至少 2.5 倍的差异。

Suzuki 等[467]采用比较基因组杂交法（CGH），来鉴定卵巢癌基因组中与临床特点相关的畸变。他们发现缺少染色体 16q24 以及独立基因组拷贝数畸变总数大于 7 与生存期缩短相关。因而经常发生异常且与生存期改变有关的区域是高分辨分析和基因探索的强有力的候选因素，并可能最终成为预测临床疗效的有用的标志物。异常 DNA 甲基化是一个卵巢癌常见的后天因素，并可能是潜在的分子标志物的来源。Wei 等[468]研究Ⅲ期和Ⅳ期卵巢肿瘤患者中 CpG 岛的高甲基化。分层群聚研究发现两组肿瘤有区域不同的甲基化谱。肿瘤含有高水平同时发生的甲基化的患者，其化疗后的进展-缓解存活时间显著短于肿瘤甲基化化疗后的。他们进行的差异性甲基化杂交试验也鉴别出一组 CpG 岛基因座，该基因座可能作为卵巢癌患者预测治疗效果的一个潜在的后天标志物。补充的大型研究正在进行进展期卵巢癌患者的基因表达谱与生存率关系的研究。这样的分析可能鉴别标准治疗很可能无效且可能成为实验性治疗候选人的进展期肿瘤患者。不同基因表达谱也将会在新的分子靶点的鉴定中起着重要的作用。

作为新的基因标志物的补充，免疫研究也发现瘤内 T 细胞的存在与临床疗效的联系[469]。在 186 例病例中，102 例 $CD_3^+$ 肿瘤浸润的 T 细胞被发现在肿瘤细胞岛中存在（54.8%）肿瘤中含有 T 细胞的患者 5 年生存率为 38%，而无肿瘤浸润性 T 细胞的患者则为 4.5%。

（8）其他因素：年龄、腹水状况、淋巴结转移等因素均对预后有一定的影响。一般年轻的患者生存率较年老患者高，有腹水者预后较无腹水差，有淋巴结转移也提示预后不良。

总之，掌握这些预后因素有利于临床医生正确地评价卵巢癌患者的预后，采取合理的治疗方案，使预后差的患者接受更加彻底的治疗，从而提高卵巢癌患者的生存率。

（赵　灵　何　灿　蔡红兵）

## 33.14　复发性、持续性、进展性卵巢癌的处理（二线治疗）

自铂剂出现以来，晚期上皮性卵巢癌首次治疗（手术加铂剂或含铂联合化疗）的反应率高达 70%～80%，临床完全反应率为 30%～50%，病理完全反应率为 10%～30%[470]。但在最初的乐观之后，人们发现多数肿瘤将对化疗产生耐药而最终未能改善患者的预后，10 年生存率约 20%[470]。二探术阴性后的复发率为 24%～54%[471]。

复发性卵巢癌是指凡卵巢癌经首次标准治疗后（手术将肿瘤切净或残余瘤小于或等于 1cm，术后化疗和/或放疗），其临床症状消失，无临床肿瘤病灶者，或二探术结果阴性者，认为肿瘤完全缓解或完全反应，而后又发现肿瘤和临床症状时，称为复发性卵巢癌。

根据患者对铂类药物的敏感性，以完成初次治疗 6 个月为界，持续性卵巢癌是指凡铂剂化疗 6 个月内肿瘤持续存在者。进展性卵巢癌是指凡铂剂化疗 6 个月内卵巢癌进展者。

上皮性卵巢癌首次治疗的成功性正面临着多药耐药和进展性卵巢癌的挑战，它是临床医生面临的一大难题，已逐渐形成一门新的研究课题。目前针对复发性和难治性卵巢癌尚无肯定的治疗良策。但通过下述各方面的努力，期望改善晚期患者生存，提高治疗疗效。对卵巢癌患者采用二线治疗，可以有许多重要的临床和现实意义。二线治疗的目的如表 33-40 所述。

**表 33-40　卵巢癌二线治疗的目的**

1. 消除或缩减病灶，消除或减轻疾病的症状
2. 延长无症状生存时间
3. 尽可能改善整体的生活质量（包括减小治疗的副作用）
4. 对于最终总的生存时间有较好的影响

所谓"二线治疗"是指恶性肿瘤初始治疗方案以外所有使用的治疗方案。

### 33.14.1　手术治疗

1) 二次肿瘤细胞减灭术

(1) 手术原则：二次减灭术原则与首次手术相同，因手术范围广泛，涉及盆腔、腹腔各个器官，手术难度相对较大。开腹后，应先进行全腹探查，以便了解肿瘤复发部位及癌瘤侵犯的程度，再决定手术范围，并初步估计手术的可行性。手术方法根据复发部位而定，手术目的是尽最大努力切除全部肿瘤。

除个别局限性复发瘤外，更多的是腹腔内广泛转移，以结节状小病灶为主。凡可切除者，应努力将肉眼所见肿瘤完全切除。当癌侵犯肠壁且肿瘤孤立可切除时，应考虑切除一段肠管，然后行肠吻合术。对单个直肠旁或直肠浆肌层的可切除的复发肿瘤可根据肿瘤与直肠的关系、肿瘤累及范围大小，酌情施行肠壁肿瘤切除加肠修补术或直肠肠段切除后肠吻合术。如初次手术盆腔腹膜未切除者，手术后盆腔广泛转移或较大肿瘤分离困难时，为避免损伤腹膜后器官（输尿管、直肠、血管及神经），可经腹膜外操作，行盆腔肺病细胞减灭术将复发肿瘤及受累腹膜一并切除。

(2) 手术适应证：所有关于二次减瘤术的回顾性分析和前瞻性分析均为非随机性的，所以接受手术的患者中均存在一定的选择偏倚，使得预后较好。然而，这些研究的一致发现以下较为合理的二次减瘤术的标准：①无疾病时间超过 12 个月；②铂类敏感性疾病；③少数病灶或局限性病灶，腹水少或无多处转移；④体能状态良好[472]。对其他患者，需仔细评估手术的好处与次优切除后的风险之间哪个更重要。如果影像学评估不能提高很好的术前评估资料，则诊断性探查术可能有助于做出更好的决定[473]。在这类可见病灶能够被完整切除的患者中，二次减瘤术是能够提供最大的生存获益的。对不能减少瘤体的，如播散性腹膜复发癌不宜行二次减灭术。进展性卵巢癌，由

于缺乏有效的二线化疗，二次减灭术的意义不大或毫无意义。因此，首次治疗缓解后，应严密定期随访，通过细致的盆腔检查，以及超声波、CT、核磁共振或腹腔镜检查，及时发现肿瘤，把握早期治疗机会，当肿瘤处于局部复发时，施以手术根除。

(3) 影响二次减灭术的预后因素：晚期卵巢癌生存时间与首次术后残余瘤数量有关。从细胞动力学和临床结果看，二次手术后残余瘤大小仍然是影响术后生存的重要因素。术后残余瘤直径小于或等于 2cm 者，生存时间明显延长，残余瘤越小和手术完全切除肿瘤者更能从二次手术中获得生存益处[474,475]。此外，首次治疗对顺铂敏感还是耐药，无病间隔时间的长短是影响术后二线化疗的重要因素。进展性和耐药患者由于缺乏有效二线化疗药物几乎不能从二次手术中获得生存益处。

(4) 二次细胞减灭术的意义。

(a) 二次手术对生存时间的影响：二次手术的目的在于提高生存率和改善生存质量。二次手术治疗复发性卵巢癌的临床结果各异。Janich[474] 报道二次术后肿瘤完全切除者 13 例（47%），中位生存 29 个月，残留直径小于 2cm 者 12 例（40%），中位生存 9 个月，认为二次手术能延长复发患者生存时间。Vaccarello[475] 报道二次手术后残余瘤直径大于 0.5cm 者平均存活 23 个月，残余瘤直径小于 0.5cm 者中有 75% 患者生存 41 个月以上，而复发后未检查者平均存活 9 个月。但 Morris[476] 认为虽然手术能达到较满意的缩瘤目的，但二次手术后残余瘤直径小于 2cm 和残余瘤直径大于 2cm 者平均生存时间比较及病变缓解 18 个月以下者和缓解 18 个月以上者平均生存时间比较均无统计学意义。因复发肿瘤二次手术报道不多，就二探术性二次缩瘤术而言，持相反结果的有 GOG[477] 的报道，显示首次获得最佳缩瘤术而拒绝行二探术性二次缩瘤术者并未证明其生存情况劣于按计划进行缩瘤术者的生存情况。文献一致认为二次缩瘤术后残留直径小于或等于 2cm 者，可能从手术中

获益。二次手术对进展性和耐药性患者没有明显治疗作用[478]。

(b)二次手术可能改善生存质量:晚期卵巢癌患者生存质量问题是一个需要研究的问题。Blythe 等[478]对二次肿瘤细胞减灭术后生存质量问题进行评估,他们对获得最佳缩瘤术与未达到最佳缩瘤术的二组患者从获得正常饮食、运动、继续工作及生活享受方面进行比较,认为在选择患者中,进行广泛肿瘤切除并达到最佳缩瘤术者,更能享受正常生活和恢复正常活动。

2)姑息性手术

姑息性手术的首要目标是缓解症状和提高生活质量,而不是延长生存期。肠梗阻是卵巢癌主要的死亡原因。其他的原因有大量腹水、胸膜转移、肠穿孔后败血症和肿瘤恶病质[479]。恶性肠梗阻是最主要的住院原因。出现肠梗阻后中位生存期约为 3 个月。肿瘤尚未侵犯深层肠壁时就可以使肠环纠结,包围肠系膜,限制肠道活动和血供,引起机械性肠梗阻和动力性肠梗阻。其他的原因有腹膜种植肿瘤的压迫或后腹膜淋巴结推挤幽门窦和十二指肠。

晚期患者可能会因以下症状接受急诊治疗:由下叶肺不张或胸膜转移引起的呼吸急促/呼吸困难,因脱水/疼痛引起的心动过速,因脱水或长期梗阻并发慢性炎引起的低热。肠梗阻的症状包括恶心呕吐、脐周痉挛、腹部钝痛或锐痛和腹部膨隆。肠梗阻是能够明确地进行临床诊断的,上腹部×线会表现为液气平面。腹盆腔增强 CT 及小肠造影能够观察全部的大/小肠,区别患者是否存在多处梗阻、部分梗阻和完全梗阻,并明确梗阻点。梗阻点以上的肠管通常为扩张的,而以下的肠管通常是萎陷的。

在这种情况下,治疗选择包括对症支持治疗、经皮胃造瘘、肠外营养、姑息化疗和姑息手术。恶性肠梗阻的初步治疗应保守一些,包括肠道休息和纠正代谢紊乱。使用奥曲肽抑制肠道分泌、止吐、糖皮质激素减少炎症和呕吐以及充分的止痛治疗,可能会用到吗啡。

在部分患者中,通过手术治疗,如切除梗阻肠道的肿瘤、结肠造口术、回肠造口术或局限性的肠切除＋肠旁路,可能会暂时解除肠梗阻。手术的禁忌证包括肿瘤广泛扩散或大量腹水引起的动力性肠梗阻,多个部位的肠梗阻和回肠、十二指肠及胃等部位的梗阻。相对禁忌证是长时间存在的肠梗阻、恶病质(低蛋白血症),多次的既往腹部手术病史和快速进展的化疗抵抗类疾病。胃十二指肠引起的近端梗阻很难以通过手术缓解。

由于姑息手术的目的是提高生活质量,所以手术过程必须要短且创伤小,最大限度避免并发症的出现。在有经验的医生的参与下,经评估适合姑息手术的患者有约 84% 可以进行姑息手术。有 71% 的患者可以实现术后至少 60 天耐受经口进食[480]16% 的患者放置了胃营养管,大部分其他患者都是接受了回肠切除术、结肠切除术或梗阻区域的肠旁路。手术并发症的发病率为 22%,主要包括瘘管形成、脓肿形成、细菌性腹膜炎、栓塞事件发生和死亡。能够接受化疗的患者(占 70%)的中位生存期为 9.7 个月,其他患者仅为 2.4 个月[480]。

晚期患者中经常会出现大量腹水。超声引导的腹腔导管留置是安全的,且可以为院外患者间歇使用。内脏损伤并引起腹膜炎是很少见的。但是频繁的穿刺可能会导致腹水包裹引流不畅。如果需要反复穿刺,那么还可以考虑留置永久性的腹腔导管并指导家属如何进行腹水引流。保钾利尿药(氨苯喋定、螺内酯)或抗血管生成药物(如阿柏西普)也可以减少[481]。

(颜　琳　卢玉兰　陈惠祯)

## 33.14.2 二线化疗(补救性化疗)

卵巢癌经过初次手术后化疗,尽管有效率较高,但许多患者的缓解期并不长,达到 CR 后仍有 40%～60% 复发[482]。这意味着有很多卵巢癌患者将进行再次化疗,这称之为二线化疗。按照初次化疗的疗效,可将患者分为难治(refractory)、耐药(resistant)及敏感(sensitive)三种。尽管对这些名词并无统一的定义,一般认为难治是指初次化疗不能产生客观疗效者,这也称为抗药者;耐药是指化疗后,缓解期短的;敏感是指缓解期长的,对铂类药物敏感和耐药者选择二线化疗药物有所不同。

(1)铂类敏感肿瘤的二线化疗:过去认为用DDP治疗后复发者再用DDP治疗是很难奏效的。但近年的研究显示以前对DDP敏感,有过一段较长时间PFS然后再复发者将有可能对DDP仍敏感,可再产生疗效。但PFS期短(<6个月)或未达到缓解期者再用DDP是不可能产生疗效的。Christian[483]等报道一线化疗用药后PFS<6个月的再化疗有效率不到10%,而>21个月再复发的再用化疗的效率为90%。根据DDP化疗后PFS期长短可将患者分为DDP敏感者(PFS≥6个月)及DDP耐药者(PFS<6个月)。对铂类药物敏感者复发后可再用DDP化疗,标准的治疗方法是铂类为基础的联合化疗,如应用TP、TC或DC方案。对于接受紫杉醇/铂类化疗后复发的患者,仍先选用铂类药物,也可选用其他二线化疗药物。

(2)铂类耐药肿瘤的二线化疗:耐药者应更换化疗药物。近年卵巢癌的二线化疗报道较多,并有一定疗效的药物有TAX、TPT、VP16、GEMZ、NVB、TAT及CAELYX等。

TAX或TAT:在首次化疗时未曾用过TAX的耐药患者,似应将TAX作为首选的二线化疗药物。Ⅱ期临床试验显示对以前曾治疗过的复发或耐药患者,用紫杉醇类药物的有效率可达30%~40%。GOG的研究[484],对DDP治疗后复发,未控及进展的卵巢癌用TAX单药治疗有效率为37%,临床完全缓解为18%。可用DDP/CBP联合TAX/TAT方案。

TPT:是喜树碱的半合成衍生物,能抑制细胞内拓扑异构酶Ⅰ,阻碍DNA双链裂解及复制,最终导致肿瘤细胞死亡。用药剂量为$1.5mg/m^2$,静滴第1~5天,每日静滴30分钟,21天重复。TPT对DDP耐药者,抗肿瘤有效率为13%~25%,并可使肿瘤稳定期延

长。经TAX及DDP联合化疗失败后再用TPT的有效率为14.3%,说明它对TAX或DDP耐药后仍有一定疗效[485]。Creemers等[486]报告TPT对铂类难治、耐药及敏感者的有效率分别为5.9%、17.8%及26.7%。TPT的主要毒性是骨髓抑制、中性颗粒细胞及血小板下降。24%~43%发生Ⅲ~Ⅳ级白细胞减少。其他毒性反应主要是恶心、呕吐、腹泻、脱发、皮疹及转氨酶升高等,非血液系统的副反应通常并不严重。

HMM:并非新药,近年有报道在DDP为基础的联合化疗失败后用HMM治疗仍有一部分患者有效,但有效率并不高,0~25%不等[485,487]。另有报道[488-491]对铂耐药的患者有10%~15%的有效率。用法:$260mg/m^2$,第1~14天,28天重复。尽管疗效不高,但仍有少数有客观疗效,而且是口服剂,用药方便。主要毒性为恶心、呕吐及粒细胞减少。

IFO:是CTX的同分异构体,它对DDP耐药的晚期卵巢癌患者有效率为20%,中数缓解期约7个月[492,493],剂量为$1.0~1.2mg/m^2$,静滴第1~5天,也可$5mg/m^2$,静滴24小时。IFO主要毒副作用为血尿。用美司钠(mesna)可作为解毒药。剂量为IFO的1/5量,在IFO用药同时及间隔2~4小时使用,共3~4次。

VP16:口服剂对DDP耐药者的总有效率为26%[494],缓解期60~267天不等。在治疗中虽然有些病例不能达到PR,但在病情稳定状态者中皆可见肿瘤不同程度缩小。它与TAX无交叉耐药。口服剂量为100mg,第1~14天,休息2周重复,或口服$50mg/m^2$,第1~21天,休息2周重复。

脂质体阿霉素:Muggia等[495]对35例难治性卵巢癌,以脂质体阿霉素作为二线化疗,用$50mg/m^2$,每3周1次,共4周期。结果有效率为25.7%(9/35)其中CR 1例,PR 8例,总生存期为11个月(中位数),显示有一定疗效。其副作用为皮炎(手足综合征),胃炎及恶性等。

其他药物:Seliger等[496]报道用多西他赛、

吉西他滨和奥沙利铂联合化疗在铂类和紫杉醇治疗过的30例上皮性卵巢癌的Ⅱ期试验。接受多西他塞55mg/m²、吉西他滨500mg/m²（第1天）以及奥沙利铂70mg/m²（第2天），2周1次。12例铂类敏感性病变，18例铂类耐药性病变。中位随访18.6个月。在卡铂敏感患者中，观察到总体反应为83.3%，无进展生存时间10.6个月，总体生存时间为18.9个月。在卡铂耐药患者中，总体反应为38.9%，无进展生存时间为5.3个月，以及总体生存时间16.3个月。在铂类难治（之前卡铂治疗有进展）患者中，总体反应为23%，然而卡铂治疗后有客观反映但复发少于6个月的患者总体反应为80%。仅观察到3和4级毒性：贫血（6.7%）、嗜中性粒细胞减少（20%）、血小板减少、外周神经病和腹泻。无嗜中性粒细胞减少性发热或治疗相关的死亡发生。

结果表明和现行标准方案对比，多西他塞、吉西他滨和奥沙利铂联合化疗显示了相当高的疗效而无显著增加的毒性，尤其对含铂类药物化疗后早期复发的患者。

（3）高剂量化疗加自体细胞支持：高剂量化疗加自体细胞支持包括自体骨髓移植（ABMT）和（或）外周血粒细胞移植（PBPC），对那些用普通补救治疗失败的患者有较高的有效率。一项回顾性研究[497]分析表明，高剂量强度化疗可增加卵巢癌患者治疗的有效率，延长生存率。用高剂量化疗加自体细胞支持治疗晚期卵巢癌有如下理由：第一，卵巢癌是对化疗高敏感的实体肿瘤，且对一线治疗有效率是70%~80%[498]；第二，与顺铂和卡铂有剂量依赖关系；第三，卵巢癌罕见骨或骨髓转移，不必担心骨髓受侵；第四，缩瘤术能够使患者处于低肿瘤免疫状态，对ABMT可能有较高的有效率。最后，许多对卵巢癌有效的药物，如CBP、VP16等在有自体细胞支持下其用量可显著增加。高剂量化疗加自体细胞支持治疗难治性卵巢癌已有多项研究结果。虽然大多数研究病例少，随访期短，但结果总是相似的。Dauplat[499]等评价了高剂量米法兰加ABMT治疗基于铂类药物方案化疗后残留肿瘤较小的患者疗效。14例患者中有5例平均14个月无进展期，3年生存率是64%。Mulder[500]等用高剂量VP16和CTX加ABMT治疗对标准治疗耐药的卵巢癌患者，8例患者中6例（75%）完全缓解，5例在病理上完全缓解。仅仅那些残留病灶微小的患者缓解，3例有较大的残留病灶的患者均无缓解。缓解期平均15个月，2例患者维持缓解期43个月和75个月。由此，也可表明高剂量化疗前最佳缩瘤术的重要性。

（4）腹腔化疗：腹腔化疗作为一种方法，用于卵巢癌术前或/和术后多途径联合治疗。在上皮癌的补救治疗中，腹腔化疗受到下列因素影响[501]：①治疗时腹腔内残留必须很小，即仅镜下病灶或残留直径小于或等于0.5cm。残留小于或等于0.5cm时以顺铂为主联合化疗完全反应率为34%，残留直径大于1cm时，完全反应率仅5%。②腹腔化疗效果取决于肿瘤对初次铂剂化疗的反应性。残留直径小于或等于0.5cm的肿瘤中，初次化疗有效者手术证实完全反应率为43%，反之，反应率仅9%。GOG组织[502]也报道类似结果，他们应用顺铂和α干扰素联合腹腔化疗残留直径小于1cm者，对顺铂为基础治疗失败的肿瘤，其治疗反应率不到10%。因此，腹腔化疗用于补救治疗时，适宜铂敏感肿瘤和腹腔内微小病灶者。但由于多次手术及化疗致腹腔内粘连而影响药物在腹腔内的分布和铂类药物的渗透能力，常使腹腔化疗的临床使用受到限制。

（颜 琳 高永良）

## 33.14.3 放疗

对全腹放射治疗的临床研究主要用于首次手术加化疗完成后的巩固治疗。但治疗结果各异，需在选择无残留或镜下残留患者中方能显出其治疗价值。临床常用在初次手术、化疗后，经腹腔或二探术评价其治疗反应率，并有计划地行最大缩瘤术后的补充全腹放疗，能治愈某些最佳选择患者。但放射治疗是否作为有计划的初次治疗的一部分尚不肯定。对于有明显的局部症状(如由于广泛的盆壁浸润所引起的疼痛)的卵巢癌患者,经过适当的选择后,体外照射可能是一种很重要的治疗途径[503,504]。

对初次手术加化疗的上皮癌的放射治疗,Linstadt[502]报道6例残留直径大于2cm患者中,3例完成了计划放疗,全部患者5年生存率和局部控制率为0;另6例无肉眼病灶中,5例完成了放疗,5年生存率和局部控制率分别为21%和25%;放射给予腹部总剂量3 000cGy,盆腔总剂量4 500～5 100 cGy。Reddy[505]报道30例二探术或二探术术后残留或阴性二探术后复发者接受全腹放疗,其中16例为显微病灶者,2年实际生存率和无瘤生存率分别为61%和3%,14例有肉眼病灶者中2年生存率为92%,当上腹腔受累时生存率仅31%,无复发生存率分别为75%和15%(P<0.05)。

上述资料显示在补救治疗中,全腹放疗对盆腹腔镜下病灶的治疗有效,认为上皮癌化疗无效者可行全腹放射治疗,能提高部分患者生存率[505]。残留病灶大者,因将有效剂量传给大体积瘤体的能力有限,且存在严重的并发症(如肠梗阻),所以这类患者生存率极低,患者不能耐受治疗,没有明显的治疗作用,不应采用全腹放疗。因此,当卵巢癌复发时,应尽力切除全部复发瘤,以提高放疗疗效。因盆腔比腹腔能耐受更大的放射剂量,所以残留局限于盆腔者比腹腔受累者的预后要好。

### 33.14.4 分子靶向治疗、生物治疗和激素治疗

治疗进展性和持续性卵巢癌的另一手段是分子靶向治疗生物治疗。

近来的研究都关注与贝伐珠单抗联合细胞毒药物。在铂类敏感型患者和铂类耐药型患者中加用贝伐珠单抗均可以提高客观反应率和无疾病进展生存期。OCEANS研究是一项随机双盲安慰剂对照的研究对比吉西他滨＋卡铂＋贝伐珠单抗与吉西他滨＋卡铂＋安慰剂在铂类敏感型复发患者中的疗效。共进行了6个周期,若患者有反应,则可达10个周期。化疗结束后,贝伐珠单抗或安慰剂继续维持直至疾病进展。加用贝伐珠单抗后总反应率和中位无疾病进展生存期都显著提高("78%,12.3个月"vs."57%,8.6个月")。总生存数据在文献发表时尚不成熟,两者之间是没有差异的(贝伐珠单抗组为33.3个月,安慰剂组为35.2个月)[506]。AURELIA试验是在铂类耐药的患者中进行的,结果是以摘要的形式发表的[507]。361例铂类耐药的卵巢癌患者,接受过1～2次化疗,进展后随机接受多种标准治疗方案(包括拓扑替康、紫杉醇周疗、聚乙二醇脂质体多柔比星)加或不加贝伐珠单抗。加用贝伐珠单抗后总生存率显著提高(12.6% vs. 30.9%),无疾病进展生存期也显著延长(3～4个月 vs.6～7个月)。

上皮性卵巢癌通常表达雌激素和孕激素,PR高表达与肿瘤恶性程度低以及生存延长相关。此前有诸多尝试应用激素疗法治疗卵巢癌的,包括黄体酮、抗雌激素和促性腺激素释放激素类似物。有效率通常很低,约10%[508]。许多试验都是很多年前进行的,类固醇受体分析还不能进行。目前类固醇受体在预测卵巢癌对激素治疗的反应中的作用还不清楚。大约有90%的浆液性交界性卵巢癌是雌激素受体阳性的[509],有些个案报告了他莫昔芬、亮丙瑞林和阿那曲唑在卵巢癌中的疗效。MD Anderson的研究小组回顾性分析发现133位复发性低级别浆液性癌患者接受激素治疗的反应率为9%[510]。

最可选的生物治疗是干扰素,它对肿瘤细胞增殖具有直接的抑制作用,对机体免疫有调节作用,主要用于腹腔内显微残留的治疗。

(孙绍星 陈惠祯 邱 惠)

### 参 考 文 献

[1]钱和年. 卵巢恶性肿瘤[M]//张天泽,徐光伟. 肿瘤学. 天津:天津科学技术出版社,1996:1 963-

1 981.

[2]江大琼,陈惠祯.卵巢恶性肿瘤的手术治疗[M]//陈惠祯.实用妇科肿瘤手术学.成都:成都出版社,1990:139-145.

[3]JEMAL A,SIEGEL R,Ward E,et al. Cancer Statistics,2008[J]. CA Cancer J Clin, 2008,58:71-96.

[4]OZOLS R F,RUBIN S C,THOMAS G,et al. Epithelial ovarian cancer[M]// HOSKINS W J,PEREZ C A,YOUNG R C. Principles and Practice of Gynecologic Oncology, 4th ed. Philadelphia: Lippincott Williams & Wilkins,2005:919-922.

[5]刘彤华.卵巢上皮性肿瘤病理[M]// 连利娟.林巧稚妇科肿瘤学. 北京:人民卫生出版社,1994:474-478.

[6]RUNNEBAUM I B,STICKELER E. Epidemiology and aspets of ovarian cancer risk[J]. J Cancer Res Clin Oncol,2001,127:73.

[7]SORBE B. Consolidation treatment of advanced (FIGO stage Ⅲ) ovarian carcinoma in complete surgical remission after induction chemotherapy: randomized, controlled, clinical trial comparing whole abdominal radiotherapy,chemotherapy,and no further treatment[J]. Int J Gynecol Cancer,2003,13:278-286.

[8]FIGO Cancer Committee. Staging announcement west Berlin[J]. Gynecol Oncol,1986,25:283.

[9]DIETL J,MARZUSCH K. Ovarian surface epithelium and human ovarian cancer[J]. Gynecol Obstet Invest,1993,35:129.

[10]GUDIOZZIF K,SONNENDECKER E W,Wright C. Ovarian cancer with metastatic deposits in the cervix,vagina or vulva preceding primary cytereductive surgery[J]. Gynecol Oncol,1993,49:225-228.

[11]MCLCKA F,RAFLS S. Variation of spread of ovarian malignancy according to site of origin [J]. Gynecol Oncol,1975,3:108.

[12]胡振宁.卵巢癌转移的临床与基础研究[J]. 国外医学妇产科学分册,1998,25:198.

[13]曹泽毅.妇科肿瘤学(下篇)[M]. 北京:北京出版社,1998:830-838.

[14] NAGY J A. Pathogenesis of ascites tumor growth:angiogenesis, vascular remodeling and strome formation in the peritoneal lining[J].

Cancer Res,1995,55:376.

[15]TUNCA T C,BUNCHLER D A,Mack E A,et al. The management of ovarian－cancer－caused bowel obstruction[J]. Gynecol Oncol,1981,12:186.

[16]吕玉峰,王云祥.卵巢的淋巴管和卵巢恶性肿瘤[M]//吕玉峰,王云祥.女性生殖淋巴系统与妇科癌.北京:人民卫生出版社,1985:84-104.

[17]郎景和.Ⅰ期卵巢癌的淋巴转移[M]//郎景和.卵巢肿瘤的基础及临床研究.北京:北京医科大学中国协和医科大学联合出版社,1996:300-320.

[18]WU P C. Lymph node metastasis and retroperitoneal lymph adenectomy in ovarian cancer[J]. Baillier's Clin Obstet Gynecol,1989,3:143.

[19]PEREIRA A,MAGRINA J F,REY V,et al. Pelvic and aortic lymph node metastasis in epithelial ovarian cancer[J]. Gynecol Oncol,2007 Jun,105(3):604-608.

[20]Kim H S,Park N H,Chung H H,et al. Signification of preoperative serum CA－125 levels in the prediction of lymph node metastasis in epithelial ovarian cancer[J]. Acta Obstet Gynecol Scand,2008,87(11):1 136-1 142.

[21]YAVUZCAN A,BALOGLU A,CETINKAYA B. The investigation of the factors affecting retroperitoneal lymph node metastasis in stage Ⅲc and Ⅳ epithelial ovarian cancer[J]. Arch Gynecol Obstet,2009.

[22]刘爱民,徐耀红,王占东,等.卵巢癌后腹膜淋巴结转移的临床观察[J].白求恩医科大学学报,1997,(03).

[23]BURGHARDT E,GIARDI F,Lahousen M,et al. Patterns of pelvic and para aortic lymph node Involvement in ovarian cancer[J]. Gynecol Oncol,1991,40:103-106.

[24]LEAKE J K,RADER J S,WOODRUFF J D,et al. Retroperitoneal lymphatic Involvement with epithelial ovarian tumors of low maligment potential[J]. Gynecol Oncol,1991,43:124-130.

[25]FELDMAN G B. The role of lymphatic obstruction on the formation of ascitis in a murine ovarian carcinoma[J]. Cancer Res,1972,32:1 683.

[26]连利娟.卵巢上皮性癌及腹主动脉的临床表现、

治疗及预后[M]//连利娟.林巧稚妇科肿瘤学.
北京:人民卫生出版社,1994:490-495.

[27]朱兰,沈铿,郎景和,等. 卵巢上皮癌合并胸水的
处理[J]. 中华妇产科杂志,1997,77:398.

[28]BOOKMAN M A, BRADY M F, MCGUIRE W
P, et al. Evaluation of new platinum-based treat-
ment of regiments in advanced-stage ovarian cancer:
a phase Ⅲ trial of the Gynecologic Cancer Inter-
group[J]. J Clin Oncol, 2009,27,1419-1421.

[29]ZAINO R, BRADY M F, LELE S, et al. Ad-
vanced stage mucinous adenocarcinoma of the o-
vary is both rare and highly lethal[J]. Cancer,
2011,117:554-462.

[30]SUGGERBAKER P H. New standard of care for
appendiceal epithelial neoplasms and pseudomyxoma
peritoneii[J]. Lancet Oncol, 2006,7:69-76.

[31]PEARCE CL, TEMPLEMAN C, ROSSING M
A, et al. Association between endometriosis and
risk of histological subtypes of ovarian cancer: a
pooled analysis of case-control studies[J]. Lan-
cet Oncol, 2012,13:385-394.

[32]PREFUMO F, TODESCHINI F, FULCHERI
E, et al. Epithelial abnormalities in cystic ovari-
an endometriosis[J]. Gynecol Oncol, 2002,84:
280-284.

[33]VECELLINI P, SOMIGLIANA E, BUGGIO L,
et al. Endometriosis and ovarian cancer [J].
Lancet Oncol, 288-012;13:188-189.

[34]WALSH C, HOLSCHNEIDER C, Hoang Y, et
al. Coexisting ovarian malignancy in young
women with endometrial cancer[J]. Obstet Gy-
necol, 2005,106:693-934.

[35]LEGYEL E. Ovarian cancer development and
metastasis[J]. Am J Pathol, 2010,177:1 053-
1 064.

[36]TAN D, AGARWAL R, KAYE S B. Mecha-
nisms of transcoelomic metastasis in ovarian
cancer[J]. Lancet,2006,7:925-934.

[37]SEHOULI J, SENYUVA F, FOTOPOULOU
C, et al. Intraabdominal tumor dissemination
pattern and surgical outcome in 214 patients with
primary ovarian cancer[J]. J Surg Oncol, 2009,
99:424-427.

[38]MEDERIOUS F, MUTO M G, LEE Y, et al.
The tubal fimbria is a preferred site for early ad-
enocarcinoma in women with familial ovarian
cancer syndrome[J]. Am J Surg Pathol, 2006,
30:230-236.

[39]BROWN P O, PALMER C. The preclinical nat-
ural history of serous ovarian cancer: defining
the target for early detection[J]. PLoS Med,
2009,6:1-11.

[40]BRISTOW R E, DEL CARMEN M, KAUF-
MAN H, et al. Radical oophorectomy with pri-
mary stapled colorectal anastomosis for resection
of locally advanced epithelial ovarian cancer[J].
J Am College Surg, 2003,197:565-574.

[41]ALETTI G, Podratz K G, Jones M, et al. Role
of rectosigmoidectomy and stripping of pelvic
peritoneum in outcomes of patients with ad-
vanced ovarian cancer[J]. J Am College Surg,
2006,203:521-526.

[42]DAUPLAT J, HACKER N F, NIEBERG R, et
al. Distant metastasis in ephitelial ovarian car-
cinoma. Cancer,1987,60:1 561-1 566.

[43]DOIG T, MONAGHAN H. Sampling the omen-
tum in ovarian neoplasia: when one block is e-
nough[J]. Int J Gynecol Cancer, 2006,16:36-
40.

[44]TANNER E, BLACK D, Zivanovic O, et al.
Patterns of first recurrence following adjuvant
intraperitoneal chemotherapy for stage ⅢC ovar-
ian cancer[J]. Gynecol Oncol, 2012,124:59-62.

[45]KEHOE S M, EISENHAUER E I, CHI D S.
Upper abdominal surgical procedures: Liver mo-
bilization and diaphragm peritonectomy/resec-
tion, spenectomy, and distal pancreatectomy
[J]. Gynecol Oncol, 2008,111:S51-S55.

[46]CHI D S, EISENHAUER E I, ZIVANOVIC O,
et al. Improved progression-free and overall sur-
vival in advanced ovarian cancer as a result of a
change in surgical paradigm[J]. Gynecol Oncol,
2009,114:26-31.

[47]ALETTI G, DOWDY S, GOSTOUT B S, et al.
Aggressive surgical effort and improved survival
in advanced-stage ovarian cancer[J]. Obstet Gy-
necol, 2006,107:77-85.

[48]AYANTUNDE A, PARSONS S. Pattern and

prognostic factors in patients with malignant ascites: a retrospective study[J]. Ann Oncol, 2007,18:945-949.

[49]WINTER W E, MAXWELL G L, TIAN C, et al. Tumor residual after surgical cytoreduction in prediction of clinical outcome in stage Ⅳ epithelial ovarian cancer: a Gynecological Oncology Group study[J]. J Clin Oncol, 2008,26:83-89.

[50]WIMBERGER P, WEHLING M, LEHMANN N, et al. Influence of residual tumor on outcome in ovarian cancer patients with FIGO stage Ⅳ disease [J]. Ann Surg Oncol,2007,17:1 642-1 648.

[51]MCGUIRE W P, HOSKINS W J, BRADY M F, et al. Taxol and cisplatin improves outcome in advanced ovarian cancer as compared to Cytoxan and cisplatin[Abstract]. N Engl J Med. 1996;334:1-6.

[52]Ozol RF, Bundy B, Greer BE, et al. Phase Ⅲ trial of carboplatin and paclitaxel compared with cisplatin and paclitaxel in patients with optimally resected stage Ⅲ ovarian cancer: a Gynecological Oncology Group study[J]. J Clin Oncol,2003, 21:3 194-3 200.

[53]GERSHENSON D, SUN C C, LU K, et al. Clinical behavior of stage Ⅱ-Ⅳ low-grade serous carcinoma of the ovary[J]. Obstet Gynecol, 2006,108:361-368.

[54]SCHILLER H M, SILVERBERG S G. Staging and prognosis in primary carcinoma of the fallopian tube[J]. Cancer,1971,28:389-395.

[55]PETERS W A, ANDERSEN W A, Hopkins MP. Prognostic features of carcinoma of the fallopian tube[J]. Obstet Gynecol, 1988,71:757-762.

[56]MANGAN C E, RUBIN S C, RABIN D S, et al. Lymph node nomenclature in gynecologic oncology[J]. Gynecol Oncol, 1986,23:222-226.

[57]ISAIA P J, CREASMAN W T. Clinical Gynecologic Oncology[M]. 5th ed. USA: Mosby Inc, 1997:282.

[58]PARAZZINI F, CHATENOUD L, CHIANTERA V,et al. Population attributable risk for ovarian cancer[J]. Eur J Cancer,2000,36:520.

[59]柯昌庶. 卵巢上皮性肿瘤病理[M]//陈惠祯,高永良,吴绪峰. 卵巢恶性肿瘤. 武汉:湖北科学技术出版社,2003:16-23.

[60]徐光炜. 临床肿瘤学[M]. 沈阳:辽宁教育出版社,1999:1 536.

[61]KENT S. Primary cancer of the ovary[J]. Am J Obstet Gynecol,1960,80:430.

[62]GOFF B A,MANDEL L,MUNTZ H G,et al. Ovarian carcinoma diagnosis: results of a national ovarian cancer survey[J]. Cancer,2000,89(10): 2 065-2 075.

[63]OLSON S H,MIGNONE L,Nakroseive C,et al. Symptoms of ovarian cancer[J]. Obstet Gynecol, 2001,98(2):212-217.

[64]朱人烈. 卵巢恶性肿瘤[M]//郑怀美. 现代妇产科学. 上海:上海医科大学出版社,1998:448.

[65]苏应宽,徐增祥,江森. 新编实用妇科学[M]. 济南:山东科学技术出版社,1995:444.

[66]黄凯清,肖国宏,黄艳仪. 90 例卵巢癌临床分析 [J]. 广东药学报,2000,16(2):158-160.

[67]PETIGNAT P,GAUDIN G,Vajda D,et al. Ovarian cancer: symptoms and pathology cases of a cantonal cancer registry(1989-1995)[J]. Schweizerische Medizinische Wochenschrift, 1997, 127 (48):1 993-1 999.

[68]臧荣余,张志毅,翁练斌,等. 晚期卵巢上皮癌以急腹症为首发症状 12 例分析[J]. 中国实用妇科与产科杂志,2001,17(3):147-148.

[69]瞿全新,糜若然. 卵巢肿瘤[M]//糜若然. 妇产科疾病诊断治疗学. 北京:中国医药科技出版社, 2000:769.

[70]张俊霞,陈惠祯. 卵巢肿瘤[M]//陈惠祯. 妇科肿瘤临床手册. 武汉:湖北科学技术出版社,1999: 292.

[71]陈惠祯,江大琼,吴绪峰. Ⅲ、Ⅳ 期上皮性卵巢癌的手术治疗[M]//陈惠祯. 现代妇科肿瘤治疗学. 2 版. 武汉:湖北科学技术出版社,2001:292.

[72]RIPAMONTI C, BRUERA E. PALLIATIVE management of malignant bowel obstruction[J]. Int J Gynecol Cancer,2002,12(2):135-143.

[73]MARKMAN M, HOSKINS W J. Cancer of the ovary[M]. New York: Raven Press, 1993. 127-162.

[74]PERNOLL M I. Current Obstetric and Gynecologic Diagnosis and Treatment[M]. 7th ed. Cali-

fornia:Appleton,1991:762-769.

[75]张惜阴.卵巢肿瘤[M]//张惜阴.临床妇科肿瘤学.上海:上海医科大学出版社,1993:161.

[76]FELDMAN G B,KNAPP R C,Order S E,et al. The role of lymphatic obstruction in the formation of ascite in murine ovarian carcinoma[J]. Cancer Res, 1972,32:1 663.

[77]连利娟.卵巢上皮性癌与交界性瘤的临床[M]//连利娟.林巧稚妇科肿瘤学.3版.北京:人民卫生出版社,2001:443.

[78]ARRISON R N,KAELIN L D,GALLOWAY R H,et al. Malignant ascites:clinical and experimental observations[J]. Ann Surg, 1986, 203:644.

[79] GARRISON R N, GALLOWARY R H, HEUSER L S. Mechanisms of malignant ascite production[J]. J Surg Res,1987,42:126.

[80]NAVY J A,HERZBERG K T,DVORAK J W,et al. Pathogenesis of malignant ascites formation: initiating events that iead to fluid accumulation [J]. Cancer Res,1993,53:2 631.

[81]SENGER D R,GALLIalli S J,DVORAK J M,et al. Tumor cells secrete a vascular permeability factor that promotes accumulation of ascites fluid [J]. Science,1983,219:983.

[82]YEO K T,WANG H H,NAGY Y A,et al. Vascular permeability factor (vascular entothelial growth factor) in guineapig and human tumor and inflammatory effusions [J]. Cancer Res, 1993,53:2 912.

[83]顾美皎.卵巢肿瘤[M]// 曹泽毅.妇科肿瘤学.北京:北京出版社,1998:834.

[84]GADDUCCI A,COSIO S,FANUCCHI A,et al. Malnutrition and cachexia in ovarian cancer patient:pathophysiology and management[J]. Anticancer Res,2001,21(4B):2 941-2 947.

[85]E.J.科温.病理生理学手册[M].2版.北京:科学出版社,2002:136.

[86]SASSON A M,TIMOR－TRITSH I E,Artner A,et al. Transvaginal monographic characterization of ovarian disease:evaluation of a new scoring system to predict ovarian malignancy[J]. Obstet Gynecol,1991,78:70.

[87]BUY J N,GHOSSAIN M A,HUGOL D,et al. Characterization of adnexal masses:combination of color Doppler and conventional sonography compared with spectral dollper analysis alone and conventional sonography alone[J]. Am J Roentgenol,1996,166:385.

[88]BUY J N,GHOSSAIN M A,SCIOT C,et al. Epithelial tumors of ovary:CT finding and correlation with US[J]. Radiology,1991,1178:811.

[89]GHOSSAIN M A, BUY J N,LIGERES C,et al. Epithelial tumors of ovary:comparison of MR and CT findings[J]. Radiology,1991,181:863.

[90]BRISTOW R E,del CARMEN M G,PANNU H K,et al. Clinically occult recurrent ovarian cancer:patient selection for secondary cytoreductive surgery using combined PET/CT[J]. Gynecol Oncol,2003,90:519-528.

[91]刘树范.卵巢上皮性癌细胞病理学检查[M]// 陈惠祯,高永良,吴绪峰.卵巢恶性肿瘤.武汉:湖北科学技术出版社,2003:53.

[92]江大琼,王小平.早期(Ⅰ、Ⅱ)上皮性卵巢癌的手术治疗[M]// 陈惠祯,高永良,吴绪峰.卵巢恶性肿瘤.武汉:湖北科学技术出版社,2003:113.

[93]OLT G J,BERCHUCK A,BA R C. Gynecologic tumor markers[J]. Semin Surg Oncol,1990,6:305.

[94]BAST R C,JR,KLUG T L,STJOHN E,et al. A radioimmunoassay using a monoclonal antibody to monitor the course of epithelial ovarian cancer [J]. N Engl J Med,1983,309:883.

[95]ALAGOZ T,BULLER R E,BERMAN M,et al. What is a normal CA125 level? [J]. Gynecol Oncol,1994,53:93.

[96]BON G G,KENEMANS P,VERTRAETEN R, et al. Serum tumor marker immunoassays in gynecologic oncology:establishment of reference values[J]. Am J Obstet Gynecol,1996,174:107.

[97]CANNEY P A,MOORE M,WILKINSON P M, et al. Ovarian cancer antigen CA125:a prospective clinical assessment of its role as a tumor marker[J]. Br J Cancer, 1984,50:765.

[98]JACOBS I,BASTt R C. The CA125 tumor－associated antigen:a review of the literature[J]. Hum Reprod,1989,4:1.

[99]TAMAKOSHI K,KIKKAWA F,Shibata K,et al. Clinical value of CA125,CA19-9,CEA,CA72-

4,and TPA in borderline ovarian tumor[J]. Gynecol Oncol,1996,62:67.

[100]VERGOTE I B,BORMER O P,ABELER V M. Evaluation of serum CA125 levels in the monitoring of ovarian cancer[J]. Am J Obstet Gynecol,1987,157:88.

[101]EINHORN N,SJOVALL K,KNAPP R C,et al. Prospective evaluation of serum CA125 levels for early detection of ovarian cancer[J]. Obstet Gynecol,1992,80:14.

[102]MALKASIAN G D JR,KNAPP R C,LAVIN P T,et al. Preoperative evaluation of serum CA125 levels in premenopausal and postmenopausal patients with pelvic masses:discrimination of benign from malignant disease[J]. Am J Obstet Gynecol, 1988,159:341-346.

[103]ONSRUD M. Tumour markers in gynaecologic oncology[J]. Scand J Clin Lab Invest Suppl, 1991,206:60.

[104]ROMAN L D,MUDERSPACH L I,BURNETT A F,et al. Carcinoembryonic antigen in women isolated pelvic masses, clinical utility? [J]. J Reprod Med,1998,43:403.

[105]KNAUF S,URBACH G I. Identification,purification,and radioimmunoassay of NB/70K,a human ovarian tumor — associated antigen [J]. Cancer Res,1981,41:1 351.

[106]RAMA K S,XU F J,BRANDT S J,et al. Elevated levels of macrophage colony stimulating factor(MCSI) in serum and ascites from patient with epithelial ovarian cancer[J]. Proc SGO, 1990,21:40.

[107]KACINSKI B M,STANLEY E R,CARTER D, et al. Circulating levels of CSF1 (MCS-F),a lymphohematopoietic cytokine,may be a useful marker of disease status in patients with malignant ovarian neoplasms[J]. Int J Radiat Oncol Biol Phys,1989,17:159.

[108]MANIVEL J C,WICK M R,COFFIN C M,et al. Immunohistochemistry in the differentiasl diagnosis in the second—look operation for ovarian carcinomas[J]. Int J Gynecol Pathol,1989,8:103.

[109]WOOLAS R P,Xu F J,Jacobs I J,et al. Evaluation of multiple serum markers in patients with

stage I ovarian cancer[J]. J Natl Cancer Inst, 1993,85:1 748.

[110]XU Y,SHEN Z,WIPER D W,et al. Lysophosphatidic acid as a potential biomarker for ovarian and other gynecologic cancers[J]. JAMA, 1998,280:719.

[111]陈沂,刘树范. 细针活体组织[M]// 陈惠祯,高永良,吴绪峰. 卵巢恶性肿瘤. 武汉:湖北科学技术出版社,2003:60-61.

[112]陈慧君. 卵巢癌[M]//蔡红兵. 妇科肿瘤临床手册. 北京:科学出版社,2012:217

[113]GINI F,JEFFREY S,ERNSE L. Epithelial ovarian cancer[M]//RICHARD R B. Gynecology Oncology New York: Lippiucott Williams, 2013:757—847.

[114]BURGHARDT E. Pelvic lymphadenectomy in operative treatment of ovarian cancer[J]. Am J Obstet Gynecol 1986, 155:315.

[115]BAIOCCHI G,RASPAGLIESE F,GROSSO G, et al. Early ovarian cancer:is there a role for systematic pelvic and paraaortic lymphadenectomy? [J]. Int J Gynecol Cancer,1998,8:103.

[116]ZANNETTA G, CHIARI S, ROTA S, et al. Conservative surgery for stage Ⅰ ovarian carcinoma in women of childbearing age[J]. Br J Obstet Gynecol, 1997, 104(9): 1 030-1 035.

[117]COLOMBO N, CHIARI S, MAGGIONI A, et al. Controversial issues in the management of early epithelial ovarian carcinoma: conservation surgery and role of adjuvant therapy[J]. Gynecol Oncol, 1994,55:47.

[118]BOLIS G, COLOMBO N, Favalli G, et al. Randomized multicenter clinical trial in stage Ⅰ epithelial ovarian cancer [J]. Proc ASCO, 1992,11:155.

[119]PLANTE M. Fertility preservation on the management of gynecologic cancer[J]. Curr Opin Oncol, 2000,12:497-507.

[120]DUSKA I, CHANG Y, FLUMN C, et al. Epithelial ovarian cancinoma in the reproductice age group[J]. Cancer, 1999,85:2 623-2 629.

[121]BOLIS G,COLOMBO N,PECORELLI S,et al. Adjuvant treatment for early epithelial ovarian cancer:results of two randomised clinical trials

comparing cisplatin to no further treatment or chromic phosphate($^{32}$P). GICOG;Gruppo Inter-regionale Collaborativo in Ginecologia Oncologica[J]. Ann Oncol, 1995,6:887-893.

[122]COLOMBO N,GUTHRIE D,CHIARI S,et al. International Collaborative Ovarian Neoplasm trial 1:a randomized trial of adjuvant chemotherapy in women with early — stage ovarian cancer[J]. J Natl Cancer Inst, 2003, 95:125 132.

[123]TRIMBOS J B,VERGOTE I,BOLIS G,et al. Impact of adjuvant chemotherapy and surgical staging in early—stage ovarian carcinoma:European Organisation for Research and Treatment of Cancer — Adjuvant Chemotherapy in Ovarian Neoplasm Trial[J]. J Natl Cancer Inst, 2003, 95:113-125.

[124]TRIMBOS J B,PARMAR M,VERGOTE I,et al. International Collaborative Ovarian Neoplasm trial 1 and Adjuvant Chemotherapy in Ovarian Neoplasm trial:two parallel randomized phase Ⅲ trials of adjuvant chemotherapy in patients with early—stage ovarian carcinoma[J]. J Natl Cancer Inst, 2003,95:105-112.

[125]KOLOMAINEN D F,A'HERN R,COXON F Y,et al. Can patients with relapsed,previously untreated,stage I epithelial ovarian cancer be successfully treated with salvage therapy? [J]. J Clin Oncol, 2003,21:3 113-3 118.

[126]ROBERT F O,STEPHEN C R,GILLIAN M T,et al. epithelial ovarian cancer[M]// WILLIAM J H,CARLOS A P,ROBERT C Y,et al. Gynecologic Oncology. 4th ed. New York:Lippincott Williams&Wilkins,2005,25:922-975.

[127]高永良. 卵巢癌治疗的进展[J]. 国外医学妇产科学分册,1999,26(2):88-93.

[128]PIVER M S, LELE S B, MARCHETTI D L, et al. The impact of aggressive dubulking surgery and cisplatin—based chemotherapy on progression—free survival in stage Ⅲ and Ⅳ ovarian carcinoma[J]. J Clin Oncol, 1998,6(6):983-989.

[129]EISENKOP S M, FRIEDMAN R L, SPIRTOS N M, et al. The role of secondary cytoreductive surgery in the treatment of patients with recurrent epithelial ovarian carcinoma[J]. Cancer, 2000,88(1):144-153.

[130]HOSKINS W J, MC GUIRE W P, BRADY M F, et al. The effect of diameter of largest residual disease on survival after primary cytoreductive surgery in patients with suboptimal residual epithelial ovarian carcinoma[J]. Am J Obstet Gynecol, 1994,170:974-980.

[131]SCARABELLI C, GALLO A, ZARRELLIA A, et al. Systemic pelvic and paraaortic lymphadenectomy during cytoreductive surgery in advanced avarian cancer:potertial benefit on survival[J]. Gynecol Oncol, 1995,56:238.

[132]KUHN W, JANICKE F, PACHE L, et al. Development in the therapy of advanced FIGO Ⅲ ovarian cancer[J]. Geburoshife Frauenheilk, 1993,53(6):293.

[133]BURGHARDT E, LUHOUSEN M, STETNER H. The surgical treatment of ovarian cancer[J]. Geburoshilfe Frauenheilk, 1990,50(0):670.

[134]KIGANA J, MINAGAWA Y, ISHIHARA H, et al. Evalution of cytoreductive surgery with lymphadenectomy including paraaortic nodes for advanced ovarian cancer[J]. Eur J Surg Oncol, 1993,19:273.

[135]WHARTON J T. Chemotherapy and radiation therapy in the treatment of ovarian carcinoma of common epithelial origin[J]. Clin Obstet Gynecol, 1985,28:806.

[136]OMUAR G, BLESSING J A, EHRLICH C E, et al. Aradomized trial of cyclophosphamide and doxorubicin with or without cisplatin in advanced ovarian canceinoma[J]. Cancer, 1987, 56:1 725.

[137] NEIJT J, TEN BOKKEL HUININK W, VANDER BURG M, et al. Randomized trial comparing two combination chemotherapy regimens(Hexa—CAF vs CHAP—5) in advanced ovarian carcinoma[J]. Lancet,1984,2:594.

[138] DECKER D G, FLEMINGleming T R, MALKLASIAN G D, et al. Cyclophosphamide plus cisplatinum in combination:treatment pro-

gram for stage Ⅲ or stage Ⅳ ovarian carcinoma [J]. Obset Gynecol, 1982,2:481.

[139] ZYLBERBERG B, RAVINA J H, SALAT — BAROUX J, et al. Chemotherapy by intravenous and intraperitoneal routes combined in ovarian cancer [J]. Gynecol Oncol, 1990, 36: 271.

[140] PARAZZINI F, VALSECCHI G, BOLIS G, et al. Pelvic and paraaortic lymph nodal status in advanced ovarian cancer and survival[J]. Gynecol Oncol, 1999,74(1):7-11.

[141] MUNKARAH A R, HALLUM A V Ⅲ, MORRIS M, et al. Prognostic significance of residual disease in patients with stage Ⅳ epithelial ovarian cancer[J]. Gynecol Oncol,1997, 64:13.

[142] MCGUIRE W P, HOSKINS W, BRADY M, et al. Assessment of dose — intensive therapy in suboptimally debulked ovarian cancer [J]. J Clin Oncol,1995,13:1 589.

[143] RUTELEDGE F N. 晚期卵巢癌肿瘤细胞缩减术[J]. 现代妇科肿瘤讲座,1986,27-42.

[144] HOSKINS W J. Surgical and cytoreductive surgery of epithelial ovarian cancer[J]. Cancer Supplement,1993,71(4):102.

[145] GRIFFITHS C T. New development in the surgery treatment of ovarian cancer[M]// Heintz A P M. Surgery in Gynecological Oncology. Boston: Martinus Nijhoff Publishers, 1984: 2 603-2 610.

[146] MUNNEL E W. The changing prognosis and treatment incancer of the ovary[J]. Am J Obstet Gynecol,1967,100:790.

[147] SMITH J P. Review of ovarian cancer at University of Texas syetem cancer M D Anderson Hospital and Tumor Institute[J]. Am J Obstet Gynecol,1979,135:984.

[148] GRECO F A. Advanced ovarian cancer: brief intensive combination chemotherapy and second — look operation[J]. Obstet Gynecol,1981,58: 199.

[149] WILTSHAW E T. The role of cytoreductive surgery in advanced carcinoma of the ovary: an analysis of primary and second — surgery[J].

British J Obstet Gynecol,1986,92:522.

[150] GRIFFITHS C T. Intensive surgery and chemotherapeutic management of advanced ovarian cancer[J]. Clinical Surgical of North Amercian,1978,58:131.

[151] MORRE C Z. Debulking operation. Gynecology,1980,150:395.

[152] HUDSON C N. Surgical treatment of ovarian cancer[J]. Gynecol Oncology,1973,1:370.

[153] HUDSON C N. Aradical operation for fixed ovarian tumor[J]. J Obstet Gynecology Br Cmmwilth,1968,75:1 155.

[154] BAGLEY C M. Treatment of ovarian: possibilities for progress[J]. New English Journal of Medical,1972,288:856.

[155] BEMBO A J. Abdominopelvic radiotherapy in ovarian cancer: a 10 — year experience [J]. Cancer,1985,55:2 285.

[156] GRIFFITHS C T. New development in the surgical treatment of ovarian cancer[M]// ZNG GRIFFITH CT. Surgery in Gynecologic Oncology. Martinas: Nifhoff Publishers,1984:260-275.

[157] GUTHRIE I E. A study of 656 patients with early ovarian cancer [J]. Gynecol Oncology, 1984,17:363.

[158] PIVER M S. Incidence of subclinical metastasis in stage Ⅰ and Ⅱ ovarian cancer [J]. Obstet Gynecol,1978,52:100.

[159] YOUNG N C. Stage laparotomy in early ovarian cancer[J]. J Am Med Assoo,1983,250:3 073.

[160] DI R. The value of lymphadenectomy in the management of ovarian cancer[M]// SHARP F. Ovarian Cancer. London: Chapran, 1990: 437-447.

[161] DEMBO A J, DAVY M, STENWIG A E, et al. Prognostic factors in patients with stage I epithelial ovarian cancer [J]. Obstet Gynecol, 1990,75:263-273.

[162] CHEN S S. Incidence of para — artic and pelvic lymph node metastases in epithelial carcinoma of the ovary[J]. Gynecol Oncol,1983,16:95.

[163] RUTLEDGE F N. 卵巢癌的手术治疗[G]. 现代妇科肿瘤临床讲座,1986,27.

[164] 江大琼,刘芸,杨林. Ⅰ、Ⅱ期上皮性卵巢癌的手

术治疗[M]//陈惠祯,谭道彩,吴绪峰. 现代妇科肿瘤治疗学. 武汉:湖北科学技术出版社,2001:286-291.

[165]DISAIA P J,CREASMAN W T. Clinical Gynecologic Oncology[M]. 5th ed. St Louis:Mosby Inc,1997,274-276.

[166]KLEPPE M,WANG t,VAN GORP T,et al. Lymph node metastasis instages Ⅰ and Ⅱ ovarian cancer. a review[J]. Gynecol Oncol,2011,123(3):610-614.

[167]SCHMELER K M,TAO X,FRUMOVITZ M,et al. Prevalence of lymph node metastasis in primary mucinous carcinoma of the overy[J]. Obstet Gynecol,2010,116(2 Pt.1):269-273.

[168]MUNNELL E W. Is conservative eve justified in stage Ⅰ_A cancer of the ovary? [J]. Am J Obstet Gynecol,1969,10:641.

[169]PLAUTE M. Fertility preservation in the management of gynecologic cancer[J]. Curr Oncol,2000,12:497.

[170]COLOMBO N. Controversial issues in the management of earyly epithelial ovarian cancer:conservation surgery and role of adjuvant therapy [J]. Gynecol Oncol,1994,55:247.

[171]KENT S. Primary cancer of the ovary[J]. Am J Obstet Gynecol,1960,80:430.

[172]WILLIAN I C. Lymph node metastasis spread of ovarian cancer[J]. Gynecol Oncol,1978,6:447.

[173]汤春生,李俊继. 妇科肿瘤手术学[M]. 沈阳:辽宁教育出版,1999:518-528.

[174]吴爱如. 卵巢癌的综合治疗[M]// 孙燕,韩锐. 肿瘤化疗新进展. 济南:山东科学技术出版社,1987:349-357.

[175]DECKER D G,MUSSEY E. Adjuvant therapy for advanced ovarian malignancy[J]. Am J Obstet Gynecol,1967,97:171.

[176]KNAPP R C,FRIEDMAN E A. Aortic lymph node metastases in early ovarian cancer[J]. Am J Obstet Gynecol,1974,119:1 013.

[177]PARKER R T. Cancer of the ovary survival study based upon operation therapy chemotherapy and radiotherapy[J]. Am J Obstet Gynecol,1970,188:878.

[178]DELGADO G. Para－aoritc lymphadenectomy in gynecologic malignancies confined to the pelvis[J]. Obstet Gyncol,1977,50:418.

[179]DISAIA P J, CREASMAN W T. Clinical Gynecologic Oncology [J]. 5th ed. St Louis:Mosby Inc, 1997. 293-307.

[180]BURGHARDT E,GIRARDT F,LAHOUSEN M,et al. Patterns of pelvis and paraaortic lymph node involvement in ovarian cancer[J]. Gynecol Oncol,1991,40:103.

[181]BUCHSBAUM H J. Surgical staging of carcinoma of the ovaries[J]. Surg Gynecol Oncol,1989,169:226.

[182]CHEN S S. Incidence of para－artic and pelvic lymph node metastases in epithelial carcinoma of the ovary[J]. Gynecol Oncol,1983,16:95.

[183]DONALD E. Appendectong in the surgical treatment of ovarian cancer triosis[J]. Obstet Gynecol,1983,421.

[184]GINI F,JEFFREY S,Ernse L Epithelial ovarian cancer[M]//Richard RB Gynecology Oncology. New York;Lippiucott Williams,2013:757-847.

[185]ALVARADO－CABRERO I,YOUNG R H,VAMVAKAS E C,et al. Carcinoma of the fallopian tube:a clinicop-athological study of 105 cases with observations on staging and prognostic factorsLJJ. Gynecol Oncol,1999,72:367-379.

[186]HACKER N F,WAIN G V,TRIMBOS J P,et al. Management and outcome of stage Ⅲ epithelial ovarian cancer[M]// Sharp F,Mason W P,Creasman W. Ovarian Cancer J Biology,Diagnosis and Management. London:Chapman ＆ Hall,1992:351.

[187]GRIFFITHS C T. New development in the surgery treatment of ovarian cancer [M]// HEINTZ A P M. Surgery in Gynecological Oncology. Boston:Martinus Nijhoff Publishers,1984:2 603-2 610.

[188]WINTER W E,MAXWELLl G L,Tian C,et al. Tumor residual after surgical cytoreduction in prediction of clinical outcome in stage Ⅳ epithelial ovarian cancer:a Gynecological Oncolo-

gy Group study[J]. J Clin Oncol,2008,26:83-89.

[189]WIMBERGER P, WEHLING M, LEHMANN N, et al. Influence of residual tumor on outcome in ovarian cancer patients with FIGO stage Ⅳ disease[J]. Ann Surg Oncol, 2010, 17: 1 642-1 648.

[190]FUKS Z,RIZEL S O. The multimodal approach to the treatment of stage Ⅲ ovarian carcinoma [J]. Int J Radiat Oncol Biol phys,1982,8:903.

[191]DEMBO A. Radiotherapeutic management of ovarian cancer[J]. Semin Oncol,1984,11:238.

[192]HOSKINS W J, MC GUIRE W P, BRADY M F, et al. The effect of diameter of largest residual disease on survival after primary cytoreductive surgery in patients with suboptimal residual epithelial ovarian carcinoma[J]. Am J Obstet Gynecol,1994,170:974.

[193]HOSKINS W J,BUNDY B N,THIGPEN J T, et al. The influence of cytoreductive surgery on recurrence—free interval and survival in small —volume stage Ⅲ epithelial ovarian cancer[J]. Gynecol Oncol,1992,47:159.

[194]CHEN S S,BOCHER R. Assessment of morbidity and mortality in primary cytoreductive surgery for advanced ovarian carcinoma [J]. Gynecol Oncol,1985,20:190.

[195]PIVER M S,BAKER T. The potential for optimal (<2cm)cytoreductive surgery in advanced ovarian carcinoma at a tertiary medical center:a proepective study[J]. Gynecol Oncol,1986,24:1.

[196]HEINTZ A P M,HACKER N F,BEREK J S, et al. Cytoreductive sugery in ovarian carcinoma:feasibility and morbidity[J]. Obstet Gynecol,1986,67:783.

[197]YOUNG R C. Cancer of the ovary[M]// Devita V T. Cancer:Principles and Practive of Oncology. Philadelphia:J B Lippincott, 1988: 1 163-1 170.

[198]STEIBERG J J. The evaluation of the omentum in ovarian cancer[J]. Gynecol Oncol,1986,24: 1 327.

[199]BURGHARDT E, PICKEL M. Pelvic lymphadenectomy in operative treatment of ovarian cancer[J]. Am J Obstet Gynecol,3:131.

[200]WU P C. Lymph node metastasis of ovarian cancer:a preliminary survey of 74 case of lymphadenectomy[J]. Am J Obstet Gynecol, 1986,155:1 103.

[201]RE F. Lymphatic metastases in ovarian carcinoma:analysis of 109 cases,priceed of first congress of the Europ [J]. Soc of Surg Oncol, 1982,231.

[202]DI RE F,FONTANELLIT,RASPAGOIESI F, et al. Pelvic and paraortic lymphadenctomy in cancer of the ovary[J]. Ballieres Clin Obstet Gynecol,1989,3:131.

[203]O'HANON K A,KARGAS,SCHREIBER M, et al. Ovarain cancer metastases to gastrointestinal teact appear to spread like colon carcinoma:implications for surgical resection[J]. Gynecol Oncol,1995,59:200.

[204]冯春生,李俊继. 妇科肿瘤手术学. 沈阳:辽宁教育出版社,1999,530-552.

[205]BEREK J S, HACKER N F, LAGASSE L D, et al. Survival of patient following secondary cytoreductive surgery in ovarian cancer [J]. Obstet Gynecol,1983,61:189-193.

[206]GRIFFITHS C T. Surgical resection of tumor bulk in the primary treatment of ovarian carcinoma[J]. Nati Cancer Inst Monoger,1975,42: 101-104.

[207]GRIFFTHS C T,PARKER L M,FULLER A J. Role of cytoreductive surgical treatment in the management of advanced ovarian cancer [J]. Cancer Treat Rep,1979,63:235-240.

[208]DELGADO G, ORAM D H, PETRILLI E S. Stage Ⅲ epithelial ovarian cancer:the role of maximal surgical reduction[J]. Gynecol Oncol, 1984,18:293-298.

[209]VOGL S,PAGANO M,KAPLAN B, et al. Cisplatin based combination chemotherapy for advanced ovarian cancer:high overall response rate with curative potential only in women with small tumor burdens [J]. Cancer, 1983, 51: 2 024-2 030.

[210]POHL R,DALLENBACK — HELLWEG G, PLUGGE T, et al. Prognostic parameters in patients with advanced ovarian malignant tumor

[J]. Eur J Gynecol Oncol,1984,3:160-169.

[211]PIVER M S,LETE S B,MARCHETTI D L, et al. The impact of aggressive debulking urgery and cisplatin—based chemotherapy on progression—free survival in stage Ⅲ and Ⅳ ovarian carcinoma[J]. J Clin Oncol,1988,6:983-989.

[212]HOSKINS W J,BUNDY B N,TTHIGPEN J T,et al. The influence of cytorductive surgery on reccurence — free interval anf survival in small—volume stage Ⅲ epithelial ovarian cancer[J]. Gynecol Oncol,1992,47:159-166.

[213]HOSKINS W J,RUBIN S. Surgery in the treatment of patients with advanced ovarian cancer [J]. Semin Oncol,1991,18:213-221.

[214]HOSKINS W J,MCGUIRE W P,BRADY M F,et al. The effect of diameter of largest residual disease on survival after primary cytoreductive surgery in patient with suboptimal residual epithelial ovarian carcinoma[J]. Am J Obstet Gynecol,1994,170:974-979.

[215]SCHWARTZ P E,SMITH J P. Second—look operations in ovarian cancer[J]. Am J Obstet Gynecol,1980,138:1 124-1 130.

[216]BEREK J S,HACKER N F,LAGASSE L D,et al. Survival of patient following secondary cytoreductive surgery in ovarian cancer[J]. Obstet Gynecol,1983,61:189-193.

[217]VOL S E,SELTZER V,CALANOG A, et al. "Secod—effort" surgical resectin for bulky ovarian cancer[J]. Cancer,1984,54:2 220-2 225.

[218]LIPPMAN S M, ALBERTS D S,SLYMEN D J,et al. Second—look laparotomy in epithelial ovarian carcinoma, prognostic fators associated with survival duration[J]. Cancer, 1988, 61: 2 571-2 577.

[219]MORRIS M, GERSHENSON D M, WHARTONh J T. Secondary cytoreductive surgery in epithelial ovarian cancer:nonresponders to first—line therapy[J]. Gynecol Oncol,1989,33:1-5.

[220]MORRIS M, GERSHENSON D M, WHARTON J T,et al. Secondary cytoreductive surgery for recurrent epithelial ovarian cancer[J]. Gynecol Oncol,1989,34:334-338.

[221]MICHEL G, ZARCA D, CASTAIGNE D,et al. Secondary cytoreductive surgery in ovarian cancer [J]. Eur J Surg Oncol,1989,15:201-204.

[222]BERTELSEN K. Tumor reduction surgery and long—time survival in advanced ovarian cancer : a Dacova study[J]. Gynecol Oncol, 1990, 38: 203-209.

[223]HOSKINS W J, RUBIN S C, DULANEY E,et al. Influence of secondary cytoreduction at the time of second—look laparotomy on the survival of patient with epithelial ovarian carcinoma [J]. Gynecol Oncol,1989,34:365-371.

[224]PODRATZ K C, SCHRAY M F, WIEAND H S,et al. Evaluation of treatment and survival after positive second—look laparotomy[J]. Gynecol Oncol,1988,31:9-24.

[225]POTTER M E, HATCH K D,SOONG S J,et al. Second—look laparotomy and salvage therapy : a research modality only? [J]. Gynecol Oncol,1992,44:3-9.

[226]SHARP F,BLACKETT A D,LEAKE R E,et al. Conclusions and recommendations from the Helene Harris Memorial trust fifth biennial intermational forum glasgow, UK[J]. Int J Gynecol Cancer,1995,5:449-458.

[227]RAJU K S,MCKINNA J A,BARKER G H,et al. Second—look operation in the planned management of advanced ovarian carcinoma [J]. Am J Obstet Gynecol,1982,144:650-654.

[228]LUESLEY D, LAWTON F, BLACKLEDGE G, et al. Failure of second—look laparotomy to influence survival in epithelial ovarian cancer [J]. Lancet,1988,2:599-603.

[229]DAUPLAT J,FERRIERE J P,GORBINET M, et al. Second — look laparotomy in managing epithelial ovarian carcinoma[J]. Cancer,1986, 57:1 626.

[230]BEREK J S. Interval debulking of epithelial ovarian cancer:an interim measure[J]. N Engl J Med,1995,332:675-677.

[231]PODRATZ K C,SCHRAY M F,WIEAND H S,et al. Evaluation of treatment and survival after postive second—look laparotomy[J]. Gynecol Oncol,1988,31:9-24.

[232]HOSKIRS W J,RUBIN S C, VULANAY E,et

al. Influence of secondary cytoreduction at the time of second-look laparotomy on thesurvival of patient with opitheloal ovarian carinoma[J]. Gynecol Oncok,1989,34:365-371.

[233]RUBIN S C, HOSKINS W J. Aggressive chemosurgical debulking in patients with advanced ovarian cancer[J]. Gynecol Oncol, 1990, 38: 358-363.

[234]WTON F, LUESLEY D, REDMAN C, et al. Feasibility and outcome of complete secondary tumor resection for patients with advanced ovarian cancer[J]. J Surg Oncol,1990, 45:14-19.

[235]WILS J, BLIJHAM G, NAUS A, et al. Primary or delayed debulking surgery and chemotherapy consisting of cisplatin, doxorubicin, and cyclophosphamide in stage Ⅲ—Ⅳ epithelial ovarian cancer[J]. Clin Oncol, 1986, 4: 1 068-1 073.

[236]JACOB J B. Neoadjuvant chemotherapy and interval debulking for advanced epithelial cancer [J]. Gynecol Oncol,1991,42:146.

[237]WILS J B. Primary or delayed debulking surgery and chemotherapy consisted of cisplatin doxorubicin and cyclophosphamine in stage Ⅲ—Ⅳ epithelial ovarian cancer[J]. Clin Oncol,1986,41:68.

[238]卢玉兰. 晚期卵巢癌间歇性缩瘤术的临床意义 [J]. 湖北医科大学学报,1997,18(1):71.

[239] VAN DER BURG M E, VAN LENT M, BUYSE M, et al. Gynecological Cancer Cooperative Group of the European Organization for Research and Treatment of Cancer:the effect of debulking surgery after induction chemotherapy on the prognosis in advanced epithelial ovarian cancer[J]. N Engl J Med,1995,332:629-634.

[240]WANGENSTEEN O, LEWIS F,TONGEN L. The " second — look" in cancer surgery[J]. Lancet,1951,71:303.

[241]RUBIN S C, LEWIS J J. Second—look surgery in ovarian cancer. Crit Rev Oncol Hematol, 1988,8:75-91.

[242]MARKMAN M,ROTHMAN R,HAKES T,et al. Second — line cisplatin therapy in patients with ovarian cancer previously treated with cispatin[J]. J Clin Oncol,1991,9:389-393.

[243]VACCARELLO L,RUBIN S C,VAMIS V,et al. Cytoreductive surgery in ovarian carcinoma patients with a documentted previously complete surgical response [J]. Gynecol Oncol, 1995,57:61-65.

[244]SELTZER V, VOGL S, KAPLAN B. Recurrent ovarian cancer : retreatment utilizing combination chemotherapy including cis — diammine dichloroplatinum[J]. Gynecol Oncol,1985,21:167.

[245]EISENHAUER S. Carboplatin therapy for recurrent ovarian cancer : National Cancer Institute experience and review of the literature [M]// Carboplatin(JN—8). Current perspectives and future directions. Saunders Philadelphia, 1990,413.

[246]SEGNA R A, DOTTINO P R, MANDELI J P, et al. Secondary cytoreduction for ovarian cancer following cisplatin therapy[J]. J Clin Oncol,1993,11:434-439.

[247]RUBIN S C, HOSKINS W J, BENJAMIN I,et al. Palliative surgery for intestinal obstruction in advanced ovrian cancer[J]. Gynecol Oncol, 1989,34:16-19.

[248]BAINES M, OLIVER D J, CARTER R L. Medical management of intestinal obstruction in patients with advanced malignant disease[J]. Lancet,1985,2:990-993.

[249]TEWARI KS, JAVA J, ESKANDER R N, et al. Early ini tiation of chemotherapy following complete resection of advanced ovarian cancer associated with improved survival: NRG Oncology/Gynecologic Oncology Group study[J]. Annals of oncology official journal of the European Society for Medical Oncology, 2016: 27: 114-121.

[250]HOFSTETTER G, CONCIN N, BRAICUI, et al. The time interval from surgery to start of chemotherapy significantly impacts prognosis in patients with advanced serous ovarian carcinoma— analysis of patient data in the prospective OVCAD study [J]. Gynecologic oncology 2013: 131: 15-20.

[251]ABELOFF M D, ARMITAGE J O, LICHTER A S, et al. Clinical Oncology[M]. 2nd ed.

Beijing：Science Press，2001：2 016-2 040.

[252]连利娟. 林巧稚妇科肿瘤学[M]. 3 版. 北京：人民卫生出版社，1999：482-494.

[253]OMURA G，BLESSING J A，EHRLICH C E，et al. A randomized trial of cyclophosphamide and doxorubicin with or without cisplatin in advanced ovarian carcinoma[J]. Cancer，1987，56：1 725.

[254]ALBERTS D S，GREEN S，HANNIGAN F V，et al. Improved therapeutic index of carboplatin plus cyclophosphamide vs cis — platin plus cyclophosphamide：final report by the Southwest Oncology Group of a phase Ⅲ randomized trial in stages Ⅲ and VI ovarian cancer[J]. J Clin Oncol，1992，10：706.

[255]CONTE P F，BRUZZONE M，CARNINO F，et al. Carboplatin，doxorubicin，and cyclophosphamide vs cisplatin，doxorubicin and cyclophosphamide：a randomized trial in stage Ⅲ—Ⅳ epithelial ovarian carcinoma[J]. J Clin Oncol，1991，9：658.

[256]CALREST A H，NEWELL D R，GUMBRELL LA，et al. Carboplatin dosage：prospective evaluation of a simple formula based on renal function[J]. J Clin Oncol，1989，299：1 363.

[257]AABO K，ADAMS M，ADNITT P，et al. Chemotherapy in advanced ovarian cancer：four systematic meta—analyses of individual patient data from 37 randomized trials[J]. Br J Cancer，1998，78：1 479.

[258]GO R S，ADJEI A A. Review of the comparative pharmacology and clinical activity of cisplatin and carboplatin[J]. J Clin Oncol，1999，17：409.

[259]STEWART L A. Chemotherapy in advanced ovarian cancer：an overview of randomized clinical trials[J]. Br Med J，1991，303：884.

[260]MCGUIRE W P，HOSKINS W J，BRADY M F，et al. Cyclophosphamide and cisplatin compared with paclitaxel and cisplatin in patients with stage Ⅲ and stage Ⅳ ovarian cancer[J]. N Engl J Med，1996，334：1.

[261]PICCART M J，BERTELSEN K，JAMES K，et al. Randomized intergroup trial of cisplatin — paclitaxel vs cisplatin—cyclophosphamide in women with advanced epithelial ovarian cancer three— year results[J]. J Natl Cancer Inst，2000，92：699.

[262]KAVANGH J J，KUDELA A P，DE LEON C G，et al. Phase Ⅱ study of docetaxel in patients with epithelial ovarian carcinoma refractory to platinum[J]. Clin Cancer Res，1996，2：837.

[263]PICCART M J，GORE M，TEN BOKKEL HUININK W W，et al. Docetaxel：an active new drug for treatment of advanced epithelial ovarian cancer[J]. J Natl Cancer Inst，1995，87：676.

[264]OMURA G，BUNDY B，BEREK J，et al. Randomized trial of cyclophosphamide plus cisplatin with or without doxorubicin in ovarian carcinoma[J]. J Clin Oncol，1996，15：280.

[265]A'HERN R P，GORE M E. Impact of doxorubicin on survival in advanced ovarian cancer[J]. J Clin Oncol，1995，13：726.

[266]GORE M E，LEVY V，RUSTIN G，et al. Paclitaxel（Taxol）in relapsed and refractory ovarian cancer：the UK and Eire experience[J]. Br J Cancer，1995，72：1 016.

[267]FANNING J，BENNETT T Z，HILGERS R D. Meta—analysis of cisplatin，doxorubicin，and cyclophosphamide vs cisplatin and cyclophosphamide chemotherapy of ovarian carcinoma[J]. Obstet Gynecol，1992，80：954.

[268]GORDON A N，TONDA M，SUN S，et al. Long-term survival advantage for women treated with pegylated liposomal doxorubicin compared with topotecan in phase 3 randomized study of recurrent and refractory epithelial ovarian cancer[J]. Gynecol Oncol，2004，95：1.

[269]Gruppo Interregionale Cooperativo Oncologico Ginecologia. Long— term results of a randomized trial comparing cisplatin with cisplatin and cyclophosphamide with cisplatin，cyclophosphamide，and adriamycin in advanced ovarian cancer[J]. Gynecol Oncol，1992，45：115.

[270]Ovarian Cancer Meta—Analysis Project. Cyclophosphamide plus cisplatin versus cycolphos-

phamide, doxorubicin, and cisplatin chemotherapy of ovarian carcinoma: a Meta—analysis [J]. J Clin Oncol,1991,9:1 668.

[271]YOUNG R E. Advanced ovarian adenocarcinoma: a prospective clinical teial of melphalan (L—PAM) verus combination chemotherapy[J]. N Engl J Med, 299:1 261-1 978.

[272]MCGUIRE W P, ROWINSKY E K, ROSENSHEIN N B,et al. Taxol:a unique antineoplastic agent with significant activity in advanced ovarian epithelial neoplasms[J]. Ann. Intern, Med,111,273-279.

[273]EINZIG A I, WIERNIK P H, SASLOFF J, et al. Phase Ⅱ study and long—term follow—up of patients treated with taxol for advanced ovarian adenocarcinoma[J]. J Clin Oncol, 10, 1748-1753(1992).

[274]MCGUIRE W P, HOSKINS W J, BRADY M F, et al. Cyclophosphamide and cisplatin compared with paclitaxel and cisplatin in patients with stage Ⅲ and stage Ⅳ ovarian cancer[J]. N Engl J Med,334(1),1-6(1996).

[275]PICCART M J, BERTELSEN K, JAMES K, et al. Randomized intergroup trial of cisplatin— paclitaxel versus cisplatin— cyclophosphamide in women with advanced epithelial ovarian cancer:three— year results[J]. J Natl Cancer Inst,92,699-708(2000).

[276]MCGUIRE W P,OZOLS R F. Chemotherapy of advanced ovarian cancer[J]. Semin. Oncol. 25 (3),340-348(1998).

[277]OXOLS R F,Bundy B N,Greer B E,et al. Gynecologic Oncology Group(2003) Phase Ⅲ trial of carboplatin and paclitaxel compared with cisplatin and paclitaxel in patients with optimally resected stage Ⅲ ovarian cancer:a Gynecologic Oncology Group study[J]. J Clin Oncol,21,3: 194-3 200(2003).

[278]ALBERTS D S,GREEN S,HANNIGAN E V, et al. Improved therapeutic index of carboplatin plus cyclophosphamide vs cisplatin plus cyclophosphamide:final report by the Southwest Oncology Group of a phase Ⅲ randomized trial in stage Ⅲ and Ⅳ ovarian cancer[J]. J Clin On-

col, 1992,10:706.

[279]CONTE P F,BRUZZONE M,CARNINO F,et al. Carboplatin,doxorubicin,and cyclophosphamide vs cisplatin, doxorubicin and cyclophosphamide:a randomized trial in stage Ⅲ—Ⅳ epithelial ovarian carcinoma [J]. J Clin Oncol 1991,9:658.

[280]MCGUIRE W P, HOSKINS W J, BRADY M F, et al. Assessment of dose—intensive therapy in suboptimally debulked ovarian cancer[J]. J Clin Oncol, 1995,13:1 589.

[281]CONTE P, BRUZZONE M, CARNINO F, et al. High—dose versus low—dose cisplatin in combination with cyclophosphamide and epidoxorubicin in suboptimal ovarian cancer: a randomized study of the Gruppo Oncologico Nord —Ovest[J]. J Clin Oncol, 1996,14:351.

[282]DITTRICH C, OBERMAIR A, KURZ C, et al. Prospective randomized trial of cisplatin/cyclophosphamide in epithelial ovarian cancer: first results of the impact of platinum dose intensity on patient outcome[J]. Proc Am Soc Clin Oncol, 1996,15:279.

[283]COLUMBO N, PITTELLI M R, PARMA G. Cisplatin (P) dose intensity in advanced ovarian cancer (AOC): a randomized study of conventional dose (DC) vs doseintense (DI) cisplatin monochemotherapy[J]. Proc Am Soc Clin Oncol, 1993,12:225.

[284]KAYE S B. Importance of cisplatin dosage in advanced ovarian cancer: survival benefit in a randomized trial[J]. Proc Am Soc Clin Oncol, 1992,11:226.

[285]NGAN H, CHOO Y, CHEUNG M, et al. A randomized study of high—dose versus low— dose cisplatinum combined with cyclophosphamide in the treatment of advanced ovarian cancer[J]. Chemotherapy, 1989,35:221.

[286]STIFF P J, MCKENZIE R S, ALBERTS D S. Phase Ⅰ clinical and pharmacokinetic study of high—dose mitoxantrone combined with carboplatin cyclophosphamide and autologous bone marrow rescue: high response rate for refractore ovarian carcinoma[J]. J Clin Oncol,1994,

12:176.

[287]SHPALL E J, JONES R B, BEARMAN S I, et al. Future strategies for the treatment of advanced epithelial ovarian cancer using high — dose chemotherapy and autologous bone marrow support[J]. Gynecol Oncol, 1994, 54: 375.

[288]ALBERTS D S, LIU P Y, HANNIGAN E V, et al. Intraperitoneal cisplatin plus intravenous cyclophosphamide versus intravenous cisplatin plus intravenous cyclophosphamide in stage Ⅲ ovarian cancer[J]. N Engl J Med, 1996, 335: 1 950.

[289]ARMSTRONG D K, BUNDY B, WENZEL L, et al. Intraperitoneal cisplatin and paclitaxel in ovarian cancer[J]. N Engl J Med, 354, 34-43 (2006).

[290]ELIT L, OLIVER T K, COVENS A, et al. Intraperitoneal chemotherapy in the first — line treatment of women with stage Ⅲ epithelial ovarian cancer. A systematic review with meta-analysis[J]. Cancer, 2007, 109: 692.

[291]MARKMAN M, BLESSING J A, MAJOR F, et al. Salvage intraperitoneal therapy of ovarian cancer employing cisplatin and etoposide: a Gynecologic Oncology Group study[J]. Gynecol Oncol, 1993, 50: 191.

[292]DALY M, OBRAMS G I. Epidemiology and risk assessment for ovarian cancer[J]. Semin Oncol, 1998, 25: 255.

[293] KATSUMATA N, YASUDA M, TAKAHASHI F et al. Dose — dense paclitaxel once a week in combination with carboplatin every 3 weeks for advanced ovarian cancer: a phase 3, open — label, randomised controlled trial[J]. Lancet, 2009: 374: 1 331-1 338.

[294] KATSUMATA N, YASUDA M, ISONISHI S, et al. Long — term results of dose — dense paclitaxel and carboplatin versus conventional paclitaxel and carboplatin for treatment of advanced epithelial ovarian, fallopian tube, or primary peritoneal cancerUGOG 3016): a randomised, controlled, open — label trial[J]. The Lancet Oncology, 2013, 14: 1 020-1 026.

[295]PIGNATA S, CAMBIA G, KATSAROS D, et al. Carboplatin plus paclitaxel once a week versus every 3 weeks in patients with advanced ovarian cancer(MITO-7): a randomised, multicentre, open-label, phase 3 trial[J]. The Lancer Oncology, 2014: 15.

[296]WALKER J, BRADY M, DISILVESTRO P, et al. A Phase Ill Clinical Trial of bevacizumab with I versus IP chemotherapy in ovarian, Fallopian Tube, and Primary Peritoneal Carcinoma (GOG 252[J]). Annual Meeting on Women's Cancer, 2016, 396-405.

[297]DIZON D S, SILL M W, Gould N et al. Phase I feasibility study of intraperitoneal cisplatin and intravenous paclitaxel followed by intraperitoneal paclitaxel in untreated ovarian, fallopian tube, and primary peritoneal carcinoma: A Gynecologic

[298]HUANG H, WALKERalker J, BRADY M, et al. No Title: Annual Meeting on Womens Cancer[C]. 2016.

[299]TEWARI D, JAVA J J, SALANI R, et al. Long — term survival advantage and prognostic factors associated with intraperitoneal chemotherapy treatment in advanced ovarian cancer: a gynecologic oncology group study[J]. Journal of clinical oncology Oncology Group Study[J]. Gynecologic oncology, 2011, 123: 182-6. official journal of the American Society of Clinical Oncology, 2015, 33: 1 460-1 466.

[300]JAABACK K, JOHNSON N, LAWRIE T A. Intraperitoneal chemotherapy for the initial management of primary epithelial ovarian cancer[J]. Cochrane Database Syst Rev 2016: Cd005340.

[301]WRIGHT A A, CRONIN A, MILNE D E, et al. Use and Effectiveness of Intraperitoneal Chemotherapy for Treatment of Ovarian Cancer [J]. Journal of clinical oncology official journal of the American Society of Clinical Oncology, 2015, 33: 2 841-2 847.

[302]MARKMAN M, BUNDY B N, ALBERTS D S et al. Phase Ⅲ trial of standard — dose intravenous cisplatin plus paclitaxel versus moderately high — dose carboplatin followed by intravenous

paclitaxel and intraperitone al cisplatin in small
—volume stage Illvovarian carcinoma: an inter-
group study of the Gynecologic Oncology
Group, Southwestern Oncology Group, and
Eastern Cooperative Oncology Group[J]. Jour-
nal of clinical oncology official journal of the A-
merican Society of Clinical Oncology.

[303]GERSHENSON D M, MITCHELL M F, AT-
KINSON N, et al. The effect of prolonged cis-
platin — based chemotherapy on progression
free survival in patients with optimal epithelial
ovarian cancer: "Maintenance" therapy recon-
sidered[J]. Gynecol Oncol, 1992,47:7.

[304]HAKES T B, CHALS E, HOSKINS W J, et
al. Randomized prospective trial of 5 versus 10
cycles of cyclophosphamide, doxorubicin, and
cisplatin in advanced ovarian carcinoma[J].
Gynecil Oncol, 1992,45:284.

[305]BERTELSEN K, JAKOBSEN A, STROYER
G, et al. A prospective randomized comparison
of 6 and 12 cycles of cyclophosphamide, adria-
mycin, and cisplatin in advanced epithelial o-
varian cancer: a Danish ovarian study group
trial[J]. Gynecol Oncol, 1993,49:30.

[306]PECORELLI S, FAVALLI G, GADDUCCI A,
et al. Phase Ⅲ trial of observation versus six
courses of paclitaxel in patients with advanced
epithelial ovarian cancer in complete response
after six courses of paclitaxel/platinum—based
chemotherapy: Final results of the after — 6
Protocol 1[J]. J Clin Oncol,2009,27:4 642.

[307]金滢. 新辅助化疗和辅助化疗[M]// 向阳,冯凤
芝. 妇科肿瘤的化疗. 北京:科学出版社,2007:
306-317.

[308]LAWTON F G, REDMAN C W, LUESLEY D
M, et al. Neoadjuvant (cytoreductive) chemo-
therapy combined with intervention debulking
surgery in advanced, unresected epithelial ovari-
an cancer[J]. Obstet Gynecol,1989,73:61.

[309]ONNIS A, MARCHETTI M, PADOVAN P, et
al. Neoadjuvant chemotherapy in advanced o-
varian cancer[J]. Eur J Gynaec Oncol, 1996,
ⅩⅦ:393-396.

[310]NG L, RUBIN S, Hoskins W, et al. Aggressive

chemosurgical dubulking in patients with ad-
vanced ovarian cancer [J]. Gynecol Oncol,
1990,38:358.

[311]BROWN C, HAKES T, WONG G, et al. Chem-
osurgical cytoreduction followed by intrapevito-
neal cisplatin/etoposide in advanced ovarian
cancer[J]. Gynecol Oncol, 1994, 36:257-263.

[312]VAN DER BURY M E, VAN LENT M, KO-
BIERSKA, et al. Intervention debulking surgery
(IDS)does improve survival in advanced epithe-
lial ovarian cancer (EOC)[J]. Am Soc Clin
Oncol,1993.

[313]VERGOTE I, DU BOIS A, AMANT F, et al.
Neoadjuvant chemotherapy in advanced ovarian
cancer: On what do we agree and disagree? [J]
Gynecol Oncol, 2013, 128:6.

[314]TASKIN S, GUNGOR M, ORTAC F, et al.
Neoadjuvant chemotherapy equalizes the opti-
mal cytoreduction rate to primary surgery with-
out improving survival in advanced ovarian
Cancer [J]. Arch Gynecol Obstet, 2013, 288
(6):1399-1403.

[315]BROWN J V, KARLAN B Y, GREENSPOON
J S, et al. Perioperative coagulopathy in pa-
tients undergoing primary cytoreduction[J].
Cancer,1993,71(8):2557-2561.

[316]YOUNG R C, WALTON I, ELLENBERG S
S, et al. Adjuvant therapy in stage I and stage
Ⅱ epithelial ovarian cancer: results of two pro-
spective randomized trials[J]. N Engl J Med,
1990,322:1 021.

[317]OZOLS R F. Maintenance therapy in advanced
ovarian cancer: progression—free survival and
clinical benefit[J]. J Clin Oncol, 2003 (13):
2 451-2 453.

[318]UMESAKI N, TANAKA T, MUSO H, et al.
Intermittent cisplatin therapy for stage Ⅲ ovar-
ian cancer patients following clinical remission
[J]. Gynecol Obstet Invest, 1999,47(2):139-
143.

[319]ELTABBAKH G H, PIVER M S, HEMP-
LING R E, et al. Prolonged disease—free sur-
vival by maintenance chemotherapy among pa-
tients with recurrent platinum—sensitive ovari-

an cancer[J]. Gynecol Oncol,1998,71(2)：190-195.

[320]MARKMAN M,LIU P Y,WILCZYNSKI S, et al. Phase Ⅲ randomized trial of 12 versus 3 months of single—agent paclitaxel in patients with advanced ovarian cancer who attained a clinically defined complete response to platinum/paclitaxel—based chemnotherapy[J]. Gynecol Oncol,2002,84(3):179.

[321]SKINNER E N,BRUTA D M,GEHRIG P A,et al. Consolidation therapy with weekly paclitaxel infusion in ovarian cancer：an extended follow—up[J].J Clin Oncol,2004,22(14S):5 025.

[322]CURE H,BATTISTA C,GUASTALLA J P, et al. Phase Ⅲ randomized trial of high—dose chemotherapy（HDC）and（peripheral blood stem cell（PBSC）support as consolidation in patients（pts）with advanced ovarian cancer AOC）：5-year follow—up of a GINECO/FN-CLCC/SFGM—TC study[J]. J Clin Oncol, 2004,22(14S):5 006.

[323]SORBE B. Consolidation treatment of advanced （FIGO stage Ⅲ）ovarian carcinoma in complete surgical remission after induction chemotherapy：a randomized, controlled, clinical trial comparing whole abdominal radiotherapy, chemotherapy, and no further treatment[J]. Int J Gynecol Cancer,2003,13(3):278-286.

[324]HALL G D,BROWN J M,COLEMAN R E, et al. Maintenance treatment with interferon for advanced ovarian cancer：results of Northern and Yorkshire gynaecology group randomized phase Ⅲ study[J]. Br J Cancer,2004,91 (4):621-626.

[325]MARKMAN M,LIU P Y,WILCZYNSKI S,et al. Phase Ⅲ randomized trail of 12 versus 3 months of maintenance paclitaxel in patients with advanced ovarian cancer after complete response to platinum and paclitaxel—based chemotherapy：a Southwest Oncology Group and Gynecologic Oncology Group trial[J]. J Clin Oncol 2003,21:2 460-2 465.

[326]高永良,楼洪坤. 卵巢恶性肿瘤[M]// 孙建衡 妇科恶性肿瘤继续教育教程. 北京：中国协和

医科大学出版社,2007:307-335.

[327]孙建衡. 妇科恶性肿瘤诊疗纲要[J].北京：北京 大学医学出版社,2009:69-126.

[328]OZOLS R F,RUBIN S C,THOMAS G. et al. Epithelial Ovarian Cancer[M]// HOSKINS W J,PEREZ C A,YOUNG R C. Principles and Philadelphia：Lippincott Williams&Wilkins, USA,2005:953-966.

[329]ROCHENT N,STERZING F,JENSEN A,et al. Intensity—Modulated Whole abdominal taxane chemotherapy for advanced ovarian cancer：phast Ⅰ study.

[330]盛修贵,孙建衡,周春晓. Ⅰ期卵巢上皮癌的治 疗研究—辅助放射治疗[J]. 中华肿瘤杂志, 1996,18(4):314-316.

[331]HEPP R,BARZA M R,OLFOS P,et al. Adjuvant whole abdominal radiotherapy in epithelial cancer of the ovary[J]. Int J Radiation Oncology Biol Phys,2002,53(2):360-365.

[332]KOJS Z,GLIUSKI B,REINFUSS I,et al. Results of a randomized prospective trial comparing postoperative abdominopelvic radiotherapy with postoperative chemotherapy in early ovarian cancer[J]. Cancer Radiother,2001,5(1):5-11.

[333]GOLDBERG H,STEIN M E,STEINER N,et al. Consolidation radiation therapy following cytoreduetive surgery,chemotherapy and second-look laparotomy for epithelial ovarian carcinoma long—term follow—up[J]. Tumori,2001, 87(4):248-251.

[334]METZINGER D S,GEBHART J B,HADDOCK M G,et al. Salvage whole abdominal radiation following second—look laparotomy or secondary debulking surgery in patient with ovarian cancer[J]. Gynecol Oncol,2001,80:326.

[335]MACGIBBON A,BUCCI J,MACLEOD C,et al. Whole abdominal radiotherapy following second—look laparotomy for ovarian carcinoma [J]. Gynecol Oncol,1999,75(1):62-67.

[336]BOLIS G,VILLA A,GUARNERO P,et al. Survival of women with advanced ovarian cancer and complete pathologic response and second—look loparotomy[J]. Cancer,1998. 76:128-131.

[337]CHOAN E,QUON M,GALLANT V,et al. Ef-

fective palliative radiotherapy for symptomatic recurrent or sidual ovarian cancer[J]. Gynecol Oncol,2006,102:204-209.

[338] FRIAT S, ERICKSON B. Selective irradiation for the treatment of Recurrent Ovarian Carcinoma involving the Vagina or Recurrent[J]. Gynecol Oncol,2001,80:213-220.

[339] MAY L E,BELLINSEN J L,ROLAND T A,et al. Palliative benefit of radiation therapy in advanced ovarian cancer[J]. Gynecol Oncol,1999, 37:408-411.

[340] FAUL G,GERSTTEM K,EDWARD R,et al. A pase Ⅰ/Ⅱ study of hyperfractiontell whole abdominal radiation therapy in patient with chemoresistane ovarian carcinoma: Karnofsky secore determinus trearment outcome[J]. Int J Radiat Oncol Biol Phys,2000,47:744-750.

[341] CHOHEN Z R,SUKI D,WEINBERG J S,et al. Brain metastases in patients with ovarian carcinoma prognostic factors and outcome[J]. J neurooncol,2004,66:315-323.

[342] Evalluation of prognostic Factors and treatment modalities in ovarian cancer patient Brain metastases[J]. Gynecol Oncol,2002,85:487-492.

[343] RAMKRISHNAN S, SUBRAMANIAN Ⅳ, YOKOYAMA Y, et al. Angiogenesis in normal and neoplastic o-varies Angiogenesis[J]. 2005: 169-182.

[344] CHEN H, YE D, XIE X, et al. VEGF, VEGFRs expressions and activated STATs in ovarian epitheli-al carcinoma [J]. Gynecologic oncology, 2004: 94: 630-635.

[345] BURGER R A, SILL M W, MONK B J, et al. Phase II trial of bevacizumab in persistent or recurrent epithelial ovarian cancer or primary peritoneal cancer: A Gynecologic Oncology Group study[J]. Journal of Clinical Oncology, 2007,25:5 165-5 171.

[346] GARCIA A A, HIRTE H, FLEMING G, et al. Phase II Clinical Trial of Bevacizumab and Low-Dose Metronomic Oral Cyclophosphamide in Recurrent Ovarian Cancer: A Trial of the California, Chicago, and Princess Margaret Hospital Phase I Consortia[J]. Cancer Re-

search 1990: 50: 5 919-5 924.

[347] AZAD N S, ANNUNZIATA C M, STEINBERG S M, et al. Lack of reliability of CA125 response criteria with anti-VEGF molecularly targeted therapy [J]. Cancer, 2008: 112: 1 726-1 732.

[348] BURGER R A, BRADY M F, BOOKMAN M A, et al. Incorporation of bevacizumab in the primary treatment of ovarian cancer[J]. The New England journal of medicine, 2011, 365: 2 473-2 483.

[349] APTE S M, BUCANA C D, KILLION J J, et al. Expression of platelet-derived growth factor and activated receptor in clinical specimens of epithelial ovarian cancer and ovarian carcinoma cell lines [J] gynecologic oncology, 2004, 93: 78-86.

[350] PERREN T J, SWART A M, PFISTERER J, et al. A phase 3 trial of bevacizumab in ovarian cancer[J]. The New England journal of medicine 2011, 365: 2 484-2 496.

[351] AGHAJANIAN C, GOFF B, NYCUM L R, et al. Final overall survival and safety analysis of OCEANS, a phase 3 newchemotherapy with or without bevacizumab in patients with platinum sensitive recurrent cancer [J]. Gynecologic oncology, 2015, 139: 10-16.

[352] POVEDA A M, SELLE F, HILPERT F, et al. Bevacizumab Combined With Weekly Paclitaxel, PegylatdLisomal Doxorubicin, or Topotecan in Platinum- Resistant Recurrent Ovarian Cancer: Analysis by Chemotherapy Cohort of the Randomized Phase I AURELIA Trial [J]. Journal of clinical oncology official journal of the American Society of Clinical Oncology, 2015, 33: 3 836-3 838.

[353] DUSKA L R, JAVA J J, COHN D E, et al. Risk factors for readmission in patients with ovarian, fallopian tube, and primary peritoneal carcinoma who are receiving front-line chemotherapy on a clinical trial(GOG 218): an NRG oncology/gynecologic oncology group study (ADS-1236)[J]. Gynecologic oncology, 2015, 39:221-227.

[354]FERRISS J S, JAVA J J, BOOKMAN M A, et al. Ascites predicts treatment benefit of bevacizumab in front-line therapy of advanced epithelial ovarian, fallopian tube and peritoneal cancers: an NRG Oncology/GOG study [J]. Gynecologic oncology, 2015,139: 17-22.

[355]Ovarian cancer and body size: individual participant meta-analysis including 25, 157 women with ovarian cancer from 47 epidemiological studies [J]. PLOS medicine, 2012, 9: e1001200.

[356]MATEI D, EMERSON R E, LAI Y C, et al. Autocrine activation of PDGFRAα promotes the progression of ovarian cancer[J]. Oncogene, 2006, 25: 2 060-2 069.

[357]WILCZYNSKI S P, CHEN Y Y, CHEN W, et al. Expression and mutational analysis of tyrosine kinase receptors c-kit, PEGFRALPHA, and PIGFRBETA in ovarian cancers[J]. Human pathology, 2005,242-249.

[358]ERBER R, THURNHER A, KATSEN A D. et al. Combined inhibition of VEGF and PDGF signaling enforces tumor vessel regression by interfering with pericyte-mediated endothelial cell survival mechanisms [J]. The FASEB journal official publication of the Federation of American Societies for Experimental Biology, 2004,18:338-340.

[359]BATCHELOR T T, SORENSEN A G, DI TOMASO E, et al. AZD2171, a PAN-VEGF Receptor Tyrosine Kinase Inhibitor, Normalizes Tumor Vasculature and Alleviates Edema in Glioblastoma Patients [J]. Cancer Cell, 2007, 11:83-95.

[360]BERGERS G, SONG S, MEYER-MORSE N, et al. Benefits of targeting both pericytes and endothelial cells in the tumor vasculature with kinase inhibitors [J]. Journal of Clinical Investigation, 2003,111: 1 287-1 295.

[361]LASCHKE M, ELITZSCH A, VOLLMAR B, et al. Combined inhibition of vascular endothelial growth factor(VEGF), fibroblast growth factor and platelet-derived growth factor, but not inhibition of VEGF alone effectively suppresses angiogenesis and vessel maturation in endometriotic lesions [J]. Hum Reprod, 2006, 21:262-268.

[362]LU C, KAMAT A A, LIN Y G, et al. Dual targeting of endothelial cells and pericytes in antivascular therapy for ovarian carcinoma [J]. Clinical Cancer Research, 2007, 13: 4 209-4 217.

[363]ESKANDER R N, TEWARI K S. Incorporation of anti-angiogenesis therapy in the management of advanced ovarian carcinoma-Mechanistics, review of phase II randomized clinical trials, and regulatory implications [J]. Gynecologic oncology, 2014,132: 496-505.

[364]KARLAN B Y., OZA A M, RICHARDSON G E, et al. Randomized, double-blind, placebo-controlled phase II study of AMG 386 combined with weekly paclitaxel in patients with recurrent ovarian cancer [J]. Journal of clinical oncology: official journal of the American Society of Clinical Oncology 2012;30: 362-371.

[365]MONK B J, POVEDA A, VERGOTE I, et al. Anti-angiopoietin therapy with trebananib for recurrent ovarian cancer (TRINOVA-1): A randomised, multicentre, double-blind, placebo controlled phase 3 trial [J]. The Lancet Oncology, 2014,15: 799-808.

[366]KUMAR R, KNICK V B, RUDOLPH S K, et al. Pharmacokinetic-pharmacodynamic correlation from mouse to human with pazopanib, a multikinase angiogenesis inhibitor with potent antitumor and antiangiogenic activity [J]. Molecular Cancer Therapeutics, 2007,6: 2 012-2 021.

[367]FRIEDLANDER M, HANCOCK K C, RISCHIN D, et al. A Phase II, open-label study evaluating pazopanib in patients with recurrent ovarian cancer [J]. Gynecologic oncology, 2010, 119: 32-37.

[368]HARTER P, JOHNSON T, BERTON-RIGAUD D, et al. BRCAL/2 mutations associated with progression-free survival in ovarian cancer patients in the AGO-OVAR 16 study[J]. Gynecologic oncology,2016,140: 443-449.

[369]PULFORD D J, HARTER P, FLOPQUET A, et al. Communicating BRCA research results to

patients enrolled in international clinical trials: lessons learnt from the AGO-OVAR 16 study [J]. BMC medical ethics, 2016,17:63.

[370]HILBERG F, ROTH G J, KRSSAK M, et al. BIBF 1120: Triple angiokinase inhibitor with sustained receptor blockade and good antitumor efficacy [J]. Cancer Research, 2008, 68: 4 774-4 782.

[371]LEDERMANN J A, HACKSHAW A, KAYE S, et al. Randomized phase II placebo- controlled trial of maintenance therapy using the oral triple angiokinase inhibitor BIBF 1120 after chemotherapy for relapsed ovarian cancer [J]. Journal of Clinical Oncology, 2011, 29: 3 798-3 804.

[372]DU BOIS A, HUOBER J, STOPFER P, et al. A phase I open-label dose-escalation study of oral BIBF 1120combined with standard paclitaxel and carboplatin in patients with advanced gynecological malignancies [J]. Annals of Oncology, 2010, 21: 370-375.

[373]LEDERMANN J A, EMBLETON A C, RAJA F, et al. Cediranib in patients with relapsed platinum-sensitive ovarian cancer(ICON6): a randomised, double-blind, placebo-controlled phase 3 trial [J]. Lancet, 2016,387:1 066-1 074.

[374]STARK D P, COOK A, BROWN J M, et al. Quality of life with cediranib in relapsed ovarian cancer: The ICON6 phase 3 randomized clinical trial[J]. Cancer, 2017.

[375]LEDERMANN J A. PARP inhibitors in ovarian cancerLJJ. Annals of oncology official journal of the European Societ for Medical Oncology,2016, 27 Suppll:i40-i4.

[376]AlHILLI M M, BECKER M A, WEROHA S, et al. In vivo anti-tumor activity of the PARP inhibitor niraparib in homologous recombination deficient and proficient ovarian carcinoma [J]. Gynecologic oncology 2016,143:379-388.

[377]LEDERMANN J A,DREW Y, KRISTELEIT R S. Homologous recombination deficiency and ovarian cancer [J]. European journal of cancer (Oxford, England: 1990,2016, 60: 49-58.

[378]LEDERMANN J, HARTER P, GOURLEY C, et al. Olaparib maintenance therapy in platinum- sensitive relapsed ovarian cancer[J]. The New England journal of medicine, 2012, 366: 1 382-1 392.

[379]LEDERMANN J, HARTER P, GOURLEY C, et al. Olaparib maintenance therapy in patients witith platinum sensitive relapsed serous ovarian cancer: a preplanned retrospective analysis of outcomes by BRCA status in a randomised phase 2 trial[J]. The Lancet Oncology, 2014, 15:852-861.

[380]LHEUREUX S, LAI Z, DOUGHERTY BA, et al. Long- Term Responders on Olaparib Maintenance in HighGrade Serous Ovarian Cancer: Clinical and Molecular Characterization[J]. Clin Cancer Res, 2017.

[381]LEDERMANN J, HARTER P, GOURLEY C. Olaaparib maintenance therapy in patients with platinum- sensitive relapsed serous ovarian cancer: a preplanned retrospective analysis of outcomes by BRCA status in a randomized phase 2 trail [J]. The Lancet Oncology,2015, 16:e58.

[382]SANDHU S K. SCHELMAN W R, WILDING G, et al. The poly(ADIDP-ribose) polymerase inhibitor niraparib(MK4827) in BRCA mutation carriers and patients with sporadic cancer: a phase 1 dose-escalation trial[J]. The Lancet Oncology 2013,14: 882-892.

[383]MIRZA M R, MONK B J, HERRSTEDT J, et al. Niraparib Maintenance Therapy in Platinum Sensitive, Recurrent Ovarian Cancer[J]. The New England journal of medicine, 2016, 375: 2 154-2 164.

[384]EMERSON R O, SHERWOOD A M, RIEDER M, et al. High throughput sequencing of T-cell receptors reveals a homogenous repertoire of tumour-infiltrating lymphocytes in ovarian cancer[J]. The Journal of pathology, 2013, 231:433-440.

[385]HAMANISHI J, MANDAI M, IKEDA T, et al. Safety and Antitumor Activity of Anti-PD-1 Antibody, Nivolumab, in Patients With Platinum-resistant Ovarian Cancer[J]. Journal of

clinical oncology official journal of the American Society of Clinical Oncology, 2015, 33: 4 015-4 022.

[386]HAMANISHI J, MANDAI M, MATSUMU- RA N, et al. PD1/PD-LL blockade in cancer treatment: perspectives and issues [J]. International journal of clinical oncology, 2016, 21: 462-473.

[387] HEERY C R, OSULLIVAN COYNE G, MADAN R A, et al. Avelumab for metastatic or locally advanced previously treated solid tumours (JAVELIN Solid Tumor): a phase IA, multicohort, dose-escalation trial[J]. The Lancet Oncology, 2017,18: 587-598.

[388]BRAHMER J R, TYKODI S S, CHOW Q, et al. Safety and activity of anti PD-L1 antibody in patients with advanced cancer[J]. The New England journal of medicine, 2012, 366: 2 455- 2 465.

[389]AMBROSIO A J, SUZIN D, PALMER E L, et al. Vintafolide (EC145) for the treatment of folate-receptor-alpha positive platinum resistant ovarian cancer [J]. Expert review of clinical pharmacology,2014,7: 443-450.

[390]GRAYBILL W S, COLEMAN R I. Vintafol- ide: a novel targeted agent for epithelial ovarian cancer[J]. Future oncology (London, Eng- land),2014, 10: 541-548.

[391]NAUMANN R W, COLEMAN R I, BURGER R A, et al. PRECEDENT: a randomized phase I trial comparing vintafolide(EC145) and pegylated liposomal doxorubicin(PLD) in combination versus PLD alone in patients with platinum resistant o- varian cancer [J]. Journal of clinical oncology offi- cial journal of the American Society of Clinical On- cology, 2013, 31: 4 400-4 406.

[392]LI J,BALDWIN R L,KARLAN B Y. Estrogen and progesterone receptor subtype expression in normal and malignant ovarian epithelial cell cultures[J]. Am J Obstet Gynecol, 2003,189: 22-27.

[393]RAO B R,STOLMAN B J. Endocrine E role in ovarian cancer[J]. Cancer, 1996,3:309-326.

[394]MUNSTEDT K,STEEN J,KNAUF A G,et al.

Steroid hormone receptors and long term sur- vival in invasive ovarian cancer[J]. Cancer, 2000,89:1 783-1 791.

[395]SCHWARTZ P E. The role of hormonal therapy in the management of ovarian cancer[M]// GERSHENSON D M, McQuire W P. Ovarian cancer: controversies in management. New York:Churchill Livingstone,1998:325-341.

[396]华苓.激素替代疗法与恶性肿瘤[J]. 国外医学 妇产科学分册,1995,22(2):95.

[397]EDONSON J H. Whither tamoxifen[J]. Gyne- col Oncol,1996,62:1.

[398]LAZO J S. Antiproliferative actions of tamox- ifen to human ovarian carcinoma in vivo[J]. Cancer Res,1984,44:2 266.

[399]ADELSON M D, REECE M T. Effects of gon- adotropin-rnleasing hormon analogues on ovari- an epithelial tumors[J]. Clin Obstet Gynecol, 1993,30(3):690.

[400]ERICKSON L D. Cyclophosphamide, cisplatin, and leuprolide acetate in patients with debulked stage III or IV ovarian carcinoma[J]. Gynecol Oncol,1994,54(2):196.

[401]FALKSON C I. Cisplatin versus cisplatin plus D-Trp-6-LHRH in the treatment of ovarian cancer: a pilot to investigate the effect of the addition of a GnRH analogue to cisplatin[J]. Oncology,1996,53(4):313.

[402]EMONS G. Luternizing hormone-releasing hor- mone agonist triptorelin in combination with cytotoxic chemotherapy in patients with ad- vanced ovarian carcinoma: a prospective double blind randomized trial [J]. Cancer, 1996, 78 (7):1 452.

[403]OMURA G A, THINKER A V, GROGE J, et al. Lont-term follow-up and prognostic factor analysis in advanced ovarian carcinoma: the Gynecologic Oncology Group experience[J]. J Clin Oncol, 1991,9(7):1 138-1 150.

[404]TAKANO M, KIKUCHI Y, YAEGASHI N, et al. Clear cell carcinoma of the ovary: a ret- rospective multicentre experience of 254 pa- tients with complete surgical staging [J]. British J Cancer, 2006, 94(10):1 369-1 374.

[405]HOSKINS P J, LE N, GILKS B, et al. Low-Stage Ovarian Clear Cell Carcinoma: Population-Based Outcomes in British Columbia, Canada, With Evidence for a Survival Benefit As a Result of Irradiation[J]. J Clin Oncol, 2012,30 (14):1 656-1 662.

[406]KIMBERLY C W, SOHRAB P. S, OSAMA M A,et al. ARID1A Mutations in Endometriosis-Associated Ovarian Carcinomas[J]. N Engl J of Med, 2010,363(16):1 532-1 543.

[407]ANGLESIO M S, CAREY M S, MACKAY H, et al. Clear cell carcinoma of the ovary: a report from the first Ovarian Clear Cell Symposium[J]. Gynecol Oncol, 2011, 121(2):407-415.

[408]DEL CARMEN M G, BIRRER M, SCHORGE J O. Clear cell carcinoma of the ovary: a review of the literature[J]. Gynecol Oncol, 2012, 126 (3):481.

[409]TAKANO M, SUGIYAMA T, Yaegashi N, et al. Less impact of adjuvant chemotherapy for stage I clear cell carcinoma of the ovary: a retrospective Japan Clear Cell Carcinoma Study [J]. Int J Gynecol Cancer, 2010, 20(9):1 506-1 510.

[410]GOFF B A, SAINZ DE LA CUESTA R, MUNTZ H G, et al. Clear cell carcinoma of the ovary: a distinct histologic type with poor prognosis and resistance to platinum-based chemotherapy in stage III disease[J]. Gynecol Oncol, 1996,60(3):412-417.

[411]MACKAY H J, BRADY M F, OZA A M, et al. Prognostic relevance of uncommon ovarian histology in women with stage III/IV epithelial ovarian cancer[J]. International Journal of Gynecological Cancer Official Journal of the Int Gynecol Cancer, 2010,20(6):945-952.

[412]CROTZER D R, SUN C C, COLEMAN R L, et al. Lack of effective systemic therapy for recurrent clear cell carcinoma of the ovary[J]. Gynecol Oncol, 2007,105(2):404-408.

[413]TAKAURA S, TAKANO M, TAKAHASHI F et al. Randomized phase II trial of paclitaxel plus carboplatin therapy versus irinotecan plus cisplatin therapy as first-line chemotherapy for clear cell adenocarcinoma of the ovary: a JGOG study[J]. Int J Gynecol Cancer, 2010,20(2): 240-247.

[414]TAKANO M, KIKUCHI Y, KUDOH K, et al. Weekly administration of temsirolimus for heavily pretreated patients with clear cell carcinoma of the ovary: a report of six cases[J]. Int J Clin Oncol, 2011,16(5):605-609.

[415]YOSHINO K, ENOMOTO T, FUJITA M, et al. Salvage chemotherapy for recurrent or persistent clear cell carcinoma of the ovary: a single-institution experience for a series of 20 patients[J]. International J Clin Oncol, 2013,18 (1):148.

[416]DUSKA L R, GARRETT L, HENRETTA M, et al. When 'never-events' occur despite adherence to clinical guidelines: the case of venous thromboembolism in clear cell cancer of the ovary compared with other epithelial histologic subtypes[J]. Gynecol Oncol, 2010,116(3): 374.

[417]SAVVARI P, PEITSIDIS P, ALEVIZAKI M, et al. Paraneoplastic humorally mediated hypercalcemia induced by parathyroid hormone-related protein in gynecologic malignancies: a systematic review[J]. Onkologie, 2009,32(8-9):517-523.

[418]PRAT J. Ovarian carcinomas: five distinct diseases with different origins, genetic alterations, and clinicopathological features[J]. Virchows Archiv, 2012, 460(3):237-249.

[419]WINTER WE 3RD, MAXWELL G L, TIAN C, et al. Prognostic factors for stage III epithelial ovarian cancer: a Gynecologic Oncology Group Study[J]. J Clin Oncol. 2007, 25(24): 3 621-3 627.

[420]WINTER WE 3RD, MAXWELL G L, TIAN C, et al. Tumor residual after surgical cytoreduction in prediction of clinical outcome in stage IV epithelial ovarian cancer: a Gynecologic Oncology Group Study[J]. J Clin Oncol, 2008, 26(1):83.

[421]ZAINO R J, BRADY M F, LELE S M, et al.

Advanced stage mucinous adenocarcinoma of the ovary is both rare and highly lethal:a Gynecologic Oncology Group study[J]. Cancer, 2011,117(3):554-562.

[422]CHUTTER E M, KENERMANS P, SOHN C, et al. Diagnostic value of pelvic examination, ultrasound, and serum CA125 in postmenopausal women with a pelvic mass :an international multicenter study[J]. Cancer, 1994, 74:1 398.

[423]SEEWALDT V L,CAIN J M,GREER B E, et al. Reviving the pelvic examination for evaluatibg the status of ovarian carcinoma[J]. J Clin Oncol,1995,13: 799.

[424]NILOFF J M, BAST R C, SACHAETZL E M, et al. Predictive value of CA125 antigen levels in second-look procedures for ovarian cancer[J]. Am J Obstet Gynecol, 1985, 151: 981.

[425]BARTER J F,BARNES W A. Second-look laparotomy[M]// RUBIN S C, SUTTON G P. Ovarian Cancer. New York: McGraw-Hill, 1993. 269-300.

[426]GALLION H,HUNTER J E,VAN NAGELL J R,et al. The prognostic implications of low serum CA125 levels prior to the second-look operation for stage Ⅲ and Ⅳ epithelial ovarian cancer[J]. Gynecol Oncol,1992,46 :29.

[427]ONO K,TANAKA T,TSUNODA T,et al. Identification by Cdna microarray of genes involved in ovarian carcinogenesis[J]. Cancer Res 2000,60:5 007-5 011.

[428]HOUGH C D,SHERMAN-BAUST C A, PIZER E S,et al. Large-scale serial analysis of gene expression reveals genes differntially expressed in ovarian cancer[J]. Cancer Res 2000, 60:6 281-9 287.

[429]ISMAIL R S,BALDWIN R L,FANG J,et al. Differential gene expression between normal and tumor-derived ovarian epithelial cells[J]. Cancer Res 2000,60:6 744-6 749.

[430]SUZUKI S,MOORE D H,GINZINGER D G,et al. An approach to analysis of large-scale correlations between genome changes and clinical endpoints in ovarian cancer[J]. Cancer Res, 200,60:5 382-5 385.

[431]WEI S H,CHEN C M,STRATHDEE G,et al. Methylation microarray analyses of oate-stage ovarian carcinomas distinguishes progression-free survival in patients and identifies candidate cpigenetic markers[J]. Clin Cancer Res 2002, 8:2 246-2 252.

[432]ZHANG L, CONEJO-GARCIA J R, KATSAROS D,et al. INTRATUMORAL CELLS, RECURRENCE,and survival in epithelial ovarian cancer[J]. N Engl J Med, 2003,348:203-213.

[433]THIGPEN J T. Second-line chemotherapy for recurrent carcinoma of the ovary[J]. Cancer, 1993,71 (supple),:1 559.

[434]PODRATZ K C. Second-look operation in ovarian cancer[J]. Cancer, 1993,71(suppl 4):1 551.

[435]JANICH F. Radical surgical procedure improves survival time in patients with recurrent ovarian cancer[J]. Cancer,1993,70:2 129.

[436]COPELAND L J, GERSHENSON D M, WHARTON J T, et al. Microscopic disease at second look laparotomy in advanced ovarian [J]. Cancer,1985,55:472.

[437]曹泽毅,余莎莎. 妇科恶性肿瘤治疗后 1 年内未控与复发原因的研究——附全国 61 所医院 1735 例分析[J]. 中华妇产科杂志,1996,31: 417-421.

[438]BOLIS G, VILLA A, GUARNERIO P, et al. Survival of women with advanced ovarian cancer and complete pathologic response at second-look laparotomy[J]. Cancer,1996,7:128-131.

[439]BRUN J L. Long-term results and prognostic factors in patients with epithelial ovarian cancer [J]. Gynecol Oncol, 2000,78:21-27.

[440]PETTERSSON F. Annual report on the results of treatment in gynecological cancer[M]. vol 20. Stockholm: Panorama Press AB,1988:110.

[441]CURTIN J P, MALIK R, VENKATRAMAN E S, et al. Stage Ⅳ ovarian cancer: impact of surgical[J]. Gynecol Oncol,1997,64:9-12.

[442]BAAK J P, LANGLEY F A, TALERMAN A, et al. The prognostic variability of ovarian tumor grading by different pathologists [J].

Gnecol Oncol 1987,27:166-172.

[443]CRAMER S F, ROTH L M, ULBRIGHT T M,et al. Evaluation of the reproducibility of World Health Organization classification of common ovarian tumors with emphasis on methodology[J]. Arch Pathol Lab Med, 1987, 111:819-829.

[444]VERGOTE I B, KAERN J,ABELER V M, et al. Analysis of prognostic factors in stage Iepithelial ovarian carcinoma: importance of degree of differentiation and deoxyribonucleic acid ploidy in predicting relapse[J]. Am J Obstet Gynecol,1993,169:40-52.

[445]GEISLER J P. Relationship of preoperarative serum CA125 to survival in epithelial ovarian carcinoma[J]. J Reprod Med, 1996, 41: 140-142.

[446]MOGENSEN O. Prognostic value of CA125 in advanced ovarian cancer[J]. Gynecol Oncol, 1992,44:207.

[447]SELIGER G, MUELLER Z P, KEGEL T, et al. Phase 2 trial of docetaxel,gemetitabine and oxaliplatin combination chemotherapy in platinum-and pacitaxel-pretreated epithelial ovarian [J]. Cancer: Int J Gynecol Cancer, 2009, 19 (8):1 353-1 357.

[448]LEVIN L, HRYNIUK W M. Dose intensity analysis of chemotherapy regimens in ovarian carcinoma[J]. J Clin Oncol,1987,5:756.

[449]CHRISTINA M C, TRIMBLE E L. Salvage chemotherapy for epithelial ovarian carcinoma, review[J]. Gynecol Oncol,1994,55:S143.

[450]DAUPLAT J,LEGROS M,CONDAT P, et al. High-dose melphalan and auto, ogous bone marrow support for treatment of ovarian carcinoma with positive second-look operation[J]. Gynecol Oncol,1989,34:294.

[451]MULDER P O,WILLEMSE P H,AALDERS J G,et al. High-dose chemotherapy with antologous bone marrow transplantation in patients with refractory ovarian cancer[J]. Eur J Cancer Clin Oncol,1989,25:645.

[452]MARKMAN M. Characteristics of patients with small-volume residual ovarian cancer unresponsive to cisplantin-based chemotherapy: lessons learned from a Gynecologic Oncology Group phase II trail of IP cisplatin and recombinant interferon-α[J]. Gynecol Oncol,1992,45:3.

[453]GAGJEWSKI W H, FULLER A F Jr, PASTEL-LEY C, et al. Prognostic significance of DNA content in epithlia ovarian cancer[J]. Gynecol Oncol 1994,53:5-12.

[454]DAERN J,TROPE C. Cellular DNA content as a new prognostic tool in patients with borderline rumors of the ovary[J]. Gynecol Oncol 1990,38:452-457.

[455]HARLOW B L, FUHR J E, MCDONALD T W,et al. Flow cytometry as a progonostic indicator in women with borderline epithelial ovarian tumors[J]. Gynecol Oncol 1993, 50: 305-309.

[456]BOODMAN M A,OZOLS R F. Factoring outcomes in ovarian[J]. cancer J Clin Oncol,1996, 14:325-327.

[457]EISENHAUER E A, GORE M, NEJI J P. Ovarian cancer: should we be managing patients with good and bad prognostic factors in the same manner? [J]. Ann Oncol, 1999, 10: S9-S15.

[458]IZQUIERDO M A,VAN DER ZEE A G,VERMORKEN J B, et al. Drug resistance-associated marker Lrp for prediction of response to chemotherapy and prognoses in advanced ovarian carcinoma[J]. J Natl Cancer Inst, 1995,87: 1 230-1 237.

[459]VAN DER ZEE A G, HOLLEMA H,Suurmeijer A J,et al. Value of P-gly-coprotein,glutathione S-transferase p-erbB-2,and p53 as prognostic factors in ovarian carcinomas[J]. J Clin Oncol, 1995,13:70-78.

[460]FOJO A, HAMILTON T C, YOUNG R C,et al. Multidrug resistance in ovarian cancer[J]. Cancer 1987,60:2 075-2 080.

[461]HOLZMAYER T A, HILSENBECK S, VON HOFF D D,et al. Clinical correlates of MDR1 (P- gly-coprotein) gene expression in ovarian and small-cell lung carcinomas [J]. J Natl Cancer Inst, 1992,84:1 486-1 491.

［462］DABHOLKAR M，BOSTICK-BRUTON F，WEBER C，et al. ERCC2 expression in malignant tissues from ovarian cancer patients［J］. J Natl Cancer Inst，1992，84：1 512-1 717.

［463］REED I，OZOLS R F，TARONE R，et al. Platinum-DNA adducts in leukocyte DNA correlate with disease response in ovarian cancer patients receiving platinum -based chemotherapy［J］. Proc Natl Acad Sce USA，1987，84：5 024-5 028.

［464］ONO K，TANAKA T，TSUNODA T，et al. Identification by Cdna microarray of genes involved in ovarian carcinogenesis［J］. Cancer Res 2000，60：5 007-5 011.

［465］HOUGH C D，SHERMAN-BARUST C A，PIZER E S，et al. Large-scale serial analysis of gene expression reveals genes differrntially expressed in ovarian cancer ［J］. Cancer Res，2000，60：6 281-9 287.

［466］ISMAIL R S，BALDWIN R L，Fang J et al. Differential gene expression between normal and tumor-derived ovarian epithelial cell［J］. Cancer Res，2000，60：6 744-6 749.

［467］SUZUKI S，MOORE D H 2nd，GINZINGER D G，et al. An approach to analysis of large-scale correlations between genome changes and clinical endpoints in ovarian cancer［J］. Cancer Res，2000，60：5 382-5 385.

［468］WEI S H，CHEN C M，SRTATHDEE G，et al. Methylation microarray analyses of oate-stage ovarian carcinomas distinguishes progression-free survival in patients and identifies candidate cpigenetic markers［J］. Clin Cancer Res，2001，8：2 246-2 252.

［469］ZHANG L，CONEJO-GARCIA，JR，Katsaros，D，et al. INTRATUMORAL t CELLS，RECURRENCE，and survival in epithelial ovarian cancer［J］. N Engl J Med，2003，348：203-213.

［470］THIGPEN J T. Second-line chemotherapy for recurrent carcinoma of the ovary［J］. Cancer，1993，71(supple)：1 559.

［471］PODRATAZ K C. Second-look operation in ovarian cancer［J］. Cancer 1993，71(suppl 4) 1 551.

［472］DiAZ-MONTES T P，BRISTOW R E. Secondary cytoreduction for patients with recurrent o-varian cancer［J］. Current Oncology Reports，2005，7(6)：451-458.

［473］ANGIOLI R，PALAIA I，ZULLO M A，et al. Diagnostic open laparoscopy in the management of advanced ovarian cancer. ［J］. Gynecologic Oncology，2006，100(1)：455-461.

［474］JANICH F. Radical surgical procedure improves survival time in patients with recurrent ovarian cancer［J］. Cancer，1993，70：2 129.

［475］VACCARAELLO L. Cytoreductive surgery in ovarian carcinoma patients with a documented previously complete surgical response［J］. Gynecol Oncol，1995，57：61

［476］MORRIS M. Secondary cytoreductive surgery in epithelial ovarian cancer：nonresponders to first-line therapy［J］. Gynecol Oncol，1989，33：1

［477］POTTER M E. Secondary cytoreduction in ovarian cancer ［J］. Gynecol Oncol，1993，51：131.

［478］BLYTHE J G. Debulking surgery：Does it increase the quality of survival? ［J］ Gynecol Oncol，1982，14：396

［479］RADWANY S M，VON GRUENIGEN V E. Palliative and end-of-life care for patients with ovarian cancer. ［J］. Clinical Obstetrics & Gynecology，2012，55(1)：173-184.

［480］POTHURI B，VAIDYA A，AGHAJANIAN C，et al. Palliative surgery for bowel obstruction in recurrent ovarian cancer：an updated series［J］. Gynecologic Oncology，2003，89(2)：306-313.

［481］GOTLIEB W H，AMANT F，ADVANI S，et al. Intravenous aflibercept for treatment of recurrent symptomatic malignant ascites in patients with advanced ovarian cancer：a phase 2，randomised，double-blind，placebo-controlled study［J］. Lancet Oncology，2012，13(2)：154-162.

［482］THIGPEN J T，VANCE R B，KHANSUR T. Second-line chemotherapy for recurrent carcinoma of the ovary［J］. Cancer，1993，71(suppl)：1 559.

［483］CHRISTIAN M C，TRIMBLEr. Salvage chemotherapy for epithelial ovarian carcinoma［J］. Gynecol Oncol，1994，12：1 748.

[484] THIGPEN J T, BLESSING J A, BALL H, et al. Phase II Trial of paclitaxel in patient with progressive ovarian carcinoma after platinum-based chemotherapy ; a Gynecologic Oncology Group study[J]. J Clin Oncol, 1994, 12: 1 748.

[485] MARKMAN M, BLESSIG J A, MOORE D, et al. Altretamine(Hexamethylmelamine) in platinum-resistant and platinum-refractoty ovarian cancer: a Gynecologic Oncology Group Phase II trial[J]. Gynecol Oncol, 1998, 69: 226.

[486] GREEMERS G J, BOLIS Gore M. Topotecan, an active drug in the second-line treatment of epithelial ovarian cancer: results of a large European phase II study[J]. L Clin Oncol, 1996, 14: 3 056.

[487] MORRE D H, VALEA F, CRUMPLER L S, et al. Hexamethylmelamine/Altretamine as second-line therapy for epithelial ovarian carcinoma[J]. Gynecol Oncol, 1993, 51: 109.

[488] ROSEN G F, LURAIN J R, NEWTON M. Hexamethylmelamine in ovarian cancer after failure of cisplatin-based multiple-agent chemotherapy[J]. Gynecol Oncol, 1987, 27: 173.

[489] STEHMAN F B, EHRLICH C E, CALLANGAN M F. Faliure of hexamethylmelamine as salvage therapy in ovarian epithelial adenocarcinoma resistant to combination chemotherapy [J]. Gynecol Oncol, 1984, 17: 189.

[490] MANETTA A, MACNEILL C, LYTER J A, et al. Hexamethylmelamine as a single second-line agent in ovarian cancer [J]. Gynecol Oncol, 1990, 36: 93.

[491] VERGOTE I, HIMMELMANN A, FRANKENDAL B, et al. Hexamethylmelamine as second-line therapy in platin-resistant ovarian cancer[J]. Gynecol Oncol, 1992, 47: 282.

[492] MARKMAN M, HAKES T, REICHMAN B. Ifosfamide and mesna inpreviously treated advanced epithelial ovarian cancer: activity in platinum-resistant disease[J]. J Clin Oncol, 1992, 10: 243.

[493] SORENSEN P, PFEIFFER P, BERTELSEN K. A phase II trial of ifosfamide/mesna as salvage therapy in patients with ovarian cancer refrac-tory to or relapsing after prior platinum-containing chemotherapy[J]. Gynecol Oncol, 1995, 56: 75.

[494] HOSKIN P J, SWENERTON K D. Oral etoposide is active against platinum resistant epithelial ovarian cancer[J]. L Clin Oncol, 1994, 12: 60.

[495] MUGGIA F M, HAINSWORTH J D, JEFFERS S, et al. Phase II study of liposomal doxorubicin in refractory ovarian cancer: antitumor activity and toxicity modification by liposomal encapsulation[J]. J Clin Oncol, 1997, 15: 987.

[496] SELIGER G, MUELLRE Z P, KEGEL T, et al. Phase II trial of docetaxel, gemeitabine, and oxaliplatin combination chemotherapy in platinum -and pacitaxel-pretreated epithelial ovarian cancer[J]. Int J Gynecol Cancer, 2009, 19(8): 1 353-1 357.

[497] LEVIN L, HRYNIUK W M. Dose intensity analysis of chemotherapy regimens in ovarian carcinoma[J]. J Clin Oncol, 1987, 5: 756.

[498] CHRISTIAN M C, TRIMBLE E L. Salvage chemotherapy for epithelial ovarian carcinoma, review[J]. Gynecol Oncol, 1994, 55: S143.

[499] DAUPLAT J, LEGROS M, CONDAT P, et al. High-dose melphalan and auto, ogous bone marrow support for treatment of ovarian carcinoma with positive second-look operation[J]. Gynecol Oncol, 1989, 34: 294.

[500] MULDER P O, WILLEMSE P H, AALDERS J G, et al. High-dose chemotherapy with autologous bone marrow transplantation in patients with refractory ovarian cancer[J]. Eur J Cancer Clin Oncol, 1989, 25: 645.

[501] MARKMAN M. Characteristics of patients with small-volume residual ovarian cancer unresponsive to cisplantin-based chemotherapy: lessons learned from a Gynecologic Oncology Group phase II trail of IP cisplatin and recombinant interferon-α[J]. Gynecol Oncol, 1992, 45: 3.

[502] LINSTADT D E. Salvage whole-abdominal irradiation following chemorherapy failure in epithelial ovarian carcinoma[J]. Gynecol Oncol, 1990, 36: 327.

[503]DAVIDSON S A,RUBIN S C,MYCHALCZAK B,et al. Limited-field radiotherapy as salvage treatment of localized persistent or recurrent epithelial ovarian cancer[J]. Gynecol Oncol, 1993,51:349-354.

[504]CORN B W, LANCIANO R M,BOENTE M, et al. Recurrent ovarian cancer. Effective radiotherapeutic palliation after chemotherapy failure[J]. Cancer,1994,74:2 979-2 983.

[505]REDDY S. Whole-abdomen radiation therapy in ovarian carcinoma: its role as a salvage therapeutic modality[J]. Gynecol Oncol,1989,35:307.

[506]AGHAJANIAN C, FINKLER N J, RUTHER-FORD T, et al. OCEANS: A randomized, double-blinded, placebo-controlled phase Ⅲ trial of chemotherapy with or without bevacizumab (BEV) in patients with platinum-sensitive recurrent epithelial ovarian (EOC), primary peritoneal (PPC), or fallopian tube cancer (FTC)[J]. Journal of Clinical Oncology Official Journal of the American Society of Clinical Oncology, 2011, 29(18_suppl):LBA5007.

[507]HILPERT F, WEBER B, REUSS A, et al. AURELIA: A randomized phase Ⅲ trial evaluating bevacizumab (BEV) plus chemotherapy (CT) for platinum (PT)-resistant recurrent ovarian cancer (OC)[J]. Journal of Clinical Oncology, 2012, 30(18).

[508]ZHENG H, KAVANAGH J J, W. H U, et al. Hormonal therapy in ovarian cancer[J]. International Journal of Gynecological Cancer, 2007, 17(2):325-338.

[509]ABU-JAWDEH G M, JACOBS T W, NILOFF J, et al. Estrogen receptor expression is a common feature of ovarian borderline tumors. [J]. Gynecologic Oncology, 1996, 60(2):301-307.

[510]GERSHENSON D M, SUN C C, IYER R B, et al. Hormonal therapy for recurrent low-grade serous carcinoma of the ovary or peritoneum[J]. Gynecologic Oncology, 2012, 125 (3):661-666.

# 34 卵巢上皮性交界性肿瘤

卵巢交界性肿瘤(borderline ovarian tumors,BOT)是一种组织学和生物学特点介于良性和恶性肿瘤之间的肿瘤,其病理学特点以上皮异常增生而无间质浸润为特征。临床表现类似恶性,可发生转移,但总的预后较好,10年生存率可达95%。1963年FIGO将这种肿瘤归为一种具有低恶性潜能(low malignant potential,LMP)的中间类型肿瘤。1973年WHO在卵巢肿瘤国际统一分类中正式采用交界性肿瘤这一名称。交界性肿瘤仅限于上皮性肿瘤,多为卵巢黏液性、浆液性、子宫内膜样、透明细胞、Brenner瘤、混合性上皮性交界性肿瘤较少见。

## 34.1 病理

### 1) 组织学类型

文献报道最常见的是浆液性和黏液性交界性肿瘤,分别占50%及65%,而内膜样、透明细胞及Brenner交界性肿瘤较罕见[1]。来自Russell和Merkur[2]($n=44$),Bostwick等[3]($n=109$)和Kaem等[4]($n=370$)的3个研究报告,浆液性所占的比例分别为49%、67%、47%。在3个报告中Ⅱ、Ⅲ期患者占15%~20%。在Norwegain镭锭医院(NRH)[4]的研究中,分析自1970—1982年收治的370例卵巢交界瘤,浆液性($n=174$)与黏液性($n=178$)肿瘤比例相当。有18例为非浆液—黏液肿瘤;8例为混合性,7例为内膜样,2例为透明细胞,1例未分类。大多数为Ⅰ期患者(311例,占89%),仅11%($n=59$)属晚期(Ⅱ期20例,Ⅲ期39例)。Trimble[5]进行了10年回顾性研究,有468例为浆液性交界瘤,Ⅰ期占65%,Ⅱ期占14%,Ⅲ期占20%,Ⅳ期占1%;236例为黏液性交界瘤,Ⅰ期占89%,Ⅱ期占1%,Ⅲ期占9%,Ⅳ期占0.4%。

### 2) 病理特征

交界性肿瘤与良性肿瘤相比,其组织结构及细胞学特征有一定异常;与恶性肿瘤相比,则无间质浸润出现。组织学区分推挤式边界(交界性肿瘤的特征)与破坏性侵袭通常较易[6];诊断间质浸润主要证据为:①肿瘤与间质界面改变,局部不规整或参差不齐;②正常或水肿间质出现促结缔组织增生反应;③间质界面出现慢性炎细胞反应。现结合2014年版WHO妇科肿瘤分类[7],对交界性肿瘤的病理组织学诊断标准总结如下。

(1)浆液性交界性肿瘤的病理诊断标准[8]:肿瘤组织出现分支乳头状结构或出芽样簇集,层数少于3层;肿瘤细胞核有异型(轻一中度);微乳头型者,以出现拉长的纤细乳头为特征,若增生的连续长度超过5mm,则应诊断为微乳头性浆液性交界性肿瘤。微乳头可有脱落、飘浮的细胞团块(图34-1,图34-2)。

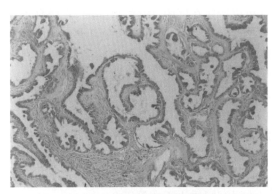

**图 34-1 交界性浆液性囊腺瘤**

瘤细胞有轻度异型,部分区域复层排列(×100)

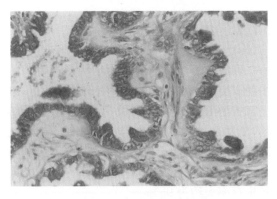

**图 34-2 交界性浆液性囊腺瘤**

与图 34-1 为同一病例。瘤细胞复层排列,簇状及微乳头状突起,细胞轻度异型(×400)

交界性浆液性卵巢肿瘤可发生腹膜种植[9]。卵巢外腹膜种植灶有:①非侵袭性,非侵袭性种植位于腹膜的表面,无不规则侵袭的边缘,进展缓慢,死亡率很低。②侵袭性,腹膜种植灶有侵袭的特征。镜下侵袭性生长的种植灶不规则浸润至其下组织;伴有"侵袭性种植"的肿瘤预后较差,生存率明显下降。卵巢浆液性交界性肿瘤的一个独特发现是单细胞和非典型细胞巢间质微浸润灶的出现,病灶直径<3mm,面积<10m²,这类肿瘤仍归于交界性肿瘤类,称之为卵巢浆液性交界性肿瘤间质微浸润型或卵巢低度恶性潜能肿瘤间质微浸润型[10]。

(2)黏液性交界性肿瘤的病理诊断标准[11]:肠型黏液性交界性肿瘤,上皮细胞呈复层排列,但层次小于或等于 3 层,瘤细胞排

列成丝状乳头结构,向囊腔内生长,瘤细胞有轻度异型(图 34-3)。宫颈内膜型黏液性交界性肿瘤,呈广基的球状乳头结构,并向囊内生长,由柱状上皮和具有嗜酸性胞浆的圆形细胞所衬覆。乳头结构间质内有明显炎细胞浸润。

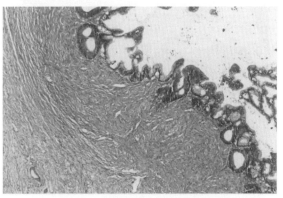

**图 34-3 卵巢交界性黏液性囊腺瘤**

瘤细胞有轻度异型,部分区域复层排列,出现短乳头结构,但无明确间质浸润(×100)

黏液性交界性肿瘤也可同时伴发腹腔假黏液瘤。表现为大量黏液及高分化的黏液细胞满布腹腔,但有研究者认为,大多数此类病例为阑尾肿瘤转移所致。交界性肿瘤和恶性黏液性肿瘤有时也出现孤立附壁结节(mural nodules)。它们的组织学形态与其他部分完全不同,可以是恶性(表现为间变性癌、肉瘤或癌肉瘤);也可以是良性(呈假肉瘤样结构特征)。当附壁结节为间变性癌时,患者往往表现为恶性病程,而良性的假肉瘤样增生结节,与无附壁小节的肿瘤的预后完全一样。

(3)内膜样交界性肿瘤:内膜样交界性肿瘤少见,占 3%～18%。交界性内膜样肿瘤大小差异极大,平均直径为 10cm,大部分切面为实性,坏死区域罕见。囊肿最大可到 9cm,可有浆液性、黏液性或血性液体充满囊腔。组织学为非典型的内膜型腺体在致密的纤维间质中出现,具有腺纤维瘤样、绒毛腺样及混合型等三种结构,但无间质浸润。可有鳞化、坏死(图 34-4)。

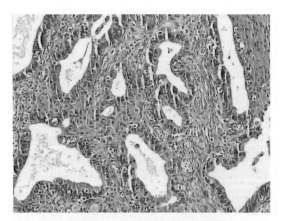

**图 34-4 交界性内膜样腺纤维瘤**
纤维组织中见内膜样腺体,细胞层次增多,核轻度异型性
(×400)

(4)其他类型的交界性肿瘤:交界性 Brenner 瘤也是较少见的肿瘤,占 Brenner 肿瘤的 3%～5%。肿瘤组织中出现分支的乳头样结构,突向囊腔内。瘤细胞有轻至中度异型。可见有局灶性坏死及黏液上皮化生(图 34-5)。

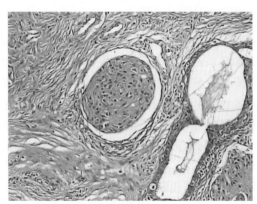

**图 34-5 交界性内膜样腺纤维瘤**
纤维组织中的内膜样腺体伴鳞状上皮化生(×400)

3)诊断标准

1971 年 FIGO 和 1973 年 WHO 卵巢分类委员会确定卵巢上皮性交界性肿瘤的镜下诊断要点为:①上皮细胞明显增生或复层,一般小于或等于 3 层,只有交界性勃勒纳氏瘤可达 8～20 层,且排列紊乱,细胞形态不一致,呈异型性改变,核分裂象增多小于 1～2 个/HPF(高倍镜视野),呈现核异质细胞,有丝分裂有时存在,非典型细胞,上皮表现出部分恶性。②细胞增生形成小的典型细胞芽,且可自原发瘤脱落,成为游离细胞团,在囊内呈异型表现,表面脱落可以造成在网膜、腹膜、肝表面、直肠窝等处种植,在瘤组织和(或)腹水中可见到多的砂粒体(psammomas),由细胞退化营养不良钙化形成。一般认为富含沙粒体的交界性肿瘤预后良好。但最近报道沙样癌也具有浸润性,可引起复发,术后应辅以辅助治疗。③无向邻近间质浸润的特点,上皮可呈乳头状,乳头分支并有纤维核心。但有时瘤上皮向囊壁陷入,切片很难与间质浸润鉴别。④微小浸润标准仍为浸润间质小于或等于 3mm。

(高霞 查莉 毛永荣)

## 34.2 生物学特点

卵巢交界性肿瘤的生物学特点尚待进一步的研究,主要特征是低速生长,转移率低,以局部扩散和盆腔腹膜种植为主,极少远处转移,复发迟,常在 10～20 年后才出现。单侧比双侧预后好,术后无残余肿瘤者比有残余肿瘤者预后好。其 5 年生存率为 90%～100%,10 年生存率大约为 95%。

## 34.3 临床特征

(1)发病年龄:卵巢交界性肿瘤年发病率约为 48/10 000[2-12],发病年龄多在 20～40 岁,较恶性上皮性卵巢癌小 10～15 岁,发病率在 60 岁前女性逐渐升高,60～80 岁比较平稳,80 岁以后逐渐下降[13]。约 1/3 的 BOT 发生在 40 岁前的女性,这正是一部分要考虑保留生育能力的人群[14]。

(2)发生部位:交界性肿瘤占卵巢上皮肿瘤的 10%～15%。浆液性交界性肿瘤双侧卵巢发生率为 25%～60%[2]。黏液性交界性肿瘤常表现为大的单侧卵巢肿块,双侧卵巢同时发生的机会较低,腹膜种植罕见[15-17]。与浸润性上皮癌不同的是,大多数交界性肿瘤局限于卵巢(Ⅰ期),占 70%～85%,大约 30% 的患者在诊断时发现有卵巢外肿瘤,Ⅱ期和Ⅲ期患者数相等,对Ⅳ期病例已有描述,但是很罕见[18,19]。

(3)症状及体征:卵巢交界性肿瘤同其他

类型的卵巢肿瘤相似,其临床多表现为无症状的盆腔包块,巨大的盆腔包块可引起腹胀,肿瘤压迫周围脏器可出现相应的压迫症状,如尿频、排尿困难、大便变细等。患者多因其他原因如不规则阴道出血、性生活不适、不孕或偶然的妇科检查或盆腔 B 超检查偶然发现。

## 34.4 诊断要点

卵巢上皮性交界性肿瘤早期多无明显症状,由于肿瘤常常可以长得很大,因而可在腹部扪及包块,或出现压迫症状而就诊。卵巢上皮性交界性肿瘤患者就诊时全身情况一般良好。妇科检查时常可在一侧或双侧附件区扪及囊性包块或以囊性为主的混合性包块,边界清楚、活动、无压痛。浆液性卵巢上皮性交界性肿瘤的平均最大直径为 7～12cm,黏液性卵巢上皮性交界性肿瘤可长得更大,平均最大直径为 17～20cm。

血清 CA125 与浸润性卵巢癌的肿瘤病灶、化疗反应、生存与预后等关系密切。然而 CA125 在卵巢上皮性交界性肿瘤中的价值尚不确定。研究发现浆液性交界性肿瘤的常用肿瘤标记物是 CA125。92% 晚期浆液性肿瘤患者出现 CA125 升高,但只有 25% Ⅰ期患者 CA125 升高[20]。Engelen 等[21]检测 44 例浆液性交界性肿瘤 CA125,术前 8 例(24%)升高。Buttin 等[22]发现 97 例交界性肿瘤术前 54 例(55.7%)血清 CA125 升高,且升高水平与浆液性交界性肿瘤分期相关:48.7% Ⅰ、Ⅱ期患者血清 CA125 升高,而Ⅲ期为 88.2%。Gotlieb 等[23]认为浆液性交界性肿瘤患者 CA125 异常多见,浆液性交界性肿瘤术前 75%CA125 升高,可见血 CA125 对诊断浆液性肿瘤有一定参考价值。CA199 为一种肿瘤相关性抗原,一般多见于消化系肿瘤。但较多学者认为对于黏液性交界性肿瘤,应选择 CA199 作为肿瘤标记物。Engelen 等[21]发现黏液性交界性肿瘤术前 CA199 升高者占 57%,且可用于监测病情,发现早期复发。癌胚抗原(CEA)为一种大分子的糖蛋白,在胚胎性恶性肿瘤中均可升高。在交界性肿瘤中阳性率为 7.7%～9%[21,23],对于诊断交界性肿瘤无特异性。血 CA125 可用于监测浆液性交界性肿瘤,CA199 用于黏液性交界性肿瘤,肿瘤标记物往往在临床症状出现前升高,具有一定的警示作用。

B 超、CT、MRI 等检查对于卵巢肿瘤有一定鉴别意义,但总的来说单项检查的敏感性和特异性都有待提高,且由于具体条件差异较大,其临床应用也受到限制。Hata 等[24]提出,一项生物物理指标,称为经阴道多普勒测量血流阻抗系数,被用于术前鉴别卵巢上皮性交界性肿瘤和卵巢良性肿瘤,显示出较好的前景。

总之,卵巢交界性肿瘤术前诊断率不高,根据临床特征及肿瘤标记物和影像学检查,只能怀疑卵巢上皮性交界性肿瘤,其诊断主要依靠病理。卵巢交界性肿瘤术前临床诊断及术中肉眼诊断均较困难,因此术中常需行冰冻快速切片病理检查。Kayikcioglu 等[25]分析冰冻切片与石蜡包埋块组织学诊断符合率为 72.7%,9% 的浆液性交界性肿瘤和 36.6% 的黏液性交界性肿瘤被误诊,冰冻切片对卵巢交界性肿瘤诊断的敏感性为 86.5%,特异性为 57.14%。Houck 等亦通过分析 140 例卵巢交界性肿瘤得出类似的结论:冰冻和最后病理的符合率为 60%,前者的阳性预测值为 89.3%。可见,术中冰冻切片诊断对决定术中处理方式很有帮助。然而 BOT 冰冻切片的准确性比不上卵巢恶性或良性肿瘤。BOT 冰冻切片准确性依赖于以下几个因素:肿瘤的大小、组织学类型、病理学家的经验。与其他类型相比,黏液性 BOT 的准确性更差一些。因此对卵巢交界性肿瘤常规石蜡包埋组织切片行病理检查显得十分重要。

(朱连菊　张雅星　陈惠祯)

## 34.5 治疗原则及治疗方案的选择

### 34.5.1 治疗原则

手术是治疗卵巢上皮性交界性肿瘤的主要方法。在手术中应首先探察肿瘤的情况,并送冰冻切片,在明确为交界性肿瘤之后,再根据患者年龄、生育要求、病变范围及程度等因素综合考虑,决定手术方式和(或)范围,或保守性手术,或肿瘤细胞减灭术。由于交界性肿瘤分化好,对放疗和化疗均不敏感,可根据手术-病理分期适当选用辅助治疗。对所有患者都必须长期随访。

### 34.5.2 治疗方案的选择

手术是主要的也是首选的治疗方法。对所有卵巢交界性肿瘤患者应尽可能做到完整的手术-病理分期。Trimble[26]总结了3组共71例的经验,其中17例(24%)通过分期手术,其期别有上升。Snider[27]对27例原诊断为Ⅰ期交界性肿瘤进行分期探查,发现浆液性交界性肿瘤4/13(38%)期别上升,12例黏液性交界性肿瘤均仍为Ⅰ期。分期术包括[1]腹腔冲洗液细胞学检查、大网膜活检或横结肠下大网膜切除、淋巴结取样、盆腔腹膜活检,仔细探查盆腔、腹腔脏器表面并详细记录,可疑处做病理切片。对于黏液性交界性肿瘤,因有一部分是属于肠型,所以还要探查肠道情况,并切除阑尾。然后根据不同的手术-病理分期选择合适的治疗方式(图34-6)。

(1)早期(Ⅰ、Ⅱ期):手术是早期低潜在恶性卵巢肿瘤的基本治疗方式,即使大多数患者术后未经辅助治疗,5年生存率为90%～100%。因为许多患者处于生育年龄,所以保守性手术的效果和安全性是重要的。没有证据表明保守性手术对Ⅰ期患者的生存产生不利的影响。尽管经单侧卵巢切除术患者的复发率高于经全子宫加双附件切除的患者(分别是15%和5%),但是复发病灶的有效手术可获得相当高的生存率(分别是95%和94%)[28]。因此,对于渴望生育的患者,如果肿瘤限于一侧,行一侧卵巢输卵管切除术或仔细的卵巢囊肿切除术是合适的。但需精确地评估另一侧卵巢(必要时活检),行腹腔细胞学检查和部分网膜切除活检。有研究表明[29],单纯行卵巢肿瘤切除术后复发率为12%～15%,与一侧附件切除的复发率相近。Yaziy[30]报道Ⅰ期卵巢交界性肿瘤有26%为双侧(ⅠB期),因此在行保守性手术时应考虑到这一点。而对于双侧交界性卵巢肿瘤,只要有正常卵巢组织存在,可行肿瘤切除而保留生育功能[24],或待生育后根据情况补做全子宫及一侧或双侧附件切除,这样做并不影响其生存时间。况且目前尚无证据说明妊娠会加速交界性卵巢肿瘤的进展,交界性卵巢肿瘤的诊断无论发生于妊娠期间还是妊娠前均不影响预后[31]。

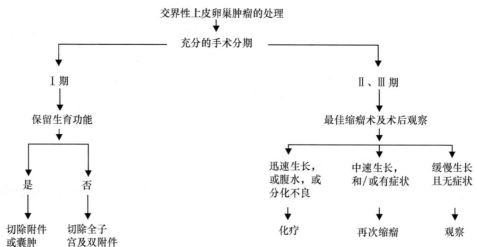

**图 34-6 Algorithm 对交界性上皮卵巢肿瘤的处理**

对于无生育要求的Ⅰ期患者,标准的手术治疗是全子宫加双侧附件切除术。大多数学者认为不需要辅助治疗。在文献中有许多小的临床试验[28],对Ⅰ期卵巢交界性肿瘤患者给予辅助治疗,包括单药和联合化疗、盆腔或腹盆腔放射和腹内放射性胶体治疗。80例患者接受了上述其中一种治疗,有3位患者死于持续性病变,不幸事件(死亡、复发或持续)的总比例为11.2%。相反,在450例未接受任何形式辅助治疗的Ⅰ期疾病患者中,仅有2例死于交界性肿瘤,不幸事件发生率为4.4%。仅有一项关于Ⅰ期交界性肿瘤的辅助治疗的前瞻性随机试验[32],55例交界性肿瘤患者在手术后随机分为未治疗组、盆腔放射组或周期性口服米法兰组。因为只有1例复发,所以这项研究及收集到的文献得出结论,辅助治疗对Ⅰ期低潜在恶性肿瘤是不必要的,不予推荐。

(2)Ⅱ期应该行全子宫加双侧附件切除术和充分的盆腹腔手术分期,包括受累的盆腔腹膜切除术。关于保留生育功能手术,文献报道甚少,笔者认为,如有一侧附件正常,且子宫无明显受累,而患者渴望生育者,可保留健侧附件及子宫,切除对侧附件和受累的腹膜。虽然大多数与肿瘤相关性死亡发生在Ⅰ期或Ⅱ期的患者中,但是与真正的卵巢腺癌有重要区别。第一,超过50%有卵巢外肿瘤的患者存活了下来,即使不能完全切除。第二,最终死于肿瘤的患者是在最初诊断后许多年才死亡的。甚至有研究者[33]认为卵巢外肿瘤是原位的复发病灶而不是转移。因此有一侧附件正常的Ⅱ期患者保留生育功能是没有什么危险的,生育后还可以做第二次手术。

关于Ⅱ期交界性肿瘤患者行辅助治疗的资料有限,没有证据显示放疗或化疗能降低这组患者的复发率或延长其生存期[34]。

晚期(Ⅲ、Ⅳ期):大约20%的卵巢低潜在恶性肿瘤患者在初次诊断时即为Ⅲ期或Ⅳ期。

对晚期交界性卵巢肿瘤患者,首次手术应当与浸润性卵巢癌患者相同,行肿瘤细胞减灭术,尽量切除肉眼可见病灶,使残余肿瘤小于或等于1cm。对有生育要求的晚期患者,若无外生乳头结构及浸润种植则可考虑保守手术[32]。Seidman等[35]报道51例无浸润种植的患者,无论其治疗方式如何,5年内复发率为16%,仅2例发展为浸润癌。但同类的报道甚少,需要进一步对照研究,应用促排卵药物是否会造成交界性肿瘤的发展尚有争议,但目前从文献中可得出助孕技术在交界性卵巢肿瘤的患者中无使用禁忌证的结论[31]。Hoffman等[29]报道了1例Ⅲc期浆液性交界性肿瘤患者保守手术(一侧附件切除及切除所有可见病灶)后自然妊娠失败而行体外受精(IVF)成功的报道。

晚期患者术后治疗的益处还未得到很好的证实。在一组137例[34]Ⅲ期交界性肿瘤的患者中,52%接受了辅助治疗,包括单药烷化剂和不同的联合治疗方案,23%接受了体外照射或腹内放射性胶体的治疗,15%接受了联合化疗,仅有10%的患者未接受术后治疗,未治疗组的死亡率或复发率(50%)高于治疗组(42%)。但是,这样的回顾性研究并不能强有力地说明辅助治疗在晚期交界性肿瘤中的作用。Sloan—Kettering纪念癌症中心报道[36],11例病灶未完全切除的Ⅲ期或Ⅳ期患者在化疗或放疗后接受了第二次剖腹探查,其中有9位患者的探查结果是阴性,提示对治疗有反应。但是,在Ng L等[37]的报道中,7位Ⅲ期交界性肿瘤患者在经过12疗程的周期性口服米法兰治疗后,接受了第二次剖腹探查,没有发现无病灶的患者;5位继续完成了另外的12个疗程的米法兰治疗的患者在第三次剖腹探查中仍未达到无病灶状态。

即使没有术后治疗所带来的可评估的益处,晚期交界性卵巢肿瘤患者的5年生存率为64%~96%不等[34]。但是,在5年之后,生存率稳步下降,总体死亡率为25%~30%不等[34]。这种"惰性"的临床过程提示卵巢交界性肿瘤是一种缓慢生长的肿瘤,这也可能说明它们对化疗缺乏敏感性。

但是,一部分临床过程为侵袭性的患者,

因其在手术后迅速复发,需要使用化疗。Karen等人[38]利用细胞的 DNA 分析确认预后不良以及可能从化疗中获益的卵巢交界性肿瘤患者。在挪威的这项研究中,所有卵巢肿瘤的 12%～14%是交界性。60 岁以上的晚期浆液性或黏液性交界性肿瘤的二倍体性患者的 15 年生存率为 75%,而交界性肿瘤是非整倍体性的患者的生存率为 20%。其他研究也证实了非整倍体性在卵巢交界性肿瘤的预后中的价值。但是,仍没有关于低潜在恶性非整倍体卵巢肿瘤患者从联合化疗中获益的前瞻性研究的报道。

GOG 正在进行一项关于晚期交界性肿瘤的自然史及米法兰和顺铂治疗效果的研究。在全面的剖腹术后,无肉眼残留灶的患者在出现临床进展前不予治疗。在初次剖腹术后有残留病灶的患者给予仔细的 CT 检查和超声检查。如果患者在 1 年内疾病无进展,则接受第二次剖腹探查术。不论是临床上还是在第二次探查中证实有疾病进展的患者,首先给予米法兰治疗。在对应用米法兰期间内有进展

的患者随后给予顺铂治疗。在初次手术后临床上有明显残留病灶患者在术后立即给予周期性口服米法兰治疗,有进展者给予顺铂治疗。

(彭晓庆　郭跃文　陈惠祯)

## 34.6　手术治疗

### 34.6.1　分期手术

对于术中冰冻切片诊断为卵巢浆液性交界性肿瘤的患者,无论实施保守性或子宫双附件切除术,建议都同时行全面分期探查。包括 4 象限细胞洗液检查;盆腔腹主动脉旁淋巴结活检,淋巴结肿大的患者要进行选择性淋巴切除取样;部分网膜切除;盆腔任何可疑处活检,以及两侧腹股沟、子宫－直肠窝、膀胱子宫凹陷、盆壁和左横膈随意活检[39],并仔细探查双侧结肠旁沟和上腹腔;黏液性交界瘤的患者还包括阑尾切除。Ⅰ期卵巢交界性肿瘤手术分期结果见表 34-1。

表 34-1　Ⅰ期 LMP 卵巢肿瘤分期手术结果

| 活检部位 | Yazigi(1988) 阳性/总数 | Robinso(1992) 阳性/总数 | 总例数 | 百分率/% |
|---|---|---|---|---|
| 正常卵巢 | 4/27 | 0/19 | 46 | 8.7 |
| 腹膜细胞学 | 2/25 | 3/24 | 49 | 4.1 |
| 大网膜 | 0/20 | 0/32 | 52 | 0.0 |
| 膈 | 0/11 | 0/21 | 32 | 0.0 |
| 主动脉淋巴结 | 1/12 | 1/23 | 35 | 5.7 |
| 盆腔淋巴结 | 3/13 | 0/26 | 39 | 7.7 |

手术分期可以发现微种植病灶,已发现有 13%～22%表现为Ⅰ期的患者术后分期升高[40,41]。表 34-1 亦显示表现为Ⅰ期交界性肿瘤患者经分期手术后期别有升高。全面分期手术的优点还在于能准确评估预后,因为卵巢浆液性交界性肿瘤的复发率和生存率与分期相关,而且术中冰冻切片诊断为浆液性肿瘤在术后病理会诊中有上升为浸润性卵巢癌的可

能。Winter[42]报道在 93 例患者中有 8 例术中冰冻切片为交界性肿瘤术后病理会诊时上升为卵巢癌。另外一些少见的情况,如在 FIGO 期的 BOT,分期手术中肉眼正常的网膜或腹膜在组织学检查发现了隐蔽的浸润种植灶,使治疗方法发生更改。文献发现这种情况非常罕见,只有 2 例报道[43,44],而且只在微乳头性浆液性 BOT 中发现[2,3],这种浸润性种

植方式往往与浆液性 BOT 有关[45]。

尽管多年来学者们倡导行完整的手术治疗,但文献报道最近 2 年,只有 12%～29%的患者实施了准确的分期手术[46,47],而且有 34%患者术中没有进行冰冻切片检查[46,47]。

对于肉眼观局限于卵巢的交界性肿瘤已行手术,但未行手术分期或未行阑尾切除者,应选择何种治疗方法是医生面对的问题。选择治疗方法之前,临床医生必须尽量多搜集资料,单纯根据冰冻组织切片诊断交界性肿瘤并不可靠,准确的诊断还依靠充分的取材[48,49]。在基层医院工作的临床医生可和病理医生一起判断取材是否足够。此外,做出交界性肿瘤或低度恶性潜力肿瘤诊断的病理医生必须对该疾病有一完整的认识,能为临床医生所信赖。理想的是临床医生和病理学家共同阅片做出诊断[5,50]。

临床医生还需要明确初次手术探查的范围,复习以往的手术记录以了解横膈、肝、胆囊、脾、双肾、大小肠是否探查,以及子宫及对侧附件是否已评估,初次手术医生术中发现的记录也可能有所帮助,患者腹部疤痕的大小和位置也可显示初次手术时探查的范围。

提出这些要求的目的在于确定是否为真正的交界性肿瘤,同时可确定肿瘤的分期。对患者而言,交界性肿瘤有一个良好的预后,而不是预后不良的卵巢癌和原发性腹膜癌。大多数交界性肿瘤患者术后死亡率与非卵巢疾病的同龄人相当,少部分患者出现肿瘤复发的危险,但几乎局限于腹腔。卵巢交界性肿瘤进展的风险小,且以晚期患者可能性大。

对初次手术未进行手术分期的患者,可根据能掌握到的资料进行分析,以决定是否进行再分期。黏液瘤在初次手术时肉眼观局限于一侧卵巢,也许在再分期时期别不会上升,如为年轻患者,可以随访观察。当明确有卵巢外病灶时,完整的手术分期和阑尾切除是必要的。近年来有文献报道提示,伴腹腔广泛播散的黏液瘤可以发生于阑尾,或者在阑尾与一侧或两侧卵巢同时发生[51-54]。比较而言,浆液性瘤行二次分期更有可能升高。对肉眼观限于一侧卵巢的浆液性交界肿瘤而未全面分期的患者,提出手术再分期是合理的,特别是在首次手术中对上腹及盆腔未能进行详尽的评估者。若患者进行过详尽的评估,而没有发现异常,而且肿瘤局限于一侧,患者要求保留生育功能时,单纯随诊观察也不失为一个合理的选择。

交界性肿瘤手术分期遵循卵巢癌同样的原则。以初次剖腹探查术发现为基础,剖腹探查术准确性差异很大致使许多肿瘤分期偏低,而低到什么程度不知道。关于交界性肿瘤淋巴结情况,以及是否做腹腔冲洗及横膈活检的报道甚少[4,55],明显 I 期浆液性肿瘤,淋巴结受累率为 20%,晚期则更高[55]。然而没有报道黏液性交界瘤腹膜后淋巴结受累,而淋巴结状况对存活率似乎无明显影响。

(何　灿　张雅星)

## 34.6.2　保守性手术

保守性手术主要是指患侧附件切除术和囊肿切除术(一侧或双侧)同时进行完整的手术分期。

保守性手术是年轻、希望保留生育能力的早期(I 期)患者最佳的治疗选择,尤其是 I$_A$ 期。此外,因为交界性肿瘤患者诊断时平均仅为 40～50 岁,约 1/3 的患者发生在 40 岁前的女性,这正是一部分要考虑保留生育能力的人群[14]。保守性手术的有效性和安全性是十分重要的。

(1)单侧附件切除术:没有证据表明保留生育手术对 I 期交界性肿瘤患者有影响,即使单侧卵巢切除的患者比全子宫切除及双侧输卵管切除有较高的复发率(分别是 15%和 5%),但有效的手术达到完全所有肉眼所见的复发病变,其生存率是相等的(分别是 95%和 94%)[56]。因此对于渴望生育的患者,如果肿瘤限于一侧,行一侧卵巢输卵管切除术是合适的。但需进行充分的手术病理分期,精确地评估另一侧卵巢,对有可能病变者行活检。要求保留生育功能的患者不推荐对侧正常卵巢活检。

(2)单纯卵巢肿瘤（囊肿）切除术：双侧卵巢浆液性交界性肿瘤为 25%～50%，黏液性为 5%～10%[57,58]。有一项研究回顾了 Kaiser Permanente 医疗系统的资料，发现囊肿切除的复发率为 23%，输卵管卵巢切除为 7%[59]。因此手术诊断为交界性肿瘤时，如为单侧肿瘤，最佳的手术方式是患侧附件切除，以减少复发。单纯肿块（囊肿）切除（一侧或双侧或一侧附件切除加对侧囊肿切除）只限于双侧卵巢交界性肿瘤或只有一侧卵巢（曾有附件切除史）交界性肿瘤而要求保留生育功能的患者。

卵巢单纯性囊肿切除术是否对生存率有不利的影响仍然是一个有争议的问题。虽然交界性肿瘤行卵巢囊肿切除可能会增加复发率，但对生存率可能没有不利的影响，对浆液性肿瘤影响最小。黏液性交界性病变囊肿切除是不可取的，因为复发性黏液性肿瘤有较高的死亡风险。一般来说，所有的卵巢肿瘤均应完整切除，尤其是黏液性肿瘤[60]。

Lim-Tan[61]报道了 35 例行单侧囊肿切除术或双侧囊肿切除术的交界性浆液瘤患者。33 例 I 期患者中有 2 例（6%）肿瘤持续存在或复发。所有患者在初次手术后无症状存活了 3～18 年。平均随访 7.5 年。

(3)晚期患者保留生育功能手术：关于Ⅱ、Ⅲ期患者保留生育功能问题报道甚少，其保留生育能力手术的作用目前尚不如早期肿瘤那样被认同，Zanetta[62]报道一项 25 例Ⅱ、Ⅲ期肿瘤行保留生育能力手术的临床研究，25 例患者都无临床复发的证据，但有 4 例病理持续存在，21 例中 7 例因复发性交界性肿瘤行再次补救性手术，1 例因保留的卵巢浸润癌再次手术。统计结果显示Ⅱ、Ⅲ期交界性肿瘤保守性手术后临床复发率为 40%，非保守性手术为 12.9%，作者认为若能对复发患者行高的补救手术，晚期交界性肿瘤患者实施保守性手术也是合理的，但是对晚期卵巢浆液性交界性肿瘤患者实施保留生育能力手术方案时临床医生应谨慎对待。有腹膜种植者可以进行保守性手术，但前提是种植灶必须完全切除，且病理诊断可靠。有学者认为，期别晚的如无外生乳头结构及浸润种植均可考虑保守治疗[63]。Seidman 等[64]报道 51 例无浸润种植的患者，无论治疗方式如何，5 年内复发率为 16%，仅 2 例发展为浸润癌。而 14 例既有浸润种植又有外生小乳头样结构的交界肿瘤复发率为 64%。治疗不受镜下发现有卵巢外病变的影响。有镜下转移的卵巢交界性肿瘤是否较转移阴性者预后好尚无定论。考虑到腹膜浸润性种植 BOT 患者术后疾病进展和预后不良，对这些患者是否实施保守性手术是值得探讨的。黏液性 BOT 有腹膜播散的患者不是保守性手术的适应证。

(4)生育结局：保守性手术的首要目的是为了保留年轻患者的生育能力，但因为文献提供的资料不完全，所以分析文献中患者的生育结局比较困难。Gotlieb[65]等报道接受保守性手术的 39 例患者中 15 例患者 22 次妊娠，但是没有提供要求生育的患者的数据。Donnez[66]等报道 11 例要求生育的患者，其中 7 例患者 12 次妊娠。Morris[67]等报道 41 例希望生育的保守性手术患者，12 例患者妊娠 25 次，16 次妊娠结局良好。Boran[68]等最近报道 62 例保守性手术患者中 25 例患者有生育要求，10 例患者妊娠 13 次。Palomba[60]等报道 32 名早期双侧卵巢 BOTS 患者随机分为两组。实验组 15 例接受双囊肿切除，对照组 17 例进行单侧卵巢切除＋对侧卵巢囊肿切除。随访 81 个月（中位 19 个月）累计怀孕率 14/15 对 9/17（P＝0.003），有显著的统计学意义。

最近有比较重要的文献报道[69]，165 例保守性手术的患者，65 例有生育要求，结果 30 次妊娠，其中 27 次是自然妊娠，研究发现妊娠的患者在产次、既往不孕病史、组织学类型、分期、保守性手术的类型、手术过程等方面与未成功妊娠的患者相似，唯一不同之处在于患者的年龄，未妊娠组患者平均年龄（32 岁）明显高于妊娠组患者（26 岁）。35 岁以下患者的妊娠率是 42%。35～40 岁患者的妊娠率是 22%，没有发现 40 岁以上行保守性手术后妊娠的患者。

有关晚期交界性肿瘤保守治疗妊娠性治疗少有报道。Uzan[70] 等报道 41 例晚期（Ⅱ/Ⅲ期）浆液性交界性卵巢癌患者，20 例患者接受单侧附件切除，18 例接受单侧卵巢囊肿切除，2 例双侧卵巢囊肿切除，1 例不详。3 例浸润性种植，中随访期 57 个月（4～235 个月），复发率高（56％），但生存率很理想（5 年生存率 100％，10 年生存率 92％），14 例中观察到 18 次妊娠，其中 9 次为自然发生。证明晚期交界性卵巢肿瘤无浸润种植者，接受保守治疗能够获得自然怀孕，但复发率高，但复发率对生存并无影响。

### 34.6.3　全子宫及双附件切除术

全子宫及双附件切除术（total hysterectomy and bilateral oophorectomy）：是卵巢上皮性交界瘤基本术式，主要适用于：①年老（45 岁以上）或无生育要求的Ⅰ期患者。②Ⅱ期患者。年轻患者术后采用雌激素替代治疗。

手术范围除全子宫及双附件外，大网膜部分切除（横结肠以下）也需要。有时偶尔可发现大网膜有亚临床转移（期别上升），但切除大网膜能否提高生存率尚待证实。据 Norwegian 镭锭医院（NRH）[4,71] 报道，20 例Ⅱ期患者有 5 例未行网膜切除，结果 3 例复发（均为 DNA 非整倍体）。Ⅱ期患者如有盆腔腹膜受累，应连同受累腹膜一并切除，必要时同时切除受累的直肠或/和乙状结肠。卵巢交界性黏液瘤须同时切除阑尾[22-25]。

关于交界性肿瘤淋巴结受累的情况报道甚少[4,55]。Ⅰ期浆液性肿瘤，淋巴结受累均为 20％，晚期则更高[55]，而没有报道黏液性交界瘤腹膜后淋巴结受累。Yazigi 等[72] 和 Robinson 等[73] 报道Ⅰ期交界瘤腹主动脉旁淋巴结受累为 5.7％（2/35），盆腔淋巴结受累为 7.7％（3/39）。还有资料报道交界瘤腹膜后淋巴结组织中存在病灶[74,75]。在一些示例中，淋巴结内可能是子宫内膜异位灶而非肿瘤转移。但淋巴结受累并不意味着预后不良。因此，卵巢交界性肿瘤不需系统地清扫腹膜后淋巴结，而行腹膜后淋巴结取样活检或选择切除即可。但淋巴结取样活检并不是标准治疗的一部分。因为腹膜后淋巴结受累并不影响预后。

（何　灿　陈惠祯）

### 34.6.4　首次肿瘤细胞减灭术

首次肿瘤细胞减灭术（cytoreducetive operation for the first time）：该术式适用于大于Ⅰ期交界瘤，即Ⅱ、Ⅲ、Ⅳ期患者的治疗。大约 30％的交界瘤患者在诊断时已有卵巢外病灶，约 20％为Ⅲ期或Ⅳ期。对这些患者而言，治疗的关键是手术。因这类肿瘤通常病程漫长，非手术疗法的效果未证实，所以只要有可能，就应彻底切除，即行最佳肿瘤细胞减灭术。即使Ⅲ期患者，术后长期生存率达 70％，与晚期卵巢上皮癌的 5 年生存率相比，预后显然较好。

### 34.6.5　二次肿瘤细胞减灭术

二次肿瘤细胞减灭术（secondary cytoreductive operation）：二次肿瘤细胞减灭术是治疗复发性交界瘤首选的治疗方法。也是最为有效的方法。

几乎所有复发的交界性卵巢肿瘤都是腹腔内复发，远处转移罕见。大部分复发灶仍为交界性肿瘤，只有少部分进展为浸润性癌。其治疗与复发性卵巢癌相同，有学者提出并非是病变真正进展为浸润癌，而是交界性肿瘤与浸润癌在原发肿瘤中共存，但在原发肿瘤中浸润癌初诊时漏诊。要明确这个问题，应该在首次手术探查时进行广泛的取材活检。交界瘤复发应该推荐手术治疗。

腹腔内广泛病变和原先手术造成的粘连都有增加术中和术后并发症，包括广泛的肠管切除、感染、形成瘘管的可能。若患者无临床症状，手术并非必须，且手术不能恢复胃肠道的完整性，而使患者需要完全的胃肠外营养。

腹膜假黏液瘤复发时，常因肠道梗阻而致死，应首选手术治疗。再次探查时应清除黏液。反复手术有助于长期生存。静脉化疗或腹腔化疗效果不佳。有学者尝试对部分患者行全腹膜切除,术后对生存率的影响尚无定论。

(陈惠祯　邱慧玲　刘明娟)

## 34.7　辅助化疗

辅助系统化疗对任何亚型交界性肿瘤益处的证据并不清楚,虽然之前对浸润性种植的患者采用与卵巢癌化疗相似的化疗[76]。Gersheuson 等报道,交界性肿瘤首次手术后有肉眼残余肿瘤者接受了化疗,随访后经二次剖腹探查,20 个患者中有 3 例(15%)为非浸润性种植;7 人有 4 例浸润性腹膜种植,对化疗有反应[77]。最近对低级别浆液性癌化疗,其结果令人沮丧,对生存率的影响不能确定。Shih 等在一个回顾性系列报告中纳入 65 例Ⅲ/Ⅳ期患者,17 例接受了辅助化疗,PFS 为 70.6%,未接受化疗者为 89.9%。分析种植类型也与这些资料一致[78]。正如上面讨论的那样,不是所有浸润种植的患者都复发。当怀疑是否有浸润时,应推荐一位有敬业精神的妇科病理专家进行病理学复诊。一个 Cochrane meta. 分析,没有发现支持应用任何特殊辅助治疗类型的迹象[79]。

晚期交界性肿瘤患者在什么情况行辅助治疗,意见不一,综合有关资料,有下列情况可选择辅助治疗:①最佳缩瘤术后严密随访观察,若肿瘤迅速增长,或腹水,或分化不良,予以化疗;中速生长和(或)有症状,随访观察[80]。②经全面剖腹探查术后,无肉眼残存灶的患者,在出现临床进展前,不予以治疗。在初次剖腹探查术后有残余病灶的患者予以仔细的 CT 和超声波检查,如果患者在一年后没有进展,则予以第二次剖腹探查。不论是在临床上还是在第二次探查中证实有疾病进展的患者,应予以化疗。③在初次手术后临床上有明显残存病灶者立即给予术后周期性口服米法兰,在进展期仅给予顺铂[81]。④有浸润种植的患者给予化疗。至于交界性肿瘤:DNA 倍体是否作为指导辅助化疗的一项参

数,至今尚未充分证实。

为了降低放化疗并发症发病率,晚期交界性肿瘤不再行腹腔内滴注[32P],用顺铂、卡铂、紫杉醇代替米法兰。可采用单药顺铂、卡铂化疗,或以铂类为基础的联合化疗,如顺铂(卡铂)加环磷酰胺,或再加阿霉素,或用紫杉醇加卡铂。全身用药 6 个疗程,也有学者[82]推荐腹腔内应用顺铂加紫杉醇 6 个疗程。

(何　灿　陈惠祯)

## 34.8　预后及预后因素

### 34.8.1　预后

上皮性交界性肿瘤具有生长缓慢、转移率低、复发间隔时间长的特点,因此,预后较好。首先从病理表现看,上皮性交界性肿瘤无间质浸润,临床上多为早期。虽然有 28% 可复发,但大多数为晚期复发,且复发时仍保持原发瘤的交界性特征,对手术的治疗效果较好[83],故生存率较高。

浆液性交界性肿瘤相对而言预后稍差,主要原因为 55% 的患者发生卵巢外转移,但总的生存率仍在 90% 以上;黏液性交界性肿瘤很少复发,这可能与黏液性交界肿瘤大多包膜完整、为临床Ⅰ期有关。

上皮性交界性肿瘤生存率远比上皮性癌高,Ⅰ期患者 5 年生存率可达 90%～100%(表 34-2)。

Ⅱ、Ⅲ期患者预后稍差,但仍较上皮性癌生存率高(表 34-3)。对有浸润性种植的 5 年生存率为 64%～96%[88],然而 5 年后患者生存率呈持续下降,总死亡率在 25%～30%[89]。卵巢性肿瘤临床经过提示肿瘤生长缓慢,从而解释其对化疗药物缺乏反应。

Ⅰ～Ⅳ期上皮性交界性肿瘤总生存率为 81%～99%。10 年生存率为 73%～91%,15 年生存率为 86%。

### 34.8.2　影响预后的因素

尽管交界性上皮性卵巢肿瘤的预后远远优

于浸润癌,但长期生存率尚不能大于90%,仍有部分患者复发,且病程及死亡情况与浸润癌相似,但病程长得多,死亡率低得多。综合目前的研究认为预后(复发和死亡)与以下因素相关。

**表 34-2  Ⅰ期上皮性交界性肿瘤生存率(%)**

| 作者 | 5年生存率 | 10年生存率 | 15年生存率 | 20年生存率 |
| --- | --- | --- | --- | --- |
| Hart(1973)[84] | 98 | 96 | — | — |
| Julian(1978)[85] | 100 | — | — | — |
| Katzenstein(1979)[86] | 100 | — | — | — |
| Aure(ⅠA期)[87] | 96 | 94 | — | 78 |
| (ⅠB期) | 94 | 86 | — | 86 |
| Bjorkholm(1985)[88] | | | | |
| ⅠA | 97 | 96 | — | — |
| ⅡB | 98 | 98 | — | — |
| Ⅲc | 94 | 94 | — | — |

**表 34-3  Ⅱ、Ⅲ期交界性卵巢肿瘤生存率(%)**

| 作者 | Ⅱ期 | Ⅲ期 |
| --- | --- | --- |
| Katzenstein(1973)[86] | 60 | 56 |
| Russell(1979)[87] | 84 | 31 |
| Minyi(1980)[88] | 96 | 82 |
| Genadry(1981)[89] | 95 | 96 |
| Kjorstad(1983)[90] | 66 | 43 |
| Bjorkholm(1985)[88] | 92 | 68 |

(1)临床分期:肿瘤分期是最重要的预后因素。从表34-2、表34-3中可见,Ⅰ期比Ⅱ期预后好,Ⅱ期比Ⅲ期预后好。Trope等[90]和Sherman等[91]报道Ⅰ期5年生存率95%~97%,Ⅱ、Ⅲ期为65%~87%,表明预后取决于卵巢外扩散。

(2)组织与类型:组织学类型也影响交界性肿瘤的复发和死亡。Yokoyama等[92]报道121例交界性肿瘤,其中Ⅰ期109例(90.6%)。行根治性手术或保守性手术,中位随访57个月(1~126个月)。统计结果表明,非浆液性(黏液性91例,子宫内膜样3例)与浆液性(27例)之间无病生存期有统计学差异(P<0.05)。关于微乳头型,浸润性种植和微浸润型对预后的影响,目前还在争论中[93-96],有待进一步研究。

(3)手术方式:目前无证据证实保守性手术对Ⅰ期卵巢交界性肿瘤患者生存的影响。尽管单侧附件切除患者术后复发率高于全子宫双附件切除的患者,但复发后有效的手术治疗使两者的长期存活率相同。Trope等[86]和Gilks等[97]报告显示手术方式与预后无关。但Yokoyama等[92]的资料表明,浆液性交界性肿瘤保守性手术是影响预后独立的不良预后因素。

(4)残余肿瘤:Trope等[90]和Giks等[97]的资料表明,残余肿瘤是影响预后的因素。腹膜种植在组织学上分为浸润性和非浸润性。研究发现,不管种植灶为哪一种组织学类型,初次手术后无肉眼残留灶的患者无病存活率和总生存率好于有肉眼残留灶的患者。Grisdpens 等[98]认为是理想的细胞减灭术与患者生存率明显相关,经过二次细胞减灭术没有肉眼残留灶患者,术后只有 1 例患者死于疾病进展,相反,有 10 例>2cm 残留灶的患者,术后有 6 例患者死亡。

(5)DNA 非整倍体:已有文献提示 DNA 非整倍体对卵巢交界性肿瘤的预后有影响。Kern 等[99]对预后不良能从化疗获益的卵巢交界性肿瘤患者细胞 DNA 含量进行了检测,60 岁以上二倍体的晚期交界性肿瘤患者 15 年存活率为 75%,而非整倍体患者存活率为 20%。有的研究者已证实非整倍体交界性肿瘤对预后的意义[100,101]。

(6)辅助治疗:已在该章前述(34.7 辅助化疗)。Ⅰ期卵巢交界性肿瘤没有必要进一步辅助治疗[102]。辅助治疗不但无益,而且有严重的毒副反应。关于Ⅱ期术后辅助治疗的文献有限,目前没有证据证明术后盆腔放疗或化疗可能降低术后复发率或延长患者的生存时间[102]。Ⅲ期交界性肿瘤辅助治疗的作用尚有争议。在一项 139 例Ⅲ期交界性肿瘤的研究中[102],52%患者术后接受了辅助治疗,包括单烷化剂或联合化疗,23%患者接受外照射治疗或腹腔内放射治疗,10%患者术后未接受辅助治疗,结果术后未接受辅助治疗的患者死亡和复发率(50%)高于接受辅助治疗(42%)的患者。然而这种回顾性研究的结论并不能用于晚期卵巢交界性肿瘤辅助治疗有效性的评价。

(7)其他因素:肿瘤标记物及癌基因、抑癌基因与卵巢交界性上皮性肿瘤预后的关系目前尚不肯定。CA125、CEA、CA199 等肿瘤标记物在部分卵巢交界性上皮性肿瘤可有升高,但其与肿瘤预后的关系并不肯定。近年来,对卵巢交界性上皮性肿瘤中各种癌基因及抑癌基因做了大量的研究工作,如 K-ras、neu、PDGF、Rb 等,同样未能取得一致的结论,因此有待进一步的研究。

(何 灿 苏 敏)

## 34.9 治疗后随访及复发肿瘤的处理

### 34.9.1 治疗后随访

卵巢交界性肿瘤患者存活时间长,治疗后复发可晚至 20 年以上,故需长期密切随访,在随访中可用 CA125、CA199 等肿瘤标志物作为监测指标,同时应用腹部、阴道 B 超监测。Massad 等[103]统计了 1 001 例卵巢上皮性交界性肿瘤后发现,Ⅰ期患者复发或肿瘤持续存在者占 2.1%,Ⅱ 期占 7.1%,Ⅲ/Ⅳ 期占 14.4%,总的复发或肿瘤持续存在率为4.6%。卵巢上皮性交界性肿瘤多数为晚期复发,78%在 5 年后甚至 10～20 年后复发,常有反复复发倾向,肿瘤仍保持原病灶病理形态,虽然间隔 10～20 年,但多数病例其肿瘤恶性程度不变,大部分卵巢交界性肿瘤复发病例仍为交界性。Zanetta 等[104]报道 164 例Ⅰ期 BOT 患者,保守性手术后每 3 个月 1 次临床查体、腹部和阴道超声检查,随访 2 年,其后患者每 6 个月检查 1 次,浆液性肿瘤的患者每 6 个月行血 CA125 检查,28 例患者复发,24 例完成了全部的随访。其中 23 例患者阴道检查发现卵巢肿块,1 例持续腹腔积液,7 例患者触诊发现肿块,7 例患者血 CA125 异常,随访中最有价值的是腹部和阴道超声检查。其他学者文献报道随访内容与 Zanetta 报道的类似,但有学者强调几乎所有患者均出现血 CA125 水平升高,阴道超声发现卵巢囊肿,血 CA125 的正常值仍不清楚,认为所有复发患者的血 CA125 轻度到中度升高,所以建议患者随访时阴道超声联合血 CA125 检查。

如果患者已经完成生育,需要切除卵巢吗?类似问题经常引发争议[69,105],其处理基于组织学类型、分期、保守性手术的方式、患者自身的意愿等因素。<15%行附件切除术的患者中复发率为 0～35%,绝大部分复发病例很容易通过手术得到治疗。因此许多中心认为对于能定期随访的患者不必要强制切除保

留的卵巢,附件切除只是在复发时被推荐。

## 34.9.2 复发肿瘤的处理

对卵巢上皮性交界性肿瘤治疗后复发的患者,可手术切除,再一次复发仍可手术切除,病灶局限者可行局部病灶切除,或广泛局部切除。对病灶广泛者行二次肿瘤细胞减灭术,或同时给予二线化疗。

(何　灿　张雅星　陈惠祯)

# 参 考 文 献

[1] 张峻霄.卵巢交界性肿瘤的临床处理[J].国外医学妇产科学分册,2001,28(4):225-228.

[2] RUSSELL P, MERKUR H. Proliferating ovarian "epithelial" tumors: clinicopathologic analysis of 144 cases[J]. Aust NZ J Obstet Gynecol,1979,9:45.

[3] BOSTWICK D G,TAZELAAR H D,BALLON S C, et al. Ovarian epithelial tumors of borderline malignancy:a clinical and pathologic study of 109 cases[J]. Cancer,1986,58:2 052.

[4] KAEM J, TROPE C G, ABELER V M. Aretrospective study of 370 borderline tumors of the ovary treated at the Norwegian Radium Hospital from 1979 to 1982: a review of clinicopathologic features and treatment modalities [J]. Cancer, 1993,71:1 810.

[5] TRIMBLE E L,TRIMBLE C L. Epithelial ovarian tumors of low malignant potential 415 [M]// Markman M,Hoskins W J. Cancer of the Ovary. New York:Raven Press,1993.

[6] SILVA E G, KURMAN R J, RUSSELL P, et al. Symposium: ovarian tumors of borderline malignancy[J]. Int J Gynecol Pathol, 1996, 15:281.

[7] TAVASOLI F A and DEVILEE P. WHO Classification of tumors: pathology and genetics of tumours of the breast and female genital organs [M]. Lyon:IARC Press, 2003.

[8] SEIDMAN J D and KURMAN R J. Ovarian serous borderline tumors: a critical review of the literature with emphasis of prognostic indicators [J]. Hum Pathol, 2000,31:525.

[9] RONNETT B M, KURMAN R J, SHMOOK-

LER B M, et al. The morphologic spectrum of ovarian metstases of appendiceal adenocarcinomas: a clinicopathologic and immunohistochemical analysis of tumors often misinterpreted as primary ovarian tumors or metastatic tumors from other gastrointestinal sites [J]. Am J Surg Pathol, 1997, 21:1 144.

[10] SCULLY R E. World Health Organization International Histological Classification of Tumors: Histological Tpying of Ovarian Tumours [M]. 2nd ed. New York:Springer Verlag,1999.

[11] BAGUE S. Sarcoma—like mural nodules in mucinous cystic tumors of the ovary revisited: a clinicopathologic analysis of 10 additional cases [J]. Am J Surg Pathol, 2002,26:1 467-1 476.

[12] TROPE C, KAERN J. Management of borderline tumours of the ovary:state of the art[J]. Semin Oncol,1998,25:372-380.

[13] MINK P, SHERMAN M E, DEVESA S. Incidence atterns of invasive and borderline ovarian tumours among white women and black women in the United States:results from the seer program 1978 — 1997 [J]. Cancer, 2002,95:2 380-2 389.

[14] TROPE C, KRISTENSEN G, MAKAR A. Surgery for borderline tumour of the ovary[J]. Sem Surg Oncol, 2000,19:69-75.

[15] TRIMBLE C L, TRIMBLE E L. Management of epithelial ovarian tumours of low malignant potential[J]. Gynecol Oncol ,1994,55:S52-S61.

[16] LEE K R, SCULLY R E. Mucinous tumors of the ovart:A clinicopathologic study of 196 borderline tumors (of intertinal type) and carcinomas, including an evaluation of 11 cases with 'pseudomyxoma peritonei' [J]. Am J Surg Pathol, 2000,24:1 447-1 464.

[17] HART W R, NORRIS J H. Bordeline and malignant mucinous tumors of the ovary[J]. Cancer, 1973,31:1 031-1 045.

[18] DISAIA P T,CREASMAN W T. Clinical gynecology oncology[M]. 5th ed. St Louis: Mosby Inc,1997:298-300.

[19] TRIMBLE E L, KAEM J, TROPE C. Management of borderline tumors of the ovary[M]. David M. Ovarian Cancer. New York: Churchill

Livingstone,1998.

[20]RICE L W, BERKOWITZ R S, MARK S D, et al. Epithelial ovarian tumors of borderline malignancy[J]. Gynecol Oncol 1990,39:195-198.

[21]ENGELEN M J, DE BRUIJN H W, HOLLEMA H, et al. Serum CA125, carcinoembryonie antigen, and CA19-9 as tumor markers in borderline ovarian tumors[J]. Gynecol Oncol,2000,78 (1):16-20.

[22]BUTTIN B M, HERZOG T J. Related articles, links epithelial ovarian tumors of low malignant potential: the role of microinvasion[J]. Obstet Gynecol,2002,99(1):11-17.

[23]GOTLIED W H,SORIANO D. CA125 measurement and ultrasonography in borderline tumors of the ovary[J]. Am J Obstet Gynecol, 2000, 183 (3):541-560.

[24]HATA K,HATA T,MANABLE A,et al. Ovarian tumors of low malignant potential: transvaginal Dopper ultrasound featurea[J]. Gynecol Oncol,1992,45:259.

[25]KAYIKCIOGLU F,PATA O,CENGIZ S,et al. Accuracy of frozen section diagnosis in borderline ovarian malignancy[J]. Gynecol Obstet Invest, 2000,49(3):187-189.

[26]TRIMBLE E L, TRIMBLE C L. Epithelial ovarian tumors of low malignant potential in cancer of the ovary[M]// MARKMAN M,HOSKINS W J. Cancer of the Ovary. New York: Raven Press:1993.

[27]SNIDER D D, STUART G C E, NATION J G, et al. Evaluation of surgical staging in stage low malignant potential ovarian tumors[J]. Gynecol Oncol,1991,40:129.

[28] HOSKINS W J, PEREZ C A, YOUNG R C. Priniciples and Practice of Gynecologic Oncology [M]. 3rd ed. Philadelphia:Lippincott Williams, 2000:1 012-1 014.

[29]HOFFMAN J,LAIRD L, BENADIVA C, et al. In vitro fertilization following conservative management of stage 3 serous borderline tumors of the ovary. Gynecol Oncol,1999,74:515-518.

[30]YAZIY R. Primary staging in ovarian tumor low malignant potential[J]. Gynecol Oncol,1988,31: 402.

[31]杨隽钧.妇科恶性肿瘤保留生育功能的治疗进展 [J].国外医学妇产科学分册,2002,29:114-116.

[32]CREASMAN W T, PARK R, NORRIS H, et al. Stage borderline ovarian tumors[J]. Obstet Gynecol,1982,59:93.

[33]DISAIA P J, CREASMAN W T. Clinical Gynecologic Oncology [J]. 5th ed. St Louis: Mosby Inc,1997:305.

[34]CHAMBERS J T. Borderline ovarian tumors: a review of treatment[J]. Yale J Biol Med,1989, 62:351.

[35]SEIDMAN J D, KURMAN R J. Subclassifications of serous borderline tumors of the ovary into benign and malignant types: a clinicopathologic study of 65 advanced stage case[J]. Am J Surg Pathol,1996,20:1 331-1 344.

[36]GARG P P, KERLIKOWSKE K, SUBAK L, et al. Hoormone replacement therapy and the risk of epithelial ovarian cancer: a meta analysis[J]. Obstet Gynecol,1998,92:472.

[37]NG L, RUBIN S, HOSKINS W, et al. Aggressive chemosurgical debulking in patients with advanced ovarian cancer[J]. Gynecol Oncol,1990, 38:358.

[38]KAREN J, TROPE C, KJORSTAD K E, et al. Cellular DNA content as a new prognostic tool in patients with borderline tumors of the ovary[J]. Gynecol Oncol,1990,38:452.

[39]International Federation of Gynecology and Obstetrics. Annual report and resultof treatment in gynecologic cancer[J]. Int J Gynecol Obstet, 1989,28:189.

[40]YAZIGI R, SANDDSTAD J, MUNOY A K. Primary staging in ovarian tumours of low malignant potential[J]. Gynecol Oncol, 1988,31:402-408.

[41]MASSAD S, HUNTER V, SZPAK C, et al. Epithelial ovarian tumours of low malignant potential [J]. Obstet Gynecol, 1991,78:1 027-1 032.

[42]WINTER W E, KUCERA P R, RODGERS W, et al. Surgical staging in patients with ovarian tumors of low malignant potential[J]. Obstet Gynecol, 2002,100:671-676.

[43]WINTER Ⅲ W E, KUCERA P R, RODGERS

W, et al. Surgical staging in patients with ovarian tumours of low malignant potential[J]. Obstet Gynecol, 2002,100:671-676.

[44]SNIDER D D, STUART G C, NATION J G, et al. Evaluation of surgical staging in stage I low malignant potential ovarian tumours[J]. Gynecol Oncol, 1991,40:129-132.

[45]SEIDMAN J, KURMAN R. Subclassification of serous borderline tumours of the ovary into benign and malignant types: a clinicopathologic study of 65 advanced stage cases[J]. Am J Surg Pathol, 1996,20:1 331-1 345.

[46]LIN P, GERSHENSON D, BEVERS M, et al. The current status of surgical staging of ovarian serious borderline tumours[J]. Cancer, 1999,85: 905-911.

[47]ROBINSON W R, CURTIN J P, MORROW C P. Operative staging and conservative surgery in the management of low malignant potential ovarian tumours[J]. Int J Gynecol Cancer 1992,2: 113-118.

[48]SPANN C O,KENNEDY J E,MUSOKE E. Intraoperative consultation of ovarian neoplasma[J]. J Natl Med Assoc,1994,86:141.

[49]ROSE P G,RUBIN R B,NELSON B E,et al. Accuracy of frozen section (intraoperative consultation)diagnosis of ovarian tumors[J]. Am J Obstet Gynecol,1994,171:823.

[50]TRIMBLE C L, TRIMBLE E L. Management of epithelial ovarian tumors of low malignant potential[J]. Gynecol Oncol,1994,55:s52.

[51]RONNETT B M, KURMAN R J, SHMOOKLER B M, et al. Pseudomyxoma peritonei in women: a clinicopathologic analysis of 30 cases with emphasis on site of origin, prognosis, and relationship to ovarian mucinous tumors of low malignant potential[J]. Hum Pathol, 1995, 26: 509.

[52]SEIDMAN J D,ELSAYED A M,SOBIN L H, et al. Association of mucinous tumors of the ovary and appendix: a clinicopathologic study of 25 cases[J]. Am J Surg Pathol,1993,17:22.

[53]PRAYSON R A,HART W R,PETRAS R E. A Clinicopathologic study of 19 cases with emphasis on site of origin and nature of associated ovarian tumors[J]. Am J Surg Pathol,1994,18:592.

[54]WERTHEIM I,FLEISCHHACKER D,MCLACHLIN C M, et al. Pseudomyxoma peritonei: a review of 23 cases[J]. Obstet Gynecol,1994,84:17.

[55]LEAKE J F,RADER J S,WOODRUFF J D, et al. Retroperitoneal lymphatic involvement with epithelial ovarian tumors of low malignant potential[J]. Gynecol Oncol,1991,42:124.

[56] HOSKINS W J, PEREZ C A, YOUNG R C. Priniciples and Practice of Gynecologic Oncology[M]. 3rd ed. Philadelphia: Lippincott Williams,2000:1 012-1 014.

[57]ACS G. (2005) Serous and mucinous borderline (10w malignant potential)tumors of the ovary[J] . Am J Clin Pathol, 123,S13-S57.

[58] TINELLI R, TINELLI A, TINELLI F G, et al. Conservative surgery for borderline ovarian tumours:a review[J]. Gynecol Oncol, 100,185-191.

[59]SUH－BURGMANN E. Long－term outcomes following conservative surgery for borderline tumor of the ovary: a large population－based study[J]. Gynecol Oncol. 2006;103(3):841-847.

[60]PALOMBA,S ,ZUPI E, RUSSO T,et al. Comparison of two fertility－spraring approaches for bilateral borderline ovarian tumours[G]. A randomized controlled study,2007,22(2):578-585.

[61]LIM－TAN S K. Ovarian cystectomy for serous borderline tumors: a follow－up study of 35 cases[J]. Obstet Gynecol,1988,72:775.

[62]ZANETTA G, ROTA S, CHIARI S,et al . Behavior of borderline tumors with particular interest to persistence, recurrence, and progression to invasive carcinoma: A prospective study[J]. J Clin Oncol 2001,19:2 658-2 664.

[63]杨隽钧.妇科恶性肿瘤保留生育功能的治疗进展[J].国外医学妇产科学分册,2002,29:114.

[64]SEIDMAN J D,KURMAN R J. Subclassification of serous borderline tumor of the ovary into benign and malignant type: a clinicopathologic study of 65 advanced stage cases[J]. Am J Surg Pathol,1996,20:1 331-1 344.

[65]GOTLIEB W, FLIKKER S, DADIDSON B,et al.

Borderline malignant tumours of the ovary: fertiliy treatment, conservative management ,and pregnancy outcome[J]. Cancer 1998,82:141-146.

[66]DONNEZ J, MUNSCHKE A, BERLIERE M,et al. Safety of conservative management and fertility outcome in women with borderline tumours of the ovary[J]. Fertil Steril 2003,79:1 216-1 221.

[67]MORRIS R T, GERSHENSONE D M, SILVA E G,et al. Outcome and reproductive function after conservative surgery for borderline ovarian tumours[J]. Obstet Gynecol, 2000,95:541-547.

[68]BORAN N, CIL A P, TULUNAY G,et al. Fertility and recurrence results of conservative surgery for borderline ovarian tumours[J]. Gynecol Oncol, 2005,97:845-857.

[69]FAUVET R ,PONCELET C ,BOCCARA J,et al. Fertility after conservative treatment for borderline ovarian tumours: a French multicenter study[J]. Fertil Steril, 2005,83:284-290.

[70]UZAN C ,KANE A ,REY A ,et al. Outcomes after conservative treatment of advanced—stage serous borderline tumors of the ovary[J]. Annals of Oncology, 2010,21:55-60.

[71]LEE K R,SCULLY R E. Mucinous tumors of the ovary: a clinicopathologic study of 196 borderline tumors(of intestinal type) and carcinomas including an evaluation of 11 cases with "pseudomyxoma peritomei"[J]. Am J Surg Pathol,2000,24(11):1 447-1 464.

[72]YAZIGI R,SANDSTAD J,MUNOZ A K. Primary staging in ovarian tumors of low malignant potential[J]. Gynecol Oncol,1988,31:402.

[73]ROBINSON W R,CURTIN J P,MORROW C P. Operative staging and conservative surgery in the management of low malignant potential ovarian tumors[J]. Int Gynecol Cancer,1992,2:11.

[74]MASSEN V. Ovarian tumors of malignant potential: an intra—and retroperitoneal disease? [J]. Geburtshilife Frauenheilk,1993,53:163.

[75]TAN L K,FLYNN S D,CARCANGIU M L. Ovarian serous borderline tumors with lymph node involvement: clinicopathologic and DNA content study of sevsen cases and review the literature [J]. Am J Surg Pathol,1994,18:904.

[76]SEIDMAN J D,SOSLOW R A, VANG R, et al. Borderline ovarian rumors: diverse contemporary viewpoints on terminology and diagnostic criteria with illustrative images [J]. Hunt Path01,2004,35(8):918-933.

[77]GERSHENSON D M,SILVA H G,LEVY L,et al. Ovarian serous borderline tumors with invasive peritoneal implants[J]. Cancer, 1998, 82 (6):1 096-1 103.

[78]SHAVARTSMAN H S,SUN C C,BODURKA D C,et al. Comparison ofthe clinicaI behavior of newly diagnosed stages Ⅱ-Ⅳ low-grade serous carcinoma of the ovary with that of serous ovarian tumors of low malignant potential that recur as low-grade serous carcinoma [J]. Gynecol Onc01,2007,105(3):625-629.

[79]FALUYI O, MACKEAN M, COURLEY C,et al. Interventions for the treatment of borderline ovarian tumours [J]. Cocbranc Database Syst Rev,2010. (9):CD007696.

[80]BAGUE S. Sarcoma—like mural nodules in mucinous cystic tumors of the ovary revisited:a clinicopath010gic analysis of 1 0 additional cases[J] . Am J Surg Pathol,2002,26:1 467-1 476.

[81]LEAKE J F,RADER J S,WOODRUFF J D,et al. Retroperitoneal lymphatic involvement with epithelial ovarian tumors of low malignant potential [J]. Gynecol Oncol,1991,42:124.

[82]汤春生,李继俊. 妇科肿瘤手术学[M]. 沈阳:辽宁教育出版社 . 1999:510-511.

[83]SUGARBAKER P H. Patient selection and treatment of peritoneal carcinomatosis from colorectal and appendiceal cancer[J]. World J Surg, 1995,9:235.

[84]HOPKINS M P,MORLEY G W. Second—look operation and surgical reexploration in ovarian tumor of low malignant potential[J]. Obstet Gynecol,1989,47:375.

[85]HART W R. Borderline and malignant mucinous tumors of the ovary[J]. Cancer,1973,31:1 031.

[86]JULIAN C G. The biologic behavior of low—grade papillary serous carcinoma of the ovary[J]. Obstet and Gynecol,1978,40:860.

[87] KATZENSTEIN A L A. Proliferative serous

tumors of the ovary: histologic feature and prognosis[J]. Am J of Surgical Pathology,1978,2:339.

[88]AURE J C. Clinical and histologic studies of ovarian carcinoma: long term follow—up of 990 cases[J]. Obstet and Gynecol,1971,37:1.

[89]BJROKHOLM E. Long—term follow—up and prognostic factor in ovarian carcinoma[J]. The Rndiumbemmet Series,1982,21:413.

[90]TROPE C G, KRISTENSEN G, MAKAR A, Surgery for borderline tumor of the ovary[J]. Semin Surg Oncol,2000,19:69-75.

[91]SHERMAN M E, MINK P J, CURTIS R, et al. Survival among women with borderline ovarian tumors and ovarian carcinoma: a population—based analysis[J]. Cancer,2004,100:1 045-1 052.

[92]YOKOYAMA Y, MORIYA T, TAKANO T,et al. Clinical outcome and risk factors for recurrence in borderline ovarian tumours[J]. 2006,94: 1 586-1 591.

[93]PRAT J, DENICTOLIS M. Serous borderline tumors of the ovary: A long—term follow—up study of 137 cases,including 18 with a micropapillary pattern and 20 with microinvasion[J]. Am J Surg Pathol, 2002,26:1 111-1 128.

[94]SLOMOVITZ B M, CAPUTO T A, GRATZ H F, et al. A comparative analysis of 57 serous borderline tumors with and without a noninvasive micropapillary component[J]. Am J Surg Pathol 2002,26:592-600.

[95]TAVASSOLI F A. Serous tumor of low malignant potential with early stromal invasion(serous LMP with microinvasion)[J]. Mod Pathol 1988, 1:407-413.

[96]KENNEDY A W, HART W R. Ovarian papillary serous tumors of low malignant potential(serous borderline tumors): A long—term follow—up study, including patients with micro—invasion, lymphnode matastasis, and transformation to invasive serous carcinoma[J]. Cancer, 1996,

78:278-286.

[97]GILKS C B. Advanced stage serous borderline tumors of the ovary:a clinicopathological study of 49 cases[J]. Int J Gynecol Pathol, 22:29-36.

[98]CRISDPENS M A, BODURKA D, DEAVERS M,et al. Response and survival in patients with progressive or recurrent serous ovarian tumors of low malignant potential [J]. Obstet Gynecol, 2002,99:3-10.

[99]KAERN J, TROPE C, KJORSTAD K E, et al. Cellular DNA content as a new prognostic stool in patients with borderline tumors of the ovary [J]. Gynecol Oncol, 1990,38:452-457.

[100]DRESCHER C W, FLINT A, HOPKINS M P, et al. Prognostic significance of DNA content and nuclear morphology in borderline ovarian tumors [J]. Gynecol Oncol, 1993, 48: 242-246.

[101]PADBERG B C, ARPS H, FRANKE U, et al. DNA cytophotometry and prognosis in ovarian tumors of borderline malignancy. Aclinicomorphologic study of 80 cases[J]. Cancer, 1992, 69:2 510-2 514.

[102]CHAMBERS J T. Borderline ovarian tumors: a review of treatment[J]. Yale J Biol Med, 1989, 62:351-365.

[103]MASSAD L S T,HUNTER V J,SZPAK C A, et al. Epithelial ovarian tumors of low mnlignant potential[J]. Obstet Gynecol,1991,78:1 027.

[104]ZANETTA G, ROTA S, LISSONI A, et al. Ultrasound, physical examination, and CA125 measurement for the detection of recurrence after conservative surgery for early borderline ovarian tumours[J]. Gynecol Oncol, 2001, 81: 63-66.

[105]MORICE P, CAMATTE S, HASSAN J,et al. Clinical outcomes and fertility results after conservative treatment for ovarian borderline tumours[J]. Fertil Steril 2001,75:92-96.

# 35 卵巢生殖细胞肿瘤

卵巢生殖细胞肿瘤(ovarian germ cell tumor)是来源于胚胎期性腺的原始生殖细胞肿瘤(图 35-1),其病理组织学很复杂。卵巢恶性生殖细胞肿瘤占所有卵巢恶性肿瘤的5%～20%[1]。据美国国家统计资料表明,3种最常见的恶性生殖细胞肿瘤占卵巢恶性肿瘤总数的2.4%[2]。

过去30年间,卵巢生殖细胞肿瘤(OGCT)的管理取得了显著提高。更加有效的化疗方案的发展是使得这些少见患者预后改善的主要原因。该领域的其他进展包括更加精确的手术分期、更先进的影像学检查、更加成熟的病理技术,以及使得治疗更加安全的护理支持和对症治疗。绝大多数 OGCT 患者生存期长且治疗的不良反应很少。保留生育能力的手术使得年轻的女性患者得以保留其生育潜能。这些正面的临床预后反映出多学科合作(外科、肿瘤内科、病理及放射)的效果。

## 35.1 肿瘤分类及分级指数

20 世纪 70 年代以前,由于生殖细胞肿瘤较少见,组织学表现复杂,对恶性生殖细胞肿瘤缺乏足够了解,诊断及命名很不统一。1977 年世界卫生组织(WHO)提出了卵巢肿瘤的现代分类系统,确立了国际统一的卵巢肿瘤的组织形态分类。表 35-1 显示的是由 Norris[3] 在 1992 年提出修订的分类法,与 WHO 分类法相似,它将生殖细胞肿瘤分为几组,同时还包括了由生殖细胞和性索间质成分共同构成的肿瘤。

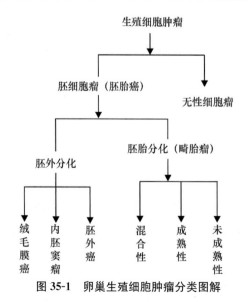

图 35-1 卵巢生殖细胞肿瘤分类图解

**表 35-1 卵巢生殖细胞肿瘤的分类**

| |
|---|
| 生殖细胞肿瘤 |
| 　无性细胞瘤 |
| 　内胚窦瘤:多囊性内胚窦瘤、腺性内胚窦瘤、肝样内胚窦瘤 |
| 　胚胎性癌 |
| 　多胚瘤 |
| 　绒毛膜癌 |
| 　双相或三相畸胎瘤 |

续表

未成熟畸胎瘤(实性、囊性或囊实性)

成熟性　实性

　　囊性

　　　成熟性囊性畸胎瘤(皮样囊肿)

　　　成熟性囊性畸胎瘤(皮样囊肿)伴有恶性

转化

单胚层畸胎瘤和体细胞型肿瘤伴皮样囊肿

　甲状腺肿瘤组

　　卵巢甲状腺肿

　　　良性

　　　恶性(特殊类型)

　　类癌

　　　岛状型

　　　梁索状型

　　　黏液型

　　　甲状腺肿型类癌

　　　混合型

　神经外胚层肿瘤组

　　室管膜瘤

　　原始神经外胚层肿瘤

　　髓上皮瘤

　　多形性胶质母细胞瘤

　　其他

续表

癌

　鳞状细胞癌

　腺癌

　其他型

黑色素细胞组

　　恶性黑色素瘤

　　色素细胞痣

肉瘤组(特殊类型)

皮脂腺肿瘤组

　　皮脂腺腺瘤

　　皮脂腺腺癌

垂体型肿瘤组

视网膜原基肿瘤组

其他

以前病理学上采用 Broder 分级法,根据肿瘤内未分化瘤细胞的百分率分为Ⅰ、Ⅱ、Ⅲ及Ⅳ级,作为判定预后的依据。但往往相同类型同一级别的肿瘤,其预后显然不同[4]。因此,丹麦的肿瘤研究机构提出新分级指标,具体包括:肿瘤组织结构、细胞形态及肿瘤与宿主的关系等 8 项(表 35-2)。临床调查发现新分级法优于 Broder 分级法。

表 35-2　肿瘤组织分级指数

| 指数内容 | 1 分 | 2 分 | 3 分 |
|---|---|---|---|
| 组织结构 | 实性瘤灶<10% | 实性瘤灶 10%～50% | 实性瘤灶>50% |
| 核多形性 | 成熟核>75% | 成熟核 26%～75% | 成熟核<25% |
| 核仁 | 无或 1 个小核仁 | 1～3 个中等大小核仁 | 1～3 个增大核仁,其形态及体积多样化 |
| 核浆比例 | 正常 | 轻度增高 | 中度或重度增高 |
| 核分裂象 | <5 个/10HPF | 5 个/10～50 个/10HPF | 弥漫性增多 |
| 侵犯方式 | 边缘局限 | 边缘欠局限 | 弥漫性生长 |
| 胞膜穿透 | 无穿透 | 可疑穿透 | 肯定穿透 |
| 血管侵犯 | 无侵犯 | 可疑侵犯 | 肯定侵犯 |

## 35.2　扩散方式及分期

### 35.2.1　扩散方式

卵巢恶性生殖细胞瘤转移率为 43.8～84.7%[5,6]。最常见的部位是盆腔腹膜,其次是大网膜,也有对侧卵巢和子宫转移,而且均为表面种植。卵巢无性细胞瘤的转移发生率各学者报道的差异很大,20%～60%不等[7~9]。其原因可能是由于手术探查不够仔细,尤其是遗漏了淋巴结转移。无性细胞瘤的转移途径主要是淋巴管及直接种植,所以腹主动脉旁淋巴结及局部盆腔器官为常见转移部位,其次为纵隔淋巴结、锁骨上淋巴结及大网膜等。个别病例可转移到肝、脑、肺。未成熟畸胎瘤转移发生率最高为 30%～58%[9,10]。转移方式多沿腹膜扩散。因此最常见的转移部位是盆腔及腹腔腹膜、大网膜、肝表面、横膈、肠系膜等。转移灶多为表面种植,淋巴结转移也不少见。

### 35.2.2　手术—病理分期

恶性生殖细胞瘤的手术—病理分期方法与上皮性卵巢癌的分期方法相同,首次手术分期应当和卵巢上皮性癌一样,经彻底探查腹、盆腔来决定。为了准确分期,应当进行下列检查:①腹水或腹腔冲洗液的细胞学检查;②仔细探查主动脉旁和盆腔淋巴结,如有肿大则应切除进行活体组织检查;③大网膜切除,但可不必探查对侧卵巢。

(赵文君　鲍志福)

## 35.3　病理特点、临床特征、诊断及预后

### 35.3.1　卵巢无性细胞瘤

卵巢无性细胞瘤(dysgerminoma of ovary)来源于尚未有性分化以前的原始生殖细胞,故名无性细胞瘤。是卵巢恶性生殖细胞中最常见的一种,约占恶性肿瘤的半数,其恶性程度较低。

#### 35.3.1.1　病理特点

(1)肉眼观。

瘤体表面光滑,圆形、椭圆形或分叶状,包膜较完整,直径在 3～50cm,切面质实、韧,灰白或微黄色。可出现凝固性坏死、囊性变或钙化。10%～20%病例为双侧性。

(2)光镜下。

经典型:瘤细胞较大,形态、体积一致,呈圆形或椭圆形,核居中央,核膜清楚,可见2～3个核仁,核分裂象易见,胞浆丰富,透明或(和)

微嗜酸性。瘤细胞在病灶中被纤维间质分隔成蜂窝状,在肿瘤边缘区则呈条索状。巢周间质内常见弥漫或灶状小淋巴细胞浸润,主要为T淋巴细胞。部分瘤巢内可见肉芽肿性结节。间质可透明变性(图 35-2 至图 35-4)。

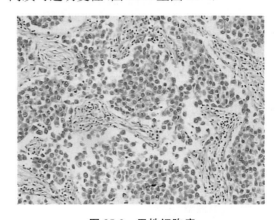

**图 35-2　无性细胞瘤**
瘤细胞片状分布间质内有淋巴细胞浸润(×200)

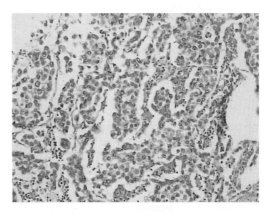

**图 35-3　无性细胞瘤**
瘤细胞成巢状排列,其间有淋巴细胞浸润(×200)

间变型:此型多见睾丸,卵巢则罕见。瘤细胞中等大小或大小不一致,圆形,胞浆丰富,颗粒状伴局灶性糖原。核卵圆形,核仁明显,分裂象平均 5 个/10HPF。瘤细胞排列呈片状或梁柱状。一般无小淋巴细胞浸润或肉芽肿反应。

伴有合体滋养层细胞型:除具备经典无性细胞瘤的形态外,部分瘤细胞核大小不一致,核异型明显,分裂象增多,达 30 个/10HPF。纤维间质内有轻—中度小淋巴细胞浸润及肉芽肿反应。瘤内合体滋养层细胞体积大,胞浆丰

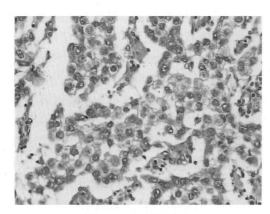

**图 35-4　无性细胞瘤**
瘤细胞圆形,胞浆光亮,核圆形,有的见明显核仁(×400)

富,多个核且分布不规则,常局灶聚集或散在于纤维间质内。肿瘤边缘可有成堆黄素化间质细胞。残存卵巢内可有囊性滤泡或黄素化卵泡膜囊性滤泡。

混合型:除无性细胞外,常见混合有卵黄囊瘤、未成熟实性畸胎瘤,其次为胚胎性癌、性腺母细胞瘤和绒毛膜癌等。

组织化学及免疫组化,瘤细胞 PAS 和苏丹Ⅲ染色阳性。而合体滋养层细胞表达HCG。间质内小淋巴细胞表达 CD43,瘤细胞表达 PLAP、VM、NSE、CD117 等。

（高　霞　毛永荣　袁静萍）

### 35.3.1.2　临床特征

卵巢无性细胞瘤多发生在 10～30 岁,10%～15% 为双侧性,手术探查时肿瘤包膜完整者占 80%～90%。盆腔包块是最常见的症状。常伴有腹胀感,偶有肿瘤扭转破裂出血,可有急性腹痛,但 10% 的无性细胞瘤患者无任何症状。多数无性细胞瘤即使瘤体大者,出现症状的时间为 1 个月至 2 年,短于 4 个月者占半数。合并妊娠者常在偶然情况下被发现,因分娩时阻塞产道或产后触及腹部肿块始被发现者占 10%～15%。

多数无性细胞瘤患者的月经及生育情况正常,10%～15% 患者可出现第二性征改变。肿瘤本身并无内分泌功能,但在混合型生殖细胞肿瘤含有无性细胞瘤成分者可能出现同性

性早熟(isosexual precocious puberty)或男性化征象。本瘤合并性腺发育不全时,常有如下表现:女性表型,原发性闭经,第二性征发育差,中肾旁管发育不全时,性腺缺失或两性畸形,核型为 46,XY。

### 35.3.1.3　诊断及鉴别诊断

对年轻患者卵巢实性或混合性肿块,短期内发展较快,首先考虑生殖细胞肿瘤,如果血清 AFP 及 HCG 均阴性,包块增长较快,病程较短,但又没有腹水,一般健康状况好者可以首先考虑无性细胞瘤的诊断。做 B 超检查及CT、MRI 扫描,以了解有无淋巴结或其他部位的转移。至于肿瘤的性质,常需要通过手术后病理检查才能最后确定。在极少数会有合体滋养层巨细胞的无性细胞瘤,血清 HCG 可能稍有升高。

鉴别诊断如下。

(1)卵巢恶性淋巴瘤:卵巢恶性淋巴瘤是由 T 或 B 淋巴转化细胞占优势组成的各种不同类型淋巴瘤,呈弥漫或滤泡结构。而无性细胞瘤则以生殖细胞及淋巴细胞为主,可伴有肉芽肿反应或合体滋养细胞出现。

(2)卵巢性腺母细胞瘤:卵巢性腺母细胞瘤虽含有生殖细胞,却伴有性索成分,且钙化较明显。而卵巢无性细胞瘤缺乏性索成分且基本无钙化。

(3)卵巢滋养细胞疾患或肿瘤:卵巢滋养细胞疾患或肿瘤常见的临床表现为阴道不规则出血、盆腔内肿块、尿妊娠试验阳性及血清HCG 高滴定度,易与伴有合体滋养细胞的无性细胞瘤混淆。但前者若为卵巢异位妊娠则可见绒毛及滋养层细胞成分;若为卵巢绒癌则仅含有滋养层细胞成分,而无性细胞瘤以生殖细胞为主,并伴有合体滋养细胞,而缺乏细胞滋养层细胞。

（徐梦菲　夏　婷）

### 35.3.1.4　预后

一般认为单纯的卵巢无性细胞瘤预后较好,5 年生存率可达 90%,故可把它看作低度

恶性肿瘤。复发病例大多数发生于治疗后2年内,可用放疗或化疗控制病情。

影响疗效及预后因素的主要因素是临床分期、残余肿瘤大小、细胞学分级及治疗方法。

(徐梦菲 夏 婷)

### 35.3.2 卵巢内胚窦瘤

卵巢内胚窦瘤(edoemal simtustumor of ovary)又称卵巢卵黄囊瘤(yolk sac tumor of ovary)是恶性生殖细胞肿瘤中第二位常见的肿瘤,占恶性生殖细胞肿瘤的22%,恶性度极高。

#### 35.3.2.1 病理特点

(1)肉眼观:多见单侧右卵巢发病,肿瘤较大,直径3~30cm,包膜完整,圆形或卵圆形。切面主要为实性,质软而脆,色灰红、红褐色或灰黄,常伴有明显出血坏死。另可见数目不等的小囊,似蜂巢状外观。

(2)光镜下:结构十分复杂,大致可归纳为以下6种基本结构。

疏松网状结构(图35-5):瘤细胞质突相互联成网状,并间以相互沟通的腔隙及囊腔,形如迷路。腔隙和囊腔被覆扁平,立方或柱状上皮,网眼内含有半透明黏液样基质。间质由毛细血管或血窦和散在于周围的星芒状细胞或梭形细胞组成,成熟的结缔组织很少。

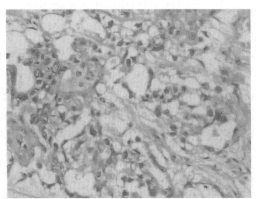

**图35-5 卵巢卵黄囊瘤**

瘤组织呈疏松网状结构(×100)

嗜酸性透明小球及基膜样物形成:嗜酸性透明小球位于胞浆内、外,为折光性圆形半透明小体,PAS反应阳性,大小不等,直径在2~30μm,成群或散在分布。基膜样物形状不规则,片状或索状,伊红色半透明,位于瘤细胞间和囊腔内,是病理诊断的一个重要参考标志。

腺泡状和腺管状结构:由扁平、立方或黏液柱状上皮样细胞排列成腺泡状和腺管状,有时也可见由核大,胞浆少向腔内突起的钉突样细胞排成的腺泡。间质由疏松黏液样结缔组织和血管形成。

血管上皮套结构:包括围绕血管的上皮套结构和肾小球样小体(Schiler-Duval小体,S-D小体)两种形态。上皮套结构的特点是:在横断面上,中央为含有毛细血管的纤维细胞间质,周围绕以一层或多层立方上皮或矮柱状上皮样细胞而形成,呈袖套状或花环状外观。上皮样细胞体积大,核仁明显,核分裂象可见(图35-6)。S-D小体则由单层或多层瘤细胞构成的粗细不一的乳头状突起,并突入小囊而成。乳头中央有时见有血管纤维间质(图35-7)。

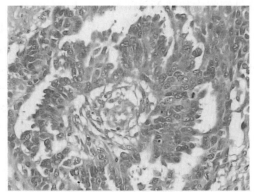

**图35-6 卵巢卵黄囊瘤**

血管套样结构(×400)

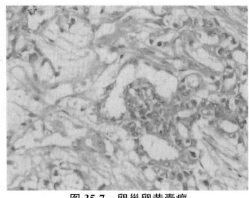

**图35-7 卵巢卵黄囊瘤**

类似肾小球样结构(×200)

多囊性卵黄结构:表现为多数大小不等的囊腔,其间为较致密的梭形细胞,腔壁上皮部分为黏液柱状上皮或立方上皮,部分为扁平间皮样细胞。较大的囊腔中部往往出现缩窄,形成葫芦样外观。

实体细胞团结构:由未分化瘤细胞增生形成细胞巢或片状排列,有时其中出现腺样裂隙。瘤细胞卵圆或多边形,胞浆空亮,核大,圆形或卵圆形,核仁明显,核分裂易见。

经典型中主要表现为筛网状的微囊和迷宫样裂隙构成,细胞质内含透明小体,约1/3病例可见 S-D 小体。组织变异型中包括:多囊性卵黄囊瘤、实性卵黄囊瘤、体型卵黄囊瘤、腺样型卵黄囊瘤、肝样型卵黄囊瘤等。

免疫组化 AFP、HCG、Keratin、Alpha-antitrypsin、Type IV collagen、Laminin 可见阳性反应。

(高 霞 袁静萍 毛永荣)

### 35.3.2.2 临床特征

发病年龄由 14 个月至 45 岁不等,中位年龄为 19 岁。临床上由于本瘤生长迅速,体积较大,往往起病急,出现症状历时短,一般为 2~4 周。腹痛是最常见的主诉,2/3 患者初诊时主诉腹痛,几乎全部病例均有腹部膨大或盆腔肿块。肿瘤破裂、扭转、出血时产生的症状有时类似阑尾炎。全身及妇科检查时,盆腔部常可触及大的肿块,并伴血性腹水,少数患者有胸腔积液。一般无内分泌或月经异常症状,血 HCG 不升高。AFP 是内胚窦瘤具有特征性的标志物,AFP 含量的高低可灵敏地反映内胚窦瘤中瘤组织的多少。测定血清 AFP 值时对生殖细胞瘤,尤其内胚窦瘤的诊断有很大帮助,但必须排除原发性肝癌、肝炎、肝硬化、胃肠道癌及乳癌等疾患。AFP 的动态测定对病情监护、判断复发极为重要,因 AFP 值的变化往往早于临床表现。肿瘤未切除前,AFP 含量可高达 1 400~20 000 μg/L;肿瘤切除后,AFP 逐渐降至正常(小于 40 μg/L),复发时又见升高。约 1/4 内胚窦瘤术前或术时并发破裂。虽然内胚窦瘤为迅速扩散的肿瘤,但初诊

时诊断为 I 期者高达 71%,且多为 I$_A$ 期。

### 35.3.2.3 诊断及鉴别诊断

内胚窦瘤在临床表现方面具有一些特点,如发病年龄轻、肿瘤较大、很易产生腹水、病程发展快等,故诊断并不难。特别是血清 AFP 的检测可以辅助诊断。放射免疫检测方法对测定血清内 AFP 的敏感度极高。有时在混合型生殖细胞肿瘤内内胚窦瘤成分非常少,必须做连续切片或反复仔细做切片才能发现极小块的肿瘤。

鉴别诊断如下。

(1)卵巢胚胎癌:卵巢胚胎癌具有原始多形性单核大细胞、透明球及合体滋养细胞等,唯缺乏典型内胚窦瘤的特征性 S-D 小体及嗜酸性基膜样物质等,免疫组化虽两者皆呈 AFP 阳性,但 HCG 测定,卵巢胚胎癌为阳性,而典型的内胚窦瘤却呈阴性。

(2)卵巢腺瘤样瘤:卵巢腺瘤样瘤与多泡型内胚窦瘤容易混淆。但内胚窦瘤除囊泡结构外,尚具备卵黄囊分化的特征性结构即 S-D 小体及透明球等,偶有肝样细胞及肠上皮分化,且 AFP 测定嗜酸性球呈阳性标记,故不同于前者。

(3)卵巢子宫内膜样癌:卵巢子宫内膜样癌可与似子宫内膜样型内胚窦瘤混淆。但后者除腺腔结构外尚有嗜酸透明球、网状结构,且 AFP 呈阳性标记,患者多数为儿童及年轻人,病程进展迅速,故不同于卵巢子宫内膜样癌。

### 35.3.2.4 预后

影响预后的因素包括临床分期、治疗方案等。

Smith[11] 按不同方法治疗内胚窦瘤,其中以手术联合术后 VAC 方案化疗疗效好,20 例中有 15 例存活。其他治疗方法,如放疗和单种药物化疗效果差。北京协和医院报道[12]63 例内胚窦瘤患者,术后联合化疗显示,卵巢内胚窦瘤患者对 VAC 或 PVB 联合化疗很敏感,化疗足量并及时是治疗成功的关键。手术是否清扫淋巴结以及肿瘤细胞减灭术后残余肿瘤的大小与生存率之间没有正相关。初治

病例的疗效明显优于复发病例,前者的持续缓解率为94.7%,后者的持续缓解率为7%。

（徐梦菲　夏　婷）

### 35.3.3　未成熟畸胎瘤

卵巢畸胎瘤约占原发性卵巢肿瘤总数的15%,其中95%~98%为成熟性畸胎瘤,只有2%~5%为未成熟畸胎瘤(immature teratoma),在恶性生殖细胞肿瘤中的发病率占第3位。

#### 35.3.3.1　病理特点

（1）肉眼观:肿瘤多为一侧发生,偶见两侧,体积常较大,最大可达28cm。圆形或卵圆形,结节状,表面光滑,包膜可完整,切面为实性或囊实性,很少以囊性为主。实体区灰白色,灰黄色,囊性区内含黏稠液体,有时含有毛发、脂肪或骨等结构。

（2）光镜下:肿瘤组织由3个胚层分化而来的未成熟和成熟的组织混合而成,未成熟组织以神经组织多见,多为神经外胚层形成菊形团或原始神经管(图35-8,图35-9),有的似原始神经上皮,有的分化成室管膜结构(图35-10)。此外,尚可见胚胎性软骨,扁平上皮和间充质等。需要强调的是,各种未成熟组织仅显示其组织的幼稚性,而缺乏癌或肉瘤的异型性。在瘤组织中,一般均见一定量的各胚层的成熟组织。其病理分级见表35-3。

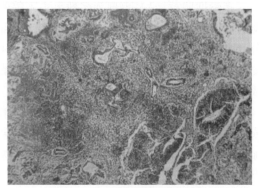

**图 35-8　未成熟性畸胎瘤（Ⅲ级）**
大部分为未成熟的神经管上皮（×20）

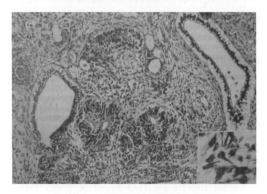

**图 35-9　未成熟性畸胎瘤（Ⅱ级）**
部为菊形团样结构的未成熟神经管上皮,内见腺体（×200）

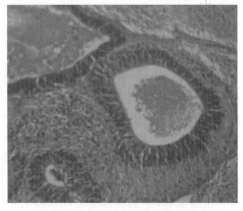

**图 35-10　未成熟性畸胎瘤（Ⅰ级）**
胶质细胞中见神经管上皮似室管膜上皮（×400）

**表 35-3　畸胎瘤的分级**

| 级别 | 不成熟的具有异型性的胚胎组织（神经上皮组织） | 核分裂数/10 HPF |
|---|---|---|
| 0 | 无 | 无 |
| Ⅰ | 小灶状(或偶见<25%,主要为间叶组织) | 0~2 |
| Ⅱ | 中等量(50%±) | 3~5 |
| Ⅲ | 大量(>70%) | >5 |

（胡俊波　毛永荣　杨　帆）

#### 35.3.3.2　临床特征

卵巢未成熟畸胎瘤多发生于年轻患者。根据连利娟等[10]提供的资料,北京协和医院43例和Gershemson组41例,共84例患者。患者平均年龄各为17岁和20岁,最小为14个月,最大41岁。未成熟畸胎瘤的症状无特异性,病程仅几周,约80%患者可触及腹部或盆腔肿块,常伴盆腹部疼痛或局部压痛。因腹腔种植发生率高,60%有腹水。且因腹水而使体质消耗,体重减轻。大多数患者月经及生育功能正常。AFP 和 HCG 不升高为其特征。

### 35.3.3.3　诊断

卵巢未成熟性畸胎瘤可根据其发病年龄以及腹部包块、病程发展快等特点,不难做出诊断。在病理诊断方面,由于有三胚层的特点,一般也较易鉴别。但必须注意病理分级以及区分混合型肿瘤。应常规做血清 AFP 和 HCG 测定,以鉴别可能混合存在的其他生殖细胞瘤成分,如卵黄囊瘤或绒癌。

根据连利娟、黄惠芳提供的资料,部分未成熟畸胎瘤患者(43.5%)血清 AFP 值升高,但其水平远比卵巢卵黄囊瘤低。其原因可能是因为未成熟畸胎瘤的内胚层组织分泌少量 AFP。另一个可能是因为生殖细胞恶性肿瘤有不少是混合型。未成熟畸胎瘤中可能混有少量卵黄囊瘤成分,可合成微量 AFP。

### 35.3.3.4　预后

自采用 VAC 联合化疗后,本瘤的治愈率已达 85%,放射治疗无效。本瘤易于复发,切除原发肿瘤后可短到几周内局部复发。转移及复发灶可由不同成熟度的组织形成,一旦发生转移,转移灶取材病理检查对指导治疗、判断预后很重要。近代应用的联合化疗已使未成熟性畸胎瘤恶性程度逆转,患者的预后显著改善。

预后与临床分期及组织学分级有关。Norris 报道[13]卵巢畸胎瘤 0 级者存活率 100%,而 3 级者存活率仅 30%。连利娟认为[10]复发灶的病理分级与距离第一次手术的时间间隔有密切关系,时间间隔在 1 年内者,复发灶全部为未成熟畸胎瘤,多数为 2 级,复发间隔时间在 1 年以上者,癌组织可向成熟转化,成为 0 级或 1 级。也就是说,复发间隔时间超过 1 年者,大多数可降低 1～2 级。复发性肿瘤有自未成熟向成熟转化的特点。故对恶性畸胎瘤患者因采取积极的治疗,反复多次切除病灶并给予辅助化疗,使肿瘤获得向良性转化的时间,以提高疗效。

(徐梦菲　夏　婷)

### 35.3.4　向单一胚层高度分化的畸胎瘤

向单一胚层高度分化的畸胎瘤(monderreal andhighly specialized)[14]包括各种形式的类似于神经上皮瘤或神经母细胞瘤的原始神经肿瘤、始基网膜及其有关的黑色素瘤及脂瘤等。其中最常见的是如下 2 种。

(1)卵巢甲状腺瘤(strumaovarii):也称卵巢甲状腺肿。在成熟性畸胎瘤中约有 20%患者的肿瘤中可见到甲状腺成分,但所谓卵巢甲状腺瘤则甲状腺组织应为其主要组织成分,当肿瘤完全由甲状腺组织组成,称为单纯性甲状腺瘤;以甲状腺组织为主要成分同时又混有其他成分则称为混合性甲状腺瘤。该瘤可发生于任何年龄,在生育年龄较多见。肿瘤多为单侧性,瘤体不大,很少有直径超过 10cm 的。表面光滑,剖面呈黄褐色或琥珀色多房结构,房内充满胶状物。显微镜下见瘤内有甲状腺组织,有大小不一的滤泡样结构并有成团的甲状腺上皮细胞,类似于正常的甲状腺组织,或胚胎性小滤泡,或大滤泡甲状腺瘤。

绝大多数卵巢甲状腺瘤为良性,极少扩展到卵巢以外,若发生扩散可种植到腹膜。种植灶为成熟的甲状腺组织,就像异位甲状腺那样。患者并无严重症状,并可生存很长时间。若种植的肿瘤组织类似于胚胎性甲状腺瘤或乳头状甲状腺瘤,则容易转移到全身各个器官如肺、肝及骨等。尽管有人报道卵巢甲状腺瘤能分泌甲状腺素,但多数患者并不伴甲状腺功能亢进的症状。有甲状腺功能亢进症状的患者约占 15%。少数患者伴发胸腔积液或腹水。

治疗原则以手术切除肿瘤为主。除了少数扩散或转移者,一般预后较好。

(2)卵巢类癌(carcinod):虽然卵巢类癌多由小肠肿瘤或其他器官转移而来,但原发性卵巢类癌也确有发生。多数是来自生殖细胞,极少数来自卵巢支持——间质细胞瘤中的嗜银细胞。卵巢类癌为实质性肿瘤,大小不等,最大的直径 20cm。剖面呈白色或黄色,多为单侧性。显微镜下可见形态多样,有高分化及低分化类癌。细胞呈圆形或多角形,核圆居中,胞浆有空泡。低分化类癌的细胞甚小,似肺癌的燕麦细胞,胞浆嗜银染色阳性。肿瘤组织往往被纤维组织分隔成为许多小巢,有时肿瘤细胞围绕血管排列,呈菊花状。

卵巢类癌多发于绝经后妇女。临床症状除了盆腔包块的一些症状以外,有一部分患者由于瘤细胞产生 5-羟色胺,故可引起类癌综合征。表现为面部潮红、外周血管功能紊乱、腹痛、腹泻、气管痉挛等症状,重者可发生心力衰竭。5-羟色胺分泌的多少与肿瘤的大小有关,肿瘤大者分泌多,小者分泌少。

对卵巢类癌的治疗,行肿瘤切除即可。年轻患者可以保留对侧正常的卵巢。手术以后5 年存活率达 95% 以上。

(胡俊波　徐梦菲　毛永荣)

### 35.3.5　卵巢胚胎癌

卵巢胚胎癌(embryonal carcinoma of ovary)是发生于原始生殖细胞的未分化癌,恶性度高,预后不良,占卵巢恶性生殖肿瘤的4%。过去常与卵巢绒癌及内胚窦瘤混淆。现已证明卵巢胚胎癌与这两者是完全不同的肿瘤。胚胎性癌来自原始的生殖细胞,这种细胞具有全能的分化能力,可以分化成各种肿瘤。在组织学上类似于睾丸的胚胎癌。

#### 35.3.5.1　病理特点

(1)肉眼观:肿瘤直径在 10~25cm,结节状,切面囊实性,乳黄、灰白或紫黑色不等。囊内含黏液样物,实性区则质韧,伴有出血及坏死灶。

(2)光镜下:主要为原始单核未分化生殖细胞,细胞体积大且伴有明显异型性。胞浆丰富,内含少量空泡,核圆形,染色质疏松呈网状,伴有 1~3 个明显核仁。瘤细胞内可见嗜酸性透明小体。癌细胞呈巢状、乳头状或腺管样排列。癌巢内常混杂单个或多个合体滋养层细胞,微灶性成熟实性畸胎瘤成分(如肠上皮、软骨岛等)胚胎样体。间质水肿,灶性纤维化。

#### 35.3.5.2　临床特征

卵巢胚胎癌好发于儿童及青年期,平均发病年龄为 15 岁,约有半数患者表现有性腺内分泌异常,如性早熟、不规则阴道出血闭经或多毛症及男性化。由于肿瘤分泌 HCG 或AFP,所以有的患者 HCG 阳性或 AFP 升高。

#### 35.3.5.3　诊断

青春期前期女性出现腹部或盆腔肿块、腹痛,伴内分泌紊乱征象、性早熟,初潮以后常有闭经或异常阴道出血,血清测定 HCG 及 AFP升高,应考虑卵巢胚胎癌。最后经病理检查明确诊断。

#### 35.3.5.4　预后

在应用联合化疗以前卵巢胚胎癌的总生存率约 30%,Ⅰ 期者为 50%,预后略好于内胚窦瘤。自从应用联合化疗以来,预后明显改善。

(胡俊波　夏　婷　毛永荣　徐梦菲)

### 35.3.6　卵巢多胚瘤

卵巢多胚瘤(polyembryoma of ovary)是一种罕见的肿瘤,由许多胚样小体组成。胚样小体在形态上类似于正常的胚芽。肿瘤内不但含有全能分化的胚盘,也含有羊膜、卵黄囊、胚外中胚层及滋养叶组织。有时还可见散在的畸胎瘤样灶。由于胚样小体中有合体滋养细胞成分,所以患者可有内分泌的表现,如HCG 升高或性早熟等。多数患者的肿瘤同时含有其他生殖细胞肿瘤成分,主要是未成熟畸胎瘤成分。

多胚瘤是一种高度恶性的生殖细胞肿瘤。许多患者有周围器官的侵犯及广泛的转移,但主要限于腹盆腔内。多数于 1 年内死亡。主要治疗方法是手术治疗。该瘤对于放疗不敏感,对化疗的效果如何尚无成熟的经验。

### 35.3.7　卵巢绒毛膜癌

原发性卵巢绒毛膜癌是一种罕见高度恶性的肿瘤。卵巢绒毛膜癌的发生有 3 种情况:①伴有卵巢妊娠的原发性妊娠性绒癌。②其他生殖系统的妊娠性绒癌转移至卵巢的转移癌。③生殖细胞肿瘤向滋养叶结构分化的卵巢绒癌。前二者属妊娠绒癌,而后者属原发性非妊娠卵巢绒癌。

#### 35.3.7.1 病理特点

(1)肉眼观:肿瘤常为实性,广泛出血、坏死是其特点。瘤体呈圆形、卵圆形,切面似血块,有时可见灰白色肿瘤区。

(2)光镜下:可见片状、索状排列呈高度异型的滋养叶细胞,细胞中等大小,多角形,胞膜清楚,胞浆淡染或空泡状,核居中央,圆形,常见核仁,此为似朗格罕细胞的肿瘤细胞,并常位于癌巢中央区。而似合体细胞的肿瘤细胞其边界不清,胞浆丰富,嗜酸性,多核,异型性明显,常位于癌巢周边,包绕似郎格罕细胞的肿瘤细胞。癌巢周边为血块,无绒毛结构。当该癌合并其他生殖性肿瘤时,绒癌呈血块状、小结节状,其附近为其他肿瘤性胚胎细胞成分。

免疫组化 HCG、细胞角蛋白阳性。

#### 35.3.7.2 临床特征

约有半数卵巢绒癌发生于青春期及儿童期。患者常伴有性早熟、乳房发育、阴毛增加、腋部毛发增多及子宫出血等。在成年人由于肿瘤分泌 HCG,所以常易被误诊为异位妊娠。HCG 的测定有助于诊断。部分患者 AFP 也是阳性。

#### 35.3.7.3 治疗及预后

治疗原则与妊娠滋养细胞瘤相同,除手术以外,积极进行化疗。氨甲蝶呤(MTX)及放射菌素 D(Act D)应是主要的化疗药物。卵巢原发性绒癌预后较差,但由于化疗的作用,预后已有所改善。具体治疗方法见本书"44 绒毛膜癌"。

### 35.3.8 卵巢混合型生殖细胞肿瘤

混合型生殖细胞至少由 2 种生殖细胞肿瘤成分组成,无性细胞瘤是常见的组织成分(80%),以后依次为内胚窦瘤(70%)、未成熟畸胎瘤(53%)、绒癌(20%)和胚胎性癌(13%)[15]。含有 3 种或 4 种生殖细胞瘤成分

的非常少见,较多见的混合类型是无性细胞瘤与内胚窦瘤的混合,而其他成分的混合如畸胎瘤、绒毛膜癌、胚胎癌和多胚瘤等的混合相对较少见。混合型恶性生殖细胞肿瘤占恶性生殖细胞肿瘤的 8%~20%。

#### 35.3.8.1 临床表现及诊断

肿瘤大多数为单侧性,占 81%~91.7%,40% 的卵巢恶性混合型生殖细胞肿瘤发生于青春期前,其中 1/3 是儿童,伴有同性性早熟征象。38% 的患者可出现妊娠试验阳性,反映肿瘤存在合体滋养层组织。有些患者 AFP 升高,大多数出现盆腹腔肿块,其中 1/2 病例有下腹疼痛,1/5 伴发热,1/5 患者出现急性腹痛。发生症状平均时间为 4 周。确诊需要依据病理检查。

#### 35.3.8.2 预后及预后因素

卵巢混合型恶性生殖细胞肿瘤预后与内胚窦瘤近似。在未用 VAC 或 PVB 联合化疗以前,预后极差,持续缓解率为 4.5%~10%。应用 VAC 或 PVB 联合化疗后存活率明显提高,持续缓解率为 59%~88.9%。

混合型恶性生殖细胞肿瘤 I 期患者预测其预后的最重要因素是肿瘤结构组成。如果临床 I 期肿瘤由卵黄囊瘤、绒毛膜癌或畸胎瘤 3 级组成成分超过 1/3 瘤体时,则该瘤进行性生长显著,预后较差;如果上述任何一种成分少于瘤体的 1/3,或本瘤与无性细胞瘤、胚胎性癌、畸胎瘤 1、2 级混合存在时,则生长相对缓慢,预后较好。当瘤体直径小于 10 cm 时,不论肿瘤的构成成分如何,患者的生存率较高。临床分期亦会影响预后。

(张雅星 汪 洋 袁静萍)

## 35.4 治疗原则

恶性生殖细胞瘤仍以手术为主,化疗、放疗为辅。至今手术治疗的地位仍不能为其他治疗所代替,仍然是治疗的关键,可根据病变范围、年龄及生育要求采用单侧附件切除术,单侧附件切除加全子宫切除以及肿瘤细胞减

灭术等。

化疗是极其重要的辅助治疗。对于恶性程度较高的生殖细胞肿瘤,近年来肿瘤化疗进展在改善预后方面取得令人瞩目的成绩,为保守治疗和保留生育功能创造了条件。

放疗是无性细胞瘤的主要辅助治疗,对晚期和复发癌有明显的疗效。

## 35.5 手术治疗

### 35.5.1 分期手术

手术分期对于判断疾病阶段、提供预后信息及指导术后管理方面具有重要意义。仔细的手术分期对发现早期患者隐性病变及镜下转移也是非常关键的。如 FIGO 分期所述,卵巢恶性生殖细胞肿瘤的分期与上皮性卵巢癌遵循相同原则,正确的手术分期包括如下步骤:

(1)尽管从美容考虑,横切口更好;但是为了充分暴露、分期活检、切除盆腔大肿瘤或上腹部的转移病灶,通常纵向正中切口是必要的。

(2)如有腹水,应收集进行细胞学检查。如没有腹腔积液,在进行腹膜内操作前应进行盆腔冲洗及左右结肠旁沟冲洗,并进行冲洗液细胞学检查。

(3)整个腹腔及其内部结构都应当系统地进行视诊及触诊检查。通常我们习惯于从膈下间隙向盆腔检查。从膈下区域、大网膜、整个腹膜表面、整个反折腹膜、小肠表面浆膜以及肠系膜都应当仔细检查。如果发现任何可疑处,都应当进行活检或切除。

(4)接下来,应当检查原本的卵巢或盆腔肿瘤。应当仔细检查双侧卵巢的大小,是否有肉眼可见肿瘤,与周围组织是否粘连。

(5)如果病灶局限,只累及卵巢或盆腔,则对高危的器官结构进行活检。包括网膜(多点活检),以下部位表面的腹膜:双侧结肠旁沟、子宫直肠陷凹、双侧盆壁、膀胱子宫反折腹膜以及膈下区域。任何粘连处都应当常规取样。

(6)腹主动脉旁及双侧盆腔淋巴结区都应当仔细触诊。任何可疑的结节都应当切除取样。如果未发现可疑区域则应当在各区域取样。目前没有证据表明腹主动脉旁淋巴结及盆腔淋巴结清扫是有优点的。

(7)如果发现巨大转移病灶,应当尽可能切除,或者至少取样活检并记录病灶大小。

妇科肿瘤文献中充斥着不充分的手术分期。1990 年代的肿瘤分期手术比以往更好的假定是不可靠的。大多数患者仍在社区医院进行初次不全面的分期手术。对于大学附属医院或专业机构的肿瘤学者来说,这些患者的信息是错误的、不全面的分期信息。对于这一类患者,推荐进行术后的检查,如腹部 CT。若初次手术获得的病理学结果及局限的解剖学信息提示有必要化疗,则可再次剖腹探查以获得准确的分期信息。再次手术以达到全面分期加以仔细地术后护理相比于化疗也是个可选方案。

### 35.5.2 手术方式及手术范围

(1)单侧附件切除或卵巢囊肿剥除术:由于大部分患者为年轻妇女,希望保留生育功能,而除无性细胞瘤外,双侧卵巢受累罕见。因此,对于年轻 I 期患者行单侧附件切除术是可能的,也是安全的。无性细胞瘤双侧较多见(10%~15%),单侧附件切除需慎重。但有学者提出,对 I A 期单纯无性细胞瘤的年轻患者,肿瘤直径在 10 cm 以下,性腺无发育不良,无 46XY 核型,对侧卵巢活检阴性,可作为单侧附件切除术的参考。其他类型恶性生殖细胞瘤,如果卵巢外观正常,不必进行卵巢活检,以免导致粘连以及卵巢功能受损而不孕;倘若对侧卵巢异常增大,则应行活检或囊肿切除。若对侧卵巢同时伴有良性畸胎瘤,可行卵巢囊肿剥除,保留正常卵巢组织。

(2)双侧附件及全子宫切除术:晚期患者(Ⅱ~Ⅳ期)可有双侧卵巢受累(此时可从患侧卵巢转移至对侧),或混合性生殖细胞肿瘤含有无性细胞瘤成分时也有双侧卵巢受累,需行双侧附件切除及子宫切除。若冰冻结果提示为退化的性腺或临床征象,提示肿瘤具有良性成分,也应行双侧附件及子宫切除。若冰冻结果难以明确诊断,则需依靠术前女性染色体组型的检测来明确,决定行患侧附件切除还是行双侧附件和子宫切除。

(3)首次肿瘤细胞减灭术:对于初次手术时即遇到广泛转移的卵巢恶性生殖细胞肿瘤,建议应实行与晚期上皮性卵巢癌相同的手术治疗原则,即初次肿瘤细胞减灭术,尽最大努力切除肿瘤,达满意减灭的患者比术后仍有较大残余瘤者毫无疑问预后要好。然而,由于这种情况的罕见性,导致在肿瘤细胞减灭术治疗恶性生殖细胞瘤这一领域缺乏相关的文献报道。

在对妇科肿瘤试验组的研究中,Slayton等发现在首次手术完全切除的54例患者,接受长春新碱、放线菌素 D 和环磷酰胺联合化疗,有 15 例(2826)治疗失败。与此相反,在22 例首次不完全切除术的患者中,接受了相同的治疗方案,有 15 例(6826)治疗失败[16]。而且,术后残余大块病灶的患则失败率(82%)远高于微小残余病灶的患者(55%)。Willianms 报道了妇科肿瘤组的研究,患者接受顺铂、长春新碱、博来霉素联合治疗方案。在此项研究中,与术后有可测量的病灶相比,没有无性细胞瘤的患者和术后无可测量病灶的患者无进展生存期更长(65% vs. 34%)[17]。多数临床研究显示,转移的或未完全切除肿瘤的患者预后较差,术后化疗后的无瘤生存率为53%~91%。

(4)二次探查术:从 1960 年起,二探术被引入上皮性卵巢癌患者的治疗流程中,其作用是在化疗后一篇关于二探术的综述中,UTM-DACC 研究 53 名患者,52 位的结果为阴性[18]。唯一一位二探术阳性的患者,其术前AFP 水平升高,这预示了病灶残余。随后该患者接受 PVB 方案化疗,延长缓解治疗。在二探术阴性的患者中,有一位女性在二探术 9个月后复发,随后死亡。该研究中 13 名患者在二探术中病理证明存在残余成熟畸胎瘤(亦称"化疗性逆转");这些患者未进一步治疗,且均未复发,因此,该研究中,二探术没有增加预后信息或改变患者的治疗方式。二探术的作用在发达的影像技术(CT、PET、MRI)及现在这个肿瘤标志物已被列入常规治疗流程的年代面前显得较为模糊。

综述一项关于生殖细胞瘤的 GOG 实验[19]。该前瞻性研究纳入 117 名患者,纳入对象经过 3 种 GOG 流程之一的在初治手术分期及肿瘤细胞减灭后以顺铂为基础进行化疗(GOG 流程♯45、78、90)之后再进行二探术。在这当中,45 名手术患者在完全切除肿瘤后接受了 3 药治疗(顺铂、依托泊苷、博来霉素,BEP)。在该组下,38 名患者二探术阴性,2 名患者有未成熟畸胎瘤,5 名患者为成熟畸胎瘤。其中有残余未成熟畸胎瘤患者,一位之后接受了化疗,一位未接受。这 2 位患者与其他患者都是无病生存。一位二探术阴性的患者随后复发且死于疾病。因此,对于完全减瘤的患者,二探术的作用是没有的。相反的,该系列中 72 位患者接受了相似的化疗且辅助治疗前未达到完全减瘤。在该组中,48 名患者的初始肿瘤没有畸胎瘤成分。在二探术中45位患者无残余病灶,3 位患者存在顽固的内胚窦瘤或胚胎瘤。这 3 位患者尽管接受了进一步治疗,最终死亡。5 位二探术阴性的患者出现了复发,其中只有一位因化疗获救。因此,对于未完全减瘤的不含畸胎瘤成分的卵巢生殖细胞瘤患者,二探术的价值是很小的。然而,对于初次手术未完全减瘤,含有畸胎瘤的患者(共 24 位),二探术对随后的治疗是有作用的。这些患者中,16 位在二探术中发现了成熟畸胎瘤,其中 7 位是巨块型的或是进展性的。另外 4 位患者有残余未成熟畸胎瘤。16位患者中的 14 位有畸胎瘤,7 位巨块型残余肿瘤的患者中有 6 位在肿瘤切除后无病生存。因此,尽管二探术对完成减瘤的患者不是必需的,对于未完全减瘤且包含畸胎瘤的初治肿瘤患者是有临床益处的(表 35-4)。

表 35-4　GOG 实验纳入患者的二探术结果[19]

| 初治手术 | 总数 | 二探术阳性:无进展/总数 | 二探术阴性:无进展/总数 |
|---|---|---|---|
| 完全切除肿瘤 | 45 | 7/7[a] | 37/38 |
| 未完全切除肿瘤 | 24 | 16/20[b] | 4/4 |
| 畸胎瘤存在<br>畸胎瘤不存在 | 48 | 0/3[c] | 41/45 |

注:a—5 例成熟畸胎瘤及 2 例未成熟畸胎瘤;b—16 例成熟畸胎瘤及 4 例未成熟畸胎瘤;c—3 例胚胎瘤及卵黄囊瘤

影像技术的发展,包括正电子发射体层扫描(PET 扫描)可以避免再次手术探查。然而 PET 检查对活跃(恶性)肿瘤较敏感,但是对于检测残余的成熟畸胎瘤作用局限[20,21]。阳性的 PET 结果对于治疗后确定残余病灶在众多肿瘤中都有重要意义,特别是与传统的影像学技术(CT,MRI)及肿瘤标志物检测结合起来时,对于预测复发有一定准确性[22]。近期一项研究系列表明,治疗后有残余病灶的精原细胞瘤患者,阳性的 PET 结果是残余灶含肿瘤的强证据。反之,PET 检查阴性,残余病灶含活跃肿瘤的可能性较低。在这种情况下,PET 的特异性为 100%,敏感性为 80%,其阳性预测价值和阴性预测价值分别为 100% 和 95%[23]。尽管卵巢生殖细胞瘤中 PET 检查的研究较少[24,25],其原理与睾丸肿瘤相似,可根据睾丸肿瘤的文献进行推测。

（徐梦菲　陈惠祯）

## 35.6　化学治疗

1970 年代及 1980 年代发现的睾丸肿瘤化学疗法是肿瘤治疗史上的重大突破[26,27]。从睾丸肿瘤的回顾性研究及随机临床试验中获得的知识随后被用于卵巢生殖细胞肿瘤的治疗。目前数量众多的卵巢干细胞肿瘤患者在明智的手术和铂类为基础的化疗结合的治疗下取得了较好生存。尽管有诸多相似之处,睾丸肿瘤与卵巢生殖细胞瘤之间仍有少数重要的不同。

过去第一个成功的卵巢生殖细胞化疗方案为 VAC(长春新碱 vincristine、放线菌素 D dactinomycin、环磷酰胺 cyclophosphamide)或 VAC 类疗法。这种疗法具有治愈潜能,特别是对于早期疾病。但对于晚期患者,VAC 方案化疗后远期生存仍小于 50%。在 UTM-DACC 的研究中,尽管 86% 的Ⅰ期患者通过 VAC 疗法治愈,该疗法对晚期患者的疗效却明显更低[28]。仅 57% 的Ⅱ期患者及 50% 的Ⅲ期患者达到了远期控制。2 名Ⅳ期患者死于疾病。类似的,在一项 GOG 研究中,22 名手术未完全切除并接受了 VAC 治疗的卵巢生殖细胞瘤患者中,仅 7 名达到了远期控制,相比之下,54 名完全减瘤患者中 39 名达到[29]。在该研究中,15 名Ⅲ期患者中有 11 名以及全部的 2 名Ⅳ期患者 12 个月以内出现疾病进展。这些数据提示 VAC 化疗对于治疗晚期或者未完全切除的卵巢生殖细胞肿瘤患者是不足的。

由于从睾丸干细胞肿瘤的治疗中认识到以顺铂为基础的化疗的优越性,其他铂类为基础的化疗方案也开始在卵巢干细胞肿瘤中尝试。Gershenson 报道了 UTMDACC 中一小部分患者使用 PVB 疗法的有效性[30]。在 15 名患者中,7 名患者接受了 PVB 辅助治疗,9 名患者在复发的联合化疗中使用了 PVB 方案。前 7 名患者中有 6 名达到远期生存。其中有 3 名女性曾是巨块型Ⅲ期肿瘤。

随后,出现了 PVB 联合化疗的前瞻性评估 GOG ♯45[31]。在该研究中,89 名患者中 47 名无性细胞瘤患者(53%)无病生存期中位数为 52 月。最近出现的治疗失败发生于 28 月。另外 8 名患者在二线化疗后持续缓解,少数几个患者有不进展或进展缓慢的未成熟畸胎瘤。因此,4 年 OS 接近 70%。值得一提的是,29% 的患者在此之前已经接受了化疗或放疗,可能对总的结局有影响。正如前文所讨论的,巨块型疾病的患者少有比非巨块型的好。病理类型及标志物的升高与结局不相关。然而,对于 20 名有无法测量的或是可能的小体积病灶的患者,预先没有接受治疗,其中 8 名 PVB 治疗失败。

在睾丸癌期,以往的经验告诉我们依托泊苷在较大体积肿瘤的患者中改善预后的作用于长春碱至少等价[27]。此外用依托泊苷替代长春碱可以减少神经毒性、腹痛及便秘。后 2 个不良事件在卵巢生殖细胞肿瘤患者中尤为突出,甚至有患者需要性腹部手术。这观察使我们评估在卵巢干细胞患者中联合使用 BEP(表 35-5)。在 UTMDACC 的一项研究系列中,26 名使用 BEP 方案的患者有 25 名可达到远期缓解[32]。另外一名死于疾病的患者对治疗、检测及随访不依从。在这项研究中,

4 名其有可测量的病灶的患者,在接受了手术及 BEP 治疗后完全缓解。这也为 GOG 开始了对 BEP 治疗卵巢干细胞瘤的前瞻性研究[33]。该疗法有效性很高,在 93 名纳入患者中,91 名在随访期内无病生存。在这些研究数据的基础上,尽管 BEP 和 VAC 没有经过前瞻性的对比,BEP 仍旧是卵巢生殖细胞肿瘤患者倾向的治疗方案。根据 GOG 及其他临床实验的结果,顺铂的纳入无疑是改善预后和控制疾病的重要原因[34~36]。这些治疗结果被推荐(表 35-6)。

**表 35-5　BEP 方案 a**

| 化疗药物 | 剂量 |
|---|---|
| 顺铂 | 20mg/m² day1-5 |
| VP-16 | 100mg/m² day1-5 |
| 博来霉素 | 30 units IV weekly |

注 a-3~4 疗程,间隔 21 天。

**表 35-6　辅助化疗**

| 机构 | 化疗方案 | 无进展/总数/% |
|---|---|---|
| 妇科肿瘤组(66) | BEP | 89/93(96) |
| 澳大利亚(53) | 多种 | 9/10(90) |
| Obtubre12 医院(32) | PVB 或 BEP | 9/9(100) |
| M. D. Anderson(18) | PVB | 4/4(100) |
| Instituto Nazionale Tumori(3) | PVB | 9/10(90) |
| M. D. Anderson(19) | BEP | 20/20(100) |

缩写:BEP:顺铂,依托泊苷,来霉素;PVB:顺铂,长春新碱,博来霉素。

(徐梦菲　陈惠祯)

## 35.7　放射治疗

大多数恶性生殖细胞肿瘤对放疗不敏感,一般不需要辅助放疗。但无性细胞瘤是一种对放射线高度敏感的肿瘤,放疗可以治愈。放疗对已有小孩而肿瘤为晚期的患者,或有远处转移或化疗后复发的患者具有重要价值。术后放疗存活率可达 100%。

照射范围根据肿瘤扩散及转移的部位而定,放射量一般为:3 周内全腹给予 2000~2500 cGy,淋巴受累区(盆腔或腹主动脉旁)增加 1000~1500 cGy。如果扩散至纵隔或锁骨上,分别给予 2500 cGy 及 3000 cGy;肝转移全肝照射 2500 cGy,在缩野肿瘤局部照射至 3000 cGy;肾转移照射 2000 cGy;脑转移全脑照射 2000~2500 cGy 后,缩野肿瘤局部照射至 3500 cGy。

(陈　敏)

## 35.8 治疗后随访及持续性复发性肿瘤的治疗

### 35.8.1 治疗后随访

对所有恶性生殖细胞肿瘤患者治疗后均应密切随访,利用临床盆腔检查、B超检查、肿瘤标志物进行监测。化疗结束后第1年每月随访1次,第二年则每2~3月1次。原先肿瘤标志物阳性者每次随访均应监测,肿瘤标志物阴性者则更多利用影像学检查。

### 35.8.2 持续性或复发性肿瘤的处理

绝大多数卵巢生殖细胞肿瘤患者经过手术及铂类为基础的化疗后达到临床治愈。然而一小部分患者在治疗过程中肿瘤持续存在或进展,或在完成治疗后复发。如同睾丸癌中,这一类治疗效果不佳的患者分为铂耐药型(在治疗完成后4~6周内进展)和铂敏感型(以铂类为基础的化疗完成后超过6周复发)。

多数复发出现在初次治疗后24个月内。在UTMDACC的研究中,1970—1990年,160位患者中有42位出现治疗失败[37]。治疗失败的原因,对于其中14位患者是不彻底的手术,5位患者未充足放疗,16位患者未足量化疗(剂量不足或未完成),1位患者是治疗相关毒性,6位患者原因不明。在这些研究中有足够数量的患者接受了以VAC为基础的化疗,这是复发率高于预期的原因。

由于卵巢生殖细胞肿瘤初次治疗的治愈率高,复发性肿瘤的治疗是一个复杂并且较难研究的问题,并且最好在一个专门的中心进行研究。用以指导治疗复发性卵巢生殖细胞肿瘤患者的数据不多,并且多数由睾丸癌推测而来。睾丸癌患者唯一最重要的预后因素为是否对铂类敏感。一方面,治愈的可能性对于在完成手术切除及辅助治疗后复发并接受高剂量抢救疗法的患者可高达60%,甚至更多。另一方面,对于真正存在铂耐药的患者,长期生存及治愈的可能显著降低。然而这些患者中高达30%~40%可以成为长期生存的患者。接近30%的铂耐药的复发性睾丸癌患者可以通过二线化疗方案补救治疗(VeIP:长春新碱、环磷酰胺、顺铂)[38]。然而,有充分的证据表明高剂量顺铂、依托泊苷,加或不加环磷酰胺和长春新碱治疗,或干细胞补救,此方案比标准剂量治疗对这些患者效果更佳[39,40]。一般来说,对于非铂类耐药患者,一周期标准剂量治疗,通常是用顺铂、长春新碱和异环磷酰胺。若初治有效果,再继续给予2周期高剂量化疗(卡铂和依托泊苷)及干细胞治疗[41]。近期印第安纳大学报道了184名复发性睾丸癌患者。中位随访为48个月,116位患者完成了全部切除。值得注意的是,分组中40名患者有铂耐药,其中18位患者在高剂量化疗后无病生存[42]。然而,由于患者数量不多,这项研究没有在铂敏感的复发性卵巢生殖细胞瘤患者中进行前瞻性检测。需要参考专门的中心进行复发性疾病的处理。

在高剂量化疗后的复发性肿瘤中有效的药物主要是异环磷酰胺、紫杉烷、吉西他滨和奥沙利铂[43~46]。在一项印第安纳大学的Ⅱ期研究中,联合吉西他滨和紫杉醇在31位经过高剂量化疗后复发的患者中,有10位有效。其中,5位患者治疗后2年无病生存[46]。联合使用吉西他滨和奥沙利铂在31位复发性生殖细胞患者中的反应率为46%。超过60%的患者为铂耐药[47]。参考复发性肿瘤的研究性药物治疗来处理难治的卵巢生殖细胞肿瘤是可行的。

(徐梦菲 王 华)

# 参 考 文 献

[1] AZIZ M F, Current management of malignant germ cell tumor of the ovary[J]. Gan To Kagaku Ryoho,1995,3(Suppol):262-276.

[2] 连利娟. 林巧稚妇科肿瘤学[M]. 3版. 北京:人民卫生出版社,2000:508-548.

[3]NORRIS H J,O'CONNORonnor D M. Pathology of malignant germ cell tumor of the ovary[M]//COPPLESON M. "Gynecologic Oncology Fundamental Principles and clinical Practice" Edingurgh London Melbourne New York & Tokyo:Churchill living-stone,1992:917-934.

[4]曹泽毅. 中华妇产科学[M]. 北京:人民卫生出版社. 1999:1 929-1 960.

[5]GERSHENSON D M. Treatment of malignant nondysgerminomatous germ cell tumors of ovary with cincristine,dactinomycine and cyclophosphamide[J]. Cancer,1985,56:2 756.

[6]WILLEMSE P H B. Long-term survival after vinblastine,bleomycine and cisplatin treatment in patient with germ cell tumor of ovary[J]. Gynecol Oncol,1987,28:268.

[7]ASADOURIAN L A,TAYLER H B. Dysgerminoma an analysis of 105 cases[J]. Obstet Gynecol,1976. 126:190.

[8]MUHAMMAD A A. Dysgerminoma of the Ovary,radiation therapy for reaurrence and metastases[J],Am J Obstet Gynecol,1976,126:190.

[9]高琴. 卵巢无性细胞瘤[J]. 中华妇产科杂志,1985,20:41.

[10]连利娟. 卵巢未成熟畸胎瘤恶性程度的逆转[J]. 中华妇产科杂志,1979,14:267.

[11]SMITH J P,RUTLEOLGE F. Advance in chemotherapy for gynecological[J]. Cancer. 1976,36:661.

[12]黄惠芳,连利娟. 卵巢内胚窦瘤的联合化疗[J]. 中华妇产科杂志,1995,3(5):13.

[13]NORRIS R J. Immature teratoma of the ovary[J]. Cancer,1976,37:23-59.

[14]高永良. 卵巢生殖细胞肿[M]//孙建衡. 妇科恶性肿瘤继续教育教程,北京:中国协和医科大学出版社,2007:319-325.

[15]郭丽娜. 卵巢生殖细胞肿痛的病理[M]//连利娟. 林巧稚妇科肿瘤学. 4 版. 北京:人民卫生出版社,2006:603.

[16]SLAYTON R E,HRESHCHYSHYN M M,SILVERBERG S C,et al. Treatment of malignant ovarian germ cell tumors:response to vincristine,dactinomycin,and cyclophosphamide(preliminary report)[J]. Cancer 1978,42(2):390-398.

[17]WILLIAMS S D,BLESSING J A,MOORE D H,et al. Cisplatin,vinblastine,and bleomycin in advanced and Gynecologic Oncology Group[J]. Ann Intern Med,1989,111(1):22-27.

[18]GERSHENSON D M,COPELAND L J,DEL JUNCO G,et al. Second-look laparotomy in the management of malignant germ cell tumors of the ovary[J]. Obstet Gymecol,1986,67(6):789-793.

[19]WILLIAMS S D,BLESSING J A,DISAIA P J,et al. Second-look laparotomy in ovarian germ cell tumors:the gynecologic oncology group experience[J]. Gynecol Oncol,1994,52(3):287-291.

[20]ALBERS P BENDER H,YILMAZ H,et al. Positron emission tomography in the clinical staging of patients with Stage Ⅰ and Ⅱ testicular germ cell tumors[J]. Urology,1999,53(4):808-811.

[21]HAIN S F,ODOHERTY M,TIMOTHY A R,et al. Fluorodeoxyglucose positron emission tomography in the evaluation of germ cell tumours at relapse[J]. Cancer,2000,83(7):863-869.

[22]SUGAWARA Y,ZASADNY K R,GROSSMAN H B,et al. Germ cell tumor:differentiation of viable tumor,mature teratoma,and necrotic tissue with FDG PET and kinetic modeling[J]. Radiology,1999,211(1):249-256.

[23]DE SANTIS M,BECHERER A,BOKEMEYER C,et al. FDG—PET as prognostic indicator for seminoma residuals:an update from the SEMPET study[J]. Proceedings of ASCO,2003.

[24]MURPHY J J,TAWFEEQ M,CHANG B,et al. Early experience with PET/CT scan in the evaluation of pediatric abdominal neoplasms[J]. J Pediatr Surg,2008,43(12):2 186-2 192.

[25]BASU S,RUBELLO D. PET imaging in the management of tumors of testis and ovary:current thinking and future directions[J]. Minerva Endocrinol,2008,33(3):229-256.

[26]EINHORM L H,DONOHUE J. Cis-diamminedichlo-roplatinum,vinblastine,and bleomycin combination chemotherapy in disseminated testicular cancer[J]. Ann Intern Med,1977,87(3):293-298.

[27]WILLIAMS S D,BRICH R,EINHORN L H,et al. Treatment of disseminated germ—cell tumors

with cisplatin, bleomycin, and either vinblastine or etoposide[J]. N Engl J Med,1987,316(23): 1 435-1 440.

[28] GERSHENSON D M, COPELAND L J, KAVANAGH J J, et al. Treatment of malignant nondysgerminomatous germ cell tumors of the ovary with vincristine,dactinomycin,and cyclophosphamide [J]. Cancer,1985,56(12):2 756-2 761.

[29] SLAYTON R E, PARK R C, SILVERBERG S G, et al. Vincristine, dactinomycin, and cyclophosphamide in the treatment of malignant germ cell tumors of the ovary. A Gynecologic Oncology Group Study (a final report)[J]. Cancer,1985,56(2):243-248.

[30] GERSHENSON D M, KAVANAGH J J, COPELAND L J,et al. Treatment of malignant nondysgerminomatous germ cell tumors of the ovary with vinblastine, bleomycin, and cisplatin [J]. Cancer,1986,57(9):1 731-1 737.

[31] WILLIAMS S D,BLESSING J A,MOORE D H, et al. Cisplatin, vinblastine, and bleomycin in advanced and Gynecologic Oncology Group [J]. Ann Intern Med,1989,111(1):22-27.

[32] GERSHENSON D M,MORRIS M,CANGIR A, et al. Treatment of malignant germ cell tumors of the ovary with bleomycin,etoposide,and cisplatin[J]. J Clin Oncol,1990,8(4):715-720.

[33] WLLIAMS S,BLESSING J A,LIAO S Y,et al. Adjuvant therapy of ovarian germ cell tumors with cisplatin,etoposide,and bleomycin:a trial of the Gynecologic Oncology Group[J]. J Clin Oncol,1994,12(4):701-706.

[34] CUINE S,LHOMME C,KATTAN J,et al. Cisplatin-based chemotherapy in the management of germ cell tumors of the ovary: The Institut Gustave Roussy Experience[J]. Gynecol Oncol, 1997,64(1):160-165.

[35] SEGELOV E,CAMPBELL J,NG M,et al. Cisplatin-based chemotherapy for ovarian germ cell malignancies:the Australian experience [J]. J Clin Oncol,1994,12(2):378-384.

[36] DIMOPOULOS M A, PAPADOPOULOU M, ANDREOPOULOU E,et al. Favorable outcome of ovarian germ cell malignancies treated with cisplatin or carboplatin-based chemotherapy: a Hellenic Cooperative Oncology Group study[J]. Gynecol Oncol,1998,70(1):70-74.

[37] MESSING M J,GERSHENSON D M,MORRIS M, et al. Primary treatment failure in patients with malignant ovarian germ cell neoplasms[J]. Int J Gynecol Cancer,1992,2(6):295-300.

[38] EINHORN L H. Salvage therapy for germ cell tumors[J]. Semin Oncol, 1994, 21(4 Suppl: 7): 47-51.

[39] BROUN E R, NICHOLS C R, TURNS M, et al. Early salvage therapy for germ cell cancer using high dose chemotherapy with autologous bone marrow support[J]. Cancer,1994,73(6):1 716-1 720.

[40] BROUN E R, NICHOLS C R, GIZE G, et al. Tandem high dose chemotherapy with autologous bone marrow transplantation for initial relapse of testicular germ cell cancel[J]. Cancer, 1997, 79 (8):1 605-1 610.

[41] LOTZ J R, ANDRE T, DONSIMONI R, et al. High dose chemotherapy with ifosfamide, carboplatin, and etoposide combined with autologous bone marrow transplantation for the treatment of poor-prognosis germ cell tumors and metastatic trophoblastic disease in adults[J]. Cancer, 1995, 75(3):874-885.

[42] EINHORN L H,WILLIAMS S D,CHAMNESS A, et al. High dose chemotherapy and stem cell rescue for metastatic germ cell rumors[J]. N Engl J Med,2007,357(4):340-348.

[43] LOEHRER P J SR,GONIN R,NICHOLS C R,et al. Vinblastine plus ifosfamide plus cisplatin as initial salvage therapy in recurrent germ cell tumor[J]. J Clin Oncol,1998,16(7):2 500-2 504.

[44] HINTON S,CATALANO P,EINHORN L H,et al. Phase Ⅱ study of paclitaxel plus gemcitabine in refractory germ cell tumors(E9897):a trial of the Eastern Cooperative Oncology Gloup[J]. J Clin Oncol,2002,20(7):1 859-1 863.

[45] NICHOLS C R,ROTH B J,LOEHRER P J,et al. Salvage chemotherapy for recurrent germ cell cancer[J]. Semin Oncol,1994,21(5 Suppl. 12): 102-108.

[46] EINHORN L H,BRAMES M J,JULIAR,et al. Phase Ⅱ study of paclitaxel plus gemcitabine sal-

vage chemotherapy for germ cell tumors after progression foIIowing high-dose chemotherapy with tandem transplant[J]. J Clin Oncol,2007,25 (5):513-516.

[47]KOLLMANNSBERGER C,BEYER J,LIERSCH R,et al. Combination chemotherapy with gemcitabine plus oxaliplatin in patients with intensively pretreated or refractory germ cell cancer:a study of the German Testicular Cancer Study Group [J]. J Clin Oncol,2004,22(1):108-114.

# 36　卵巢性索间质肿瘤

卵巢性索间质肿瘤(sex cord stromal tumors,SCSTs)也称性腺间质肿瘤(gonadal stromal tumors),来源于原始性腺中的性索及间质组织,约占卵巢恶性肿瘤的7%。这类卵巢肿瘤由单一或不同的成分组成。其病理组织分类如下。

根据WHO(2014)卵巢肿瘤组织学分类,性索间质肿瘤主要分为三大类:纯间质肿瘤,纯性索肿瘤,以及混合性性索间质肿瘤。

(1)纯性索肿瘤:成年型粒层细胞瘤,幼年型粒层细胞瘤,支持细胞瘤,环小管性索瘤。

(2)纯间质肿瘤:纤维瘤,富细胞纤维瘤,卵泡膜细胞瘤,黄素化卵泡膜细胞瘤伴硬化性腹膜炎,纤维肉瘤,硬化性间质瘤,印戒细胞型间质瘤,微囊性间质瘤,莱迪细胞瘤,类固醇细胞瘤,恶性类固醇细胞瘤。

(3)混合性性索间质肿瘤:支持—间质细胞肿瘤(高分化,中度分化,低分化,网状型,后三者可伴异源性成分),和非特异性支持—间质细胞肿瘤。

SCSTs估计大约占恶性卵巢肿瘤的7%[1]。总的来说,这些肿瘤的大多数都是良性的或者有着很低的恶变概率,以及拥有良好的长期预后。此外,相当一部分的被诊断的SCSTs患者年龄都小于40岁,且有可能产生各种各样类固醇激素。因此,对这些肿瘤自然历史的充分知识储备是势在必行的,以进行诊断和制订合适的个体化外科手术及辅助治疗方案。

SCSTs在功能性卵巢肿瘤中占比近90%[2]。除了纤维瘤,SCSTs患者的临床表现通常受到内分泌失调的影响。无论是由于肿瘤的合成或者雄激素的外周转换,雌激素的过度产生都会影响终末器官反应,且通常都是与年龄相关的,以及可以表现为同性性早熟到月经过多再到绝经后的出血。此外,必须要警惕子宫内膜癌和乳腺癌相关的风险[3-5]。相反,从最初的女性性征消失到女性男性化迹象的出现预示着一个高雄激素的状态。睾酮和/或雄烯二酮循环水平的增高为SCSTs的存在提供了强有力的证据。虽然颗粒细胞、卵泡膜细胞、睾丸支持细胞瘤通常被认为是促雌激素的,睾丸间质细胞和类固醇细胞肿瘤主要是促雄激素的,因此基于这些肿瘤的形态学特征是无法预测他们的内分泌功能的。还应该指出的是,各种各样的卵巢肿瘤,不论是原发的还是转移的,如果其基质受到黄体化的刺激,就算不在SCST家族也可能促雌激素或促雄激素。

## 36.1　分子发病机制

我们目前已知的关于各种自分泌和内分泌调节机制的知识,影响卵巢功能,几种SCSTs中抑制素的过度表达,卵巢类固醇发生的改变,以及在SCSTs中循环促性腺激素水平的变化,为这些肿瘤的发病机制提供了线索。迄今为止,对抑制素、激活素、卵泡素和促卵泡激素(FSH)的交互调节机制的研究主要用于GCTs。促卵泡激素(FSH)在卵泡发育的早期阶段对颗粒细胞分化过程起着重要的调节作用。具体来说,FSH会刺激细胞增殖(有丝分裂),增加细胞表面泌乳素和促黄体激素受体的可用性,并诱导芳香化酶活性,从而增加雌二醇的产量。其他生长调节因子,如胰岛素样生长因子和表皮生长因子也可调节这些过程,包括增强FSH的有丝分裂效应。此外,脑垂体前叶分泌的FSH激素在一定程度上由血清中抑制素、激活素、雌激素和/或雄激素的水平调节。

抑制素是1种由1个α亚单位和2个β亚单位中的1个组成的异二聚体糖蛋白,由卵巢的颗粒状细胞分泌[6]。抑制素A由αA和βA组成;抑制素B由αB和βB组成。Petreglia等[7]证实,在9例GCTs患者中,有8例血清抑制素B显著增加,而抑制素A在所有患者中均略有增加。它的主要生理功能是抑制垂体前叶分泌的FSH[8]。GCTs大量分泌抑制素。尽管它维持着与FSH抑制有关的调节功能,但它似乎在控制性腺内的雌激素生产和细胞增殖方面是无效的。Robertson等[9]最近回顾了各种基于血清素的抑制素分析。

激活素,也是卵巢颗粒细胞的一种肽激素,与抑制素相同也由2个β亚单位组成。与抑制素相反,激活素刺激FSH的分泌,诱导雌二醇的产生,同时对黄体酮的产生有负面影响,并促进颗粒细胞分化[8]。

一些调查小组正在进行研究,以阐明导致SCSTs的潜在的遗传和生物变化,特别是GCTs。Lin等[10]在台湾的5家医院获得了一组37例成人型GCTs(36例原发,1例复发)的比较基因组杂交。所有的患者都是Ⅰ期,除了在最初诊断时有1例患有局限病灶的Ⅲ期患者。36个原发性肿瘤中有22个(61%)有染色体不平衡。非随机的变化包括在31%的肿瘤中22q缺失,在25%的肿瘤中获得了14号染色体,并在14%的肿瘤中获得了12号染色体。单染色体22常与三染色体14共存。

在许多恶性肿瘤中可以看到,在任何一个GCTs中都没有被发现高水平的放大。调查结果与Mayr等人报告的结果相似[11]。12号染色体三体作为唯一的异常,除了GCTs之外,也出现在纤维瘤和纤维上皮瘤中[12,13]。Menczer等[14]在12例GCTs患者中寻找HER2/neu的表达,但没有发现免疫组化阳性。一个来自澳大利亚的研究小组在38例成人GCTs和2例青少年类型中检测了HER1(EGFR)、HER2、HER3和HER4的免疫组化染色[15]。31例(77.5%)有至少1个受体(EGFR、HER3或HER4)是阳性的。在这40个病例中,没有一例HER2阳性。40例中有26例(65%)显示表皮生长因子受体EGFR阳性。HER3和HER4的表达分别在18例(45%)和23例(57.5%)中为阳性。Kusamura等[16]也在18例GCTs中检测了HER2的表达;所有的都是阴性。他们还显示,在这些肿瘤中,p53和低增殖指数的免疫组织化学染色的可能性非常低。

Richards等[17]用小鼠模型来研究颗粒细胞肿瘤的发生。结果表明,通过Kras的激活或PTEN的丢失,加速了颗粒状细胞中稳定激活β-catenin(CTNNB1),形成GCTs。这些是否是人类GCTs发展的关键途径,还有待证实。最近,Shah和他的同事们在4例GCTs患者中完成了全转录组的RNA测序[18]。他们在FOXL2中发现了一个点突变的错误点突变,402 C→G(C134W),这是一个叉头带螺旋家族的转录因子家族的成员。这种基因被认为与卵巢分化有关,这是正常的颗粒细胞发育所必需的[19,20]。他们确认了89例成人GCTs中有86例存在基因突变,而在10例青少年GCTs中只有1例出现了这种突变。有趣的是,对3例未突变的成人GCTs的回顾提示其中有2例实际上并不是真正的GCTs。对FOXL2的免疫反应,而不是分子筛选,随后被证明在诊断上是有用的,灵敏度和特异性分别为80%和99%[21]。这些结果为青少年和成人GCTs中观察到的不同临床病程的分子基础提供了支持,为疑难病例提供了一种改善诊断的方法,并提示 FOXL2 是 GCT 发病机制的关键驱动因素。

最近的另一项重大发现是在卵巢 SCSTs 中的 DICER1 突变[22-24]。Schultz 等[22] 报告在包含 325 个患有胸膜肺细胞瘤(PPB)的儿童的 296 个家族中,有 3 个孩子同时患有 PPB 和 SLCT。在 PPB 患者的家庭成员中,他们发现了 6 个卵巢 SCSTSs。在 6 例来自 PPB 家族的 SCSTs 患者中的 4 例,3 名有卵巢 SC-STs 病史没有个人或家族 PPB 病史的儿童中有 2 例发现了生殖细胞的 DICER1 突变。在另一份报告中,Heravi — Moussavi 等[23] 在 26/43(60%)SLCTs 中发现了 RNase Ⅲ b 结构域的体细胞 DICER1 突变,包括 4 个带有额外生殖细胞突变的肿瘤。到目前为止,这些突变的发现还没有转化为治疗靶点。

Chu 等[25] 在卵巢的一个小系列 GCTs 和浆状囊腺癌中(每种 4 例)检查了雌激素受体同源基因的表达。他们发现雌激素受体(ER)在 2 种肿瘤类型中广泛表达,但在相对较低的水平,类似于或小于子宫内膜。然而,在 GCTs 中,ER-β 的表达要比 ER-α 多出几倍。Fuller 和 Chu 提供了对各种信号通路的信息回顾,这些信号通路在调节正常颗粒细胞的生长、分化和凋亡方面起着重要作用,这可能有助于发现 GCTs 的分子发病机制[26]。由于胰岛素样生长因子(IGF)系统在主导卵泡发育中的重要作用,以及它对上皮卵巢癌的贡献,Alexiadis 等[27] 在一组 9 例 GCTs 中描述了 IGF 系统的几个组成部分的表达。有趣的是,在 GCTs 中,妊娠相关的血浆蛋白 A( pregnancy-associated plasma protein-A,PAPP-A)的表达是最高的。PAPP—A 是由颗粒细胞合成的一种金属蛋白酶,它的活性可以提高 IGF 的生物利用率。Anttonen 等[28] 研究了赫尔辛基大学 80 名 GCT 患者的样本,研究了一些已知在正常颗粒细胞功能中重要的生长调节因子,包括抗缪氏激素、抑制素和 GATA 转录因子。他们发现了高 GATA-4

表达和复发的可能的相关性。

SCSTs 的自然史与它们的上皮细胞有所不同,从而形成一个有趣的肿瘤模型。这些肿瘤绝大多数都具有低恶性潜能的典型特征。它们通常是单侧的,局限性的,保留激素分泌的功能,并且很少会出现复发,其中很多都有所延迟。相比之下,在其他表型相似的肿瘤中,一小部分表现出更致命的病程,而且通常难以治疗。SCST 亚型具有双峰年龄分布的特点,特别是 JGCTs、SSCTs、SLCTs 和 SC-TATs,主要发生在 30 岁以前。此外,这些肿瘤与一些不常见的先天性疾病有关,如细胞瘤病、鳞毛症和 PJS,发生在超出偶然的频率范围内。重要的是,这些功能性的肿瘤,包括 AGCTs、JGCTs、SLCTs 和 SCTATs,过度表达生长调节物质,包括抑制素,抑制素抑制物质和滤泡蛋白质。考虑到可供研究的卵巢 SCSTs 数量有限,可以理解,目前对这些肿瘤分子发病机制的探索仍存在一定的局限性。

(左　娜　陈华燕)

# 36.2 病理特点、临床特征及预后

## 36.2.1 卵巢颗粒细胞瘤

卵巢颗粒细胞瘤(ovarian granulosa cell tumors,GCTs)是来源于卵巢性索间质细胞的一类不常见的肿瘤,占卵巢癌的 2%～5%,占卵巢性索间质细胞的 70%[29]。根据临床表现和组织学特征,GCTs 可分为两类:成人型颗粒细胞瘤(granulosa-cell tumors:adult type,AGCTs)和幼年型颗粒细胞瘤(granulosa-cell tumors:juvenile type,JGCTs)。其中,绝大部分类型为成人型,仅 5% 左右为幼年型。

### 36.2.1.1 成人型颗粒细胞瘤

1)病理特点

肉眼观:肿瘤多为单侧发病,双侧发病仅占 5%～8%,双侧卵巢发生率无明显差异。肿瘤大小悬殊,小者仅镜下可见,大者肿瘤可充满整个腹腔。瘤体为圆形、卵圆形,呈分叶状,有包膜,表面光滑。切面灰白色,间有灰黄色区,伴有出血、坏死及囊性变,囊肿数目不等,囊内含淡黄色清亮或血性液体,有时整个肿瘤几乎成为囊肿。肿瘤的质地取决于瘤细胞和间质成分的比例,以及瘤细胞黄素化的程度。

光镜下:成人型颗粒细胞瘤细胞小,通常为多角形、圆形,也可为梭形,含少量淡伊红色胞浆,细胞界限不清。胞核圆形、卵圆形或梭形,核膜清楚,典型者可见纵形核沟,呈咖啡豆样外观。核仁小,核染色质一般较致密,有些也较疏松或呈空泡状。瘤细胞位于梭形间质细胞间,相互聚集可排列成多种形式,如小梁型、缎带型、岛状型、圆柱瘤型、小滤泡型、巨滤泡型、弥漫型等。常是以一种类型排列为主或数种形式混合存在。虽组织结构多样,然而常见者有以下四型。

(1)小滤泡型:此型常见。肿瘤间质将瘤细胞分隔成不规则巢状或岛状,细胞巢周边的细胞排成栅状。本型特征是巢内一些瘤细胞倾向于排列成菊形团,瘤细胞核垂直于菊形团中央的腔,腔内含有均质红染物质或浓缩的细胞核及核碎片,此结构所谓 Call-Exner 小体(图 36-1)。若此种结构多,则可使瘤细胞巢呈筛状。

(2)巨滤泡型:瘤细胞排列成巨大滤泡状,形成一个大的囊腔,囊壁有单层或多层粒层细胞,并可出现典型 Call-Exner 小体(图36-1),腔内含有血性液体或红染无结构物质。

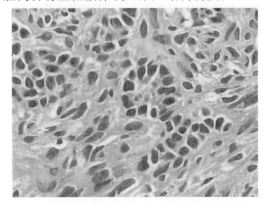

图 36-1 颗粒细胞瘤

瘤细胞排列成典型的 Call-Exner 小体(×400)

(3)梁状或圆柱样型:此型也较常见。瘤细胞被间质分隔成圆柱状或梁状,其周边细胞成栅状排列。有时瘤细胞索呈腺样排列。单行或双行的瘤细胞也可排列成纤细索状。间质结缔组织常可发生玻璃样变。

(4)弥漫型:瘤细胞弥漫分布,成片状排列,间质极少,可有少数 Call-Exner 小体形成(图 36-2,图 36-3)。瘤细胞有一定的异型性,表现为细胞大小不等,形状不一,出现巨核,核分裂等。一般认为此型恶性程度最高。

免疫表型:瘤细胞表型 $CD_{99}$、α-抑制素、波形蛋白、钙网蛋白、S-100 及 SMA,CK 可灶性阳性,$CK_7$、EMA 阴性。

(刘涵瀚 袁静萍 毛永荣 胡俊波)

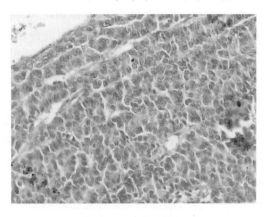

图 36-2 颗粒细胞瘤

瘤细胞呈弥散型,成片排列,可见 Call-Exner 小体(×200)

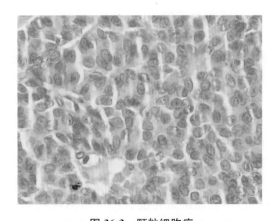

图 36-3 颗粒细胞瘤

高倍观,见 Call-Exner 小体及核沟(×400)

2)临床特征

AGCTs 最常见的临床表现是异常子宫

出血、盆腹部包块,以及腹痛。由于成人型颗粒细胞瘤为功能性肿瘤,具有内分泌功能,特别是分泌雌激素,因此患者表现出一系列与激素有关的症状。在生育年龄女性中,患者主要表现为月经的改变,包括月经不规律、月经过多、月经间期出血,甚至闭经。在绝经期妇女则表现为异常阴道出血。由于内源性雌激素的作用,AGCTs 患者中,子宫内膜增生很常见,50%～60% 的患者伴随有子宫内膜增生,5%～10% 的患者发生子宫内膜癌[30]。AGCTs 相关性子宫内膜癌通常是早期、高分化的,而且往往预后很好。同时由于雌激素的作用,AGCTs 患者还可能出现乳房的增大和触痛感,极少患者伴发乳腺癌。此外,AGCTs 患者也可以出现男性化特征,其原因可能是因卵泡内膜细胞明显的黄素化和卵巢间质黄素化有关,以致发生男性化征象。患者可出现面部痤疮、声音嘶哑低沉、多毛、阴蒂增大,以及月经稀发、闭经、乳房不发育等症状。

其他症状是盆腹部包块,以及腹痛、腹胀等。不少患者自己无意中扪及下腹部包块,并以腹部包块为主诉就诊。由于肿瘤生长快或体积过大,患者可能主诉持续、固定的腹部或盆腔疼痛,急性腹痛则多是肿瘤扭转或破裂引起。伴发腹水的患者则多出现腹围增大和腹胀。

3)肿瘤标志物

(1)雌激素:已经确认 GCTs 可以分泌雌激素,其依据就是患者所表现出的与雌激素过多有关的临床症状。因此,雌激素可能可以成为 GCTs 的一种肿瘤标志物。目前在 GCTs 患者中检测出雌激素水平升高,但是升高的程度与病情并不相一致。Rey 等[31] 发现雌激素的水平和疾病过程并无关联。而且大约 30% 的 GCTs 患者并没有发现雌激素水平的升高。因此,尽管雌激素可能有助于监测疾病的过程,但是还不足成为一个可靠的肿瘤标志物。

(2)抑制素和激活素:抑制素是一种由 1 个 α 亚单位和 1/2 个 β 亚单位组成的二聚体糖蛋白激素[32]。根据 β 亚单位的不同,分为抑制素 A(α 和 β A)和抑制素 B(α 和 β B)。抑制素是转化生长因子 β 家族中的一员,主要生物学特性是抑制垂体合成和分泌 FSH。但是,尽管抑制素有抑制 FSH 的作用,却似乎对控制性腺内雌二醇的产生及细胞增殖无效。Matzuk 等[33] 试图探讨抑制素在哺乳动物繁殖和发育中的作用。他们喂养了杂合和纯合的老鼠,删除了抑制素中的 α 亚单位基因。删除了 α 亚单位基因的纯合老鼠虽然可以存活,但是由于抑制素功能上的缺陷而对性腺间质肿瘤易感,99% 的外显率(47 只雄老鼠中有 47 只,24 只雌老鼠中有 23 只),而且在出生后前 4 周发病。这些发现暗示抑制素可能是一种针对性腺细胞的主要性腺外调节物,并证实抑制素是一种有肿瘤抑制功能的细胞外蛋白。

与抑制素相关的是激活素,由 2 个 β 亚单位组成,这与抑制素的构成形式相似。但与抑制素所不同的是,激活素刺激 FSH 的分泌。激活素作为一种卵泡内的旁分泌和自分泌的生长因子,通过促进颗粒细胞的分化而有助于发育[34]。Schikone 等[35] 通过研究激活素对肿瘤生长的调节作用后,证实:①激活素作为一种自分泌生长因子,刺激了缺乏抑制素 α 和 P53 老鼠的性腺肿瘤细胞系的增殖;②使用抗激活素 A 的血清治疗抑制了肿瘤细胞的复制,并中和了激活素对细胞生长的刺激作用。因此,理论上激活素的过表达或激活素受体结构上的改变能促进颗粒细胞的增殖并导致肿瘤细胞的快速复制。

Gurusinghe 等[36] 利用免疫组化技术证实 GCT 中抑制素 α 和激活素过表达的部位定位于颗粒细胞。但迄今为止,还没有找到检测血液中激活素浓度的合适方法。有报道显示,GCTs 患者的血清抑制素水平要高于正常女性,切除病灶后抑制素水平在持续下降,而在复发前再次升高,认为抑制素可以作为监测肿瘤复发的标志物[37]。Mom 等[38] 检测了 30 名 Ⅰ～Ⅲ 期 GCTs 患者治疗前后血清中抑制素 A 和抑制素 B 的浓度,初次诊断时患者出现血清抑制素 A 和抑制素 B 升高的比例分别为 67% 和 89%，复发时分别为 58% 和 85%。在复发 11 个月前（中位时间），血清抑制素 B 即出现升高，而临床缓解期内患者无一出现血清抑制素 A 和抑制素 B 的升高。作者认为，抑制素 B 较抑制素 A 更能反映疾病状态，而且监测血清抑制素 B 水平应成为 GCTs 随访的首选。

（3）卵泡调节蛋白：卵泡调节蛋白（follicle regulatory protein，FRP）是由颗粒细胞产生的。正常月经妇女的血清中可以检测到这种蛋白，颗粒细胞的分化影响 FRP 的分泌。部分 GCTs 患者中 FRP 水平升高。但是 FRP 的临床意义目前还不十分清楚，能否作为 GCTs 的标志物还有待进一步的研究。

（4）苗勒管抑制物：苗勒管抑制物（Mullerian inhibitory substance，MIS），也称为抗苗勒管因子（antimullerian hormone，AMH），可能会成为 GCTs 的一种新的肿瘤标志物。MIS 由卵巢生长卵泡中的颗粒细胞产生。Rey 等[31]在 16 名 AGCTs 患者，75 名女性肿瘤患者（包括卵巢腺癌，卵巢良性囊肿或非卵巢恶性肿瘤），以及 58 名正常的绝经前和绝经后妇女中检测了血清 MIS 的浓度，并且对其中 10 位 AGCTs 患者进行了 6～47 个月的随访，在随访中监测血清 MIS、抑制素 A 以及雌二醇的水平。结果显示正常的绝经后妇女的血清中不能检测出 MIS，绝经前妇女的血清 MIS<5μg/L。卵巢癌或卵巢良性囊肿或非卵巢恶性肿瘤患者的血清 MIS 水平在正常范围。9 名进展性颗粒细胞肿瘤患者中有 8 例的血清 MIS 水平在 6.8～117.9 mg/L。至少在复发前 11 个月，临床上即可检测到血清 MIS 和抑制素 A 水平升高。大多数病例在临床缓解期间，其血清 MIS、抑制素 B 以及雌二醇水平都是正常的。但是 MIS 的临床价值还有待进一步的试验证实。

4）预后及预后因素

卵巢颗粒细胞瘤通常表现为低度恶性，与上皮性卵巢癌相比其预后较好。这类肿瘤具有局限化和生长缓慢的倾向。尽管在就诊时

常常发现肿瘤体积较大，但 80%～90% 为Ⅰ期患者[39-41]。而早期临床症状可能会为部分早期患者提供诊断依据。颗粒细胞瘤在首次治疗后间隔一段时间会复发。Stenwig 等[39]报道该病平均的复发年限为 8.9 年（1～22 年）。一般平均复发年限为 6 年，复发后存活年限为 5.6 年，其生长缓慢的特点和组织学类型明显不同于卵巢上皮癌。据报道颗粒细胞瘤Ⅰ期患者的 10 年生存率为 84%～95%，Ⅱ期患者的 10 年生存率为 50%～65%，Ⅲ期和Ⅳ期患者的 10 年生存率仅为 17%～33%[42]。

Pectasides 等[43]的研究也证实分期和术后残余病灶大小是影响总生存率的重要因素。手术分期是决定颗粒细胞瘤预后的重要因素，而肿瘤的大小、是否破裂、组织学亚型、核不典型性和有丝分裂象都与患者的生存时间有关[44]。肿瘤破裂会严重影响Ⅰ期患者的生存，核不典型性增加的程度和有丝分裂相增加的情况与预后呈负相关。晚期患者的切除样本中常常可以看到比较多的不典型增生和有丝分裂象[39,41,45,46]。除了有时受主观判断的影响外，核分裂情况是Ⅰ期患者预后的最可靠的标志。而组织学亚型和染色体的倍体情况与预后是否有关，尚不得而知。King 等[47]对[50]例颗粒细胞瘤患者（30 例成人型，20 例幼年型）进行了肿瘤分子标志物的检测，包括 Ki-67、c-myc、P21-Ras、cerbB2 和 p53。另外，还检测了有丝分裂和核不典型增生情况。结果表明，有丝分裂相的增加与生存期的减少有关，但与复发无关；Ki-67 也与生存有关，但与复发无关；在 72% 的标本中，有 p53 的表达，但与结局无关。检测的其他参数也与患者的结局无关。目前，除了分期和组织病理参数外，尚无分子标志物能够对颗粒细胞瘤的预后做出判断。

（左 娜 陈 沂）

### 36.2.1.2 幼年型颗粒细胞瘤

（1）病理特点。

肉眼观：肿瘤外观及切面基本同成人型颗

粒细胞瘤。少数病例肿瘤切面可呈粉红色鱼肉样。肿瘤直径在 3～32cm,有包膜。

光镜下:组织学结构可完全为实性细胞巢,也可全部为滤泡结构。以结节样或弥漫性生长为特征。大多数情况下以这 2 种结构按不同比例混合存在。典型的形态学有如下特点:肿瘤细胞为弥漫型巨滤泡性生长,滤泡内有黏液染色阳性分泌物,另可见大量黄素化细胞和不等量的卵泡膜细胞成分,瘤细胞无核沟,有一定异型性,且分裂象较多见。

组化及免疫组化:网状纤维染色见颗粒细胞之间有少量网状纤维。苏丹Ⅲ染色颗粒细胞,卵泡膜细胞皆呈阳性。一般认为颗粒细胞瘤瘤细胞对抑制表 α、波形蛋白表达,但不表达肌动蛋白、EMA。不同分子量细胞角蛋白表达率不同。也有人认为细胞角蛋白表达为阴性。

（高　霞　胡俊波　毛永荣）

(2)临床特征:30 岁以下的颗粒细胞瘤患者中大约 90% 是 JGCTs。在一篇对 125 例幼年型颗粒细胞瘤患者的临床病理分析中,98% 的患者年龄小于 35 岁,78% 小于 20 岁,44% 的患者年龄不到 10 岁,约 10% 的病例发生在 1 岁以下的婴儿[48,49]。大部分青春期患者的临床表现为青春期假性同性性早熟,常出现乳腺增大、阴毛生长、阴道分泌物增加、躯体发育和第二性征发育等症状[49-53]。有 17 例患者有血清雌二醇的升高,并伴有青春期假性性早熟现象[51]。另外,一组患者中 10 例有 6 例出现孕激素增高;另一组中,8 例有 6 例出现睾酮水平升高,同时伴有 LH 和 FSH 的降低。患者偶尔出现雄激素分泌增多并伴有男性化表现[49,51,52],而不论是青春期假性性早熟或是男性化表现均非常典型。患者最常见的临床症状为腹部胀大和下腹部包块。Young 等[49] 报道,113 例患者中只有 2 例医生未能触及腹部和盆腔包块。另外,还可能伴有腹痛、排尿困难及便秘症状,偶尔出现因卵巢增大引起的自发性破裂和扭转。

JGCTs 可能还伴有其他的临床表现。据报道,幼年型颗粒细胞瘤可能伴有内生软骨瘤病(Ollier's 病)或伴有血管瘤(Maffucci's 综合征),或外生殖器不确定(矮妖精貌综合征)[54-59]。这些相对不常见的中胚层发育异常疾病通常发生于幼年期前,而且在 20 岁以后,常常还会发生继发性肿瘤,最常见的为肉瘤。在 10～20 岁女性中,如果出现上述异常症状,常伴有幼年型颗粒细胞瘤的发生。而中胚层的发育异常,或许是这些肿瘤的病因。

(3)预后及预后因素:尽管患者常常主诉腹部胀大,临床表现为巨大包块(64%＞10cm),而据 Young 等[49] 报道 90% 的幼年型颗粒细胞瘤患者为 I$_A$ 期或 I$_B$ 期,平均随访了 3.5 年,其生存率为 97%。患者如果伴有同性青春期假性性早熟时,其预后良好。据报道在 212 例患者中 80 例患者有上述症状,只有 2 例(2.5%)死亡。如果根据临床表现早期进行医疗干预,可以获得很好的结局。在上述 2 个系列报道中,死于 I 期的患者仅是个别现象,并伴有男性化表现。

幼年型颗粒细胞瘤患者的早期症状和局部症状同成年型患者相似,但在行为特征方面因组织学不同而不同,其复发风险要小于后者[60]。

Young 等[49] 认为手术分期对预后最有预见性。而肿瘤的大小,有丝分裂相和核异型性增生对预后有一定意义,但在 I$_{A1}$ 期和 I$_{B1}$ 期患者中没有显著意义。而肿瘤是否破裂与复发或死亡的关系尚不明了。通过流式细胞仪计算 DNA 倍体或 S 片段与分期或局限性病灶患者的预后相关。

（左　娜　肖凤仪）

### 36.2.2　卵巢泡膜细胞瘤—纤维瘤

卵巢间质细胞是泡膜细胞和成纤维细胞的前身。因此,纯泡膜细胞瘤和纯纤维瘤在疾病的发展过程中代表着 2 个极端,相当一部分的肿瘤成分为充满脂质细胞,类固醇分泌细胞以及产生胶原蛋白的梭形细胞。泡膜细胞瘤—纤维瘤的大部分患者可以直接根据临床和组织学特征进行亚分类,主要有:①泡膜细胞瘤。②纤维瘤(fibroma)。③纤维肉瘤(fibrosarcoma)。④硬化性间质瘤(sclerosing stromal-cell tumors,SSTs)。

### 36.2.2.1 泡膜细胞瘤

泡膜细胞瘤(theca-cell tumors,TCTs),亦称泡膜瘤(thecomas),是由充满脂质的间质细胞组成。有时呈黄素化,临床表现几乎都是良性过程[45,61,62]。TCTs 仅占卵巢实性肿瘤的 1%,多发生在年龄在 50~60 岁的绝经前后妇女[63-65]。但有作者认为 TCTs 的发病年龄呈现出 2 个高峰,一个高峰期是绝经后,另一个高峰期则是 20~40 岁[66]。据报道,双侧发病者只有 2%,而出现卵巢外扩散者罕见。Waxman 等[67]在文献中提到转移或恶性泡膜细胞瘤一词,认为这些诊断均存在可疑情况,最有可能的是低度恶性间质肉瘤或纤维肉瘤。

(1)病理特点。

肉眼观:肿瘤大小不一,平均直径约 8cm,界限清楚但无包膜。切面呈实性,白色或橘黄色。

光镜下:瘤细胞为成纤维细胞样梭形细胞,交错排列(图 36-4,图 36-5),依组织学类型不同又分如下亚型。

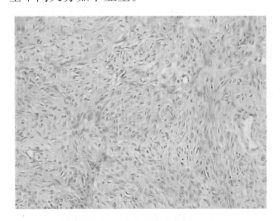

**图 36-4 卵泡细胞瘤**
肥胖的梭形细胞交错排列(×100)

经典型卵泡膜细胞瘤:瘤细胞梭形或卵圆形,细胞界限不清,胞浆丰富,淡染或空泡状,核圆形或卵圆形,一般无核异型性,核分裂极少见。瘤细胞排列成束,且瘤细胞束被胶原、

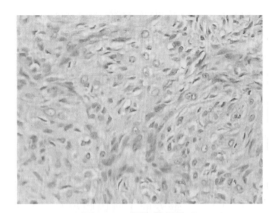

**图 36-5 卵泡膜细胞瘤**
高倍观(×200)

玻璃样变性物分隔。一些肿瘤可见明显钙化。

黄素化卵泡膜细胞瘤:具有卵泡膜细胞瘤和纤维瘤的组织图像,并有大小不等的由圆形或多边形细胞组成的细胞巢。这些细胞胞浆丰富,类似黄素细胞。

组化及免疫组化:脂肪染色瘤细胞阳性。瘤细胞表达波形蛋白及抑制素 α。

(刘涵瀚 胡俊波)

(2)临床表现特征。

TCTs 主要表现为生殖道的异常出血、腹盆腔包块和腹痛[68,69],在大多数绝经后患者,生殖道的异常出血可能是她们就诊的最初症状;而在绝经前患者,其主诉主要为腹围的增加和能摸到腹部包块。肿瘤的大小各有不同,直径为 1~40cm 不等,有时可出现腹水[61,70,71]。

泡膜细胞瘤在性索间质肿瘤中最具有激素活性,60%异常出血的患者雌激素水平超过正常范围[62,71]。Evans 等[72]报道,37%的患者发现伴有子宫内膜高度增生,还有 27%的患者伴发子宫内膜癌。而所有这些子宫内膜腺癌分期都很好,其浸润为最低程度。但有 2 例患者死于继发性的子宫内膜癌。其他的子宫内膜异常表现有受雌激素水平升高影响所致的平滑肌瘤、肌性肥大以及内膜息肉。

Zhang 等[73]报道,50%伴有激素升高的黄素化泡膜细胞瘤具有典型和常见的男性化表现。Lee 等[74]报道一名 29 岁的女性患者出现继发性闭经、原发不孕以及明显的男性化特征,包括多毛、声音低沉、痤疮、阴蒂增大,血清学检查发现睾酮升高,后经手术病理证实为卵巢泡膜细胞瘤,术后血清睾酮水平逐渐降至正常。Kaluarachchi 等[75] 和 Siekierska-Hellmann 等[68]认为当绝经后妇女出现雄激素增多引起的男性化改变时应当考虑到卵巢泡膜细胞可能。

（3）预后：泡膜细胞瘤通常被认为是良性肿瘤,治疗后预后良好,仅有个别复发,一般认为不超过 3%。继发的子宫内膜癌是其主要的死亡原因。有几例恶性泡膜细胞瘤的报道,但这些病例在组织学上与肉瘤和颗粒细胞瘤极为相似。此外,泡膜细胞瘤中 DNA 倍体情况与预后无关。

（左　娜　肖凤仪　陈　沂）

### 36.2.2.2　纤维瘤

（1）病理特点。

肉眼观：大多为单侧肿瘤,瘤体大小不等,小者仅见于镜下,大者直径可达 20cm。肿瘤表面光滑,呈分叶或结节状,边界清楚,切面呈编织状,质致密。肿瘤较大则易水肿,囊性变或黏液变。少数病例发生钙化,触之沙砾感,偶见局灶性骨化。

光镜下：由成纤维细胞和纤维细胞组成,瘤细胞呈编织状或漩涡状排列（图 36-6,图 36-7）。间质胶原丰富,脉管较少,颇似卵巢皮质结构。肿瘤体积较大者常伴间质水肿,透明变性,黏液变性,偶见钙化及骨化。

（毛永荣）

（2）临床表现特征：纤维瘤约占卵巢肿瘤的 4%,是性索间质肿瘤中最常见的肿瘤。纤维瘤大多为单侧发病,极少为双侧发病。肿瘤大小不一,可发生于任何年龄,但 30 岁以前发病极少见,平均发病年龄为 30~50 岁。有相当的病例没有临床症状,多因肿瘤小,无自觉不适,无月经异常,常在体检或其他手术时发现,或因急性扭转而就诊。主要临床表现是腹痛、腹部增大、腹部包块以及肿瘤压迫症状。10%~15% 的卵巢纤维瘤伴有腹水,其直径大于 10cm[76]。

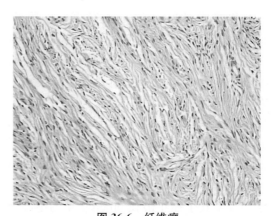

**图 36-6　纤维瘤**
成束的梭形胞核,胞浆为红色胶原样（×100）

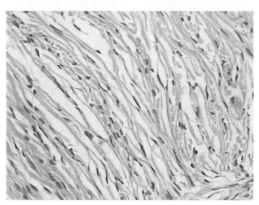

**图 36-7　纤维瘤**
高倍观（×400）

约 1% 的患者除腹水外还有胸腔积液（Meigs 综合征）[77]。而 Gorlin's 综合征表现出一种遗传倾向并有可能发展成为伴有某些异常情况的卵巢纤维瘤,最常见的是基底细胞痣[78]。

（3）预后。

纤维瘤为良性肿瘤,预后比较好,但如果复发则为低度恶性,这常与肿瘤粘连、破裂或第一次手术未能够完全切除有关。

（左　娜　陈　沂）

### 36.2.2.3　纤维肉瘤

（1）病理特点。

肉眼观：肿瘤表面光滑,呈分叶状,大小在 9~35cm,切面灰白伴有出血和坏死。

光镜下：瘤细胞卵圆形或梭形,数量丰富,稍呈编织状排列,胞浆嗜酸,核染色质丰富,核仁明显,细胞边缘模糊。瘤细胞中一重度异型性,核分裂多。

(2)临床表现及预后。纤维肉瘤为高度恶性肿瘤,此类肿瘤很少见,临床表现没有特殊性,治疗上一般行全子宫加双侧附件切除,根据术中分期可行网膜切除和选择性淋巴结活检或清扫术[79,80]。纤维肉瘤的预后非常差,但是陆续有作者报道生存 5 年以上的病例[79,80]。

#### 36.2.2.4 硬化性间质瘤

Chalvardjian 和 Scully 于 1973 年首次提出了硬化性间质瘤的诊断[81],此类肿瘤只占性索间质瘤的 5% 左右,在组织学和临床上均不同于泡膜细胞瘤和纤维瘤[82-84]。此病的发病年龄为 20~30 岁,80% 的患者在 30 岁前发病[84]。

(1)病理特点。

肉眼观:为单侧性,左右侧无差异。肿瘤表面光滑,结节状,大小在 1.5~17cm,重量可达 620g。切面质硬,灰白色夹有黄色斑或出血灶,并常合并水肿及囊性变。

光镜下:镜下可见 4 个典型特征。①假小叶样结构。低倍镜下呈"多样化"疏松水肿区,致密的透明变胶原纤维区和富于细胞区相混杂(图 36-8)。少细胞区将富于细胞区分割成假小叶样结构。②硬化区,由致密胶原纤维组成,常见于结节间,部分可发生透明变性。③血管丰富,在富于血管的肿瘤区似血管外皮瘤图像。④2 种瘤细胞形态,在富于细胞区可见产生胶原的梭形细胞和圆形、卵圆形细胞混杂在一起。其圆形、卵圆形细胞胞浆丰富,空泡化含杂质,有时胞浆把核挤到一侧,似印戒细胞,瘤细胞偶见核分裂(图 36-9)。

(2)临床特征。其临床症状主要为月经不规则和腹痛。肿瘤可以很小,不能触及;也可能很大,直径达到 20cm 甚至更大。腹水少见,这一点可以和纤维瘤相区别。此类肿瘤均为单侧发病。目前尚无特异性的肿瘤标记物用以诊断 SSTS,有报道显示此肿瘤 CA125 升高,但没有特异性。

(3)治疗。治疗上可按卵巢纤维瘤处理。术后不需辅助治疗。

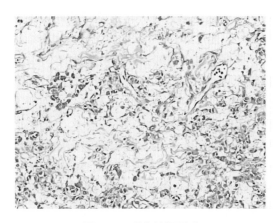

**图 36-8 硬化性间质瘤**
疏松区见细胞交错排列(×100)

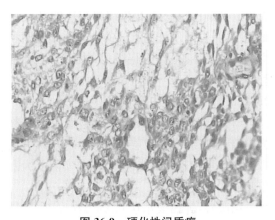

**图 36-9 硬化性间质瘤**
中倍镜观图中可见两种瘤细胞(×400)

(4)预后。迄今为止,除了 1 例患者外,此病的所有患者均为良性,预后良好。有报道表明此类肿瘤有 CA125 的升高,但并无特异性。目前尚无特异性的肿瘤标志物来诊断 SSTs。

(黄利华 左 娜 胡俊波)

### 36.2.3 卵巢支持-间质细胞瘤

支持-间质细胞瘤(sertoli-stromal cell tumors,sertoli-leydig cell tumors,SLCTs)起源于卵巢,但在形态学上与睾丸发育的不同时期相似。这类肿瘤是由分化不同的支持细胞和(或)间质细胞所组成。这些细胞或单一存在,或混合形成肿瘤。Meyer 认为[85,86],这些肿瘤来源于男性性腺,因此也称为男性母细胞瘤(androblantoms)。Kurman 认为,卵巢内的原始性腺细胞具有分化为支持或间质细胞潜在的可能性,因而可以发展为支持间质细胞瘤。根据其包含的细胞种类和数量的不同,其临床症状亦不一样,大部分患者出现男性化,少部分患者出现失女性化或无内分泌功能表现。因此就采用男性母细胞瘤这个词。而Morris 和 Scully[87]对男性母细胞瘤的命名存在争议,他们推荐采用形态学命名法:支持—间质细胞瘤,这符合卵巢性索间质肿瘤总的分类命名原则。

SLCTs 大部分发生于单侧,平均发病年龄为 30 岁以下,发病率仅为卵巢肿瘤的 0.5%以下。此病包括只有支持细胞组成的纯支持细胞瘤,只有间质细胞组成的纯间质细胞瘤和由支持细胞和间质细胞组成的支持-间质细胞瘤。

### 36.2.3.1 支持细胞瘤

(1)病理特点:卵巢支持细胞瘤一直被称为"管状腺或腺瘤样粒层细胞瘤",也被认为系黄素化粒层细胞瘤的脂性滤泡瘤,实际上为富于脂质的支持细胞。

肉眼观:肿瘤大小从 0.8～17cm 不等,切面实性或呈分叶状,黄色和棕色,可有出血和坏死灶。

光镜下:完全由支持细胞组成,无睾丸形间质细胞及不成熟的间叶性性间质。典型支持细胞呈柱状,形成有腔的管状结构,核大小一致,卵圆形或葵花子形,核仁一般不明显,核分裂少于 1 个/10HPF。胞浆量中等,透明和伊红色,常有脂质小滴。管状结构一般为形状一致的小圆形。有半数病例管状结构为实性,无明显管腔,排列紧密,呈分叶状,小叶间有纤维分隔。

组化及免疫组化:瘤细胞脂肪染色呈阳性,波形蛋白、抑制素阳性 α,细胞角蛋白部分阳性,偶尔 EMA 阳性。

电镜下:瘤细胞分淡、暗两种。细胞器稀疏,部分可见漩涡状排列的粗面内质网,中等量滑面内质网及椭圆形管状嵴线粒体。有些

淡细胞高尔基器明显。微丝分别为 5nm 及 25～35nm。胞浆还见丰富的类脂质滴及脂褐素颗粒,细胞游离体缘处有纤毛及粗面内质网,仅少数类脂滴及微丝。暗、淡细胞间由半桥粒或桥粒联结,基板常较明显。

(高 霞 毛永荣 胡俊波)

(2)临床特征:支持细胞瘤(sertoli-cell tumors)很少见,只占 SLCTs 的 5%。Young 和 Scully[84]报道 23 例患者的平均年龄为 27 岁,但同时又指出这类肿瘤能够发生于任何年龄,在 2/3 的病例中都有雌激素过多的症状。由于雌激素过多,在 10 岁以前可引起同性假性青春期性早熟,在生育年龄可出现月经不规律,更年期以后可出现绝经后出血。临床上主要表现为腹胀和疼痛,可能出现肿瘤蒂扭转。结合上述症状,盆腔检查常常可以证实此类肿瘤的存在。切除肿瘤后患者雌激素可恢复正常,临床症状也会消失。

(3)预后:支持细胞瘤绝大部分Ⅰ期患者分化良好。手术切除后预后较好。目前根据报道有 1 例为低度恶性的死亡病例[84]。

(陈 沂 左 娜)

### 36.2.3.2 间质细胞瘤病理特点

肉眼观:瘤体直径从 1～15cm 不等,绝大多数小于 5cm,肿瘤位于卵巢门部,有时突入卵巢系膜,也可位于卵巢髓部。几乎为单侧发病。肿瘤与周围组织分界清楚,但无包膜,质软,切面质实,黄色或棕黄色,可有囊性变及出血。

光镜下:瘤细胞与正常细胞相似,圆形或多角形,核圆形、卵圆形、肾形,空泡状,可见核仁,核分裂罕见。胞浆嗜酸性,内含有脂褐素,部分瘤细胞可出现嗜酸性 Reinke 棒状结晶。Reinke 结晶体呈细棒状,顶端为圆形、方形或尖形,长度为 10～20mm。

恶性卵巢间质细胞瘤罕见。肿瘤位于阔韧带内。肿瘤内亦未见 Reinke 结晶体。

组化及免疫组化:瘤细胞脂肪染色常为阳性,波形蛋白及抑制素 α 阳性,细胞角蛋白部

分阳性,EMA 阴性。

电镜下:瘤细胞仅含很少的粗面内质网,但富于滑面内质网,后者常扩张呈泡状或车轮状。线粒体大而量多,有管状嵴。胞浆中脂滴明显且较大,并可见含颗粒物质的溶酶体结构,此为光镜下的脂色素。瘤细胞中高尔基器大小和发育相当不一。Reinke 结晶体在电镜下纵切面为平行排列的直径约 15mm 的微圆柱体,其间有直径 13mm 的空间。横切面上结晶体为亚单位组成的网络样结构。每个亚单位有 6 个六角形的微圆柱体呈菊形团状。

间质细胞瘤很罕见,通常归于脂质类固醇细胞瘤类。

### 36.2.3.3 支持-间质细胞瘤

支持细胞瘤非常少见,只占卵巢肿瘤的 0.2% 以下。肿瘤由支持细胞和间质细胞组成,许多临床症状与其组织学分化程度有关,可分为网状型和伴有异源性成分等类型,网状型约占 15%,异源型占 20%。该类肿瘤的平均发病年龄约为 25 岁。在 20~30 岁发病者占 70%~75%,初潮前或更年期后约占 10%。分化好的患者平均发病年龄在 35 岁,而分化中等和分化差的患者的则要年轻 10 岁。此外,卵巢外扩散者占 2%~3%,大部分肿瘤为单侧发病,双侧发病的很少见[88-90]。

1)病理特点

(1)高分化型。

肉眼观:肿瘤大小从 0.5~20cm 不等,平均 5~6cm。边界清楚,常有包膜,切面大多数瘤组织为实性,色黄或黄白、黄灰,略呈分叶状。少数瘤组织内有小的囊性区。

光镜下:多数病例主要由中空的管状结构组成,少数以实性管状结构为主,或中空管状与实性管状各一半。中空小管上皮细胞为立方或低柱状,核圆形或瓜子形,无异型或轻微异型,胞浆量中等,淡染,少数病例胞浆丰富且富于脂质。实性小管上皮类似中空小管上皮细胞。瘤组织呈分叶状,其间为纤维束。

(2)中等分化型。

肉眼观:多为右侧卵巢发病,双侧罕见。

肿瘤最大直径可达 35cm,包膜完整,切面实性,或囊实性,黄棕色,少有出血、坏死。囊性区内含清亮黄色液体或血性液体。有时可见囊壁有息肉状肿块突向囊腔。

光镜下:该组织学类型较多见。瘤细胞呈索状、巢状,偶见腺管结构,瘤细胞胞浆常不明显,边界不清,核小,圆形或卵圆形。有的瘤细胞胞浆较丰富,淡染或空泡状。囊性病变中,大囊腔内含嗜酸性液体,囊壁上皮细胞呈鞋钉状。大多数瘤细胞轻到中度异型性,仅少数瘤细胞呈奇异形。瘤细胞巢、索之间为纤维性间质,其内可见单个或簇集的形态不一的间质细胞。亦有胞浆少的梭形细胞及类似成熟的睾丸型间质细胞。

(3)低分化型。

肉眼观:肿瘤直径多在 7~51cm,均为单侧性,多数包膜完整。切面实性或囊实性,黄色,常有出血及坏死。囊性区最大直径可达 10cm,内含血性、黏液性或胶样液体。

光镜下:瘤细胞大多为梭形,有异型性,生长较活跃,但仍有些病例可见实性或中空小管状结构。大多数肿瘤内可见到睾丸型间质细胞,其中少数间质细胞胞浆明显空泡化,偶有 Reinke 结晶体出现。

(4)网状型。

肉眼观:肿瘤直径从 4.5~30cm,切面多为囊实性,少数呈囊性或实性,实性区黄色或棕色,质较硬。部分病例囊壁可见乳头状突起。可见出血及坏死灶。

光镜下:基本上是中分化或低分化的支持间质细胞瘤,其中含有不等的类似睾丸网的结构,即长而有分支的细管状,其管腔内狭窄,有时呈裂隙状,局限性扩张,腔内充满嗜伊红色液体,类似甲状腺滤泡。囊壁常可见粗而圆钝的乳头状突起,少数乳头具有复杂分支,类似浆液性乳头状交界性肿瘤或腺癌。小管内衬单层立方上皮,胞浆较少,有时似鞋钉状。若乳头较大时,则上皮细胞呈扁平状。

(5)伴有异源性成分型(混合型)。

肉眼观:肿瘤体积一般较大,平均在 15cm

以上,切面多为囊性,囊内含有黏液。

光镜下:瘤组织由各种不同分化程度的支持-间质细胞瘤成分加上异源性成分组成。异源性成分如胃肠黏膜上皮、肝、横纹肌及软骨等,有时还可见神经内分泌细胞。肿瘤一般为良性,偶可为交界性或恶性。通常内胚层性异源性成分多为中等分化,而间叶性异源性分化多为低分化。

(高 霞 黄利华 胡俊波)

2)临床表现

患者最常见的主诉为月经紊乱,另外还有男性化表现以及腹部包块引起的非特异性症状。50%的患者因为腹痛、腹胀或盆腔包块而就医。肿瘤内的出血和坏死并对附件产生压迫可以引起慢性或间歇性疼痛,有时会因为肿瘤蒂扭转而需要急诊处理。而肿瘤的大小则根据组织学分化而异,分化好的肿瘤平均直径为 5cm 左右,而分化差的肿瘤则大于 15cm。

最常见的临床症状是月经紊乱,包括阴道不规则出血,月经过少和绝经后出血等症状,85%的患者盆腔检查时可触及包块。肿瘤可以使雄激素或雌激素升高。约有 35%的患者有男性化表现包括闭经、声音低沉和多毛,以及乳腺萎缩、阴蒂肥大等失女性化症状[88-90]。伴有异源性成分型患者中,很少有雄激素升高,而网状型患者中偶有雄激素升高。此类患者中雄激素升高并伴有男性化及失女性化的表现是一个重要的诊断依据。这类症状通常发生在 20~40 岁的患者。此病可能存在家族性倾向,偶可伴有其他疾病,包括甲状腺疾患、宫颈葡萄状肉瘤和 Ollier's 病[87,91]。

3)预后因素

分期对于 SLCTs 非常重要,97%的患者为 Ⅰ 期,其中约 20%的局限性肿瘤为临床恶性,而最终决定其预后的是组织学分化程度。约 10%的患者分化良好,50%为中分化,20%为异源性,不到 20%的患者为低分化。

高分化肿瘤常为良性,无复发。中分化病例 10 年生存率 87%,低分化者仅 41%。复发或转移常在初治后 12 个月内出现,可累及对侧卵巢,其他转移部位常为大网膜、腹腔或盆腔淋巴结、肝脏,亦可见于肺、骨及脑,大部分恶性患者在 2 年内死亡。网状型患者预后差,胃肠道黏液上皮的异源性成分常出现在中分化肿瘤中,不影响其预后,含横纹肌、软骨等成分的患者预后差。

Young[49] 和 Scully[92] 报道 220 例 SLCTs 的患者中 29 例为临床恶性,恶性肿瘤患者可以出现复发,约 2/3 的复发患者发生在治疗后 1 年内,只有 6%~7%的患者在 5 年后复发。约 10%的中分化患者和 60%的低分化患者以及 20%的异源性患者为临床恶性[89]。如果低分化的异源性肿瘤临床上出现恶性行为发展趋势时,其生存率相当低。SLCTs 患者中,约 20%的网状型为恶性,而非网状型患者的恶性率只有 12%,在已报道过的 100 例中分化 SLCTs 的患者中,只有 4 例为临床恶性,其中 3 例为网状型[89]。肿瘤大小、有丝分裂相和肿瘤是否破裂可以影响预后[89,90],这些因素与组织学分化程度和预后呈负相关。

(陈 沂 左 娜)

### 36.2.4 卵巢环管状性索瘤

1970 年,Scully[92] 报道了几例卵巢肿瘤,其组织学特征为单纯或复式的环管状结构,并建议根据形态学命名为卵巢性索环管状肿瘤(sex cord tumor with annular tubulel, SC-TATs)这类肿瘤的细胞成分在组织学上介于支持细胞瘤和颗粒细胞瘤之间。SCTATs 约占性索间质肿瘤的 6%。Young 等[93] 报道了 74 例 SCTATs 患者,同时也证明了黏膜黑斑息肉综合征(peutz—jeghers syndrome, PJS)与此肿瘤有关。约 1/3 的 SCTATs 患者伴有 PJS。

(1)病理特点:肉眼观:伴有 PJS 者瘤体多数较小,仅在显微镜下发现,大者直径达 3cm,肿瘤累及单侧或双侧卵巢,病变呈单个或多灶性分布,切面灰黄,边界清楚,实性为主,伴有囊性变及钙化灶。不伴 PJS 者,病变多为单侧,微小瘤至 20cm 不等,瘤体圆形,椭圆或结节状,多数具有包膜,切面灰黄或粉色,可见钙化,出血,坏死及囊性变。恶性者则与周围组织粘连。个别病例同侧或对侧卵巢与黏液性囊腺瘤,生殖细胞瘤并存。

光镜下:特征性的病变是形成圆形、卵圆形或多边形的上皮巢,巢中有嗜酸性玻璃样小体。上皮巢有单纯环状小管与复式环状小管两种基本构型。单纯环状小管内由中央玻璃样小体及环绕于其周围的细胞束构成的胞巢,核呈珊状分别列于玻璃样小体及上皮巢的边缘部。复式环状小管上皮巢较大,由多数互相连缀成的小管构成,内含多个圆形、长形或不规则形玻璃样小体。细胞核同样也是沿上皮巢周边及玻璃样小体周围排列。细胞核为圆形,大小稍不一致,有1～2个核仁,电子显微镜检查见核膜反复内陷形成多数核切迹。瘤细胞境界不清楚,胞浆丰富,淡染或空泡状,内含脂质。除上述环管状结构外,也可见纵型的实体小管,上皮巢之间可见卵巢间质,并可呈灶状黄素化,瘤组织内还可见不同程度的钙盐沉着。

（高　霞　胡俊波　黄利华）

(2)临床表现及诊断:患者的主诉常常为阴道异常出血,包括育龄期月经不规则。在非PJS患者,常常出现绝经年龄推迟且月经过多。除了因肿瘤牵拉附件或其他腹部急诊引起腹痛外,很少出现腹痛或不适。另外,伴有PJS的患者可能发生肠套叠。大部分SC-TATs伴有PJS者不能通过临床检查也不能在手术或病检之前确诊。大部分非PJS的SCTATs患者,可以通过腹部触诊和阴道检查发现包块。在儿童患者中,临床上出现假性性早熟是诊断SCTATs的主要依据。约36%的SCTATs患者伴有PJS,15%的SCTATs患者可能发生宫颈恶性腺瘤[93-96]。SCTATs很少在10岁以前发病,平均发病年龄为40岁左右,而非PJS患者则为30岁左右。

患者的发病年龄以及临床症状反映出内分泌功能的紊乱,主要是由于雌激素水平增高并作用于子宫内膜所引起。许多报道证实了子宫内膜高度增生或息肉形成,特别是

SCTATs伴有PJS的患者,在非PJS的患者中也可以观察到。这类患者的子宫内膜标本显示出腺体萎缩或子宫内膜脱膜样。SCTATs患者主要表现为雌激素增高,伴有PJS患者的孕激素水平正常,但是非PJS患者,其孕激素水平升高。切除卵巢肿瘤后,患者的激素水平可恢复正常[97-99]。

结合血清中的雌激素水平升高以及相应的临床表现能够诊断SCTATs。Gustafson等[99]推荐利用血清抑制和苗勒抑制物水平来监测晚期和复发性患者,但其敏感性和特异性有待进一步证实。

3)预后:尽管组织学相似,但伴有PJS和不伴有PJS的SCTATs患者的预后却不相同。约有30%的患者伴有PJS。这类患者通常为双侧发病,肿瘤较小,呈多灶化和钙化,多为良性。但是,约15%的这类患者可能伴有宫颈恶性腺瘤(ademoma malignum of the cervix,AMC)。由于症状很晚才出现,往往是在检查术后标本时发现。Srivatsa等[94]认为,SCTATs伴有PJS和AMC的患者预后不好,主要原因是AMC难治。此外,据报道63例SCTATs伴有PJS但无临床表现的患者中,约20%为恶性,卵巢外扩散和复发率与原来肿瘤的大小有丝分裂象有关[93,100-102]。这类肿瘤患者很长时间后才会出现淋巴转移,通常是在患侧。

（左　娜　陈　沂）

### 36.2.5　两性母细胞瘤

两性母细胞瘤(gynandroblastoma)为同时含有Call-Exner小体结构的粒层细胞成分及形成小管的支持细胞成分。形态上呈男、女两性分化的混合细胞型性索间质肿瘤。

1)病理特点

肉眼观:均发生在单侧卵巢,卵巢多为卵圆形,位于卵巢髓质,大小在6cm以下,偶有超过20cm者。有或无包膜,瘤体与周围分界清楚。切面灰黄、灰红或棕色,以实性为主,部分可囊性变。

光镜下:主要有如下 3 种细胞成分。

(1)粒层细胞:呈巢状、微滤泡状或小梁状,可见 Call-Exner 小体。

(2)支持细胞:与粒层细胞区相邻或交替分布。分化好时呈典型的空心小管,其柱状细胞单层排列,胞浆淡染或空泡状。分化较差的细胞呈索状,与粒层细胞相移行。

(3)间质细胞:从梭形到多边形不等,胞浆有时含丰富的脂质而似黄素化卵泡膜细胞。有些细胞可见 Reinke 晶体。

此外,残存的正常卵巢中可见皮质间质增生。

(郭　鹏　胡俊波　毛永荣)

2)临床特征

此类肿瘤非常罕见。Martin-Jimenez 等[103]报道患者平均年龄为 29.5 岁(16~65 岁)。从临床症状而言,由于这类肿瘤的双重自然特性,患者主要表现为雌激素升高和雄激素过多现象,如男性化而不伴有失女性态等。临床表现主要有月经过多,绝经后阴道出血,子宫内膜的高度增生或不典型增生。有些患者出现男性化表现,如多毛症等。患者可以出现尿 17 酮及 17 羟类固醇增高,手术切除肿瘤后激素可以恢复到正常水平。若肿瘤较大,可出现压迫症状,如尿频、便秘等。

3)预后及预后因素

除了由激素活性引起的继发性病变外,一般认为两性母细胞瘤是良性肿瘤,预后尚可,但有一例报道为临床恶性的死亡病例[104]。

(左　娜　陈　沂)

## 36.2.6　类固醇细胞瘤

类固醇细胞瘤(steroid-cell tumors,SCTs)只占所有卵巢肿瘤的 0.1%。这类肿瘤的主要成分是具有分泌类固醇激素的细胞,如黄素细胞、支持细胞和肾上腺皮质细胞。而"脂质细胞瘤"也归于此类肿瘤。Hayes 和 Scully[105]报道 25%的此类肿瘤不含有过多的脂肪。类固醇细胞瘤可分为 3 个亚类:间质黄体瘤、间质细胞瘤、非特异性类固醇细胞瘤。

### 36.2.6.1　间质黄体瘤

1964 年,Scully[106]首次对间质黄体瘤(stromal luteoma)进行了命名,并归类于类固醇细胞。间质黄体瘤占 SCTs 的 25%左右。

(1)病理特点。

肉眼观:肿瘤直径多小于 3cm,单侧发病,无包膜,切面边界清,呈单个或多个实性结节,灰白色或黄棕色,可伴有出血灶。

光镜下:肿瘤周围由卵巢间质包绕为本瘤的特点。瘤细胞排列成弥漫、巢状或索状。瘤细胞体积较大,圆形或多边形,胞浆丰富,伊红色,有少量嗜酸性颗粒,半数以上病例胞浆内含不等量脂色素颗粒,未见 Reinke 结晶体。核小而圆,居中或略偏位,染色质粗糙,核仁不明显,核分裂罕见。

(高　霞　郭　鹏)

(2)临床特征:间质黄体瘤多发生在绝经期前后妇女,患者的主诉常常是异常阴道出血,主要是由于高雌激素引起,少数患者伴有男性化症状。

(3)预后及预后因素:一般认为与间质黄体瘤有关的不良结局都与激素增高有关,如子宫内膜癌。

(陈　沂　肖凤仪)

### 36.2.6.2　间质细胞瘤

间质细胞瘤(leydig-cell tumors)是完全由间质细胞构成的肿瘤,占 SCTs 的 15%~20%。Roth 和 Sternberg[107]将其命名为间质细胞肿瘤,分为门细胞型和非门细胞型。前一类型位于卵巢门区并不同程度地延伸到卵巢间质;而后者可能来源于间质细胞,且很罕见。

(1)病理特点。

肉眼观:瘤体直径从 0.3~3cm 不等,呈灰白,单个或多发结节,被灰白色卵巢间质围绕是其特征,常常单侧发病。

光镜下:瘤细胞呈弥漫、巢状及索状排列。瘤细胞体积较大,圆形或多角形,胞浆丰富,有少许酸性颗粒。半数病例瘤细胞胞浆内含程度不等的脂滴。核小而圆,居中,伴有单个明显的核仁,核分裂罕见。肿瘤间质稀少,常纤维化或透明变性。本瘤尚可同时伴发卵巢浆液性或黏液性囊腺瘤，卵泡膜细胞瘤及纤维瘤。

(2)临床特征：这类肿瘤为单侧发病，直径多小于5cm，通常不能通过临床检查和盆腔检查诊断。其发病平均年龄为58岁(37～86岁)，极少在更年期以前发病。患者常常表现出雄激素增高状态。80%的患者出现男性化征象，包括多毛、痤疮、声音低沉、乳腺萎缩、阴蒂肥大、脱发等。另外可伴有雌激素增高的表现，如不规则阴道出血或绝经后出血等[108,109]。还可出现子宫内膜高度增生，息肉形成或子宫内膜癌等继发性变化。

(3)预后：间质细胞瘤绝大部分为良性，预后好。恶性者仅5%，如果为恶性，可出现广泛转移。

(郭 鹏 胡俊波)

### 36.2.7 卵巢非特异性类固醇细胞瘤

凡是缺乏间质黄素瘤或间质细胞瘤特征而被确认为类固醇肿瘤者都被归于非特异性类固醇细胞瘤类(steroid-cell tumors not otherwise specified,SCTNOS)，约占卵巢类固醇细胞瘤的60%[110]。这类肿瘤含有大量类固醇细胞成分，包括间质细胞瘤和间质黄素瘤成分，但缺乏辨别的依据，如部位、肿瘤侵及面积、Reinke结晶等。但是与间质细胞瘤或间质黄素瘤相比，SCTNOS似有显著不同。SCTNOS患病的平均年龄为43岁，肿瘤大小平均为8.5cm(1.2～45cm)，其双侧发病率为5%～6%。

(1)病理特点。

肉眼观：瘤体直径1.2～9.5cm不等，可有完整包膜，切面分叶状或结节状，大多呈实性，少部分病例呈囊性，棕黄、灰白色，伴有局灶性出血及坏死。

光镜下：瘤细胞主要呈弥漫排列，偶呈巢状或索状排列，间质稀疏，呈丰富的微血管网或透明变性，偶见砂粒体。瘤细胞大多为多角形或圆形，体积较大，胞浆内含类脂滴或含丰富的嗜酸性微细颗粒。约半数病例瘤细胞可出现核分裂。

该型肿瘤判断恶性时，应综合下列指标：①肿瘤直径7cm以上；②瘤细胞核异型伴核分裂(大于77/10HPF)；③肿瘤侵犯，伴有出血及坏死。

(毛永荣)

(2)临床特征：如果幼年期前的女孩发生此病，主要表现为雄激素增高的症状，如闭经、多毛或男性化症状。除了因肿瘤增大而导致腹部胀大以外，很少有腹水和腹痛，可伴有库欣综合征和不规则的阴道出血。后者可能是雌激素过多的临床表现，发生率为6%～23%[111,112]。在年轻女性可出现同性假型幼年期性早熟。约有1/4的SCTNOS患者没有激素失调的临床表现[113]。

(3)预后及预后因素：与卵巢间质细胞瘤和间质黄素瘤相比，SCTNOS的恶性率相对较高。有多种因素可能与肿瘤转移有关，包括年龄、期别、肿瘤大小、有丝分裂相、肿瘤是否坏死出血、是否伴有Cushing's综合征等。尚未发现发生在20岁以下的恶性肿瘤病例。肿瘤直径超过7cm者约有3/4为恶性；而在良性肿瘤中，只有1/4超过7cm。大部分恶性肿瘤患者伴有出血和坏死现象，还有相当一部分恶性肿瘤患者伴有Cushing's综合征。

Hayes和Scully[114]报道22%的病例在3年以后复发，实际上，所有的复发病例都发生在5年以后，最长的1例为19年。

(张雅星 陈 沂)

## 36.3 治疗原则

对SCSTs的决定性管理依赖于以下1项或更多：手术分期、组织学亚型、患者的年龄和对生育保护的渴望，以及各种预后因素。手术切除对于非恶性肿瘤的人来说是足够的。对于患有晚期疾病的患者和具有分化或异源性成分的Sertoli－Leydig细胞肿瘤的患者，应考虑术后的辅助治疗。

## 36.4 手术治疗

一些报道显示卵巢性索间质肿瘤 90％以上发生在单侧，其中 90％以上的病变都只局限在卵巢[115-121]。因此，可以对要求保留生育功能的患者采取保守性的手术方式。手术过程中应对腹腔冲洗液进行细胞学检查，仔细探查盆腹腔情况，对可疑的部位多点活检，排除卵巢外病灶。对要求保留生育功能的妇女，可以仅切除卵巢肿瘤进行组织学检查或行单侧附件切除，而对于围绝经期或绝经后妇女需行全子宫加双附件切除术。这种单纯性手术治疗主要是针对良性肿瘤而言，包括：①泡膜细胞瘤；②纤维瘤；③两性母细胞瘤；④间质黄素瘤；⑤间质细胞瘤；⑥硬化型细胞瘤；⑦支持细胞瘤；⑧分化好的支持-间质细胞瘤。通常环管状性索瘤伴有黏膜黑斑息肉适应证(PJS)者考虑为良性，因此其治疗同上，但是必须对宫颈管进行检查和监测，以防漏掉宫颈恶性腺瘤。

对于颗粒细胞瘤，中度或低分化的支持-间质细胞瘤，环管状性索瘤不伴有 PJS 以及类固醇细胞肿瘤(非特异性)需要进行仔细的手术分期，包括全面探查盆腔、腹腔冲洗液的细胞学检查、多点活检、大网膜切除术，以及高度可疑的盆腔或腹主动脉旁淋巴结活检或切除。对腹膜仔细检查是至关重要的，因为残留的疾病与复发有很强的相关性。然而，在没有高度可疑淋巴结的情况下，进行常规淋巴结切除术似乎没有什么好处。在 3 个系列的 GCTs 和 SLCTs 的 180 位患者中，在接受盆腔和/或半主动脉淋巴结切除术的患者中没有发现淋巴结转移[122-124]。此外，孤立的腹膜后复发非常罕见。在 34 例复发的 GCTs 患者中，2 例在腹膜后复发；2 例在盆腔和腹膜后；1 例在盆腔、腹腔和腹膜后复发[122]。在另一个系列的 87 个患者中，18 个复发中只有 2 个是独立的腹膜后复发[123]。总的来说，只有 10％～15％的第一次复发涉及腹膜后。经过

仔细的手术分期，在没有卵巢外病变的情况下，子宫和对侧卵巢的保护对于希望保持生育能力的患者是合理的。尽管没有科学的证据来证实肿瘤细胞减灭术的效果，但是应当尽可能地切除转移病灶。对于颗粒细胞肿瘤的患者，需进行诊断性刮宫，以排除并发的子宫内膜病变。对要求保留生育功能的 I_A 期颗粒细胞瘤患者(最好经冰冻切片病理证实对侧卵巢正常)，可行单侧附件切除术，术后需严密随访，在完成生育后，考虑再次手术，切除子宫及附件。复发病例也应争取再次手术，尽可能将复发病灶切除，并配合适当的辅助治疗。

（陈惠祯　左　娜）

## 36.5 术后辅助治疗及复发癌的处理

### 36.5.1 辅助治疗方式

1)化疗

由于卵巢性索间质肿瘤的惰性生长方式及晚期复发的特点，因此很难正确评价化疗在治疗中的作用。文献报道中，传统的烷化剂单药化疗的部分反应率为 25％[125-128]。近年来的研究认为，多药联合化疗(Act－D＋5－FU＋CTX 或 VCR＋Act－D＋CTX)的治疗效果要优于单药化疗[126,129]。20 世纪 70 年代末期，以铂类药物为主的联合化疗逐渐成为化疗的主要选择，在使用 AP[130] 或 PAC[131,132] 方案的患者中都观察到了完全反应的病例。Gershenson 等[131]报道采用 PAC 方案的 8 名转移的卵巢性索间质肿瘤患者的总反应率为 63％。

虽然卵巢性索间质肿瘤表现出对以铂类药物为主的化疗有一定的反应，但是化疗的毒性反应也是应该考虑的问题。有学者将单药紫杉醇试用于治疗复发性颗粒细胞瘤取得了意想不到的效果[133]。目前，由 GOG 主持的癌症研究所的一项 II 期试验是将紫杉醇应用于复发性卵巢间质肿瘤。紫杉醇与顺铂的联

合化疗似乎是合理选择。

2）放疗

两项回顾性研究显示，放疗对治疗转移性或晚期病变有一定的效果。Royal Marsden 医院的资料显示[134]，62 名卵巢颗粒细胞瘤患者中有 11 例接受了盆腔放疗，但对降低复发率和提高生存率并无影响。对于不能进行手术的患者，通过放疗可能可以获得一定时期的缓解，总反应率为 50%。Wolf 等[135]报道在接受放疗的 14 名卵巢性索间质肿瘤患者中 6 例达到了临床完全缓解，总反应率为43%。3 例在治疗后 10～21 年内仍无瘤存活，另 3 例则在治疗后 4～5 年内复发。8 名无反应者的中位生存时间为 12.3 月。盆腔的复发病灶似乎更可能对放疗有反应。也有关于放疗治疗孤立的肝、骨和纵隔的转移病灶的报道[136-138]。

3）激素治疗

尽管理论上可以在颗粒细胞瘤患者中使用激素治疗，但有关的临床经验相当有限。裸鼠试验中，一部分的颗粒细胞瘤表达 FSH 受体，而且 FSH 可以刺激肿瘤的生长[139]。Briasoulis 等[140]观察到醋酸甲地孕酮（口服，160mg/d）在治疗铂类药物化疗后的肺转移的患者中有一定的效果。Fishman 等[141]报道在 5 名难治性或持续性的卵巢颗粒细胞瘤患者中，部分反应率为 40%（2/5），而且没有出现主要的副反应。由于临床上对激素治疗在这类肿瘤中的应用缺乏足够的证据和经验，因此对激素治疗应持谨慎的态度，可以考虑在化疗或放疗无效的进展性患者中试用。

## 36.5.2　辅助治疗方案的选择

1）颗粒细胞肿瘤（成人型）

绝大多数患有 I 期疾病的女性在手术后都有很好的预后，并且不需要辅助治疗。对于那些患有 $I_c$ 期疾病的人，可以在个体化的基础上考虑辅助治疗。大多数患有 II－IV 疾病的妇女建议根据她们的个人特点进行术后治疗。

尽管一些研究人员报告，在接受辅助放射治疗的患者中，治疗效果有所改善，但其他研究人员发现，使用辅助放射治疗并没有明显的价值[115,135,142,143]。由于 GCT 的罕见性，在这些患者中进行前瞻性试验是很困难的。2 份回顾性报告提供了一些关于放射治疗的数据。Savage 等[134]人回顾了 1969 年至 1995 年在皇家马斯登医院治疗的成人型 GCTs 的 62 名妇女的病例。38 人（61%）患有 I 期疾病。其中 11 个患者接受辅助盆腔放疗。这些患者10 年无病生存率为 77%，而仅接受手术治疗的患者为 78%。不幸的是，这项研究既没有完整的手术分期信息，也没有提供导致患者选择辅助放疗的特征。对于 8 例无法手术的患者（或术后残留的疾病），4 位患者（50%）放疗效果达到临床完全反应，并且持续了 16 个月到 5 年。

Wolf 等[135]人报告了 34 名在安德森癌症中心接受过放射治疗的 GCTs 患者，其中 14人患有可测量的疾病。14 名患者中有 6 人（43%）有临床完全反应（CR）。在放疗后的10 到 21 年里，有 3 名患者存活且没有发现疾病的证据。

妇科肿瘤学组（GOG）报告了最大病例数量的接受化疗治疗的卵巢 SCSTs 患者。他们使用了 4 个周期的顺铂、博来霉素和依托泊苷（BEP）[144]。符合条件的患者为未完全切除的 II 期到 IV 期患者或复发的患者。纳入 75 例患者，但有 18 例由于组织学或疾病情况不符合而排除。在 57 例符合条件的患者中，41 例为复发性疾病，16 例为原发性疾病。39 例在术后有较大的残留病灶。48 例为 GCTs，7 例为SLCTs，1 例恶性卵泡膜瘤，1 例未分类的SCST。这种化疗组合被认为是有效的，16 例原发患者中有 11 例，41 例复发患者中有 21例，在 3 年的中位随访中无疾病进展。考虑到这些肿瘤的长期自然历史，对这一群体的长期随访很重要。该疗法的毒性相当大，在最初的 6 例患者中，有 2 例博来霉素相关的死亡病例，其初始剂量为每周服用 20U/m²（最高 30 U），持续 9 周。随后减少博来霉素的剂量(每 3 周 20U/m²,4 个周期),但没有进一步提到毒性。61% 的患者发生 4 级骨髓毒性。在这种肿瘤类型的治疗中,博来霉素的价值仍不清楚[145]。

Gershenson 等[146]也报告了在一组 9 名患有较差预后的 SCSTs 的妇女中使用 BEP(7 例有转移性疾病)的情况。中位无进展生存期为 14 个月,中位存活时间为 28 个月。这些研究人员在同一报道中描述了患有颗粒状细胞瘤并使用以铂类为基础的方法治疗失败的患者使用紫杉醇的效果。在早期的系列文章中,Gershenson 等[131]发现,顺铂、阿霉素和环磷酰胺在转移性卵巢间质瘤的治疗中有活性,包括 2 种 Sertoli-Leydig 细胞瘤。在本系列中,总反应率为 63%。

对复发性疾病患者的治疗必须是个体化的。鉴于 GCTs 惰性生长模式的特点,具有较长的无病期间,手术切除复发病灶通常是某些合适的患者治疗的第一步。Pecorelli 等通过欧洲癌症研究与治疗组织(EORTC)对 38 名晚期(n=7)或复发(n=31)的 GCTs 患者进行了顺铂、长春碱、博来霉素(PVB)治疗的前瞻性试验[147]。在 7 例晚期疾病(Ⅱ 期到 Ⅳ 期)的妇女中,1 例存活且无病生存期达到 81 个月。在 PVB 开始后的 4~12 个月里,5 例死亡,另一例在 2 个月后还带病生存。在 31 例复发患者中,有 7 例在 PVB 开始后的 24 至 81 个月内没有进一步的疾病证据。与一些 GCTs 患者中观察到的惰性过程相一致,另外 11 例患者在接受 PVB 后的 45 个月平均时间内带病生存(中位时间,39 个月)。

对黄体肿瘤使用生殖细胞样的疗法是值得推荐的。Uygun 等报道了一个小型的 11 例复发性 GCTs 患者的研究[148]。大多数都在辅助治疗中使用环磷酰胺、阿霉素(多柔吡星)和顺铂(CAP)。其中 4 例复发患者使用环磷酰胺和顺铂治疗,并在复发后存活了 35 至 73 个月。

据报道,紫杉类在 SCSTs 中也有效果。一份病例报告记录了一名 GCT 患者在停止使用以铂类为基础的治疗后 2 年里对紫杉醇的反应[133]。随后,Brown 等报告了安德森癌症中心 44 例新诊断或复发患者使用紫杉醇类治疗的回顾性研究[149]。11 例新诊断的 SCST 患者接受紫杉醇和一种铂类药治疗;在研究过程中,所有人都存活,平均随访时间为 52 个月。在 37 例复发性 SCST 治疗的患者中,7 例在接受二次细胞减灭术后没有可测量的病灶,30 例有可测量的病灶。后一组的反应率为 42%。在后续随访研究中,Brown 等回顾性比较了紫杉类在有/无铂时与 BEP 结合的药效和副作用[150]。这两组的结果是相似的,但是与 BEP 治疗相关的副作用似乎更大。作者的结论是,在 SCSTs 中,紫杉类和铂的化疗需要进一步研究。GOG 目前正在对未经治疗或复发的患有可测量病灶的间质瘤(GOG 协议 187)的妇女进行 Ⅱ 期试验。此外,在 SCSTs 的患者中,一项关于紫杉醇和卡铂与 BEP 的随机 Ⅱ 期研究也在进行中。

在 GCTs 中使用基于激素的疗法是比较合理的。这些肿瘤中有一部分表达了类固醇激素受体[151]。据报道,GCTs 对黄体酮和 GnRH 抑制剂的反应有时是长期的[152-156]。Fishman 等[141]对 6 例复发性或持续的 GCTs 患者每月肌肉注射醋酸亮丙瑞林。其中 4 例患者此前接受过以顺铂为基础的化疗。5 例患者有可评估的病灶:2 例部分反应,3 例疾病稳定。亮丙瑞林耐受良好。

芳香化酶抑制剂在 GCTs 中也有使用。有三份报告记录了 7 例接受芳香化酶抑制剂治疗的复发性 GCTs 患者病情得到缓解[157-159]。

也有报道显示,抗血管生成药物在性索间质瘤中有效。Farkkila 等发现 VEGF 和 VEGF-2 在原发性和复发的 GCTs 中高表达[160]。此外,虽然肿瘤 VEGF 蛋白质表达在该研究中并不能预测肿瘤的复发,但在原发性 GCTs 的女性血清中发现了高水平的循环 VEGF。Tao 等报告了 8 例复发的 GCTs(7 名成人和 1 名青少年)接受贝伐单抗治疗的患者[161]。1 例完全反应(CR),2 例部分反应(PR)。GOG 最近完成了一项关于贝伐单抗的Ⅱ期研究,用于治疗复发性的性索间质瘤,其结果有待研究。

2)颗粒细胞瘤(青少年型)

Calaminus 等[162]报告了 33 例 JGCTs 患者的结果,其中 24 例仅接受手术治疗,9 例接受了手术和顺铂化疗。60 个月的随访中有 6 例复发:20 例ⅠA期中的 2 例,8 例ⅠC期中的 2 例,5 例ⅡC到ⅢC期中的 2 例。在确诊后的 46~66 个月里,3 例使用辅助了顺铂化疗的患者仍为无病状态。此外,Powell 和Otis[163]还报告了 2 例Ⅲ期 IGCTs 青少年患者在接受了手术和顺铂为基础的化疗后,病情短期内得到控制。

德国研究人员公布了他们对 54 例儿童和青少年 15 年(1985—2000)的经验[164]。45 例患有 JGCTs。12 例患者接受了辅助化疗,用于治疗ⅠC期到ⅢC期疾病。BEP 和顺铂、依托泊苷和异环磷酰胺(PEI)是最常用的组合。在接受了辅助化疗后的 15~106 个月,6 名患者在仍处于缓解期。在最初的原发性肿瘤发生 10 年之后,第 7 位患者出现了对侧的 JGCT。有 5 人复发,其中 3 人在确诊后 16 至 28 个月死亡。

Powell 等[165]报告了一例在反复发作的 JGCT 补救性化疗后长期无病生存的病例。患者曾出现过ⅢC期疾病,最初通过切除所有的病灶,加 6 个周期卡铂和依托泊苷化疗来治疗,随后在 13 个月后复发,肝脏中出现局限的病灶,脾脏较低部位有肿块。在接受了全部病灶切除后给予 6 个周期的博来霉素和紫杉醇化疗。44 个月后,仍处于无病状态,并且剖宫产出一个正常的婴儿。

3)Sertoli—Leydig 细胞瘤

对于那些表现为较晚期 SLCTs 的患者以及复发的患者,必须给予个体化治疗。放射治疗的有效性尚不清楚[121]。有报告提示了患者对长春新碱、放线菌 D、环磷酰胺(VAC)和顺铂、多西霉素和环磷酰胺的反应[126,131]。Schneider 等报告了 3 例接受铂类化疗的患者[164]。一名ⅠC期中度分化的患者,接受了 2

个周期的顺铂和依托泊苷联合化疗,无病生存期 47 个月。另外 2 名患者,他们都是低分化的ⅠC期 SLCTs,在接受 BEP 或 PEI 的 7 和 19 个月后死于肿瘤。考虑到这些肿瘤的功能性荷尔蒙的特性,也可以考虑某些形式的激素治疗,如黄体化激素释放激动剂或对抗剂[166]。

最近,意大利合作组织,多中心意大利卵巢癌试验(MITO),报告了他们在 21 例 SLCTs 患者中的经验[167]。5 例接受了辅助化疗——4 例以铂为基础的化疗(2 例接受 BEP,2 例接受紫杉醇/卡铂),1 例接受了氨甲蝶呤、5-氟尿嘧啶和环磷酰胺联合化疗。5 名患者中有 3 名随后死于该疾病。7 例复发(1 例 ⅠAG1,3 例 ⅠAG2,1 例 ⅠCG2,2 例 ⅢCG3),其中 4 例为ⅠA期且未接受辅助化疗。其中 5 例接受了手术和化疗,1 例仅接受了化疗,1 例仅接受了安慰剂治疗。所有接受化疗的 6 名患者都接受了基于铂的治疗方案——BEP 或紫杉醇/卡铂。在研究报告时,有 2 名患者——其中一名 ⅠAG1,另一名 ⅠAG2,在临床上没有疾病,另外 5 人死于疾病。

4)环状小管性索瘤

鉴于这种肿瘤的罕见性,对 SCTATs 进行系统治疗的经验很少。他们的内分泌活性表明,肿瘤可能会保持对促性腺激素水平的响应。最近的一份病例报告记录了一名反复发作 SCTAT 患者对依托泊苷、博来霉素和顺铂的完全反应[168]。

## 36.6  小结

研究 SCSTs 以及有效治疗手段的主要问题是这种病例比较罕见。尽管从组织学的角度来看,这组肿瘤已经被广泛地研究过,但令人惊讶的是,几乎没有什么特征能区分出更有可能复发或具有攻击性行为的肿瘤,而且大部分信息是存在矛盾的。

外科手术仍然是 SCSTs 患者的基础治疗。此外,对于希望保留生育能力的年轻患者来说,保留生育功能的手术很大程度上与这些肿瘤的特点有关,即单侧性和非转移性。术后治疗的患者,包括那些有任何组织类型的低分化的转移性 SCSTs 的患者,似乎预后较差。对于经确认的来源于卵巢的 SCSTs 患者,不建议进行术后治疗。对于那些患有 Ic 期疾病的人来说,术后治疗的问题没有得到解决。

标准的术后治疗包括以铂为基础的化疗。BEP 方案目前是最受欢迎的组合。然而,这是一种毒性相对较大的化疗方案;因此,对替代组合如紫杉/铂化疗的研究也引起关注。然而,对后一种组合,需要更多的研究。正在进行的 GOG 研究应该有助于解决这个问题。

除了以铂为基础的化疗外,对于推荐的二线治疗或抢救疗法,目前还没有达成共识。激素药物显然在 GCTs 中有一定程度的活性。抗血管生成药物的作用还有待证实。此外,放疗的作用可能有限。目前医疗资源中的这个缺陷,也突出了通过研究肿瘤发病机制所涉及的基因和通路来研发新的靶向治疗方法的必要性。

(左　娜　陈惠祯)

# 参 考 文 献

[1] KOONINGS P P,CAMPBELL K,MISHELL D R,et al. Grimes,Relative frequency of primary ovarian neoplasms:a 10—year review[J]. Obstetrics and gynecology,1989,74:921-926.

[2] TAVASSOLI F A ,Ovarian tumors with functioning manifestations[J]. Endocrinol Pathol,1994,5:137-148.

[3] EVANS A T,3rd,GAFFEY T A,MALKASIAN G D,JR. ,et al. Clinicopathologic review of 118 granulosa and 82 theca cell tumors[J]. Obstetrics and gynecology,1980,55:231-238.

[4] MALMSTROM H ,HOGBERG T,RISBERG B,et al. Granulosa cell tumors of the ovary:prognostic factors and outcome,Gynecologic oncology,52 (1994) 50-55.

[5] OHEL G,KANETI H,SCHENKER J G,Granulosa cell tumors in Israel:a study of 172 cases,Gynecol Oncol,15 (1983) 278-286.

[6] BURGER H G, Inhibin, Reprod Med Rev, 1 (1992) 1-20.

[7] PETRAGLIA F,LUISI S,PAUTIER P,et al. Inhibin B is the major form of inhibin/activin family secreted by granulosa cell tumors,The Journal of clinical endocrinology and metabolism,83 (1998) 1 029-1 032.

[8] YING S Y,Inhibins, activins, and follistatins:gonadal proteins modulating the secretion of follicle — stimulating hormone, Endocrine reviews, 9 (1988) 267-293.

[9] ROBERTSON D M,STEPHENSON T,PRUYSERS E,et al. Characterization of inhibin forms and their measurement by an inhibin alpha—subunit ELISA in serum from postmenopausal women with ovarian cancer,The Journal of clinical endocrinology and metabolism, 87 (2002) 816-824.

[10] Y S LIN,ENG H L,JAN Y J,et al. Molecular cytogenetics of ovarian granulosa cell tumors by comparative genomic hybridization,Gynecol Oncol,97 (2005) 68-73.

[11] MAYR D, KALTZ — WITTMER C, ARBOGAST S,et al. Characteristic pattern of genetic aberratins in ovarian granulosa cell tumors,Modern pathology :an official journal of the United States and Canadian Academy of Pathology,Inc, 15 (2002) 951-957.

[12] FLETCHER J A, GIBAS Z, DONOVAN K, et al. Ovarian granulosa — stromal cell tumors are characterized by trisomy 12,The American journal of pathology,138 (1991) 515-520.

[13] HALPERIN D, VISSCHER D W, T. Wallis, et al. Evaluation of chromosome 12 copy number in ovarian granulosa cell tumors using interphase cytogenetics,International journal of gynecological pathology :official journal of the International Society of Gynecological Pathologists,14 (1995) 319-323.

[14] MENZER J,SCHREIBER L,CZERNOBILSKY B,et al. Is Her—2/neu expressed in nonepithelial ovarian malignancies,American journal of obstetrics and gynecology,196 (2007) 79. e71-e74.

[15]LEIBL S,BODO K,GOGG－KAMMERER M, et al. Ovarian granulosa cell tumors frequently express EGFR (Her－1),Her－3,and Her－4: An immunohistochemical study,Gynecol Oncol, 101 (2006) 18-23.

[16]KUSMURA S,DERCHAIN S,ALVARENGA M, et al. Expression of p53,c－erbB－2,Ki－67,and CD34 in granulosa cell tumor of the ovary,International journal of gynecological cancer : official journal of the International Gynecological Cancer Society,13 (2003) 450-457.

[17]RICHARDS J S,FAN H Y,LIU Z,et al. Boerboom, Either Kras activation or Pten loss similarly enhance the dominant－stable CTNNB1－induced genetic program to promote granulosa cell tumor development in the ovary and testis, Oncogene,31 (2012) 1 504-1 520.

[18]SHAH S P,KOBEL M,SENZ J,et al. Huntsman, Mutation of FOXL2 in granulosa－cell tumors of the ovary,The New England journal of medicine,360 (2009) 2 719-2 729.

[19]COCQUET J,PAILHOUX E,JAUBERT F,et al. Veitia,Evolution and expression of FOXL2, Journal of medical genetics,39 (2002) 916-921.

[20]SCHMIDT D,OVITT C E,ANLAG K, et al. The murine winged－helix transcription factor Foxl2 is required for granulosa cell differentiation and ovary maintenance,Development (Cambridge,England),131 (2004) 933-942.

[21]AL－AGHA O M,HUWAIT H F,CHOW C,et al. FOXL2 is a sensitive and specific marker for sex cord－stromal tumors of the ovary,The American journal of surgical pathology,35 (2011) 484-494.

[22]SCHULTZ K A,PACHECO M C,YANG J,et al. Ovarian sex cord－stromal tumors,pleuropulmonary blastoma and DICER1 mutations:a report from the International Pleuropulmonary Blastoma Registry, Gynecol Oncol, 122 (2011) 246-250.

[23]HERAVI－MOUSSAVI A,ANGLESIO M S, CHENG S W,et al. Recurrent somatic DICER1 mutations in nonepithelial ovarian cancers,The New England journal of medicine, 366 (2012) 234-242.

[24]RIO FRIO T,BAHUBESHI A,KANELLOPOULOU C,et al. DICER1 mutations in familial multinodular goiter with and without ovarian Sertoli－Leydig cell tumors,Jama,305 (2011) 68-77.

[25]CHU S,MAMERS P,BURGER H G,et al. Estrogen receptor isoform gene expression in ovarian stromal and epithelial tumors,The Journal of clinical endocrinology and metabolism,85 (2000) 1 200-1 205.

[26]FULLER P J,CHU S,Signalling pathways in the molecular pathogenesis of ovarian granulosa cell tumours, Trends in endocrinology and metabolism:TEM,15 (2004) 122-128.

[27]ALEXIADIS M,MAMERS P,CHU S,et al. Insulin－like growth factor,insulin－like growth factor－binding protein－4, and pregnancy－associated plasma protein－A gene expression in human granulosa cell tumors,International journal of gynecological cancer :official journal of the International Gynecological Cancer Society, 16 (2006) 1 973-1 979.

[28]ANTTONEN M,UNKILA-KALLIO L,LEMINEN A,et al. High GATA－4 expression associates with aggressive behavior,whereas low anti－Mullerian hormone expression associates with growth potential of ovarian granulosa cell tumors,The Journal of clinical endocrinology and metabolism, 90 (2005) 6 529-6 535.

[29]PECTASIDES D,PECTASIDES C,PSYRRI A. Granulosa cell tumor of the ovary [J]. Cancer treatment reviews,2008,34:1-12.

[30]CREW K D,COHEN M H,SMITH D H,et al. Long natural history of recurrent granulosa cell tumor of the ovary 23 years after initial diagnosis:a case report and review of the literature[J]. Gynecol Oncol,2005(96):235-240.

[31]REY R A,LHOMME C,MARCILLAC I,et al. Antimullerian hormone as a serum marker of granulose cell tumors of the ovary:comparative study with serum alpha－inhibin and estradiol[J]. Am J Obstet Gynecol,1996,174(3):958-965.

[32]BURGER H G. What do inhibin measurements tell a clinician today? [J]. Ann Med, 1992, 24

(6):419-421.

[33]MATZUK M M,FINEGOLS M J,SU J G,et al. Alpha — inhibin is a tumor — suppressor gene with gonadal specificity in mice[J]. Nature, 1992,360:313.

[34]HASEGAWA Y,ETO Y,IBUKI Y,et al. Activin as autocrine and paracrine factor in the ovary[J]. Horm Res,1994,41(Suppl 1):55.

[35]SCHIKONE T,MATZUK M M,PERLAS E,et al. Characterization of gonadal sex cord — stromal tumor cell lines from inhibin—alpha and p53 —deficient mice:the role of activin as an autocrine growth factor[J]. Mol Endocrinol,1994,8:983.

[36]GURUSINGHE C J,HEALY D L,JOBING T,et al. Inhibin and activin are demonstrable by immunohistochemistry in ovarian tumor tissue[J]. Gynecol Oncol,1995,57:27.

[37]LAPPOHN R E,BURGER H G,BOUMA J,et al. Inhibin as a marker for granulose — cell tumors[J]. N Engl J Med,1989,321(12):790-793.

[38]MOM C H,ENGELEN M J,WILLEMSE P H, et al. Granulosa cell tumors of the ovary:the clinical value of serum inhibin A and B levels in a large single center cohort[J]. Gynecol Oncol, 2007,105(2):365-372.

[39]STENWIG J T,HAZEKAMP J T,BEECHAM J B. Granulosa cell tumors of the ovary. Aclinicopathological study of 118 cases with long—term follow—up[J]. Gynecol Oncol,1979,7:136.

[40]PIURA B,NEMET D,YANAI—INBAR I,et al. Granulosa cell tumor of the ovary:a study of 18 cases[J]. J Surg Oncol,1994,55:71.

[41]BJORKHOLM E,SILFVERSWARD C. Prognostic factors in granulose—cell tumors[J]. Gynecol Oncol,1981,11:261.

[42]SCHUMER S T,CANNISTRA S. Granulosa cell tumor of the ovary[J]. J Clin Oncol,2003, 21:1 180-1 189.

[43]PECTASIDES D,PAPAXOINIS G,FOUNTZILAS G,et al. Adult granulosa cell tumors of the ovary:a clinicopathological study of 34 patients by the Hellenic Cooperative Oncology Group (HeCOG)[J]. Anticancer Res,2008 28(2B):1 421-1 427.

[44]MILLER B E,BARRON B A,WAN J Y,et al. Prognostic fact or in adult granulose cell tumor of the ovary[J]. Cancer,1997,79:1 951.

[45]MALMSTROM H,HOGBERG T,RISBERG B, et al. Granulosa cell tumors of the ovary:prognostic factors and outcome[J]. Gynecol Oncol, 1994,52:50.

[46]FOX H, AGRAAWAL K, LANGLEY F A. A clinicopathologic study of 92 cases of granulose cell of tumor of the ovary with special reference to the factors influencing prognosis[J]. Cancer, 1975,35:231.

[47]KING L A,OKAGAKI T,GALLUP D G,et al. Mitotic count, nuclear atypia, and immunohistochemical determination of Ki—67,C—myc,p21 —ras,c—erbB2,and p53 expression in granulose cell tumors of the ovary:mitotic count and Ki—67 are indicators of poor prognosis[J]. Gynecol Oncol,1996,61:227.

[48] SIVASANKARAN S, ITAM P, AYENSU — COKER L,et al. Juvenile graulosa cell ovarian tumor:a case report and review of literature[J]. J Pediatr Adolesc Gynecol,2009(22):e114-e117.

[49]YOUNG R H,DICKERSIN G R,SCULLY R E. Juvenile granulose cell tumor of the ovary, A clinicopathological analysis of 125 cases[J]. Am J Surg Pathol,1984,8:575.

[50]LACK E E,PEREZ—ATAYDE A R,MURTHY A S,et al. Granulosa theca cell tumors in premenarchal girls: a clinical and pathologic study of ten cases[J]. Cancer,1981,48:1 846.

[51]PLANTAZ D,FLAMANT F,VASSAL G,et al. Granulosa cell tumors of the ovary in children and adolescents. Multicenter retrospective study in 40 patients aged 7 months to 22 years[J]. Arch Fr pediatr,1992,49:793.

[52]VASSAL G,FLAMANT F,CAILLAUD J M,et al. Juvevile granulosa cell tumor of the ovary in children:a clinical study of 15 cases[J]. J Clin Oncol,1988,6:990.

[53]ZALOUDEK C,NORRIS H J. Granulosa tumors of the ovary in children:a clinical and pathologic

study of 32 cases[J]. Am J surg pathol,1982,6:
503.

[54]ASIRVATHAM R,ROONEY R J,WATTTS H
G. Ollier's disease with secondary chondrosar-
coma associated with ovarian tumor. A case re-
port[J]. Int orthop,1991,15:393.

[55]PRAT J,SCULLY R E. Cellular fibromas and
fibrosarcomas of the ovary:a comparative clinico-
pathologic analysis of seventeen cases[J]. Canc-
er,1981,47:2 663.

[56]TAMIMA H K,BOLEN J W. Enchondromatosis
(Ollier's disease) and ovarian juvenile granulose
cell tumor[J]. Cancer,1984,53:1 065.

[57]TANAKA Y,SASAKI Y,NISHIHIRA H,et al.
Ovarian juvenile granulose cell tumor associated
with Maffucci's syndrome[J]. Am J Clin Pathol,
1992,97:523.

[58]YOUNG R H,LAWRENCE W D,SCULLY R
E. Juvenile granulose cell tumor—another neo-
plasm associated with abnormal chromosomes
and ambiguous genitalia. A report of three cases
[J]. Am J Surg Pathol,1985,9:737-743.

[59]BRISIGOTTI M,FABBRETTI G,PESCE F,et
al. Congenital bilateral juvenile granulosa cell
tumor of the ovary in leprechaunism:a case re-
port[J]. Pediatr Pathol,1993,13:549-558.

[60]KAUR H,BAGGA R,SAHA S C,et al. Juvenile
granulosa cell tumor of the ovary presenting with
pleural effusion and ascites[J]. Int J Clin Oncol,
2009,14(1):78-81.

[61]NORRIS H J,TAYLOR H B. Prognosis of gran-
ulose—theca tumors of ovary[J]. Cancer,1968,
21:255.

[62]BJORKHOLM E,SILFVERSWARD C. Theca—
cell tumors. Clinical features and prognosis[J].
Acta Radiol Oncol,1980,19:241.

[63]SIEKIERSKA—HELLMANN M,SWORCZAK
K,BABIńSKA A,et al. Ovarian thecoma with
androgenic manifestations in a postmenopausal
woman[J]. Gynecol Endocrinol,2006,22:405-
408.

[64]WU L,ZHANG W,LI H,et al. Clinical analysis
of 74 cases with ovarian thecoma[J]. Zhonghua
Fu Chan Ke Za Zhi,2002,37:101-103.

[65]NOCITO A L,SARANCONE S,BACCHI C,et
al. Ovarian thecoma:clinicopathological analysis
of 50 cases[J]. Ann Diagn Pathol,2008,12（1）:
12-16.

[66]CHECHIA A,ATTIA L,BEN TEMIME R,et
al. Incidence,clinical analysis,and management
of ovarian fibromas and fibrothecomas[J]. Am J
Obstet Gynecol,2008,199(5):473. e1-e4

[67]WAXMAN M,VULETIN J C,URCUYO R,et
al. Ovarian low—grade stromal sarcoma with
thecomatous features:a critical reappraisal of the
"so-called" malignant thecoma[J]. Cancer,
1979,44:2 206.

[68]SIEKIERSKA—HELLMANN M,SWORCZAK
K,BABIńSKA A,et al. Ovarian thecoma with
androgenic manifestations in a postmenopausal
woman[J]. Gynecol Endocrinol,2006,22（7）:
405-408.

[69]CSEREPES,SZüCS N,PATKóS P,et al. Ovari-
an steroid cell tumor and a contralateral ovarian
thecoma in a postmenopausal woman with severe
hyperandrogenism[J]. Gynecol Endocrin,2002,
16(3):213-216.

[70]JACOBY A F,YOUNG R H,COLVIN R B,et
al. DNA content in juvinile granulolse cell tumor
of the ovary:a study of early—and advanced—
stage disease[J]. Gynecol Oncol,1992,46:97.

[71]BARRENETXEA G,SCHNEIDER J,CENTE-
NO M M,et al. Pure theca cell tumors. A clini-
copathologic study of 29 cases[J]. Eur J Gynecol
Oncol,1990,11:429.

[72]EVANS A T,GAFFEY T A,MALKASIAN G
D,et al. Clinicopathologic review of 118 granulo-
sa and 82 theca cell tumors[J]. Obstet Gynecol,
1980,55:231.

[73]ZHANG J,YOUNG R H,ARSENEAU J,et al.
Ovarian stromal tumors containing lutein or
Leydig cells (luteinized thecomas and stromal
Leydig cell tumor)—a clinicopathological analy-
sis of fifty cases[J]. Int J Gynecol Pathol,1982,
1:270.

[74]LEE M H,MOON Y J,HA C W,et al. Ovarian
thecomo with virilizing manifestations[J]. Yonsei
Med J,2009,50(1):169-173.

[75] KALUARACHCHI A, MARASINGHE J P, BATCHA T M, et al. Luteinized ovarian thecoma in a postmenopausal women presenting with virilization[J]. Obstet Gynecol Int,2009,10:1 155.

[76] SAMANTH K K, BLACK W C. Benign ovarian stromal tumors associated with free peritoneal fluid[J]. Am J Obstet Gynecol,1970,107:538.

[77] MEIGS J V. Fibroma of the ovary with ascites and hydrothorax: Meigs' syndrome[J]. Am J Obstet Gynecol,1954,67:962.

[78] REGGIO M, KAPLAN A L, HARBERG J F. Recurrent ovarian fibromas with basal cell nevus syndrome(Gorlin syndrome)[J]. Obstet Gynecol,1983,61[Supppl 3]:95.

[79] CINEL L, TANER D, NABABEI S B, et al. Ovarian fibrosarcoma with five－year survival: a case report[J]. Eur J Gynaecol Oncol,2002,23(4):345-346.

[80] CHOI W J, HA M T, SHIN J K, et al. Primary ovarian fibrosarcoma with long－term survival: a report of two cases[J]. J Obstet Gynaecol Res,2006,32(5):524-528.

[81] CHALVARDJIAN A, SCULLY R E. Sclerosing stromal tumors of the ovary[J]. Cancer,1973,31:664.

[82] GEE D C, RUSSELL P. Sclerosing stromal tumors of the ovary[J]. Histopathology,1979,3:367.

[83] LAM R M, GEITTMANN P. Sclerosing stromal tumors of the ovary. A light,electron microscopic and enzyme histochemical study[J]. Int J Gynecol pathol,1988,7:280.

[84] YOUNG R H, SCULLY R E. Ovarian Sertoli cell tumors: a report of 10 cases[J]. Int J Gynecol Pathol,1984,2:349.

[85] MEYER R. Pathology of some special ovarian tumors and their relation to sex characteristics[J]. Am J Obstet Gynecol,1931,22:697.

[86] NOVAK E. Life and works of Robert Meyer[J]. Am J Obstet Gynecol,1948,53:50.

[87] MORRIS J M, Scully R E. Endocrine Pathology of the Ovary[M]. St. Louis: Mosby,1958.

[88] ROTH L M, ANDERSON M C, GOVAN A D, et al. Sertoli－Leydig cell tumors: a clinicopatho-logic study of 34 cases[J]. Cancer,1981,48:187.

[89] YOUNG R H, SCULLY R E. Ovarian Sertoli－Leydig cell tumors with a retiform pattern: a problem in histopathologic diagnosis. A report of 25 cases[J]. Am J Surg Pathol,1983,7:755.

[90] ZALOUDEK C, NORRIS H J. Sertoli－Leydig tumors of ovary. A clinicopathologic syudy of 64 intermediate and poorly differentiated neoplasm[J]. Am J Surg Pathol,1984,8:405.

[91] WEYL－BEN, ARUSH M, OSLANDER L. Ollier's disease associated with ovarian Sertoli－Leydig cell tumor and breast adenoma[J]. Am J Padiatr Hematol Oncol,1991,13:49.

[92] SCULLY R E. Sex cord tumor with annular tubules: a eistinctive orarian tumor of the Peutz－Jeghers Syndome[J]. Cancer,1970,25:1 107.

[93] YOUNG R H, WELCH W R, DICKSIN G R, et al. Ovarian sex cord tumor with annaular tubules: review of 74 cases including 27 with Peitz－Jeghers syndrome and foru with adenoma malignum of the cervix[J]. Cancer,1982,50:1 384.

[94] SRIVATSA P J, KEENEY G L, PODRATZ K C. Disseminated cervical adenoma malignum and bilateral ovarian sex cord tumors with annaular tubules tubules with Pertz－Jeghers syndrome[J]. Gynecol Oncol,1994,53:256.

[95] NOMURA K, FURUSATO M, NIKAIDO T, et al. Ovarian sex cord tumor with annaular tubles, report of a case[J]. Acta Pathol Jpn,1991,41:701.

[96] PODCZASKI E, KAMINSKI P E, PEES R C, et al. Peutz－Jeghers syndrome with ovarian with ovarian sex cord tumor with annaular and cervical tubules and cervical tubules and cervical adenoma malignum[J]. Gyneclo Oncol,1991,42:74.

[97] BENAGIANO G, BIGOTTI G, BUZZI M, et al. Endocrine and morpholocrine study of a case of a ovarian sex－cord tumor with annaular tubules in a woman Peutz－Jeghers syndrome[J]. Int J Gynecol Obstet,1988,26:441.

[98] CRIAN J L. Ovarian sex cord tumor with annaular tubulres: steroid profile[J]. Obstet Gynecol,1986,68(suppl3):75.

［99］GUSTAFSON M L，LEE M M，SCULLY R E，et al. Mullerian inhibiting substance as a mariker for ovarian sex－cord tumor［J］. N Engl J Med，1992，326：446.

［100］SHEN K，WU P C，LANG J H，et al. Ovarian sex cord tumor with annarlar tubules：a report of six cases［J］. Gynecol，1993，48：180.

［101］AHN G H，CHI J G，LEE S K. Ovarian sex cord tumor with annular tubules［J］. Cancer，1986，57：1 006.

［102］HART W R，KUMAR N，CISSMAN J D. Ovarian neoplasms resembling sex cord tumors with annular tubules［J］. Cancer，1980，45：2 352.

［103］MARTIN J A，CONDOM M E，VALLS P M，et al. Gynandroblastoma of the ovary. Review of the libterature［J］. Gynecol Obstet Biol Reprod，1994，23：391.

［104］NOVAK E R. Gynandroblastoma of the ovary：review of 8 cases from the Ovarian Tumor Registry［J］. Obstet Gynecol，1967，30：709.

［105］HAYES M C，SCULLY R E. Stromal luteoma of the ovary：a clinicopathological analysis of 25 cases［J］. Int Gynecol Pathol，1987，6：313.

［106］SCULLY R E，YOUNG R H，CLEMENT P B. Tumors of the ovary，maldeveloped gonads，fallopian tube，and broad ligament［J］. Washington，DC：Aremed Forces Institute of Pathology，1998.

［107］ROTH L M，STERNBERG. Ovarian stromal tumors containing Leydig cells. Ⅱ. Purer Leydig cell tumor，non－hilar type［J］. Cancer，1973，32：952.

［108］PARASKEVAS M，SCULLY R E. Hilus cell tumor of the ovary. A clinicopathological analysis of 12 Reinke crystalpostive and nine crystalnegative cases［J］. Int J Gynecol Pathol，1989，8：299.

［109］DUNNIHOO D R，GRIEME D L，WOOLF R B. Hilar－cell tumors of the ovary. Report of 2 new case and a review of the world literature［J］. Obstet Gynecol，1966，27：703.

［110］WANG P H，CHAO H T，LEE R C，et al. Steroid cell tumor of the ovary：clinical，ultrasonic，and MRI diagnosis：case report［J］. Eur J Radiol，1998，26：269-273.

［111］READY M B，RICHARDS W E，UELAND F，et al. Ovarian steroid cell tumors，not otherwise specified：a case report and literature review［J］. Gynecol Oncol，1999，75：293-297.

［112］YOUNG R H，SCULLY R E. Ovarian steroid cell tumors associated with Cushing's syndrome：a report of three cases［J］. Int J Gynecol Pathol，1987，6：40-48.

［113］LIU A X，SUN J，SHAO W Q，et al. Steroid cell tumors，not otherwise specified（NOS），in an accessory ovary：a case report and literature review［J］. Gynecol Oncol，2005，97：260-262.

［114］HAYES M C，SCULLY R E. Ovarian steroid cell tumors(not otherwise specified). A clinicopathological analysis of 63 cases［J］. Am J Surg Pathol，1987，11：835.

［115］EVANS A T，3rd，GAFFEY T A，MALKASIAN G D，JR，et al. Clinicopathologic review of 118 granulosa and 82 theca cell tumors［J］. Obstetrics and gynecology，55（1980）231-238.

［116］FOX H，AGRAWAL K，LANGLEY F A，A clinicopathologic study of 92 cases of granulosa cell tumor of the ovary with special reference to the factors influencing prognosis，Cancer，35（1975）231-241.

［117］STENWIG J T，HAZEKAMP J T，BEECHAM J B. Granulosa cell tumors of the ovary. A clinicopathological study of 118 cases with long－term follow-up，Gynecol Oncol，7（1979）136-152.

［118］YOUNG R H，DICKERSIN G R，SCULLY R E，Juvenile granulosa cell tumor of the ovary. A clinicopathological analysis of 125 cases，The American journal of surgical pathology，8（1984）575-596.

［119］YOUNG R H，SCULLY R E. Ovarian Sertoli－Leydig cell tumors. A clinicopathological analysis of 207 cases，The American journal of surgical pathology，9（1985）543-569.

［120］ROTH L M，ANDERSON M C，GOVAN A D，et al. Sertoli－Leydig cell tumors：a clinicopathologic study of 34 cases，Cancer，48（1981）187-197.

[121]ZALOUDEK C,NORRIS H J,Sertoli—Leydig tumors of the ovary. A clinicopathologic study of 64 intermediate and poorly differentiated neoplasms,The American journal of surgical pathology,8 (1984) 405-418.

[122]ABU—RUSTUM N R,RESTIVO A,J. IVY, et al. Retroperitoneal nodal metastasis in primary and recurrent granulosa cell tumors of the ovary,Gynecol Oncol,103 (2006) 31-34.

[123]THRALL M M,PALEY P,PIZER E, et al. Patterns of spread and recurrence of sex cord—stromal tumors of the ovary,Gynecol Oncol,122 (2011) 242-245.

[124]PARK J Y,JIN K L,KIM D Y, et al. Surgical staging and adjuvant chemotherapy in the management of patients with adult granulosa cell tumors of the ovary,Gynecol Oncol,125 (2012) 80-86.

[125]MALKASIAN G D,JR. ,WEBB M J,JORGENSEN E O. Observations on chemotherapy of granulosa cell carcinomas and malignant ovarian teratomas,Obstetrics and gynecology,44 (1974) 885-888.

[126]SCHWARTZ P E,SMITH J P. Treatment of ovarian stromal tumors,American journal of obstetrics and gynecology,125 (1976) 402-411.

[127]LUSCH C J,MERCURIO T M,RUNYEON W K. Delayed recurrence and chemotherapy of a granulosa cell tumor,Obstetrics and gynecology,51 (1978) 505-507.

[128]SMITH J P,RUTLEDGE F. Chemotherapy in the treatment of cancer of the ovary,American journal of obstetrics and gynecology,107 (1970) 691-703.

[129]F A TAVASSOLI,NORRIS H J. Sertoli tumors of the ovary. A clinicopathologic study of 28 cases with ultrastructural observations,Cancer,46 (1980) 2 281-2 297.

[130]A J JACOBS,DEPPE G,COHEN C J. Combination chemotherapy of ovarian granulosa cell tumor with cis—platinum and doxorubicin,Gynecol Oncol,14 (1982) 294-297.

[131]GERSHENSON D M,COPELAND L J,KAVANAGH J J ,et al. Treatment of metastatic stromal tumors of the ovary with cisplatin, doxorubicin, and cyclophosphamide,Obstetrics and gynecology,70 (1987) 765-769.

[132]CAMLIBEL F T,CAPUTO T A. Chemotherapy of granulosa cell tumors,American journal of obstetrics and gynecology,145 (1983) 763-765.

[133]Tresukosol D,Kudelka A P,EDWARDS C L,et al. Recurrent ovarian granulosa cell tumor：a case report of a dramatic response to Taxol,International journal of gynecological cancer ：official journal of the International Gynecological Cancer Society,5 (1995) 156-159.

[134]SAVAGE P,CONSTENLA D,FISHER C,et al. Granulosa cell tumours of the ovary：demographics, survival and the management of advanced disease,Clinical oncology (Royal College of Radiologists (Great Britain)),10 (1998) 242-245.

[135]WOLF J K,MULLEN J,EIFEL P J,et al. Radiation treatment of advanced or recurrent granulosa cell tumor of the ovary,Gynecol Oncol,73 (1999) 35-41.

[136]KUMAR P P,GOOD R R,LINDER J. Complete response of granulosa cell tumor metastatic to liver after hepatic irradiation：a case report, Obstetrics and gynecology,67 (1986) 95s-98s.

[137]J DUBUC—LISSOIR,BERTHIAUME M J, BOUBEZ G,et al. Bone metastasis from a granulosa cell tumor of the ovary,Gynecol Oncol,83 (2001) 400-404.

[138]LEE I W,LEVIN W,CHAPMAN W,et al. Radiotherapy for the treatment of metastatic granulosa cell tumor in the mediastinum：a case report,Gynecol Oncol,73 (1999) 455-460.

[139]DAVY M,TORJESEN P A,AAKAVAAG A. Demonstration of an FSH receptor in a functioning granulosa cell tumour. The effect of gonadotrophin treatment on its viability following transplantation to nude mice,Acta endocrinologica,85 (1977) 615-623.

[140]BRIASOULIS E,KARAVASILIS V,PAVLIDIS N. Megestrol activity in recurrent adult type granulosa cell tumour of the ovary,Annals of oncology ：official journal of the European So-

ciety for Medical Oncology,8 (1997) 811-812.

[141]FISHMAN A,A P KUDELKA,TRESUKO-SOL D,et al. Leuprolide acetate for treating refractory or persistent ovarian granulosa cell tumor,The Journal of reproductive medicine,41 (1996) 393-396.

[142]OHEL G,KANETI H,SCHENKER J G. Granulosa cell tumors in Israel:a study of 172 cases, Gynecol Oncol,15 (1983) 278-286.

[143]PIURA B,NEMET D,YANAI—INBAR I,et al. Granulosa cell tumor of the ovary:a study of 18 cases,J Surg Oncol,55 (1994) 71-77.

[144]HOMESLEY H D,BUNDY B N,HURTEAU J A,et al. Bleomycin,etoposide,and cisplatin combination therapy of ovarian granulosa cell tumors and other stromal malignancies:A Gynecologic Oncology Group study,Gynecol Oncol, 72 (1999) 131-137.

[145]COLOMBO N,PARMA G,FRANCHI D. An active chemotherapy regimen for advanced ovarian sex cord—stromal tumors,Gynecol Oncol, 72 (1999) 129-130.

[146]GERSHENSON D M,MORRIS M,BURKE T W,et al. Treatment of poor—prognosis sex cord—stromal tumors of the ovary with the combination of bleomycin,etoposide,and cisplatin, Obstetrics and gynecology,87 (1996) 527-531.

[147]PECORELLI S,WAGENAAR H C,VERGOTE I B,et al. Cisplatin (P),vinblastine (V) and bleomycin (B) combination chemotherapy in recurrent or advanced granulosa(—theca) cell tumours of the ovary. An EORTC Gynaecological Cancer Cooperative Group study,European journal of cancer (Oxford,England :1990),35 (1999) 1 331-1 337.

[148]UYGUN K,AYDINER A,SAIP P,et al. Clinical parameters and treatment results in recurrent granulosa cell tumor of the ovary,Gynecol Oncol,88 (2003) 400-403.

[149]BROWN J,SHVARTSMAN H S,DEAVERS M T,et al. The activity of taxanes in the treatment of sex cord — stromal ovarian tumors, Journal of clinical oncology :official journal of the American Society of Clinical Oncology,22

(2004) 3 517-3 523.

[150]BROWN J,SHVARTSMAN H S,DEAVERS M T,et al. The activity of taxanes compared with bleomycin,etoposide,and cisplatin in the treatment of sex cord—stromal ovarian tumors, Gynecol Oncol,97 (2005) 489-496.

[151]CHADHA S,RAO B R,SLOTMAN B J,et al. An immunohistochemical evaluation of androgen and progesterone receptors in ovarian tumors, Hum Pathol,24 (1993) 90-95.

[152]FISHMAN A,KUDELKA A P,EDWARDS C L,et al. GnRH agonist (Depot—Lupron) in the treatment of refractory or persistent ovarian granulosa cell tumor (GCT). Proc Am Soc Clin Oncol,13 (1994) 236(abst).

[153]ISAACS R,FORGESON G,ALLAN S. Progestagens for granulosa cell tumours of the ovary,British journal of cancer,65 (1992) 140.

[154]MALIK S T,SLEVIN M L. Medroxyprogesterone acetate (MPA) in advanced granulosa cell tumours of the ovary — a new therapeutic approach?,British journal of cancer,63 (1991) 410-411.

[155]MARTIKAINEN H,PENTTINEN J,HUHTANIEMI I,et al. Gonadotropin—releasing hormone agonist analog therapy effective in ovarian granulosa cell malignancy,Gynecol Oncol,35 (1989) 406-408.

[156]HARDY R D,BELL J G,NICELY C J,et al. Hormonal treatment of a recurrent granulosa cell tumor of the ovary:case report and review of the literature,Gynecol Oncol,96 (2005) 865-869.

[157]FREEMAN S A,MODESITT S C. Anastrozole therapy in recurrent ovarian adult granulosa cell tumors:a report of 2 cases,Gynecol Oncol,103 (2006) 755-758.

[158]KORACH J,PERRI T,BEINER M,et al. Promising effect of aromatase inhibitors on recurrent granulosa cell tumors,International journal of gynecological cancer :official journal of the International Gynecological Cancer Society,19 (2009) 830-833.

[159]ALHILLI M M,LONG H J,PODRATZ K C,et

al. Aromatase inhibitors in the treatment of recurrent ovarian granulosa cell tumors: brief report and review of the literature, The journal of obstetrics and gynaecology research, 38 (2012) 340-344.

[160] FARKKILA A, ANTTONEN M, POCIUVIENE J, et al. Vascular endothelial growth factor (VEGF) and its receptor VEGFR—2 are highly expressed in ovarian granulosa cell tumors, European journal of endocrinology, 164 (2011) 115-122.

[161] TAO X, SOOD A K, DEAVERS M T, et al. Anti — angiogenesis therapy with bevacizumab for patients with ovarian granulosa cell tumors, Gynecol Oncol, 114 (2009) 431-436.

[162] CALAMINUS G, WESSALOWSKI R, HARMS D, et al. Juvenile granulosa cell tumors of the ovary in children and adolescents: results from 33 patients registered in a prospective cooperative study, Gynecol Oncol, 65 (1997) 447-452.

[163] POWELL J L, OTIS C N. Management of advanced juvenile granulosa cell tumor of the ova-

ry, Gynecol Oncol, 64 (1997) 282-284.

[164] SCHNEIDER D T, CALAMINUS G, WESSALOWSKI R, et al. Ovarian sex cord — stromal tumors in children and adolescents, J Clin Oncol, 21 (2003) 2 357-2 363.

[165] POWELL J L, CONNOR G P, HENDERSON G S. Management of recurrent juvenile granulosa cell tumor of the ovary, Gynecol Oncol, 81 (2001) 113-116.

[166] EMONS G, SCHALLY A V. The use of luteinizing hormone releasing hormone agonists and antagonists in gynaecological cancers, Human reproduction (Oxford, England), 9 (1994) 1 364-1 379.

[167] SIGISMONDI C, GADDUCCI A, LORUSSO D, et al. Ovarian Sertoli — Leydig cell tumors. a retrospective MITO study, Gynecol Oncol, 125 (2012) 673-676.

[168] PULS L E, HAMOUS J, MORROW M S, et al. Recurrent ovarian sex cord tumor with annular tubules: tumor marker and chemotherapy experience, Gynecol Oncol, 54 (1994) 396-401.

# 37 卵巢肉瘤及卵巢小细胞癌

## 37.1 卵巢肉瘤

原发于卵巢的肉瘤罕见,恶性程度高、预后差。其发病率占所有卵巢肿瘤的 1%～2%,占所有女性生殖系统肉瘤的 10%[1]。任何年龄都可发生,以年轻妇女较多。70% 为单侧性,肿瘤中等大小,呈结节状或分叶状,切面为实质性,有较多坏死及不规则囊腔。卵巢肉瘤可表现为一种单一的组织成分(卵巢纯肉瘤)或由多种组织成分组成的复合物(卵巢混合性瘤)。有学者又根据组织成分的差异将卵巢肉瘤区分为同源成分的卵巢混合性瘤(肿瘤中恶性的间质成分来源于卵巢本身的间质)及异源成分的卵巢混合性瘤(肿瘤中恶性的间质成分是来源于卵巢外的间质)。其中最常见的组织学类型是卵巢恶性中胚叶混合瘤。它占以上混合性瘤的绝大多数。较少见的还包括平滑肌肉瘤、纤维肉瘤、血管肉瘤及横纹肌肉瘤。卵巢肉瘤的临床表现与上皮性卵巢癌相似,但其预后更差。外科手术是最常见的治疗方式,目前对辅助治疗尚未达成统一的意见,对晚期或转移病灶患者的治疗也存在争议。

### 37.1.1 组织学分类、病理特点、扩散方式和分期

1)组织学分类及病理特点

(1)平滑肌肉瘤(leiomyosarcoma):较少见,近 10 年来文献仅见 7 例报道[2]。Inoue 等[3]认为,平滑肌肉瘤可能来自卵巢实质的血管壁或围绕滤泡和黄体的平滑肌,还有可能来源于卵巢韧带的平滑肌或残余的中肾管。肿瘤呈结节状,镜检可见平滑肌细胞增生,有异型,核染色质深,分裂象增加,并有巨细胞存在,肿瘤迅速由血行转移[2]。和身体其他部位的平滑肌肉瘤一样,卵巢平滑肌肉瘤免疫组化单克隆抗体肌动蛋白和结蛋白皆呈阳性标记。

(2)血管肉瘤(angiosarcoma):十分罕见,多见于儿童期及青春早期。肿瘤质软,多囊性,切面显示广泛出血。光镜下见增生性血管腔隙衬覆瘤细胞,呈程度不等的间变及多变性,核分裂象多。生长活跃的肿瘤,瘤细胞以条索状排列为主,偶可混杂未分化的梭形瘤细胞,伴随长宽度不等腔隙,并可彼此吻合。卵巢良性血管瘤因缺少异型细胞和核分裂象而与血管肉瘤区别开[4]。免疫组化测定可显示 CD31 和 CD34 呈阳性标记,或较少见的 VIII 因子相关抗体阳性[5,6]。病理诊断时,注意与卵黄囊瘤、绒毛膜癌和转移性黑色素瘤[7]加以区别。

(3)纤维肉瘤(fibrosarcoma):其体积常较卵巢其他肉瘤大,平均直径为 17cm[8]。肿瘤为分叶状,表面光滑、质地坚硬,剖面灰白,呈鱼肉状,多数伴发出血或(及)坏死灶。镜检:本瘤具有极丰富的梭形成纤维细胞,多数尚能分辨其呈编织状排列,瘤细胞间变明显,核形态不规则,核分裂象 4～25 个/10HPF。瘤内满布胶原纤维微丝,个别肿瘤偶能找到纤维瘤过渡至纤维肉瘤区域。

(4)横纹肌肉瘤(rhabdomyosarcoma):横纹肌肉瘤的体积较大,直径在 10cm 以上。肿瘤可表现为实性鱼肉状或出血状外观。组织学上可能是腺泡状横纹肌肉瘤或胚胎性横纹

肌肉瘤[9,10]。腺泡状横纹肌肉瘤主要的特征是细胞呈圆形或梭形,胞浆嗜酸性。还可能见到交叉条索状和"带状"细胞。胚胎性横纹肌肉瘤胞浆颜色较浅,可见核仁。这2种类型免疫组化单克隆抗体测定结蛋白、波形蛋白、肌球蛋白皆呈阳性标记。卵巢横纹肌肉瘤恶性程度高,生长迅速,具有直接蔓延、早期血管内侵袭、转移的特点,患者可在短期内死亡。

(5)罕见类型(rare types):软骨肉瘤和骨肉瘤在卵巢肿瘤中十分罕见,全世界只有一两篇文献曾报道过[11]。这2种组织类型在混合性肿瘤中可能较易见到。如不能明确诊断,应首先考虑是身体其他部位原发肿瘤的转移病灶。

(6)恶性中胚叶混合瘤(malignant mixed mesodermal tumor):首先,同源性中胚叶混合瘤(癌肉瘤),是由肿瘤性腺上皮与肉瘤性间质成分混杂组成,前者属于米勒管腺上皮衍化的各种类型癌。1980年,Barwick等[12]提出依次为乳头状癌、未分化癌、子宫内膜样癌、鳞状细胞癌及透明细胞癌。1984年,Morrow[13]提出以浆液性及子宫内膜样癌占优势达83%,其次为间变癌,偶见零星黏液癌细胞混杂。肉瘤成分则以未或低分化间质肉瘤最常见。癌与肉瘤成分密切混杂或彼此挤压。异源性中胚叶混合瘤,其腺上皮成分类似同源性者,但间质成分,除同源性所含有的肉瘤成分外,尚有其他间叶性肉瘤成分,其出现概率分别为横纹肌肉瘤75%,软骨肉瘤51%,骨肉瘤21%,余为脂肪肉瘤、脉管肉瘤等。肿瘤仍以未分化或低分化子宫内膜样间质肉瘤,其间分布各种癌及肉瘤成分。与临床预后相关的是肉瘤成分而不是癌成分。但是,转移灶则可能表现为两者中的任一模式。

(7)转移性肉瘤(metastatic sarcoma):其他原发部位的肉瘤可能转移至卵巢。虽然这些转移灶大多是来自子宫,但也有来源于胃、小肠或骨肉瘤转移至卵巢的报道。在病理学上,诊断最大的困难就是区别转移性子宫内膜样间质肉瘤与卵巢原发肿瘤,特别是性索间质肿瘤。Young和Scully[14]在研究了21名有转移性病灶的患者后认为,可通过转移性子宫内膜样间质肉瘤卵巢外病灶的存在、病灶呈两侧对称及其间布满厚壁小血管类似分泌晚期子宫内膜间质内螺旋小动脉而将它与卵巢原发肿瘤区分开。

(8)起源于畸胎瘤的肉瘤(sarcoma arising from teratoma):有报道称,有一些肉瘤来源于卵巢畸胎瘤,这种肉瘤可能是单纯性的或混合性的,包括所有可能的肉瘤类型。其临床表现与原发性卵巢肉瘤一样。这种畸胎瘤的转化可能更易发生在较年轻的患者。Kruger等[15]曾报道了一例32岁由良性囊状畸胎瘤发展而来的纯纤维肉瘤的患者。也有文献报道过畸胎瘤伴骨肉瘤、平滑肌肉瘤和混合性上皮/肉瘤成分的病例。

2)扩散方式

原发性卵巢肉瘤恶性程度高,在短时间内易出现复发和转移,其扩散方式与上皮性卵巢癌类似[16],可以局部蔓延、种植及淋巴血源转移。Plaxe[17]认为肿瘤内恶性基质成分比例高者更易复发,且在复发灶里其肿瘤的分化程度比原发性肿瘤更差。

3)手术病理分期

卵巢肉瘤的分期采用的是国际妇产科联盟对上皮性卵巢癌所制定的分期标准[18]。尽管准确的FIGO分期很重要,但是与临床密切相关的仍是就诊时的肿瘤病灶是局限于卵巢还是已扩散至卵巢以外的组织。在Sood等[19]所研究的47名患者中,有41名患者(87%)诊断为Ⅲ期或Ⅳ期。许多学者在临床上及手术中也都发现,只有不到10%的卵巢肉瘤患者的病灶仅限于卵巢。

(杜宏英 金 晶)

### 37. 1. 2 临床表现

大多数患者都是绝经后的妇女,平均发病年龄为59岁。卵巢肉瘤的临床表现与上皮性卵巢癌相似,而与其他软组织肉瘤存在很大的差异。早期无明显症状,但当出现症状就诊时多系中晚期,大多数患者表现为腹痛、腹胀、尿频、便秘等症状,偶尔有阴道流血或流水,部分还可能出现腹水。盆腔检查可扪及肿块。在诊断前出现症状的平均时间约为3.2个月。出现症状或体征的时间相对较短,与其侵袭性的生物学行为一致。

(吕琼莹　冯绣程)

### 37.1.3 诊断

根据症状、体征只能诊断卵巢肿瘤,最后确诊需根据手术切除标本的病理检查。卵巢肉瘤缺乏特异性的肿瘤标志物以供检测。但和任何疑为恶性肿瘤的附件包块的处理一样,术前应查患者血清 CA125 的水平。Sood 等[19]认为术前 CA125 水平可能是一个与预后有关的因素,其水平低于 75U/mL 者预后较好。对大多数有诊断不明盆腔包块的患者还可运用影像学检查。超声和计算机断层扫描对识别卵巢外病变及转移灶可能有所帮助。磁共振成像技术对诊断卵巢肉瘤也起一定作用。

### 37.1.4 治疗

因卵巢原发性肉瘤病例少,目前尚无规范的治疗方法,但大多数学者认为应基本上遵循上皮性卵巢癌的综合治疗原则,即彻底的肿瘤细胞减灭术,术后辅以化疗或放疗。

1)手术治疗

手术是卵巢肉瘤最重要的治疗方法,可明确肿瘤类型及波及范围。应尽可能切除肿瘤,为化疗或放疗创造条件。

(1)全子宫及双侧附件切除术:许多学者认为对肿瘤病灶仅限于卵巢的患者,最低限度的手术方式是经腹全子宫及双侧附件切除术。还有人认为,仅行手术治疗而不经辅助治疗即使是对复发的患者可能都已足够。这种治疗方法在 1 例平滑肌肉瘤患者取得了较好的疗效[20]。在手术探查中应仔细检查腹膜表面及淋巴结区域,但没有证据表明对肿瘤限于卵巢的患者行根治性手术。取腹盆腔冲洗液行细胞学检查是应行的步骤,可能检测到卵巢以外病灶[21]。

(2)肿瘤细胞减灭术:肿瘤细胞减灭术对治疗肿瘤累积范围超出卵巢外的患者的疗效尚不明确。虽然文献中有许多报道一致认为诊断时的 FIGO 分期可能是与预后联系最为紧密的,但是手术是否能改善晚期患者的预后还不太清楚。Sood 等[19]回顾性地研究分析了 47 名诊断为卵巢肉瘤的妇女,并对肿瘤细胞减灭术的作用予以了评价。他们在一项多因素分析中报道称,最佳肿瘤细胞减灭术是最重要的预后因素,能显著改善预后。这一结论甚至适用于那些晚期肿瘤的患者。在他们所研究的对象中,接受最佳减灭术者的 5 年生存率为 45%,而接受次最佳肿瘤细胞减灭术者的 5 年生存率仅为 8%。但是需要注意的是,取得这种生存优势的同时也伴随着较高的手术死亡率,及较长的手术时间(平均时间为 219 分钟)和术中失血量(平均失血量为 1 260mL)。这一结论与之前 Plaxe[17]与 Barakat[22]等研究的结果相反,他们认为最佳肿瘤细胞减灭术对患者的生存时间没有影响。Duska 等[23]最近研究 28 名经过手术合并化疗的患者后得出,肿瘤复发的时间延长,但总的生存时间不受最佳肿瘤细胞减灭术的影响。尽管最佳肿瘤细胞减灭术是令人期待的,但其可行性还有待斟酌。Le 等[24]研究了一系列卵巢恶性 Mullerian 混合瘤(MMMT)Ⅲ/Ⅳ期患者,并对这些患者实施了最大范围的大块肿瘤切除术,但这 31 名患者中仍有 22 名有肉眼可见的残留病灶。其他学者对同一人群进行研究也得出了相近的最佳减灭术后病灶残留率(53%)[19]。关于这一问题虽有不同的观点,但大多数学者还是倾向于在合适的时机对患者施行最佳肿瘤细胞减灭术。

(3)保守性手术:卵巢肉瘤也可能发生于有生育要求的育龄妇女。目前有一些关于保留子宫和对侧卵巢的手术,术后配合或不配合辅助治疗的报道,据称已取得了较好的长期疗效。Kruger 等[15]报道了 1 例 32 岁卵巢纤维肉瘤的患者,在经过单侧附件切除术 12 个月后无复发的迹象。Fowler 等[25]报道了 1 名 19 岁诊断为Ⅲ期卵巢 MMMT 患者经过了单侧输卵管卵巢切除术后,再辅以 VP16、顺铂、异环磷酰胺及美司钠化疗,在随后 60 个月的随访中未复发。这些病例的报道是为说明对有生育要求的卵巢肉瘤患者实施保留生育功能的手术是可行的,但这种手术要在全面考虑到患者的总体预后较差并征得患者同意的情况下才予以考虑。

2)辅助治疗

对于病灶限于卵巢(Ⅰ期)的患者,许多学者考虑到在采取进一步强化治疗后大多数患者的预后并没有得到改善,因而推荐手术而不需要配合辅助治疗[26]。而其他学者则基于对绝大多数Ⅱ、Ⅲ、Ⅳ期患者预后差的考虑,推崇对早期患者即进行强化治疗。

由于该瘤的发生率低,文献对其化疗方案各说不一。最初,术后治疗的选择包括米法兰、六甲密胺的应用,盆腔放疗和/或腹腔放疗及长春新碱、放线菌素 D、环磷酰胺的合并应用(VAC)[27,28]。妇科肿瘤组(GOG)所推荐的方法是 VAC 方案的化疗与全腹放疗相结合,但 Morrow 等认为这一方法并不适用于他们研究的所有患者。随后,更多学者报道了顺铂与阿霉素(多柔比星)联合使用能改善预后。1990 年,Plaxe 等[17]报道了 15 名术后采取这种方法治疗的患者,得出其中位生存时间为 16 个月。在他们所研究的对象中,有 85% 的患者对该方法有效。Le 等[24]研究了 28 名卵巢 MMMT 的患者,在对她们运用了多柔比星($50mg/m^2$)和顺铂($50mg/m^2$)达最长 9 个周期的治疗后,患者 3 年生存率为 35%。1995 年,Muntz 等[29]报道了合并或不合并使用多柔比星,以顺铂为基础的化疗都能缓解症状及延长肿瘤无进展存活期。由此可见,以铂类为基础的联合化疗对卵巢肉瘤患者术后的治疗似乎较 VAC 方案伴或不伴放疗更为有效一些。

目前,许多文献有顺铂和紫杉醇在晚期上皮性卵巢癌患者中的应用,推断它们对治疗卵巢肉瘤可能也有一定的帮助[30]。Sood 等[19]报道称,与以非铂类为基础的联合化疗方案相比,包含顺铂的化疗方案更有生存优势。27

名接受以铂类为基础联合治疗的患者中的反应率为 80%,显著高于 11 名未接受以铂类为基础联合治疗患者 12% 的反应率。2002 年,Duska 等[23]研究了 28 名卵巢 MMMT 的患者,她们在肿瘤细胞减灭术后又接受了顺铂和紫杉醇联合化疗。结果显示总反应率为 72%。目前,出于对化疗药物的有效性、毒性和对生活质量的影响这三方面的考虑认为,卵巢肉瘤最佳的术后或辅助治疗方法似乎是以卡铂或铂类为基础的,至少 6 个周期的联合化疗。

放疗对该病的治疗研究较少,认为单纯放疗疗效差,化疗联合放疗可提高其疗效[29,31]。Carlson[31]对 12 例卵巢恶性中胚叶混合瘤进行研究,因该 12 例肿瘤细胞减灭术后盆腹腔残余癌灶大于 2cm 而行全盆腔及腹部条形野照射,同时行 VAC 方案化疗,12 例中 5 例(42%)完全或部分缓解,因此,该学者认为,放疗加化疗可提高其治疗的有效率,尤其对术后盆腹腔有残余癌灶以及复发于盆腹腔且癌灶较局限者更适合。

### 37.1.5 预后

卵巢肉瘤预后差,平均生存 6~24 个月,70% 在 1 年内死亡[22,24,32]。与预后有关的因素有:①临床分期早,生存期较长。据 Anderson[28]报道,14 例原发性卵巢肉瘤Ⅰ、Ⅱ期患者,2 年生存率为 100%,5 年生存率为 30%~50%;而Ⅲ、Ⅳ期,大部分在半年内死亡。②病理分类对生存期的影响虽有争议[28,33],但 Baraka[22]认为同源成分的卵巢 MMMT 比异源成分者生存期延长。③残余癌灶的大小是影响生存期最重要的因素[17,19,28,34,35],Anderson 等报道,所有未彻底减瘤者,均在 6 个月内死亡,而行彻底减瘤者中(残余癌灶小于 1cm),2 年和 5 年生存率分别为 66.6% 和 22.2%;Sood 报道的 41 例原发性卵巢肉瘤中,接受最佳减瘤术的 5 年生存率为 45%,而未彻底减瘤者为 8%($P<0.001$)。④Sood[19]认为术前 CA125 值可预示生存期,并以 CA125 值 75U/mL 为分界线,认为术前 CA125 小于

75U/mL 者比大于 75U/mL 者生存期延长（P＝0.01），有统计学差异，但因此类研究较少，CA125 在卵巢肉瘤中的作用还有待进一步研究。⑤治疗方式不同，其生存期有所不同，据 Le 等[24] 报道，术后未加辅助治疗者，77% 以上在 1 年内死亡；而术后给予化疗者，其 1 年内死亡率为 48%。

综上所述，原发性卵巢肉瘤罕见，术前诊断较困难，就诊时多系中晚期，手术不易达到彻底的肿瘤细胞减灭术（残余癌灶小于 1cm）。因此，术后选择一种或几种有效的化疗药物进行巩固治疗尤其重要，尽管以铂类药物为基础的联合化疗取得了一定的疗效，但使有效率及生存率明显提高的规范化疗方案仍不清楚，且复发后无有效的二线化疗药物。因此，将来研究的方向是寻找可靠的早期诊断方法，探索有效的一线及二线化疗药物及化疗方案。

（冯绣程　金　晶　吕琼莹）

## 37.2　卵巢小细胞癌

小细胞癌最常见发生在肺，但亦可发生在消化道（胰腺）、泌尿道（膀胱）、乳腺。在女性生殖系统主要发生在宫颈，其次为卵巢。

### 37.2.1　组织起源

原发性卵巢小细胞癌（small cell carcinoma of ovary，SCCO），组织来源不清楚，文献报道各学者意见不一致。

（1）生殖细胞肿瘤：Ulbright 对一组病例进行研究，10～24 岁，全部病例肿瘤单侧性，光镜与电镜检查与 Dickersin 病例相似。组织学上似精原细胞瘤和畸胎瘤混合的睾丸肿瘤，表示 SCCO 最可能起源于生殖细胞，与卵黄囊肿瘤有关，但与典型的卵黄囊肿瘤有区别[36]。Rowell 采用治疗生殖细胞肿瘤有效化疗方案 VAC 或 BEP 治疗 SCCO 也有效，提示二者相同组织来源。McMahon 电镜检查显示除了细胞围外有断续基膜（basal lamina）外，未发现基底膜物质（basement＋menbrance—like

material）怀疑 SCCO 与卵黄囊肿瘤或另外生殖细胞肿瘤有关。生殖细胞肿瘤免疫组化 HCG 与 APF 阳性，而 SCCO 却阴性。

（2）上皮性肿瘤：Memahou 对一组病例进行研究，电镜检查显示上皮肿瘤特征，常见细胞间有桥粒样连接（desmosome—like junction），细胞外围有断续的基膜。SCCO 形态相似分化不良的上皮肿瘤。上皮肿瘤 EMA 阳性而 SCCO 1/3 病例 EMA 阴性[37]。但 SCCO 发病年龄≤39 岁，上皮肿瘤发病年龄＞40 岁。

（3）性索间质肿瘤：Hlite 等根据 SCCO 的发病年龄、镜下形态滤泡形成、Calretinin 染色阳性，认为起源于原始或未分化的性索间质肿瘤。Eichor 流式细胞学检查 25 例高钙型 SCCO 的 DNA，其中 23 例为二倍体（diploid），成人型颗粒细胞瘤 20% 为非整倍体，无性细胞瘤 100% 为非整倍体（aneuploid），怀疑起源于生殖细胞，倾向支持来源于性索间质肿瘤。免疫组化 WTI 和 EMA 阳性，α-抑制素阴性，性索间质肿瘤少见，支持上皮性来源。此外二者区别 SCCO 有高血钙，恶性程度高，预后差。而性索间质肿瘤无高血钙，预后较好。

综观 SCCO 与性索间质肿瘤较多区别，而与上皮性肿瘤或生殖细胞肿瘤区别较少，SCCO 来源仍不肯定需要继续研究、观察。

### 37.2.2　病理形态

SCCO 具有女性生殖器官小细胞癌一般病理形态与免疫组化反应。电镜显示细胞质内含有丰富的粗面内质网（rough endoplasmic reticulum，RER）扩展形成的池或囊，被不同密度的颗粒所充满，该特殊形态具有诊断价值，借此与其他肿瘤区别。细胞质内神经内分泌颗粒很少见。根据病理形态和临床表现，SCCO可分为高钙型与肺型二类，前者占多数而后者很少见，二者区别见表 37-1。高钙血症型瘤细胞浸润性生长，也可呈小岛状、梁状或条索状，常形成滤泡样的腔隙。细胞圆形、卵圆形核仁易见，核分裂活跃。免疫组化癌细胞 CD56 EMA 阳性，α-抑制素阴性，不同程度表达 VM、CR 等。

表 37-1　SCCO 高钙型与肺型的区别

| 项目 | 高钙型 | 肺型 |
| --- | --- | --- |
| 年龄 | 40～42,平均 23 岁 | 28～85 岁,平均 59 岁 |
| 高血钙症 | 60%～75% | 无 |
| 双侧 | 1% | 45% |
| 组织学滤泡样结构 | 常见 | 少见 |
| 大细胞质丰富核仁明显 | 40% | 少 |
| 细胞核 | 染色质成簇聚集 | 染色质均匀散布 |
| 核仁 | 多数细胞具有单个 | 常不显著仅偶见表现 |
| | 一致的核仁 | |
| 具有内膜癌样或 Brener | 无 | 存在于一半以上病例 |
| 瘤成分 | | |
| 黏液上皮 | 10% | 9% |
| 免疫组化 | 波形蛋白＋10% | 波形蛋白＋0 |
| 流式细胞检测 DNA | 二倍体 | 63%(5/8)非整倍体 |

引自 Eichhom. Am J Sung Pathol,1992.

### 37.2.3　临床表现

原发性卵巢小细胞癌根据临床表现、病理形态、免疫组化染色特征可分肺型和高血钙型。

肺型患者比高血钙者少见,常为中老年妇女,发病年龄 28～85 岁,平均年龄 59 岁,血清钙正常水平。

高血钙型患者多见于年轻妇女,发病年龄 9～45 岁,平均 23 岁。60%～75%病例手术前血清钙升高,血清磷一般正常或降低。血清钙增加一般认为是肿瘤细胞本身分泌产生。10%高血钙患者有临床表现,如恶心、呕吐、体重下降。偶有报告高血钙所致的急性胰腺炎和精神错乱等症状。肿瘤切除后血清钙短期内恢复,肿瘤复发血清钙又升高。因此血清钙检查可作为诊断和治疗、随访的参考指标。

两种类型原发性卵巢小细胞癌主要症状为腹胀、腹块或盆腔肿块、腹痛、阴道流血,偶有急腹症系由于肿瘤扭转或破裂所致。晚期伴腹水。高血钙型 99%患者,单侧卵巢累及,左右两边概率相仿。而肺型患者双侧卵巢受累。

流式细胞学检测 DNA,肺型 63%为非整倍体,高血钙型为二倍体[36,37]。

(楼洪坤　冯绣程)

### 37.2.4　诊断与鉴别诊断

1)诊断

本病罕见,临床缺乏经验,患者很少有典型临床表现故术前难以正确诊断。Young 报道 150 例,全部病例术后明确诊断[36]。国内陈氏报告 4 例,术前误诊其他卵巢恶性肿瘤而手术,术后病理检查才确诊[36]。但对年轻妇女,单侧附件肿块、血清钙升高者,除甲状旁腺及骨疾病之外要高度怀疑本病,最后依靠病理与免疫组化染色辅助检查才能确定[36]。

2)鉴别诊断

本病常被误诊为其他卵巢肿瘤而手术,需要同下列肿瘤区别。

(1)颗粒细胞癌:病理形态与发病年龄均同 SCCO 相似,但二者免疫组化染色不同。SCCO EMA(上皮膜抗原)阳性,而抑制素 α(α-inhibin)阴性,相反颗粒细胞癌 EMA 阴性,而抑制素 α 阳性。

(2)生殖细胞肿瘤(卵黄囊瘤与胚胎癌):

SCCO 年轻,组织形态似卵巢卵黄囊瘤与胚胎癌,但后者放射免疫测定 AFP 与 HCG 呈阳性,SCCO 呈阴性。

(3)转移性小细胞癌(SCC):肺与女性生殖器官 SCC 都可能转移到卵巢,上述器官转移来 SCC 光镜下细胞质内有嗜银颗粒,电镜下显示存在神经内分泌颗粒而在 SCCO 中除个别例外不存在神经内分泌颗粒。

(4)卵巢淋巴瘤:本病具有特有淋巴细胞标记抗体,而且检测细胞角蛋白,二者不同,须加以区别[36]。

尚需鉴别原始神经内分泌瘤、黑色素瘤、转移性细胞肉瘤[37]。

### 37.2.5　治疗

多数学者主张采用手术、化疗、放疗综合治疗。

(1)手术治疗:手术范围与卵巢上皮癌相同。早期行全宫加双侧附件切除加大网膜切除加盆腔淋巴结切除加或不加腹主动脉旁淋巴结切除。晚期不能行根治术者接受肿瘤细胞减灭术[37]。

有人认为单侧卵巢患病率高达 90％以上,患者年轻,要求保留生育功能,愿承担二次风险,子宫与对侧卵巢外观正常者行单侧附件切除术后化疗。Rana 和 Powll 各自报道 1 例 SCCOⅢ期,年轻患者行病侧附件切除,术后联合化合,均存活 2 年以上[38]。

(2)化学药物治疗:本病少见,积累病例困难,无成熟化疗方案,往往借鉴治疗卵巢恶性生殖细胞肿瘤、上皮性卵巢恶性肿瘤和肺小细胞癌方案。所用药物 DDP、VCR、BLM、ADM、VP16、TAX、CBP、CTX、ADM[37]。近几年有文献报道采用 6 药联合方案(VCR＋DDP＋CTX＋VP16＋BLM＋ADM)[38]。

(3)放射治疗:术后全盆照射或全腹＋全盆腔照射加/或不加腹主动脉旁照射。全盆腔照射 45～50Gy,全腹照射 25Gy,腹主动脉旁照射 45Gy[37]。Harrison 报道长期生存者多数接受放疗或同步放化疗。Young 报道 5 例长期生存中 4 例接受盆腔或全腹放疗[39]。Dickersin 报道 5 年存活者接受全腹照射[40],提示放射治疗可能有帮助。

### 37.2.6　预后

(1)生存情况:尽管手术、放疗、化疗综合治疗,效果多数不佳。总的生存率大约 10％,ⅠA 期 30％。Young 分析 150 例,ⅠA 期 42 例中 14 例(33％)存活 1～13 年复发。Ⅰc 期 20 例中 2 例(10％),Ⅱ—Ⅳ 期 62 例中 4 例(6.5％)存活[39]。杭州学者报道 4 例,Ⅰ 期 1 例存活 3 年,Ⅱ 期 1 例生存 11 个月,Ⅲ 期 2 例存活 6 个月与 15 个月[36]。

(2)影响疗效因素:Young 分析 150 例患者,结果显示年龄、分期、肿瘤大小、血钙水平等影响疗效。年龄小、肿瘤大、分期晚、血清钙高者预后差[39]。

(楼洪坤　楼寒梅)

## 参 考 文 献

[1]PIURA B,RABINOVICH A,YANAI—INBAR I, et al. Primary sarcoma of the ovary：report of five cases and review of the literature[J]. Eur J Gynaecol Oncol 1998,19：257-261.

[2]张惜阴. 临床妇科肿瘤学[M]. 上海:复旦大学出版社,2002:280.

[3] INOUE J, GOMIBUCHI H, MINOURA S. A case of primary ovarian leiomysarcoma[J]. J Obstet Gynaecol Res 2000,26：401-407.

[4]NIELSEN G P,YOUNG R H,PRAT J,et al. Primary angiosarcoma of the ovary：a report of seven cases and review of the literature[J]. Int J Gynecol Pathol 1997,16：378-382.

[5]FURIHATA M,TAKEUCHI T,IWATA J,et al. Primary ovarian angiosarcoma：a case report and literature review[J]. Pathol Int, 1998, 48：967-973.

[6]WU N F,JUAN C M,YENG M S,et al. Treatment of primary pure angiosarcoma of ovary with multiple lung metastases：a case report[J]. Eur J Gynaec Oncol,1999,20：383-385.

[7]PLATT J S,ROGERS S J,FLYNN E A,et al. Primary angiosarcoma of the ovary:a case report and review of the literature[J]. Gynecol Oncol, 1999,73:443-446.

[8]PRAT J,SCULLY R E. Cellular fibromas and fibrosarcomas of the ovary :a comparative cliniopathologic analysis of seventeen cases[J]. Cancer, 1981,47:2 663-2 670.

[9]NIELSEN G P,OLIVA E,YOUNG R H,et al. Primary ovarian rhabdomyosarcoma:a report of 13 cases[J]. Int J Gynecol Pathol,1998,17:113-119.

[10]SANT' AMBROGIO S,MALPICA A,SCHROEDER B,et al. Primary ovarian rhabdomyosarcoma associated with clear cell carcinoma of the ovary:a case report and review of the literature [J]. Int J Gynecol Pathol,2000,19:169-173.

[11]DOMOTO H,MANO Y,KITA T,et al. Chondrosarcomatous differentiation in metastatic deposit of serous papillary cystadenocarcinoma[J]. Pathol Int,2000,50:497-501.

[12]BARWICK R,LIVOLSI V A. Malignant mixed mesodermal tumors of the ovary[J]. Am J Sugg Pathol,1980,4:37.

[13]MORROW C P. A clinical and pathologic study of 30 cases of malignant mixed Mullerian epithelial and mesenchymal ovarian tumors[J]. Gynecol Oncol,1984,18:278.

[14]YOUNG R H,SCULLY R E. Sarcomas metastatic to the ovary :a report of 21 cases[J]. Int J Gynecol Pathol,1990,9:231-242.

[15]KRUGER S,SCHMIDT H,KPKER W,et al. Fibrosarcoma associated with a benign cystic teratoma of the ovary:a case report[J]. Gynecol Oncol,2002,84:150-154.

[16]CLARKE T J. Histogenesis of ovarian malignant mixed mesodermal tumor [J]. J Clin Pathol, 1990,43:287-290.

[17]PLAXE S C,DOTTINO P R,GOODMAN H M, et al. Clinical features of advanced ovarian mixed mesodermal tumors and treatment with doxorubicin and cisplatinum — based chemotherapy[J]. Gynecol Oncol,1990,37:244-249.

[18]PECORELLI S,BENEDET J L,CREASMAN W T,et al. FIGO staging of gynecologic cancer[J].

Int J Gynecol Obstet,1999,64:5-10.

[19]SOOD A K,SOROSKY J I,GELDER M S,et al. Primary ovarian sarcoma: analysis of prognostic variables and the role of surgical cytoreduction [J]. Cancer,1998,82:1 731-1 737.

[20]DOBBS S P,BROWN L J R,HOLLINGWORTH J,et al. Surgical treatment of recurrent primary ovarian leiomyosarcoma :a case report[J]. Eur J Gynaecol Oncol,1999,20:172-173.

[21]HIRAKAWA E,KOBAYASHI S,MIKI H,et al. Ascitic fluid cytology of adenosarcoma of the ovary:a case report[J]. Diagn Cytopathol,2000, 24:343-346.

[22]BARAKAT R R,RUBIN S C,WONG G,et al. Mixed mesodermal tumor of the ovary :analysis of prognostic factors in 31 cases[J]. Obstet Gynecol,1992,80:660-664.

[23]DUSKA L R,GARRETT A,ELTABBAKH G H,et al. Paclitaxel and platinum chemotherapy for malignant mixed mullerian tumors of the ovary[J]. Gynecol Oncol,2002,85:459-463.

[24]LE T,KREPART G V,LOTOCKI R J,et al. Malignant mixed mesodermal ovarian tumor treatment and prognosis:a 20 — year experience [J]. Gynecol Oncol,1997,65:237-240.

[25]FOWLER J M,NATHAN L,NIEBERG R K,et al. Mixed mesodermal sarcoma of the ovary in a young patient[J]. Eur J Obstet Gynecol Report Biol,1996,65:249-253.

[26]RAMPAUL R S,BARROW S,NARAYNSINGH V. A primary ovarian leiomyosarcoma with micro—invasive features(stage 1):Is surgical excision enough? [J]. Gynecol Oncol,1999, 73:464.

[27]MORROW C P,D'ABLAING G,BRADY L W,et al. A clinical and pathologic study of 30 cases of malignant mixed mullerian epithelial and mesenchymal ovarian tumors[J]. Gynecol Oncol,1984, 18:278-292.

[28]ANDERSON B,TURNER D A,BENDA J. Ovarian sarcoma[J]. Gynecol Oncol,1987,26:183-192.

[29]MUNTZ H G,JONES M A,GOFF B A,et al. Malignant mixed mesodermal tumors of the ova-

ry, experience with surgical cytoreduction and combination chemotherapy[J]. Cancer,1995,76: 1 209-1 320.

[30]MCGUIRE W P,HOSKINS W J,BRADY M F, et al. Cyclophosphamide and cisplatin compared with paclitaxel and cisplatin in patients with stageⅢ and stageⅣ ovarian cancer[J]. N Engl J Med,1996,334:1-6.

[31]CARLSON I A, EDWARDS C,WHARTON J T,et al. Mixed mesodermal tunors of the ovary, treatment with combination radiation therapy and chemotherapy[J]. Cancer,1983,52:1 473-1 477.

[32]SUTTON G P,BLESSING J A,HOMESLEY H D,et al. A phase Ⅱ trial of ifosfamide and mesna in patients with advanced or recurrent mixed mesodermal tumors of the ovary previously treated with platinum—based chemotherapy[J]. Gynecol Oncol,1994,53:24-26.

[33]LELE S B,PIVER M S,BARLOW J J. Chemotherapy in management of mixed mesodermal tumors of the ovary[J]. Gynecol Oncol, 1980, 10:298-302.

[34]PETERS W A,BAGLEY C M,SMITH M R. CA125 use as a tunor marker with mixed mesodermal tumors of the female genital tact [J].

Cancer,1986,58:2 625-2 627.

[35]ANDERSON W A, YOUNG D E,PETERS W A,et al. Platinum—based chemotherapy for malignant mixed mesodermal tumors of the ovary [J]. Gynecol Oncol,1989,32:319-322.

[36]陈雅卿,楼洪坤,方铣华. 原发性卵巢小细胞癌 4 例报告及文献复习[J]. 中华肿瘤杂志,2005,12 (12):1.

[37]HARRISON M L,HOSKINS P,BOIS A ,et al. Small cell of the ovary,hypercalcemic type— Analysis of combined experience and recommendation for management. A GCIG study[J]. Gynecol Oncol,2006,100:233-238.

[38]RANA S, WARREN B K and YAMADA D. Stage Ⅲc small cell carcinoma of the ovary :survival with conservative surgery and chemotherapy[J]. Obstet Gynecol,2004,103:1 120-1 123.

[39]YOUNG K H,OLIVEA E,SCULLY K E. Small cell carcinoma of the ovary hypercalcemic type. A clicical — pathological analysis of 150 cases[J]. Am J Surg Pathology,1994,18:1 102-1 116.

[40]DICKERSIN G R,KLINE I W,Scully R E. Small cell carcinoma of the ovary with hypercalcemia:a report of 11 cases cancer[J]. Cancer ,1982,49: 188-197.

# 38　转移性卵巢癌

任何其他器官的癌转移至卵巢,都叫作转移性卵巢癌(metastatic ovarian cancer)。据统计,有10%～30%的卵巢癌是转移性的[1]。1896年Krukenberg首次报道此病,当时认为它是结缔组织起源的原发性卵巢肿瘤。1902年Schlagenhaufer纠正了这一说法,认为此瘤是上皮性起源的转移性卵巢肿瘤,如细胞内分泌黏液的印戒细胞癌,或把来源于消化道的、间质有假肉瘤样改变的卵巢转移癌统称为Krukenberg氏瘤[2]。1987年日本学者Yakush-iji报道112例Krukenberg氏瘤,由临床的病理分析认为,只要卵巢肿瘤为转移性腺癌,都统称为Krukenberg氏瘤[3]。从治疗的角度出发,笔者同意此观点,而不必强求其病理诊断要同时具备几个特征才做出本病的诊断。

转移性卵巢癌大多数来源于胃肠道(20%～47%)、乳腺(14%～39%)、宫体(12%～27%)。随着胃癌发病率的逐年下降,在过去的20年中,来源于大肠的卵巢转移性肿瘤超过了Krukenberg肿瘤。最近的报道证实,在卵巢转移性肿瘤中,结肠腺癌是最常见的原发病灶,而乳腺癌位居第二。子宫内膜的腺癌也常转移至卵巢,但是要区别一个子宫内膜癌的转移和一个单独的卵巢癌,可能会有一定困难,尤其是对于卵巢的子宫内膜样癌更是如此。据Scully[4]报道,卵巢子宫内膜样癌患者中有1/3患者的子宫内膜有相似的肿瘤。原发病灶来源于宫颈、输卵管、肾、甲状腺等癌瘤的转移性卵巢癌则很少。此外,还有一些原发部位不明的卵巢转移癌。

笔者统计23年间卵巢转移癌42例,占卵巢癌总数的18.3%。其中来源于胃17例,大肠13例,原发灶不明12例。胃癌卵巢转移率为7.4%,大肠癌卵巢转移率为5.25%。但是,临床上随着女性大肠癌患者的增多,其卵巢转移率也随之升高。

## 38.1　转移扩散

转移性卵巢癌的转移途径有6种,其中以淋巴转移和血行转移为主要转移途径。

(1)直接蔓延:邻近卵巢的器官如输卵管、子宫和结直肠的癌瘤,可通过直接蔓延的方式侵及卵巢。

(2)通过腹水播散:腹腔内癌瘤只要侵犯到浆膜面,癌细胞就可脱落至腹腔,并通过腹水形成播散灶。绝经前的卵巢表面因成熟的滤泡破裂形成破口,正适于脱落的癌细胞种植。另外,还有一些不明的机制使卵巢表面能吸引脱落的癌细胞寄生。

(3)通过输卵管转移:通常从输卵管伞端向子宫方向有液体和微粒运动,同样,也有液体和微粒反向流动。通过这种机制,子宫内膜癌或输卵管癌可扩散至卵巢表面和腹腔,宫颈癌和子宫肉瘤也可以扩散至卵巢。

(4)淋巴转移:卵巢内和卵巢外都具有丰富的淋巴管网,收集躯干向上以及子宫、卵巢血管至腹主动脉和肾下极侧方的腔静脉淋巴结。另外,卵巢与所有盆腔淋巴管都有吻合支相通,而且可有逆流,特别是当吻合支内充满癌细胞时。癌细胞只要到达腹膜后腰淋巴结就有可能通过淋巴转移至对侧卵巢。常见的双侧卵巢同时转移,合理的解释是淋巴逆流。此外,一侧卵巢发生转移时,癌细胞可经淋巴途径转移至双侧卵巢。

有些胃肠道原发瘤很小,常常先发现卵巢的转移瘤,之后才查出原发灶。到目前为止,还没有人能很确切地描述胃癌转移到卵巢的途径。已经知道,引流上段胃肠道的淋巴管最终会与腰链的淋巴结相连接,卵巢的淋巴引流到腰链的淋巴结。在这些病例中,这可能是一个转移到卵巢的途径。乳腺癌可经内乳淋巴链逆流转移至卵巢。在乳腺癌患者中,偶尔可以见到成团的肿瘤细胞局限在卵巢髓质的淋巴管中,从而证实这是肿瘤转移到卵巢的途径。

(5)血行转移:血行转移很常见。特别是绝经前血液循环丰富的卵巢。当肿瘤细胞有所谓瀑布现象(the cascade phenomenon)转移时,癌细胞侵入血管,瀑布似的通过全身。当卵巢近门区的深部间质有转移灶时,即是经血行发生的转移。

(6)医源性转移:包括错误的针吸活检、直肠子宫凹陷处抽液、腹水穿刺或手术操作等,都可导致癌细胞的医源性转移。

## 38.2 临床特征

(1)发病年龄:转移性卵巢癌患者的年龄一般比原发性卵巢癌患者轻,且多见于绝经前妇女,这提示有内分泌功能的卵巢易发生转移性卵巢肿瘤,卵巢生理功能活跃,血运丰富,排卵时卵巢表面因成熟的滤泡破裂形成破口,给肿瘤细胞的种植、生长提供了有利的内分泌环境。Webb[5]报道的绝经前原发乳腺癌的卵巢转移癌高达83%。

(2)症状:常见的症状有腹部包块、消化系统的症状、腹胀、腹痛、阴道异常出血、腹水等。原发瘤和继发瘤同时存在时,两者的症状可以独立出现,也可以相互干扰,一般继发肿瘤的表现比原发瘤更为突出。

(3)腹水:腹水在转移性卵巢癌中相当常见,70%左右的患者产生腹水,原因可能为淋巴引流的阻塞或转移性癌渗出所致。腹水量一般为500~2 000mL,多的可达5 000mL。

(4)盆腔肿块:转移性卵巢癌患者多有一侧或双侧的附件肿块,双侧性多见。吴海根[6]回顾性分析了98例非生殖系统来源的转移性卵巢癌,其中双侧性的卵巢肿瘤者占83.7%,单侧仅占16.3%。双侧性的卵巢受累是转移性卵巢癌的一大特点。

## 38.3 诊断

转移性卵巢癌的术前诊断率一般不高,主要因为这种肿瘤较为罕见,临床医生在诊断时较少考虑,而且对此类肿瘤的临床特点不熟悉,因而造成漏诊和误诊。一些患者以卵巢转移癌的症状和体征就诊,而易于忽略原发性的诊断。因而临床医生应提高对本病的警惕性,对考虑卵巢恶性肿瘤的患者,特别是有双侧、实性、活动的附件肿块时,应考虑转移性卵巢癌的可能,追问消化道、乳腺及其他系统的有关病史,结合症状体征及相关检查,提高术前的诊断率。

部分转移性卵巢癌在缺乏原发灶资料时,诊断较为困难。而且,病理上仅通过HE染色来判断卵巢癌是原发还是转移尚有一定困难(如原发性卵巢内膜样腺癌、原发性卵巢黏液性腺癌)。近年来,运用免疫组化技术检测CK7(人类卵巢癌单克隆抗体)、CA125、CEA、ER、PR等免疫标记物,可帮助鉴别诊断原发性和继发性卵巢癌[7,8]。

## 38.4 治疗

### 38.4.1 手术治疗

(1)根治性卵巢切除术:无论是一侧或双侧卵巢转移癌,在没有其他部位转移时,都应施行根治性卵巢切除术，即切除双侧输卵管、双侧卵巢和大网膜。若已知原发灶为腹腔脏器，如胃癌或结肠癌，在可能情况下，应一并施行原发癌的根治性切除。

（2）预防性卵巢切除术：预防性卵巢切除术是一项外科手术，它的主要目的是阻断卵巢癌的发生。它要求在任何一侧卵巢在无临床或外科异常的情况下，将双侧卵巢切除。换句话说，必须是切除临床和外观上正常的卵巢才被列为预防性卵巢切除术。Schwartz[9]总结了过去60年原先做过子宫切除术的卵巢癌患者的发病率情况（表38-1），根据此报道，在过去几十年卵巢癌发病率由1%上升到18%，平均发病率达到8%。Sightler等[10]通过研究总结发现，在2 362名卵巢癌患者中，所有40岁以上经过子宫切除术的妇女，如果当时切除了双侧卵巢，将有138名（5.2%）患者免患卵巢癌。Jacobs和Oram[11]发现在英国接受了子宫切除术的妇女占卵巢癌患者的6.9%，做过任何盆腔手术的妇女占9.1%。Fung Kee Fung[12]提到卵巢癌患者中在40岁以后曾经做过盆腔手术的占11.4%，做过上腹部手术的占15.6%，两者相加达27%。基于上述结果，研究人员认为对于40岁或40岁以上妇女在子宫切除术同时切除卵巢将降低卵巢癌的发病率。

表 38-1  原先做过子宫切除术的卵巢癌患者的发病率

| 作者 | 年份 | 卵巢癌患者人数 | 发病前做过子宫切除术的人数 | 发病率/% |
| --- | --- | --- | --- | --- |
| Pemberton | 1940 | 149 | 3 | 2.0 |
| Rollins | 1951 | 106 | 1 | 0.9 |
| Golub | 1953 | 210 | 16 | 7.6 |
| Counseller | 1955 | 1 500 | 67 | 4.5 |
| Fagan | 1956 | 172 | 7 | 4.1 |
| Bloom | 1962 | 141 | 15 | 10.6 |
| Terz | 1967 | 624 | 32 | 5.1 |
| Gibbs | 1971 | 236 | 28 | 11.9 |
| McGowan | 1979 | 197 | 2 | 1.0 |
| Stapleton | 1985 | 392 | 43 | 11.0 |
| Scottolini | 1986 | 95 | 17 | 17.9 |
| McGowan | 1987 | 291 | 41 | 14.1 |
| Finazso | 1988 | 291 | 46 | 15.8 |
| Sightler | 1991 | 755 | 95 | 12.6 |
| 总数 | | 5 159 | 413 | 8.0 |

胃肠道癌瘤的卵巢转移率很高，有些看来正常的卵巢可能已有隐性转移。Rouvier研究盆腔淋巴结证实，卵巢、输卵管和盆腔结肠之间都有淋巴管相交通，有7%的大肠癌发生卵巢隐性转移。Dukes报道大肠癌的卵巢隐性转移率可高达17%。所以，Burt、MacKeigan等人都极力主张对40岁以上绝经前女性大肠癌患者在原发瘤手术的同时，施行双侧预防性卵巢切除术[13]。特别是肿瘤邻近卵巢，原发瘤病变累及浆膜面和播散时。目前这一辅助治疗措施在国外已广泛开展。

（3）手术中应仔细探查卵巢：女性胃肠道癌瘤患者手术中仔细探查双侧卵巢很重要，这是因为：①早期卵巢转移癌肉眼形态无明显异常，术中仔细触诊双侧卵巢，注意其形态、大小、质地，看其有无转移之可能，或切除可疑卵巢送冰冻切片,以发现亚临床转移灶,这对提高早诊率十分重要。Burt 等人认为,进行腹腔内癌瘤手术的女性患者,术中不仔细探查双侧卵巢,应视为一个严重的错误[13]。②因卵巢转移癌施行手术时,对于原发瘤不明者,应仔细寻找原发灶。为此,应依次探查胃、结直肠、胰、肝、胆、肾、子宫、输卵管和膀胱。③术中发现肿瘤已广泛扩散,判定原发瘤部位有困难时,应仔细探查腹盆腔肿瘤和卵巢肿瘤之间的相互关系,以帮助鉴别原发瘤和转移瘤。

### 38.4.2 辅助性化疗

化疗是一种相当重要的辅助治疗手段,随着一些新抗癌药物的问世,其临床缓解率已有明显的提高。手术中肿瘤切除后的腹腔化疗可用丝裂霉素(MMC)或顺铂(DDP),同时可以放置腹腔化疗管,术后应用 DDP 80～100 mg,7～10天1次,共用3～4次,对于预防和治疗腹腔内播散的患者有很好的疗效。此外,还可根据原发肿瘤的性质设计周期性全身联合化疗方案,可延长生存期。原发癌若是胃癌,可用 ELF、FLP 或 FOLFO 方案。原发癌若是大肠癌,可用 FOLFOX4、FOLF2KI 或 CapeOX 方案(表38-2)[14-16]。

若原发癌为乳腺癌,可用 CMF、CAF、AT 或 TP 方案[14,17](表38-3)。同时可采用内分泌治疗。常用药物有 TAM(他莫昔芬、三苯氧胺)和 MPA(甲羟孕酮)。

## 38.5 预后

本病预后不良,术后生存率很低。文献报道术后中位生存期2～3个月。但近年来卵巢转移癌治疗后疗效有所提高,如黄荣丽等[18]提供的两组病例有较好疗效:Isreal 1965年报道30例结果,27例死亡,3例生存(10%)。Webb 1975报道的5年总生存率为12%,10年为7.5%。并分析了生存率与原发瘤部位有关,原发于生殖道5年生存率为34%,乳腺癌8.5%,胃肠道5.4%。原发生殖道的预后最好,胃肠道预后最差。生存率与原发瘤病理分级的关系:Ⅰ、Ⅱ级肿瘤死亡率明显地比Ⅲ、Ⅳ级要低。Ⅲ、Ⅳ级肿瘤2年生存率:胃肠道为14.5%,原发乳癌30.9%,生殖道原发瘤为34.4%。笔者报道一组胃癌卵巢转移患者,术后平均生存期5.8个月。一组大肠癌卵巢转移患者术后平均生存期为14.25个月[19,20]。

(何 灿 张广德 杨伟红)

表 38-2 胃癌、大肠癌常用化疗方案

| 方案 | 药物 | 剂量及用法 |
| --- | --- | --- |
| 1. ELF | VP16 | 120mg/m², 静滴, 第1～3天 |
| | CF | 200mg/m², 静滴, 第1～3天 |
| | 5-FU | 500mg/m², 静滴, 第1～3天 |
| 2. FLP | CF | 200mg/m², 静滴, 第1～5天 |
| | 5-FU | 400mg/m², 静滴, 第1～5天 |
| | DDP | 100mg/m², 静滴, 第2天 |
| 3. FOLFOX4 | L-OHP | 85mg/m², 静滴, 第1天 |
| | CF | 200mg/m², 静滴, 第1、2天 |
| | 5-FU | 400mg/m², 静滴, 第1、2天 |
| | | 600mg/m² 持续滴注22小时, 第1、2天 |
| 4. FOLF2KI | CPT-11 | 180mg/m², 静滴, 第1天 |
| | CF | 200mg/m², 静滴, 第1、2天 |

续表

| 方案 | 药物 | 剂量及用法 |
|------|------|------------|
| | 5-FU | 400mg/m²,静滴,第 1、2 天 |
| | | 600mg/m²,持续滴注 22 小时,第 1、2 天 |
| 5. CapeOX | L-OHP | 180mg/m²,静滴,第 1 天 |
| | Xeloda | 850~1000mg/m²,PO,每日 2 次,持续 14 天 |

注:每个方案重复 3~4 周。

### 表 38-3 乳腺癌化疗方案

| 方案 | 药物 | 剂量及用法 |
|------|------|------------|
| 1. CMF | CTX | 500mg/m²,静注,第 1、8 天 |
| | MTX | 12~20mg/m²,静滴,第 1、8 天 |
| | 5-FU | 500mg/m²,静滴,第 2、9 天 |
| | 重复 3~4 周 | |
| 2. CAF | CTX | 500mg/m²,静滴,第 1、8 天 |
| | ADM | 40mg/m²,静注,第 1 天 |
| | 5-FU | 500mg/m²,静滴,第 1、9 天 |
| | 重复 3~4 周 | |
| 3. AT | ADM | 40~50mg/m²,静注,第 1 天 |
| | TAX | 135~150mg/m²,静滴,第 3 天 |
| | （或 TAT) | 60mg/m²,静滴,第 3 天 |
| | 重复 3-4 周 | |
| 4. TP | TAX | 135~150mg/m²,静滴,第 1 天 |
| | 或 TAT | 60mg/m²,静滴,第 1 天 |
| | DDP | 80~100mg/m²,静滴,第 3 天,或分 2~3 天 |

# 参 考 文 献

[1]RARKER R T. Metastatic tumors of ovary[M]// MALCOLM C. Gynecologic Oncology Fundamental Principles and Clinical Practice. New York: Churchill Livingstone,1981:731-742.

[2]SRAEL S L. The challenge of mestaststic ovarian carcinoma[J]. Am J ObstetGynecol, 1965, 93: 1 094.

[3]AKUSHIJI M. Krukenberg tumor of the ovary:a clinicopathologic analysis of 112 casea[J]. 日产妇会杂志,1989,39(3):419.

[4]SCULLY R E. Special ovarian tumors and their management[J]. Int J Radiat Oncol Biol Phys, 1982,8:1 419.

[5]WEBB M J. Cancer mestastatic to the ovary[J]. Obstet Gynecol,1975,45:391.

[6]吴海根. 转移性卵巢癌 98 例临床治疗及预后分析[J]. 实用癌症杂志,2002,5(17):299-301.

[7]杨文涛. CK7 单克隆抗体在鉴别卵巢原发性与胃肠道源性转移癌中的意义[J]. 中华病理学杂志,1998,27(3):206-208.

[8]PAVELIC Z P. Utility of anticarcin oembryonic antigen monoclonal antibodies for differtiating o-varian adeno — carcinomas from gastrointestinal metastasis to the ovary[J]. Gynecol Oncol,1991, 40:112.

[9]SCHWARTZ P E. The role of prophylactic oophorectomy in the avoidance of ovarian cancer[J]. Int J Gynecol Obstet 1992,39:175.

[10]SIGHTLER S E,BOIKE G M,ESTAPE R E,et al. Ovarian cancer in woman with prior hysterectomy:a 14 year experience at the University of Miami[J]. Obstet Gynecol,1991,78:681.

[11]JACOBS I,ORAM D. Prophylactic ophorectomy [I]. Br I Hosp Med,1987,38:440.

[12]FUNG K F,ROSARIO D. Is incidental prophylactic oophorectomy an acceptable means to reduce the incidence of ovarian cancer[J]. Society of Obstetricians and Gynecologists of Canada, Annual Meeting,Calgary,Alberta,1995.

[13]BURT C V. Prophylactic oophorectomy with resection of the large bowel for cancer[J]. Am J Surg,1951,82:571-577.

[14]孙燕,周际昌. 临床肿瘤内科手册[M]. 4 版. 北京:人民卫生出版社,2004:328-348.

[15]孙燕,周际昌. 胃癌临床实践指南(NCCN,中国版)[J/OL]. 2009. GHST-C(2-1).

[16]孙燕,周际昌. 大肠癌临床实践指南(NCCN,中国版)[J/OL]. 2009. PEC-E6-4.

[17]孙燕,周际昌. 乳腺癌临床实践指南(NCCN,中国版)[J/OL]. 2009.

[18]黄荣丽,吴葆桢,吴鸣. 卵巢转移性肿瘤[M]// 连丽娟,林巧稚妇科肿瘤学. 北京:人民卫生出版社,2006:690.

[19]张广德. 胃癌卵巢转移 17 例报告[J]. 湖北医学院学报,1992,13(4):359.

[20]张广德. 大肠癌卵巢转移 13 例报告[J]. 医学新知杂志,1992,2(4):175.

# 39 输卵管绒毛膜癌、肉瘤、阔韧带恶性肿瘤

## 39.1 输卵管绒毛膜癌

原发性输卵管绒毛膜癌(primary tubal choriocarcinoma)简称输卵管绒癌,极为罕见。多数发生于妊娠后妇女[1]。临床表现甚不典型,故易误诊。肿瘤表面呈暗红色或紫红色,切面见充血、水肿、管腔扩张、腔内充满坏死组织及血块。肿瘤较大时,可与周围组织粘连形成不规则肿块。镜下可见细胞滋养层细胞及合体滋养层细胞大量增生,不形成绒毛。

输卵管绒癌大多数来源于输卵管妊娠的滋养叶细胞,少数来源于异位的胚性残余或具有形成恶性畸胎瘤潜能的未分化胚细胞[2]。来源于前者的输卵管绒癌,临床症状同异位妊娠或伴有腹腔内出血,常因误诊为输卵管异位妊娠而手术。妇检可在附件区触及不规则包块伴疼痛,宫颈举痛明显,子宫大小正常或稍大。来源于后者的输卵管绒癌,多见于7～14岁,可出现性早熟症状[2]。由于滋养叶细胞有较强的侵袭性,能迅速破坏输卵管壁在早期就侵入淋巴及血管而发生广泛转移至肺、肝、骨及阴道等处。

其诊断主要依据临床症状及体征,结合血、尿绒毛膜促性腺激素水平、X线胸片等,最终确诊有赖于病理检查。本病应与以下疾病鉴别。

(1)子宫内膜癌:可出现阴道排液,但有不规则阴道出血。分段诊刮做病检可以确诊。

(2)附件炎性包块:可有不孕史或盆腔炎病史,患者往往腹痛及腰骶痛。妇检在附件区可触及活动受限囊性肿块。

(3)异位妊娠:两者均有子宫正常、子宫外不规则包块,均可发生致命大出血。但宫外孕患者 HCG 滴度稍高,而输卵管绒癌 HCG 明显增高。病检有助于确诊。

治疗同子宫绒毛膜癌,多采用手术与化疗的综合治疗。由于术前不易确诊,手术具有必要的,可行患侧附件切除,有转移性灶者一并切除转移灶。是否切除子宫应根据患者病灶、年龄、是否有生于要求等因素综合治疗。如输卵管绒毛膜癌来源于输卵管妊娠的滋养叶细胞,其存活率约 50%[2];如来源于生殖细胞,则预后差。

(牟 芳 刘梦薇)

## 39.2 输卵管肉瘤

原发性输卵管肉瘤(primary sarcoma of the fallopian tube)极少见,迄今文献报道不到50 例[3],其与原发性输卵管腺癌之比为1：25。主要为纤维肉瘤和平滑肌肉瘤两种。一般为质软、大小不等的包块,管腔内充满弥散性新生物,肿瘤表面多呈结节状。

本病可发生于任何年龄妇女。临床症状同输卵管癌,主要为阴道排液,为浆液性或血性,继发感染时排出液呈脓性。也有患者以腹胀、腹痛或下腹包块为主要症状。由于肿瘤生

长较快,常较早就伴有全身乏力、消瘦等恶病质症状。输卵管肉瘤要与以下疾病鉴别。

(1)附件炎性包块:两者均可表现腹痛、白带多及下腹包块。但附件炎性包块有盆腔炎病史,检查时局部症状明显,抗感染治疗有效,B超可以协助诊断。

(2)子宫内膜癌:有阴道排液的患者要与子宫内膜癌鉴别,子宫内膜癌为绝经后阴道出血,附件无包块,分段诊刮可以确诊。

(3)卵巢肿瘤:一般无症状,实性肿瘤表面有结节感或伴有腹水,B超可以协助诊断。

治疗同原发性输卵管癌。以手术为主,再辅以放疗或化疗,预后差。

(刘梦薇　李玲玲)

## 39.3　阔韧带恶性肿瘤

阔韧带前后两叶包围着输卵管、圆韧带、中肾结构及其包含的血管、淋巴管、平滑肌组织、纤维组织、神经及间皮组织等,这些组织和器官发生的肿瘤均属阔韧带肿瘤。

### 39.3.1　圆韧带恶性肿瘤[4-6]

(1)肉瘤:包括平滑肌肉瘤或纤维肉瘤,极少见。原发性者恶性程度高,大多数由原来存在的纤维、平滑肌瘤恶变而来。组织形态与平滑肌肉瘤相同。较小的圆韧带恶性肿瘤常无症状,术前难以诊断,常依靠术中快速病理切片确诊。因肉瘤生长快,易血行转移,故预后差。治疗原则为手术切除辅以放疗和(或)化疗。

(2)腺癌:圆韧带原发性上皮腺癌极罕见,往往起源于圆韧带周围的中肾或副肾结构残迹或间皮细胞等。治疗原则为手术切除辅以放疗和(或)化疗。

(李玲玲　吴　旺)

### 39.3.2　中肾样癌

中肾样癌[4-6]位于阔韧带内,较少见,其组织学上有肾脏透明细胞癌的特征,常发生于中肾管及其小管残迹。

(1)病理:中肾样癌在组织学上可分为两型,即肾小球样型和透明细胞腺癌型,两者可并存或单独存在。

肾小球样型:具有原始的肾小球样结构,伴有低立方形上皮形成的管样组织,钉突样的上皮细胞凸向管腔。

透明细胞型:细胞大(40~50μm),边界清晰,胞浆透亮,核深染,排列成实心、管形、囊状或乳头状。部分细胞小而扁,大而深染的核突向管腔,形成钉状、纽扣状细胞。

(2)临床特点:中肾样癌可发生于任何年龄,40岁以上多见,早期多无症状,肿瘤呈囊性或/和实性,妇检时,在子宫一侧触及囊性或/和实性肿块,与子宫分开,晚期肿瘤播散时,可触及多个结节,也可有腹水症。该病早期诊断有困难,辅助诊断方法有B超和腹腔镜,但前者不能明确诊断,后者多能明确诊断。

(3)治疗:与卵巢癌相同,采用手术为主,辅以放、化疗等综合治疗手段。因中肾样癌对放射线敏感,故手术后首选放疗为辅助治疗。

(朱连菊　陈　红　肖长纪)

### 39.3.3　转移性阔韧带肿瘤

转移性阔韧带肿瘤:多来自原发于生殖器的恶性肿瘤及邻近器官的恶性肿瘤的直接浸润、蔓延或淋巴转移,如子宫颈癌、卵巢癌、输卵管癌,结肠癌、膀胱癌等,其中宫颈癌阔韧带内淋巴转移或绒毛膜癌的阔韧带内的血循环转移最常见。治疗原则遵循其原发肿瘤的治疗原则。

(徐雅馨)

## 参考文献

[1]王琼玉,王浩.输卵管其他恶性肿瘤[M]//陈惠祯,楼洪坤,蔡红兵.妇科肿瘤临床手册.武汉:湖北科学技术出版社,1999:327-328.

[2]朱关珍,朱人烈.输卵管其他恶性肿瘤[M]//张惜阴.临床妇科肿瘤学.上海:上海医科大学出版社,1993:240-242.

[3]YAZIGI R. Fallopian tube carcinoma[M]// PIVER M S. Mannual of Gynecologic Oncology and Gynecology. Boston:Little Brown,1989:153-159.

[4]张惜阴.临床妇科肿瘤学[M].上海:上海医科大学出版社,1993:244-256.

[5]陈惠祯,楼洪坤,蔡红兵.妇科肿瘤临床手册[M].武汉:湖北科学技术出版社,1999:330-336.

[6]陈惠祯,谭道彩,吴绪峰.现代妇科肿瘤治疗学[M].武汉:湖北科学技术出版社,1998:320-321.

# 第 七 篇

## 葡萄胎及滋养细胞肿瘤

# 40 葡萄胎

据报道,世界上不同地区,妊娠滋养细胞疾病(GTD)的发生率有很大的不同[1]。亚洲国家的葡萄胎发病率比北美和欧洲国家葡萄胎的发病率高 7～10 倍,然而葡萄胎在台湾的发生率为 1/125,在美国的发生率约为 1/1 500。葡萄胎发生率的不同,部分上可能由医院报告的数据和人口普查的数据不同造成。Jeffers[2]来自爱尔兰的一项调查报告,所有早期或中期流产的患者,将其组织送病检发现:完全性和部分性葡萄胎的发生率分别为 1/695 和 1/1945。

葡萄胎(hydatiform mole),因多个水泡相连形如葡萄状而得名,又称为水泡状胎块。1895 年,Marchard 首次描述了葡萄胎妊娠中存在绒毛滋养层增生,并提出葡萄胎能进一步发展为绒毛膜癌。葡萄胎属于良性病变,仅局限于子宫腔内,不侵犯肌层,也不向远处转移,但有恶性倾向,可向侵蚀性葡萄胎或绒癌转化。根据一般形态,组织病理学和核型的不同分为两型,即完全性葡萄胎(complete hydatiform mole,CHM)和部分性葡萄胎(partial hydatidiform mole,PHM)(表 40-1)。

表 40-1 完全性和部分性葡萄胎形态学和核型的比较

| 项目 | 完全性葡萄胎 | 部分性葡萄胎 |
|---|---|---|
| 胚胎或胎儿组织 | 缺乏 | 存在 |
| 绒毛间质水肿 | 弥漫 | 局限 |
| 滋养细胞增生 | 弥漫 | 局限 |
| 绒毛轮廓 | 缺乏 | 存在 |
| 绒毛间质内血管 | 缺乏 | 存在 |
| 绒毛浸润部位 | 重度不典型 | 轻度不典型 |
| 核型 | 46XX(主要),46XY | 三倍体 |

## 40.1 病理

### 40.1.1 完全性葡萄胎(完全性葡萄胎妊娠)

(1)大体检查:发育充分的完全性葡萄胎(CHM)由大量血性组织构成,其内全部绒毛发生一致性水肿改变,形成大小不等的半透明水泡。正常胎盘的胎儿部分消失,但极罕见病例可存在。早期 CHM 无或仅有少量肉眼可见的异常绒毛。

(2)组织病理学:充分发育的 CHM 表现为绒毛弥漫性增大,显著水肿,常有明显的中央池形成和显著的滋养细胞增生(图 40-1)。几乎总是可以见到细胞非典型性,核分裂象常见。没有胎儿,也没有非绒毛性胎盘组织,但罕见病例可以出现。几乎总是伴有胎盘部位超常反应。非常早期阶段(妊娠早期)的 CHM 中,绒毛可能并不增大,但形成明确的息肉样表现。虽然水肿改变可能轻微,但绒毛间质细胞量异常,呈黏液样,伴有显著的核碎裂。可见到环状分布或随机分布的轻至中度滋养细胞增生。偶见部分病例出现滋养细胞显著增生和明显的细胞异型性,与绒毛膜癌难以区分。鉴别诊断包括部分性葡萄胎、水肿性流产和伴有一定程度滋养细胞增生的早期非葡萄胎性妊娠。若细胞滋养叶细胞核和绒毛间质细胞核 p57 表达缺失,可确定诊断。条件允许的情况下,可采用 DNA 基因分型技术来进行精确诊断。

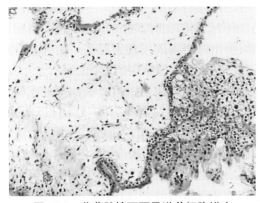

**图 40-1　葡萄胎镜下可见滋养细胞增生**

(3)免疫组织化学:p57 是一种周期依赖激酶抑制因子,由位于 11p15.5 的父系印迹和母系表达基 CNKN1C 编码。由于没有母系基因组,CHM 及其早期形式中的细胞滋养细胞核和绒毛间质细胞核均不表达 p57。与之相反,部分性葡萄胎和非葡萄胎性异常妊娠(即水肿性流产、三倍体、双卵三倍体、胎盘间质发育不良)含有母系遗传成分,因此这些细胞的核强阳性表达 p57。因此,p57 不同的表达模式有助于将 CHM 与部分性葡萄胎和与 Beckwith—Wiedemann 综合征相关的异常绒毛病变区分开。

### 40.1.2　部分性葡萄胎(部分性葡萄胎妊娠)

(1)大体检查:部分性葡萄胎(PHM)的特征是由正常大小绒毛与水肿性水泡混合构成。有可能见到孕囊、胎盘胎儿部或完整的胎儿。妊娠早期标本一般没有肉眼可见异常。

(2)组织病理学:PHM 由 2 种绒毛混合构成,分别是增大的水肿性绒毛和正常大小伴纤维化的绒毛,这 2 种绒毛更可能属于变化谱系的两端,而非 2 种截然不同的绒毛。PHM 的特征包括中央池形成、扇贝状绒毛轮廓和圆形至卵圆形滋养细胞假包涵体。滋养细胞轻至中度增生,可环状分布,或形成表面合体滋养细胞"突起"伴胞质内腔隙形成。常见胎儿血管和有核红细胞。鉴别诊断包括完全性葡萄胎、水肿性流产、妊娠伴染色体异常、胎盘间质发育不良和双胎妊娠伴完全性葡萄胎和共存的正常胎儿。流式细胞术检查结果为三倍体者符合 PHM,但不具有诊断意义。在条件允许的情况下,可采用 DNA 基因分型技术来进行精确诊断。

(吴玲敏　杨　帆　毛永荣)

## 40.2　临床特征

### 40.2.1　发病年龄

葡萄胎常见于生育年龄妇女,高发年龄为 20～30 岁[3]。其他年龄段妇女葡萄胎妊娠的绝对发生数虽少,但与妊娠之比的相对发生率高。英国的一项调查发现,25～29 岁的妇女葡萄胎妊娠的发生率最低,而 15 岁以下妊娠者发生葡萄胎的危险升高 6 倍,40～45 岁妊娠者危险升高 3 倍,45～49 岁则升高 26 倍,年龄超过 50 岁时危险可升高 400 倍[4]。尽管相对发生率有随年龄增加而升高的趋势,但老年妇女卵巢功能趋于衰退,妊娠的可能性较小,因而发生率较低。

## 40.2.2 发生部位

葡萄胎为绒毛发生水肿变性所致,多局限于子宫腔内。也有学者认为葡萄胎可伴有肺、阴道和宫颈等的转移,这一点意见不一,也较罕见,仍将其划在侵蚀性葡萄胎的范畴。

## 40.2.3 临床表现

1)完全性葡萄胎

完全性葡萄胎的临床表现在过去的40年发生了很大的变化。然而完全性葡萄胎在孕中期诊断是从20世纪60—70年代开始的,现在完全性葡萄胎的诊断是在孕早期[5]。由于β-HCG的检测和超声的广泛应用,使得葡萄胎的诊断提前了很多。完全性葡萄胎的患者在出现临床症状前就可以诊断。

(1)停经后阴道出血:80%的患者会出现阴道流血,以停经后阴道不规则流血最为常见。患者先有长短不一的停经史,多在2～4个月,随后出现不规则阴道出血,开始量少,可仅为暗棕色阴道分泌物,以后逐渐增多,最后可因葡萄胎组织剥离蜕膜使母体血管破裂而造成反复大量出血,有时可伴有水泡状物排出,有较大的诊断意义。急性大量出血可引起失血性休克而危及生命,长期出血还会致贫血和感染。

(2)恶心、呕吐及子痫前期征象:同正常妊娠相比,葡萄胎妊娠呕吐常发生更早,持续时间长且严重。严重呕吐可致水电解质紊乱。可在孕24周前即出现子痫前期征象,如高血压、水肿、蛋白尿等多发生于子宫异常增大者。妊娠早期出现的先兆子痫几乎被认为是葡萄胎所特有的病理特征,子痫罕见。

(3)子宫异常增大变软:由于绒毛水肿及宫腔积血,多数葡萄胎患者的子宫明显大于相应月份的正常妊娠子宫,往往在停经3个月时,其子宫已有4～5个月妊娠大小,质地变软。但也有部分患者子宫可小于或相当于相应妊娠月份,故不应将子宫大小作为诊断的标准。

(4)卵巢黄素化囊肿:发生的概率取决于诊断方式,超声检测到直径大于5cm的囊肿的概率为46%[6],然而,妇检的概率为26%[7]。虽然囊肿的直径多在6～12cm,但是最大直径可超过20cm。囊肿切面为多房,囊液清亮或琥珀色。虽然囊肿通常在组织排出时出现,但是在组织排出后能够迅速增长。

卵巢黄素化囊肿的患者血清中HCG水平异常升高。而囊肿正是由血液中高水平的HCG刺激卵巢形成的[8]。另外一些卵巢过度刺激的症状不常发生,如腹水、胸腔积液等。囊肿通常在8周内消退[7]。

囊肿很少发生蒂扭转或破裂,Kohorn[9]曾报道127例患者中仅3位患者(占2.3%)发生囊肿蒂扭转。Montz[7]也做了类似的报道,102例患者中仅2位发生囊肿蒂扭转或破裂。若患者出现盆腔的几种症状如腹肌紧张或压痛,可以通过超声检测或腹腔镜下行囊肿解压[10]。卵巢破裂或蒂扭转也可以行腹腔镜治疗。

(5)腹痛:一般不多见,当葡萄胎增长迅速、子宫急速膨大时,可引起下腹胀痛,当葡萄胎将排出时出现阵发性下腹痛。如有黄素化囊肿扭转时可致急性腹痛,但很少见。

(6)咯血:葡萄胎患者偶尔有咯血或痰中带血现象,葡萄胎排出后,症状可自行消失。咯血的原因尚不清,可能是绒毛的游走性滋养细胞转移至肺部,局部产生破坏性作用所致。故其后果为:①可能这些在肺部的滋养细胞被机体的免疫作用消灭,以后再无症状;②可能以后出现恶变。故葡萄胎患者出现咳血,应严密随访或给予预防性化疗。

(7)呼吸衰竭:患者在组织排出以后,出现焦虑、呼吸增粗及心动过速症状,呼吸衰竭是多病因的,不仅与绒毛组织进入肺血管引起栓塞有关,还与甲亢引起的心血管并发症、先兆子痫、过多的回心血量等有关。

(8)甲状腺功能亢进:约7%患者可出现轻度甲亢表现,如心动过速、震颤等,但突眼少见,血清游离$T_3$、$T_4$水平升高。实验室的结果表明,完全性葡萄胎患者通常伴有甲亢。Galton[11]报道11例完全性葡萄胎患者中,绒毛组织排出以前增加了甲状腺功能的检测。

甲亢绝大部分发生在 HCG 异常增高的患者中。因此在葡萄胎妊娠中，HCG 是否为甲状腺的刺激者引起了争议。Amir[12] 在 47 例完全性葡萄胎中，发现 HCG 水平与游离 $T_3$ 和 $T_4$ 无明显的关系。Nogataki[13] 也做了类似的研究，在 10 位完全性葡萄胎患者中，发现游离 $T_4$ 与 HCG 的水平无联系。然而，高度纯化的 HCG 可能有潜在的刺激甲状腺功能的作用，并且一些报道称 HCG 水平与总 $T_3$ 和 $T_4$ 有联系[14]。

不能很好地控制或治疗甲亢，可导致患者在有麻木的感觉或绒毛排出的时候出现甲危。甲危的症状有谵妄、昏迷、房颤以及心衰。甲危的诊断必须依靠临床表现，因此治疗可以迅速执行，而不要需要实验室的结果来确诊。β-肾上腺素阻滞剂可以预防或治疗甲危大部分的心血管和代谢的并发症。肺动脉导管对血液回流及监护心血管的功能可能有帮助。

2）部分性葡萄胎

部分性葡萄胎可有完全性葡萄胎的临床现状，但程度较轻，临床症状通常不典型，多似稽留流产或不完全流产。极少出现子宫增大、黄素化囊肿、甲亢等表现，易与稽留流产以及不全流产混淆，此时应做组织学检查以免漏诊、误诊。

### 40.2.4　葡萄胎与胎儿共存

据估计由完全性葡萄胎和胎儿共存引起的双胎妊娠，每 2.2 万人到 10 万人有一位患者发生[15]。曾经报道过 8 例葡萄胎与胎儿共存的病例，并且综述了其他研究者的 14 例病例[16]。另外，还有报道报告了 1 例部分性葡萄胎与正常的胎儿与胎盘组织共存。与单纯的完全性葡萄胎相比，由完全性葡萄胎和胎儿共存引起的双胎妊娠其 HCG 的水平更高，子宫体积更大，并且在妊娠后期才能诊断[17-19]。

其持续性 GTT 发生率为 55%，远处转移发生率为 22.7%。没有完整的方案可用于指导完全性葡萄胎与胎儿共存的双胎妊娠的产前治疗。这种妊娠可以造成阴道出血和先兆子痫，然而无患者死于产科或肿瘤并发症，在报道的病例中有 5 个婴儿存活，未见其有任何异常。诱导排卵的药使用增加可能造成更多的多胎妊娠和葡萄胎妊娠。

（余雪琛　方芙蓉　张　蔚）

## 40.3　诊断及鉴别诊断

### 40.3.1　诊断

诊断上主要根据上述症状及体征，子宫孕 5 个月大小仍无胎心、胎动，摸不到胎体即应考虑为葡萄胎。伴妊娠剧吐、妊高征征象及卵巢黄素化囊肿可支持诊断，有阴道水泡样物排出可确诊。HCG 测定及 B 超检查协助诊断，但最终确诊仍需要病理检查。

FIGO 诊治指南在 2003—2012 年的第 2~4 版均提到当妊娠早期出现阴道出血，剧烈呕吐，无胎心音或 HCG>80 000 IU/L 可诊断为葡萄胎。但国内的专家认为，对此在中国应慎重，因涉及 HCG 检测和超声诊断水平等问题，尤其在基层医院更应慎重。为明确诊断需要进行的检查有：

（1）HCG 测定：葡萄胎常产生大量 HCG，且较相应月份的正常妊娠高，利用这种差别，可作为葡萄胎的辅助诊断之用。患者血清或尿中都可以检测到 HCG。HCG 是由合体滋养细胞分泌的一种糖蛋白激素，其分子量为 37 000~38 000，它与垂体产生的卵泡刺激素（FSH）、黄体生成素（LH）、促甲状腺激素（TSH）一样，均由 α、β 两个亚单位通过非共价键结合而成，其中 α 亚单位都相同，可发生交叉免疫反应，各激素的生物活性取决于特异性的 β 亚单位。HCG 测定即检测 β 亚单位，它在体内有多种形式存在，包括整分子 HCG、缺刻 HCG、缺刻游离 β-亚单位（β-HCG）、游离 β-亚单位（β-HCG）以及 β 核心片段（β-HCG）等。

HCG 测定的方法很多，最早为生物法测定（国内多用蟾蜍试验），以后逐渐发展为免疫测定（羊红细胞凝集抑制试验，可做半定量测定)、放射免疫(RIA)测定。为了除外 LH 等的干扰,1972 年以来又进一步应用 HCG-β 亚单位的放免测定。近年来更有放射受体测定、单克隆抗体技术、免疫放射分析法(RIMA)、免疫吸附分析法(ELISA)、荧光免疫法(DELFIA)等。不仅使测定方法的敏感度提高,而且更具特异性。目前应用最多的是 β-HCG-RIA 和 HCG-ELISA 法。

HCG 的含量与体内的滋养细胞活动情况有关,完全性葡萄胎患者 HCG 明显的升高,定量常超过 $10^5$ mIU/mL,且持续不降。Menczer[20] 调查了 74 位完全性葡萄胎患者,发现有 30 位患者(占 41%)HCG 超过 100 000mIU/mL。Genst[21] 也做了类似的调查,1980~1990 年到 NETDC 就诊的 153 位完全性葡萄胎的患者,其中有 46% 的患者 HCG 超过 100 000mIU/mL。HCG>80 000mIU/mL 支持诊断,但也有少数部分性葡萄胎因绒毛退行性变 HCG 升高不显著者。因此,HCG 的升高对完全性葡萄胎的诊断有重要的意义。

部分性葡萄胎的患者 HCG 升高不明显。Czernobilsky[22] 测定了 17 位部分性葡萄胎患者尿 HCG,只有 1 位 HCG 超过 300 000 mIU/mL。同样的,我们观察了在 NETDC 就诊的 30 位患者,只有 2 位 HCG 超过100 000mIU/mL[23]。

部分性和完全性葡萄胎游离的 α-HCG 和 β-HCG 的水平也不同。完全性葡萄胎游离的 β-HCG 更高,但其游离的 α-HCG 较低,完全性和部分性葡萄胎游离的 β-HCG 与游离的 α-HCG 的比值分别是 20.9 和 2.4。

国内采用测定标准法的标准:雄蟾蜍妊娠稀释试验大于 1:512 以上阳性者有诊断价值;羊红细胞凝集抑制试验 $64×10^4$ IU/L 可协助诊断;血清 β-HCG 达 5~30ng/mL。近年文献报道有 HCG 假阳性情况发生,尽管发生率低($1/10^3$~$1/10^4$),但可导致患者接受不必要的干预治疗,应引起注意。究其原因主要由非 HCG 的干扰物质造成,其中包括嗜异性抗体和非胎盘 HCG 的垂体 HCG 等。通常假阳性血清 HCG 的水平多<1000 IU/L,尿

HCG 呈阴性,以 HCG 标准品对血清进行倍比稀释时检测结果不能保持平行[24]。

临床滋养细胞疾病的诊断主要依靠总 HCG 测定,但近年专家共识认为应测定 HCG 分子的所有部分,特别是游离的 β-HCG 亚单位、缺口 HCG 及多糖基化 HCG。正常妊娠时 HCG 多为规则 HCG,而产生滋养细胞疾病时则产生更多的 HCG 结构变异体,全面测定 HCG 所有部分有助于鉴别诊断。FIGO 诊治指南 2003 年第 2 版到 2012 年第 4 版均提出:"应测定 HCG 分子的所有部分,特别是游离 β-HCG、缺口(刻)HCG、多糖基化 HCG 等""临床医生治疗 GTD 时必须确保化验结果的准确性,否则出现假阴性会导致不恰当的治疗"。但也有学者认为,在诊治上高标准要求是完全正确的,也应逐步创造条件朝此方向努力。但实际上在发展中国家,除个别研究机构外,目前均难以实现,而这类疾病又主要发生在发展中国家。即使先进发达国家也非普遍作为常规检测,而只是将此类患者转到滋养细胞疾病诊治中心处理,大多还是临床随诊和严密观察。还有学者提出"错觉 HCG"的概念,即临床发现 HCG 测定阳性,但事实上既没有滋养细胞疾病也没有妊娠的患者,认为这些患者的血清中含有能与试剂盒抗体反应的异嗜抗体,导致假阳性结果,临床应排除错觉 HCG。

(2)超声:超声诊断是既敏感又可靠的完全性葡萄胎的诊断方法,其特有的超声图像包括由葡萄状绒毛与周围组织的接触面所形成的多发回声可有助于诊断。B 超常见的表现:①子宫增大超过孕周;②宫腔回声丰富,充满弥漫分布的光点及小囊状无回声区,即典型的葡萄胎"落雪征"、水泡较大时则呈"蜂窝征";③见不到胎儿及附属物影像;④多数患者显示一侧或双侧黄素化囊肿。⑤彩色多普勒超声可见子宫动脉血流丰富,但肌层无或仅有稀疏血流信号。⑥部分性葡萄胎可在胎盘部位出现水泡状胎块引起的超声图像改变,可见胚胎及胎儿组织。超声多普勒检查时,正常妊娠最早在孕 6 周时可听到胎心,孕 12 周后阳性率

达100％,而葡萄胎只能听到一些子宫血流杂音。然而,超声很难区分早期的完全性葡萄胎和坏死的绒毛组织,因为早期小的绒毛组织很难被超声检测到。尽管如此,超声还是能够检测出绝大部分的早期完全性葡萄胎[23]。

超声对部分性葡萄胎的诊断也有一定的作用。2种声像图的变化相结合对部分性葡萄胎的诊断有重要的意义:胎盘局灶的囊性变以及胚囊横径与前后径的比大于1.5[25]。胚囊形状的改变的葡萄胎可能一部分是三倍体葡萄胎。如果这2种声像图的变化都考虑到,那么部分性葡萄胎的预测率将达到87％。有时声像图改变显示出胎儿多发性先天性畸形以及胎盘局灶性的水肿。Naumoff[26]也表明若部分性葡萄胎的胎盘囊性变,那么胎儿将出现生长受限。

20世纪六七十年代,葡萄胎的诊断多在妊娠中期(12周),近年来大多数病例的诊断已能够在典型临床症状及体征出现之前做出(8周),这主要归功于更为敏感的HCG检测以及超声的普遍应用[27]。现多数学者建议联合HCG测定和超声检查提高诊断的准确性。但近年来随着早期诊断的提高,葡萄胎的临床表现也发生了一些改变。有学者比较了1988—1993年和1956—1976年两个时间段完全性葡萄胎的临床表现,发现阴道出血仍是最常见的表现,但发生率稍低(94％比84％);近期病例中异常子宫增大、先兆子痫和水肿发生率分别为28％、1.3％和8％,而早期病例分别为51％、27％和26％;贫血的发生率也由54％降至5％[28]。

DNA倍体分析及基因检测:流式细胞计数是最常用的倍体分析方法,完全性葡萄胎为二倍体,部分性葡萄胎为三倍体。完全性葡萄胎多无母源染色体,故不表达母源印迹基因,检测此类基因有助于鉴别诊断。

### 40.3.2　鉴别诊断

在正常情况下,葡萄胎排空后血HCG逐渐下降,首次降至正常的平均时间大约9周,最长不超过14周。若葡萄胎排空后HCG持续异常要考虑妊娠滋养细胞肿瘤。完全性葡萄胎发生子宫局部侵犯和远处转移的概率分别为15％和4％。当出现下列高危因素之一时应视为高危葡萄胎:HCG＞100000U/L;子宫明显大于相应孕周;卵巢黄素化囊肿直径＞6cm。另外,也有认为年龄＞40岁和重复葡萄胎是高危因素。部分性葡萄胎发生子宫局部侵犯的概率约为4％,一般不发生转移,与完全性葡萄胎不同,部分性葡萄胎缺乏明显的临床或病理高危因素。

(1)流产:由于有停经史和阴道流血症状,葡萄胎常易误诊为先兆流产或者稽留流产。从子宫大小看,先兆流产通常与停经月份一致,稽留流产则常小于停经月份;从HCG水平看,先兆流产时HCG滴度在正常妊娠范围内,稽留流产HCG滴度低。B超可予以鉴别,必要时可行刮宫术,刮出物送病检。

(2)多胎妊娠:多胎妊娠时子宫也大于相应妊娠月份,且妊娠反应较重,但一般无阴道出血,多可经B超鉴别。

(3)羊水过多:子宫也大于相应妊娠月份,一般无阴道出血,HCG水平较低,B超可鉴别。

(4)子宫肌瘤合并妊娠:发生率较低,仔细妇检或B超以及HCG测定均可鉴别。

(5)异位妊娠:也有停经后阴道出血以及腹痛,B超可予以鉴别。

(方芙蓉　瞿鑫兰　张　蔚)

## 40.4　治疗原则

葡萄胎确诊后,首先应该仔细地评估,是否有严重的并发症,如重度先兆子痫、电解质紊乱、甲状腺功能亢进、重度贫血以及心力衰竭等,如有这些并发症则应给予处理,待患者一般情况好转后再处理葡萄胎。其次,葡萄胎患者所需要完成的检查:①包括神经系统检查、眼底检查和测血压在内的临床体格检查;②胸片;③血常规、肝肾功能、血型(如果Rh呈阴性,则给予抗D免疫球蛋白)、凝血功能及甲状腺功能；④血清 HCG，标本采集时间：葡萄胎清宫前 1 天，清宫后 1 天；⑤胸片显示欠明确，怀疑有肺栓塞或肺转移者，需做数字血氧定量测定、血气分析和肺部 CT 检查。需要保留生育功能的患者，首选吸刮术。不要求保留生育功能的患者，则可行子宫全切。对某些患者可选择行预防性化疗，治疗后需严格定期随访复查。

## 40.5 治疗方法

### 40.5.1 吸刮宫

葡萄胎确诊后应立即清宫。由于葡萄胎子宫多大而软，易引起子宫穿孔，因此一般采取吸宫术。吸宫术的后遗症发生率最低[28]。子宫吸刮术是需要保存生育功能的患者的首选治疗方式且与子宫大小有关。术前做好输血、输液准备，充分扩张宫颈后，选用最大号吸管吸引或用卵圆钳夹取葡萄胎胎块，但 FIGO 指南也指出，完全性葡萄胎采用 9mm 或 10mm 的吸管已足够，没必要进一步扩张宫颈管。待葡萄胎组织大部分吸出、子宫明显缩小后，改用刮匙轻柔刮宫。手术操作应轻柔，以免子宫穿孔。术中在宫口扩大后可静脉滴注缩宫素（10U 加入 500mL 葡萄糖）以加强宫缩，减少出血及子宫穿孔概率。注意若在宫口扩大前使用缩宫素可能导致滋养细胞挤入宫壁血窦而发生肺栓塞或远处转移。术后给予抗生素预防感染。

关于清宫次数目前没有统一规定，我们主张尽量一次吸刮干净。随早期诊断率的提高，对于子宫体积小于孕 12 周时，清宫 1 次即可，大于 12 周并不要求 1 次彻底吸净，视情况可在 1 周后行第 2 次清宫。一般不需行第 3 次清宫，若术后出血，HCG 不降或降低不满意，疑有残存者可行第 3 次刮宫。每次刮出物均应送病检。若子宫超过妊娠 14 周大小，需用一手置于下腹宫底部按压到子宫收缩。我国根据北京协和医院对 214 例葡萄胎患者在 1 次清宫后，1 周后清宫组织做病理检查仍有

70% 残留，因而主张行第 2 次清宫。国外学者主张 1 次即可。根据英国 Charing Cross 医院 1973—1986 年数据显示，清宫 1 次需要化疗的概率为 2.4%，而 2 次为 18%，3 次为 50%，4 次则升高至 81%。多次清宫不仅不能减少恶变机会，反而会促使葡萄胎组织侵入肌层或血液循环中。因为多次清宫不仅会造成子宫损伤大、出血增多以及感染机会的增大，增加以后妊娠的不利因素（如宫腔粘连、胎盘滞留、胎盘粘连甚至植入胎盘等）；最严重的是会造成子宫内膜的血管内皮和基底膜损伤、缺陷，使得葡萄胎组织易于穿越基底膜进入子宫肌层和血管，引起肌层浸润及远处转移的发生。

在清宫的过程中，若发生滋养细胞进入子宫血窦造成肺栓塞，甚至出现急性呼吸窘迫、右心衰时，立即给予呼吸、循环支持，一般在 72 小时内恢复。由于子宫大于孕 16 周者，存在肺栓塞风险，宜至滋养细胞研究中心做清宫术。组织学是葡萄胎的最终诊断依据，刮出物必须送病检，选取近宫壁种植部位、新鲜无坏死的组织送检。清宫后及时治疗贫血和感染。Rh 阴性的患者清宫前需接种 Rh 免疫球蛋白，因为滋养细胞可表达 D 因子。

### 40.5.2 卵巢黄素化囊肿以及甲亢的处理

对于合并的卵巢黄素化囊肿以及甲亢症状可不作处理，待葡萄胎清除后多可自然消退。如发生卵巢囊肿扭转等则应及时行穿刺抽液或剖腹探查，根据卵巢血液供应情况及患者年龄决定是否保留卵巢。

### 40.5.3 预防性化疗

在清宫时或清宫后是否给予预防性化疗一直存在争议，一般不作为常规治疗，提倡患者密切随访。然而有调查发现预防性化疗能够减少患者患滋养细胞肿瘤的风险。我国《妇科常见肿瘤诊治指南（2007 年）》指出，有以下高危因素之一者，可行预防性治疗：①血清 HCG>10⁵U/L；②子宫明显大于停经月份；

③黄素化囊肿直径大于 6cm。临床上对下列患者可选择性的行预防性化疗:年龄大于 40 岁;子宫明显大于停经月份;葡萄胎排出前 HCG 水平异常升高;排出后 HCG 不降或降至一定水平后停止下降;刮出物以小细胞为主;第 2 次刮宫仍有滋养细胞高度增生;有咯血史及无条件随访者。一般以单药 5-氟尿嘧啶(5-FU)、氨甲蝶呤(MTX)或放线菌素 D(KSM)效果好。于刮宫前 2~3 天开始,剂量同恶性滋养细胞肿瘤治疗量(表 40-2),FIGO 指出预防性化疗仅适用于无法随访者,并且不是一个疗程,而是至 HCG 无法测出的数个疗程。化疗后仍按葡萄胎要求随访。预防性化疗对高危的完全性葡萄胎有意义,特别是对随访不方便或不可靠的患者。根据 Kim 等[29]报道,在对 71 例 CM 患者进行的前瞻性和随机性研究中,39 例给予一个疗程 MTX/FA 的患者中 10% 出现了持续性 GTD,而 32 例未给予化疗的患者中有 31%。最终所有 14 例出现持续性 GTD 的患者均经化疗治愈。化疗虽可减少恶变的概率,但化疗药物可导致肿瘤的耐药性及相关并发症的发生,此外即使恶变也可经适当的化疗治愈,因而对葡萄胎患者要慎重进行预防性化疗。

表 40-2　预防性化疗方案

| 药　物 | 剂　量 | 给药方法 |
|---|---|---|
| 5-FU | 26~28mg/(kg·d) | 静滴 6~8 小时,5 天 |
| KSM | 10μg/(kg·d) | 静滴 4 小时,5 天 |
| MTX/CF | MTX 1mg/kg(或 50mg/d) | 肌注,第 1、3、5、7 天 |
| | CF 0.1mg/kg | 于 MTX 注射 12 小时后肌注或口服 |

### 40.5.4　子宫切除术

大多数葡萄胎经清宫即可治愈,无须进一步治疗。但也有一小部分病例可继续发展而致恶性化。一般认为,如葡萄胎子宫超出 5 个月大小且清宫困难,或年龄大于 40 岁,无生育要求者可行子宫切除术,附件可保留。患者年龄过大,要求手术也宜在清宫后观察,待 HCG 恢复正常时再进行。在手术时,可同时吸除卵巢黄体化囊肿的囊液。虽然子宫切除可以避免局部侵犯,但是不能阻止远处转移的发生,所以不作为常规处理。

（张　蔚　余雪琛　李兰玉　方芙蓉）

## 40.6　预后

绝大多数葡萄胎可经及时有效地清宫而治愈。但完全性葡萄胎具有潜在的局部侵犯和远处转移的特性。葡萄胎组织排空后,局部浸润和远处转移的发生率分别为 15% 和 4%[30]。虽然完全性葡萄胎能早期诊断,但是葡萄胎肿瘤的发生率没有变化[5,31]。然而在美国报道葡萄胎肿瘤的发生率为 8%~29%,在西欧国家报道 GTTs 的发生率为 8%~10%[9,37,33-38]。菲律宾为 5%~6%,我国为 14.5%[39]。美国大部分研究中心对葡萄胎后持续性 GTTs 的定义为 HCG 持续升高或保持高水平至少 3 周。但有些研究中心对持续性疾病持不同的观点[40]西欧对持续性 GTTs 的定义更有说服力。在伦敦的 Charing Cross 医院持续的葡萄胎肿瘤的标准是:①葡萄胎组织排空后 HCG 大于 20 000mIU/mL 超过 4 周;②HCG 测定 3 次升高,并持续 2 周或更长时间;③转移到肝脏、肾脏、大脑或胃肠道;④肺部转移灶的直径大于 2cm 或肺部有 3 个或更多的转移灶;⑤葡萄胎组织排空后 HCG 升高至少 4 周。由于美国的葡萄胎肿瘤诊断标准尚不明确,有些患者因此而失去了随访的机会。Feltmate 的 333 位葡萄胎患者中,有 122 位(占 37%)未完成激素全套的随访,有 13 位(占 4%)的患者未随访[41]。此外,Massed 等人调查了 40 位贫困地区的葡萄胎患者,有 33 位(占 82%)未完成 HCG 的随访,5 位(占 13%)在症状缓解之前就未随访[42]。

研究观察了 858 位患葡萄胎肿瘤的完全性葡萄胎的患者,发现有 41%的患者具有以下特征的有典型的滋养层细胞增生:①HCG>100 000mIU/mL;②子宫体积明显大于孕周;③卵巢黄素化囊肿直径>6cm。在葡萄胎排空后,子宫局部侵犯和远处转移的发生率分别约为 31%和 8.8%。患者若无典型的滋养层细胞增生,其患肿瘤的可能性一般较低。随访这类患者发现,其子宫局部侵犯和远处转移的发生率分别约为 3.4%和 0.6%。类似地,Curry[43]及 Morrow[44]报道葡萄胎肿瘤的发生率分别为 57%和 55%,并伴有子宫体积增大和卵巢黄素化囊肿。因此,完全性葡萄胎、HCG 异常增高、子宫体积增大均是患葡萄胎肿瘤的高危因素。

年龄大于 40 岁也是患葡萄胎肿瘤的高危因素,Tow[45]和 Xia[46]报道年龄超过 40 岁的完全性葡萄胎患者持续性肿瘤的发生率分别为 37%和 33%。年龄超过 50 岁肿瘤的发生率高达 56%[47]。年龄较大的完全性葡萄胎患者其核型多为三倍体,这可能增加其发生潜在的局部侵犯和远处转移的可能性[48]。

重复葡萄胎也是高危因素。1965 年 6 月至 2001 年 12 月,在 NETDC 就诊的 34 位重复葡萄胎患者中,20 位完全性葡萄胎的患者,其滋养细胞肿瘤发生在第 1 次葡萄胎后的有 4 位(占 20%),14 位部分性葡萄胎的患者均未发生。然而,在 18 位完全性葡萄胎的患者中,滋养细胞肿瘤发生在第 2 次葡萄胎后的有 8 位(占 44.4%),16 位部分性葡萄胎患者中有 2 位(占 12.5%)。Parazzini[49]也报道重复葡萄胎使患者发生滋养细胞肿瘤的可能性增加 3 倍。

曾报道完全性葡萄胎发展为持续性 GTTs 的高危因素是:滋养层细胞不典型增生、游离 β-HCG 增高及异构型。然而,数据关于这 3 个潜在的预后变量是有矛盾的[21,50,51-56]。

在 NETDC 就诊的 240 位部分性葡萄胎患者中,有 16 位(占 6.6%)发生非转移的持续性 GTTs[57]。仅 1 位患者出现了典型的临床表现,包括子宫异常增大、卵巢黄素化囊肿以及 HCG 异常升高。15 位(占 94%)认为在组织排除前有不全流产。部分性葡萄胎的患者发生 GTTs 无典型的临床症状,因此二者很难鉴别。部分性葡萄胎通过流式细胞研究用可解释的直方图表明,其发生持续性 GTTs 的患者其核型多为三倍体[58]。

据报道部分性葡萄胎后持续性 GTTs 发生率为 0~11%。统计了 9 个中心的数据,1 125 位部分性葡萄胎患者只有 39 位(占 3.5%)发生持续性 GTTs,并且这些患者中只有 7 位(占 18%)发生转移。

还有学者认为 CM 大约有 20%的病例将进展为持续性疾病,当血清 HCG 异常升高(大于 $10^6$ IU/L)、子宫急剧增大以及持续存在卵巢黄素化囊肿时,CM 发展成为持续性 GTT 的危险性将剧增至 40%~50%。高龄患者葡萄胎终止后发展为持续性 GTD 的概率也大大增加,50 岁以上葡萄胎妊娠者比例增加 56%;重复葡萄胎妊娠者发生持续性葡萄胎的危险性比单次葡萄胎者高 3~4 倍;然而部分性葡萄胎发展成为持续性葡萄胎的比例却很低,只有 2%~4%[59-61]。另外除恶变外,也有因处理不当引起大出血、子宫穿孔、感染或恶变穿破子宫内出血而死亡的情况发生。尽管如此,许多地区葡萄胎已能达到 100%治愈。

## 40.7 随访

葡萄胎清除后仍有一定的恶变机会,术后密切随访能及时发现复发或者转移病灶的存在。由于 HCG 水平与肿瘤体积有关,5 IU/L 血清 HCG 水平近似相当于 $10^4$~$10^5$ 个有活性的肿瘤细胞,因此该参数能够较好地反映体内滋养细胞负荷,可作为患者随访的一个敏感的标记物,此外 HCG 还可作为 GTT 的最佳的预后决定因素[62]。一般患者清宫后,HCG

应在 8～12 周回降至正常水平。每周 1 次测定 HCG，直至正常，HCG 正常后，每周复查 1 次共 3 次，此后 6 个月每月复查 1 次，然后每 2 个月复查 1 次再持续 6 个月，自第一次阴性后共计一年。每次复查应询问病史，包括月经状况，有无阴道流血、咳嗽、咯血等，妇科检查，必要时查 B 超、X 线胸片或 CT 等。随访时 HCG 的敏感度应≤2IU/L，且同时检测 HCG 分子的不同亚单位。如发现异常要及时处理，特别是发现 HCG 上升或者平台以及其他部位转移者要立即化疗。在此期间嘱患者避孕，以避孕套或阴道隔膜较好，因宫内节育环可引起出血而混淆出血原因，或造成穿孔。曾报道葡萄胎肿瘤的发生与口服避孕药有关[63]。然而，来自 NETDC 的数据表明，美国妇科肿瘤组织和 Brewer 中心认为口服避孕药并未增加 GTTs 的发生率。HoYuen 和 Burch[64] 也表明口服避孕药中雌激素的含量少于或等于 50μg 时患葡萄胎肿瘤的风险不增加。据推测口服避孕药与葡萄胎肿瘤之间关系可以用雌激素含量的多少来解释。因此，我们认为在葡萄胎排空后口服避孕药是安全的。若 HCG 呈对数下降则转阴后 6 个月可以妊娠，但 HCG 下降缓慢者，应延长避孕时间。妊娠后，应在孕早期做 B 超和 HCG 测定，以明确是否正常妊娠，产后也需随访 HCG 直至正常。国外葡萄胎的处理（表 40-3）与国内稍有区别，但大体原则一致。

**表 40-3　国外葡萄胎的处理**

1）每隔 1～2 周行 β-HCG 测定，直至 2 次阴性
　（1）然后每 2 个月 1 次，连续 1 年
　（2）避孕 6～12 个月
2）体检，包括每 2 周行 1 次盆腔检查直至子宫复旧复查正常。然后每 3 个月检查 1 次，连续 1 年
3）最初胸片留底
　如 HCG 滴度出现平台或上升时需重复
4）以下情况需立即化疗
　（1）随访期间 HCG 滴度上升或出现平台
　（2）任何时候发现转移

（引自：*Clinical Gynecologic Oncology*，192）

（李盼盼　方芙蓉　张　蔚）

# 参 考 文 献

[1]PALMER J R. Advances in the epidemiology of gestational trophoblastic disease[J]. J Repord Med,1994,39:155.

[2]JEFFERS M D,ODWYER P,CURRAN B,et al. Partial hydatidiformm mole:a common but under-diagnosed condition[J]. Iht J Gynecol Pathol,1993,12:315.

[3]沙玉成.安徽省 1991—2000 年滋养细胞疾病调查结果分析[J].安徽医学,2004(25):253-255.

[4]BAGSHAWE K D,DENT J,WEBB J,et al. Hyda-tiform mole in England and Wales 1973—1983[J]. Lancet,1982,2:673-677.

[5]SOTO—WRIGHT V,BEMSTEIN M R,GOLD-STEIN D P,et al. The changing clinical presenta-tion of complete moral pregnancy[J]. Obstet Gy-necol,1995,86:775.

[6]SANTOS—RAMOS R,FORNEY J P,SCHWAR-TZ B E. Sonographic findings and clinical correla-tions in molar pregnancy[J]. Obstet Gynecol,1980,56:186.

[7]MONTZ F J,SCHLAERTH J B,MORROW C P. The matural history oftheca lutein cysts[J]. Ob-stet Gynecol,1988,72,247.

[8]OSATHANONDH R,BERKOWITZ. R S,de Chol-noky C,et al. Hormonal measurements in patients with theca lutein cysts and gestational trophoblastic disease[J]. J Report Med,1986,31:179.

[9]KOHOM E I. Hydatidiform mole and gestational trophoblastic disease in southern Connecticut[J]. Obstet Gynecol,1982,59:78.

[10] BERKOWITZ, R S, GOLDSTEIN D P, BEMSTEIN M R. Laparoscopy in the mangagement of gestational trophoblastic neoplasia[J]. J Report Med,1980,24:261.

[11] GALTON V A, INGBAR S H, JIMENEZ—FONSECA J,et al. Alterations in thyroid hormone economy in patients with hydatidiform mole[J]. J Clin Invest,1971,50:1 345.

[12]AMIR S M,OSATHANONDH R,BERKOWITZ R S, et al. Human chorionic gonadotropin and thyroid funcition in patients with hydatidiform mole[J]. Am J Obstet Gynecoi,1984,150:723.

[13]NOGATAKI S,MIZUNO M,SAKAMOTO S,et al. Thyroid funcition in Molar pregnancy[J]. J Clin Endocrinol Metab,1977,44:254.

[14]NISULA B C, TALIADOUROS G S. Thyroid funcition in gestational trophoblastic mastic neoplasia:evidence that the thyrotropic activity of chorionic gonadotropin mediates the thyrotoxicosis of chofiocarcinoma[J]. Am J Obstet Gynecol,1980,138:77.

[15]VEJERSLEV L O. Clinical management and diagnostic possibilities in hydatidiform moles with coexistent fetus[J]. Obstet Genecolsyry,1991,46:557.

[16]STELLER M,GENEST D R,BEMSTEIN M R, et al. Clinical features of multiple conception with partial or complete molar pregnancy and coexisting fetuses[J]. J RelJrod Med,1994,39:147.

[17]FJSHMAN D A,PADILLA L A,KEH P,et al. Management of with pregnancies consisting of a complete hydatidiform mole and normal fetus [J]. Obstet Gvnecal,1998,91:546.

[18] MILLER D, JACKSON R, EHLEN T, et al. Complete hydutidiform mole coexistent with a twin live fetus:clinical course of four cases with complete cytotenetic analysis[J]. Gynecol Oncol,1993,50:119.

[19] STELLER M,GENEST D R,BEMSTEIN M R, et al. Natural history of twin pregnancy with complete hydatidiform mole and coexisting fetus [J]. Obstet Gvnecol,1994,83:35.

[20]MENCZER J,MODAN M,SERR D M. Prospective follow—up of patients with hydatidiform mole[J]. Obstet Gynecol,1980,55:346.

[21]GENST D,LABORDE O,BERKOWITZ R S,et al. A clinicopathologic study of 153 cases of complete hydatidiform mole (1980—1990):histologic grade lacks prognostic significance[J]. Obstet Gynecol,1991,78:402.

[22]CZEMOBILSKY B,BARASH A,LANCET M. Partial mole:a clinicopathologic study of 25 cases[J],Obstet Gynecol,1982,59:75.

[23]BENSON C B,GENEST D R,BEMSTEIN M R, et al. Sonographic appearance of first trimester for complete hydatidiform moles[J]. Ultrasound Obstet Gynecol,2000,16:188.

[24]GLENN D. False—positivesemm human chorionic gonadotropin results:Causes, characteristixs, and recognition [J]. Am J ObstetGynecol,2002,187:217-224.

[25]FINE C,BUNDY A L,BERKOWITZ R S,et al. Sonographic diagnosis of partisl hydatidiform mole[J]. Obstet Gynecol,1989,73:414.

[26]NAUMOFF P,SZULMAN A E,WEINSTEIN B,et al. Ultrasonography of partial hydatidiform mole[J]. Radiology,1981,140:467.

[27]SOTO—WRIGHT V,BERNSTEIN M,GOLDSTEIN D P,et al. The changing clinical presentation of complete molar pregnancy[J]. ObstetGynecol,1995,86:775.

[28]TIDY J A,GILLESPIE A M,BRIGHT N,et al. Gestational trophoblastic disease:A study of mole of evacuation and subsequent need for treatment with chemotherapy[J]. Gynecol Oncol,2000,78(Pt 1):309-312.

[29]KIM S J,BAE S N,KIM J H,et al. Risk factors for the prediction of treatment failure in gestational trophoblastic tumors treated with EMA—CO regimen[J]. Gynecol Oncol,1998,71:247.

[30]BERKOWITZ R S,GOLDSTEIN D P. Management of molar pregnancy and gestational trophoblastic tumors[M]//KNAPP R C, BERKOWITZ R S. Gynecologic oncology. New York:

McGraw—hill,1993:328.

[31]PARADINAS F J,BROWNE P,FISHER R A,et al. A clinical, histopathologic and flow cytometric study of 149 complete moles, 146 partial moles,107 non—molar hydropic abortions[J]. Histopathology,1996,28:101.

[32]LAGE J M,MARK S D,TOBERTS D, et al. A flow cytometric study of 137 fresh hydropic placentas,correlation between types of hydatidiform moles and nuclear DNA ploidy[J]. Obstet Gynecol,1992,79:403.

[33]GOLDSTEIN D P,BERKOWITZ R S. Gestational trophoblastic neoplasms—clinical principals of diagnosis andmanagement [M]. Philadelphia: WB Saunders,1982:1.

[34] BAGSHAWE K D. Trophoblastic neoplasia [M]//HOLLAND J F,FREI E Ⅲ ,BAST R JR,et al. Cancer medicine. 3rd ed. Baltimore: Willians & Wilkins,1993:1 691.

[35]FASOLI M,RATTI E,FRANCHESCHI S, et al. Management of gestatiomal trophoblastic disease:results of cooperative study[J]. Obstet Gynecol,1982,60:205.

[36]FRANKE H R,RISSE E K J,KENEMANS P,et al. Epidemiologic features of hydatidiform mole in the Netherlands[J]. Obstet Gynecol,1983, 62:613.

[37]LURAIN J R,BREWER J I,TOROK E E,et al. Natural history of hydatidiform mole after primary evacuatiom[J]. Am J Obstet Gynecol, 1983,145:591.

[38]MORROW C P,KLETZKY O A. DISAIA P J,et al. Clinical and laboratory correlates of molar pregnancy and trophoblastic disease[J]. Am J Obster Gynecol,1977,128:424.

[39]杨秀玉,宋鸿钊.滋养细胞疾病诊断与治疗中的问题及对策[J].中华妇产科杂志,1996,31(4):195.

[40]KOHOM E I. Evaluation. of the criteria used to make the diagnosis of non—metastatic gestational trophoblastic neoplasia[J]. Gynecol Oncoi, 1993,48:139.

[41]FELTMATE C M,BATORFI J,FULOP V,et al. Human chorionic gonadotropin follow—up in patients with molar pregnancy:a time for reevaluation[J]. Obstet Gynecol,2003,101:732.

[42]MASSAD L S,ABU—RUSTUM N R,LEE S S, et al, Poor compliance with postmolar surveillance and treatment protocols by indigent women [J]. Obster Gynecol,2000,96:940.

[43]CURRY S L,HAMMOND C B,TYREY L,et al. Hydatidiform mole: diagnosis, management and long—term follow up of 347 patients[J]. Obstet Gynecol,1975,45:1.

[44]MORROW C P. Postmolar trophoblastic disease:diagnosis, management and prognosis[J]. Clin Obstet Gynecol,1984,27:211.

[45]TOW W S H. The influence of the primary treatment of hydatidiform mole on its subsequent course[J]. J Obstet Gynaecoi Br Commonw, 1966,73:545.

[46]XIA Z ,SONG H,TANG M. Risl of malignancy and prognosis using a provisional scoring system in hydatidiform mole[J]. Chin Med J,1980,93:605.

[47]TSUKARNOTO N,IWASAKA T,KASHIMURA Y,et al. Gestational trophoblastic disease in women aged 50 or more[J]. Gynecol Oncol, 1985,20:53.

[48]TSUJI K, YAGI S, NAKANO R I. Increased risk of malignant transformation ofhydatidiform moles in older gravidas:a cytogenetic study[J]. Obstet Gynecol,1981,58:351.

[49]PARAZZINI F,MANGILI G,BELLINI C,et al. The problem of identification of prognostic factor for persistent trophoblastic disease[J]. Gynecol Oncol,1988,30:57.

[50]LAWLER S D,FISHER R A,DENT J. A prospective genetic study of complete and parital hydatidiform moles[J]. Am J Obstet Gynecol, 1991,164:1 270.

[51]BERKOWITZ R S,OZTURK M,GOLDSTEIN D P, et al. Human chorionic gonadotropin and free subunits'serum levels in patients with partial and complete hydatidiform moles [J]. Obstet Gynecol,1988,74:212.

[52]AYHAN A,TUNCER Z S,HALILZADE H,et al. Predictors of persistent disease in women

with complete hydatidiform mole[J]. J Reprod Med,1966,41:591.

[53]KHAZELI M B,HEDAYAT M M,HATCH K D,et al. Radioimmunoassay of free—beta subunit of human chorionic gonadotropin as a prognostic test for persistent trophoblastic disease in molar pregnancy [J], Am J Obstet Gynecol, 1986,155:320.

[54]MURAD T M,LONGLEY J V,LURAIN J R,et al. Hydatidiform mole:clinicopathologic associations with the development of postevacuation trophoblastic disease[J]. Int J Gynecol Obstet, 1990,32:359.

[55]MUTTER G,POMPONIO R J,BERKOWITZ R S, et al. Sex chromosome composition of complete hydatidiform moles:relationship to metastasis[J]. Am J Obstet Gynecol,1993,168:1 547.

[56]WAKE N,FUJINO T,HOSHI S,et al. The propensity to malignancy of dispermic heterozygous moles[J]. Placenta,1987,8:319.

[57]RICE L W,BERKOWITZ R S,LAGE J M,et al. Persistent gestational trophoblastic tumor after partial hydatidiform mole[J]. Gynecol Oncol, 1990,36:358.

[58]LAGE J M,BERKOWITZ R S,RICE L W,et al. Flow cytometric analysis of DNA content in partial hydatidiform moles with persistent gestational trophoblastic tumors[J]. Obstet Gynecol, 1991,77:111.

[59]NEWMAN R,EDDY G. Eclampsia as a possible risk factor for trophoblastic diease[J]. Obstet Gynecol Surv,1988,43:212.

[60]TSUKAMOTO N, IWASAKA T, KASHIMURA Y,et al. Gestational trophoblastic disease in women age 50 or more [J]. Gynecoi Oncol, 1985,20:53.

[61]WONG L C,MA H K. The syndrome of partial mole[J]. Arch Gynecol,1984,234:161.

[62]AGARWAL R,STRICKLAND S,MCNEISH I A,et al. Doppler ultrasonography of the uterine artery and the response to chemotherapy in patients with gestational trophoblastic tumors[J]. Clin Cancer Res,2002,8:1 142-1 147.

[63]STONE M,DENT J,KARDANA A,et al. Relationship of oral contraception to development of trophoblastic tumor after evacuation of a hydatidiform mole[J]. Br J Obstet Gynaecol,1976, 83:913.

[64]HOYUEN B,BURCH P. Relationship of oral contiaception and the intrauterine contraceptive devices to the regression of concentrations of the beta subunit of human chorionic gonadotropin and invasive complications after molar pregnancy [J]. Am J Obstet Gynecol,1983,145:214.

# 41 侵袭性葡萄胎

侵袭性葡萄胎(invasive mole)来自良性葡萄胎,是指葡萄胎组织侵入子宫肌层引起组织破坏,或并发子宫外转移者。该肿瘤恶性程度不高,但其具有恶性肿瘤行为,多数局部浸润,少数可发生远处转移。总体来说,预后较好。

## 41.1 病理

侵袭性葡萄胎的组织学诊断依据为:①存在绒毛或已退化的绒毛(绒毛鬼影);②有子宫肌层浸润或子宫外的转移。侵袭性葡萄胎易发生血行转移,当原发灶与转移灶组织形态不一致时,如原发灶为绒癌而转移灶为侵袭性葡萄胎;或反之,只要任何标本中有绒毛结构,则应诊断为侵袭性葡萄胎(图 41-1 至图 41-3)。

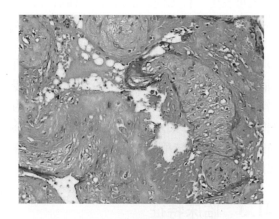

图 41-2 可见增生的滋养细胞(×400)

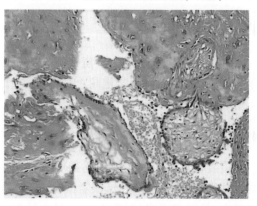

图 41-3 肌层中变性的葡萄胎(×400)

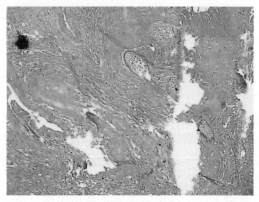

图 41-1 变性的葡萄胎侵犯并破坏子宫肌层,伴出血(×200)

在组织形态上,根据侵袭性葡萄胎内水泡组织的多少、滋养细胞增生及不典型增生的程度,北京协和医院将其分为如下三型。

Ⅰ型:肉眼见大量水泡组织,形似葡萄胎,但已侵入子宫肌层或血窦,很少出血坏死。

Ⅱ型:肉眼见少量或中量水泡组织,有出血

坏死,滋养细胞中度增生,部分细胞分化不良。

Ⅲ型:肉眼下几乎不见或偶见小的水泡组织,肿瘤几乎全部为坏死组织和血块,镜下偶见绒毛成分,滋养细胞高度增生并分化差,形态上极似绒癌。

（杨　帆　岑红兵　胡顺则）

## 41.2　转移方式

主要通过直接浸润和血行转移两种途径转移,极少通过淋巴结转移,血行转移多见早期就可发生。首先侵入子宫肌层,而后可转移至邻近组织器官或远处器官。最常见转移部位是肺脏（60%以上）,其次为阴道（30%）、宫旁（10%～20%）。北京协和医院的资料分析显示[1],在其1949—1975年收治的441例侵袭性葡萄胎在所有转移的患者中以肺转移为最多见（52.2%）,其次为伴阴道转移（15.9%）,宫旁转移（11.8%）,脑及脊髓转移（1.8%）,但未见肝、脾、肾等处转移。

## 41.3　临床特征

### 41.3.1　发病年龄

侵袭性葡萄胎多发生于葡萄胎排出后半年内,发病年龄与葡萄胎相同,也多见于生育年龄妇女。

### 41.3.2　症状

侵袭性葡萄胎常表现为葡萄胎清宫后持续不规则阴道流血,或月经恢复正常数月后又复流血,量可多可少,时有时无。但少数患者无阴道流血,多见于下列情况:①子宫本身无原发灶。②病灶在肌层内,宫腔面有完整的包膜。③病灶极小。④病灶之葡萄胎组织已退行性变[2]。

阴道转移结节破溃后可引起阴道出血甚至大出血。若病灶穿出浆膜面可引起腹腔内出血,出现急性腹痛甚至休克。若黄素化囊肿发生扭转,亦可引起急性腹痛。若有肺转移可出现咳嗽、咯血。有脑转移者可出现剧烈头痛、恶心呕吐、部分肢体失灵等,继之失语、失明、抽搐、偏瘫,甚至昏迷。膀胱有侵袭者可有血尿等。子宫明显增大时可发现腹部包块。

### 41.3.3　体征

侵袭性葡萄胎患者子宫较正常大而软,部分患者可扪及黄素化囊肿,宫旁有转移者可触及肿块或有增厚感,并有血管搏动感;阴道或宫颈有转移者,可见紫蓝色结节;若有子宫穿孔,可有明显腹膜刺激征、移动性浊音及出血性休克等表现。

（余雪琛　方芙蓉　张　蔚）

## 41.4　诊断及鉴别诊断

### 41.4.1　诊断

可以在一开始发病就表现为侵袭性,也可以是葡萄胎清除后才发生恶变,诊断是除了要明确是否为侵袭性葡萄胎,还要注意应与绒毛膜癌（简称绒癌）相鉴别。

（1）病史:葡萄胎排出后出现的相关症状体征,结合辅助检查,临床诊断一般不存在较大的困难,但有时确诊需要较长时间观察。

（2）HCG测定:良性葡萄胎患者如血清HCG滴度下降后又上升,或持续2～3周不继续下降,或持续至8～12周仍不能恢复至正常值,临床排除了残余葡萄胎、黄素囊肿或再次妊娠者,可诊断为侵袭性葡萄胎。

（3）影像学检查:B超可以早期发现葡萄胎组织侵入子宫肌层,并根据病变血流情况,协助诊断。CT可以清晰显示子宫肌层受侵的程度以及临近盆腔内的情况,侵袭性葡萄胎其CT表现首先是宫体的明显增大。子宫腔内可见多发大小不等的低密度囊泡影,其间可见厚薄不均的分隔及等密度软组织影。由于子宫腔内填满大量出血坏死和异常增生的滋养细胞,且该瘤组织具有膨胀性、侵蚀生长及自身不规则的形态,故平扫呈现低、等混杂密度[3]。子宫肌层不规则增厚且厚薄不均,其内亦可见低密度囊泡影,此为子宫肌层受侵的可靠征象[4]。CT 可以清晰显示子宫肌层受侵的程度以及邻近盆腔内的情况,可以指导临床制订正确的治疗方案,并可以进行化疗或手术后复查,对疗效和预后进行正确评估[5]。MRI 具有对软组织对比度好及能多断面成像等优点,因此能清楚显示盆腔结构。Noonan[6]等通过受孕产物滞留的磁共振成像认为 MRI 对滋养细胞肿瘤诊断及分期具有相当高的价值。MRI 能观察到侵袭性葡萄胎和绒癌均有连接带消失和肌层中断,清楚地显示滋养细胞弥漫性侵入子宫肌层或局部肿块,因此能确定子宫内滋养细胞肿瘤病变部位,故可用于诊断及随后滋养细胞肿瘤。特别是在有转移的滋养细胞肿瘤中,MRI 诊断转移病灶的敏感度高于 CT、B 超等。葡萄胎侵入子宫肌层深部为该病特点及诊断关键[7]。

### 41.4.2 鉴别诊断[1,2]

(1)残存葡萄胎:良性葡萄胎排出后,若仍不规则出血,子宫复旧差,HCG 持续不正常达 3 个月,称为持续性葡萄胎,可再做一次刮宫以鉴别是残存葡萄胎或是恶变。

(2)绒癌:根据前次妊娠性质以及葡萄胎排出时间,病检有无绒毛结构来鉴别。有关葡萄胎后患者的恶变是侵袭性葡萄胎还是绒癌的鉴别问题,若无组织学的诊断,可根据葡萄胎排出时间来鉴别。根据协和医院 170 例完整病历,对经病理证明的、来自葡萄胎后的侵袭性葡萄胎和绒癌的病例分析,凡葡萄胎排出后已超过 1 年的,69 例中 62 例为绒癌。葡萄胎排出后 6 个月以内的,73 例中 72 例为葡萄胎。6 个月至 1 年之间的,则两者各占一半,这些病例的鉴别尚有困难。一般说来,间隔时间越长,绒癌的机会越大(表 41-1)。

(3)葡萄胎后再次妊娠:一般均有再次停经史,血清 HCG 正常后再次上升,其值符合正常妊娠停经周数,B 超可鉴别。

## 41.5 治疗

采取以化疗为主,适当配合手术和放疗的综合治疗。早期或多数侵袭性葡萄胎可单药化疗,耐药病例已全身多要化疗为主,局部治疗为辅。

1)单药化疗

见表 41-2。

表 41-1 绒癌的百分率

| 排出时间(月) | 总例数 | 侵袭性葡萄胎 | | 绒癌 | |
|---|---|---|---|---|---|
| | | 例数 | 百分率/% | 例数 | 百分率/% |
| <5 | 73 | 72 | 98.6 | 1 | 1.4 |
| 6~11 | 28 | 14 | 50.0 | 14 | 50.0 |
| >12 | 69 | 7 | 10.1 | 62 | 89.9 |

表 41-2 单药化疗方案

| 药物 | 剂量和用法 |
|---|---|
| MTX | 20~25mg 肌注,连用 5 天,间隔 2 周 |
| MTX/CF | MTX 50mg 或 1mg/kg 第 1、3、5、7 天肌注;CF 0.1mg/(kg·d)于 MTX 后 24 小时(即第 2、4、6、8 天)肌注,间隔 2 周 |
| 5-FU | 26~28mg/(kg·d)静滴 8 小时以上,连用 10 天,间隔 2 周 |
| KSM(Act-D) | 8~10μg/(kg·d)静滴,连用 10 天,间隔 2 周 |
| VP16 | 200mg/m² 口服,连用 5 天,间隔 2 周 |

国内以 5-FU 和 KSM 效果好、副作用轻，为首选。其中 5-FU 适用于病灶局限于子宫内或不超出生殖系统、病情较轻者。KSM 和 MTX 一般情况均适用，但 KSM 对肺转移疗效最好。大多数文献报道这 2 种药治疗无转移及低危病例的完全缓解率在 70%～100% 和 50%～70%。McNeish[8] 等对他们在 1992—2000 年治疗的患者进行评估时发现，485 例患者 2/3 单独经 MTX/FA 方案治愈，1/3 需改变方案（大部分是由于耐药，仅 2% 因毒性）。余下这些妇女随后采用单药 KSM（静脉给药，每天 0.5mg，连用 5 天）或 EMA/CO 方案（见 58 章）多药化疗治愈。若血清 HCG 水平 100IU/L 以下可选用 KSM，当 HCG 水平超过 100IU/L 则采用 EMA/CO 方案。

2）两药联合化疗

（1）MTX＋KSM：MTX 14～16mg/m² 静滴，连用 5 天；KSM 0.3～0.4 mg/m² 静滴，连用 5 天。间隔 2～3 周。

（2）5-FU 加 KSM：5-FU 24～26mg/(kg·d)＋5% 葡萄糖液 500mL，8 小时匀速静脉点滴；KSM 4～6μg/(kg·d)＋5% 葡萄糖液 200mL 静脉点滴 1 小时。

（3）MTX/CF 加 KSM：MTX 50mg 或 1mg/kg 于第 1、3、5、7 天肌注；CF 0.1mg/(kg·d)于 MTX 后 24 小时（即第 2、4、6、8 天）肌注；KSM 500μg，第 2、4、6、8 天静滴。间隔 2 周。

（4）VP16＋KSM：VP16 100mg/m²·d＋生理盐水 300mL 静滴，连用 5 天；KSM 500μg/d＋5% 葡萄糖液 200mL，静脉点滴，第 3～5 天用。5 天为 1 个疗程（对于骨髓抑制严重者，可免除第 1～2 天的 VP16，即两药均连用 3 天），间隔 9 天。

以上方案也可作为单药化疗耐药或失败的二线补救方案。目前联合化疗已成为许多晚期化疗的趋势，在选择不同方案时要注意的是：①每一药物单独应用必须有效；②各药联合应用的疗效至少是相加的，或具有协同作用；③毒性反应必须在患者可耐受范围，以保证化疗顺利进行；④各药之间最好是具有不同的抗癌机制，作用于肿瘤细胞代谢的不同时期。

（3）多药联合化疗同绒毛膜癌：见 44 章。

## 41.6 预后

侵蚀性葡萄胎虽有一定恶性，但恶性程度不高，在有效化疗后，患者已基本上无死亡，治愈率甚至可达 100%。个别可死于脑转移和广泛性肺栓塞[2]。

根据宋鸿钊、万希润的资料分析表明，以下几方面的因素影响预后[1]。

（1）年龄：35 岁以上患者死亡率增高 14.4%(17/48)，35 岁以下仅 5.0%(16/323)，差别显著，$P<0.05$。

（2）孕次：孕次在 5 胎以上者明显增高，可能因为经产妇多为年龄大者。

（3）潜伏期：根据北京协和医院资料分析，潜伏期在 1 年以上者死亡率明显增高，实际上该组患者预后已与绒毛膜癌相近（表 41-3）。

**表 41-3　侵蚀性葡萄胎的潜伏期与预后**

| 项目 | 未排除病变 | <1 月 | 1～3 月 | 3～6 月 | 6～12 月 | >1 年 |
|---|---|---|---|---|---|---|
| 例数 | 8 | 40 | 176 | 145 | 62 | 10 |
| 死亡数 | 1 | 1 | 17 | 6 | 2 | 6 |
| 死亡率/% | 12.5 | 2.5 | 9.7 | 4.1 | 3.2 | 60.0 |

（4）HCG 滴度：HCG 滴度之高低反映体内滋养细胞之多少。一般说来，滴度越高，滋养细胞越多，预后越差。根据北京协和医院资料分析，入院滴度在 1：32 及以上者死亡率为 12%(18/148)，在 1：16 及以下死亡率为 5%(15/279)，差别显著。

（5）临床期别：期别越晚，死亡率越高。自 1958 年开展化疗以来，北京协和医院 414 例之临床各期死亡率见表 41-4。

表 41-4 恶性葡萄胎的临床期别及预后

| 项目 | I | II | III A | III B | IV |
|------|------|------|------|------|------|
| 例数 | 141 | 47 | 193 | 19 | 14 |
| 死亡数 | 3 | 2 | 14 | 5 | 2 |
| 死亡率/% | 2.1 | 4.3 | 7.3 | 26.3 | 14.3 |

## 41.7 治疗后随访及复发癌的处理

可参阅 42 章。

（郭婉茹　瞿鑫兰　张　蔚）

# 参考文献

[1] 宋鸿钊,万希润.侵袭性葡萄胎[M]//连丽娟.林巧稚妇科肿瘤学.北京:人民卫生出版社,2006:757-761.

[2] 王常玉,漆秀梅.妊娠滋养细胞疾病[M]//顾美皎.现代妇产科学.北京:人民军医出版社,2002:1 017-1 034.

[3] 吕明权,蒋丽娜,卡贤兴,等.侵袭性葡萄胎的CT诊断[J].中华放射学杂志,2000,34(2):850-851.

[4] GREEN C L,ANGTUACO T L,SHAH R H, et al. Gestational trophoblastic disease:a spectrum of radiologic diagnosis [J]. Radiographies,1996,16(6):1 371-1 375.

[5] 王宏伟,丁长伟,杨军浩.侵袭性葡萄胎的CT表现[J].实用放射学杂志,2005,21(12):1 314-1 315.

[6] NOONAN J B,COAKLEY F V,QAYYUM A, et al. MR imaging of retained products of conception[J]. AJR,2003,181:435-439.

[7] AYTAN H,CALISKAN A C,DEMIRTURK F, et al. Cervical partial hydatidiform molar pregnancy[J]. Gynecol Obstet Invest,2008,37 (6):559-567.

[8] MCNEISH I A,STRICKLAND S,HOLDEN L,et al. Low isk persistent gestational teophoblastic disease:outcome following initial treatment with low-dose methotrexate and folinic acid,1992—2000[J]. J Clin Oncol,2002,20:1 838-1 844.

# 42 绒毛膜癌

绒毛膜癌(choriocarinoma)简称绒癌,是一种高度恶性的滋养细胞肿瘤。发病率为 $1/40\ 000 \sim 1/20\ 000$[1],绝大多数继发于正常或不正常妊娠后,约 50% 的绒毛膜癌发生于葡萄胎后,25% 发生于流产后,另 25% 发生于正常妊娠、异位妊娠之后,妊娠性绒癌极少。绒癌可见于未孕和绝经妇女,即非妊娠或原发性绒癌。主要发生于育龄妇女,因妊娠时细胞恶变导致。引起可经血液迅速转移至全身,易致患者迅速死亡。本章论述的是妊娠性绒癌。

## 42.1 病理

(1)大体检查:肿瘤一般巨大,破坏性生长,形成单个或多个暗红色肿块,中央广泛出血,伴不同程度坏死。肿瘤可起自子宫外的异位妊娠部位(输卵管、卵巢等)。

(2)组织病理学:绒毛膜癌由 3 种恶性滋养细胞构成,分别是中间滋养细胞、细胞滋养细胞和周围环状围绕的合体滋养细胞,这些细胞形成有黏附性的片状结构,并弥漫浸润性生长,或形成实性肿块。恒定出现出血坏死,常见淋巴管浸润。细胞异型性显著,可见大量核分裂。肿瘤无固有间质和脉管成分。鉴别诊断包括其他滋养细胞肿瘤、非妊娠性绒毛膜癌

和低分化癌伴滋养细胞分化。刮宫标本中,水肿绒毛缺失的完全性葡萄胎、早期妊娠的不成熟滋养细胞和胎盘部位超常反应也可类似于绒毛膜癌。

(3)免疫组织化学:所有肿瘤细胞均表达 CK AE1/AE3,Ki-67 指数高(>90%),合体滋养细胞弥漫强阳性表达 HCG 和 HSD3B1,不同数量的单核滋养细胞也可阳性,中间滋养叶细胞表达 Mel-CAM、HLA-G 和 MUC-4。

(吴玲敏 毛永荣 杨 帆)

## 42.2 扩散方式、分类及分期

### 42.2.1 转移方式

绒癌有早期血管侵犯并广泛播散的倾向。主要通过直接浸润和血行转移两种途径转移,极少通过淋巴结转移,血行转移多见,早期就可发生。首先,最常见转移部位是肺脏(60%以上),其次为阴道(30%)、宫旁(10% ～ 20%)。北京协和医院的资料分析显示,在其1949—1975 年期间收治的 429 例绒癌中 119例(27.7%)有阴道转移,41 例(9.6%)有宫旁转移;也可见脑、肝、脾、肾、胃肠道等的转移,但近年来随着早期诊断率的提高,发生率逐渐减少。

## 42.2.2　分类及分期

　　我国普遍采用宋鸿钊教授提出的解剖分期法,现称北京协和医院分期法(表 42-1)。国际妇产科联盟(FIGO)于 1982 年提出了该病的分期标准,但在实际应用中 FIGO 解剖分期和 WHO 预后评分与临床实际仍存在差别,因此 FIGO 经修改后于 2000 年又颁布了新的滋养细胞分期标准(表 42-2),新的分期标准其基本框架仍采用宋鸿钊教授提出的解剖分期法,分为Ⅰ、Ⅱ、Ⅲ、Ⅳ期,并删除了原有的 A、B、C 亚期,修改后的 FIGO 分期结合评分标准,更加客观地反映恶性滋养细胞肿瘤(MGTT)患者的实际情况,已逐渐为各国学者接受并采用。

**表 42-1　北京协和医院分期法**

| 期别 | 定义 |
| --- | --- |
| Ⅰ期 | 病变局限于子宫者,无转移 |
| Ⅱ期 | 近处转移 |
| ⅡA | 宫旁或附件转移 |
| ⅡB | 阴道、外阴转移 |
| Ⅲ期 | 肺转移 |
| ⅢA | 单个病灶直径不超过 3cm 或多发病早总面积估计不超过一侧肺之一半 |
| ⅢB | 肺转移超过ⅢA 范围者 |
| Ⅳ期 | 全身广泛转移,如脑、肝、脾、肠、皮肤等处转移 |

**表 42-2　妊娠滋养细胞肿瘤 FIGO 解剖分期(2000 年)**

| 期别 | 定义 |
| --- | --- |
| Ⅰ期 | 病变局限于子宫 |
| Ⅱ期 | 病变超出子宫但局限于生殖器官(附件、阴道及阔韧带) |
| Ⅲ期 | 病变转移至肺,伴有或不伴有生殖道受累 |
| Ⅳ期 | 所有其他部位转移(脑、肝、肠道、肾等器官) |

# 42.3　临床特征

## 42.3.1　发病年龄

　　多见于生育年龄妇女,但与前次妊娠的间隔时间不等,绒癌多发生在葡萄胎后 1 年左右,长者可达 10 余年之久,甚至有绝经后发生的报道。

## 42.3.2　发生部位

　　原发于子宫,可向全身各个部位转移。极少患者因原发灶消失,仅有转移灶存在,其原因不清楚,可能是子宫局部抵抗力增强所致,此时极易误诊。也有异位绒癌的报道,即原发于子宫外的妊娠性绒癌而非转移形成,主要见于输卵管和卵巢,其他部位罕见。

## 42.3.3　症状

　　(1)阴道不规则出血:绒毛膜癌常在产后、流产后或宫外孕或葡萄胎排空后半年至 1 年以上后有不规则的阴道流血,量多少不定。也可表现为一段时间月经正常,以后发生阴道流血。少数患者原发灶已消失而仅有转移灶者,则无阴道流血,甚至出现闭经。

　　(2)腹痛:癌组织侵及子宫壁或子宫腔积

血引起下腹痛,也可以癌组织穿破子宫或脏器转移灶破裂引起腹腔内出血,即出现急腹症。

(3)腹部包块:子宫明显增大,阔韧带血肿时则可有腹部包块。

(4)转移症状。

肺转移:发生率为 2%～20%,肺转移患者可无明显临床症状,仅在胸片上发现异常,或者表现为呼吸困难、胸痛或咯血。癌栓可造成肺部动脉闭塞,从而导致右心衰和肺动脉高压[2],由于患者的呼吸症状出现较早,常被误诊为原发性肺疾病。在生育期妇女中,若出现无法解释的全身或呼吸症状,都要考虑 GTT。

阴道转移:阴道最常见的转移部位是穹窿部和尿道下方。多出现不规则的阴道出血或脓性分泌物。转移灶中富含血管,活检时可能引起大出血,因此活检必须十分谨慎,避免出血比取得明确的病理学诊断还重要。

脑转移:脑转移患者多表现为头痛、喷射性呕吐、抽搐、癫痫发作、偏瘫、语言模糊或视觉障碍,甚至昏迷[3,4],神经症状多由颅内大出血及颅内压增高所致。Bakri[5] 和 Athanassion 等[6]在其研究发现,分别有 87%～96%的脑转移患者会出现神经症状,一旦出现神经症状,往往病情急速恶化而死亡,故对脑转移的防治是改善生存率的关键之一。

肝转移:肝转移的患者很少出现与脾脏有关的临床症状,Bakri[7]观察了 19 位肝转移的患者,只有 5 位(占 62%)出现了黄疸、腹腔内出血或上腹部疼痛等症状。肝转移多存在与肺、阴道、大脑转移有关的临床症状。

肾、膀胱转移:肾、膀胱转移者可出现血尿等。

(5)合并妊娠:绒癌合并妊娠较罕见,429例绒癌中见 4 例合并妊娠。患者可发生妊娠和分娩期子宫出血,易误诊为前置胎盘。因胎盘常被侵蚀,癌细胞通过脐静脉血流扩散到胎儿肝脏及其全身其他脏器。但胎儿肺部很少受累,这与胚胎时期房间隔和卵圆孔未闭合,脐静脉血流注入胎儿右心后直接进入左心有关。胎儿发生绒癌后,可胎死宫内或新生儿期死亡。

### 42.3.4　体征

绒毛膜癌患者子宫较正常大而软,部分患者可扪及黄素化囊肿,宫旁有转移者可触及肿块或有增厚感,并有血管搏动感;阴道或宫颈有转移者,可见紫蓝色结节;若有子宫穿孔,可有明显腹膜刺激征、移动性浊音及出血性休克等表现。

(方芙蓉　张　蔚　余雪琛)

## 42.4　诊断

GTTs 最佳的治疗方案要通过治疗前疾病扩散的范围来确定。所有的患者必须进行全面的评估,包括完整的病史采集和体检;HCG 测定;肝脏、甲状腺以及肾脏功能检测,盆腔超声检查;选择性行脑及腹部 CT 和 MRI检查;胸部 X 线摄片。绒癌或 GTTs 发生脑转移需要通过脑脊液(CSF)中 HCG 水平进行评估。诊断要点具体有以下几点。

(1)病史特点:继发于葡萄胎 1 年以内的妊娠滋养细胞肿瘤多为侵蚀性葡萄胎,葡萄胎流产 1 年以上者多为绒癌。继发于流产、分娩和宫外孕者则为绒癌。

(2)症状和体征:不规则阴道流血,子宫增大且软,排除妊娠和葡萄胎残留,结合病史应疑侵袭性葡萄胎或绒癌。如出现转移灶症状和体征,更应高度警惕此病。

(3)血 HCG 测定:是最重要的诊断手段。若葡萄胎排出后血 HCG 出现以下情况可诊断为妊娠滋养细胞肿瘤:①平台期超过 3 周;②连续 2 周升高;③排空 4 周后,HCG 水平＞2000mIU/mL;④排空 6 周后,HCG 持续高水平;⑤HCG 降至正常水平又迅速升高,或定性试验反复阴性后又转为阳性;⑥人工流产30 天,自然流产后 19 天,足月分娩后 8～9天,如血 β-HCG 仍持续在高值并不断上升,结合临床,可诊断为绒癌。

(4)脑脊液 HCG 测定:诊断或可疑有脑转移者要测定脑脊液 HCG,并与血 HCG 值对比。Bagshawe 和 Harland[8] 报道若血液与脑脊液中 HCG 比率小于 60,则证明有脑转移。然而,单一用血液与脑脊液 HCG 的比将会误导诊断结果,因为血液中 HCG 能产生急剧变化,但却不能引起脑脊液中 HCG 快速变化[9]。例如,Bakri 等[10] 观察了 10 位脑转移的患者,其中有 5 位血液与脑脊液中的 HCG 比率大于 60。

(5)超声检查:B 超或彩色多普勒超声检查主要用于子宫病灶诊断。能够有效地检测到侵犯子宫的范围。反映绒癌所致的血流信号,如低阻抗富血流改变。

(6)胸部 X 线摄片:滋养细胞肿瘤易发生肺转移。胸部 X 线摄片应列为常规。有转移者胸片主要有 4 种变化:①胸膜腔积液;②棉球状或"落雪征";③片状或小结节阴影;④癌栓导致肺动脉栓塞[11-12]。在肺实质大量缺乏时易发生肺动脉高压。相关资料报道的肺部累及的人数是不同的,这是由于早期检测检测率有所不同所致。在沙特阿拉伯,Bakri[13] 报道,在有肺部转移的患者中,33% 出现了面积大于 50% 肺部阴影,48% 的出现胸膜腔积液,43% 的出现 10 个以上的转移灶。相反的,在美国,有肺部转移的患者,在胸片上通常只有很小的阴影,并且很少出现典型的呼吸系统的症状。

(7)CT 及 MRI 检查:有阴道或肺转移以及绒癌的患者,需要进行 CT 或 MRI 扫描头部及腹部,以排除脑和肝脏的转移。

(8)其他检查:可选用动脉造影、腹腔镜和宫腔镜检查。阴道、外阴或其他体表有转移者,应争取做活体组织检查以明确诊断,但要避免导致大出血。

葡萄胎后诊断 GTN 的依据:

2002 年 FIGO 公布了 2000 年审定的葡萄胎后 GTN 诊断标准:①葡萄胎排空后连续 4 次测定血清 HCG 呈平台,且至少维持 3 周;②葡萄胎排空后连续 3 次测定血清 HCG 上升、且维持 2 周或 2 周以上;③葡萄胎排空后 HCG 水平持续异常达 6 个月或更长;④组织学诊断。符合上述 4 条之一即可诊断[15]。但以上诊断标准也存在着模糊之处,主要是 HCG 呈平台和上升的定义不清。为了使标准更明确,美国妇产科学院在 FIGO 诊断标准的基础上进行了修改并于 2004 年公布,其标准为凡符合下列标准中任一项且排除妊娠可能即可诊断为 GTN:①葡萄胎排空后 HCG 测定 4 次呈平台状态(±10%),并持续 3 周或更长时间,即第 1、7、14、21 日;②葡萄胎排空后 HCG 测定 3 次升高(>10%),并至少持续 2 周或更长时间,即第 1、7、14 日;③葡萄胎排空后 HCG 水平持续异常达 6 个月或更长;④组织学诊断[14]。此外,如 2012 年第 4 版 FIGO 指南中所述,在 4 周或 3 周内除根据 HCG 值外,若有组织学或影像学证据最好。组织学证据对于 GTN 的诊断不是必需的,但有组织学依据时应以组织学诊断为主。对国内情况来说仅根据 HCG 做出诊断还需慎重,因国内各单位 HCG 测定的方法学、药盒质量、质控水平不一。除此以外还需排除残留或再次妊娠可能。

非葡萄胎后 GTN 的诊断:目前尚无明确的非葡萄胎后 GTN 的诊断标准。国内北京协和医院提出诊断标准如下:①足月产、流产和异位妊娠后 4 周以上,血 HCG 持续在高水平,或一度下降后又再上升,已排除妊娠物残留或再次妊娠;②组织学诊断。

## 42.5 鉴别诊断

(1)葡萄胎与侵蚀性葡萄胎:前者病变局限于宫腔,后者继发于前者,病变侵入子宫肌层或邻近组织,甚至远处转移。

(2)侵蚀性葡萄胎与绒癌:根据葡萄胎排

空后的时间长短和前次妊娠性质,有助于两者鉴别诊断;侵蚀性葡萄胎仍见绒毛结构,而绒癌则不然;侵蚀性葡萄胎以局部浸润为主,预后较佳,而绒癌易出现远处转移,且预后较差。

(3)合体细胞子宫内膜炎:并非恶性疾病,也不是肿瘤,而是在产后、流产或葡萄胎后子宫内膜有滋养叶上皮细胞,主要是合体细胞散在性浸润,同时有显著炎性反应,不见绒毛,滋养细胞无增生改变,周围组织无坏死。不出现远处转移。

(张 蔚 瞿鑫兰 钟亚娟)

## 42.6 治疗原则及治疗方案的选择

### 42.6.1 治疗原则

MGTT采取以化疗为主、适当配合手术和放疗的综合治疗。早期或多数侵袭性葡萄胎可单药化疗,晚期、耐药病例以全身多药化疗为主,局部治疗为辅,对肝、脑转移及直径超过5cm的病灶化疗不满意应尽早手术或放疗,单个转移灶可手术或放疗,多个病灶宜放疗。化疗方案应合理、足量、及时,在治疗过程中必须强调个体化原则。

### 42.6.2 治疗方案的选择

(1)Ⅰ期:要求保留生育功能的Ⅰ期患者,单一化疗是其首选的治疗方案。我们观察了489位使用单一化疗的Ⅰ期患者,其中有446位(92%)症状得到完全缓解,另外43位随后使用了联合化疗或手术使其症状得到缓解。如果患者对化疗药耐药并要求保留生育功能,可以行局部子宫切除,一旦决定行局部子宫切除术,需要用超声、MRI和(或)动脉造影来确定耐药肿瘤的部位。我们有2位行局部子宫切除后达到缓解的患者,其中一位术后足月妊娠,行剖宫产分娩。

如果患者没有生育要求,可选择子宫切除

联合术后辅助化疗作为主要的治疗方案。使用辅助化疗主要有3个方面原因:①在手术后的过程中减少有活力的肿瘤细胞可能带来的播散;②保持血液和组织中的化疗药的细胞毒素水平,防止在手术的过程中有活力的肿瘤细胞的播散;③治疗在手术时已经存在的任何隐蔽的转移灶。肺部转移的患者做CT扫描时,发现约40%的患者有推测的非转移性疾病[14]。在子宫切除的时候化疗药物是安全的,同时也不会增加手术并发症。

此外,对于无生育要求的患者,在第一疗程的化疗过程中行子宫切除术可明显缩短治疗时间。根据美国东南部滋养细胞肿瘤中心的经验,在其治疗的139例非转移性滋养细胞肿瘤中,第一疗程即行子宫切除术的17例患者中平均住院时间为32.8天,平均化疗2.2个疗程;在16例保留生育能力而首选化疗的患者,最终未能避免子宫切除者的住院时间平均达121.2天,平均化疗8.3疗程。

(2)Ⅱ期和Ⅲ期:低危的患者主要行单一化疗,而高危的患者主要是联合化疗[15]。

1965年7月至2002年5月,在新英格兰滋养细胞疾病中心(the New England Trophoblastic Disease Center,NETDC)治疗的所有的Ⅱ期患者的症状都得到缓解。20位低危患者中,16位(80%)患者使用单一化疗后症状得到缓解。而8位高危患者使用单一化疗仅2位症状得到了缓解。

对低危的转移性GTTs患者,及单一化疗作为主要的治疗方案是有效的[16]。综合4个治疗中心的治疗经历,147位低危的患者中,有128位(87.1%)使用单一化疗其症状得到了完全缓解[17,18-20]。所有对单一化疗耐药的患者(除了Ayhan[18]报道的2例以外),之后使用联合化疗其症状均得到缓解。

阴道转移的患者可能发生大出血,由于转移灶富含血管,而且血管的脆性很大。可以通过填塞压迫出血灶或局部切除的方式达到止血的目的。另外,还可以通过血管造影、进行髂内动脉栓塞达到止血的目的。

转移性 GTTs 的患者出现阴道出血和脓毒血症时,需要行子宫切除进行控制。另外,患者的子宫内有较大的肿瘤组织时,子宫切除将会减轻肿瘤组织的负荷,因此减小了化疗需要量。

1965 年 7 月至 2002 年 5 月,在 NETDC 治疗的 153 位Ⅲ期患者中,有 152 位(99.3%)得到完全缓解。单一化疗使 104 位低危患者中 85 位(81.7%)得到完全缓解,49 位高危患者中 13 位(26.5%)得到完全缓解。对单一化疗抵抗的患者,使用联合化疗后症状都得到缓解。

开胸手术在 GTTsⅢ期患者治疗中的作用是有限的,如果高度怀疑其诊断结果则可考虑。此外,尽管使用了加强联合化疗患者肺部仍有可疑的转移性小结节,则可考虑行开胸手术[21]。然而,有广泛性转移的患者,在行手术的时候需要排除其他部位的肿瘤。重点强调的是,在促性腺激素完全缓解后,胸部摄片上持续的存在纤维性小结节。对超声检查持续有转移灶但是性质不明确的患者,可以行 HCG 抗体放射性同位素标记或者正电子发射断层扫描术(PET)。这 2 种方法也可用于鉴别其他隐蔽部位发生的肿瘤[22]。Tomoda[23] 回顾了 19 位化疗抵抗而改行肺叶切除的患者,对于成功进行切除术他提出了以下建议:①有经验的术者。②原发行恶性肿瘤被控制。③无明显的其他部位转移。④肺部转移局限在一侧肺部,并且 HCG<1000 mIU/mL。达到以上几点标准的 15 位患者中,有 14 位得到完全缓解,其中有 4 位患者只有一个或几个不典型临床症状,其治疗后均未得到完全缓解。类似地,Jones[24] 报道称,选择了 9 位对化疗药不敏感的肺部转移的患者,6 位(66.7%)行肺切除术后症状完全缓解。肺部单纯的小结节切除后,HCG 在 1~2 周内保持正常水平,则预后较好[25-28]。行补救手术后的幸存者主要受

术前化疗方案转移部位的数量以及 WHO 评分等因素的影响。

(3)Ⅳ期:所有的Ⅳ期患者均应使用加强联合化疗,并选择性使用放疗和手术[29,30]。1975 年以前,20 位Ⅳ期患者仅有 6 位(30%)得到完全缓解。然而,1975 年以后,19 位Ⅳ期患者有 15 位(78.9%)得到缓解,这得益于早期的加强联合治疗。

肝转移的治疗有一定的困难和挑战。肝脏切除要求控制好出血以及切除抵抗的肿瘤部位。Grumbine[31] 称使用选择性的肝动脉栓塞辅助联合化疗可以使肝转移灶出血得到彻底的缓解。Wong[32] 报道了 10 例肝转移的患者,其中有 9 位使用加强联合化疗使症状完全缓解,并且没有使用任何的放疗。类似地,Bakri 及其同事[7] 报道了 8 例肝转移的患者,其中有 5 例(62.5%)使用加强联合化疗使症状得到完全缓解。

在 NETDC 就诊的患者发现有头部转移,均需进行头部放射治疗。联合使用放疗和加强联合化疗可以减少自发性颅内出血的概率[33]。放疗可以达到止血和杀伤肿瘤细胞的目的。Yordan[34] 报道死亡的患者主要是由于中枢神经系统受累,在单纯使用化疗的 25 位患者中,11 位出现中枢神经系统的受累,但 18 位放疗联合化疗的患者均未出现。

然而,Newlands[35] 报道有脑部转移的患者仅仅使用化疗可以得到很好的缓解率。35 位脑转移的患者在使用了高剂量的静脉和鞘内氨甲蝶呤(MTX)注射后,30 位(86%)脑部的症状得到持久性的缓解,且均未使用放疗。

颅骨切开术在患者出现致命性的并发症时需采用,并且提供化疗的机会以获得完全缓解。其可以达到快速地降低颅内压或止血的作用。偶尔会出现脑转移的肿瘤细胞对化疗不敏感,而采用切除术。Evans[30] 报道 4 位患者中有 3 位使用颅骨切开术来降低颅内压,3

位患者有 2 位对化疗药不敏感而改用病灶切除术。类似地，Athanassiou 及同事[6]报道了 5 位患者行颅骨切开术治疗其急性并发症，其中 4 位症状得到彻底的缓解。幸运的是，大多数脑部转移的患者在症状缓解后，通常未出现神经系统的症状[6]。

具体方案的选择应首先对患者进行全面评估：包括全面了解其疾病期别、转移部位高危因素、并发症及生理状况。除此之外，对于具体患者还应充分考虑其经济、心理因素等制订合理的治疗决策。

GTTs 治疗方案的选择见表 42-3。

**表 42-3　GTTs 患者分层治疗方案的选择**

| Ⅰ期 | | 初始治疗 | 单药化疗或子宫切除＋辅助化疗 |
|---|---|---|---|
| | | 耐药 | 联合化疗 |
| | | | 子宫切除＋辅助化疗 |
| | | | 局部病灶切除 |
| | | | 盆腔动脉插管化疗 |
| Ⅱ～Ⅲ期 | 低危 | 初始治疗 | 单药化疗 |
| | | 耐药 | 联合化疗 |
| | 高危 | 初始治疗 | 联合化疗 |
| | | 耐药 | 二线联合化疗 |
| Ⅳ期 | | 初始治疗 | 联合化疗 |
| | | | 脑转移：全脑放疗或开颅手术 |
| | | | 肝转移：病灶切除 |
| | | 耐药 | 二线联合化疗 |
| | | 耐药 | 肝转移肝动脉插管化疗 |

（余雪琛　张　蔚）

## 42.7　化学治疗

### 42.7.1　用药方案及用法

绒毛膜癌采取以化疗为主，适当配合手术和放疗的综合治疗。化疗方案应合理、足量、及时，经化疗未控制的单个转移灶可手术或放疗，多个病灶宜化疗。

1）非转移性绒毛膜癌（无依据表明病灶超出子宫）的治疗

化疗可选用以下方案。单药化疗：①氨甲蝶呤（MTX）0.4mg/kg 肌肉注射，每日 1 次，连用 5 天，疗程间隔为 2 周。此为 GTD 最早化疗方案之一，至今仍被耶鲁研究中心使用，而且还是芝加哥 Brewer 滋养细胞疾病中心的标准化化疗方案，其首次化疗失败率为 10%。②MTX 加用甲酰四氢叶酸解救方案：MTX 1.0mg/kg，第 1、3、5、7 天共 4 次肌注，甲酰四氢叶酸 0.1mg/kg，第 2、4、6、8 天肌注。此方案在英国和美国广为应用，但其首次化疗失败率为 20%～25%。③MTX 50mg/m² 肌肉注射，每周 1 次，首次治疗失败率 30%。失败后可改用 MTX 0.4mg/kg 肌肉注射，每日 1 次，连用 5 天,或 Act－D 12$\mu$g/kg 静滴,每日 1 次,连用 5 天。④Act－D 1.25mg/m$^2$,每 2 周给药 1 次,首次失败率为 20%。当 MTX 脉冲性治疗化疗失败时,可改用此方案。最近有临床随机实验将 MTX 周疗和每 2 周 1 次 Act－D 化疗比较,结果提示后者缓解率更高,且不良反应小。⑤Act－D 12$\mu$g/kg 静滴,每日 1 次连用 5 天,疗程间隔为 2 周。当 MTX 5 天化疗方案失败后可改用此方案,且可在肝功能不全患者中使用,首次失败率为 8%。⑥MTX 250mg 在 12 小时内输注完毕,此同 EMA－CO 方案中 MTX 的使用方法,首次失败率为 30%(表 42-4)。

**表 42-4　推荐常用单药化疗药物及其用法**

| 药物 | 剂量、给药途径、疗程日数 | 疗程间隔 |
| --- | --- | --- |
| MTX | 0.4mg/(kg·d)肌肉注射,连续 5 日 | 2 周 |
| Weekly MTX | 50mg/m$^2$ 肌肉注射 | 1 周 |
| MTX＋ | 1mg/(kg·d)肌肉注射,第 1,3,5,7 日 | 2 周 |
| 四氢叶酸(CF) | 0.1mg/(kg·d)肌肉注射,第 2,4,6,8 日 | |
| MTX | 250mg 静脉滴注,维持 12 小时 | |
| Act－D | 10~12$\mu$g/(kg·d)(或 0.5mg 固定剂量)静脉滴注,连续 5 日 | 2 周 |
| 5-FU | 28~30mg/(kg·d)静脉滴注,连续 8~10 日 | 2 周 |

注意事项:①Act－D 渗漏可造成局部皮肤坏死,务必单独使用一条静脉通路。一旦发生外渗,应以 100mg 氢化可的松和 2mL 的 1% 利多卡因局部皮肤注射。由于作用于细胞 S 期的药物剂量不足,"脉冲"方案的首次治疗失败率显著高于单药连用方案。如 Act－D 连用 5 天方案的首次失败率为 8%,而 1.25mg/m$^2$ 脉冲方案为 20%。②每个疗程的第 1 天均复查血细胞计数、血小板、肌酐、尿素氮和血清谷丙转氨酶。③HCG 首次转阴后应至少再化疗 1 个疗程,通常为 2~3 个疗程,HCG 下降缓慢或病灶较大的 GTN 患者尤其需要。

＊一疗程间隔一般指上一疗程的化疗的第一日至下一疗程化疗的第一日之间的间隔时间。这里特指上一疗程化疗结束至下一疗程化疗开始的间隔时间。

2)转移性绒毛膜癌(任何转移)的治疗

(1)低危(预后良好)患者的化疗。低危患者是指病程(小于 4 个月)、β-HCG 水平低(血清 β-HCG 小于 40 000 IU/L)、无脑或肝转移、前次妊娠非足月产、既往无化疗史。WHO 评分≤6 分的 FIGO Ⅰ、Ⅱ、Ⅲ期者治疗方案选择基本静脉注射,与非转移性病变相同,此外还可以选用 MTX 100~200mg/m$^2$,静脉注射 2 小时;CF 15mg 用于 MTX 后 12 小时肌注,共 4 次。

(2)高危(预后不良)患者的化疗。高危患者是指具有一个高危因素,包括病程长(距上次妊娠超过 4 个月),治疗前 β-HCG 水平高(血清 β-HCG 超过 40 000 IU/L)、脑或肝转移、足月产后、既往曾行化疗。WHO 评分≥7 分的 FIGO Ⅰ、Ⅱ、Ⅲ期患者及Ⅳ期患者可选择以下方案:

(a)MTX＋KSM＋CLB:MTX 15mg 肌注,连用 5 天;KSM 10$\mu$g/kg＋5% 葡萄糖注射液 200mL 静滴,连用 5 天;CLB 10mg 口服,连用 5 天。间隔 2 周。

(b)5-FU＋KSM＋VP16:5-FU 800~900 mg/(m$^2$·d)＋5% 葡萄糖注射液 500mL,8 小时匀速静滴;KSM 200$\mu$g/(m$^2$·d)＋5% 葡萄糖注射液 200mL 静滴 1 小时;VP16 100mg/(m$^2$·d)＋生理盐水 300mL 静滴 1 小时。

该方案一般于第 1 天化疗时,提前 3 小时加用 VCR 2mg＋生理盐水 30mL 静脉推注

（需床旁化疗），以起同步化作用。5 天为 1 个疗程，间隔 17~21 天。

（c）OMP 方案：第 1 天 VCR 1mg/m²，静脉推注；MTX 300mg＋生理盐水 500mL，静脉滴注 12 小时；第 2 天 CF 15mg 肌注，用 MTX 后 24 小时用药，12 小时 1 次，共 4 次；

第 3 天生理盐水 1000mL，静滴 24 小时；第 2 天 DDP 120mg/m²，静滴，同时给 20％甘露醇 40mL 静注，每小时 1 次，共 6 次。间隔 10~14 天。

（d）CHAMOCA 方案：也称为 MBP 方案或改良的 Bagshawe 方案（表 42-5）

表 42-5　CHAMOCA 化疗方案

| 时间 | 药物 | 剂量和用法 |
| --- | --- | --- |
| 第 1 天 | Hu | 0.5g，口服，12 小时 1 次，共 2 次 |
| 第 2 天 | VCR | 上午 10 点 1mg/m²，静注 |
| | MTX | 下午 3 点 100mg/m²，静注；200mg/m² 静滴，12 小时 |
| 第 3 天 | CF | 下午 3 点 15mg，肌注或口服 |
| 第 4 天 | CF | 上午 8 点 15mg，肌注或口服 |
| | CTX | 上午 8 点 600mg/m²，静注 |
| | Act-D | 上午 8 点 0.5mg，静滴 |
| 第 5 天 | CF | 上午 8 点 15mg，肌注或口服 |
| | Act-D | 上午 10 点 0.5mg，静滴 |
| 第 6 天 | Act-D | 上午 10 点 0.5mg，静滴 |
| 第 9 天 | ADM | 30mg/m²，静滴 |
| | CTX | 400mg/m²，静注 |

注：间隔 10~15 天或视副反应而定。

CHAMOCA 化疗方案是 20 世纪七八十年代广泛应用于高危患者化疗的方案。Bagshawe 报道其缓解率为 75％。但由于所用药物较多，副作用较大，已逐渐为 MAC 方案替代。

（e）PEBA 方案：DDP 20mg 静滴；VP16 100mg 静滴；BLM 10mg 静滴。以上三药均连用 4 天；第 1 天加 ADM 40mg，静注。

（f）EMA/CO 方案：FIGO 指南提出对于高危 GTN 应首选 EMA－CO 联合化疗方案。EMA－CO 是指依托泊苷（足叶乙苷）、氨甲蝶呤（MTX）及其解毒药甲酰四氢叶酸、放线菌素 D（EMA）于第 1~2 天给药，环磷酰胺（CTX）和长春新碱（VCR）于第 8 天给药。国外已许多机构肯定了 EMA－CO 方案的有效性，并将其作为治疗高危 GTN 的主要方案，据报道完全缓解率可达 85％。此方案较 MAC 方案（MTX、放线菌素 D、环磷酰胺）毒性小、更具可接受性。EMA－CO 连续使用超过 4 个疗程后可引起白血病，需在严密的检测下有序地重复使用至病情缓解，升白药常用于增加白细胞数。见表 42-6。

表 42-6　EMA/CO 化疗方案及用法

| 方案 | 剂量、给药途径、疗程日数 | 疗程间隔 |
|---|---|---|
| EMA/CO | | 2 周 |
| 第一部分 EMA | | |
| 第 1 日　VP-16 100mg/m² | 静脉滴注 | |
| 　　　　Act-D 0.5mg | 静脉注射 | |
| 　　　　MTX 100mg/m² | 静脉注射 | |
| 　　　　MTX 200mg/m² | 静脉滴注 12 小时 | |
| 第 2 日　VP-16 100mg/m² | 静脉滴注 | |
| 　　　　Act-D 0.5mg | 静脉注射 | |
| 　　　　四氢叶酸(CF)15mg | 肌肉注射 | |
| 　　　　(从静脉注射 MTX 开始算起 24 小时给药,每 12 小时 1 次,共 2 次) | | |
| 第 3 日　四氢叶酸(CF)15mg | 肌内注射,每 12 小时 1 次,共 2 次 | |
| 第 4～7 日　休息(无化疗) | | |
| 第二部分 CO | | |
| 第 8 日　VCR 1.0mg/m² | 静脉注射 | |
| 　　　　CTX 600mg/m² | 静脉注射 | |

(g)5-FU＋KSM 方案:我国国内仍有较多医疗机构使用以氟尿嘧啶为主的联合化疗方案,如氟尿嘧啶＋放线菌素 D,其疗效也得到广泛认可,至今仍有其实用价值(表 42-7)。

表 42-7　5-FU＋KSM 化疗方案及用法

| 方案 | 剂量、给药途径、疗程日数 | 疗程间隔 |
|---|---|---|
| 5-FU＋KSM | | 3 周 |
| 5-FU 26～28mg/(kg · d) | 静脉滴注 8 日 | |
| KSM 6μg/(kg · d) | 静脉滴注 8 日 | |

(h)国外也有学者提出使用 EMA－EP 方案作为高危 GTN 患者(Ⅱ－Ⅳ期)的一线联合化疗方案。2019NCCN 指南建议如高危 GTN 患者治疗期间 HCG 呈低水平平台化、消退后复发、治疗后未完全缓解的患者,可选用 EMA－EP 或 EP－EMA 方案。如果有广泛转移性疾病且预后评分＞12 分的超高危患者,可考虑小剂量 EP 方案诱导化疗,持续1～3个疗程后开始 EMA－CO 方案。

EMA/EP 方案:由 EMA 和 EP 两部分组成,EMA 部分同上,EP 部分见表 42-8。

表 42-8　EP 方案

| 药物 | 剂量和用法 |
|---|---|
| VP16 | 100mg/m² 静滴,连续 5 天 |
| DDP | 20mg/m² 静滴,连续 5 天 |

该方案可作为 EMA/CO 方案耐药的化疗方案。

对于存在明显的肺、腹腔,或颅内大出血风险,疾病广泛转移(预后评分＞12 分)的患者,在开始 EMA－CO 方案前,可考虑低剂量诱导化疗(依托泊苷 100mg/m²,静脉输注＋顺铂 20 mg/m²,第 1、2 天,每 7 天重复,并持续1~3个疗程）。

某些特定部位转移灶需特殊治疗，如伴有脑转移患者 EMA－CO 方案中的 MTX 用量需增至 1mg/m²，并给予甲酰四氢叶酸（30mg，每12小时一次，共3天，首剂在氨甲蝶呤输注开始后32小时开始）。大剂量 MTX 治疗同时应碱化尿液。

（3）其他用药途径

（a）局部注射：主要用于外阴阴道、宫旁转移瘤的治疗。常与全身化疗同时进行，5-FU 每次剂量 250~500mg，间隔1~2天。

（b）膀胱灌注：膀胱转移时，也常与全身化疗同时进行，间隔1~2天向膀胱内注入 5-FU 500mg，并嘱患者采取相应的体位使病变部位尽可能多的浸于药液中。

（c）胸腔灌注：多用于肺叶切除术后拔管前或血胸穿刺时，5-FU 每次 1 000mg。

（d）鞘内注射：用于脑转移患者，主要药物为 MTX，每隔1~3天用1次，3~4次为1个疗程，第1、2次为 MTX 15mg＋6mL 注射用水，第3、4次为 MTX 10mg＋4mL 注射用水，疗程间隔为3~4周。

### 42.7.2　疗效判断及结束治疗时间

每一疗程结束后，应每周测定一次血清 HCG 值，同时结合妇检、B 超结果等，在每一疗程结束至18日内，血清 HCG 值下降至少一个对数称为有效。

HCG 降至正常后，据估计体内仍有 $10^5$ 有活性的肿瘤细胞残存，此时若终止治疗复发率较高。一般体内肺转移阴影消失是体内无肿瘤细胞存活的依据，因此疾病恢复标准为：无临床症状；肺转移完全消失；HCG 测定持续正常水平。此后还应巩固治疗1~2个疗程。国外有学者认为 HCG 恢复正常后应继续治疗6周，即低危或不复杂的高危病例分别行3个疗程 MTX/FA 或 EMA/CO；复杂的高危病例如伴明显的中枢神经系统或肝转移或评分在12分以上等，HCG 恢复正常后通常要继续治疗8周。根据这一原则，复发率约为 3%[36,37]。

FIGO 指南第1~4版中对 CTN 均未提及治愈标准。只提到停止治疗问题，且仅以 HCG 为准。第2~4版中均提到首次 HCG 转阴后应巩固化疗，低危者至少第1个疗程为联合化疗，HCG 下降缓慢者通常2~3个疗程；高危者首次 HIG 转阴后应另加3个疗程化疗，且第1个疗程需联合化疗。第1~3版均提出 HCG 阴性体内 GTD 肿瘤细胞<$10^7$（2012年第4版为 $10^5$）而不是滋养细胞完全清除，均仅提及 HCG 而未提及病灶有无消失，即使仍继续随访，也会因治愈标准与停药标准不一，对临床医生会造成困惑或误解。临床常有 HCG 转阴，但病灶仍存在的情况，即使按 FIGO 所说首次 HCG 转阴后予以所谓"巩固化疗"也仍有病灶不消失者，所以 HCG 转阴但病灶仍明显存在者是否属治愈？（极个别残留肺部小片状阴影者又作别论）。HCG 首次转阴后的化疗是否属巩固化疗？国内尚有许多医院及临床医生继续采用传统的停药指征，即化疗持续至 HCG 转阴，症状、体征消失，原发和转移灶消失，再巩固2~3个疗程方可停药，此与 FIGO 各版所提出的不一致，国内医生对此应思考和重视。关于转移性滋养细胞疾病后的妊娠问题，FIGO 指南指出，化疗停止大于等于12个月，才可以妊娠。

（钟亚娟　余雪琛　张　蔚）

## 42.8　手术治疗

由于化疗药物的开发应用，化疗已成为主要的治疗手段，手术治疗已退居其次，但在某些情况下仍然有重要的应用价值，严重病例可采用化疗与手术联合治疗。临床实践表明手术在控制出血、感染等并发症和切除耐药病灶或残存病灶，解除胃肠道、气道梗阻等方面有优势，而且可以明显缩短化疗疗程。但是该病易于血行转移的特点，易形成宫旁动静脉瘤栓及转移等，因此要对手术进行充分评估。

1）子宫切除术

（1）适应证：目前该手术已不作为常规治

疗方式,其主要的适应证有:①子宫原发病灶或转移灶破裂大出血,如子宫穿孔、阴道等处结节破溃、肝脾破裂等,需立即手术切除病灶或出血脏器,以挽救患者生命;②年龄大无生育要求患者,或转移病例为减少化疗疗程及减少化疗副反应,缩短治疗时间,可行子宫切除;③耐药患者子宫及肺内残余病灶局限,久治不消,切除子宫或其他部位病灶以提高疗效;④为明确诊断和临床分期,必要时可行手术探查;⑤无条件随访的高危病例;⑥PSTT和ETT通常对化疗有抵抗,并易发生子宫穿孔,很少有远处转移,若患者无生育要求,则首选子宫切除术。

(2)手术时间:一般择期手术,为防止手术操作导致肿瘤细胞扩散,可在术前2~3天进行化疗,术后继续化疗至1疗程结束,对于急诊病理来不及术前化疗,可在术中开始,术后继续。另外该类肿瘤手术出血较其他手术多,一定要做好输血准备。

(3)手术范围及方法:恶性滋养细胞肿瘤患者的子宫切除范围应在开腹探查盆腔情况后决定。特别注意盆腔静脉充盈情况,临床与病理结合证实,凡手术中肉眼见到异常充盈的静脉中,常可找到瘤细胞存在,尤以卵巢静脉多见。宋鸿钊等研究发现在卵巢静脉中瘤细胞主要在靠近卵巢比较曲折的部分,而髂总水平以上卵巢静脉比较平直的部分很少见瘤细胞。因此对于卵巢及子宫旁血管无明显血管充盈者,术前化疗已达完全恢复阶段,仅行筋膜外全子宫切除或保守性全子宫切除术,而周围有明显静脉充盈曲张或宫旁、子宫骶骨韧带处有病灶者则做子宫次广泛切除术。子宫次广泛切除术方法已在前面章节中介绍,但注意恶性滋养细胞肿瘤手术与其他手术的不同点:①高位结扎并切除卵巢动静脉,一般到髂总水平,以清除存在于卵巢静脉中的瘤细胞;②游离输尿管至膀胱水平,在主韧带中间夹切,尽量切净宫旁静脉丛;③若无阴道穹窿部转移,阴道切除水平同全子宫切除,有转移时一定要全部切除;④淋巴结转移很少,一般不需做淋

巴结清扫。

是否保留卵巢要根据患者年龄、病变部位及范围而定,对于年轻患者应尽量保留一侧卵巢以维持基本内分泌功能,一般将病变所在侧或卵巢静脉充盈的一侧卵巢切除,而保留对侧卵巢。但保留的一侧卵巢静脉仍可能有瘤细胞存在,可给予5-FU250mg(注入静脉中)。

(4)术后注意:①由于术中出血较多,术后要密切观察生命体征,多测血压及脉搏;②术前2~3天已开始化疗,术后第2天继续用药,完成疗程,并及时防止和处理化疗副作用,减轻患者不适;③要注意的是化疗药物可致伤口愈合延迟,因此拆线时间不宜过早,由7天延至11天;④及时抽血查HCG水平,必要时拍胸片,以尽早发现有无转移扩散情况;⑤术后随访2年,定期做好相关检查。

2)子宫病灶剜除术

恶性滋养细胞肿瘤患者中有相当一部分为未产妇,迫切需要保留其生育功能,在不得不手术治疗时该手术为最佳术式。一方面可缩短HCG转阴所需化疗时间,减少化疗中可能的毒性反应,另一方面还能够达到保留子宫的最大目的。主要适应证有:年轻未育;子宫内单个耐药病灶;HCG水平不高;子宫外转移灶轻。

(1)术前病灶定位:术前要正确估计子宫内病灶的大小、数量及部位。超声可观察子宫外形,子宫内是否有蜂窝状或不均匀密集光点;盆腔动脉造影能准确定位病灶,但本身能引起出血及感染等并发症;腹腔镜可发现从浆膜面突起的病灶;子宫输卵管碘油造影可根据充盈缺损、龛影等异常表现确定有无病灶并可对比观察病灶,对决定是否保留子宫及并在定位有较大价值。以上方法各有优缺点,要根据患者、医院条件和检查者掌握技术的熟练程度而定。

(2)手术方法:手术方式同子宫肌瘤剜出术,经腹正中切口进入腹腔后,探查腹、盆腔各器官,特别是内生殖器官及其邻近组织,结合术前检查及探查所见进一步确定病灶部位、范

围。先用无齿卵圆钳钳夹两侧宫旁组织并提起子宫，暂时阻断子宫血管，以防止肿瘤细胞扩散和术中出血，沿宫内肿瘤边缘，包括0.5～1cm的正常组织切开浆肌层，用组织钳夹住切缘，加深切开，剜除病灶，再用1号肠线分别间断缝合肌层和浆肌层，缝合时切勿将子宫内膜埋进肌层而致日后发生子宫内膜异位症，最后冲洗后依次缝合各层关腹。

（3）术后注意：术后继续用药全身化疗，疗程依病情而定，一般在HCG转阴、其他病灶消退后仍需用1～2疗程。要严格掌握手术指征，以免子宫病灶剜除范围大，遗留子宫疤痕过多过大使以后妊娠、分娩时发生子宫破裂。术后强调避孕2年并定期随访。

3)转移病灶切除术

阴道、肺、脑及肝等转移灶绝大多数经化疗能够消退，其疗效主要取决于肿瘤细胞对药物的敏感性，与肿瘤大小、数目并没有多大关系。

（1）阴道、外阴转移瘤的手术治疗：恶性滋养细胞肿瘤阴道转移常见，外阴转移较少见，常和阴道转移合并存在。对于未溃破的结节化疗效果不理想时可手术切除，既可促进HCG尽早转阴，又可防止结节溃破引起大出血或继发感染。对于已溃破的转移瘤先用纱布压迫止血，同时5-FU静滴，如仍不能止血，对转移灶位于阴道下端或外阴，可行手术切除或缝合，转移瘤位于阴道穹窿而不易暴露，其上端常与子宫转移瘤相连，难以切除，尽量化疗，仍要手术者则经腹同时切除子宫及阴道病灶。

先在转移瘤前面的阴道黏膜上做一与阴道轴平行的纺锤形切开，已破溃则在破溃两侧作切口，再用血管钳沿两侧做钝性分离，常可发现瘤体外有一层包膜，即扩张的静脉壁，避免将其弄破而出血过多。继续分离至瘤体上下端与静脉相连处，此时要先钳夹再切除瘤体，否则会有大出血。已破溃出血的结节，无明显包膜而不易切净者尽量剜除血块及组织，用羊肠线缝合，然后予以压迫，再配合全身化疗或局部注射5-FU。

（2）肺叶切除术：滋养细胞肺转移最常见，大约90％的肺转移灶可经化疗而自然吸收消失，但也有部分患者经治疗后转移瘤消退到一定程度即不再消退或消退很慢，甚至增大，此时估计单纯化疗效果不理想可考虑手术治疗，防止进一步发展。主要适用于：①原发病灶已控制，肺转移灶局限于一叶者，最好经X光胸片转移阴影有局限趋势；②经化疗后HCG水平下降至正常或接近正常；③无其他部位的转移病变或其他器官转移灶化疗后控制；④全身情况良好无手术禁忌证。由于肺转移灶吸收后形成的肺纤维化结节可在HCG转阴后，在胸片上长时间存在，所以决定手术前应注意鉴别。

一般采取肺叶切除术。有报道采用冷冻肺叶或肺段切除术可减轻肺功能损伤。恶性滋养细胞肿瘤为血行播散性肿瘤，手术中操作挤压会造成瘤细胞扩散，因此要先结扎肺静脉，再为肺动脉，最后处理支气管，即逆行性肺叶切除术。术中游离切除的肺叶时，切勿损伤其他肺叶的肺胸膜，否则会导致术后气胸的发生。切除肺叶的血管处理不要遗漏或强行切除，以防出血，另外处理下肺静脉要仔细，一旦出现结扎线脱落或血管撕裂，会造成难以控制的左心房出血，后果严重。术前化疗2～3天，术后继续用药至1个疗程结束。标本送病检，了解病变情况，判断预后。

（3）脑转移病灶切除术：绒癌晚期患者常见，其发生率可达20％，侵蚀性葡萄胎也有约2％发生脑转移。它常因引起脑出血与水肿而致颅内压急剧升高，不及时处理会导致严重后果发生。目前治疗上主要是要重视早期预防和及时有效的化疗，采用"全身－局部－应急"的三联疗法，通过多药联合化疗与鞘内化疗方式给药，对于颅内压过高者，特别是脑疝形成者采取手术治疗。手术方式有直接切除肿瘤和姑息性手术。后者即采用不同的方法暂时缓解颅内压增高症状，以争取时间化疗或放疗。

脑室引流术：颅高压后有形成脑疝的危

险,此时先保持呼吸道通畅,快速滴注脱水剂甘露醇以及地塞米松,呼吸管理倾向于过度通气,维持二氧化碳分压($PaCO_2$)$3.33\sim4kPa$,此时仍有急性脑水肿可行脑室引流术。

开颅去骨瓣减压术:对于无法切除的肿瘤或患者全身情况差不能耐受手术,可开颅去骨瓣减压,暂时缓解颅高压。

肿瘤摘除术:紧急降压后,对于可摘除的颅内血肿、转移瘤可行摘除术,术后辅以化疗或放疗。

绒癌转移后肿瘤细胞浸润血管壁,可形成脑动脉瘤要行化疗或放疗,一旦出血则可手术,术中要彻底切除,不能仅结扎处理。

(4)其他转移灶的手术治疗:肝转移常合并其他部位转移,在发生肝破裂危及患者生命时需要急诊手术切除出血病灶或进行缝合止血,争取时间化疗,如病情允许还可采用肝动脉插管。

脾脏、肾脏转移的处理原则大致相同除非破裂出血采取手术切除,一般行化疗即可。

胃肠道转移先口服化疗药如 5-FU 合并静脉用药,有明显出血、危及患者生命时行手术切除效果也较好,但术中要注意肿瘤细胞可经门静脉进入肝脏而发生肝转移的可能,术后要继续化疗。

(余雪琛 张文婷 张 蔚)

## 42.9 放射治疗[38]

自化疗应用以来,多数转移病灶已能被药物控制,加之绒癌病变转移范围广泛,使得放疗的应用受限,因此除肝、脑转移外很少有人主张采用放射治疗。但是绒癌和侵蚀性葡萄胎对放疗敏感,用于局部病灶的治疗是有价值的。对有些患者手术配合放疗,可进一步提高治愈率。特别是对晚期绒癌直径在 5cm 以上的巨大转移灶,在化疗后往往出现耐药或因为机体情况差而无法继续化疗。此时若加用局部放疗,常可以收到满意的效果。对肝、脑等重要脏器的转移,放疗收效迅速。

### 42.9.1 放疗指征

(1)外阴、阴道、宫颈等广泛转移灶的急性出血,可能立即危及生命者。

(2)脑、肝等重要脏器转移,而继续解除症状,或盆腔病灶不能切除者。

(3)化疗后的残余病灶或因手术不彻底有盆腔残留病灶者。

(4)耐药绒癌。

(5)盆腔肿瘤广泛浸润,估计手术有困难者,可行术前照射以缩小病灶。

### 42.9.2 方法与计量

(1)阴道、尿道口、宫颈及外阴转移病灶。

1)镭模:适于阴道转移灶,每周 1 次,分 2~3 次完成,肿瘤基底部组织量达 3 000~4 000cGy。

2)X 线阴道筒照射:每日 200cGy,根治量 3 000~5 000cGy。

3)$^{60}$Co 或深部 X 线外照射:每日 200cGy,肿瘤组织量 3 000~4 000cGy。

(2)盆腔病灶(包括手术后残存肿瘤):根据病灶范围设野,每日 1~2 野,每次 200cGy。术前照射在 2 周内给肿瘤组织量 2 000~2 500cGy,2 周后手术。根治量 3 000~4 000cGy,4~6 周。

(3)肺转移灶:在病灶局部设野,肿瘤组织量 2 000~3 000cGy,2~4 周完成。

(4)脑转移灶:根据脑血管造影或 CT 定位方法设野。若病灶广泛,可采用全脑照射。设两颞侧野相对照射。给脑中线平面剂量 3 000cGy,3 周内完成。在脑部放疗中,要用铅块保护两眼,同时采用脱水剂、止血剂及支持治疗,以利于放疗顺利进行。

(陈 敏 张文婷 张 蔚)

## 42.10 预后及预后因素

自从 1956 年首次报道应用氨甲蝶呤治疗绒癌获得成功以来,各种化疗药物相继应用于临床,使滋养细胞肿瘤的预后有了明显的改善,特别是治愈患者的生活质量也得到显著提高。葡萄胎和侵蚀性葡萄胎患者已基本上无死亡,治愈率可达 100%;绒癌的死亡率也显著下降,80%~90%的患者能达到根治。此外许多患者单纯化疗即可治愈,从而保留生育功能,显著改善了生活质量。化疗与手术、放疗结合以及血管介入技术的应用,使许多过去认为无希望治愈的伴全身转移的晚期病例也获得临床痊愈。但近年发现联合化疗能增加化疗诱发继发性肿瘤如髓细胞样白血病、黑色素瘤、结肠癌以及乳腺癌的危险,其相对危险度分别为 16.6、3.4、4.6 和 5.8[39-43](很可能与 VP16 有关),这一点必须告知患者。WHO 及 FIGO 关于影响预后的因素见表 42-9、表 42-10 所示。

表 42-9　WHO 滋养细胞肿瘤预后评分标准

| 预后因素 | 评分 | | | |
| --- | --- | --- | --- | --- |
| | 0 | 1 | 2 | 3 |
| 年龄/岁 ≤39 | >39 | — | — | |
| 先前妊娠 | 葡萄胎 | 流产 | 足月产 | — |
| 病程/月 | <4 | 4~6 | 7~12 | >12 |
| HCG/(IU/L) | <$10^3$ | $10^3$~$10^4$ | $10^4$~$10^5$ | >$10^5$ |
| 血型 | — | O*A 或 A*O | B 或 AB | — |
| 肿瘤最大直径/cm | — | 3~5 | >5 | — |
| 转移部位 | — | 脾、肾 | 胃肠道 | 脑 |
| 转移瘤数目 | 0 | 1~4 | 5~8 | >8 |
| 曾否化疗 | — | — | 单药化疗 | 多药化疗 |
| 分组 | ≤4 分为低危;5~7 分为中危;>8 分为高危 | | | |

表 42-10　FIGO 滋养细胞肿瘤预后评分标准(2000 年)

| 预后因素 | 评分/分 | | | |
| --- | --- | --- | --- | --- |
| | 0 | 1 | 2 | 3 |
| 年龄/岁 | ≤39 | >39 | — | — |
| 末次妊娠 | 葡萄胎 | 流产 | 足月产 | — |
| 妊娠终止至化疗开始的时间/月 | <4 | 4~6 | 7~12 | >12 |
| HCG/(IU/L) | <$10^3$ | $10^3$~$10^4$ | $10^4$~$10^5$ | >$10^5$ |
| 肿瘤最大直径/cm | 3~4 | 5 | — | — |
| 转移部位 | 肺、阴道 | 脾、肾 | 胃肠道 | 脑、肝 |
| 转移瘤数目* | 0 | 1~4 | 4~8 | >8 |
| 曾否化疗 | — | — | 单药化疗 | 多药化疗 |
| 分组 | 0~6 低危;≥7 高危 | | | |

* 一肺内转移灶超过 3cm 者予以计数。

FIGO 分期为 Ⅰ、Ⅱ 期患者的生存率要明显高于 Ⅲ、Ⅳ 期患者[44]。多因素分析认为前次妊娠至发病时间（即潜伏期）也为重要的预后因素，超过2年为预后不良[45]。患者年龄、前次妊娠性质、血HCG水平、核分裂象、肿瘤大小和浸润程度与预后关系还存在一定争议。对于血型，大多数研究均认为其与预后关系不大，因此已从当前的预后评分系统中删除。此外，该评分系统也去掉了中危病例。一方面以往的中危治疗方案的短期及长期毒性与高危治疗方案无明显差别；另一方面，许多患者仍可采用单药化疗治愈，从而减轻化疗毒性，而采用中危疗法还有近30%的患者发生耐药，仍需采用高危疗法[39]。此外，研究也表明，先前用MTX治疗失败并非为一个不利的预后因素[36,37]。

## 42.11　GTT后妊娠

由于GTT患者多为生育年龄妇女，生育问题显得尤为重要。研究证实对于GTT化疗治愈的患者，仍有获得正常分娩的机会[46]。Ayhan等报道的49例化疗患者，治疗共65次妊娠中，并没有先天畸形以及产科并发症的发生，其中42例（64.7%）为足月产，3例（4.6%）为葡萄胎[47]。Woolas等报道121例患者治愈后的生育意向及结局表明，接受单药化疗（MTX）以及联合化疗的妇女受孕率和妊娠结局无差别。但有活产登记的妇女年龄明显偏小，7%妇女化疗后受孕失败[48]。总结各个文献报道的2385次妊娠中，1835（76.9%）为活产，131（5.5%）为早产，33（1.4%）为死产，另322（13.5%）为自然流产，尽管死产发生率偏高，但先天畸形为35例（1.9%），与普通人群并无差别[46-50]。根据宋鸿钊[51]的报道，在北京协和医院收治的所有GTT治愈后妊娠妇女中，与同期303万育龄妇女妊娠结局相比，废胎率、新生儿死亡率和婴儿死亡率也无差别，且第二代和第三代也未见异常。因此，认为GTT化疗对生育能力的影响是极为轻微的，恶性GTT患者保留生育功能完全可行。

恶性滋养细胞肿瘤的化疗及保留生育的各种治疗并不增加生育先天畸形患儿的发生率，有可能的损害发生于放疗过程中射线及药物对卵巢生殖细胞的杀伤作用，有报道使用卵巢移位术、卵巢移植术等可减轻损伤，对某些患者可采用辅助生殖技术。

## 42.12　治疗后随访及复发癌的处理

所有的Ⅰ期、Ⅱ期、Ⅲ期必须HCG的随访，每周1次直至HCG正常后3周，以后每月1次直至HCG正常后12个月。Ⅳ期患者需随访HCG每周1次，直至正常后3周，以后每月1次直至正常后24个月。这类患者要求长期随访，因为其复发的可能性较大。随访内容与良性滋养细胞肿瘤相同，随访期间应严格避孕。对于妊娠者应按高危妊娠处理，分娩后的胎盘要送病理检查，HCG至少应监测至产后6个月[52]。

HCG测定的数值和促黄体生成素（LH）有交叉反应性。几个疗程的联合化疗后，患者卵巢分泌甾体激素的功能可能受到影响，尤其是之后的30～40年。但卵巢的功能遭到破坏，LH的水平将会升高，由于交叉反应性，患者可能错误地认为其持续低水平的HCG为症状缓解所致。因此使用联合化疗的患者需要口服避孕药以控制LH的水平，并阻止交叉反应。需要强调的是有些患者由于循环嗜异性抗体的存在可能出现血清HCG升高的假阳性[53]。而有些绒癌的患者没有明确的先前妊娠和HCG水平的逐渐升高。HCG假阳性的患者可以通过测定尿和血HCG来评估。

目前低危病例已能达到100%缓解，但高危患者复发率仍较高，不同类别患者复发情况见表42-11。复发性滋养细胞肿瘤主要指经治疗达到临床治愈标准后3个月出现HCG升高或影像学检查发现新的病灶。

表 42-11　EP 方案

| 滋养细胞疾病类别 | 复发率 |
|---|---|
| 非转移性滋养细胞肿瘤 | 3/139(2.1%) |
| 预后良好的转移性滋养细胞肿瘤 | 3/55(5.4%) |
| 预后不良的转移性滋养细胞肿瘤 | 13/63(21%) |

目前国内外尚缺乏耐药性 GTN 的统一诊断标准。通常情况下，耐药性 GTN 是指化疗过程中血清 β-HCG 下降不满意或下降呈平台或甚至上升，影像学检查提示病灶不缩小或增大，甚至出现新病灶者。化疗过程中，每周检测血清 β-HCG 水平，有关血清 β-HCG 下降不满意的定义及观察疗程数无一致看法。多数学者认为，经过 1 个疗程化疗后，血清 β-HCG 未呈对数下降，提示有耐药可能；若经过 2 个疗程化疗后，血清 β-HCG 的下降仍未达到一个对数，则为耐药。对于治疗后血清 β-HCG 连续 3 周正常，又经适当疗程的巩固治疗后而停止治疗的患者，在停止治疗后，再次发生血清 β-HCG 水平的升高，且排除了再次妊娠的患者，目前常常根据血清 β-HCG 水平再次升高距停止治疗的时间间隔来定义是耐药或是复发。多数文献把停止治疗后 3 个月内发生血清 β-HCG 水平再次升高的患者诊断为耐药，停止治疗后 3 个月以上的诊断为复发。但也有学者提出，把因血清 β-HCG 水平正常而停止治疗，随后又发生血清 β-HCG 水平再次升高、且排除再次妊娠的患者都诊断为复发，似乎更为合适。

造成 GTN 复发和耐药的因素诸多，与临床处理密切相关，其可能因素如下：①疗程不足；②剂量不足；③化疗方案不合理；④未选用敏感药物；⑤未巩固化疗，HCG 一经降至正常即停药，但实际上当测定外周血 β-HCG 为 1 IU/L 时，体内还有 $10^5$ 个滋养细胞，所以 HCG 阴性后仍应巩固化疗，根据病情或高危因素不同分别采用不同疗程的巩固化疗，否则易复发，也易产生耐药；⑥HCG 下降缓慢，又

未及时更改化疗方案；⑦广泛转移，尤以肝、脑转移者为甚；⑧顽固性巨大病灶；⑨化疗副作用剧烈，未积极采用对症措施，延误和拖长化疗间隙期或未能按计划坚持化疗；⑩免疫功能低下；⑪检测方法不敏感，未采用灵敏的 HCG 测定，或未采用 CT 检查肺部病灶，被"阴性"假象所掩盖；⑫临床医生对抗癌药的药物浓度和药代动力学等基本知识未掌握；⑬患者的经济承受能力差，随访条件差。

对于这类患者的治疗是目前滋养细胞肿瘤处理中的难题。对于经过 2 个疗程的初始化疗后，血清 β-HCG 水平仍未能下降一个对数的患者，应该诊断为对初始化疗方案耐药，需要及时更改化疗方案，以免延误治疗。但在更改化疗方案时，应该掌握药物非交叉耐药的含意，即对某药物耐药而不导致对第 2 种药物耐药，GTN 耐药基本上属于非交叉耐药，如对氨甲蝶呤（MTX）耐药的患者，可用放线菌素 D（Act－D）治愈；对氟尿嘧啶（5-FU）为主联合化疗耐药的患者，可用 MTX 为主联合化疗方案治愈。5-FU、FUDR、依托泊苷（VP－16）、Act－D、MTX 一般不发生交叉耐药。单药耐药后，多应用多药联合化疗作为二线化疗；多药耐药后，多改用其他的多药联合化疗方案。尽管有多种多药联合化疗方案可供使用，但最常使用的方案为 EMA－CO，如对该方案再发生耐药，则所用的三线化疗方案基本上都是以铂类为主的联合化疗方案。文献报道，在应用 EMA－CO 治疗的高危 GTN 患者以及应用 MTX 治疗的低危患者后因单药耐药而接受 EMA－CO 治疗的患者中，分别有 14% 和 1% 的患者会发生耐药，需要进一步的治疗。进一步的化疗方案有多种，包括 EMA－EP［VP－16＋顺铂（DDP）］、FAEV、ICE［异环磷酰胺（IFO）＋卡铂＋VP－16］等，其中以 EMA－EP 使用的最多，有效率约为 75%。但在应用 EMA－EP 治疗的患者中，由于 40% 的患者会经受 3 级或 4 级的毒副反应，因此限制了它的应用，需要进一步发掘毒副反应轻又有效的补救化疗方案。近期，英国

学者报道了高危或耐药性 GTN 的另一个新的化疗方案 TP/TE(紫杉醇＋顺铂/紫杉醇＋VP—16)，总计有 24 例患者接受治疗，其中耐药患者 16 例，有效率 44%，如果排除以前用过铂类化疗的患者，则有效率约为 70%[10,16]。北京协和医院对 EMA—CO 或 FAV 耐药的 GTN 患者应用 FAEV 治疗，有效率为 65%。另外，也有采用超大剂量化疗伴自体骨髓移植治疗耐药性 GTN 获得成功的个案报道，但其可能的作用价值尚需进一步研究。分析目前的资料，治疗耐药性 GTN 的有效率徘徊在 50%～75%，为提高患者的治愈率，尚需要发掘并评价新的有效的化疗药物，包括托泊替康、新的抗代谢药吉西他滨、铂类衍生物如奥沙利铂、以及生长因子拮抗剂等。国外复发性滋养细胞肿瘤的化疗多采用 EMA/CO 方案，Newlands 等[54]报道其完全缓解率为 80%，再次复发率为 5.4%。对 EMA/CO 耐药或治疗后复发者再改用 EMA/EP 方案仍有 70% 的完全缓解率。但如对该方案仍耐药或复发者，再采用其他方案化疗获得缓解的概率较低。其他可供选择的二线化疗方案主要有 PVB(由 DDP、VCR、BLM 组成)，BEP(BLM、VP16、DDP)以及 VIP(VP16、异环磷酰胺 IFP、DDP)等。首先值得注意的是，联合应用的药物必须单独应用时有效，各药的作用机制(无论生化或细胞动力学)角度应不全相同，否则增加疗效的同时，也增加毒副反应；其次联合用药时要注意给药的顺序、剂量、途径、疗程长短、疗程间隔以及疗效评估等。必须很好设计，要合乎肿瘤细胞动力学和药动学的原则，并重视药物间相互影响，不可随心所欲地使用。适当联合手术和放疗可提高患者的治愈率。

随着多药联合化疗方案的不断改进，虽然手术切除原发灶及转移瘤已非首选治疗方法，但对于耐药或复发的 GTN 患者，手术治疗的作用不容忽视。对于子宫或(和)其他部位病灶持续存在的患者，在给予积极化疗的同时，联合子宫手术(子宫切除或子宫病灶切除术)或肺、脑以及肝内孤立性耐药病灶的转移灶切

除术，可以进一步改善患者的预后。值得注意的是，手术时机的选择至关重要，只有在血 β-HCG 水平正常或接近正常时进行，才能获得满意的治疗效果。这是由于血 β-HCG 水平越高，体内的活性滋养细胞越多，发生远处迁徙、种植与转移的机会越大，再加上这些患者又都是耐药或复发患者，术后辅助化疗可能已经无能力控制病情进展，从而导致手术后疾病进展。有研究资料提示，为获得较好的治疗效果，手术最好选择在血 β-HCG 水平≤10 U/L 时进行。

随着放射介入技术的发展，超选择动脉插管局部灌注化疗和栓塞治疗对耐药和复发病灶均有显著疗效。生物治疗等是当今肿瘤治疗的研究热点，探索其在滋养细胞肿瘤中的应用，无疑是有兴趣的领域。

近年来人们开始开发免疫治疗和基因治疗，它可能为改变这类患者的预后提供新的途径。

(瞿鑫兰 周 琦 余雪琛)

# 参 考 文 献

[1] SOPER J T, LEWIS JR J L, HAMMOND C B. Gestational trophoblastic disease[M]//HOSKINS W J, PEREZ C A, YOUNG R C. Principles and practice of gynecologic oncology. 2nd ed. Philadelphia(PA)：Lippincott-Raven，1997：1 039-1 077.

[2] BAGSHAWE K D, NOBLE M I M. Cardio-respiratory aspects of trophobastic tumors[J]. Q J Med，1966，137：39.

[3] Jones W B, Wagner-Reiss K M, Lewis J L Jr. Intracerebral choriocarcinoma[J]. Gynecol Oncol，1990，38：234.

[4] SUNG H, WU B. Brain metastasis in choriocarcinoma and malignant mole[J]. Chin Med J，1979，92：164.

[5] BAKRI Y N, BERKOWITZ R S, GOLDSTEIN D P, et al. Brain metastases of gesrational trophoblastic tumor[J]. J Reprod Med，1994，39：179.

[6] ATHANASSION A, BEGENT R H J, NEWLANDS E S, et al. Central nervous system metastases of choriocarcinoma：23 years'experience at Charing Cross

Hospital[J]. Cancer,1983,52:1 728.

[7]BAKRI Y N,SUBHI J,AMER M,et al. Liver metastases of gestational trophoblastic tumor[J]. Gynecol Oncol,1993,48:110.

[8]BAGSHAWE K D,HARLAND S. lnmunodiagnos′is and monitoring of gonadotropin-producing metastases in the central nervous system [J]. Cancer,1976,38:112.

[9]BERKOWITZ R S,OSATHANONDH R,GOLD-STEIN D P,et al. Cerebrospinal fluid human chorionic gonactotropm levels in normal pregnancy and choriocarcinoma[J]. Szzrg Gynecol Obstet, 1981,753:687.

[10]BAKRI Y N,Al-HAWASHIM N,BERKOWITZ B S. Cerebrospinal fluid/serum beta-subunit human chorionic gonadotropin ratio in patients with brain metastases of gestational trophobiastic tumor[J]. J Reprod Med,2000,45:94.

[11]BAGSHAWE K D,GARNETT E S. Radiologic changes in the lungs of patients with trophoblastic tumours[J]. Br J Radiol 1963,36:673.

[12]SUNG H C,WU P C,HU M H,et al. Roentgenologic manifestations of pulmonary metastases in choriocarcinoma and invasive mole[J]. Am J Obstet Gynecol,1982,142:89.

[13]BAKRI Y N,BERKOWITZ R S,KHAN J,et al. Pulmonary metastases of gestational trophoblastic tumor:risk factors for early respiratory failure [J]. J Reprod Med,1994,39:175.

[14]MUTCH D G,BAHER M E. Role of computed axial tomography of the chest in the staging patients with nonmetastatic gestatronal trophoblastic disease[J]. Obstet Gvnecol, 1986, 68: 348.

[15]BERKOWITZ R S,GOLDSTEIN D P. Gestatronal trophoblastic disease[J]. Cancer,1995,76:2 079.

[16]FELDMAN S,GOLDSTEIN D P,BERKOWITZ R S,Low-risk metastatic gestational trophoblastic tumors[J]. Semin Oncol 1995,22:166.

[17] DUBUC-LISSORI L, SWEIZIG S, SCHLAE-RTH J B,et al. Metastatic gestational trophoblastic disease:a comparison of prognostic classification[J]. Gynecol Oncol,1992,45:40.

[18]AYHAN A,YAPAR E G,DEREN O,et al. Re-mission rates and significance of prognostic factors in gestatronal trophoblastic tumors[J]. J Repord Med,1992,37:461.

[19] DUBESHTER B, BERKOWITZ R S, GOLD-STEIN D P,et al. Metastatic gestational trophoblastic disease:experience at the New Endland Trophoblastic Disease Center, 1965—1985 [J]. Obstet Gynecol,1987,9:390.

[20]SOPER J T,CLARKE-PEARSON D L,BER-CHUCK A, et al. Five day methotrexate for women with metastatic gestational trophoblastic disease[J] Gynecol Oncol,1994,54:76.

[21]SOPER J T. Surgical therapy for gestational trophoblastic disease[J]. J Reprod Med,1994,39:168.

[22]BEGENT R H,BAGSHAWE K D,GREEN A J. The clinical value of imaging with antibody to human chorionic gonadotropin in the detection of residual choriocarcinoma[J]. Br. J Cancer,1987, 55:65.

[23]TOMODA Y,ARIL Y,KAAEKI S,et al. Surgical indications for resection in pulmonary metastasis of choriocarcinoma[J]. Cancer 1980,46:2 723.

[24]JONES W B,ROMAIN K,ERLANDSON R A, et al. Thoracotomy in the management of . stational choriocarcinoma: a clinicopathologic study [J]. Cancer 1993,73:2 175.

[25]EDWARDS J L,MAKEY A R,BAGSHAWE K D. The role of thoracotomy in the management of pulmonary metastases of gestational choriocarcinoma[J]. Clin Oncol,1975,1:329.

[26]SHIRLCY R L,GOLDSTEIN D P,COLLINS J J JR. The role of theracotomv in the management of patients with chest metastases from gestational trophoblastic disease [J] J Thorac Cardiovasc Surg,1972,63:545.

[27]SINK J D, HAMMOND C B, YOUNG W G. Pulmonary resection in the management of metastases from choriocarcinoma[J]. J Thorac Cardiovasc Surg,1981,81:830.

[28]WANG Y,SONG H,XIA Z. Drug resistant pulmonary choriocarcinoma metastasis treated by lobectomy[J]. Chin Med J,1980,93:758.

[29]LURAIN J R. Advances in the management of high-risk gestational trophoblastic tumors[J]. J

Repord Med,2002,47:451.

[30]EVANS A C JR,SOPER J T,CLARKE-PEAR-SON D L,et al. Gestational trophblastis disease metastatic to the central nervous system[J]. Gynecol Oncol,1995,59:226.

[31]GRUMBINE F C,ROSESHEIN N B,BRERE-TON H D,et al. Management of liver metastases from gestational trophoblastic neoplasia[J]. Am J Obstet Gynecol,1980,137,959.

[32]WONG L C,CHOO Y C,MA H K. Hepatic metastases in gestational trophoblastic disease[J]. Obstet Gynecol,1986,67:107.

[33]BRACE K C. The role of irradiation in the treatment of metastatic trophoblastic diseases[J]. Radiology,1968,91:540.

[34]YORDAN E L JR,SCHLAERTH J,GADDIS O,et al. Radiation therapy in the management of gestational choriocarcinoma metastatic to the central nervous system[J]. Obstet Gynecol,1987,69:627.

[35]NEWLANDS E S,HOLDEN L,SECKL M J,et al. Managament of brain metastases in patients with high-risk gestational trophoblastic tumor [J]. J Reprod Med,2002,47:465.

[36]BOWER M,NEWLANDS E S,HOLDEN L,et al. EMA/CO for high—risk gestational trophoblastic tumors:results from a cohort of 272 patients[J]. J Clin Oncol,1997,15:2 636-2 643.

[37]MCNEISH I A,STRICKLAND S,HOLDEN L,et al. Low isk persistent gestational teophoblastic disease:outcome following initial treatment with low—dose methotrexate and folinic acid,1992—2000[J]. J Clin Oncol,2002,20:1 838-1 844.

[38]刘少扬,赵美毅. 滋养细胞肿瘤[M].陈惠祯,谭道彩,吴绪峰. 现代妇科肿瘤治疗学. 2 版. 武汉:湖北科学技术出版社,2001:388-389.

[39]RUSTIN G J S,NEWLANDS E S,LUTZ J M,et al. Combination but not single—agent methotrexate chemotherapy for gestational trophoblastic tumors increases the incidence of second tumors[J]. J Clin Oncol,1996,14:2 769.

[40]BOSHOFF C,BEGENT R H,OLIVER R T,et al. Secondary tumors following epotoside containing therapy for germ cell cancer[J]. Ann Oncol,1995,6:35-40.

[41]RATAIN M J,KAMINER L S,BITRAN J D,et al. Acute nonlymphocytie leukemia following etoposide and cisplatin combination for advanced non—small—cell carcinoma of the lung [J]. Blood,1987,70:1 192-1 196.

[42]WHITLOCK J A,GREER J P,LUKENS J N. Epipodophullotoxin—related leukaemia: identification of a new subset of secondary leukemia[J]. Cancer,1991,325:600-604.

[43]PUI C H,RIBRIERO R C,HANCOCK M L,et al. Acute myeloid leukemia in children treated with epipodo—phylotoxins for acute lymphoblastic lymphoma[J]. N Engl J Med,1991,325:1 628-1 687.

[44]KORINTH M C,WEINZIERL M R,GILSBACH J M. Placental site trophoblastic tumor metastasizing to the brain,case illustration[J]. J Neurosurg,2001,94(1):137-140.

[45]FELTMATE C M,GENEST D R,GOLDSTEIN D P,et al. Advances in the understanding of placental site trophoblastic tumor [J]. J Reprod Med,2002,47(5):337-341.

[46]BERKOWITZ R S,IM S S,BERNSTEIN M R,et al. Gestational trophoblastic disease—subsequent pregn ancy outcome,including repeat molar pregnancy[J]. J Repord Med,1998,43:81.

[47]AYHAN A,ERGENELI M H,YUCE K,et al. Pregacy after chemotherapy for gestational trophoblastic disease[J]. J Reprod Med,1990,35:522.

[48]WOOLAS R P,BOWER M,NEWLANDS E S,et al. Influence of chemotherapy for gestational trophiblastic disease on subsequent pregnancy outcome[J]. Br J Obstet Gynecol,1998,105:1 032.

[49]SONG H Z,WU P C,WANG Y,et al. Pregacy outcome after successful chemotherapy for chorio—carcinoma and invasive mole:long—term follow—up[J]. Am J Obstet Gynecol,1988,158:538.

[50]VANTHIEL D H,ROSS G T,LIPSETT M B. Pregancies after chemotherapy of trophoblastic neoplasms. Science,1970,169:1 326.

[51]宋鸿钊. 国内恶性滋养细胞肿瘤的治疗近况[J]. 中国肿瘤,1996,5(9):13-15.

[52]ROSS B,SAMUEL S I,MARILYN R B,et al. Gestational trophoblastic disease subsequent pregnancy outcome,including repeat molar pregnancy[J]. J Repord Med,1998,43:81.

[53]杨秀玉.耐药与复发滋养细胞肿瘤的诊治[M].

孙建.妇科恶性肿瘤继续教育教程[M].北京:中国协和医科大学出版社,2007:354-361.

[54]NEWLANDS E S,BOWER M,HOLDEN L,et al. Management of resistant gestational trophpblastic tumors[J]. J Repord Med,1998,43:111-118.

# 43 胎盘部位滋养细胞肿瘤及上皮样滋养细胞肿瘤

## 43.1 胎盘部位滋养细胞肿瘤

胎盘部位滋养细胞肿瘤(placenta-site trophoblastic tumor，PSTT)是一类来源于胎盘种植部位的特殊部位的特殊类型的滋养细胞肿瘤，所组成细胞为胎盘部位中间型滋养细胞的一个亚型，由 Scully 和 Young 于 1981 年命名。1983 年世界卫生组织(WTO)建议称 PSTT。该病可发生于正常妊娠、异位妊娠、流产或葡萄胎后，多数呈良性临床经过，但也有部分呈恶性行为，约 30% 的患者发生转移，死亡率为 20% 左右[1,2]，临床较为罕见。自 1981 年命名以来，目前国内外总共报道 200 多例[2]，其病因和发生机制尚不清楚。

### 43.1.1 组织学起源

PSTT 起源于胎盘种植部位，是中间型滋养细胞在子宫腔面肌层形成的肿瘤。

在晚期囊胚着床时，由于细胞团分化出细胞滋养细胞，它具有滋养细胞干细胞的功能，首先增殖、分化、融合成合体滋养细胞，侵入母体组织。在绒毛形成时，细胞滋养细胞一方面形成合体滋养细胞参与绒毛形成，另一方面在滋养细胞柱中分化成绒毛中间型滋养细胞(villus intermediate trophoblast，VIT)。部分 VIT 离开滋养细胞柱到达种植部位和平滑绒毛膜分别形成种植部位中间型滋养细胞(implantation site intermediate trophoblast，ISIT)和绒毛膜型中间型滋养细胞(chorionic-type intermediate trophoblastic，

CIT)。ISIT、VIT 和 CIT 被认为是中间型滋养细胞的 3 种亚群。

ISIT 的主要功能是在早孕时通过侵蚀基底板处的螺旋动脉建立母胎循环，此过程伴随着 VIT 向 ISIT 的持续分化。在绒毛滋养细胞离开滋养细胞柱后，它的增殖活性是下降的[3]，而且伴随骨髓瘤黏附分子(Mel-CAM，CD146)的逐渐表达。近来证实，整合素与纤维连接蛋白的结合限制了滋养细胞的侵蚀，CD146 与其假定配体的结合以及 CD146 配体间的相互作用在滋养细胞表面提供了一个稳定的表型，限制它们入侵平滑肌的表面。到达种植部位后，单核的 ISIT 融合成多核细胞，这是它们的终末分化形成，进一步丧失了侵蚀能力。多核 ISIT 常见于正常或过度反应的胎盘，而 PSTT 中多为单核细胞。滋养细胞的侵蚀过程与肿瘤细胞相似，但与恶性肿瘤不同，ISIT 的侵蚀是紧密调节的，仅发生在孕早期的胎盘种植部位；而且，ISIT 的分化伴随着细胞增殖力的减低，与恶性肿瘤无限制的增殖不同。生长因子及其受体的表达形成了一个独特的作用机制，调节滋养细胞的功能和细胞间的交流，包括细胞的迁移、增殖和分化。正常情况下，ISIT 在妊娠前 3 个月只侵蚀胎盘种植部位的子宫蜕膜、内 1/3 肌层的螺旋动脉，建立母胎循环及固定胎盘，足月时侵蚀程度减少到 1/10 并逐渐退化消失。当在某些因素作用下，ISIT 大量增殖转化具有恶性侵蚀能力时，则可局部形成肿瘤、侵入子宫深肌层或穿透子宫甚至发生转移，则形成 PSTT。

采用聚合酶链反应对 PSTT 遗传起源的

研究提示,PSTT 可以是双亲来源的二倍体,也可以是继发于单精受精的完全性葡萄胎之后的孤雄来源。

(聂　华　瞿鑫兰　钟亚娟)

### 43.1.2　病理

大体标本可见子宫增大,肿瘤位于胎盘种植部位,典型的肿瘤呈结节状或息肉状突入宫腔,甚至生长后充满宫腔。剖面上,肿瘤组织明显侵入子宫肌层,肿瘤呈不规则形,边界不清,呈灰红、灰白色、颗粒状,质地与绒癌相比,稍软或中等硬度,小灶区域的出血、坏死较多见,且可融合;但不似绒癌有大片均质状出血、坏死、质地疏松。

PSTT 直径为 1.5～9.0cm,直径大于 3cm 时形态更不规则,肿块一般局限于宫体,但也可累及宫颈、阔韧带、输卵管和卵巢。子宫全层亦可为肿瘤侵蚀突破。

镜下胎盘部位滋养细胞肿瘤的病理特点如下。

无绒毛结构,肿瘤细胞主要由中间型滋养细胞(intermediate trophoblast cell, IT)构成(图 43-1)。IT 为单核的界限清楚的中等体积细胞,圆形、多边形或梭形;胞浆淡伊红色或嗜双色,常有空泡,或有透明感;可以见到核分裂,但核分裂象低,1～5 个/10HPF。肿瘤细胞中少见合体滋养细胞,没有细胞滋养细胞。

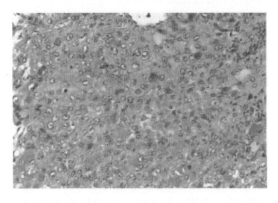

图 43-1　PSTT 镜下主要由中间型滋养细胞构成（×200）

肿瘤细胞呈分离性浸润,即分离平滑肌束和血管壁,而不完全摧毁破坏它们。

肿瘤细胞可侵入血管腔内,可完全取代血管的管壁,此点具有特征性。

免疫组化显示,中间型滋养细胞人胎盘生乳素(huam placental lactogen, HPL)呈阳性表达(图 43-2)。还表达 Muc-4、HSD381、HLA-G 和 CD146,ki-67 指数为 10%～30%。

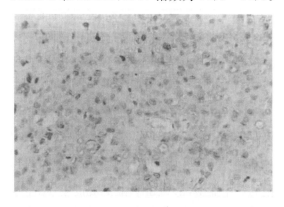

图 43-2　肿瘤细胞中 HPL 阳性表达(免疫组化染色)(×200)

(杨　帆　胡顺则　蔡红兵)

### 43.1.3　扩散、转移及分期

PSTT 生长缓慢,较长时间局限于子宫内,较少发生转移并且预后良好。除原发于子宫外,还可来源于输卵管和卵巢。Su 等[4]报道 1 例晚期宫内妊娠合并原发性输卵管 PSTT,推测是患者在合并宫外孕的基础上发生的。30% 的 PSTT 患者可发生转移[1,5],一旦发生则常常广泛播散,并且预后不良,如果治疗不当,死亡率可以高达 10%～20%。最常见的转移部位为肺,其次为阴道,其他有淋巴结、脑、头皮、肝脏、脾脏、肠道、胰腺、肾脏、邻近盆腔脏器等。其转移途经同其他类型 GTT 一样,均为血行转移。

PSTT 分期同 FIGO 的妊娠滋养疾病的分期:Ⅰ期局限于子宫;Ⅱ期超出子宫但限于生殖道;Ⅲ期出现肺转移有或无生殖道转移;Ⅳ期出现其他远处部位转移。

### 43.1.4　临床特征

#### 43.1.4.1　发病年龄

　　PSTT 多见于生育年龄妇女,也有绝经后患 PSTT 的报道,发病年龄在 19～53 岁不等,平均发病年龄为 28 岁。61% 继发于足月妊娠,12% 继发于葡萄胎,9% 继发于自发性流产,8% 继发于人工流产,2% 继发于异位妊娠,还有 8% 不清楚[6]。文献中有胎儿和其母亲同时患病的报道[7]。

#### 43.1.4.2　症状

　　与其他滋养细胞疾病(如葡萄胎、侵蚀性葡萄胎和绒癌)起源自细胞滋养细胞和合体滋养细胞不同,PSTT 是由形态单一的胎盘种植部位的中间型滋养细胞发展而来,它可以继发于各种类型妊娠,也可以和各种妊娠同时合并存在。根据北京协和医院的资料,PSTT 的前次妊娠分别为葡萄胎(占 45.5%)、足月产(占 36.4%)和流产(占 18.1%)。可于前次妊娠后数周至数年发病,其临床表现各异,病程无法预知,可以表现为良性行为,也可以表现为致命的侵袭性疾病。临床表现以闭经和不规则阴道流血最常见,多表现为闭经一段时间(1 个月～1 年)后出现阴道流血,多为少量出血,有的为大量或经间期出血,血 HCG 水平低,易误诊为妊娠或流产。停经原因可能是肿瘤分泌人胎盘催乳素(HPL),导致高催乳素血症。根据北京协和医院的资料,发病距前次妊娠时间最长为 5 年,最短的在剖宫产同时发现,停经和阴道流血分别见于 63.6% 和 72.7% 的患者。子宫增大较常见,肿瘤弥漫性浸润导致子宫均匀增大,局限性肿块常使子宫不规则增大。

　　PSTT 并发症有子宫穿孔,肿瘤穿透子宫浆膜可致自发性穿孔,诊刮可致继发性穿孔。穿孔常伴严重的内出血,危及患者生命,需急症手术。PSTT 肿瘤伴发症包括:①肾病综合征:并非罕见,可能因肿瘤释放的促凝物质激活凝血系统导致 MBC 形成,使纤维蛋白裂解产物增多,形成免疫复合物沉积于肾小球,而引起滤过膜破坏;②体内激素水平变化引起的症状:较少见,如高催乳素血症及泌乳、高红细胞血症、男性化、蜘蛛痣等。

　　少数病例以转移灶为首发症状,如肺转移出现相应的症状,子宫穿孔偶可发生,可伴严重的腹腔内出血,危及患者生命,需及时手术。

#### 43.1.4.3　体征

　　PSTT 患者一般呈贫血貌、消瘦,少数患者可因体内激素水平变化引起相关症状,如高催乳素血症及泌乳、高红细胞血症、蜘蛛痣及高雄激素体征。

　　妇检子宫均匀性(肿瘤弥漫浸润)或不规则增大(局部浸润),大小为孕 8～16 周不等。晚期患者可伴有一系列恶性肿瘤的表现。

### 43.1.5　诊断与鉴别诊断

#### 43.1.5.1　诊断

　　由于 PSTT 的临床表现各异,并且缺乏特异性,因此,该病的诊断通常较为困难,其诊断需要结合血清学、病理学、免疫组化染色及影像学检查等综合判断。

　　(1)常发生于生育年龄,有过足月产、流产、异位妊娠、葡萄胎等任何形式的先行妊娠史。

　　(2)常表现为闭经一段时间后出现阴道流血。

　　(3)体检子宫均匀增大或不规则增大。

　　(4)虽然超声检查常常会将子宫的病灶误诊为其他疾病,如子宫黏膜下肌瘤、不全流产等,但是,超声诊断仍然是最常见的初步诊断 PSTT 的影像学方法,同时也能在一定程度上预测疾病的侵袭和复发。B 超见子宫肌层内高回声团块或整个子宫呈弥漫性高回声或宫腔内异常回声光团;彩超表现为肌层内有多个血流信号的囊状结构。在 MRI 的 T1 加权象上,PSTT 病灶表现为和健康子宫肌层等强度的团块,在 T2 加权象上则表现为轻微的高强度信号,没有相关的囊性区域或明显的血管。由于上述这些核磁发现均缺乏特异性,而在核磁图像上的精确定位使得子宫病灶剔除术成为可能,患者可以免受子宫切除术而保留生育功能。可见,MRI 在 PSTT 患者中应用的意义不是确定诊断,而在于为保守治疗提供依据。MRI 通常表现为肌层或宫腔内强度不均匀的肿块,绝大多数有显著扩张的血管和囊性区,可评估浸润深度和确定转移范围。

PETCT 和 CT 毋庸置疑在复发和转移性 PSTT 中也有一定的作用,并且 PETCT 还有助于 PSTT 胸部转移病灶和肺结核病灶的鉴别。

(5)内分泌检测:葡萄胎、侵蚀性葡萄胎和绒癌中的合体滋养细胞可以分泌大量 HCG,HCG 水平通常明显升高,而 PSTT 是由中间型滋养细胞组成,仅能分泌少量 HCG,故其血清 HCG 水平通常也低于其他 GTT,HCG 水平不能准确反映肿瘤负荷。尽管如此,HCG 仍然是检测治疗反应和随诊中最好的血清学标志物。血清 HCG 仅 1/3~1/2 的病例升高,常低于 1 000~3 000IU/L(平均 60IU/L)。

PSTT 患者的血清人体胎盘催乳素 HPL 的水平一般不高,因此,HPL 并非其理想的血清肿瘤标志物,但是 HPL 免疫组化染色是 PSTT 较好地鉴别诊断方法,并且有助于确定其预后。

(6)病理诊断标准:PSTT 须依靠病理确诊。免疫组化染色是 PSTT 较好地鉴别诊断方法,并且有助于确定其预后。其诊断标准如下。

单一类型的中间型滋养细胞,缺乏典型的细胞滋养细胞和合体滋养细胞,无绒毛结构,出血坏死较少见。

免疫组化染色,大多数肿瘤细胞 HPL 阳性,仅少数 HCG 阳性。

临床上可以通过刮宫标本诊断 PSTT。但若要准确判断 PSTT 侵蚀子宫肌层的深度,必须靠子宫切除标本。

### 43.1.5.2 鉴别诊断

(1)稽留流产:宫内刮出物有胎囊及绒毛

(2)绒癌:此项鉴别很重要,决定初始治疗是化疗还是手术。虽都无绒毛,但绒癌由 ST、CT 两种细胞组成,有广泛的坏死出血,HCG

水平显著升高。PSTT 由单一 IT 细胞组成,血管壁轮廓存在,出血坏死不明显,HCG 水平低,且 PSTT 的 IT 核周有丰富中间丝。二者 HCG、HPL 染色大多相反,鉴别并不困难。

(3)胎盘部位过度反应(EPS):为 PSTT 的前期病变,二者的细胞构成相同,鉴别主要在于病变程度。EPS 浸润肌层浅,在肌层内无肿块形成,IT 无核分裂象,原胎盘床特点存在并常可见绒毛结构。有时单从刮宫标本难以鉴别,但因 EPS 病变范围小且局限,通常经刮宫去除,如刮宫后 HCG 的水平未降,即使滴度低,也应警惕 PSTT。如不能明确诊断,应密切随访。

(4)上皮样滋养细胞肿瘤(ETT):由平滑绒毛膜样 IT 细胞组成,因有区域性坏死、钙化和岛状分布的肿瘤细胞,使病变外观常呈"地图样",血管浸润不明显。与 PSTT 的 HPL、CD146 较为均匀的强染色不同,其染色在 ETT 中呈片状、局灶性。

(5)与非滋养细胞疾病的鉴别上皮样的平滑肌肉瘤、宫颈或子宫内膜透明细胞癌,组织学检查可类似 PSTT,但综合 PSTT 的临床、病理、免疫学特点不难与上述疾病鉴别。

(钟亚娟 余雪琛 张 蔚)

### 43.1.6 治疗

#### 43.1.6.1 手术治疗

PSTT 对化疗不敏感,手术是 PSTT 首选的治疗方法,是提高患者生存率的关键,也是使化疗能达到完全缓解的重要因素。手术有以下几种。

(1)全子宫、双附件切除术:这是基本的手术方式,因为 PSTT 病灶多局限于子宫。由于 PSTT 卵巢转移不常见,而且卵巢切除也不能阻止术后子宫外转移或改善预后,故年轻妇女手术时未见卵巢转移者可保留一侧卵巢。

(2)肿瘤细胞减灭术:PSTT 有 30% 的患者可发生转移[1],为提高生存率,手术彻底清除病灶非常重要。原则是切除一切病灶,包括原发病灶和转移灶。曾有报道 1 例化疗失败出现肺部多处转移的患者,经手术切除双肺共11处病灶后,未采用任何辅助治疗,患者无瘤生存已 28 个月[8]。

(3)保留生育功能手术:PSTT 多呈良性临床经过,但少数可发生转移。因此,在施行保留子宫手术前,必须通过多种辅助检查,包括 B 超、胸片、CT 和 MRI 等,排除盆腔、肺、脑等部位的转移病灶,并对子宫肿瘤的大小、部位、浸润程度做出精确判断。

宫腔镜手术:对于局限于子宫的病变,特别是突向宫腔的息肉型肿瘤,若患者强烈要求保留生育能力,对于高度选择性的病例可使用宫腔镜可不联合化疗,若血 HCG 能降至正常,则可保留子宫,并对患者严密随访。但大多数 PSTT 的中间型滋养细胞侵入子宫肌层浸润性生长,不能经宫腔镜手术。

病灶剔除术:对于强烈要求保留生育能力的患者,若肿瘤在子宫内局限性生长,可手术剔除子宫内病灶,行子宫重建。但子宫肌层可能存在微小的病灶,肉眼难以发现。故此法有病灶残留的危险,需十分谨慎。

### 43.1.6.2 化疗

PSTT 对化疗不如绒癌敏感,故仅有用于子宫外转移的术后辅助治疗,但对有生育要求者可于宫腔镜手术或病灶剔除后给予化疗,同时密切观察,若 HCG 下降不理想或 HPL 高位仍应行子宫切除术。多药联合化疗仍然是治疗转移性 PSTT 的重要手段。常用 MAC、PVB 或 EMA-CO 等方案。多数学者认为以 EMA-CO 方案联合化疗较好。Swisher 和 Drescher 报道应用 EMA-CO 方案治疗转移性 PSTT 患者的总体反应(TR)率为 71%,完全反应(CR)率为 28%。这说明转移性 PSTT 也是可治愈的,EMA-CO 方案似乎优于过去用于治疗 PSTT 的其他多药联合方案。对于 EMA-CO 耐药、复发 PSTT、难以切除病灶的 PSTT,可改用 EMA-EP 方案[9]。

联合化疗的应用在治疗大多数术后复发、残余瘤和转移瘤中起到重要作用,特别是肺部转移的患者,通过化疗可获完全缓解。

近年来的研究发现,EMA-EP 方案在治疗 PSTT 中具有举足轻重的作用。由于该方案在其他高危 GTN 的治疗中取得了较好疗效,Papadopoulos 等建议把 EMA-EP 方案作为治疗远处转移患者的一线治疗方案,并认为 EMA-EP 方案是治疗转移性或复发性 PSTT 的最佳方案。Randall 等指出,转移性 PSTT 在用 EMA-CO 方案失败后,再用 EMA-EP 方案仍可获得长期完全缓解。Machtinger 等对于用 EMA-EP 治疗以后复发的 PSTT 患者重复采用 EMA-EP 化疗,仍然可以达到长期缓解甚至是治愈。目前为止,EMA-EP 是治疗转移性和复发性 PSTT 最有效的一线化疗方案。还有学者提出,对于发病距前次妊娠>2 年或细胞有丝分裂计数较高的I期患者也应考虑采用 EMA-EP 方案治疗。

北京协和医院近 7 年分别采用 VCR+FUDR/5-FU+KSM、VCR+FUD/5-FU+KSM+VP-16、EMA/CO 和 EMA/EP 方案治疗了 11 例 PSTT 患者,均取得了较好的疗效,其中 1 例获得 PR,肺内带瘤生存,其他 10 例均获得了 CR,总体反应率达到了 100.0%,完全缓解率达到 90.9%,3 例复发的患者采用 EMA/CO 或 EMA/EP 方案治疗,亦再次获得 CR,仅 1 名患者在多次复发后死于多脏器功能衰竭。这说明化疗对 PSTT 仍然是有效的,手术切除局部病灶,并继以强有力的化疗为转移性 PSTT 患者的治疗带来了新的希望。

2019 年 NCCN 指南指出,对非转移的 PSTT 患者可行子宫切除+/-盆腔淋巴结活检,如合并高危因素,则遵循转移性疾病的路径考虑全身治疗。对转移性的 PSTT 患者,建议行子宫切除术+转移性病变切除术(如可行)+使用诸如 EMA-EP、EP-EMA 等含铂类/依托泊苷的方案或者诸如 TP/TE、BEP、VIP、或 ICE 等其他化疗方案。

### 43.1.6.3 放疗

放疗可用于单个转移瘤或局部复发的病变。

(张 蔚 钟亚娟 瞿鑫兰)

### 43.1.7　预后及预后因素

大多数 PSTT 病变为良性,仅 10％～15％预后不良。FIGO 分期及预后评分系统不完全适用于 PSTT。一般认为肿瘤病灶是否超出子宫为最重要的预后因素。FIGO 分期为 I、II 期患者的生存率要明显高于 III、IV 期患者[10]。Chang 等[1]认为,FIGO 分期是影响患者生存率的唯一因素,患者发病时的年龄、细胞核分裂指数、血 HCG 水平对患者的结局和生存率没有影响,肿瘤的分裂指数因受观察视野中基质细胞数的影响,不能完全反应肿瘤的活性。他报道的 3 例 PSTT 并回顾性分析了 88 例文献报道的 PSTT,发现 FIGO I～II 期患者的生存率为 93.5％,而 III～IV 期患者的生存率为 33.3％。

多因素分析认为前次妊娠至发病时间(即潜伏期)也为重要的预后因素,超过 2 年为预后不良[11]。患者年龄、前次妊娠性质、血 HCG 水平、核分裂象、肿瘤大小和浸润程度与预后关系还存在一定的争议。对于血型,大多数研究均认为其与预后关系不大,因此已从当前的预后评分系统中删除。此外,此评分系统也去掉了中危病例。一方面以往的中危治疗方案的短期及长期毒性与高危治疗方案无明显差别;另一方面,许多患者仍可采用单药化疗治愈,从而减轻化疗毒性,而采用中危疗法还有近 30％的患者发生耐药,仍需采用高危疗法[12]。此外,研究也表明,先前用 MTX 治疗失败并非为一个不利的预后因素[13-14]。

总结英文文献的所有病例,其中 44 例存活者的发病间隔时间平均为 23 个月,而 11 例死亡者的相应间隔为 53 个月,支持上述结果[7]。还有资料显示,如果患者前次妊娠为女婴,则再次妊娠容易发生 PSTT,且可能预后不良[6],但此观点未得到公认。与绒毛膜癌相似,妊娠合并的 PSTT 恶性程度似乎更高。Michael 等报道,自剖宫产术中发现 PSTT 的 3 周内,患者即发生广泛转移,手术和化疗均无效,10 周后患者死亡。这提示可能与免疫状态改变有关。

### 43.1.8　治疗随访

与其他滋养细胞肿瘤一样,治疗期和治疗后必须严密随访,采用血清 HCG 测定和超声检查,病情需要时行 CT、MRI 检查。

(钟亚娟　余雪琛　瞿鑫兰　张　蔚)

## 43.2　上皮样滋养细胞肿瘤

上皮样滋养细胞肿瘤(epithelioid tropho-blastic tumor,ETT)来源于绒毛膜型中间型滋养细胞,占整个妊娠滋养细胞疾病的 1.39％～2％,是一种非常罕见的恶性滋养细胞肿瘤(GTN)。最初被称"不典型绒毛膜癌""鳞状上皮细胞癌"和"胎盘部位滋养细胞肿瘤"。直至 1998 年,Shih 等[15]将其命名为上皮样滋养细胞肿瘤(ETT)。

### 43.2.1　病理

(1)大体检查:肿瘤形成离散的结节或束性出血肿块,边界清楚,通常为位于子宫内膜及肌层内的结节样病变,肿瘤体积较大时,可以突向宫腔内,并可伴有出血及囊性变。有些病灶可出现在子宫颈部位。

(2)镜下检查:ETT 呈特征性结节性生长,呈大小不一的肿瘤细胞巢或条索,位于嗜酸性的玻璃样物质及坏死物中,坏死区呈地图样结构,偶尔在边缘区可见淋巴细胞浸润。肿瘤细胞由一致的绒毛膜型 IT 组成,细胞圆形,单核,胞质嗜酸或透明状,胞界清楚。肿瘤细胞可以替代子宫内膜的表层上皮及宫颈内膜上皮,这是其具有特征性的改变。有时肿瘤中还可出现局灶的 EPS、STT 及绒毛膜癌。

(3)免疫组织化学染色:肿瘤细胞对 CK,上皮膜抗原(EMA)及抑制素呈弥漫阳性反应60％病例对 HPL,胎盘碱性磷酸酶(PLAP)及Mel－CAM 呈局灶阳性反应,近 40％的病例HCG 呈阳性反应。细胞还表达 HLA-G、ρ63、cyclin E 和 α-inhibin,Ki-67＞10％。

(毛永荣　张雅星)

### 43.2.2 临床表现

ETT 平均发病年龄 38.8 岁(15～66 岁),主要见于育龄期女性,个别见于绝经后女性[16]。ETT 可继发于各种妊娠,包括足月分娩、葡萄胎妊娠、自然流产和宫外孕,或继发于前次 GTN[17];也有一些病例并无明确的前次妊娠史。前次妊娠至发病时间从 2 周至 30 年不等。ETT 的临床表现缺乏特异性,主要表现为异常阴道出血,少数患者可无异常阴道出血,仅以下腹胀痛或停经及阴道分泌物异常为主诉就诊;个别病例以肺等宫外病变为首发症状;也有患者无临床症状,仅为意外发现[18]。ETT 患者血 HCG 水平可以升高,但一般低于绒膜癌。

### 43.2.3 诊断及鉴别诊断

#### 43.2.3.1 诊断

ETT 的临床表现缺乏特异性,因此该病的术前诊断较为困难,通常通过术后病理确诊。

(1)影像学:超声图像表现为子宫和(或)颈管肌壁内单发高度异质性回声结节,可凸向宫腔,多普勒血流信号值较低[19],与 PSTT 不同的是,ET 肿块边界清楚,不呈浸润性生长。磁共振成像(MRI)中,ETT 为实性占位,强 T2 加权信号(长 T2 等 T1 扩散加权成像增强)[20],根据病灶大小不同可有出血、坏死、钙化等表现;肿瘤直径 0.5～14.8cm 不等,形状多样,可呈子宫肌层的实性结节或凸向宫腔的分叶状,甚至剖宫产瘢痕处的不规则病变。

(2)病理学:典型的 ETT 的病理标本的大体表现和组织学 HE 染色有一定特点,可以确诊。对于手术意外发现的 ETT 除病理外可以结合免疫组织化学结果进行鉴别诊断。从免疫组织化学上看,上皮来源的标志物呈阳性,如细胞角蛋白(AEI/AE3 和 CK18)、上皮膜抗原、上皮钙黏附蛋白及表皮生长因子受体。滋养细胞标志物中,人胎盘催乳素、HCG、黑色素瘤黏附分子以及胎盘碱性磷酸酶呈局部阳性;人白细胞抗原 G 呈强阳性;抑

制素 α 和 P63 则呈弥漫性阳性。

#### 43.2.3.2 鉴别诊断

宫颈部位的 ETT 常被误诊为宫颈癌[21],而宫体部位的 ETT 会被误诊为子宫肌瘤或其他妊娠相关疾病,如异位妊娠等,ETT 与这些疾病鉴别诊断主要依靠免疫组织化学结果。

(1)胎盘部位滋养细胞肿瘤(PSTT):PSTT 具有类似胎盘床反映种植部位中间型滋养细胞的特性,表现为瘤细胞弥漫性生长,插入并分隔肌纤维,弥漫侵犯并取代血管平滑肌细胞。此外,在鉴别 PSTT 和 ETT 时,P63 的表达有显著鉴别作用[22],在 ETT 中 P63 为阳性,在 PSTT 中 P63 为阴性。

(2)绒毛膜癌:继发于正常或异常妊娠之后的滋养细胞肿瘤,继发于葡萄胎的绒癌大多在一年发病,而继发于流产和足月产的绒癌约一半在一年内发病。血 HCG 显著升高,一般高于 10000IU/L,肿瘤常位于子宫肌层,也可突向宫腔或穿破浆膜,镜下显示边缘不清,有典型的细胞滋养细胞、合体滋养细胞。细胞滋养细胞 P63、P40 阳性,绒毛膜型 ITT 中 P63 阳性而 P40 阴性。

(3)宫颈癌:宫颈鳞癌患者年龄相对较大,多表现为接触性出血,有 HPV 感染病史,血 HCG 不高,妇科检查可见宫颈菜花状肿物或质硬结节;镜下特征以伴明确细胞角化的细胞巢团为特征,细胞异型较大,可见细胞间桥。极少出现透明样变性物积,周围间质一般亦不出现蜕膜样间质。宫颈鳞癌的免疫组化 P16 为阳性,而 ETT 为阴性[23]。

(4)与非滋养细胞疾病的鉴别上皮样的平滑肌肉瘤、宫颈或子宫内膜透明细胞癌,组织学检查可类似 ETT,但综合 ETT 的临床、病理、免疫学特点不难与上述疾病鉴别。

(张雅星　陈慧君)

### 43.2.4 治疗

#### 43.2.4.1 手术治疗

在 ETT 治疗中,手术是其主要的治疗方式。子宫 ETT 基本采用子宫全切术,双侧附

件大多可以保留。对于局限于子宫的病灶,如果希望保留生育功能,可以考虑进行保守治疗;对于有转移的患者,手术切除所有病灶仍然对改善预后有积极意义。对于卵巢是否保留,文献尚无相关讨论,理论上认为该肿瘤并非激素依赖性疾病卵巢转移的发生率不高,故不考虑常规切除卵巢,可根据患者年龄决定。

#### 43.2.4.2　术后辅助化疗

目前,对于 ETT 具体的化疗方案和疗程尚无一致的认识,建议参照 FIGO 推荐方案,并根据血清 HCG 水平下降程度适时调整。Zavadil 等[24]回顾分析 25 例不典型绒毛膜癌(大致相当于 ETT)后发现:子宫切除加多药化疗是治疗 ETT 的有效手段。尽管存在病理学诊断标准的偏差,但该研究样本较大,随访时间长,结果有一定的可信度。

### 43.2.5　预后

由于报道例数较少,ETT 长期的预后情况尚待观察。对 40 例[25]已报道的 ETT 进行总结,其生物学行为类似于 EPS。约 25% 病例可出现转移,10% 患者死于本病。仅有部分 ETT 对化疗有反应,因此手术切除仍是首选的治疗方案。

(张雅星　陈慧君)

# 参考文献

[1]CHANG Y L,CHANG T C,HUANG K G,et al. Prognostic factors and treatment for placental site trophoblastic tumor-report of 3 cases and analysis of 88 cases[J].Gynecol Oncol,1999,73:216-22.

[2]YOSHIYUKI T,HIROSHI T,MASATERU H,et al. Case of PSTT treated with chemotherapy followed by open uterine tumor resection to preserve fertility[J].Gynecologic Oncology,2002,87:303-307.

[3]SHIH I M. KURMAN R J. Ki-67 labeling index in the differential diagnosis of exaggerate placental site,placental site trophoblastic tumor,and chorio-carcinoma:a double immunohistochemical staining technique[J]. Hum Pathol,1998,29:27-33.

[4]YI-NING S,WENG-FANG C,CHI-AN C. Pregnengcy with primary tubal site trophoblastic tumor-A case report and literature Review[J]. Gynecologic Oncology,1999,73:322-325.

[5]FELTMATE C M,GENEST D R,WISE L,et al. Etoposide nd cisplatin/cyclophosphamide and vincristine chenmotherpy and patients with metastatic placental site trophoblastuc tumors[J]. J Clin Oncol,2000,18:854-859.

[6]CRYSTAL A,MOORE-MAXWELL,STANLEY J,et al. Placental site trophoblastic tumor arising from antecedent molar pregnancy[J]. Gynecologic Oncology,2004,92:708-712.

[7]MONCLAIR T,ABELER V M,KAERN J,et al. Placental site trophoblastic tumor(PSTT) in mother and child:first report of PSTT in infancy [J]. Med Pediatr Oncol,2002,38(3):187-191.

[8]NICOLE C,WILLIAM E,WINTER Ⅲ,et al. Successful management of metastatic placental site trophoblastic tumor with mutiple pulmonary resections[J]. Gynecologic Oncology,2002,87:146-149.

[9]NEWLANDS B E,MULLHOLLAND P J,HOLDEN L,et al. EMP/Eachemotherapy for patients with high-risk gestational trophoblastic tumors refractory to EMA/CO chemotherapy and patients presenting with metastatic placental site trophoblastic tumors[J]. J Clin Oncol,2000,18:854-895.

[10]KORINTH M C,WEINZIERL M R,GILSBACH J M. Placental site trophoblastic tumor metastasizing to the brain,case illustration[J]. J Neurosurg,2001,94(1):137-140.

[11]FELTMATE C M,GENEST D R,GOLDSTEIN D P,et al. Advances in the understanding of placental site trophoblastic tumor[J]. J Reprod Med,2002,47(5):337-341.

[12]GUSTIN C J S,NEWLANDS E S,LUTZ J M,et al. Combination but not single-agent methotrexate chemotherapy for gestational trophoblastic tumors increases the incidence of second tumors [J]. J Clin Oncol,1996,14:2 769.

[13]MC NEISH I A,STRICKLAND S,HOLDEN L,et

al. Low risk persistent gestational trophoblastic disease: outcome following initial treament with low-dose methotrexate and folinic acid, 1999-2000[J]. J Clin Oncol, 2002, 20: 1 838-1 844.

[14] BOWER M, NEWLANDS E S, HOLDEN L, et al. ENA/CO for high-risk gestational trophoblastic tumors: results from cohort of 272 patients[J]. J Clin Oncol, 1997, 15: 2 636-2 643.

[15] SHIH M, KURMAN R J. Epithelioid trophoblastic tumor: a neoplasm distinct from choriocarcinoma and placental site trophoblastic tumor simulating carcinoma [J]. Am J Surg Pathol, 1998, 22(11): 1292-1403.

[16] PARK J W, BAE J W. Epithelioid trophoblastic tumor in a postmenopausal woman: a case report [J]. J Menopausal Med, 2016, 22: 50-53.

[17] ZHANG X, SHI H, CHEN X. Epithelioid trophoblastic tumor after induced abortion with previous broad choriocarcinoma: a case report and review of literature[J]. Int J Clin Exp Pathol, 2014, 7: 8245-8250.

[18] DAVIS M R, HOWITT B E, QUADE B J, et al. Epithelioid trophoblastic tumor: a single institution case series at the New England Trophoblastic Disease Center[J]. Gynecol Oncol, 2015, 137: 456-461.

[19] OKUMURA M, FUSHIDA K, REZENDE W W, et al. Sonographic appearance of gestational trophoblastic disease evolving into epithelioid trophoblastic tumor[J]. Ultrasound Obstet Gynecol, 2010, 36: 249-251.

[20] KAGEYAMA S, KANOTO M, SUGAI Y, et al. MR imaging of uterine epithelioid trophoblastic tumor: a case report[J]. Magn Reson Med Sci, 2016, 15: 411-415.

[21] JORDAN S, RANDALL L M, KARAMURZIN Y, et al. Differentiating squamous cell carcinoma of the cervix and epithelioid trophoblastic tumor [J]. Int J Gynecol Cancer, 2011, 21: 918-922.

[22] SHIH I M, KURMAN R J. P63 expression is useful in the distinction of epithelioid trophoblastic and placental site trophoblastic tumors by profiling trophoblastic subpopulations[J]. Am J Surg Pathol, 2004, 28: 1177-1183.

[23] MAO T L, SEIDMAN J D, KURMAN R J, et al. Cyclin E and p16immunoreactivity in epithelioid trophoblastic tumor-an aid in differential diagnosis[J]. Am J Surg Pathol, 2006, 30: 1105-1110.

[24] ZAVADIL M, FEYEREISL J, SAFAR P, et al. Undifferentiated choriocarcinoma-epithelioid trophoblastic tumors treated at the Center for Trophoblastic Diseases in the Czech Republic 1955-2003[J]. Ceska Cyenkol, 2003, 68(6): 420-426.

[25] PALMER J E, MACDONALD M, WELLS M, et al Epithelioid trophoblastic tumor: a review of the literature [J]. Report Med, 2008, 53(7): 465-475.

# 第 八 篇

## 手术、放疗及化疗并发症的处理

# 44  妇科肿瘤手术常见并发症的处理

妇科肿瘤最常见的并发症是盆腔根治术并发症。其次是外阴根治术并发症。

盆腔根治术从广义来说有多种术式，其代表性的手术是子宫广泛切除及盆腔淋巴结切除术(Meigs 广泛子宫切除术，Ⅲ型扩大子宫切除术)，其他还有子宫次广泛切除术加或不加盆腔淋巴结切除术(Weitheim 子宫广泛切除术、Ⅱ型扩大子宫切除术，改良性子宫根治术)、子宫扩大根治术(Ⅳ型扩大子宫切除术)、肿瘤细胞减灭术及盆腔脏器切除术等。其并发症发生率与手术范围、医生技术水平、围手术期放疗、患者体质和肿瘤病理特征高度相关[1]，其中与手术范围的关系最大。放射、盆腔炎、盆腔子宫内膜异位症、以前手术粘连引起的盆腔纤维化均可增加术时或术后并发症发生率。与经典的广泛子宫切除术(Meigs 手术)相比较，改良根治性子宫切除术(Ⅱ型扩大子宫切除术)手术时间短，住院天数少，发生尿瘘少，膀胱功能恢复快[1]。因此根据病情选择合适的手术方式十分重要。

## 44.1　出血

出血是广泛子宫切除术常见的并发症，平均出血量为 400～1 200mL，1/3～2/3 患者需要输血。晚期卵巢癌细胞减灭术失血量平均约 800mL，几乎所有患者需输血 800～1 200mL。如遇手术创面广泛出血，或大血管损伤出血，其出血量必然增多，出血量多少视具体情况而定，有时相差甚远。因出血导致出血性休克者时有所见，因大出血导致患者死亡者偶有发生。因此，预防大出血和及时控制大出血非常重要。

### 44.1.1　出血种类

首先，任何手术创伤均可造成有意义的临床出血，术中出血尤为常见，术后出血时有发生。其次是弥散性血管内凝血(DIC)，仅在极少数情况下出血是由于凝血机制障碍所致。与盆腔根治术有关的出血大致包括如下几类。

(1)创面渗血和静脉丛损伤出血：盆腔根治术创面大，有时渗血较多。容易损伤的盆腔静脉丛为闭孔区、骶前、主韧带、宫颈膀胱韧带及宫颈阴道的静脉丛。

(2)小血管损伤：较常见的为宫旁、阴道、闭孔处小血管损伤出血。

(3)大血管出血：此类出血并不多见，约为 1.8%[1]，可遇见到的为髂外静脉、髂内静脉损伤出血，偶见髂总静脉和腔静脉出血，髂外动脉、髂内动脉、腹主动脉受损出血罕见，多为误伤。

(4)DIC：与妇科肿瘤有关的病因包括两

类,一是癌组织本身,二是广泛组织创伤,癌肿组织破溃进入循环系统可引起凝血激酶样作用而导致DIC。妇科手术范围广泛,受损组织释放的凝血活酶类物质是妇科癌症术后DIC的主要诱发因素。

(5)凝血机制障碍引起出血:由于血凝的异常、药物所致的血小板聚集障碍或先天性某些凝血因子的缺乏所导致的术中或术后出血是罕见的,且多数可通过病史、体检或实验室检查发现。药物诱导的血小板异常可在药物停用后维持7～10天,选择性延期手术是必要的。

下面针对前三类出血介绍几种预防出血和止血的方法。

### 44.1.2　预防

要熟悉盆腔解剖,按解剖层次操作。特别要注意的是,闭孔区位置较深,大小血管较多,一旦血管损伤,尤其是髂内静脉及分支损伤,止血较为困难,由此引起大出血而导致死亡时有报道。所以在该区的手术要严格按解剖层次进行,细心操作,避免强力牵拉。

闭孔区淋巴结外方有时与髂外静脉粘连,且淋巴结尾部可深入髂内、外动脉分叉处的外侧,如由内侧强力剔出时,易伤及血管及招致大出血。遇此情况,杨学志认为应先解剖腰大肌与髂总(外)动、静脉,以从外侧进行解剖为妙。这样,髂外动、静脉被游离,腰大肌内壁也可完全暴露,骨盆侧壁的血管神经的位置清晰在目,可以安全切除该区淋巴结。如切除仍有困难时,可在受累血管上、下方游离一定长度的血管,用无损伤血管钳钳夹,暂时性阻断血流,然后剥离肿块,这样安全性更大。即使损伤血管也便于缝合止血。

如受累淋巴结与髂内动脉紧密粘连,可于肿块上、下方分离相连的部分血管,连同肿块切除一段血管。闭孔区转移的淋巴结与闭孔神经紧密粘连,闭孔窝下方不易暴露,应首先使转移的淋巴结与髂外静脉内侧壁分开,解剖腰大肌内侧面,解剖出髂外静脉末段与脐侧韧带间的淋巴结(腹股沟内侧深淋巴结),向下稍

加分离、暴露闭孔神经,将其与淋巴结分开(可用示指协助),亦可从转移的淋巴结包膜内剥离,这也是行之有效的方法。如转移性淋巴结融合固定,应放弃继续手术,用银夹标记。

还值得提出的是,盆腔根治术在切除髂总动脉区或腹主动脉旁淋巴结时,有时会误伤髂总静脉及腔静脉导致严重大出血,须仔细在其表面分离上方及侧方脂肪组织,结扎腔静脉"伴随"静脉。

此外,预测某些手术有难以控制的大出血时,可先行髂内动脉结扎再按常规手术,如广泛性宫旁组织切除、宫颈肌瘤切除、阴道上段广泛切除术等,特别在其周围广泛粘连或浸润时,或已有出血倾向者。江森教授在盆腔淋巴结切除后先结扎双侧髂内动脉,再行子宫广泛切除,能减少出血。笔者则选择性结扎双侧髂内动脉。

(谭文福　陈惠祯)

### 44.1.3　止血原则及方法

1)基本原则

处理出血是一项紧迫的任务,必须及时、有序按操作原则进行。

(1)首先用手指或纱布垫压迫止血,避免盲目钳夹,以免造成输尿管、神经的损伤或出血面(或血管)的扩大。

(2)当出血通过压迫得以控制时,应调整灯光,吸干血液,保持手术野干净清洁,视野清晰。

(3)建立可靠的血管通道。根据出血量及患者术前血红蛋白含量,及时补充血容量。适当输注血液、血液制品和液体。

(4)经上述处理后,慢慢滑行移开手指或纱布垫,辨认损伤出血的部位,然后根据出血种类进一步处理。钳夹结扎止血或缝扎止血,或用消毒绷带加压填塞,或修补血管破口,或血管端端吻合等。

(5)在上述处理的同时或其后,特别经上述处理不奏效时,可使用图44-1的器械压迫肾血管下方的主动脉,或用血管套,或脐带线

拉紧主动脉,截断血流。这种方法易行、有效、止血迅速,有利于下一步结扎盆腔受损的血管或修补。压迫主动脉维持 1～2 小时对下肢不会造成损害,但中间可短时间停止压迫,恢复血流[2]。

髂内动脉结扎是控制盆腔出血的另一种方法。尤其适用于广泛小血管损伤造成的出血。

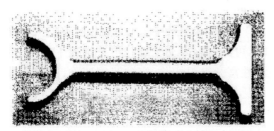

图 44-1 Conn 主动脉阻断器

纱布垫压迫和直接结扎或缝扎:适于创面渗血和小血管的出血。先用热盐水纱布垫压迫,2～3 分钟后取出观察,一般渗血多能止住。切忌盲目钳夹。如仍见小血管出血,可准确地将血管断端提起、钳夹、结扎。如血管断端未能显露,可用止血钳钳夹出血处之组织,8 字缝扎,或用银夹钳夹止血。

消毒绷带加压填塞:适用于盆底大面积广泛渗血,出血量较多,经纱布垫压迫未能奏效,又难以缝合止血时,应立即用凝胶海绵置于创面上,外层用消毒干绷带填塞压迫,多能收到良好效果。如仍无法控制出血,可同时结扎一侧或双侧髂内动脉。填塞之绷带于术后 3～7 天内分次拔出。

大网膜覆盖缝合:适于静脉丛出血而周围无组织可以缝合时,根据出血面大小,剪取一块相当的带蒂网膜组织,覆盖在出血面之上,缝合止血。

结扎髂内动脉:适于宫旁、骶前、阴道广泛性出血,经用纱布垫压迫或缝扎止血无效,可结扎双侧髂内动脉。其方法是于骨盆入口处,卵巢血管内侧,暴露输尿管与髂总动脉交叉处,游离周围组织,即可见到髂内外动脉交叉,沿髂内动脉向下游离 1cm,再用长弯血管钳或

梅格钳与血管平行分离两侧之结缔组织,贴动脉壁下方进一步分离,使之与静脉及周围组织分开,注意勿伤及壁薄的髂内静脉。用 7 号丝线双重结扎,不必剪断血管。若用此法效果仍不佳,可再用消毒干绷带填塞压迫。

6)注意因失血性休克所致的全身与局部并发症,如感染、代谢障碍、脏器功能损害等应及时诊断和治疗。

7)术后出血主要因创面广泛渗血,术中止血不彻底,或结扎血管线脱落,多在术后 24 小时内发生。一旦确定,需立即开腹止血,或经股动脉→髂内动脉(含或不含子宫动脉)注入栓塞剂。

8)适当应用止血药:作为止血的辅助治疗之一。可选择局部应用凝血酶针剂,全身应用止血针剂。主要用作静脉和肌肉注射,也可局部使用。可用于预防出血、紧急止血、术后应用。

2)止血方法

(1)创面渗血和小血管出血的处理。

(a)单纯纱布垫压迫止血。用热盐水纱布垫压迫,2～3 分钟后取出,一般创面渗血、静脉丛或小静脉出血多能止住,不需进一步处理。

(b)结扎或缝扎止血。经纱布垫压迫止血无效,仍见小血管出血,可准确地将血管断端提起,钳夹,结扎。如血管断端未能显露,可用止血钳钳夹出血处之组织,8 字缝扎,或用银夹钳夹止血。

(c)消毒绷带加压填塞。适用于盆底大面积广泛渗血,出血量较多,经纱布垫压迫未能奏效,又难以缝合止血时,应立即用凝胶海绵或止血纱布或止血胶置于创面上,外层用消毒干绷带填塞压迫,多能收到良好效果。如仍无法控制出血,可同时结扎一侧或双侧髂内动脉。填塞之绷带于术后 3～7 天内分次拔出。

在上述处理的同时可结扎髂内动脉或暂时阻断腹主动脉血流。

(2)大血管损伤出血的处理:大血管损伤可发生大出血、出血性休克,必须及时、有序、有效地止血。

(a)一时性止血。①手指或海绵钳压迫止血。动脉需压迫近心侧,静脉需在远心端加压。②将纱布带套过血管一圈后提起,再用手捏紧或用血管钳紧靠血管,夹住纱布带。③用一长2～3cm的橡皮管垫在动脉上,将纱布带打活结。④用无损伤血管钳钳夹。一般先选用上述方法止血,找出血管破裂口,稍加分离后,用一对无创伤血管钳横行夹住血管两端,阻断血流,或用动脉侧壁钳或心耳钳夹住破口。

(b)永久性缝合止血。经一时性止血后,使伤口紧靠,以4－0无创伤性针线离裂口0.5～1mm处进针,针距0.5～1mm行间断缝合。

如血管完全断裂,缺损小的可直接端端吻合;缺损较大者,可游离断端。一般动脉可拉长2～3cm,用4－0无创伤性针线间断缝合,伤口可用肌肉或大网膜覆盖。缺损再大无法端端吻合时,可取髂内动静脉一段替代缝合(血管移植)。

(c)永久性结扎或缝扎止血。髂内动静脉损伤,缝合有困难时,可缝扎或结扎止血。在清扫盆腔淋巴结,特别是必须切除转移淋巴结时极易损伤髂外静脉。髂外静脉损伤的转归取决于髂外静脉是否能被安全地结扎、修补或替代。据作者Morrow[3]的经验,髂外静脉可被结扎。术后下肢水肿发生率和持续时间则取决于盆腔淋巴结切除的彻底性、是否接受过放疗、髂内静脉和腹壁下静脉系统功能的完整性。如两者功能良好,可不出现或暂时出现下肢水肿。髂外静脉结扎后应包扎并抬高患肢以防止下肢水肿。

(谭文福　吴绪峰　陈惠祯)

## 44.2　泌尿道损伤、术后尿瘘及输尿管狭窄

### 44.2.1　泌尿道损伤

1)种类[1,4]及发生部位

(1)双侧输尿管完全结扎。

(2)单侧输尿管被完全结扎或部分结扎。

(3)输尿管筋膜损伤引起输尿管血运障碍,缺血坏死。

(4)输尿管被切断或部分切开。

(5)膀胱壁损伤。

妇科肿瘤手术中输尿管的操作并不常见,没有经过放疗的宫颈癌患者行根治性子宫切除术,术中输尿管损伤约1%[5]。常见的是挤压伤或破口。最常见的输尿管损伤部位在其末端。此段输尿管埋在宫颈膀胱韧带前后叶之间,在游离该段输尿管时,由于方向或解剖层次不清,或因此处出血而盲目止血,误夹、切开、切断或缝扎该段输尿管。其次是宫旁段输尿管损伤,尤其在输尿管与子宫动脉交叉处,或子宫骶骨韧带外侧处。偶尔发生在上段输尿管进入盆腔靠近卵巢血管处,在高位断扎骨盆漏斗韧带时被误伤或误扎。

子宫根治性切除术和其他根治性手术,术中膀胱损伤为1%～2%[5]。膀胱最容易损伤的部位是膀胱三角区,即膀胱宫颈韧带附着于宫颈部分。

2)输尿管损伤及缝合

当术中发现输尿管钳扎或结扎,应立即解除。如术中发现切断组织的断端有输尿管样组织,或部分切断的管道有水液渗出,均应怀疑输尿管损伤。此时应立即停止手术,经静脉推入靛胭脂观察有无蓝色水液流出,或分离出该段输尿管,以明确输尿管有无损伤,如有损伤,应根据损伤的部位及程度做不同处理。

(1)解除被钳夹或被结扎的输尿管:典型的挤压伤包括钳夹和(或)结扎输尿管。发现后应主动解除,并观察一段时间,以判断输尿管血运情况和蠕动情况。如血运良好,没有出现破口,只需解除结扎或钳夹就足够了。如发现有较严重的挤压伤,可经由输尿管切开(很少用)、膀胱镜或切开膀胱(首选)置入输尿管支架。若行膀胱切开,术后应置入导尿管或耻骨上膀胱造瘘。非放疗患者应引流3天,若术前放疗患者则需要引流更长时间。

(2)局部修补:若为部分损伤,损伤长度

仅几毫米可植入双 J 型输尿管导管（即所谓的 J 型猪尾巴导管），其头端置于肾盂内，尾端则置入膀胱。再行局部修补。输尿管导管放置 30 天。

（3）输尿管端端吻合术：①将损伤之输尿管两断端修整为斜行（图 44-2A）；或将受肿瘤侵犯部分的输尿管两端作斜面切断。②放入输尿管导管（图 44-2A）。③用 4－0 合成可吸收线于输尿管前、后两断端切缘全层各缝合 1 针，作牵引用。尽量少缝黏膜（图 44-2B）。④用 4－0 肠线或合成可吸收线间断全层缝合输尿管左、右壁。创缘必须对合整齐，切勿内翻或外翻，输尿管吻合口处应无张力（图 44-2C）。⑤继续缝合输尿管至结束（图 44-2D）。⑥将烟卷引流管放置于腹膜后，从侧腹膜外引出（图 44-3）。缝合后腹膜。输尿管导管留置 30 天。

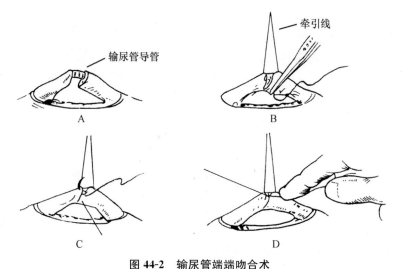

**图 44-2　输尿管端端吻合术**
**A.** 两断端修整为斜形，并放入输尿管导管；**B、C、D.** 用 4－0 合成可吸收线间断缝合

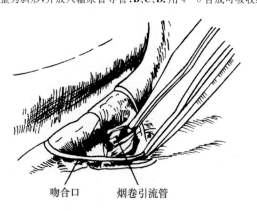

**图 44-3　输尿管吻合完毕，放置烟卷引流**

（4）输尿管、膀胱吻合术：①输尿管末段切除后，将输尿管近端剪成两瓣，每瓣用 4－0 合成可吸收线褥式缝合 1 针（图 44-4A）置入双 J 型输尿管导管，头侧置于肾盂内，尾侧于膀胱切口置入膀胱。放置 30 天。②将膀胱切一小口，将输尿管的缝线从内口穿出膀胱壁（进针的距离与输尿管瓣的长度相等）（图 44-4A）。

③结扎缝线，将膀胱与输尿管用 4－0 合成可吸收线间断缝合（图 44-4B）。④用 4－0 合成可吸收线全层间断缝合膀胱切口，尽量少缝黏膜（图 44-4C）。放入引流管。

（5）与对侧输尿管端侧吻合术：输尿管中、上 1/3 横断后，难以行端端吻合者，将横断后的输尿管与对侧端侧缝合。缝合前将两端输尿管修整成铲状以避免吻合口狭窄,并在此基础上用5-0PGA缝线全层间断缝合3~4针。见图44-5。

(6)肠管代输尿管术[5]:输尿管操作在骨盆以上无法采用输尿管端端吻合时,可采用输尿管回肠植入术,在运端输尿管与膀胱间植入一段带血管的肠管作为输尿管骨盆段的延长部分。

手术第一步选择并切下一段健康、有活力的末端回肠,恢复肠道的连续性。第二步于游离回肠近侧端作一膀胱切口,置入输尿管支架,施行输尿管-回肠端吻合术。将输尿管植入游离回肠近侧端的系膜游离缘,将输尿管开口与回肠切口对齐,以5-0PGA缝线作输尿管和肠黏膜吻合,使输尿管开口固定于游离回肠的肠内面(图44-6)。应将输尿管的浆肌层紧贴回肠的浆膜层以使吻合口局部无张力。缝合游离的回肠近端。于输尿管残端附近处作一膀胱切口,将留置的输尿管导管置入膀胱内,用3-0号可吸收线将游离段回肠远端与膀胱吻合(图44-6),将肠段固定于髂肌,以保持张力处于松弛状态,避免系膜及其中的脉管发生扭转。支架保留至少6个星期。拔除后需进行输尿管造影排除隐匿漏。

3)膀胱损伤修补术

如膀胱发生轻度损伤应立即缝合。先用4-0号合成可吸收线做全层缝合,再用丝线间断缝合肌层,术后留置导尿管14天。如膀胱损伤较重,可先全层缝合,间断缝合肌层,再于耻骨联合上行膀胱造瘘术,尿液引流12天后闭管,令其自行排尿,观察1~2天,如正常可拔除引流管。膀胱接受过放射线者,膀胱引流时间长于未接受过放射线者,一般需3~4周。

(李红英 吴绪峰 陈惠祯)

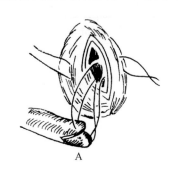
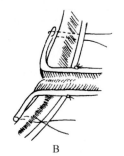
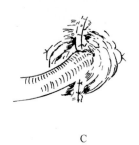

图 44-4 输尿管膀胱吻合术

**A.** 输尿管瓣膀胱褥式缝合;**B.** 输尿管与膀胱固定;**C.** 缝合膀胱切口

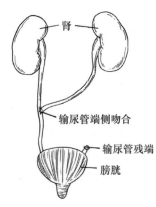

图 44-5 输尿管端侧吻合示意图

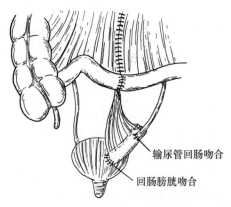

图 44-6 回肠代输尿管示意图

### 44.2.2 术后尿瘘

#### 1)输尿管阴道瘘

输尿管瘘是盆腔根治术最常见最严重的并发症。据报道,其发生率为 0.76%～14.1%(表 44-1)。术后尿瘘常发生在术后 7～14 天。Graham 总结了 473 例盆腔根治术的尿瘘发生时间,结果见表 44-2。随着现代化的手术技术,根治性子宫切除术后,输尿管阴道瘘从数十年前的 10%～20%下降至 1%～2%[5]。

表 44-1  术后尿瘘发生率[6-8]

| 作者 | 年代 | 手术人数 | 发生率/% |
| --- | --- | --- | --- |
| Meigs | 1965 | 184 | 14.10 |
| 河南医学院附一院 | 1976 | 246 | 1.85 |
| 康映蕖 | 1979 | 547 | 2.20 |
| 谭道彩 | 1979 | 631 | 0.76 |
| 张惜阴 | 1980 | 3 867 | 0.76 |
| 陈惠祯 | 1987 | 126 | 0.79 |
| Powell | 1984 | 255 | 0.80 |
| 蔡红兵 | 2010 | 372 | 0.00 |

表 44-2  术后尿瘘发生时间

| 术后时间/天 | 病例数 | 百分率/% |
| --- | --- | --- |
| 0～7 | 0 | 0 |
| 8～14 | 13 | 39 |
| 15～21 | 10 | 30 |
| 22～28 | 7 | 21 |
| 29 或以上 | 3 | 9 |

(1)诊断:输尿管瘘为手术损伤或缺血坏死所致,临床表现取决于损伤类型。其典型症状为术后不久或术后 7～14 天出现阴道持续性水样排液(溢尿)。这强烈提示输尿管阴道瘘的存在。先兆症状和体征包括不好解释的发热、模糊的盆腔不适、疼痛和阴道穹窿上方和侧方发硬或包块,这些可能先于尿液出现。输尿管瘘管多位于阴道残端侧角。鉴别膀胱瘘和输尿管瘘必须尽早进行,方法是先用干纱布填塞阴道,然后膀胱内灌注亚甲蓝或靛胭脂,然后再观察塞入阴道内的干纱布有无染色。见有蓝色者提示为膀胱阴道瘘。静脉注入靛胭脂,阴道内纱布出现蓝色则提示输尿管阴道瘘。

静脉肾盂造影可帮助确定输尿管瘘的存在及其部位,以及有无梗阻存在。但应注意有时静脉造影可能得出错误的结论,即完整的输尿管显示轻微、短暂的扩张,而尿瘘侧的膀胱和输尿管显示良好的引流。这时应重复静脉造影,以利正确诊断。

膀胱镜下逆行性插入输尿管导管或经皮肾顺行置管,能确切地显示尿瘘的侧别和部位。一旦插管成功,导管则应放置引流 30 天,这样有利于瘘孔愈合,尿瘘仍不愈合者则应行输尿管膀胱内移植。

(2)修补时间:手术时间由阻塞的程度和盆腔组织的状态而定,因患者不适和手术医生急于修补损伤而过早进行手术是不可取的。

应该等待炎症和水肿消退后手术(通常需要6~8周)。组织状态越好,修复成功的机会越大。增厚、质脆的输尿管和膀胱不适宜吻合。因此,耐心是很重要的。一般等待到检查起来感到组织质软、柔韧性好、有弹性时再行手术。

输尿管阻塞及其所导致的肾损伤的程度,是促使手术医生在组织恢复至最佳状态前做出手术治疗这一选择的另一因素。因为肾损伤的程度和阻塞的程度与时间有关,完全性阻塞将会导致进行性功能丧失。阻塞40天左右,解除阻塞,仅存不足10%的功能。笔者认为,如果反复静脉肾盂造影表明进行性肾脏损害则具有手术指征。

术前检查要了解有无复发性癌。通过静脉肾盂造影、尿检验、血氮水平及一般术前检查估计肾功能情况。

2)膀胱阴道瘘

尽管根治性盆腔手术需广泛分离膀胱,但术后膀胱阴道瘘并不多见(表44-3)。

表 44-3　术后输尿管狭窄、膀胱阴道瘘发生率[9]

| 作者 | 输尿管狭窄发生率/% | 膀胱阴道瘘的发生率/% |
| --- | --- | --- |
| Christensen | 10.0 | 0.5 |
| Hoskins | 0.9 | 0.5 |
| Ketcham | 11.9 | 4.8 |
| Mickal | 10.9 | 3.1 |
| Mikuta | 4.5 | 2.9 |
| Morley | 1.0 | 0.5 |
| Park | 0.6 | 0 |
| Parker | 3.5 | 7.0 |
| Rampone | 1.3 | 0.6 |
| Villasanta | 1.7 | - |
| Weed | 6.0 | 1.9 |

(1)诊断:膀胱阴道瘘多出现于术后2~24天间,阴道尿性排液类似于输尿管瘘。其检查步骤与输尿管瘘基本相同。但在偶然的情况下,两种泌尿道瘘可能并存,静脉肾盂造影和膀胱镜检或逆行性输尿管插管有助鉴别。

(2)处理:诊断一经确立,立即放置导尿管持续导尿。一是因为细小瘘管偶然可以自愈,二是要保持干燥舒适。如果留置的导尿管不能保持干燥,可以用塑料阴道收集杯,有时候是有效的。如为小型膀胱瘘可望在1个月内自然愈合。而较大瘘孔大于1cm者则难以愈合。一般留置尿管2~3个月,偶尔4~6个月,这样有利于局部组织的修复。膀胱修补术应于瘘孔组织炎症消失、水肿消退、周围组织软化、瘘孔不再缩小时施行,其间多需2~3个月。

根治术前未接受过放疗者,经阴道修补膀胱阴道瘘,大多数可获成功。术前接受过足量放疗者,膀胱瘘的单纯修补是不大可能成功或是注定要失败的。在这种情况下,需做输尿管分流,最好用回肠曲或乙状结肠分流。

3)术后尿瘘的预防

尿瘘最直接的原因是术中损伤,是因手术不当引起血供障碍,术后感染、腹膜后血肿或淋巴囊肿则是造成损伤的间接原因。为预防其并发症,除规范手术步骤[10],术后腹膜后引流和应用抗生素预防感染外,采取一些技术上的预防措施也是十分重要的。

(1)悬挂固定输尿管[11]:盆腔根治术后,输尿管会下降到空虚的、有血液和淋巴液的盆腔内,并与阴道直接相通的部位接触。为了使输尿管恢复正常的生理功能和解剖位置,Green(1966)[11]描述了一种悬挂固定输尿管的方法,能够加强输尿管末端、膀胱及髂内动脉分支的血供联系和防止输尿管落入盆底而形成锐角,避免输尿管末端在膀胱连接处产生梗阻,而不致产生暂时性的无症状的输尿管积水和肾积水。采用此法,尿瘘的发生率由原来的12.5%下降到1.5%。

(2)腹膜包埋法:骆毅等[12]提供的资料表明,在子宫及附件切除术后将游离的输尿管包埋于腹膜内,使其离开可能感染的后腹膜,并能获得新的血液供应。他报道375例子宫颈癌根治术的患者,用此法处理输尿管,输尿管瘘发生率为1.5%。此法不足之处是需延长手术时间约40分钟,有时没有足够多的腹膜完全包埋双侧输尿管。

(3)保留输尿管动脉:张士伟[13]提供资料表明,若子宫动脉输尿管支保持完整,则能减少术后输尿管瘘和膀胱功能障碍。该作者尽最大努力保留子宫动脉的输尿管支,并于1975年8月在日本神户的会议上,解释了他设计的手术技巧,他相信此操作比常用的方法更有利,因为困难并不太大,并且保证对子宫动脉的输尿管支充足的血液供应,从而防止尿瘘的发生,并保留了满意的输尿管和膀胱功能。

(4)部分阴道重建:盆腔根治术后往往伴有阴道缩短和性交障碍,为此,有作者[14]建议将膀胱腹膜切缘缝合于阴道前壁,将直肠反折腹膜与阴道后壁缝合,重建部分阴道,从而起到延长阴道的作用。更重要的是为盆腔剥离面和膀胱底部及输尿管末端之间提供了一层额外的组织,对于纠正和减轻根治术后膀胱后倾屈位、维持膀胱底部与尿道后段正常位置,防止输尿管末端的二重感染和预防尿瘘有积极作用。

(5)保留输尿管外侧疏松组织,不游离输尿管床,笔者[8]在打开输尿管隧道断扎宫颈膀胱韧带后,先锐性分离输尿管内侧疏松组织,但不游离输尿管床。用中号S状拉钩将宫旁段输尿管连同其外侧方疏松组织拉向外侧至近盆壁处,再断扎主韧带及阴道旁组织。由于保留了输尿管外侧疏松组织,保留了输尿管末端及膀胱某些血液供应,避免输尿管形成锐角,可以减轻或避免瘘管的发生。

## 44.2.3 输尿管狭窄

(1)发生率:据报道,根治性手术后输尿管狭窄的发生率为0.6%～11.9%,平均约为4%(表44-3)。

(2)原因和预防:引起术后输尿管狭窄的病因可分为器质性病变和功能性异常,前者系由手术损伤致纤维化所致。因此,预防的关键是术中仔细操作和掌握一定的技巧。后者可能是由于综合因素造成,如输尿管血液供应受损、支配膀胱的神经受损、输尿管末端形成锐角、腹膜粘连、输尿管水肿等。因此,预防也应采取综合措施,包括上述介绍过的悬挂固定输尿管,保留输尿管动脉,保留输尿管外侧疏松组织,不游离输尿管床等。

(3)诊断:输尿管狭窄病例,一般没有明显症状,最后可因发生梗阻而导致患侧肾功能丧失。术后如果患者出现疼痛和发热,又无尿瘘的证据,要考虑输尿管狭窄,可通过静脉肾盂造影来确诊,同时行膀胱镜检和逆行性输尿管导管插入协助诊断。

(4)处理:一旦明确诊断,即应给予相应的处理。

保守治疗:如果狭窄为炎性水肿所致,可以观察。如无法区分器质性或功能性狭窄,除可以观察外,可试行输尿管导管插管,并用无菌盐水冲洗,加强抗生素应用及支持疗法。如插管成功,则应留置4周,这样能使部分患者恢复其正常功能及解剖。不易施行输尿管插管者,手术又暂不能进行时,则需行暂时性肾造瘘术。造瘘术后推荐观察3～6个月,因发现不能置入输尿管导管的输尿管狭窄也可以自然缓解[1]。

手术治疗:输尿管插管后或肾造瘘后输尿管梗阻仍不缓解或肾盂造口不能建立和维持者,正确的治疗是输尿管膀胱的移植。术中要注意是否存在复发性或持续性肿瘤。如病检发现癌组织,可于术后加用放疗。

(吴绪峰　陈惠祯　谭文福)

## 44.3  肠道损伤、肠梗阻及肠瘘

### 44.3.1  肠道损伤

(1)发生率及受损部位:根据艾维瑞[15]提供的资料,盆腔根治术中肠损伤的发生率为0.8%,其中大多发生在小肠,大肠损伤仅占25%。

(2)相关因素:既往有手术史,盆、腹腔炎症,子宫内膜异位或恶性肿瘤的浸润,均可使肠管与生殖器发生粘连,剥离时可造成肠管损伤。因此,术前应对患者的现病史、既往史及前次手术情况进行充分了解。如怀疑有粘连时,要做好术前的肠道准备,即术前3天无渣半流饮食、口服肠道消炎药及术前晚做清洁灌肠等[16],或手术前1天服用泻药。

(3)术中处理:损伤一旦发生就立即修补,这一点是十分重要的,特别是小的损伤,容易被遗漏。如果手术结束时才考虑修补,很难再找到损伤部位。缝合方法可根据损伤部位及范围不同而异。对小肠小的全层损伤,用4号丝线间断缝合全层及浆肌层即可;如果小肠发生较大撕伤而缝合时张力过大,应行肠段切除和吻合术。大肠损伤的处理依损伤大小、位置和是否做肠道准备而定。小的、易暴露的损伤用类似于小肠损伤的修补方法来处理。大的损伤,或受损肠道血供障碍,或张力大,常常要切除和行肠吻合术。如未做肠道准备,则应做近侧结肠造口术,同时进行腹腔清洗、闭式引流、胃肠减压和抗生素治疗。造瘘术后,要注意控制腹腔内感染,应经常换药,及时清理排出物,可装置粪袋,并用锌氧膏护皮。手术后4周,待炎症、水肿消退后,关闭造瘘口,对于直肠损伤,可予以修补,另行乙状结肠或横结肠造瘘术。

(4)术后处理:术中肠管损伤经适当处理后一般不出现术后并发症。个别患者可因损伤、修复面积大或由于体质因素而出现肠梗阻的表现,此时,应及时识别,给予恰当的处理。

### 44.3.2  肠梗阻

1)分类[17]

各种原因引起肠腔内容物流通障碍称为肠梗阻,其分类方法繁多,各种分类法对临床治疗均有一定的指导意义,不可偏废。

(1)按梗阻原因分类。

(a)机械性肠梗阻:①管腔堵塞,如虫团、粪石、结石、息肉、异物等所致;②肠壁病变,如肿瘤、血肿、套叠、炎症及先天性畸形等;③肠管受压,如粘连带压迫、粘连带牵扯成角、肠扭转、疝或腹腔内肿块压迫。

(b)动力性肠梗阻:由于神经抑制或毒素等作用,引起肠蠕动丧失或肠管痉挛造成的肠腔内容物流通障碍,如急性腹膜炎引起的肠麻痹。

(c)血运性肠梗阻:由于肠系膜血管栓塞或血栓形成,使肠管血运发生障碍而失去动力,尽管肠管无阻塞,而内容物照样受阻。

(d)手术早期炎性肠梗阻。

(2)按肠壁血运分类。

(a)单纯性肠梗阻:只是肠内容物通过受阻而肠管无血运障碍。

(b)绞窄性肠梗阻:指梗阻伴有肠壁血运障碍者。

(3)按梗阻部位分类:有高位(空肠、空肠上段)和低位(回肠下段和结肠)两种。

(4)按梗阻程度分类:有完全性和不完全性梗阻。

(5)按梗阻发展过程的快慢分类:有急性和慢性肠梗阻两类。慢性和不完全性肠梗阻多为单纯性,而绞窄性肠梗阻多为急性和完全性。必须注意,肠梗阻在不断变化的病理过程中,上述各种类型在一定条件下又可能相互转化。

2)临床表现

各类肠梗阻的临床表现有腹痛、腹胀、呕吐、停止排便排气及可能伴发的体液丢失、水电解质失衡、感染和毒血症等,体检可见肠型、肠蠕动波及肠鸣音亢进等。

（1）腹痛：单纯性机械性肠梗阻的典型腹痛为阵发性绞痛，而单纯性麻痹性肠梗阻腹痛不显著。

（2）腹胀：高位梗阻无明显腹胀，低位梗阻多为腹胀。麻痹性肠梗阻腹胀为全腹性。

（3）呕吐：早期为反射性，呕出食物或胃液。高位梗阻呕吐频繁，吐出物为胃及十二指肠内容物。低位梗阻时，呕吐出现迟而少，吐出物可呈粪性。

（4）停止排便排气：梗阻之后，患者多不再排便排气。但梗阻初期，尤其是高位肠梗阻，由于梗阻以下肠内有残存的粪便或气体，亦可自行排出或灌肠后排出。

（5）体液丢失和水、电解质失衡：一旦发生肠梗阻，即可由以下三方面的原因而伴发体液丢失和水、电解质失衡：①禁食使得水和无机盐的补充受到限制；②呕吐；③肠腔内消化液吸收障碍，肠梗阻时，肠腔内压升高，消化液的吸收发生障碍，越接近梗阻处吸收功能越差。据观察，梗阻上段的回肠，其吸收功能仅及正常的 1/10 左右，大量的食糜及消化液潴留在肠腔内。同时，在肠道压力不断升高和肠壁静脉回流受阻时，组织液也会向肠腔内及腹腔内渗出，更加重体液的丢失。

（6）感染和毒血症：正常情况下小肠内仅有少量细菌，空肠上段基本上无菌，但肠梗阻时，由于肠内容物淤积和肠内环境改变，细菌会大量繁殖，空肠内菌数可达 $5 \times 10^9$/mL，回肠可达 $6 \times 10^9$/mL 之多，细菌多为革兰阴性菌，但厌氧菌也会大量繁殖。由于梗阻肠壁黏膜的屏障机制受损，肠壁通透性增加，细菌产生的内毒素及外毒素可大量被吸收，导致全身性毒血症[18]。

（7）腹部体征：应反复多次进行腹部检查，比较病情的发展变化，及时做出相应的治疗措施。一般而言，机械性肠梗阻腹部可见肠型及蠕动波，麻痹性肠梗阻晚期可见全腹弥漫膨胀，如为绞窄性肠梗阻，可出现腹肌紧张及反跳痛等腹膜刺激症状。腹部听诊，机械性肠梗阻可闻及肠鸣音亢进，表现为气过水声或金属音响，麻痹性肠梗阻肠鸣音减弱或消失。

值得注意的是，肠梗阻患者腹部听诊应连续听 5 分钟。正常肠鸣音 3 次/分钟左右，无气过水声及金属响，如 5 次/分钟以上，为肠鸣音亢进，3 次/分钟以下，为减弱，3 分钟听不到肠鸣音为消失[17]。

3）诊断与鉴别诊断

根据上述症状和体征，再结合必要的实验室检查（如血常规、血气分析及电解质等）和腹部透视或 X 线平片，一般不难做出诊断。但是，在手术后近期发生的梗阻，诊断也会发生困难，需与下列情况相鉴别。

（1）手术后肠蠕动功能失调：因腹腔手术刺激，一般术后 1～2 天内肠蠕动减弱或消失，术后第 3 天开始逐渐恢复，初期为不规则蠕动，往往有阵痛，以后蠕动恢复正常，腹痛缓解，肛门排气。如果腹痛治疗持续加剧而不缓解，肛门仍迟迟不排气，即应怀疑粘连性肠梗阻的存在。如手术后已有过肛门排气，以后又出现腹胀和腹部绞痛现象，则粘连性肠梗阻的可能性更大，也可能是手术早期炎性肠梗阻，应进一步进行检查治疗。

（2）手术后麻痹性肠梗阻：有时手术后肠蠕动一直不能恢复而发展为真正的麻痹性肠梗阻，常因腹腔内有感染或患者有低血钾或毒血症等原因所致。这种梗阻需仔细地与粘连性肠梗阻相鉴别（表 44-4），因这 2 种病变的治疗方法完全相反，肠麻痹一般以非手术治疗为主，手术非但无益，而且有害，而肠粘连在短期治疗无效时，即应采用手术治疗。

4）肠梗阻的治疗

肠梗阻的治疗原则是矫正肠梗阻引起的全身生理紊乱和解除梗阻。具体治疗方法要根据肠梗阻的类型、部位、原因和患者的全身情况而定。

（1）基础疗法。

（a）纠正水、电解质紊乱和酸碱失衡，这是手术和非手术治疗极为重要的措施。输液所需容量和种类需根据呕吐情况、缺水体征、血液浓缩程度、尿量和比重，并结合血清钾、钠、氯和二氧化碳结合力监测而定。

表 44-4　粘连性与麻痹性肠梗阻之鉴别

| 特征 | 粘连性 | 麻痹 |
| --- | --- | --- |
| 发病情况 | 一般手术后突发或恢复后发生 | 持续性,全身病的局部表现或腹膜炎后发生 |
| 腹痛 | 阵发性绞痛明显 | 持续性胀满不适,无明显腹痛 |
| 呕吐、腹胀 | 呕吐明显,腹胀较轻或局限性 | 腹胀极明显,呕吐一般无或轻 |
| 听诊 | 肠鸣音亢进伴肠型 | 肠鸣音减弱或消失 |
| 腹部 X 线检查 | 或见扩张肠襻及阶梯状液平,常可定出梗阻带位置 | 肠道弥漫胀气,少有液平 |

（b）胃肠减压是治疗肠梗阻的重要方法之一。通过胃肠减压可吸出胃肠道内的气体和液体,减轻腹胀,降低肠内压,减少肠腔内的细菌和毒素,改善肠壁血液循环,有利于改善局部病变和全身情况。在减压过程中,患者应停进饮食和口服药物,若需从减压管给药时,注药后需将减压管夹住,暂停减压 1 小时,以免注入的药物被吸出。

（c）抗生素应用对于防治细菌感染、减少毒素的产生都有一定作用。一般单纯性肠梗阻可不应用,但单纯肠梗阻晚期,特别是绞窄性肠梗阻以及手术患者,应该使用抗生素。

（d）解痉止痛等一般治疗。使用解痉剂能减轻肠痉挛性阵痛,也能避免肠痉挛性收缩造成的进一步损害,如肠内压增高,蠕动亢进,加重肠扭转或肠套叠等。一般使用乙酰胆碱阻滞剂,如阿托品、山莨菪碱类药物,可以达到解痉镇痛的目的,且使用安全,但切勿使用强效的镇痛剂如吗啡、哌替啶及氯丙嗪等。

（2）解除梗阻。

（a）非手术治疗:主要适用于单纯性粘连性肠梗阻,尤其是单纯性不全梗阻,也适用于麻痹性或痉挛性肠梗阻。治疗期间,必须严密观察,如症状、体征不见好转或反而加重,即应手术治疗。

（b）手术治疗:对于非手术治疗无效的患者,要及时给予手术治疗。手术的原则和目的是在最短时间内,以最简单的方法解除梗阻,恢复肠道的通畅。具体手术方法要根据梗阻的病因、性质、部位及患者全身情况而定,必要

时可请外科医生一同完成手术。

### 44.3.3　肠瘘

肠瘘的定义为肠道和上皮表面相交通。妇科肿瘤患者,先前做过放疗、肿瘤浸润或坏死可导致肠瘘。也可能是肠吻合、肠切开、粘连松解及穿刺术的并发症。这些肠瘘多为小肠皮肤瘘。通常发生在皮肤切口部位,或结肠、直肠阴道瘘。但在复杂的肠瘘中也可见到肠道与膀胱、输尿管、子宫和腹膜相通[19]。近端小肠瘘（从空肠或近端回肠开始）的患者,大量液体及电解质丢失,同时皮肤表皮脱落。远端回肠瘘像结肠瘘一样,不会出现大量液体丢失或腐蚀皮肤[19]。

肠瘘最初的处理应以纠正电解质紊乱、静脉内营养、控制肠瘘的排出,治疗脓毒血症和改善患者的营养状况为目的[19,20]。通过腹部平片、瘘管造影、CT 扫描都能确定瘘管的起源部位及脓肿的有无。

如果有脓毒血症迹象,应使用广谱抗生素治疗。如果有脓肿,应在 CT 或超声引导下引流[21]。引流管放置到脓毒血症解除、瘘口萎缩、引流量每日少于 30mL 为止。

严重营养不良的患者,通过全胃肠外营养（TPN）2～3 周,术前及术后改善患者身体状况,直到建立充足的口服营养为止[19,20]。成年人平均每日需大约 12.56kJ 能量[20],但分别计算每个患者的需要量也有必要。生长激素抑制素及类似物奥曲肽（octreotide）可用于保守治疗以减少瘘出物[22]。有研究表明,奥

曲肽可减少肠瘘出物、加速瘘管愈合,但不能提高保守治疗的成功率[17,20]。

瘘管可自然发生,也可由手术导致。异物(永久缝线、补片)、远端梗阻、肿瘤或瘘管上皮化,都阻碍瘘管的闭合。这些高风险的肠瘘不能闭合的患者,不可避免地需手术处理[19,20]。存在脓毒血症也应手术处理。如无上述情况允许先行保守处理[19,20]。瘘出物由于那些放疗损伤引起的患者,保守处理可能作用不大[19,23]。瘘保守治疗2~3周还没有闭合,应联合手术处理。

当裂开的长满肉芽的腹部切口并发肠瘘时,是很难处理的问题。这种瘘保守治疗无法闭合,通常的外科方法也无法应用,一个可能解决的办法是充分解剖肠袢,去除瘘管,以进行无张力的、按层次内翻缝闭,肠管表面用肌皮瓣或非全层皮片覆盖[24]。

小肠瘘的外科治疗方法或采用瘘管切除、肠管一期吻合或完全孤立瘘管的方法。任何肠吻合都应该用大网膜包绕保护之,并应插喂饲性胃导管或空肠导管。当有脓肿存在或患者病情太重、严重营养不良,无法行确切的手术治疗时,则近端转流术及引流术是唯一可能的外科治疗方法[24]。

结肠皮肤瘘或结肠阴道瘘的患者,无败血症、坏死和梗阻等情况存在时,可采用局部处理,不必让胃肠处于休息状态。如能接受手术时,采用转流性结肠造口术或一期切除吻合术是可选择术式[19]。

(谭文福　程　欣　杨　静)

## 44.4　闭孔神经损伤

闭孔神经具有重要运动功能,其与股神经一起支配股内侧感觉和运动功能。该神经支配内收长肌、内收大肌和股薄肌,也支配内收短肌和耻骨肌。如损伤闭孔神经则引起内收肌群功能障碍,也可出现股内侧疼痛和感觉异常。盆腔淋巴结切除时闭孔神经的损伤率约为0.3%[1],可为撕裂、钳夹和横断,常因止血

时损伤不慎而误伤。如仅为闭孔神经挫伤,则其功能将在6周内恢复。如损伤闭孔神经远端神经纤维则功能恢复将延至6~12个月。如为神经横断则应予以修复重建,即用5~6号尼龙无创伤缝线间断缝合两侧端间神经鞘膜[25]。

## 44.5　膀胱功能障碍

### 44.5.1　发病原因、临床表现及发病率

宫颈癌根治术最主要的并发症为术后膀胱功能障碍。Seski[26]和Carenza[27]认为,由于手术导致支配膀胱逼尿肌的感觉和运动神经的损伤是引起膀胱功能障碍的直接原因。多数病例中影响膀胱功能恢复的最重要的因素是子宫主韧带和膀胱柱组织(膀胱宫颈韧带)切除的范围[1]。而阴道切除多少(大于2cm,或小于2cm),则间接的影响膀胱功能,因阴道壁切除越多则分离切除的膀胱旁组织也越多[28]。总之,手术范围越大,则损伤支配膀胱的神经的程度越重,术后发生膀胱功能障碍可能性越大。另外的原因是子宫切除失去对膀胱颈的支持作用和膀胱过度伸张。

膀胱功能障碍通常表现为尿意的丧失及在无妇科医生协助时无法完全排空膀胱,直接表现为排尿困难、残余尿过多、尿潴留。虽然许多患者膀胱的感觉和运动神经功能得到了改善,并且渐渐恢复正常。多数膀胱功能障碍患者常在术后2~3周恢复,但个别的患者在术后还是需要采用自我导尿或长期持续导尿。

复杂的尿动力学研究显示,膀胱逼尿肌和输尿管括约肌的张力亢进,有时会导致排尿困难及张力性尿失禁,是宫颈癌根治术后另一类膀胱功能障碍。许多患者行对症治疗后可完全恢复。

子宫颈癌根治术后所发生的膀胱功能障碍,因不同学者的手术范围和判断标准不同,发生率也相差很大。据报道,根治术后尿潴留发病率为2.6%~44.9%(表44-5)。

表 44-5　术后尿潴留发病率[6]

| 作者 | 病例数 | 发生率/% |
| --- | --- | --- |
| Park | | 2.60 |
| 河南医学院附一院 | 246 | 44.91 |
| 康映蕖 | 547 | 4.39 |
| 华钰 | 469 | 26.30 |
| 陈惠祯 | 126 | 7.50 |

### 44.5.2　预防

（1）根据病变范围制订手术方案：要针对每个患者的病情选择一种合适而又不扩大的手术，在可能情况下保留一些宫旁组织，特别是主韧带和宫颈膀胱韧带。Wertheim 手术后几乎所有患者均在 3 周恢复正常膀胱功能，而 Meigs 手术后几乎所有患者均出现明显的膀胱功能障碍，其中某些患者表现为严重的张力性尿失禁或持续性膀胱麻痹症[1]。辅助性盆腔放疗则使膀胱显著收缩与不稳定发生率增加。

（2）改进手术方式：手术范围因病而异，不任意扩大手术范围是降低术后膀胱功能障碍发病率的一个重要方面。技术方面的改进，是降低其并发症的另一个方面，如耻骨上膀胱造瘘、阴道部分重建、保持宫颈膀胱韧带外侧方的部分组织，有利于膀胱功能的恢复，减少并发症。虽然现在手术解剖的程度及血供阻断的程度已低于过去，但很多妇科肿瘤专家们仍强调膀胱引流[29]。

早期有报道[30]认为，根治性子宫切除术后膀胱弛缓发病率高，几乎都是由于经尿道放置尿管引起膀胱过度扩张所致。为了避免术后膀胱过度扩张，术后 6～8 周的耻骨上膀胱造瘘延期引流是必要的。在引流期间，膀胱可充分休息，使输尿管下段排空，这有助于创面愈合和血管重建，以及膀胱底部传入和传出神经的再生，改善膀胱感觉和运动功能，并能降低输尿管末端的并发症[30,31]。

Green 早年的资料[30]表明，术后膀胱持续引流 6～8 周，有助于减轻输尿管下段并发症的发生。1939—1961 年，623 例患者行宫颈癌根治术，其中 337 例置导尿管 7～14 天，有 56 例（16.9%）患者发生输尿管并发症，其中 37 例（11%）发生输尿管阴道瘘，19 例（5.9%）发生狭窄。另外 286 例，膀胱引流 6～8 周，输尿管并发症为 7.7%，其中 16 例（5.6%）发生输尿管阴道瘘，6 例（2.1%）发生狭窄。而 1961—1967 年除行膀胱造瘘引流 6～8 周外，同时行输尿管悬吊术，共 284 例，仅 3 例（1.0%）发生输尿管瘘，无 1 例发生狭窄。此外，由于行耻骨上膀胱造瘘引流，使术后膀胱和输尿管充分排空，避免反复导尿，防止继发性感染，且能使患者早期下床活动，有利于患者的康复和提高患者生活质量，并能缩短患者住院时间，减轻患者经济负担。

部分阴道重建，将膀胱反折腹膜缝合于阴道前壁，起到附加保护膀胱底部剥离面的作用，纠正或减轻根治术后膀胱后倾后屈位，维持膀胱底部与尿道后段正常位置，避免形成锐角，防止膀胱和输尿管末端的二重感染，有利于膀胱功能的恢复。根治术中分离保留盆腔内脏神经，能降低膀胱功能障碍的发病率[32]。其中分离保留下腹下神经丛的膀胱支的手术操作较简便[32]，可以推广。

### 44.5.3　处理

（1）根治术后留置尿管或膀胱造瘘管的处理：留置尿管或引流管的时间要根据手术范围

而定。Wertheim 手术后几乎所有患者在 3 周内膀胱功能恢复正常。如术后 3 周患者仍不能自动排或完全排空小便（残余尿大于 75mL）时，则应嘱患者置导尿管自行间断放尿，或重新插入导尿管持续导尿 1～2 周再复查残余尿量。其间如患者出现膀胱充盈感或排尿感提示膀胱功能开始恢复，此时可给予氯贝胆碱（urecholine）25mg，每日 4 次，以促进膀胱功能的恢复[1]。虽然 75% 患者手术后 2 周膀胱功能恢复[33]，但笔者认为手术后 3 周膀胱功能完全恢复后再撤除持续导尿为好，以避免撤除导尿管早期可能的尿潴留和膀胱逼尿肌损伤。

Meigs 手术后几乎所有患者均出现明显的膀胱功能障碍。为了避免膀胱过度扩张，有利于膀胱排空和膀胱功能恢复，耻骨上膀胱造瘘引流 6～8 周是需要的。在此期间可以不定期地夹住引流管，嘱患者自行排尿，若残余尿 2 次都小于 75mL，则可拔除引流管，总之要将引流管放置至膀胱功能完全恢复为止。膀胱失弛或无张力膀胱多在数月后恢复，在恢复功能以前不能拔除引流管。某些患者可表现为严重的张力性尿失禁或持续性膀胱麻痹症。解痉药物可以试用。如为绝经后或卵巢切除后妇女可以用雌激素替代治疗以改善症状和促进膀胱功能恢复。极少数小膀胱容量伴麻痹性张力性尿失禁患者正确的治疗是行尿道移植或膀胱扩容术[1]。

（2）膀胱功能锻炼：术后第 5 天起大量饮水，第 3～4 小时排空 1 次。2 周后仍不能恢复功能者，每日 2～3 次给膀胱注入 3% 无菌硼酸液 200mL，然后排空（或导尿），每次可重复数遍，最后注入氨甲酰胆碱。

（3）辅以针刺三阴交、阴陵泉、关元、曲池、中极和超短波、热气浴疗法，大量给予维生素 B1 等。

（4）每周 2 次复查尿常规，控制尿路感染。

（吴绪峰　谭文福　蔡红兵）

## 44.6　吸收障碍或消化不良

吸收障碍指营养吸收减少，可能是先天的或后天获得的。消化不良可能影响营养吸收，是由于肠内营养消化减少，或肠内刷状缘黏膜上皮细胞黏膜丛营养消化减弱所致[34]。正常营养吸收需三步：肠腔内处理、肠黏膜吸收和输送到血循环。任何一步发生缺陷，都会导致吸收障碍。吸收障碍可能是部分的或完全性的。完全性吸收障碍是由于病变伴随黏膜损害或吸收面减少所致。单纯性营养障碍是由于疾病妨碍特殊营养物质吸收所致。回肠切除或损害（可能因盆腔—腹部放疗后发生的），可导致腔内阶段性缺损而引起的吸收障碍。

小肠有不可替代的吸收功能，结肠只能补充吸收小部分营养[19,34]。女性小肠平均长 600～675cm，其中空肠大约占总长度的 40%。只要剩下的肠管正常，可以切除 50% 的小肠而不会影响主要营养物质吸收。小肠若只有 150～200cm，会出现严重营养缺乏。有功能的小肠有 100cm 或短一点，则需要长期持续胃肠外营养才能生存[19]。吸收功能丧失的可能性取决于肠管的长度，而切除或肠管损害都可影响肠管的长度。氨基酸在空肠吸收，糖类吸收快，而脂肪酸吸收慢，可在整个小肠吸收。回肠末端 100cm 吸收维生素 $B_{12}$ 和胆盐[19]。脂溶性维生素吸收较慢，主要在空肠和回肠吸收，水溶性维生素在整个小肠都可吸收[34]。消化和吸收功能不仅与小肠表面积有关，还与营养物质转运时间有关。丧失回肠（回肠肠腔变小和肠内容物粗糙）会导致转运时间显著延长。保存不少于 50% 的结肠可以弥补失去的小肠长度及其功能[19]。

短肠综合征的患者可能出现脱水、腹泻、电解质紊乱和营养不足[19,34]。小肠变短后的代偿反应可见肠壁和黏膜肥厚、扩张和延长[18]。术后几周就可见到这些适应性的改变,最长在12～24个月内出现,肠内进食、组胺－2阻滞剂和抗运动物质可加速适应性改变的形成[19]。无回盲瓣的患者,可用广谱抗生素治疗因细菌生长而致的腹泻[19]。术后回肠短于100cm的患者,可运用考来烯胺帮助胆盐吸收[19,34]。

广泛小肠手术后,应开始全胃肠外营养,随后的胃肠外营养可通过连续性管饲进行(使用等张的浓缩氨基酸为基础)。一旦中止TPN,就应建立适当的管饲计划,从少量开始(低脂、少渣的食物)。必须补充特殊的营养物质,可经口也可胃肠外给予。这些特殊的营养物质包括钙、镁、维生素($B_{12}$、叶酸、K)和铁[19]。

(叶茂庭　谭文福　宋紫烨)

## 44.7　深静脉栓塞和肺栓塞

### 44.7.1　发病率

静脉血栓(DVT)是妇科肿瘤手术患者常见的并发症之一,是术前和术后患者死亡最常见的原因[35]。每年大约0.1%患者患DVT,但是妇科肿瘤手术患者发病率明显增加,达到总病例数的20%[36]。其发生率与手术方式和疾病恶性程度密切相关,良性子宫肌瘤经阴道行子宫切除手术后血栓形成发病率为6%～7%,经腹子宫切除术后血栓形成发病率则为12%～15%[37,38],而恶性肿瘤根治术术后血栓形成发病率达12%～33%[39]。此外,年龄、手术持续时间、原有血栓病史、肥胖、术后卧床时间过长等对血栓形成发病率均有影响[40,41]。

### 44.7.2　发病机制及临床风险因素

1)发病机制

引起静脉血栓形成的三要素如下。

(1)血管内膜损伤:下肢和盆腔静脉为静脉血栓形成的好发部位,机械性损伤常见于术中局部静脉壁损伤、撕裂伤、化学性损伤。正常情况下血管内膜带负电荷,可以排斥带负电荷的血小板和白细胞,内膜生理性损伤(如缺氧)则产生"电窗",带正电荷的血管壁深层与血液接触,导致血小板与白细胞的积聚。

近年来研究发现,即使在血管内膜无损伤情况下仍可能发生血栓形成[41]。

(2)静脉淤血:手术中制动或手术后长期卧床取半坐卧位的患者,其下肢血流淤滞,下肢静脉造影研究显示卧床患者静脉造影剂的清除率比正常人慢4倍,这种变化在老年患者尤为明显。全身麻醉诱导后髂外静脉及腘静脉的血流量可减少一半,其原因是肌松剂及深麻醉引起肌张力丧失所致[42],手术中压迫腹腔大血管引起静脉回流受阻。以上情况均可激活凝血酶而导致静脉血栓形成,血栓形成也反映了凝血链上内源性抑制因子活性降低[40]。Knight等[43]报道52例择期腹部手术患者中,43例(81%)术后第1天纤溶活性降低,其中13例纤溶活性显著降低者中,10例发生血栓形成。

(3)血液凝固性改变:各种大型手术和组织损伤是造成高凝状态最常见的原因。手术后血小板黏附性增加,凝血因子特别是纤维蛋白原增加,组织创伤引起凝血因子激活(其中第X因子在内源性及外源性凝血机制中起关键作用),循环中纤溶抑制因子增加等均可造成血液凝固性增高。在上述各因素中血小板对于静脉血栓形成起主要作用。手术期间血小板受到凝血酶、二磷酸腺苷、肾上腺素和胶原等刺激,使血小板发生聚集,形成血小板血栓。此外,严重脱水、血液浓缩、晚期癌肿在癌细胞破坏组织的同时常释放出促凝物质,均可使血液凝固性增高。

2)临床方面的风险因素包括

VTE病史、肥胖、制动、创伤、手术时间的延长、放疗和手术复杂性。具有下面2个或更多因素的患者,术后发生VTE风险很高:年龄大于60岁,恶性肿瘤和VTE病史[44]。

大多数静脉血栓起始于下肢静脉瓣处。所形成的血栓既可由内源性纤溶系统溶解脱落而形成栓塞,亦可进一步延长增大或侵入血管壁[41]。并不是所有下肢静脉血栓均可引起严重后果,腓静脉血栓通常局限化,并不向近心端延伸,临床上90%以上肺栓塞均为近心端大静脉血栓脱落所致[45]。

### 44.7.3 诊断

由于下肢静脉完全阻塞较为少见,因而大多数术后血栓形成的患者可能无明显症状或症状较轻,且易与其他非血栓形成疾患相混淆。其症状和体征多在住院期间出现,也可于出院后逐渐出现静脉栓塞和肺栓塞,故必须严密观察和随访,时刻警惕静脉栓塞的可能性。当下列体征出现时,应疑及血栓形成的可能[46]:足底疼痛;足内侧触压痛;压迫股、腘或胫后血管引起疼痛;腓肠肌深压痛;足背屈牵拉腓肠肌时小腿痛;大腿内伸肌压痛;以血压袖带围绕下肢任何部位,充气到180mmHg(1mmHg = 0.133kPa),如袖带压力低于150mmHg时即感疼痛;患肢水肿。出现上述症状和体征时,说明深静脉血栓形成,而且多为后期表现,对早期诊断参考价值不大。

临床上常通过有创或无创方法确立诊断。

1)静脉造影

是诊断血栓形成的首选方法。将造影剂注入足背静脉,下肢深静脉系统包括腓静脉、腘静脉、股静脉和髂内静脉均可显影,诊断血栓形成的主要依据是X线片显示静脉管腔充盈缺损。该项检查可能的并发症包括注射局部疼痛、过敏反应及静脉炎等。

2)无创性诊断方法

(1)$^{125}$I标记纤维蛋白原摄取试验:该方法已广泛应用于估计术后血栓形成是否发生。$^{125}$I标记的纤维蛋白原注入静脉后能与新近形成的血栓结合,γ扫描仪能测出体表增大的放射性。单次注入后1周内可重复扫描[47]。对急性腓静脉血栓形成检出率为90%以上,而对近心端大静脉血栓检出率为60%～80%。此外,该法对盆腔静脉和股骨上段静脉血栓形成的诊断不甚可靠,因为这些静脉与积聚放射性尿液的膀胱极为接近,应结合临床体征而做出合理诊断。

(2)多普勒超声检查:该法对检出的近心端大静脉血栓形成较为敏感,将探头沿大静脉探寻以获取典型静脉血流声音后,挤压下肢远端,正常情况下由于挤压下肢,血流加快,静脉血流声应增大,而在近端大静脉血栓阻塞情况下则无改变。

(3)B超检查:该法简便,无副作用,可在床边操作,适用于危重患者。血栓形成时B超的诊断依据包括:探头轻压静脉时,静脉的可压缩性丧失,可发生血管内回声团;挤压下肢时静脉的扩张性丧失。

### 44.7.4 预防和治疗

1)消除病因

所有引起血栓形成的因素术前应予纠正和预防,尽量减少患者卧床时间,早期行走。手术操作时应注意避免压迫大腿静脉,仔细解剖盆腔静脉,减少血栓形成机会。患者练习深呼吸和加强下肢运动是有效的预防措施。

2)预防性抗凝治疗

(1)肝素:小剂量肝素抗凝治疗是目前广泛应用的预防措施。许多研究已证明每8～12小时使用肝素5 000U皮下注射有效[47—50]。手术患者术前2小时即应使用肝素,持续至术后7日。小剂量的肝素增加抗凝血酶Ⅲ因子的活性,抑制激活的凝血因子 X 和凝血酶,使内源性和外源性凝血链反应均被阻断,除部分凝血酶原时间(APTT)稍延长外,其他凝血试验均无改变。如围术期出血增多,可改为每 12 小时 1 次。

对小剂量肝素预防性抗凝治疗的有效性目前已得到肯定,但对肝素应用后是否会引起出血增多尚有争议。Collins 等[51]对已发表的 70 组(包括 16 000 例患者)围手术期肝素应用的临床研究进行了总结,结果显示,经纤维蛋白原扫描检查诊断,血栓形成发病率降低 67%,近心端大静脉血栓形成发病率降低 56%,而致命性肺栓塞则降低 64%,继发性严重出血发病率并无明显增加。

(2)香豆素类抗凝剂:香豆素(coumarin)衍生物为华法林(warfarin),已被用于血栓形成的预防,Sevitt 和 Gallager[52]对 300 例股骨颈骨折的患者应用苯茚二酮(华法林类抗凝剂)抗凝治疗,治疗组血栓形成发病率仅为 2.7%,而对照组则高达 29%。虽然治疗组出血并发症稍为明显,但并未发生伤口严重出血。Francis 等[53]建议"二步用药"(two-step),术前使用小剂量华法林使凝血酶原时间(PT)比对照值延长 1.5~3.0 秒,术后加大华法林用量使 PT 为对照值的 1.5 倍。

(3)其他预防方法:下肢抬高、穿弹性袜和间断挤压下肢或间歇性下肢气囊加压疗法均能防止下肢静脉淤血从而达到预防下肢静脉血栓形成的目的。

使用肝素、低分子肝素和持续的压力装置(标有刻度的弹力长袜或间歇性充气压力装置),都可以有效降低 VTE 的发生[54]。采用双重措施、延长预防时间(4 周),可以减少大多数妇科肿瘤手术患者发生 VTE,并不增加出血的并发症[55]。目前指南推荐没有出血和其他禁忌证的患者术后至少使用 4 周。

(彭　勉　王焱林　王佳宇)

## 44.8　性功能障碍[1,56]

所有施以手术或放疗者均有不同程度的性功能障碍(表 44-6)。广泛性子宫切除术包括子宫、附件、主韧带、骶韧带及部分阴道组织。盆腔神经丛主要位于阔韧带底部子宫颈旁组织内,分布于子宫体、子宫颈及膀胱上部。盆腔神经丛有来自第Ⅱ、Ⅲ、Ⅳ骶神经的副交感纤维,向心传导的感觉神经纤维。广泛性子宫切除均可损伤上述神经纤维,影响膀胱功能及性功能,交感纤维及副交感神经损伤的程度与宫旁组织及阴道旁组织切除的多少及阴道的长短有关。盆腔神经丛损伤引起的术后膀胱功能障碍是暂时的,亦有永久性的。由于排尿不畅及困难,可引起顽固泌尿系症状,如腰痛、尿频、尿急、尿痛,造成精神压力及身体不适,明显抑制性欲及性反应。盆腔神经丛自主神经及感觉神经损伤,子宫动脉、静脉结扎,使性唤起和性交时阴道充血,润滑功能减退,阴道感觉迟钝,阴道断端与膀胱三角、直肠形成粘连,引起性交痛。此外,术后阴道缩短、干涩对性功能亦有一定影响,但其不是引起性功能障碍的主要原因。

阴道短缩在于预防,即严格按照广泛子宫切除手术标准切除阴道 1/3~1/2。如估计难以避免术后阴道缩短,可行部分阴道重建,或将阴道顶端加以悬吊固定。术后矫治阴道缩短方法有 2 种:一是扩张法,其最好是性交扩张。二是阴道成形。雌激素霜有助于改善症状。双侧卵巢切除或绝经妇女应予以雌激素替代治疗以改善阴道组织张力和伸展性,以及性交时的润滑性。同时应对患者夫妇说明,性生活既不会促进肿瘤扩散也不促进肿瘤复发,子宫切除后可以过正常的性生活。因此,性教育和肿瘤治疗对性功能影响等医学咨询也是重要的。

表 44-6  妇科肿瘤手术及放疗后性功能障碍一览表

| 作者 | 年份 | 例数 | 病种 | 性功能障碍 | 治疗方式 | | |
|------|------|------|------|-----------|----------|------|------|
| | | | | | 手术＋放疗 | 放疗 | 手术 |
| Kahanpaq | 1951 | 129 | 宫颈癌Ⅰ～Ⅱ期 | 性生活满意 | | 43％ | 19％ |
| （芬兰） | | | （治疗后5～13年 | 性生活中等满意 | | 36％ | 31％ |
| | | | 随访） | 性生活停止 | | 21％ | 50％ |
| Picha | 1957 | 256 | 宫颈癌(156例) | 严重性交困难 | | 23％ | 34％ |
| （奥地利） | | | 宫体癌(50例) | 没有体力性交 | | 3％ | 7％ |
| | | | 卵巢癌(16例) | | | | |
| | | | 阴道癌(28例) | | | | |
| Abitol | 1974 | 75 | 宫颈癌Ⅰ～Ⅱ期 | 性交次数减少或停止 | 33％ | 79％ | 6％ |
| （美国） | | | | 性欲低下 | 7％ | 43％ | 6％ |
| | | | | 性交困难 | 13％ | 39％ | 3％ |
| | | | | 阴道萎缩 | 60％ | 78％ | 10％ |
| Tamburini | 1985 | 78 | 宫颈癌 | 性功能障碍 | 46％ | 33％ | 5％ |
| （美国） | | | | 配偶间感性障碍 | 36％ | 27％ | 41％ |
| | | | | 工作能力障碍 | 53％ | 20％ | 41％ |
| Vasicka | 1985 | 16 | 宫颈癌Ⅰ～Ⅱ期 | 阴道损伤致性交困难 | | 13％ | |
| （美国） | | | （随访1～9年） | 性交频率减少 | | 44％ | |
| Marf | 1980 | 67 | 宫颈癌Ⅱ～Ⅲ | 性交次数减少 | 40％ | | |
| （瑞士） | | | 期(7～13年 | 性交停止 | 34％ | | |
| | | | 随访） | 解剖改变不适于性交 | 43％ | | |

（蔡红兵　葛彩云）

## 44.9　淋巴囊肿[1,57]

广泛子宫切除加盆腔淋巴切除术后症状性淋巴囊肿发病率为5％～30％，放疗和淋巴结转移者发病率升高。典型的盆腔淋巴囊肿多发生于手术后几天内，甚至发生于盆腔引流去除后数周内。盆腔淋巴囊肿可引起许多严重的并发症，如深部静脉栓塞、静脉阻塞、输尿管梗阻、下肢水肿、感染和疼痛。双侧性淋巴囊肿也可引起梗阻性肾功能衰竭。虽然体积较大淋巴囊肿经腹部或妇科检查即可确诊，但盆腔超声扫描则更为便捷而准确。肾功能检查是重要的，因输尿管梗阻的程度将作为泌尿系急症处理的指标。有时盆腔淋巴囊肿极易与复发癌相混淆。

手术因素特别是淋巴切除彻底性和盆腔后腹膜缝合技巧与淋巴囊肿形成有关，且后腹膜间隙的关闭与否尤为重要。

预防淋巴囊肿形成的措施有：①仔细结扎淋巴管，尤其是要结扎好腹股沟淋巴管残端和闭孔淋巴管残端，并予以彻底止血，腹膜后放置引流管4～5天。②膀胱反折腹膜与直肠前腹膜缝合以关闭后腹膜间隙，将乙状结肠系于左侧盆腔腹膜，而右侧盆壁腹膜则用乙状结肠右侧覆盖。如此腹膜化比放置盆腔引流能更有效地防止淋巴囊肿的形成，因淋巴液易于进入腹腔并被吸收。③不缝合后腹膜间隙，让其敞开，使淋巴液进入腹腔而被吸收，从而防止淋巴囊肿的形成。笔者不直接缝合盆腔两侧壁腹膜切缘，而离切缘2～3cm处各褥式缝合3～4针，覆盖髂血管及输尿管，不缝合膀胱反折腹膜与直肠反折腹膜,盆腔引流4～5天,可以有效地避免淋巴囊肿的形成。

多数盆腔淋巴囊肿体积较小,无症状也无须治疗。体积较大且症状明显的淋巴囊肿可在超声波扫描或CT定位指导下置入猪尾巴导管引流,引流液应送实验室作常规细菌学检查,尤当怀疑囊肿感染时如此。一旦出现感染迹象及时应用抗生素。如经皮下引流失败可于囊腔内注入灭菌硬化剂(如无水酒精)以遏制囊肿的扩大,否则应行腹腔内引流,将乙状结肠、盲肠或大网膜填充入淋巴囊肿腔内。而淋巴囊肿并发深部静脉栓塞者应予以抗凝治疗。

(蔡红兵 陈惠祯 徐梦菲)

## 44.10 感染

感染是盆腔根治术后常见的并发症之一。据报道,子宫颈癌根治术后感染发病率为23.8%,曾接受过放疗的患者术后感染率可高达48.4%[58],这不仅影响患者术后恢复,还可引起生命危险。发生原因是术前有潜在感染或合并感染,或手术时不慎污染,或术后继发感染。应根据情况采用预防性或治疗性抗感染措施。预防性措施应选用广谱抗生素;治疗性抗感染,应及时选用致病菌敏感的抗生素,如有盆腔脓肿、淋巴囊肿宜及时引流[59]。

### 44.10.1 泌尿道感染

泌尿道感染是盆腔根治术后最常见的并发症,如宫颈癌根治术后泌尿道感染率约为30%,细菌培养50%～80%有菌生长[60]。因其发病率高,彻底治愈率低,部分可引起肾损害和败血症,甚至危及生命,所以应予以高度重视。近来随着手术方式及术后护理的改进,泌尿道感染率有所下降,1987年报道宫颈癌术后其发病率为20.8%[61]。国内蔡红兵等[8]报道196例宫颈癌采用改良的PiverⅢ型子宫切除术,其泌尿道感染率为8.2%(16/196)。

1)病因

(1)尿潴留:广泛性全子宫切除术不可避免地损伤盆腔内血运及副交感神经,造成不同程度的膀胱逼尿肌功能障碍;同时手术时广泛剥离膀胱,使膀胱壁神经节及血供受损,膀胱位置改变,均是尿潴留的原因。尿潴留易导致继发性泌尿道感染,有慢性感染者可急性发作。

(2)反复导尿和留置尿管:据统计,妇科手术术前尿培养阳性率为3%～5%,均为无症状菌尿症;术后尿培养阳性率为46.4%,而留置尿管大于4天者,其尿培养阳性率高达94.4%,且15.5%有尿路感染症状[62]。

(3)损伤:手术时损伤输尿管或其血管、神经,致使输尿管张力降低、蠕动低下,且游离后的输尿管失去支撑,走向改变或下垂成锐角,均能导致输尿管积水而继发感染。

(4)其他原因:术后长期卧床、年老体弱、营养障碍、全身性疾病或长期使用免疫抑制剂等,更容易引起泌尿道感染。此外,腹膜后感染、外阴污染、无菌操作不严格等因素,也与泌尿道感染有关。

引起泌尿道感染的致病菌多为革兰阴性(G⁻)杆菌,占70%以上。其中又以大肠杆菌最常见,其次为变形杆菌、副大肠杆菌、产气杆菌、产碱杆菌和绿脓杆菌。葡萄球菌、链球菌等革兰阳性(G⁺)球菌感染机会较少,而真菌感染更为少见,多在二重感染时出现[63]。

2)临床表现

泌尿道感染分为下尿路感染和上尿路感染,二者可互相蔓延,亦可同时存在。下尿路感染主要为膀胱炎、膀胱周围炎及尿道炎。上尿路感染主要为肾盂肾炎,严重者可能发展为肾积脓和肾周围脓肿。最多见的是膀胱炎和肾盂肾炎。

(1)急性膀胱炎:常合并尿道炎。主要表现为尿频、尿急、尿痛和脓尿,有时可有少量终末血尿。一般全身症状轻微,也少有白细胞计数增加。若有畏寒、发热则应考虑同时合并上尿路感染。急性膀胱炎病程短,及时治疗,数日内可逐渐好转。

(2)急性肾盂肾炎:起病较急,有畏寒、高热,体温可高达39℃以上,疲倦、头痛、恶心、呕吐等症状。腰痛为常见症状,重者可出现绞痛,并向侧腹部、会阴或大腿内侧放射。患侧肾区常有明显的压痛和叩击痛。严重的急性肾盂肾炎可并发 $G^-$ 细菌败血症而危及生命。急性肾盂肾炎经适当治疗,症状可逐渐消失,但彻底治愈机会较少,多演变成慢性病并反复急性发作。

3)实验室检查

收集晨间第一次中段尿做细菌培养及药敏试验。收集前应清洁尿道口及会阴。尿含菌数大于 $1.0 \times 10^5$/mL 为阳性,小于 $1.0 \times 10^4$/mL 为污染。介于 $1.0 \times 10^4 \sim 1.0 \times 10^5$/mL 应重复检查。尿沉渣镜检有时可见到白细胞管型,这对诊断急性肾盂肾炎有重要意义。此外,尿液抗体包裹细菌试验(ACB 试验)可以区别肾盂肾炎与膀胱炎[64]。尿沉渣涂片革兰染色也可找到细菌,且方法简便,可及早指导治疗。

4)诊断

有下列表现之一,可诊断泌尿道感染:①尿离心后,镜检白细胞 $>5 \sim 8$ 个/HPF;②尿培养菌落数 $>1 \times 10^5$;③尿液细胞计数,白细胞 $>10$ 个/$\mu$L[65]。

5)治疗

急性期患者应卧床休息,多饮水以增加尿量,加强尿液的冲洗作用,促进细菌排出。同时应增强机体抗病能力,积极治疗原发病,消除病因。应根据尿培养及药敏结果选用适当的抗生素,在此之前可先用磺胺类药物。对严重感染的病例,应联合应用抗生素,可选用符合以下条件的药物:①对 $G^-$ 杆菌有效的广谱抗生素;②副作用小;③尿中排泄的药物活性在有效浓度以上;④能长期使用。停药后 2 周应做尿培养,若为阴性则每月复查1次,追踪 1 年,若出现复发应再给予治疗。

6)预防

(1)术前治疗尿道、阴道炎症及其他局部感染。

(2)置尿管时要严格无菌操作,动作轻柔,避免损伤尿道黏膜。密闭式导尿管留置,应每日更换接尿管和尿瓶。

(3)鼓励患者多次饮水,保持尿管通畅及外阴清洁,每日擦洗外阴 2 次至拔除尿管。留置尿管期间可用 0.2% 呋喃西林溶液冲洗膀胱。

(4)出现尿潴留和排尿困难应积极治疗,直至膀胱功能恢复。

(5)掌握好手术适应证及手术范围,尽量避免尿潴留的发生,在可能情况下缩短留置尿管的时间。

(6)术中子宫动脉输尿管支保留和输尿管悬吊术或不游离输尿管床,可有效改善输尿管的血供和蠕动功能,减少输尿管积水和感染的发生[66]。笔者采用改良的 Piver Ⅲ 型子宫切除术,保留子宫动脉输尿管支,保留了输尿管更多的血液供应,并维持其自然走向,保留部分宫骶韧带和主韧带。这样必将保留影响膀胱功能的自主神经的一部分,有利于膀胱功能的恢复,减少由于膀胱功能障碍导致的继发性泌尿道感染。

(7)耻骨上经皮膀胱穿刺造瘘术有利于膀胱功能恢复,且避免反复上尿管,便于护理,可减少了尿路感染的发病率[66]。

术后 1 年内定期检查尿路情况,包括尿常规及尿培养。

## 44.10.2 肺部感染

术后肺部感染最常见的是肺不张、肺炎,少数可发展成肺脓肿和脓胸。术后肺炎成为仅次于泌尿系统感染和切口感染的第三位并发症[59]。现在由于抗生素的普遍应用和全麻的减少,术后肺部感染已明显减少。

### 44.10.2.1 肺不张

1)病因

(1)阻塞性肺不张:术中呕吐物误吸,麻醉剂、镇静剂的大量应用抑制咳嗽反射,或术后患者因切口疼痛不敢咳嗽,致使分泌物堵塞气道,引起阻塞性肺不张。

(2)非阻塞性肺不张:术后低血压、低血容量等原因可使肺泡 Ⅱ 型细胞产生的表面活性物质减少,或因呼吸表浅而致肺膨胀不足,从而发生肺泡萎陷引起肺不张。

老年人、长期吸烟者、肥胖、胸廓畸形及既往有慢性呼吸道疾病患者,术后更易发生肺不张。

2)临床表现

肺不张多发生于术后 48 小时内,少数在第 2~5 天发生。表现为咳嗽、呼吸浅快、心率增加、体温突然升高。术后 2 天内发生高热患者 90％以上归因于肺不张[63]。严重时可出现呼吸困难、发绀。肺部叩诊在早期可无明显改变,后期患侧出现浊音。大片肺不张时可出现器官、心脏及纵隔向患侧移位。听诊呼吸音减弱或为管状呼吸音,合并感染时可有啰音。白细胞和中性粒细胞计数均增高,血气分析示氧分压降低,X 线早期无明显改变,后期可出现肺实变区和纵隔移位。

3)治疗

肺不张持续 3 天以上者,必将发生感染而形成肺炎甚至肺脓肿,须及早处理。治疗原则是设法解除气道梗阻,使肺复张,同时预防感染。

(1)稀释痰液:用雾化吸入或口服祛痰药物使分泌物稀释,易于咳出。若此法不能奏效,可用纤维支气管镜在直视下吸痰。

(2)协助排痰:应用止痛药物缓解疼痛,用双手按住切口两侧,让患者深呼吸,再用力咳嗽,同时拍击患者胸部,使痰咳出。

(3)辅助呼吸:若梗阻解除后病情仍无缓解,可用呼气末正压(PEEP)使肺泡复张,并可减少动静脉分流。

(4)预防感染:刘新民[67]对痰多黏稠不易咳出者可给庆大霉素 8 万 U,糜蛋白酶 5mg 加入生理盐水 20mL 中雾化吸入,每日 2 次。有明显感染者应给予祛痰止咳剂和有效的抗生素治疗。

4)预防

术前让患者做深呼吸和咳嗽练习。术中应保持呼吸道通畅,尽量不使患者呕吐。全麻患者应及时吸出呼吸道分泌物,防止呕吐物误吸。术后加强护理,随时将口腔内分泌物吸出,鼓励患者翻身并做深呼吸和有效咳嗽。有痰时应鼓励并协助患者及时咳出。尽早下床活动。如果是在冬季开刀,尤其要加强保暖护理,避免受凉,预防感冒。老年体弱患者需经常帮助变换体位,如侧卧位、半坐位和坐位等。

#### 44.10.2.2 肺炎

1)病因

(1)术前已存在呼吸道的急、慢性感染或其他部位感染,术后因机体抵抗力下降,感染继续发展或感染灶内细菌经血循环进入肺部而形成肺炎。

(2)术中口腔内分泌物或呕吐胃内容物被误吸入气管内而引起感染。

(3)术后因多种原因形成肺不张,继发感染引起肺炎(临床最多见)。

此外,诸如老年、肥胖、吸烟、慢性阻塞性肺病、应用类固醇激素或抗癌药物、手术时间过长者更易发生术后肺炎。

术后肺炎的致病菌最常见的是 G⁻ 杆菌(依次为大肠杆菌、克雷伯菌和绿脓杆菌等),其次是 G⁺ 球菌(依次为金黄色葡萄球菌、肺炎球菌等)[51]。

2)临床表现

术后肺炎多为支气管肺炎,表现为高热、脉率加快、咳嗽、呼吸浅快,严重时可有发绀或呼吸困难。呼吸道分泌物增多、黏稠并逐渐转为脓性。胸部检查可叩出浊音区,并可闻及肺呼吸音减低或有水泡音。白细胞总数及中性分类均增高。X 线和痰液细菌检查对明确诊断有重要意义。

3)治疗

目前,G⁻ 杆菌肺炎死亡率高达 50％,G⁺ 球菌肺炎死亡率只有 5％[64]。因此治疗中应尽快明确致病菌及其敏感的抗生素。一般首先使用广谱抗生素,主要针对 G⁻ 杆菌,因其常见且危害较大,待明确致病菌后再根据其药敏结果调整用药。同时要协助患者排痰,方法同肺不张。

4)预防

与肺不张相同。此外,患者术前应戒烟,要注意口腔卫生。若呼吸道或其他部位存在感染,应积极治疗,待痊愈后再施行手术。术前预防性使用抗生素,同时加强营养,改善全身状况,增加机体抵抗力。

### 44.10.3 切口感染

据陈惠祯提供的资料,宫颈癌根治术后切口感染率为 5.5％[58],国内张志毅等的报道为

2.2%[68]。而微创手术伤口感染率低很多。随着无菌技术的发展及预防性抗生素的使用，切口感染率已显著下降。

1）病因

（1）手术野的污染：因术前消毒灭菌不彻底，亦可来自患者自身肠管内容物或有阴道分泌物的污染。

（2）切口局部情况：如组织坏死、异物、血肿、无效腔、血供差等。

（3）患者全身因素：如高龄、营养不良、贫血、低蛋白血症、全身性疾病、免疫缺陷、长期应用激素、糖尿病、放疗、化疗使用、既有感染等。

（4）细菌的种类、数量、毒力、耐药性等。

2）临床表现

术后 3～4 天，切口疼痛不减轻甚至加重，或一度减轻又加重，伴体温升高。检查切口有红、肿、热、痛及硬结，或有炎性分泌物渗出。深层组织感染时皮肤可无明显红肿，但压痛显著，若已形成脓肿则有波动感。

3）治疗

（1）切口局部处理：发现切口有早期感染迹象，可采用药物湿敷、红外线照射等局部物理治疗。若渗液较多或已发展为脓肿，需及时拆除缝线，彻底引流，并去除坏死组织或异物，待创面清洁、肉芽组织健康后再行二期缝合。

（2）抗生素的应用：根据细菌培养及药敏结果选择合适抗生素。在病原菌尚未明了之前，可采用针对需氧菌和厌氧菌有效的联合用药。

（3）全身性治疗：纠正患者低蛋白血症、贫血等影响因素，加强营养，有效控制糖尿病、慢性肾功能衰竭等原发疾病。

（4）预防：手术时需严格遵守无菌技术，操作轻柔，尽量减少组织损伤。选择适宜的结扎线及缝线，减少伤口内结扎线头，严格止血。缝合时既不过紧造成组织坏死，又不留死腔。手术前后注意提高患者抵抗力，消除病因，积极治疗全身性疾病及上呼吸道疾病。若术后发生咳嗽，可用雾化吸入，尽量避免因咳嗽时腹压过大而使切口裂开。估计术后感染机会较大的切口应安放引流；污染严重的切口可施

行延期一期缝合。一般认为术前就应预防性使用抗生素，最佳时间为术前 30～60 分钟[63]。术后是否需继续使用及使用多长时间应根据具体情况而定。有研究发现，术前 30 分钟开始，每隔 6～8 小时静脉给予抗生素 1 次，共 3 次，较之术前、术后一直使用抗生素，其预防术后感染的效果是等同的[69,70]。多数意见认为术后使用抗生素的时间不宜过长。大样本研究，如 Cruse 和 Foord 所进行的研究[71,72]，都证实术前用六氯酚消毒液洗手，以及弃用铬制肠线缝合皮下组织都可降低切口感染的发生率。他们及其他一些研究者发现术前当晚用剪刀备皮较用剃刀备皮可减少切口感染率。

## 44.10.4 盆腔感染

1）病因

盆腔感染的发生主要是阴道不洁，如滴虫性阴道炎、细菌性阴道病等所致术后阴道断端感染，进而上行至保留附件及盆腔感染。行盆腔淋巴结清扫术，术后引流不畅，盆底特别是两侧腹膜后积血、积液可形成血肿或淋巴囊肿，也可导致感染。若术前阴道、肠道准备不佳，术中受感染，就有可能引起盆腔感染，甚至盆腔脓肿。

2）临床表现

盆腔感染多表现为盆腔蜂窝组织炎或阴道残端炎，多为术后 2～7 天出现发热、下腹疼痛、阴道残端可触及硬结、白细胞总数及中性分类升高。若已形成脓肿，妇检或直肠指诊可触及盆腔包块或波动感，压痛明显，有时会出现阴道流脓和直肠、膀胱刺激症状。B 超和诊断性穿刺可帮助诊断。

3）治疗[68]

因盆腔感染多与阴道有关，感染多为混合性，故应给予有效抗生素进行控制（包括抗需氧菌和抗厌氧菌或抗滴虫与沙眼衣原体等），疑为肠管损伤所致者，应及时剖腹探查，争取抢救时机。确诊盆腔脓肿或血肿者，可在超声或 CT 引导下经阴道或经侧腹（腹股沟部位）

穿刺引流。阴道断端血肿或盆腔感染脓肿主要在腹膜外,可将阴道残端缝线撑开并建立充分引流,而不要经腹膜以免与盆腔相通。对发热者应禁食,给予静脉补液及支持治疗,加强护理,取半坐位。在盆腔感染早期脓肿尚未成形时,应积极使用抗生素。盆腔蜂窝组织炎通常对单一广谱抗生素治疗有效,但若感染较严重或对单一抗生素效果不佳,则应给予对 G⁻ 杆菌、链球菌、厌氧菌等均有效的抗生素。若脓肿已经形成,经阴道残端引流是有效辅助措施。如果对抗生素反应不佳或多次穿刺引流后病情仍不能控制,则必须考虑手术开腹引流。

4)预防

(1)术前应做好充分阴道准备,常规进行肠道准备,尽量减少术中盆腔的污染。

(2)术中严格遵守无菌操作,充分止血,尽量缩短暴露盆腔时间。有报道,腹膜外盆腔淋巴结清扫加腹膜内广泛子宫切除较之腹膜内盆腔淋巴结清扫加广泛子宫切除手术总时间明显缩短,尤其是腹腔暴露时间短,因此感染率低[67]。撕剥式盆腔淋巴结清扫术也可缩短手术时间,减少出血及术后并发症[73]。

(3)手术清除髂外和闭孔区淋巴结时需一一结扎腹股沟上部髂外区和闭孔区上下缘的脂肪淋巴组织,防止淋巴囊肿的形成。

(4)有报道术后腹膜外负压引流可较好地保持无菌状态,使引流通畅,并可维持较长时间,减少盆腔淋巴囊肿或血肿形成,从而减少了手术区和阴道残端的感染机会[74,75]。但也有学者认为,只要术前准备充分,术中操作规范,术后置放引流与否在淋巴囊肿及盆腔感染发生率上并无差别,置放引流反而可引起患者不适及其他并发症,因此提倡术后减少或不置引流[76]。此观点可供参考。

术后鼓励患者尽早下床活动。

(熊　艳　谭文福　何　灿)

## 44.11　外阴根治术

根治性外阴切除有多达 50% 的患者外阴

或腹股沟伤口裂开[77-79]。伤口感染则预示着将来会出现伤口裂开和淋巴水肿[78]。高危因素包括患者年龄增加、肥胖、糖尿病、吸烟和以前腹股沟照射治疗。使用肌皮瓣、皮肤皮瓣可以减少缝线张力、防止伤口裂开或感染,并可以美化外阴和增强功能的效果。一个非随机前瞻性研究表明经历根治性外阴切除术加淋巴结切除术的患者,高压氧治疗能降低伤口裂开的风险[80]。通过分离的腹股沟切口切除同侧或双侧淋巴结[81]。伤口感染率、蜂窝织炎和伤口裂开并发症分别为 21%~39%、21%~57%、17%~39%。控制好糖尿病患者的血糖,预防性使用抗生素和分出大隐静脉都是重要的预防措施[82]。对比系统性腹股沟淋巴结切除和选择性腹股沟淋巴结切除,对于腹股沟伤口裂开(11.7%对比 34%)和蜂窝织炎(4.5%对比 21.3%)[83]。伤口感染可参考本章 50.10.3 切口感染处理。

切除外阴、腹股沟淋巴结患者有 14%~48%发生淋巴水肿。几乎 100%的患者术后需要放疗。淋巴水肿表现为大腿肿胀或下肢远端沉重[84]。主要关注的是患者术后持久衰弱,导致不能日常活动、心理伤害和社会幸福感,以及降低治疗经济负担[85]。肥胖、切除淋巴结数量、手术范围、术后感染、腹股沟放疗和术后 DVT 都增加了腹股沟淋巴结切除术后淋巴水肿的风险[86]。选择性淋巴结切除(SLNB)有 1.9%比例发生淋巴水肿,而相比系统性淋巴结切除有 25.2%发生淋巴水肿[83]。腹股沟淋巴结切除术后有 7%~19%的患者形成淋巴水肿[77]现在还没有较好的方法处理。

(谭文福　陈惠祯)

## 44.12　内科疾病

(1)脑卒中　妇科肿瘤患者术后发生脑卒中的比率不到 1%。那些有发病风险常见人群是:既往有脑卒中、短暂的脑供血不足、动脉粥样硬化、高血压、糖尿病病史,以及高龄患者[87]。脑卒中病因归结为:脑低灌注损伤、出血或栓塞。相对心脏手术,大多数非心源性脑卒中是由于脑血管血栓形成所致,而非栓塞性疾病[88]。经历过非心脏、非神经系统手术的患者,低血压(相对患者的基础血压)增加了发生脑卒中的风险[89,90]。尽管如此,没有证据表明有效的术中监护或血压管理能减少脑卒中的发生。建议尽量避免严重的高血糖和低血压,然而关于血糖靶器官的认识还没有达成共识[88]。

(2)心脏事件大多数非心脏手术患者有0.5%~3%发生心脏方面的意外。考虑主要与心脏本身疾病有关(如心搏停止、心肌梗死、心衰和心律失常)[89,91]。围手术期50%~70%的死亡可能与心肌梗死有关,并且心肌梗死也是导致将来发生心力衰竭方面意外高风险因素。一半以上患者围手术期心梗未被识别(无症状,无 ST 段改变),术后 24 小时以内是发病高峰期。高风险因素有:近期患心梗、心衰、缺血性心脏病、糖尿病、肾功能不全、脑血管疾病、肥胖症、睡眠呼吸暂停以及患者身体状况差。

预防术前发生心脏疾病,应该注重风险评估、风险分级以及患者最大耐受力的评估。很好的证据支持对以往使用过 β-阻滞剂的患者,术前这段时间连续使用 β-阻滞剂和 HMG-COA 还原酶抑制剂(抑制素)。术前应该注重维持患者的正常体温,术后监测血清肌钙蛋白的水平。

(谭文福　张雅星)

# 参 考 文 献

[1]汤春生,李继俊.妇科肿瘤手术学[M].沈阳:辽宁教育出版社,1999:407-425.

[2]汤春生,李继俊.妇科肿瘤手术学[M].沈阳:辽宁教育出版社,1999:7.

[3]MORROW C P,CURTIN J P. Surgery on the interstinal tract[M]//MORROW C P,CURTIN J P,DE IA OSA LOPEZ E. Gynecologic Cancer Surgery. Philadelphia:Churchill Livingstone,1996:181-267.

[4]高永良,石一.妇科恶性肿瘤[M].杭州:浙江科学技术出版社,1985:21-30.

[5]WILLIAM J H,CARLOS A P,ROBERTCY,et al. Principles and practice of gynecologic oncology[M]//New York:Cippincott Williams & WilRins,2005:1 201-1 210.

[6]陈惠祯.实用妇科肿瘤手术学[M].成都:成都出版社,1990:191-208.

[7]POWELL J L,BURREL M O,FRANKLIN E W. Radical hysterectomy and pelvic lymphadenectomy[J]. South Med J,1984,7(5):596.

[8]蔡红兵,陈惠祯,聂道梅,等.改良 piver Ⅲ 型子宫切除术的临床报告[J].中华妇产科杂志,2010,7:511-514.

[9]SCHAEFAER G. Complications in obstetric and gynecologic,surgery[J]. Harper & Rew Publishers,1981:389-390.

[10]UYLTENBROECK F. Gynecologic surgery,treatment of Complications and Prevention of Injuries[M]. USA:Masson Publishers,1980:121-122.

[11]GREEN T H. Ureteral suspension for prevention of ureteral complications following radical Wertheim hysterectomy[J]. Obstet Gynecol,1966,28:1.

[12]骆毅,于兰馥,骆曼林.女性泌尿科学[M].北京:人民卫生出版社,1987:198-199.

[13]张士伟.保留子宫动脉输尿管支的根治性子宫切除术[J].国外医学参考资料:计划生育妇产科分册,1978,6:256.

[14]陈惠祯,周云峰.现代妇科肿瘤学新进展[M].武汉:湖北科学技术出版社,1995:22-25.

[15]艾维瑞.妇科手术胃肠道并发症[J].实用妇产科杂志,1989,5(2):99.

[16]王长丽,张士伟.盆腔困难手术副损伤的发生及防治[J].中国实用妇科与产科杂志,1988,4(3):115.

[17]钱礼.现代普通外科[M].杭州:浙江科学技术出版社,1993:182-196.

[18]RIPPE J M,IRWIN R S,RIPPE J M. Intensive Care Medcine[M]. Boston/Toronto:Little, Brown and Company,1985:217-226.

[19]MORROW C P,CURTIN J P. Surgery on the interstinal tract[M]//MORROW C P,CURTIN J P,DE IA OSA LOPEZ E. Gynecologic Cancer Surgery.

Philadelphia:Churchill Livingstone,1996:181-267.

[20] KNIGHT M. Intestinal injury and how to cope [M]//STANTON S L. Principles of Gynaecological Surgery. London:Springer Verlag,1987:157-170.

[21]LABERGE J M,KERLAN R K,GORDON R L, et al. Nonoperative treatment of enteric fistulas: results in 53 patients[J]. J Vasc Intern Radiol, 1992,3:353.

[22]PARAN H,NEUFELD D D,KAPLAN O,et al. Oct-reotide for treatment of postoperative alimentary tract fistulas[J]. Worl J Surg,1995,19:430-433.

[23]ROSE D,YARBOROUGH M F,CANIZARO P C,et al. One hundred and fourteen fistulas of the gastrointestinal tract treated with total parenteral nutrition[J]. Surg Gynecol Obstet, 1986, 163: 345-350.

[24]汤春生.李继俊.妇科肿瘤手术学[J].沈阳:辽宁教育出版社,1999:204.

[25]VASCLEV S A. Obturator nerve injury:a review of management options[J]. Gynecol Oncol,1994, 53:152.

[26]SESKI J C,DIOKONAC N. Bladder dysfunction after radical hysterectomy[J]. Am J Obstet Gynecol,1977,128:6.

[27]CARENZA L,NOBILI F,GIACOBINI S. Voiding disorders after radical hysterectomy[J]. Gynecol Oncol,1982,13:213.

[28]SCHAEFER G. Complications in Obstetric and Gynecologic Surgery[M]. Harper & Rew Publishers,1981:395-399.

[29]BRUNSCHWIG A,BARBER H R K. Surgical treatment of carcinoma of the cervix[J]. Obstet Gynecol,1966,27:21.

[30]GREEN T H. Urological complication of radical pelvic surgery and radiation therapy[M]//COPPLESON M. Gynecologic Oncology. New York: Churchill Livingstone,1981:979-986.

[31]陈惠祯,蔡红兵.子宫颈浸润手术方式的选择[J].浙江肿瘤,1999,5(1):12-14.

[32]CHAMBERLAIN D H,HOPKINS M P,ROBERTS J A,et al. The effect of early removal of indwelling urinary catheter after radical hysterectomy[J]. Gynecol Oncol,1991,43:98.

[33]RILEY S A,MAESH M N. Maldigestion and malabsorption [M]//FELMAN M, SCHARSCHMIDT B F,SLEISENGER M V. Gastrointestinal and liver disease. Philadelphia:WB Saunders,1998:1 501-1 516.

[34]BONNAR J,WALSH J. Pervention of thrombosis after pelvic surgery by British dextran 70[J]. Lancet,1972,1:164.

[35]AGNELLI G,BOLLS G,CAPUSSOTTI L,et al. A clinical outcome-based prospective study on venous thromboembolism after cancer surgery [J]. Ann Surg,2006,243(1):89-95.

[36]SILVERSTEIN M D,HEIT J A,MOHR D N,et al. Trends in the incidence of deep vein thrombosis and pulmonary embolism:a 25-year population-based study[J]. Arch Intern Med,1998,158 (6):585-593.

[37]WALSH J,BONNAR J W. A study of pulmonary embolism and deep vein thrombosis after major gynecological surgery using labelled fibrinogen—phlebography and lung scanning[J]. J Obstet Gynecol Br Commonw,1974,81:311.

[38]CLARKE—PEARSON D L,COLEMAN R E, SYNAN I S, et al. Venous thromboembolism prophylaxis in gynecologic oncology:a prospective trial of low—dose heparin[J]. Am J Obstet Gynecol,1984,63:92.

[39]CLARKE—PEARSON D L,SYNAN I S,HINSHAW W M,et al. Prevenon of postoperative venous thromboembolism by external pneumatic calf compression in patients with gynecological malignancy[J]. Obstet Gynecol,1984,63:92.

[40]COON W W. Epidemilogy of venous thromboembolism[J]. Ann Surg,1977,186:149.

[41]COON W W. Risk factor of pulmonary embolism [J]. Surg Gynecol Obstet,1976,143:385.

[42]LEWIS G E,MUELLER C,EDWARDS W S. Venous stasis on the operating table[J]. Am J Surg,1972,124:780.

[43]KNIGHT M T N,DAWSON R,MDLROSE D G. Fibrinolytic response to surgery:labile and stable patterns and their relevance to post—operative deep venous thrombosis[J]. Lancet,1977, 2:370.

[44] CLARKER-PEARSON D L, DODGE R K,

SYNAN I, et al. Venous thomboembolism pro-phyIaxIs;patlents at high risk to fail Intermittent pneumatic compression [J]. Obstet Gynecol, 2003,101(1);157-163.

[45]HULL R D,HIRSH J,CARTER C J,et al. Pulmonary anglography, ventilation lung scaning, and venography for clinical ally suspected pulmonary embolism with abnormal perfusion lung scan [J]. Ann Intern Med,1983,98;891.

[46]HIRSH J. Diagnosis of venous thrombosis and pulmonary embolism[J]. Am J Cardiol,1990,65;450.

[47]HULL R D, RASKOB G E, LECLERC J R, et al. The diagnosis of clinically suspected venous thrombosis[J]. Clin Chest Med,1984,5;439.

[48]KAKKAR V V. The Current status of low-dose heparin in the prophylaxis of thrombo-phlebitis and pulmonary embolism [J]. World J Surg, 1978,2;3.

[49]王焱林,刘茂春. 血栓形成[M]//陈惠祯,蔡红兵,牛永英. 现代妇科肿瘤治疗学. 武汉:湖北科学技术出版社,2000;461-463.

[50]SWANN K W,BLACK P MCL. Deep vein thrombsis and pulmonary emboli in neurosurgical patients;a review[J]. J Neurosurg,1984,61;1 055.

[51]COLLINS R,SCRI MGEOUR A, YUSEF S, et al. Reduction in fatal pulmonary embolism and venous thrombosis by perioperative abministration of subcutaneous heparin;qverview of results of ramdomized trials in general, qrthopedic, and urologic surgery [J]. N Engl J Med,1988,316;1 162.

[52]SEVITT S,GALLAGER N G. Prevention of venous thrombosis and pulmary embolism in injured patiens;a trial of anticoagulant prophylaxis with phenindione in midle-aged and elderly patients with fractured necks of femur[J]. Lancet, 1959,2;981.

[53]FRANCIS C W,MARDER V J,EVARYS C M, et al. Two-step warfarin therapy;prevention of postoperative venous thrombosis without excessive bleeding[J]. JAMA,1983,249;374.

[54]EINSTEIN M H,PRITT E A,HARTENBACH E M. Venous thormboembolism prevention in gynecologic cancer surgery;a systematic review[J]. Gynecol Oncol,2007,105(3);813-819.

[55]EINSTEIN M H,KUSHNE R D M,CONNOR J P,et al. A protocol of dual prophylaxis for venousthromboembolism prevention in gynecologic cancer patients[J]. Obstet Gynecol, 2008, 112(5);1091.

[56]蔡红兵,余小云,李楚瑜. 妇科肿瘤患者的治疗对性功能影响及性康复[M]//陈惠祯,谭道彩,吴绪峰. 现代妇科肿瘤治疗学. 武汉:湖北科学技术出版社,2001;504-510.

[57]汤春生,李继俊. 妇科肿瘤手术学[M]. 沈阳:辽宁教育出版,1999;350-351.

[58]陈惠祯. 实用妇科肿瘤手术学[M]. 成都:成都出版社,1990;209-211.

[59]赵亚南,崔英. 恶性肿瘤手术[M]//傅才英,吴佩煜,温霞云. 妇产科手术学. 2版. 北京:人民军医出版社,2004;277.

[60]ABRAGET F S,BREITBARG R C,OLIVEIRA A T. Complication of surgical treatment of cervical carcinoma[J]. Braz J Med Bio Res,1997,30(1);29.

[61]苏应宽,王世阆,吴葆桢. 关于妇科手术并发症及处理的问题[J]. 中华妇产科杂志,1987,22(3);129.

[62]蔡红兵,陈惠祯,张帆,等. 改良Piver Ⅲ型子宫切除术的临床报告[J]. 中华妇产科杂志,2010,7(45),511-514.

[63]黎介寿. 围手术期处理学[M]. 北京:人民军医出版社,1993;255-265.

[64]段慧灵. 外科感染[M]. 上海:上海科学技术出版社,1988;268-270.

[65]李诚信,舒宽勇,邓克华. 宫颈癌142例分析:子宫动脉尿支保存法[J]. 实用癌症杂志,1992,127;95.

[66]张家华,黄平. 现代临床实验诊断手册[M]. 北京:人民军医出版社,1994;267-271.

[67]刘新民. 术后并发症及处理[M]//刘新民. 妇产科手术学. 3版. 北京:人民卫生出版社,2003;29-37.

[68]张志毅,周美惠,范建云. 20年来手术治疗子宫颈癌的经验[J]. 中华妇产科杂志,1987,22(1);9.

[69]MACMILLAN S L,KAMMERER-DOAK D, ROGERS R G,et al. Early feeding and the incidence of gastrointestinal symptoms after major gynecologic surgery[J]. Obstet Gynecol, 2000, 96;604-608.

[70]TONES L A. Radical hysterectomy for cervix cancer：experience with 217 patients[J]. Gynecol Obstet Mex,1991,59(1):8.

[71]CRUSE P J E,FOORD R. A five year prospective study of 23 649 Surgical wounds[J]. Arch Surd 1973,107:206.

[72]CRUSE P J E,FOORD R. The epidemiology of wound infection：A 10 year prospective study of 62,939 wounds[J]. Surg Clin North Am,1980,60:27.

[73]高永良. 撕剥式盆腔淋巴结清扫术[J]. 中华妇产科杂志,1991,26(5):284.

[74]谭道彩. 子宫颈的手术治疗[J]. 实用肿瘤杂志,1989,(2):71.

[75]BARTON D P,CAVANAGH D,ROBERTS W S. Radical hysterectomy for treatment of cervical cancer：a prospective study of two methods of closed—suction drainage[J]. Am J Obstet Gynecol,1992,166(2):533.

[76]PATSNER B. Closed—suction drainage versus no drainage following radical abdominal hysterectomy with pelvic Lymphadenectomy for stage $I_B$ cervical cancer[J]. Gynecol Oncol,1995,57(2):232.

[77]HOPKINS M P,REID G C,MORLEY G V. The decision for the incision[J]. cancer,1993,721(3):799-803.

[78]LEMINEN A,FORSS M,PAAVONEN J. Wound complications in patients with carcinoma of the vulva：comparison between radical and modified vulvectomies[J]. Eur J Obstet Gynecol Reprod Biol,2000,93(2):193-197.

[79]CAVANAGH D,FIORICA J V,HOFFMAN M S,et al. Invasive carcinoma of the vulva-changing trends in surgical management[J]. Am J Obstet Gynecol,1990,1633(3):1007-1015.

[80]REEDY M B,CAPEN C V,BAKER D P,et al Hyperbaric oxygen therapy following radical vulvectomy；an adjunctive therapy to improve wound healing[J]. Gynecol Oncol,1994,53(1):13-16.

[81]STEHMAN F B,BUNDY B N,DVORETSKY P M,et al. Early stage-I carcinoma of the vulva treate with ipsilateral superficial inguinal lymphadenectomy and modified radical hemlvulvectomy-a prospective study of the Gynecologic Oncology Group[J]. Obstet Gynecol,1992,79(4):490-497.

[82]ZHANG X,SHENG X,NIU J,et al. Sparing of saphenous vein during inguinal lymphadenectomy fo rvulvar malignancies[J]. Gynecol Oncol,2007,105(3):722-726.

[83]VAN DER ZEE A G J,OONK M H,DE HULLU J A,et al. Sentinel node dissection is safe in the treatment of early-stage vulvar cancer[J]. J Clin Oncol,2008,26(6):884-889.

[84]GOULD N,KAMELLE S,TILLMANNS T,et al. Predictors of complications after inguinal lymphadenectomy[J]. Gynecol Oncol,2001,82(2):329-332.

[85]JANDA M,OBERMAIR A,CELLA D,et al. Vulvar cancer patients quality of life：a qualitative assessment[J]. Int J Gynecol Cancer,2004,14(50),875-881.

[86]CORMIER J N,ROURKE L,CROSBY M,et al. A. The surgical treatment of lymphedema：a systematic review of the contemporary literature (2004—2010)[J]. Ann Surg Oncol,2012,19(2):642-651.

[87]SZEDER V,TORBEY M. Prevention and treatment of perioperative stroke[J]. Neurologist,2008,14(1):30-36.

[88]NG J L W,CHAN M T V,GELB A W. Perioperative stroke in noncardiac,nonneurgical surgery[J]. Anesthesiology,2011,115(4):879-890.

[89]DEVERUX P J,YANY H,YUSUF S,et al. Effects of extended-release metoprolol succinate in patients undergoing non-cardiac surgery (POISE trial)：a randomized controlled trial[J]. Lancet,2008,371(9627):1839-1847.

[90]BLJKER J B,WILTONB A,VAN KLEI Y,et al. Intraoperative hypotension and 1-year mortality after noncardiac surgery[J]. Sury Anesthesiol,2011,55(1):40.

[91]POLDERMANS D,BAX J,BOERSMA E,et al. Guidelines for pre-operative cardiac risk assessment and peri-operative cardiac management in non-cardiac surgery：the Task Force for Pre-operative Cardiac Risk Assessment and Peri-operative Cardiology(EsA)[J]. Eur Hear J,2009,30(22):2769-2812.

# 45 放射治疗并发症的处理

## 45.1 概述

放疗并发症或毒性反应复杂,因患者不同和放疗方式剂量不同而多种多样。毒性或并发症是由于治疗过度所致,因此对盆腔病灶的放射治疗需权衡其利弊。本章讨论的内容着重于实用性,探讨如何控制症状、减少主要器官的损害,以及提高生存质量。

放疗与同步化疗主要用于治疗晚期宫颈癌[1,2]。不能切除的晚期外阴癌也常用化疗和放疗[3]。阴道癌少见,常用放射治疗。放疗在早期宫体癌中是否可作为手术的辅助治疗尚有争议,但建议在晚期宫体癌中应用[4]。对于中-高度风险的宫颈癌根治术后建议采用辅助性放疗[5]。放疗尚未成为卵巢癌主要治疗手段[6]。

影响放疗并发症的因素包括照射总剂量、分割剂量、射线能量、放射野大小(盆腔,或扩大野,或全腹)、放射野数目和治疗体位(俯卧位或仰卧位)等。放射线的能量决定着深度剂量,高能射线穿透性强。多数盆腔放射采用的射线能量大于或等于15MV。低剂量率或高剂量率的近距离放射可导致急性和慢性毒性反应。同步或放疗后进行化疗,放疗前或后手术治疗,将增加放疗的毒性作用。

盆腔放疗和腹主动脉旁淋巴结扩野放疗技术会增加放射并发症。治疗前经腹腔的手术分期会增加放疗肠道并发症[6,7]。IB～IIA期宫颈癌根治术和放疗随机对照研究报道,手术加放疗组并发症发病率最高[8]。患者体质状况有影响潜在并发症发生的作用,其影响因素包括患者年龄、并发症(如糖尿病、高血压)、盆腔炎、手术史、憩室、肠炎、胶原性脉管疾病以及吸烟史[9-11]。

文献报道外照射剂量的增加可导致并发症发病率的上升(表45-1)。除了腔内放疗和间质内放疗外,当盆腔野外照射累积剂量超过45～50Gy,而盆腔内正常组织如小肠、直肠及膀胱没有合适的遮挡时,放疗并发症发病率明显增加。Logsdom报道一组IIIB期宫颈癌病例,结果显示如果腔外放疗剂量>52Gy,主要并发症发病率将会超过50%,相反,那些放疗剂量<48Gy并且采用腔内近距离放疗的患者,其主要并发症发病率仅有15%[14]。目前推荐使用盆腔缩野缩小照射野,尤其对于局部晚期肿瘤患者更应如此。低能量的前后对穿野照射,如$^{60}$Co或4～6MV光子,与高能量装置相比,能够在局部表浅正常组织如小肠、膀胱及直肠前部、皮下组织产生较高剂量。四野照射可以减少正常组织受到的放射剂量,同时也有利于对这些结构的适当防护。据文献报道,每次照射时四野照射要比两野照射照射显得更为重要。

表 45-1　2～3 级胃肠道并发症发病率与盆腔外照射剂量的关系

| 参考文献 | 病例数 | 盆腔剂量/Gy | 并发症/% |
|---|---|---|---|
| Hamberger[12], et al | 192 | 40 | 3.1 |
| | 111 | 50 | 10 |
| | 15 | 60 | 20 |
| Strockine[13], et al | 11 | 30 | 0 |
| | 341 | 40 | 3 |
| | 85 | 50 | 8.5 |
| | 331 | 60 | 12 |
| | 65 | 70 | 26 |
| Logsdon[14] | 260 | 60 | 40 |
| | 301 | 70 | 17 |
| | 184 | most＞52 | 40 |
| | 162 | most＜51 | 17 |

早期放射性膀胱症状与膀胱感染刺激症状相似。由于膀胱痉挛导致其功能丧失，引起尿潴留和出血，膀胱纤维化并挛缩。膀胱慢性改变可表现为弥漫性病变，也可出现苍白区与带有散在淤血点的充血区交替存在现象，偶尔可见溃疡，膀胱容积通常缩小。放射性膀胱炎组织学改变黏膜萎缩伴有散在黏膜增生、黏膜下水肿、黏膜下血管增生。黏膜下炎性浸润具有特征性，严重损伤时逼尿肌内炎性浸润及纤维化斑痕形成明显。严重放疗并发症如膀胱阴道瘘、膀胱小肠瘘、膀胱直肠瘘少见，但高剂量放疗后可发生，外照射结合腔内照射时膀胱壁及其周围组织脉管结构严重破坏，导致瘘管形成，瘘管多有放射性溃疡穿透至表面发展而来，溃疡与周围黏膜分界清楚，随着脉管损伤、组织破坏，瘘管形成。

放疗并发症分为急性期、晚期和迁延期（conseguential late）。急性期反应大多数发生在治疗期间或放疗后数月内。急性反应可能是严重的，但常常可以忍受，大多数患者可以恢复。发生于治疗期间的轻度急性反应可自然消退。晚期并发症少见，但因为可造成长期影响甚至死亡，而有重要的临床意义。迁延期（亚急期）反应由急性损害演变而来，出现组织延迟损害。研究发现严重的急性期损害可导致晚期反应。因此防止急性反应可降低晚期并发症发病率和严重程度。

放射损害程度的判断有很强的主观因素，对严重损害的判断存在偏差，这是因为损伤的准确衡量存在问题。其分级常常依据临床症状而不是依据组织学或分子水平异常程度。由于文献采用不同的毒性判断标准，导致并发症发病率各异，而且可能被低估了，特别是对长期存活的患者。尽管如此，本章仍试图全面阐述放疗并发症及处理策略。

放射耐受性是指器官不产生严重并发症所能接受的射线剂量，不同器官组织有所不同，肿瘤控制与组织器官损伤剂量-效应曲线见图 45-1，低剂量时肿瘤控制率小，中等剂量时控制率显著上升，高剂量时维持平台期。并发症发病率剂量-效应曲线与之相似，最佳剂量选择是获得最高肿瘤控制率，而并发症的发生率最小。不同组织器官妇科肿瘤的放疗模式已建立[15,16]。然而临床上并发症或毒性反应更为复杂，因为不同组织放射剂量有重叠，需要考虑体积和不同组织差异。

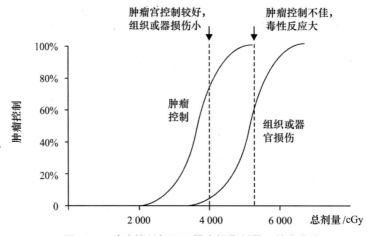

图 45-1　肿瘤控制与组织器官损伤剂量一效应曲线

文献对放疗急性和晚期毒性或并发症报道的一致性,可以比较并发症的治疗方法。治疗前建立一个准确评估标准是必需的,区别疾病引起或放疗引起的体征和症状非常重要。急性毒性反应是指治疗开始至 90 天内,晚期放射损伤指发生在 90 天后。

肿瘤放疗组织和欧洲癌症研究治疗组织(RTOG/EORTC)采用明确标准对放疗引起的毒性反应作为统一的划分[17],表 45-2 列举了妇科肿瘤晚期放射反应分级标准。分级标准列举了 1～4 级的表现,死亡为 5 级。一些分级标准仅适用于全腹放射或扩大野放射病例,没有列举放疗后血管损伤的标准。妇科肿瘤急性和晚期放射毒性随着同步化疗、生物治疗、新的放疗技术如调强放射(IMRT)等而不同。表 45-3 列举了妇科恶性肿瘤放疗后毒性反应或并发症危险因素。这些危险因素源于以根治性治疗为目的的文献资料报道。

表 45-2　妇科癌症放疗对普通组织器官晚期放射反应的分级(改良的 RTOG/EORTC 分级)

| 组织器官 | 0 级 | 1 级 | 2 级 | 3 级 | 4 级 |
|---|---|---|---|---|---|
| 皮肤 | 无 | 轻度萎缩,色素沉着,少量毛发脱落 | 小片状萎缩,中等毛细血管炎,全部毛发脱落 | 明显萎缩,粗大毛细血管炎 | 溃疡 |
| 皮下组织 | 无 | 轻度硬化(纤维化),皮下组织丧失 | 中度纤维化,但无症状,轻度挛缩,长度减小,小于10% | 重度硬化,皮下组织丧失,照射野挛缩,长度测量大于10% | 坏死 |
| 黏膜(阴道) | 无 | 轻度挛缩和干燥 | 中度萎缩和毛细血管炎,黏液减少 | 明显萎缩伴完全干燥,严重的毛细血管炎 | 溃疡 |
| 脊髓 | 无 | 轻度莱尔米综合征(Lhermitte's Syndrome) | 重度莱尔米综合征 | 治疗部位或以下水平段客观的神经病学 | 一侧或双侧肢体瘫痪 |

续　表

| 组织器官 | 0级 | 1级 | 2级 | 3级 | 4级 |
|---|---|---|---|---|---|
| 小肠或大肠 | 无 | 轻度腹泻,轻度痉挛,排便 5 次/天,过多的直肠黏液或间断性出血 | 中度腹泻,绞痛性排便小于 5 次/天,过多的直肠黏液或间断性出血 | 梗阻或出血,需外科手术 | 坏死,穿孔,瘘管 |
| 肝脏 | 无 | 轻度乏力,恶心,消化不良,轻微的肝功能异常 | 中度症状,某些肝功能异常,人血清白蛋白正常 | 明显的肝功能不全,肝功能明显异常,低蛋白,水肿或腹水 | 坏死,肝昏迷,肝性脑病 |
| 肾脏 | 无 | 短暂蛋白尿,无高血压,肾功能轻度损害,尿素氮为 25 ～ 35mg/dL,肌酐为 1.5 ～2.0 mg/dL,肌酐清除率大于 75mL/min | 持续的中度的蛋白尿(＋＋),轻度高血压,没有相关的贫血,中度肾功能损害,尿素氮大于 36 ～ 60mg/dL,肌酐清除率为 50～74mL/min | 严重的损害,严重高血压,持续的贫血(小于 10mg/dL),严重的肾衰竭,尿素氮大于 60mg/dL,肌酐大于 4.0 mg/dL,肌酐清除率小于 50 mL/min | 恶性高血压,尿毒症昏迷,尿素氮大于 100mg/dL |
| 膀胱 | 无 | 轻度上皮萎缩,轻度毛细血管扩张(镜下血尿) | 中度,广泛的毛细血管扩张,间断性肉眼血尿 | 严重排尿困难,严重的广泛的毛细血管扩张(常伴游斑),频发血尿,膀胱容量减少(小于 150mL) | 坏死,膀胱挛缩(容积小于 100mL),严重的出血膀胱炎 |
| 骨 | 无 | 无症状,没有生长迟缓,骨密度减低 | 中度疼痛或触痛,生长迟缓,骨不规则 | 严重疼痛或触痛,骨生长完全停止,稠密的骨硬化 | 坏死,自发性骨折 |

　　回顾文献报道的并发症或毒性具有挑战性,多数资料为病例报道或小样本资料。关注分级、诊断标准、放疗技术、放射总剂量、时间—剂量关系和随访时间十分重要。由于放疗设备和技术的改进,以往资料的实用性不强。多数文献报道的是宫颈癌放射毒性或并发症,然而宫颈癌放射毒性反应的发生、危害性及处理原则都适用于其他妇科肿瘤。其他放疗方式及放射野可以发生不同毒性。全腹放疗会增加小肠、直肠或肝脏的损害。外阴照射会增加皮肤反应。

　　一般认为,宫颈癌放疗后主要晚期并发症发病率为 5％～15％。以往大多数文献报道的并发症发病率与短时间随访有关。准确地计算和报道并发症发病率应该采用现代的方法,精确统计方法能更准确反映经治疗后生存的患者发生晚期并发症的风险。Komaki 等报道放疗并发症发病率与采用现代放疗技术和近距离放疗增加有关[18]。美国得克萨斯大学安德森癌症中心报道,需要输液、住院治疗或手术治疗的主要晚期并发症 3 年、5 年、20 年的发生率分别为 7.7％、9.3％、14.4％,在 1960—1989 年间经用相同方案治疗的 1 784 名ⅠB 期宫颈癌患者中,98％的患者接受前后

**表 45-3　常规放射治疗发生晚期毒性或并发症潜在危险性**

| 病变部位 | 治疗方式 | 危险性* |
|---|---|---|
| 宫颈 | 首次治疗 | M—H |
| | 仅放疗 | |
| | 放疗＋化疗 | M—H |
| | 扩大野放疗 | H |
| | 扩大野放疗＋化疗 | H |
| | 放疗并辅助全子宫切除 | H |
| | 术后间质近距离植入放疗 | H |
| | 根治性子宫切除＋放疗 | M—H |
| 子宫内膜 | TAH—BSO 分期术后辅助体外放疗 | M |
| | 体外放疗＋LDR 近距离放疗 | M |
| | 体外放疗＋HDR 近距离放疗 | M |
| | 仅阴道近距离放疗,LDR 或 HDR | L |
| | 术前卵圆野对穿放疗 | L |
| | 全腹放疗 | M—H |
| 卵巢 | 全腹放疗 | M—H |
| | 选择性局部放疗 | L |
| 阴道 | 首次外放射＋近距离治疗 | M |
| | 首次外放射＋间质近距离放疗 | M—H |
| 外阴 | 首次放疗 | M—H |
| | 首次手术后因局部因素或阳性淋巴结辅助放疗 | M—H |

*危险性:L(低)＝0～5％;M(中)＝5％～10％;H(高)≥10％。

HDR—高剂量率;LDR—低剂量率;TAH—BSO—经腹全子宫切除＋双侧附件切除。

对穿两野治疗。小肠、直肠、乙状结肠损害最为常见。多数直肠并发症发生在 2 年内,放疗前行剖腹术,体重小于 54kg 的患者小肠梗阻发病率增加,筋膜外子宫切除和治疗前剖腹患者瘘孔发病率增加[19]。

华盛顿大学报道 1 456 例 $I_B$～$IV_A$ 期宫颈癌接受体外放射及近距离照射 70～90Gy 后,$I_B$ 期晚期并发症发病率为 8％,$II$～$IV_A$ 期发病率为 10％[20]。多因素分析显示直肠和膀胱照射剂量是发生直肠、乙状结肠、结肠和膀胱并发症的主要原因。

一组 517 例接受宫颈癌放疗的患者的剂量—效应分析表明,随着放射剂量增加膀胱和直肠并发症增多[21]。剂量大于或等于 80Gy 时,膀胱和直肠并发症发病率分别为 12％、18％。Komaki 等和 Laneiano 等报道明显的晚期毒性为 10％～16％[19,22],Thomas 等报道为 16％～21％[23]。扩大盆腔放疗 4 年晚期并发症为 14.8％[24]。全腹放疗选择性应用于卵巢癌和子宫内膜癌转移的患者,晚期胃肠道毒性反应发生率是不同的,可以高达 20％[25-28]。

放射并发症,从急性短暂的反应到晚期、长期的改变,从一个组织或器官的症状到其他组织器官。但严重的晚期损伤有典型的表现,以一个系统损害为主。除非出现紧急的情况,在明确诊断前应该评估患者身体状况,是否有其他疾病,要考虑是否有肿瘤复发,有时可出现多种并发症。

以下阐述几种主要的放射并发症,特别是晚期并发症。

（陈　刚　廖美焱　陈惠祯）

## 45.2 肠道损伤

胃肠道表面上皮具有快速的细胞替代系统以补偿外层非增殖细胞的自然脱落,放疗最常用的生物学作用是损伤这些细胞。通常放射敏感性与组织细胞的有丝分裂状态有关,胃肠道上皮细胞增殖周期为 12～15 小时,对放疗较敏感,放射损害可导致黏膜细胞的减少和黏膜层变薄,如果损害持续进展可造成黏膜剥脱。急性炎症反应和黏膜剥脱将引起吸收功能紊乱、液体和电解质丢失。具有强大修复与再生能力的胃肠干细胞一般可以修复黏膜的早期放疗损伤。

### 45.2.1 损伤的分类

本章在此前已总结了 RTOG/EORTC 关于妇科癌症发生的晚期放射反应的 4 级分类法[17],共分为 4 级(表 45-2)。过去的临床(直肠)分为如下三度[29]。

Ⅰ度:有症状,直肠镜检查可见直肠壁黏膜充血、水肿。临床检查无明显增厚及溃疡。

Ⅱ度:肠壁有明显增厚或溃疡。

Ⅲ度:肠管有明显狭窄、肠梗阻、肠穿孔,需要手术治疗或直肠阴道瘘形成。

临床上分为三度(有些作者分为四度),对部分患者而言是一个疾病的不同发展阶段,即由Ⅰ度发展为Ⅱ度,再进一步发展为Ⅲ度和一个过渡阶段。这些病变都并发感染。

### 45.2.2 临床表现及诊断

(1)临床表现[29]:肠道放射损伤主要发生于直肠和乙状结肠,有时也可发生于小肠。

急性期临床表现为恶心、腹泻、稀便、黏液便、里急后重、直肠下坠或肛门刺痛等。

晚期放疗反应多在治疗结束后 6 个月至 2 年内出现。患者有里急后重、直肠内灼痛、排便时肛门坠痛、黏液便、粪便带血或只有带血的黏液等。个别患者肛诊可发现直肠黏膜面的凹陷性溃疡(放射性溃疡),创面出血反复

发生造成贫血。较为严重的病例发生直肠阴道瘘或直肠旁组织、直肠阴道隔组织及直肠壁纤维变(放射性直肠纤维变)形成直肠狭窄,进而可引起低位肠梗阻。乙状结肠狭窄或梗阻表现为进行性便秘和大便变形。发生了肠梗阻的患者还可出现阵发性腹痛、腹胀、呕吐等。

(2)诊断:早期一般发生在放射治疗期间,或延至数月,有明显的临床症状可明确诊断,结肠镜可发现肠黏膜充血水肿,尤其多见于直肠前壁。

晚期肠道损伤可出现一般症状,但表现可以不典型。当患者出现中度-重度腹部症状时,要想到肠道放射性疾病。

放射性肠道损伤最常见的部位是直肠乙状结肠,因为放疗常常是盆腔外照射结合腔内近距离照射。由于子宫外直肠乙状结肠剂量的增加,偶尔会导致子宫与周围结肠穿孔。其次是末段回肠的损伤。因为末端回肠住于盆腔,位置固定,而对放射线耐受性低于大肠。

如果立位或仰卧位腹部平片提示明显异常积气和肠管扩张,患者应该入院评估。内窥镜、超声等有助于明确肠道症状的原因及发生的部位。在处理放疗后小肠梗阻时需要判断是否有直肠乙状结肠梗阻,钡灌肠检查有利于排除直肠乙状结肠梗阻。需要仔细观察影像资料,以明确是否有瘘孔存在、是否有复合性损伤、是否存在复发性病变。CT 导向下穿刺活检或 PET 检查有助于判断是否复发。不能因放射性肠道并发症误诊为癌复发或晚期癌,这点十分重要。因为彼此有时不易鉴别,必要时开腹探查。

### 45.2.3 治疗

1)保守治疗

对症处理包括止泻,止吐,表面使用乳剂,调整饮食和适当的静脉营养,保持电解质平衡。

轻中度放射肠炎用解痉剂、抗炎及肠黏膜保护剂、甾体类药物、短链脂肪酸以及凝固止血药等,可减轻患者症状。口服用药效果不佳的患者可行药物保留灌肠。其合剂配方如下。

①同济医院[30]使用放射性直肠炎灌肠合剂：阿片酊 6mL,颠茄合剂 6mL,小檗碱 1g,泼尼松 60mg,西黄浆胶加至 200mL。如果便血明显,可酌情加入肾上腺素于灌肠合剂中。②保留灌肠液[29]：蒙脱石散 6～9g 加生理盐水 100mL 或米汤均可,白及粉 4g 或氧化纤维素 1.6g,庆大霉素 8 万 U,坠胀者加利多卡因 50mg(每日利多卡因用量不超过 200mg),必要时加氢化可的松 10mg,便血严重时灌肠液内加入肾上腺素 0.2～0.5mg,庆大霉素用 1 周后可换用土霉素(或呋喃唑酮、链霉素、甲硝唑等,剂量同口服剂量)。③氢氧化铝胶灌肠合剂[31]：氢氧化铝胶 40mL(或米汤或生理盐水均可),白及粉 4g,庆大霉素 8 万 U,坠胀者加利多卡因 50mg(每日利多卡因用量不超过 200mg),10％醋酸可的松 10mg 或氢化可的松 10mg,便血严重时加入肾上腺素 0.2～0.5mg,保留灌肠,隔日 1 次,7 次为 1 个疗程。严重恶心、呕吐以后肠明显扩张患者,应用鼻胃管减压。轻度梗阻者,保守治疗数天后症状可得到缓解。当腹部 X 线片显示病情无变化超过 72 小时,应考虑手术治疗。

2)手术治疗

盆腔放射过的肠管是最常见的肠道手术操作部位。回肠的损伤是最常见,直肠乙状结肠也常累及。对放射损伤的患者不要轻易决定手术,要先行保守性治疗,缓解严重的症状。

(1)小肠损伤:过去数 10 年,手术治疗因放射损害的小肠的手术得到了发展。20 世纪 60 年代中期仅做改道处理[32],经过长期观察发现,感染、脓肿和穿孔发生率高。目前常常采取切除损伤肠管的方法[33,34],尽可能用未受放射损伤肠管进行吻合,以免吻合失败。对穿孔和肠周脓肿的患者尽可能切除受损肠管再吻合,多发性穿孔病并腹膜炎时,行回肠造瘘术[35]。

Potish R A[15]关于小肠放射损伤的处理,强调分稳定病情、评估病情和手术治疗三个阶段才能处理肠道所有的放疗损伤。术前应该评估患者的体液、电解质和营养状况,优先手术方式,经常要求全胃肠外营养。一些研究者建议使用生长抑素减少胃肠道的分泌,这样可以促进肠瘘的愈合[37]。一些肠梗阻的病例,术前可以肠内置管胃肠减压。如果存在感染,术前应该应用抗生素治疗。

手术者应该具有处理放射性肠损伤的丰富经验。可以用吻合器吻合肠管,但多数情况下使用手工吻合术更为可取。手术者应充分认识到吻合口漏的可能性,尽可能采用双层吻合术。

临床上可见肠管病变处为苍白色,浆膜纤维化,肠壁增厚,肠腔缩小或梗阻。手术中可见病变肠管粘连于其他肠管、子宫、附件或盆壁上,需要仔细分离,切除病变肠管同时对相邻组织进行评估。

为防止短肠综合征、营养吸收不良,尽可能保留小肠长度超过 100cm。保持残留肠管足够长度十分重要,短肠综合征与切除部位和范围、回盲瓣和结肠存在与否有关。残留胃肠道功能决定着临床效果。回肠切除可导致胆酸盐、脂肪痢和维生素 $B_{12}$ 吸收障碍。结肠缺乏可导致液体和电解质失衡。小肠长度大于 100cm 患者恢复好,部分患者需要长期胃肠外营养[36]。

(2)直肠乙状结肠:直肠乙状结肠损伤部位因直肠炎、溃疡、狭窄、脓肿形成瘘孔,常见为直肠阴道瘘。手术是最后的选择。手术治疗需要深思熟虑,手术前要复习放疗记录,包括外放射射野大小、位置、剂量、挡块以及腔内照射的次数,阴道、宫腔各自放射量、总剂量等。多数情况下,放射性损伤仅累及一小段肠管。术前要纠正电解质紊乱和应用抗生素。手术切除可采用手工吻合或吻合器吻合,尽可能使远端切口位于照射野水平以下。部分患者乙状结肠受累范围长,梗阻达直肠,患者常有直肠、子宫周围广泛纤维化,如果切除和再吻合不可能,建议采用降结肠或横结肠造瘘术[39],而多数外科医生采用后者。

直肠阴道瘘少见,手术原则与乙状结肠和直肠梗阻相似,尽可能封闭造瘘口。Bricker-Johnston 用乙状结肠移植修复直肠阴道瘘和狭窄是一项潜在性技术[40]。

(陈 刚 陈惠祯 廖美焱)

## 45.3　泌尿道损伤

### 45.3.1　放射性膀胱炎

1)分类

放射性膀胱炎是常见的泌尿道损伤。RTOG/EORTC 分类法[10]已在前述。过去临床根据病情轻重分为三度[29]。

轻度:仅有主观或客观的轻微膀胱刺激症状和无菌性血尿,以及尿频、尿急及尿痛等症状,膀胱镜检查可见黏膜充血、水肿。

中度:除疼痛、血尿外,膀胱黏膜有溃疡形成。膀胱黏膜毛细血管扩张性血尿,可反复发作造成贫血,也可因血块堵塞尿道引起排尿困难、尿潴留,下腹胀痛不适。

重度:膀胱阴道瘘形成或需要外科手术治疗者。

2)临床表现及诊断

早期的征象是在开始照射的后 4~6 周膀胱黏膜充血、水肿,出现急性膀胱炎征象,如排尿困难、尿频尿痛和膀胱容量减少是最常见的急性表现[29]。

晚期放射性膀胱炎多在放疗后 1~4 年发生,血尿是主要表现。安德森癌症中心报道发病率为 6.5%,精确生存分析显示 5 年发病率为 5.8%,20 年为 9.6%[41],严重需要输血者少见,5 年风险为 1.0%,20 年为 2.3%[41]。Thomas 等报道严重膀胱并发症为 2.5%[23]。广泛性膀胱黏膜水肿和毛细血管扩张或(和)较大的浅层血管破坏是引起出血的常见原因[29]。晚期膀胱炎可导致膀胱壁变厚、溃疡、膀胱瘢痕挛缩、容量减少及输尿管狭窄。

膀胱镜能明确诊断晚期顽固性出血,除外肿瘤复发和第二种原发肿瘤。膀胱镜可观察到放疗后黏膜苍白,毛细血管扩张,散在性出血或溃疡形成。如不能排除癌复发,可取活体组织病检。

3)治疗

(1)对轻、中度放射性膀胱炎采用保守治疗,多饮水,抗感染,止血及对症处理。

(2)严重出血或凝块堵塞尿道,需用大的三通道的 Foley 导尿管连续膀胱灌注和引流。监测输液量和保持引流通畅是重要的。膀胱扩张和破裂有可能发生。使用醋酸、铝盐、硝酸银、前列腺素加入灌注液中可提高疗效[42]。其中用得较多的是硝酸银溶液,即 1∶1 000 硝酸银溶液冲洗膀胱,每周 1~2 次,至无血尿为止[31]。上述其他药物亦可应用。

福尔马林对止血有很好疗效,但它有许多并发症而作为最后选择,其使用方法是[27]:第一步,用带气囊的 Foley 尿管导尿,排空膀胱,然后于气囊内注入约 20mL 空气或液体,下拉导尿管使气囊紧贴于膀胱内口,以避免药物外溢。第二步是膀胱内注入 2% 利多卡因约 50mL,保留 5 分钟后放出。第三步时膀胱内注入 4% 甲醛溶液约 200mL,保留 15 分钟后放出(注意避免甲醛溶液溢入尿道)。第四步是用 10% 的酒精 200mL 分 2 次冲洗膀胱,继后再用生理盐水冲洗膀胱 4~5 次,随后拔除尿管。治疗前应首先了解膀胱容量,如放射性膀胱萎缩容量不足 200mL 时,应酌情减少上述用药剂量。应用福尔马林前应行膀胱造影,以除外穿孔和输尿管反流。膀胱挛缩、输尿管纤维化、乳头坏死和迟发性瘘管形成有见报道,这些并发症限制了福尔马林的应用[43,44],但仍可以作为最后的选择。

创伤性处理如血管栓塞、双侧经皮肾造瘘引流、输尿管置导管或膀胱切开术仅用于严重出血或膀胱挛缩经保守治疗无效的病例[45],有学者建议行膀胱切除和置换术[46],另一些学者经验表明,如果膀胱黏膜没有严重异常,通常行膀胱扩大整形术[47,48],用回肠或结肠行膀胱扩大开放整形术。

(3)膀胱阴道瘘的处理:修补膀胱阴道瘘,常规广泛地游离瘘管和直接分层缝合,因为纤维化,组织游离少和放疗后组织血供差[49],放疗患者很少成功。M. D. Anderson 肿瘤中心为了修补放射性膀胱阴道瘘,对 20 例患者行部分或全部阴道闭合术[50]。但失去性交功能,不能提高肾功能和使一些病例恶化。更常见的,一旦排除肿瘤复发,有充足的时间使瘘的界限形成,运用各种方法缝合,包括游离血供好的组织。Boronow[49]描述,大量的研究建议瘘形成后等待12个月后缝合。使用股薄肌、网膜和球海绵体肌取得了成功[50-54]。

(4)肠膀胱瘘的处理:没有肿瘤复发的肠膀胱瘘罕见,文献报道14例,6例为结肠膀胱瘘,5例为小肠膀胱瘘,3例为小肠、大肠膀胱瘘[55],手术要区别对待。手术切除瘘管坏死的肠管,将胃肠道与泌尿道分离。

### 45.3.2 放射性输尿管狭窄

放疗损伤所致输尿管狭窄和梗阻十分少见,通常是由于宫旁组织纤维化的压迫或输尿管黏膜破坏后管壁瘢痕收缩所引起,而导致输尿管不同程度的狭窄或梗阻,而致肾盂积水。最常见的输尿管狭窄部位,在输尿管膀胱连接处以上4~6cm,即输尿管穿过宫旁组织处[56],然而输尿管梗阻也可能发生在输尿管膀胱连接处[57],或许有可能累及从盆腔边缘向下更长段输尿管[58]。其发病率小于1%[20],常见于手术加放疗病例,经B超或CT扫描或肾分泌性造影可明确诊断。排除肿瘤复发后,应对肾脏进行扫描和肾功能检查,评估肾功能。假如肾功能下降到10%或更低,挽救肾功能已无意义。不全输尿管梗阻病例可在膀胱镜下放置输尿管支架。假如经膀胱插入不成功,顺行放置或经皮肾造瘘术可采用。采用这些技术受到感染和仅能放置3个月的限制。

手术方法选择包括输尿管膀胱移植吻合术、膀胱瓣输尿管形成术。这些手段在根治性(全量)放疗后的患者应用可能失败。另外可选择回肠代输尿管术。

### 45.4 阴道狭窄

妇科恶性肿瘤放疗影响性功能,子宫内膜癌、宫颈癌和卵巢癌治疗后的妇女性要求降低71%,性伴侣性要求下降42%[59-61]。

妇科癌症放疗后阴道周围组织纤维化,导致阴道上段弹性消失,阴道狭窄,长度和宽度减小,甚至使阴道粘连闭锁。阴道萎缩、毛细血管扩张和疤痕化形成决定着硬化程度[62,63]。宫颈癌腔内近距离照射影响阴道的长度和硬化,高剂量放射偶尔可导致穹隆部坏死。

自放疗开始到结束后数月要坚持阴道冲洗,必要时阴道上药,防止粘连。阴道扩张的使用可作为治疗手段,但其疗效尚未肯定,大样本的前瞻性研究尚未进行。阴道涂抹雌激素软膏或雌激素替代治疗有一定疗效。放疗前行卵巢移位术仍在试验中,放疗后其功能保持多久和能否减轻阴道狭窄尚需进一步对照研究。治疗后尽早适当地进行性生活也是一种有效的方法。

### 45.5 皮肤、皮下组织、骨组织的损伤

放射性皮肤及皮下损伤较为常见,常出现于外阴部、下腹及腹股沟区、骶尾部。有的患者可出现皮肤及皮下组织放射性坏死,特别是外阴,可伴随出现放射性坏死。放射引起股骨头碎裂及坏死罕见,但股骨头照射剂量超过50~60Gy可发生上述情况[64]。此外骨质疏松或外伤是其危险因素,可促进放疗引起的股骨头坏死[65-67]。

### 45.5.1 分类

RTOG/EORTC[17]关于皮肤、皮下组织和骨组织放射损害的分级已在前述。过去皮肤放射反应分为三度[30]:轻度反应为干性皮炎,表现为照射区皮肤潮红、充血、色素沉着、干性脱皮反应、局部瘙痒;中度反应为湿性皮炎,表现为干性皮炎区出现炎性渗出液、糜烂样变及结痂局部灼痛。重度反应为皮肤溃疡。

### 45.5.2 治疗

保持照射野皮肤黏膜清洁、干燥、避免刺激是十分重要的。皮肤轻度反应可用泼尼松

冷霜，或冰片粉涂擦。中度反应可涂抹龙胆紫液。重度反应可用放射皮炎膏，其配方为：苯唑卡因 1g，金霉素 0.5g，泼尼松 40mg，加羊毛脂至 100g[30]。

对皮肤及皮下组织放射性坏死，手术处理需要结合妇科肿瘤学、矫形和整形外科学方法进行。部分患者治疗分为两步：第一步切除放射坏死组织，如需要则切除或重建瘘管组织和骨切除。1～2 周后用腹直肌、股薄肌或背阔肌肌皮瓣重建手术区[68]。尽管如此，部分患者仍存在迟发性放射性软组织损伤和骨坏死，建议用高压氧疗[69]。高压氧疗亦可用于治疗放射性膀胱炎、肠炎和直肠炎。

内科治疗放射性纤维化或软组织坏死已见报道，联合使用己酮可可碱（pencoxifylline）800mg/d＋维生素 E 1 000IU/d，治疗后临床症状减退，功能改善[70]。

对于复发病例，怀疑股骨头或骨盆段骨折时，CT 或 MRI 检查可明确诊断，尽可能避免骨活检，以免进一步加重骨损伤。保守治疗有利于病变逐步恢复[71,72]。

## 45.6　淋巴水肿

淋巴水肿是一种放射并发症。手术加全剂量放射，特别是外阴癌广泛外阴切除及腹股沟淋巴清扫术辅以放射治疗的患者易于发生。使用弹性长筒袜、理疗和按摩可减轻症状，但彻底治愈可能性小。其他措施包括间断使用利尿剂，保持皮肤完整性，预防感染和组织损伤。

## 45.7　卵巢功能衰竭和神经损伤

卵巢是人体中对射线最敏感的器官，卵巢照射剂量超过 500～1 500cGy 时可造成卵巢去势，永久性闭经和激素明显异常。这些影响与年龄有关，超过 40 岁女性低剂量照射出现绝经，然而年轻女性，特别是青春期女性更具耐受性[73]。

妇科恶性肿瘤全盆照射剂量达到 4 000～

4 500cGy 或更多，另加近距离照射，因此应告知患者将失去生育能力。特点是卵巢功能丧失，子宫内膜脱落，子宫弹性消失，宫颈和阴道狭窄。

卵巢功能衰竭而导致生殖器官改变，可参照阴道狭窄的处理。

放射可造成腰骶丛神经损伤，但罕见[74]。加巴喷丁治疗放射性神经痛和感觉迟钝有效。

## 45.8　特殊临床情况与并发症的关系

特殊的临床情况可引起不同的并发症。

（1）间质近距离植入照射与直肠炎和直肠阴道瘘有关，发病率为 5.1%～33%[75-77]。

（2）全量放疗后复发性宫颈癌在盆腔脏器切除术中辅以放疗，5 年生存率为 43%，7/22例术后发生周围神经病变，其中 4 例缓解[78]，1 例发生血管并发症行下肢截肢。

（3）单次 10Gy 盆腔姑息性放疗，有 22%的肿瘤完全反应，33% 出现轻微的胃肠道反应，6% 出现严重的慢性肠道并发症[79]。

（4）宫颈癌中子治疗出现 19% 的严重并发症[80]，中子和光子结合治疗，严重并发症发病率为 11%。

新技术的应用将会降低放射晚期并发症。定位技术、良好的影像技术和剂量控制将广泛应用。IMRT（调强放射疗法）结合高质量图像、先进的计算机软件和直线加速器的优良性能、准确的放疗计划，可进行精确的放射剂量控制。剂量测定法在保证病变照射剂量的同时，减少了肠管和膀胱等部位的剂量[81,82]，临床试验结果表明可明显减少胃肠道急性反应。体内测定法可用来判断放疗敏感性。

放射增敏剂和保护剂的研究和临床应用取得了进展。其中氨磷汀是一种有希望的放化疗保护剂。有限的资料显示，与盆腔放射联合应用可减少胃肠道、泌尿道、生殖道和会阴毒性反应[83,84]。对顺铂引起的血液学、肾脏和神经性反应，氨磷汀提供细胞保护作用[85]，而对肿瘤反应无影响。

降低放射并发症的路还很远,要求人们不懈的努力。

(陈 刚 廖美焱 陈 敏)

# 参 考 文 献

[1]THOMAS G M. Improved treatment for cervical cancer:concurrent chemotherapy and radiotherapy [J]. N Engl J Med,1999,340:1 198-1 200.

[2]National Cancer Institute. Concurrent chemoradiation for cervical cancer (clinical announcement)[M]. Bethesda,MD:National Institutes of Health,1999.

[3]KOH W,WALLACE H J,GREER B,et al. Combined radiotherapy and chemotherapy in management of local-regionally advanced vulvar cancer [J]. Int J Radiat Oncol Biol Phys,1993,26:809.

[4]TENG N,GREER B,KAPP D,et al. NCCN practice guidelines for endometrial carcinoma[J]. Oncology,1999,13:45.

[5]SEDLIS A,BUNDY B,RORMAN M,et al. A randomized trial of pelvic radiation therapy versus no further therapy in selected patients with stage $I_B$ carcinoma of the cervix after radical hysterectomy and pelvic lymphadenectomy:a gynecologic oncology group study[J]. Gynecol Oncol, 1999, 73: 177-183.

[6]MONTZ F J,HOLSCHNEIDER C H,SOLH S,et al. Small bowdl obstruction following radical hysterdctomy: risk factors incidence and operative findings[J]. Gynecol Oncol,1994,53:114-120.

[7]WEISER E,BRNDY B,HOSKINS W,et al. Extraperitoneal versrs transperitoneal selective paraaortic lymphadenectomy in the pretreatment surgical staging of advanced cervical carvical carcinoma:a gynecologic oncology group study[J]. Gynecol Oncol,1989,33:283-289.

[8]LANDDONI F,MANEO A,CLOLMBO A,et al. Randomised study of radical surgery versus radiotherapy for stage $I_B - Iia$ cervical cancer[J]. Lancet,1997,350:535-540.

[9]HEROLD D,HANLON A,HANKS G. Diabetes mellitus:a predictor for late radiation morbity[J].

Int J Radiat Oncol Biol Phys,1999,43:475-479.

[10]DE NAEYER B,DE MEERLEER G,BRAEMS S,et al. Collagen vascular diseases and radiation therapy:a critical review[J]. Int J Radiat Oncol Biol Phys,1999,44:975-980.

[11]EIFEL F J,JHINGRAN A,BODURKA D C,et al. Correlation of smoking history and other patient characteristics with major complications of pelvic radiation therapy for cervical[J]. J Clin Oncol,2002,20:3 651-3 657.

[12]HAMBERGER A D,UNAL A,GERSHENSON D M. Analysis of the severe complications of irradiation of carcinoma of the cervix: whole pelvis irradiation and intracavitary radium[J]. Int J Radiat Oncol Biol Phys,1983,9:367.

[13]STROCKINE M F,HANCOCK J E,FLETCHER G H. Complications in 831 patients with squamous cell carcinoma of the intact uterine cervix treated with 3000 rads or more whole pelvis irradiation[J]. Am J Roentgenol Radium Gher Nucl Med,1970,108:293.

[14]LOGSDON M D,EIFEL P J. FIGO $II_B$ spuamous cell carcinoma of the cervix:An analysis of prognostic factors emphasizing the balance between external beam and intracaviary radiation therapy[J]. Int J Radiat Oncol Biol Phys,1999, 43(4):763-775.

[15]POTISH R A. Prediction of radiation—related small—bowel dam[J]. Radiology,1980,135:219-221.

[16]BURMAN C,KUTCHER G J,EMAMI B,et al. Fitting of normal tissue tolerance data to an analytec function[J]. Int J Radiat Oncol Biol Phys, 1991,21:123-135.

[17]WINCHESTER D P,COX J D. Standards for breast—conservation treatment[J]. CA Cancer J Clin,1992,42:134-162.

[18]KOMAKI R,BRICKNER T J,HANLON A L,et al. Long—term results of treatment of cervical carcinoma in the United States in 1973,1978,and 1983:patterns of care study (PCS)[J]. Int J Radiat Oncol Biol Phys,1995,31:973-982.

[19]EIFEL P J,LEVENBACK C,WHARTON J T, et al. Time course and incidence of late complica-

tions in patients treated for FIGO stage Ⅰ_B carcinoma of the uterine cervix[J]. Int J Radiat Oncol Biol Phys,1995,32:1 289-1 300.

[20]PEREZ C A,GRIGSBY P W,LOCKETT M A, et al. Radiation therapymorbirty in carctnoma of the uterine cervrx:dosimetric and clincal correlation[J]. Inr J Radiat Oncol Biol Phys,1999,44: 855-866.

[21]MONTANA G S,FOWLER W C. Carcinoma of the cervix:analysis of boadder and rectal radiation dose and complications[J]. Int Radiat Oncol Biol Phys,1989,16:95-100.

[22]LANEIANO R M,MARTZ K,MONTANA G S,et al. Influence of age,prior abdominal surgery,fraction size,and dose on complications after radiation therapy for squamous call cancer of the uterine cervix[J]. Cancer,1992,69:2 124-2 130.

[23]THOMAS G,DEMBO A,FYLES A,et al. Concurret chemoradiation in advanced cervical cancer [J]. Gynecol Oncol 1990,38:446-451.

[24]GREER B E,KOH W J,STELZER K J,et al. Expanded pelvic radiotherapy fields for treatment if local—regionally advanced carcinoma of the cervix:outcme and complications[J]. Am J Obstet Gynecol,1996,174:1 141-1 149.

[25]FYLES A W,DEMBO A J,BUSH R S,et al. Analysis of complications in patients treated with abdomino—pelvic radiation therapy for ovarian carcinoma[J]. Int J Radiat Oncol Biol Phys, 1992,22:847-851.

[26]FIRAT S,MURRY K,ERICKSON B. High—dose whole abdominal and pelvic iradiation for treatment of ovarian carcinoma:long—term toxicity and outcomes[J]. Int G Radiat Oncol Biol Phys,2003,57:201-207.

[27]SMALL W,MAHADEVAN A,ROLAND P,et al. Whole—abdominal radiation in endometrial carcinoma:an analysis of toxicity,patterns of recurrence,and survival[J]. Cancer J,2000,6:394-400.

[28]LEE S W,RUSSELL A H,KINNEY W K. Whole abdomen radiotherapy for patients with peritoneal dissemination of endometrial adenocracinoma[J]. Int J Radiat Oncol Biol Phys,

2003,56:788-792.

[29]蒋兆香. 放射治疗并发症及其处理[M]//陈惠祯,谭道彩,吴绪峰. 现代妇科肿瘤治疗学. 2 版. 武汉:湖北科学技术出版社,2001:479-483.

[30]于世英. 子宫颈癌放射治疗[M]//陈惠祯,蔡红兵,张蔚. 子宫颈癌. 武汉:湖北科学技术出版社,2003:252-254.

[31]程晶,蒋兆香. 放射治疗并发症的处理[M]//陈惠祯,楼洪坤,蔡红兵. 妇科肿瘤临床手册. 武汉:湖北科学技术出版社,1999:357.

[32]SMITH J,GOLDEN P,RUTLEDGE F. The surgical management of intestinal injuries following irradiation for carcinoma of the cervix[M]. Houston,Texas:Presented at the Eleventh Annual Clinical Conference on Cancer,1966.

[33]HOSKINS W J,BURKE T W,WEISER E B,et al. Right hemicolectomy and ileal resection with premary reanastomosis for irradiation injury of the terminal ileum[J]. Gynecol Oncol,1987,26: 215-224.

[34]SMITH S T,SESKI J C,COPELAND L J,et al. Surgical management of irradiation—induced small bowel damage[J]. Obstet Gynecol,1985, 65:563-567.

[35]LEVENBACK C,LUCAS K,MORRIS M,et al. Surgical management of small bowel perforation and necrosis followiong radiotherpy for gynecologic cancer[J]. Gynecol Oncol,1997,71:625-643.

[36]SMITH D H,DECSSE J J. Radiation damage to the small intestine[J]. World J Surg,1986,10: 189.

[37]CURTIN J P,BURT L L. Successful treatment of small intestinal fistula with somatostatin analog[J]. Gynecol Oncol,1990,39:225.

[38]DUDRICK S J,LATIFI R,FOSNOHT D E. Management of the shortbowel syndrome[J]. Surg Clin North Am,1991,71:625-643.

[39]SEGRETI E M,LEVENBACK C,MORRIS M, et al. A comparison of end and loop colostomy for fecal diversion in gynecologic patients with colonic fistulas[J]. Gynecol Oncol,1996,60:49-53.

[40]STEICHEN F M,BARBER H K R,LOUBEAU J M,et al. Bricker—Johnston sigmoid colon grajt

for repair of postradiation rectovaginal fistula and stricture performed with mechanical sutures[J]. Dis Colon Rectum,1992,35:599-603.

[41]LEVENBACK C,EIFEL P J,BURKE T W,et al. Hemorrhagic cystitis following radiotherapy for stage I B cancer of the cervix[J]. Gynecol Oncol,1994,55:206-210.

[42]DEVRIES C R,FREIHA F S. Hemorrhagic cystitis:a review[J]. J Urol,1990,143:1-9.

[43]FAIR W R. Formalin in the treatment of massive bladder hemorrhage[J]. Uroloty,1974,3:573-576.

[44]VICENTE J,RIOS G,CAFFARATTI J. Intravesical formalin for the treatment of massive hemorrhagic cystitis:retrospective review of 25 cases[J]. Eur Urol,1990,18:204-206.

[45]CHENG C. Management of severe chronic radiation cystitis [J]. Ann Acad Med Singapore, 1992,21:368-371.

[46]MUNDY A S R. Cystoplasty[M]//MUNDY A R. Current operative surgery:urology. Eastbourne,UK:Bailliere,1986:140.

[47]BARNARD R J,LUPTON E W. Treatment of radiation urinary tract disease [M]//SCHOFIELD P F,LUPTON E W. The causation and clinical management of pelvic radiation disease. London:Springer—Verlag,1989:123.

[48]GOODWIN W E. Experiences with intestine as a substitute for the urinary tract[M]//KING L R, STONE A R,WEBSTER G D. Bladder reconstruction and continent urinary diversion. Chicago:Year Bood Medical Publishers,1987:9.

[49]BORONOW R C. Urologic complications secondary to radiation alone or radiation and surgery [M]//DEOGADO G,SMITH J P. Management of complications in gynecologic oncology. New YorK:John Wiley and Sons,1982:163.

[50]PILEPICH M V,PAJAK T,GEORGE F W,et al. Preliminary report on phase Ⅲ RTOG studies of extended—field irradiation in carcinoma of the prostate[J]. Am J Clin Oncol,1983,6:485.

[51]BORONOW R C. Repair of the radiation—induced vaginal fistula using the Martius technique [J]. World J Surg,1986,17:49.

[52]GRAHAM J B. Vaginal fistulas following radiother-apy[J]. Surg Gynecol Obstet,1965,120:1 019.

[53]BASTIAANSE M. Bastiaanse's method for surgical closure of very large radiation fistulae of the bladder and rectum[M]//YOUSSEF A F. Gynecolgic oncology. Springfield,I L:Charles C Thomas Publisher,1960:280.

[54]KIRKINEN P ,KAUPPILA A,KONTTURI M. Treatment of ureteral strictures after therapy for carcinoma of the uterus[J] . Surg Gynecol Obstet,1980,151:487.

[55]LEVENBACK C,GERSHENSON D M,MCGEHEE R,et al. Enterovesical fistula following radiotherapy for gynecologic cancer[J]. Gynecol Oncol,1994,52:296-300.

[56]KAPLAN A L. Postradiation ureteral obstruction [J]. Obstet Gynecol Surv,1977,32:1.

[57]UNAL A,HAMBERGER A D,SESKI J C,et al. An analysis of the severe complications of irradiation of carcinoma of the uterine cervix:treatmkent with intracavitary radium and parametrial irradiation[J]. Int J Radiat Oncol Biol Phys,1981,7:999.

[58]ALRVATER G,IMHOLZ G. Ureteral stenosis in carcinoma of the cervix uteri:prognostic significance and surgical treatment[J]. Geburtshilfe Frauenherilkd,1960,20:1 214.

[59]BRUNER D W,LANCIANO R,KEEGAN M,et al. Vaginal stenosis and sexual function following intracavitary radiation for the treatment of cervical and endometrial carcinoma[J]. Int J Radiat Oncol Biol Phys,1993,27:825-830.

[60]GANZ P A,ROWLANG J H,DESMOND K,et al. Life after breast cancer: Understanding women's health—related quality of life and sexual functioning [J]. J Clin Oncol,1998,16:501-514.

[61]BERGMARK K,AVALL — LUNDQVIST E, DICKMAN P,et al. Vaginal changes and sexuality in women with a history of cervical cancer[J]. N Engl Med,1999,340:1 383-1 389.

[62]HARTMAN P,DIDDLE A. Vaginal stenosis following irradiation therapy for carcinoma of the cervix uteri[J]. Cancer,1972,30:426-429.

[63]SEIBEL M M,GRAVES W L,FREEMAN M G. Carcinoma of the cervix and sexual function[J]. Obstet Gynecol,1980,55:484-487.

[64]GRIGSBY P W,ROBERTS H L ,PERAZ C A. Femoral neck fracture following groin irradiation [J]. Int J Radiat Oncol Biol Phys,1995,32:63.

[65]PICCART M J ,BERTELSEN K,JAMES K. et al. Randomized intergroup rial of cisplatin－paclitaxel versus cisplatin－cyclophosphamide in women with advanced epithelial ovarian cancer:three－year results[J]. J Natl cancer Inst,2000,92:669.

[66]DELOUCHE G ,BURNET M,GUERIN P. et al. Les lesions osseuses de laradiotherapie intensive des cancers gynecologiques:a propos de 20cas releves au Centre Rene－Huguenin[J]. Ann Radiol (Praris),1970,13:793.

[67]WOLLIN M,KAGAN A R . Optimization of the box technique to reduce femm dose in radiation therapy of the pelvis[J] . Int J Radiat Oncol Biol Phys,1979,5:553.

[68]RAND R P,GREER B E,TAMIMI H T,et al. Surgical treatment of chronic irradiated pelvic and perineal wounds[J]. Gynecol Oncol,1994,54:111.

[69]FELDMEIER J J,MATOS L A. Delayed radiation injuries (soft tissue and bony necrosis):the hyperbaric oxygen therapy committee report[J]. Hyperbaric Oxygen,2003:87-100.

[70]DELANIAN S,BALLA－MEKIAS S,LEFAIX J L. Striking regression of chronic radiotherapy damage in a clinical trial of combined pentoxifylline and tocopherol[J]. J Clin Oncol,1999,17:3 283-3 290.

[71]HUH S J,KIM B K,KANG M K,et al. Pelvic insufficiency fracture after pelvic irradiation in uterine cervix cancer[J]. Gynecol Oncol,2002, 86:264-268.

[72]MORENO A,CLEMENTE J,CRESPO C,et al. Pelvic insufficiency fractures in patients with pelvic irradiation[J]. Int J Radiat Biol Phys,1999, 44:61-66.

[73]GRADISHAR W J,SCHILSKY R L. Ovarian function following radiation and chemotherapy for cancer[J]. Semin Oncol ,1989,16:425-436.

[74]GEORGIOU A,GRIGSBY P W,PEREZ C A. Radiation induced lumbosacral plexopathy in gynecologic tumors:clinical findings and dosimetric analysis[J]. Int J Radiat Oncol Biol Phys,1993, 26:479-482.

[75]MARTINEZ A,EDMUNDSON G K,COX R S, et al. Combination of external beam irradiation and multiple－site perineal applicator (MUPIT) for treatment of locally advanced or recurrent prostatic,anorectal,and gynecologic malignancies [J]. Int J Radiat Oncol Biol Phys,1984,11:391-398.

[76]GADDIS O,MORROW C P,KLEMENT V,et al. Treatment of cervical carcinoma employing a template for transperineal interstitial $^{192}$Ir brachytherapy [J]. Int J Radiat Oncol Biol Phys,1983,9:819-827.

[77]ARISTIZABAL S A,SURWIT E A,HEVEZI J M,et al. Treatment of advanced cancer of the cervix with transperineal interstitial irradiation [J]. Int J Radiat Oncol Biol Phys,1983,9:1 013-1 017.

[78]STELZER K J,KOH W J,GREE B E,et al. The use of intraoperative radiation therapy in radical salvage recuurent cervical cancer:outcome and toxicity[J]. Am J Obstet Gynecol, 1995, 172: 1 881-1 888.

[79]ONSRUD M,HAGENN B,STRICKERT T. 10 Gy single－fraction pelvic irradiation for palliation and life prolongation in patients with cancer of the cervix and corpus uteri[J]. Gynecol Oncol,2001,82:167-171.

[80]MAOR M H,GILLESPIE B W,PETERS L J,et al. Neutron therapy in cervical cancer:results of a phase Ⅲ RTOG study[J]. Int J Radiat Oncol Biol Phys,1988,14:885-891.

[81]PORTELANCE L,CHAO K S C,GRIGSBY P W,et al. Intensity－modulated radiation therapy (IMRT) reduces small bowel,rectum,and bladder doses in patients with cervical cancer receiving pelvic and paraaortic irradiation[J]. Int J Radiat Oncol Biol Phys,2001,51:261-266.

[82]MUNDT A J,LUJAN A E,ROTMENSCH J,et al. Intensity － modulated whole pelvic radiontherapy in woman with gynecologic malignancies [J]. Int J Radiat Oncol Biol Phys, 2002, 52: 1 330-1 337.

[83]KOUKOURAKIS M I,KYRIAS G,KAKOLYRIS S,et al. Subcutaneous administration of amifostine during fractionated radiotherapy:a ran-

domized phase Ⅱ study[J]. J Clin Oncol,2000, 18:2 226-2 233.

[84]KEMP G,ROSE P,LURAIN J,et al. Amifostione pretreatment for protection against cyclophosphamide—induced and cisplatin—induced toxicitises:results of a randomized controlled trial in patients with advanced ovarian[J]. J Clin Oncol,

1996,14:2 101-2 112.

[85]PEARCEY R,BRUNDAGE M,DROUIN P,et al. Phase Ⅲ trial comparing radical radiotherapy with and without cisplatin chemotherapy in patients with advanced squamous cell cancer of the cervix[J]. J Clin Oncol,2002,20:966-972.

# 46 化学治疗并发症的处理

化学治疗潜在毒性多种多样。在本章中，重点论述妇科恶性肿瘤化学治疗药物相应的毒性反应，对患者及其治疗的影响，以及如何处理，并结合有关资料进行讨论。

## 46.1 血液学并发症

贫血、骨髓抑制以及血小板减少这些化疗最常见的早期并发症可以在治疗开始之后持续数月。一般来说，骨髓功能出现恢复至正常的延迟不意味着将对患者的长期造血功能产生影响。但是，如果患者今后的治疗需要用到骨髓毒性药物，那么其骨髓储备很可能会受限。

### 46.1.1 发热性中性粒细胞减少

(1)发病率及感染：发热性中性粒细胞减少是危及化疗患者生命的并发症，需要重视并及时处理。患者在化疗期间出现与化疗药物有关的发热都应重视。化疗患者如出现了发热性中性粒细胞减少，应检查血象。

妇科癌症患者在化疗期间常发生发热性中性粒细胞减少，这是因为大部分化疗药物都会产生短期的骨髓抑制。这种情况更多见于复发患者，因为这类患者以前曾接受过铂类为基础的化疗或(和)放疗，他们发生中性粒细胞减少的危险性更大。如使用拓扑替康的Ⅱ、Ⅲ期患者中81%的患者出现过粒细胞降低，21%的患者出现过发热或(和)感染[1]。公认的观点是如果患者的中性粒细胞降至$0.5 \times 10^9$/L以下，感染的概率就会上升，如果计数小于$0.1 \times 10^9$/L，则危险性更大[2]。

大部分病例中，发热性中性粒细胞减少与微生物感染无关。一些血培养阳性病例中，随着时间的变化，致病菌谱也发生了变化。从20世纪60年代到80年代中期，革兰阴性需氧杆菌，尤其是绿脓杆菌是中性粒细胞减少症感染的常见致病菌[3]。而菌血症中60%~70%是革兰阳性菌感染，尤其是中心静脉置管的患者[4,5]。其他引起感染的病菌常见的有草绿色链球菌、肠球菌和罕见的革兰阴性菌如嗜麦芽黄单胞菌和军团菌[6]。由于妇科癌症化疗患者相对其他肿瘤患者中心静脉置管及预防性口服抗生素等应用较少，因此革兰阳性菌感染也相对较少。

(2)抗生素的应用：对于发热性中性粒细胞减少有多种抗生素疗法。适当的联合用药包括青霉素或头孢菌素联合应用氨基糖甙或环丙沙星。单独使用头孢他啶、头孢噻肟或亚胺培南也较为安全，随着细菌培养的结果可随时调整用药[7-9]。有中心静脉留置管的患者特别要注意防治与置管有关的感染，感染患者可能需要移除这类置管。选择适当的用药方式及考虑到患者的感染情况和耐药性是很重要的。

发热性中性粒细胞减少是否一开始就使用万古霉素？随着革兰阳性菌感染的增加，临床医生也将万古霉素作为基本抗感染的用药。一些研究提示早期使用万古霉素可降低由金黄色葡萄球菌造成的菌血症和局部感染[10]。晚一点的研究指出早期使用万古霉素仅适用于已确定β-内酰胺类耐药、革兰阳性菌感染的病例，只有这样才不会增加发病率和死亡率[10,11]。这种方式的优点在于费用低，可降低中毒性肾损害的危险性，并可将万古霉素耐药的可能性降至最低。

有学者认为[6]除了以下情况，万古霉素不应早期应用：①怀疑脓毒血症（如患者造口或中心静脉置管处有感染）；②医院内有较高的耐甲氧苯青霉素金黄色葡萄球菌感染（MRSA）或该患者已确定有MRSA感染；③怀疑α溶血性链球菌爆发性感染，类似于中毒性休克；④由于存在人工瓣膜而易发生心内膜炎的患者。

（3）集落刺激因子的应用：对于化疗的妇科恶性肿瘤患者一般不预防性使用造血生长因子（G-CSF或GM-CSF）。预防性使用造血因子可减少由化疗造成的发热性中性粒细胞减少40%的危险性[12]。如果患者已患发热性中性粒细胞减少，那么在下一周期的化疗中就应使用G-CSF或GM-CSF。在美国每个周期的化疗中常使用一种长效的G-CSF[13]。然而暂时无证据表明妇瘤患者在这种情况下需在下一周期化疗中减量。

对已确诊为发热性中性粒细胞减少的患者，并不常规推荐使用G-CSF或GM-CSF。一些实验显示造血生长因子的使用，可以缩短少部分患者的住院时间或中性白细胞减少症的持续时间，但并无有利的证据说明使用G-CSF或GM-CSF可以降低发热性中性粒细胞减少症的死亡率[14]。患有发热性中性粒细胞减少的患者适当使用抗生素治疗可降低死亡率。普遍的观点认为在使用过生长因子的发热性中性粒细胞减少患者中尚无法证明生长因子的优势。

多方面研究发现对死亡危险性极高的中性粒细胞减少患者严格限制使用生长因子还是大有益处的。将210名患有发热性中性粒细胞减少的实体瘤患者在使用适当抗生素的同时随机给予或不给予G-CSF $5\mu g/(kg \cdot d)$ [15]。患者有下列情况之一即为高危：重度中性粒细胞减少（小于$0.1\times10^9/L$），距离上一次化疗周期时间极短（少于10天），正患有败血症或明显感染，根据肿瘤学组（ECOG）的标准身体状态3或4级，或住院以前患者状况。使用了G-CSF的患者缩短了4级中性粒细胞减少症的时间，并缩短了抗生素使用的时间和住院时间。G-CSF组还降低了发展为严重并发症的危险性，虽然在减少死亡率上效果不明显。因为这些改进，临床医生有时会推荐正患发热性中性粒细胞减少症的高危患者使用G-CSF。

G-CSF是临床上应用最多的药物。该药作用发挥快、毒性反应轻。其主要副反应表现为感冒样症状，如发热、头痛、周身酸痛等。G-CSF为剂量依赖性药物，给药剂量过低达不到效果，剂量过高则会使白细胞过度升高，给患者增添不必要的经济负担。北京肿瘤医院的经验，白细胞在$2.0\times10^9/L$以上时，G-CSF可用$50\mu g/d$，皮下注射；白细胞在$1.0\times10^9\sim2.0\times10^9/L$时，G-CSF可用$75\sim100\mu g/d$；当白细胞在$1.0\times10^9/L$以下时，患者又伴有感染等其他情况时，可考虑将G-CSF剂量提高到$250\sim300\mu g/d$。有效者一般连续给药$2\sim3$天后白细胞会明显上升，然后隔日一次查外周白细胞，在$5.0\times10^9/L$以上时可停药[16]。

（4）出院患者抗生素的应用：患发热性中性粒细胞减少的患者相对于严重并发症的患者平均死亡率稍低。这说明这些患者出院回家后口服抗生素治疗或许相对安全。一些实验证明低危患者出院后口服环丙沙星加安美汀—克拉维酸钾比较安全。这些实验证明了这种方法的好处——总死亡率小于2%[6,17,18]。以下几种属于低危：实体瘤接受常规剂量化疗者，即使有并发症,粒细胞减少持续的时间短(7 天)。

门诊患者这种治疗的优点包括费用较低,提高了患者及看护者的生活质量,降低医院内感染率,降低医源性并发症,更有效地利用资源[6]。而缺点包括对严重的患者延误了治疗,口服药物疗效不好或需要植入装置来安全的支持门诊患者的治疗。

### 46.1.2　贫血

贫血是癌症的并发症,也可以是化学治疗所引起的并发症。

(1)发病率、症状及对化疗的影响:贫血是妇科恶性肿瘤患者一个普遍的问题。据报道,接受过铂类为基础化疗的患者中,贫血发病率为 67%～81%,接受过非铂类化疗的患者发病率为 47%～89%[19]。然而这些贫血发病率的差异是以前文献报道的数据。虽然多种毒性分级系统已被应用,但某些研究没有详细说明贫血的分级[20]。在更多的实验报告中仍然报告了高的贫血发病率。

以前,对未经治疗的卵巢癌患者行单药卡铂或顺铂化疗所引起的贫血发病率相当低,发生Ⅲ度或Ⅳ度贫血的患者为 0～7%。含铂类联合化疗贫血的发病率较高。Ⅲ期临床试验报道,铂类/环磷酰胺联合化疗贫血发病率为 2%～42%,铂类/紫杉醇联合化疗的发病率为 2%～8%[20],Hensley 及同仁[21]对 Memoriul Kettering 癌症中心 175 例上皮性卵巢癌患者进行回顾性研究,患者于肿瘤细胞减灭术后接受卡铂/紫杉醇或顺铂/紫杉醇的一线化疗,其结果显示,血红蛋白中位水平是 9.3g/dL(6.6～11.18g/dL),18%的患者需要输红细胞。输血的独立危险因素包括化疗前血红蛋白水平小于 10g/dL,以及化疗药种类。其中化疗前血红蛋白水平低于 10g/dL,接受卡铂/紫杉醇化疗的患者 50%需要输血,而接受顺铂/紫杉醇治疗者为 7.7%。

接受二线化疗试验的患者同样报道有明显的贫血发病率。例如 Eisenhauer 和同仁[22]在一项试验性报告中,评估了以铂类为基础一线

化疗失败后应用紫杉醇 135～175mg/m² 治疗的患者,Ⅰ度和Ⅱ度贫血的发病率为 62%～73%,Ⅲ～Ⅳ度为 6%～12%。以拓扑替康作为二线化疗时比紫杉醇引起更多的贫血。在一项 3 期试验中,对紫杉醇 175mg/m²(超过 3 小时)与拓扑替康 1.5mg/m² 治疗复发性、进展性卵巢癌做比较,应用拓扑替康治疗的患者中,40%发生Ⅳ度贫血,而用紫杉醇仅为 6%[23]。类似的情况是,用含铂类药物治疗后复发的患者应用单药多西他赛治疗,引起Ⅰ～Ⅱ度贫血的患者为 58%～60%[24,25]。

贫血可以引起多种症状,降低患者的生活质量,特别是可引起疲劳、困倦、呼吸困难、心悸和削弱认知功能。对于重症患者或那些有心脏病的患者,贫血可引起心绞痛或心血管损害。由于对输血有导致传染病播散的意识,以及资源的短缺,所以人们习惯于直至患者发生严重贫血时才输血。因此癌症患者因贫血导致疲劳者日益增多。在 Curt[26]的调查报告中,379 位患者有 76%在接受化疗时将疲劳列为最显著的症状。其他因素如失眠和心理痛苦也可导致疲劳,但贫血是主要因素[27,28]。

在抗肿瘤治疗中,贫血可以影响治疗的效率。有详细的回顾性的证据指出,在恶性肿瘤化疗中,如子宫颈、头颈部肿瘤,贫血会降低反应率和总的生存率[29-31]。贫血可作为更具侵袭性肿瘤的“指示剂”。这是因为由于缺氧细胞分数的增加,从而增加了化疗的抵抗性。有一份与此相似的报告是,57 例接受化疗的宫颈癌患者的反应率因贫血而降低[32]。该报告显示,低血红蛋白水平是最能预测化疗反应的指标。只有那些血红蛋白水平在整个化疗过程中高于 11g/dL 的患者才有 90%的机会获得临床缓解。这份报告同时指出,与那些单纯放疗的研究相似,血红蛋白水平对子宫颈癌患者的预后并无指导价值。

(2)治疗:鉴于贫血对化疗患者的影响,对患者贫血状况的正确评估及治疗是非常重要的。临床医生首先必须找到导致贫血的潜在因素。一些既往史诸如已知的失血史及联合

治疗史都应被寻找指出。其次,应正确评估患者的血储备,尽管有时化疗患者血液储备量的改变很难解释。再次,医生还应该检测红细胞叶酸水平、维生素 $B_{12}$ 水平及铁储备。如诊断前患者存在慢性阴道出血且出血量逐渐增加,则很可能有显著的铁缺乏。最后,其他一些可能导致贫血的因素也应被考虑在内,包括持续的血液丢失、溶血、骨转移、由化疗引起的肾损伤。持续性癌肿可能由于内生性促红细胞生成素的缺乏、铁利用能力的受损及红细胞生存时间的缩短而导致慢性疾病性贫血[33]。对于由实体瘤所造成的癌性相关性贫血的患者而言,测量血清促红细胞生成素水平是没有帮助的,因为治疗前血清促红细胞生成素水平并不能预测患者对贫血治疗的反应。

直到 10 年前,输血仍是有症状性贫血的唯一治疗手段。然而,输血存在一些潜在危险,其中包括急性输血反应、血液交叉感染以及血液可利用度有限。此外,输血后血红蛋白的升高很短暂且不能阻止随后贫血的发生,而这一贫血将会导致患者的疲劳以及化疗效果的降低。

重组人促红细胞生成素是实体瘤化疗患者的有效治疗手段。一些随机的、用安慰剂对照的研究表明促红细胞生成素能提高血红蛋白的水平,降低输血需要量,无论对以铂类为基础的化疗患者还是不以铂类为基础的化疗患者都是如此[34-40]。在 2 项大型的、以社区为单位的、开放标记的、涉及近 4 700 名患者的研究中,促红细胞生成素的使用显著改善了患者的生活质量[41-42]。生活质量的最显著改善表现为部分患者血红蛋白水平由 11g/L 上升至 12g/L[43]。Demetri 等[41] 报道了一项涉及 297 名妇科肿瘤患者的回顾性分析,这一分析组成了一项大型开放标记研究的一部分。与整个实验组的结果一致,该分析表明促红细胞生成素10 000IU 每周 3 次皮下注射能产生显著而持久的血红蛋白升高。在研究的 4 周中,血红蛋白水平平均升高 2g/L,且总体输血率在研究结束时由基础水平的 36% 下降了 6 个百分点。

有些学者担心各种用以探讨促红细胞生成素疗效的各种研究的质量是否过关。例如,一些研究因没有使用治疗目的分析而受到了谴责。2002 年,美国临床肿瘤协会及美国血液学协会在专业研究小组回顾分析了现有的材料后,以各种实验证据为基础提出了癌症患者使用促红细胞生成素的临床实践指南[44]。表 46-1 概括了有关接受化疗的妇科肿瘤患者使用促红细胞生成素的建议。

通常建议化疗期间接受促红细胞生成素治疗的患者应补充叶酸。而且认为铁储备的不足会削弱患者对促红细胞生成素的反应。癌性贫血患者铁的利用度有所下降,若患者血清铁蛋白水平小于 $40\mu g/L$ 或转铁蛋白饱和度小于 15% 则需要口服补充铁[45,46]。

关于使用促红细胞生成素治疗化疗所致贫血的建议是以现有最好资料证据为基础的,这些资料证据包括 7 个实验。这些实验以血红蛋白基础水平为 10g/dL 的成年患者为研究对象(其中有 5 个设置了安慰剂对照)。实验组与对照组相比,对促红细胞生成素有效的反应患者的百分比差异从 28% 到 80% 不等,血红蛋白改变水平的差异从 1.6g/dL 到 3.1g/dL 不等。在各种实验中使用促红细胞生成素组与对照组需要输血患者的百分数的差异从 9% 到 45% 不等,支持使用促红细胞生成素,在其中 4 项实验中该差异具有统计学意义。Meta 分析表明促红细胞生成素的使用相对降低了平均 62% 的输血率。进一步的分析显示需要治疗的患者数为 4.4 人(95%CI;3.6~6.1)。一项实验还表明促红细胞生成素可改善患者的预后,但该研究未能有力的验证这一假说[40]。

**表 46-1 癌症患者促红细胞生成素的临床治疗指南**

(1) 促红细胞生成素被推荐为 HGB≤10g/dL 的化疗相关性贫血患者的治疗方式之一。也可选择输注红细胞治疗，其方式的选择取决于贫血的程度及血循环状况

(2) 对于有 HGB 水平下降但未达重度贫血的患者（即 10g/dL≤HGB<12g/dL），是立即使用促红细胞生成素治疗还是待 HGB 水平降至 10g/dL 以下再治疗取决于临床的血循环状况

(3) 这一建议是以临床实验证据为基础的，在该实验中给予每周 3 次皮下注射促红细胞生成素，推荐初始剂量为 150U/kg，每周 3 次且至少使用 4 周，对初始剂量不敏感的患者可考虑将剂量升至 300U/kg，每周 3 次，使用 4~8 周。尽管缺乏强有力的证据支持，但根据临床经验，也可使用另一种每周剂量即 40 000U/kg，增加每周剂量

(4) 对持续使用促红细胞生成素治疗 6~8 周无反应的患者（如 HGB 上升小于 1~2 g/dL）若适当增加治疗剂量不会显示任何益处。对于无反应的患者应仔细检查是否存在肿瘤的进展或铁的缺乏。对于其他实验性治疗失败的患者，应考虑不再继续治疗

(5) 当 HGB 降至接近 10g/dL 时应用滴定法测定促红细胞生成素的用量或重新开始用药以维持 HGB 上升至或接近 12g/dL。没有足够的证据表明要常规保持 HGB 水平超过 12g/dL

(6) 基础性及周期性监测铁含量、总铁结合力、铁转蛋白、铁蛋白及铁饱和度，当这些指标能有效限制促红细胞生成素用量，最大限度改善患者症状及确定促红细胞生成素缺乏足够反应的原因时应予监测。但对确定监测的理想时机、周期及检测方法缺乏足够的证据

治疗指南强调这些用以证明促红细胞生成素改善生活质量能力的证据是不够严谨充分的。因为这些数据资料大部分来自大型的、Ⅵ期的、以社区为基础的、单一组别的队列研究。在这些研究的数据中促红细胞生成素治疗与患者生活质量指数的升高显著相关，这一指数是通过各种仪器检测所得出的。然而，这些实验中有大量的数据丢失（10%~40%），且用于减少临床误差的生活质量检测仪器及方法没有得到很好的定义。7 个实验对促红细胞生成素治疗组及对照组治疗前后的生活质量进行了比较，尽管有关促红细胞生成素对生活质量改善的实验证据显著性有限，但文献报道大致都认为还是会有所改善。

尽管促红细胞生成素被指定为美国妇科肿瘤患者常规治疗方案，但其昂贵的费用抑制了该药在世界其他地区的使用。许多管理当局不能接受使用该药的性价比。使用促红细胞生成素的花费—收益比尚缺乏数据资料。一项研究试图通过 12 名持续放疗同时辅以铂类为基础的周期性化疗的宫颈癌患者验证这一问题。研究者比较了输注红细胞及使用促红细胞生成素治疗血红蛋白水平低于 10g/dL

的患者的费用。12 名患者中，有 10 人在治疗前或治疗中需要至少一个单位的红细胞（平均每个患者需要 3.1U）。在治疗第 5 周后通常常规给予输血治疗。输血的费用包括血液本身的费用、实验室检查费，以及可预计的与输血相关的病毒性疾病的预防治疗费用（即由输血风险增加的费用）。促红细胞生成素的治疗费用包括药物本身的费用以及血红蛋白不能维持时补充输血的费用。急性输血反应的救治费用及输血及注射促红细胞生成素的个人护理费用并没有计算在内。预计输血治疗的平均总花费为 990 美元，与此相比，促红细胞生成素治疗的预计平均花费达 3 869 美元，从而表明输血治疗是一种更吸引人的、更经济的选择。只有促红细胞生成素的直接治疗费用减少 80% 才能比输血治疗更为经济便宜[47]。然而，这只是一项小型研究，我们需要更多有关这一问题的数据资料以获得更为准确的结论。

有学者报道，部分患者在使用促红细胞生成素后或出现慢性肾功能衰竭相关性贫血后发生了红细胞的成熟障碍[48-50]。在这些患者中可检测记录到抗促红细胞生成素抗体的产

生,且该抗体的产生被推测为红细胞成熟障碍的原因。红细胞成熟障碍能否恢复难以确定,有些患者停用促红细胞生成素后尽管抗红细胞生成素抗体滴度已下降,但在很长一段时间内还需要依赖输血治疗(随访表明高达 2 年)。也许因该并发症的发病率极低,故到目前为止尚未见相关报道。一般来说,促红细胞生成素有很好耐受性,极少发生副反应(高血压、头痛、脑卒中及血栓形成)。然而,在治疗有治愈可能的恶性肿瘤如宫颈癌化疗的过程中,不可逆性并发症的发生风险可能阻碍一些患者及临床医生使用促红细胞生成素。因而需将该并发症与输血及相关血制品携带性感染(可能也同样是一种长期并发症)相比较,权衡其利弊。输用一个单位的血制品感染人乳头瘤病毒的预计风险为 450 000~660 000 例中有 1 例[51,52],感染乙肝病毒的预计风险为 31 000 例中有 1 例,丙肝病毒为 28 000 例中有 1 例。若患者贫血未得以治疗将会导致治疗疗效受损、风险增加。

### 46.1.3　血小板减少症

(1)发病率及对患者的影响:血小板减少症是实体瘤化疗的一种潜在并发症。然而,在实体瘤化疗中由血小板减少引起的出血,较白血病治疗期间引起的出血少见的多。一项回顾性研究对 609 名实体瘤或淋巴瘤患者的检测结果进行了验证,这些患者共进行了 1 262 个周期的化疗且并发了由化疗所致的血小板减少症(血小板计数小于 50 000/$\mu$L)。在总的化疗周期中有 9% 发生了出血,6% 的周期因此而延误,有 3% 的周期发生了主要脏器的出血,其中有 4 例患者因出血而死亡[53]。一些可预计出血的因素已经确认,包括血小板计数小于 7 500/$\mu$L,之前有一段时间的出血,骨髓转移,以及使用卡铂、顺铂、卡氮介、罗氮介治疗。并发嗜中性粒细胞性发热者更容易发生主要脏器的出血。深部血栓形成时,出血的风险也会增加,此种情况在血小板计数降至低于 10 000/$\mu$L 的化疗中更为常见(7%

比 21%,$P<0.000\ 1$)。

研究者发现 23% 的患者接受血小板输注后血小板的增加量不足,其中有 4 例患者死亡。19% 的患者化疗周期中对输注血小板的反应差,最终因患者死亡而中止化疗。与此相比,有 3% 的患者化疗周期中对输注血小板反应好。对输注血小板反应差的患者治疗费用增加,其中包括因血小板的使用量加大及住院时间的延长而增加的费用。

(2)治疗:基于白血病患者的实验研究,建议对于血小板计数降至 10 000/$\mu$L 以下有症状的患者应给予预防性血小板输注,以期将并发主要脏器出血如脑出血的风险降至最低[54,55]。一些研究小组对实体瘤且无主要脏器出血史的患者采用较低的下限剂量(5 000/$\mu$L)[56]。对于发热的患者,输血小板的界限常增加到 20 000/$\mu$L。对于出血的患者即使血小板计数较高也应给予输血治疗。应每天监测血小板计数直至其恢复到需预防输注血小板的界限以上。对于出血的患者来说,最重要的是检查凝血功能以寻找其他导致凝血性疾病的潜在因素,并在输血后通过重复检测血小板计数,确定已达到了足够的血小板增加量。即使是不能接受自由捐赠血小板的患者,也很少需要进行 HLA 的匹配或一对一单独捐献。注射氨基己酸能用于有持续性出血的血栓患者的治疗。

如果有持久的深部的血栓形成,且血栓最低点的深度及持续时间与预想的不一致,那么寻找其他导致血栓形成的因素是极其重要的。例如,确定血清维生素 $B_{12}$ 及叶酸水平足够高。此外,重新检查化疗药剂量与患者的体表面积及肾功能是否相适应也是恰当而应该的。

(3)同种异体血小板输注的可能性:对于输注血小板治疗血小板减少症存在几个问题。首先可行性是一个重要的问题,捐赠的血小板在必须扔弃前仅能保存 5 天。随着骨髓抑制性化疗方案使用的增加,血小板的使用也日益增加,且与之相关的费用也日益增加。再者与输血相同,血小板的输注也存在输血性感染的风险。如果来自多个不同捐献者的血小板被混杂输入的话，则风险可能更大。文献报道输注血小板也可能引起急性输血反应，如发热、寒战等，其发生率为5％～30％[57]。这些困难导致一些学者提出应限制同种异体血小板输注的新主张。

一些细胞因子被用于刺激化疗患者血小板的生成[58]。重组人白细胞介素Ⅱ已被美国食品药品管理局同意用于治疗一些化疗引起的血小板减少症。在一项涉及93名化疗患者（这些患者之前均需要输注血小板治疗）的随机实验中，人白细胞介素Ⅱ显示可使血小板需要量轻度下降（96％比70％，$P < 0.05$）[59]。然而，人白细胞介素Ⅱ可引起严重的副反应，如血流停滞、疲劳、关节痛、肌肉痛以及房性心律失常、昏厥[60]。

促血小板生成素被认为是最主要的内生性血小板生长因子。最初在 Escherichia coli 中产生了截断变异的促血小板生成素分子。然而在临床实验中，促血小板生成素被证明具有免疫原性。在部分患者及正常的血小板捐献者中产生了抗体的中和，从而导致一些引起进一步临床反应的分子被中和消除了[61]。另一种生物促血小板生成素分子——人重组血小板生成素是一种全长的糖基化的分子。有学者在29名接受卡铂治疗的Ⅰ/Ⅱ期妇科肿瘤患者中检测了人重组血小板生成素的安全性和有效性[62]。在该研究中，第二个周期化疗后，患者对输注血小板的需要、平均血小板计数的最低点以及血小板减少症持续的时间在给予人重组血小板生成素后均显著降低。该分子制剂能被患者较好地耐受，且未检测到中和性抗体。有关人重组血小板生成素的使用有待进一步研究。

对不同的患者应选择不同的治疗方案，并应在化疗前从患者身上取自体血小板储存。人们发现白细胞单采后冰点保存是安全可行的，但存在一些技术上的困难，包括制备过程中血小板数目的减少、功能的减退以及对冰冻保存剂的不良反应，这些冰冻保存剂中通常包含有二甲基硫氧化物（DMSO）。一项报道对20名妇科肿瘤患者进行了研究，这些患者在进行卡铂化疗过程中若血小板降至 15 000/μL 以下[63]，则被随机分配到接受新鲜同种异体血小板治疗组以及接受自体冰冻保存血小板治疗组，自体血小板在化疗前，并且在静脉注射两个剂量的重组人血小板生成素后，被收集并冰冻储存于低浓度的二甲基硫氧化物储存液中（2％）。评价观察的首要指标是输注后的血小板升高。实验表明患者能良好耐受自体收集储存的血小板，而且自体输注组和同种异体输注组血小板的升高无显著差异。有关实验表明自体收集储存血小板的活性有所下降。有关这一治疗方法的研究正在进行中。

### 46.1.4 骨髓发育异常综合征和急性非淋巴细胞性白血病

包括癌症在内的严重疾病的治疗，我们总会试图达到疗效和毒性反应之间良好的平衡。尽管我们努力地使疗效最大化而使治疗副反应最小化，仍有一些在可接受水平的治疗相关的并发症是无法避免的。本章节回顾了用于癌症的主要治疗手段：化疗、放疗及手术的晚期并发症的处理方法。目前早期并发症与晚期并发症之间的区别尚无明确定义，我们将晚期毒性反应定义为治疗之初即有明显临床表现的反应，而不是在治疗几个月之后才出现的反应。

也许化疗最令人害怕的远期并发症就是可能会发生骨髓发育异常以及急性白血病。尽管10多年前，使用烷化剂治疗卵巢癌时即首次发现了这些并发症，目前我们已经明确，这一类抗肿瘤药物的长期使用大致会使急性非淋巴性白血病发生的危险性增加10倍左右[64,65]。粒细胞性白血病不太常见，在美国每年大约发生 12 000 例。继发性白血病的发病高峰是在化疗之后的4～5年；还有记载细胞毒性药物停药后至少8年时间，其发病的危险性将会增加。

化疗相关性非淋巴细胞性白血病已经诊断,其生存时间即短至月计。尽管特异性抗白血病治疗有可能使患者获得短时间的好转,但是却无法获得完全的或者长期持续的缓解。对于许多发生这一临床综合征的患者最适当的治疗仅仅是进行支持和安慰治疗(例如输血、抗生素治疗、镇痛治疗)。

当前针对妇科或是其他恶性肿瘤的化疗已经与被报道可造成高发病率急性白血病的长期烷化剂治疗大大不同。有研究显示,对于卵巢癌,5～6个周期或是更长一些的化疗措施即可获得同等的治疗效果(治疗反应率以及生存时间)[66,67]。疗程更短的话,治疗的短期副反应(骨髓抑制,呕吐)以及包括急性白血病在内的长期副反应都会减少。

大部分评估使用细胞毒性药物治疗卵巢癌后继发白血病的风险的报道均来自使用顺铂治疗之前,因此顺铂与白血病之间的相关性仍不清楚[68-73]。有一个报道称使用顺铂治疗卵巢癌将会使急性白血病发生的危险性增加4倍[74]。然而,需要注意的是,几乎所有先使用顺铂再使用紫杉醇治疗的患者均接受过烷化剂的治疗(一般都是环磷酰胺),众所周知烷化剂是能够引起白血病的[65,75]。基于所有可用的数据,我们认为即使是可能会稍增加急性白血病发生的风险,相对于使用铂类药物能够大大增加卵巢癌患者的生存时间,这一代价仍然是值得的。

鉴于目前的记载,对于初始以铂类药物为基础的治疗方案的卵巢癌患者,长期使用烷化剂治疗时发生急性白血病的高风险以及患者对此类药物的低反应率(使用标准量)[76]。作者强烈建议长期口服烷化剂(苯丁酸氮芥,美法伦)作为二线或是三线治疗手段。一些报道已经证实,使用依托泊苷与急性白血病的发生密切相关[77-80]。这一危险性与药物随时间推移的累积剂量高度相关。因此,对于必须用到依托泊苷进行治疗的疾病(生殖细胞肿瘤),应注意使用最适宜的剂量以及方案使疗程降至最低。

### 46.1.5 血栓形成

(1)发生率:血栓栓塞是癌症患者的常见问题,化疗药物的使用增加了血栓形成的危险性。妇科恶性肿瘤患者存在着许多血栓栓塞的易发因素,包括近期盆腔手术、次最佳术后松解术、年老、中心静脉置管、肿瘤压迫所致的静脉流出淤滞,以及肥胖等。

血栓栓塞的危险性似乎在患者接受化疗时有所增高。这种相关性已在接受化疗的乳腺癌患者中得到证实[81]。文献所报道的血栓栓塞发病率是以临床诊断或影像学诊断(静脉造影或多普勒超声)为依据的。在2组共130名接受以铂类为基础化疗的卵巢癌患者为对象的研究中,静脉栓塞的发病率为10.6%和12%[82,83]。这表明化疗期间血栓栓塞发生的风险可能随另外一些危险因素的发生而增加,如大块残余肿瘤[83]、转移性病灶、绝经[84]、中心静脉置管、机体质量指数增加,曾有过静脉栓塞,以及血栓栓塞的遗传易感因素如V因子突变[81]。

在许多癌症患者及接受过化疗的患者身上已发现了许多凝血途径的异常。图46-1概括了化疗可能增加血栓形成危险的某些机理(假定的)。然而,暂时还无血凝实验有力地证明哪些患者将会发展为静脉栓塞。

(2)预防性使用抗凝剂:大部分化疗患者不需要常规的抗凝剂。如果出现了前面提及过的危险因素,应考虑使用抗凝剂。尽管已知化疗会增加患者静脉栓塞的危险性,但少有证据说明预防性使用抗凝剂是有益的。一项研究对311名接受乳腺癌化疗的患者,随机使用安慰剂或华法林(1mg/d),在化疗期间,使其达到国际标准化比率(INR)为1.3～1.9。华法林组栓塞1人,安慰剂组栓塞7人,经统计学处理,风险下降85%(P=0.031)[85]。

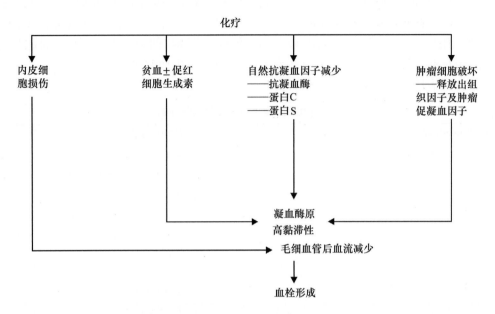

图 46-1 化疗诱发血栓形成

对于中心静脉置管的患者,有证据表明抗凝剂可降低静脉栓塞的危险性。由于中心静脉置管引起的闭塞性栓塞常导致肺栓塞的形成。许多研究都表明了低剂量华法林(1mg/d)可降低中心静脉置管相关的栓塞[86,87]。然而也有一些研究持相反结论[88]。另一组研究显示与安慰剂相比,低分子量的肝素可以降低导管类栓塞[89]。这项研究显示安慰剂组62%(8/13)患者发生栓塞,而16名接受2 500U肝素的患者中只有1例(6%)患栓塞[89]。华法林和低分子量肝素尚未确定为最佳预防用药。

(3)血栓栓塞的处理:并发栓塞的患者与没有癌症的血栓栓塞者处理方法一致。皮下注射低分子量肝素或静滴未分级肝素,初次给药需持续5～7天。对已确诊血栓栓塞的化疗患者,可给予口服华法林或皮下注射低分子肝素。现阶段暂无有力证据说明长效抗凝的必要性。但是对较严重的栓塞,一般临床上将使用抗凝剂3～6个月。如果没有活动性肿瘤,那么化疗结束时,抗凝药也可停用。

化疗患者使用华法林也会由于某些因素发生问题,如营养差异、胃肠吸收、血小板降低及肝功能的损伤[90]。INR标准的患者也会难

以稳定接受某些化疗药物,如卡培他滨。一些回顾性研究显示癌症患者使用华法林造成出血倾向大于非癌症患者[91-94]。相反,在2个前瞻性队列分析研究中显示2组患者的出血倾向危险性相当[95,96]。因为使用华法林存在这些潜在的问题,所以临床医生常选择对化疗患者使用低分子肝素。一项随机性研究对146名有癌症的栓塞患者进行评估,这些患者使用3个月的华法林或肝素钠[1.5mg/(kg·d)],结果显示低分子肝素与华法林的效果相当,却更安全。有6名华法林组患者死于出血,而肝素组无人死亡[97]。

（陈　刚　颜　琳　陈惠祯）

## 46.2 胃肠道并发症

(1)恶心、呕吐的处理:恶心、呕吐是化疗患者常见的症状[98]。然而这种毒性已很大程度上被5-HT3拮抗剂或强效止吐药给减缓了。表46-2是妇科癌症患者化疗时常用的可致吐药物。表46-3是预防这些药物致吐作用的药品。这些药品可预防大多数患者的反应。较好的止吐药可以对抗70%～90%由铂类引起的呕吐,以及由致吐药物引起的90%以上

的急性呕吐。预防性使用止吐药,可减轻60%的铂化疗患者的迟发性呕吐反应[99]。虽然这些药作用广泛,但并不是一定起效[100]。预防性用药对呕吐效果大于对恶心,许多患者用药后仍有明显的胃肠反应。以下患者更易出现严重的呕吐:女性,年轻患者,化疗后未控,少量饮酒者[98]。前瞻性研究试图找出其他危险因素,如对5-HT3拮抗剂的反应随$p450$型基因而改变[101]。

表 46-2 妇科恶性肿瘤化疗药物导致呕吐的可能性

| 催吐剂的分类 | 可能性 | 化疗代表药物 |
| --- | --- | --- |
| 高风险 | >90% | 顺铂≥50mg/m² |
| | | 环磷酰胺>1 500mg/m² |
| | | 达卡巴嗪 |
| 中风险 | >30% | 顺铂<50mg/m² |
| | | 环磷酰胺(口服或静推)≤1 500mg/m² |
| | | 阿霉素 |
| | | 表柔比星 |
| | | 异环磷酰胺 |
| 低风险 | >10% | 卡培他滨 |
| | | 多西他赛 |
| | | VP-16 |
| | | 紫杉醇 |
| | | 丝裂霉素 |
| | | 拓扑替康 |
| | | 双录胞苷,吉西他滨 |
| | | 氨甲蝶呤 50~250mg/m² |
| | | 5-FU |
| | | 脂质体阿霉素 |
| 最小风险 | <10% | 博来霉素 |
| | | 氨甲蝶呤 |
| | | 苯丁酸氮芥(口服) |
| | | 羟基脲 |
| 迟发性呕吐可能性 | | 顺铂≥50mg/m² |
| | | 卡铂≥300mg/m² |
| | | 环磷酰胺≥600~1 000mg/m² |
| | | 阿霉素≥50mg/m² |

表 46-3 推荐用于呕吐风险组的抗呕吐方案

| 风险组 | 预防急性呕吐① | 迟发性呕吐② |
| --- | --- | --- |
| 高风险 | 5-HT3+Dex±地西泮 | 5-HT3+Dex 或 Dex+甲氧氯普胺 |
| 中风险 | 5-HT3+Dex | 单用 5-HT3±甲氧氯普胺 |
| 低风险 | 单一 5-HT3 或 Dex 或甲氧氯普胺 | 无 |
| 最小风险 | 无 | 无 |

①—如果可忍受可口服,化疗前30分钟开始预防性应用;②—用2~4天。

Dex:地塞米松,急性呕吐用 4~20mg/d;迟发性呕吐用 4~8mg/d。

关于迟发性呕吐的问题尚未完全解决。虽然 5-HT3 拮抗剂对急性呕吐有着革命性的作用,但对迟发性呕吐的作用较小。皮质醇对减轻迟发性呕吐有一定疗效,一种新的止吐药已在阻滞迟发性呕吐上初见成效[102,103]。在某些患者中,5-HT3 拮抗剂会有一些副反应如头痛和便秘。患者应注意这些副反应,当便秘发生时,应使用缓泻剂。对顽固性或突发性呕吐暂无好的治疗方法。一般当基础抗吐药无效时,可更换其他药物。静脉给液充足防止脱水,关注有可能导致呕吐的其他原因如肠梗阻或脑转移[100]。

(2)消化道黏膜炎的处理[16]:对于药物引起的舌炎、口唇溃疡、食道炎、口腔溃疡,可用 0.02％呋喃西林溶液或复方硼酸溶液漱口,每 2～4 小时 1 次,或用 0.9％盐水 250mL＋5％碳酸氢钠 250mL＋2％普鲁卡因 6mL＋庆大霉素 40 万 U＋地塞米松 10mg 的复方液漱口,以保持口腔清洁。局部还可涂 0.05％金霉素甘油或 1％龙胆紫。

(3)腹泻的处理[16]:5-FU 引起腹泻最常见。普通剂量一次给药极少产生腹泻,但大剂量连续给药引起腹泻常见。此时要进食少渣饮食,保持充足水分及电解质、蛋白质,根据病情选用一般止泻剂(小檗碱、诺氟沙星、呋喃唑酮等)。若腹泻每日超过 5 次或血性腹泻,要立即停药,禁食,在其他止泻剂无效时用鸦片酊止泻。对大便次数急剧增多时,要注意并发伪膜性肠炎,选用乳酸杆菌制剂,如酸牛奶等,选用对金黄葡萄球菌有抑制的抗生素。

(陈 刚 陈惠祯 颜 琳)

# 46.3 神经系统并发症

## 46.3.1 外周神经病变

(1)发病情况:外周神经病变是化疗的重要并发症,特别是应用紫杉醇和铂类联合化疗的卵巢癌患者。这种副反应将限制继续化疗,同时也影响癌症患者的生活质量[104]。紫杉醇和铂类联合使用会造成外周感觉神经病变,但两种药物的致病机理不同。

当顺铂累积剂量高于 300mg/m² 时将造成外周感觉神经病变[105]。临床症状最常见的是"手套袜套"样感觉异常或麻木。身体感觉可能也有影响。患者或许会有多方面的感觉异常缺失如深腱反射的消失、振动感减弱。其他神经病变如运动和自主神经病变可能发生,但相当少见。神经病变在暂停顺铂后有可能会恶化,恢复情况因人而异[106]。损伤的机制为烷化基在神经根背部的累积,导致核损伤、肽成分的改变[105,107]。

低剂量的顺铂也可能导致神经病变,但更为少见。如对宫颈癌患者施行放化疗,神经病变较少[108-110]。卡铂有可能造成外周神经病变,但标准剂量下少见。危险性见于早先用过卡铂或存在酒精或糖尿病性神经病变的患者。

紫杉醇也可造成蓄积性外周神经病变,这一点在药物的早期试验中已被证明为剂量限制性毒性。临床表现类似于顺铂,当剂量达到 135～200mg/m² 时,神经病变的症状和体征将上升 85％,但这些症状都较轻[111]。严重的神经病变为 2％～27％[112]。同顺铂一样,神经病变可能会在暂停用药几个月后恶化。动物研究显示,药物会诱发内轴突神经微管增生,抑制轴突的生长,随着外周神经轴突变性将造成轴突传输障碍[113,114]。

多西他赛也是剂量限制性药物,这一点争议较少。对使用 100mg/m² 多西他赛的患者进行Ⅱ期试验,50％的患者有轻微的外周神经病变,4％的患者有严重病变[111]。联合烷化剂/铂类药物比单一用药更易导致外周神经病变。顺铂与紫杉醇联合应用影响较大。顺铂联合 3 小时输注紫杉醇会出现明显的神经毒性而难以忍受[115]。

尽管是神经系统的病变,但会随着时间减轻,特别是使用卡铂或紫杉醇的患者。对使用一线化疗的卵巢癌患者的长期反应进行研究,

41％的使用顺铂加紫杉醇患者 12 个月后仍有一些神经病变，而只有 18％的卡铂加紫杉醇患者有此症状。24 个月后，13％顺铂加紫杉醇患者仍有不同程度的神经症状，而卡铂加紫杉醇组已无后遗症[116]。

（2）卡铂加紫杉醇造成的持续性神经病变的处理：对于卵巢癌患者一线化疗即用 5/6 个周期的卡铂加 3 小时 175mg/m² 的紫杉醇造成的持续性外周神经病变，改变化疗方案是适宜的。紫杉醇的剂量或疗程需要调整，或停药单独使用卡铂。也可以用多西他赛代替紫杉醇。

一般认为对于卵巢癌患者多药化疗优于单药化疗，尽管没有试验证明在患者生存率上有差别。第三届卵巢肿瘤协作试验（ICON3）显示对于接受一线化疗的卵巢癌患者单一使用卡铂和使用紫杉醇＋卡铂的疗效差不多[117]，但 1/3 的卡铂组患者也间断使用过紫杉醇。尽管如此，如果患者出现持续性明显外周神经系统症状，仍应停止紫杉醇而单用卡铂。

如果患者出现了不可耐受的神经症状，可调整或减少烷类药物，调整用药优于停药。紫杉醇 24 小时输注较 3 小时输注神经毒性较少。然而这个优势被患者需住院治疗和中性粒细胞减少症的增加所抵消[118]。代替方案可将紫杉醇的用量减为 135mg/m²。欧洲与加拿大对使用不同剂量和疗程的复发性卵巢癌患者进行随机试验。运用析因分析，评估 135mg/m² 和 175mg/m² 3 小时或 24 小时给药的差异。结果显示 4 组患者总生存率无差异。但疾患进展时间有差异，高剂量组平均 19 周而低剂量组仅 14 周（P＝0.02）[119]。不同组之间生命质量无差异，但 175mg/m² 组较 135mg/m² 组出现明显的神经病变者多。这一试验结果支持临床紫杉醇低剂量治疗。

另一种调整是用多西他赛替代紫杉醇。苏格兰（Scotroc）有关卵巢癌的随机试验显示，对于进展性卵巢癌患者使用卡铂加多西他赛和使用卡铂加紫杉醇做一线化疗疗效相似。准确的生存时间尚未确定。但对 1 077 名患者平均随访 21 个月显示，反应率和无进展平均生存时间相当[120]。研究者报道多西他赛组神经毒性明显降低。而多西他赛组患者 4 级中性粒细胞减少症和粒细胞减少性发热发生率增高。

（3）确诊为神经病变患者的支持治疗：对进展性外周神经病变患者的进一步处理包括对皮肤的护理，即对受影响而易损伤感染皮肤区的监护。不开趾的防护鞋可减少皮肤损伤的机会。家居环境也应调整，将硬物改为松软物，如地毯，特别是对于身体感觉缺失或共济失调的患者[121]。

提倡对化疗性外周神经病变患者预防性添加维生素 B。对于维生素 $B_{12}$ 或叶酸缺乏的患者添加维生素是有益的。一项前瞻性研究测定了进展性卵巢癌患者使用维生素 $B_6$ 以降低顺铂相关的神经毒性的作用。使用复合维生素 B 的患者，神经症状持续时间明显缩短[122]。

有些患者外周神经病变可能是疼痛或感觉异常等不适。患者感觉减退（麻木或触感减退的区域），触物痛感（自发性异常痛感如烧灼样、麻刺样或电击样疼痛），痛觉过敏（对疼痛刺激的敏感性增加），疼痛性触觉过敏（疼痛反应增强）和异常疼痛（非疼痛性诱发疼痛）。这些症状为持续性或间断性[123]。

许多药物可作为镇痛药物用于疼痛性神经症。三环抗抑郁药具有独立的镇痛作用[124]。这种药低剂量也有效，并且常于晚上给药。然而也有许多副反应如口干、嗜睡、尿潴留，特别是老年患者尿潴留。也可以用抗惊厥药物如加巴喷丁——一种较新的抗癫痫药，对癌性神经痛效果较好[125]。该药的耐受性较好，但可导致一些镇静作用。该药对癌性神经痛患者的使用愈来愈多，因为它毒性小且没有明显的药物相互作用。

（4）神经保护剂的作用：由于化疗诱发的外周神经症致死率高，故许多作为神经保护剂的药物都在研究中。许多药物也在动物模型中显示可对抗神经毒性而不影响化疗作用，包括谷氨酸[126]、谷胱甘肽[127]、氨磷丁[128]和白血病抑制因子[129]。一项研究显示对卵巢癌患者用谷胱甘肽加顺铂比单独使用顺铂神经毒性小。辅加谷胱苷肽可以改进患者的生命质量，改善外周神经毒性[127]。但这些作用尚处于临床试验阶段。

这些药物中研究最深入的是阿米斯丁（氨磷丁）。对 242 个进展性卵巢癌患者进行研究表明，预防性使用氨磷丁可减少顺铂和 CTX 的蓄积神经毒性，且不减少抗肿瘤效果[130]。另一项研究对转移性乳腺癌患者使用大剂量紫杉醇前预防性使用氨磷丁做评估，发现对紫杉醇导致的神经毒性无保护作用[131]。氨磷丁的使用会增加费用，需静脉护理，且药物本身有其不良反应，如呕吐和低血压。许多临床前试验显示这些药物会降低抗肿瘤药效，虽然这一点在临床试验中不明显[132]。2002 年由美国临床肿瘤学会修订的"放化疗保护剂推荐"[133]显示"现有的数据无法有力地支持常规使用氨磷丁可保护顺铂或紫杉醇的神经毒性"。临床有关神经保护剂的试验仍处于研究阶段。

## 46.3.2 异环磷酰胺和脑病

中枢神经系统毒性是异环磷酰胺的主要毒性，发病率为 $10\%\sim15\%$[134]。临床特征较轻的如幻觉[135]，而真正的脑病包括意识错乱、嗜睡、健忘、癫痫发作和昏迷，有些患者出现脑电图的异常[136]。大多数情况下，脑病为短暂的，在停药的 $48\sim72$ 小时会恢复，然而也有死亡报道。Watkin 和他的研究组[137]描述了 2 个长期反应的患者，他们的反应有情绪不稳定、淡漠、短期记忆问题。然而对长期反应暂无较深入研究。

许多易感因素也被证实，间隔口服、静滴异环磷酰胺比单纯持续输注异环磷酰胺更易导致脑病[138]。易感患者的临床特征为血浆白蛋白低，以前就存在的顺铂肾毒性、宫颈癌输尿管梗阻造成肾功能障碍、肝功能低下、脑转移和年老[136,139]。有些研究显示合用镇静剂如止吐药、地西泮、酒精都会增加脑病的危险性[140]，而一些回顾性研究未证实这一结论[140,141]。但临床上一般避免异环磷酰胺合用镇静剂。

如何处理异环磷酰胺神经毒性？处理神经系统毒性要根据它的严重程度。异环磷酰胺所致的幻觉多为自限性，患者如有中度嗜睡、激动或更坏的反应，则需处理。此外，还需了解是否存在引起谵妄的其他理由如败血症、缺氧、高钙血症或脑转移。

一些小样本研究报道，美蓝的使用可以缓解类似症状[134]，然而并不经常使用。有戊二酸尿Ⅱ型的患者可用亚甲蓝治疗，亚甲蓝可作为非电生理受体。亚甲蓝可限制异环磷酰胺代谢产物的构成和毒性作用，氯乙醛作为代谢产物会引起神经毒性[136]。亚甲蓝可静滴或口服，50mg/4h，至症状缓解。一般建议将亚甲蓝加入 5％葡萄糖溶液中，因为葡萄糖可以校正脂肪酸代谢紊乱和糖异生[142]。有慢性肾功能障碍的儿科患者出现异环磷酰胺性神经毒性可采取透析[143]。

对于用异环磷酰胺有明显神经毒性的患者，进一步讨论是关于继续应用该药是否适当。少数病例成功应用预防药亚甲蓝而使再用异环磷酰胺可减轻或没有脑病表现[134,142]。异环磷酰胺药动力学和代谢似乎不受同时应用亚甲蓝的影响，提示采用这种方法不会影响药物的效果[144]。然而有关这样的重要毒性文献稀少，难以确定予以推荐。

（陈　刚　左　娜　陈惠祯）

## 46.4　化疗对识别力的影响

医生和患者越来越关注由于系统化疗造

成认知缺损的问题。妇科癌症患者这方面的研究尚不多,但其他实体瘤的研究已涉及这一方面。化疗会造成大脑认知能力的下降,这已在许多报道中证实[145-148]。长期的认知力缺失在一些完成系统化疗10年的患者身上也有报道[149]。大部分的研究对象是接受辅助化疗的妇女,包括高剂量化疗的乳腺癌患者。

Schagen和同事[148]研究了39名淋巴结阳性接受CMF化疗的乳腺癌患者,并与34名年龄相当淋巴结阴性接受手术或局部放疗的患者对照。患者接受一系列的神经心理康复试验2年,实验组有28%的化疗患者有认知缺损,而对照组为12%。接受化疗的患者还存在注意力和记忆力等方面的问题。用或不用他莫昔芬无明显差异[148]。

这方面的研究有许多方法问题。如有些研究是将接受化疗的患者与正常或没有癌症的患者比较[149]。但没有研究明确认知缺失的基线标准。患者有可能在接受化疗前就已有明显的认知缺失[150]。患者自己发现的认知缺失一般比神经生理试验发现缺失要严重[148],表现多为注意力、记忆力、组织集中能力、协作能力方面的问题[151]。

如果患者抱怨认知力障碍或为护工所发现,应重视出现这一问题的可能性,例如焦虑或抑郁都会造成认知缺失,这需要调整治疗。与其他肿瘤相比较,妇科癌症患者约1/4会出现明显的焦虑或抑郁[152]。一些研究报道对接受化疗的患者控制其焦虑或抑郁仍可能出现认知缺失。

急性的情绪悲伤多由于癌症的确诊或复发所致。许多药物如止吐药、镇痛药都有镇静作用。脑转移会导致一系列脑症状,常见的有头痛和恶心。贫血所致的疲劳也是导致认知缺损的重要因素,但会随着贫血的纠正而缓解。疲劳在认知缺失的研究中提及较少[151]。认知力障碍由治疗造成的绝经期引起也有报道,然而接受化疗者的缺失多为雌激素撤退造成的言语记忆力障碍[153]。化疗造成认知力缺失有待于进一步研究,因为它关系到患者的教育、工作及生活质量[151]。

(陈　刚　颜　琳)

## 46.5　皮肤并发症

### 46.5.1　脱发的处理

虽然这不是什么危及生命的并发症,但很多化疗患者仍然很担心这类副反应[154,155]。它会引起自信下降、抑郁、羞辱等。许多患者认为脱发代表他们的身体和自尊都受到了损害。对255名接受化疗的各类妇科癌症患者进行研究,脱发是接受治疗前他们最害怕的副反应[154]。一项研究显示脱发是女性患者最害怕的化疗副反应,而男性则排第五位。受教育程度高的患者更担心气促或疲劳,而年老者(大于80岁)更担心体重减轻。在她们化疗的过程中对脱发的恐惧由51%降至40%。Carelle和同事研究了100名(65名女性和35名男性)门诊接受化疗患者的副反应,在45项生理和25项非生理性副反应中,患者可选出他们化疗中所经历的副反应并选出他们认为严重的。女性将脱发列为第二严重的非生理副反应,而男性将其列为第十。

脱发的程度与化疗药物的剂量和类型有关,如表46-4所示。为保护防止化疗性脱发,许多技术被采用,但有效的很少。这些技术包括头皮止血带和低温法[156,157]。这些方法的原理是引起头皮血管收缩,当化疗药物输送到毛囊时就会减少。1990年,FDA撤销准许这类设备的商业销售,因为它可能导致头皮转移,药物传输在止血带周围如颅骨和脑部都可能减少,且一直以来没有充足的依据证明它对头部脱发有保护作用[157]。低温措施在许多机构广泛使用,但是对它的成功率仍有争论,且对曾经用过的患者有无害处这一点尚待讨论。

**表 46-4　治疗妇科肿瘤常用化疗药物及其引起的脱发**

| 化疗药物 | 具体作用 |
| --- | --- |
| 博来霉素 | 某些部位脱发常见,偶尔部位分散 |
| 卡铂 | 2%～3%的患者出现 3～4 级脱发 |
| 苯丁酸氮芥 | 很少 |
| 顺铂 | 头发稀少较常见 |
| 环磷酰胺 | 较常见,33%患者出现完全性脱发 |
| 紫杉帖 | 剂量大于 55mg/$m^2$ 时,80%患者出现完全性脱发,60%严重者全身毛发脱光 |
| 阿霉素 | 完全性脱发常见 |
| 依托泊苷 | 在 8%～66%患者出现完全性脱发(由剂量决定) |
| 5-氟尿嘧啶 | 脱发稀少常见 |
| 吉西他滨 | 15%患者出现脱发 |
| 异环磷酰胺 | 单独使用时总的脱发率为 74%～83%,联合其他药物使用时脱发率 100% |
| 脂质体阿霉素 | 9%患者出现明显脱发 |
| 氨甲蝶呤 | 偶尔出现脱发,通常在大剂量使用时 |
| 丝裂霉素 | 达 4%患者出现脱发(由剂量决定) |
| 紫杉醇 | 100%患者出现完全性脱发,可能包括全身毛发 |
| 喜树碱 | 局灶性脱发占 16%,完全性脱发占 31% |

虽然由于特定的化疗成分使脱发不可避免,但可以告诉女性患者一些处理这种毒副反应的方法。"形象重要,感觉更重要"是国际上用来帮助妇科癌症患者的方法。它教育接受化疗的女性改进形象,提升恢复自信。可建议女性患者使用假发、帽子、头巾、方巾,通过皮肤护养、化妆、美甲等来延续美丽[158]。这些方法对提升正在接受抗癌治疗女患者的自尊心方面大有作用[159]。

## 46.5.2　化疗药外渗的处理

在静滴化疗药时,化疗药物外渗或漏入周围组织,会损害局部的血管。损伤的程度取决于药物的种类及毒性,渗入周围组织的量,渗漏的部位和患者的一般营养状态。所有的化疗药渗漏时都有危害,致疱剂将会导致最严重的局部反应(表 46-5)。典型的症状包括疼痛、组织坏死、功能丧失。长效反应较急性反应更严重,且容易被忽视。

资料显示注射过细胞毒性药物的患者中有高达 5%的患者将可能发生渗漏[160]。输液器的改进有可能降低渗漏率。一项试验对 500 名患者进行研究发现运用自动静脉输液泵的患者较不使用泵的患者渗漏少得多[161]。下列患者比较容易渗漏:婴幼儿、老年人或意识混乱或丧失者[160,162]。除了输液设备,一些局部因素也会增加渗漏的危险性。循环障碍性疾病如淋巴水肿、外周血管病、雷诺病和糖尿病都会增加渗漏的可能[161,162]。某些导致小静脉脆性及其与组织间交通支改变的情况都会增加渗漏,这包括局部的创伤或手术、放疗、结缔组织病如硬皮症等。静脉穿刺技术不熟练,容易导致药物的渗漏引起损伤[162]。

药物外渗的症状和体征包括疼痛或输液部位烧灼感、局部肿胀、硬结、红斑、脱色、色斑和表皮起疱。中心静脉置管的患者会出现胸、肋、颈、肩部疼痛。长效反应有脱皮、溃疡、坏死。

表 46-5 化疗药物及与之相关的外渗性损伤

| 起疱剂 | 致剥脱剂 | 刺激剂 | 致炎剂 | 未定性者 |
|---|---|---|---|---|
| 卡莫司汀 | 顺铂 | 卡铂 | 依托泊苷磷酸盐 | 博来霉素 |
| 达卡巴嗪 | 紫杉醇 | 依托泊苷 | 氟尿嘧啶 | 环磷酰胺 |
| 放线菌素 D | 脂质体柔红霉素 | 氨甲蝶呤 | 吉西他滨 | 异环磷酰胺 |
| 柔红霉素 | 脂质体阿霉素 | | | |
| 阿霉素 | 米托蒽醌 | | | |
| 伊达比星 | 奥沙利铂 | | | |
| 丝裂霉素 | 喜树碱 | | | |
| 紫杉醇 | | | | |
| 链佐星 | | | | |
| 长春碱 | | | | |
| 长春瑞滨 | | | | |

致剥脱剂是指能通过外渗作用导致皮肤剥脱的药物；致炎剂是指能通过外渗作用而致皮肤炎症的药物；刺激剂是指能通过外渗作用致皮肤疼痛的药物；起疱剂是指能通过外渗作用导致皮肤溃疡和组织坏疽的药物。

一旦渗漏发生是否需静注有效的解毒剂？有关药物渗漏的处理存在许多争议，但共同的基本原则都是减少组织损伤、防止溃疡和坏死的发生。一旦出现渗漏，应立即停止输液，尽可能抽出局部液体。局部盐水冲洗对某些患者可能有效[162-166]。冷敷可以减轻组织损伤，除了长春属类药物，其他药物渗漏都可用此方法，有些可用热浸。局部应用 DMSO 可以减轻一些药物的外渗损伤，如蒽类抗生素、顺铂、卡铂和异环磷酰胺[163,165]。对于严重的损伤需要及时外科治疗，但我们必须注意的是清创术和植皮有时会失败，其结果可能不尽如人意。

非对照性研究报道，在注射穿刺已受损部位组织时，使用针对细胞毒性药物的特异性解毒剂有助于减少损伤的发生。然而这些药物的作用仍有争议，所以未常规使用[160,163]。例如透明质酸酶可用作解毒剂治疗长春新碱的渗漏损伤，还可防止 VP16 和紫杉醇造成的溃疡[163,164]。真皮内和静脉内等渗硫代硫酸钠可用于治疗顺铂和氮芥渗漏，但在大多数情况下，该法并没有被作为常规治疗方式[160,163,164]。尽管激素在治疗药物外渗方面并未显示出什么作用，但皮质类固醇的作用仍然是人们感兴趣的话题。

化疗的护理不容轻视。每一个接受细胞毒性药物静滴的患者都应严格执行防止渗漏的每一个步骤。包括专人护理、大静脉插管、避免手及关节临近处穿刺、避免循环障碍肢体穿刺、禁止高压下输液，并教育患者一旦出现与输液有关的疼痛立即反映。

## 46.5.3 手足综合征的处理

多柔比星脂质体是蒽环类抗肿瘤的主要成分，脂质体的包膜有表面连接碱基聚乙烯乙二醇。药动学性质显示这些药物高聚于肿瘤细胞需要很长的周期[167]。它的安全性和毒性与原始相似物明显不一样，但在恶心、呕吐、溃疡、心脏毒性和骨髓抑制方面有所改进。但新药的皮肤毒性更严重了，人们认为这与药物在皮肤的累积有关，从而表明该药为剂量依赖性毒性药物[168]。该研究中女性患者所经历最多最严重的副反应为掌—趾肌红斑痛（PPE）。

PPE 的特征是疼痛以及皮肤的红斑、斑疹、丘疹、疱疹等。PPE 由 Lokich 和 Moore[169] 于 1984 年首次报道，发现于连续输注 5-FU 的患者。口服 5-FU 也会出现皮肤并发症，使用阿糖胞苷、阿霉素和大剂量的长春瑞滨都会导致 PPE[170]。PPE 一般出现在手掌和足底部，也可发生于暴露于外界、受压力和摩擦的身体任何部位的皮肤[171]，包括腹部皮肤、胸部、腋窝、大腿等处的皮肤褶皱处，常出现在化疗2～3个周期后。

对PPE的处理仍有争论尚未明确。大部分研究表明除1级外所有级别的PPE毒性反应会使化疗推迟1周。如果患者在治疗后症状持续6周或反应为3～4级，则药物的剂量应减少25%。至少有一项报道支持口服维生素 $B_6$ 可缓解症状或延缓症状的发生[172,173]。全身性使用类固醇或局部DMSO治疗也可以缓解PPE[174,175]。另一些尚有争议性的处理方法包括：在坚硬的表面或鞋里铺垫软物，抹凡士林等减少摩擦，防止皮肤暴露于过高温度，在药物治疗4～7天应注意护理，促进血液循环，帮助药物清除。一般可为患者接受的方法有避免过紧的衣物、鞋子或避免过紧的衣裙和绷带等。

（陈　刚　汪　洋　陈惠祯）

## 46.6　化疗的免疫性并发症

（1）过敏反应发病情况及一般处理：化疗药物与其他医学制剂一样会引起过敏反应，反应从轻到重，程度不等。有学者报道几乎所有的化疗药都会引起过敏反应，估计化疗患者中有5%～15%会发生该反应[176]。大多数的反应都是Ⅰ型过敏反应。这是一种由于患者事先曾暴露于过敏原而引起的过强的、不正常的免疫反应。在Ⅰ型过敏反应中，暴露于过敏原会导致过敏原特异性IgE免疫球蛋白刺激肥大细胞释放组胺。IgE免疫球蛋白的存在是由于曾经暴露于化疗药物所引起的。一些化疗药物，如顺铂，也可通过直接刺激肥大细胞释放组胺从而引起非IgE调节性过敏反应。实验研究同样也表明对某些药物的反应是由补充瀑流系统的非控制性活化所引起的[177,178]。

妇科癌症治疗中2种主要的化疗药物——铂类和紫杉醇会引起一些临床特征有所不同的过敏反应。铂类最早报道在职业性暴露后会引起过敏反应。1945年有学者报道暴露于铂类化合物引起铂类精炼工发生了支气管气喘[179]。随后，有报道指出顺铂会引起约5%事先曾经暴露于该药的化疗患者发生过敏反应[180]。然而卡铂是另一个问题，由于该药耐受性好，且无累积性神经毒性，故它会比顺铂更优先使用于对铂类敏感的患者。

一些回顾性研究已经对这些过敏反应的特征进行了描述。过敏反应通常发生在至少用药4个疗程后。严重的反应包括重度瘙痒、剥脱性皮炎、颜面肿胀、心动过速、胸部紧缩感及支气管痉挛、气喘以及高血压或低血压。轻度的反应可仅表现为颜面发红、皮肤瘙痒或红斑，特别是手掌及足掌在注射完卡铂后持续3天以上出现上述症状。在Markman[181]等的一系列报道中，205名患者用卡铂治疗共达3年，尽管事先进行了预防性处理（包括静脉注射20mg地塞米松），其中仍有24名患者（12%）对卡铂发生了过敏反应。大约一半的患者的过敏反应是在卡铂注射量超过完全量的50%时发生的。用顺铂治疗时，过敏反应发生前的中位化疗周期为8个疗程。尽管初次使用铂类的患者很少发生过敏反应，但仍有此类报道。Zanotti等报道，卡铂化疗疗程小于7个周期的患者过敏反应的发病率为1%，超过7个周期的患者则上升至27%[182]，50%的患者出现了较严重症状。Polyzos等[183]报道了一项涉及240名初次使用铂类化疗的卵巢癌患者的研究，这些患者均以卡铂为基础同时辅以或不辅以环磷酰胺、紫杉醇进行化疗。在194名静脉注射卡铂治疗的患者中有32名患者（16%）出现了对卡铂的过敏反应[183]。

对于仅有轻度过敏反应的患者，其治疗通常包括静脉注射抗组胺药物，例如苯海拉明，随即口服该药直至症状解除消失。在轻度反应后，患者可继续使用卡铂治疗。例如Polyzos等[183]报道20名最初对卡铂有轻度过敏反应的患者中有16名在给予抗组胺药物预处理后成功地再次使用卡铂治疗。大部分患者在重复暴露于卡铂时出现了相似的反应，并且对对症治疗有较好反应。然而,有 4 名患者再次使用卡铂时出现严重的过敏反应。所有 12 名严重过敏的患者均不能完成余下的全部剂量而不再次发生严重的过敏反应。

(2)对卡铂发生严重过敏反应患者的合理治疗方式[184,185]:对于所有的中度至重度过敏反应,最初的治疗方式包括停药以及适当的复苏措施,如表 46-6 所列。静脉注射抗组胺剂通常用以阻断肥大细胞释放组胺。肾上腺皮质激素也常常用以抑制人体对药物的长期效应及反跳效应。有急性呼吸功能损害者需要使用肾上腺素并给予其他复苏措施。

**表 46-6　过敏反应的治疗措施**

(1)立即停止化疗

(2)请内科医生协助评价患者的呼吸道是否通畅,以及呼吸、循环功能

(3)若血压低则静注生理盐水

(4)若有缺氧或呼吸困难则予吸氧

(5)静注抗组胺药物(如静脉推注 25mg 盐酸苯海拉明,25~50mg 盐酸异丙嗪)

(6)患者若有支气管痉挛则给予 5mg 沙丁胺醇雾化吸入

(7)静脉给予类固醇皮质激素(如 100mg 氢化可的松)。这一措施可能对初始治疗无甚作用,但可抑制长期或反跳性过敏反应

(8)若患者症状未立即得到改善,出现持续严重的低血压,存在持续性支气管痉挛或喉头水肿则给予肾上腺素,且有可能需要进一步的急救复苏措施

(9)消除患者顾虑,向其说明这一问题是为医生所知并可以治疗的

多种治疗方式被推荐用于最初的急性反应解救后的治疗。关于对有异常临床表现的患者是否应该再次使用铂类药物治疗各有支持和反对者,下面将对此进行讨论。对于复发性卵巢癌的患者,如果预计再继续用铂类治疗收效甚微,那么有多种二线化疗药物可供选择。然而,对于那些确信铂类是有效治疗必不可少的重要成分的患者,是否换用其他药物则有待考虑。

一些对卡铂过敏的患者仍用顺铂,得以安全治疗。然而,有 2 篇文献报道了在此情况下用顺铂治疗后死亡的病例[186,187]。但所有这些患者均未进行皮肤试验以确定对顺铂和卡铂是否存在交叉过敏[188]。也有学者建议换用奥沙利铂治疗,并指出对这一药物发生过敏反应的报道较少。但较少有数据文献支持这一观点,在一项报道中有 8 例在对卡铂的皮肤试验中呈阳性的患者对奥沙利铂产生了过敏反应,从而表明铂类药物之间存在交叉过敏现象[189]。

Zanotti[182]报道了用皮内注射小剂量卡铂作为预测一组卵巢癌或原发性腹膜癌患者是否会发生过敏反应方法,这些患者均以卡铂作为首次治疗方式并至少进行了 7 个疗程的化疗。在这一研究中,皮肤试验阴性的患者在进行铂类化疗中未曾发生过敏反应。但该试验的阳性预测值未能得以确定,因为 13 例皮肤试验阳性的患者中只有 4 例进一步接受了卡铂治疗,其中有 3 例随后发生了轻、中度的过敏反应。

有关皮下注射或口服药物脱敏所取得效果的报道显示出了令人鼓舞的结果[190-193]。一些患者在脱敏后仍发生了过敏反应。然而,如果确信继续使用铂类化疗对患者来说是至关重要的话,可以在完成脱敏治疗且皮肤试验阴性的情况下尝试使用顺铂。

(3)紫杉醇过敏反应的预防和治疗:对紫杉醇的过敏反应则有些不同。对紫杉醇的过敏反应比较常见,且认为并非紫杉醇本身所引起,而是由其制剂中的聚氧乙烯基蓖麻油所引起[194]。在最初的紫杉醇治疗实验中,过敏反应的发病率高达 40%。然而,在用肾上腺皮质激素及抗组胺药物进行预处理后,其发病率

降至 1.5%～3%[195]。最初认为把注射时间从 3 小时延长至 24 小时能降低过敏反应的发病率，然而后来的实验否定了这一观点[196]。在化疗前 6～12 小时通常给予 20mg 的肾上腺皮质激素分 2 次口服。此外，实验证明在化疗前立即给予 20mg 的肾上腺皮质激素皮下注射能安全而有效地减少过敏反应的发病率[197]。具体方法是[198]：用紫杉醇之前 6 小时或 12 小时口服地塞米松 20mg，或用紫杉醇前 30 分钟静滴地塞米松 20mg；化疗前 30 分钟静滴苯海拉明 50mg，法莫替丁 20mg。

与铂类的过敏反应相比，紫杉醇的过敏反应通常发生在注药的最初几分钟内并可在刚用药立即发生[181]。其典型的症状体征包括呼吸困难，有或无支气管痉挛，后背痛，荨麻疹，皮肤红斑及血压的改变。这些反应通常于停止用药后迅速好转。有时需要静脉补液，使用肾上腺皮质激素、肾上腺素及抗组胺药物。实验证明这些患者在发生过上述过敏反应后用紫杉醇是安全的[197,199-201]，再次用药可在当天间隔 30 分钟后执行。也有医生使用另一种肾上腺皮质激素的皮下注射，剂量在开始时减少，后来逐步增加注射次数。

有学者报道部分患者经上述处理后，如果再次使用紫杉醇失败，则不能再用该药继续治疗[202,203]。对于再次用药失败或对紫杉醇有严重初始反应的患者可考虑换用多西他赛治疗。多西他赛溶于聚山梨醇酯 80，过敏反应发病率较低[204]。用地塞米松进行预处理能很大幅降低过敏反应的发病率。有学者报道了 4 例最初对紫杉醇过敏的患者后来用多西他赛得以成功治疗的案例[205]。

（陈　刚　冯绣程　陈惠祯）

# 46.7　肺部并发症

## 46.7.1　肺纤维化与博来霉素

博来霉素用以治疗生殖细胞肿瘤已有较长历史。最严重的长期毒性作用之一是博来霉素对肺组织的潜在损害。静脉给药后，博来霉素在肺组织及皮肤中呈高浓度，这些是毒性反应的主要部位[206]。肾脏排泄负责约 2/3 的药物清除。据报道在接受博来霉素治疗的患者中博来霉素相关性肺炎的发病率从 0 到 46% 不等[207]。增加肺毒性发生可能性的危险因素包括药物总剂量超过 300mg，年龄较大，肾功能减退，化疗前放疗，吸烟及术中用大剂量氧疗[207-209]。更多的争论焦点集中于 G-CSF 是否会增加接受博来霉素治疗的患者肺毒性的发病率[210]。尽管死于博来霉素相关性肺炎并不常见，但仍有可能发生且死亡率高达 3%[211]。

博来霉素通过药物与氧、铁发生化学反应从而导致 DNA 的破坏而发挥毒性效应。这一反应允许氧释放自由基，从而对博来霉素积聚的组织直接发挥细胞毒性[212]。博来霉素的肺毒性可导致肺纤维化。据推测很多机制可能导致炎症的形成及肺组织的纤维化，包括各种细胞因子（如转化生长因子-β 及肿瘤坏死因子-α）[207,213]、肥大细胞及蛋白酶抗蛋白酶系统平衡的参与[214,215]。尽管人们对博来霉素与肺毒性之间的关系有所了解，但肺组织病变的发病机制未完全明确，仍需进一步的探索研究。

## 46.7.2　博来霉素相关性肺炎的监测、预防和治疗

博来霉素相关性肺炎最早且最常见的症状是呼吸急促、干咳及抑郁，但抑郁很难与化疗所引起的疲劳相鉴别。体温增高也较常见，即使是在肺部病变早期，这些症状在典型情况下出现并持续数周到数月。能用以预测博来霉素相关性毒性早期征象的进展性改变尚有争议。一些研究认为能预示呼吸症状的早期改变，会导致呼吸功能客观检测结果的下降[216]。然而，一项来自纽芬兰的回顾性研究表明肺组织对一氧化碳的弥散功能不能用于检测一些患者的严重肺毒性，也不能用于诊断其他一些患者的肺功能减退（在药物作用时间

不长,而出现一氧化碳弥散功能显著减退但仍使用博来霉素继续治疗的情况下)[217]。CT是检测使用博来霉素后肺组织损害的程度及量的敏感方法,但目前没有研究能够显示CT改变与肺功能检测的生理改变之间的关系[218,219]。然而,CT能用于疗效的监测。FDG-PET用于早期诊断博来霉素所致肺毒性的潜在使用价值也正在研究当中[220,221]。确诊方法仍是肺组织活检。

治疗博来霉素相关性肺毒性的关键步骤是预防。对博来霉素毒性有潜在危险的患者必须在用药前得以确认,对预后好的患者可减少药物剂量或不用该药治疗。无论任何剂量在用药前都要评价患者的肾功能,肾功能显著异常的患者应减量或不用博来霉素。大部分研究中心建议在每一疗程使用博来霉素治疗前应评价肺功能,凡发现有肺功能的减退立即停药或减量。在博来霉素化疗疗程中所发生的肺部症状需要进行彻底全面的检查,以确定该症状并非由其他病变如肿瘤转移或感染所引起。经博来霉素治疗后,外科操作过程中高剂量氧的使用会迅速引起潜在的肺毒性,必须让患者、治疗医生及麻醉师注意到这一点。

尽管事实上没有任何随机实验明确证实,但类固醇皮质激素通常被认为用于治疗博来霉素所引起的肺毒性是有效的,已有报道结果显示支持使用该药[222,223]。尽管用药的剂量方案仍存在争议,类固醇皮质激素的开始剂量通常设定为泼尼松每天 1mg/kg,并在较长的一段时间内逐渐减量。目前已经有了用动物模型以及一些化合物如卡尼丁、5-羟色胺以及非类固醇物质所进行的实验,其中一些取得了大有希望的结果[224-226]。一项研究对脂质体博来霉素与普通博来霉素进行了比较,结果表明当使用脂质体博来霉素时无肺损害发生[227]。需要继续研究这一问题,因为还将继续使用博来霉素,特别是对生殖细胞肿瘤,使用该药的总体预后是非常好的。

(陈 刚 孙文洁 颜 琳)

## 46.8 心血管并发症

使用蒽环类药物化疗后可能会出现心肌病变。蒽环类化疗药具有慢性心血管毒性,随着体内蓄积量的增加而增加。阿霉素在 $450mg/m^2$ 的剂量下很少引起心肌病。当体内剂量蓄积到 550、600 和 $700mg/m^2$ 时,心肌病的发病率分别为 7%、15% 和 30%[228]。发展为心肌病的特定因素有年老,曾做过纵隔放疗,心血管病史,高血压和合用了紫杉醇[228,229]。与每3周迅速滴注阿霉素相比,每周低剂量持续缓慢静脉给药发生心肌病较少[229,230]。蒽环类药物表柔比星在预临床实验中显示与阿霉素相比其骨髓抑制率和心血管毒性都小。

损伤的机制是蒽环类化疗药物的游离细胞毒分子作用于心肌层[228]。有许多方法试图减少心肌损伤。例如,多霉比星脂质体比传统药物明显减少心肌毒性,虽然仍有少部分患者出现心肌病[231,232]。脂质体制品可以确保正常组织如心肌血浆游离药浓度较低[228]。右雷佐生可以与细胞内铁螯合,减少蒽环类诱导的游离基因代谢[233]。在用 $300mg/m^2$ 以上剂量治疗转移性乳腺癌的患者使用右雷佐生,已显示可以降低心脏毒性。现阶段只有较少的资料证明右雷佐生的疗效。

蒽环类药物性心肌病的症状和体征类似于其他因素引起的心衰。患者可发展为劳力性呼吸困难,颈静脉扩张,第三心音奔马率和心动过速[228]。循环超负荷是迟发反应。心动过速的程度与药物性心脏病的症状并不一致。心肌病在出现症状前可通过一系列检测左室射血分数的方法发现。在化疗前就应采取基本措施,巩固治疗提倡大于 $300mg/m^2$ 化疗时,每2个周期1次。特征性体征有由于运动功能减退伴随心室轻度扩张或正常而导致的心舒早期功能障碍。后壁的功能一般良好[230]。其他发现心血管毒性的方法有测定血浆肌钙蛋白和B型心房肽或断层扫描等技术[230-234]。

患蒽环类药物性心肌病的患者预后如何？以前这些患心肌病的患者死亡率较高，现在应用转换酶抑制剂、利尿剂和地高辛等治疗心衰的药物，预后有所改善[235]。β-受体阻滞剂及卡地洛尔等也有益[236,237]。成人患者由于心衰导致的死亡较少，除非病情到很严重时才被发现。

（孙文洁　陈　刚　陈慧君）

## 46.9　泌尿系统并发症

### 46.9.1　出血性膀胱炎

出血性膀胱炎是使用 CTX 或异环磷酰胺的特异性并发症。病因主要是膀胱上皮暴露于药物代谢产物中，这些代谢产物通过肝细胞色素 p450 代谢起作用[238]。膀胱上皮的损伤会导致血尿、凝血块，可能有尿痛。在某些严重患者中，还可影响上泌尿系[239]。卵巢癌患者如未特殊预防，接受异环磷酰胺的血尿发病率为 18%，CTX 化疗的血尿发病率为 6%[238]。

预防性使用泌尿系保护剂美司钠可明显减少血尿的发生[238]，静脉或口服美司钠后，药物迅速氧化为地美司钠。地美司钠是亲水性，会迅速地经肾排至尿液中，它会与有毒性的成分如丙烯醛等牢固地结合成为无毒性化合物。美司钠并不影响细胞毒药物的作用，因为美司钠和地美司钠会迅速排泄到尿中。美司钠最好静脉给药，因为口服生物利用度较低，除非大剂量口服。美司钠用量一般采用异环磷酰胺每天总剂量的 60%，分 3 次给药，在每次异环磷酰胺用药的前 15 分钟和用药后 4 小时、8 小时（每日剂量小于 2.5mg/m² ）[238]。建议每天给 2L 液体水化，常规检测患者的循环状况，防止超负荷或血尿，常规的尿分析也可以。更大量的水或碱化尿液无更大的保护作用。如果使用了美司钠仍有血尿，暂无太多资料显示有较好的处理方法，但一般可增加美司钠用量，并且停药至血尿缓解。

出血性膀胱炎的治疗包括支持治疗，适当镇痛。当血细胞计数低时[239]，输全血或血小板。继续水化，持续的膀胱冲洗和移除膀胱内血块都值得推荐。如果这些措施都采用了仍有血尿，可以调整一下治疗，这包括局部膀胱药物内置如明矾、甲醛、碳酸、硝酸银和前列腺素[240]，然而长期膀胱纤维化还可能出现[241]。外科方法有膀胱镜移除血块或泌尿道改道。对难治性病例，高压氧疗有一定疗效，膀胱切除术一般较少用[241,242]。

### 46.9.2　肾功能损害

引起肾功能损害最常见的药物是 DDP。早期临床观察，DDP 15～20mg/m²，3 周重复时肾损伤的发病率为 26%～36%，当每周 40mg/m² 时发病率增至 50%[16]。它主要损害近端肾小管，使细胞空泡化，上皮脱落，管腔扩张，出现症状性尿中透明管型，血中尿素氮和肌酐升高（常在第 4 天升高，第 9 天恢复）。在一般剂量时化疗药物对肾小管的损伤是可逆的。但在大剂量、用药过频时所致的肾小管损伤是不可逆的。DDP 的毒性累积量为 1 890mg/m²，肾毒性成为 DDP 的剂量限制毒性[16]。水化利尿方案可明显减轻 DDP 的肾毒性，其原则如下。

第一，水化液体总剂量一般为 3L/d，应在 DDP 用药前数小时至 12 小时给予。DDP 给药结束前后 2 小时，尿量应大于 300mL/h，给药后 3 天内尿量大于 100mL/h。用 DDP 同时给予利尿剂。

第二，将 DDP 溶于盐水中滴注（有人建议溶于 3% 盐水中），可阻止肾小管摄取顺铂的毒性产物，保护肾脏，防止剂量限制性毒性。

第三，DDP 化疗过程中常合并血钾、血镁的变化，再加上利尿剂的使用，更易出现电解质紊乱，应注意及时补充和纠正。

目前，水化利尿方案尚无统一规定。具体应用方法举例如下，以供参考。

方法一：10% 葡萄糖 1 000mL，静滴；地塞米松 10mg，静滴；10%KCl 20mL，静滴；DDP 1 日量，静注；5% 葡萄糖氯化钠 1 000mL，静注；林格溶液 1 000mL，静滴；呋塞米 40mg，静注。

方法二：氯化钠 250mL；5% 葡萄糖 500mL，静滴；10% KCl 15mL，静滴；5% 葡萄糖 500mL，静滴；DDP 1 日量，静滴；3% NaCl 250mL；5% 葡萄糖 500mL，静滴；维生素 B₆ 250mg，静滴；甘露醇 250mL，静滴；林格溶液 250mL，静滴。

大剂量 MTX 治疗时，由于其代谢产物沉积于肾小管而引起肾损伤，故在给药期间用水化和甘露醇利尿，使尿量保持 100mL/h，并给碳酸氢钠口服，使尿碱化，可以减少肾损伤[243]。

（陈　刚　孙文洁　陈慧君）

## 46.10 肝毒性

### 46.10.1 临床表现

化疗药物对肝脏的损伤主要有 3 种形式，即肝细胞性功能障碍（化学性肝炎）、静脉闭塞性疾病（VOD）和慢性肝纤维化。引起肝损伤的妇科肿瘤常用化疗药有 VP16，反复低剂量 MTX、VCR、DTIC、ACTD 与 VCR 合用，特别是 ACTD 单次给药时就可引起肝损伤，肝损伤可以是一个急性过程，也可以是长期过程，多数为可逆过程，少数为不可逆过程。主要表现为黄疸、肝肿大、腹水、肝脂肪变性，血清谷草转氨酶和血清谷丙转氨酶升高，以及血清胆红素升高；血浆白蛋白、脂蛋白、凝血因子降低，凝血酶原时间延长。

### 46.10.2 处理

肝功能异常患者应慎用或禁用化疗药物，可根据损伤情况调整用药剂量[244]（表 46-7）。

中西药保肝治疗：维生素类药物、能量合剂、强力宁、硫普罗宁、谷胱甘肽、五味子蜜丸等药物联合治疗。

**表 46-7　肝损伤时抗肿瘤用药的调整**

| 胆红素/SGPT (>5mg/dL) | 常用量的百分率/% | | |
|---|---|---|---|
| | <1.5mg/dL(60U) | 1.5~3mg/dL(60~180U) | 3.1~5mg/dL(>180U) |
| 5-FU 禁用 | 100 | 100 | 100 |
| CTX，MTX 禁用 | 100 | 100 | 75 |
| DNR 禁用 | 100 | 75 | 50 |
| ADM 禁用 | 100 | 50 | 25 |
| VLB，VCR，VP16 禁用 | 100 | 50 | 禁用 |

（陈　刚　孙文洁）

## 46.11 不孕和突变潜在性

年轻女性接受化疗时最关心的问题是对生育功能的影响。能够直接说明抗肿瘤药对生育功能影响的数据很有限，因为用药后怀孕的发生率并不清楚。

化疗期间闭经的发生受患者年龄以及使用的药物的影响。闭经发生前，患者越年轻，似乎能够接受更高累积剂量的细胞毒性药物的治疗[245]。近期的数据显示大部分接受标准方案化疗（包括强化方案治疗卵巢生殖肿瘤）的妇科癌症的年轻女性患者仍然能够保有生育功能[246-248]。

关于化疗对卵巢功能影响的文献综述指出：如果女性患者接受细胞毒性化疗后仍有月经，化疗相关性卵巢功能障碍导致不孕的风险应不存在[245]。然而，此类患者是否会过早绝经还不确定。因此，计划生育的女性患者需时时谨慎化疗药的潜在风险。

关于生育的另一个重要问题是细胞毒性化疗药物会增加胎儿的先天性畸形发病率。目前对于该问题的已有文献有限且结论不一致，但通常认为化疗不会显著增加自然流产、胎儿畸形和发育异常（包括智力发育）的发病率[249,250]。

值得一提的是，妊娠早期使用某些化疗药，尤其是抗代谢类化疗药（如氨甲蝶呤）会导致胎儿异常[249]。此外，对于在母亲宫体内暴露于化疗药物的儿童的随访时间不长，最终结论需待长期随访[250]。

（孙文洁　陈　刚　杨春旭）

# 参 考 文 献

[1] ARMSTRONG D, O'REILLY S. Clinical guidelines for managing topotecan—related hematologic toxicity[J]. Onclogist,1998,3:4-10.

[2] BODEY G P,BUCKLEY M,SATHE Y S,et al. Quantitative relationships between circulating leukocytes and infection inpatients with acute leukemia[J]. Ann Intern Med,1966,64:328-340.

[3] SCHIMPFF S,SATTERLEE W,YOUNG V M, et al. Empiric therapy cancer and granulocytopenia[J]. N Engl J Med,1971,284:1 061-1 065.

[4] ZINNER S H. Changing epidemiology of infections in patients with neutant bacteria[J]. Clin Infect Dis,1999,29:490-494.

[5] ELTING L S,RUBENSTEIN E B,ROLSTON K V,et al. Outcomes of Observations from two decades of epidemiological and clinical trials[J]. Clin Infect Dis,1997,25:247-259.

[6] DONOWITZ G R,MAKI D G,CRNICH C J,et al. Infections in the neutropenic patient — new views of an old problem[J]. Hematology,2000:113-139.

[7] SANDERS J W, POWE N R, MOORE R D. Ceftazidime monotherapy for empiric treatment of febrile neutropenec patients:a meta—analysis[J]. J Infect Dis,1991,164:907-916.

[8] YAMAMURA D,GUCALP R,CARLISLE P,et al. Open randomized study of cefepime versus piperacillin—gentamicin for treatment of febrile neutropenec cancer patients[J]. Antimecrob Agents Chemother, 1997,41:1 704-1 708.

[9] WINSTON D J, H W G, BRUCKNER D A,et al. Beta—lactam antibiotic therapy in febrile granulocytopenic patients,a randomized trial comparing cefoperazone plus piperacillin, ceftazidime plus piperacillin,and imipenem alone[J]. Amm Intern Med,1991,115:849-859.

[10] KARP J E,DICK J D,ANGELOPULOS C,et al. Empiric use of vancomycin during prolonged treatment—induced granulocytopenia. Randomized, double — blind, placebo — controlled clinica trial in patients with acute leukemia[J]. Am J Med,1986,81:237-242.

[11] European Organization for Research and Treatement of Cancer (EORTC) International Antimicrobial Treatment Cooperative Group and the National Cancer Institute of Canada Clinical Trials Group. Vancomycin added to emperical combination antibiotic therapy for fever in granulocytopenic cancer patients[J]. J Infect Dis, 1991, 163:951-958.

[12] American Society of Clinical Oncology. Update of recommendations for the use of hematopoietic colony — stimulating factors: evidence — based clinical practice guidelines [J]. J Clin Oncol 1996,14:1 957-1 960.

[13] HOLMES F A,JONES S E,OSHAUGHNESSY J,et al. Comparable efficacy and safety profiles of once—percycle pegfilgrastim and daily injection filgrastim in chemotherapy—induced neutropenia:a multicenter dose — finding study in women with breast cancer[J]. Ann Oncol,2002, 13:903-909.

[14] BERGHMANS T, PAESMANS M, LAFITTE J J,et al. Therapeutic use of granulocyte and granulocyte—macrophage colony—stimulating factors in febrile neutropenic cancer patients:a systematic review of the literature with meta — analysic [J]. Support Care Cancer,2002,10:181-188.

[15] GARCIA—CARBONERO R,MAYORDOMO J

I,TORNAMIRA M V,et al. Granulocyte colony —stimulating factor in the treatment of highrisk febrile neutropenia;a multicenter randomized trial [J]. J Natl Cancer Inst,2001,93:31-38.

[16]刘力. 化疗毒副反应及其处理[M]//陈惠祯,谭道彩,吴绪峰. 现代妇科肿瘤治疗学. 武汉:湖北科学技术出版社,2001. 485-492.

[17]RUBEBSTEIN E B,ROLSTON K,BENJAMIN R S,et al. Outpatient treatment of febrile episodes in low — risk neutropenic patients with cancer[J]. Cancer,1993,71:3 640-3 646.

[18]MALIK I A,KHAN W A,KARIM M,et al. Feasibility of outpatient management of fever in cancer patients with low — risk neutropenia; results of a prospective randomized trial[J]. Am J Med,1995,98:224-231.

[19]CAMPOS S. The impact of anemia and its treatment on patients with gynecologic malignancies [J]. Semin Oncol,2002,29(suppl 8):7-12.

[20]GROOPMAN J E,ITRI L M. Chemotherapy— induced anemia in adults:incidence and treatment. J Natl Cancer Inst,1999,91:1 616-1 634.

[21]HENSLEY M L,LEBEAU D,LEON L F,et al. Identification of risk factors for requiring transfusion during front-line chemotherapy for ovarian cancer[J]. Gynecol Oncol,2001,81:485-489.

[22]EISENHAUER E A,BOKEL J. Topotecan versus paclitaxel for the treatment of recurrent epithelial oversus paclitaxel for the treatment of recurrent epithelial ovarian cancer[J]. J Clin Oncol,1997,15:2 183-2 193.

[23]BOKKEL H W,GORE M,CARMICHAEL J,et al. Topotecan versus paclitaxel for the treatment of recurrent epithelial ovarian cancer[J]. J Clin Oncol,1997,15:2 183-2 193.

[24]FRANCIS P,SCHNEIDER J,HANN L,et al. Phase Ⅱ trial of docetaxel in patients with platinum— refractory advanced ovarian cancer[J]. J Clin Oncol,1994,12:2 301-2 308.

[25]KAVANAGH J J,KUDELKA A P,DE LEON C G,et al. Phase Ⅱ study of docetaxel in patients with epithelial ovarian carcinoma refractory to platinum[J]. Clin Cancer Res,1996,2:837-842.

[26]CURT G A. Impact of fatigue on quality of life in oncology patients[J]. Semin Hematol,2003, 37(suppl 6):14-17.

[27]VOGELZANG N J,BREITBART W,CELLA D, et al. Patient, caregiver, and oncologist perceptions of cancer — related fatigue:results of a tripart assessment survey[J]. The Fatigue Coalition Semin Hematol,1997,34(suppl 2):4-12.

[28]WINNINGHAM M L,NAIL L M,BURKE M B,et al. Fatigue and the cancer esperience:the state of the knowledge[J]. Oncol Nurs Forum,1994,21:23-36.

[29]THOMAS G. The effect of hemoglobin level on radiotherapy outcomes:the Canadian experience [J]. Semin Oncol,2001,28(suppl 8):60-65.

[30]GIRINSKI T,PEJOVIC — LENFANT M H, BORUHIS J,et al. Prognostic value of hemoglobin concentrations and blood transfusions in advanced carcinoma of the cervix treated by radiation therapy:results of a retrospecteve study of 386 patients[J]. Int J Radiat Oncol Biol Phys, 1989,16:37-42.

[31]GROGAN M,THOMAS G M,MELAMED I,et al. The importance of hemoglobin levels during radiotherapy for carcinoma of the cervix [J]. Cancer,1999,86:1 528-1 536.

[32]OBERMAIR A,CHEUK R,HORWOOD K,et al. Impact of hemoglobin levels before and during concurrent chemoradiotherapy on the response of treatment in patients with cervical cracinoma:preliminary results[J]. Cancer,2001,92:903-908.

[33]MILLER C B,JONES R J,PIANTADOSI S,et al. Decreased erythropoietin response in patients with the anemia of cancer[J]. N Engl J Med, 1990,322:1 689-1 692.

[34]CASE C E JR,BUKOWSKI R M,CAREY R W, et al. Recombinant human erythropoietin therapy for anemic cancer patients on combination chemotherapy[J]. J Natl Cancer Inst, 1993, 85: 801-806.

[35]CASCINU S,FEDELI A,DEL FERRO E,et al. Recombinant human erythropoietin treatment in cisplatin—associated anemia:a randomized,double— blind trial with placebo[J]. J Clin Oncol, 1994,12:1 058-1 062.

[36]SILVESTRIS F,ROMITO A,FANELLI P,et al. Long—term therapy with recombinant human erythropoietin (rHuEPO)in progressing multiple myeloma[J]. Ann Hematol,1995,70:313-318.

[37]HENRY D I I,BROOKSROOKS B J JR,CASE D C JR,et al. Recombinant human erythropoietin therapy for anemic cancer patients receiving cisplatin chemotherapy[J]. Cancer J Sci Am,1995,1:252.

[38]KURZ C,MARTH C,WINDBICHLER G,et al. Erythropoietin treatment under polychemotherapy in patients with gynecologic malignancies:a prospective,randomized,double — blind placebo-controlled multicenter study[J]. Gynecol Oncol,1997,65:461-466.

[39]OBERHOFF C,NERI B,AMADORI D,et al. Recombinant human erythropoietin in the treatment of chemotherapy-induced anemia and prevention of transfuirement associated with solid tumors:a randomized,controlled study[J]. Ann Oncol,1998,9:255-260.

[40]LITTLEWOOD T J,BAJETTA E,NORTIER J W,et al. Effects of epoetin alfa on hematologic parameters and quality of life in cancer patients receiving nonplatinum chemotherapy:results of a randomized,double — blind,placebo — controlled trial[J]. J Clin Oncol,2001,19:2 865-2 874.

[41]DEMETRI G D,KRIS M,WADE J,et al. Quality—of—life benefit in chemotherapy patients treated with epoetin alfa is independent of disease response or tumor type:results form a prospective community oncology study[J]. Procrit Study Group J Clin Oncol,1998,16:3 412-3 425.

[42]GLASPY J. The impact of epoetin alfa on quality of life during cancer chemotherapy:a fresh lood at an old problem[J]. Semin Hematol,1997,34 (suppl 2):20-26.

[43]CLEELAND C S,DEMETRI G D,GLASPY J. Identifying hemoglobin level for optimal quality of life:results of an incremental analysis[J]. Proc Am Soc Clin Oncol,1999,18:574a.

[44]RIZZO J D,LICHTIN A E,WOOLF S H,et al. Use of epoetin in patients with cancer:evidence—based clinical practice guidelines of the American Society of Clinical Oncology and the American Society of Hematology[J]. J Clin Oncol,2002,20:4 083-4 101.

[45]HENRY D H. Supplemental iron:a key to optimizing the response of cancer—related anemia to rHuEPO? [J]. Oncologist,1998,3:275-278.

[46]MACDOUGALL I C,CAVILL I,HULME B,et al. Detection of functional iron deficiency during erythroppoietin treatment:a new approach[J]. BMJ,1992,304:225-226.

[47]KAVANAGH B D,FISCHER B A,SEGRETI E M,et al. Cost analysis of erythropoietin versus blood transfusions for cervical cancer patients receiving chemoradiotherapy[J]. Int J Radiat Oncol Biol Phys,2001,51:435-441.

[48]CASADEVALL N,NATAF J,VIRON B,et al. Pure red—cell aplasia and antierythropoietin antibodies treated with recombinant erythropoietin [J]. N Engl J Med,2002,346:469-475.

[49]PRABHAKAR S S,MUHLFELDER T. Antibodies to recombinant human erythroppietin causing pure red cell aplasia [J]. Clin Nephrol,1997,47:331-335.

[50]WEBER G,GROSS J,KROMMINGA A,et al. Allergic skin and systemic reactions in a patient with pure red cell aplasia and anti—erythropoietin antibodies challenged with different epoetins [J]. J Am Soc Nephrol,2002,13:2 381-2 383.

[51]LACKRITZ E M,SATTEN G A,ABERLE—GRASSE J,et al. Estimated risk of transmission of the human immunodeficiency virus by screened blood in the United States[J]. N Engl J Med,1995,333:1 721-1 725.

[52]SCHREIBER G B,BUSCH M P,KLEINMAN S H,et al. The risk of transfusion—transmitted viral infections [J]. N Engl J Med,1996,334:1 685-1 690.

[53]ELTING L S,RUBENSTEIN E B,MARTIN C G,et al. Incidence,cost,and outcomes of bleeding and chemotherapy dose modification among solid tumor patients with chemotherapy—induced thrombocytopenia[J]. J Clin Oncol,2001,19:1 137-1 146.

[54]HECKMAN K D,WEINER G J,DAVIS C S,et al.

Randomized study of prophylactic platelet transfusion threshold during induction therapy for adult acute leukemia:10 000/mL versus 20 000/mL[J]. J Clin Oncol,1997,15:1 143-1 149.

[55]REBULLA P,FINAZZI G,MARANGONI F,et al. The threshold for prophylactic platelet transfusions in adults with acute myeloid leukemia [J]. N Engl J Med,1997,337:1 870-1 875.

[56]FANNING J,HILGERS R D,MURRAY K P,et al. Conservative management of chemotherapeutic — induced thrombocytopenia in women with gynecologic cancers[J]. Gynecol Oncol, 1995, 59:191-193.

[57]MCCULLOUGH J. Current issues with platelet transfusion in pallents with cancer[J]. Semin Hematol,2003,37(suppl 4):3-10.

[58]DEMETRI G D. Targeted approaches for the treatment of thrombocytopenia[J]. Oncologist, 2001,6(suppl 5):15-23.

[59]TEPLER I,ELIAS L,SMITH J W,et al. A randomized placebo — controlled trial ofrecombinant human interleukin—11 in cancer patients with severe thrombocytopenia due to chemotherapy[J]. Blood,1996,87:3 607-3 614.

[60] VREDENBURGH J J, HUSSEIN A, FISHER D,et al. A randomized trial of recombinant human interleukin — 11 following autologous bone marrow transplantation with peripheral blood progenitior cell support in patients with breast cancer[J]. Biol Blood Marrow Transplant,1998, 4:134-141.

[61]NEUMANN T A, FOOTE M. Megakaryocyte growth and development factor (MGDF):an MPl lingand and cytokine that regulates thrombopoiesis[J]. Gytokines Cell Mol Ther,2000,6:47-56.

[62]VADHAN — RAJ S, VERSCHRAEGEN C F, BUESO—RAMOS C,et al. Recombinant human thrombopoietin attenuates carboplatininduced severe thrombocytopenia and the need for platelet transfusions in patients with gynecologic cancer [J]. Ann Intern Med,2000,132:364-368.

[63]VADHAN—RAJ S,KAVANAGH J J,FREEDMAN R S,et al. Safety and efficacy of transfusions of autologous cryopreserved platelets derived from recombinant human thrmbopoietin to support chemotherapy—associated severe thrombocytopenia:a randomized crossover study[J]. Lancet,2003,359:2 145-2 152.

[64]GREEN M H,BOICE J D. Acute nonlymphocytic leudemia after therapy with aldylating agents for ovarian cancer:a study of five randomized clinical trials[J]. N Engl J Med,1982,307:1 416.

[65]KALEOR J M,DAY N E,PETTERSON E,et al. Leudemia following chemotherapy for ovarian for ovarian cancer[J]. N Engl J Med,1990,322:1.

[66]BERTELSEN D,JAKOBSEN A,STROYER I,et al. Arpospective randomized comparison of 6 and 12 cycles of cyclophosphamide, Adriamycin, and cisplatin in advanced epithelial ovarian cancer:a Danish Ovarian Study Group Trial (DACOVA) [J]. Gynecol Oncol 1993,49:30.

[67]HAKES T B,CHALS E,HOSKINS W J,et al. Randomized prospective trial of 5versus 10 cycles of cyclophosphamide, doxorubicin, and cisplatin in advanced ovarian carcinoma[J]. Gynecol Oncol,1992,45:284.

[68]BASSETT W B,WEISS R B. Acute leukemia following cisplatin for bladder cancer[J]. J Clin Oncol,1986,4:614.

[69]CHAMBERS S K,CHOPYD R L,CHAMBERS J T,et al. Deveolpment of lerkemia after doxorubicin and cisplatin treatment for ovarian cancer [J]. Cancer,1989,64:2 459.

[70]RATAIN M J,KAMINER D S,BITRAN J D,et al. Acute nonlymphocytic leukemia following etoposide and cisplatin combination chemotherapy for advancek nonsmall — cell carcinoma of the oung[J]. Blood 1987,70:1 412.

[71]REED E,EVANS M K. Acute leukemia following cisplatin—based chemotherapy in a patient with ovarian cancer[J]. J Natl Cancer Inst,1990,82:431.

[72]TRAVIS L B,CURTIS R E,BOICE J D JR,et al. Second malignant neoplasms among long — term survivors of ovarian cancer[J]. Cancer Res,1996, 56:1 564.

[73]WINICK N J,MCKENNA R W,ShUSTRE J J, et al. Secondary acute myeloid leukemia in children with acute lymphoblastic leukemia treated

with etoposide[J]. J Clin Oncol,1993,11:209.

[74]SLATER J M,FLETCHER G H. Ureteral strictures after radiation therapy for carcinoma of the uterine cervix[J]. Am J Roenthenol Radium Ther Nucl Med,1971,111:269.

[75]GIANNI L,MUNZONE E,CAPRI G,et al. Paclitaxel by 3－hour infusion in combination with bolus doxorubicin in women with untreated metastatic breast cancer·high antitumor efficacy and cardiac effects in a dose－finding and sepuence－finding study[J]. J Clin Oncol,1995,13:2 688.

[76]PATER J L,CARMICHAEL J A,KREPART G V,et al. Second－line chemotherapy of Stage Ⅱ－Ⅳ ovarian carcinoma:a randomized comparison of melphalan to melphalan and hexamethylmelamine in patients with persistent disease after doxorubicin and cisplatin[J]. Cancer Treat Rep,1987,71:277.

[77]BAJORIN D F,MOTZER R J,RODRIGUEZ E, et al. Acute non－lymphocytic leukemia in germ cell tumor patients treated with etoposide－containing chemotherapy[J]. J Natl Cancer Inst, 1993,85:60.

[78]SMITH D H,DECOSSE J J. Radiation damage to the small intestine[J]. World J Surg,1986,10: 189.

[79]STINE D C,SAYLORS R L,SAWYER J R,et al. Secondary acute myelogenous leukemia following safe exposure to etoposide[J]. J Clin Oncol,1995, 13:2 688.

[80]VERWEIJ J,VAN DER BURG M E L,PINEDO H M. Mitomycin C－induced hemolytic uremic syndrome:six case reports and review of the literature on rinal, pulmonary and cardiac side effects of the drug[J]. Radiother Oncol,1987,8:33.

[81]VON TEMPELHOFF G F,HEILMANN L. Antithrombotic therapy in gynecologic surgery and gunecologic oncology[J]. Hematol Oncol Clin North Am,2000,14:1 151-1 169.

[82]VON TEMPELHOFF G F,NIEMANN F, SCHNEIDER D M,et al. Blood rheology druing chemotherapy in patients with ovarian cancer[J]. Thromb Res,1998,90:73-82.

[83]CANNEY P A,WILKINSON P M. Pulmonary embolism in patients receiving chemotherapy for advanced ovarian cancer[J]. Eur J Cancer Clin Oncol 1985,21:585-586.

[84]LEVINE M N. Prevention of thrombotic disorders in cancer patients undergoing chemotherapy [J]. Thromb Haemost,1997,78:133-136.

[85]LEVINE M,HIRSH J,GENT M,et al. Double －blind randomized trial of a very－low－dose warfarin for prevention of thromboembolism in stage Ⅳ breast cancer[J]. Lancet, 1994, 343: 886-889.

[86]BORAKS P,SEALE J,PRICE J,et al. Prevention of central venous catheter－associatde thrombosis using minidose warfarin in patients with haematological malignancies[J]. Br J Haematol, 1998,101:483-486.

[87]BERN M M,LOKICH J J,WALLACH S R,et al. Very low doses of warfarin can prevent thrombosis in central venjous catheters:a randomized prospective trial[J]. Ann Intern Med,1990,112:423-428.

[88]HEATON D C,HAN D Y,INDER A. Minidose (1mg) warfarin as prophylaxis for central vein catheter thrombosis[J]. Intern Med J,2002,32: 84-88.

[89]MONREAL M,ALASTRUE A,RULL M,et al. Upper extremity deep venous thrombosis in cancer patients with venous access devices － prophylaxis with a low molecular weight heparin (Fragmin)[J]. Thromb Haemost,1996,75:251-253.

[90]LEE A Y. Treatment of venous thromboembolism in cancer patients[J]. Thromb Res,2001, 102:195-208.

[91]HUTTEN B A,PRINS M H,GENT M,et al. Incidence of recurrent thromboembolic and bleeding complications among patients with venous thromboembolism in relation to both malignancy and achieved international normalized ratio:a retrospective analysis[J]. J Clin Oncol, 2000, 18: 3 078-3 083.

[92]WESTER J P,DE VALK H W,NIEUWENHUIS H K,et al. Risk factors for bleeding during treatment of acute venous thromboembolism [J]. Thromb Haemost,1996,76:682-688.

[93]GITTER M J,JAGER T M,PETTERSON T M, et al. Bleeding and thromboembolism during an-

ticoagulant therapy:a population—based study in Rochester,Minnesota[J]. Mayo Clin Proc,1995,70:725-733.

[94]PALARETI G,LEGNANI C,LEE A,et al. A comparison of the safety and efficacy of oral anticoagulation for the treatment of venous thromboembolic disease in patients with or without malignancy[J]. Thromb Haemost,2000,84:805-810.

[95]BONA R D,SIVJEE K Y,HICKEY A D,et al. The efficacy and safety of oral anticoagulation in patients with cancer [J]. Thromb Haemost,1995,74:1 055-1 058.

[96]PRANDONI P,LENSING A W,COGO A,et al. The long—term clinical course of acute deep venous thrombosis [J]. Ann Intern Med,1996,125:1-7.

[97]MEYER G,MARJANOVIC Z,VALCKE J,et al. Comparison of lowmolecular—weight heparin and warfarin for the secondary prevention of venous thromboembolism in patients with cancer:a randomized controlled study [J]. Arch Intern Med,2002,162:1 729-1 735.

[98]GRALLA R J. New agents,new treatments and antiemetic therapy [J]. Semin Oncol, 2002, 29 (suppl 4):119-124.

[99]LICITRA L,SPINAZZA S,ROILA F. Antiemetic therapy[J]. Crit Rev Oncol Hematol,2002,43:93-101.

[100]AAPRO M S. How do we manage patients with refractory or breakthrough emesis? [J]. Support Care Cancer,2002,10:106-109.

[101]KAISER R,SEZER O,PAPIES A,et al. Patient — tailored antiemetic treatment with 5 — hydroxytrytamine type 3 receptor antagonists according to cytochrome p450 2D6 genotypes [J]. J Clin Oncol,2002,20:2 805-2 811.

[102]VAN BELLE S,LICHINITSER M R,NAVARI R M,et al. Prevention of cisplatin—induced acute and delayed emesis by the selective neurokinin—1 antagonists,L—758,298 and MK—869[J]. Cancer,2002,94:3 032-3 041.

[103]HESKETH P J. Defining the emetogenicity of cancer chemotherapy regimens:relevance to clinical practice[J]. Oncologist,1994,4:191-196.

[104]CAVALETTI G,BOGLIUN G,MARZORATI L,et al. Long—term peripheral neurotoxicity of cisplatin in patients with successfully treated epithelial ovarian caner [J]. Anticancer Res,1994,14:1 287-1 292.

[105]GREGG R W,MOLEPO J M,MONPETIT V J,et al. Cisplatin neurotoxicity:the relationship between dosage, time, and platinum concentration in neurologic tissues, and morphologic evidence of toxicity[J]. J Clin Oncol, 1992, 10:795-803.

[106]GRUNBERG S M,SONKA S,STEVENSON L L,et al. Progressive paresthesias ajter cessation of therapy with very high—dose cisplatin[J]. Cancer Chemother Pharmacol,1989,25:62-64.

[107]BARAJON I, BERSANI M, QUARTU M, et al. Neuropeptides and morphological changes in cisplatin—induced dorsal root ganglion neuropathy[J]. Exp Neurol,1996,138:93-104.

[108]KEYS H M,BUNDY B N,STEHMAN F B,et al. Cisplatin,radiation,and adjuvant hystersctomy compared with radiation and adjuvant hysterectomy for bulky stage I B cervical carcinoma [J]. N Engl J Med,1999,340:1 137-1 143.

[109]MORRIS M,EIFEL P J,LU J,et al. Pelvic radiation with concurrent chemotheraphy compared with pelvic and para—aortic radiation for high —risk cervical cancer[J]. N Engl J Med,1999,340:1 137-1 143.

[110]ROSE P G,BUNDY B N,WATKINS E B,et al. Concurrent cisplatinbased radiotherapy and chemotherapy for locally advanced cervical cancer[J]. N Engl J Med,1999,340:1 144-1 153.

[111]AMATO A A,COLLINS M P. Neuropathies associated with malignancy[J]. Semin Neurol,1998,18:125-144.

[112]SPENCER C M,FAULDS D. Paclitaxel:a review of its pharmacodynamic and pharmacokinetic properties and therapeutic potential in the treatment of cancer[J]. Drugs, 1994, 48:794-847.

[113]ROWINSKY E K,CHAUDHRY V,CORNBLATH D R,et al. Neurotoxicity of Taxol[J]. J Natl Cancer Inst Monogr,1993,15:107-115.

［114］CAVALETTI G，TREDICI G，BRAGA M，et al. Experimental peripheral neuropathy induced in adult rats by repeated intraperitoneal administration of Taxol［J］. Exp Neurol，1995，133：64-72.

［115］CONNELLY E，MARKMAN M，KENNEDY A，et al. Paclitaxel delivered as a 3－hr infusion with cisplatin in patients with gynecologic cancers：unexpected incidene of neurotoxicity［J］. Gynecol Oncol，1996，62：166-168.

［116］MEIER W，DUBOIS S，OLBRICHT U. Cisplatin/paclitaxel versus carboplatin/paclitaxel in optimal stage Ⅲ ovarian cancer：results of a prospective randomized phase Ⅲ study［J］. Proc Int Gynecol Cancer Sor，1999，48：198-202.

［117］LAVALETTI M. Paclitaxel plus carboplatin versus standard chemotherapy with either single－agent carboplatin or cyclophosphamide，doxorubicin，and cisplatin in women with ovarian cancer：the ICON3 randomized trial［J］. Lancer，2002，360：505-515.

［118］ROWINSKY E K. The taxanes：dosing and scheduling considerations［J］. Oncology（Huntingt），1997，11（suppl 2）：7-19.

［119］EISENHAUER E A，BOKKEL HUININK W W，SWENERTON K D，et al. European－Canadian randomized trial of paclitaxel in relapsed ovarian cancer：hihg－dose versus low－dose and long versus short infusion［J］. J Clin Oncol，1994，12：2 654-2 666.

［120］VASEY P. Survival and longer－term toxicity results of the scotroc study：docetaxel－carboplatin（DC）vs paclitaxelcarboplatin（PC）in epithelial ovarian cancer［J］. Proc Am Soc Clin Oncol，2002，1：804.

［121］ALMADRONES L. Toxicity management for chemotherapeutic agents used in the treatment of ovarian cancer［J］. New York：Memorial Sloan－Kettering Cancer Center，2002.

［122］WIERNIK P H，YESP B，VOGL S E，et al. Hexamethylmelamine and low or moderate dose cisplatin with or without pyridoxine for treatment of advanced ovarian carcinoma：a study of the Eastern Cooperative Oncology Group［J］. Cancer Invest，1992，10：1-9.

［123］FARRAR J T，PORTENOY R K. Neuropathic cancer pain：the role of adjuvant analgesics［J］. Oncology（Huntingt），2001，15：1 435-1 442，1 445.

［124］MAX M B，LYNCH S A，MUIR J，et al. Effects of desipramine，amitriptyline，and fluoxetine on pain in diabetic neuropathy［J］. N Engl J Med，1992，326：1 250-1 256.

［125］CARACENI A，ZECCA E，MARTINI C，et al. Gabapentin as an adjuvant to opioid analgesia for neuropathic cancer pain［J］. J Pain Symptom Manage，1999，17：441-445.

［126］BOYLE F M，WHEELER H R，SHENFIELD G M. Amelioration of experimental cisplatin and paclitaxel neuropathy with glutamate［J］. J Neurooncol，1999，41：107-116.

［127］SMYTH J F，BOWMAN A，PERREN T，et al. Glutathione reduces the toxicity and improves quality of life of women dianosed with ovarian cancer treated with cisplatin：results of a double－blind，radomized trial［J］. Ann Oncol，1997，8：569-573.

［128］DIPAOLA R S，SCHUCTER L. Neurologic protection by amifostine［J］. Semin Oncol，1999，26（suppl 7）：82-88.

［129］BOYLE F M，BEATSON C，MONK R，et al. The experimental neuroprotectant leukaemia inhibitory factor（LIF）does not compromise antitumour activity of paclitaxel，cisplatin and carboplatin［J］. Cancer Chemother Pharmacol，2001，48：429-434.

［130］KEMP G，ROSE P，LURAIN J，et al. The experimental neuroprotectant leukaemia inhibitory factor（LIF）does not compromise antitumour activity of paclitaxel，cisplatin and carboplatin［J］. Cancer Chemother Pharmacol，2001，48：429-434.

［131］GELMON K，EISEN hauer E，BRYCE C，et al. Randomized phase Ⅱ study of high－dose paclitaxel with or without amifostine in patients with metastatic breast caner［J］. J Clin Oncol，1999，17：3 038-3 047.

［132］TWENTYMAN P R. Modification by WR 2 721 of the response to chemotherapy of tumours and normal tissues in the mouse[J]. Br J Cancer,1983,47:57-63.

[133]SCHUCHTER L M,HENSLEY M L,MERO-POL N L,et al. 2002 Update of recommendations for he use of chemotherapy and radiotherapy protectants:clincal practice guidelines of the American Society of Clinical Oncology[J]. J Clin Oncol,2002,20:2 896-2 903.

[134]PELGRIMS J,DE VOS F,VAN DEN B J,et al. Methylene blue in the treatment and prevention of ifosfamide—induced encephalopathy:report of 12 cases and a review of the literature [J]. Br J Cancer,2000,82:291-294.

[135]DIMAGGIO J R,BROWN R,BAILE W F,et al. Hallucination and ifosfamide—induced neurotoxicity[J]. Cancer,1994,73:1 509-1 514.

[136]KERBUSCH T,DE KRAKER J,KEIZER H J,et al. Cinica pharmacokinetics and pharmacodynamics of ifosfamide and its metabolites[J]. Clin Pharmacokinet,2001,40:41-62.

[137]WATKIN S W,HUSBAND D J,GREEN J A,et al. Ifosfamide encephalopathy:a reappraisal[J]. Eur J Cancer Clin Oncol,1989,25:1 303-1 310.

[138]CERNY T,CASTIGLIONE M,BRUNNER K,et al. Ifosfamide by continuous infusion to prevent encephalophthy[J]. Lancet,1990,335-375.

[139]MEANWELL C A,BLAKE A E,KELY K A,et al. Prediction of ifosfamide/mesna associated encephalopathy[J]. Eur J Cancer Clin Oncol,1986,22:815-819.

[140]GOREN M P,WRIGHT R K,PRATT C B,et al. Dechloroethylation of ifosfamide and neurotoxicity[J]. Lancet,1998,2:1 219-1 220.

[141]ANTMAN K H,RYAN L,ELIAS A,et al. Response to ifosfamide and mesna:124 previously treated patients with metastatic or unresectable sarcoma[J]. J Clin Oncol,1989,7:126-131.

[142]KUPFER A,AESCHLIMANN C,WERMUTH B,et al. Prophyaxis and reversal of ifosfamide encephalopathy with methyleneblue[J]. Lancet,1994,343:763-764.

[143]CALSON L,GOREN M P,BUSH D A,et al. Toxicity,pharmacokinetics,and in vitro hemodi-alysis clearance of ifosfamide and its metabolites in an anephric pediatric patient with Wilms' tumor[J]. Cancer Chenother Pharmacol,1998,41:140-146.

[144]AESCHLIMANN C,KUPFER A,SCHEFER H,et al. Comparative pharmacokinetics of oral and intravenous ifosfamide/mesna/methylene blue therapy[J]. Drug Metab Dispos,1998,26:883-890.

[145]KAASA S,OLSNES B T,MASTEKAASA A. Neuropsychological evaluation of patients with inoperable non—small cell lung cancer treated with combination chemotherapy or radiotherapy [J]. Acta Oncol,1998,27:241-246.

[146]VAN DAM F S,SCHAGEN S B,MULLER M J,et al. Impairment of cognitive function in women receiving adjuvant treatment for high—risk breast cancer:high—dose versus standard—dose chemotherapy[J]. J Natl Cancer Inst,1998,90:210-218.

[147]BREZDEN C B,PHILLIPS K A,ABDOLELL M,et al. Cognitive function in breast cancer patients receiving adjuvant chemotherapy[J]. J Clin Oncol,2000,18:2 695-2 701.

[148]SCHAGEN S B,VAN DAM F S,MULLER M J,et al. Cognitive deficits after postoperative adjuvant chemotherapy for breast carcinoma[J]. Cancer,1999,85:640-650.

[149]AHLES T A,SAYKIN A J,FURSTENBERG C T,et al. Neuropsychologic impact of standard—dose systemic chemotherapy in long—term survivors of breast cancer and lymphoma[J]. J Clin Oncol,2002,20:485-493.

[150]AHLES T A,SILBERFARB P M,HERNDON J,et al. Psychologic and neuropsychologic functioning of patients with limited small cell lung cancer treated with chemotherapy and radiation therapy with or without warfarin:a study by the Cancer and Leukemia Group B[J]. J Clin Oncol,1998,16:1 954-1 960.

[151]AHLES T A,SAYKIN A. Cognitive effects of standard—dose chemotherapy in patients with cancer[J]. Cancer Invest,2001,19:812-820.

[152]BODURKA—BEVERS D,BASEN—ENGQUIST K,CARMACK C L,et al. Depression,

anxiety,and quality of life in patients with epithelial ovarian cancer[J]. Gynecol Oncol,2000, 78(1):302-308.

[153]SHERWIN B B. Cognitive assessment for postmenopausal women and general assessment of their mental health[J]. Psychopharmacol Bull, 1998,34:323-326.

[154]PASSIK S D,KIRSH K L,ROSENFELD B,et al. The changeable nature of patients' fears regarding chemotherapy:implications for palliative care[J]. J Pain Symptom Manage,2001,21:113-120.

[155]CARELLE N,PIOTTO E,BELLANGER A,et al. Changing patient perceptions of the side effects of cancer chemotherapy [J]. Cancer, 2002,95:155-163.

[156]CLINE B W. Prevention of chemotherapy—induced alopecia:a review of the literature[J]. Cancer Nurs,1984,7:221-228.

[157]SEIPP C. Adverse effects of treatment:hair loss in cancer[M]//DEVITA V T JR,HELLMAN S,ROSENBERG S A. Principles and Practice of Oncology. Philadelphia:Lippincott — Raven, 1997:705-2 806.

[158]Cancer Patients Foundation Ltd. Look good feel better [J]. Australia, Cosmetic, Toiletry and Fragrance Association of Australia,2002.

[159]WILLAMS T R,O'SULLIVAN M,SNODGRASS S E,et al. Psychosocial issues in breast cancer: helping patients get the support they need[J]. Postgrad Med,1995,98:97-94,107.

[160]KHAN M S,HOLMES J D. Reducing the morbidity from extravasation injuries[J]. Ann Plast Surg,2002,48:628-632.

[161]The Chemotherapy Executive Group. Classification of cytotoxic drugs according to their potential to cause serious necrosis when extravasated [J]. Birmingham,UK,City Hospital,2002.

[162]CAMP — SORRELL D. Developing extravasation protocols and monitoring outcomes[J]. J Intraven Nurs,1998,21:232-239.

[163]DORR R T. Antidotes to vesicant chemotherapy extravasations[J]. Blood Rev,1990,4:41-60.

[164]BERTELLI G,CAFFERATA M A,ARDIZZONI A,et al. Skin ulceration potential of paclitaxel in a mouse skin model in vivo[J]. Cancer, 1997,79:2 266-2 269.

[165]OLVER I N,AISNER J,HAMENT A,et al. Aprospective study of topical dimethy sulfoxide for treating anthracycline extravasation [J]. J Clin Oncol,1998,6:1 732-1 735.

[166]SCUDERI N,ONESTI M G. Antitumoragents, extravasation,management,and surgical treatment[J],Ann Plast Surg,1994,32:39-44.

[167]WU N Z,DA D,RUDOLL T L,et al. Increased microvascular permeability contributes to prefertial accumulation of stealth liposomes in tumor tissue [J]. Cancer Res,1993,53:3 765-3 770.

[168]WATERHOUSE D N,TARDI P C,MAYER L D,et al. A comparison of liposome formulations of doxorubicin with drug administered in free form:changing toxicity profiles[J]. Drug Saf, 2001,24:903-920.

[169]LOKICH J J,MOORE C. Chemotherpy—associated palmar—plantar erythrodysesthesia syndrome[J]. Ann Intem Med,1984,101:798-799.

[170]NAGORE E,INSA A,SANMARTIN O. Antineoplastic therapyinduced palmar plantar erthrodysesthrodysesthesia ("hand foot") syndrome,incidence,recognition and management [J]. Am J Clin Dermatol,2001,1:225-234.

[171]LAYASS O,UZIELY B,BEN YOSEF R,et al. Correlation of toxicity with pharmacokinetics of pegylated liposoma[J]l doxorubicin (Doxil) in matastatic breast carcinoma. Cancer, 2000, 89: 1 037-1 047.

[172]MIMS Australia[M]. St. Leonards,NSW,Australia:Medical Publishers Association,2002.

[173]VAIL D M,CHUN R,THAMM D H,et al. Efficacy of pyridoxine to ameliorate the cutaneous toxicity associated with doxorubicin containing pegylated (stealth) liposomes:a randomized, double—blind clinical trial using a canine model [J]. Clin Cancer Res,1998,4:1 567-1 571.

[174]LOPEZ A M,WALLACE L,DORR R T,et al. Topical DMSO treatment for pegylated liposomal doxorubicin—induced palmar—plantar erythrodysesthesia[J]. Cancer Chenother Pharmacol, 1999,44:303-306.

[175]American Hospital Formulary Service Drug Information,42ed[J]. Am Soc Hlth Sys,Bethesda,MD,2001.

[176]WEISS R B. Hypersensitivity reactions[J]. Semin Oncol,1992,19:458-477.

[177]BERNSTEIN B J. Docetaxel as an alternative to paclitaxel after acute hypersensitivity reactions [J]. Ann Pharmacother,2000,34:1 332-1 335.

[178]LABOVICH T M. Acute hypersentivity reactions to chemotherapy[J]. Semin Oncol Nurs,1999,15:222-231.

[179]HUNTER D,MILTON R,PERRY K M A. Asthma caused by complex salts of platinum [J]. Br J Ind Med,1945,2:92.

[180]VON HOFF D D,SCHILSK R,REICHERT C M,et al. Toxic effects of cisdichlorodiammine-platinum（Ⅱ）in man[J]. Cancer Treat Rep,1979,63:1 527-1 531.

[181]MARKMAN M,KENNEDY A,WEBSTER K,et al. Clinical features of hypersensitivity reactions to carboplatin[J]. J Clin Oncol,1999,17:1 141.

[182]ZANOTTI K M,RYBICKI L A,KENNEDY A W,et al. Carboplatin skin tesing:a skin—testing protocol for predicting hypersensitivity to carboplatin chemotherapy[J]. J Clin Oncol,2001,19:3 126-3 129.

[183]POLYZOS A,TSAVARIS N,KOSMAS C,et al. Hypersensitivity reactions to carboplatin administration are common but not always severe:a 10—year experience[J]. Oncology,2001,61:129-133.

[184]WEIDMANN B,MULLENEISEN N,BOJKO P,et al. Hypersensitivity reactions to carboplatin:report of two patients,review of the literature,and discussion of diagnostic procedures and management[J]. Cancer,1994,73:2 218-2 222.

[185]SHUKUNAMI K,KUROKAWA T,KUBO M,et al. Hypersensitivity raction to carboplatin during treatment for ovarian cancer:successful resolution by replacement with cisplatin[J]. Tumori,1999,85:297-298.

[186]DIZON D S,SABBATINI P J,AGHAJANIAN C,et al. Analysis of patients with epithelial ovarian cancer or fallopian tube carcinoma retreated with cisplatin after the development of a carboplatin allergy[J]. Gynecol Oncol,2002,84:373-382.

[187]ZWEIZIG S,ROMAN L D,MUDERSPACH L I. Death from anaphylaxis to cisplatin:a case report[J]. Gynecol Oncol,1994,53:121-122.

[188]GUTIERREZ M,PAUTIER P,LHOMME C. Replacement of carboplatin by oxaliplatin may be one solution for patients treated for ovarian carcinoma who are hypersensitive to carboplatin [J]. J Clin Oncol,2002,20:353.

[189]MEYER L,ZUBERBIER T,WORM M,et al. Hypersensitivity reactions to oxaliplatin:cross — reactivity to carboplatin and the introduction of a desensitization schedule[J]. J Clin Oncol,2002,20:1 146-1 147.

[190]GOLDBERG A,CONFINO — CONHEN R,FISHMAN A,et al. A modified,prolonged desensitization protocol in carboplatin allergy[J]. J Allergy Clin Immunol,1996,98:841-843.

[191]ROBINSON J B,SINGH D,BODURKA — BEVERS D C,et al. Hypersensitivity reactions and the utility of oral and intravenous desensitization in patients with gynecologic malignancies [J]. Gynecol Oncol,2001,82:550-558.

[192]BROOME C B,SCHIFF R I,FRIEDMAN H S. Successful desensitization to carboplatin in patients with systemic hypersensitivity reactions [J]. Med Pediatr Oncol,1996,26:105-110.

[193]KOOK H,KIM K M,CHOI S H,et al. Life—threatening carboplatin hypersensitivity during conditioning for autologous PBSC transplantation:successful rechalenge after desensitization[J]. Bone Marrow Transplant,1998,21:727-729.

[194]SZEBENI J,MUGGIA F M,ALVING C R. Complement activation by Cremophor EL as a possible contributor to hypersensitivity to paclitaxel:an invitro study[J]. J Natl Cancer Inst,1998,90:300-306.

[195]ROWINSKY E K,EISENHAUER E A,CHAUDHRY V,et al. Clinical toxicities encountered with paclitaxel(Taxol)[J]. Semin Oncol,1993,20(suppl 3):1-15.

[196]EISENHAUER E A,BOKKEL HUININK W

W,SWENERTON K D,et al. European—Canadian randomized trial of paclitaxel in relapsed ovarian cancer:high—dose versus low—dose and long versus short infusion[J]. J Clin Oncol,1994,12:2 654-2 666.

[197] MICHA J P, RETTENMAIER M A, DILLMAN R, et al. Single—dose dexamethasone paclitaxel premedication[J]. Gynecol Oncol,1998,69:122-124.

[198]蔡红兵. 卵巢癌的化疗新药:Taxol[M]//陈惠祯,周云峰. 现代妇科肿瘤学新进展. 武汉:湖北科学技术出版社,1995:82-86.

[199]CORMIO G,DI VAGNO G,MELILLI G A,et al. Hypersensitivity reactions in ovarian cancer patients receiving paclitaxel[J]. J Chemother,1999,11:407-409.

[200]MARKMAN M,KENNEDY A,WEBSTER K, et al. Paclitaxel—associated hypersensitivity reactions:experience of the gynecologic oncology program of the Cleveland Clinic Cancer Center[J]. J Clin Oncol,2000,18:102-105.

[201]PEEREBOOM D M,DONEHOWER R C,EISENHAUER E A,et al. Successful retreatment with taxol after major hypersensitivity reactions[J]. J Clin Oncol,1993,11:885-890.

[202]DEL PRIORE G,SMITH P,WARSHAL D P, et al. Paclitaxel—associated hypersensitivity reaction despite high—dose steroids and prolonged infusions[J]. Gynecol Oncol,1995,56:316-318.

[203]LASKIN M S,LUCCHESI K J,MORGAN M. Paclitaxel rechallenge failure after a major hypersensitivity reaction[J]. J Clin Oncol,1993,11:2 456-2 457.

[204]Provincal Systemic Program Committee. Acute hypersensitivity reactions to chemotherpy[M]. Vancouver,British Columbia:BC Cancer Agency,1998(8),29:2002.

[205]LOKICH J,ANDERSON N. Paclitaxel hypersensitivity reactions:a role for docetaxel docetaxel substitution[J]. Ann Oncol,1998,9:573.

[206]CHABNER B A,ALLEGERA C J,CURT G A,et al. Antineoplastic agents. [M]//HARD-

MAN J G,LIMBIRD L E,MOLINOFF P B. Goodman and Gilman's the pharmacological basis of therapeutics. New York:McGraw—Hill,1996.

[207]SLEIJFER S, VUJASKOVIC Z, LIMBURG P C,et al. Induction of tumor necrosis factor—alpha as a cause of bleomycin—related toxicity[J]. Cancer,1998,82:970-974.

[208]COMIS R L. Bleomycin pulmonary toxicity:current status and future directions[J]. Semin Oncol,1992,19(suppl 5):64-70.

[209]STRUMBERG D,BRUGGE S,KORN M W,et al. Evaluation of long—term toxicity in patients after cisplatin—based chemotherapy for non—seminomatous testicular cancer[J]. Ann Oncol,2002,13:229-236.

[210]ADACH K, SUZUKI M, SUGIMOTO, et al. Granulocyte colonystimulating factor exacerbates the acute lung injury and pulmonary fibrosis induced by intratracheal administration of bleomycin in rats[J]. Exp Toxicol Pathol,2002,53:501-510.

[211]LEVI J A, RAGHAVAN D, HARVEY V, et al. The importance of bleomycin in combination chemotherapy for good-prognosis germ cell carcinoma[J]. J Clin Oncol,1993,11:1 300-1 305.

[212]FREEMAN B A,CRAPO J D. Biology of disease:free radicals and tissue injury[J]. Lab Invest,1982,47:412-426.

[213]KHALIL N,WHITMAN C,ZUO L,et al. Regulation of alveolar macrophage transforming growth factor—beta secretion by corticosteroids in bleomycin—induced pulmonary inflammation in the rat[J]. J Clin Invest,1993,92:1 812-1 818.

[214]COOPER J A JR,WHITE D A,MATTHAY R A. Duced pulmonary disease. Part 1. Cytotoxic drugs[J]. Am Rev Respir Dis,1986,133:321-340.

[215]OLMAN M A,MACKMAN N,GLADSON C L,et al. Changs in procoagulant and fibrinolytic gene expression during bleomycininduced lung injury in the mouse[J]. J Clin Invest,1995,96:1 621-1 630.

[216]VILLANI F, DE MARIA P, BONFANTE, et

al. Late pulmonary toxicity after treatment for Hodgkin's disease[J]. Anticancer Res,1997,17: 4 739-4 742.

[217]MCKEAGE M J,EVANS B D,ATKINSON C, et al. Carbon monoxide diffusing capacity is a poor predictor of clinically significant bleomycin lung[J]. J Clin Oncol,1990,8:779-783.

[218]LYNCH D A, HIROSE N,CHERNAACK R M, et al. Bleomycininduced lung disease in an animal model: correlation between computed tomography —determined abnormalities and lung function[J]. Acad Radiol,1997,4:102-107.

[219]BELLAMY E A, NICHOLAS D, HUSBAND J E. Quantitative assessment of lung damage due to bleomycin using computed tomography[J]. Br J Radiol,1987,60:1 205-1 209.

[220]UGUR O,CANER B,BALBAY M D,et al. Bleomycin lung toxicity detected by technetium— 99m diethylene triamine penta—acetic acid aerosol scintigraphy[J]. Eur J Nucl Med,1993,20: 114-118.

[221]HAIN S F, BEGGS A D. Bleomycin—induced alveolitis detected by FDG positron emission tomography[J]. Clin Nucl Med,2002,27:522-523.

[222]HARTMANN L C, FRYTAK S, RICHARDSON R L, et al. Life—threatening bleomycin pulmonary toxicity with ultimate reversibility [J]. Chest,1990,98:497-499.

[223]KOZIELSKI J. Reversal of bleomycin lung toxicity with corticosteroids[J]. Thorax,1994,49: 290.

[224]DABA M,ABDEL—AZIZ A,MOUSTAFA A, et al. Effects of L—carnitine and ginkgo biloba extract (EG b 761) in experimental bleomycin —induced lung fibrosis [J]. Pharmacol Res, 2002,45:461.

[225]ARSLAN S O, ZERIN M, VURAL H, et al. The effect of melatonin on bleomycin—induced pulmonary fibrosis in rats[J]. J Pineal Res, 2002,32:21-25.

[226]MALL G, ZIMMERMANN P, SIEMENS I, et al. Prevention of bleomycin—induced fibrosing alveolitis with indomethacin: stereological stud-

ies on rats lungs[J]. Virchows Arch a Pathol Anat Histopathol,1991,419:339-347.

[227]ARNDT D, ZEISIG R, BECHTEL D, et al. Liposomal bleomycin:increased therapeutic activity and decreased pulmonary toxicity in mice[J]. Drug Deliv,2002,8:1-7.

[228]MALUF F C,SPRIGGS D. Anthracylines in the treatment of gynecological malignancies[J]. Gynecol Ocol,2002,85:18-31.

[229]SINGAL P K, LLISKOVIC N. Doxorubicin— induced cardiomyopathy[J]. NEJM, 1998, 339: 9 000-9 005.

[230]KEEFE D L. Anthracycline—induced cardiomyopathy[J]. Semin Oncol,2001,28(suppl 12):2-7.

[231]HARRIS L, BATIST G, BELT R, et al. Liposome encapsulated doxorubicin compared with conventional doxorubicin in a randomized mukticenter trial as first—line therapy of metastatic breast carcinoma[J]. Cancer,2002,94:25-36.

[232]SAFRA T, MUDDIA F, JEFFERS S, et al. Pegylated liposomal doxorubicin (Doxil):reducing clinical cardiotoxicity in patients reaching or exceeding cumulative doses of 500 mg/m² [J]. Ann Oncol,2000,11:1 029-1 033.

[233]HENSLET M L, SCHUCHTER L M, LINDLEY C, et al. American Society of Clinical Oncology clinical practice for the use of chemotherapy and radiotherapy protectants[J]. J Clin Oncol,1999,17:3 333-3 355.

[234]SPARANO J A, BROWN D L, WOLFF A C. Predicting cancer therapyinduced cardiotoxicity: the role of troponins and other markers [J]. Drug Saf,2002,25:301.

[235]MOREB J S,OBLON D J. Outcome of clinical congestive heart failure induced by anthracyclines chemotherapy[J]. Cancer,1992,70:2 637-2 641.

[236]MATSUI H, MORSHIMA I, NUMUGUCHI N,et al. Protective effects of carvedilol against doxorubicin—induced cardiomyopathy in rats [J]. Life Sci,1999,65:1 265-1 274.

[237]NOORI A, LINDENFELD J, WOLFEL E,et al. Beta—blockade in adriamycin—induced cardiomyopathy[J]. J Card Fail,2000,6:115-119.

[238]HENSLEY M L, SCHUCHTER L M, LIND-

LEY C,et al. American Society of Clinical Oncology clinical practice guidelines for the use of chemotherapy and radiotherapy protectants[J]. J Clin Oncol,1999,17:3 333-3 355.

[239]WONG T M,YEO W,CHAN L W,et al. Hemorrhagic pyelitis, ureteritis, and cystitis secondary to cyclophosphamide:case report and review of the literature[J]. Gynecol Ocol,2000,76:223-225.

[240]SEBER A,SHU X O,DEFOR T,et al. Risk factors for severe hemorrhagic cystitis following B M T. Bone Marrow Transplant,1998,23:35-40.

[241]HATTORI K,YABE M,MATSUMOTO M,et al. Successful hyperbaric oxygen treatment of life—threatening hemorrhagic cystitis after allogeneic bone marrow transplantation[J]. Bone Marrow Transplant,2001,27:1 315-1 317.

[242]KOC S,HAGGLUND H,IRETON R C,et al. Successful treatment of severe hemorrhagic cystitis with cystectomy following matched donor allogeneic hematopoietic cell transplantation[J]. Bone Marrow Transplant,2000,26:899-901.

[243]陈红,周友珍,张帆. 化学治疗[M]//陈惠祯,谭道彩,吴绪峰. 现代妇科肿瘤治疗学. 武汉:湖北科技出版社,2001:21.

[244]周际昌. 抗肿瘤药的毒副作用及其处理[M]// 韩锐. 肿瘤化学预防及药物治疗. 北京:北京医科大学中国协和医科大学联合出版社,1991:715-716.

[245]GRADISHAR W J,SCHILSDY R L. Ovarian function following radiation and chemotherapy for cancer[J]. Semin Oncol,1989,16:425.

[246]TANGIR J,ZELTERMAN D,WENGING M,et al. Reproductive function after conservative surgery and chemotherapy for malignant germcell tumors of the ovary[J]. Am College of Obstet Gynecol,2003,101:251.

[247]BOWER M,NEWLANDS E,HOLDEN L,et al. EMA/CO for high—risk gestational trophoblastic tumors:Results from a cohort of 272 patients[J]. J Clin Oncol,1997,15:2 636.

[248]BREWER M,GERSHENSON D,HERZOG C, et al. Outcome and reproductive function after chemotherapy for ovarian dysgerminoma[J]. J Clin Oncol,1999,17:2 670.

[249]DOLL D C,RINGENBERG Q S,YARBO J W. Antineoplastic agents and pregnancy[J]. Semin Oncol,1989,16:337.

[250]GARBER J E. Long—term follow—up of children exposed in utero to antineoplastic agents [J]. Semin Oncol,1989,16:427.

# 第 九 篇
## 康复、姑息治疗和支持治疗

# 47 妇科癌症患者的生理、心理康复及性功能康复

人是一个精神和肉体结合的有机体。癌症不仅侵蚀人的肉体,也摧残人的精神。因此肿瘤治疗既包括消除肿瘤,也必须包括恢复患者的正常心理和情绪、恢复病变器官的功能、恢复其社会功能以及建立新的希望。因此治疗后的生理、心理康复和性功能康复显得尤为重要。

## 47.1 妇科癌症患者的生理康复

(1)营养康复[1,2]:妇科癌症患者盆腔手术后,其分解代谢与能量需求大大增加,其程度与创伤程度呈正比。根治性手术,如宫颈癌根治术及卵巢癌根治术后,机体分解代谢持续8~10天。在此期间处于负氮平衡,每日氮排量增至20g,蛋白丧失约120g/d,手术后患者体重可下降5kg左右。放化疗后并发恶心、呕吐、消化吸收障碍等都会影响患者的营养状态。营养不良会降低患者对感染的耐受力和免疫力,影响患者的生活质量。因而,对妇科癌症治疗后的患者,补给合理而充足的营养、加快机体免疫功能的恢复有十分重要的意义。

对一般妇科癌症患者而言,饮食调节的一般原则是高能量、高蛋白及高维生素和低脂饮食。由医护人员和家属一起商讨,向患者推荐食物营养成分表和供应的菜单,选择易消化、能吸收、符合患者口味、并愿意服用的高能量、高蛋白膳食(如蛋乳制品、鸡蛋、鱼肉、豆制品等)及补充食品(如浓缩牛奶、香蕉等新鲜水

果)。对恶心、呕吐的患者,在情况允许下,可鼓励患者少量多次饮用清凉饮料(如淡茶、绿豆汤、果汁等)或食前给予少量的止吐剂[1]。此外,恢复期还应合理补充微量元素。肥胖患者康复期应逐渐减少热量摄入,以体重恢复正常为限。患者生活应规律,减少饮酒,禁止吸烟。另外,对不能饮食的患者,如手术后胃肠功能尚未恢复者,可每日经外周静脉补充一部分葡萄糖溶液以减少机体内蛋白的分解与损耗;对昏迷或其他不能口服的患者可经鼻胃管或造瘘管管饲;对大型手术后胃肠功能严重失调或肿瘤侵犯肠道造成胃肠功能紊乱者可给予全胃肠外营养(total parenteral nutrition,TPN),按1g氮与40~50g葡萄糖的比例补充蛋白质及碳水化合物。

(2)体能康复[3]:癌症患者经受了手术、化疗及放疗之后,体能有明显的下降,若长期采取卧床休息的方法,就可能出现肌肉萎缩、组织退化、脏器功能衰退。

术后早期下床活动可促进生理功能、体力以及胃肠功能恢复,减少肠粘连及局部或全身并发症。应鼓励患者早期翻身及床上活动,术后2~3天开始离床活动。而重症卧床、行动困难的患者要定时翻身、按摩,使用适当的气圈、气垫减压,以防止褥疮及静脉血栓的形成。同时应增加患者康复的信心,鼓励其清醒时定时深呼吸及咳嗽训练,以防止坠积性肺炎。

经受过手术及放、化疗之后的患者在康复期内除应严格定期检查及坚持综合治疗外,还

应为自己制订一个循序渐进的体能恢复计划，进行规律而适当的锻炼。年老体弱的患者，包括卧床不起或行动困难者，可进行气功锻炼，或在床上活动四肢，反复抬头训练，或在室内走动，这些均有益于身心健康，减少精神压抑。身体条件一般的人，可每周锻炼 3 次，每次 1 小时。可以步行或慢跑，或步行加慢跑，或从事自己喜欢的运动，如游泳、打网球、散步等。但运动必须循序渐进，不要急于求成；既要坚持，又不能运动过量。这样不仅能改善免疫系统的功能，提高生活质量，尽快恢复体力及身体功能，而且能使患者的思维敏捷、信念坚定、信心增强、精神愉悦。

癌症患者患癌后常常在过多的关爱中失去工作的机会，这也不利于疾病的康复。患者的体能恢复到一定程度后，原工作单位或社会应给其创造工作环境，使其有机会从事力所能及的工作。自我价值的实现会使患者感到愉悦，淡化癌症的阴影，从而实现真正意义上的康复。

（3）其他支持治疗与调理：妇科癌症根治性手术过程中出血多，术前患者又多有长期的营养消耗；放射线及很多化疗药物对造血系统也有抑制作用，故贫血成为治疗后常见的症状，不利于患者的身体功能和免疫功能的修复，治疗后可适当应用中药升血、补气，必要时可给予全血或成分输血。此外，在康复过程中，可用针灸、理疗、气功等进行整体调理。

（4）癌症患者的性功能康复（见后述）。

（赵卫红　徐小霞　张　蔚）

## 47.2　妇科癌症患者的心理康复

心理康复作为肿瘤治疗一体化的一部分，从患者首次得知患肿瘤或肿瘤复发时开始进行。现代医疗观念提供了越来越多的个性化多模式的选择。长时间内，患者必须和她的肿瘤医生密切配合，医生充当一个专业的辅导员，针对患者术前、手术期间及术后身体和心理上的问题进行答疑解惑。

### 47.2.1　心理治疗的含义、原则、条件及心理治疗的必要性[4]

1）心理治疗的含义

心理治疗是以医学心理学的理论体系为指导，以良好的医患关系为桥梁，引用医学心理学的技术与方法，通过医生的语言、知识、情绪和行为或借助电子仪器，促进机体的代偿功能，增强抗病能力，改善或者消除患者的病理心理状态，调整个体与环境之间的平衡，从而达到治疗的目的。

（1）广义的心理治疗：广义上认为心理治疗适用于临床各个科室和各个环节。各个医护人员，甚至与患者接触的每一个人，其诚恳的劝告、喜悦的表情、必胜的姿态、热情的态度、温柔而耐心细致的检查、各种熟练的治疗、舒适协调美观的环境等，都含有心理治疗的作用。也就是说，凡是有利于减轻患者痛苦，使病情好转，使生理心理功能改善，促使病愈的外界影响，都是心理治疗的一部分。

（2）狭义的心理治疗：认为心理治疗是根据医学心理的原理和技术方法，有目的、有计划，按一定程序，针对所患疾病的规律，采用相应的方式、方法，以达到减轻和治疗疾病的目的。

限于篇幅，以下仅描述妇科恶性肿瘤的广义的心理治疗。

2）心理治疗的原则

心理治疗的实质是对个体情绪和认识进行调整和教育的过程，是其个性的重新塑造，使其以较好的方式来适应客观环境的变化。功能恢复在保持患者功能和心理健康方面是一个多层面的过程。Gerorge Engel 是一位心理科兼内科医生，他提出了生物—心理—社会模式作为组织原则在心理教育中的临床应用[5]。这一模式强调了认识行为对健康的重要性，而疾病是一个系统的观念，受生物、心理以及社会各系统因素相互作用的影响。因此，必须注意以下几点。

（1）医务人员应从患者的具体病情和实际情况出发，引导患者回顾疾病的全过程，在暴露矛盾、分析矛盾的基础上，把有关疾病的知识教给患者,帮助患者正确认识疾病,使患者从思想、意识上回到治疗中来。

(2)心理治疗必须设法启发和调动患者与疾病斗争的积极性,使患者从长期消极被动经受疾病折磨的痛苦中摆脱出来,转而与医生合作,积极主动地与疾病进行顽强的斗争。

(3)根据不同的个体、不同疾病及病程进展的不同阶段,医生要灵活运用恰当的方法,不可墨守成规,千篇一律。

(4)一切治疗都要以收到实际效果为目的,心理治疗也一样。尤其在开始阶段,必须竭尽全力、最大限度地为患者解除痛苦,使患者有信心、有希望,并增强对医生的信赖,为进一步心理治疗奠定基础。

3)进行心理治疗应具备的条件

(1)医生方面:医生本身的心理素质及医患关系的建立对心理治疗能否顺利有效地实施有决定性意义。因此,医护人员首先应做到如下几点。

(a)医护人员要有强烈的同情心和友爱精神,要充满热忱,要有感化患者的精神力量和高尚的医德情操。因此,医务人员的良好心理品质和行为方式,对患者有潜移默化的影响作用。

(b)建立健康良好的医患关系,无论以何种形式来交往,相互信任和密切的医患关系本身就有治疗作用,它能明显地减轻患者的焦虑,增强患者的信心,直接或间接地消除患者因紧张情绪所造成的躯体症状。

(c)医生要有广泛的知识,并且应具有表达这些知识的语言技巧和才能,以便与不同职业的患者交往。在熟知病情的同时还要掌握患者有关的情况,如患者的性格特征、兴趣爱好、追求和挫折等。

(d)注意病史保密。每个患者治病的心理因素各不相同,而且大都有各自的秘密和隐私。越是深埋的隐私,越有可能是疾病的症结所在,能否挖掘出来则是心理治疗的关键。为了解除患者的顾虑,医生必须首先向患者声明,将严格遵守病史保密原则。

(2)患者方面:心理治疗是通过医患双方的活动来完成的,治疗效果如何与患者有密切的关系,所以患者也应具备以下条件。

(a)患者应能区别什么是躯体,什么是心理。愿意并能够客观地把她体验过的事情、想到的问题用语言表达出来。

(b)为了巩固治疗效果,愿意并且能够忍受暂时的不愉快和暂时的小牺牲。

(c)有改变自己心理状态的要求和需要,如果患者条件不具备,心理治疗不能收到预期的效果,就必须首先创造条件。

(3)家庭结构对患者治疗过程以及预后会产生很深远的影响。例如,家庭稳定的患者通常配合治疗。社会的压力以及缺少支持这两点,不管是对身体还是心理疾病来说均是重要的高危因素[6,7]。例如,一年前丧失配偶的患者与配偶存在的患者相比,在住院期间和心理治疗的时候可能会出现更多的沮丧和焦虑。

4)进行心理治疗的必要性及目的

治疗恶性肿瘤有2种方法,一是消灭已存在的肿瘤细胞或阻止它增殖(手术切除、化疗、放疗、中草药治疗等);二是增强免疫系统的功能(免疫治疗等)。动物实验和临床实验证实,心理活动与恶性肿瘤的发生、发展与转归及机体免疫功能的调节密切相关[9]。一般而言,负性情绪的存在给癌症的发生提供了条件[8]。情绪忧郁和压抑、仇恨、悲观、绝望等常与肿瘤的发生和发展相平行。在对癌症患者的回顾性研究中,许多研究人员都发现负性情绪削弱了机体的免疫功能,而加强了机体对癌的易感性。张开汉等(1985)对117例肿瘤患者用MMPI测定发现,男性肿瘤患者呈现抑郁、神经衰弱、精神分裂症的高峰点,女性肿瘤患者呈现抑郁、妄想、精神分裂症的高峰点。有的学者认为存在肿瘤C型行为类型(C为cancer之首字母),其行为特征是过分耐心、回避冲突、过分合作、屈从让步、不做决定、不拒绝、负性情绪控制力强、生活单调等[10]。正向的心理活动可以帮助阻止肿瘤细胞的生长和促进机体免疫功能的恢复,促使肿瘤细胞逆转[8]。例如,Carl 曾对 152 名癌症患者进行研究,结果表明治疗状态积极的、病情严重的患者,疗效优于病情较轻的、持消极态度的患者,且副作用较轻。赵耕源(1991)曾报道[11] 1 例有颈部、乳房及面部皮肤癌者,思念已故的丈夫达 9 年之久,并与子女失和,在施行心理治疗后,她重新振作精神,改善了家庭关系,皮肤癌有显著的好转。顾伯文(1983)对 100 例 55 岁以上的老年癌症患者,进行心理分析和心理治疗,发现老年癌症患者的心理特点是:①由孤独感发展到被隔绝感、被抛弃感;②由衰老感发展到绝望感、濒死感;③出现性格改变和行为异常;④对癌症的反抗与挣扎,或漠视与超脱。结合上述心理特点,可进行不同的心理治疗,如分析性、支持性、矫正型心理治疗等。结果 100 例患者在心理治疗后,凡有头痛、恶心、咳嗽、厌食、失眠、腹泻等症状的患者有 45.61%～72.72%获得好转,并有 53.4%～81.8%的患者对化疗后的反应(如呕吐、发热、皮疹、心悸、多汗等)减少,54.3%～73.8%的患者精神好转,免疫机制增强。因此,国内很多学者提出,在广泛宣传和普及防癌知识的同时,应将心理治疗纳入它的范畴。另有学者指出[11],对某些癌症患者应用传统的抗癌治疗其效果不好,这是忽视了心理治疗的缘故。所以肿瘤的治疗应采用医药治疗和心理治疗双管齐下的方案,以达到最佳的治疗效果。

癌症患者心理学治疗的目的主要有:①努力使患者将恢复健康的消极态度转变为积极的态度;②改变患者的孤独感和求援感,加强患者的主观能动性及参与康复的信念;③改变患者的不安全感及不可靠感,加强患者的自信心及安全感;④使患者摆脱自卑感,自尊自爱;⑤稳定患者的不安情绪,使之对抗癌专心致志。

### 47.2.2 妇科癌症患者的心理反应及处理

1)全面了解疾病的发生、发展过程及有关的背景材料

从接触患者开始,医生即开始心理治疗。详细了解患者的疾病发生发展过程及有关的背景资料,既是建立确切的诊断所必需的,也是心理治疗的基础。

(1)年龄:了解患者的年龄及她作为一个女人所处的生命阶段是很重要的。患者可能是一位已经过了生育年龄的妇女,但尚未实现生育孩子的愿望。现在,她发现"不正常"的出血这种可怕的症状,这不仅使她怀孕的希望破灭,而且有可能威胁她的生存。患者有可能是更年轻的妇女,甚至是青少年,由于母亲妊娠阶段接受 DES 而成为无辜的受害者。患者可能是一位在青春早期即有广泛的、主动的性生活史的妇女,现在拥有一个庞大的家庭但被丈夫抛弃,自己却有排液等奇怪的症状。患者可能是一位体内的卵巢恶性肿瘤已悄然出现,而她自己却以为生命正处在平坦和安全阶段的妇女。患者也可能是正年轻的妇女,充满了即将成为人母的喜悦,却发现增大的腹围不是子宫而是"包块"。

(2)生活经历:癌症也可能发生在一些具有特殊生活经历的妇女身上。患者可能有癌症家族史,自己正在护理濒临死亡的母亲。以前的生活经历可能充满了失落感,因此患者视这种新的癌症为一种进一步的、可能压倒她的灾难。家庭关于癌症的说法可能影响到她对症状的感知力,而这种影响可能会导致她过度反应和拒绝接受。比如,某些癌症患者家人说,最好别去找医生看癌,否则你会发现它;曾有几个看上去非常健康的亲戚做常规检查,结果都快死于恶性肿瘤。周围人群,社会团体和更大的社会网络也会有他们自己对癌症的看法,可能对那些有肿瘤并担心可怕的结果会降临到自己头上的妇女带来不利的影响。媒介可能会带来更多的信息,有可能在她的特殊症状出现以前很久即有意或无意地被她接受。

(3)性生活史及既往妇科病史:与妇科癌症病史密切相关的是性生活史及既往妇科病史。

排液、异常出血、疼痛或溃疡等症状可能发生在以前月经不调、性生活异常、不孕、流产或性传播疾病的妇女身上。这些症状,特别是出血和排液,虽然与新的疾病有关,但患者可能将其与既往疾病相混淆,对其症状产生误解,因而可能延误患者对这些具有意义的症状的证实。

尽管人们对性行为的态度已发生改变,且有公开的讨论,但患者本人常无意地将妇科症状与以前的性活动和罪过联系起来,认为这些症状是性紊乱或非法流产的结果或惩罚。可能患者合并有与性活动有关的妇科症状,但患者对性生活持否定态度。

患者可能受其直觉的影响或其他亲属的影响,认为某些症状是身体的某种变化而不予注意。此时,她的性伴侣对她的影响是最大的。他对癌症的想法可能强烈地影响她,可能使得她回避弄清楚这些症状的真正含义。

(4)生活态度及心理防御反应类型:患者自身的生活态度和心理防御反应的类型也很重要,因为他们可能影响她就诊的时间和方式。Taphael 和 Maddison 的研究表明[12],乳腺癌患者,向医生延迟报告乳腺癌症状这一现象与非理性的心理学因素有关(包括拒绝接受的自我防御和压抑)。许多妇女,尽管对绝经后出血的危险性有非常明确的认识,但对这些症状理所当然地认为是一种"变化"。大多数妇女在最危险的阶段并没有接受常规的最容易接受的巴氏细胞检查,因而耽误了患者的治疗,使得治疗复杂化。

另一个背景资料是患者的个性心理特征。Schmale 和 Iker 认为失望的经历可能与宫颈癌的发生相关。Bartrop 等人的研究表明,失去亲人的压力可以影响免疫反应,这一结论支持上述观点的可能性。

2)妇科癌症患者不同阶段的心理反应及处理

妇科癌症患者在被确诊为癌后的整个诊疗康复过程中,心理反应因不同的医疗阶段、不同人格特征、不同文化素养、疾病的轻重程度及对癌症认识水平的差异而表现得复杂而多变。主要表现为进展迟缓的痴呆(伴有记忆障碍、情绪和人格的改变)和进展急剧的意识障碍(有不同程度的定向、记忆、判断、感知、思维的障碍)。严重者表现为"癌性谵妄"。医护人员应针对不同的患者、不同的治疗阶段采取相应的心理治疗措施。

(1)癌症诊断对患者造成的心理影响及相应处理:癌症的诊断对任何人而言,都是生命变化的大事,而对于妇科癌症患者而言,有研究显示她们所承受的精神压力较患前列腺癌的男子而言更高[13]。因为作为女性,她们不仅希望自己有健康的身体,而且还希望各个器官系统健全,在人群和社会中有女性的柔美与曲线。妇科癌症的确诊对女性而言会成为其身份特征的一部分[14]。从正常人转变成癌症患者,她们需要一个心理上的适应过程。对于持续的或复发的肿瘤患者来说,她们有时间去做更充分的准备来应对身体和心理的问题,虽然与前面提到的患者相比,术前其身体状况可能更加糟糕,但与各种不同组患者术前的焦急情绪相比无明显差别。因而诊断后这种心理上的冲击将在很长一段时间内存在,普遍的心理反应为休克和不信任,退缩或否认患病事实,继而出现沮丧、焦虑不安、被动、依赖的不良情绪[15]。她们会感到孤独,对曾经熟悉的人和物感到陌生甚至震惊和愤怒[16],同时又有害怕失去而敏感,对曾热衷的事情不再有兴趣。她们突然意识到她们女性的特征及魅力即将失去,生育功能亦将丧失,生命也将受到侵蚀,而死亡正在迫近,与亲人的诀别即将来临。她们认为自己已成为家庭的累赘甚至是社会的遗弃者,产生消极悲观的情绪,甚或产生轻生的念头。这种心理反应会使患者不愿就医,不愿配合治疗,对医护人员有消极抵触情绪。同时这种心理的脆弱会导致身体防御能力的降低,从而丧失有效治疗的机会。而且,患者术前的焦急程度与其身体的不适相关,并且是术前和术后问题严重程度以及术后生活质量全面评分的一个重要的预测因素[17]。

因而,癌确诊后是否通知患者及如何通知患者是医务人员难以解决的问题。一般要与患者做充分的交谈,积极地、特别关心地听她们讲话,理解她们的苦衷,了解患者的心理背景,过去的生活经历、家庭关系、性生活及生育情况。视患者的性格、经历及其忍受能力而谨慎地向其说明病情,尽可能地使其对自身的健康状况保持乐观的态度[18]。有的患者性格刚强,态度积极,可尽早告之;在患者未做好充分的思想准备前,可暂缓告之;患者承受能力低,亦可不告之。向患者介绍病情时,可做简单解释,包括[19]:

(a)受累的部位和器官:即宫颈、卵巢或子宫内膜等。此时,可用简单的绘图来解释。

(b)病理类型及严重程度:病理类型和严重程度可用通俗易懂的语言来代替复杂的病理术语。如宫颈间变系正常宫颈上皮到癌变的一个中间阶段,其转归有三:转变为正常,保持不变,癌变。严重性可用"轻、中、重"来表示。给予患者更多的关心(例如面对面,与患者平视)作为非语言表达的一部分,也可以产生更好的医患关系,尤其是在比较私密的情况下,例如在做妇科检查的时候。60%的交流是非语言的、不经意的,并且不需要隐藏[20]。非语言交流包括身体动作(眼神,姿势),距离效应(空间关系)以及第二语言(语调,声音)。

(c)治疗的选择和它们的作用方式:向患者简单说明治疗计划及治疗方式的选择,并介绍其预期效果及副作用,这有利于患者在治疗和康复中主动配合,并有助于其理智地克服治疗中的害怕心理。

此外,应让患者将知情后的心理不安讲出来,善于从患者的言行中觉察患者的内心感情,并与之进行交流,设法减轻其焦虑、孤独、抑郁等心理反应,鼓励她们面对现实、正视人生,自信而勇敢地面对癌症的挑战。一旦产生抑郁症状,应给予抗抑郁的药物,并注意防范自杀身亡的悲剧产生。

(2)治疗过程中的心理反应及心理治疗。

(a)围手术期的心理反应和治疗:妇科癌症患者经历了焦虑及孤独的心理状态后,逐渐接受肿瘤患者这一身份。面对手术,一方面,她们清楚地意识到癌症正威胁着她们的健康与生命,手术是"救命"的手段。另一方面,和普通肿瘤手术一样,患者对手术治疗难免有畏惧心理,其中疼痛和手术是否会发生意外为其最为担忧的问题。同时妇科恶性肿瘤患者,还需要切除子宫及双附件,这对大多数妇女来说,都有一个从开始的不理解、拒绝到接受的过程。对大多数绝经前妇女来说,失去月经是一件很重要的事情,因为有些患者认为月经是体内周期性清洁的表现,手术后失去月经,她可能会问:"这些坏血现在流向何处?"生育能力的丧失,即使对那些已有孩子而不希望再生育的人也可能是一件异常痛苦的事情,虽然她们能清楚地认识到这些失去是保存她们的生命所必需的。此外,许多患者认为卵巢是其女性魅力的来源,全部切除会使她们认为自己不再是一名"正宗"的妇女。此外,手术是否会彻底治愈、术后会有哪些并发症、是否会复发仍是使她们寝食难安的问题。这些心理的冲突必然引起情绪的释放,表现为十分激动、易怒,或表现为情绪低落、失望、悲观、忧郁或沮丧,甚至导致自伤或自杀。因此,术前必须针对患者的具体情况,有针对性地开展心理治疗。应注意以下几点:①适当解释手术的简略过程,手术应注意的事项,术中、术后可能采取的医疗措施、出现的不适感、如何进行配合等;②耐心听取患者及其家属的意见和要求,向其充分阐明手术的必要性和安全性;③对有一定危险性的复杂手术,应请权威专家研究病情并确定治疗方案,使患者感到医护人员对她的重视和责任心,让其获得最大的安全感;④安排家属、领导、朋友和同事的探视,给予鼓励和安慰,增强战胜疾病的信心;⑤帮助患者学习减轻紧张、焦虑和手术后不适的方法,如转移注意力、积极地暗示、深呼吸、放松疗法等。比如,面对一位即将准备手术的上皮性卵巢癌患者,医护人员在开展术前心理治疗时,可告诉患者,最大限度地进行缩瘤手术是综合治疗的一个重要组成部分,全宫加双附件切除又是这一手术的重中之重,直接影响患者的生存率。至于治疗后期的性激素水平问题,可考虑用性激素替代治疗,这种替代治疗可解决绝经后的许多病理生理问题。这种心理上的治疗使患者感到医护人员了解、尊重她,真正关心她,并以最好的方法医治她,让她对自己的安全有希望,对治疗有信心。这必然会调动其抗病的积极性并主动参与治疗。

手术之后心理反应较集中,主要表现在以下几个方面:①患者返回病房后最想知道的是手术是否顺利和手术效果如何,因此应告知手术情况及效果,如手术顺利、病灶已经切除等,及时消除患者的疑虑。②由于手术创伤引起的疼痛和不适,加上躯体暂时不能自主活动,担心刀口裂开或出血等意外的发生,最初2~3天会显得痛苦难熬、躁动、情绪紧张、注意力过分集中于手术部位。这种心理会使患者的耐受力降低,对疼痛和不适更加敏感,甚至怀疑手术效果,产生悲观失望情绪。这时给予患者温暖和殷切的关怀,适当地解释、指导和处理是十分必要的。③妇科恶性肿瘤患者术后都有一个恢复过程,医生可在每天与患者的交谈中,开展术后心理治疗。比如,告诉她哪些是手术后的正常表现,哪些是术后并发症及其处理方法等。子宫广泛切除后常常合并膀胱功能障碍和泌尿系感染,医生除了在术前要告诉她有关的知识以外,术后还要告诉她膀胱功能障碍只是暂时的现象,经过医生积极地处理和患者主动地配合,术后1~2周会逐渐恢复正常,这样可消除患者的畏惧情绪,帮助她早日康复。④患者在术后恢复过程中可能出现依赖增强、行为退化等现象,如不敢下床活动、不愿生活自理等。对此类患者应调动其主动性,反复讲解术后下床活动的好处,鼓励并协助其早期下床活动,减少患者角色强化的行为。

(b)化疗期间的心理反应及治疗:化疗会给患者带来更大的威胁,一方面是由于这种强有力的治疗形式的不适,另一方面是由于化疗副反应带来的对患者身体形象的影响。化疗不同于手术治疗,常常需要几个周期的治疗,对患者来说的确是一个漫长的阶段,尤其在经历了一个周期的化疗以后,那种难以用语言表达的身体不适常令患者一刻也不会忘记,在这种情况下坚持下一周期的化疗的确需要坚强的毅力。曾经有一名妇科医生在亲身经历了卵巢癌的手术和化疗之后对笔者说,我宁愿做几次手术也不愿再进行一次化疗。从而可以体会到化疗给患者带来的巨大不适和心理压力。此时,医生除了做积极的预处理及对症处理之外,应鼓励患者积极进行治疗,告诉她短暂的身体不适换来长期的生存是值得的,医护人员会尽量减轻化疗副作用,尽力帮助患者渡过难关。

化疗给患者带来的另一个心理压力是脱发,通常出现在一两个周期化疗之后。医生应该告诉患者这种现象是暂时的,一旦化疗停止,头发会很快长出来,且比化疗前的头发更黑、更漂亮。患者可根据自己的嗜好,选用合适自己的头饰来度过这一段脱发期。

在妇科癌症领域,目前开展最多的是上皮性卵巢癌及绒癌的化疗。在这些患者接受治疗前,医生应将详细的化疗方案及可能出现的毒副作用告诉患者,使其有足够的心理准备来配合治疗。比如大剂量顺铂化疗,常见毒副作用是肾毒性、神经系统毒性、骨髓毒性和消化系统毒性,化疗前酌情将这些反应及相应的处理措施告诉患者,以期得到患者的积极配合,从而收到理想的治疗效果。

(c)放疗期间的心理反应及处理:许多妇女害怕听到"放疗"二字,因为通常认为那种"无希望"的病例才做放疗。另外,放射治疗周期较长,治疗过程中出现疲劳、恶心等症状常常影响患者的饮食和休息。治疗后期出现的阴道狭窄和其他并发症,可能会使患者的害怕和焦虑情绪加重。积极处理放射治疗过程中的不适和并发症,同时加强医护人员与患者的交流,会大大减轻放疗阶段的不适,增加战胜疾病的信心。

(3)康复期的心理反应及随诊[19]:康复期患者的心理反应也是十分复杂的。许多患者带着不知什么时候复发的心理回到生活和工作中。即使临床已治愈的患者,仍然担心身体、体力、功能是否能够恢复,工作是否能胜任,癌症是否会复发,且常常感到忧虑。有的自感不如常人,表现为悲观、失望、惭愧和怨恨,丧失进取心和勇气。尤其是一些晚期或复发的患者,其工作能力的下降或日常生活的不能自理会让她们认为自己成为家庭的包袱,对家庭和社会不再有贡献,失去了人生的意义[21,22],因而精神沮丧、万念俱灰。这些所造成的精神打击会较初次确诊时更严重。失眠、食欲减退、焦虑等都可以再次出现,抑郁也更严重,甚至产生轻生的念头。另外有专家提出癌症确诊时越年轻,则遗传易感性越大,这种提议也增加了患者的精神压力[23]。

对治疗后的患者应加强恢复指导,促进其体力和心理功能的恢复,并做好随访和预防复发的工作[24]。

首先应向患者及家属说明,康复是渐进性的,是一个较长期的过程。在康复过程中,要发挥自己的主观能动性,增强独立性,尽量减少对医生及家属的依赖性,自己主动地采取康复措施,对自己的命运负起更多的责任。生存1年后,患者在心理上会得到安慰,生存2~5年后,意味着治疗效果甚佳,这必然改变患者对癌症的偏见,对完全战胜癌症更充满信心。

康复阶段的患者,在生活起居等方面应做到:① 适当地开展体育锻炼。运动必须循序渐进,不要急于求成,既要坚持,又不使运动过量。这样会使患者思维敏捷,信念坚定,信心增强,精神愉悦,改善免疫系统的功能,提高生活质量,尽快恢复体力和生理功能。② 保证规律的生活和适当的营养。肥胖者应逐渐减少热量的摄入,但以体重恢复正常为限,要减少饮酒,并禁止吸烟。③ 根据体力情况,从事力所能及的工作。体力允许时,还可以恢复原来的工作,参加适当的娱乐活动,使生活更充实,更有意义。

其次,妇科癌症患者的康复过程中,家庭的支持是很重要的。家人应常和患者一起进行一些与疾病无关的活动,经常交心谈心,尽一切可能理解、体贴和帮助自己的亲人,从物质上尽量给予满足和支持,同患者共渡难关。尤其是丈夫更应该这样做,还要经常接触、拥抱、无微不至地关怀,使她得到更多的爱,协助她排除恐惧和忧虑,焕发出生活的热情。关于妇科癌症患者的性康复,后面将详细介绍。

此外,社会的关怀对癌症患者的康复也很重要。宣传防治癌症的知识、设立康复机构,是社会对癌症患者予以关怀的体现。集体心理疗法[25]可能会成为一种提高生活质量的有效方法。通过集体训练(如集体松弛训练等)、集体教育(如以讲课方式让患者以正确的抗癌知识来武装思想),通过成立抗癌乐园及开展各项活动(如邀请专家讲座、切磋练功经验、专题讨论咨询、交流抗癌经验、介绍抗癌信息、评选抗癌明星、组织庆祝联欢等),使癌症病友们自己掌握自己的命运,变消极地、被动地接受治疗为积极地主动地参与治疗,为探索康复之路而团结、友爱、学习、交流、奋进。同时,在社会中应树立关心他人、团结友爱的社会新风,纠正社会上对癌症的偏见,减轻或消除社会上不少人对癌症患者的误解与嫌弃,从而减轻癌症患者的精神压力,使她们在良好的社会环境中生活、工作、学习,感受到人间温暖,并树立起生活的信心。

家庭成员、配偶、同事或社会及网络支持对患者缓解焦虑有帮助。家庭结构也会影响患者应对焦虑的方式:家庭稳定的患者不仅配合治疗而且身体和心理方面的结果更加好[26]。

对康复期及康复后的患者要定期随访,一旦疑有复发,必须尽早确诊。能再次治疗的尽早治疗,同时给患者以精神支持,帮助患者从心理上适应新的变化,使其在再次接受治疗中能承受心理和躯体上的严重反应,争取较好的预后。

那些无特殊治疗的晚期癌症患者,随着病情的发展,会出现许多痛苦的症状,特别是难以忍受的疼痛,均应一一设法予以缓解和消除。要真诚、认真地做好饮食、个体卫生等护理工作,使患者尽可能平安地度过生命的最后阶段。对患者家属亦应安抚和鼓励。

(徐小霞 张 蔚 汪国荣)

## 47.3 妇科癌症患者的性功能康复

康复是一个恢复的过程,其目的是恢复患者的原有能力。妇科癌症患者不仅生理及心理上承受了巨大的创伤,其性功能及性心理亦受到极大的影响。性是整个人类生活的一个重要组成部分,人类的性活动不仅是一种生物本能,而且最充分地表现出精神和肉体的相互作用;不仅受到性激素的影响,而且受到社会、文化、心理、遗传及疾病等多方面因素的干扰,表现方式极其复杂,带着强烈的社会文化色彩。生活中有各种性问题的人是十分常见的。1999 年 Laumann 和同事们在关于性问题的流行病学研究显示,43% 的女性和 31% 的男性有性功能障碍[27]。女性癌症患者治疗后有30% 发生性交疼挛,23.1% 无法达到性高潮。患有女性生殖道癌瘤的患者,对性问题更为敏感,性功能障碍更易发生,心理上更易受创伤,不同程度地影响到患者的生活质量和身心健康,乃至家庭幸福。因此,在妇科癌症的诊治全过程中,医护人员不应仅仅考虑患者的治疗和生存率,而应把患者看成一个有自己生活目标和生活方式的完整的人,她们和正常妇女一样,也会有性活动的需要、性功能的表达和性的情感。在治疗癌症的同时,应对妇科肿瘤与性功能有关的生理、病理、解剖、内分泌及社会心理及性心理变化进行更深入的了解和研究,以利于提出预防及治疗性功能障碍的措施,进行咨询指导,降低性问题的发生率,达到提高生存质量的目的。在国外,妇科癌症治疗后的性功能康复作为癌症治疗的一个十分重要的部分已受到广泛的重视[28]。

性保健方案是多科室综合的方案,包括全面的体检、性功能评估及性欲的评估,由取得了合格证的性保健医生执行,负责解答患者有关性欲、性行为以及生育能力方面的问题。患者可以询问各种专家,包括妇科医生、心理医生、精神病医生、疼痛科医生以及其他在绝经综合征治疗方面有经验的医生。

### 47.3.1 手术对性功能的影响[29]

任何手术均会影响性功能,特别是与生殖系统有关的手术会在心理上影响性功能。大量的妇科肿瘤患者在接受不同方式或不同程度的手术后,都会在心理上影响性功能或性生活等许多性问题。据文献报道妇科肿瘤患者术后性功能障碍的发生率为 20% ~ 100%。因此手术前应事先与患者讨论性功能障碍问题,性伴侣也应参与咨询商量,然后采取及时有效的防治措施。

1)外阴切除与性功能

(1)单纯外阴切除与性功能:单纯外阴切除范围包括大阴唇、小阴唇、阴蒂及部分会阴体,切除组织深度有皮肤及部分皮下组织,不需达会阴部筋膜。

由于切除了部分大阴唇、小阴唇,使阴道口组织张力增加,缺乏弹性。手术后阴道口及尿道口没有小阴唇的保护而外露,容易受到摩擦产生阴道炎、尿道炎及膀胱炎,患者有一种"敞开"感和不适。因阴蒂切除,使其作为女性性感受体及传感器的功能不复存在,在性反应的兴奋期没有阴蒂海绵体的充血及勃起,亦不能接受到性紧张所需的性刺激,影响性高潮出现的频率及强度。但有人认为,阴蒂切除并不减弱性高潮反应和性兴奋的生理过程。手术后外阴形态变化对患者及其配偶在心理上均造成异常感觉。但手术后1年均能逐渐恢复性生活,性生活恢复的早晚及程度与手术范围有一定的关系,一般组织损伤范围较小、程度较轻者恢复较好。

(2)广泛式外阴切除加腹股沟淋巴结清扫:手术范围包括大阴唇、小阴唇、部分会阴体,切除深达皮肤、皮下、筋膜,淋巴结切除切口始于髂前上棘内3cm,下达股三角尖端。手术后外阴组织有较大缺损,张力大,且因皮下脂肪剔除,局部血液循环不良,切口易裂开而感染,愈合差。腹股沟切口因缺乏皮下脂肪易出血感染,愈合不良,常需二期处理,常常采取厚皮片移植。虽然阴道本身不因这种手术而改变,但仍可能有性交困难后遗症。切口愈合后形成较大的瘢痕,外阴变形,阴毛移位而稀少,可严重损伤患者的心理状态,阴阜及外阴部因缺乏脂肪而扁平、僵硬,性生活时,双方均有不适感或性交疼痛。术后尿道口外露,因瘢痕牵扯而使尿道缩短,尿流偏向侧方。偶尔,尿道口因结缔组织收缩与耻骨贴近时,尿流可进入阴道,也可产生尿失禁及膀胱炎等。上述改变会使配偶关系疏远,影响性生活。较大瘢痕能使外阴及大腿部产生持续性麻木感。摘除腹股沟深、浅淋巴结后产生下肢淋巴水肿,可降低性反应。由于阴蒂、阴唇及阴道下部感觉神经末梢损伤,抚触对患者并不起作用。有人发现[3]50%～80%妇女术后完全停止性生活,但她们性欲正常。手术前性生活正常者,术后1年均恢复性生活,但生殖器接受刺激的感觉较差。术后患者与配偶双方感情上的满足比对生理的性满足更加迫切,表现出感情的平衡对性功能恢复有促进作用。曾有学者认为,广泛式外阴切除术后,虽然损伤了阴道神经末梢,产生感觉障碍,然而,手术并未涉及支配盆底肌肉的阴部神经纤维[4]。因此,手术后性高潮功能障碍,主要是感觉障碍及中枢性唤起障碍,为心理因素所致。因此应协助患者进行心理状态的调整,促进其性生活的恢复。

2)阴道切除与性功能

阴道癌手术采用广泛式外阴切除或广泛子宫切除加淋巴结清扫,大部分手术后,性功能预后不好。阴道自然润滑作用很可能由于瘢痕形成和残留阴道黏膜的血流动力学而受到严重破坏,继续保留性交功能的妇女,可能会主诉兴奋降低及性高潮反应丧失。但目前还没有这方面的研究,也没有准确报道这种结果的发病率。丧失性交能力的患者,根据术后健康状况,非性交的性功能还会继续存在。如果采用放疗,那么放射性阴道炎、放射性直肠炎或瘘管等,也可使问题复杂化。此外,男女双方对疾病的态度以及术后生殖器解剖改变的反应都可导致性生活障碍,如果术后阴道解剖状态得以恢复,须注意术后应用扩张器,以防止阴道狭窄。性生活时,用人工润滑剂对减少性交不适、增加性快感是比较合理的。

3)子宫切除与性功能[29-31]

(1)保守型子宫切除:子宫是妇女的内生殖器,是月经来潮的源头。单纯子宫切除本身在性功能方面不产生机械和生理的影响,性功能障碍往往是心理性的。部分妇女误认为子宫切除后不能生育,性功能也会自然减退,甚至自己变成“中性人”,认为性生活没有意思,因而导致性欲低下,甚至使性生活也随之告终。有的妇女认为子宫切除后,盆腔空虚,阴道缩短,担心性交时对阴道或内脏有伤害。因此,不敢尝试性生活。有的配偶对子宫的生理功能缺乏正确的认识,错误地认为妇女失去子宫,就失去了女性的特点。其实子宫的生理功能只在于生育,并不是性器官。子宫只有近鸡蛋大小,从盆腔中切除子宫是不会显得空洞的。阴道顶端的手术切口在手术后3～6个月完全愈合,阴道有很好的弹性及收缩性,术后并不缩短。所以,切除子宫并不影响性生活。相反,有的妇女因为手术切除了病灶,身体恢复,术后性功能有所增强。

近来,有人对女性性功能生理基础进一步

研究,认为子宫切除后的生理解剖变化与性反应有密切的关系。如在性反应中子宫起到积极作用的妇女,性高潮时有明确的子宫收缩感,子宫切除后则会影响到她们对此收缩的感觉。由于子宫动脉、静脉已结扎,性反应中盆腔充血减少,兴奋期不再有子宫抬高、阴道穹隆膨胀及扩张的"帐篷"现象产生。由于子宫主韧带、骶韧带及圆韧带切断,在性反应的兴奋期和平台期则感受不到高度的性紧张。但是,体验以外阴高潮为主的妇女,子宫切除后则没有上述影响。子宫切除术的并发症包括感染、损伤、伤口愈合不良等,如果不及时治疗会影响性功能。另外,当性交时由于阴道伤口受到突然的冲撞而有可能流血,这将使夫妇双方都感到很紧张,也很恐惧。因此,术后恢复性生活时,要检查确定组织是否完全愈合。

(2)广泛式子宫切除加盆腔淋巴结清扫:手术范围包括子宫、附件、主韧带、骶韧带及部分阴道组织。盆腔神经丛主要位于阔韧带底部子宫颈旁组织内,分布于子宫体、子宫颈及膀胱上部。盆腔神经丛有来自第Ⅱ、Ⅲ、Ⅳ骶神经的副交感纤维,及会向心传导的感觉神经纤维,影响膀胱功能及性功能。交感纤维及副交感神经损伤的程度与宫旁组织及阴道旁组织切除的多少及阴道的长短有关。盆腔神经丛损伤引起的术后膀胱功能障碍是暂时的,亦有永久性的。由于排尿不畅及困难,可引起顽固的泌尿系感染、腰痛、尿频、尿急、尿痛,造成精神压力及身体不适,明显抑制性欲及性反应。盆腔神经丛自主神经及感觉神经损伤,子宫动脉、静脉结扎,使性唤起和性交时阴道充血、润滑功能减退,引起感觉迟钝,引起残端与膀胱三角、直肠形成粘连,引起性交痛。

盆腔淋巴结清扫,可能会损伤神经。神经损伤可产生下肢肌肉运动功能障碍,阴阜、阴唇及大腿部麻木感觉及感觉消失或感觉异常,这些感觉功能障碍对患者的全身健康恢复不利,也影响患者接受必要的性刺激,产生性功能障碍。丈夫如果不了解女性生殖器官解剖和广泛子宫切除会引起的功能变化,就会产生许多错误性的概念,认为子宫切除就等于降低了性欲或失去了女性特征,那么就会有意回避同妻子的性行为;有的态度有些沉闷,对性生活感觉到忧虑或怀有一种自责感。据瑞典的一份资料显示,接受该手术的女性中,3/4 的患者在手术后会有性困扰,仅 1/4 的患者没有性问题。因此对广泛性子宫切除加盆腔淋巴结清扫的患者和配偶及时进行性方面的咨询和行为指导极为重要,以避免发生性功能障碍。

4)卵巢切除与性功能

早期卵巢恶性肿瘤并无症状,而晚期卵巢恶性肿瘤往往会出现腹部包块、腹水、呼吸困难,以及肿瘤破裂、出血、感染等,严重影响患者的性功能,因而性欲低下、性反应抑制、以致性交停止。卵巢颗粒细胞瘤细胞能分泌雌激素,可出现性功能亢进,卵巢门细胞瘤及睾丸母细胞瘤能分泌雄激素,使患者阴蒂肥大、多毛、乳房萎缩、性欲亢进,手术后症状消失。

对 45 岁以上的患者切除卵巢,这时卵巢本身已萎缩或将出现萎缩,手术后就像自然进入绝经期一样。如果患者年龄在 45 岁以下,这时卵巢还处在发挥功能时期,如果病情允许,尽量保留一侧卵巢。其目的不是怕影响性功能,而在于预防更年期综合征的发生。因为妇女在青春期性发育成熟以后,性欲的维持和性高潮的激发,并不取决于体内雌激素的多少,双侧卵巢切除并不影响性功能。但双侧卵巢切除后,性腺放射去势、体内雌激素水平会突然大幅度减少,影响下丘脑和垂体功能,容易出现全身自主神经功能紊乱等不适应的更年期症状。性激素抑制剂的使用和不正规的化疗等也会导致患者内分泌紊乱甚至绝经,这些都会给大多数的患者带来性功能的改变甚至障碍[32,33]

(徐小霞　汪国荣　张　蔚)

## 47.3.2　放疗对性功能的影响

20 世纪 50 年代国外已广泛重视放射治

疗对性功能的影响。治疗后性交停止者占50%,严重性交困难者占34%。Incroccil[34]等人报道宫颈癌仅接受放疗的患者中,57%失去性欲,50%有性交疼痛,近33%在放疗后的最初3个月内有性行为。Robingson[35]的资料显示,手术加外照射导致性交困难约占该样本的1/4,50岁以下的女性放疗后82%发生性功能障碍,性交频率明显减少。放射治疗后性交停止者占21%,性交困难者占33%。追踪观察发现,治疗后6个月手术及放疗两组患者性满足、性高潮及手淫频率与治疗前相比,已恢复正常,而性交频率明显减少,但两组无差异。治疗后1年观察放疗组的性欲、性唤起障碍和性交困难的发生率比手术组明显增高,说明放疗后的性功能障碍和性交困难发生较晚。

阴道上皮基底层对电离辐射十分敏感,其小血管的内皮细胞及结缔组织的成纤维细胞为中度敏感,放射后阴道小血管狭窄、闭塞、结缔组织增生、血管扩张的能力丧失,使性唤起时,阴道充血、润滑作用和高潮功能受到抑制,放疗后结缔组织增生,使阴道弹性消失和变形,损害了在性活动中阴道延长、扩张等。放疗后性困难的原因在于:①阴道上皮变薄,润滑功能下降;②阴道狭窄、变形、弹性减低;③阴道易于损伤及感染;④卵巢功能衰退,阴道萎缩;⑤性交次数减少。放疗后生殖系统组织学变化可持续3年以上,其后逐渐稳定,并不逆转。

### 47.3.3　化疗对性功能的影响[39]

化疗可产生很多长期或短期的副作用。目前有关化疗对生育能力影响的资料较多,而化疗及综合治疗对性功能影响的资料较少,很少有人研究和询问肿瘤患者性功能改变及有关病史。化疗可引起卵巢功能衰竭及低下,影响性功能。如环磷酰胺可直接破坏卵巢排卵及初级卵泡而使患者的卵巢功能减退,引起闭经。苯丁酸氮芥有时使血中FSH水平升高,

但血中睾酮和LH通常是正常的。另外,化疗后脱发会改变患者的形象,使患者产生恐惧感,影响自尊,觉得自己失去吸引力而不愿见人,更不愿与配偶接触,严重抑制了性功能。目前,大多数人均使用假发套以维护自身形象,保持心理平衡和正常的社交活动。放线菌素D易引起较严重的脱发,该药常用于绒癌、恶性葡萄胎及卵巢恶性生殖细胞肿瘤患者,而这些患者多为年轻患者。因此,在治疗前要给患者做好宣传教育工作,使他们有所准备,不致在化疗中因每日大量脱发而不知所措。要鼓励他们不要丧失信心。

### 47.3.4　精神压力及解剖知识缺乏对性生活的影响

妇科癌症造成的精神负担也是引起性功能障碍的重要原因。患者在知情后感到焦虑、惊慌、恐惧、悲观和绝望,同时又极敏感,易猜忌,觉得其亲友正逐渐疏远自己,对生活不再有信心,对食物、娱乐、性生活没有兴趣。已有研究和临床经验表明,即使是性器官本身或支配性器官的神经、血管受到实质性损伤,心理治疗仍然可以使患者的性生活得到改善[36]。

部分妇科癌症患者及其配偶对生殖器的解剖结构及性知识缺乏。有些患者术前因性交的疼痛而对性生活反感,术后仍躲避性接触。有些患者认为切除卵巢、子宫等有一种被阉割的感觉,认为自己不再具有性能力等[36],其配偶认为切除了子宫、停止了月经就等于失去了女性的特点及女性价值,而不再成为一个完整的人,相互间会无意识地回避性行为。另外,有些夫妇担心治疗后性交对女方有再次损害,或导致复发,或对男方有传染等。还有些丈夫对妻子做生殖器官的手术及放化疗态度沉闷,对以后的性生活感到忧虑或怀有一种自责感。这些均会使性欲下降、性感缺乏,最终终止性生活。

此外,临床医生常比较关心患者的躯体健康,而对患者的性要求和性问题常常注意较

少,这也使患者以为性是不被容许或不重要的,不便启齿问医生性方面的问题。因此,医务人员对性的暧昧态度也是肿瘤患者性欲低下的原因之一[36]。妇科医生在治疗前后,特别是患者进入了相对稳定的生存期时,适时地给予有关性方面的正确指导将是非常有益的。

(徐小霞 张 蔚)

### 47.3.5 妇科肿瘤患者治疗后的性功能康复[29,37]

本章已前述,手术治疗、放射治疗对性功能均有影响,对全身及泌尿生殖系统会产生一系列生理、解剖、内分泌及心理等方面的变化,这些变化均能引起患者器质性和心理性的性功能障碍。此外,精神压力及解剖知识缺乏对性生活也有影响。因此,性功能的恢复是妇科癌症治疗的组成部分。术后的性欲问题主要来源于手术本身对身体的影响,患者对肿瘤会发展的担心以及一些其他的心理因素,术后配偶的态度也能影响患者的性欲。婚姻问题可能引起性问题并慢慢地降低患者的自尊心。因此,性心理的咨询也应该提供给患者的配偶及关心她们的人。患者配偶的介入可能对一体化治疗有一定的帮助。

1)详细了解患者生物学与心理方面的情况

生殖系统癌症对妇女有双重影响。首先是癌症威胁生命,发现恶性肿瘤本身对患者来说就是一个严重的打击,患者马上会对是否能存活的问题感到忧虑,对恶性肿瘤诊断的常见反应是焦虑、惊惶、恐惧和绝望。当然,每个患者及家属对肿瘤的反应,在很大程度上与肿瘤的性质和预后有关。其次,癌症会影响她们的形象、自尊和吸引力,而人们往往忽视了妇科肿瘤对夫妇关系的影响及性问题。有证据表明,恶性肿瘤患者,虽然对性交的兴趣一般是淡漠了,但是对相互身体亲密接触的欲望反而增强。应当了解妇科癌症及癌症治疗给患者带来的生理病理变化及其对性功能的影响,也应十分重视社会心理和性心理的动态。切除

子宫的人常常认为自己是不完全的人,行广泛子宫切除的患者更是如此。手术不仅影响到患者,而且配偶也会感到恐惧、悲伤和失望。一方面是害怕癌症复发,另一方面是怕损伤他妻子,某些罕见情况下是害怕自己也染上癌症。这将影响他们的共同生活。有资料表明,手术前后患者的形象评分、性关系和性交频率有明显差异。社交调节能力评分明显下降,且社交调节能力的下降与患者的个性关系明显。但是形象、性关系和性交次数的变化对个性没有影响。一般健康状况评分与术后形象评分密切相关,自尊与形象关系不明显。在人际关系方面,有人研究发现,29%手术后与配偶关系疏远,13.2%断绝关系。平均年龄在42.2岁及53.5岁两组中,年轻组比年长组配偶关系变化明显,且发现在与配偶相处方面(关系长短),有稳定关系9.9年者比24.9年者关系疏远的发生率高。这种现象在广泛外阴切除、广泛子宫切除及盆腔脏器切除三组中结果一致,说明配偶关系的疏远与手术类型无关。因此,手术及放化疗后必须了解她们的社会心理、性心理、人际关系方面的变化,掌握她们存在的具体问题,有目的地进行宣教和咨询,使患者术后尽可能获得较高生活质量。

2)了解妇科肿瘤患者治疗后性功能障碍的高危因素[29]

(1)年轻、未曾体验过生育、抚养及较短暂稳定婚姻者较年长、曾有生育、抚养和美满婚姻者较易发生性功能障碍。

(2)心理调适状态不好,性心理不稳定,遇到威胁就表现抑制者,为高危人群。

(3)顾虑治疗后会影响性功能亦为高危因素。考虑可能影响性功能的妇女,在治疗后阴道润滑功能下降,性欲减退及性困难发生率比没有顾虑的患者多。

(4)性角色的作用,特别女气的妇女常常易产生性功能障碍,因为她们的个性趋向刻板,对丈夫的期望不易改变。女气的男人或女人的调适障碍评分最高,这种发现与Bems提

出的男性作用(androgenous gender role definition)能提供较佳的调适能力的观点一致。

3)进行性教育与性咨询[29]

临床上很难把疾病本身的症状与患者对癌症的情绪反应区分开来。恶性肿瘤威胁生命性质及患者伴有的精神反应,如怕死、怕残、焦虑、愤怒、忧愁以及自信心降低等是显而易见的。然而医务人员往往认为没有必要讨论晚期癌症患者的性需要和性问题,从而使患者得不到治疗指导,现在越来越多的医生认识到肿瘤患者的性需要。性康复应从确诊开始,且持续整个治疗周期。在治疗前后对患者进行旨在促进恢复性功能的宣传教育是十分重要的。对一些患者来说,他们的痛苦可以从性生活的乐趣中得以减轻,另一些患者则因自己继续参加性活动不再害怕会失去配偶的支持,不再担心其配偶有寻找外遇的可能,从而减轻情绪紧张,密切夫妻关系。即使对一个因疾病不能性交的患者来说,拥抱、接触、相互亲昵的动作可能是生命存在的一个重要内容。

1980年Capone提出给妇科癌症患者设立"适应转折的咨询干预计划"(crisis-oriented counseling intervention program),此课程从明确诊断时即开始进行。发现在没有进行咨询干预的患者中,治疗后6个月时,性交次数减少或停止者占3/4,治疗后1年者占1/2以上,而接收咨询干预者,在3个月时,性交次数减少或停止者仅占1/2,6个月时为1/3,12个月时为1/5。且治疗后1年性交次数恢复至治疗前,受教育者比未受教育者高2倍。

咨询干预计划的主要内容为:①认真评估患者的健康状况、心理状态及性功能,评估存在的性困难和性要求。了解患者对疾病的知识及性知识水平,以及对口交、肛交及手淫等性活动的态度。因为这些情况十分重要,它可能成为妇科癌症治疗后暂时或永久性的性交替代方法。对患者治疗后的性要求必须正确评估。医生不能认为患者对性生活漠不关心,便"忘记"肿瘤患者仍会有性需要和性的情感,

简单的判定肿瘤患者对性不会再有兴趣。②要了解患者的错误认识,如认为手术后性功能不可能恢复、性交会引起出血或癌症复发等。此外,在实行咨询干预计划中,要注意创造医生和患者交流的宽松环境,有利于相互对话及了解她们的要求,要通过热情的语言、关怀的表情及手的触摸与患者建立感情,减少患者的孤独感,使她们从癌症的恐惧中解脱出来。③将患者的注意力转移到自身仍然保留的特征上,这种特征包括面孔、乳房及体型吸引力等,以消除患者的自卑感和不完整感。要在身体条件允许的情况下,尽早恢复性生活。性生活恢复愈晚,性功能障碍发生愈多,甚至完全停止性交。配偶在咨询干预计划中也有重要作用。配偶同时参加咨询干预计划,对患者性功能恢复有促进作用。

了解下述几点对患者的性康复将有所帮助。

(1)让患者了解恶性肿瘤的诊断与治疗,并不意味着患者性生活的终结。

(2)向患者讲解肿瘤的特点,包括解剖部位、自然病史、治疗方法及预后。

(3)使患者了解治疗(放疗、化疗及手术)中可能出现的问题。

(4)让患者知道,有人在关心她们的性康复。

(5)了解患者在患病前的性行为和性交反应类型。

(6)用现实而又积极的方式与每一个患者讨论因手术、药物、放疗而可能引起的性问题。

(7)为每个治疗后的患者及家属提供关于性活动能力恢复的咨询指导,做出针对性的医嘱,要考虑每个患者的需要和各自的传统观点。

(8)随访时,应常规询问患者的性问题。

4)进行必要的性生活指导

医生应与患者及其配偶讨论,态度恳切地给予指导[38-40],了解其性生活史,讲解生殖器解剖及性知识。首先应了解患者病前的性生

活史(包括性行为、性反应类型及生育史),消除妇科癌症治疗对夫妇性心理方面的影响。要明确妇科癌症患者也是人,树立患者的性自信,使其能将自己想象成为一个理想的人,能给予别人爱,也能接受爱,可以成为有效的性伴侣。

(1)树立正确的性爱观。在性教育和咨询中,对手术患者,一方面要强调即使手术切除了癌瘤,甚至同时切除了受累的生殖器官,虽然对性功能有不同程度的影响,但并不意味着降低了性欲或丧失了女性的特征。另一方面,对患者及配偶也应说明,患者经治疗后完全满意地解决性功能障碍一般是不可能的,即使是一对健康的夫妇,存在某种性问题也是不足为奇的,更何况是患者。术后多有短期内的性功能减弱的表现,既有心理的因素,又有生理的因素,配偶双方应了解术后性器官的变化,尤其是男方应采取循序渐进的方法,单纯强调女性性高潮是不适宜的,应更多方面地体贴女性,给予更多亲昵,丰富生活内涵。在某种情况下,配偶双方对术后性器官变化的认识和态度,其中男配偶的态度对日后性生活美满与否是一个关键因素,要强调男性配偶在双方心理适应和性适应进程中的重要地位,并提出可供选择的性生活方式。单纯强调性高潮或同时达到性高潮是不适宜的,要使患者了解,即使健康者的性高潮亦随年龄和药物的使用而有所改变,高潮反应并不是必不可少的,也不是配偶爱情的唯一表示。即使对一个因疾病不能性交的患者来说,拥抱、接触、相互亲昵的动作也可能是生命存在的一个重要内容。

(2)寻求合适的性爱方式及时间。夫妇间可以合理安排工作,避免疲劳,选择适当的时间同房,而不应在饮食、饮酒或服安眠药后同房。老年人在早晨同房较合适。对老年夫妇,甚至年轻夫妇,做爱方式也应改变。由于放疗使组织变薄或雌激素缺乏,使阴蒂变得不适,放疗后阴道不能分泌润滑液,所以要以广泛身体接触使之兴奋,一般原则是轻度、间歇、迅速

与皮肤及黏膜接触。外阴切除术切除了对性交非常重要的外阴感觉组织,幸而性感应区分布广泛。因此,外阴切除后可以通过其他部位,如乳房、臀部或背部抚摩而得到补偿。

子宫全切术后的第一次同房,患者往往担心穿透阴道顶端,使内部脏器受损,侧卧位性交可能使妻子放心。同时根治性子宫切除后,阴道可能缩短一半,膀胱三角区和直肠壁紧紧贴靠在新的阴道顶端,同房时剧烈活动可使之疼痛,而膀胱或直肠饱满使这种不适加剧,所以性交前应排空膀胱或直肠。由于阴道前壁缩短,对那些性高潮时尿失禁者,上述措施也有帮助。也可教患者以单手或以手掌握住阴茎,以造成较深阴道之感。男配偶也应知道,阴道缩短后需避免粗暴的伸张尝试。

患者阴道腔内治疗,可导致上皮变薄或分泌丧失,穹窿萎缩,阴道可能缩短一半,为预防这一并发症,应鼓励患者尽早同房。如果生理扩张失败,妇科医生可进行手指检查以预防腔内粘连,经常塞用雌激素乳剂是有益的。但有些患者可能误认为激素会致癌,可向患者说明,这种担心是毫无根据的,如患者拒绝使用雌激素乳剂,可以使用水溶液胶冻。从美学观点上讲,这些乳剂或胶冻类润滑剂比凡士林类更易为患者所接受。有极少数患者确实无法经阴道性交者,口交或手淫乃是一种补偿方式。

(3)解决外阴治疗后视、触觉缺陷所造成的性问题。范围较宽的外阴四边形切口可允许二期愈合,游离加厚皮片可以用于耻骨联合区;如外阴切除范围太广,可行外阴重建术(见前述有关章节)使伤口一期愈合,效果较好。需要注意的是这类患者常需要使用阴道模具以保持阴道形态,如果患者性交少或不使用扩张器,阴道可能明显萎缩,应该提醒患者注意。

(徐小霞　蔡红兵)

5)雌激素替代治疗(HRT)

(1)适应证:理论上应用 HRT 的指征是体内雌激素水平下降。因妇科恶性肿瘤而行

全子宫及双附件切除的患者,或接受过放射治疗的患者,治疗后进入低雌激素水平的状态。这类患者,如无 HRT 禁忌证者,应今尽早使用 HRT。此外,妇科癌症患者,治疗保留了卵巢或者同时保留了子宫者,如有严重绝经症状,可给予 HRT,改善绝经症状,也有助于性功能的康复,提高生存质量。

(2)给药途径,常用药物及剂量:HRT 可经口服、经皮、经阴道及皮下埋植等多种途径给予。HRT 最合适的剂量及疗程还不清楚,但是当前临床使用指南认为,应予以严重绝经症状者 HRT 并给予最低有效剂量短期(少于 5 年)用药[41-42]。短期、低剂量应用 HRT 对有绝经症状的一些妇女的治疗似乎有一个可以接受的风险受益率。以下为一些常用药物及剂量。

A. 常用的口服雌激素制剂:

a)结合雌激素(conjugated estrogon):天然雌激素,由 $E_2$ 和雌酮等组成。每日 0.625mg~1.25mg。

b)戊酸雌二醇(estrodiol valerate):天然雌激素,每日 1~2mg。

c)雌炔醇(ethinyl eslrodiol,EE):半合成的雌激素,每日 1~2mg。

d)尼尔雌醇(nilestriol):是国内研制的雌三醇衍生物,为长效药,每半月服 1 次,每次 1~2mg。具有应用方便、价格便宜的特点。

B. 常用的经皮激素制剂:

a)雌二醇贴剂:每周更换 1~2 次,每日释放雌二醇 25$\mu$g \50$\mu$g\100$\mu$g,根据需要选用。

b)雌二醇胶剂:每日涂抹于肢体或腹部、臀部皮肤。吸收入血的雌二醇含量也较恒定。

C. 常用的阴道内雌激素制剂:

a)雌激素膏剂:由上述口服制剂配置。

b)阴道环:含微粒化 17β-雌二醇,每日释放雌二醇 7.5$\mu$g,每 3 个月更换 1 次。

c)皮下埋植雌二醇:含雌二醇 50mg,定期更换。

补充雌激素的方法分为周期性和持续性两种,前者为每月用药 23~26 天,继之停药 5~7天,常常在停药期间发生阴道出血。持续用药则不发生周期性子宫出血,常常在服药期发生少量的不规则子宫出血,1~3 个月后出血停止。

目前对使用 HRT 的妇女,有专家主张加用孕激素,但原则上只用于保留子宫的患者,因为孕激素能治疗子宫内膜增殖,减低乳腺癌的风险。HRT 对改善更年期症状、改善泌尿生殖道萎缩、提高生活质量、恢复性功能有重要作用。在治疗期间有效,一旦停药,作用即消失。因此,绝经后妇女应用雌激素没有疗程之分,但应遵循短期(低于 5 年)、低剂量的原则。

此外,还应积极纠正治疗后患者的全身情况如贫血、免疫力低下、精神不振,以及放化疗和其他药物引起的胃肠道反应、脱发等,从而增强患者对生活的信心,逐渐恢复对性生活的兴趣,提高生活质量。

总之,性欲的表达方式(包括性交)比单纯生殖功能复杂得多,性欲对人类是普遍而又神圣的。妇科恶性肿瘤及其治疗对妇女的影响较大,它关系到患者的生命、婚姻及家庭的稳定性,关系到她们的形象、吸引力、治疗后性生活及作为一个人的社会价值。所以,为了使患者顺利适应癌症带来的变化,为提高治疗后患者的生活质量,医务人员须从诊疗开始详细了解患者的性问题,因人而异地做好咨询指导。

(赵卫红　徐小霞)

# 参 考 文 献

[1]刘积良,王坤. 癌症预防与康复[M].上海:复旦大学出版社,2001:171.

[2]陈惠祯. 实用妇科肿瘤手术学[M].四川:成都出版社,1990:221-234.

[3]吴金民,赵昌峻. 实用肿瘤治疗手册[M].杭州:浙江科学技术出版社,2000:204-230.

[4]何德兰,李秀莲. 心理治疗[M]//何德兰,李秀莲.医护心理学. 天津:天津科学技术出版社,1989:150-165.

[5]ENGEL G L. The need for a new medical model:a challenge for biomedicine[J]. Science,1977,196:129.

[6]COHEN F. Stress and bodily illness[J]. Psychiatr Clin North Am,1981,4:269.

[7]RUBERMAN W,WEINBLATT E,GOLDERG J D,et al. Psychosocial influences on mortality after myocardial infarction[J]. N Engl J Med,1984,311:552.

[8]朱光霞.肿瘤[M]//忻志鹏.实用临床心理医学.上海:上海医科大学出版社,1991:244-257.

[9]陈仲庚.实验临床心理学[M].北京:北京大学出版社,1992:115.

[10]耿德勤,吴爱勤,张宁.医学心理学[M].南京:东南大学出版社,2003:208.

[11]赵耕源.癌症患者的心理问题[M]//赵耕源.临床患者心理问题.广州:广东科技出版社,1991:74-80.

[12]TAPHAEL B,MADDISON D C. Psychological attitudes to cancer recovery[M]//COPPLESON M. Gynecologic Oncology. New York:Churchill Livingstone,1981:1 044-1 049.

[13]ZABORA J. The prevanlence of psychological distress by cancer site[J]. Psychooncology,2001,10:19-28.

[14]HOWELL D,FITCH M I,DEANE K A. Impact of ovarian cancer perceived by women[J]. Cancer Nurs,2003,14:48-56.

[15]STARK D. Anxiety disorders in cancer patients:their nature,associations and relation to quality of life[J]. J Clin Oncol,2002,20:3 137-3 148.

[16]SCHOFIELD P E. Psychological responses of patients receiving a diagnosis of cancer[J]. Ann Oncol,2003,14:48-56.

[17]HAWIGHORST—KNAPSTEIN S,SCHONU-FUB G,HOFFMANN S O,et al. Pelvic exenteration:effects of surgery on quality of life and body image — a prospective longitudinal study[J]. Gynecol Oncol 1997,66:495.

[18]ZACHARIAE R. Association of perceived physician communication style with patient satisfaction,distress,cancer-related self— efficiency,and perceived control over the disease[J]. Br J Canc-

er,2003,88:658-665.

[19]汪国荣,吴绪峰.妇科肿瘤患者的心理康复[M]//陈惠祯,谭道彩,吴绪峰.现代妇科肿瘤治疗学.武汉:湖北科学技术出版社,1998:426-431.

[20]HALL J A,ROTER D L,RAND C S. Communication of affect between patient and physician[J]. J Health Soc Behav,1981,22:18.

[21]YATES P. Family coping:issues and challenges for cancer nursing[J]. Cancer Nurs,1991,22:63-71.

[22]LOWDERMILK D,GERMINO B B. Helping women and their families cope with the impact of gynecologic cancer[J]. J Obstet Gynecol Neonat Nurs,2000,29:653-660.

[23]MCBRIDE C M. Psychological impact of diagnosis and risk reduction among cancer survivors[J]. Psychooncology,2000,9:418-427.

[24]陈惠祯,周云峰.现代妇科肿瘤学新进展[M].武汉:湖北科学技术出版社,1995:146-155.

[25]张宗卫.癌症患者的社会心理活动[M]//张天泽,徐光炜.肿瘤学.天津:天津科学技术出版社,1996:2 716-2 738.

[26]COHEN—COLE S A. The biopsychosocial model in medical practice[M]//STOUDEMIRE A. Human behavior:an introduction for medical students[M]. Philadelphia:JB Lippincott Co,1990.

[27]LAUMANN E O,PAIK A,ROSEN R C. Sexual dysfunction in the United States[J]. JAMA,1991,281:537-544.

[28]GANZ P A,SCHAG C A C,LEE J J,et al. The cares:a generic measure of health related quality of life for patients with cancer[J]. Qual Life Res,1992,1:19.

[29]刘凤文.妇科疾病与性[M]//薛兆英,许又新,马晓年.现代性医学.北京:人民军医出版社,1995:815-848.

[30]晏涵文,江汉生,冯榕泽.金赛性学报告[M].济南:明天出版社,1993:625-661.

[31]李洪宪.人类性学基础:性学观止[M].北京:农村读物出版社,1989:219-224.

[32]SCHAG C A,HEINRICH R L. Developing a

comprehensive quality of life measurement tool：the Cancer Rehabilitation Evaluation System[J].Oncology,1990,4:135.

[33]MCHORNEY C A,WARE J E,ROGERS W,et al. The validity and relitive precision of MOS short and long form health status scales and Dartmouth COOP charts：results from the Medical Outcomes Study[J]. Med Care,1998,5:206.

[34]INCROCCIL,SLOB A K,LEVENDAG P C. Sexual dysfunction after radiotherapy for prostate cancer[J]. Int J Radiat Oncol Biol Phys,2002,52:681-693.

[35]ROBINSON J W,FARIS P D,SCOTT C B. Psychoeducational group increases vaginal dilation for younger women and reduces sexual fears for women of ages with gynecological carcinoma treated with radiotherapy[J]. Int J Padiat Oncol Biol Phys,1999,44:497-506.

[36]SCHAG C A,GANZ P A,HEINRICH R L. Cancer rehabilitation evaluation system－short form (CARES－SF)：a cancer specific rehabilitation and quality of life instrument[J]. Cancer,1991,68:1 406.

[37]陈惠祯. 妇科肿瘤患者的性心理反应与性康复[M]//陈惠祯. 实用妇科肿瘤手术学. 成都：成都出版社,1990:231-234.

[38]WARE J E,SHERBOURNE C D. The MOS－36 item short－form health survey (SF－36)：conceptual framework and item selection[J]. Med Care,1992,30:473.

[39]ANDERSON J P,KLAPLAN R M,BERRY C C,et al. Interday reliability of function assessment for a health status measure：the Quality of Well－Being Scale[J]. Med Care,1989,27:1 076.

[40]KAPLAN R M, ANDERSON J P. The general health policy model：an integrated approach[M]//Spilker B. Quality of Life Assessments in Clinical Trials. New York：Raven Press,1990:1 005.

[41]BERAL V, BULL D, GREEN J, et al. Ovarian cancer and hormone replacement therapy in the million Women Study [J]. Lancet, 2007, 369:1703-1710.

[42]DANFORTH K N,TWORGERSS,HECHT J L,et al. A Prospective study of postmeno pausal hormone use and Ovarian Cancer risk[J]. Br J cancer,2007,96:151-156.

# 48 姑息治疗和支持治疗

## 48.1 姑息治疗的概述

姑息治疗是妇科肿瘤综合治疗的重要因素。世界卫生组织(WTO)将姑息治疗定义为"通过对身体、心理、精神和其他方面的病痛进行全面的评估和治疗,预防和减轻痛苦,从而改善因疾病而面临生命威胁的患者及其家属的生活质量的一种方法[1]"。美国临床肿瘤学会(ASCO)[2]和美国妇科肿瘤协会(SGO)[3]随后发表的类似声明也对该定义进行了补充,支持在妇科肿瘤患者的整个疾病治疗过程中采用姑息疗法。姑息疗法对癌症患者的治疗有多种益处,包括改善临床治疗结果(提高生活质量、疾病控制情况、患者和护理人员的满意度等)和提高医疗服务使用效率,降低医院成本和住院及重症监护室的收治率[4]。

姑息治疗与临终关怀或生命终期护理不同,姑息治疗可以在疾病过程中的任何时间进行,并且可以和疾病指导性治疗同时进行。姑息治疗不仅侧重于癌症和癌症相关症状(包括疼痛、焦虑、抑郁、疲劳和恶心)的治疗,还包括与患者和家属就治疗目标和偏好进行沟通,以确保姑息治疗计划在整个疾病过程中能够反映患者的价值观和偏好。如果能够准确地解释姑息治疗的主要目的侧重于症状管理、减轻病症痛苦,那么对于对临终关怀一词持怀疑态度、不愿接受"临终关怀会诊"的患者及其家属,他们可能会愿意接受姑息治疗。促进中心进行的一项调查发现,在解释姑息治疗的作用时,以"提供额外保障"这一词向患者及其家属进行解释更容易让患者家属接受[5]。另一项研究表明,"支持性治疗"(有时被用作姑息治疗的同义词)一词更容易被包括肿瘤医生在内的医疗人员所接受[6]。相对而言,临终关怀是一种专门的临终服务,通常由医疗保险临终关怀福利计划(Medicare Hospice Benefit)覆盖,该计划主要针对预后不到 6 个月且不再接受抗癌治疗的肿瘤患者。

尽管人们担心加强对症状处理或预防性疗护计划的关注,可能会减少对延长患者生存期的重视从而加速患者死亡,但当前对姑息治疗的研究从未表明姑息治疗与缩短患者的预期寿命之间存在联系。有证据表明,在常规肿瘤治疗的早期结合姑息治疗,可能会延长患者生命。在一项有名的研究中,根据诊断时间将 151 名新诊断为转移性非小细胞肺癌的患者随机分为门诊姑息治疗组和常规肿瘤治疗组[7]。早期联合姑息治疗组中的患者在生活质量和情绪上有着显著的改善,总体生存率也显著提高(11.6 月 VS 8.9 月,$P=0.02$),尽管在生命终期的干预较少。普通肿瘤学的其他随机研究也表明,将姑息治疗纳入主动抗癌治疗计划后[8,9],患者的生活质量也有类似的改善。以上这些随机研究结果促使 ASCO 在 2012 年发表了一项临床意见,指出"对于任何有转移性癌症和/或更高的症状负荷的患者,应在疾病治疗早期考虑将肿瘤常规治疗与姑息治疗相结合"[10]。

因此,妇科肿瘤专家必须熟悉姑息治疗的工具和处理选择。本章将重点介绍妇科肿瘤患者的姑息治疗的适用范围,以及美国姑息治疗服务的管理条例。姑息治疗的重要性是不容忽视的,SGO 认为"姑息治疗显著提高了患者及其家属的生活质量",在其给出的 5 项选择建议中就包含了基本姑息治疗[11]。SGO 这一明确的立场强调了姑息治疗对于提高妇科肿瘤治疗的重要性。

(戴梦源)

## 48.2 姑息治疗系统的分类

首先需区分基本姑息治疗和专科姑息治疗:基本(或基础)姑息治疗可由任一治疗严重疾病患者的临床医生进行,专科姑息治疗应由一个受过专门培训的跨专业团队进行。在妇科肿瘤治疗中,专科姑息治疗应由妇科肿瘤专家、肿瘤内科医生、放射肿瘤医生和主治医生进行。

### 48.2.1 专科姑息治疗

专科姑息治疗团队的成员应包括一位受过姑息治疗训练的医生、护士或高级护理人员、一名社工和一名牧师,其他成员可能还包括药剂师、营养师、康复治疗师。虽然专科姑息治疗是一项常见的住院咨询服务,但近年来在门诊提供的专科姑息治疗却在逐步增加[17,18]。截至 2010 年,美国国家癌症研究院(NCI)指定的癌症中心发表的报告中指出,住院专科姑息治疗咨询小组的可用率为 92%,门诊专科姑息治疗可用率为 59%(与之相比,非 NCI 指定的癌症中心报告的分别为 74% 和 22%)[12]。2006 年,姑息治疗(正式定名为"临

终关怀与姑息医学")得到了美国医学专业委员会的正式认可,并得到了其他多个医学委员会的共同赞助。在 2012 年之前,临床医生可以通过记录临床经验和参加委员会的笔试来获得姑息治疗认证。而 2012 年以后,临床医生需要完成为期一年的临床研究并通过笔试才能取得姑息治疗认证。专科姑息治疗干预试验也为将姑息治疗纳入常规肿瘤治疗早期阶段的临床和效益的基础提供数据[13]。

### 48.2.2 基础姑息治疗

由非姑息治疗专家提供的临床姑息治疗服务被称为"基础姑息治疗"[14]。全部依靠由专家提供姑息治疗既不可行,也不可取。不可行的原因在于,国内没有足够的姑息治疗专家来照顾所有患有严重的、危及生命的疾病的患者;不可取的原因则在于,为每位妇科肿瘤患者提供另一套服务可能会导致治疗无法完整进行,破坏患者与其肿瘤医生之间的治疗关系。许多妇科肿瘤医生已接受过基础姑息治疗教育,他们对患者在症状管理和临终护理方面的基本需求感到满意。经过美国妇产科委员会的努力,一小部分妇科肿瘤医生也接受了姑息治疗的学习,其他则完成了妇科肿瘤学和姑息治疗的研究。由于姑息治疗在癌症治疗中的重要性逐渐为人所知,越来越多的妇科肿瘤医生开始接受或熟悉姑息治疗策略。从 SGO 症状管理课程的高参与度和对 SGO 姑息治疗网络的兴趣可以看出,越来越多的人对姑息治疗策略开始感兴趣。对于妇科肿瘤医生来说,基础姑息治疗应该包括姑息治疗的核心要素,例如基本的症状处理和根据患者目标调整的治疗选择[21],经由姑息治疗专家处理能够解决更复杂的问题(如生存痛苦和顽固性症状管理等)。

### 48.2.3 临终关怀

MHB 于 1983 年首次将临终关怀列入医

疗保险 A 部分的一项福利,涵盖了全面的生命终期(EOL)护理[15]。获得该项保险福利资格,患者必须得到 2 位医生不超过 6 个月的预后"证明"。对于妇科癌症患者,这 2 位医生一位可以是妇科肿瘤医生,另一位可以是临终关怀医生。该项福利资格审查还要求患者放弃传统的医疗保险与终期病患相关的 A 和 D 部分,包括处方药。临终关怀福利只适用于与临终诊断有关的治疗或药物,但患者可以继续接受医疗保险 A 部分和 D 部分所覆盖的共存不相关的医疗问题的治疗,并且可以继续在医疗保险 B 部分覆盖的范围看医生。传统的医疗保险福利通常要自费 20%,但 MHB 的临终关怀福利几乎承担了所有服务费用,包括药物(疼痛安宁疗护可能需要自费 5%)。

临终关怀福利按受益期来进行架构(2 个 90 天的周期,然后是无限次的 60 天周期)。在受益期间,患者需进行重新评估和检定。患者可以随时终止 MHB,终止后可立即获得传统医疗保险。临终关怀有 4 个层面,包括 2 个门诊层面和 2 个住院层面,包括:

(1)常规家庭护理——患者家中或护理机构的常规姑息护理服务。

(2)持续性家庭护理——用于急性症状的危机管理,包括 24 小时内至少 8 小时的强化家庭护理。

(3)普通住院治疗——针对短期控制、无法在家中处理的急性症状,可由临终关怀机构、医院或专业护理机构(SNF)提供。

(4)临时护理——旨在帮助照料人员得以休息。每个受益期内报销时间不超过 5 天。临时护理可由临终关怀机构、医院或专业护理机构提供。

MHB 为临终关怀项目提供固定的按床日付费,费率因地制宜。一位新患者刚入院时需要耗费大量的时间和资源,一般来说,安宁疗护的成本远远高于按床日付费。因此,在患者死亡前 2 周纳入临终关怀计划内才有经济效益。更重要的是,临近的临终关怀转诊无法

给临终关怀团队足够的缓冲期来为患者进行安乐死亡治疗。美国国家临终关怀和姑息治疗组织的数据显示,2013 年,34.5% 的临终关怀患者在入院后 7 天内死亡[16]。许多州提供与 MHB 的医疗援助临终关怀类似的福利,大多数私人保险公司也提供临终关怀福利,但这些福利都是可变的。

临终关怀团队会为患者制订一个满足个人需求的护理计划。该团队包括患者的主治医生、临终关怀医生(或医疗顾问)、护士、家庭保健助理、社工、牧师、训练有素的志愿者,如有需要的话还有治疗专家(针对语言、身体、职业)。临终关怀是多方面的,包括病痛和症状管理、药品和医疗用品的提供,协助处理垂死患者的情绪、心理和精神方面等问题,以及为照顾患者的家属提供支持。

对非肿瘤患者的回顾性数据表明,临终关怀与存活率的维持或在某些情况下的改善有关。进行临终关怀患者的家属比临终时在医院接受治疗的患者[17,18]更有可能获得更好的生活质量、更低的生理和心理痛苦率以及使患者走得更安详。在一项研究了 81 例因癌症复发和/或转移而死亡并接受临终关怀服务的妇科癌症患者的回顾性研究中,拒绝接受临终关怀建议的患者被认为无论他们最终是否接受支持性护理,他们都没有接受过临终关怀。临终关怀组接受支持性护理的中间时间更长(8 周 vs 1 周),非临终关怀组的患者更有可能在死亡前 4 周内接受侵入性手术或抗肿瘤治疗。在复发性疾病患者的子集中(73%),选择临终关怀患者的整体存活期中位数为 17 个月,而未选择临终关怀患者为 9 个月[19]。这些结果已在其他研究中被证实,并表明 20%～60% 死于卵巢癌的患者接受过临终关怀服务[20,21]。

(戴梦源　汪国荣)

## 48.3　晚期患者相关症状的姑息治疗和支持治疗

文献报道妇科肿瘤患者在整个发病过程中

会同时出现与疾病或治疗相关的症状[22,23]，但存在多种原因可导致这些症状无法被发现和治疗。临床医生认为患者可能会主动告知出现的症状，而患者则希望医生能够询问症状。此外，症状的发现和处理需要一定的评估过程，但患者可能会因为害怕改变治疗方式而不愿告知医生相关症状。

由患者告知的治疗效果是量化患者体验和/或症状的"黄金标准"[24]。目前用于衡量症状负荷的主要方法，包括埃德蒙顿症状评估体系和记忆症状评估量表。近年来，则更多地转向通过使用电子健康记录对患者症状进行记录和监测。一项针对 636 名妇科肿瘤门诊患者的研究发现，通过电子方式记录患者的症状结果可靠。同时，这些数据也可作为转诊到社会心理和支持性治疗机构的基础[25]。美国国家综合癌症网络（NCCN）建议由肿瘤学团队对不可控症状进行常规筛查[26]。妇科肿瘤患者的症状管理在 SGO 白皮书关于姑息治疗的部分已有全面的描述[27]，本节将对症状处理的基本原则进行回顾。

### 48.3.1 疼痛

癌痛是癌症患者最常见和最难忍受的症状之一，也是困扰医生的一个重要问题，它比癌症所引起的死亡更令人畏惧。因为疼痛，患者常常丧失希望，认为病情在恶化并产生焦虑、抑郁而加重病情。癌痛得不到合理治疗的现象极为普遍。WHO 为癌症综合控制规划提出以下 4 个重点：癌症早期预防；早期发现；可治愈性治疗；癌症止痛。因此，晚期癌症患者的止痛越来越引起医务界和社会各界的重视，控制癌痛成为姑息治疗的重要内容和需要优先解决的问题[28]。

1）疼痛的原因

（1）疼痛与肿瘤直接相关。据我国调查显示，癌痛的主要原因在于肿瘤的进行性发展。①肿瘤坏死或感染所引起的炎性疼痛：坏死组织释放毒性物质不断刺激初级神经是引起癌性疼痛重要的因素之一。②肿瘤骨浸润：腰骶脊椎椎体受侵犯早期即可引起下背部、腰骶部或臀部疼痛，骨转移之溶骨作用释放致痛物质，癌性病理骨折压迫损伤神经也引起急性剧痛。③肿瘤压迫、浸润或破坏神经组织（神经包膜、轴突等）：如肿瘤侵犯或压迫脊髓，可引起受累区域局限性疼痛或神经根性痛；侵犯骶神经丛则表现为肛周钝痛伴骶区感觉缺失或大小便失禁；腰神经丛受累则表现为大腿前侧和腹股沟区疼痛（L1～L3）或小腿后侧或足跟疼痛（L5～S1）。外周神经受损表现为外周感觉缺失部位持续性灼痛、触痛、痛觉过敏、交感活性增强等现象。④肿瘤阻塞空腔脏器或实质脏器之管道，引起平滑肌强烈收缩致痛或导致张力增加或缺血产生疼痛，如肠梗阻等；子宫颈癌压迫输尿管也引起疼痛。⑤肿瘤浸润或阻塞动脉、静脉和淋巴管或引起血管痉挛。肿瘤阻塞动脉引起缺血，细胞坏死释放致痛物质可引起剧痛；静脉阻塞可引起静脉扩张淤血、组织水肿、脏器筋膜间隙膨胀，导致严重张力性疼痛。肿瘤刺激血管周围痛觉感受器可引起烧灼性痛。

（2）肿瘤治疗导致疼痛。①手术：盆腔治疗法后，由于体表神经和自主神经受损伤，可导致疼痛；伤口愈合后瘢痕组织中神经牵拉受压。②放射治疗：外周神经或神经丛损害或放射性坏死；脊髓非炎性损伤，表现为同侧感觉障碍、对侧运动障碍。③化疗：化疗药物（如长春新碱）引起的外周神经病变；激素治疗停药后所致的类固醇性假风湿症，表现为广泛性关节痛和肌痛，但无炎性体征。

（3）与癌无关的疼痛综合征。如伴有糖尿病，外围神经变性引起手、足灼痛感；风湿性关节炎可致关节运动性疼痛，弥散性骨质疏松症可引起背及下肢疼痛

（4）精神因素。忧郁、压抑、失眠、恐癌、治疗失败所引起的失望、癌复发等也可加重疼痛；心理、精神、社会、经济等因素也有很大影响。

2)疼痛程度的评估

目前常用的有 3 种疼痛分级法[29,30]，简述如下。

(1)根据主诉疼痛的分级(VRS)。

0 级:无痛。

1 级(轻度):可以忍受的疼痛,不影响正常生活及睡眠。

2 级(中度):疼痛不能忍受,要求服用止痛药,影响睡眠。

3 级(重度):疼痛剧烈,不能忍受,需要止痛剂,严重影响睡眠,可伴有自主神经紊乱或被动体位。

(2)数字分级法(NRS):0～10 的数字代表不同程度的疼痛,0 为无痛,10 为最剧烈疼痛。

(3)目测模拟法(VAS):画 10cm 横线,一端代表无痛,另一端代表最剧烈疼痛。将该线段分为 10 段,1～3 轻度,4～7 中度,8～9 重度,10 极度疼痛。

3)妇科癌症疼痛处理

(1)局部治疗:因为肿瘤发展的各个阶段都会有疼痛,直接由肿瘤发展侵犯所引起的疼痛可根据肿瘤的综合治疗原则及其模式,采用抗肿瘤治疗。对妇科癌症逐渐增大、直接压迫局部组织而引起疼痛者,对局部肿块行手术治疗、放射治疗、化疗,以控制局部癌肿。子宫颈癌经放疗往往能控制病情和减轻疼痛,卵巢肿瘤尤其是生殖细胞肿瘤,放疗常能奏效。放疗对骨转移性疼痛有显著止痛效果,尤其是对脊椎转移痛效果好。对癌转移所引起的肠梗阻或其他脏器的绞窄性疼痛,则需手术治疗、放减压管或胃肠外营养等,以缓解疼痛。癌转移所致病理性骨折引起的疼痛,应给予病骨固定。

(2)药物治疗:药物治疗作为最常用的癌症疼痛的治疗方法,具有疗效高、安全及费用低等优点。WHO 推荐的三级阶梯药物疗法分为非阿片类药物、阿片类药物、辅助性止痛药。

三阶梯疗法可使 85%～95% 癌症患者的疼痛得到完全缓解[31],其用药原则是:①口服给药。口服,其优势在于可增加患者的独立性,避免创伤性给药给患者造成的痛苦。②按阶梯给药。止痛药物的选择应根据疼痛程度,由弱到强按顺序提高,轻至中度疼痛首先选择非阿片类药物(代表药为阿司匹林),此为第一级;如果达不到止痛效果或疼痛继续加剧,则用非阿片类药物加弱阿片类药物(代表药为可待因),此为第二级;若疼痛仍不能控制或继续加剧,则选用中度到重度疼痛的强阿片类药物(以吗啡为代表)替换之,必要时加用非阿片类药,此为第三级。对某些特殊适应证可相应加辅助药(如糖皮质激素、抗惊厥药、抗抑郁药、精神安定药、精神兴奋剂等),以提高镇痛效果,治疗伴随症状。③按时给药。按规定的时间给药,而不是按需给药(按需给药为治疗暴发性或偶尔出现的疼痛)。④个体化给药。对麻醉药品的敏感度个体差异很大,应从小剂量开始,逐步增量至患者无痛为止。⑤注意细节与效果。用药期间,应密切观察疗效和副作用,及时调整用药。

推荐用止痛药物如下。

(a)非阿片类止痛药:用于轻、中度疼痛。

(b)弱阿片类止痛药:用于中度疼痛。

(c)强阿片类止痛药:用于重度疼痛。

(d)辅助用药:与其他止痛药配伍应用,增强疗效。

止痛药副作用的防治:强阿片类的副作用必须治疗,如呕吐应用甲氧氯普胺 10mg,3～4 次/d;便秘可用番泻叶等缓泻剂。对于长期使用镇痛剂的患者,随着用药时间的延长,所需的药量也越来越大,耐受性等不良反应也随之而来。解决或减少药物耐受性的方法有:①尽可能综合应用辅助药,加强镇痛效果;②交替应用不同类型的镇痛药,而不要自始至终单用一种药物;③患者疼痛减轻后,药物剂量可在数日后逐渐调整,用药间隔时间也可适当延长;④配合其他止痛方法和给药途径。

疼痛的疗效评价:常用的方法有 2 种。

①主诉疼痛程度的变化;②画线法,即将疼痛分为 0～10 度(不痛、轻微疼痛到极度疼痛),让患者在服药后自己画线以表示疼痛程

度的变化。疗效根据以上记录分为如下几种。

完全缓解(CR):治疗后完全无痛。

部分缓解(PR):疼痛较用药前明显减轻,睡眠基本上不受干扰,能正常生活。

轻度缓解(MR):疼痛较用药前减轻,但仍感疼痛,睡眠仍受干扰。

无效(NR):与治疗前比较无减轻。

(3)神经阻滞和痛点注射:资料表明阻滞和毁损上腹下神经丛可以缓解妇科肿瘤导致的盆腔疼痛,这是现代疼痛治疗的主要手段。通过在中枢神经与末梢的刺激感受器间的末梢神经通路上的任何部位,如脊髓神经节、脊髓神经、交感神经节等神经内或附近部位注入局麻药、神经破坏药等,阻断神经传导功能而达到镇痛目的。如会阴部神经阻滞、蛛网膜下腔阻滞、硬膜外阻滞、腰交感神经阻滞等。如果局部的肌肉疼痛非常明显,可以给予痛点注射。常用的药物可为纯酒精、5%~6%酚甘油溶液、高渗冷盐水、糖皮质激素、阿片类药物、局麻药等。在施行腰交感神经阻滞时可能发生局麻药中毒、药物误注入血管内、神经损伤等,须备有呼吸、循环的抢救器械及药品。神经阻滞可以缓解顽固性疼痛,但随着治疗时间的延长,部分患者的镇痛效果下降。此外,在给予诊断性阻滞后,可以考虑毁损治疗。

神经外科手术镇痛:盆腔癌所致的单侧肢痛可行经皮脊髓束切断术,这在目前是最有效的神经外科镇痛方法。另外经鼻脑垂体破坏术也较常用。近年来,国内外有使用脊髓后正中点状切断术缓解盆腔剧烈癌症疼痛的临床报道,在伴有极少数的神经功能障碍的前提下,可以获得有效的疼痛缓解。

患者自控镇痛(patient-controlled analgesia,PCA):用于妇科癌痛的镇痛途径一般包括静脉、皮下及椎管内给药,是在医生的安排下,患者自己按需调节止痛药的时机和剂量。此法及时,起效迅速,符合不同患者、不同时刻对止痛药需求的个体差异,避免反复肌注的痛苦。PCA是通过PCA治疗机来实施的。它主要由注药泵、自动控制装置、输注管道及单向活瓣三部分组成。近年来有人研制出结构简单、价格低廉的便携式PCA装置,其体积小到甚至可以埋藏于皮下的程度,其基本结构包括药囊、贮药囊出口处的单向活瓣、手动按钮及与之附连的小气囊。该机的使用原理是:按动按钮使小气囊产生动力,使贮气囊内预定容量的止痛药排出,进入静脉。然后,小气囊由于自身弹性复涨,抽满一定容量药液以备下次注药用。PCA最常用的止痛药为吗啡,对于疼痛剧烈的患者,可加入小剂量的氯胺酮。主管医生应根据患者情况调整好单次剂量大小,以达到止痛效果,同时又减少并发症,并注意妥善固定留置针或硬膜外导管,防止局部感染[32]。此外,尚可通过进行认知行为干预,通过放松、幻想、认知分离与重构、心理治疗与团体辅导等减轻患者的精神压力和生理疼痛。

### 48.3.2 恶心与呕吐

恶心、呕吐是晚期患者常见的症状,往往比癌性疼痛更令人苦恼。其原因为:生理性的、与疾病进展和治疗相关的、代谢性及心理等多方面的原因的(肠梗阻引起的恶心、呕吐已见前述)。恶心、呕吐可以是治疗的副作用,如放、化疗所引起的呕吐,口服曲马朵及阿片类止痛药初期的呕吐;也可以是盆腔肿瘤侵犯消化道或神经系统引起的。患者极度痛苦,晚间不能休息,形成恶性循环,导致体重下降,体力极度衰竭。焦虑、烦躁、抑郁或恐惧等心理反应也可引起恶心、呕吐。

应针对患者不同的原因对症处理,但处理的目的是让晚期患者的痛苦降低到最小。化疗药物引起的恶心、呕吐,应同时服用甲氧氯普胺或恩丹西酮等;水、电解质紊乱所致的恶心、呕吐,应停服有关药物;外周因素(胃潴留、肠麻痹)引起的恶心、呕吐用激酶类药物有较好疗效;中枢性恶心、呕吐,应加用有关药物。有持卖性恶心(不是随进餐间断出现)的患者,可能中枢性神经系统的损害或近端小肠梗阻,必要加以评估,并根据情况采用保守治疗或手术治疗。

用于控制恶心、呕吐的药物有不同的作用机制,为了更好地控制症状可联合应用。甲氧氯普胺通过阻断多巴胺受体而作用于延脑催吐化学感应区,起到强大的中枢性镇吐作用,同时又可促进小肠蠕动与排空,松弛幽门窦和十二指肠,从而能有效地控制呕吐。另外,在化疗所致呕吐的预防中,它可以安全地与类固醇或苯二氮䓬类药物联合,将苯二氮䓬类的遗忘效应应用于顽固性的可预知呕吐中(如一提到化疗就呕吐)。5-羟色胺受体拮抗剂(如昂丹司琼)抑制小肠黏膜嗜铬细胞释放 5-HT$_3$,从而对抗癌药物及放疗引起的呕吐有预防作用。吩噻嗪能够部分抑制化学感受器触发区(CTZ),成为一种有效的药物,可用于放疗所致的恶心、呕吐及轻至中度致吐因子所致症状的处理。另外,糖皮质激素也用于提高其他药效(虽然其机制尚不清楚)。

### 48.3.3 腹泻与便秘

胃肠道肿瘤手术后,胃肠道功能紊乱易致腹泻;妇科癌症化疗、盆腔放疗对增殖旺盛的胃肠上皮细胞有显著抑制作用,使黏膜充血水肿、溃疡形成而引起腹痛腹泻;盆腔肿瘤侵犯肠管导致消化不良或梗阻也可引起腹泻;妇科癌症晚期肠道细菌感染、脂肪吸收困难也可引起腹泻。轻度腹泻予以饮食调整(进少渣、低纤维饮食,避免易产气的食物等)即可缓解,长期腹泻可用铋剂或其他肠道镇静剂,并补充钾和营养品;禁止用抑制肠蠕动的止泻剂。延迟性腹泻超过 48 小时,还应补足液量,胃肠外支持治疗,改用抗腹泻治疗(如生长抑制素);注意水、电解质的变化,防止电解质紊乱导致的休克、心律失常等。

晚期妇科癌症患者活动减少或长期卧床,肠蠕动减慢,排便反射的反应减弱,会出现便秘。进食量少、且过于精细、缺乏纤维素及维生素、高钙血症、低钾血症、阿片治疗等,也是

形成便秘的原因,精神紧张则会加重便秘。对便秘患者,一方面应鼓励患者适当活动,饭后做气功,增强肛提肌功能,定时排便;鼓励其多食含纤维素的食物,如蔬菜、水果,多饮水;多向患者解释,以消除其紧张情绪;尽量不用引起便秘的药物,使用吗啡的同时应用泻剂。另一方面,可有效使用泻剂,如乳果糖、番泻叶等。应为患者创造有利的环境减轻患者的便秘。此外,对便秘患者进行评价时要考虑到肠道梗阻的可能。直肠指诊非常必要。

### 48.3.4 厌食与恶病质

厌食是晚期肿瘤患者普遍存在的症状。妇科癌症晚期患者也会出现不同程度的厌食,甚至出现进行性消瘦、代谢紊乱、体重下降、水肿、疲乏、一般情况差、免疫功能低下等恶病质综合征(cancer anorexia — ca-chesia syndrome,CACS)。CACS 对患者的生命健康威胁极大,并严重影响患者的生活质量及预期生存期。体重减轻者较多,手术的并发症和死亡率均明显增高。且 CACS 患者的免疫功能下降,易于感染,化疗及放疗后的组织修复延迟,对药物的清除缓慢,毒性增加,胃肠功能削弱,使原有的营养不良加重,形成恶性循环。恶病质使许多抗肿瘤治疗无法进行,并导致宿主脏器功能全面衰竭,成为患者死亡的直接原因。关于晚期妇科癌症患者发生恶病质的原因,目前认为患者营养摄入与消耗间的不平衡(如肿瘤消耗宿主营养、抗肿瘤治疗所造成的进食困难和营养物质吸收障碍、肿瘤产物及宿主的生物活性物质如肿瘤坏死因子和白介素-6 对食欲、代谢的干扰)是恶病质最本质的原因。另外,妇科癌症晚期患者味觉阈值降低,心理因素(如患者对疾病的焦虑),放、化疗引起的习惯性厌食,也可引起恶病质。

对厌食及恶病质的患者,应增强其食欲,使其体力及精神渐好,尽量提高其生活质量。厌食可通过以下几种方式治疗:①药物治疗。对严重厌食的患者,可给予大量的孕激素,以

刺激食欲,如果需要快速增加食欲,可以考虑使用皮质激素类如地塞米松,但效果有限。②饮食疗法。让家属弄清患者最喜爱吃的东西及味道,使用各种调味品刺激患者的食欲,努力做出新颖、少而精的花样饭菜,注意食物的色、香、味、形,同时还应适当补充患者的营养素,如维生素 B、维生素 C 等。同时,还可进行中医辨证用药,如芳香醒脾、化食开胃等。③精神行为疗法。放疗的患者,在接受放射治疗 1～2 天后,可出现恶心、呕吐等症状,嘱患者在照射前、后半小时禁食,以免形成条件反射性厌食。照射后,患者静卧半小时,这对预防化疗后全身反应有一定帮助。另外,亲切地谈心与交流可逐渐改善其情绪反应及习惯性厌食。④营养支持。肠内营养支持治疗可改善少数厌食、呕吐患者内脏蛋白质的合成。对于不能进食、不能耐受强烈的抗肿瘤治疗或短期内无营养支持治疗的恶病质患者,可给予全胃肠外营养(TPN),经外周静脉或中心静脉插管补充特殊的营养,保证患者的需求。

## 48.3.5　恶性肠梗阻

妇科肿瘤的患者特别是晚期的卵巢癌患者有在腹腔内广泛蔓延转移的倾向,很多的患者在疾病的后期会发生肠梗阻,很多研究报道:卵巢癌患者肠梗阻的发病率在 5%～51%[33,34],梗阻的症状预示着疾病已经发生了变化,肿瘤组织已经包裹住了肠管和肠系膜,随之而来的是肠蠕动差、吸收不良、营养不良等变化[35]。患者表现为恶心、呕吐、腹痛腹胀、腹鸣、厌食、腹泻。据报道,90%以上的患者有持续性的腹痛[36,37]。

1)肠梗阻的原因

晚期妇科癌症患者发生肠梗阻的原因很多,肠管闭塞可能由于肿瘤的压迫、放射治疗导致的纤维瘢痕或者术后的粘连形成[38];环形肿瘤的浸润生长浸润肠管壁,会导致腔内闭塞;胃肠的蠕动性降低形成功能性的梗阻[39];肿瘤侵及肠系膜、腹膜后血管神经丛、肠管的

神经肌肉也可能导致梗阻[30,41]另外肠管的炎症和水肿、粪便的嵌塞和服用减缓肠蠕动的药物等也可以是肠梗阻的成因[42]。其中肿瘤的进展是梗阻形成的最主要的原因。

2)肠梗阻的治疗

对很多晚期的妇科癌症患者而言,肠梗阻的发生就预示着死亡的迫近,几乎所有的卵巢癌患者都在肠梗阻诊断后 1 年内死亡,大多数的存活时间少于 6 个月[43]。因此,采取积极有效的措施改善患者的梗阻症状,提高患者有限的生存时间内的生活质量,是十分重要的。

肠梗阻的治疗方式很多。在考虑治疗方式时,了解梗阻的成因是关键。另外,还应了解梗阻的部位和范围,对患者目前的身体、心理状态(包括年龄、是否有腹水、胸腔积液,瘤体的大小,梗阻出现的时间,患者的生活态度和治疗期望等)有一个整体的掌握,针对不同的患者制订不同的治疗方案。鼻胃管抽吸引流和静脉内水化是患者最初入院时缓解肠梗阻症状的一种合理的方式。当这些保守的治疗对患者不起作用时,就应该向有适应证的患者推荐手术干预。若手术方式不是很奏效,或者是没有合适的适应证,则为患者制订能缓解症状的其他治疗措施。

(1)手术治疗:一般而言,梗阻症状因良性疾病引起者有较大可能通过侵入性手术获益;肿瘤负荷小、梗阻部位单一的患者也适合于手术治疗,术后联合化疗会增加手术的疗效;而年龄大、有腹水胸腔积液存在、远处转移、肝转移、术前无放疗史、可触及的实体肿瘤大、肠梗阻的诊断时间过短、白蛋白水平低、血尿素氮高、碱性磷酸酶过高患者,手术预后不好[44]。1983 年,Kreb 和 Goplerud[45]根据年龄、营养状态(根据 Dudrick 及其同事描述的标准)、肿瘤的状态(可触及的腹腔内包块的大小或肝实质肿瘤是否存在或是否存在远处转移等)、腹水、前期化疗的程度以及前期放疗史等 6 个方面提出了一项评价预后的方法。每一项分别记以 0、1、2 分,然后累计总的危险度评分。在

他们所研究的 118 例手术的患者中,有 98 例患者肠梗阻的症状得到了缓解,得分在 7 分或 7 分以上的患者,仅有 20% 术后的生存时间不少于 60 天。相反的,6 分或 6 分以下的患者中 84% 术后生存时间至少为 60 天。肠梗阻最常见的手术方式为结肠造口术(33%)、旁路肠道手术(27%)、肠切除术(16%)、回肠造口术(4%)和肠粘连松解术 1%[46,47]。

行造口术后的患者,术后排便不规律。患者对排便没有控制意识及造口旁感染是最常见的问题。结肠造口术后,应经结肠造口灌肠以刺激排便,同时应训练并增强患者的排便意识。宜进少渣、易消化的饮食,三餐规律,避免辛辣刺激性的、增强肠蠕动及产气的食物,也不宜进生冷食品。造口术后应保持瘘口周围的皮肤干燥,经常更换引流袋并温水清洗口周围。一旦发现感染,应给予抗生素治疗,以防止逆行感染导致肾功能衰竭或败血症。

(2)胃肠减压:晚期肠梗阻的患者,一方面要使梗阻部位近端长期减压,另一方面要减少恶心、呕吐、疼痛,常通过各种方式进行胃肠引流。用长管如 Miller-Abbott 管和 Cantor 管能成功地缓解晚期卵巢癌患者近端小肠的梗阻症状。但是该方法烦琐,且并不明显优于简单的鼻胃插管[48],但鼻胃管的缺点是不能长期置留,一方面使患者不舒服,另一方面鼻胃管会引起吸入性肺炎、食道炎、流血、鼻软骨塌陷、中耳炎等。另外,还需要一个外在的抽吸系统,从而严重影响患者的活动。

胃造口术的出现减少了鼻胃管的应用。它通过重力作用进行被动引流,因而使患者在院外治疗成为可能。胃造瘘管可通过剖腹手术,也可经皮成功植入[49,50],因此可不需要全麻,在局麻或静脉镇静下即可施行。在恶性肿瘤患者中不能成功置入造瘘管的概率为 7%~11%,其主要的原因是肿瘤已浸润待置入部位[51]。胃造口术的并发症少。对 266 例患者进行分析发现,有 6 例患者存在腹水或消化道分泌物渗漏,2 例轻微的腹膜炎,8 例存在蜂窝织炎,2 例消化道瘘管形成[52]。据 Lee

及其同事[65]报道,腹水不是置入胃造瘘管禁忌证之一,因为他们在 12 例有一过性腹水存在的患者身上成功地置入了造管。无导管的移位现象,腹水渗漏仅在 3 例前未行穿刺术的患者身上发生。

(3)管腔内置支架:对无手术适应证,但梗阻部位单一的患者,肠管腔内支架的置入是其选择之一。该项技术是在内窥镜引导下将导丝送至梗阻部位的远端,然后按照 Seldinger 法使金属支架展开。调查显示该方法纠正结肠、直肠部位的梗阻成功率很高,64%~100% 的患者症状得到了缓解。在胃出口部位、十二指肠、空肠梗阻的患者中,70% 以上的患者通过内置支架得到了缓解[53]。该法最常见的并发症是肠穿孔(0~15%)、支架移位(0~10%)、梗阻复发(0~33%)等;较少见的并发症为流血和感染。内置支架最初用于消化直恶性肿瘤的治疗,但后来澳大利亚的 Carter 及其同事[54]将其应用于 2 例因卵巢癌复发而导致大肠梗阻的患者,并发现 2 名患者在应用后症状得到了立即的缓解。其中 1 例患者在支架植入后 4 周因药物引起的里急后重而死亡,另 1 例在其生活的 8 个月内症状得到了成功的缓解。2 例均未见术后相关的并发症。

(4)药物治疗:药物治疗通常与胃肠减压同时应用,能很好地缓解梗阻症状。有时即使不通过减压,药物也能较好地控制梗阻症状。Baines 及其同事曾通过药物对 38 例因恶性肠梗阻却无手术适应证的患者进行治疗,在未进行胃肠减压和静脉滴注的情况下,患者的中位生存时间达到 4 个月,其中 7 位患者的生存时间达 7 个月以上。Isbister 及其同事通过皮下注射吗啡和甲氧氯普胺而使 24 名晚期癌症患者的肠梗阻症状得到了缓解,患者的中位生存时间为 29 天,并能在无引流的情况下尝试进流质或少渣饮食。药物治疗常用麻醉剂、抗胆碱能制剂(如东莨菪碱)、止吐药(如甲氧氯普胺)、吩噻嗪系、抗抑郁药等。甲氧氯普胺、氟哌啶醇等常用于控制恶心、呕吐,但由于其可能增加患者的腹痛[44]，不用于不完全肠梗阻的患者。但如果梗阻的部位在十二指肠以下，则其能促进胃排空，从而减轻恶心症状。东莨菪碱一方面能缓解恶心、呕吐的发生，另一方面能减少肠壁的蠕动和消化道腺体的分泌，因而能在不用麻醉剂的情况下显著地改善梗阻症状[55]。生长抑制素（如奥曲肽、伐普肽等）可抑制胃肠激素的分泌，也常用于肠梗阻的治疗。

肠梗阻患者的给药方式是一个十分重要的方面。因可能导致恶心、呕吐、影响胃肠吸收等，通常不提倡口服给药。经皮、经直肠、舌下含服是较便捷的给药方式，但这样的制剂较有限。也可以通过中心静脉持续或间断给药。

### 48.3.6 淋巴水肿

淋巴水肿是妇科肿瘤患者常见的症状之一，目前对淋巴水肿的报道和治疗经验尚不够充分。一项大规模人群调查研究显示，患者治疗后淋巴水肿的发病率接近10%，其中外阴癌患者发病率最高（36%），卵巢癌患者发病率最低（5%）[56]。目前对淋巴水肿相关症状的处理方法还不够完善。物理治疗对于淋巴水肿患者有一定疗效，主要包括淋巴按摩和锻炼，配合使用压迫绷带等方式。处理淋巴水肿的方法包括如下：严格遵循Mayo标准等以避免不必要的盆腔淋巴结清扫，或在合适条件下对外阴癌进行前哨淋巴结清扫术以代替完整的腹股沟淋巴结清扫术。术前准备起着重要作用，术前对症状没有预期的患者更容易情绪化而影响病情。

### 48.3.7 神经疾病

化疗引起的周围神经病变是癌症治疗中最常见的神经系统并发症之一，高达90%的化疗患者会出现周围神经病变[57]。神经病变的严重程度通常随着治疗剂量和治疗时间而增加，并且在治疗结束后缓解。感觉症状（如刺痛、麻木、疼痛）比运动症状（如按钮困难）更

容易随着时间而改善，但在一些患者中也会持续存在。用于经验性治疗周围神经病变的药物类别包括抗惊厥药、抗抑郁药、阿片类药物、非阿片类镇痛药和局部药物，但目前缺乏关于疗效的数据[58,59]。一线治疗通常包括加巴喷丁或普瑞巴林。加巴喷丁的起始剂量是100～300 mg，每日1次，睡前服用，必要时可每天分次滴定至3600mg。也可使用阿米替林或去甲替林，已被证明具有一定疗效。同时，一项随机试验显示使用度卡西汀（60 mg/d）也可以改善症状[60]。

### 48.3.8 呼吸困难

呼吸困难是癌症的一种常见和痛苦的症状，在所有晚期癌症患者中有超过40%[61]的妇科恶性肿瘤患者[62]。急性呼吸困难需要评估肺栓塞或肺炎，这取决于临床情况。由于恶性肿瘤而导致疲劳和解除呼吸功能的患者通常也会出现呼吸困难。癌症患者也可能因其他原因引起呼吸困难，如慢性阻塞性肺疾病和充血性心力衰竭，这属于呼吸困难发生的高风险因素。严重的呼吸困难或空气饥是非常可怕的，它可能会导致恐慌症发作，而焦虑也会加重呼吸困难，必要的治疗可以消除或完全缓解这一症状。多项临床试验证实了阿片类药物，特别是吗啡在癌症和非癌症环境中治疗呼吸困难的有效性和安全性[63]。在运动前可立即释放吗啡以提高运动能力[64]。当这种症状与显著的焦虑相关联时，苯二氮䓬类通常被推荐用于缓解呼吸困难，但目前文献并不支持使用苯二氮䓬类药物。

### 48.3.9 谵妄

谵妄是精神状态的一种急性变化，它可能会出现波动，并由几个潜在的生理原因引起。它的特点具有一系列特征，包括急性发作、病程波动、意识不集中程度的改变和认知障碍[65]。根据唤醒和精神活动的水平，它的进一步特征是多动、较少运动或快慢运动。以镇静、嗜睡

和精神运动迟缓为特征的较少活动性神志昏迷很容易被误认为是疲劳或抑郁。神志昏迷在癌症患者中很常见；癌症住院患者的患病率在10%~30%，在疾病末期高达85%[66]。它与重要的发病率，包括住院时间的延长、功能的减退、预期寿命的降低、昂贵的医疗费用，以及患者和家庭成员有着极高的痛苦有关[67]。如果没有高度重视，它就会很容易被忽视并不会处理。在癌症患者中已经验证了几种精神错乱的筛选工具，包括纪念Delirium评估量表、Delirium评分量表、1998年的修订版，以及混淆评估方法[68]。对神志昏迷的评估应需要有完整的病史以及身体评估和全面评估，并了解到神志昏迷往往是多因素的。

药理学管理，治疗的主要药物是低剂量的氟哌啶醇，0.5~2毫克口服或静脉注射2~12小时。非典型抗精神病药（包括奥氮平、利培酮、喹硫平、齐拉西酮和阿立哌唑）也被使用过，它们费用更高而且也未证明疗效更好。接受抗精神病药物治疗的患者应注意其副作用，包括锥体外系症状和延长QT间期。QTc间期大于或等于500 ms或比基线增加60 ms（或20%），表明出现点扭转的风险增加，应考虑到患者的预后和护理目标，并立即考虑停止服用抗精神病药物和咨询心脏病医生

精神刺激剂的使用，如哌甲酯，已被认为是一种药物，可治疗低活性神志昏迷症状。虽然还没有进行随机对照试验，但有一个小的开放式前瞻性试验[69]和几个病例报告显示了一种对我们有利的因素。通过药物治疗的手段也已被研究以防止神志昏迷，但最近的一项综述认为，目前的证据并不支持使用胆碱酯酶抑制剂或抗精神病药物来预防神志昏迷。苯并二氮䓬类药物有时是一种辅助性治疗药物，但在大多数情况下应该避免使用，因为它们会加重神志昏迷症状和躁动。

### 48.3.10 抑郁

抑郁症状在癌症患者中很常见；大约有45%的肿瘤患者有抑郁症状，15%的患者被诊断为抑郁症[70]。一项针对患有乳腺癌或妇科癌症的低收入妇女的研究发现，17%的女性符合中度至重度抑郁症的标准。在这些符合标准的人中，只有12%在接受药物治疗，有5%的人求助咨询或参加支持小组[71]。癌症患者的抑郁症状与多种不良后果相关，包括对护理的满意度降低、卫生服务使用的增加、工作延迟、生活质量降低、自杀风险增加和死亡率增加[72]。

准确诊断抑郁症的几个情感障碍是癌症患者特有的。抑郁症状的标准特征包括躯体症状和情绪/认知症状，但包括躯体症状（疲劳、体重减轻等），这也是癌症及其治疗的常见症状。此外，区分对严重疾病的正常和病理反应也是一项具有挑战性的工作。癌症患者有可能被过度诊断为抑郁症（如果是在正常情况下出现悲伤，或与此相关的其他症状，则被过度解释为抑郁）和诊断不足（如果癌症患者的抑郁症状因为存在严重的疾病，被认为是"正常的"）。绝望、无价值、无意义、缺乏享乐主义或自我意识的存在可以帮助区分临床抑郁和悲伤反应，因为在正常的悲伤反应中，这种诊断是不会提前预知的。时间上的变化也能帮助经历正常悲伤反应的患者，这些患者通常会有起起落落的症状，而抑郁症患者则会有持续的症状[73]。

虽然对于诊断癌症患者抑郁的单一最佳方法尚无共识，但"你抑郁吗？"这样的单一筛查问题效果得到肯定，敏感性为72%，特异性为83%，阳性预测值为44%，阴性预测值为94%。第二个问题的增加（关于做事情的兴趣/快感）可以提高敏感性（91%）、特异性（86%）、阳性预测值（57%）和阴性预测值（98%）[74]。这些简单的筛查问题可以用来引发更广泛的评估，或者转介心理健康或姑息治疗专家。提供者必须实施常规抑郁症筛查（如NCCN和IOM建议的那样），或者保持高度怀疑，以避免忽视这一常见问题及其相关的发

病率。

心理治疗和抗抑郁药物都显示出治疗癌症患者抑郁的疗效,包括三环抗抑郁药、5-羟色胺特异性再摄取抑制剂和 5-羟色胺-去甲肾上腺素再摄取抑制剂。如果神经性疼痛或失眠是图片的一部分,TCAS 可能用途会很大,但它们的使用常常受到抗胆碱能副作用的限制。与 TCA 相比,5-羟色胺特异性再摄取抑制剂的镇静作用更小,但副作用可能包括头痛、恶心、失眠。最近在抗抑郁药的一次审查中得出结论,根据疗效,没有证据相互推荐,因此,在起效、副作用和可用给药途径上的差异可能会引起药物的选择[75]。对于有神经病变或神经病理性疼痛的妇科癌症患者,如使用文拉法辛或多洛西汀等 5-羟色胺-去甲肾上腺素再摄取抑制剂,也可以缓解一些神经病理性疼痛。三环抗抑郁药、5-羟色胺特异性再摄取抑制剂和 5-羟色胺-去甲肾上腺素再摄取抑制剂均需数周时间才能达到治疗效果。对于需要症状更快缓解或预期寿命较短的患者,使用精神刺激剂哌甲酯是另一种选择。在复杂的情况下,应考心理健康专业人员的介入。

(戴梦源　徐小霞)

## 48.4　临终症状的处理

尽管大多数癌症患者说他们更喜欢在家就医,但他们中大约三分之一的人将在医院度过他们最后的日子。预测患者何时处于生命的最后几天情况十分复杂,通过以下物理发现可以预测 3 天内的死亡:非反应性瞳孔减少了对语言和视觉窒息的反应,无法闭上眼睑,鼻唇沟下垂,颈部过伸,声带发出咕噜声,上消化道出血,桡动脉无脉,尿量减少,Cheyne—Stokes 呼吸,下颌运动呼吸,以及由 UNC Leared 支气管分泌物造成的"死亡拨浪鼓"[76]。

在生命的最后几天,护理应该集中在优化症状管理和最小化无益干预措施。如果有专门的姑息治疗小组参与会更好。在妇科癌症人群中,超过 70% 的患者在生命的最后一周出现嗜睡、幸福感下降、厌食症和疲劳。当住院患者的护理转变为单纯关注舒适时,所有与舒适度没有直接关系的药物都应该停止。关于是否应继续使用抗心律失常或抗惊厥药物以防止不愉快症状的决定,必须使患者个体化,并使她有能力服用药物。在生命的最后几天里,患者不能口服(PO)。

药物必须过渡到舌下、静脉、皮下,或直肠。对于预期的症状,如疼痛、恶心、呼吸困难、神志昏迷和上呼吸道分泌物,应提前准备并提供所需的药物。虽然未清除的支气管分泌物(有时称为"死亡拨浪鼓")所产生的噪声不被认为是对患者不舒服的,但它往往会使家庭成员感到痛苦,可以用抗胆碱能药物治疗。在生命的最后几天对患者进行检查时,生命体征和按需用药应由护理人员负责。护理人员需要增加相关照顾的经验,那么关于为什么会遵循某些生命体征,以及什么迹象应该促使使用 PRN 药物(躁动、激动、皱眉、呼吸急促)可能是有帮助的。对患者的检查至少应包括对危难或激动症状的一般视觉检查,并注意上述可能预示 3 天内死亡的迹象。触摸患者的手将显示发热或冰凉/动感的四肢,如果有的话。在死亡来临时,应向家庭成员提供预期的咨询,但只有当家庭表示有兴趣时,才应给予咨询。应考虑到一些迹象,包括抽搐和意识减退、四肢斑驳(患者不痛)和呼吸不规律并伴有呼吸暂停(家人可能会观察到呼吸暂停,并认为患者已经停止了呼吸,只能再次呼吸),这些都是死亡过程中的正常部分。可以向家庭提及,虽然我们不确定患者是否会处理触觉或听觉输入,但即使患者不再对它们做出回应、不再与家庭成员接触和交谈,对患者和家人来说都可能是一种安慰。

## 48.5 交流

### 48.5.1 告知患者病情

各级医生对于患者的临终关怀都准备的不够充分[75]。尽管近年来,医院正在逐步增加此类培训[76],但是到目前为止,只有5%执业肿瘤学家接受过正规培训,之后再公布一些治疗坏消息,或讨论患者预后情况[76]。研究数据显示,大部分患者也愿意听到一些预测信息,即使最后结果可能比预期情况更加糟糕。此外,如果一直隐瞒坏消息,患者很可能对医生失去信任感。

目前已经存在几种协议,用于告知患者病情,其中最为著名的是SPIKES协议,这是一项包含沟通与咨询原则的六步协议[77]。SPIKES协议强调,在对话过程中,首先要澄清患者知道的内容;根据患者和家庭成员的知识水平,使用清晰、非医学语言,告知相关信息;沟通过程中,必须使用开放、善解人意的言语,针对患者强烈的情绪,要及时做出反应;并留有足够的时间,便于患者或家属提问。临床医生应经常接受理解检查,在处理特定信息时,可以选择沉默。

### 48.5.2 预后

与患者及其家属谈论预后情况,并进行临终关怀,是照顾恶性肿瘤患者(存活时间有限)的重要部分。对自身预后情况充分了解的患者,大部分不会在医院死亡,并且在临终时也能接受临终关怀护理,从而达到更好的OOL[78]。但是,也有大量研究记录了患者沟通问题。在近期进行的研究中,有三分之一到四分之三的晚期癌症患者,不清楚他们的疾病是无法治愈的,同时,大多数患者对自身预后情况,也有过于乐观的预期[79]。患者对治疗结果往往产生不切实际的期望,那些被要求积极对待患者的护士,或者继续徒劳干预的医生,也会受到相应影响,一些研究也记录了这种情况下,医生和护士所面临的道德痛苦与倦怠[80]。

虽然几乎所有的肿瘤学家都认为,准确沟通患者预后情况非常重要,但在实践过程中,他们往往会避免或推迟讨论预后情况,转而积极关注疾病治疗结果,并且往往表述得相对乐观[81,82]。医生对预测情况犹豫不决,是因为结果往往更具实质性和现实性,因此担忧某些结果会对患者产生不良影响,尤其担心部分对话会导致患者抑郁或失去希望,甚至会加速患者死亡。然而,正如许多人所指出的,避免讨论死亡的医生,其实也是在保护自己,谈论这种话题时,很容易引起医生与患者的不适,出现失败与失控的焦虑感[83]。

虽然没有证据表明,更了解自己病情的癌症患者抑郁率较高[81],但过于乐观的患者,治疗情况往往更令人满意[84]。虽然几乎所有患者都希望自己能够知道"真相",但他们也希望真相是好的,并期待医生能为他们提供治疗希望[85]。几乎一半的癌症患者,即使接近寿命终点,也不想知道他们的预期寿命[86]。因此,他们与医生达成协议,避开临终讨论[82]。患者和家属在沟通时,也可能产生误解,对预后情况抱有消极态度[87]。

毫无疑问,在面对这些严重的障碍时,癌症治疗往往缺乏生命终结计划。肿瘤学家能提供完整的模型,向患者展示预后信息和治疗选择,通过权衡治疗的风险和益处,在治疗方面做出理性的选择,但在医疗实践过程中加入预后推测,患者及其家属往往感到十分痛苦,并努力寻找希望,肿瘤科医生也会感到内外压力。几位研究者总结了近年来的一些研究结果,主要统计患者及其家属的决策风格与信息需求数据,也许能够帮助医生摆脱上述困境,提供一条前进的道路[88]。其中相对一致的结果是,许多患者不想知道他们的预后情况,但他们确实想知道他们会发生什么,主要包括两个方面,一是他们是否可以治愈他们的癌症,二是治疗可以为他们做些什么[89]。这些欲望似乎是矛盾的,但事实上可能并非如此。虽然患者通常不愿意听到他们还能生活多久的信息，但他们很容易被告知：他们最终将在某个未知时间内死于疾病。要构建这种更为定性的预后讨论，需要引入疾病轨迹这一概念。无法治愈的癌症会在患者死亡之前 3～6 个月保持相对稳定性，当患者日常生活的活动能力迅速下降时，也就意味着患者进入了最终阶段，这与患者全身治疗的危害风险相关联[90]。早期讨论疗程方案与护理轨迹，可以为患者及其家人提供一份整体方案，延长患者生命，使其感觉良好，维持一段相对正常的生命时间段。与此同时，必须承认，癌症最终也会产生致命性的后果，在临床上出现进行性疾病症状，包括自身功能衰退、症状负担增加、对疾病特异性治疗的抵抗力也会增加，因此，为患者提供预先护理计划（ACP）有关的可用信息与决策，并为他们提供更清晰的未来路线图，则变得十分重要。如果能对患者进行更准确的预测，也就能为寿命终结前的患者，保留更详细的预期寿命讨论结果[91]。

这种构建讨论的方式，也避免了讨论生命周期相关统计信息的缺陷。许多患者都希望避免这种讨论，也有许多人不能充分理解统计数据，难以解释这些信息。此外，在接近寿命结束时期，向个体患者提供准确的预后信息，是一件非常困难的事情。由于预后结果是钟形曲线，任何个体患者，可能比分组的平均预期寿命更长，也可能更短。纯粹的事实陈述虽然真实，但似乎更加冷酷无情，可能让患者感到无所顾忌，并四处寻求希望。虽然这是真实情况，但充满希望的陈述却含糊不清，许多听到此事的患者，可能认为他们所获得的治疗能够治愈，从而强调有希望的新研究。使用第二种制剂的医生，可能具有较高的患者满意度，但往往是知情程度较差的患者。制订疾病轨迹旨在平衡磨难与现实，并为进一步讨论搭建基础。

最后，应该指出的是，这些讨论最好以协作或跨专业的方式进行，包括护理与社会工作等。结合牧师有时候能提高护理质量，并减少

治疗人员的道德困境。

### 48.5.3　独立医疗自主计划

独立医疗自主计划相对而言比较广泛，确保患者能够指导他们未来的医疗保健，以便他们不能为自己做出决策时，还能与他们的治疗目标保持一致。ACP 主要涉及终生护理目标、指定医疗保健授权书（HPA）、完成预先指示（AD）（也称为生前遗嘱）等方面。目前已经证明，ACP 可以改善患者对医疗服务的遵守情况。患者的临终愿望，能加强患者和家人情感联系，减缓家庭压力，降低患者的焦虑和抑郁情况。

患者每项编码状态，只是 ACP 的一个部分，也可能包含在 AD 中。编码状态可能是患者入院文件的必要部分，但确定编码状态不是或不应该像询问患者一样简单。如果患者需要进行心肺复苏术（CPR），编码状态讨论就需要考虑到个体患者的康复机会与潜在价值，理想情况下，应在更广泛的护理目标与偏好背景下进行。同样需要注意的是，对癌症患者在院内的 CPR 结果进行荟萃分析，结果显示，只有 6.7％的患者至出院时依然存活（9.1％患有局部疾病，5.6％患有转移性疾病）[92]。最近针对晚期癌症患者的一项研究发现，患者观看 ACP 的教育视频后，需要心肺复苏或通气的人数明显降低；同时，患者能够接受视频内容，并愿意推荐给其他人[93]。同组一项随机试验发现，观看 CPR 视频的晚期癌症患者，选择 CPR 的可能性，要低于听取言语叙述的患者[94]。

虽然大多数患者认为，解决 ACP 是其癌症治疗的重要组成部分[95]，但肿瘤学家往往难以讨论，会提前假设患者犹豫不决，甚至不愿意进行对话[96]，对已故癌症患者的回顾性研究发现，只有 19％患者记录 AD[97]。一项针对妇科癌症患者的研究发现，有 54％的妇科肿瘤学家，推迟了患者临终讨论，直到患者的功能状态大幅下降[98]。另一项关于乳腺癌和妇科癌症的研究表明，50％的女性自我报告

中完成了 AD 部分,48% 的患者命名为 HPA,但对医疗记录的审查中,有 24% 和 14% 的女性,分别记录了 AD 和 HPA[99]。对癌症文献的荟萃分析表明:"所有利益相关者,都不愿意提前启动 ACP,并且倾向于推迟 ACP,除非是所提出的问题,尤其是围绕临终关怀偏好的问题,更具临床相关性。"

在 20 世纪 90 年代的俄勒冈健康与科学大学,维持生命治疗医嘱(POLST)这一概念被正式提出,旨在补充(而不是取代)AD 部分。POLST 表格中添加了患者临终治疗的愿望,并在特定治疗指示、明确医疗指令的情况下表达,使用 POLST 表格,能传达患者使用极端措施(例如呼吸机)、抗生素治疗、外周营养与其他医疗干预的决定。

提高对 ACP 的依从性,是所有癌症发起者与未来患者的目标。但是,患者往往期望医生介绍这一话题,并且对于癌症患者来说,更喜欢他们的主管肿瘤医生来解释这一情况[100]。因此,妇科肿瘤学家很乐意将这个话题引入患者。ACP 可以是一个过程,而不是单个讨论,不应与 AD 的完成相混淆,AD 只是整个过程的一小部分而已。非医生提供者在提高 AD 完成的依从性方面,也可能发挥重要作用。

## 48.5.4 召开成功的家庭会议

家庭会议[101] 是促进晚期癌症患者沟通的重要方式之一。家庭会议(或会议)是一场由家庭照顾者、患者(如果可能),以及专业卫生人员组成的多学科小组会议,并适当采取多种用途,包括讨论患者诊断、治疗和预后情况;澄清护理目标;为患者和护理人员制订护理计划,以及患者的出院计划等。家庭会议中使用的大多数数据,都由 ICU 提供,妇科癌症患者的使用数据也十分有限。

MD 安德森研究了家庭会议对癌症患者的影响[102],具体情况如下:召开家庭会议需要安排患者和她的家人,还包括卫生保健提供者、姑息性治疗医生、社会工作者、牧师和个案经理。会议开始时,社会工作者首先介绍参与者,随后姑息性治疗医生讨论患者的临床情况、癌症病史和治疗计划、症状管理方案选择等,同时包括 AD 的预后与出院计划。社会工作者负责记录会议,详细记录家人或患者所表现的所有痛苦。

并非所有家庭会议都能通过这种多学科模式进行,但妇科肿瘤学家可以成功举办一次家庭会议,即使资源有限,患者及其家人,或者其他领域的工作人员也能参与。在会议开始之前,必须制订详细的计划,包括接下来要解决的问题、整个会议涉及的参会人员、会议地点及时间,以及患者自身能否参加会议,都需要一一确定。最后,还要向所有参与者明确说明会议目标,并允许所有家庭成员表达意见。

## 48.5.5 教学交流

大量研究表明,患者与肿瘤学家的沟通不是最理想的,特别是在讨论生命结束时的相关问题时[103]。幸运的是,即使是繁忙的临床医生,也能传授沟通技巧,美国的放射与妇科肿瘤学家在 SCOPE 试验中就有所证明[104]。在试验过程中,随机分配临床医生,让他们完成 1 小时的交互式 CD-ROM 程序,主要是应对患者的负面情绪。干预组的肿瘤学家使用了更多的同理心去陈述,并且更有可能在消极情绪中去回应消极情绪。最重要的是,干预肿瘤学家的患者报告结果显示,与对照组肿瘤学家的患者相比,他们更加信任自己的肿瘤医生。

## 48.5.6 沟通对结果的影响

良好的沟通可以提高生命周期的护理质量。杜克大学的研究小组发现,一群患有持续性或复发性卵巢癌的女性,如果过早与医疗保健提供者进行临终讨论,患者就会对 EOL 质量措施更加谨慎。此外,他们在医院死亡的可能性也比较小。作者强调,进行早期 EOL 讨论,要早于患者逝世前 30 天之外进行,这一举措能增加患者的临终关怀,减少住院治疗和 ICU 入院次数,这对患者的临终关怀至关重要。同时,这些举措也能降低患者在最后的30天内的住院治疗次数,减少侵入性手术次数。

### 48.5.7 照看者需求

护理人员往往是家庭成员,负责给患者提供身体护理,以及情感与实际支持[105,106]。如果他们在提供护理时无法继续工作,或者对未来产生焦虑时,就会在这个角色中承受巨大的压力,包括一些财务压力。照顾者窘迫的危险因素主要包括:其他生活压力、社会支持不良、社会经济地位较低、年龄较小,以及照顾者与患者的关系更加密切时[121],照顾者可能自身也会出现健康问题,例如妇科癌症患者[107]。因此,需要对照顾者进行教育,他们可能对自己的新角色,以及必要的情感与精神支持感到措手不及[108]。

在澳大利亚一项卵巢癌研究中,调查了99名卵巢癌患者护理人员的生活质量,并且与人口规范相比较,发现这些护理人员的精神和身体生活质量显著降低[109]。平均遇险和未满足的需求,也会随着时间的推移而增加。在患者生命持续的最后6个月内,未能满足的最高需求,主要包括管理预后情绪、对癌症传播的恐惧、平衡护理人员与患者的各自需求、照顾工作的影响,以及在不确定的情况下做出的决策。照顾者的乐观情绪,往往能减少部分痛苦。笔者建议,照顾者可在早期与心理社会工作人员接触过程中学习,而不是等待患者死后转介丧亲服务。此外,照顾者可以求助于治疗提供者、信息资源或护理人员,有助于缓解研究中指出的几项需求。

## 48.6 生活质量

目前对生活质量没有通用的定义。世界卫生组织将生活质量定义为"个人在其生活的文化和价值体系中以及与其目标、期望、标准和关切有关的情况下对其生活地位的看法[110]"。HRQOL即健康有关的生活质量,包括症状、功能、心理健康、意义和满足几个方面。

### 48.6.1 分量表和措施

当前用于评估癌症患者的HRQOL的有效调查问卷包括尿癌研究和治疗组织(EORTC-QLQ-C30)和癌症通用版功能评估(FACT-G)。一般使用特定领域的工具对特定领域进行评估,如疲劳或心理困扰。第四版FACT-G调查问卷包括以下4个子量表:身体健康、社会幸福、情感幸福和功能幸福。这些子量表可以单独分析,也可以一起分析,综合得出HRQOL总分。FACT-G证明了随时间变化的可靠性、有效性和响应性[111]。癌症治疗功能评估-卵巢(FACT-O)是一个多维问卷,主要针对卵巢癌患者开发和验证。子宫颈癌(FACT-CX)、子宫内膜癌(FACT-EN)和外阴癌(FACT-V)也有具体的分量表。FACT得分越高,HRQOL评分越高。

### 48.6.2 临终生活质量

国家质量论坛公布了以下EOL质量表现指标,其中较低的出现率代表了较高的护理质量:死亡前30天内入院ICU,在生命的最后30天内住院超过14天,在生命的最后30天内住院超过一次,在过去30天中多次就诊,在紧急护理环境中死亡,在过去30天开始新的化疗方案,化疗在14天内死亡,临终关怀入院少于3天前死亡[112]。在患有卵巢癌妇女中,EOL的这些积极的护理干预与提高卵巢癌患者的生存率无关,并可作为妇科癌症的良好的一般质量指标。

其他团体提供了专门针对妇科癌症患者的ACE数据。来自Montefiore的小组报告说,及时的姑息医学咨询与ACE评分较低有关,但只有18%的患者接受了"及时"(定义为死亡前30天或以上)的姑息治疗咨询[113]。同一组的另一项研究报告了有关ACE的后续回顾性数据:生命后6个月住院天数中位数为24天,30%的患者曾到急诊科就诊,21%的患者被送入 ICU。终止拔管占 50%，EOL 时行 CPR 占 13%。76%的患者在生命的最后 6 个月内接受化疗，30%的患者在最后 6 周[114]接受化疗。66%的患者为 DNR/DNI，49%的患者参加了临终关怀（中位数 16 天，0～149 天），64%的患者参加了家庭会议。

### 48.6.3 作为临床试验终点的生活质量

HRQOL 已经发展成为许多癌症临床试验的一个重要即使次要的终点。2014 年，ASCO癌症研究委员会举行会议，讨论"未来临床试验的设计，这些试验将产生对患者有临床意义的结果"。HRQOL 临床意义的定义是：显著改善生存率，显著改善生活质量，或两者兼而有之[115]。ASCO 工作组认识到患者特殊症状负担的重要性，认为使用有效的仪器对特定癌症相关症状进行系列评估是一个有意义的临床结果。卵巢癌患者在治疗可能时愿意在一线治疗环境中接受治疗产生的产生的毒副作用，但在复发疾病治疗环境[116]中，他们较少接受毒性和常规治疗中的损害。Havrilesky 等人[117]的研究证实了这一发现：95 名患有晚期或复发性卵巢癌的妇女愿意接受更短的无进展生存期（PFS），以避免治疗出现的严重副作用：6.7 个月用于将恶心和呕吐从严重减少到轻度，5 个月用来减少神经病变从严重到轻微，以及 3.7 个月内，减轻腹部症状从严重到中度。虽然 PFS 仍然是患者偏好的驱动因素，但妇女愿意用 PFS 的时间来减少治疗相关的毒性。

在过去 10 年中，妇科肿瘤学组一直在将 HRQOL 终点纳入他们的第三阶段研究。在妇科肿瘤学组 240 例患者中，采用贝伐单抗或不加贝伐单抗治疗晚期或复发性宫颈癌患者的随机试验，主要的社区生活质量终点是癌症治疗功能评估的评分。子宫颈试验结果指数（事实—Cx TOD）[118]显示，由于贝伐单抗在晚期宫颈癌治疗中的应用，总体生存率和 PFS 均有改善，但与健康相关的生活质量并没有明显恶化，因此作者可以得出结论，贝伐克伊珠

单抗的加入总体上取得了可观的结果。在最近的第三阶段卵巢癌随机试验[119,120]中，妇科肿瘤学组还将社区生活质量列为次要终点。在其中一项研究中，妇科肿瘤学组首次表明在卵巢癌患者中，基线社区生活质量评分预测了总体生存率[121]，并得到了其他人的证实[122]。

其他临床试验组也将生活质量作为临床试验的终点。一个众所周知的改变实践的例子是 CALYPSO 研究，这项研究改变了对复发性铂敏感的卵巢癌妇女的护理标准，由妇科癌症组[123]管理。这项研究的主要目的是为这些妇女确定一种治疗方案，该方案与传统疗法相比，具有更好的耐受性，从症状的角度来看也是如此。生命质量评估在治疗期间每隔 3 个月进行一次，从治疗期间起每 3 个月进行一次。主要终点是无毒方案的非劣性。这项研究能够证明，新的方案比标准方案更耐受性好，总体生活质量提高，总体生存率也有改善。ASCO 2014 工作组确认，无离子和过度存活仍是癌症临床试验的主要终点。然而，将纳入 HRQOL 作为次要终点，可以更全面地解释结果，并做出更好的临床决策。

## 48.7 妇科肿瘤姑息治疗的屏障

### 48.7.1 缺乏专门的姑息护理服务

并非所有设施都有能力提供特殊的姑息护理服务。非营利性医院和公立医院分别是营利性医院的 4.8 倍和 7.1 倍，与营利性医院相比，则更有可能有一个缓和的护理计划[124]。从美国角度来讲，没有足够的专业姑息护理提供者来治疗所有可能受益的患者[125,126]。来自推进姑息护理中心和国家姑息护理研究中心的 2015 年各州报告卡表明，尽管报告姑息治疗计划的美国医院的数量持续增长，但数百万患有严重疾病的美国人仍然无法获得姑息治疗[127]。是否获得姑息医疗服务取决于地理位置，在新英格兰（88%的医院）、太平洋（77%的医院）和中大西洋（77%的

医院)州的普及率最高,而在中南部(43%的医院)和中东部(42%的医院)州(138 家)的普及率最低。美国有三分之一的医院报告没有任何类型的姑息护理服务,三分之一的州接受 C 或 D 级的治疗。在社区环境(如疗养院)中获得姑息护理的机会仍然限于那些没有临终关怀资格的人。

妇科肿瘤科医生应该能够为他们自己的患者提供初级姑息治疗,但并不是所有的人都觉得有能力提供这些服务。事实上,大多数妇科肿瘤学研究员报告说,在联谊期间,姑息护理教育不足,只有 11% 的人报告有姑息护理轮任或正规培训[128,129]。虽然联谊主任和研究员都认为姑息护理教育至关重要,但正规课程没有很好地发展。今后制订正式的初级姑息护理课程及将这些课程纳入团契培训方案,这对于培训妇科肿瘤科医生提供适当的护理将是非常重要的。

### 48.7.2　偿还不力

当前的赔偿时间表并不是为了支持早期将姑息治疗纳入肿瘤学护理。从历史上看,提供者不因与患者进行终身生命讨论而获得补偿,也不因处理高级指令而得到补偿。然而,医疗保险和医疗补助服务中心(CMS)最近提出并最终确定了条例,允许医疗保险向医生和其他合格的医疗保健专业人员支付提供 ACP 的费用[130]。特别是在 2015 年 7 月 8 日发布的一项拟议条例中,CMS 引入了 2 个新的 ACP 账单代码,提供给医疗保险受益人。2015 年 10 月 30 日,CMS 最终确定了这些拟议条款,允许医生和其他医疗专业人员从 2016 年 1 月 1 日起单独为 ACP 支付医疗保险费用。以前的医疗保险制度只允许在非常有限的情况下对 ACP 进行补偿。目前没有改善偿还费用的计划。

### 48.7.3　关于姑息治疗的误解

姑息治疗使用的最大障碍之一,是患者和提供者都错误地认为这是终结生命护理的同义词。一项民意调查显示,70% 的人认为自己对姑息治疗"一无所知"[131]。来自提供者的数据表明,许多人对当地提供的专业姑息护理服务缺乏了解,错误地认为姑息治疗等同于终身生命护理,因此与抗癌治疗不相容[132]。由于误解,癌症中心的管理人员担心,专业姑息治疗的存在可能会对他们的医院死亡率和国家评分产生负面影响。一项研究发现,提供者更喜欢"支持护理"一词,而不是"姑息护理",更有可能将患者转介到一项名为"支持护理"的服务。当该机构将姑息护理服务的名称改为支持护理时,他们发现转诊人数增加了 40%,并在疾病病程早期[138]出现了转诊的变化。IOM 的报告中"死于美国"得出结论说,"如今最大的挑战之一就是,需要更好地了解如何缓和并保护在公众和整个护理领域的专业人员中的作用,以便在临终关怀和姑息护理中,可以充分发挥患者及其家人的潜力[139]。"

对临终关怀特有的误解也很普遍。提供者、患者和家属对于临终关怀的益处仍然缺乏教育,患者也怀疑"临终关怀意味着他们会更快地扼杀我"[139]。"死亡小组"的主张仍然存在于共同的文化中,导致患者不愿讨论临终关怀的选择。恺撒家庭基金会 2013 年的一项调查发现,超过三分之一(35%)的 65 岁及以上的人错误地认为,"平价医疗法案"设立了一个专门小组,为医疗保险受益人[140]做出终结生命的决定。其他阻碍及使用临终关怀的障碍包括对预后的过高估计、缺乏医生对证明的益处的认识,以及在临终关怀注册前放弃抗癌治疗的要求。关于临终关怀的益处和其本质的教育对于帮助我们的患者在生命结束时接受这一重要的好处是非常重要的。

## 48.8　改善妇科肿瘤的姑息治疗

### 48.8.1　教育者

大多数妇科肿瘤患者的姑息治疗将由妇科肿瘤科医生提供。一些研究表明,研究者包括医学和妇科肿瘤学研究员，认为他们已受过足够的培训，可以解决他们在职业生涯中将面临的大多数姑息护理问题。医学肿瘤学研究人员报告说，在症状管理方面培训不足，且提供的信息几乎都是好消息。一些涉及姑息护理的研究提供了教育，特别是在妇科肿瘤学联谊活动上。Eskander 的调查数据表明，妇科肿瘤学研究人员感到教育缺失，这一结果是通过专门询问妇科肿瘤学家、教学和直接反馈（而不是正规课程）获得的[123]。Lefkowits 等人的类似调查研究[125]注意到，100％的妇科肿瘤学联谊项目对姑息性话题进行了说教性报道，48％有可用的姑息护理论调。然而，正式教授的主题和教员认为最重要的主题之间没有关联。显然，在妇科肿瘤学研究中，姑息护理课程和展示有改进的余地。预计将于2016—2017 年将研究金理事会改为研究生医学教育认证委员会以及相关的新里程碑，并将继续解决这一重要问题。

### 48.8.2 和专业姑息护理合作

一项对停止化疗的妇科癌症患者的研究发现，在决定停止化疗之前接受姑息治疗的患者（与那些在决定停止化疗后才接受姑息治疗的患者相比）有更好的生活质量、情绪功能和SoC 功能、较少的抑郁、较少的失眠和较少的沟通问题。早期姑息治疗整合的患者在生命的最后 6 周内也接受了较少的化疗，早期姑息治疗是提高整体生存率的独立预测指标。对死于妇科癌症的患者进行的其他研究发现，49％的患者曾接受姑息治疗，但只有 18％的患者在死亡前 30 天（127 天）被转介。在一组符合 ASCO 关于早期姑息护理整合建议的妇科癌症患者中，只有 53％被推荐到姑息治疗[136]。这些数据，加上一般肿瘤学文献中的可靠数据，证明了早期专科姑息护理整合的好处，这表明我们很可能低估了妇科癌症患者的专业姑息护理。使用 Temel 肺癌试验的临床效益数据进行的成本效益分析发现，常规姑息治疗转诊至少对具有铂耐药性的卵巢癌患者

有成本效益，甚至可能会节省成本。妇科肿瘤学提供者应熟悉其所在机构提供的专业姑息护理资源，并自由地利用这些资源，包括在疾病病程早期为有晚期疾病或有症状需要的患者提供此类资源。姑息护理提高了妇科癌症护理的质量和价值。

## 48.9 总结

姑息治疗中心将姑息治疗作为"病危患者的专门医疗服务"，致力于缓解严重隐忧的症状和压力，目的是提高患者和家庭的心理素质。姑息治疗适用于任何年龄和任何阶段的严重疾病，可以与治疗一起参与实施。"姑息治疗包括对癌症症状的细致评估和治疗，以及癌症治疗的副作用。它还包括真诚地与患者和看护人谈论疾病及其预后，以及他们的目标和期望；它不仅涉及优化数量，还包括优化生活质量。妇科肿瘤科医生作为整个疾病过程中外科和医学肿瘤学的提供者，与患者有着独特的纵向关系，因此能够很好地提供基本的姑息治疗。妇科肿瘤学提供者的教育必须使他们为这一角色做好准备。随着越来越多的证据表明专科姑息治疗对临床和卫生系统的好处，这些服务正变得越来越普遍，因此应该被广泛地用作"额外的支持"，以满足与症状管理或指导护理目标相关的复杂需求。妇科肿瘤学提供者必须加入 WIO、IOM、ASCO 和SGO，以认识到姑息治疗是对患者高质量、全面和个性化护理的一个组成部分。

（戴梦源）

# 参 考 文 献

[1] World Health Organization. WHO Definition of Palliative Care[R/OL]. Geneva：WHO，2002. http：// www. who. int/cancer/palliative/definition/en/. Accessed December 24，2015.

[2] FERRIS F D, BRUERA E, CHERNY N, et al. Palliative cancer care a decade later：accomplish-

ments,the need,next steps—from the American Society of Clinical Oncology[J]. JClin Oncol, 2009,27(18):3 052-3 058.

[3]RIMEL B J,BURKE W M,HIGGINS R Y,et al. Improving quality and decreasing cost in gyneco- logic oncology care. Society of Gynecologic On- cology recommendations for clinical practice[J]. Gynecol Oncol,2015,137(2):280-284.

[4]PARIKH R B,KIRCH R A,SMITH T J,et al. Early specialty palliative care-translating data in oncology into practice[J]. NEngl J Med,2013, 369(24):2 347-2 351.

[5]MCLNTURFF B, HARRINGTON L. Presenta- tion of 2011 Research on Palliative Care[J]. 2011.

[6]FADUL N, ELSAYEM A,PALMER J L,et al. Supportive versus palliative care:what's in a name?: A survey of medical oncologists and midlevel providers at a comprehensive cancer cen- ter[J]. Cancer,2009,115(9):2 013-2 021.

[7]TEMEL J S,GREER J A,MUZIKANSKY A,et al. Early palliative care for patients with meta- static non-small-cell lung cancer[J]. N J Med, 2010,363(8):733-742.

[8]BAKITAS M,LYONS K D,HEGEL M T,et al. Effects of a palliative care intervention on clinical outcomes in patients with advanced cancer: the Project ENABLE II randomized controlled trial [J]. JAMA,2009,302(7):741-749.

[9]BAKITAS M A,TOSTESON T D,LI Z,et al. Early versus delayed initiation of concurrent palli- ative oncology care:patient outcomes in the ENA- BLE HI randomized controlled trial[J]. J Clin Oncol,2015,33(13):1 438-1 445.

[10]SMITH T J,TEMIN S,ALESI E R,et al. A- merican Society of Clinical Oncology provisional clinical opinion: the integration of palliative care into standard.

[11]Choosing Wisely:an initiative of the ABIM Foun- dation[J/OL]. 2015. http:// www. choosing- wisely. org/. Accessed December 24,2015.

[12]HUI D,ELSAYEM A,DE LA CRUZ M,et al. Availability and integration of palliative care at US cancer centers[J]. JAMA, 2010, 303(11):

1 054-1 061.

[13]RABOW M, KVALE E, BARBOUR L,et al. Moving upstream:a review of the evidence of the impact of outpatient palliative care[J]. 2013,16 (12):1 540-1 549.

[14]PARIKH R B,TEMEL J S. Early specialty pal- liative care[J]. N Engl J Med,2014,370(11): 1 075-1 076.

[15]QUILL T E, ABERNETHY A P. Generalist plus specialist palliative care—creating a more sustainable model[J]. NEngl J Med,2013, 368 (13):1 173-1 175.

[16] FRIEDMAN B T, ELARWOOD M F C, SHIELDS M. Barriers and enablers to hospice referrals:an expert overview[J]. J Palliat Med, 2002,5(1):73-84.

[17]NHPCO's Facts and Figures Hospice Care in A- merica 2014 Edition[M]. http://www. nhpco. org/sites/default/files/public/Statistics _ Re- search/2014_Facts_Fii Accessed January 31, 2016.

[18]CONNOR S R, PYENSON B, FITCH K, et al. Comparing hospice and nonhospice patient sur- vival among patients who die within a three-year window[J]. J Pain Symptom Manag, 2007, 33 (3):238-246.

[19]KEYSER E A,REED B G,LOWERY W J,et al. Hospice enrollment for terminally ill patients with gynecologic malignancies: impact on out- comes and interventions [J]. Gynecol Oncol, 2010,118(3):274-277.

[20]TENO J M,CLARRIDGE B R,CASEY Y,et al. Family perspectives on end-of-life care at the last place of care[J]. JAMA,2004,291(1):88-93.

[21]VON GRUENIGEN Y,DALY B,GIBBONS H, et al. Indicators of survival duration in ovarian cancer and implications for aggressiveness of care [J]. Cancer,2008,112(10):2 221-2 227.

[22]WRIGHT A A,HATFIELD L A,EARLE C C, et al. End-of-life care for older patients with o- varian cancer is intensive despite high rates of hospice use[J]. J Clin Oncol, 2014, 32 (31): 3 534-3 539.

[23]LEFKOWITS C,RABOW M W,SHERMAN A

E, et al. Predictors of high symptom burden in gynecologic oncology outpatients: who should be referred to outpatient palliative care? [J]. Gynecol Oncol,2014,132(3):698-702.

[24]GROVER S, HILL-KAYSER C E, VACHANI C, et al. Patient reported late effects of gynecological cancer treatment [J]. Gynecol Oncol, 2012,124(3):399-403.

[25]SNYDER C F, AARONSON N K. Use of patient-reported outcomes in clinical practice[J]. Lancet,2009,374(9687):369-370.

[26]WAGNER L I, SCHINK J, BASS M, et al. Bringing PROMIS to practice: brief and precise symptom screening in ambulatory cancer care [J]. Cancer,2015,121(6):927-934.

[27]LEVY M H, BACK A, BENEDETTI C, et al. NCCN clinical practice guidelines in oncology: palliative care [J]. JNatl Compr Cane Netw, 2009,7(4):436-473.

[28]GUIDOZZI F. Living with ovarian cancer[J]. Gyne-col Oncol,1993,50:202-207.

[29]焦顺昌,路军章. 表格式临床医学系列丛书-肿瘤学分册[M]. 北京:中国医学科技出版社,2003: 116-129.

[30]王宏羽. 癌症疼痛缓解与姑息性治疗[M]. 北京: 人民卫生出版社,2003:1.

[31]唐辉毅. 世界卫生组织三级阶梯药物疗法治疗癌痛[J]. 中华麻醉学杂志,1992,12(2):76.

[32]王昆. 妇科癌痛的诊治[J]. 中国实用妇科与产科杂志,2003,19(10):581-582.

[33]RIPAMOTI C, DECONNO F, VENTAFRIDDA V, et al. Management of bowel obstruction in advancedand terminal cancer patients [J]. Ann Oncol,1993,5:15-21.

[34]DVORETSKY P M, RICHARDS K A, ANGEL A, et al. Survival time, causes of death, and tomor-treatment-related morbidity in 100 women with ovarian cancer J[J]. Hum Pathol,1988,19: 1 273-1 279.

[35]PIVER M S, BARLOWJJ, LELE S B, et al. Survival after ovarian cancer induced intestinal obstruction[J]. Gynecol Oncol,1982,13:44-49.

[36]BAINES M, OLIVER D J, CARTER R L. Msdical man-agement of intestinal obstruction in pa-tients with advanced malignant disease[J]. Lancet,1985,2:990-993.

[37]VENTAFRIDDA V, RIPAMONTI C, CARACENI A, et al. The management of inopareble gastrointestinal obstruction in terminal cancer patients[J]. Tumo-ri,1990,76:389-393.

[38]RIPAMONTI C. Management of bowel obstruction in advanced cancer[J]. Curr Opin Oncol, 1994,6:351-357.

[39]TUNCA J C, BUCHLER D A, MACK E A, et al. The management of ovarian-cancer-caused bowel obstruction[J]. Gynecol Oncol,1981,12:186-192.

[40]TSAHALINA E, WOOLAS R P, CARTER P G, et al. Gastrostomy tubes in patients with recurrent gynecological cancer and intestinal obstruction[J]. Br J Obstet Gynecol, 1999, 106: 964-968.

[41]PIVER M S. The Randall/Rubin article reviewed [J]. Oncol,2000,14:1 167-1 168.

[42]RANDALL T C, RUBIN S C. Management of intesti-nal obstruction in the patient with ovarian cancer[J]. Oncology,2000,14:1 159-1 163.

[43]BROLIN R E. Partial small bowel obstruction. Surgery,1984,95:145-149.

[44]FERNANDES J R, SEYMOUR R J, SUISSA S. Bowel obstruction in patients with ovarian cancer:a search or prognostic factors[J]. Am J Obstet Gynecol,1988,158:244-249.

[45]KREB S, GOPLERUD D R. Surgical management of bowel obstruction in advanced ovarian carcinoma[J]. Obstet Gynecol, 1983, 61: 327-330.

[46]CLARKE-PEARSON D L, CHIN N O, DE-LONG E R, et al. Surgical management of intestinal obstruction in ovarian cancer[J]. Gynecol Oncol,1987,26:11-18.

[47]LUND R, HANSEN M, LUNDCALL F, et al. Intestinal obstruction in patients with advanced carcinoma of the ovaries treated with combination chemotherapy[J]. Surg Gynecol Obstet, 1989,169:213-218.

[48]DOUGLAS D D, MORISSEY J F. A new technique for rapid endoscope-assited intubation of the intestine[J]. Arch Surg,1978,113:196-198.

［49］GAUDERER M W L，PONSKY J L，IZANT R J. Gastrostomy without laparotomy：percutaneous endoscopic technique［J］. J Padiatr Surg，1980，15：872-875.

［50］WILLS J S，OGLESBY J T. Percutaneous gastrostomy［J］. Radiology，1983，149：449-453.

［51］ADELSON M D，KASOWITZ M H. Percutaneous en-loscopis drainage gastrostomy in the treatment of gastrointestinal obstruction from intraperito-neal malignancy［J］. Obstet Gynecol，1993，81：467-471.

［52］PONSKY J L，GAUDRER M W，STALLAO T A. Percutaneous endoscopic gastrostomy-review of 150 cases［J］. Arch Surg，1983，118：913-914.

［53］SOETIKNO R M，CARR -LOCKE D L. Expandable metal stents for gastric outlet，duodenal，and small intestinal obstruc［J］. Gastrointest Endosc Clin North Am，1999，9：447-458

［54］CARTER J，VALMADRE S，DALRYMPLE C，et al. Management of large bowel obstruction in advanced ovarian cancer with intraluminal stents［J］. Gynecol Oncol，2002，84：176-179.

［55］DECONNO F，CARACENI A，ZECCA E，et al. Continuous subcutaneous infusion of hyoscine butylbromide reduces secretions in patients with gastrointestinal obstruction［J］. J Pain Symptom Manage，1991，6：484-486.

［56］LIGHT R W，MURO J R，SATO R I，et al. Effects of oral morphine on breathlessness and exercise tolerance in patients with chronic obstructive pulmonary disease［J］. Rev Respir Dis，1989，139（1）：126-133.

［57］CASARETT D J，INOUYE S K. American College of Physicians-American Society of Internal Medicine End-of-Life Care Consensus Panel. Diagnosis and management of delirium near the end of life［J］. Ann Intern Med，2001，135（1）：32-40.

［58］BREITBART W，ALICI Y. Evidence-based treatment of delirium in patients with cancer［J］. J Clin Oncol，2012，30（11）：1 206-1 214.

［59］IRWIN S A，PIRRELLO R D，HIRST J M，et al. Clarifying delirium management：practical，evidenced-based，expert recommendations for clini-cal practice［J］. JPalliat Med，2013，16（4）：423-435.

［60］GAGNON B，LOW G，SCHREIER G. Methylphenidate hydrochloride improves cognitive function in patients with advanced cancer and hypoactive delirium：a prospective clinical study［J］. J Psychiatry Neurosci，2005，30（2）：100-107.

［61］FISCH M J，ZHAO F，MANOLA J，et al. Patterns and predictors of antidepressant use in ambulatory cancer patients with common solid tumors［J］. Psychooncology，2015，24（5）：523-532.

［62］ELL K，SANCHEZ K，VOURLEKIS B，et al. Depression，correlates of depression，and receipt of depression care among low-income women with breast or gynecologic cancer［J］. J Clin Oncol，2005，23（13）：3 052-3 060.

［63］PERIYAKOIL V S. Differentiating grief and depression in patients who are seriously ill［J］. Am Fam Physician，2012，86（3）：232-234.

［64］MITCHELL A J. Are one or two simple questions sufficient to detect depression in cancer and palliative care？［J］. A Bayesian meta-analysis，2008，98（12）：1 934-1 943.

［65］GARTLEHNER G，HANSEN R A，MORGAN L C，et al. Comparative benefits and harms of second-generation antidepressants for treating major depressive disorder：an updated meta-analysis［J］. Ann Intern Med，2011，155（11）：772-785.

［66］TRAEGER L，GREER J A，FERNANDEZ-ROBLES C，et al. Evidence-based treatment of anxiety in patients with cancer［J］. J Clin Oncol，2012，30（11）：1 197-1 205.

［67］LEON-PIZARRO C，GICH I，BARTHE E，et al. A randomized trial of the effect of training in relaxation and guided imagery techniques in improving psychological and quality-of-life indices for gynecologic and breast brachytherapy patients［J］. Psychooncology，2007，16（11）：971-979.

［68］PETERSEN R W，QUINLIVAN J A. Preventing anxiety and depression in gynaecological cancer：a randomised controlled trial. BJOG，2002，109（4）：386-394.

[69]MOOREY S,CORT E,KAPARI M,et al. A cluster randomized controlled trial of cognitive behaviour therapy for common mental disorders in patients with advanced cancer[J]. Psychol Med,2009,39(5):713-723.

[70]SPECA M,CARLSON LE,GOODEY E,et al. A randomized,wait-list controlled clinical trial:the effect of a mindfulness meditation-based stress reduction program on mood and symptoms of stress in cancer outpatients [J]. Psychosom Med,2000,62(5):613-622.

[71]CLEGG A,YOUNG J B. Which medications to avoid in people at risk of delirium:a systematic review[J]. Age Ageing,2011,40(1):23-29.

[72]GOODMAN D C,MORDEN N E,CHANG C H,et al. In:Bronner KK,ed. Trends in Cancer Care Near the End of Life:A Dartmouth Atlas of Health Care Brief[J/OL]. Lebanon,NH:The Dartmouth Institute for Health Policy & Clinical Practices; 2013. http://www. dartmouthatlas. org/downloads/reports/Cancer_brief_090413 . pdf

[73]HUI D,DOS SANTOS R,CHISHOLM G,et al. Bedside clinical signs associated with impending death in patients with advanced cancer:preliminary findings of a prospective, longitudinal cohort study[J]. Cancer,2015,121(6):960-967.

[74]SPOOZAKL,SEOW H,LIU Y,et al. Performance status and symptom scores of women with gynecologic cancer at the end of life[J]. Int Gynecol,2013,23(5):971-978.

[75]FALLOWFIELD L,JENKINS V. Communicating sad,bad,and difficult news in medicine[J]. Lancet,2004,363(9405):312-319.

[76]BACK A L,ARNOLD R M,TULSKY J A,et al. Teaching communication skills to medical oncology fellows[J]. J Clin Oncol,2003,21(12):2 433-2 436.

[77]BAILE W F. Practice Guidelines for Patient/Physician Communication:Breaking Bad News, Version 1. 01 [M]. Rockledge PA:National Comprehensive Cancer Network,2000.

[78]WRIGHT A A,ZHANGB,RAY A,et al. Associations between end-of-life discussions, patient mental health,medical care near death,and caregiver bereavement adj ustment [J]. JAMA, 2008,300 (14):1 665-1 673.

[79]WEEKS J C,CATALANO P J,CRONIN A,et al. Patients expectations about effects of chemotherapy for advanced cancer[J]. N Engl J Med, 2012,367 (17):1 616-1 625.

[80]CURTIS J R,BURT R A. Why are critical care clinicians so powerfully distressed by family demands for futile care? [J]. JCrit Care,2003,18 (1):22-24.

[81]MACK J W,SMITH T J. Reasons why physicians do not have discussions about poor prognosis,why it matters, and what can be improved [J]. J Clin Oncol,2012,30(22):2 715-2 717.

[82]THE A M,HAK T,KOETER G,et al. Collusion in doctor-patient communication about imminent death:an ethnographic study[J]. West J Med,2001,174(4):247-253.

[83]JACKSON V A,MACK J,MATSUYAMA R,et al. A qualitative study of oncologists approaches to end-of-life care[J]. JPalliat Med, 2008, 11 (6):893-906.

[84]HELFT P R. Necessary collusion:prognostic communication with advanced cancer patients [J]. J Clin,2005,23(13):3 146-3 150.

[85]PARKER S M,CLAYTON J M,HANCOCK K, et al. A systematic review of prognostic/end-of-life communication with adults in the advanced stages of a life-limiting illness:patient/caregiver preferences for the content,style,and timing of information[J]. J Pain Symptom Manag,2007, 34(1):81-93.

[86]FRIED T R,BRADLEY E H,O'LEARY J. Prognosis communication in serious illness:perceptions of older patients,caregivers,and clinicians[J]. Geriatr Soc, 2003, 51 (10): 1 398-1 403.

[87]ZIER L S,SOTTILE P D,HONG S Y,et al. Surrogate decision makers' interpretation of prognostic information:a mixed-methods study [J]. Intern Med,2012,156(5):360-366.

[88]MURRAY S A,KENDALL M,BOYD K,et al. Illness trajectories and palliative care[J]. BMJ, 2005,330(7498):1 007-1 011.

[89]KUTNER J S,STEINER J F,CORBETT K K, et al. Information needs in terminal illness[J]. SciMed,1999,48(10):1 341-1 352.

[90]LUNNEY J R,LYNN J,FOLEY D J,et al. Patterns of functional decline at the end of life[J]. JAMA,2003,289(18):2 387-2 392.

[91]ENZINGER A C,ZHANG B,SCHRAG D, et al. Outcomes of prognostic disclosure:associations with prognostic understanding, distress, and relationship with physician among patients with advanced cancer [J]. Oncol,2015,33(32):3 809-3 816.

[92]REISFIELD G M,WALLACE S K,MUNSELL M F,et al. Survival in cancer patients undergoing in-hospital cardiopulmonary resuscitation:a meta-analysis[J]. Resuscitation,2006,71 (2): 152-160.

[93]VOLANDES A E,LEVIN I T,SLOVIN S,et al. Augmenting advance care planning in poor prognosis cancer with a video decision aid:a preintervention-postintervention study [J]. Cancer, 2012,118(17):4 331-4 338.

[94]VOLANDES A E, PAASCHE-ORLOW M K, MITCHELL S L,et al. Randomized controlled trial of a video decision support tool for cardiopulmonary resuscitation decision making in advanced cancer[J]. J Clin Oncol,2013,31 (3): 380-386.

[95]DIAZ-MONTES T P,JOHNSON M K,GIUNTOLI R L E,et al. Importance and timing of end-of-life care discussions among gynecologic oncology patients[J]. J Hosp Palliat Care,2013, 30(1):59-67.

[96]EPSTEIN A S,SHUKE,O REILLY E M,et al. 'We have to discuss it':cancer patients advance care planning impressions following educational information about cardiopulmonary resuscitation[J]. Psychooncology,2015,24(12):1 767-1 773.

[97]OZANNE E M,PARTRIDGE A,MOY B,et al. Doctor-patient communication about advance directives in metastatic breast cancer[J]. J Palliat Med,2009,12(6):547-553.

[98]SHARMA R K,DY S M. Documentation of information and care planning for patients with advanced cancer:associations with patient charac-

teristics and utilization of hospital care[J]. Am J Hosp Palliat Care,2011,28(8):543-549.

[99]El-SAHWI K S,LLLUZZI J,VARUGHESE J, et al. A survey of gynecologic oncologists regarding the end-of-life discussion:a pilot study [J]. Gynecol Oncol,2012,124(3):471-473.

[100]CLARK M A,OTTM,ROGERS M L, et al. Advance care planning as a shared endeavor: completion of ACP documents in a multidisciplinary cancer program [J]. Psychooncology, 2015,Epub October 21,2015.

[101]JOHNSON S,BUTOW P,KERRIDGE I,et al. Advance care planning for cancer patients:a systematic review of perceptions and experiences of patients,families,and healthcare providers[J]. Psychooncology, 2016,25 (4): 362-386.

[102]HUDSON P L,GIRGIS A,MITCHELL G K,et al. Benefits and resource implications of family meetings for hospitalized palliative care patients:research protocol[J]. BMC Palliat Care, 2015,14(1):73.

[103]YENNURAJ AL INGAM S,DEV R,LOCKEY M,et al. Characteristics of family conferences in a palliative care unit at a comprehensive cancer center[J]. Palliat,2008,11(9):1 208-1 211.

[104]POLIAK K I,ARNOLD R M,JEFFREYS A S, et al. Oncologist communication about emotion during visits with patients with advanced cancer [J]. Clin Oncol,2007,25(36):5 748-5 752.

[105]TULSKY J A,ARNOLD R M,ALEXANDER S C,et al. Enhancing communication between oncologists and patients with a computer-based training program:a randomized trial[J]. Ann Intern Med,2011,155(9):593-601.

[106]LE T,LEIS A,PAHWA P,et al. Quality-of-life issues in patients with ovarian cancer and their caregivers:a review[J]. Obstet Gynecol Survey,2003,58(11):749-758.

[107]BUTOW P N,PRICE M A,BELL M L,et al. Caring for women with ovarian cancer in the last year of life:a longitudinal study of caregiver quality of life,distress and unmet needs[J]. Gynecol Oncol,2014,132(3):690-697.

[108]BEESLEY V L,PRICE M A,WEBB P M,et al. Loss of lifestyle: health behaviour and weight changes after becoming a caregiver of a family member diagnosed with ovarian cancer[J]. Support Care Cancer,2011,19(12):1 949-1 956.

[109]PITCEATHLY C,MAGUIRE P. The psychological impact of cancer on patients partners and other key relatives: a review[J]. Eur,2003,39 (11):1 517-1 524.

[110]125-WHOQOL Measuring Quality of Life[EB/OL][2016-01-31]. http://www. who. int/mental_ health/media/68. pdf.

[111]CELIA D F,TUL SKY D S,GRAY G,et al. The Functional Assessment of Cancer Therapy scale: development and validation of the general measure [J]. J Clin Oncol,1993,11(3):570-579.

[112]EARLE C C,PARK E R,LAI B,et al. Identifying potential indicators of the quality of end-of-life cancer care from administrative data[J]. Clin Oncol,2003,21 (6):1 133-1 138.

[113]NEVADUNSKY N S,GORDON S,SPOOZA-KL,et al. The role and timing of palliative medicine consultation for women with gynecologic malignancies: association with end of life interventions and direct hospital costs[J]. Gynecol Oncol,2014,132(1):3-7.

[114]NEVADUNSKY N S,SPOOZAK L,GORDON S,et al. End-of-life care of women with gynecologic malignancies: a pilot study[J]. Cancer, 2013,23(3):546-552.

[115]ELLIS L M,BERNSTEIN D S,BEST E E,et al. American Society of Clinical Oncology perspective: raising the bar for clinical trials by defining clinically meaningful outcomes[J]. J Clin Oncol,2014,32(12):1 277-1 280.

[116]MINION L E,COLEMAN R L,ALVAREZ R D,et al. Endpoints in clinical trials: what do patients consider important? A survey of the Ovarian Cancer National Alliance[J]. Gynecol Oncol,2016,140(2):193-198.

[117]HAVRILESKY L J,ALVAREZ SECORD A, EHRISMAN J A,et al. Patient preferences in advanced or recurrent ovarian cancer[J]. Cancer,2014,120(23):3 651-3 659.

[118]PENSON R T,HUANG H Q,WENZEL L B, et al. Bevacizumab for advanced cervical cancer: patient-reported outcomes of a randomised, phase 3 trial (NRG Oncology-Gynecologic Oncology Group protocol 240)[J]. Lancet Oncol, 2015,16(3):301-311.

[119]ARMSTRONG D K,BUNDY B,WENZEL L, et al. Intraperitoneal cisplatin and paclitaxel in ovarian cancer[J]. N Engl J Med, 2006, 354 (1):34-43.

[120]WENZEL L, HUANG H Q,MONKBJ,et al. Quality-of-life comparisons in a randomized trial of interval secondary cytoreduction in advanced ovarian carcinoma: a Gynecologic Oncology Group Study[J]. J Clin Oncol, 2005, 23 (24):5 605-5 612.

[121]PENSON R T,HUANG H Q,WENZEL L B, et al. Bevacizumab for advanced cervical cancer: patient-reported outcomes of a randomised, phase 3 trial (NRG Oncology-Gynecologic Oncology Group protocol 240)[J]. Lancet Oncol, 2015,16(3):301-311.

[122]ARMSTRONG D K,BUNDY B,WENZEL L, et al. Intraperitoneal cisplatin and paclitaxel in ovarian cancer[J]. N Engl J Med, 2006, 354 (1):34-43.

[123]WENZEL L,HUANG H Q,MONK B J,et al. Quality-of-life comparisons in a randomized trial of interval secondary cytoreduction in advanced ovarian carcinoma: a Gynecologic Oncology Group Study[J]. J Clin Oncol, 2005, 23 (24):5 605-5 612.

[124]MUTCH D G,ORLANDO M,GOSS T,et al. Randomized phase III trial of gemcitabine compared with pegylated liposomal doxorubicin in patients with platinum-resistant ovarian cancer [J]. J Clin Oncol,2007,25(19):2 811-2 818.

[125]WENZEL L B,HUANG H Q,ARMSTRONG D K,et al. Health-related quality of life during and after intraperitoneal versus intravenous chemotherapy for optimally debulked ovarian cancer: a Gynecologic Oncology Group Study [J]. J Clin Oncol,2007,25(4):437-443.

[126] PUJADE-LAURAINE E, WAGNER U,

AAVALL-LUNDQVIST E, et al. Pegylated liposomal Doxorubicin and Carboplatin compared with Paclitaxel and Carboplatin for patients with platinum-sensitive ovarian cancer in late relapse[J]. J Clin Oncol, 2010, 28(20): 3 323-3 329.

[127] DUMANOVSKY T, AUGUSTIN R, ROGERS M, et al. The growth of palliative care in U.S. hospitals: a status report[J]. JPalliat Med, 2016, 19(1): 8-15.

[128] Institute of Medicine. Dying in America: Improving Quality and Honoring Individual Preferences Near the End of Life[M]. Washington DC: National Academies Press; 2014. https://iom. nationalacademies. org//media/Files/Report% 20Files/2014/EOL/Report% 20Brief. pdf. Accessed January 16 2015.

[129] PARTRIDGE A H, SEAH D S, KING T, et al. Developing a service model that integrates palliative care throughout cancer care: the time is now[J]. 2014, 32(29): 3 330-3 336.

[130] America Care of Serious Illness. 2015 state-by-state report card on access to palliative care in our nation hospitals 2015[EB/OL][2015-12-25]. https://reportcard. capc. org/wp-content/uploads/2015/08/C APC-Report-Card-2015. pdf.

[131] ESKANDER R N, OSANN K, DICKSON E, et al. Assessment of palliative care training in gynecologic oncology: a gynecologic oncology fellow research network study[J]. Gynecol Oncol, 2014, 134(2): 379-384.

[132] LESNCK J L, ARNOLD R M, MEYN L A, et al. Palliative care education in gynecologic oncology: a survey of the fellows[J]. Gynecol Oncol, 2013, 130(3): 431-435.

[133] 10 FAQs: Medicare Role in End-of-Life Care [EB/OL]. [2015-11-05][2015-12-25]. http://kff. org/medicare/ fact-sheet/10-faqs-medicares-role-in-end-of-life-care/.

[134] MCLNTURFFB, HARRINGTON E. 2011 Public opinion research on palliative care: a report based on research by public opinion strategies. Center to Advance Palliative Care, American Cancer Society and the American Cancer Society Action Network[EB/OL][2016-09-23]. https://media. capc. org/filer_public/18/ab/18ab708c-f835-4380-92 Id-fbf729702e3 6/2011-public-opinion-research-on-palliative-care. pdf.

[135] SCHENKER Y, CROWLEY-MATOKA M, DOHAN D, et al. Oncologist factors that influence referrals to subspecialty palliative care clinics[J]. J Oncol Pract, 2014, 10(2): e37-e44.

[136] DALAI S, PALLA S, HUI D, et al. Association between a name change from palliative to supportive care and the timing of patient referrals at a comprehensive cancer center[J]. Oncologist, 2011, 16(1): 105-111.

[137] YENNURAJALINGAM S, PARSONS HA, DUARTE E R, et al. Decisional control preferences of Hispanic patients with advanced cancer from the United States and Latin America[J]. J Pain Symptom Manag, 2013, 46(3): 376-385.

[138] Kaiser Family Foundation. Kaiser Health Tracking Poll: March 2013[EB/OL]. [2015-12-25]. http://kff. org/health-reform/ poll-fmding/march-2013-tracking-poll.

[139] LEFKOWITS C, BINSTOCK A B, COURTNEY-BROOKS M, et al. Predictors of palliative consultation on an inpatient gynecologic oncology service: are we following ASCO recommendations? [J]. Gynecol Oncol, 2014, 133(2): 319-325.

# 附　　录

## 附录一　常用抗癌药的缩写和中英文名称

| 缩写 | 英文名称 | 中文名称 |
|---|---|---|
| ACD | Actimycin D | 放线菌素 D |
| ACLA | Aclacinomycin | 阿克拉霉素 |
| ACNU | Nimustine | 尼莫司汀 |
| ADM | Adriamycin | 阿霉素 |
| AG | Aminoglutethimide， | 氨鲁米特 |
|  | Anastrozole | 阿拉曲唑 |
| Ara-C | Cytosine arabinoside | 阿糖胞苷 |
| ASP | L-asparaginase | 门冬酰胺霉 |
| AT-1258 | Nitrocaphane | 硝卡芥 |
| BCNU | Carmaustine | 卡莫司汀 |
| BLM | Bleomycin | 博来霉素，争光霉素 |
| BUS | Busullfan， | 白消安 |
|  | Capecitabine | 卡培他滨 |
| CBP | Carboplatin | 卡铂(碳铂) |
| CCNU | Lomustine | 洛莫司汀，环己亚硝脲 |
| CCY | Cyclocytidine | 安息他滨 |
| CF | Calcium folinate， | 亚叶酸钙 |
|  | Citrovorum facator |  |
| CLB | Chlorambucil | 苯丁酸氮芥 |
| COL | Colchicine | 秋水仙碱 |
| COLM | Colchicine amide | 秋水仙酰胺 |
| CPT-11 | Campto | 伊立替康 |
| CTX | Cyclophosphamide | 环磷酰胺 |
| DBM | Dibromomannitol | 二溴甘露醇 |
| DDP | Cisplatin | 顺铂 |
| DRN | Daunorubicin | 柔红霉素 |
| DTIC | Dacarbazine | 达卡巴嗪 |
| DXM | Dexamethasone， | 地塞米松 |
|  | Exemestane | 依西美坦 |
| EPI | Epirubicin | 表柔比星 |

续 表

| 缩写 | 英文名称 | 中文名称 |
|------|---------|---------|
| | Formestane | 福美坦 |
| FTL | Fortulon | 去氧氟尿苷 |
| FI-207 | Ftorafur，Tegafur | 替加氟 |
| 5-FU | 5-Fluorouracil | 氟尿嘧啶 |
| GEMZ | Gemcitabine | 双氟胞苷 |
| HCPT | Hydroxycamptothecin | 羟喜树碱 |
| HCFU | Carmofur | 卡莫氟 |
| HMM | Hexamethylmelamine | 六甲嘧胺 |
| HH | Homoharringtonine | 高三尖杉酯碱 |
| HN$_2$ | Nitrogen mustard | 氮芥 |
| HU | Hudroxyurea | 羟基脲 |
| IFN | Interferon | 干扰素 |
| IFO | Ifosfamide | 异环磷酰胺 |
| IL-2 | Interleukin 2， | 白细胞介素 2 |
| | Imatinib， | 伊马替尼 |
| | Letrozole | 来曲唑 |
| L-OHP | Oxaliplatin | 草酸铂，奥沙利铂 |
| MA | Megestrol acetate， | 醋酸甲地孕酮 |
| | Megace | |
| M25 | Glyciphosphoramide | 甘磷酰芥 |
| MeCCNU | Methyl-CCNU， | 司莫司汀 |
| | Semustine | |
| MEL | Melphalan | 美法仑 |
| MMC | Mitomycin C | 丝裂霉素 |
| 6-MP | 6-Mercaptopurine | 巯嘌呤 |
| MPA | Medroxyprogesterone | 醋酸甲羟孕酮 |
| | Acetate | |
| MITX | Mitoxantrone， | 米托蒽醌 |
| | Noventrone | |
| MTH | Mitramycin | 普卡霉素 |
| MTX | Methotrexate | 氨甲蝶呤 |
| | Pemetresxed | 培美曲塞 |
| NDP | Nedaplatin | 奈达铂 |
| NVB | Vinorelbine | 长春瑞滨，去甲长春碱 |
| N-甲 | N-formyl sarolysin | 氮甲 |
| PLM | Pepleomycin | 培洛霉素 |

| 缩写 | 英文名称 | 中文名称 |
| --- | --- | --- |
| PCB,PCZ | Procarbozzine | 丙卡巴肼,甲肼 |
| PDN | Prednisone | 泼尼松 |
| PDNN | Prednisolone | 强的松龙 |
| PYM | Pingyangmycin, | 平阳霉素 |
|  | Rituximab | 利妥普单抗 |
| SYN | Streptonigrin | 链霉黑素 |
| STT | Streptozotoxine | 链佐星 |
| TAM | Tamoxifen | 他莫昔芬,三苯氧胺 |
| TAX | Paclitexal | 紫杉醇 |
| TAT | Docetaxel | 多西他塞 |
| 6-TG | 6-Thioguanine | 6-硫鸟嘌呤 |
| THP | THP-adriamycin,Pirarubicin | 吡柔比星 |
|  | Toremifene | 拖瑞米芬 |
| TPT | Topotecan | 拓扑替康 |
|  | Trastuzumab | 赫塞汀 |
| TSPA | Thiophosphoramide | 噻替哌 |
|  | (ThioTEPA) |  |
| VCR | Vincristine | 长春新碱 |
| VLB | Vinblastine | 长春碱 |
| VDS | Vindesine | 长春酰胺 |
| VP-16 | Etoposide | 依托泊苷 |
| VM-26 | Teniposide | 替尼泊苷 |
| ZD1839 | Gifitinib | 吉非替尼 |
|  | Goserelin | 戈舍瑞林 |

# 附录二　抗癌药急性及亚急性毒性 反应分度标准(WHO 标准)

| | 0 度 | Ⅰ度 | Ⅱ度 | Ⅲ度 | Ⅳ度 |
|---|---|---|---|---|---|
| 血液学(成人) | | | | | |
| 血红蛋白/( g/100mL) | >11.0 | 9.5~10.9 | 8.0~9.4 | 6.5~7.9 | <6.5 |
| 白细胞(×10⁹/L) | >4.0 | 3.0~3.9 | 2.0~2.9 | 1.0~1.9 | <1.0 |
| 粒细胞(×10⁹/L) | >2.0 | 1.5~1.9 | 1.0~1.4 | 0.5~0.9 | <0.5 |
| 血小板(×10⁹/L) | >100 | 75~99 | 50~74 | 25~49 | <25 |
| 出血 | 无 | 淤点 | 轻度失血 | 严重失血 | 失血致衰弱 |
| 胃肠道 | | | | | |
| 胆红素 | <1.25×N[①] | (1.26~2.5)×N | (2.6~5)×N | (5.1~10)×N | >10×N |
| SGOT/SGPT | <1.25×N | (1.26~2.5)×N | (2.6~5)×N | (5.1~10)×N | >10×N |
| 碱性磷酸酶 | 1.25×N | (1.26~2.5)×N | (2.6~5)×N | (5.1~10)×N | >10×N |
| 口腔 | 无 | 红斑、疼痛 | 红斑、溃疡、可进食 | 溃疡、只进流汁 | 不能进食 |
| 恶心、呕吐 | 无 | 恶心 | 暂时性呕吐 | 呕吐、需治疗 | 难控制的呕吐 |
| 腹泻 | 无 | 短暂性(<2 天) | 能耐受(>2 天) | 不能耐受,需治疗 | 血性腹泻 |
| 肾、膀胱 | | | | | |
| 尿素氮、血尿酸 | <1.25×N | (1.26~2.5)×N | (2.6~5)×N | (5~10)×N | >10×N |
| 肌酐 | <1.25×N | (1.26~2.5)×N | (2.6~5)×N | (5~10)×N | >10×N |
| 蛋白尿 | 无 | +,<0.3g/100mL | ++~+++,0.3~1g/100mL | ++++>1g/100mL | 肾病综合征 |
| 血尿 | 无 | 镜下血尿 | 严重血尿 | 严重血尿+血块 | 泌尿道梗阻 |
| 肺 | 无 | 症状轻微 | 活动后呼吸困难 | 休息时呼吸困难 | 需完全卧床 |
| 发热(药物所致) | 无 | <38℃ | 38~40℃ | >40℃ | 发热伴低血压 |

续　表

| | 0度 | Ⅰ度 | Ⅱ度 | Ⅲ度 | Ⅳ度 |
|---|---|---|---|---|---|
| 过敏 | 无 | 水肿 | 支气管痉挛,无须注射治疗 | 支气管痉挛,需注射治疗 | 过敏反应 |
| 皮肤 | 无 | 红斑 | 干性脱皮,水疱,瘙痒 | 湿性脱皮,溃疡 | 剥脱性皮炎,坏死需手术 |
| 脱发 | 无 | 轻度脱发 | 中度,斑状脱发 | 完全脱发,可再生 | 完全脱发,不能再生 |
| 感染(特殊部位) | 无 | 轻度感染 | 中度感染 | 重度感染 | 重度感染伴低血压 |
| 心脏 | | | | | |
| 节律 | 正常 | 窦性心动过速,休息时心率>100次/分钟 | 单灶PVC,房性心律失常 | 多灶PVC | 窦性心律不齐 |
| 心功能 | 正常 | 无症状,但有异常心脏现象 | 短暂的心功能不足,但无须治疗 | 有症状,心功能不足,治疗有效 | 有症状,心功能不足,治疗无效 |
| 心包炎 | 无 | 有心包积液,无症状 | 有症状,但无须抽水 | 心包填塞,需抽水 | 心包填塞,需手术 |
| 神经系统 | | | | | |
| 神志 | 清醒 | 短暂时间嗜睡 | 嗜睡,时间不到清醒的50% | 嗜睡时间多于清醒的50% | 昏迷 |
| 周围神经 | 正常 | 感觉异常及(或)腱反射减退 | 严重感觉异常及(或)轻度无力 | 不能耐受的感觉异常及(或)显著运动障碍 | 瘫痪 |
| 便秘② | 无 | 轻度 | 中度 | 重复,腹胀 | 腹胀,呕吐 |
| 疼痛③ | 无 | 轻 | 中 | 重 | 难控制 |

①—N指正常上限;②—不包括麻醉剂引起的便秘;③—疼痛系指与治疗有关的疼痛,不包括疾病本身引起的疼痛,根据患者对止痛药的耐受情况,也可以有助于判断疼痛的等级。

（杨　勇　吴道芹）

# 附录三　从身高、体重检索体表面积

体表面积/m²

| 体重/kg | 身高/cm | | | | | | | | | | | | | | | | | | | | | |
|---|---|---|---|---|---|---|---|---|---|---|---|---|---|---|---|---|---|---|---|---|---|---|
| | 90 | 95 | 100 | 105 | 110 | 115 | 120 | 125 | 130 | 135 | 140 | 145 | 150 | 155 | 160 | 165 | 170 | 175 | 180 | 185 | 190 | 195 |
| 10 | 0.50 | 0.52 | 0.54 | 0.56 | | | | | | | | | | | | | | | | | | |
| 12.5 | 0.55 | 0.57 | 0.59 | 0.61 | 0.64 | | | | | | | | | | | | | | | | | |
| 15 | 0.59 | 0.62 | 0.64 | 0.66 | 0.69 | 0.71 | 0.73 | | | | | | | | | | | | | | | |
| 17.5 | 0.63 | 0.66 | 0.68 | 0.71 | 0.73 | 0.76 | 0.78 | 0.80 | | | | | | | | | | | | | | |
| 20 | 0.67 | 0.70 | 0.72 | 0.75 | 0.78 | 0.80 | 0.83 | 0.85 | 0.88 | 0.90 | | | | | | | | | | | | |
| 22.5 | | | 0.76 | 0.79 | 0.82 | 0.84 | 0.87 | 0.89 | 0.92 | 0.95 | 0.97 | 1.00 | | | | | | | | | | |
| 25 | | | | 0.82 | 0.85 | 0.88 | 0.91 | 0.94 | 0.96 | 0.99 | 1.02 | 1.04 | 1.07 | | | | | | | | | |
| 27.5 | | | | 0.86 | 0.89 | 0.92 | 0.95 | 0.97 | 1.00 | 1.03 | 1.06 | 1.08 | 1.11 | 1.14 | 1.16 | | | | | | | |
| 30 | | | | | 0.92 | 0.95 | 0.98 | 1.01 | 1.04 | 1.07 | 1.10 | 1.13 | 1.15 | 1.18 | 1.21 | 1.24 | | | | | | |
| 32.5 | | | | | 0.95 | 0.98 | 1.02 | 1.05 | 1.08 | 1.11 | 1.14 | 1.16 | 1.19 | 1.22 | 1.25 | 1.28 | 1.31 | | | | | |
| 35 | | | | | | 1.02 | 1.05 | 1.08 | 1.11 | 1.14 | 1.17 | 1.20 | 1.23 | 1.26 | 1.29 | 1.32 | 1.35 | | | | | |
| 35.5 | | | | | | | 1.08 | 1.11 | 1.14 | 1.17 | 1.21 | 1.24 | 1.27 | 1.30 | 1.33 | 1.36 | 1.39 | 1.42 | | | | |
| 40 | | | | | | | | 1.14 | 1.17 | 1.21 | 1.24 | 1.27 | 1.30 | 1.33 | 1.37 | 1.40 | 1.43 | 1.46 | | | | |
| 42.5 | | | | | | | | 1.17 | 1.21 | 1.24 | 1.27 | 1.30 | 1.34 | 1.37 | 1.40 | 1.43 | 1.46 | 1.50 | 1.53 | | | |
| 45 | | | | | | | | | 1.24 | 1.27 | 1.30 | 1.34 | 1.37 | 1.40 | 1.44 | 1.47 | 1.50 | 1.53 | 1.56 | | | |
| 47.5 | | | | | | | | | 1.26 | 1.30 | 1.33 | 1.37 | 1.40 | 1.44 | 1.47 | 1.50 | 1.53 | 1.57 | 1.60 | 1.63 | | |
| 50 | | | | | | | | | 1.29 | 1.33 | 1.36 | 1.40 | 1.43 | 1.47 | 1.50 | 1.54 | 1.57 | 1.60 | 1.64 | 1.67 | 1.70 | |
| 52.5 | | | | | | | | | | 1.36 | 1.39 | 1.43 | 1.46 | 1.50 | 1.53 | 1.57 | 1.60 | 1.64 | 1.67 | 1.70 | 1.74 | 1.77 |
| 55 | | | | | | | | | | 1.38 | 1.42 | 1.46 | 1.49 | 1.53 | 1.56 | 1.60 | 1.63 | 1.67 | 1.70 | 1.74 | 1.77 | 1.80 |
| 57.5 | | | | | | | | | | | 1.45 | 1.48 | 1.52 | 1.56 | 1.59 | 1.63 | 1.66 | 1.70 | 1.74 | 1.77 | 1.80 | 1.84 |
| 60 | | | | | | | | | | | 1.47 | 1.51 | 1.55 | 1.59 | 1.62 | 1.66 | 1.70 | 1.73 | 1.77 | 1.80 | 1.84 | 1.87 |
| 62.5 | | | | | | | | | | | | 1.54 | 1.58 | 1.61 | 1.65 | 1.69 | 1.72 | 1.76 | 1.80 | 1.83 | 1.87 | 1.91 |
| 65 | | | | | | | | | | | | 1.56 | 1.60 | 1.64 | 1.68 | 1.72 | 1.75 | 1.79 | 1.83 | 1.86 | 1.90 | 1.94 |
| 67.5 | | | | | | | | | | | | | 1.63 | 1.67 | 1.71 | 1.74 | 1.78 | 1.82 | 1.86 | 1.90 | 1.93 | 1.97 |
| 70 | | | | | | | | | | | | | 1.65 | 1.69 | 1.73 | 1.77 | 1.81 | 1.85 | 1.89 | 1.92 | 1.96 | 2.00 |
| 72.5 | | | | | | | | | | | | | | 1.72 | 1.76 | 1.80 | 1.84 | 1.88 | 1.91 | 1.95 | 1.99 | 2.03 |
| 75 | | | | | | | | | | | | | | 1.74 | 1.78 | 1.82 | 1.86 | 1.90 | 1.94 | 1.98 | 2.02 | 2.06 |
| 77.5 | | | | | | | | | | | | | | | 1.81 | 1.85 | 1.89 | 1.93 | 1.97 | 2.01 | 2.05 | 2.09 |

体表面积/m²

| 体重/kg | 身高/cm | | | | | | | | | | | | | | | | | | | | | |
|---|---|---|---|---|---|---|---|---|---|---|---|---|---|---|---|---|---|---|---|---|---|---|
| | 90 | 95 | 100 | 105 | 110 | 115 | 120 | 125 | 130 | 135 | 140 | 145 | 150 | 155 | 160 | 165 | 170 | 175 | 180 | 185 | 190 | 195 |
| 80 | | | | | | | | | | | | | | | 1.83 | 1.87 | 1.92 | 1.96 | 2.00 | 2.04 | 2.08 | 2.12 |
| 82.5 | | | | | | | | | | | | | | | | 1.90 | 1.94 | 1.98 | 2.02 | 2.06 | 2.10 | 2.14 |
| 85 | | | | | | | | | | | | | | | | | 1.96 | 2.01 | 2.05 | 2.09 | 2.13 | 2.17 |
| 87.5 | | | | | | | | | | | | | | | | | 1.99 | 2.03 | 2.07 | 2.12 | 2.16 | 2.20 |
| 90 | | | | | | | | | | | | | | | | | | 2.06 | 2.10 | 2.14 | 2.18 | 2.22 |
| 92.5 | | | | | | | | | | | | | | | | | | 2.08 | 2.12 | 2.17 | 2.21 | 2.25 |
| 95 | | | | | | | | | | | | | | | | | | | 2.15 | 2.19 | 2.23 | 2.28 |
| 97.5 | | | | | | | | | | | | | | | | | | | 2.17 | 2.22 | 2.26 | 2.30 |
| 100 | | | | | | | | | | | | | | | | | | | | 2.24 | 2.28 | 2.33 |
| 102.5 | | | | | | | | | | | | | | | | | | | | 2.26 | 2.31 | 2.35 |
| 105 | | | | | | | | | | | | | | | | | | | | | 2.33 | 2.38 |
| 107.5 | | | | | | | | | | | | | | | | | | | | | | 2.40 |

体表面积/m²

# 附录四　疗效评估标准

**1. 可测量的病变**

CR 肿块完全消失,时间持续大于或等于 1 个月。

PR 肿块缩小,大于或等于 50%,时间持续大于或等于 1 个月。测量可采用双径测量,或单径测量。

(1)双径测量:指肿块的两最大垂直径的乘积。

单个病变:肿瘤体积缩小,大于或等于 50%。

多个病变:多个肿块的体积之和缩小,大于或等于 50%。

(2)单径测量:线状肿块长度缩小,大于或等于 50%。

NC 肿块缩小小于 50%,或增大未超过 25%。

PD 一个或多个病变增大,大于或等于 25%,或出现新的病变。

**2. 不可测量的病变**

CR 所有症状及体征完全消失,时间持续大于或等于 1 个月。

PR 肿瘤大小估计减少,大于或等于 50%,时间持续大于或等于 1 个月。

NC 病情无明显变化,时间持续大于或等于 1 个月,肿瘤大小增大,估计小于 25%;缩小,小于 50%。

PD 出现新的病灶,或原有病变增大,估计大于或等于 25%。

**3. 骨转移**

CR 经 X 线及扫描等检查,骨转移性病灶完全消失,时间持续大于或等于 1 个月。

PR 溶骨性病灶部分缩小,钙化或成骨性病变密度减低,时间持续大于或等于 1 个月。

NC 骨转移病变无明显变化,时间持续大于或等于 2 个月。

PD 出现新的病灶,或原有病灶增大。

# 附录五　身体一般状况评分标准

| 一般状况 | 评分 |
|---|---|
| 一切正常，无不适或病症 | 100 |
| 能进行正常活动，有轻微病症 | 90 |
| 可进行正常活动，但有一些症状和体征 | 80 |
| 生活可自理，但不能维持正常活动或重的工作 | 70 |
| 生活能大部分自理，但偶尔需要别人帮助 | 60 |
| 需要别人更多的帮助，并经常需要医疗护理 | 50 |
| 失去生活自理能力，需要特别照顾和帮助 | 40 |
| 严重失去生活能力，需住院，但暂时无死亡威胁 | 30 |
| 病重，需要住院和积极的支持治疗 | 20 |
| 垂危 | 10 |
| 死亡 | 0 |

# 附录六　癌症疼痛程度评估表

## 疼痛程度简明评估量表*

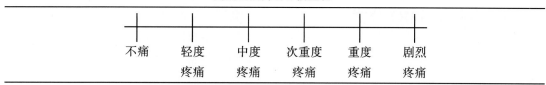

不痛　　轻度　　中度　　次重度　　重度　　剧烈
　　　　疼痛　　疼痛　　疼痛　　疼痛　　疼痛

## 疼痛程度0~10数字评估量表

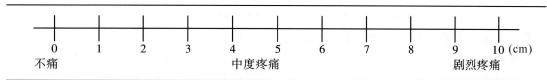

0　1　2　3　4　5　6　7　8　9　10 (cm)
不痛　　　　　　中度疼痛　　　　剧烈疼痛

## 疼痛程度相似可双法量表*

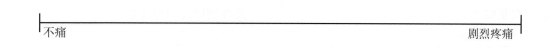

不痛　　　　　　　　　　　　　　剧烈疼痛

\* 建议以 10 cm 的实际长度作为上述量表的刻度。

# 附录七　2014 年妇科肿瘤 WHO 分类

## （一）外阴肿瘤 WHO 分类

### 1. 上皮肿瘤

鳞状细胞病变

鳞状上皮内病变

低度鳞状上皮内性病变 8077/0

高度鳞状上皮内性病变 8077/2

分化型外阴上皮内肿瘤（瘤变）8071/2＊

鳞状细胞癌 8070/3

角化型 8071/3

非角化型 8072/3

基底样 8083/3

疣性癌 8051/3

疣状癌 8051/3

基底细胞癌 8090/3

良性鳞状上皮病变

尖锐湿疣

前庭乳头状瘤 8052/0

脂溢性角化病

角化棘皮瘤

腺上皮病变

Paget 病 8542/3

Bartholin 腺及其他阴肛部特化腺体发生的肿瘤

Bartholin 腺发生的癌

腺癌 8140/3

鳞状细胞癌 8070/3

腺鳞癌 8560/3

腺样囊性癌 8200/3

移行细胞癌 8120/3

乳腺型腺癌 8500/3

Skene 腺起源的腺癌 8140/3

叶状肿瘤，恶性 9020/3

其他类型腺癌

汗腺型腺癌 8140/3

肠型腺癌 8140/3

良性肿瘤和囊肿

乳头状汗腺瘤 8405/0

混合瘤 8940/0

纤维腺瘤 9010/0

腺瘤 8140/0

腺肌瘤 8932/0

Bartholin 腺囊肿

结节性 Bartholin 腺增生

其他前庭腺体囊肿

其他囊肿

神经内分泌肿瘤

高级别神经内分泌癌

小细胞神经内分泌癌 8041/3

大细胞神经内分泌癌 8013/3

Merkel 细胞肿瘤 8247/3

### 2. 神经外胚层肿瘤

Ewing 肉瘤 9364/3

### 3. 软组织肿瘤

良性肿瘤

脂肪瘤 8850/0

纤维上皮性间质息肉

浅表血管黏液瘤 8841/0＊

浅表肌纤维母细胞瘤 8825/0

富细胞性血管纤维瘤 9160/0

血管肌纤维母细胞瘤 8826/0

侵袭性血管黏液瘤 8841/0＊

平滑肌瘤 8890/0

颗粒细胞瘤 9580/0

其他良性肿瘤

恶性肿瘤

横纹肌肉瘤

胚胎性 8910/3

腺泡状 8920/3

平滑肌肉瘤 8890/3

上皮样肉瘤 8804/3

腺泡状软组织肉瘤 9581/3

其他肉瘤

脂肪肉瘤 8850/3

恶性外周神经鞘瘤 9540/3

Kaposi 肉瘤 9140/3

纤维肉瘤 8810/3

隆突性皮肤纤维肉瘤 8832/1 *

**4. 黑色素细胞肿瘤**

黑色素细胞痣

先天性痣 8761/0

获得性痣 8720/0

蓝痣 8780/0

生殖道型非典型黑色素细胞痣 8720/0

异型增生痣 8727/0

恶性黑色素瘤 8720/3

**5. 生殖细胞肿瘤**

卵黄囊瘤 9071/3

**6. 淋巴和髓系肿瘤**

淋巴瘤

髓系肿瘤

**7. 继发性肿瘤**

# (二)阴道肿瘤 WHO 分类

**1. 上皮性肿瘤**

1.1 鳞状细胞肿瘤及前驱病变

1.1.1 鳞状上皮内病变

低度鳞状上皮内病变 8077/0

高度鳞状上皮内病变 8077/2

1.1.2 鳞状细胞癌，非特指 8070/3

角化型 8071/3

非角化型 8072/3

乳头状型 8052/3

基底细胞样型 8083/3

疣性癌 8051/3

疣状癌 8051/3

1.1.3 良性鳞状上皮病变

尖锐湿疣

鳞状上皮乳头状瘤 8052/0

纤维上皮性息肉

管状鳞状上皮性息肉 8560/0

移行细胞化生

1.2 腺细胞肿瘤

腺癌

子宫内膜样腺癌 8380/3

透明细胞癌 8310/3

黏液性癌 8480/3

中肾管癌 9110/3

良性腺体病变

管状绒毛状腺瘤 8263/0

绒毛状腺瘤 8261/0

苗勒上皮乳头状瘤

腺病

子宫内膜异位症

子宫颈管内膜异位症

囊肿

1.3 其他上皮性肿瘤

混合瘤 8940/0

腺鳞癌 8560/3

腺样基底细胞癌 8098/3

1.4 高级别神经内分泌癌

小细胞神经内分泌癌 8041/3

大细胞神经内分泌癌 8013/3

**2. 间叶肿瘤**

平滑肌瘤 8890/0

横纹肌瘤 8905/0

平滑肌肉瘤 8890/3

横纹肌肉瘤,非特指 8900/3

胚胎性横纹肌肉瘤 8910/3

未分化肉瘤 8805/3

血管肌纤维母细胞瘤 8826/0

侵袭性血管黏液瘤 8841/0

肌纤维母细胞瘤 8825/0

**3. 瘤样病变**

术后梭形细胞结节

**4. 混合性上皮—间叶肿瘤**

腺肉瘤 8933/3

癌肉瘤 8980/3

**5. 淋巴和髓系肿瘤**

淋巴瘤

髓系肿瘤

**6. 黑色素细胞肿瘤**

痣

黑色素痣 8720/0

蓝痣 8780/0

恶性黑色素瘤 8720/3

**7. 其他杂类肿瘤**

生殖细胞肿瘤

成熟性畸胎瘤 9084/0

卵黄囊瘤 9071/3

其他

Ewing 肉瘤 9364/3

副神经节细胞瘤 8693/1

**8. 继发性肿瘤**

# (三)宫颈肿瘤 WHO 分类

**1. 上皮肿瘤**

1.1 鳞癌和前驱病变

鳞状上皮内病变

低度鳞状上皮内病变 8077/0

高度鳞状上皮内病变 8077/2

鳞状细胞癌,非特殊型(NOS)8070/3

角化型癌 8071/3

非角化型癌 8072/3

乳头状癌 8052/3

基底样癌 8083/3

湿疣性癌 8051/3

疣状癌 8051/3

鳞状—移行细胞癌 8120/3

淋巴上皮瘤样癌 8082/3

1.2 良性鳞状上皮病变

鳞状化生

尖锐湿疣

鳞状上皮乳头状瘤 8052/0

移行细胞化生

1.3 腺癌和前驱病变

原位腺癌 8140/2

腺癌 8140/3

子宫颈管腺癌,普通型 8140/3

黏液性癌,非特异型(NOS)8480/3

胃型 8482/3

肠型 8144/3

印戒细胞型 8490/3

绒毛状腺癌 8263/3

子宫内膜样腺癌 8380/3

透明细胞癌 8310/3

浆液性癌 8441/3

中肾管癌 9110/3

混合性腺癌—神经内分泌癌 8574/3

1.4 良性腺上皮肿瘤和瘤样病变

子宫颈息肉

苗勒上皮乳头状瘤

纳氏囊肿

隧道样腺丛

微腺体增生

小叶状子宫颈腺体增生

弥漫性层状宫颈管腺体增生

中肾管残余和增生

Arias-Stell 反应

子宫颈管内膜异位

子宫内膜异位

输卵管子宫内膜样化生

异位前列腺组织

1.5 其他上皮肿瘤

腺鳞癌 8560 /3

毛玻璃细胞癌 8015 /3

腺样基底细胞癌 8098 /3

腺样囊性癌 8200 /3

未分化癌 8020 /3

1.6 神经内分泌肿瘤

低级别神经内分泌肿瘤

类癌 8240 /3

非典型类癌 8249 /3

高级别神经内分泌癌

小细胞神经内分泌癌 8041 /3

大细胞神经内分泌癌 8013 /3

## 2. 间叶性肿瘤和瘤样病变

良性

平滑肌瘤 8890 /0

横纹肌瘤 8905 /0

其他

恶性

平滑肌肉瘤 8890 /3

横纹肌肉瘤 8910 /3

腺泡状软组织肉瘤 9581 /3

血管肉瘤 9120 /3

恶性外周神经鞘瘤 9540 /3

其他肉瘤

脂肪肉瘤 8850 /3

未分化宫颈肉瘤 8805 /3

Ewing 肉瘤 9364 /3

瘤样病变

手术后梭形细胞结节

淋巴瘤样病变

## 3. 混合性上皮-间叶肿瘤

腺肌瘤 8932 /0

腺肉瘤 8933 /3

癌肉瘤 8980 /3

## 4. 黑色素肿瘤

蓝痣 8780 /0

恶性黑色素瘤 8720 /3

## 5. 生殖细胞肿瘤

卵黄囊瘤

## 6. 淋巴和髓系肿瘤

淋巴瘤

髓系肿瘤

## 7. 继发性肿瘤

# (四)子宫体肿瘤 WHO 分类

## 1. 上皮肿瘤及其前驱病变

1.1 前驱病变

无非典型性子宫内膜增生

非典型增生/子宫内膜样上皮内瘤变 8380/2 *

1.2 子宫内膜癌

子宫内膜样癌 8380/3

伴鳞状分化 8570/3

绒毛腺型 8263/3

分泌型 8382/3

黏液癌 8480/3

浆液性子宫内膜上皮内癌 8441/2 *

浆液性癌 8441/3

透明细胞癌 8310/3

神经内分泌肿瘤

低级别神经内分泌肿瘤

类癌 8240/3

高级别神经内分泌癌

小细胞神经内分泌癌 8041/3

大细胞神经内分泌癌 8013/3

混合细胞腺癌 8323/3

未分化癌 8020/3

去分化癌

1.3 瘤样病变

息肉

化生

Arias-Stell 反应

淋巴瘤样病变

## 2. 间叶肿瘤

2.1 平滑肌瘤 8890/0

富于细胞性平滑肌瘤 8892/0

平滑肌瘤伴奇异形核 8893/0

核分裂活跃的平滑肌瘤 8890/0

水肿性平滑肌瘤 8890/0

卒中性平滑肌瘤 8890/0

脂肪瘤样平滑肌瘤(脂肪平滑肌瘤)8890/0

上皮样平滑肌瘤 8891/0

黏液样平滑肌瘤 8896/0 *

分割性平滑肌瘤 8890/0

弥漫性平滑肌瘤病 8890/1

静脉内平滑肌瘤病 8890/1

转移性平滑肌瘤 8898/1

2.2 恶性潜能未定的平滑肌肿瘤 8897/1

2.3 平滑肌肉瘤 8890/3

上皮样平滑肌肉瘤 8891/3

黏液样平滑肌肉瘤 8896/3

2.4 子宫内膜间质肿瘤及相关肿瘤

子宫内膜间质结节 8930/0

低级别子宫内膜间质肉瘤 8931/3

高级别子宫内膜间质肉瘤 8930/399

未分化子宫肉瘤 8805/3

类似卵巢性索肿瘤的子宫肿瘤 8590/1 *

2.5 其他间叶肿瘤

横纹肌肉瘤 8900/3

血管周上皮样细胞肿瘤

良性 8714/0 *

恶性 8714/3 *

2.6 其他

## 3. 混合性上皮-间叶肿瘤

腺肌瘤 8932/0

非典型性息肉状腺肌瘤 8932/0

腺纤维瘤 9013/0

腺肉瘤 8933/3

癌肉瘤 8980/3

## 4. 杂类肿瘤

腺瘤样瘤 9054/0

神经外胚层肿瘤

生殖细胞肿瘤

## 5. 淋巴和髓系肿瘤

淋巴瘤

髓系肿瘤

## 6. 继发性肿瘤

## (五)卵巢上皮性肿瘤 WHO 分类

## 1. 浆液性肿瘤

1.1　良性

浆液性囊腺瘤 8441/0

浆液性腺纤维瘤 9014/0

浆液性表面乳头状瘤 8461/0

1.2　交界性

交界性浆液性肿瘤/非典型增殖性浆液性肿瘤 8442/1

交界性浆液性肿瘤－微乳头亚型/非浸润性低级别浆液性癌 8460/2 *

1.3　恶性

低级别浆液性癌 8460/3

高级别浆液性癌 8461/3

## 2. 黏液性肿瘤

2.1　良性

黏液性囊腺瘤 8470/0

黏液性腺纤维瘤 9015/0

2.2　交界性

交界性黏液性肿瘤/非典型增殖性黏液性肿瘤 8472/1

2.3　恶性

黏液性癌 8480/3

### 3. 子宫内膜样肿瘤

3.1　良性

子宫内膜样囊肿

子宫内膜样囊腺瘤 8380/0

子宫内膜样腺纤维瘤 8381/0

3.2　交界性

交界性子宫内膜样肿瘤/非典型增殖性子宫内膜样肿瘤 8380/1

3.3　恶性

子宫内膜样癌 8380/3

### 4. 透明细胞肿瘤

4.1　良性

透明细胞囊腺瘤 8443/0

透明细胞腺纤维瘤 8313/0

4.2　交界性

交界性透明细胞肿瘤/非典型增殖性透明细胞肿瘤 8313/1

4.3　恶性

透明细胞癌 8310/3

### 5. Brenner 肿瘤

5.1　良性

良性 Brenner 瘤 9000/0

5.2　交界性

交界性 Brenner 瘤/非典型增殖性 Brenner 瘤 9000/1

5.3　恶性

恶性 Brenner 瘤 9000/3

### 6. 浆—黏液性肿瘤

6.1　良性

浆—黏液性囊腺瘤 8474/0＊

浆—黏液性腺纤维瘤 9014/0＊

6.2　交界性

交界性浆—黏液性肿瘤/非典型增殖性浆-黏液性肿瘤 8474/1＊

6.3　恶性

浆—黏液性癌 8474/3＊

### 7. 未分化癌 8020/3

## (六)妊娠滋养细胞疾病 WHO 分类

### 1. 肿瘤

绒毛膜癌 9100/3

胎盘部位滋养细胞肿瘤 9104/1

上皮样滋养细胞肿瘤 9105/3

### 2. 非肿瘤病变

超常胎盘部位

胎盘部位结节和斑块

### 3. 葡萄胎妊娠

水泡状胎块 9100/0

完全性 9100/0

部分性 9103/0

侵袭性 9100/1

### 4. 异常(非葡萄胎)病变